U0332268

主　编
葛均波　葛　雷

副主编
张　斌　李成祥　汝磊生　傅国胜

冠状动脉慢性完全闭塞病变介入治疗

策略、技术与病例精选

CHRONIC TOTAL OCCLUSION INTERVENTIONS

Strategies, Tips & Tricks, and Selected Cases

上海科学技术出版社

图书在版编目（CIP）数据

冠状动脉慢性完全闭塞病变介入治疗：策略、技术与病例精选 / 葛均波，葛雷主编. —上海：上海科学技术出版社，2020.1（2020.1重印）
ISBN 978-7-5478-4628-5

Ⅰ.①冠… Ⅱ.①葛… ②葛… Ⅲ.①冠状血管－动脉疾病－介入性治疗 Ⅳ.①R543.305

中国版本图书馆CIP数据核字（2019）第222079号

冠状动脉慢性完全闭塞病变介入治疗：
策略、技术与病例精选

主 编 葛均波 葛 雷

上海世纪出版（集团）有限公司
上 海 科 学 技 术 出 版 社 出版、发行
（上海钦州南路71号 邮政编码200235 www.sstp.cn）
上海雅昌艺术印刷有限公司印刷
开本 889×1194 1/16 印张 52
字数 1200千字
2020年1月第1版 2020年1月第2次印刷
ISBN 978-7-5478-4628-5 / R·1947
定价：298.00元

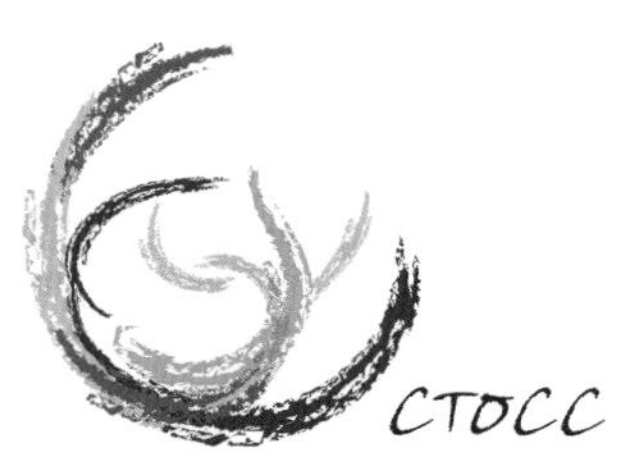

谨以此书献给所有关心、支持
中国冠状动脉慢性完全闭塞病变介入治疗俱乐部（CTOCC）的专家、朋友
和一直默默奉献的家人们！

内容提要

冠状动脉慢性完全闭塞（CTO）病变作为冠心病最后一个有待攻破的堡垒，是目前介入治疗的热点与难点。本书由复旦大学附属中山医院葛均波院士、葛雷教授主编，由全国100余位心脏介入治疗专家共同编写，集中展示了中国冠状动脉慢性完全闭塞病变介入治疗俱乐部（CTOCC）成立15年来中国冠心病介入领域所取得的重要创新性成果和研究进展。

本书共有2篇25章。第一篇为策略与技术，详细阐述了当前CTO介入治疗（CTO PCI）的策略应用和创新性技术和技巧，尤其是CTOCC制订的中国CTO介入治疗流程图及其临床应用，以及我国创新性介入治疗技术——主动迎接技术；同时还介绍了国际最新的CTO介入治疗器械和发展趋势及国内自主研发和创新的相关器材，如TransportaGe导管等。第二篇为病例精选，荟萃了CTOCC历年（2005—2018年）大量精彩、宝贵的病例，其中许多是在国际心脏介入领域具有里程碑意义的病例。这些病例不仅展示了术者的操作技术和技巧，更有对病情病变的分析、策略制订思路及宝贵经验和教训的总结，可启发思考，指导作用突出。

本书内容丰富，体现国际前沿，更侧重临床实践；附有近200个精彩病例、3 000余幅珍贵图片，其中包括大量手绘图和流程图等。本书可为心血管专科医师和心脏介入治疗医师提供重要指导，也可为心脏介入领域相关研究人员提供切实参考。

主编简介

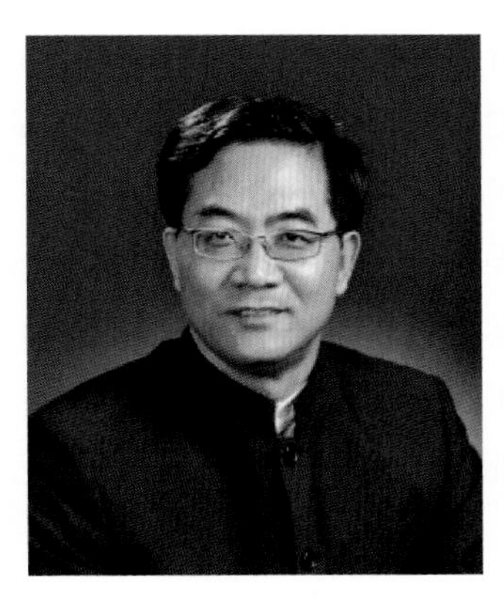

葛均波

中国科学院院士，教授、博士生导师，教育部长江学者奖励计划特聘教授，国家杰出青年基金获得者，卫生部有突出贡献中青年专家。中国科学技术大学附属第一医院（安徽省立医院）院长，复旦大学附属中山医院心内科主任、心脏介入中心主任，上海市心血管病研究所所长，上海市心血管临床医学中心主任，世界心脏联盟常务理事，中国医师协会心血管内科医师分会候任会长，中国心血管健康联盟主席，美国心脏病学会国际顾问，中国冠状动脉慢性完全闭塞病变介入治疗俱乐部（CTOCC）创始人。曾任同济大学副校长、亚太介入心脏病学会主席、中华医学会心血管病分会主任委员等。现为 *Cardiology Plus* 主编，*Herz*、《中华心血管病杂志》《中国介入心脏病学杂志》等期刊副主编。主编《实用内科学》《内科学》《现代心脏病学》等专著 20 余部。

历年来，承担国家及省部级课题 20 余项，发表 SCI 收录通讯 / 第一作者论文 392 篇。作为第一完成人获得国家科技进步奖二等奖（2006 年）、国家技术发明奖二等奖（2011 年）、教育部科技进步奖一等奖（2008 年）、教育部科技进步奖二等奖（2010 年）、教育部提名国家科学技术进步奖二等奖（2004 年）、中华医学科技奖二等奖（2005 年）、上海市科技进步奖一等奖（2009 年）、上海市科学技术发明奖一等奖（2010 年）、上海医学科技奖一等奖（2005 年）、上海市临床医疗成果奖二等奖（2003 年）、上海医学科技奖三等奖（2004 年）、上海市临床医疗成果奖三等奖（2005 年）、树兰医学奖（2018）等科技奖项近 20 项。

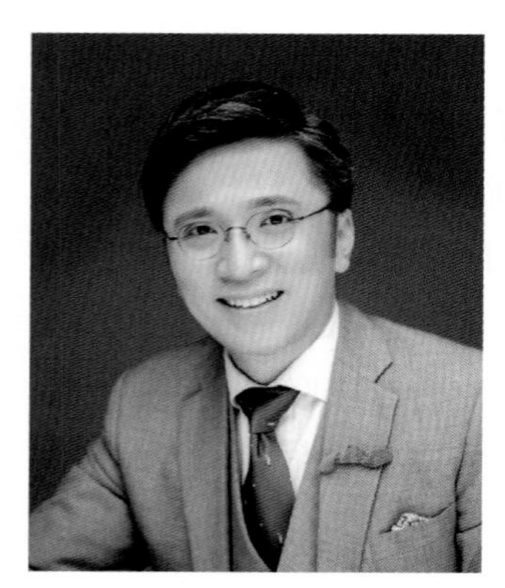

葛　雷

医学博士，复旦大学附属中山医院心脏介入中心副主任。2004 年 3 月至 2005 年 3 月在意大利米兰 EMO Centro Cuore Columbus 医院和 San Raffaele 医院培训。师从蔡迺绳教授、葛均波院士和 Antonio Colombo 医生。兼任中华医学会心血管病分会介入学组委员，国家卫生健康委员会冠心病介入培训基地培训导师，欧洲心脏病学会委员，美国心血管造影与介入协会委员，亚太心脏介入学会委员，亚太冠状动脉慢性完全闭塞病变俱乐部（AP CTO Club）创始委员，中国冠状动脉慢性完全闭塞病变介入治疗俱乐部（CTOCC）秘书长。

先后在 *JACC*、*JACC Cardiovasc Interv*、*JAMA*、*EHJ*、*AJC*、*Heart*、*EuroIntervention*、*Heart Lung Circ* 等国际著名期刊发表论文多篇。两次在韩国 Angioplasty Summit 暨亚太地区经导管心血管治疗（TCT）会议上获最佳论文奖。在国际上首次阐明分叉病变 Crushing 支架技术最终球囊对吻的重要性，首次报道药物洗脱支架应用于退化大隐静脉桥血管的疗效和安全性，较早观察药物洗脱支架在 CTO PCI 中的应用，以及较早提出 CTO PCI 手术中使用 7.5 FPS 电生理模式降低射线量的观点。连续 5 年入选 Elsevier 中国高被引用学者榜单，单篇论文最高引用次数超过 2 200 次，总引用次数超过 15 000 次。

长期从事高危、疑难冠心病介入治疗，致力于 CTO PCI 的普及和规范教育。先后参与《亚太冠状动脉慢性完全闭塞病变俱乐部 CTO PCI 流程图》及《中国冠状动脉慢性完全闭塞病变介入治疗俱乐部 CTO PCI 流程图》的制定。担任《冠状动脉慢性完全闭塞病变介入治疗》（人民卫生出版社）副主编、《冠状动脉慢性完全闭塞病变介入治疗 2013：进展与病例分享》（人民卫生出版社）副主编、《冠状动脉慢性完全闭塞病变介入治疗 2017》（人民卫生出版社）副主编、《冠状动脉慢性完全闭塞病变逆向介入治疗》（江苏凤凰科学技术出版社）副主编。

作者名单

主　编　葛均波　葛　雷

副主编　张　斌　李成祥　汝磊生　傅国胜

编委会　（按姓氏拼音排序）

陈纪言　陈韵岱　方唯一　高　炜　郭文怡　霍　勇　钱菊英

王伟民　张大东

编者名单　（按姓氏拼音排序）

安　健　山西省心血管病医院

暴清波　山西省心血管病医院

卜　军　上海交通大学医学院附属仁济医院

曹　宇　中南大学湘雅三医院

曹嘉添　复旦大学附属中山医院

常书福　复旦大学附属中山医院

陈　任　广东省台山市人民医院

陈　炎　广东省台山市人民医院

陈海健　广东省台山市人民医院

陈纪言　广东省人民医院

陈立娟　东南大学附属中大医院

陈良龙　福建医科大学附属协和医院

陈韵岱　中国人民解放军总医院

陈章炜　复旦大学附属中山医院

从晓亮　海军军医大学附属长征医院

戴宇翔　复旦大学附属中山医院
丁风华　上海交通大学医学院附属瑞金医院
董　侠　安徽医科大学第一附属医院
董　勇　郑州市心血管病医院
窦克非　中国医学科学院阜外医院
范　凡　复旦大学附属中山医院
范　林　福建医科大学附属协和医院
范永臻　湖南湘潭市中心医院
丰　雷　中国医学科学院阜外医院
冯　毅　东南大学附属中大医院
付明强　复旦大学附属中山医院
傅国胜　浙江大学医学院附属邵逸夫医院
高　超　空军军医大学西京医院
高　微　复旦大学附属中山医院
高好考　空军军医大学西京医院
葛　雷　复旦大学附属中山医院
葛均波　复旦大学附属中山医院
公永太　哈尔滨医科大学附属第一医院
谷国强　河北医科大学第二医院
官学强　温州医科大学附属第二医院
郭均和　广东省台山市人民医院
韩　渊　南方医科大学南方医院
韩战营　郑州大学第一附属医院
何　森　四川大学华西医院
贺　勇　四川大学华西医院
洪　浪　江西省人民医院
侯江涛　香港中文大学
胡　涛　空军军医大学西京医院
华景胜　安徽省立医院
黄　东　复旦大学附属中山医院
黄　河　湖南湘潭市中心医院
黄　嘉　复旦大学附属中山医院
黄泽涵　广东省人民医院
黄浙勇　复旦大学附属中山医院

霍　勇　北京大学第一医院
蒋　峻　浙江大学第二附属医院
金叔宣　上海交通大学医学院附属仁济医院
李　浪　广西医科大学第一附属医院
李　妍　空军军医大学唐都医院
李　宇　首都医科大学附属北京安贞医院
李　悦　哈尔滨医科大学附属第一医院
李长岭　浙江大学医学院附属第二医院
李晨光　复旦大学附属中山医院
李成祥　空军军医大学西京医院
李春坚　南京医科大学第一附属医院
梁　春　海军军医大学附属长征医院
梁鸿彬　南方医科大学南方医院
廖建泉　复旦大学附属中山医院
林　杰　东南大学附属中大医院
林先和　安徽医科大学第一附属医院
刘丽媛　空军军医大学西京医院
刘学波　同济大学附属同济医院
刘映峰　南方医科大学珠江医院
柳景华　首都医科大学附属北京安贞医院
卢文杰　郑州大学第一附属医院
陆　浩　复旦大学附属中山医院
陆　阳　海军军医大学附属长海医院
罗建方　广东省人民医院
马登峰　太原市中心医院
马根山　东南大学附属中大医院
马剑英　复旦大学附属中山医院
马礼坤　安徽省立医院
马彦卓　白求恩国际和平医院
米　杰　石家庄市第一医院
聂　斌　首都医科大学附属北京安贞医院
牛铁生　中国医科大学附属盛京医院
潘　亮　郑州大学第一附属医院
潘宏伟　湖南省人民医院

彭红玉　首都医科大学附属北京安贞医院
秦　晴　复旦大学附属中山医院
邱春光　郑州大学第一附属医院
仇兴标　上海交通大学附属胸科医院
任道元　复旦大学附属中山医院
汝磊生　白求恩国际和平医院
沈　雳　复旦大学附属中山医院
沈成兴　上海交通大学附属第六人民医院
盛　力　哈尔滨医科大学附属第一医院
宋　杰　南京大学医学院附属鼓楼医院
宋坤青　沧州市中心医院
宋亚楠　复旦大学附属中山医院
宋耀明　陆军军医大学新桥医院
孙党辉　哈尔滨医科大学附属第一医院
孙羽涵　广西医科大学第一附属医院
汤祥林　复旦大学附属中山医院
田　峰　中国人民解放军总医院
汪若晨　复旦大学附属中山医院
王　斌　东南大学附属中大医院
王　瑞　复旦大学附属中山医院
王　勇　上海交通大学医学院附属瑞金医院
王伟民　北京大学人民医院
魏首栋　山西省心血管病医院
魏钟海　南京大学医学院附属鼓楼医院
温尚煜　天津市第四中心医院
吴宏宪　复旦大学附属中山医院
吴开泽　广东省人民医院
吴轶喆　复旦大学附属中山医院
夏陈海　空军军医大学西京医院
修建成　南方医科大学南方医院
徐　标　南京大学医学院附属鼓楼医院
徐仁德　复旦大学附属中山医院
徐荣丰　东南大学附属中大医院
徐世坤　复旦大学附属中山医院

薛竞宜　哈尔滨医科大学附属第一医院
杨虹波　复旦大学附属中山医院
杨峻青　广东省人民医院
杨文艺　上海交通大学附属第一人民医院
姚　康　复旦大学附属中山医院
姚志峰　复旦大学附属中山医院
殷嘉晟　复旦大学附属中山医院
袁义强　郑州市心血管病医院
张　斌　广东省人民医院
张　峰　复旦大学附属中山医院
张　奇　同济大学附属东方医院
张必利　海军军医大学附属长海医院
张励庭　广东省中山市人民医院
赵　杰　中国医学科学院阜外医院
赵　林　首都医科大学附属北京安贞医院
赵仙先　海军军医大学附属长海医院
赵炎波　浙江大学医学院附属邵逸夫医院
郑金刚　北京中日友好医院
仲　昕　复旦大学附属中山医院
周斌全　浙江大学医学院附属邵逸夫医院
周国伟　上海交通大学附属第一人民医院
朱军慧　浙江大学医学院附属邵逸夫医院

学术秘书　孔令秋　陆　浩　李晨光　陈章炜

序

操千曲而后晓声，观千剑而后识器

我国从 1984 年开始第一例经皮冠状动脉介入治疗（PCI）至今，冠状动脉介入一直走在“规范、普及、提高”的路上。其中急性冠状动脉综合征（ACS）及分叉病变等手术方式已趋于成熟，然而，冠状动脉慢性完全闭塞（CTO）病变依然被称为冠状动脉介入治疗领域最后的堡垒。

早年，囿于技术、器械的不足及对血管病理和生理学的片面理解，CTO 病变开通的成功率很低。为了团结全国心脏介入同道，总结中国术者在 CTO 病变介入治疗中的智慧，以及加强与欧美、日本等国家的学术交流，在高润霖院士、朱国英教授等介入先驱的大力支持下，中国冠状动脉慢性完全闭塞病变介入治疗俱乐部（CTOCC），于 2005 年 8 月 26 日在上海正式成立。

虽然 CTOCC 做了很多努力，然而我国的注册资料却显示绝大部分术者（83.7%）的 CTO PCI 成功率 <80%。这是由于早期 CTO PCI 的技术手段有限，所用技术多为正向介入治疗技术。2005 年，我在复旦大学附属中山医院向在华盛顿召开的 TCT 会议上直播了一台难度较高的 CTO 病例介入治疗手术。患者左前降支起始部闭塞合并左主干远端和回旋支开口病变，如果正向穿刺方向错误，将会导致回旋支开口损伤而引起严重并发症。对侧造影提示右冠状动脉经间隔支至前降支存在良好侧支循环。反复正向尝试失败后，在团队的共同努力下，我们在国际上首次采用了逆向导引钢丝对吻技术，成功开通了闭塞病变。

这例面向全球的手术直播，常被人们认为是逆向介入治疗的里程碑事件。当时逆向理念刚刚开始进入临床，微导管直径大多在 2.6F 以上，大部分无法通过侧支血管，在此之前我们为数不多的病例仅能采用逆向导引钢丝作为路标或导引钢丝对吻技术。从那以后，由于日本对导引钢丝等器械的改进，逆向技术在邻国取得了很大的进步，尤其是反向 CART 技术的出现更使得逆向技术得到了飞速发展。

早年我国术者 CTO 病变的介入治疗受日本影响较大。然而，随着中西学术交流的增加，源自欧美的联合治疗策略（Hybrid）也逐渐走进中国医生的视野。联合治疗技术实际上是对导引钢丝技术和其他器械及技术的融合，使用最少的射线量、对比剂剂量和手术器械，在强调手术成功率的同时，更注重手术效率。一旦一种治疗模式失败，可以快速转换到另一种模式，不会让手术停滞。联合治疗策略可以说是 CTO PCI 的巨大进步。

经过 10 余年的取长补短，我国术者 CTO PCI 手术成功率逐渐提高。然而对于基层医院或年轻术者，其手术成功率仍较低，且并发症也居高不下。究其原因，可能是与术前读图和双侧造影重视不够、术中 CT 血管造影（CTA）和血管内超声（IVUS）使用不足及逆向介入治疗使用比例较低有关。鉴于此，我们结合国内术者 CTO 病变介入治疗的智慧，借鉴亚太、美国等俱乐部的手术策略，制定了 CTOCC 路径图，以期为国内 CTO 介入治疗、培训提供参考。

与此同时，这两年我们还策划了“CTOCC 中国行”，由 CTOCC 会员中的顶级专家，定期在全国各大医学中心进行 CTO PCI 手术带教，并通过网络直播的形式惠及更多同道。除此之外，我们还每周通过网络图文的形式，展播 CTOCC 会员的手术病例，并在微信群中进行广泛而深入的讨论。在 CTOCC 的带动下，全国众多的 CTO 爱好者借助新媒体、自媒体等手段，纷纷成立了自己的 CTO 团体，他们通过带教、直播、网络授课等形式，无私地将自己的经验教训悉数奉献给全国的术者。

CTO 介入治疗的成功离不开技术和策略的灵活转换，更离不开器械的进步。目前国内 CTO 介入治疗器械，很大程度上依赖进口，国产器械的比例偏低。为了克服这种困境，中国心血管医生创新俱乐部应运而生，他们通过搭建医生与工程师之间的桥梁，为中国心血管医疗器械创新提供了崭新的舞台，目前已经协助我们研制出了 TransportaGe® 延长导管、Knuckle 专用导丝等器械，是 CTOCC 未来重要的战略合作伙伴。

可以预见，未来几年中国在 CTO PCI 领域潜力巨大，中国 CTO PCI 术者会更注重患者的综合评估，更注重 CTO PCI 的辅助评估（腔内影像学）和辅助治疗（血流动力学辅助）等。同时，在进行 CTO PCI 治疗时，不仅注重手术成功率和手术效率，也会更关注患者的远期预后。在开通 CTO 的过程中，将不再仅仅关注 CTO PCI 的数量，而是更为关注 CTO PCI 的数据。

过去的 15 年，是 CTOCC 探索学习的 15 年。每年 CTOCC 的召开都集中展示了中国医生在 CTO PCI 领域获得的进步。恰逢 CTOCC 15 周年，我衷心希望通过 CTOCC 平台能展现更多中国 CTO PCI 专家的技术水平，以及新理念、新发展。

愿 CTOCC 茁壮成长，CTOCC 15 岁生日快乐！

复旦大学附属中山医院
上海市心血管病研究所
2019 年 7 月 10 日

术语英汉对照

ADR	antegrade dissection reentry	正向内膜下重回真腔技术
AM	acute marginal	锐缘支
AGT	active greeting technique	主动迎接技术
BAM	balloon-assisted microdissection (grenadoplasty)	球囊辅助微夹层技术
BASE	balloon-assisted subintimal entry	球囊辅助内膜下再入真腔技术
	bob sled	专指改变 Stingray 球囊穿刺位置
CART	controlled antegrade and retrograde tracking	控制性正向和逆向内膜下寻径技术
	conus branch	圆锥支
CC	collateral channel	侧支血管通路
D1	first diagonal branch	第一对角支
D2	second diagonal branch	第二对角支
Directed Reverse CART	directed reverse controlled antegrade and retrograde tracking	定向反向 CART 技术（当代反向 CART 技术）
Extended Reverse CAR	extended reverse controlled antegrade and retrograde tracking	扩展反向 CART 技术（改良反向 CART 技术）
LA	left atrium	左心房
LAD	left anterior descending artery	左前降支
LAST	limited antegrade subintimal tracking	限制性正向内膜下寻径技术
LCX	left circumflex artery	左回旋支

• LM	left main	冠状动脉左主干
• LV	left ventricle	左心室
• LVESd	left ventricular end systolic diameter	左心室收缩期末内径
• LVEDd	left ventricular end diastolic diameter	左心室舒张期末内径
• LVEF	left ventricular ejection fraction	左心室射血分数
• OM	obtuse marginal	钝缘支
• PLA	posterolateral branch	后侧支
• RCA	right coronary artery	右冠状动脉
• RDR	retrograde dissection reentry	逆向内膜下重回真腔技术
•	rendezvous	本书专指微导管对吻技术
• Reverse CART	reverse controlled antegrade and retrograde tracking	反向控制性正向和逆向内膜下寻径技术
• PDA	posterior descending artery	后降支
•	power knuckle	强力 Knuckle 导引钢丝技术
• S-BASE	side branch balloon-assisted subintimal entry	分支球囊辅助内膜下再入真腔技术
• STAR	subintimal tracking and reentry	内膜下寻径及重回真腔技术
• SPM	subintimal plaque modification	内膜下斑块修饰技术
• SN	sinus branch	窦房结支
• S1	first septal branch	第一间隔支
• S2	second septal branch	第二间隔支

目 录

第一篇 · 策略与技术 /001

第二篇 · 病例精选

冠状动脉慢性完全闭塞病变介入治疗
策略、技术与病例精选

第一篇
策略与技术

第1章
CTO PCI 人才梯队建设及年轻术者的培养

葛均波

我国冠心病介入治疗（PCI）虽起步较晚，但发展快，规范化治疗一直是我国冠心病 PCI 发展的主题。几十年来几代学者不断引进国际先进介入技术和经验，在国内推广并使之进一步提高，使国内冠心病患者得到了有效救治，冠心病 PCI 先驱们丰富的临床治疗经验对我国心血管领域的发展做出了巨大贡献。不仅如此，我们还从临床实践中总结并在国际上率先开展了逆向 PCI，发明了反向逆向导引钢丝捕获技术、主动迎接技术（AGT）等。

冠状动脉慢性完全闭塞（CTO）病变作为冠心病的一种类型，常被称为冠状动脉 PCI“最后待以攻克的堡垒”。伴随着 CTO PIC 器械的发展及对 CTO 治疗理念、病理生理学认识的提高和中西方学术交流的加强，近十年来 CTO PCI 在国内得到迅速发展，涌现了众多 CTO PCI 学术团队，手术成功率也在逐渐提高。虽然 CTO PCI 热度不减，但这种手术绝非炫技，它仅仅是冠状动脉 PCI 的一个组成部分。CTO PCI 术者的培养应该建立在冠心病 PCI 规范化培训的基础之上。忽视病情分析、忽视病变评估、忽视 PCI 基本功及并发症处理的术者培养无异于空中楼阁。

（一）冠心病 PCI 培训的规范化历程

为适应日益增长的 PCI 病例，我国冠心病 PCI 发展和人才培养的模式在不断改进。2005 年以前主要是“师傅带徒弟”的传统体系；2006 年卫生部颁发《心血管疾病介入诊疗技术管理规范》，强调技术管理，培训、认证、质控这三项制度构成了中国心血管介入诊疗规范化框架，对 PCI 规范和发展起到重要作用。

但是，上述传统模式和行政模式在实施过程中也存在一定不足。传统模式缺乏统一的标准，交流培训无制度化保障，差异化巨大；行政模式过于压制专业的能动性，体系简单粗暴。由于传统模式和行政模式的缺点明显，建立适合我国国情的技术发展和人才培养模式势在必行。

（二）CTO PCI 培训基地建设及要求

目前，全球范围内没有明确的 CTO PCI 梯队建设的建议，相关教育培训体系也不完善。在我国冠心病 PCI 培训制度及培训基地中，介入基本功的培训为重中之重，CTO PCI 培训理应作为冠心病 PCI 培训的高阶课程。基于此，CTO PCI 术者培训应设置在成熟的冠心病 PCI 培训基地。建议这些中心每年完成各类心血管疾病介入诊疗病例不少于 5 000 例，其中冠心病 PCI 病例不少于 3 000 例，CTO PCI 病例数不小于 500 例，且成功率 >80%。

因 CTO PCI 存在较高的并发症发生率，培训基地应该具备较强的心脏外科诊疗能力，并保持院内转诊绿色通道的通畅，以快速进行开胸手术等急救。建议严格要求 CTO PCI 培训导师的专业技术水平：培训导师每年应该独立完成 CTO PCI 不少于 100 例，熟练掌握 CTO PCI 常用技术［除正向 PCI 外，还包括逆向 PCI、正向内膜下重回真腔技术（ADR）、IVUS 指导下的 CTO PCI］，且手术成功率 >90%，符合这些条件的术者经过同行专家评议，并经过所执业的培训基地推荐方，可进行 CTO PCI 的带教工作。

CTO PCI 培训应以理论培训及实践培训相结合的形式进行，建议按照中国冠状动脉慢性完全闭塞病变介入治疗俱乐部（CTOCC）制定的路径图进行规范教学，避免“无序、野蛮生长”。同时，基地应积极参与全国和区域心血管介入诊疗新技术的应用和推广；配合各级心血管介入质量控制中心的工作；积极协助和完成各地区心血管介入诊疗职质认证和质量控制工作；积极参与和逐步提高心血管介入诊疗的科研工作水平。

CTO PCI 的培训不宜僵化地套用某种模式，应针对不同的学员，因人而异，因材施教。对于大部分学员的培养是在其熟练掌握 PCI 常用技术后，先进行正向 CTO PCI 教学，可以参考 J-CTO 积分，对于比较简单的 CTO 病变在老师的带教下由学员独立进行手术；对于比较复杂的 CTO 病变，或者既往尝试失败的病例，则请带教老师手术，学员作为助手配合完成手术。当学员积累一定的经验，能熟练掌握正向 CTO PCI 的常用技术后，可以在带教老师的指导下进行相对简单的逆向 PCI 治疗和 ADR 治疗。至于 ADR 教学和逆向 PCI 教学的先后次序应因人而异。CTO PCI 术者的培训应以“教练式”培训为主，根据不同学员的水平，选择不同难度的病例进行教学，同时根据学员的缺点和不足，进行针对性的教学。

（三）CTO PCI 年轻术者的成长建议

年轻术者在接受 CTO PCI 规范化培训过程中，应掌握 CTOCC 推荐的规范化理念、路径及操作，并严格按照《心血管疾病介入诊疗技术管理规范》中的有关规定接受考核工作。

培训的初级阶段，重点掌握介入心脏病学基本技能和操作，包括无菌观念、血管穿刺、血管造影、合理读图、并发症处理、危急重症处理等。为了保证同质化教学效果，可参考培训教材中手术基本操作和技能培训模块课程，发挥主观能动性，积极争取自主操作的机会。这一阶段，对 CTO 手术的学习，主要是作为一助或二助参加和观看手术来加深理解和认识，推荐阅读经典手术图谱和教材，并充分利用新媒体观摩各类手术演示和教学。

中级阶段，是介入技能全面提升的阶段，除了进一步熟练掌握基本操作和技能外，要求独立实施部分手术，包括急诊 PCI 术、分叉病变手术等。在带教老师的指导下，完成一定量的主刀手术，加深对介入手术的理解。

如前所述，CTO PCI 应被列为冠状动脉 PCI 的高阶课程，这一阶段的学员应充分了解 CTO PCI 技术的演变史、常用导引钢丝、微导管等器械的特点及适用范围。由于目前 CTO PCI 技术种类众多、器械也层出不穷，年轻术者可通过分层、递进、模块式培训逐渐掌握 CTO PCI 的细节。“万丈高楼平地起”，打好基本功至关重要，年轻术者切不可抱有很强的功利心，企图一蹴而就。

知识的掌握固然重要，而创新和担当精神才是介入心脏病学发展的动力和源泉。因此，年轻医师要以诚实、开放的态度积极对待新鲜事物，同时要勇于挑战、敢于担当，对疑难复杂病例不轻言放弃。成功时不要沾沾自喜，失利时也不要妄自菲薄，只有这样才能成长为一名优秀、成熟的心脏介入医生。

参考文献

［1］Ge J, Ge L, Zhang B, et al. Active greeting technique: a mother-and-child catheter based technique to facilitate retrograde wire externalization in recanalization of coronary chronic total occlusion［J］. Science Bulletin, 2018, 63(23): 1565-1569.

［2］Ge J, Zhang F. Retrograde recanalization of chronic total coronary artery occlusion using a novel “reverse wire trapping” technique［J］. Catheter Cardiovasc Interv, 2009, 74(6): 855-860.

［3］葛均波 . 中国冠状动脉慢性完全闭塞病变 PCI 推荐路径［J］. 中国介入心脏病学杂志，2018, 26(3): 121-124.

［4］Harding SA, Wu EB, Lo S, et al. A new algorithm for crossing chronic total occlusions from the Asia Pacific Chronic Total Occlusion Club［J］. JACC Cardiovasc Interv, 2017, 10(21): 2135-2143.

第2章 CTO PCI 治疗策略的选择

葛　雷

随着器械的发展和技术的进步，一部分有经验的术者其手术成功率已经超过 90%，学习这些术者的成功经验，不难发现，其较高的手术成功率除了与个人的技术水平和经验有关外，术前制订较为合理、可行的治疗策略，并能根据术中的实际情况进行合理的调整，在很大程度上也决定了手术最终能否成功。

一、CTO PCI 治疗策略

治疗策略的选择是一个综合评价的过程，除了明确病变的解剖特征之外，还应该结合患者的基础病情、有无合并症、导管室的器械配备、术者的技术水平、手术费用等因素。一个成熟的术者在对慢性完全闭塞病变进行介入治疗前，应当认真考量：① 是应该进行血运重建治疗［PCI 或者冠状动脉旁路移植术（CABG）］还是单纯药物治疗；② 选择介入治疗后，如何进行介入治疗。

（一）血运重建治疗（PCI 或者 CABG）或单纯药物治疗

在下列情况时，术者应选择血运重建治疗：① 患者出现与闭塞血管相关的心肌缺血、心功能不全等症状时；② 患者无相应症状，但无创伤性检查（如心电图运动试验、静息 / 负荷超声心动图、静息 / 负荷心脏核素检查等）发现有存活心肌或心肌缺血负荷较大时。当 CTO 病变患者无存活心肌证据、心肌缺血负荷较小或闭塞血管支配较小范围心肌时，应当进行药物治疗（图 2-0-1）。对于具有血运重建指征的患者，术者应根据患者临床特征和病变解剖特点，仔细分析患者的获益和风险，同时需征求患者及其家属的意见，并根据自身导管室器械配备、自身技术水平和心外科技术水平做出综合评估，选择 PCI、CABG 或杂交手术（图 2-0-2）。

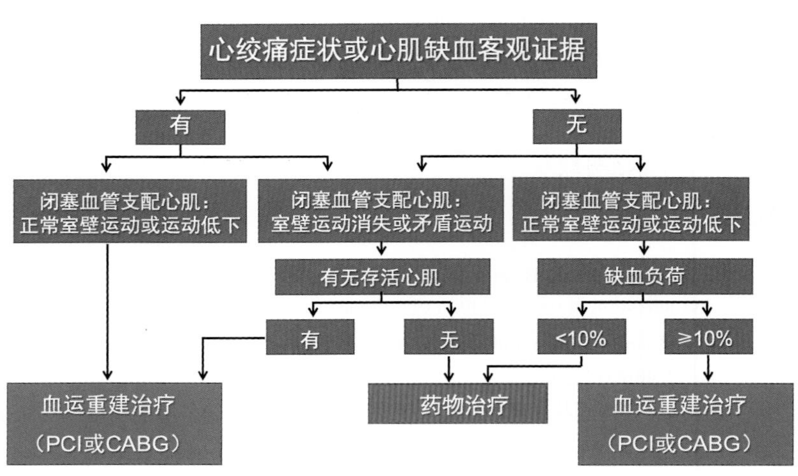

图 2-0-1　慢性完全闭塞病变血运重建患者的选择

（二）CTO PCI 治疗策略

CTO PCI 治疗策略的选择具有非常鲜明的个性化。对于同一 CTO 病变，不同的术者可能会选择迥然不同的治疗策略。在进行介入治疗前，术者应认真、仔细阅读冠状动脉造影，分析病变特征，对于二次尝试的患者应尽可能寻找既往失败的原因，必要时结合冠状动脉 CT，根据对侧冠状动脉造影的结果制定合理、可行的治疗策略。

CTO PCI 治疗中对侧冠状动脉造影至关重要，绝大部分 CTO 病变，在进行 PCI 时均需要进行对侧冠状动脉造影。对于较好同侧侧支血管供应的 CTO 病变，为减少正向造影对靶病变及以远部位血管的损伤，建议最好进行对侧冠状动脉造影或经同侧侧支血管进行高选择造影。根据对侧冠状动脉造影提供的信息，术者应认真评估 CTO 病变的近段（端）、远段（端）、体部解剖结构特征及有无可以进行逆向介入治疗的侧支血管，从而制订相应的策略。

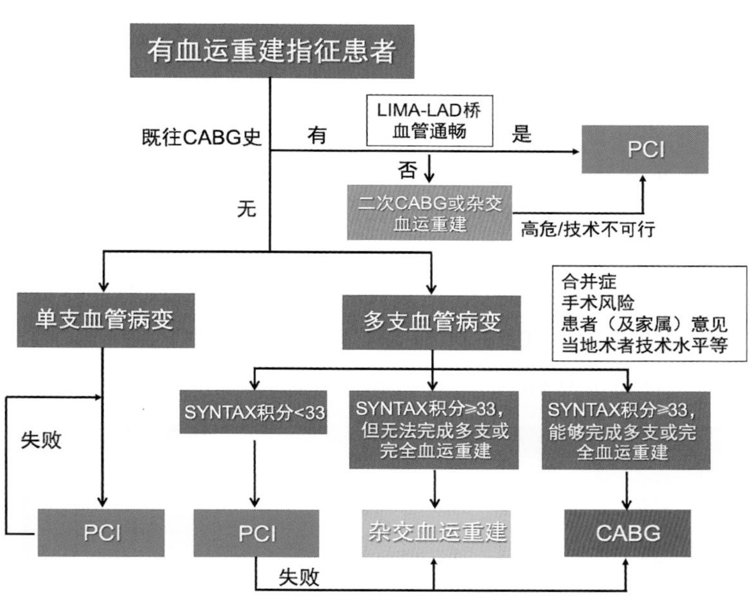

图 2-0-2　CTO 病变 PCI 或 CABG 的选择

1. 联合治疗流程图（Hybrid algorithm）　美国医生最早提出了联合治疗流程图（图 2-0-3），该流程图第一次用非常简单的模式把比较复杂的 CTO PCI 过程直观化，毋庸置疑，联合治疗流程图对规范 CTO PCI 手术过程及教学活动起到了非常重要的作用，并在一定程度上提高了 CTO PCI 的手术成功率和手术效率。联合治疗流程图把 CTO PCI 技术分为正向导引钢丝升级技术、逆向导引钢丝升级技术、正向夹层-再入真腔技术（ADR）、逆向夹层-再入真腔技术（RDR），根据 CTO 病变是否存在闭塞近端纤维帽不清，远段血管是否为小血管、弥漫性病变或累及较大分支血管，是否存在可利用的侧支血管等因素决定初始治疗策略（正向介入治疗或逆向介入治疗），然后根据 CTO 病变长度（20 mm）决定是否进行导引钢丝升级或者夹层-再入真腔技术。

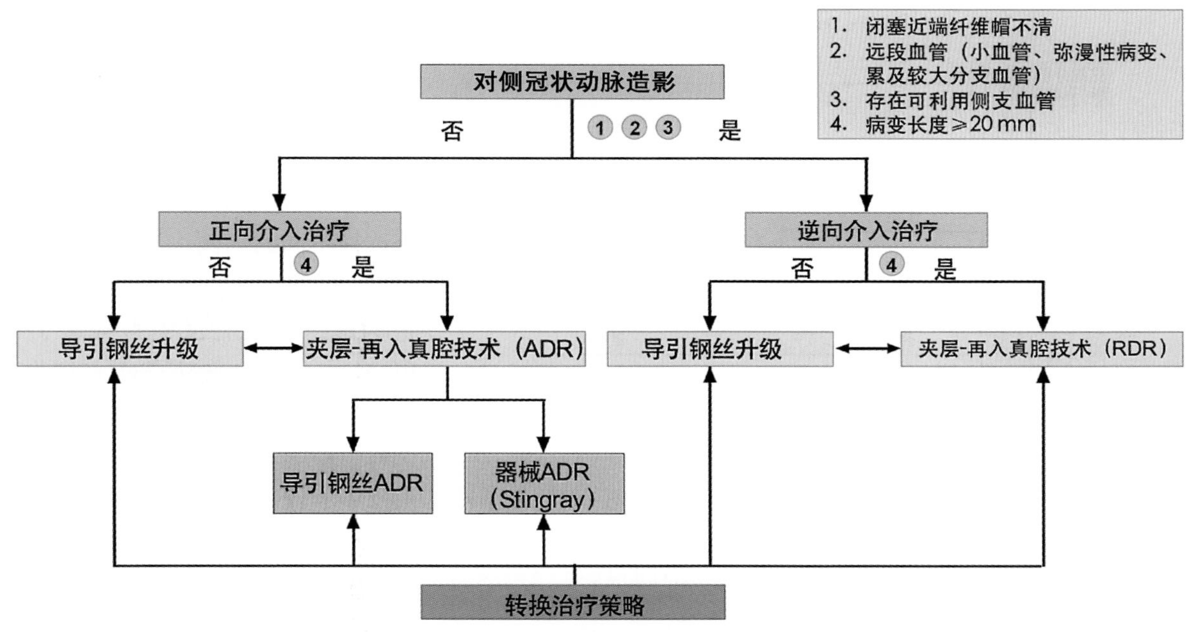

图 2-0-3　联合治疗（Hybrid）流程图
ADR，正向夹层-再入真腔技术；RDR，逆向夹层-再入真腔技术

联合治疗流程图因其直观、简洁，临床可操作性强，发布不久便得到众多专家的认可，但随着使用的不断普及，不少术者尤其是亚洲术者发现其中部分内容与临床实践不太符合，例如联合流程图中较少提及亚洲医生经常使用的平行导引钢丝技术、IVUS 指引下的 CTO PCI 技术，不包括新型导引钢丝的使用（如 GAIA 系列导引钢丝、Suoh 03 导引钢丝等）、较高比例的患者直接进行 ADR 等，这些不同促使部分术者开始思考制定更加符合自己临床实践的流程图。

2. 亚太 CTO 俱乐部 CTO PCI 流程图（AP CTO Club algorithm） 亚洲太平洋地区 CTO 俱乐部（AP CTO Club，简称亚太 CTO 俱乐部）由日本土金悦夫医生发起，于 2015 年 6 月在日本名古屋正式宣布成立（图 2-0-4）。亚太 CTO 俱乐部成立后的主要工作就是针对美国联合治疗流程图的不足，结合亚太地区 CTO 的技术特色和传统，提出了 AP CTO Club 流程图（图 2-0-5）。

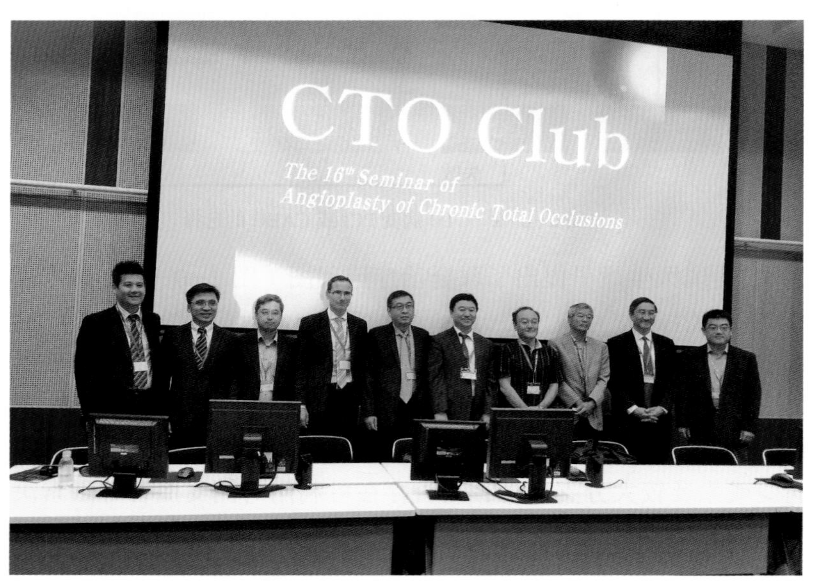

图 2-0-4 亚洲太平洋地区 CTO 俱乐部于 2015 年 6 月成立

从左至右：Eugene B Wu，葛雷，钱杰，Scott Harding，陈纪言，Sidney Lo，Etsuo Tsuchikane，Osamu Katoh，Soo Teik Lim，高宪立

与联合治疗流程图相比，亚太 CTO 俱乐部流程图在保留亚洲地区技术特色（平行导引钢丝技术、IVUS 指引下的 CTO PCI 技术）的同时，也吸纳了美国联合治疗流程图中的 ADR 技术，但与美国医师部分病例直接进行 ADR 不同，亚太 CTO 俱乐部流程图将大部分 ADR 技术放在正向导引钢丝升级失败以后，这一方面可能和当时 CrossBoss、Stingray 医疗保险不承担报销有关，另一方面也可能和我们长期接受的 CTO PCI 培训理念（真腔-真腔，true lumen to true lumen philosophy）有关。当然，亚太 CTO 俱乐部流程图对于部分挑战性病变（如走行路径不清、严重钙化、迂曲病变）也建议直接进行夹层-再入真腔技术。

亚太 CTO 俱乐部流程图建议不同技术水平的术者应根据 J-CTO 积分选择不同的病例。如果病变 J-CTO 积分 <2 分，经验不多的术者可以首先尝试，如果尝试失败或者 J-CTO 积分 >2 分，应当转诊或者请有经验的术者进行手术。除了“分诊”治疗之外，亚太 CTO 俱乐部流程图明确提出终止 CTO PCI 尝试的建议：如果手术时间超过 3 h、对比剂用量超过 3.7 倍的 eGFR（ml）、射线剂量超过 5 Gy（air kerma），且手术仍毫无希望时，术者应考虑终止手术。

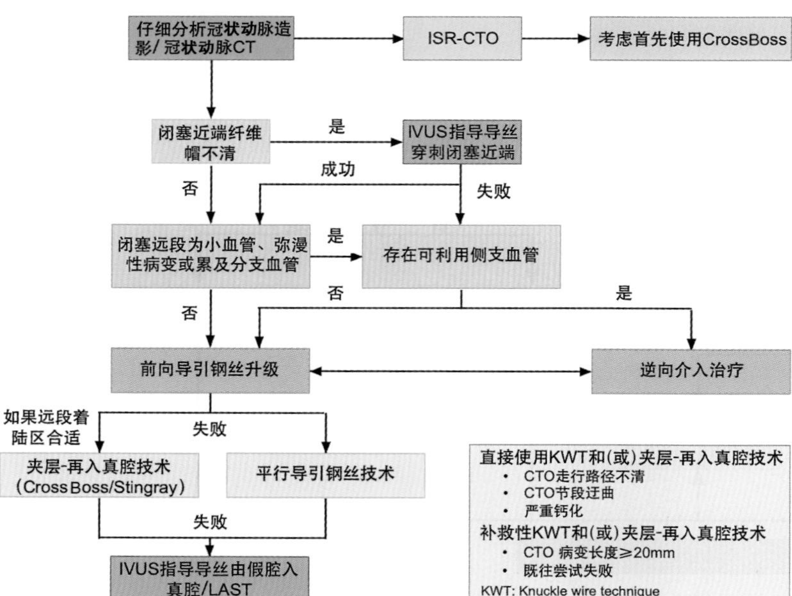

图 2-0-5 亚太 CTO 俱乐部 CTO PCI 流程图

亚太 CTO 俱乐部流程图更加符合亚洲医生 CTO PCI 的操作理念和习惯，但是也有部分内容与国内的临床实践不符，例如对于支架内再狭窄性完全闭塞（ISR–CTO），亚太 CTO 俱乐部推荐首先考虑使用 CrossBoss，但是国内不少术者发现相当一部分病例，CrossBoss 很难通过 CTO 段，所以国内术者对于这类病变更愿首选导引钢丝；逆向介入治疗失败后，亚太 CTO 俱乐部推荐转为正向介入治疗，部分病例如果转为“传统”正向介入治疗，则手术效率明显低下；更有术者指出当正向、逆向技术均失败，尤其是器械基础上的 ADR 技术失败后，使用导引钢丝为基础的 ADR 缺乏循证医学证据，当血肿较大时，不管尝试何种技术，包括 IVUS 指引从假腔进入真腔，其手术成功率也不高。

3. CTOCC CTO PCI 流程图［中国冠状动脉慢性完全闭塞病变介入治疗俱乐部（CTOCC）CTO PCI 流程图］ 中国冠状动脉慢性完全闭塞病变介入治疗俱乐部（CTOCC）由葛均波院士倡议，于 2005 年 8 月 26 日在上海成立（图 2–0–6）。经过多年的探索，并结合我国的临床实践，葛均波院士集中了 CTOCC 会员的集体智慧，于 2018 年初制定了 CTOCC CTO PCI 推荐路径（图 2–0–7～图 2–0–16）。

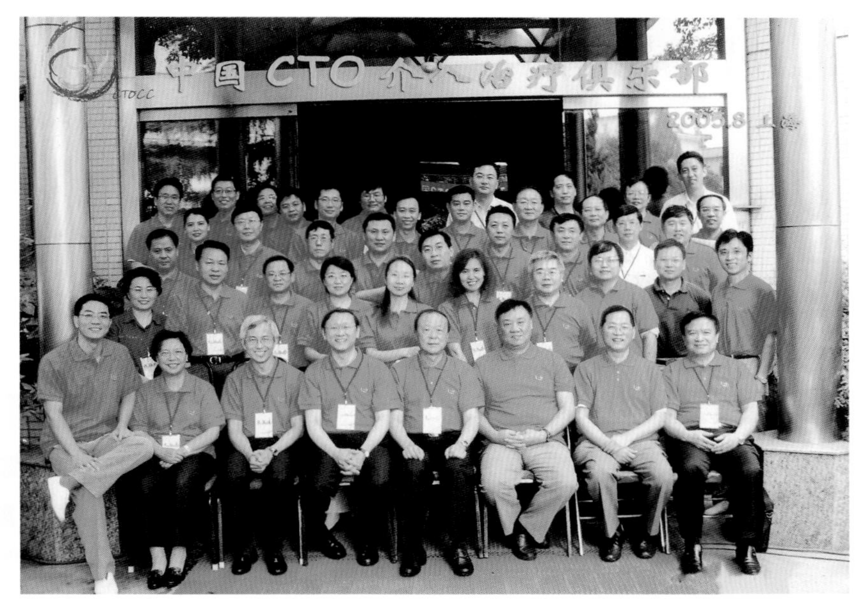

图 2–0–6 CTOCC 于 2005 年 8 月 26 日在上海成立

CTOCC CTO PCI 流程图建议术者应在对侧冠状动脉造影的基础上，认真评估以下内容：① CTO 病变近端形态（残端形态、闭塞端是否存在较大分支血管）；② CTO 病变体部特征（钙化、迂曲、闭塞段长度）；③ CTO 病变远端形态（远端纤维帽形态、闭塞远端是否存在较大分支血管或闭塞远端是否终止于分叉病变处、闭塞段以远血管是否存在弥漫性病变）；④ 是否存在可利用的侧支血管（需重点关注侧支血管的来源、管腔直径、迂曲程度、侧支血管与供/受体血管角度、侧支血管汇入受体血管后与闭塞远端的距离）。如果侧支血管的供体血管存在病变，在进行逆向介入治疗前，应先行处理该病变，如果侧支血管的供体血管存在临界病变，在进行逆向介入治疗前，建议先行 IVUS 检查或血流储备分数（FFR）检查。

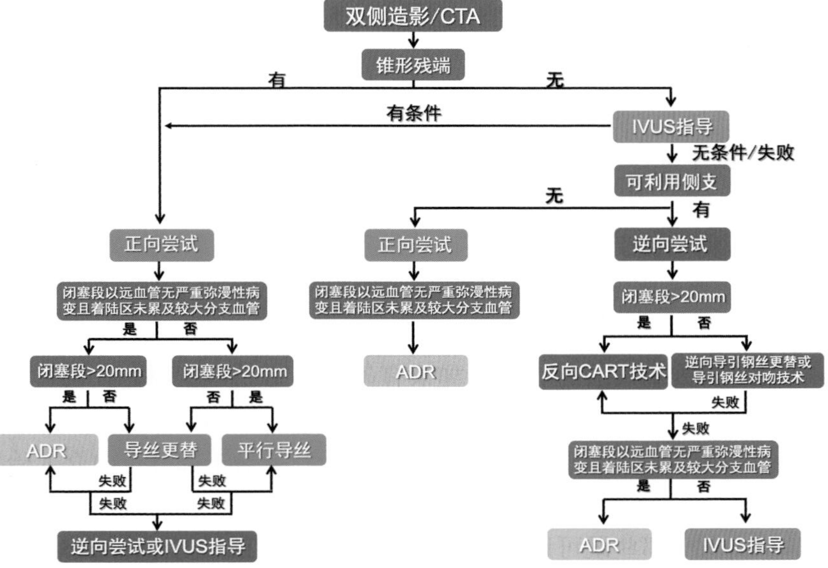

图 2–0–7 CTOCC CTO PCI 流程图

（1）CTO PCI 初始策略制定

1）对于有锥形残端的 CTO 病变，初始策略推荐正向介入治疗。

2）直接正向夹层再进入技术（antegrade dissection re-entry,

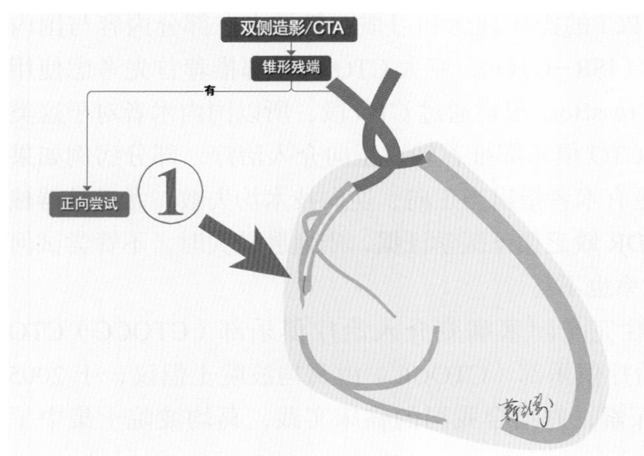

图 2-0-8　CTOCC CTO PCI 流程图推荐一

路径 1：对于有锥形残端的 CTO 病变，初始策略推荐正向介入治疗

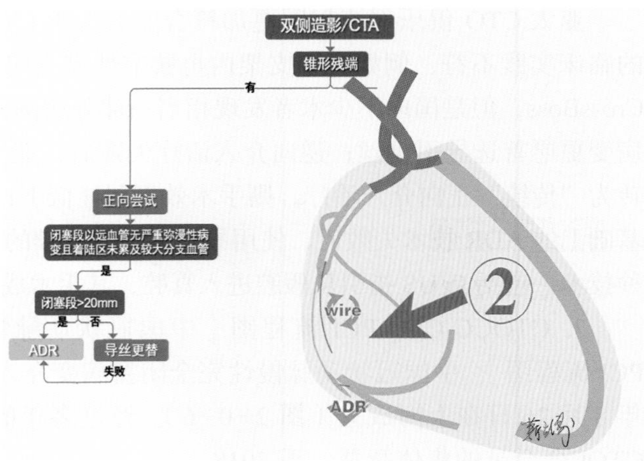

图 2-0-9　CTOCC CTO PCI 流程图推荐二

路径 2：路径 1 中闭塞段以远血管无严重弥漫性病变且着陆区未累及较大分支血管的 CTO 病变，如果闭塞段长度 <20 mm，推荐首先尝试导引钢丝更替技术；如果闭塞段长度 >20 mm，当导引钢丝更替失败后，正向介入治疗中推荐尝试 ADR 技术

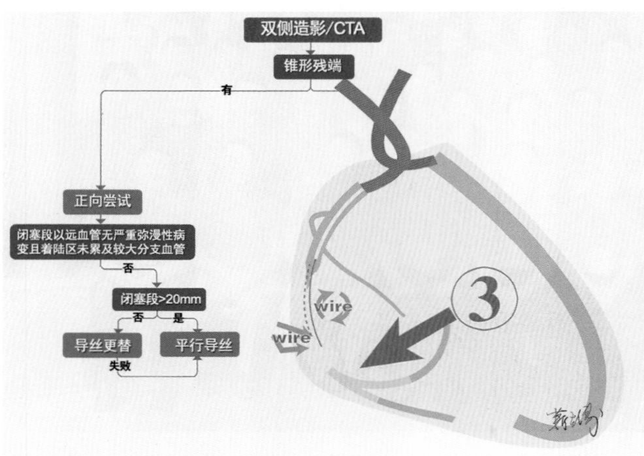

图 2-0-10　CTOCC CTO PCI 流程图推荐三

路径 3：路径 1 中闭塞段以远血管存在严重弥漫性病变和（或）着陆区未累及较大分支血管的 CTO 病变，如果闭塞段长度 <20 mm，推荐首先尝试导引钢丝更替技术；如果闭塞段长度 >20 mm，当导引钢丝更替失败后，推荐平行导引钢丝技术，尤其是当病变严重钙化、迂曲，术者 ADR 经验不足时

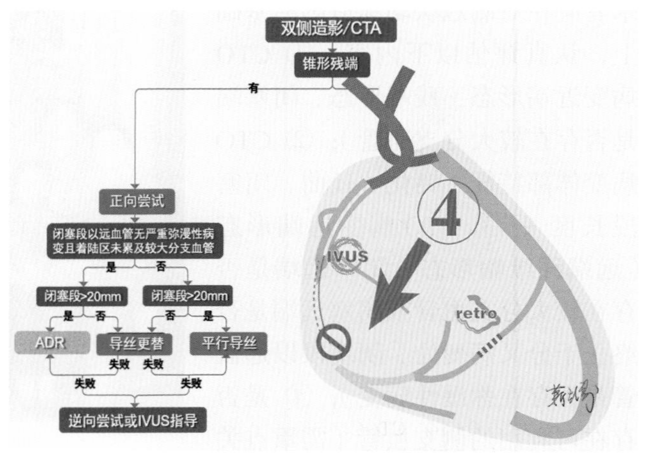

图 2-0-11　CTOCC CTO PCI 流程图推荐四

路径 4：路径 1～3 中推荐技术未获成功的病变，如果存在可利用的侧支血管建议进行逆向介入治疗或尝试在 IVUS 指导下介入治疗

ADR）策略推荐用于传统正向技术成功率不高，且：① 既往正、逆向尝试失败，预计再次逆向成功率不高者；② 逆向导引钢丝技术执行困难者（如侧支血管严重迂曲）或高风险者（进行逆向介入治疗时可能导致血流动力学不稳定）；③ 无逆向技术条件者，这类患者如果解剖条件允许［闭塞段以远血管无严重弥漫性病变和（或）着陆区（landing zone）不累及较大分支血管］，可直接进行器械基础上 ADR（Stingray-ADR）技术。

3）无锥形残端的 CTO，如果有条件可先行 IVUS 检查，尝试发现闭塞残端，并在 IVUS 指引下进行介入治疗（实时或非实时）。当没有办法进行 IVUS 检查或 IVUS 指导下的 CTO 介入治疗失败后，如果存在可利用的侧支血管，可转为逆向介入治疗。对于部分正向介入治疗成功率不高的 CTO 病变，如果存在可利用的侧支血管，也可采用直接逆向介入治疗策略。

4）对于那些既可以进行逆向介入治疗也可以进行 Stingray-ADR 的患者，术前应评估逆向介入治疗和 ADR 技术的风险，以及术者的技术水平、导管室的器械配备等因素，优选风险较小、效率高的技术。

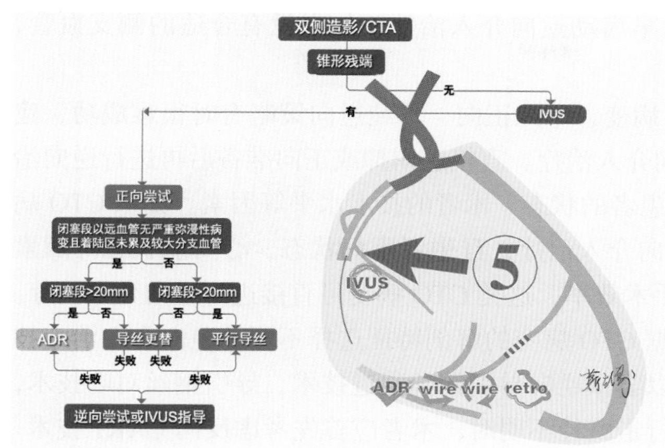

图 2-0-12 CTOCC CTO PCI 流程图推荐五

路径 5：无锥形头端的 CTO 病变，如有可能，推荐在 IVUS 指导下进行 CTO 介入治疗，当导引钢丝进入近端纤维帽后，可行路径 1～4 中推荐技术进行尝试

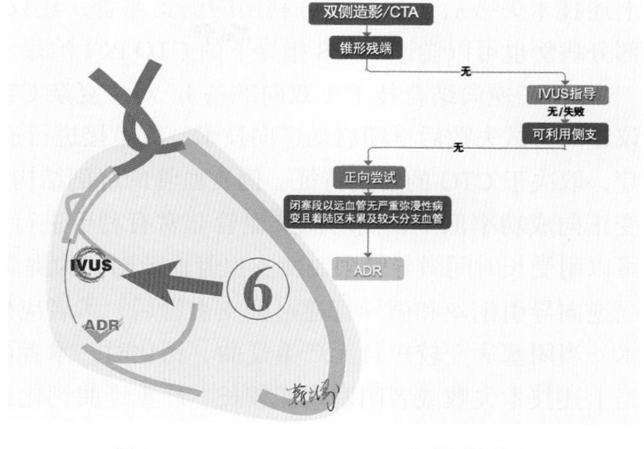

图 2-0-13 CTOCC CTO PCI 流程图推荐六

路径 6：无条件进行 IVUS 检查或 IVUS 指导下失败的 CTO 病变，如无可利用的侧支血管，当闭塞段以远血管无严重弥漫性病变且着陆区未累及较大分支血管，推荐尝试 ADR 技术

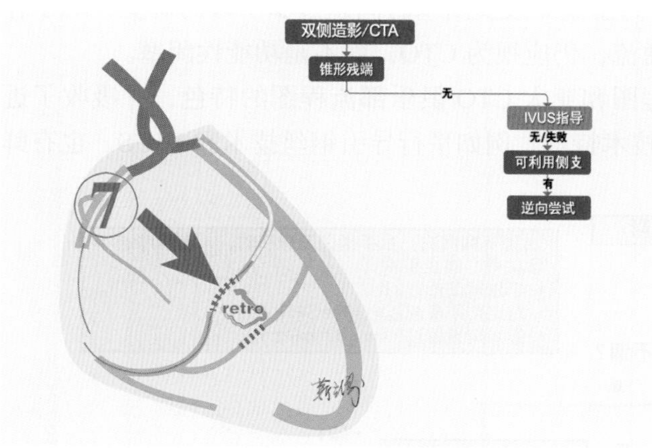

图 2-0-14 CTOCC CTO PCI 流程图推荐七

路径 7：无条件进行 IVUS 检查或 IVUS 指导下失败的 CTO 病变，如存在可利用的侧支血管，推荐进行逆向介入治疗

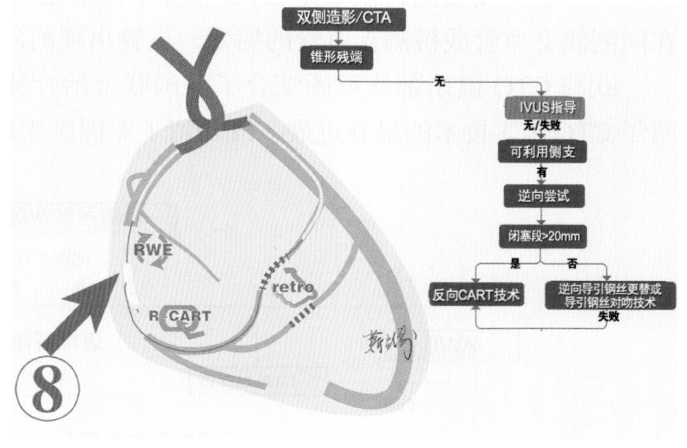

图 2-0-15 CTOCC CTO PCI 流程图推荐八

路径 8：逆向介入治疗时，如果闭塞段长度 >20 mm 或病变严重迂曲、钙化或路径不明时，推荐首先尝试反向 CART 技术；闭塞段长度 <20 mm，可尝试逆向导引钢丝更替和（或）导引钢丝对吻技术，当上述技术失败时，应及时转为反向 CART 技术

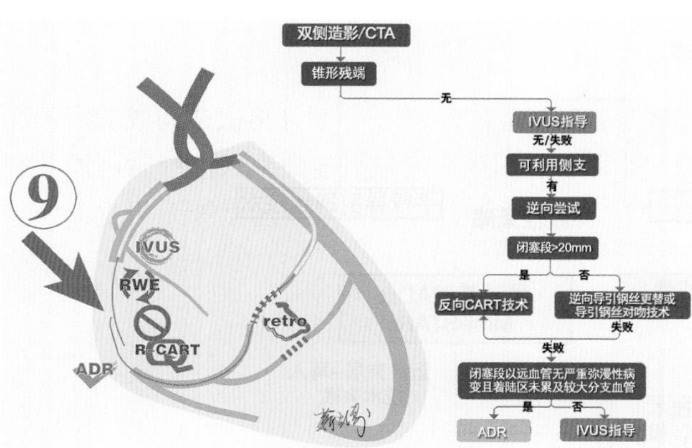

图 2-0-16 CTOCC CTO PCI 流程图推荐九

路径 9：逆向介入治疗未获成功的病变，如果闭塞段以远血管无严重弥漫性病变且着陆区未累及较大分支血管，建议尝试 ADR 治疗；如果闭塞段以远血管存在严重弥漫性病变和（或）着陆区累及较大分支血管时，可尝试 IVUS 指导下的 CTO PCI

（2）CTO PCI 进程中的策略调整：CTO PCI 过程中如果发现初始策略无法完成手术时，术者应及时进行策略转换，策略转换的时机和模式不能一概而论，需要根据病变解剖特征、手术具体过程、术者技术水平、导管室器械配备等因素综合考量。

1）如果正向导引钢丝未能成功通过闭塞段，可考虑 ADR 技术或平行导引钢丝技术。为提高平行导引钢丝技术的成功率，可考虑使用双腔微导管［如 KDLC（Kaneka）或 SASUKE（Asahi-intecc）双腔微导管］介导的平行导引钢丝技术。

2）如果闭塞段以远血管存在严重弥漫性病变，预估平行导引钢丝技术、ADR 技术成功率不高或上述技术失败后，如存在可利用的侧支血管，建议及早启动逆向介入治疗，如果没有合适的侧支血管，部分病例也可以尝试 IVUS 指导下的 CTO PCI 治疗。

3）正逆向结合技术（双向准备）：对于复杂 CTO 病变，单纯正向、单纯逆向策略有时很难成功，建议正向尝试失败后早期启动逆向技术，或直接进行逆向介入治疗。直接逆向抑或正向准备后再进行逆向治疗，取决于 CTO 的解剖特征、侧支血管的解剖结构、患者的状态、术者的技术水平等因素。如果 CTO 病变正向成功率低下，同时侧支血管非常有利于进行逆向介入治疗，且患者疾病状态、心功能状态等因素可以耐受长时间微导管限制侧支血管血流时，为提高手术效率，这类 CTO 病变可直接进行逆向介入治疗。当逆向导引钢丝和微导管通过侧支血管后，术者应根据 CTO 病变的解剖特征选择不同的逆向介入治疗技术。当闭塞病变较短且无严重迂曲、钙化时，术者可以尝试逆向导引钢丝通过技术、导引钢丝对吻技术，当上述技术失败或者闭塞病变较长、严重迂曲钙化或行走路径不明时，术者应首先考虑反向 CART 技术。部分逆向介入治疗病例可联合使用 Stingray-ADR 技术，尤其是当微导管无法通过侧支血管，无法进行逆向介入治疗技术或逆向介入治疗技术失败的患者，术者可以在逆向导引钢丝的指引下进行尝试 ADR 技术。

4. 欧洲 CTO 俱乐部 CTO PCI 流程图　欧洲 CTO 俱乐部于 2019 年初发布了其 CTO PCI 流程图（图 2-0-17），该流程图再次重申 CTO 病变不仅仅是指前向血流 0 级及闭塞时间超过 3 个月的病变，对于存在同侧侧支血管或桥侧支血管的病变，尽管出现前向血流，仍应视为 CTO，而不是功能性闭塞。

欧洲 CTO 俱乐部流程图结合了美国联合治疗流程图和亚太 CTO 俱乐部流程图的特色，并吸收了近两年 CTO PCI 技术的最新进展，既保留了亚洲医生的技术特点，例如平行导引钢丝技术和 IVUS，也有鲜

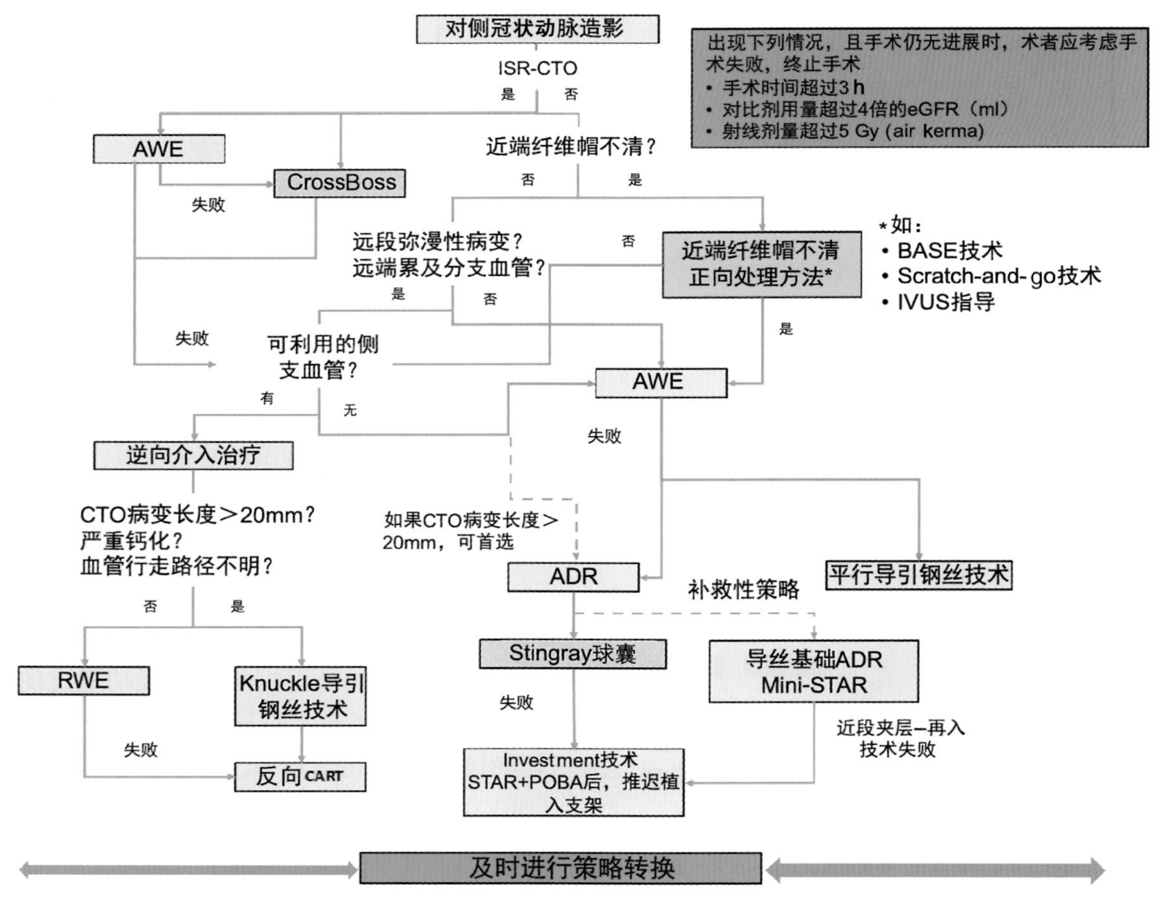

图 2-0-17　欧洲 CTO 俱乐部 CTO PCI 流程图

AWE，正向导引钢丝升级技术；RWE，逆向导引钢丝升级技术

明的欧美风格，例如对近端无残端或走向不清的 CTO，除了 IVUS 指引导引钢丝穿刺技术外，还可采用 BASE 技术、Scratch-and-go 技术，如果 ADR 等技术失败，当内膜下斑块处理后可推迟植入支架，即所谓的 Investment 技术。与美国联合治疗流程图的观点略有不同，欧洲 CTO 俱乐部建议如果条件允许的话，推荐首先使用真腔－真腔（T－T）的技术和方法，但同时他们也承认目前尚无证据表明 T－T 优于其他治疗技术。与亚太 CTO 俱乐部流程图和 CTOCC 流程图相似，该流程图指出逆向技术中反向 CART 技术的重要性，为提高手术成功率和效率，推荐使用定向反向 CART（directed reverse CART），对复杂的病例，推荐使用 IVUS。

欧洲 CTO 俱乐部流程图借鉴亚太 CTO 俱乐部的推荐，再次指出当手术时间超过 3 h、对比剂超过 4 倍 eGFR、射线量超过 5 Gy 而手术毫无成功希望时，术者应考虑终止 CTO PCI。对于部分采用 ADR 的病例，当靶血管恢复前向血流后，因假腔较长或者靶血管损伤较大，为避免丢失太多的分支血管及植入较多的支架，此时可暂缓植入支架，可与 6～8 周后再次行血运重建术，也即 Investment 技术。

不难发现，这些流程图尽管表达方式各异，但也存在一些显著的共同点：① 非常重视对侧冠状动脉造影的重要性；② 强调及时转换治疗策略；③ 体现了 CTO PCI 治疗理念的更新，既包括了传统的真腔－真腔技术，也有夹层－真腔再入技术及其衍生技术；④ 既强调手术成功率，也强调手术效率；⑤ 对临床上非常困难的病例都提出了可能的治疗策略。

尽管这些流程图在主要内容上非常相似，但是每个流程图都有自己鲜明的特点。美国联合治疗流程图以闭塞病变长度是否 >20 mm 作为选择导引钢丝升级和夹层－再入真腔技术（ADR 或 RDR）的标准，基本上不使用平行导引钢丝技术和 IVUS 指导下的 CTO PCI 治疗，但是亚太 CTO 俱乐部、CTOCC 和欧洲 CTO 俱乐部都非常强调对一部分 CTO 病变应考虑使用平行导引钢丝技术和 IVUS 指导。与美国联合流程图不同的是，亚太 CTO 俱乐部和 CTOCC 流程图除了病变的长度外，病变的行走路径、有无严重迂曲和钙化、术者的经验、导管室的器械配备和手术费用等因素都参与了平行导引钢丝技术或 ADR 技术的选择（表 2－0－1）。亚太 CTO 俱乐部 CTO PCI 流程图对器械基础上的 ADR 使用指征不十分清晰，但 CTOCC 及以后的欧洲 CTO 俱乐部流程图中都非常明确地指出，如果 CTO 解剖结构提示传统正向介入治疗成功率不高，且无可以利用的侧支血管，如远端解剖结构适合，术者应考虑直接 ADR 治疗。尤其是对那些既往逆向尝试失败，再次逆向介入治疗成功率不高、严重迂曲心外膜侧支，逆向介入治疗非常困难或者高风险者，如解剖条件许可，应该优选 ADR 治疗策略。

表 2－0－1　ADR 技术和平行导引钢丝技术的选择

Stingray－ADR 技术	平行导引钢丝技术
着陆区相对健康，未累及较大分支血管	CTO 远段血管严重弥漫性病变、累及较大分支血管，如丢失后可能会严重影响预后者
假腔或者血肿较小，未向远段扩展或累及较大分支血管	部分极严重钙化、迂曲病变，Stingray 球囊可能无法到达着陆点者
前向导引钢丝已经位于血管结构内	无 ADR 相关经验，或平行导引钢丝技术、IVUS 技术经验丰富
	无相关器械

支架内再狭窄闭塞性病变（ISR－CTO）是一类比较特殊的病变，亚太 CTO 俱乐部流程图建议对无严重迂曲的 ISR－CTO 首选 CrossBoss 导管，但是临床实践发现有一定比例的 ISR－CTO 病变，CrossBoss 导管无法通过闭塞病变。欧洲 CTO 俱乐部提出的治疗策略更贴合国内的临床实践，一部分患者仍然建议使用传统导引钢丝更替技术，一部分患者为避免导引钢丝行走在血管壁和支架之间，可以尝试 CrossBoss 导

管，如果上述方法失败，当存在可以利用的侧支血管时，术者可以尝试逆向介入治疗（图 2-0-16）。

CTO 近端无残端或者解剖路径不清时，亚太 CTO 俱乐部和 CTOCC 都建议使用 IVUS 指导下的 CTO PCI，但欧洲 CTO 俱乐部吸取近年来 CTO PCI 理念的新进展，提出当 IVUS 指导失败或者无法进行 IVUS 检查时，术者可以尝试 BASE 技术或 Scratch-and-go 技术。

治疗策略的选择在 CTO PCI 治疗中发挥着重要作用，它应该建立在对患者及其病变充分了解的基础上，流程图仅仅是给术者在策略的选择上提供一个重要的参考，它不是也不可能是攻克 CTO 病变的“万能良药”和“神器”，因为任何治疗策略的完成都要建立在成熟的技术之上，而成熟的技术则来源于不断学习和反复实践。另外，治疗策略的选择具有鲜明的个体化、个性化特色，它应该随着不同的患者、不同的病变、不同的手术实际情况而做相应的调整，反对生搬硬套、僵化呆板地套用流程图。

二、套路中的套路（algorithm within algorithm）

不同的流程图在细节上存在一定的差异，但绝大部分原则性的内容则是完全相同的，因此不必过分强调流派之争，不必人为、过早地把自己定义为某流派的术者，因为每个流程图都有值得我们借鉴和学习的地方。一个成熟的术者要做到兼收并蓄、求同存异。

正如世界上没有完全相同的两片树叶一样，临床实践中也不存在两个完全相同的 CTO 病变。正是因为如此，CTO PCI 策略的制定在某些细节上具有非常明显的个性化。毋庸置疑，再完美的治疗策略也要通过具体的技术、技巧来完成，而这些技术、技巧更是随着术者的不同而迥异。毫不夸张地说，CTO PCI 是对冠状动脉介入医生技术最全面的考验，即便是最高水平的术者也不可能在术前完全预知整个手术过程，意料之外的情况时常发生，因此当手术过程中出现突发困境时，及时采用安全、有效的技术克服困难是衡量术者成熟与否的重要标志之一。本节简述了 CTO PCI 治疗过程的常见困难及相应的对策，这是根据很多术者的经验和体会总结而成，反映了当前 CTO PCI 的治疗理念。但这些套路或者“套路中的套路”仅仅是给术者提供一个思路，不宜盲目照搬照抄，我们应根据手术的实际情况、病变的解剖结构、术者的技术水平及导管室器械配备等因素灵活机动地选择最合适的方法。

另外，由于近年来“血管结构”（vessel architecture）的理念得到越来越多术者的认可，因此当前 CTO PCI 手术过程中常常会出现一些新技巧、新方法、新技术。值得深思的是，一些新技巧、新方法和新技术在刚刚问世时，常常会被视为不规范，甚至被责难为离经叛道，但是如果这些新技巧或新技术能被发明者自身重复，同时也能够被其他术者复制，而且最终能被数据证明安全、有效，且优于既往技术，或在保证患者安全的前提下提高手术成功率，那么这项技术就存在被推广的价值。大浪淘沙，泥沙俱下，只有经得起临床实践考验的方法和技术才是能为我所用的工具。回顾 CTO PCI 技术发展史，我们不难发现逆向介入治疗和 ADR 技术当初从某项技巧变为常用技术到一直发展为当今 CTO PCI 治疗策略的重要组成部分，其间种种历程，莫不如是。因此，对待新技巧、新方法和新技术，我们应该高度敏感，应采取开放的心态，在充分掌握 CTO PCI 常规技术后，勇于尝试、探索和创新。对待新方法、新技术，既不能一味抵制，讽刺挖苦，但也不能照单全收。

（一）CTO PCI 常见困难

（1）导引钢丝无法通过近端纤维帽。
（2）微导管和（或）球囊无法通过闭塞病变。
（3）闭塞近端纤维帽路径不清。
（4）闭塞远端纤维帽路径不清。

（5）无法完成 ADR。
（6）微导管无法通过侧支血管。
（7）无法完成反向 CART 技术（RDR）。
（8）RDR 后导引钢丝无法体外化。

（二）CTO PCI 常见困难处理对策

1. 导引钢丝无法通过近端纤维帽处理对策
（1）球囊辅助内膜下再入技术（balloon-assisted subintimal entry，BASE）（图 2-0-18）。
（2）强力 Knuckle 技术（图 2-0-19）。
（3）双腔微导管支持下穿刺（图 2-0-20）。
（4）Scratch-and-go 技术（图 2-0-21）。
（5）Carlino 法（图 2-0-22）。
（6）激光。

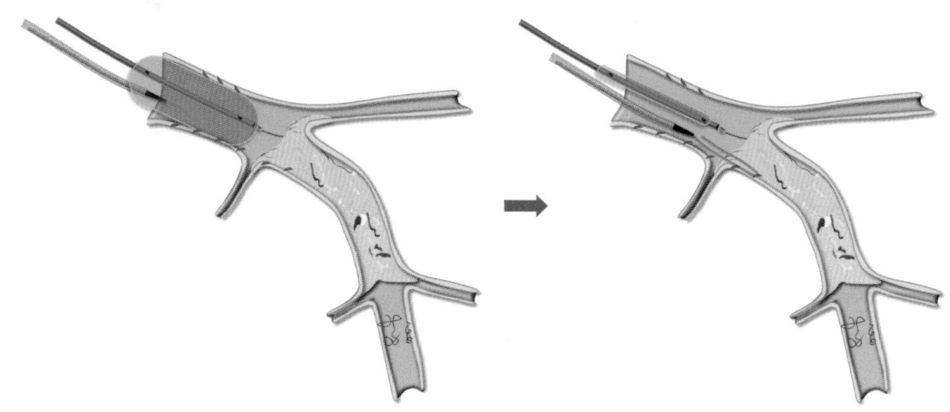

图 2-0-18　球囊辅助内膜下再入真腔技术示意图（BASE 技术）
经通用型导引钢丝送入和靶血管直径相当或略大的球囊（1.1∶1 或 1.2∶1），球囊扩张前，务必确认球囊不要位于分支血管，以 10～14 atm 扩张（为减少血管穿孔的可能，避免高压扩张），造影明确是否出现夹层，为避免较大夹层向靶血管近端或远段弥散，轻柔注射对比剂，或者使用带侧孔的指引导管，或有意将指引导管脱离靶血管开口。沿通用型导引钢丝送入微导管或者沿另一根导引钢丝直接送入微导管（上图所示），使用多聚物涂层导引钢丝（如 Fielder XT、Pilot 150/200 等，对于严重钙化病变，Fielder XT-R 或 XT-A 有毁损的可能，谨慎使用）进行 Knuckle 技术。当导引钢丝头端形成襻环时，为避免导引钢丝折断术者应直接推送，切勿旋转。为避免导引钢丝进入分支血管导致血管穿孔，术者应在多体位确认导引钢丝头端的位置

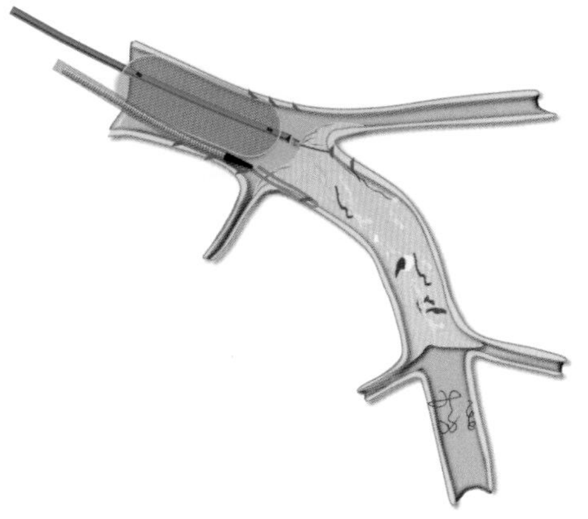

图 2-0-19　强力 Knuckle 导引钢丝技术
部分病变由于病变坚硬，很难进行 Knuckle 导引钢丝技术，这时既可以采用分支血管锚定技术，也可以使用延长导管，或者送入球囊导管在靶病变近端锚定微导管，然后进行 Knuckle 导引钢丝技术

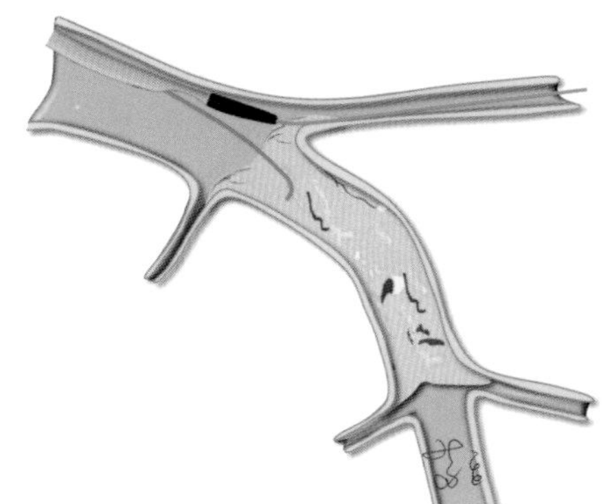

图 2-0-20　双腔微导管支持下穿刺
当闭塞端和邻近分支血管严重成角或导引钢丝无法进入闭塞端时，可以在双腔微导管支持下进行穿刺

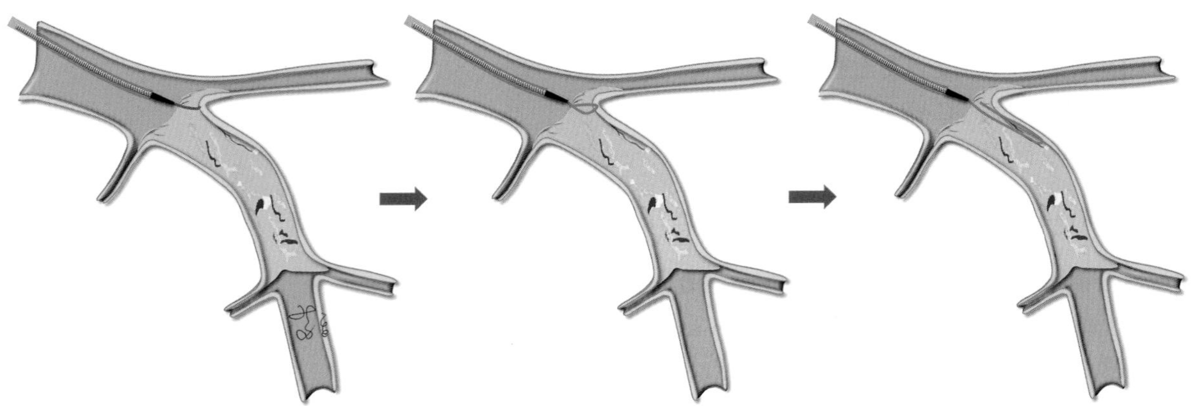

图 2-0-21　Scratch-and-Go 技术
将微导管送入闭塞病变近端，使用头端较硬的导引钢丝例如 Conquest Pro 12，GAIA Second 或 Third，将其头端塑形呈 90°，长度为 2～3 mm，操控该导引钢丝进入血管壁内，为避免血管穿孔，导引钢丝头端不宜进入太远，1～2 mm 即可。确认导引钢丝位于血管结构内后，沿该导引钢丝推送微导管使其头端指向血管壁方向（最多进入血管壁 1 mm），使用多聚物涂层导引钢丝（如 Fielder XT、Pilot 150/200 等）进行 Knuckle 技术

（7）逆向介入治疗。

2. 微导管和（或）球囊无法通过闭塞病变的处理对策（具体内容请参见本书第 8 章和第 9 章）

（1）增加指引导管支撑力。

（2）小球囊扩张。

（3）球囊辅助微夹层技术（balloon-assisted microdissection，BAM）（图 2-0-23）。

（4）换用较小外径微导管。

（5）换用较硬微导管，包括 Tornus。

（6）激光。

（7）斑块外挤压（external cap crush）（图 2-0-24）。

（8）Carlino 法。

（9）高频旋磨。

（10）逆向介入。

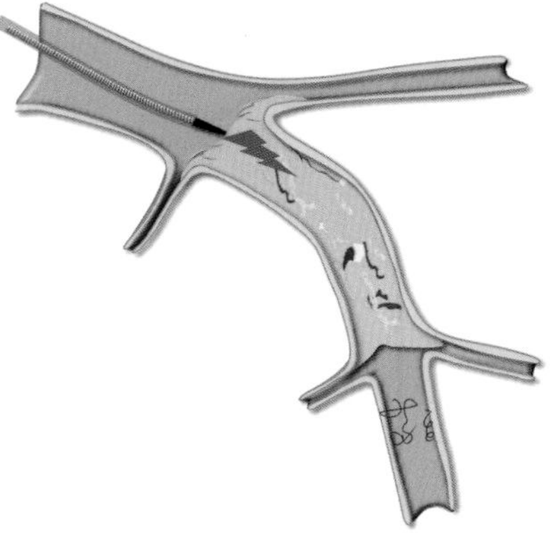

图 2-0-22　Carlino 法
使用小注射器（通常 2～3 ml）在冠状动脉透视下轻柔注射对比剂 0.5～1.0 ml

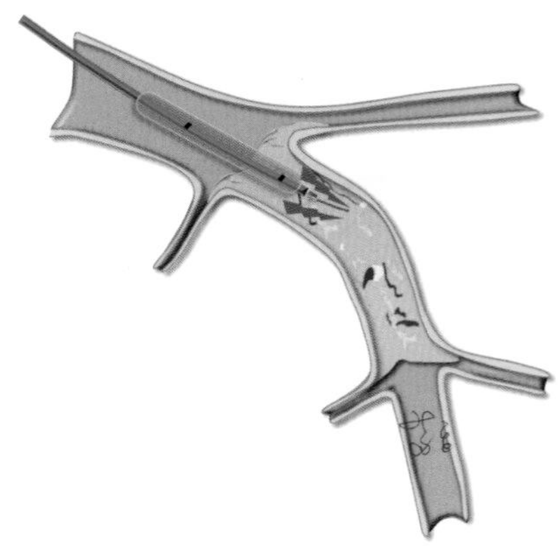

图 2-0-23　球囊辅助微夹层技术（BAM）
将小球囊（1.0～1.5 mm）尽可能送至闭塞段内，高压进行扩张，直至球囊破裂，使其在闭塞段内造成小的夹层。但需注意，有些球囊在高压扩张下会导致中心杆管腔变形，与导引钢丝抱死

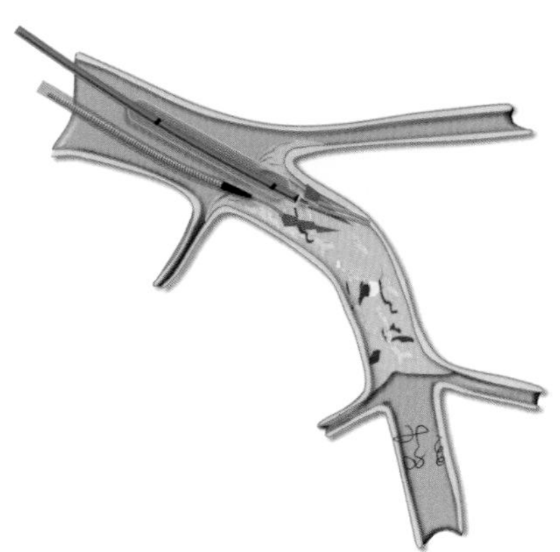

图 2-0-24　斑块外挤压技术
斑块外挤压技术包括正向和逆向两种。正向斑块外挤压是指当器械无法通过闭塞病变时，送入第二根导引钢丝使其进入内膜下，沿该导引钢丝送入球囊（和血管直径 1 : 1），通常使用 8～10 atm 在内膜下扩张，从斑块外向内挤压，从而使斑块结构发生改变，有利于器械的通过

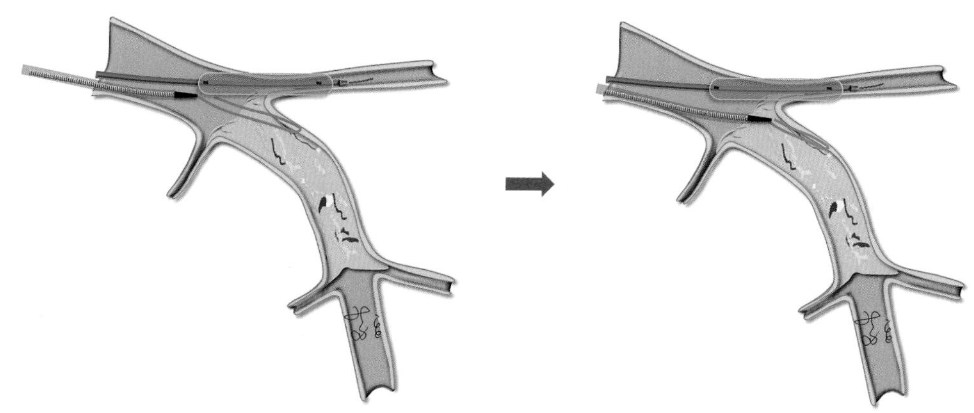

图 2-0-25　分支血管 BASE 技术

当闭塞近端解剖路径不清，且合并分支血管时，在分支血管内放入通用型导引钢丝，在近段血管使用和其直径相当球囊进行扩张（BASE 技术），以期在近端血管壁内形成夹层，然后在分支血管内送入与分支血管直径相当的球囊，该球囊一部分位于主支血管内，以命名压充盈球囊，既可以防止 CTO 导引钢丝进入分支血管内，部分病例也可以起到锚定作用，经微导管送入多聚物涂层导引钢丝（如 Fielder XT、Pilot 150/200 等）进行 Knuckle 技术

（11）其他方法可参照导引钢丝无法通过近端纤维帽的处理对策。

3. 闭塞近端纤维帽路径不清的处理对策

（1）逆向介入治疗。

（2）如果有合适分支血管，可行 IVUS 指导下介入治疗。

（3）分支血管 BASE 技术（S-BASE）（图 2-0-25）。

（4）BASE 技术。

（5）强力 Knuckle 技术。

（6）Scratch-and-go 技术。

4. 闭塞远端纤维帽路径不清的处理对策　这是一类较为复杂的 CTO 病变，正向介入治疗和逆向介入治疗都非常困难，有时即便开通血管，但是闭塞远端的分支血管常常受到累及甚至闭塞。

（1）逆向介入治疗，必要时行逆向 Carlino 法。

（2）逆向 Scratch-and-go 技术。

（3）逆向 BASE 技术。

（4）CART 技术。

（5）易化 ADR 技术：以逆向导引钢丝或球囊作为标记尝试 ADR 技术。

当逆向穿刺困难时，如果外径较小双腔微导管（如 Sasuke 导管）可以逆向送至闭塞病变远段血管，逆向选用头端较硬、锥形头端设计的导引钢丝，以正向导引钢丝所在位置为标记进行穿刺。

逆向 Scratch-and-go 技术：正向使用 Knuckle 导引钢丝技术至远端纤维帽近段（不宜越过远端纤维帽），然后以正向导引钢丝为标记，逆向选用头端较硬、锥形头端设计导引钢丝，以正向导引钢丝所在位置为标记进行穿刺，穿刺后经微导管送入多聚物涂层导引钢丝（如 Fielder XT、Pilot 150/200 等）进行逆向 Knuckle 技术。

当另一分支血管受累或闭塞后，术者应根据分支血管大小和供血范围尝试再次逆向介入治疗、ADR 或 IVUS 指引下介入治疗，如果受累的分支血管直径较小、支配心肌范围较少，也可不予进一步处理；部分病例当上述方法不可行时，可以在开通血管后，为减少分支血管闭塞可能，采用 Investment 技术，6～8 周后再次造影及介入。

5. 无法完成 ADR 的处理对策（图 2-0-26）　ADR 失败的主要原因与血肿没有得到有效控制及病变较为钙化和迂曲等因素有关（具体内容请参见本书第 7 章）。

（1）Bob-sled，更换 Stingray 球囊的位置。

（2）STRAW。

（3）使用头端较硬、锥形头端设计的导引钢丝进行穿刺（Stick-and-go 或 Stick-and-swap 技术）。

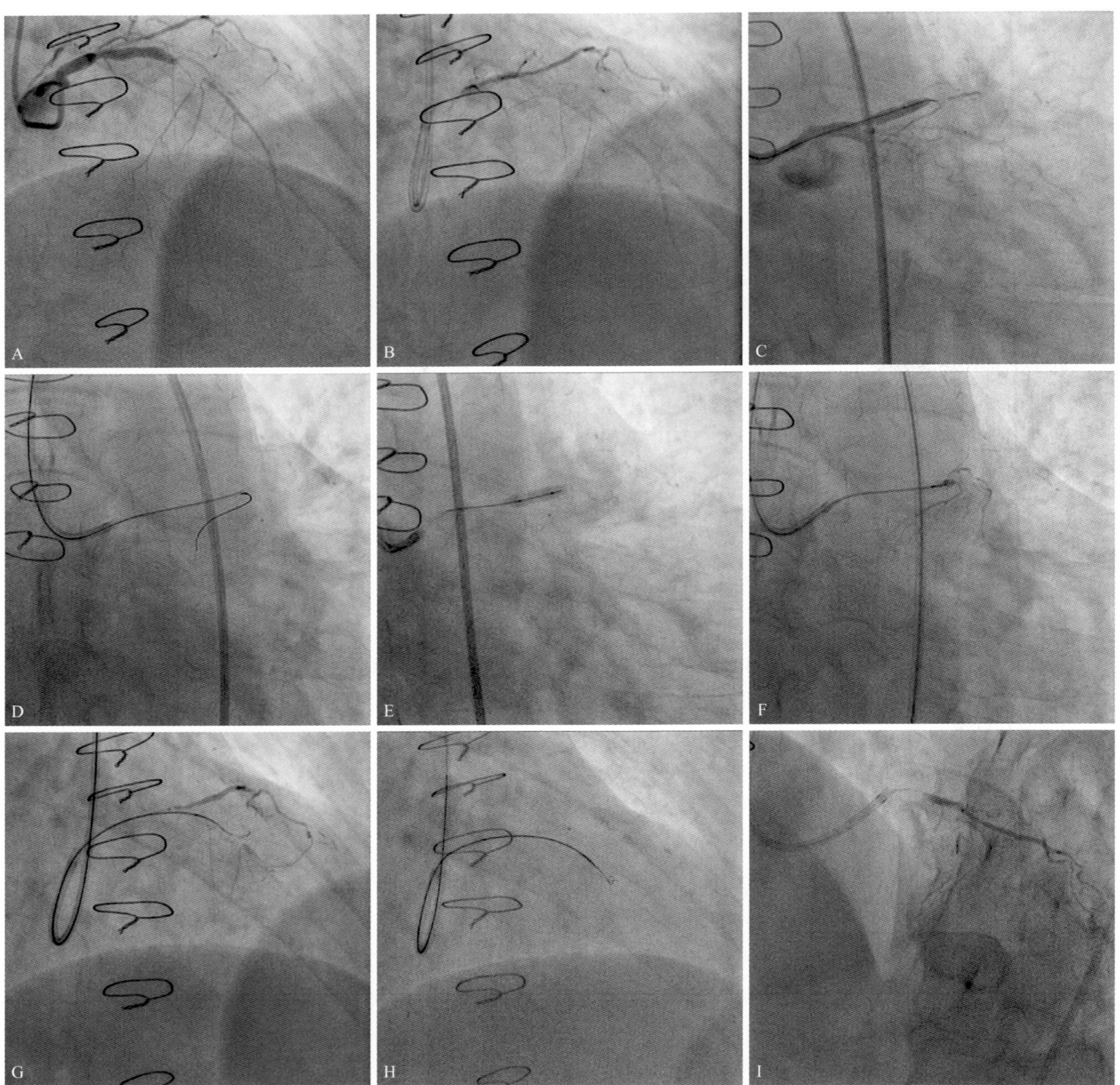

图 2-0-26 “血管结构”理念及其技术在复杂 CTO 病变中的应用（续后）

A. 患者，男，66 岁，因反复活动后胸闷 2 年入院。既往有高血压及糖尿病史，有心肌梗死史 15 年、CABG 史 15 年。2018-9 CTA 提示：LAD 中段完全闭塞，LCX 近段完全闭塞，RCA 近段完全闭塞，LIMA-D1 通畅，SVG-PDA、SVG-LAD 闭塞；2018-10：ECOM 支持下尝试开通 LAD-CTO，但失败。此次入院检查 LVEF 为 42%。此次尝试开通前降支。B. 冠状动脉造影提示前降支近中段完全闭塞，闭塞段较短，钝形头端伴有分支血管，有同侧侧支血管供应前降支中远段。C. 正向导引钢丝更替：135 cm Corsair 及 GAIA Second、Conquest pro，但无法进入近端纤维帽。D. 使用双腔微导管 Sasuke 及 GAIA Third 穿刺，仍无法进入近端纤维帽，遂使用 Conquest 8-20 进行穿刺。E. BASE 技术：4.0 mm 球囊 14 atm 扩张闭塞近端。F. Carlino 法。G. Scratch-and-go 技术：Conquest 8-20 进入血管结构内。H. Scratch-and-go 技术：将 Conquest 8-20 更换为 Fielder XT，进行 Knuckle 技术。I. 推送 Corsair 导管至内膜下，将 Fielder XT 导引钢丝更换为 Miracle 12，沿该导引钢丝送入 Stingray LP 球囊，寻找穿刺的最佳体位。J. 常规抽吸血肿后，先后使用 GAIA Third 和 Stingray 专用穿刺导引钢丝进行穿刺，但均失败，遂使用 Bob-sled 技术，将 Stingray LP 球囊前移。K. 使用 Stingray 专用穿刺导引钢丝进行穿刺，同侧高选择造影提示位于血管真腔。L. Stick-and-swap：尝试将 Stingray 专用穿刺导引钢丝更换为 Pilot 200，但失败。M. Stick-and-drive：尝试 Conquest Pro 12 进行穿刺，高选择造影提示位于血管真腔，操控该导引钢丝进入前降支远段。N. 置入支架后最终结果

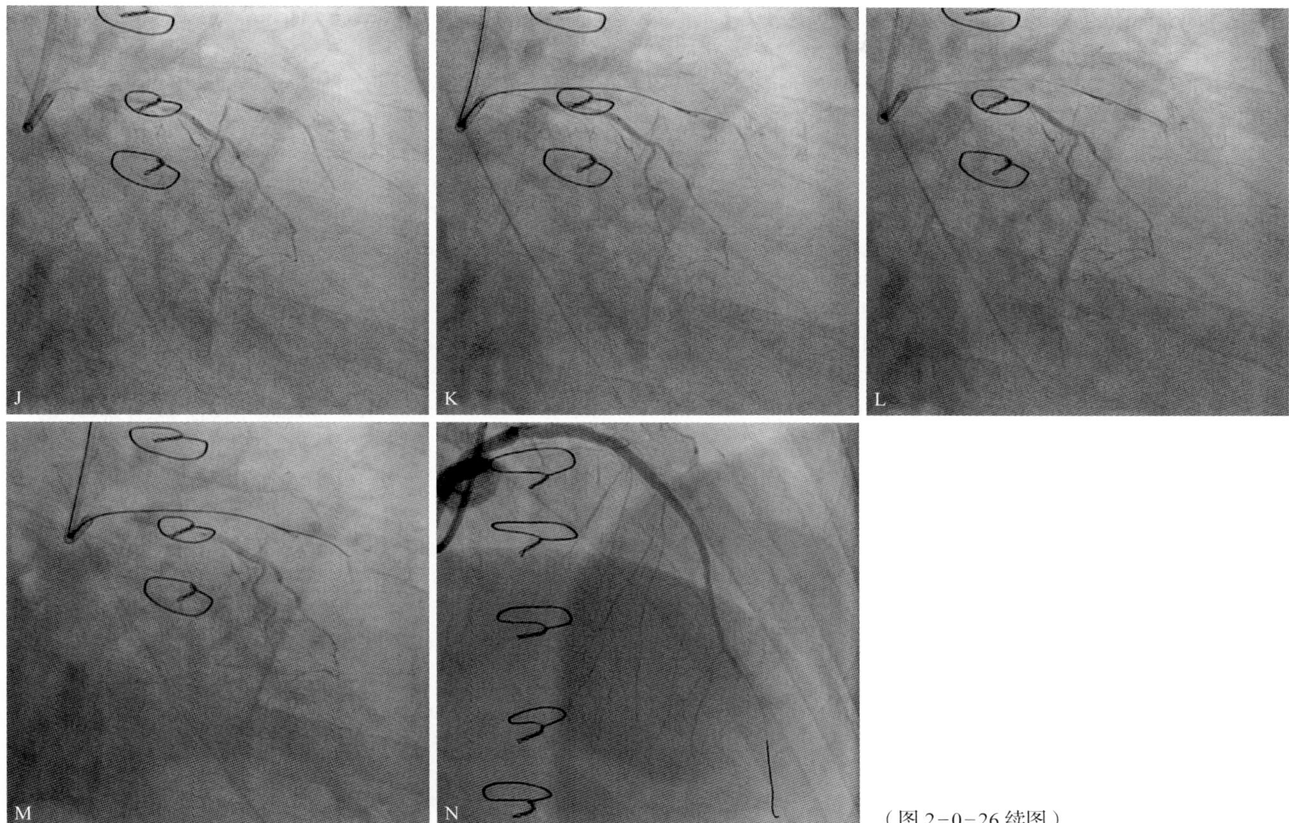

（图 2-0-26 续图）

（4）尝试导引钢丝进入不同的内膜下位置，使其尽量靠近血管真腔，在新的位置尝试 ADR。

（5）逆向介入治疗。

（6）LAST。

（7）STAR 或 SPM（subintimal plaque modification）。

6. 微导管无法通过侧支血管的处理对策　微导管无法通过侧支血管时处理，简言之“三更换一联合”：更换不同类型的微导管、更换侧支血管、更换治疗策略，联合使用其他器械和技术增加指引导管的支撑力等（具体内容参见本书第 12 章）。

7. 反向 CART 困境的处理对策　具体内容参见本书第 15 章。

8. RDR 后导引钢丝无法体外化　具体内容参见本书第 15 章和第 16 章。

（感谢靳志涛医生提供部分插图）

参考文献

［1］Christopoulos G, Karmpaliotis D, Alaswad K, et al. Application and outcomes of a hybrid approach to chronic total occlusion percutaneous coronary intervention in a contemporary multicenter US registry［J］. Int J Cardiol, 2015, 198: 222–228.

［2］Vo MN, McCabe JM, Lombardi WL, et al. Adoption of the hybrid CTO approach by a single non-CTO operator: procedural and clinical outcomes［J］. J Invasive Cardiol, 2015, 27(3): 139–144.

［3］Galassi AR, Brilakis ES, Boukhris M, et al. Appropriateness of percutaneous revascularization of coronary chronic total occlusions: an overview［J］. Eur Heart J, 2016, 37(35): 2692–2700.

［4］Azzalini L, Torregrossa G, Puskas JD, et al. Percutaneous revascularization of chronic total occlusions: Rationale, indications, techniques, and the cardiac surgeon's point of view［J］. Int J Cardiol, 2017, 231: 90–96.

[5] Schumacher SP, Stuijfzand WJ, Opolski MP, et al. Percutaneous coronary intervention of chronic total occlusions: When and how to treat [J] . Cardiovasc Revasc Med, 2018.

[6] Brilakis ES, Grantham JA, Rinfret S, et al. A percutaneous treatment algorithm for crossing coronary chronic total occlusions [J] . JACC Cardiovasc Interv, 2012, 5(4): 367–379.

[7] Danek BA, Karatasakis A, Karmpaliotis D, et al. Development and Validation of a Scoring System for Predicting Periprocedural Complications During Percutaneous Coronary Interventions of Chronic Total Occlusions: The Prospective Global Registry for the Study of Chronic Total Occlusion Intervention (PROGRESS CTO) Complications Score [J] . J Am Heart Assoc, 2016, 5(10).

[8] Sapontis J, Salisbury AC, Yeh RW, et al. Early Procedural and Health Status Outcomes After Chronic Total Occlusion Angioplasty: A Report From the OPEN-CTO Registry (Outcomes, Patient Health Status, and Efficiency in Chronic Total Occlusion Hybrid Procedures) [J] . JACC Cardiovasc Interv, 2017, 10(15): 1523–1534.

[9] Brilakis ES, Banerjee S, Karmpaliotis D, et al. Procedural outcomes of chronic total occlusion percutaneous coronary intervention: a report from the NCDR (National Cardiovascular Data Registry) [J] . JACC Cardiovasc Interv, 2015, 8(2): 245–253.

[10] Wilson WM, Walsh SJ, Yan AT, et al. Hybrid approach improves success of chronic total occlusion angioplasty [J] . Heart, 2016, 102(18): 1486–1493.

[11] Maeremans J, Walsh S, Knaapen P, et al. The Hybrid Algorithm for Treating Chronic Total Occlusions in Europe: The RECHARGE Registry [J] . J Am Coll Cardiol, 2016, 68(18): 1958–1970.

[12] Christopoulos G, Karmpaliotis D, Alaswad K, et al. The efficacy of "hybrid" percutaneous coronary intervention in chronic total occlusions caused by in-stent restenosis: insights from a US multicenter registry [J] . Catheter Cardiovasc Interv, 2014, 84(4): 646–651.

[13] Harding SA, Wu EB, Lo S, et al. A New Algorithm for Crossing Chronic Total Occlusions From the Asia Pacific Chronic Total Occlusion Club [J] . JACC Cardiovasc Interv, 2017, 10(21): 2135–2143.

[14] Morino Y, Abe M, Morimoto T, et al. Predicting successful guidewire crossing through chronic total occlusion of native coronary lesions within 30 minutes: the J-CTO (Multicenter CTO Registry in Japan) score as a difficulty grading and time assessment tool [J] . JACC Cardiovasc Interv, 2011, 4(2): 213–221.

[15] 葛均波 . 中国冠状动脉慢性完全闭塞病变介入治疗推荐路径 [J] . 中国介入心脏病学杂志，2018，26（3）：121–124.

[16] Werner GS, Ferrari M, Heinke S, et al. Angiographic assessment of collateral connections in comparison with invasively determined collateral function in chronic coronary occlusions [J] . Circulation, 2003, 107(15): 1972–1977.

[17] McEntegart MB, Badar AA, Ahmad FA, et al. The collateral circulation of coronary chronic total occlusions [J] . EuroIntervention, 2016, 11(14): e1596–1603.

[18] Huang CC, Lee CK, Meng SW, et al. Collateral Channel Size and Tortuosity Predict Retrograde Percutaneous Coronary Intervention Success for Chronic Total Occlusion [J] . Circ Cardiovasc Interv, 2018, 11(1): e005124.

[19] Whitlow PL, Burke MN, Lombardi WL, et al. Use of a novel crossing and re-entry system in coronary chronic total occlusions that have failed standard crossing techniques: results of the FAST-CTOs (Facilitated Antegrade Steering Technique in Chronic Total Occlusions) trial [J] . JACC Cardiovasc Interv, 2012, 5(4): 393–401.

[20] Colombo A, Mikhail GW, Michev I, et al. Treating chronic total occlusions using subintimal tracking and reentry: the STAR technique [J] . Catheter Cardiovasc Interv, 2005, 64(4): 407–411; discussion 412.

[21] Galassi AR, Tomasello SD, Costanzo L, et al. Mini-STAR as bail-out strategy for percutaneous coronary intervention of chronic total occlusion [J] . Catheter Cardiovasc Interv, 2012, 79(1): 30–40.

[22] Lombardi WL. Retrograde PCI: what will they think of next? [J] . J Invasive Cardiol, 2009, 21(10): 543.

[23] Suzuki Y, Tsuchikane E, Katoh O, et al. Outcomes of Percutaneous Coronary Interventions for Chronic Total Occlusion Performed by Highly Experienced Japanese Specialists: The First Report From the Japanese CTO PCI Expert Registry [J] . JACC Cardiovasc Interv, 2017, 10(21): 2144–2154.

[24] Galassi AR, Werner GS, Boukhris M, et al. Percutaneous Recanalization of Chronic Total Occlusions: 2019 Consensus Document from the EuroCTO Club [J] . EuroIntervention, 2019.

[25] Goleski PJ, Nakamura K, Liebeskind E, et al. Revascularization of coronary chronic total occlusions with subintimal tracking and reentry followed by deferred stenting: Experience from a high-volume referral center [J] . Catheter Cardiovasc Interv, 2019, 93(2): 191–198.

[26] Azzalini L, Carlino M, Brilakis ES, et al. Subadventitial techniques for chronic total occlusion percutaneous coronary intervention: The concept of "vessel architecture" [J] . Catheter Cardiovasc Interv, 2018, 91(4): 725–734.

[27] Visconti G, Focaccio A, Donahue M, et al. Elective versus deferred stenting following subintimal recanalization of coronary chronic total occlusions [J] . Catheter Cardiovasc Interv, 2015, 85(3): 382–390.

[28] Riley RF, Walsh SJ, Kirtane AJ, et al. Algorithmic solutions to common problems encountered during chronic total occlusion angioplasty: The algorithms within the algorithm [J]. Catheter Cardiovasc Interv, 2018.

[29] Hall AB, Brilakis ES. Hybrid 2.0: Subintimal plaque modification for facilitation of future success in chronic total occlusion percutaneous coronary intervention [J]. Catheter Cardiovasc Interv, 2019, 93(2): 199–201.

[30] Carlino M, Ruparelia N, Thomas G, et al. Modified contrast microinjection technique to facilitate chronic total occlusion recanalization [J]. Catheter Cardiovasc Interv, 2016, 87(6): 1036–1041.

[31] Fairley SL, Spratt JC, Rana O, et al. Adjunctive strategies in the management of resistant, 'undilatable' coronary lesions after successfully crossing a CTO with a guidewire [J]. Curr Cardiol Rev, 2014, 10(2): 145–157.

[32] Vo MN, Karmpaliotis D, Brilakis ES. "Move the cap" technique for ambiguous or impenetrable proximal cap of coronary total occlusion [J]. Catheter Cardiovasc Interv, 2016, 87(4): 742–748.

[33] Roy J, Hill J, Spratt JC. The "side-BASE technique": Combined side branch anchor balloon and balloon assisted sub-intimal entry to resolve ambiguous proximal cap chronic total occlusions [J]. Catheter Cardiovasc Interv, 2017.

[34] Hirai T, Grantham JA, Sapontis J, et al. Impact of subintimal plaque modification procedures on health status after unsuccessful chronic total occlusion angioplasty [J]. Catheter Cardiovasc Interv, 2018, 91(6): 1035–1042.

[35] Zhong X, Ge L, Ma J, et al. Microcatheter collateral channel tracking failure in retrograde percutaneous coronary intervention for chronic total occlusion: incidence, predictors, and management [J]. EuroIntervention, 2019, 15(3): e253–e260.

第3章
CTO PCI 正向介入治疗：器械的选择

李　宇

冠状动脉慢性完全闭塞（CTO）病变虽然是目前经皮冠状动脉介入治疗（PCI）领域的热点和难点，但是随着介入治疗器械的发展、操作技术和策略的规范及术者经验的积累，CTO 病变介入治疗成功的比例正逐年升高。本文就目前国内外 CTO 病变正向 PCI 治疗领域的主流器械做一介绍。

（一）导引导管

CTO PCI 的术前准备和介入治疗入路需根据患者基础情况、术者习惯、拟采用的技术及器械等因素进行选择。在保证同轴性的前提下，推荐尽量选用主动支撑力强的指引导管，左冠状动脉建议选用 EBU（Medtronic，Inc.）、XB（Cordis Corporation）、Amplatz 等指引导管，对于右冠状动脉建议选用 Amplatz、XB-RCA（Cordis Corporation）等指引导管。若准备实施 IVUS 实时指导，建议至少使用 7F 指引导管；若准备联合使用 KDLC 双腔微导管及 IVUS 导管，建议使用 8F 指引导管。尽量选择有侧孔的导引导管，减少坎顿时推注造影剂造成的冠状动脉开口夹层，也避免自制侧孔阻碍子母导管或延长导管通过。

由于 CTO 病变的特殊性，新型的为 CTO 设计的导管与以往产品不同，兼具安全性与支撑性。对于导管产品，最重要的特性包括：① 抗热变形；② 支撑性；③ 操控性；④ 安全性。病例越复杂，这些特性的表现就越重要。

1. 支撑性能

（1）抗热变性能：导引导管的树脂成分容易在手术过程中由于体温的影响而发生热变形（原有塑形发生变化），部分品牌导管（Asahi-Intecc）树脂成分经过改良加工，热变形程度和对手术影响降至最低。

（2）第二弯的硬度和第三弯：导引导管第二弯的硬度确保与主动脉壁的接触稳定，从而提供有力的支持。第三弯设计，导管与主动脉壁接触的面积更大，支撑性更强（Asahi-Intecc 和 Boston Scientific Convey）。

2. 操控性　导引导管的操控性与导丝一样重要，导管内部高强度的金属编织结构虽然提供出色的抗折性和推送力，但在旋转操作时可能突然出现导管头端脱出和弹跳现象。Asahi-Intecc 导引导管的管身编织从近端到远端的硬度是逐渐变化的，即 HENKA 编织，这项技术将柔软头端与坚韧管身结合，扭控操作时出现的导管头端脱出和弹跳现象大幅减少。

3. 安全性　导引导管的柔软头端是减少冠状动脉开口损伤的前提之一，目前大部分导引导管头端 1～2 mm 不显影，手术过程中术者无法直观观察到导引导管头端与冠状动脉接触的情况。新型导引导管（Asahi-Intecc、Boston Scientific Convey 和 Terumo Heartrail Ⅱ）头端更柔软且显影，术者可以观察到导引导管头端变形情况而避免潜在的导引导管对冠状动脉开口的损伤。

（二）子母导管和延长导管

1. 子母导管和延长导管的功能

（1）子母导管和延长导管为介入治疗提供了额外的支撑力和通路。与单独使用导引导管相比，子母导管系统或使用延长导管可使指引导管的支撑力显著提高。以子母导管为例，将 5F 导管伸出 6F 指引导管头端并进入冠状动脉内 5 mm，其整体支撑力已超过单独使用 7F 指引导管，伸出 10 mm 则相当于 8F 指引导管的支撑力，随着进入冠状动脉的长度增加，整体支撑力也越强（图 3-0-1）。另外，对于迂曲、成角和远端的 CTO 病变，即使使用强支撑力的指引导管，支持力也往往难以达到术者的要求，深插子母导管或延长导管后可以为支架或其他器械的通过提供柔顺且光滑的通路，提高了合并钙化病变、血管迂曲成角病变、远端病变 CTO PCI 的手术成功率。

（2）克服因各种异常导致的指引导管难以到位、指引导管不同轴或指引导管操作时容易脱出冠状动脉开口等情况。当 CTO 靶血管合并冠状动脉起源异常、锁骨下动脉显著迂曲或升主动脉显著扩张时，常用的指引导管往往难以和冠状动脉开口保持同轴，甚至难以到位，这时可以考虑先把指引导管调整到接近冠状动脉开口的位置，送入指引导丝至闭塞段前，再沿指引导丝送入子母导管或延长导管伸出指引导管头端至冠状动脉开口，通过调整后可以使指引导管适应升主动脉的形状并达到良好的同轴（图 3-0-1 B），更高效和安全地完成 CTO PCI。

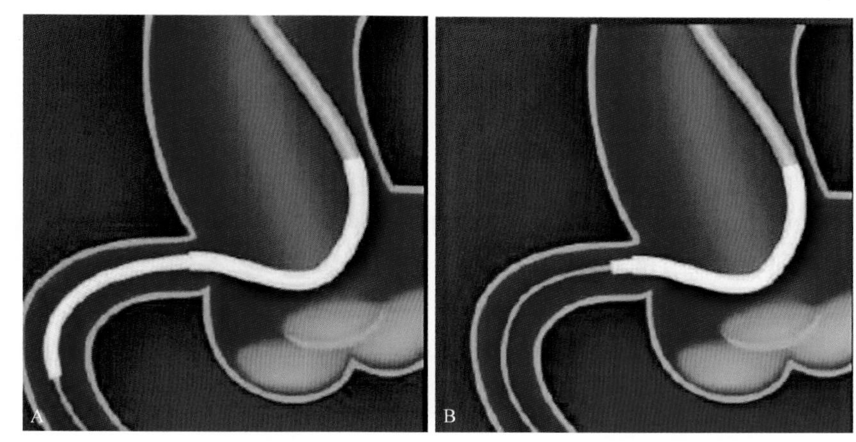

图 3-0-1　5F 指引导管在 CTO PCI 中的应用
A. 深插 5F 导管至冠状动脉内提供超强支撑力及光滑的输送通道；
B. 5F 导管伸出 6F 指引导管头端帮助改善指引导管同轴

（3）主动迎接技术（active greeting technique，AGT）：当实施逆向技术开通慢性闭塞病变时，如何把通过闭塞段的逆向导丝送入正向指引导管内并顺利实现逆向导丝体外化是逆向技术的一个关键点。利用深插延长导管或 5F 导管至闭塞近段以便于逆向导丝进入正向指引导管（AGT）是我国著名心血管介入专家葛均波院士首先在文献上提出的技术，该技术不仅进一步拓展了延长导管或 5F 导管的使用领域，也明显提高了逆向导丝体外化的效率。

2. 子母导管和延长导管的类型

（1）子母导管（child in mother catheter）：以日本 Terumo 公司的 4F、5F ST01 指引导管为代表，它是长 120 cm 的直头指引导管，其头端极其柔软，可以配合所有的 6F 或 7F 指引导管使用。子母导管的连接方法：如果术前已经决定需要使用 5F ST01 导管，可以在体外连接完毕子母导管系统后再送入并到达冠状动脉开口；但实践中更常见的情况是在送入球囊或支架过程中才决定使用 5F ST01 导管，此时需要在保持指引导管及指引导丝在冠状动脉内不脱出的前提下送入 5F ST01 导管。

如果在手术过程中临时决定使用子母导管，一般 6F 指引导管和指引导丝已经到位，此时拧下 Y 阀（部分术者推荐在 6F 指引导管尾端使用止血阀，但使用止血阀会增加导管长度，给后续送入球囊及支架至远端病变增加难度，而且 5F 导管和 6F 导管间缝隙极小，几乎没有出血，因此笔者不推荐使用止血阀），然后沿指引导丝送 5F ST01 导管至 6F 指引导管头端但不要伸出其头端，连接 Y 阀。

（2）延长导管：目前国内使用的延长导管主要为波士顿科学公司的 Guidezilla 和 APT 公司的 ExpressMan，这是一种能与 6F 或以上指引导管兼容的单腔快速交换导管，由推送杆和导引导管段组成。延长导管是和球囊、支架类似的快速交换系统，需要时可以经指引导丝尾端快速、方便地送入指引导管内。最新设计的延长导管 Guidezilla Ⅱ升级后：① 增加 7F、8F 和 6F long 型号，满足更多手术需要；② 改善了焊接处工艺，减少断裂；③ 升级导管段涂层，优化了过渡段，减少器械输送阻力。这些升级有助于更安全高效地开通 CTO 病变。ExpressMan 升级后增加侧孔设计，提供前向血流，远端硬度渐变设计，增加导管顺应性，有利于深插。

国外新产品 TrapLiner® 延长导管是个二合一的装置，在具有延长导管性能的基础上，还具有体部自带锚定球囊的优势。在 ADR 过程中可阻断减少正向血液进入内膜下而增大血肿，也有利于锚定进入正向导引导管的逆向钢丝，高效完成 CTO PCI。

（三）导引钢丝的选择

CTO PCI 正向介入治疗失败的原因中 95% 是导丝不能通过病变，因此导丝选择在 CTO 病变的处理上有重要的作用，选择合适的导丝、适时升降级可明显提高 CTO PCI 的成功率。导丝种类很多，而且每个术者都有自己的策略，如何个体化地根据患者的 CTO 病变特点去选择导丝呢？对于年轻 CTO PCI 术者，笔者建议参照亚太 CTO 俱乐部 CTO PCI 流程图中的正向导丝调整策略（表 3-0-1）来选择，从而安全高效地完成血管的开通。

表 3-0-1 亚太 CTO 俱乐部 CTO PCI 流程图中的正向导丝调整策略

策　略	可视微孔道	锥形残端	钝头闭塞
突破 CTO 近端纤维帽的导丝推荐	Fielder XT-R ↓ GAIA Second GAIA Next 1/Next 2	Fielder XT-A ↓ GAIA Second GAIA Next 1/Next 2	GAIA Next 2/GAIA Next 3 GAIA Second or Third ↓ Conquest Pro 12 or Miracle 12
在 CTO 体部前进的导丝推荐	闭塞段 <20 mm	继续使用初始导丝或者降级为 Fielder XT-A 或 GAIA Second 或 GAIA Next 1/Next 2	
	闭塞段 >20 mm	继续使用初始导丝或者转换为 Miracle 3/Ultimate Bro 3/Pilot 200 或 Miracle neo 3	
突破 CTO 远端纤维帽的导丝推荐	可能需要术者从更软的、更易操纵的导丝升级为更硬的导丝		

1. Fielder 系列　包括 Fielder、Fielder FC、Fielder XT、Fielder XT-R、Fielder XT-A 系列，其头端直径、硬度、不透光及亲水涂层区域均不同（表 3-0-2）。Fielder XT、XT-A、XT-R 针对 CTO 病变中微通道存在的特性，其头端直径为 0. 009～0.010 in、克数为 0.6～1.0 g，附 16 cm 长度的不透光及亲水涂层区域。Fielder XT-R 及 Fielder XT-A 头端采用了复合双芯的设计，其扭矩传送力和导丝头端跳跃现象得到了明显的改善，故对于存在微通道的 CTO 病变，Fielder XT-R、XT-A 目前已成为正向 CTO PCI 首选导丝。

表 3-0-2　Fielder 系列导引钢丝的性能比较

名　称	头端直径（in）	头端硬度（g）	不透光长度（cm）	亲水涂层长度（cm）	复合双芯	长度（cm）
Fielder	0.014	1.0	3	22	否	180
Fielder FC	0.014	0.8	3	20	否	180
Fielder XT	0.009	0.8	16	16	否	190
Fielder XT-R	0.010	0.6	16	17	是	190
Fielder XT-A	0.010	1.0	16	17	是	190

2. GAIA 系列　GAIA 系列导丝是 Asahi-Intecc 公司于 2014 年推出的针对 CTO 病变的专用导丝，根据头端硬度不同，有 GAIA First、GAIA Second 和 GAIA Third，头端克数分别为 1.7 g、3.5 g 和 4.5 g，直径分别为 0.010 in、0.011 in 和 0.012 in，亲水涂层长度为 40 cm，导丝总体长度为 190 cm（表 3-0-3）。

表 3-0-3　GAIA 系列导引钢丝的性能比较

名　称	头端直径（in）	头端硬度（g）	不透光长度（cm）	亲水涂层长度（cm）	复合双芯	长度（cm）
GAIA First	0.010	1.7	15	40	是	190
GAIA Second	0.011	3.5	15	40	是	190
GAIA Third	0.012	4.5	15	40	是	190

GAIA 导丝在出厂时其锥形头端 1 mm 即被预塑形处理 45° 小弯。导丝最为突出的特点是近 1∶1 的操控性能，这意味着术者在体外操控导丝旋转时，其头端在冠状动脉内实时发生相应的旋转，且旋转方向幅度与体外操控幅度一样。根据笔者和国内外术者的手术经验，在操控 GAIA 导丝时，适用于其他类型导丝的高频率旋钻（drilling）导丝操作是不适合的，过分旋转可导致血管夹层、穿孔或假腔的形成及扩大，缓慢旋转导丝、推送导丝是其推荐的操作方法。手术过程中可在 X 线透视下观察导丝头端走行，采用蛇行前进的方式通过闭塞段，即使导丝被对侧造影证实方向错误，基于其良好的可操控性，术者仍可重复调整导丝前行并最终到达 CTO 病变远端血管腔内。

GAIA 系列在上市几年后发现，在严重钙化等高阻力病变使用 GAIA 导丝时，其头端会被斑块夹住，过度旋转可能会出现头端断裂的现象，因此 Asahi-Intecc 公司改进了设计推出 GAIA Next 系列，提高了导丝性能（表 3-0-4），显著增加穿透力，减少断裂的风险。

表 3-0-4　GAIA 和 GAIA Next 系列导引钢丝的性能比较

名　称	头端直径（in）	头端硬度（g）	穿刺力（gf/mm^2）	不透光长度（cm）	亲水涂层长度（cm）	复合双芯	长度（cm）
GAIA First	0.010	1.7	169	15	40	是	190
GAIA Next 1	0.011	2	199				
GAIA Second	0.011	3.5	348	15	40	是	190
GAIA Next 2	0.012	4	368				
GAIA Third	0.012	4.5	448	15	40	是	190
GAIA Next 3	0.012	6	686				

3. Ultimate Bro 3 和 Miracle 12　Miracle 系列导丝是 Core-to-tip、非锥形头端、弹簧圈护套设计类导引钢丝。Ultimate Bro 3 是在 Miracle 3 导引钢丝基础上进行改良的钢丝，其前端（顶端除外）40 cm 有亲水涂层，因此与 Miracle 3 相比，Ultimate Bro 3 可以使摩擦力下降近 60%，可以与微导管很好地配合使用而不影响术者的触觉反馈。同时其头端也有改进，可以对头端塑形接近 1 mm，增强在病变内的精细操作。导丝非锥形头端设计使其穿透力相对较弱，在 CTO PCI 中对于正向迂曲病变和结构不清的病变可减少导丝穿孔的概率。另外，Miracle 12 导丝扭矩传递性优秀，器械支持力非常好，在正向器械辅助 ADR 时使用它作为 Stingray 球囊的引导导丝。

4. Conquest 系列导丝　Core-to-tip、锥形头端、弹簧圈护套设计的一款导引钢丝，其尖端硬度为 9～20 g；Conquest 最大特点为尖端变细，其尖端直径为 0.009 in，比 Miracle 系列具有更强的穿透性；Conquest Pro 系列导引钢丝为新一代更新产品，除其尖端 3 mm 处，均涂有亲水涂层，从而增强了导引钢丝表面润滑性，在改善通过性的同时保持了良好的可操控性；Conquest 8-20 尖端直径 0.008 in，硬度达 20 g，是目前冠状动脉介入中最硬、最细的导丝。Conquest 系列导丝在正向 CTO PCI 中利用其锥形尖端“刺”破闭塞近端坚硬的纤维帽并顺利“穿”越闭塞段到达远端，但因导丝坚硬容易穿孔，故不适用于扭曲血管病变。

5. Pilot 系列、Sion black 及其他超滑导丝　Pilot 系列导丝为 Core-to-tip 设计，有 3 种不同硬度（1.5 g、2.7 g、4.1 g）的头端，采用流线型核芯锥体、亲水涂层和聚合物护套，既超滑又能保持一定硬度，在正向 CTO PCI 中既能用“扎”又能用“滑”的技术，对于迂曲和结构不清的病变可利用其跟踪性快速通过闭塞段到达出口位置，在对侧造影指引下，直接或更换其他导丝进入远端血管。

在逆向和有 ADR 条件时，正向 Knuckle 可以高效通过 CTO 闭塞段，Pilot 系列、XT 系列和 Sion black 可以作为首选的 Knuckle 导丝，但是操作时会出现头端变形，不能保持小的 J 形弯；长段、钙化等高阻力闭塞 Knuckle 时可能推不动或者需要更换多根新导丝的情况。Asahi-Intecc 最新推出 Gladius Mongo 导丝，与 Pilot 200 导丝均为超滑的 CTO 导丝（性能比较见表 3-0-5），其 Core-to-tip 和复合双芯、3 g 的头端，在较好地保持润滑性和追踪性能的同时，有 GAIA 系列类似的精确 1∶1 扭控能力，同时头端保持形状性能突出，Knuckle 后无明显变形（图 3-0-2）。

表 3-0-5　Gladius Mongo 和 Pilot 200 导引钢丝的性能比较

名　称	头端直径（in）	头端硬度（g）	不透光长度（cm）	聚合物套和亲水涂层长度（cm）	复合双芯	长度（cm）
Gladius Mongo	0.014	3.0	15	41	是	190
Pilot 200	0.014	4.1	3	45	否	190

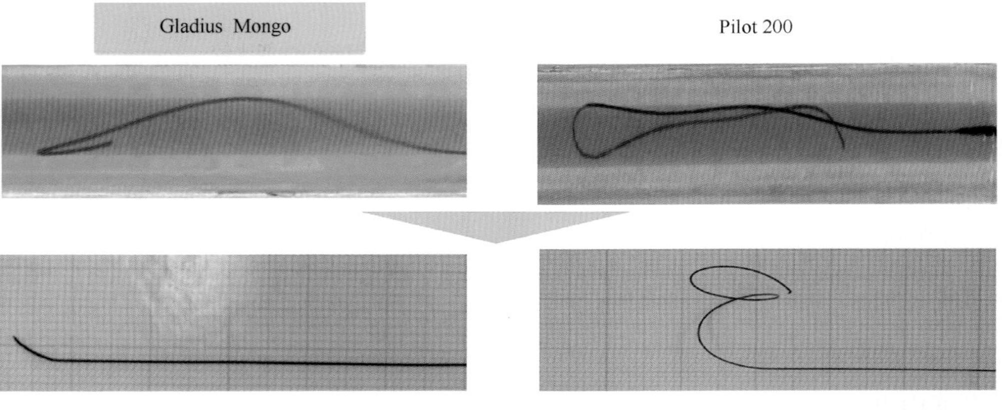

图 3-0-2　Gladius Mongo 与 Pilot 200 在高阻力病变中 Knuckle 后头端对比

（四）微导管

微导管是正向 CTO PCI 必备器具，其主要作用，一是为导丝通过病变提供强大的支持；二是方便导引钢丝更换和升级；三是确保近端已取得的成果等。

1. Finecross 和 Corsair　目前临床上最常用微导管是 Finecross 和 Corsair 两种，Finecross 微导管应用更简易，在 6F 指引导管内使用时可以兼容其他介入治疗器械。编制结构和外径小的特点使其通过性较好，由于头端缺少渐细性结构且不能旋转推送，对于高阻力和扭曲病变通过性受到限制。Corsair 微导管外径较大，提供的支撑力和稳定性要优于 Finecross 微导管，在正向 CTO PCI 治疗时可提供更稳定的支撑，头端无金属结构，柔软和灵活的同时其与导丝有良好的贴合，对于长段、扭曲和高阻力病变，Corsair 微导管具有更好的通过性。术中可通过顺时针或逆时针方向旋转增加其通过能力，但每个方向旋转不宜超过 10 圈。国内 APT 等公司生产出与 Finecross 和 Corsair 两种类型性能相似的微导管，应用与注意事项同 Finecross 和 Corsair。

2. 新型微导管　在复杂 CTO PCI 中，Finecross 和 Corsair 两种类型的微导管并不能满足临床的需要，国内外公司研发了多种新型微导管，在此做简单的介绍。

（1）Caravel：一种新型微导管，外形与 Corsair 导管极其相似，头端成锥形，长度为 135 cm、150 cm，头端外径为 1.4F，体部外径仅为 1.9F（Corsair 导管为 2.6F），头端内径为 0.40 mm（Corsair 导管 0.38 mm），体部内径为 0.43 mm（Corsair 微导管 0.45 mm）。正是由于 Caravel 微导管“杆细腔大”的设计，所以可以在 6F 指引导管内同时容纳两根 Caravel 导管，可以在 7F 的指引导管内同时容纳 Caravel 导管和超声导管，术者可以较为轻松地完成高质量的高选择造影，较为顺利地通过迂曲、成角的侧支血管。但由于 Caravel 微导管“杆细腔大”，因而其管壁比较薄，使用该导管时切忌旋转，否则有可能将其折断。

（2）Corsair Pro 和 Corsair Pro XS：复杂 CTO PCI 中 Corsair 有时无法通过成角的迂曲血管。近年来，Asahi-Intecc 公司对原有的 Corsair 导管进行改进，意在减少头端与管身之间的硬度差异，提升导管在迂曲血管中的跟踪性和在复杂病变中的通过性，Corsair Pro 其尾端也改为螺旋保护套，在导管推进或撤出时避免近端管身打折，相比于 Corsair 性能有所提高。2018 年上市的升级版 Corsair Pro XS 改进了头端的材料、管身的金属编织材料和方式，提高了迂曲血管的跟踪性能和钙化高阻力病变的通过性能，整体性能优异，期待于国内上市。

（3）Turnpike Gold 和 Tornus 微导管：Turnpike Gold 和 Tornus 微导管都是用来设计通过高阻力病变的。正向导丝通过闭塞段后，如果其他微导管不能通过时可使用以上两种。Tornus 利用旋转通过病变，但它与 Corsair 不同，其头端到尾端全部都是金属结构（图 3-0-3），前进时逆时针旋转，后退时顺时针旋转，像一颗螺丝钉一样拧过穿透病变。Tornus 一次旋转限制在 20 圈内，否则会出现金属断裂的风险。

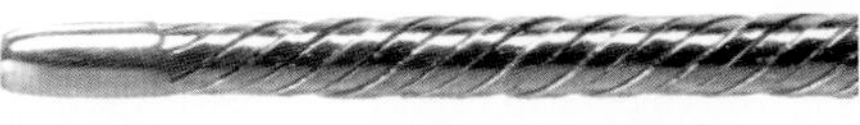

图 3-0-3　Tornus 头端结构

2017 年上市的 Turnpike Gold 微导管类似于 Corsair，但其头端是金属的，类似螺钉状，体部由金属网和尼龙编织，而非 Tornus 那样周身为金属编织。以上两种微导管通过高阻力、钙化闭塞段后，可交换旋磨导丝进行旋磨等斑块消除技术，最终完成血运重建。

（五）双腔微导管

双腔微导管（dual lumen catheter，DLC）可同时通过两根导引钢丝，最初主要应用于分叉病变，在正向 CTO PCI 开通中也有重要用途。DLC 辅助平行导丝技术（图 3-0-4）和齐头闭塞 CTO 病变辅助穿刺

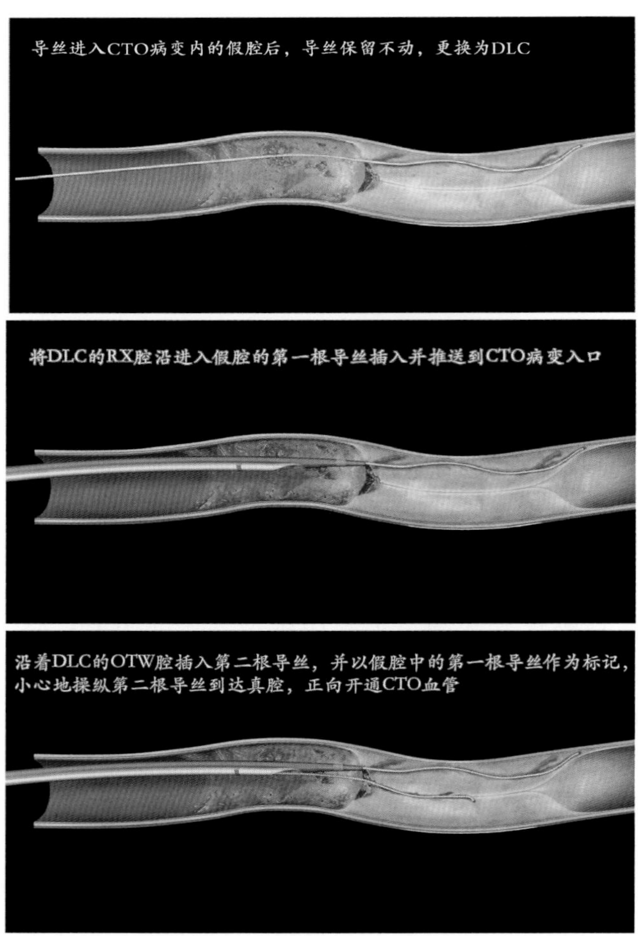

图 3-0-4 DLC 辅助平行导丝技术

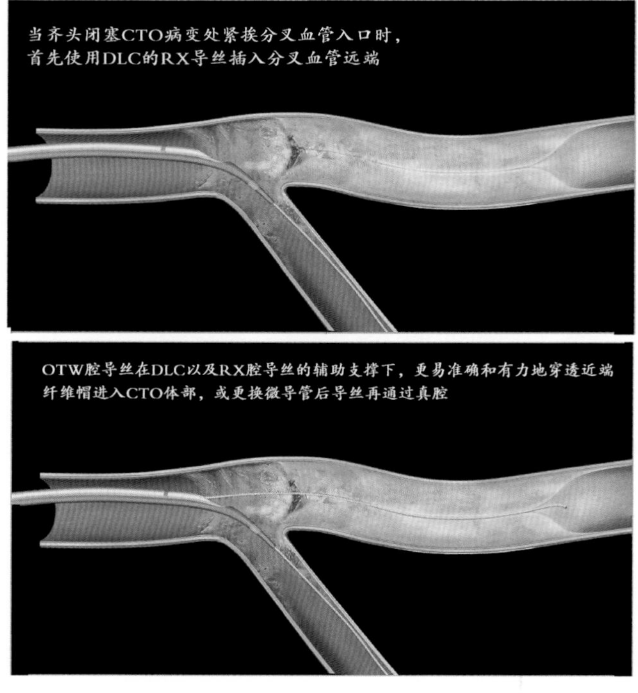

图 3-0-5 齐头闭塞 CTO 病变 DLC 辅助穿刺技术

技术（图 3-0-5）最为常用。8F 导引导管内可以使用 Kaneka-DLC 和 IVUS 实施指引穿刺齐头闭塞（7F 只能使用波科公司的 IVUS 探头），将 IVUS 置于和 KDLC RX 出口的同一根导丝时（图 3-0-6），OTW 出口的导丝共轴性更好，有利于穿刺准确和提高穿透力（slipstream technique）。穿刺时若想调整 OTW 腔导丝出口位置，可轻柔地旋转 KDLC，改变导丝出口方向。

目前国内应用最多的是 Kaneka 双腔微导管。随着复杂 CTO 病变的需要，Asahi-Intecc 推出 Sasuke 双腔微导管，与 KDLC 相比增加了双不锈钢芯丝，增加了抗折性；改进了内腔材料，减少被塑形后的硬导丝损坏率；渐细的头段类似 Corsair，增加了 X 线透视可视性及进入和通过 CTO 的能力；特有亲水涂层可在体内保持长时间润滑性，减少推送阻力。

DLC 撤出技术有 3 种，包括：延长钢丝、球囊锚定和南都法，当无专用的锚定球囊时，6F 导引导管只能使用延长钢丝和南都法，7F 以上导引导管建议使用球囊锚定更为安全和高效。

（六）器械辅助 ADR 系统

ADR 在外周血管闭塞开通中使用得较早也较多，用在冠状动脉 CTO 正向开通的 STAR、LAST 等技术由于内膜下过长，损失过多分支血管，支架闭塞率较高。10 年前出现以 Stingray 球囊为代表的器械辅助 ADR 的成功率和预后好于 STAR 和 LAST 技术，目前作为一种重要的正向技术被 CTO 术者所掌握。术中灵活转换正向、逆向和器械辅助 ADR 技术对于 CTO 手术的安全高效开通具有非常重要的意义。器械辅助 ADR 系统包括 Stingray 球囊和导丝及 CrossBoss 导管，其中最重要的是 Stingray 系统，它可以在内膜下精准定位，并使导丝从内膜下回到真腔。系统基本特点：① 扁球囊的两翼在内膜下环抱血管，球囊上带有两个方向相反的导丝出口，其中一个出口朝向真腔；② 导丝可选择性地重入真腔；③ 预塑形的 Stingray 专用导丝，头端带有一个探针，以便重入真腔；④ 2 个不透光的标记带用于精确定位。由于此器械通常是在内膜下操作（subintimal tracking），有别于单纯

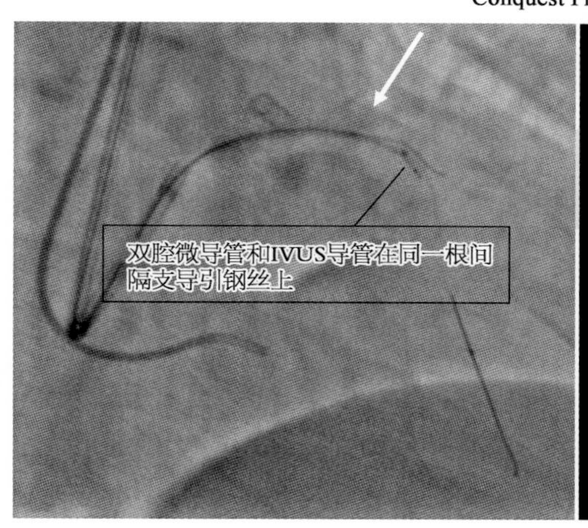

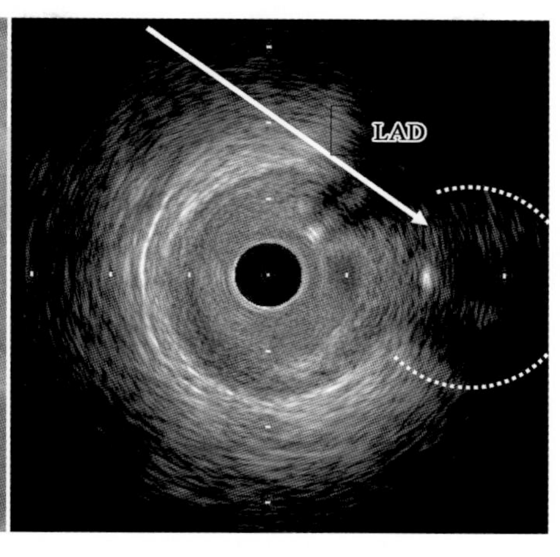

图 3-0-6　齐头闭塞 CTO 病变 IVUS 和 DLC 实时穿刺技术

的导丝操作，因此，使用时要注意以下技术要点，即 4S：① stabilize（固定）——wire，Stingray balloon；② straw（回抽）——Stingray balloon；③ stick（穿刺）——Stingray wire；④ swap（交换）——Pilot 200/ Fielder XT（具体内容请参见本书第 7 章）。在 CTO 介入治疗中，正向导丝一旦进入假腔后继续前行，再回真腔是非常困难的，解决方案包括平行导丝及 IVUS 引导重回真腔等方法。器械辅助 ADR 为 CTO 的正向开通提供了新方法，是正向开通 CTO 的重要补充和手段。此技术的掌握需要经过一定的学习曲线，也有相应的适应证，除此以外，扎实的 CTO 介入操作基本功及相应技术细节是成功的关键。

第4章
CTO PCI 正向介入治疗：平行导引钢丝技术

邱春光　卢文杰　潘　亮

2017 年发表的亚太 CTO 俱乐部流程图中首次把平行导丝技术（parallel wire technique，PWT）作为正向技术中非常重要的一项技术与 ADR 一起被列入其中，PWT 相对于其他技术学习曲线短，可以大大提高前向导丝技术的成功率，缩短手术时间，节约费用，但其技术细节很少被描述，在临床实际应用中尚存在诸多问题。以下结合文献及作者经验就平行导丝技术在 CTO 中的应用做一阐述。

平行导丝技术通常是指第一根导丝（初始导丝）进入内膜下或其头端超越远端纤维帽不能进入真腔时，送入第二根导丝，以第一根导丝为标记，操作导丝完成 CTO 介入治疗的技术。

平行导丝的使用指征：第一根导丝进入内膜下或其头端超越远端纤维帽不能进入真腔时，即应启动平行导丝技术。对于长闭塞病变，应尽早启用平行导丝，可以减少由于反复操作第一根导丝造成内膜下空间扩大的概率，后者一旦发生会导致第二根导丝操控困难。近年来，由于导丝材料与技术进步，导丝操控性大大增加，基于内膜内疏松组织寻径技术，利用聚合物涂层的锥形头端软导丝（如 Fielder XT－A、Pilot 系列等）可以成功完成大部分 CTO 病变的治疗，所以平行导丝技术适用的 CTO 病变长度无严格限制。影响成功率的因素主要包括闭塞段钙化、迂曲及远端血管存在严重病变。

广义的平行导丝还包括在 CTO 开口附近侧支或分支内的导丝，因为部分 CTO 开口伴有多条侧支血管和分支，为便于寻找 CTO 入口，通常在开口附近侧支血管中放入导丝，便于第二根导丝寻找 CTO 血管；当第一根导丝进入内膜下时，即保留其在原位，为 CTO 内第二根导丝做“向导”，从而避免导丝反复进入同一假腔，增加操作时间；同时可以即刻判断第二根导丝与血管真腔的空间位置关系，精准操作，提高效率；被动导引第二根导丝寻找新的路径，避免重复操作，以减少血肿发生；因有参照导丝存在，不需重复造影以减少对比剂用量及透视时间。

一、平行导丝技术操作要点

CTO 病理组织学研究认为，在近中期闭塞病变内甚至长期闭塞病变内均存在内膜内疏松组织，因此，利用锥形头端聚合物涂层的软导丝作为首选导丝，进行内膜内疏松组织寻径技术可以作为大部分 CTO 正向技术的首选方法，以最大限度地减少对 CTO 结构的破坏；如果软导丝前行受阻，可以升级同样性能的导丝继续操作，此时导丝可能进入斑块内，即开始进行斑块内寻径技术。当以上两种寻径技术失败，即导丝偏离预判路径或导丝头端超越远端纤维帽，即启用平行导丝技术。

1. 首选导丝　首先使用工作导丝引导微导管接近闭塞段纤维帽。对于锥形残端的 CTO，首选锥形头端聚合物涂层的软导丝进行尝试，如该导丝不能突破纤维帽，可以升级导丝穿刺纤维帽，成功后跟近微导管后即刻降级为初始导丝再行尝试；对于齐头闭塞的 CTO，可以直接选择较硬的穿刺导丝，然后导丝降级。

2. 冠状动脉造影（CAG） 选择至少两个垂直体位的对侧或同侧 CAG，结合术前冠状动脉 CTA 成像及钙化点分布，判断第一根导丝与远端血管真腔的空间位置，同时仔细观察其走行，推断可能偏航的位点，以规划第二根导丝的行进路线。

3. 尽早启用平行导丝 如果闭塞段较短，首根导丝可做适当调整进行尝试，如闭塞段较长，当第一根导丝偏离预定路径，无论是否接近远端真腔，应该立即启用平行导丝，避免反复操作首根导丝致假腔扩大及血肿形成，导致第二根导丝操控困难。

4. 微导管的选择 在做微导管交换时需要球囊锚定，如使用双腔微导管需要 7F 指引导管才能兼容，而此时保持第一根导丝的稳定非常困难，所以平行导丝技术中通常选择 6F 导管兼容的单腔微导管作为辅助工具，利于控制导丝方向，需要时可以及时跟近。

（1）双腔微导管：优点是利于更换 CTO 导丝，且能在穿刺纤维帽时提供好的支撑力；缺点是需要 CTO 段内支撑时微导管不能跟近，同时双腔微导管对操控第二根导丝穿刺方向有影响。通常用于长段 CTO 病变，当第一根导丝近端大部分在真腔，远端进入内膜下时（IVUS 确认），送入双腔微导管巩固战果，再送入第二根导丝操作，利于第二根导丝在 IVUS 指导下进行平行导丝寻找真腔。

（2）单腔微导管：优点是方便第二根导丝操控，CTO 导丝塑形不受影响，必要时微导管可以跟近至导丝头端进行操作。此时，通常以第一根导丝为参照，微导管内的导丝作为操控导丝，多体位造影判断可能正确的 CTO 入口。

5. 更换及操作其他器械时，保证第一根导丝的初始位置（trapping technique） 保留第一根导丝在初始位置非常重要，在退出或重新送入微导管时，可以使用球囊在导管内锚定，以防止器械的进出改变第一根导丝的初始位置。

6. 第二根导丝的选择及操作 第二根导丝选择需根据 CTO 的残端形态、组织硬度，使用第一根导丝的体验及想要达到的目标来确定，根据 CTO 段病变特点及操作时的触觉反馈确定升、降级的时机，并非在起始即升级导丝硬度。

（1）微通道及疏松组织寻径：如纤维帽不坚硬，通常选择相同性能导丝（或进行适当升级），在第二根导丝进入闭塞段后（原通道或重新穿刺）重新探寻正确的入口，行两个以上垂直体位的造影以确定第一根导丝与血管真腔的空间位置关系，规划第二根导丝的行进方向。第二根导丝头端通常塑形为 1 mm 单弯，必要时塑双弯。在第二根导丝推进时需密切注意导丝头端形态变化，旋转与推进或回撤交替进行，通过旋转改变导丝方向，让导丝主动探寻微通道及疏松组织，避免推送用力过大及旋转过多造成内膜下空间扩大，然后根据触觉反馈及前进路线确定导丝方向是否正确。

（2）斑块内寻径：进行斑块内寻径或术者计划开辟新的路径时，起始即进行导丝升级。如第一根导丝操作时前行阻力较大，预示其可能进入到较硬的斑块内，此时导丝的操作需更加谨慎，一旦导丝进入内膜下，其前行阻力会突然变小，若再进行操作使导丝前行，则进入真腔的机会大大减小，应迅速启动平行导丝升级技术。第二根导丝通常选择较硬的锥形头端非聚合物涂层硬导丝（如 GAIA Second 系列、Conquest 系列等），以第一根导丝为参照，旋转推进第二根导丝。

（3）重新寻找入口：长段 CTO 内组织的异质性大，遇到钙化病变时导丝可能被引导进入两个方向，因此当操控导丝不能沿规划的路径行走时，需回撤旋转导丝，调整导丝行进的方向；或重新穿刺纤维帽找寻正确径路，特别适合于导丝在较硬的闭塞段内操作且不能到达真腔时使用。

（4）何时交替操作两根导丝（角色转换）？通常不进行交替操作，除非第二根导丝不能进入规划的路径。交替操作两根导丝时最好选择 7F 及以上的大腔指引导管，使用两根微导管，两根导丝互为参照，交替操作。

（5）何时跟进微导管？不要轻易推进微导管，尤其是在操作第一根导丝时。因微导管跟近后即对通道进行了扩张，第二根导丝对入口选择的控制就变得非常困难，除非确认导丝近端在真腔，或闭塞段过长需要微导管支撑，或闭塞的不同节段需要不同性能的导丝。但当导丝无限接近真腔且无法到达时，可推进微导管，更换导丝升级硬度，或重新对头端进行塑形，以利于远端纤维帽的穿刺。

（6）平行导丝操作的误区：导丝的升级与否取决于对 CTO 病变的判断及第一根导丝操作时的触觉反馈，起始即升级导丝硬度并非总是正确的选择；第二根导丝通常是尝试选择正确的 CTO 入口，而非用硬导丝“扎”过去；操作平行导丝前行时并非一定与参照导丝“平行”，特别是用于微通道或疏松组织寻径时，第二根导丝可能会与第一根导丝交叉前行。

7. 血管内超声（IVUS）指导下的平行导丝技术　因 IVUS 导管进入闭塞血管内首先需要对其进行球囊扩张，可使假腔进一步扩大而挤压真腔，使导丝进入真腔更加困难，因此不作为初始技术手段。IVUS 指导下的平行导丝操作主要有 2 个作用：一是用于无残端 CTO 的纤维帽穿刺，实时指导第二根导丝穿刺位点，或穿刺后确认入口是否正确；二是当假腔扩大致使第二根导丝无法到达真腔时使用 IVUS 指导平行导丝寻找真腔的入口，指导第二根导丝的行进方向。

进行上述所有技术操作时，当导丝接近血管真腔前，每前进 1～2 mm 即应选择两个垂直体位造影以确认并调整导丝行进方向，避免导丝在假腔内超越闭塞段行走过远，使血管真腔受压，致使导丝再进入困难。

病例 1　平行导丝技术开通右冠状动脉无残端 CTO

• 病史及入院情况 •

- 患者男性，70 岁，劳力性胸闷、胸痛 20 年，加重 2 个月。
- 危险因素：高血压（+）。
- 实验室检查：cTnI 0.01 ng/L；LDL 1.52 mmol/L。
- 心电图：窦性心律，Ⅱ、Ⅲ、aVF 导联 Q 波形成（图 4-0-1）。

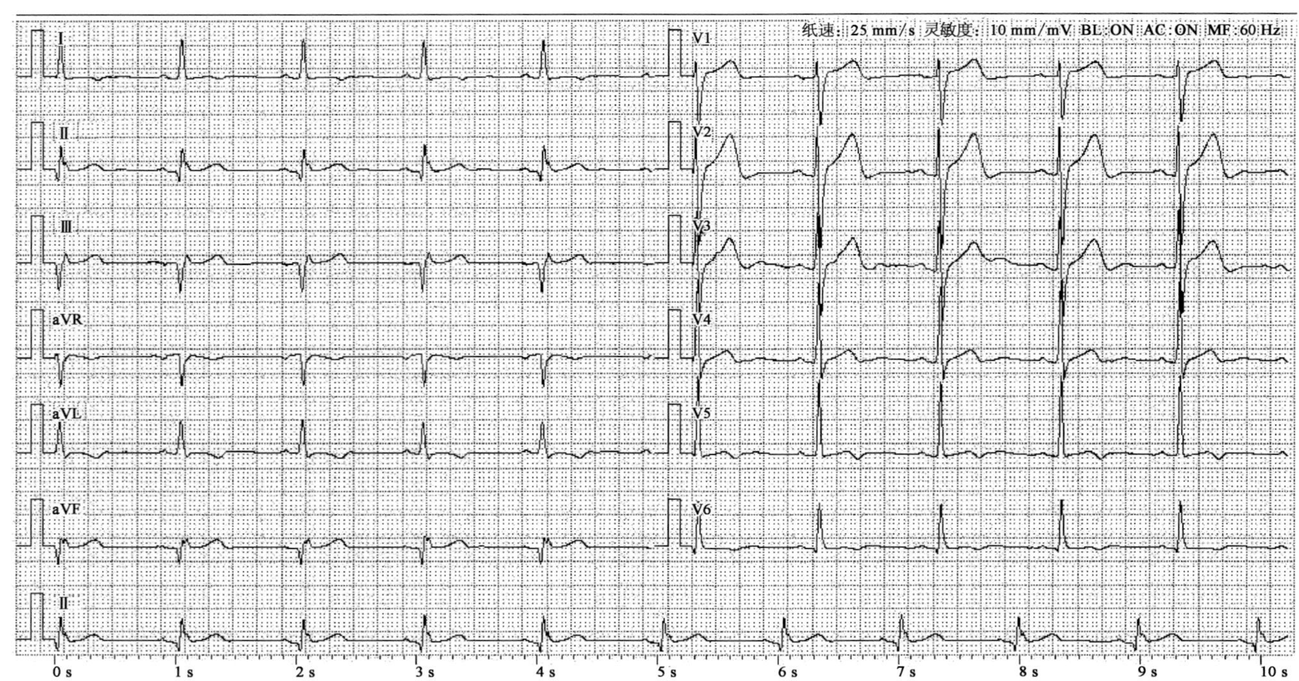

图 4-0-1　心电图示Ⅱ、Ⅲ、aVF 导联 Q 波形成

• 心脏彩超：LVED 54 mm，LVEF 55%。

• 药物治疗方案：阿司匹林、氯吡格雷、阿托伐他汀钙片、缬沙坦。

• 既往诊疗：9 年前于外院行第一次尝试开通右冠状动脉 CTO 失败，前降支狭窄 80%，植入支架 1 枚。

• 冠状动脉造影 •

右冠状动脉中段完全闭塞，无残端且闭塞端合并分支血管。回旋支心外膜侧支扭曲严重。间隔支侧支不连续（图 4-0-2）。

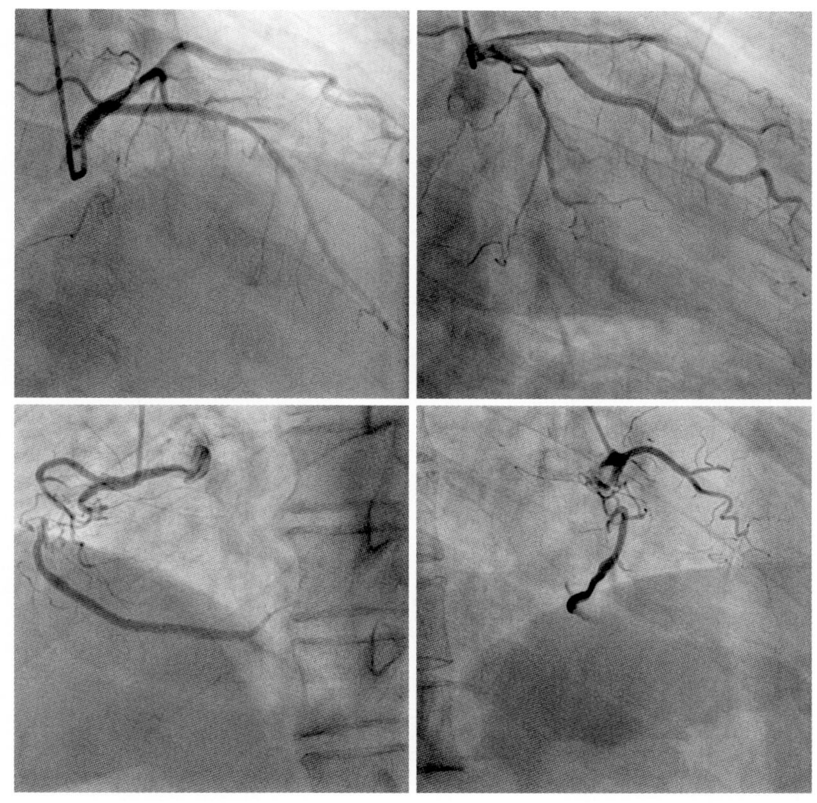

图 4-0-2　右冠状动脉中段完全闭塞，自身桥侧支供应右冠状动脉远段。回旋支发出侧支血管供应右冠状动脉，但极度迂曲

• 介入治疗 •

1. 策略　前向桥侧支供应远端血管显影良好，逆向侧支条件不佳，首选尝试前向。

2. 入路　TR 6F AL 1.0，TF 7F EBU 3.5。

3. 手术过程　Finecross 130 微导管支撑下 Fielder XT-A 导丝反复尝试进入分支，多体位造影显示入口错误，即启动平行导丝技术。保留 Fielder XT-A 导丝，Finecross 130 支撑下送 GAIA Second 导丝调整入口，双体位造影显示 GAIA Second 导丝进入 CTO 出口远端分支血管。因分支血管与远端主支真腔相连接，随交换 Sion 导丝，Sprinter Legend 1.5 mm × 15 mm 球囊扩张闭塞段，再次在微导管 Finecross 130 支撑下 Fielder XT-A 导丝进入远端主支真腔。植入 2 枚药物支架 3.5 mm × 28 mm、4.0 mm × 18 mm（图 4-0-3），最后结果见图 4-0-4。

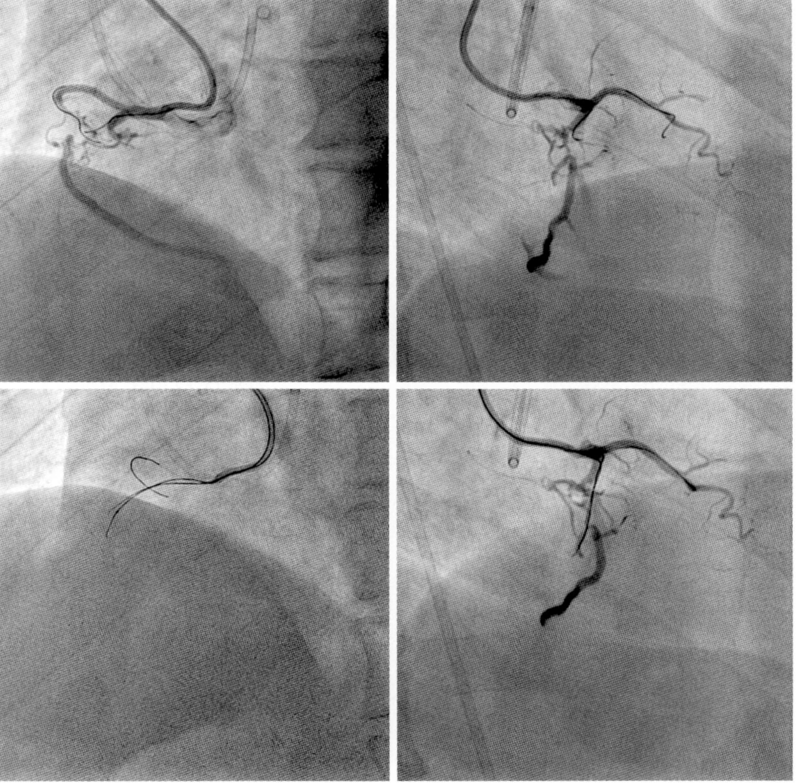

图 4-0-3　平行导引钢丝技术（续后）

• 总结 •

对于 CTO 病变，推荐多角度投照造影全面评估病变；前向桥侧支供应远端血管显影良好，着陆区条件好，可以首先尝试平行导丝技术，遵循导丝升、降级原则，垂直体位造影

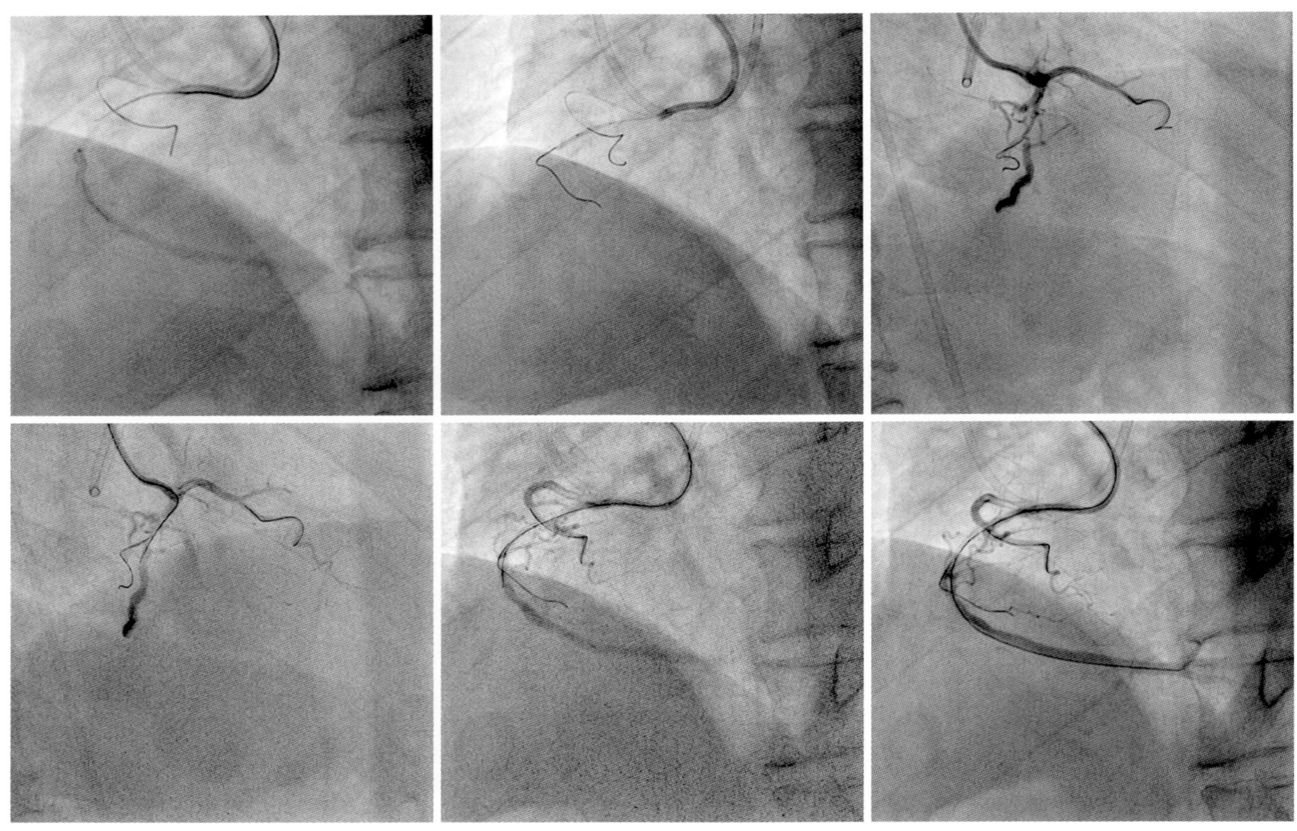

（图 4-0-3 续图）

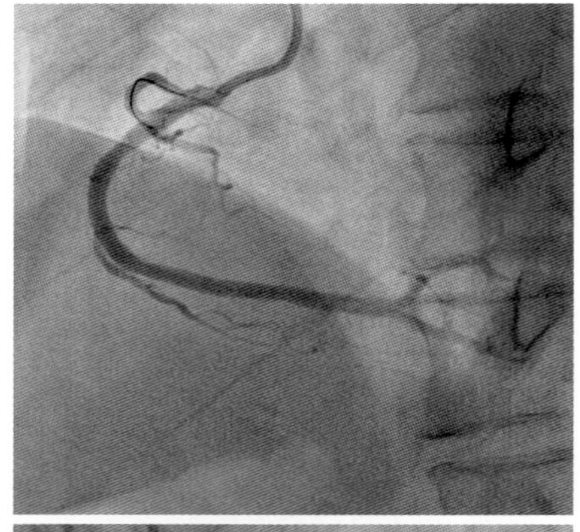

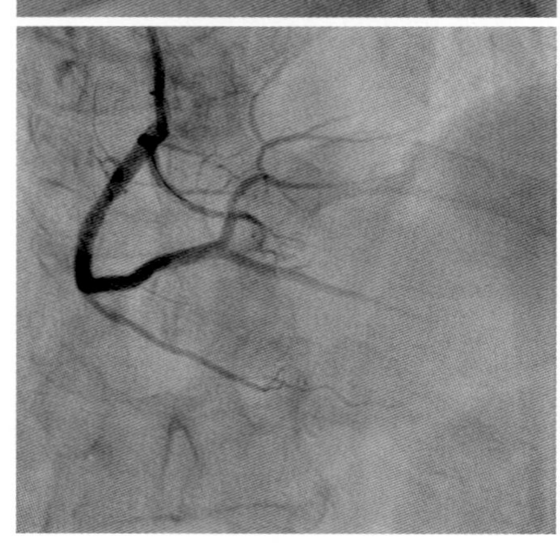

图 4-0-4 植入支架后最终结果

验证。平行导丝技术简洁、高效，如失败可直接尝试 ADR。

（术者：邱春光）

病例 2 正向及逆向介入治疗失败后，平行导丝技术成功开通 CTO 病变

• 病史及入院情况 •

• 患者男性，69 岁，劳力性胸闷、胸痛 2 年，加重 5 个月。

• 危险因素：高血压（+）。

• 实验室检查：cTnI 0.01 ng/L；LDL 2.26 mmol/L；BNP 3 296 pg/ml。

• 心电图：窦性心律，V1、V2 呈 QS 型；Ⅰ、aVL、V3～V6 导联 ST 段压低（图 4-0-5）。

• 心脏彩超：LVED 56 mm，LVEF 45%。

• 药物治疗方案：阿司匹林、替格瑞洛、瑞舒伐他汀钙片、贝那普利、螺内酯、呋塞米。

• 冠状动脉造影 •

前降支发出粗大对角支后完全闭塞，闭塞端呈锥形头端。有右冠状动脉发出侧支血管供应前降支远段（图 4-0-6）。

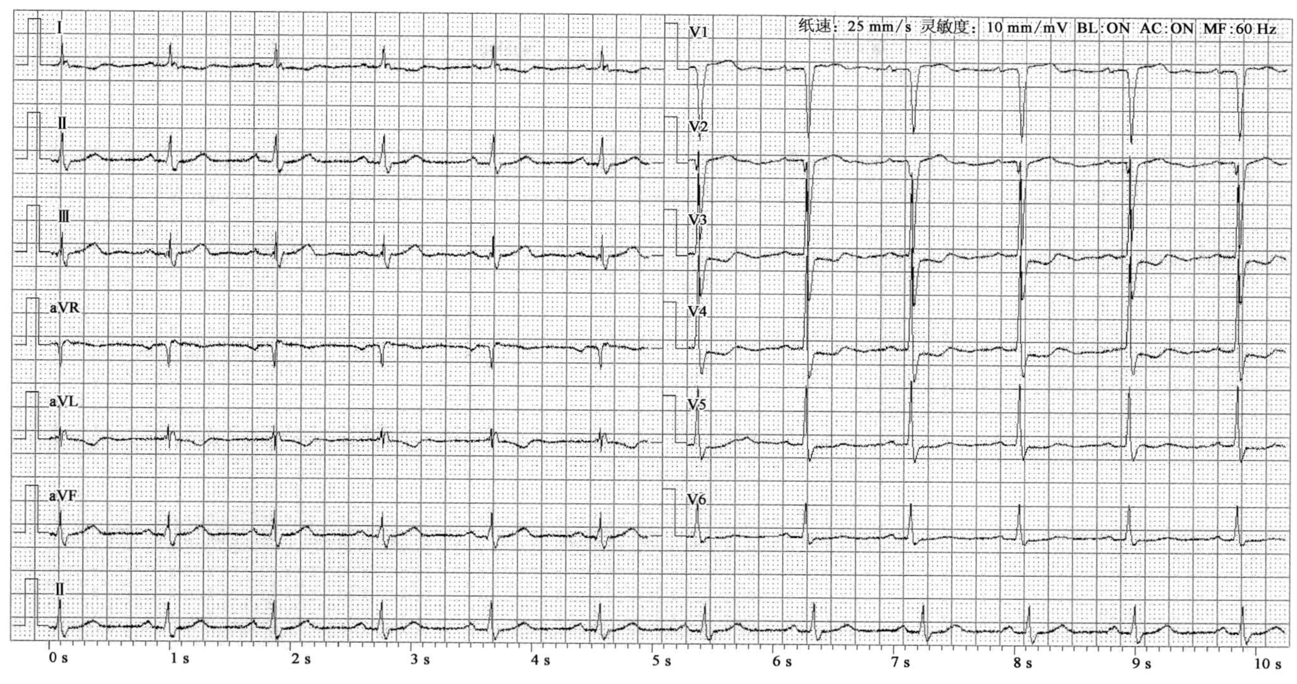

图 4-0-5 心电图示 V1、V2 呈 QS 型；Ⅰ、aVL、V3～V6 导联 ST 段压低

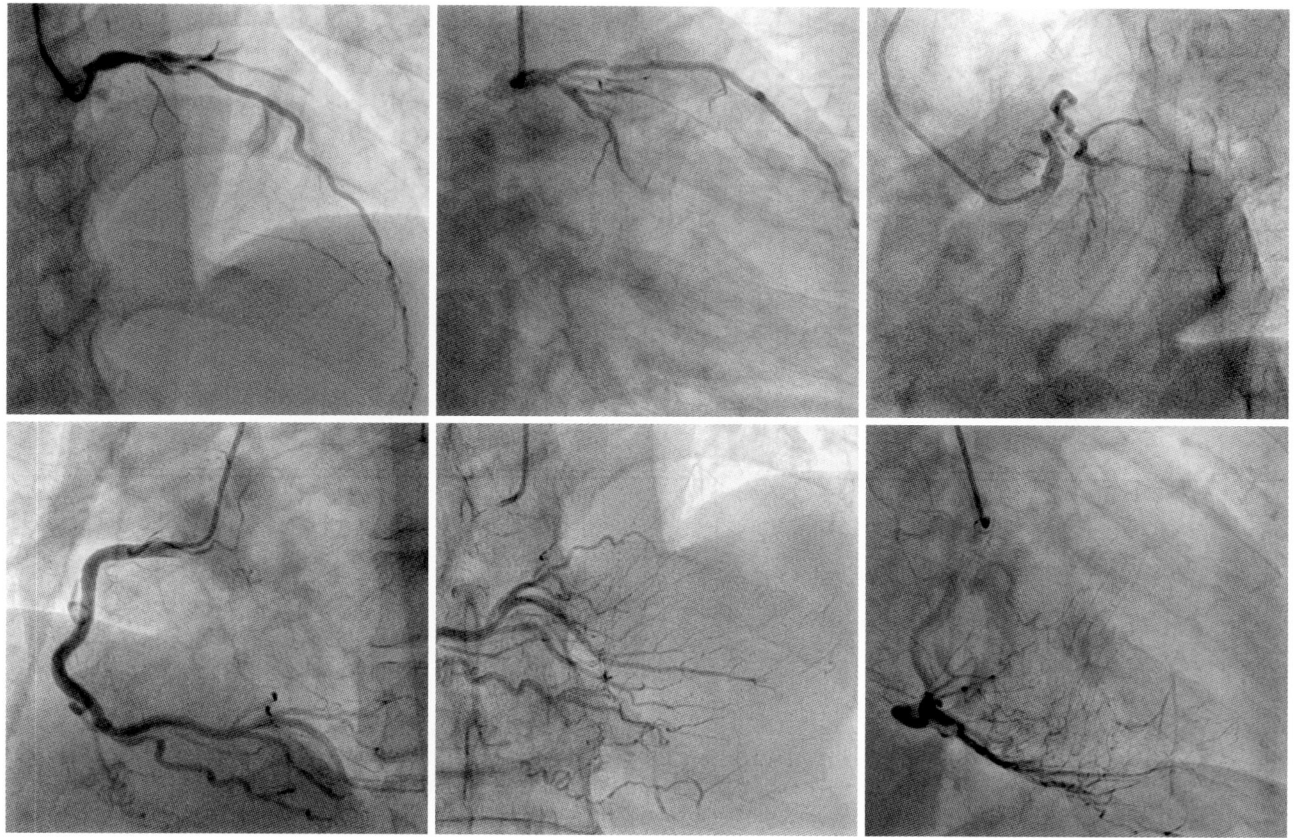

图 4-0-6 前降支发出对角支后完全闭塞，右冠状动脉发出侧支血管供应左冠状动脉

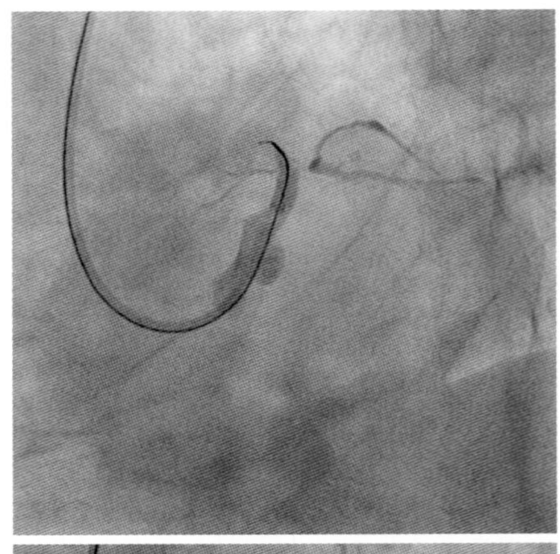

· 介入治疗 ·

1. 策略　锥形残端，逆向侧支条件可；首先尝试前向，前向困难时可转换为逆向。

2. 入路　TR 7F EBU 3.5，6F SAL 1.0。

3. 手术过程　微导管 Corsair 135 支撑下 Fielder XT-A 导丝尝试时，影响对角支血流，遂 2.0 mm × 20 mm 球囊先扩张对角支开口。先后尝试 Fielder XT-A、Pilot 150、GAIA Second 进入闭塞段，造影显示导丝头端不在真腔，即启动平行导丝技术。微导管 Corsair 135 支撑下送 GAIA Second 导丝反复尝试，垂直位造影显示 GAIA

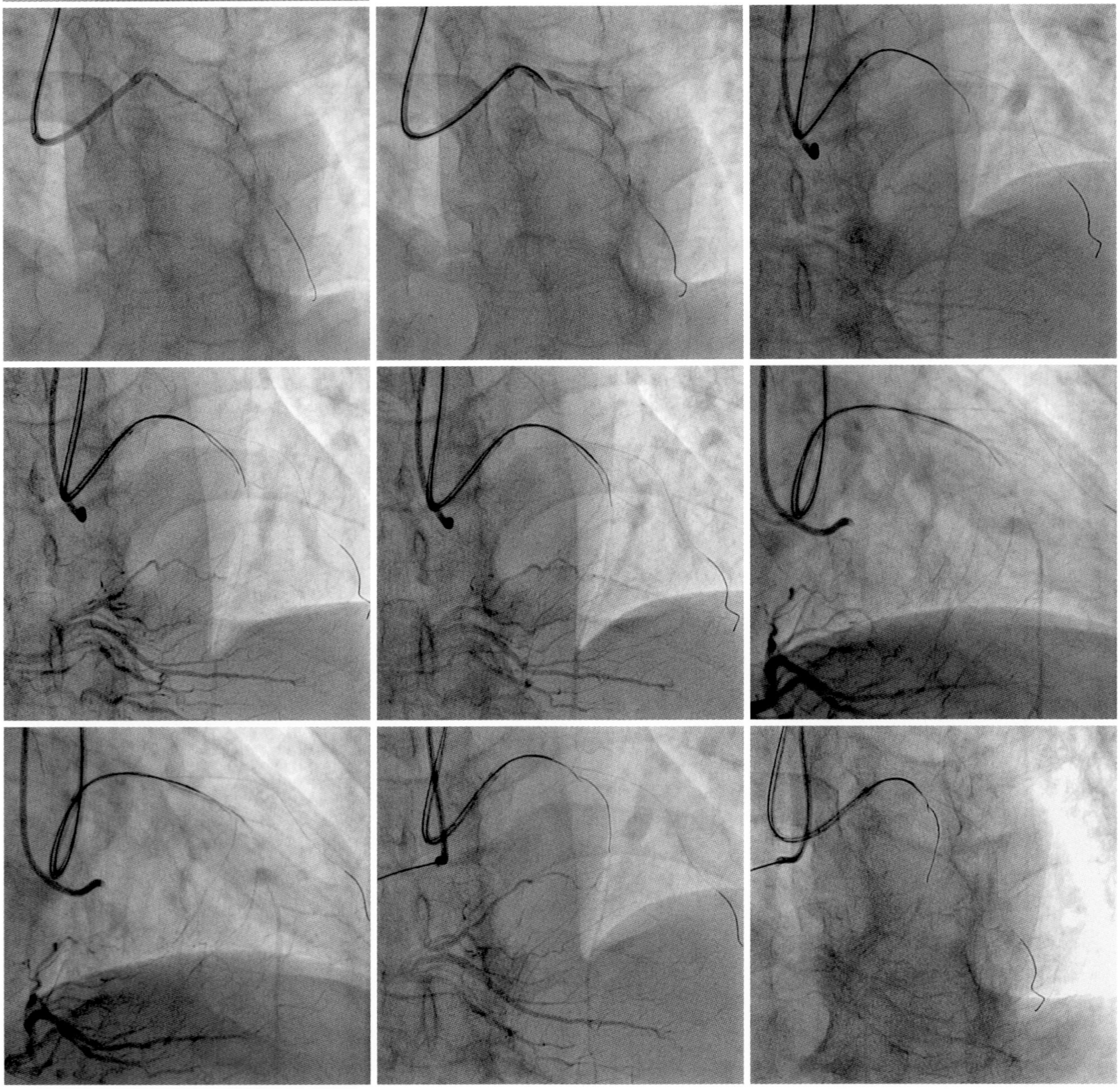

图 4-0-7　平行导引钢丝技术，Pilot 150 导丝调整进入血管真腔（续后）

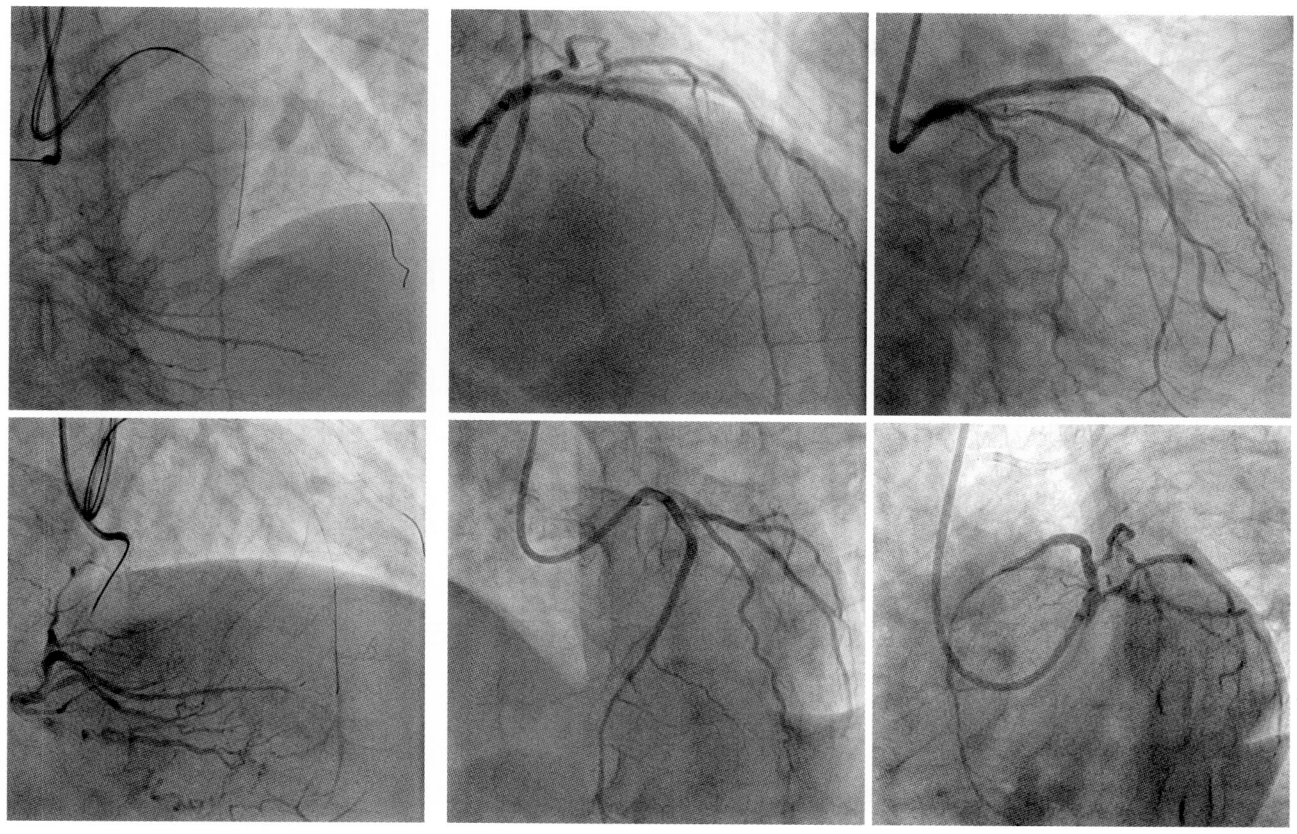

（图 4-0-7 续图）

图 4-0-8　植入支架后最终结果

Second 无法进入远端真腔。转换策略启动逆向，Sion 导丝反复尝试无法通过间隔侧支，再次尝试前向。第二根导丝升级为 Conquest Pro 导丝寻找新的入口后，更换 Pilot 150 导丝调整进入血管真腔。前降支植入 2 枚药物支架 2.75 mm × 33 mm、3.0 mm × 28 mm，对角支与回旋支开口分别使用 2.75 mm × 17 mm 和 3.0 mm × 15 mm 药物球囊治疗（图 4-0-7）。最终结果见图 4-0-8。

· **总结** ·

CTO 病变要造影全面评估病变，仔细评估并选择合适侧支，适时正向和逆向策略转换，平行导丝使用中不同导丝性能的合理配置都是手术成功的关键。

（术者：卢文杰；指导：邱春光）

病例 3　IVUS 指导下的平行导丝技术

· **病史及入院情况** ·

- 患者男性，66 岁，劳力性胸闷、胸痛 5 年，加重 5 天。
- 危险因素：高血压（+）。
- 实验室检查：cTnT 0.13 ng/L，CREA 78 μmol/L，eGFR 89.41 ml/（min · 1.73 m^2），LDL 1.40 mmol/L。
- 心电图：窦性心律，Ⅲ、aVF 导联 Q 波形成（图 4-0-9）。
- 心脏彩超：LVED 47 mm，LVEF 64%。
- 药物治疗方案：阿司匹林、氯吡格雷、阿托伐他汀钙片、缬沙坦。

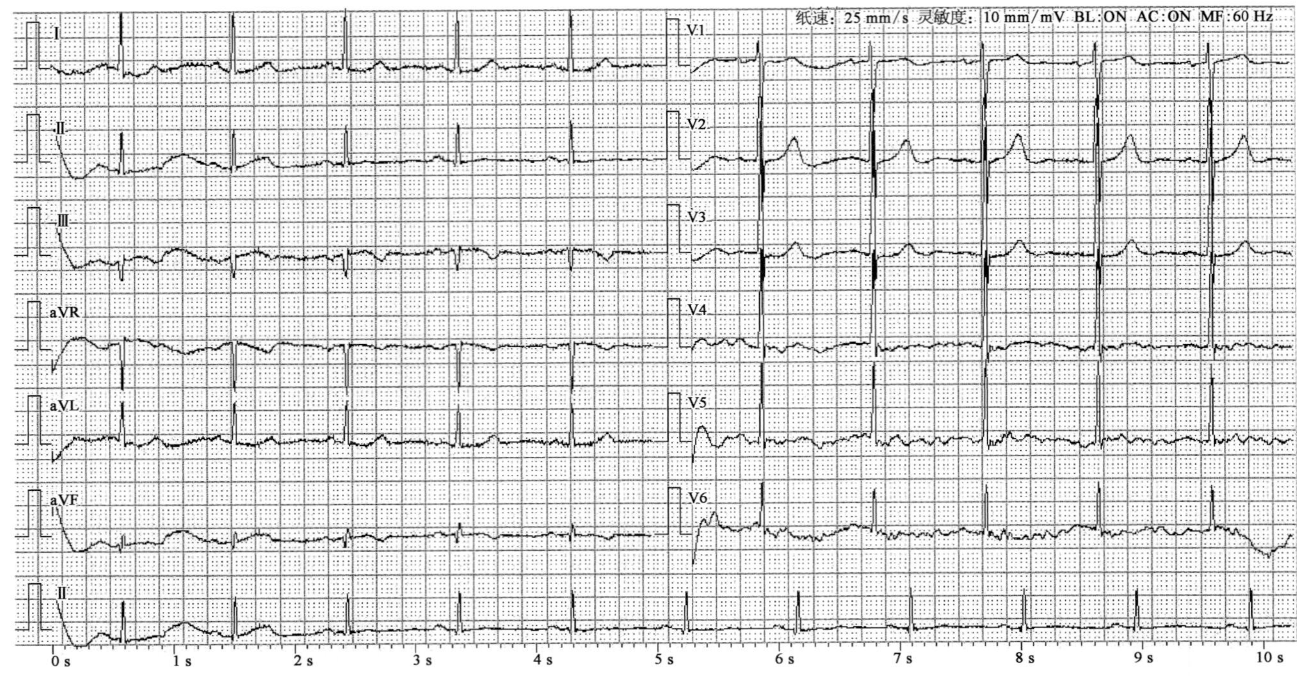

图 4-0-9 心电图示Ⅲ、aVF 导联 Q 波

• 既往诊疗：3 年前于外院造影显示三支病变，回旋支及前降支 CTO，未处理。

• 第一次介入治疗 •

前降支近段完全闭塞，右冠状动脉近端植入 DES 3.5 mm × 38 mm；回旋支植入 DES 2.25 mm × 30 mm、2.5 mm × 18 mm，无对侧侧支可用（图 4-0-10）。

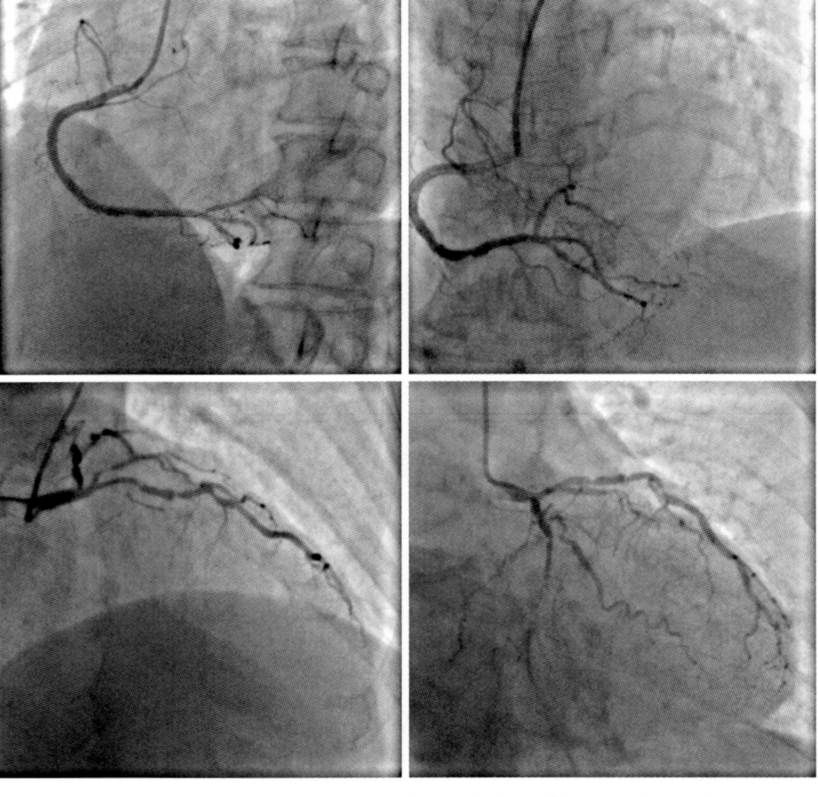

图 4-0-10 前降支近段完全闭塞，右冠状动脉及回旋支置入支架（续后）

• 第二次介入治疗（2 周后）•

1. 策略　无逆向可用侧支，选择前向策略。

2. 入路　TR 7F EBU 3.75。

3. 手术过程　IVUS 指导明确闭塞开口位置（图 4-0-11），Corsair 135 支撑下 Fielder XT-A、GAIA Second 导丝尝试时，易进入闭塞近端瘤样扩张处（非闭塞开口处）；调整导丝指向闭塞开口，无法穿透纤维帽，易滑入对角支。启动平行导丝，GAIA Second 从下沿膨大处进入闭塞段，此时患者出现胸痛，造影显示对角支近端夹层导致血管闭塞。2.5 mm × 15 mm

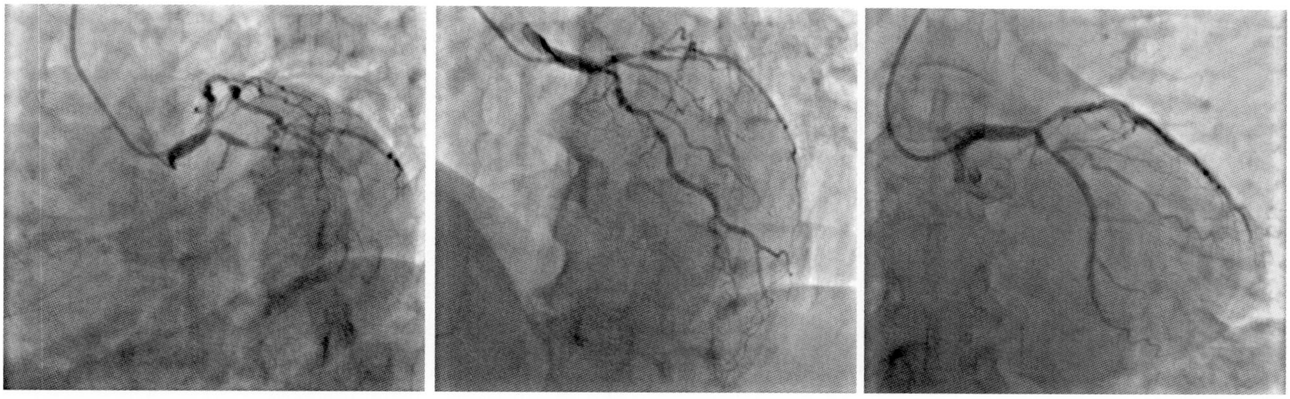

（图 4-0-10 续图）

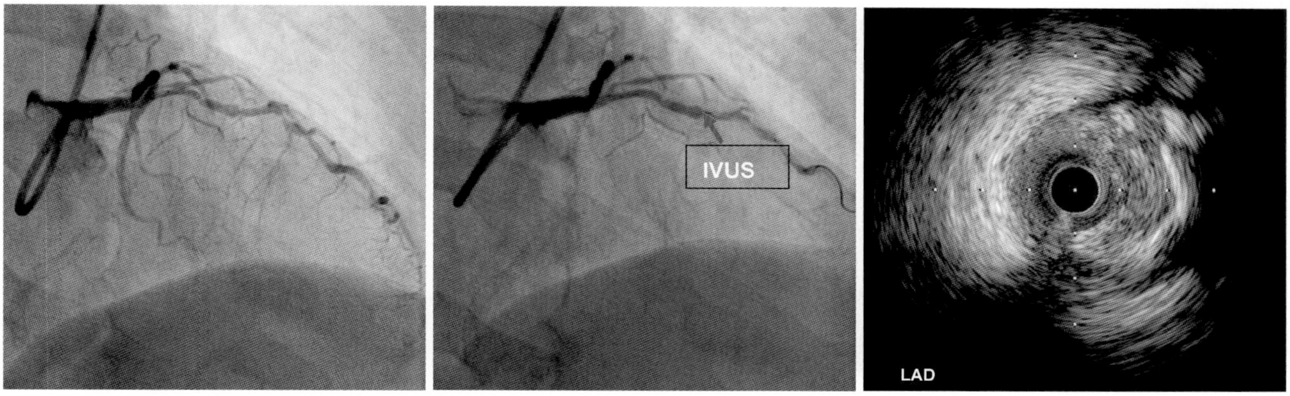

图 4-0-11　IVUS 明确前降支闭塞残端位置

球囊先扩张对角支开口恢复血流，在对角支紧邻开口处植入 1 枚药物支架 2.5 mm × 28 mm（图 4-0-12）。内膜下的 GAIA Second 导丝作为参照，启动平行导丝技术。微导管 Corsair 135 支撑下送 GAIA Third 导丝重新穿刺近端纤维帽后，以第一根导丝为参照，推进第二根导丝，垂直位造影显示 GAIA Third 导丝进入远端真腔（图 4-0-13）。前降支植入 2 枚药物支架 2.5 mm × 33 mm、3.0 mm × 33 mm，对角支开口使用 DCB 2.75 mm × 26 mm 治疗（图 4-0-14）。最终结果见图 4-0-14。

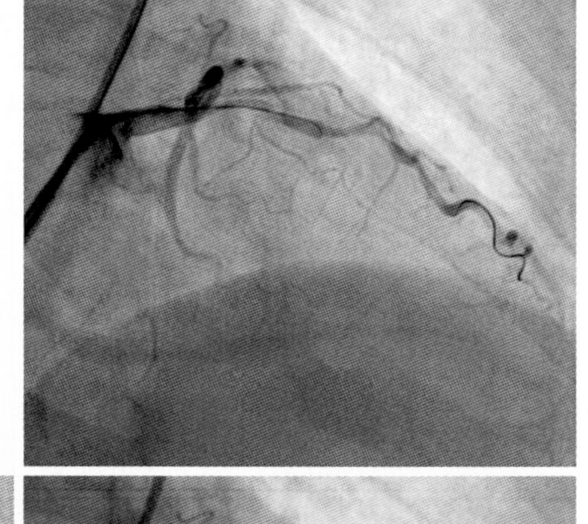

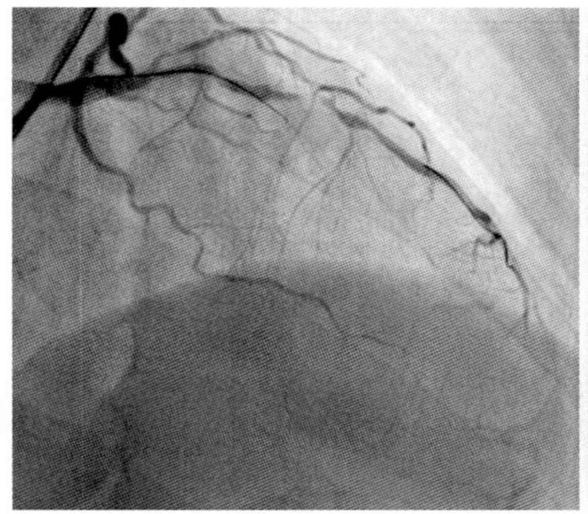

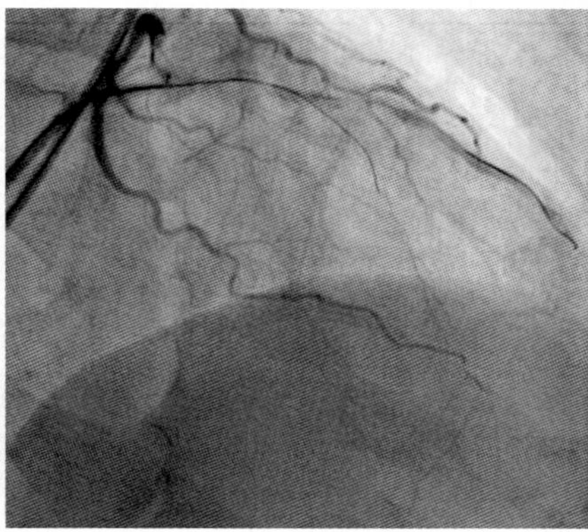

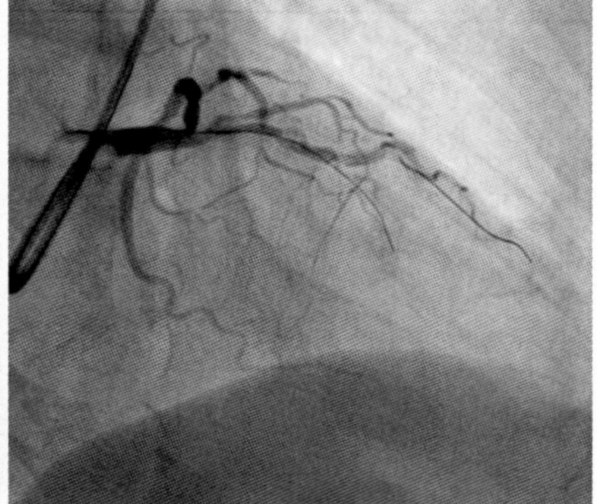

图 4-0-12　对角支近端夹层导致血管闭塞，球囊扩张后在对角支紧邻开口处植入药物支架

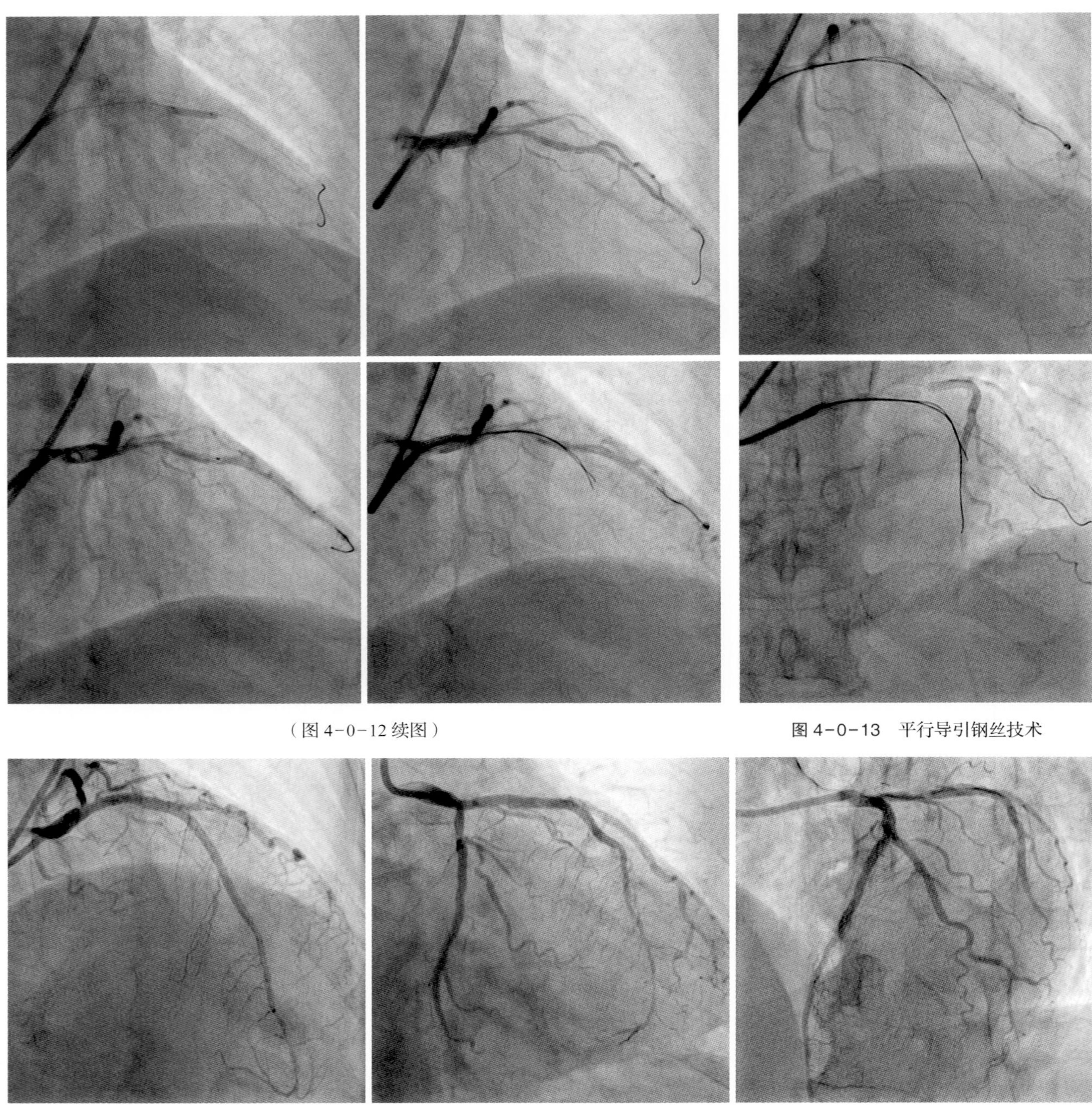

（图 4-0-12 续图）

图 4-0-13 平行导引钢丝技术

图 4-0-14 最终结果：前降支植入药物支架，对角支开口使用 DCB

·总结·

平行导丝可以互为参照，当假腔特别易进入时，可用一根导丝占据假腔，再用另一根导丝尝试穿刺开口纤维帽进入真腔 。

（术者：卢文杰；指导：邱春光）

第5章
血管内超声在 CTO PCI 中的应用

董　勇　袁义强　侯江涛

一直以来冠状动脉慢性完全闭塞病变（chronic total occlusion，CTO）被认为是冠状动脉介入最后的堡垒，对许多术者来讲仍然是很大的挑战。在正向 CTO 开通中血管内超声（IVUS）可有效地帮助术者分辨真假腔，避免术者操作导丝盲目前行，当导丝进入假腔时可帮助引导假腔导丝重回真腔；对于无残端的齐口闭塞病变，IVUS 可以帮助术者寻找闭塞段入口并根据斑块性质选择合适的导丝进行穿刺；在逆向 CTO 开通中 IVUS 可以帮助术者有效识别正、逆向导丝位置关系，并帮助术者选择合适的技术来进行下一步操作。准确的 IVUS 读图和冠状动脉造影的融合是 IVUS 指导 CTO 开通成功率提高的关键因素。本章将向大家介绍 IVUS 在 CTO 中应用的基础知识、应用策略和经验技巧。

一、IVUS 导管在 CTO 中的位置关系和成像

了解常用 IVUS 导管在 CTO 中的位置关系和 CTO 的 IVUS 成像特点，对根据病变特点来选择合适的 IVUS 导管和正确识别 IVUS 图像至关重要。

（一）IVUS 导管和 CTO 导丝在慢性完全闭塞病变中的位置关系

IVUS 导管分为机械旋转型和电子相控阵型，目前国内常用的分别为 Boston Scientific 公司的机械旋转型导管 OptiCross 和 PHILIPS VOLCANO 公司的电子相控阵型导管 Eagle Eye。机械旋转型导管导丝自超声探头头端的保护鞘穿过，超声探头在保护鞘内旋转，IVUS 显像可见导丝伪影；电子相控阵型导管导丝自超声探头中央穿过，IVUS 显像没有导丝伪影。IVUS 导管和 CTO 导丝在慢性闭塞病变中的关系如下（图 5-0-1）。

机械旋转型导管换能器位置距离导管头端不可显像部分为 20 mm，电子相控阵型导管换能器位置距离导管头端不可显像部分为 10 mm（图 5-0-2），其长度决定了在 CTO 介入治疗中换能器到达 CTO 闭塞段的难易程度和内膜下操作时的长度。

（二）CTO 的 IVUS 成像特点

CTO 在 IVUS 长轴成像上大致可以分为：CTO 闭塞段和闭塞近、远段，不同节段的病理特征及 IVUS 成像不同（图 5-0-3）。内膜或斑块（intima or plaque）位置往往是指导丝位于病理性增厚的内膜，包括 CTO 闭塞段和非闭塞段斑块内（intraplaque）；内膜下（subintimal space）是指导丝位于中膜内或中膜以外的外膜（图 5-0-4）。

虚拟组织学 IVUS（VH-IVUS）研究发现，CTO 斑块大多含纤维粥样斑块，其坏死核心和钙化斑块的含量较多。对平均年龄为 58 岁（53～68 岁）的 49 例患者的 50 个 CTO 再通血管进行分析，将血管分为 CTO

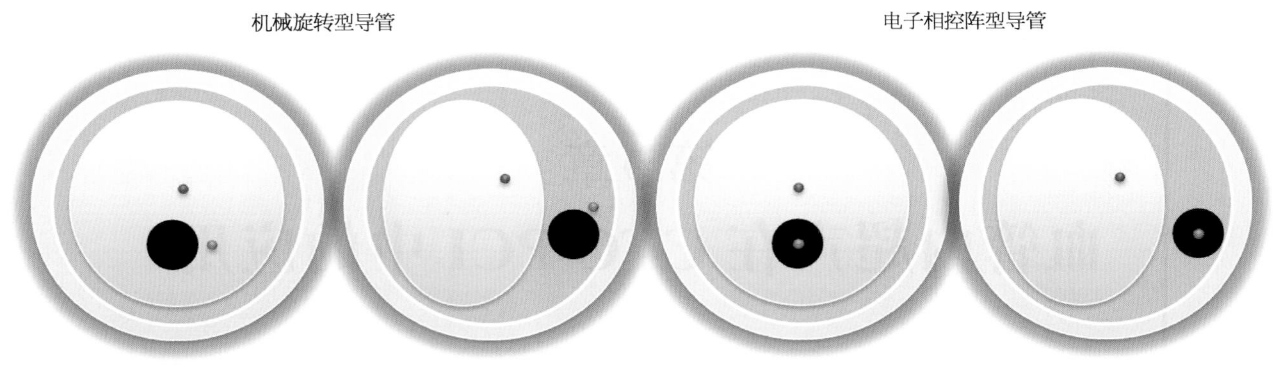

图 5-0-1 不同类型 IVUS 导管和导丝在 CTO 中的位置关系示意图
机械旋转型导管可见 IVUS 导管导引导丝伪影（绿色）和 CTO 导丝伪影（红色），电子相控阵型导管只存在 CTO 导丝伪影（红色）

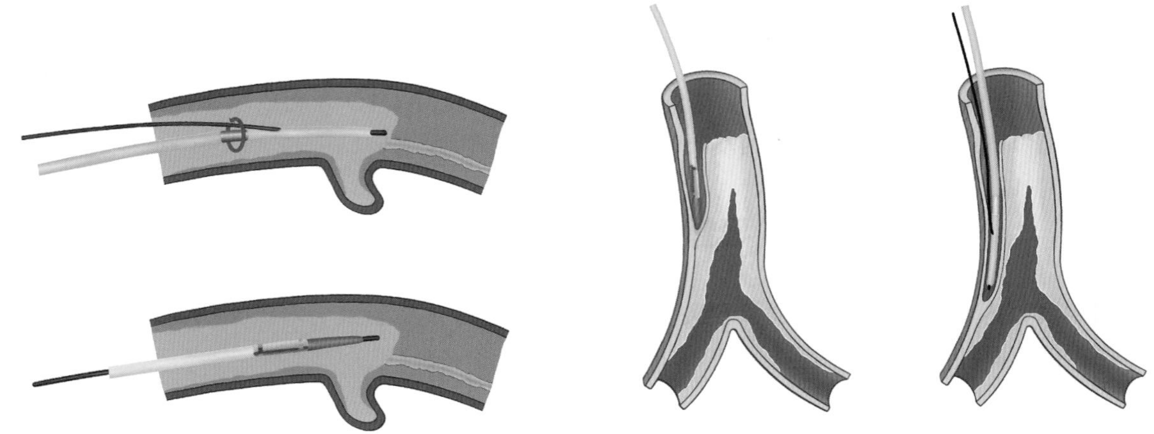

图 5-0-2 不同类型 IVUS 导管换能器位置距离导管头端不可显像部分长度示意图
在 CTO 操作中换能器头端不可显像部分长度与内膜下操作的长度有直接关系

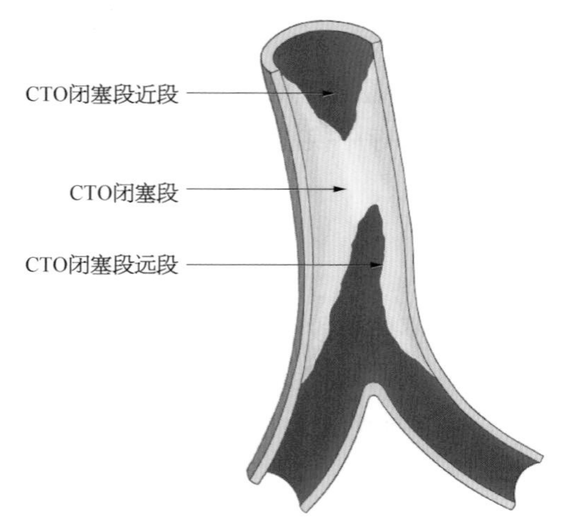

图 5-0-3 CTO 闭塞段和闭塞段近、远段示意图

闭塞段和闭塞近、远段，CTO 闭塞段和近段参考段斑块成分相似，都带有比较多的坏死核心，在开通后的闭塞段应用 VH-IVUS 可把病变分为含有坏死核心和钙化的薄壁纤维斑块及以脂质和纤维为主的粥样硬化斑块，上述发现提示 CTO 形成可能有两种机制：大多数为急性冠脉综合征和血栓形成，少数机制为病理性内膜增厚导致粥样硬化进展。这为理解 CTO 的病理机制提供了有益补充。

二、IVUS 在 CTO 介入治疗中的应用

IVUS 在 CTO 介入治疗中可以帮助术者判断导丝位置，识别真假腔；齐口闭塞病变寻找开口，根据是否存在微通道和斑块性质选择合适的导丝和穿刺位置；指导假腔中的导丝重回真腔，根据分支关系或造影体位判断真腔位置，实时指导导丝穿刺；逆向

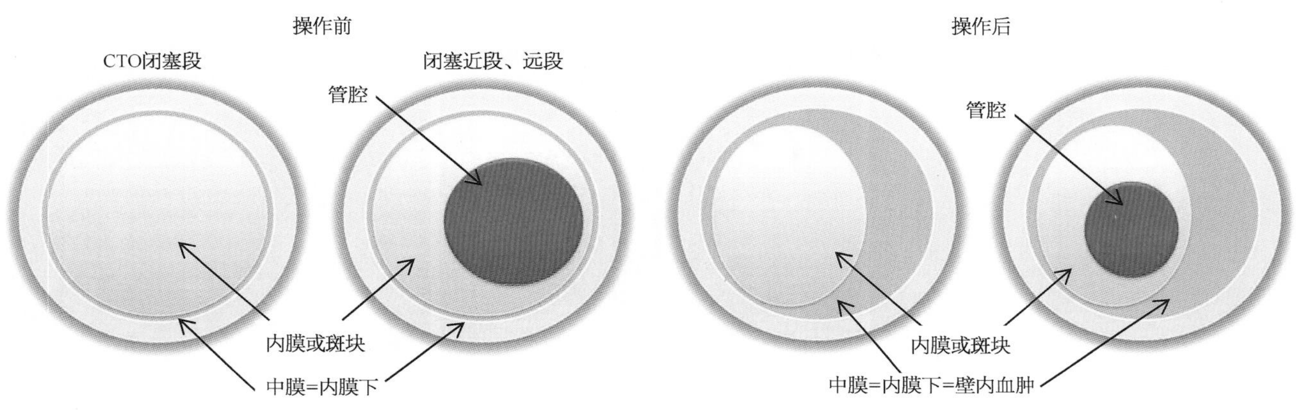

图 5-0-4　CTO 闭塞段和闭塞近、远段在操作前后的结构定义示意图

技术中明确正、逆向导丝位置关系，指导导丝操作和优化反向 CART 技术；血管开通后明确血管真实大小，确定支架尺寸和植入位置；优化支架植入后结果，避免支架膨胀不全、支架边缘夹层血肿和地理丢失等。

（一）判断导丝位置，识别真假腔

判断导丝位置、识别真假腔是术者熟练应用 IVUS 指导 CTO 介入治疗的基础。真腔血管的 IVUS 图像三层结构是完整的；分支血管一定发出于真腔，但 CTO 介入操作后，当术者操控 CTO 导丝沿靠近嵴部位置进入内膜下时，尤其是在内膜下进行球囊扩张后，嵴部结构遭到破坏，分支血管不一定汇入真腔；识别 IVUS 图像上的分支血管关系或结合透视下的导丝方位有助于真腔的精确定位，从而进行“三维定位”，精确指导导丝穿刺重回真腔。

1. IVUS 在 CTO 病变中真假腔识别　IVUS 主要观察 CTO 导丝位于内膜下还是斑块内或 CTO 闭塞段近、远段管腔内（图 5-0-5）。需要注意的是，在 CTO 闭塞近、远段位置，假如导丝进入斑块内并不能称之为假腔，此时需要观察是否有较大的、不可丢失的分支血管汇入管腔内，避免分支血管丢失（图 5-0-6、图 5-0-7）。

2. 冠状动脉分支血管和真假腔的关系　分支血管一定发出于真腔，也就是说，IVUS 下真腔血管可见分支血管汇入（图 5-0-8）；但是 CTO 介入治疗中分支血管不一定汇入真腔，当术者操控 CTO 导丝沿靠近嵴部位置进入内膜下时，尤其是在内膜下进行球囊扩张后，嵴部结构遭到破坏，IVUS 下可见分支血管汇入假腔内（图 5-0-9）。

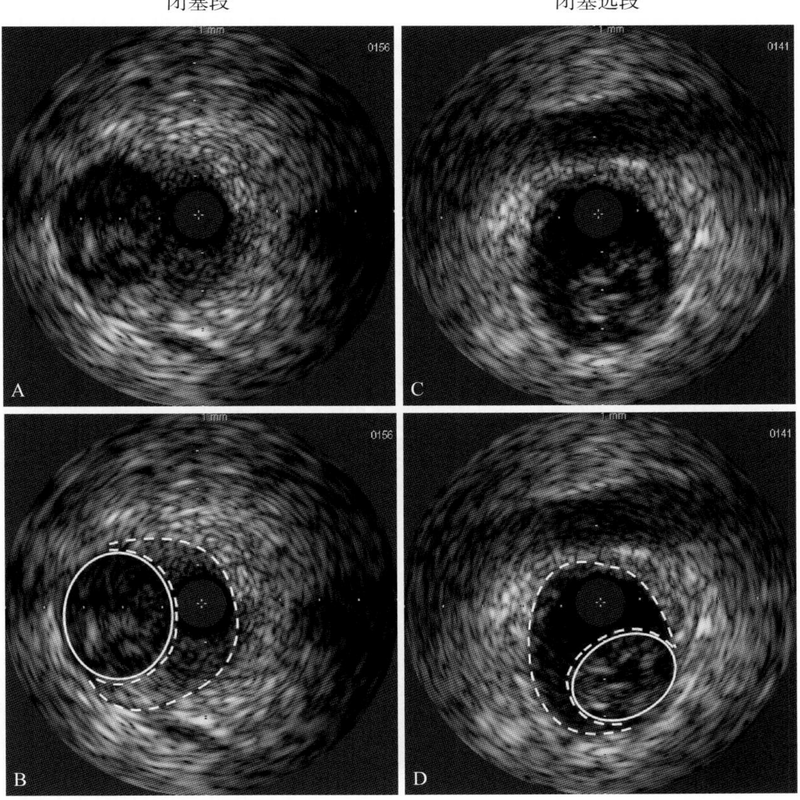

图 5-0-5　CTO 闭塞段（A 和 B）和闭塞近、远段（C 和 D）管腔真假腔示意图
白色实线标示区域为真腔，白色虚线标示区域为壁内血肿，IVUS 导管位于壁内血肿内

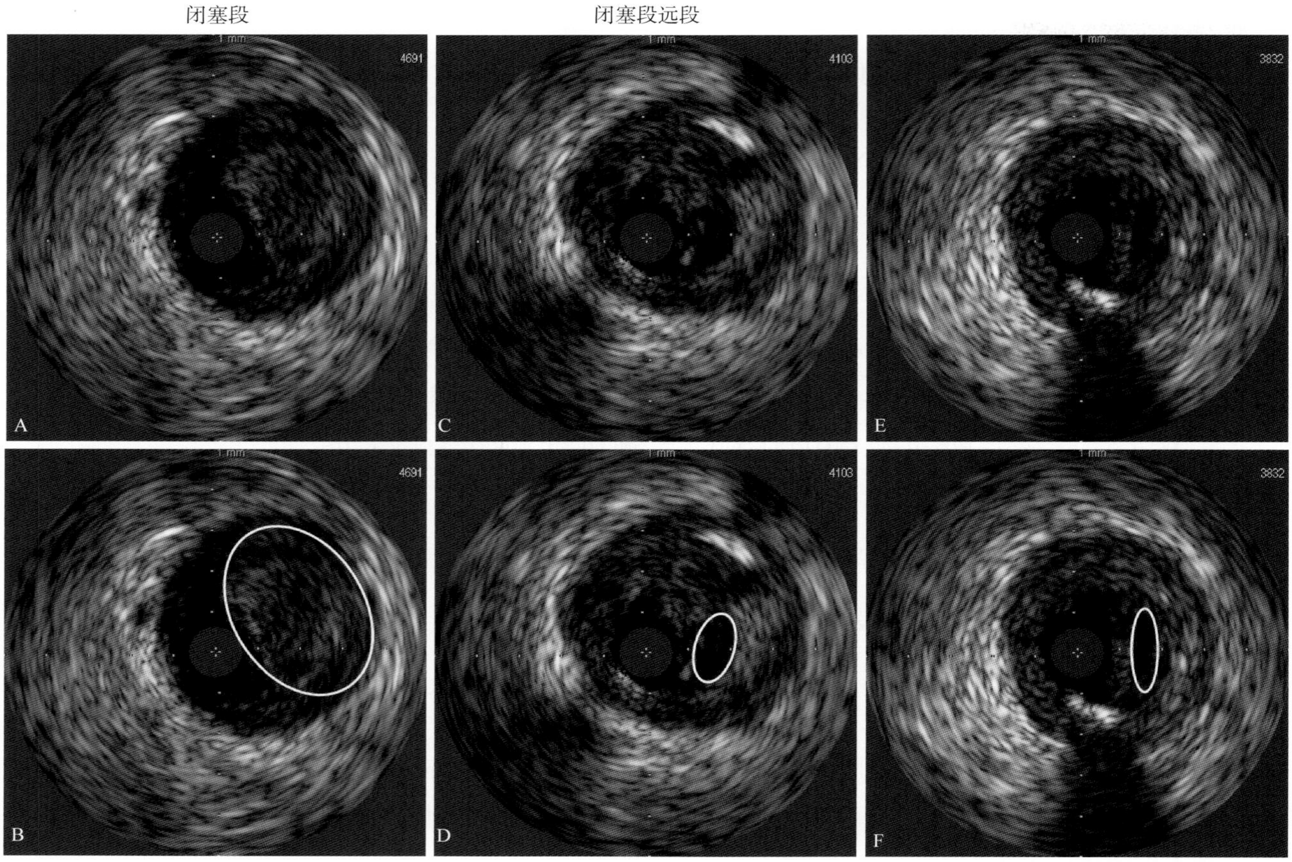

闭塞段 闭塞段远段

图 5-0-6 RCA CTO PCI 后

慢性闭塞开通后，CTO 闭塞段 IVUS 导管位于内膜下（A），白色实线标示区域为真腔（B），CTO 闭塞段的远端导丝重回斑块内（C、E），白色实线标示区域可见残存的管腔（D、F），此处没有较大分支血管汇入管腔，支架植入不会造成分支丢失

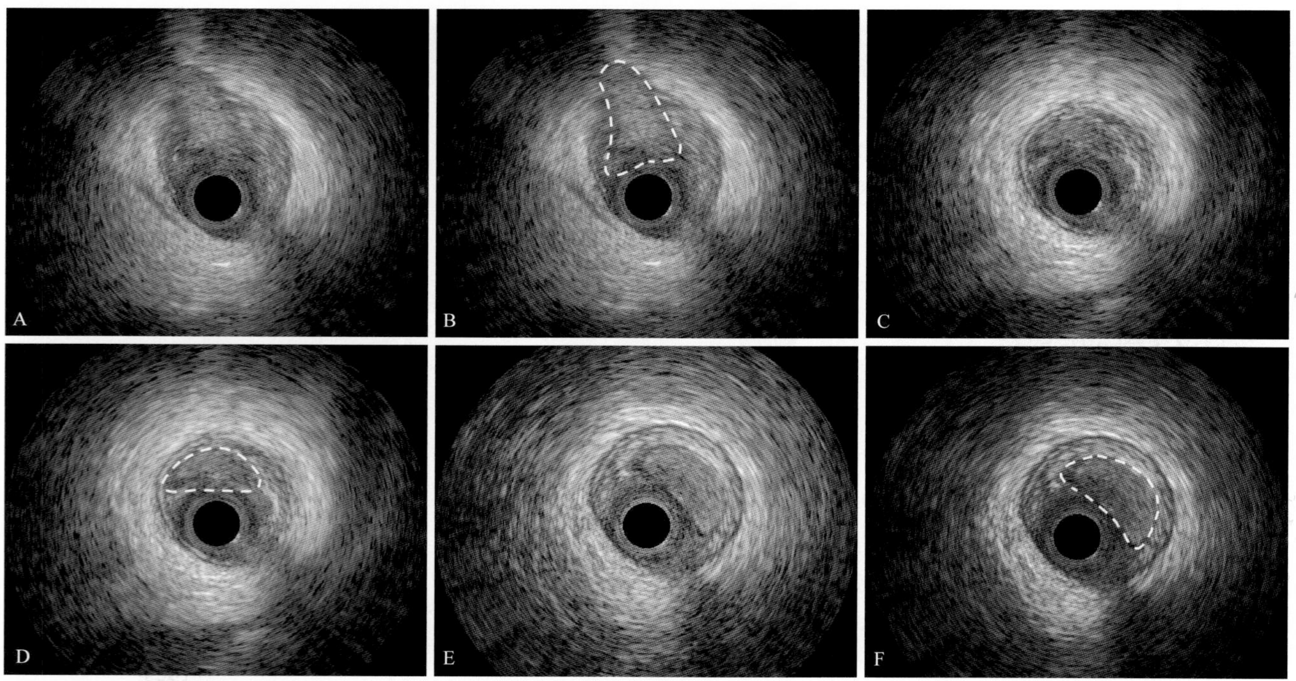

图 5-0-7 LAD CTO PCI 术后

慢性闭塞开通后，可见分支汇入中膜内白色虚线标示的管腔内（B），IVUS 导管位于中膜以内的斑块或内膜内，白色虚线标示区域为 CTO 闭塞段远段的管腔（B、D、F），IVUS 导管所在管腔为 CTO 导丝穿刺 CTO 闭塞段远段斑块内导致，两个管腔都为真腔（B、D、F），但直接支架可能会导致汇入管腔的分支丢失

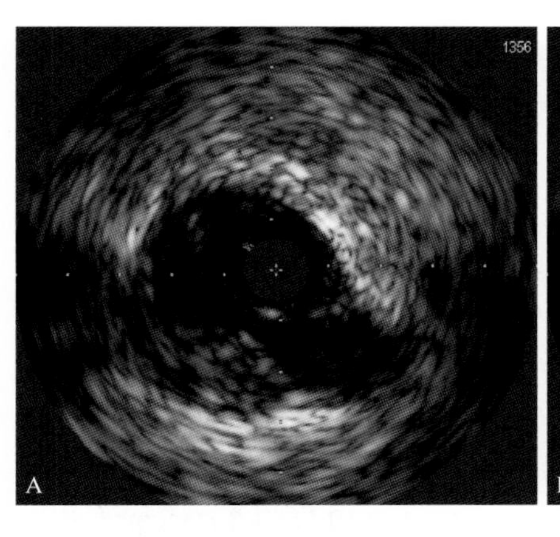
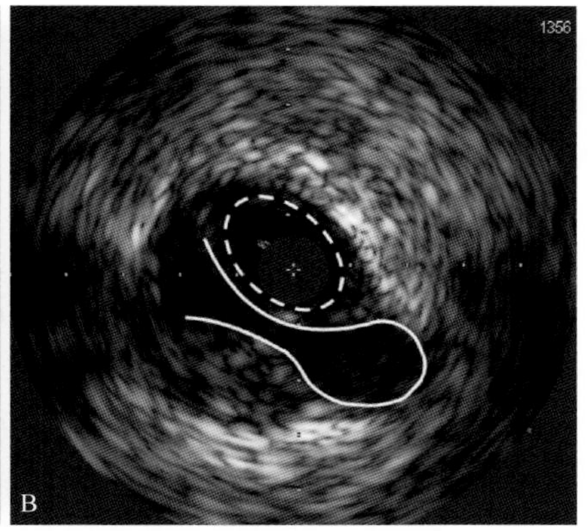

图 5-0-8 分支血管和真假腔

IVUS 导管位于内膜下（白色虚线标示区域），真腔被挤压向一侧，可见分支血管（白色实线标示区域）汇入真腔内

3. 根据分支血管关系或结合透视下的导丝方位进行“三维定位” 对于分支血管较多的血管，可根据分支血管的方向关系进行真腔位置的定位，以左冠状动脉为例，① 当 IVUS 导管于 LAD 回撤时，若将心外膜视为 LAD 的 12 点方向，则心肌一侧为 6 点，对角支通常为 9 点方向，回旋支在 7～8 点方向，间隔支在 4～5 点方向。判断方向时最为准确的是对角支，因为间隔支或回旋支的分支方向较多变，因此作为参考即可。判断出是对角支后，其顺时针 90° 一般为心外膜方向，大多数情况下相当于 RAO 30° 的左冠状动脉造影的上方。然而，并非所有的 IVUS 图像中冠状动

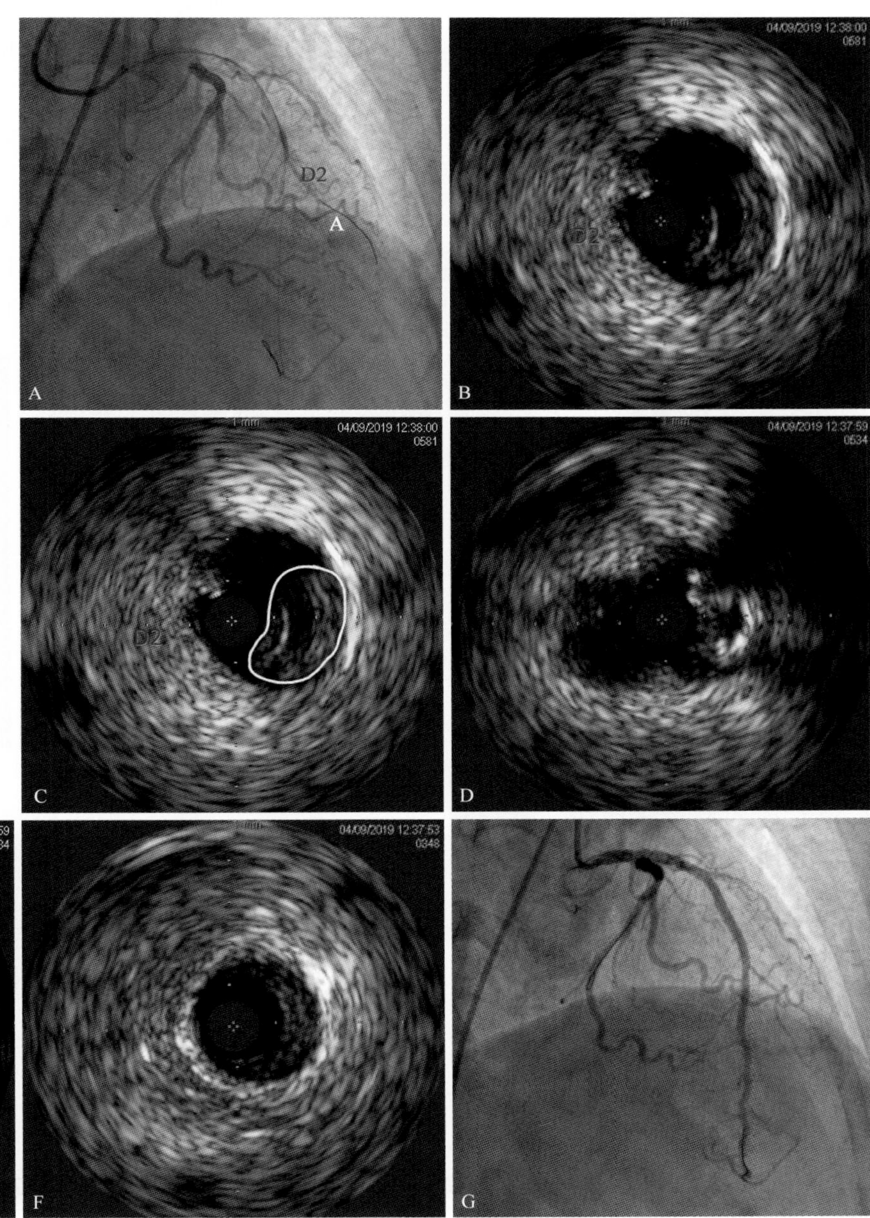

图 5-0-9 LAD 中段 CTO，球囊扩张后 IVUS

导丝从内膜下进入闭塞段起始部（B、C 白色实线标示区域为真腔），第二对角支汇入假腔（D、E 白色实线标示区域为真腔），导丝可进入第二对角支（A），远段重回真腔（F），支架植入后第二对角支未丢失（G）

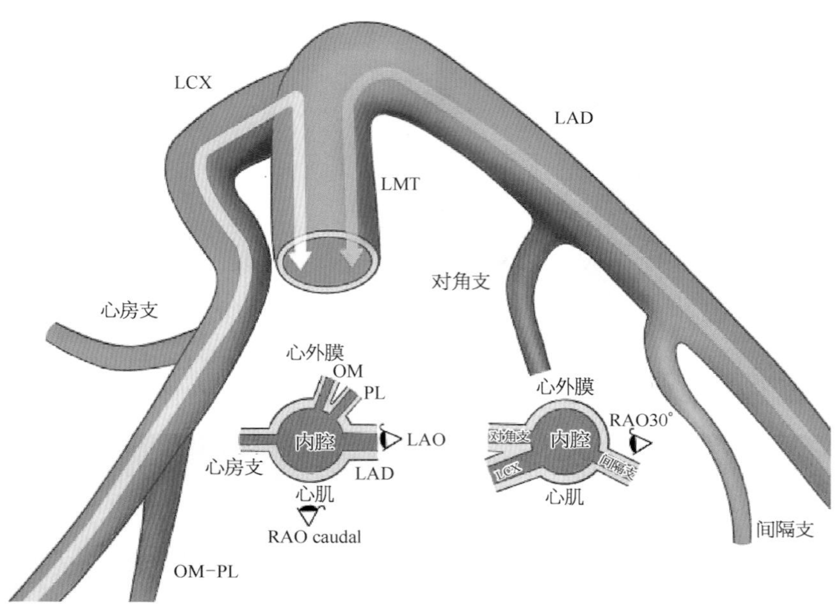

图 5-0-10　左冠状动脉 IVUS 下分支血管关系示意图
（摘自 PCI で使い倒す IVUS 徹底活用術 . Medical View，2015）
LMT，左主干；LAD，前降支；LCX，回旋支；OM，钝缘支；PL，后侧支；RAO 30°，右前斜；RAO caudal，肝位；LAO，左前斜

脉的 12 点方向都是心外膜方向，需要通过成像确认真正的角度再进行对照；② 当 IVUS 导管于 LCX 回撤时，若将心外膜视为 LCX 的 12 点方向，则通常 LAD 在 3 点方向，OM 与 PL 在 12～15 点方向，心房支（atrial branch）在 9～12 点方向（图 5-0-10、图 5-0-11）。LCX 的分支情况因人而异，且个体差异大，有时难以区分 LCX 在造影上的分支。因为 LCX 沿房室沟从上方起经左侧管壁大幅度弯曲，因此近端与远端的 IVUS 图像可能会上下颠倒。右冠状动脉的分支血管相对较少，一般要结合透视下导丝方位和 IVUS 实时验证导丝位置来进行定位（图 5-0-12）。

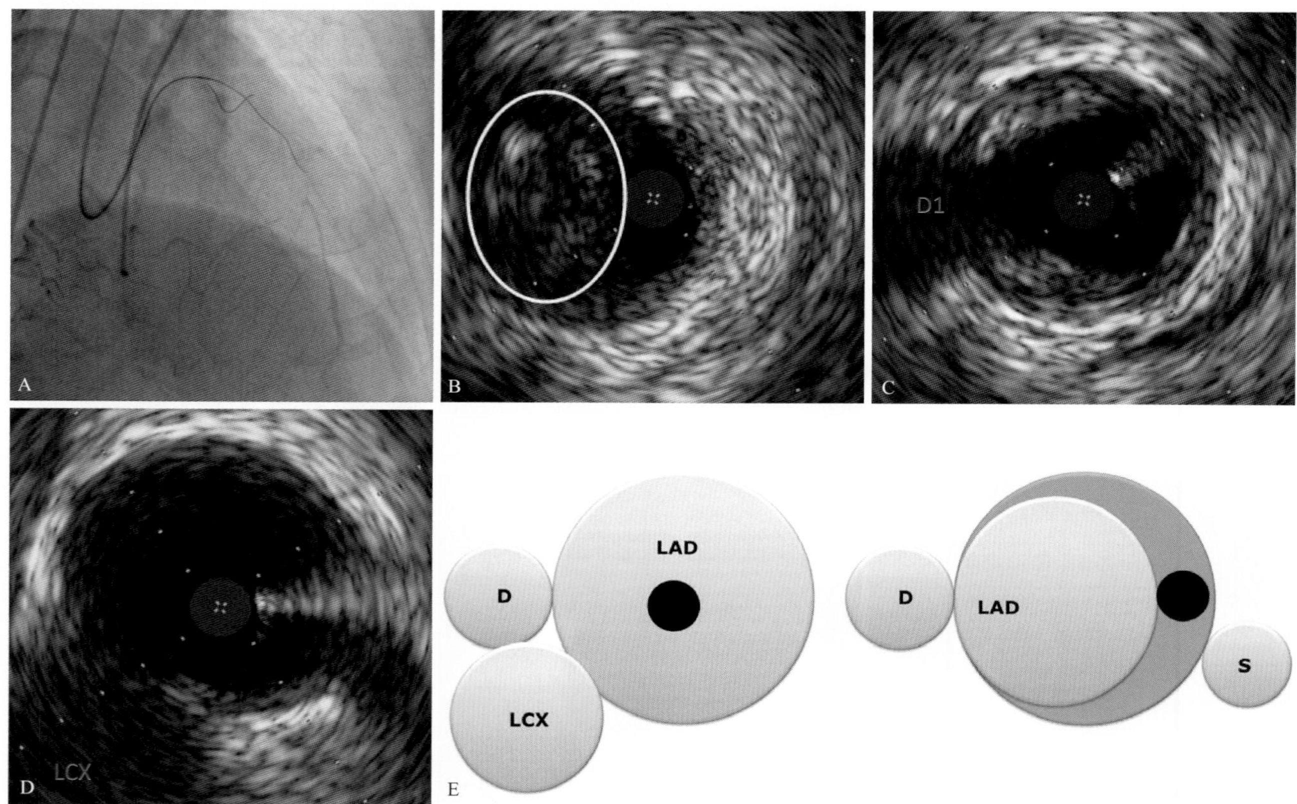

图 5-0-11　LAD CTO PCI 中 IVUS 检查（续后）
LAD 近中段完全闭塞，逆向造影示 GAIA Second 进入假腔（A）；IVUS 导管沿 GAIA Second 送入 CTO 闭塞段，可见 IVUS 导管位于内膜下，真腔为白色实线标示区域（B）；实时确认近端第一对角支和 LCX 位置（C、D），根据分支关系定位，以对角支方向定义为 9 点方向（旋转图像或人为定义），那么 IVUS 导管所在位置为 3 点方向，靠近 4 点间隔支方向，所以假腔位于间隔支侧，真腔位于对角支侧（E）；GAIA Second 和 IVUS 伴行，透视下导丝朝向对角支侧穿刺（F）远端进入对角支；CTO 闭塞段导丝进入斑块内（G）；调整 GAIA Second 重回 LAD，球囊扩张后 IVUS 位于 CTO 闭塞段斑块内，白色虚线标示区域为之前 IVUS 所在间隔支侧的壁内血肿（H）

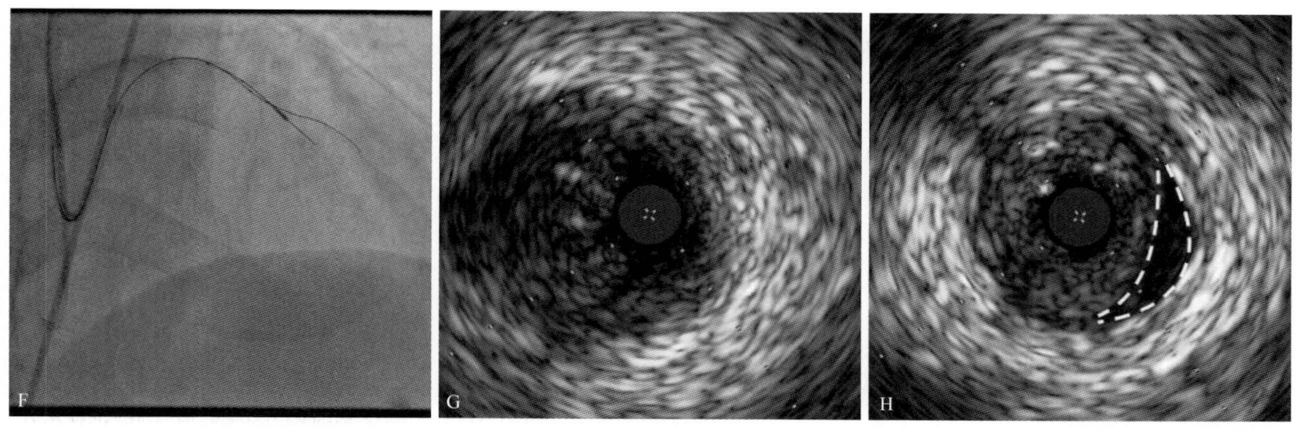

（图 5-0-11 续图）

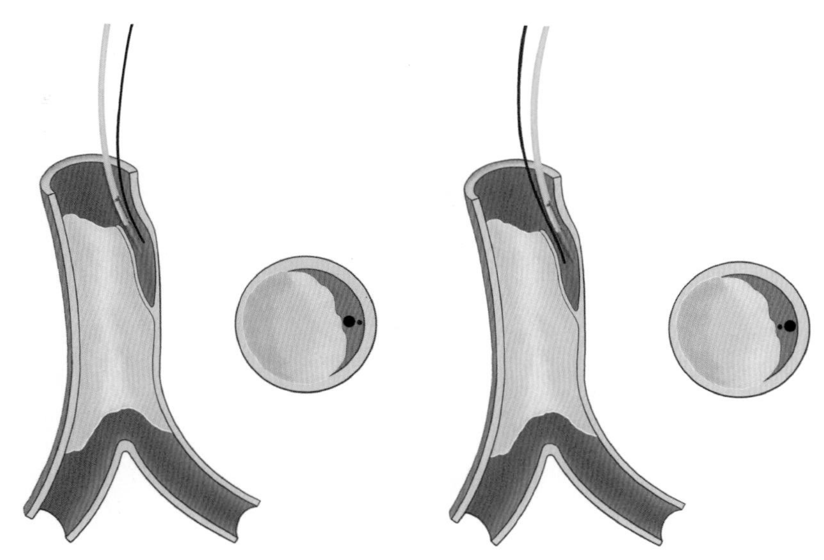

图 5-0-12　透视下导丝方位和 IVUS 实时验证导丝位置示意图

当透视下导丝位于 IVUS 导管右侧，IVUS 实时图像示导丝位于真腔对侧时，则透视下调整导丝至 IVUS 导管左侧，IVUS 实时图像验证导丝是否接近真腔

（二）IVUS 在冠状动脉分叉部位冠状动脉造影无残端闭塞病变中的应用

冠状动脉分叉部位冠状动脉造影无残端闭塞病变又称为齐口闭塞病变，闭塞段附近常存在可以利用的分支血管，IVUS 导管可送入分支血管，在分支血管开口处寻找闭塞段开口，根据有无微通道及斑块性质来选择合适的穿刺位置和不同的 CTO 导丝。IVUS 在齐口闭塞病变介入治疗术中的应用要点包括：① 齐口闭塞病变起始部位的识别；② 判断有无微通道和斑块性质，选择合适的穿刺位置和 CTO 导丝；③ 确定导丝位置，判断真假腔。

1. 齐口闭塞病变起始部位的识别　当多体位冠状动脉造影不能确定闭塞血管开口位置时，选择分叉处合适的分支血管进行 IVUS 成像，首先由分支血管远端至开口回撤，寻找“8”字形闭塞血管起始部位；在 IVUS 实时指导下穿刺时，穿刺部位不要太靠近嵴部，否则由于太靠近外弹力膜增加了远段导丝走行内膜下的概率，IVUS 导管置于分支血管嵴部近段，如无微通道导丝应从嵴部近段朝向闭塞段起始部中心位置穿刺（图 5-0-13、图 5-0-14）。

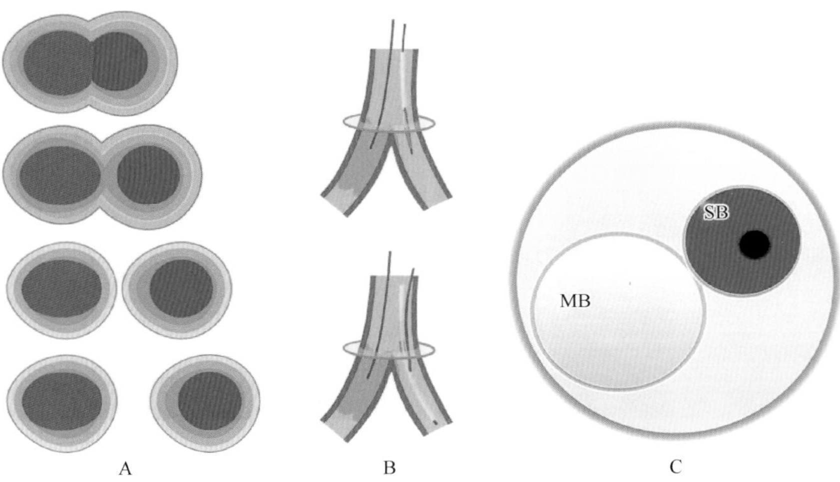

图 5-0-13 IVUS 导管于分支内寻找齐口闭塞病变起始部位示意图

IVUS 导管自分支血管远端回撤汇入主支的截面示意图（A）；只要分支血管大小合适，无论是电子相控阵型 IVUS 还是机械旋转型 IVUS 都可以使用，IVUS 导管置于分支血管嵴部近段，导丝应从嵴部近段开始穿刺（B）；当闭塞的主支血管和分支血管可见"8"字形时，此处即为齐口闭塞病变起始部位（C）

2. 判断有无微通道和斑块性质　根据 IVUS 图像特点选择合适的穿刺位置和 CTO 导丝。IVUS 于分支血管成像后，可帮助术者判断闭塞段起始部是否存在微通道及微通道的位置，存在微通道时推荐选择操控性较好的 Fielder XT 系列导丝穿刺微通道。对于没有微通道的闭塞病变根据斑块分布和斑块性质来选择导丝，一般推荐偏硬的导丝，如 GAIA 系列或 Conquest Pro 系列导丝（图 5-0-15、图 5-0-16）。

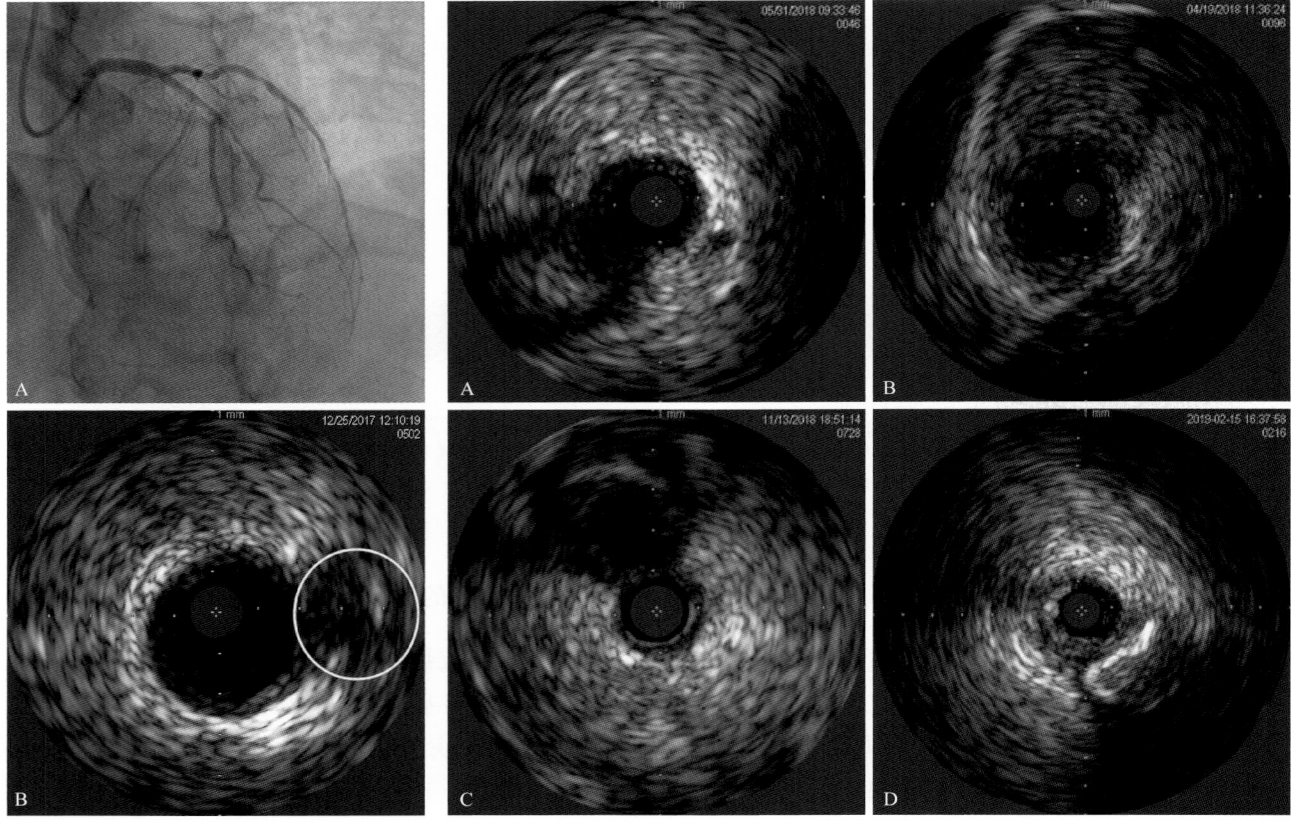

图 5-0-14 LAD 中段齐口闭塞

多体位冠状动脉造影未见闭塞段残端，同侧侧支循环可见闭塞段远端显影，IVUS 可见闭塞病变起始部位于 3 点方向（B）

图 5-0-15 IVUS 与微通道

A. 靠近嵴部存在微通道，可选择通过性较好的 Fielder XT 系列导丝靠近嵴部寻找微通道，可见闭塞血管起始部位于 7～9 点方向；B. 没有微通道，分支血管靠近嵴部没有斑块，可根据闭塞血管起始部斑块性质选择合适的导丝，可见闭塞血管起始部位于 11～14 点方向，斑块以纤维脂质斑块为主；C. 闭塞血管中心位置存在微通道，可选择通过性较好的 Fielder XT 系列导丝朝向闭塞段起始部的中心位置寻找微通道，可见闭塞血管起始部位于 11～13 点方向，血管中心位置存在微通道；D. 没有微通道，分支血管靠近嵴部存在斑块，可根据闭塞血管起始部斑块性质选择合适的导丝，假如遇到钙化斑块，会对穿刺带来一定的困难，甚至导致找不到闭塞血管起始部，可见闭塞血管起始部位于 3～6 点方向，分支血管靠近嵴部斑块以纤维斑块为主，闭塞血管靠近嵴部存在钙化斑块

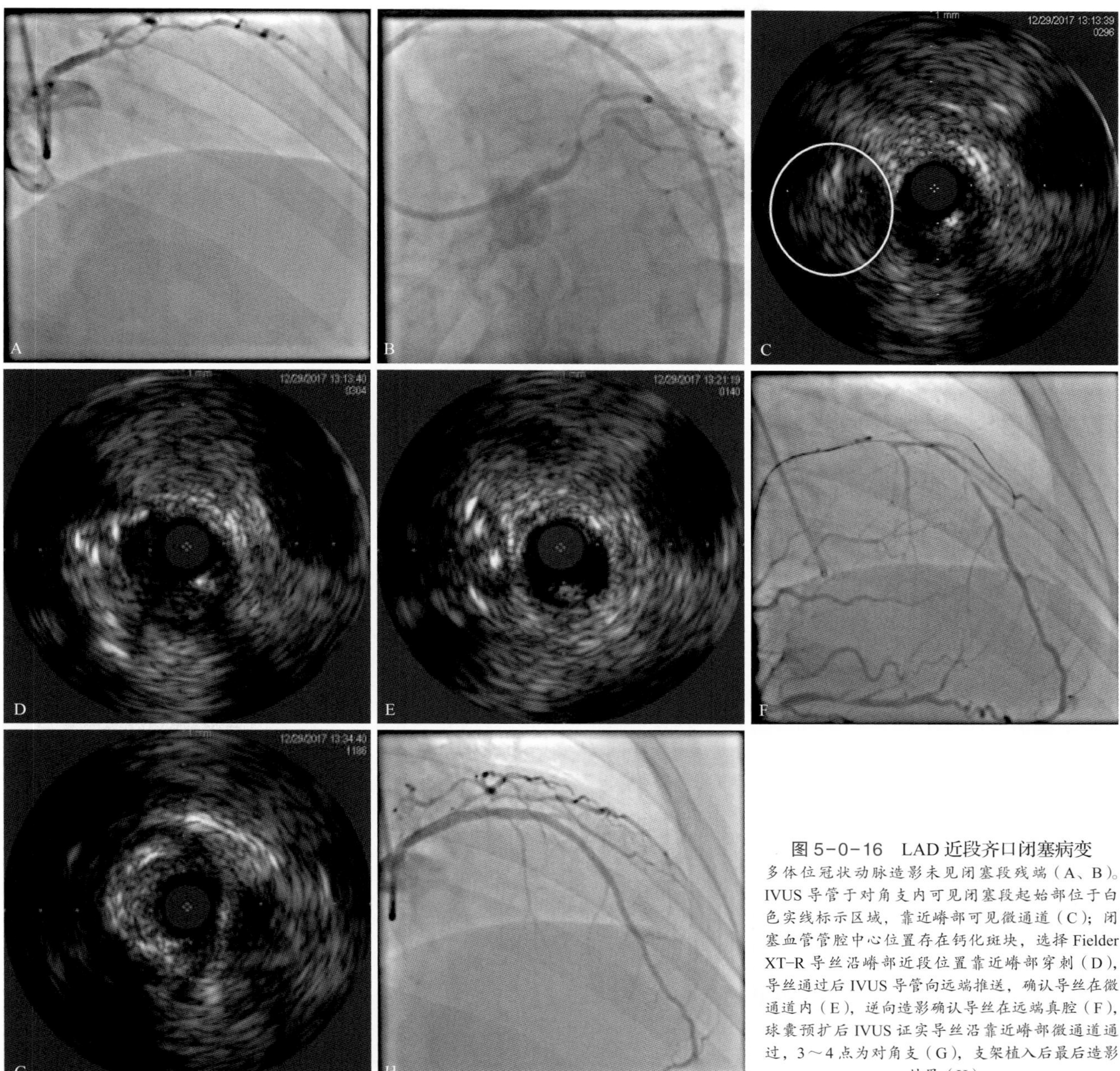

图 5-0-16　LAD 近段齐口闭塞病变

多体位冠状动脉造影未见闭塞段残端（A、B）。IVUS 导管于对角支内可见闭塞段起始部位于白色实线标示区域，靠近嵴部可见微通道（C）；闭塞血管管腔中心位置存在钙化斑块，选择 Fielder XT-R 导丝沿嵴部近段位置靠近嵴部穿刺（D），导丝通过后 IVUS 导管向远端推送，确认导丝在微通道内（E），逆向造影确认导丝在远端真腔（F），球囊预扩后 IVUS 证实导丝沿靠近嵴部微通道通过，3～4 点为对角支（G），支架植入后最后造影结果（H）

3. 确定导丝位置，判断真假腔　齐口闭塞病变穿刺位置的选择是开通 CTO 成功与否的关键，前面已经讲到对于存在微通道时可选择通过性较好的 Fielder XT 系列导丝穿刺微通道，没有微通道时根据斑块性质选择合适硬度的导丝从嵴部近段朝向闭塞段起始部中心位置穿刺。但并非每次穿刺都能如愿，CTO 导丝更易沿嵴部附近进入内膜下；IVUS 实时指导下确认导丝穿刺位置判断真假腔可以避免术者操控导丝盲目前行，最大程度确保导丝走行于远端真腔（图 5-0-17～图 5-0-19）。

（三）IVUS 在“正向技术”中指导导丝重回真腔的应用

在“正向技术”开通 CTO 介入操作中，IVUS 不仅可以帮助术者判断导丝的真假腔位置，当 CTO 导丝走行于假腔时，IVUS 还可以帮助术者寻找合适的位置指导导丝重回真腔（图 5-0-20）。为了避免假腔进一步扩大，应尽早使用 IVUS 避免术者操作导丝盲目前行。术者应熟悉指引导管对器械的兼容能力，

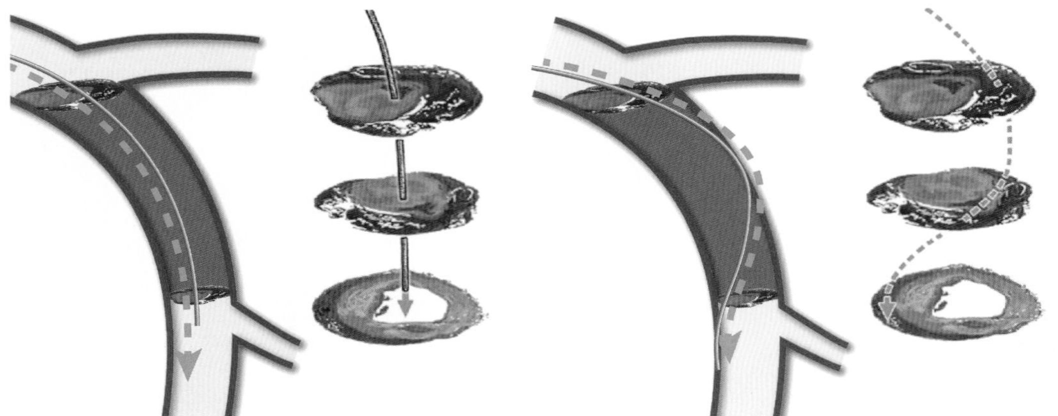

图 5-0-17 口闭塞病变穿刺位置示意图

当 CTO 导丝进入闭塞段起始部中心位置时，远端容易通过闭塞段进入远端真腔；当 CTO 导丝靠近嵴部进入时，因太靠近外弹力膜极易行走于内膜下，难以进入真腔（摘自 JACC Cardiovasc Interv，2011，4：941-951）

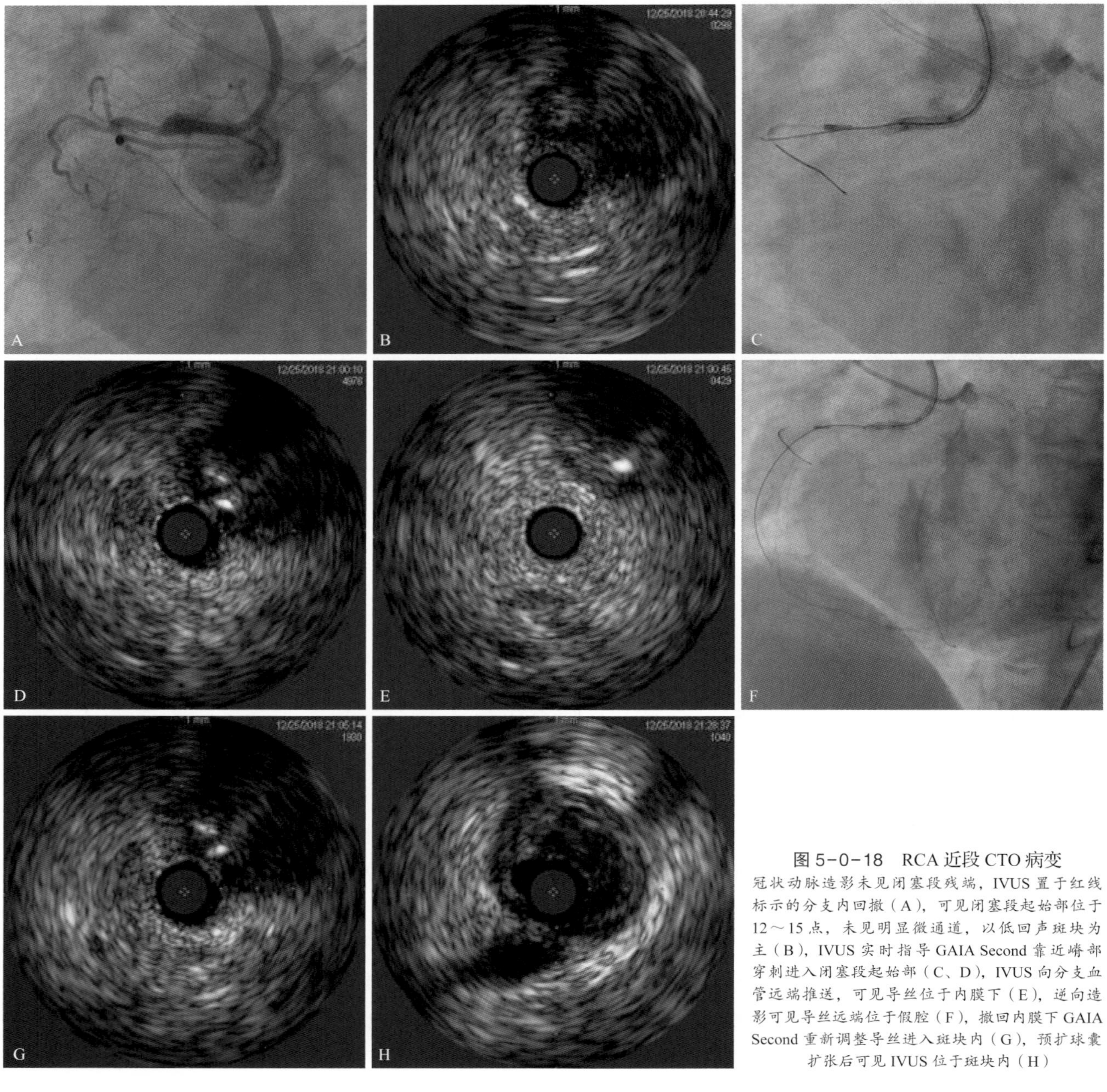

图 5-0-18 RCA 近段 CTO 病变

冠状动脉造影未见闭塞段残端，IVUS 置于红线标示的分支内回撤（A），可见闭塞段起始部位于 12～15 点，未见明显微通道，以低回声斑块为主（B），IVUS 实时指导 GAIA Second 靠近嵴部穿刺进入闭塞段起始部（C、D），IVUS 向分支血管远端推送，可见导丝位于内膜下（E），逆向造影可见导丝远端位于假腔（F），撤回内膜下 GAIA Second 重新调整导丝进入斑块内（G），预扩球囊扩张后可见 IVUS 位于斑块内（H）

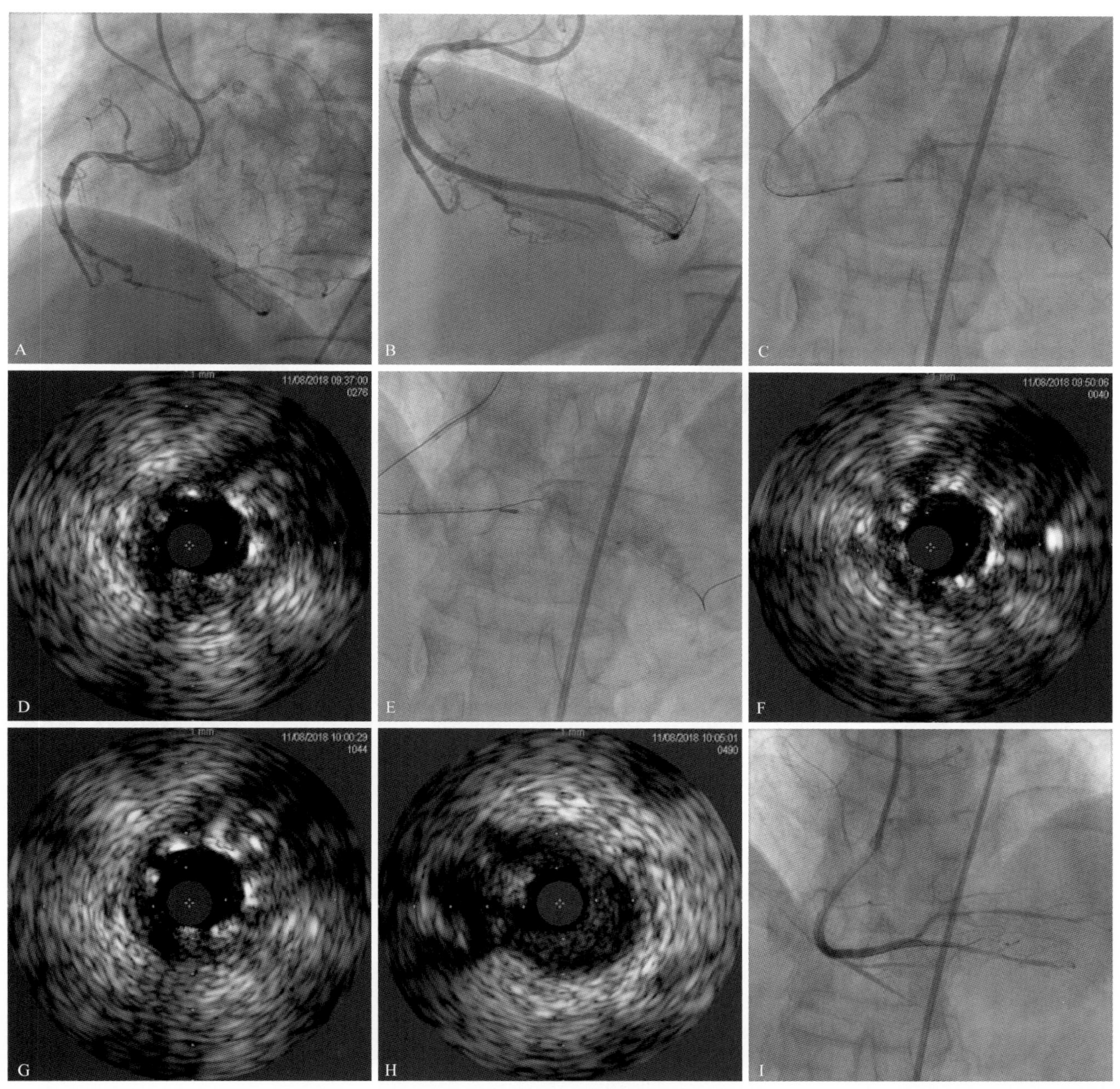

图 5-0-19 RCA 远段 CTO 病变

RCA 远段 CTO 病变（A），GAIA Third 通过闭塞段进入 PD 支，调整入 PL 困难，于 PD 支植入支架（B），IVUS 寻找 PL 支开口（C），支架后可见闭塞段起始部位于 1～3 点（D），IVUS 实时指导 GAIA Third 穿刺 PL 支，逆向造影证实导丝远端位于假腔（E），IVUS 可见导丝于 3 点进入内膜下（F），重新调整 GAIA Third 直至导丝于 1～2 点支架后进入 PL 支闭塞段斑块内（G），预扩球囊扩张后可见 IVUS 位于斑块内（H），最后造影结果（I）。PD，后降支；PL，后侧支

IVUS 实时指导时选择 7F 甚至 8F 指引导管；确认内膜下位置，根据斑块性质选择合适的位置重返真腔，一般选择从闭塞段真假腔交汇处斑块内重回是较容易的，存在严重钙化时则从远端参考位置内膜下重回真腔（图 5-0-21）。Finn 等人对 157 例（84 例内膜下，73 例斑块内）CTO PCI 患者的研究表明，除一年内内膜下支架组 MI 和 TLR 的概率较斑块内支架组略高，一年随访的 TVR 和全因死亡率及心源性死亡率并无显著上升。IVUS 指导假腔重回真腔可以明确真腔位置，提高定向精准穿刺成功率（图 5-0-22～图 5-0-25）。

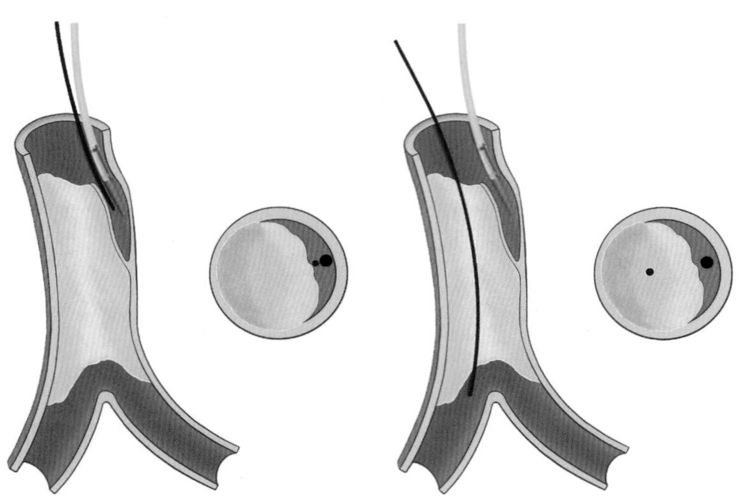

图 5-0-20　IVUS 实时指导导丝重回真腔示意图

将 IVUS 导管置于假腔起始部，在真假腔交汇处实时指导导丝穿刺闭塞段斑块，直至导丝重回斑块内

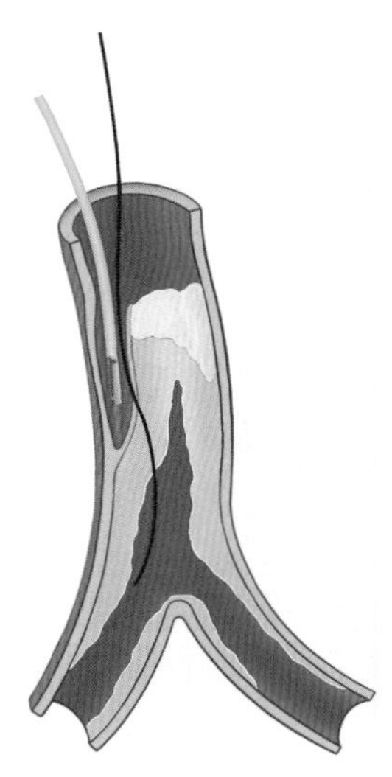

图 5-0-21　参考位置内膜下重回真腔示意图

当闭塞段斑块内存在严重钙化时，假腔内导丝穿刺重回斑块内较困难，可寻找如图所示参考位置内膜下穿刺重回真腔

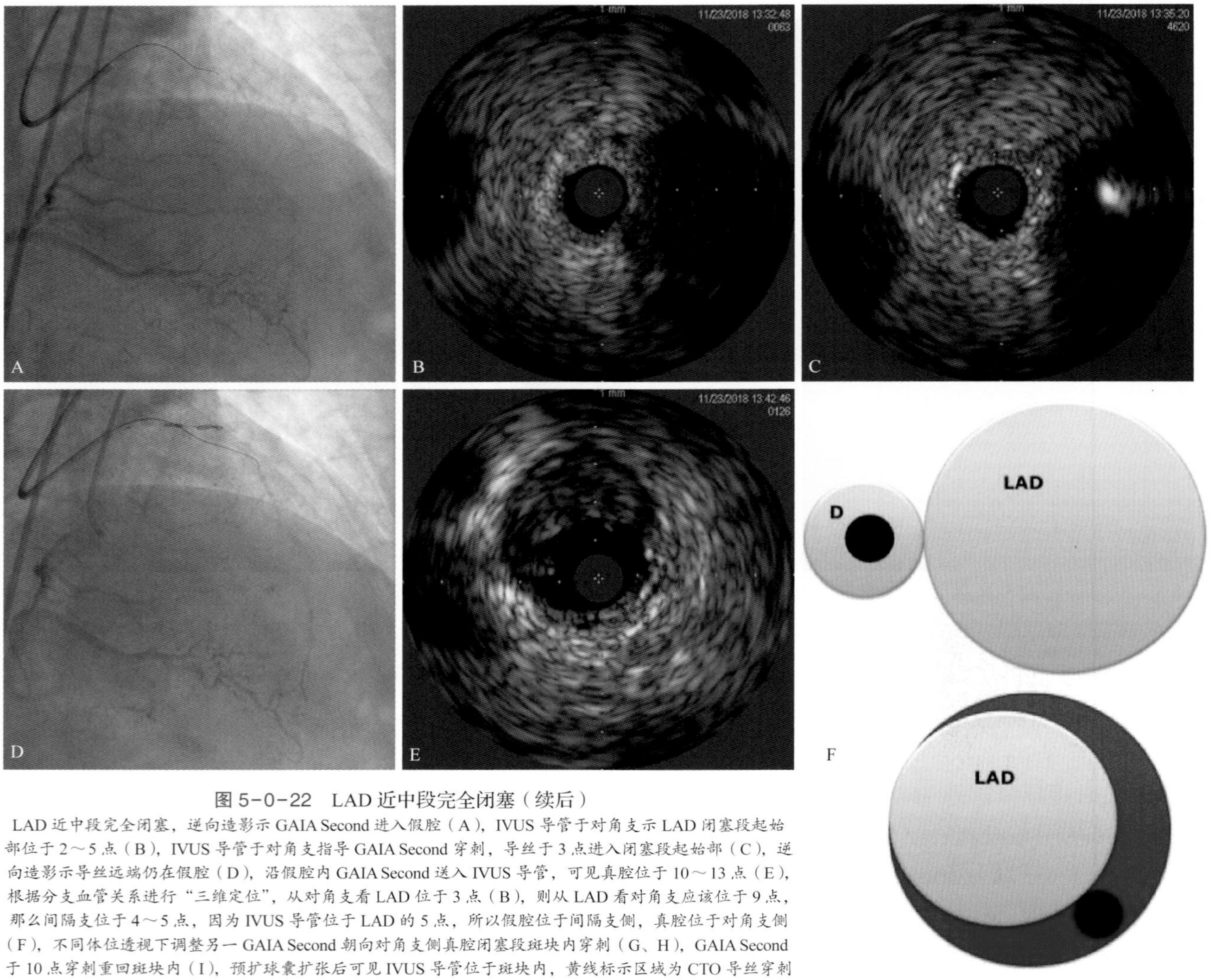

图 5-0-22　LAD 近中段完全闭塞（续后）

LAD 近中段完全闭塞，逆向造影示 GAIA Second 进入假腔（A），IVUS 导管于对角支示 LAD 闭塞段起始部位于 2～5 点（B），IVUS 导管于对角支指导 GAIA Second 穿刺，导丝于 3 点进入闭塞段起始部（C），逆向造影示导丝远端仍在假腔（D），沿假腔内 GAIA Second 送入 IVUS 导管，可见真腔位于 10～13 点（E），根据分支血管关系进行“三维定位”，从对角支看 LAD 位于 3 点（B），则从 LAD 看对角支应该位于 9 点，那么间隔支位于 4～5 点，因为 IVUS 导管位于 LAD 的 5 点，所以假腔位于间隔支侧，真腔位于对角支侧（F），不同体位透视下调整另一 GAIA Second 朝向对角支侧真腔闭塞段斑块内穿刺（G、H），GAIA Second 于 10 点穿刺重回斑块内（I），预扩球囊扩张后可见 IVUS 导管位于斑块内，黄线标示区域为 CTO 导丝穿刺导致的壁内血肿（J），最后造影结果（K）

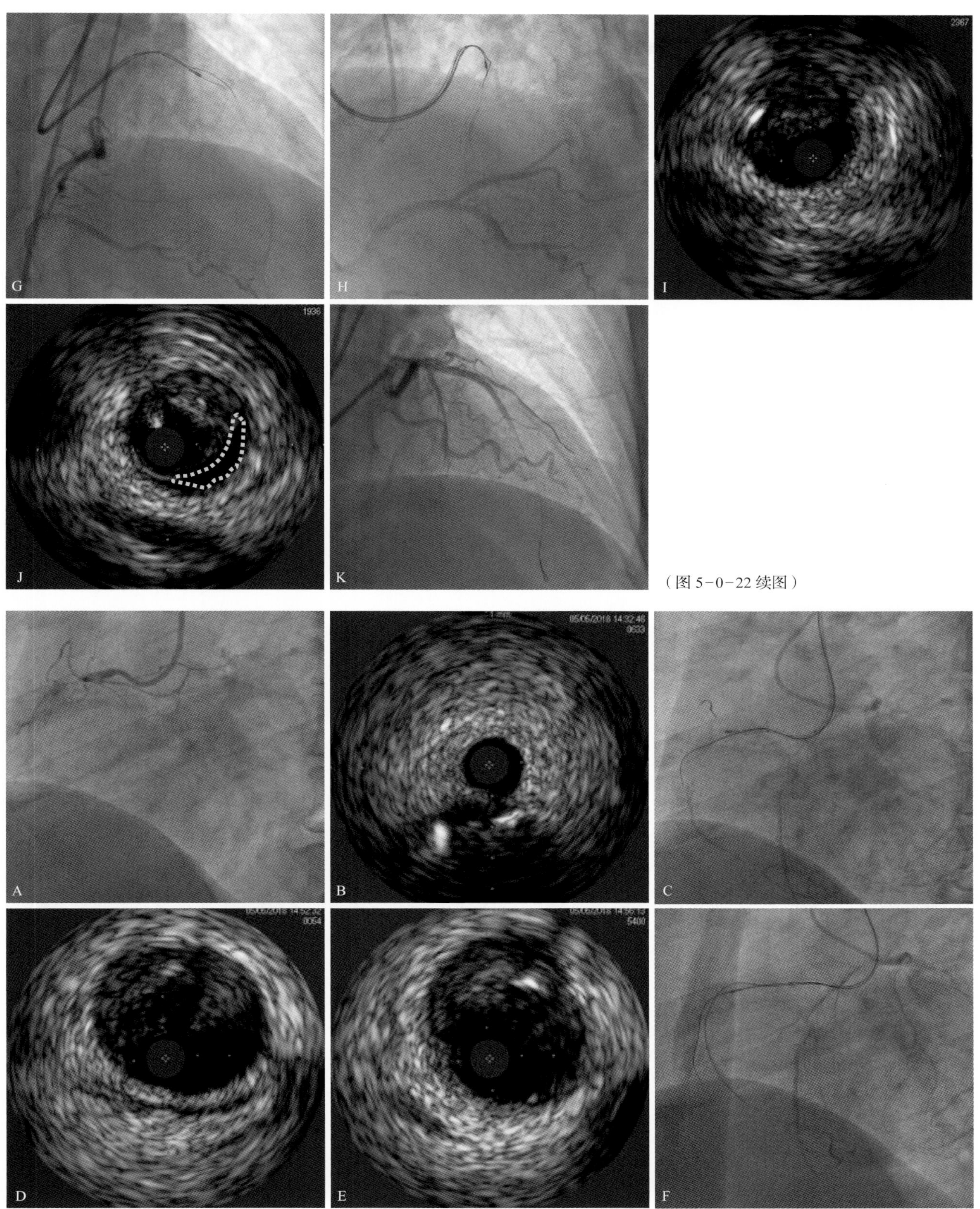

（图 5-0-22 续图）

图 5-0-23　RCA 近端 CTO 病变（续后）

外院曾正向尝试，导丝 Kunckle 入假腔后放弃（A）。再次尝试首先利用近段分支血管指导 GAIA Second 穿刺，导丝于 7 点进入闭塞段起始部内膜下（B），逆向造影示导丝远端在假腔（C），IVUS 沿 GAIA Second 送入 6 日前手术 Kunckle 所致假腔内，可见真腔位于 9～13 点，13～14 点可见假腔内瘀滞的血液（D），IVUS 实时指导下尝试 GAIA Third 穿刺，导丝于 13 点重回斑块内（E），逆向造影示导丝远端位于真腔内（F），预扩球囊扩张后可见 IVUS 导管位于斑块内，白色虚线标示区域为 CTO 导丝穿刺导致的壁内血肿（G），最后造影结果（H）

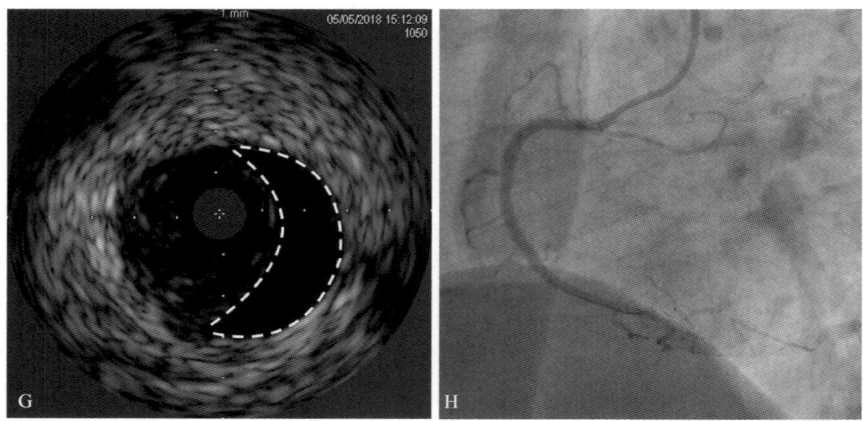

（图 5-0-23 续图）

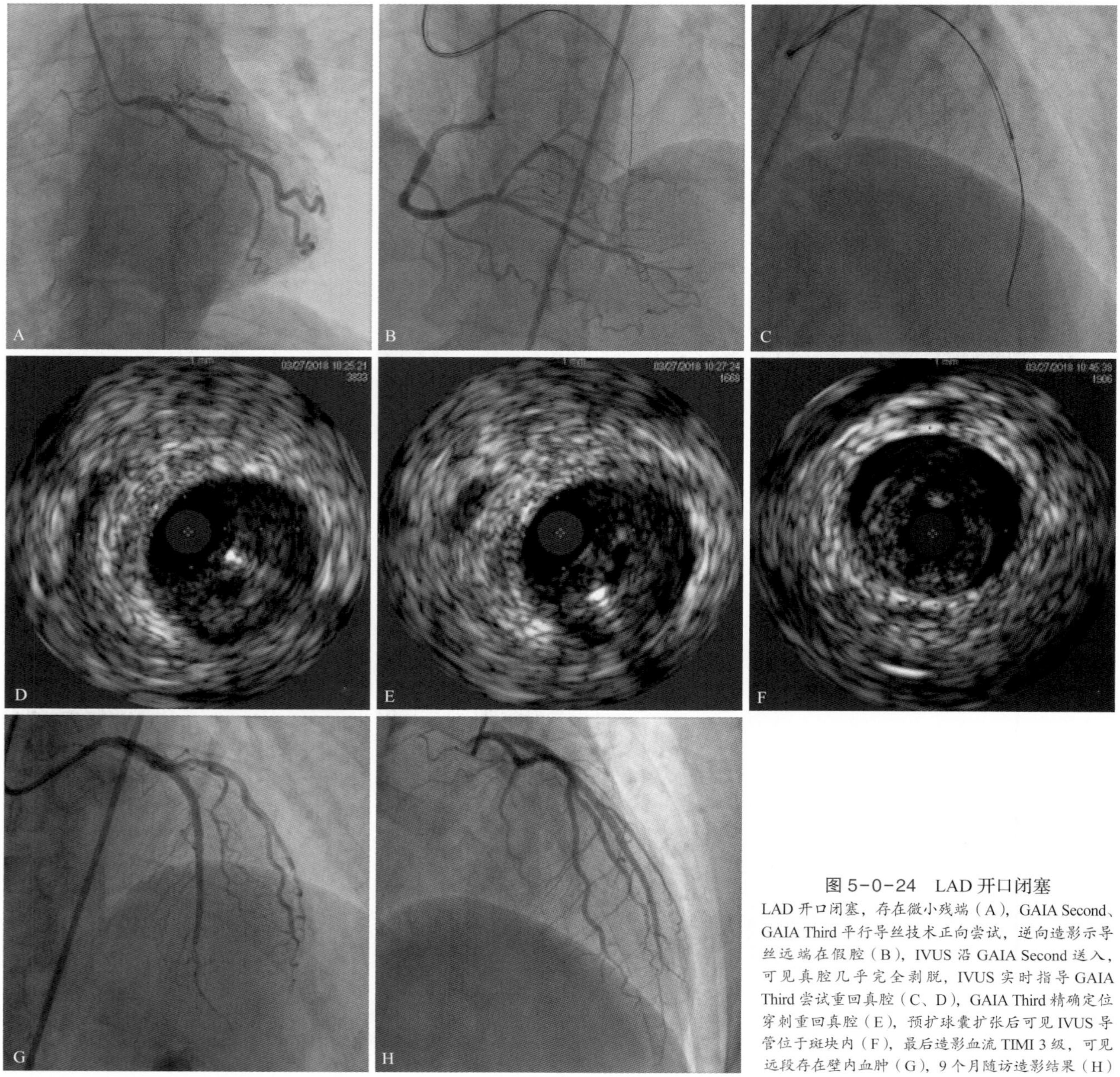

图 5-0-24　LAD 开口闭塞

LAD 开口闭塞，存在微小残端（A），GAIA Second、GAIA Third 平行导丝技术正向尝试，逆向造影示导丝远端在假腔（B），IVUS 沿 GAIA Second 送入，可见真腔几乎完全剥脱，IVUS 实时指导 GAIA Third 尝试重回真腔（C、D），GAIA Third 精确定位穿刺重回真腔（E），预扩球囊扩张后可见 IVUS 导管位于斑块内（F），最后造影血流 TIMI 3 级，可见远段存在壁内血肿（G），9 个月随访造影结果（H）

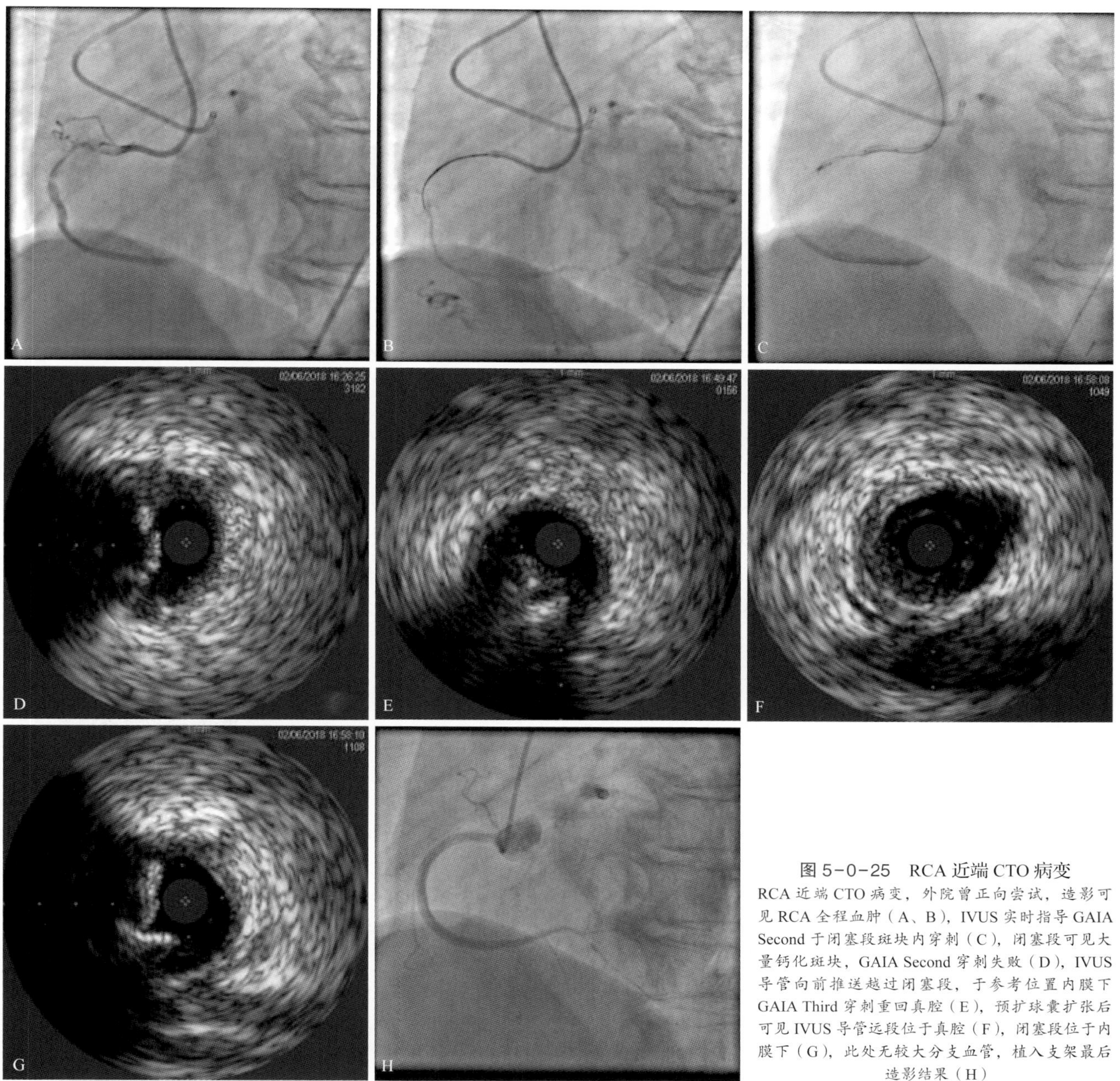

图 5-0-25　RCA 近端 CTO 病变

RCA 近端 CTO 病变，外院曾正向尝试，造影可见 RCA 全程血肿（A、B），IVUS 实时指导 GAIA Second 于闭塞段斑块内穿刺（C），闭塞段可见大量钙化斑块，GAIA Second 穿刺失败（D），IVUS 导管向前推送越过闭塞段，于参考位置内膜下 GAIA Third 穿刺重回真腔（E），预扩球囊扩张后可见 IVUS 导管远段位于真腔（F），闭塞段位于内膜下（G），此处无较大分支血管，植入支架最后造影结果（H）

（四）IVUS 在“逆向技术”中的应用

在逆向导引钢丝对吻技术、逆向导丝通过病变技术和反向 CART 技术中，IVUS 常用来明确正向、逆向导丝的位置和关系（图 5-0-26），指导术者下一步策略和器械的选择。建立逆向轨道后，小心操控正向和逆向导丝，使两者最大程度行走在真腔，有效缩短闭塞长度。IVUS 指导反向 CART 技术可以帮助术者选择合适的球囊扩张部位和尺寸，使正向、逆向导丝的操作方向明确，进一步提高手术成功率。

（五）测量血管直径、优化支架植入

CTO 远段血管在开通之前长期处于低灌注状态，冠状动脉造影可能显示为弥漫性病变且管腔较小，根据冠状动脉造影定位支架较为困难。Okuya 等人的研究表明，开通后的 CTO 远段血管在晚期随访时会

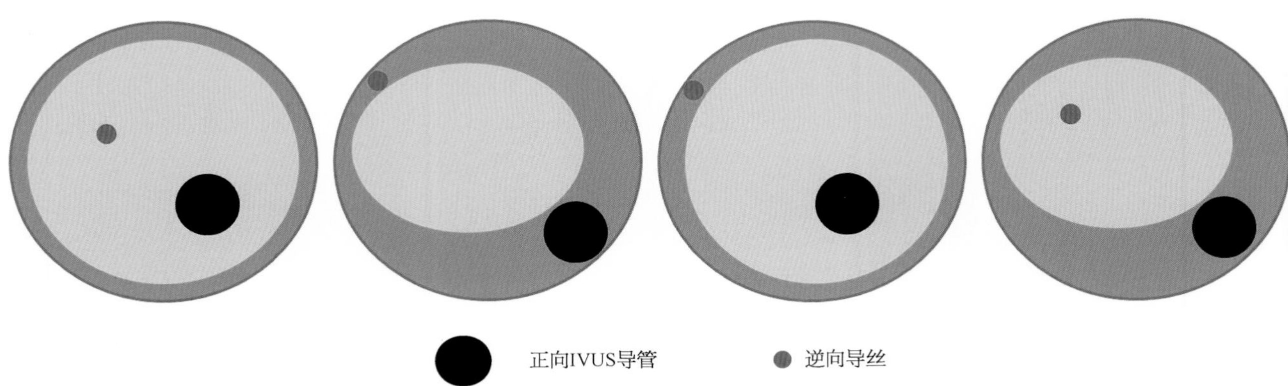

图 5-0-26 正向、逆向导丝位置和关系示意图
正向、逆向都位于斑块内时可前向球囊扩张和逆向导丝前送；当正向位于斑块内、逆向位于内膜下时可前向球囊扩张或更远端交汇；当正向位于内膜下、逆向位于斑块内时可逆向导丝前送和更近端处交汇

明显增大，特别是无中、重度钙化斑块的血管。另在 CTO PCI 操作后出现较大夹层和血肿时，无法进行正向造影来指导支架的选择和植入，IVUS 可以测量血管的直径和长度来指导支架尺寸和植入位置的选择。IVUS 还可以发现造影难以发现的闭塞前降支远端的心肌桥，尽量避免在心肌桥段植入支架。与冠状动脉造影相比，植入支架后 IVUS 可以更准确地评价支架的贴壁和膨胀情况，发现支架边缘的夹层、血肿、残余狭窄等，减少支架内血栓和支架内再狭窄的发生率。Kim 等人的研究表明，IVUS 指导的 CTO 介入治疗虽然没有明显地降低死亡率，但与常规造影指导的 CTO 介入治疗相比，明显地降低了药物洗脱支架植入后 12 个月内的严重心脏不良事件发生率。

参考文献

[1] Guo Jun, Maehara Akiko, Mintz Gary S, et al. A virtual histology intravascular ultrasound analysis of coronary chronic total occlusions [J] . Catheter Cardiovasc Interv, 2013, 81: 464–470.

[2] 本江純子 . PCI で使い倒す IVUS 徹底活用術 . Medical View, 2015.

[3] Sumitsuji Satoru, Inoue Katsumi, Ochiai Masahiko, et al. Fundamental wire technique and current standard strategy of percutaneous intervention for chronic total occlusion with histopathological insights [J] . JACC Cardiovasc Interv, 2011, 4: 941–951.

[4] 葛均波 . 血管内超声 [M] . 北京：人民卫生出版社，2018.

[5] Finn Matthew T, Doshi Darshan, Cleman Jacob, et al. Intravascular ultrasound analysis of intraplaque versus subintimal tracking in percutaneous intervention for coronary chronic total occlusions: One year outcomes [J] . Catheter Cardiovasc Interv, 2019, 93: 1048–1056.

[6] Okuya Yoshiyuki, Saito Yuichi, Takahashi Takefumi, et al. Novel predictors of late lumen enlargement in distal reference segments after successful recanalization of coronary chronic total occlusion [J] . Catheter Cardiovasc Interv, 2019, undefined: undefined.

[7] Hong Sung-Jin, Kim Byeong-Keuk, Shin Dong-Ho, et al. Usefulness of intravascular ultrasound guidance in percutaneous coronary intervention with second-generation drug-eluting stents for chronic total occlusions (from the Multicenter Korean-Chronic Total Occlusion Registry) [J] . Am J Cardiol, 2014, 114: 534–540.

[8] Kim Byeong-Keuk, Shin Dong-Ho, Hong Myeong-Ki, et al. Clinical Impact of Intravascular Ultrasound-Guided Chronic Total Occlusion Intervention With Zotarolimus-Eluting Versus Biolimus-Eluting Stent Implantation: Randomized Study [J] . Circ Cardiovasc Interv, 2015, 8: e002592.

第6章
血管内超声双腔微导管在 CTO PCI 中的应用

汝磊生　马彦卓

研究发现开通 CTO 病变可缓解心绞痛发作，改善心脏功能，提高患者生存率。导丝通过闭塞病变是 CTO 介入治疗成功的基础，CTO PCI 治疗过程中，由于病变血管局部结构变硬，导致导丝难以穿透病变部位，无法到达远端血管真腔。CTO 病变入口不明是 PCI 治疗的难点之一，对于此类病变，术者往往不能准确操控导丝进入闭塞入口，而导丝一旦穿刺进入假腔，也难以操控导丝重入真腔。近年来，随着双腔微导管、血管内超声、特殊导丝等各种新技术及先进器械的应用，CTO 病变开通成功率逐渐提高。

与单腔微导管相比，双腔微导管可增加导丝推送力和支撑力，从而解决了单腔微导管进入血管真腔后易脱垂的问题，其双腔结构还可防止导丝缠绕，有利于术者快速交换导丝。但单独的双腔微导管不能识别穿刺入口及指导导丝准确的扎回真腔。

研究发现，在血管内超声指导下开通 CTO 病变可降低晚期管腔丢失，改善患者远期预后。血管内超声可显示 CTO 病变部位管壁结构及病变特征，从而协助术者明确纤维帽特征，指导内膜下导丝重入真腔及寻找闭塞段入口。对于无残端 CTO 病变，将血管内超声送入分支血管，逐渐回撤超声，根据超声图像提供的信息，识别 CTO 病变起始部血管轮廓及斑块性质，选择合适的导丝，操纵导丝穿刺 CTO 病变，有助于提高导丝穿刺成功率；当导丝进入假腔，血管内超声可鉴别真假腔，指导导丝重入真腔。但在 CTO PCI 治疗中，应用血管内超声仍有很大的局限性：① 血管超声导管和穿刺导丝相分离，超声导管和导丝同时进入闭塞的血管较困难，导丝操作难度增大；同时容纳超声导管和微导管需要 7F 以上的指引导管；② 由于超声导管和导丝位置不固定，每次导丝穿刺前需要再次确定穿刺导丝的位置，以及靶目标和穿刺导丝的关系，导致穿刺准确率下降，操作步骤增多，X 线曝光率增大，而且有可能导致闭塞段延长，手术并发症增加，严重影响手术成功率。

由此，我们研发设计了血管内超声双腔微导管，它由血管超声导管及与其并联为一体的治疗微导管构成，实物结构见图 6-0-1，结构图见图 6-0-2。

血管内超声双腔微导管具有以下特点。

（1）由血管超声导管及与血管超声导管并联为一体的治疗微导管构成，外径小，可应用于 6F 及以上的指引导管。

（2）双腔微导管结构提供了很好的穿刺平台，与单腔微导管相比，导丝穿刺力增加了 2～8 倍。

（3）穿刺导丝和超声探头的位置相对固定，导丝可以获得更好的操控性，有利于准确掌握导丝穿刺方向。

（4）血管内超声可显示病变结构和特征，在超声图像实时指导下，导丝和靶目标的关系更容易确定，可指导导丝正确进入闭塞入口或内膜下穿刺重回真腔。

（5）当导丝进入假腔，沿进入假腔的导丝送入超声导管，超声导管占据假腔的入口，可阻止第 2 根导丝重复进入假腔，进一步提高手术成功率。

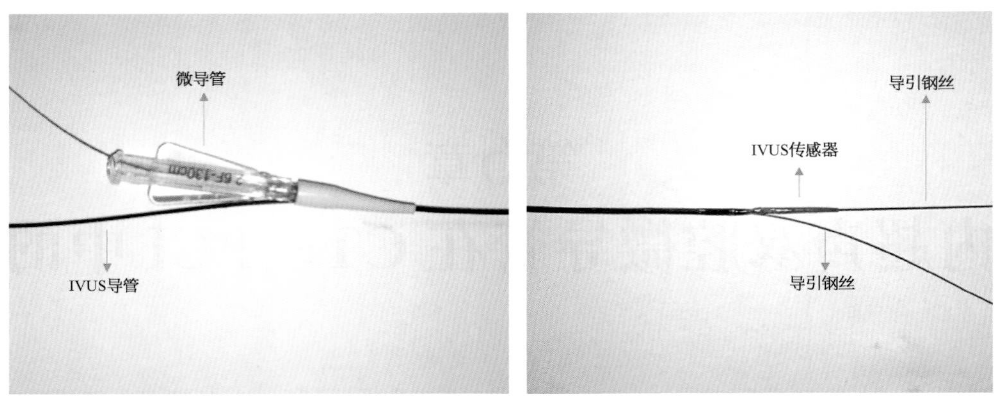

图 6-0-1 血管内超声双腔微导管

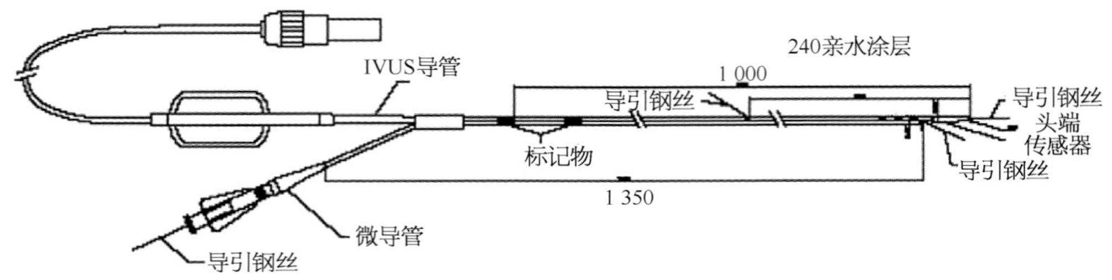

图 6-0-2 血管内超声双腔微导管结构示意图

超声双腔微导管使用时，穿刺导丝可沿治疗微导管进入病变部位，此时既有超声图像实时显示病变结构和特征的优势，又有双腔微导管结构增加导丝推送力和支撑力的特点，极大提高了导丝精准穿刺的成功率。在 CTO PCI 过程中，对于病变部位入口不明或导丝进入假腔，利用超声双腔微导管可在超声图像的实时指导下，指导导丝进入闭塞入口或使导丝重入真腔，这项技术称之为实时超声双腔寻径（real time-ivus-double lumen catheter seeking，RLS）技术，因此，血管内超声双腔微导管又称为 RLS 超声导管。采用此技术后，多数病变可应用正向介入治疗完成，明显减少操作步骤，缩短操作时间，降低造影剂用量，减少并发症的发生，优于目前常用的逆向治疗技术，且即使采用逆向技术处理病变时，在对侧造影支持下同样可应用以上所有种类操作。

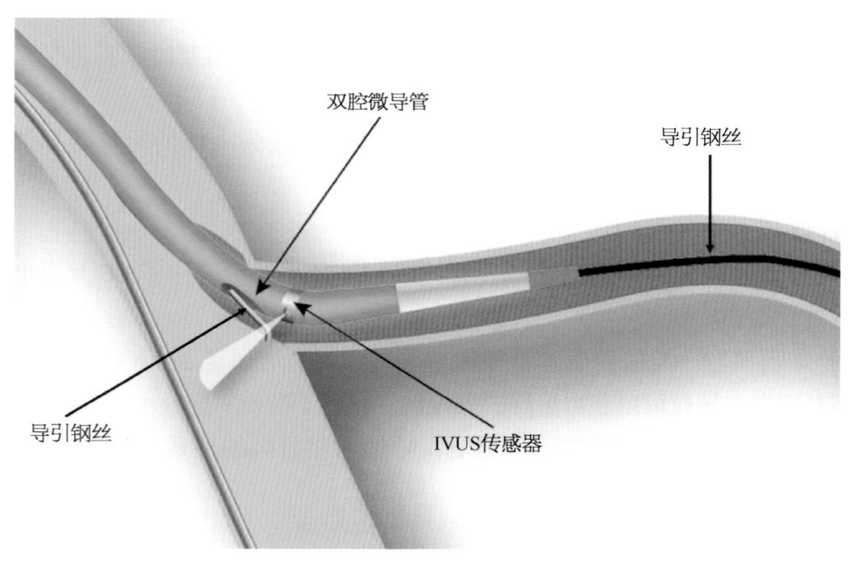

图 6-0-3 血管内超声双腔微导管操作示意图

目前，我们已有多例成功应用 RLS 超声导管寻找闭塞入口或找回真腔的案例，具有操作时间短、操作程序简单、成功率高等特点。RLS 超声导管具体实施过程如下：对于分叉部位的无残端 CTO，首先将导丝送至分支血管，沿进入分支的导丝送入 RLS 超声导管至分支血管以远，回撤超声，显示闭塞病变起始部，根据超声图像提供的信息，选择恰当的穿刺导丝和穿刺角度，在超声图像实时指导下，将穿刺导丝经治疗微导管准确穿刺 CTO 入口（图 6-0-3）。当导丝进入内膜下组织难以进入远端血管真腔时，沿进入内膜下的导丝送入 RLS 超声导管，血管内超声辨别真假腔，并根据超声图像提供的信息，选择合适导丝，并对导丝尖端进行塑形，在超声图像实时指导下，明确穿刺导丝和真腔的位置关系，穿刺导丝经治疗微导管定向穿刺，最终进入远端血管真腔。操作过程中，如因分支血管或血管假腔较小等原因导致 RLS 超声导管无法进入时，可采用小口径球囊低压力扩张，然后送入该器械进一步处理病变血管。

操作 RLS 超声导管时需注意以下几点事项。

（1）选择合适病例，闭塞部位伴有分支血管时使用该器械的机会更大，如果 RLS 超声导管进入分支血管或内膜下组织困难，可使用小球囊扩张，器械进入内膜下操作时动作需轻柔，以免引起夹层扩大或穿孔。

（2）选择 6F 及以上的导引导管以容纳该器械。

（3）尽量采用 RLS 超声导管观察导丝位置，鉴别真假腔，避免正向注射对比剂，减少对比剂导致的夹层形成或内膜撕裂的发生率。

（4）超声导管回撤采用自动与手动相结合的方式。

（5）注意抗凝，预防血栓。

附：血管内超声双腔微导管在 CTO PCI 中的应用实例

病例 1

· 病史基本资料 ·

- 患者男性，56 岁，发作性胸闷 1 年余，加重 2 个月。
- 危险因素：吸烟史（－），高血压病（－）、糖尿病（－）、高脂血症（－），否认既往心脏病史。
- 实验室检查：生化、肝肾功等未见明显异常。
- 心电图：窦性心律，大致正常心电图。
- 心脏超声：EF 60%，心内结构未见明显异常。

· 冠状动脉造影 ·

冠状动脉造影示 LAD 自开口呈锥形闭塞，与第一间隔支相连，可见右向左侧支循环（图 6-0-4）。

· 策略制定 ·

RCA 远段有良好的心外膜侧支向 LAD 远段提供侧支循环，患者 RCA 近段闭塞，远段靠自身桥侧支

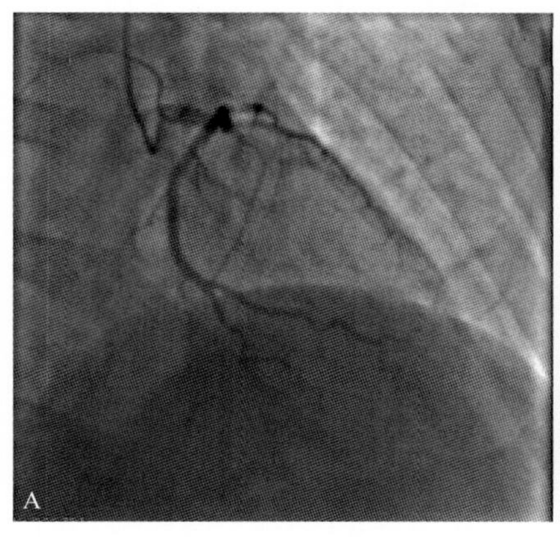

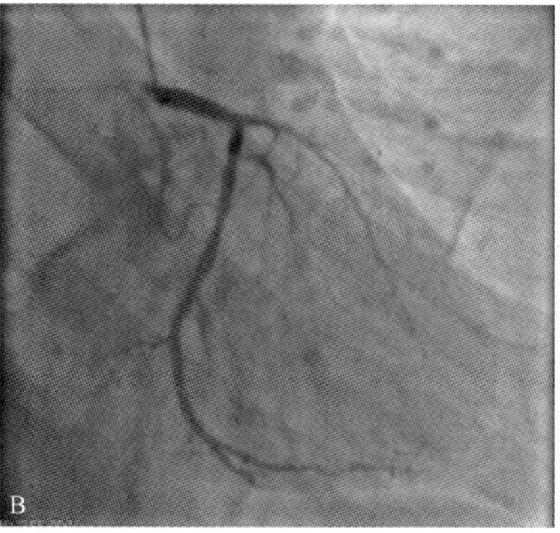

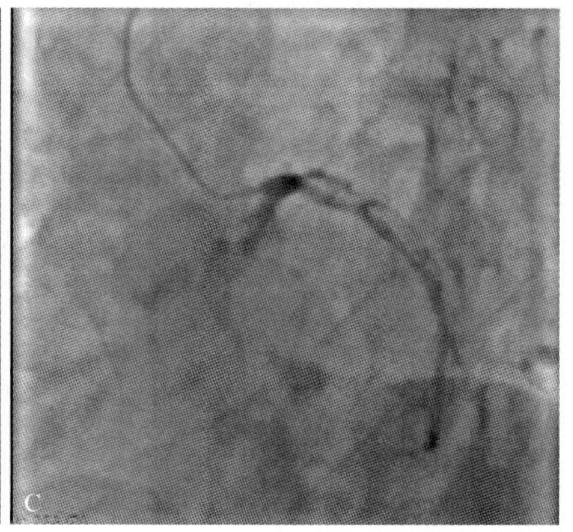

图 6-0-4 前降支起始部及右冠状动脉近段完全闭塞（续后）
A～E. LAD 自开口部位完全闭塞，LCX 近段弥漫性狭窄 30%～40%；RCA 近段完全闭塞，近段自身桥侧支形成，可见右向左的 2 级侧支循环

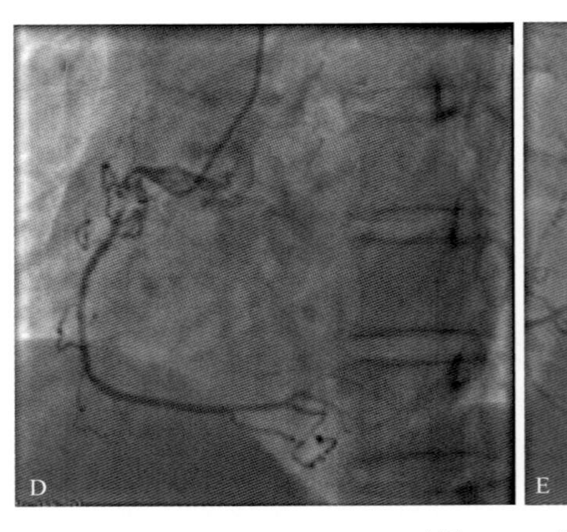

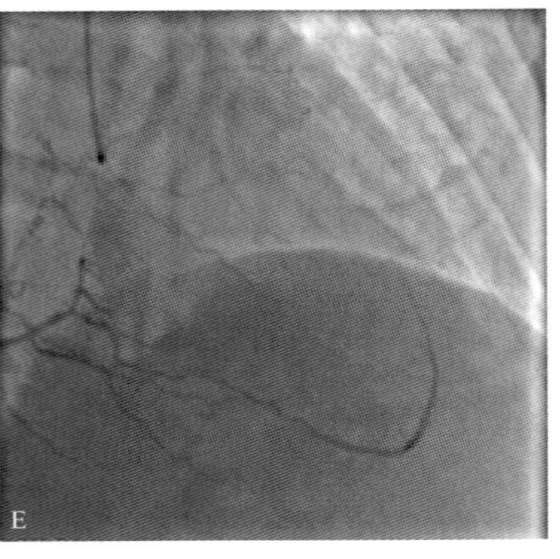

（图 6-0-4 续图）

供血，远段可见右向左侧支循环。逆向介入途径不佳，该患者 LAD 自开口呈锥形闭塞，发出第一间隔支后完全闭塞，斜形的平头闭塞，闭塞段较短，远段位于分叉部位，有大的第一对角支。

· 治疗策略 ·

1. 尝试正向介入治疗，在 RLS 双腔微导管指导下应用较硬的 GAIA 导丝尝试，如导丝不能进入远段真腔，采用平行导丝技术，如失败开通 RCA 闭塞血管，转为逆向介入开通 LAD。沿间隔支送入超声双腔微导管，在 IVUS 的指导下，进行前向穿刺纤维帽，采用 RLS 双腔微导管辅助下准确定位 LAD 开口，并应用导丝尝试进入 LAD CTO 段的血管结构内。

2. 根据血管的走行应用平行导丝技术前向导引钢丝升级开通 CTO 病变。

· 冠状动脉介入治疗过程 ·

见图 6-0-5。

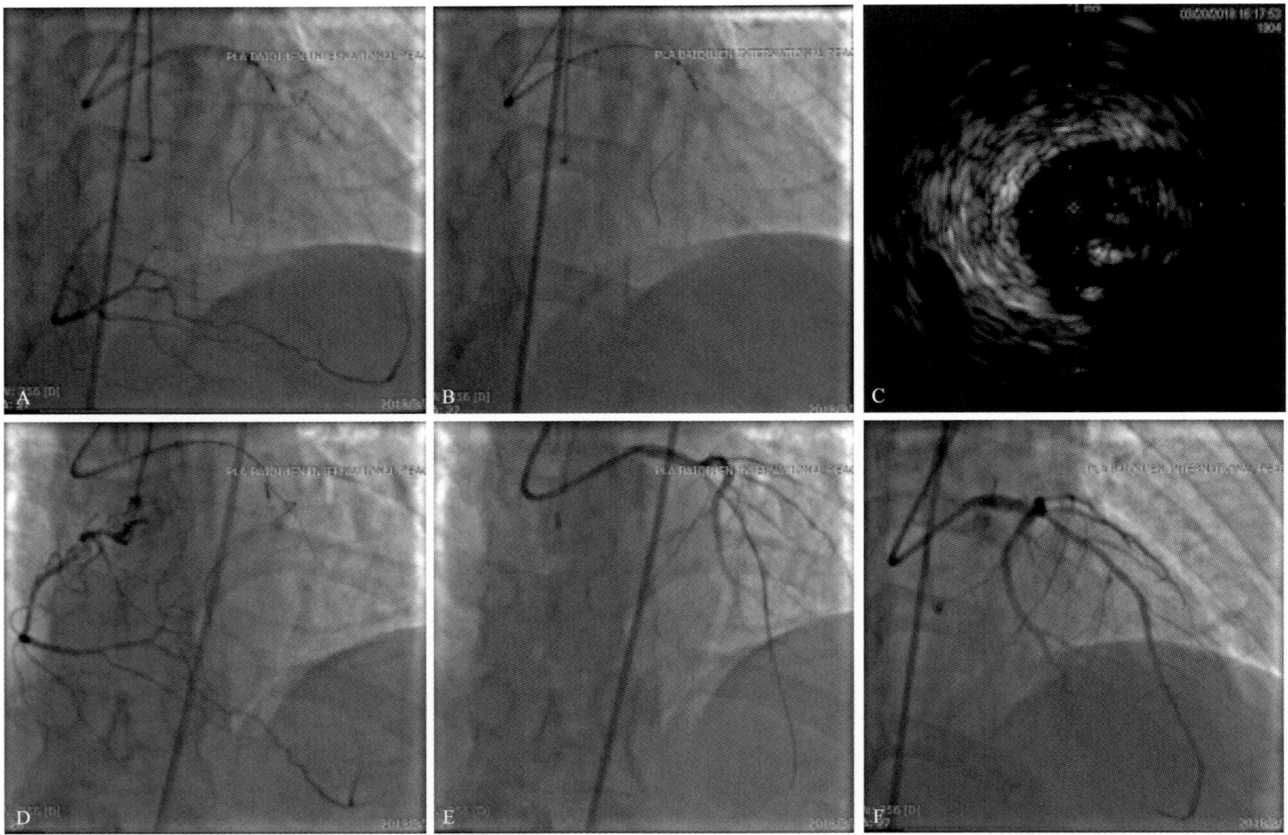

图 6-0-5 介入治疗过程

7F EBU 3.5 指引导管于左冠状动脉，送入 Sion 导丝至间隔支；A. 沿 Sion 导丝送入超声双腔微导管寻找闭塞段入口；B. 在超声双腔微导管指引下送入 GAIA Third 导丝；C. IVUS 引导导丝扎入闭塞段；D. GAIA Third 导丝到达 LAD 远端真腔；E. 经过 Corsair 微导管交换为 Sion 导丝至 LAD 远段；F. IVUS 指导下精确定位，选择一 3.0 mm × 33 mm 支架置于 LAD

病例 2

· 病史基本资料 ·

· 患者男性，53 岁，发作性上腹闷痛 14 天。

· 危险因素：吸烟史（+），高血压病（+）、糖尿病（+）、高脂血症（−）。

· 实验室检查：生化、肝肾功等未见明显异常。

· 心电图：窦性心律，大致正常心电图。

· 心脏超声：LV 45 mm，EF 63%，心内结构未见异常。

· 冠状动脉造影：患者 LAD 自起始部完全闭塞；LCX 未见明显狭窄；RCA 未见明显狭窄，远段可见向 LAD 远端侧支循环。

· 诊断：① 冠心病，不稳定型心绞痛；② 高血压病 3 级，极高危；③ 脑出血后遗症；④ 糖耐量异常。

· 冠状动脉造影 ·

LAD 起始部闭塞，起始部开口不清，起始部位存在分支血管。RCA 大致正常，远段可见 PDA 向 LAD 发出的多支侧支循环，侧支循环起始部迂曲。冠状动脉 CT 结果显示 LAD 近段管壁非钙化斑形成，管腔重度狭窄及闭塞。D1 和 LAD 起始部似有残端，根据靶血管的病变，LAD 起始部钝头闭塞，病变长度 >2 cm。RCA 可见能够用于介入的侧支通道，LAD 远段着陆区较好（图 6-0-6）。

· 策略制定 ·

首先尝试前向介入治疗：① 在 CT 影像及 IVUS 的指导下，进行前向穿刺纤维帽，采用 RLS 双腔前向导引钢丝升级开通 CTO 病变；② 如果平行导丝失败及时转为 ADR 介入治疗策略，在 Stingray 球囊辅助下由内膜下再进入；③ 如果 ADR 失败，则考虑逆向开通 LAD 闭塞病变。

· 手术过程 ·

1. 经桡动脉放置 6F XB−RCA 于 RCA，右侧股动脉放置 Launcher 7F EBU 3.5 于左冠状动脉，于对角支置入 RLS 双腔微导管，回撤找到 LAD 开口。

2. Miracle 12 在 RLS 双腔微导管支持下穿刺 LAD 开口部纤维帽失败，先后更换为 Conquest 及 Conquest 8−20 在 11 点方向，准确地进入 LAD 的起始部。

3. 更换为 Corsair 微导管进入 LAD CTO 体部，跟进 GAIA Third 导丝进入 CTO 体部，双侧造影下显示，GAIA Third 导丝进入 CTO 远段内膜下。

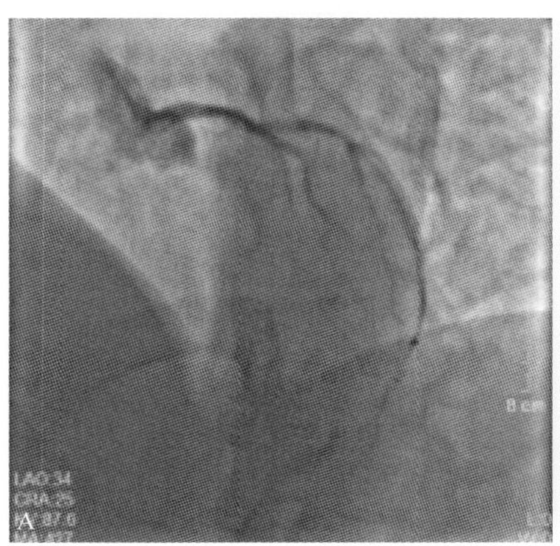

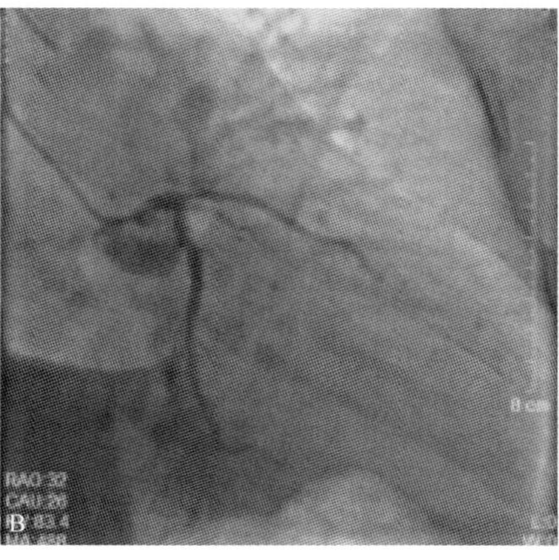

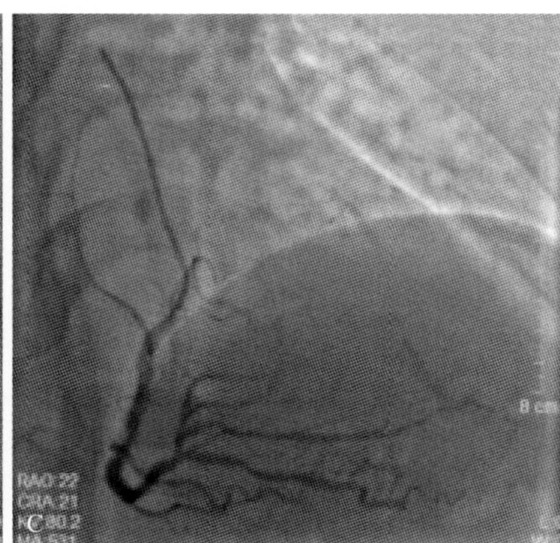

图 6-0-6　前降支起始部完全闭塞

4. 转换 ADR 策略：在 Miracle 12 导丝的支撑下，顺利地将 Stingray 球囊送入 CTO 远段，在对侧造影下，Conquest 8-20 导丝穿刺可直接进入真腔，远段位于间隔支。改用 Fielder XT-A 导丝进入远段血管腔，IVUS 证实导丝在 CTO 远段由内膜下进入真腔（图 6-0-7）。

5. 根据 IVUS 检查结果，分别以 2.5 mm × 30 mm、3.0 mm × 30 mm 支架精确定位置于 LAD。

6. 术后结果显示血流 TIMI 3 级。

• 小结 •

1. LAD 起始部平头闭塞是目前 CTO 介入治疗中的主要难点之一。主要是因为：① 无法正确地发现 CTO 的起始闭塞部位的开口；即使寻觅到开口，对于齐头闭塞，由于导丝缺少有利的支撑，导致导丝无法顺利进入闭塞部位体部；② 如前向失败，需逆向介入治疗时，发自于 PDA 向 LAD 有侧支往往在起始

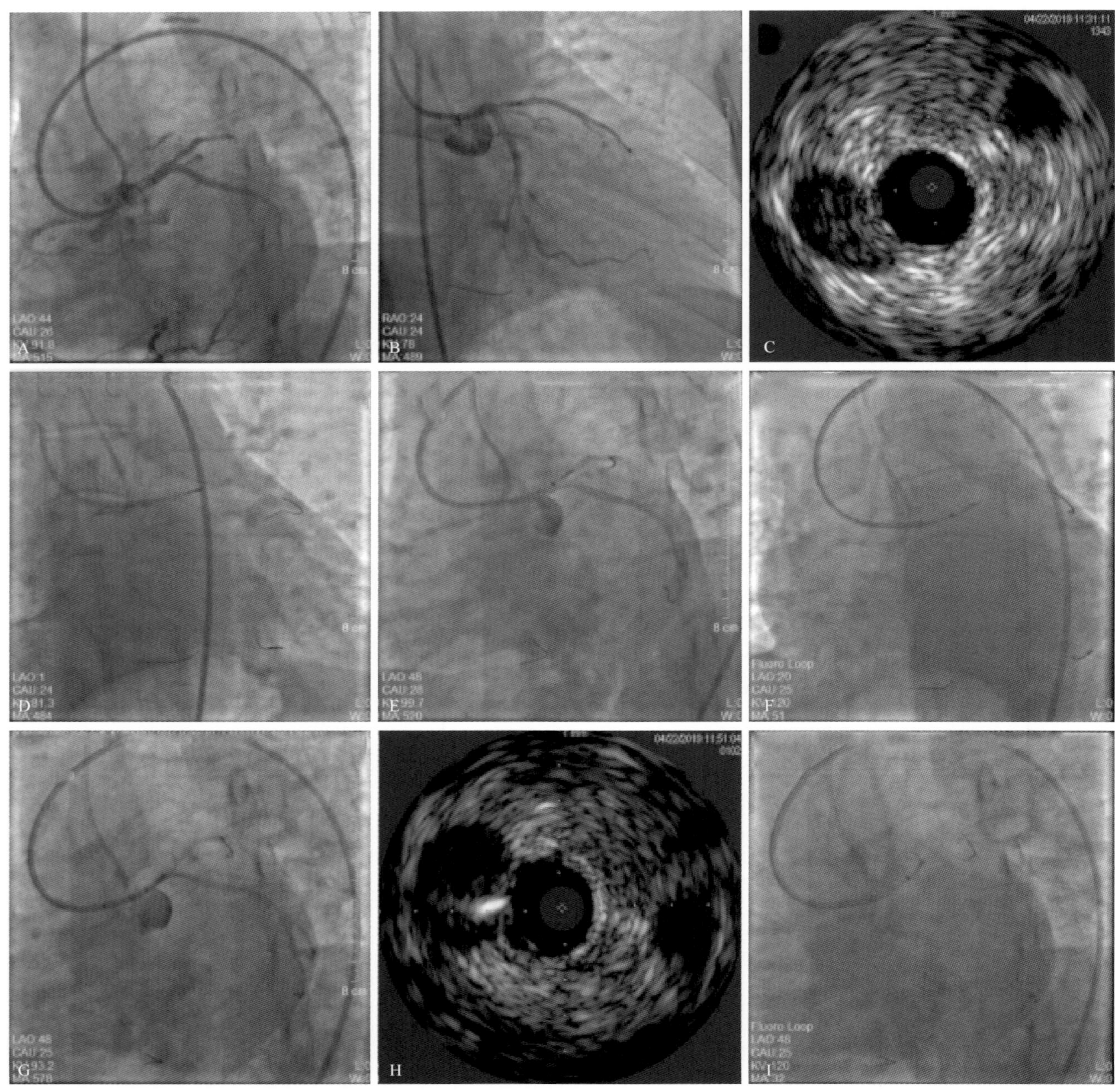

图 6-0-7　RLS 导管在开通前降支起始部完全闭塞中的应用

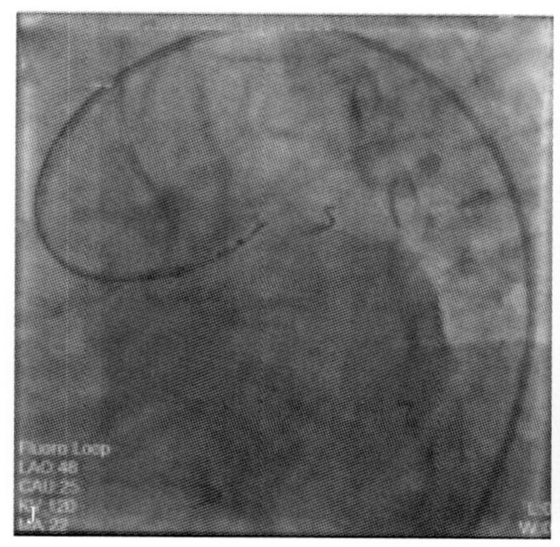
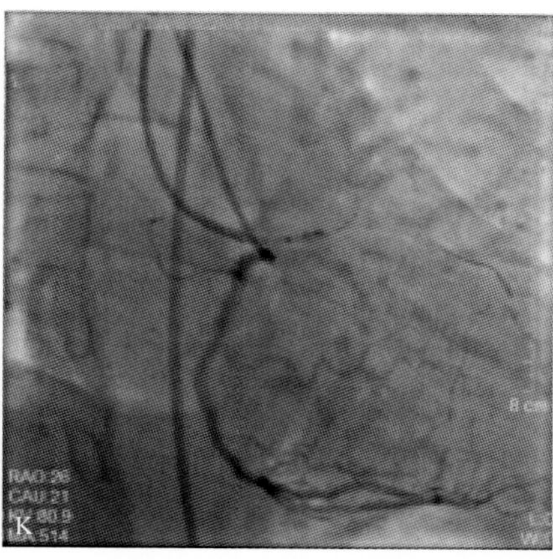
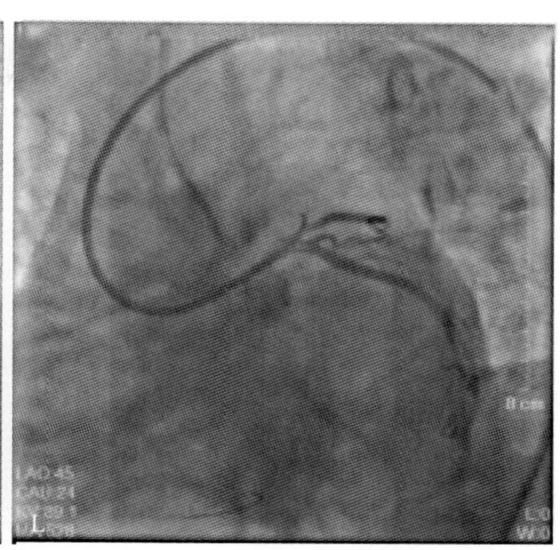

（图 6-0-7 续图）

部有较大的角度，而且起始部位附近有许多小的分支造成导丝难以进入所需的侧支通道，导致介入治疗的失败。

2. 本例手术显示了 RLS 在前向介入治疗过程中的优越性，CT 及双侧造影均提示 LAD 可能起始于 LM 与 LCX 的交界处，而 RLS 超声双腔微导管准确地证实 LAD 起始于 LAD 与 D 分叉部位。IVUS 显示 LAD 开口位于 11 点部位，为导丝穿刺提供了正确的方向，同时双腔微导管为导丝穿刺提供了强大的支撑力，Conquest 导丝顺利进入 LAD CTO 体部，为下一步 CTO 开通提供了保证。

3. 随着内膜下重回真腔技术理念的不断进步，导丝进入 CTO 段后不拘谨于一定在斑块内行走，该病例导丝进入 LAD 体部后，迅速采用穿透力强的 GAIA Third 导丝，进行正向操作，当导丝进入 CTO 远段内膜下后立即采用 ADR 技术，定点精准地穿刺直接进入远段真腔，大大提高了正向手术的效率，高效开通了 LAD 病变，且未增加支架的长度，也避免了该类手术逆向治疗的困难。

4. CTO 起始、体部及出口部位，是挑战 CTO 介入治疗的三个关键难点，RLS 能够快速准确地进入 CTO 开口部位，通过不同的手段在斑块或内膜下快速通过 CTO 段，ADR 精准地由内膜下找回真腔，是目前最高效、安全、快速的 CTO 开通手段。

病例 3

• 病史基本资料 •

• 患者男性，72 岁，阵发性胸闷 1 年半，加重 1 个月。

• 危险因素：吸烟史（−），高血压病（−）、糖尿病（+）、高脂血症（−），否认既往心脏病史。

• 实验室检查：生化、肝肾功等未见明显异常。

• 心电图：窦性心律，Ⅱ、Ⅲ、aVF 呈 qR 型，V1～6 呈 rS 或 QS 型。

• 心脏超声：LA 41 mm，LV 72 mm，EF 约为 37%。左心大、节段性室壁运动减低，符合冠心病声像图改变，升主动脉增宽，主动脉瓣钙化。

• 冠状动脉造影 •

左前降支开口处局限性重度狭窄约 90%，近段发出第一对角支处完全闭塞，第一对角支开口处重度狭窄 99%，回旋支未见明显狭窄。右冠状动脉弥漫性病变，近中段狭窄达 90%；可见右向左 2 级侧支循环（图 6-0-8）。

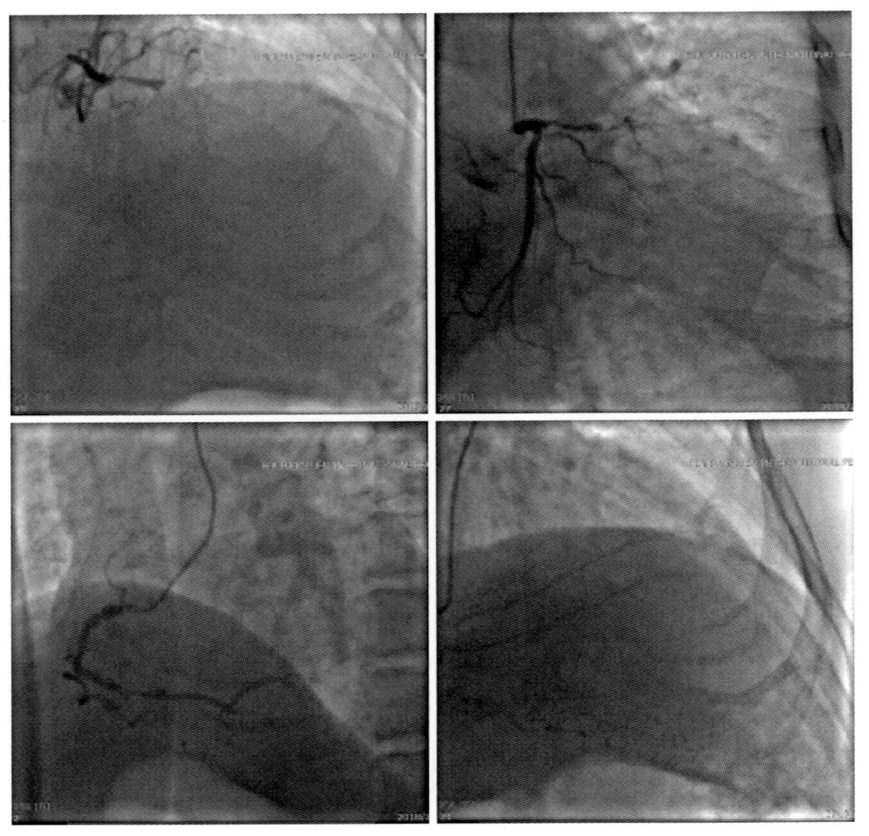

图 6-0-8 前降支中段完全闭塞

患者 LAD 近段齐头闭塞，闭塞段 <20 mm，远端血管细，着陆点欠佳。对侧造影可见右冠状动脉向 LAD 发出的 2 级侧支循环

• 治疗策略 •

LAD 位于 D1 与间隔支交叉部位，LAD 起始发出部位不明确，有右向左的侧支循环，首先采用逆向介入治疗导丝直接通过，如果导丝不能通过，则逆向导丝可起到指导作用，再采用正向 IVUS 指导下正向介入治疗。

• 冠状动脉介入治疗过程 •

见图 6-0-9。

• 小结 •

1. 对于位于分叉部位的齐头病变，IVUS 指导下的导丝进入是目前最实用的方法，RLS 双腔微导管外径小兼有 IVUS 功能，且主要应用于直径较小的左冠状动脉分叉部位的介入治疗。

2. RLS 双腔微导管在使用过程中，可以进行实时定向穿刺，部分病例可以在 IVUS 指导下实时观察导丝尖端是否进入 CTO 入口，部分病例由于血管角度关系，导丝难以抵达 IVUS 定位的穿刺部位，无法实施 IVUS 实时下的导丝穿刺，此时需先借助 RLS 的 IVUS 探头明确闭塞段的起始部位，然后在冠状动脉造影的指导下，调整 RLS 双腔微导管穿刺导丝出口与所证实的起始部位的距离和角度进行穿刺，穿刺成功后，立即送入 IVUS 探头至闭塞部位头端，加以证实，若失败再次调整导丝的穿刺方向与导管的位置，直至穿刺正确，证实导丝位于 CTO 病变起始段。

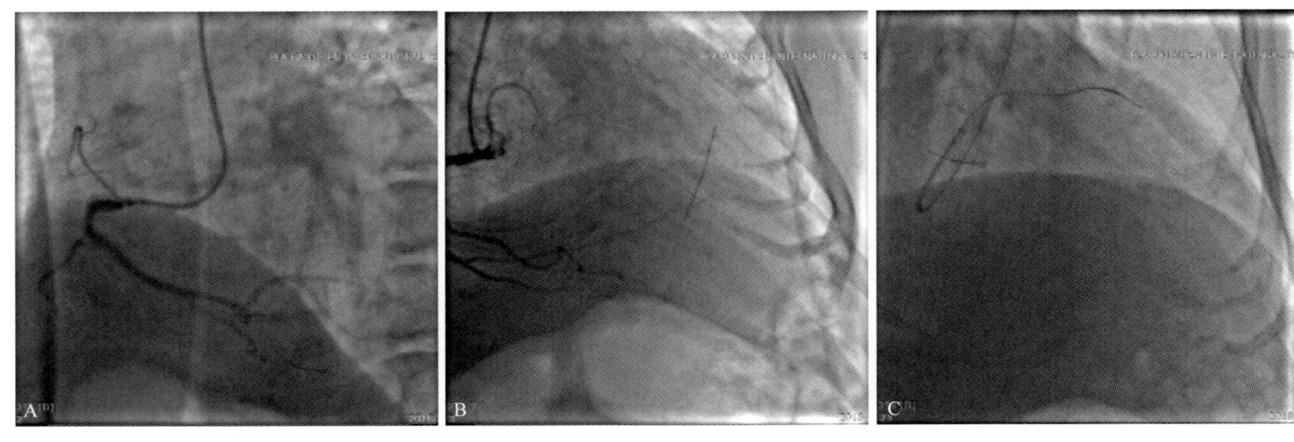

图 6-0-9 RLS 导管在开通前降支中段闭塞病变中的应用（续后）

A. 7F SAL 0.75 指引导管于 RCA，于近中段各植入 3.0 mm × 23 mm、3.5 mm × 18 mm 支架；B. 逆向介入：反复尝试，经间隔支未能到达 LAD 闭塞段；C. 改正向介入：7F EBU 3.5 指引导管 Corsair 微导管支持下多根导丝均未能通过闭塞病变部位；D. 沿 D1 送入超声双腔微导管，在超声图像的指导下寻找闭塞入口；E ～ G. 沿超声双腔微导管送入 Conquest Pro 导丝，在超声图像引导下导丝进入 LAD 主支过程；H ～ K. Conquest Pro 导丝到达闭塞远端，IVUS 证实导丝位于血管真腔；L. 植入 2.5 mm × 33 mm 及 3.0 mm × 15 mm 支架后最后结果

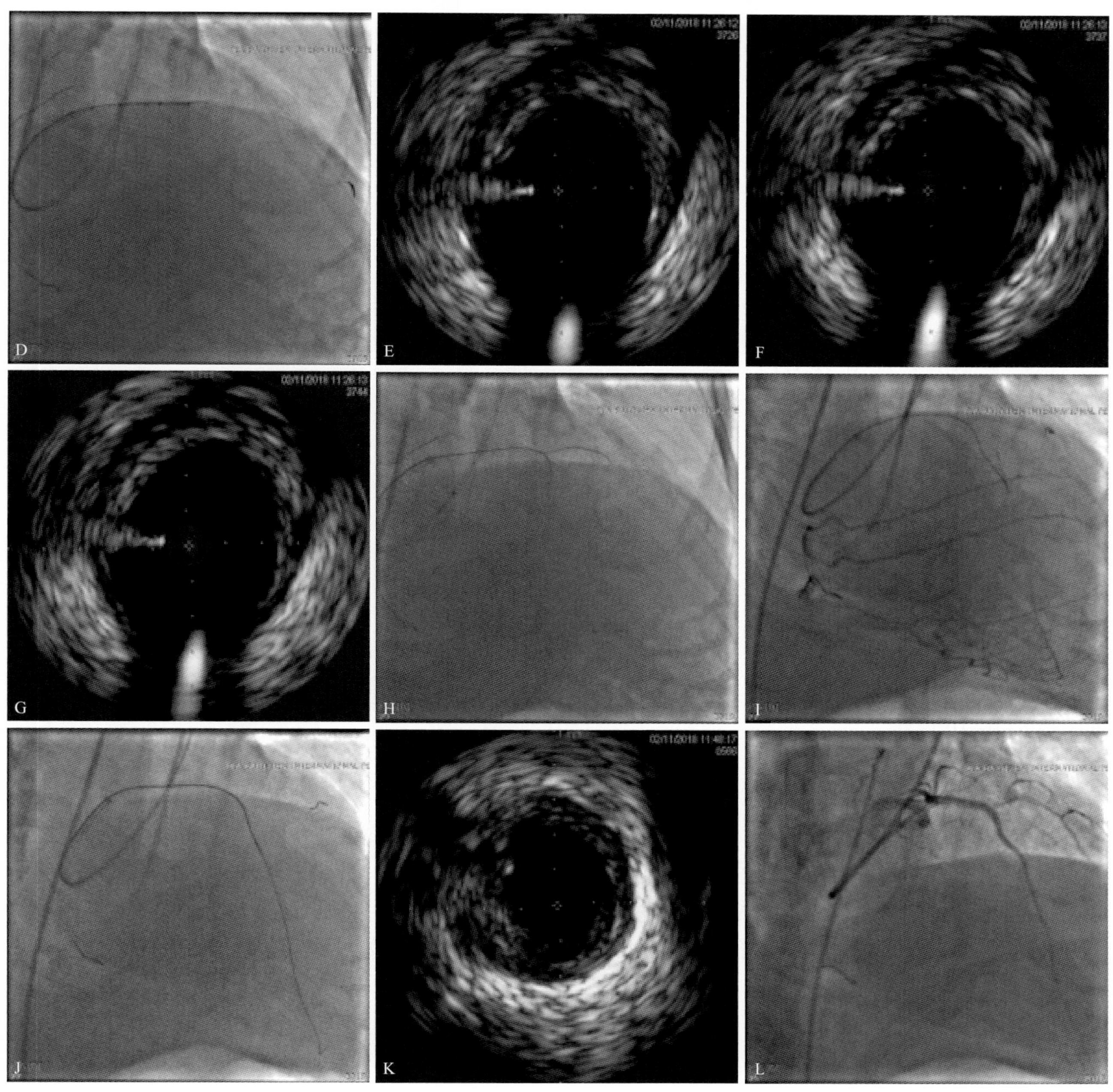

（图 6-0-9 续图）

3. RLS 双腔微导管与传统的双腔微导管、IVUS 及单腔微导管相比，具有操作方便、简单高效的优点，较小的外径可以在 6F 的指引导管和直径较小的冠状动脉分叉部位使用，避免了 IVUS 及单腔微导管联合使用时交替进入导引导管的不便。

病例 4

• **病史基本资料** •

• 患者女性，58 岁，发作性胸闷 5 个月。

• 危险因素：吸烟史（－），高血压病（－）、糖尿病（＋）、高脂血症（＋），否认既往心脏病史。

• 实验室检查：心肌标志物（－），cTnI<0.01 ng/ml，CK－MB 11 U/L；胆固醇 5.79 mmol/L；LDL 4.34 mmol/L。

• 心电图：窦性心律，大致正常心电图。

• 心脏超声：左心房室内径 35 mm，左心室舒张期末内径 45 mm。二尖瓣、三尖瓣口均见少量反流，左心室舒张功能减低，LVEF 62%。

• 冠状动脉造影 •

右桡动脉途径造影显示 LAD 中段弥漫性 30%～40% 狭窄，远段可见 50%～60% 狭窄，LCX 远段可见 60% 狭窄，RCA 起始部闭塞（图 6－0－10）。

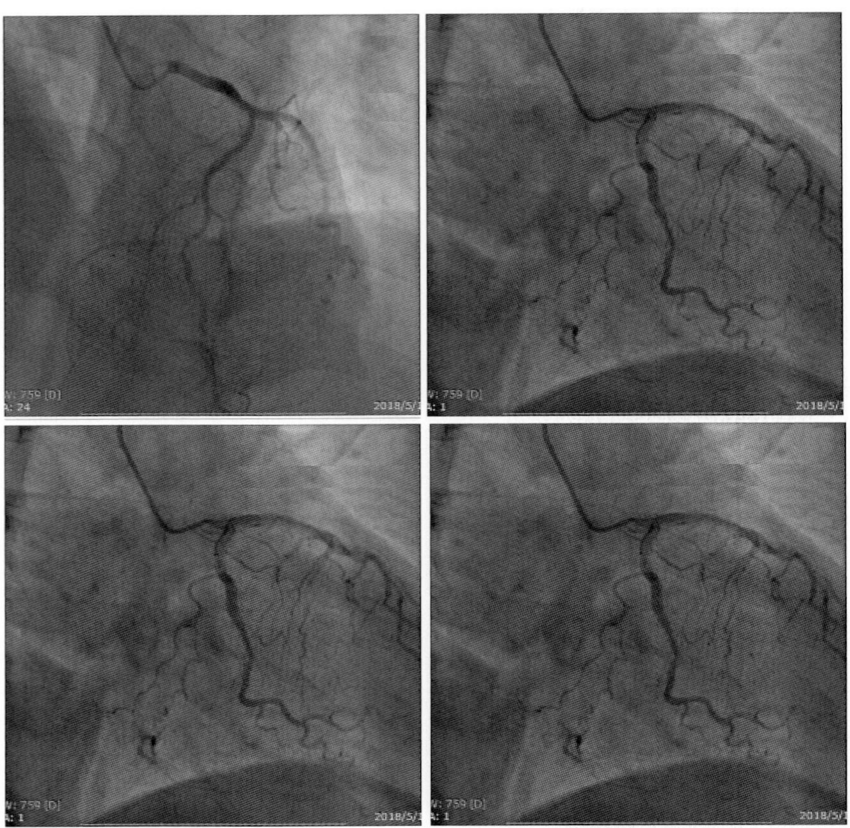

图 6－0－10　右冠状动脉慢性完全闭塞

右冠状动脉慢性完全闭塞，起始部齐头闭塞，延续至后三叉前，闭塞段长。对侧造影可见前降支经间隔支向右冠状动脉发出侧支循环，也可见回旋支至右冠状动脉发出的心外膜侧支循环

• 治疗策略 •

RCA 起始部齐头闭塞，CTO 段较长延续至后分叉起始部位，有较好的间隔支及心外膜侧支循环。治疗策略：首先前向使用内膜内或者内膜下尽可能在斑块内导丝通过技术，如果导丝不能顺利通过，可采用 Knuckle 等内膜下技术战场前移，接近 CTO 出口处采用 LAST 技术导丝进入 CTO 远段真腔，如果失败，快速转为逆向，由于出口位于分叉部位，来自间隔支侧支血管逆向进攻角度不佳，尽可能采用较硬导丝在斑块内进入 CTO 段，采用 AGT 技术尽快完成介入治疗。

• 冠状动脉介入治疗过程 •

见图 6－0－11。

• 小结 •

1. 该例患者右冠状动脉慢性完全闭塞，起始部齐头闭塞，延续至后三叉前，闭塞段长。对侧造影可见前降支经间隔支向右冠状动脉发出侧支循环，也可见回旋支至右冠状动脉发出的心外膜侧支循环。

2. 该病例属于高难度 CTO，RCA 全程为 CTO，伴有钙化、迂曲，开通长的迂曲、钙化病变需要多种技术联合使用，由于 CTO 出口位于逆向的分叉部位，前向治疗如进入内膜下，会导致边支的丢失，前向治疗必须在 CTO 分叉之前进入 CTO 段，或者需要逆向治疗。

3. 在治疗过程中，为能高效地完成 CTO 开通，该病例采用支撑力较强的指引导管及微导管在内膜下快速地接近 CTO 远段，远段导丝虽然进入 CTO 远段，但是位于内膜下，遂为逆向 AGT 做好了准备，但由于“冲浪”等技术导丝无法通过侧支通道，此时前向 IVUS 指导导丝进入真腔成为最后的治疗手段。

4. 目前双腔超声微导管在 CTO 治疗中指导导丝由假腔进入真腔，目前国内外尚无报道，我们自制的 RLS 双腔微导管，由于外径小，在球囊的辅助下进入内膜下，并未造成大的血肿，IVUS 能够明确穿刺导丝和真腔的位置关系，采用 Conquest 导丝在分叉前定向穿刺准确地进入斑块内，最终未导致血肿延展，未影响各个分支，从而取得了良好的效果。

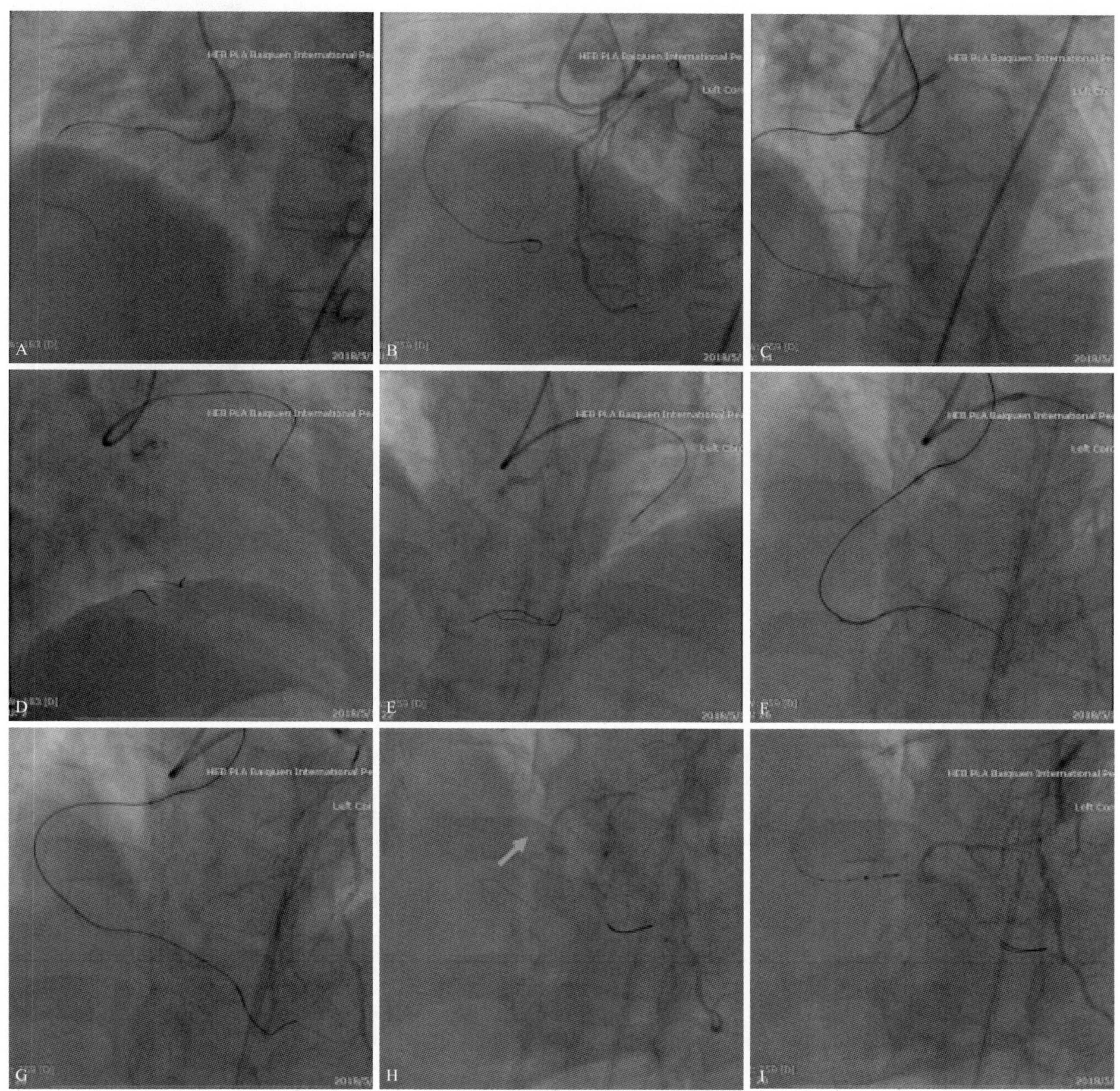

图 6-0-11　右冠状动脉慢性完全闭塞介入治疗过程（续后）

A. Corsair 微导管支持下 Fielder XT-R 导丝顺利通过第一转折处；B. 调整导丝方向，继续向前推送导丝，对侧造影发现导丝远端可能位于分支；C. Knuckle 调整 GAIA Third 导丝试图进入远端真腔，但对侧造影提示导丝位置不明；再次 Knuckle 调整导丝试图进入远端真腔，退出 Corsair 微导管，发现 Pilot 200 导丝虽然进入后降支，但位于内膜下；D～E. 改为逆向介入，反复通过 Surfing 技术寻找侧支，发现导丝虽然可通过间隔支侧支，但无法到达闭塞远段，心外膜侧支也无法顺利到达闭塞远端；F. 再次正向介入，送入双腔微导管、GAIA Third 导丝，寻找真腔；G～H. 对侧造影提示导丝进入后降支远端；但对侧造影发现导丝走斑块下进入后降支；I. 沿进入内膜下导丝送入超声双腔微导管；J. 沿超声双腔微导管送入 Conquest Pro 导丝；K～L. 超声探头位于内膜下，导丝逐渐接近真腔，最后进入真腔，真腔在左下象限 6 点到 9 点方向（白色箭头所示）；M. Conquest Pro 沿上一根导丝下缘进入真腔；N. IVUS 观察导丝位置，证实后三叉处都在真腔，右冠状动脉中远段大部分位于内膜下，接近出口斑块处，近段位于真腔；O. RCA 由远及近依次放入支架，最后结果

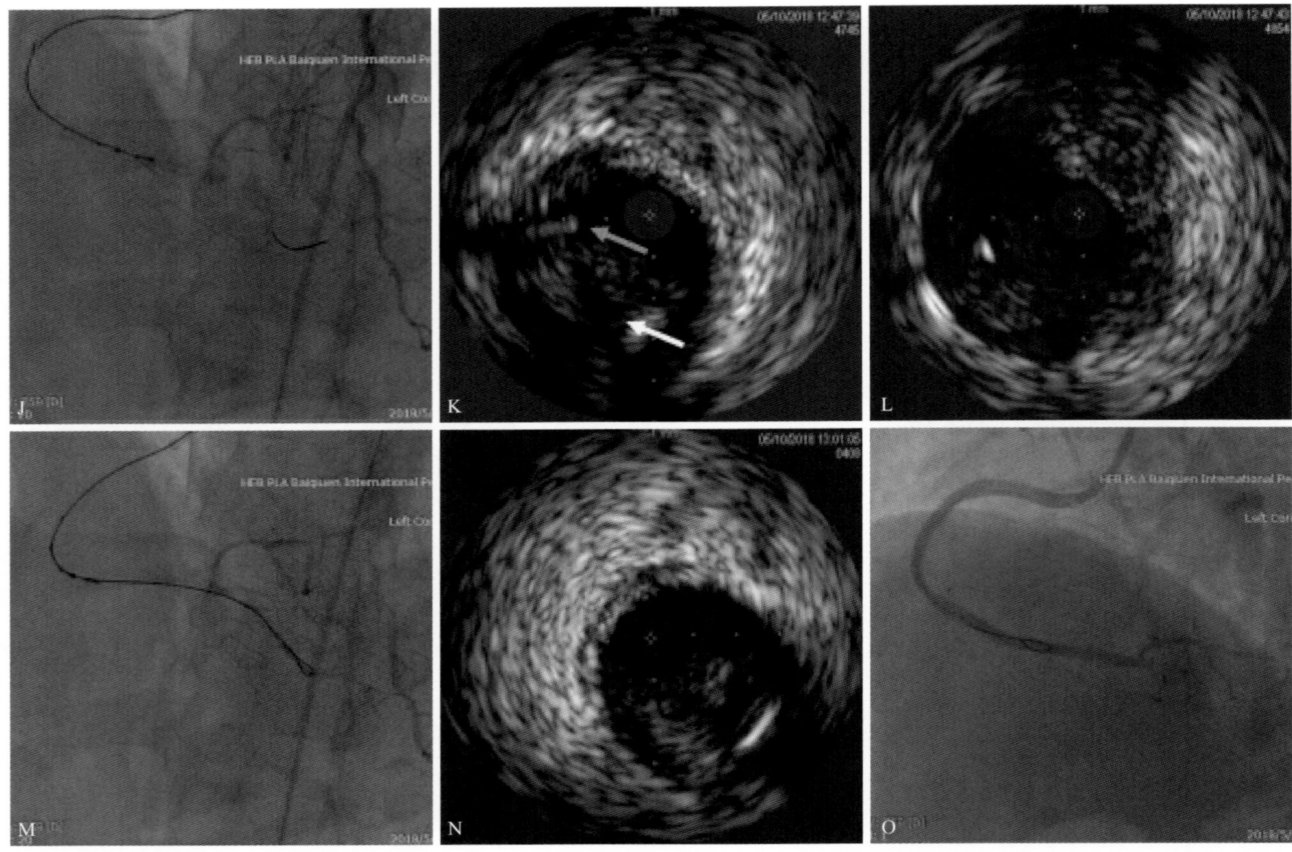

（图 6-0-11 续图）

参考文献

［1］Khan MF, Brilakis ES, Wendel CS, et al. Comparison of procedural complications and in-hospital clinical outcomes between patients with successful and failed percutaneous intervention of coronary chronic total occlusions: a meta-analysis of observational studies［J］. Catheterization and cardiovascular interventions, 2015, 85(5): 781-794.

［2］Amat-Santos IJ, Martin-Yuste V, Fernandez-Diaz JA, et al. Procedural, Functional and Prognostic Outcomes Following Recanalization of Coronary Chronic Total Occlusions. Results of the Iberian Registry［J］. Revista espanola de cardiologia, 2019, 72(5): 373-382.

［3］Sianos G, Werner GS, Galassi AR, et al. Recanalisation of chronic total coronary occlusions: 2012 consensus document from the Euro CTO club［J］. EuroIntervention, 2012, 8(1): 139-145.

［4］Bhatt H, Janzer S, George JC. Utility of adjunctive modalities in Coronary chronic total occlusion intervention［J］. Indian heart journal, 2017, 69(3): 375-381.

［5］Syrseloudis D, Secco GG, Barrero EA, et al. Increase in J-CTO lesion complexity score explains the disparity between recanalisation success and evolution of chronic total occlusion strategies: insights from a single-centre 10-year experience［J］. Heart, 2013, 99(7): 474-479.

［6］Chiu CA. Recanalization of difficult bifurcation lesions using adjunctive double-lumen microcatheter support: two case reports［J］. The Journal of invasive cardiology, 2010, 22(6): E99-103.

［7］Suzuki G, Nozaki Y, Sakurai M. A novel guidewire approach for handling acute-angle bifurcations: reversed guidewire technique with adjunctive use of a double-lumen microcatheter［J］. The Journal of invasive cardiology, 2013, 25(1): 48-54.

［8］Tian NL, Gami SK, Ye F, et al. Angiographic and clinical comparisons of intravascular ultrasound-versus angiography-guided drug-eluting stent implantation for patients with chronic total occlusion lesions: two-year results from a randomised AIR-CTO study［J］. EuroIntervention, 2015, 10(12): 1409-1417.

［9］Hong SJ, Kim BK, Shin DH, et al. Usefulness of intravascular ultrasound guidance in percutaneous coronary intervention with second-generation drug-eluting stents for chronic total occlusions (from the Multicenter Korean-Chronic Total Occlusion Registry) [J] . The American journal of cardiology, 2014, 114(4): 534–540.

[10] Kim BK, Shin DH, Hong MK, et al. Clinical Impact of Intravascular Ultrasound-Guided Chronic Total Occlusion Intervention With Zotarolimus-Eluting Versus Biolimus-Eluting Stent Implantation: Randomized Study [J] . Circulation Cardiovascular interventions, 2015, 8(7): e002592.

[11] Mohandes M, Vinhas H, Fernandez F, et al. When intravascular ultrasound becomes indispensable in percutaneous coronary intervention of a chronic total occlusion [J] . Cardiovascular revascularization medicine, 2018, 19(3 Pt A): 292–297.

[12] Furuichi S, Airoldi F, Colombo A. Intravascular ultrasound-guided wiring for chronic total occlusion [J] . Catheterization and cardiovascular interventions, 2007, 70(6): 856–859.

[13] Rathore S, Katoh O, Tuschikane E, et al. A novel modification of the retrograde approach for the recanalization of chronic total occlusion of the coronary arteries intravascular ultrasound-guided reverse controlled antegrade and retrograde tracking [J] . JACC Cardiovascular interventions, 2010, 3(2): 155–164.

[14] Werner GS, Diedrich J, Scholz KH, et al. Vessel reconstruction in total coronary occlusions with a long subintimal wire pathway: use of multiple stents under guidance of intravascular ultrasound [J] . Catheterization and cardiovascular diagnosis, 1997, 40(1): 46–51.

[15] Yamane M. Current percutaneous recanalization of coronary chronic total occlusion [J] . Revista espanola de cardiologia, 2012, 65(3): 265–277.

[16] Park Y, Park HS, Jang GL, et al. Intravascular ultrasound guided recanalization of stumpless chronic total occlusion [J] . International journal of cardiology, 2011, 148(2): 174–178.

[17] Ryan N, Gonzalo N, Dingli P, et al. Intravascular ultrasound guidance of percutaneous coronary intervention in ostial chronic total occlusions: a description of the technique and procedural results [J] . The international journal of cardiovascular imaging, 2017, 33(6): 807–813.

[18] Song L, Maehara A, Finn MT, et al. Intravascular Ultrasound Analysis of Intraplaque Versus Subintimal Tracking in Percutaneous Intervention for Coronary Chronic Total Occlusions and Association With Procedural Outcomes [J] . JACC Cardiovascular interventions, 2017, 10(10): 1011–1021.

[19] Galassi AR, Sumitsuji S, Boukhris M, et al. Utility of Intravascular Ultrasound in Percutaneous Revascularization of Chronic Total Occlusions: An Overview [J] . JACC Cardiovascular interventions, 2016, 9(19): 1979–1991.

第7章
CTO PCI 正向介入治疗：ADR 技术

罗建方

（一）ADR 技术介绍

ADR（antegrade dissection re-entry）的含义是正向夹层重回真腔，根据 CTO 病理组织学的理念，从 CTO 远端斑块内或者假腔中重回真腔的操作技术。ADR 大体上来源于 STAR 技术，STAR 技术是利用 Knuckle 导丝技术在靶血管前向推送，在不可控状态下从血管远端中重回真腔，此技术存在造成过长的假腔、过多的分支丢失等缺点，近年来已由工具化重回真腔器械所代替。工具化 ADR 系统——Stingray 球囊、Stingray 导丝及结合钝性分离的穿透微导管 CrossBoss 为正向开通 CTO 提供一种精准可控的重回真腔方法。

（二）工具化 ADR 系统介绍

1. CrossBoss 导管　CrossBoss 为 CTO 介入操作中的专用穿透微导管，头端为 1 mm 无创圆形头端设计，多股导丝盘绕的轴杆提供 1∶1 扭矩力传导，可兼容 0.014 in 导引导丝，并在 6F 导引导管内兼容使用；通过钝性分离的原理，CrossBoss 导管可沿真腔或内膜下安全快速通过 CTO 节段；在内膜下通过时，可为 Stingray 球囊通过建立规整的通道（图 7-0-1）。

（1）CrossBoss 使用技巧

1）导丝引导 CrossBoss 至近端纤维帽。① 锥形头端纤维帽：可直接启动 CrossBoss；② 钝形头端纤维帽：通过导丝进入纤维帽，采用 Knuckle 技术进入 CTO 近端（5～10 mm），必要时小球囊扩开近端纤维帽，以便 CrossBoss 进入 CTO 段。

2）调节 CrossBoss 工作长度。① 工作长度：通过造影目测判断 CrossBoss 起点到着陆区的长度；② 根据此长度调整扭转器前端与 Y 阀的距离；③ 旋紧黑色控扭，固定扭转器的位置（图 7-0-2）。

3）旋转：① 在透视下，高速旋转扭转器（透明部分）；② 以旋转为主，推进为辅。

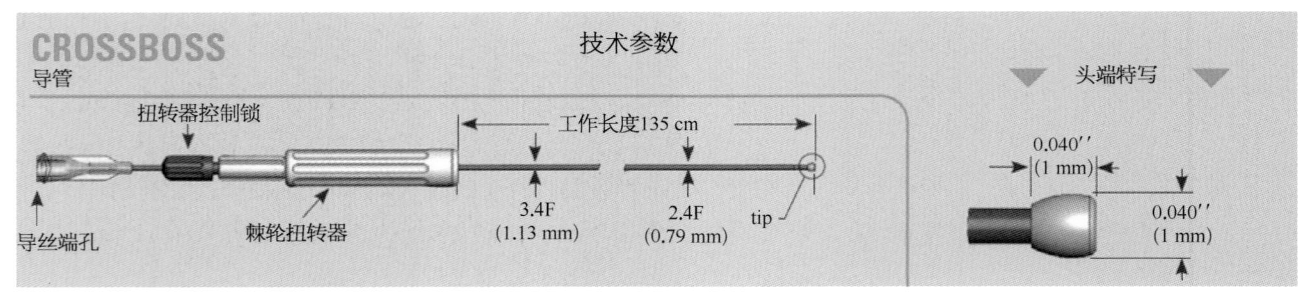

图 7-0-1　CrossBoss 导管示意图

（2）CrossBoss 操作中可能遇到问题

1）CrossBoss 导管无法前进时：① 增加指引导管支撑力（使用延长导管、边支锚定技术等）；② 应用 Knuckle 技术通过阻力段，CrossBoss 导管跟进（Knuckle–Boss）（图 7–0–3，参见本章病例 4）。

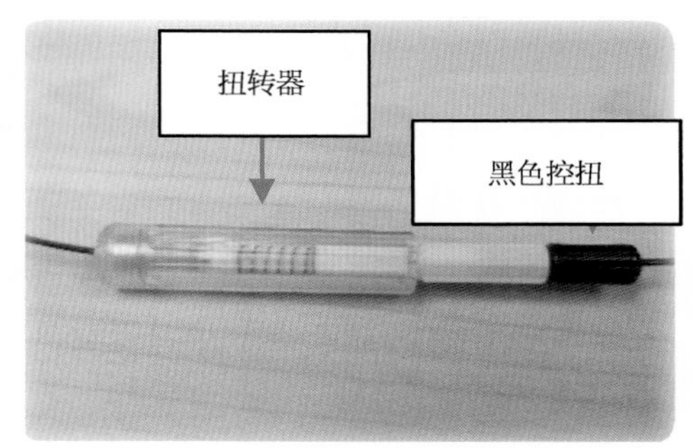

图 7–0–2　CrossBoss 快速旋转（Fast-spin）装置

2）CrossBoss 进入边支时：① 推送 CrossBoss 时需要多体位确认前进方向是否为主支，避免 CrossBoss 进入边支远端导致穿孔；② 如发现偏离主支方向，适当回撤 CrossBoss 至主支节段，沿 CrossBoss 送入硬导丝（Pilot、GAIA、Conquest）进行重导向（redirect）——操控导丝前行至分支以远的主支血管结构内，CrossBoss 跟进（参见本章病例 2）；③ 在病变血管迂曲且存在较多分支的情况下，为避免 CrossBoss 进入分支，应用 Knuckle–Boss 技术。

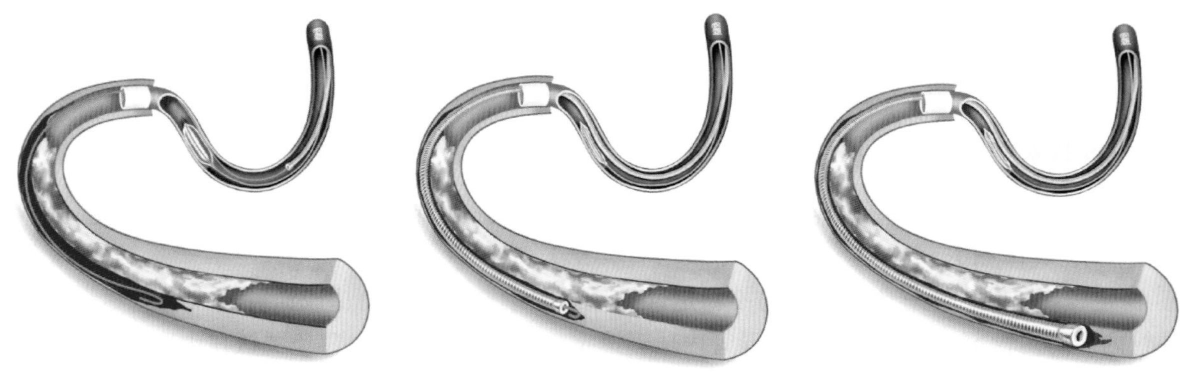
图 7–0–3　Knuckle–Boss 技术

2. Stingray（LP）球囊导管　Stingray LP 球囊导管为 CTO 介入中专用重入真腔的球囊导管，Stingray LP 球囊为 2.5 mm × 10 mm 的扁球囊，OTW 系统，扁球囊的两翼在内膜下自动环抱血管腔，球囊上带有两个方向相反的导丝出口，其中一个出口朝向真腔，导丝可以有选择性地重入真腔，7F 导引导管兼容［可应用球囊锚定技术（Trapping 技术），如用 6F 入路，当无专用的锚定球囊时，则需用延长导丝交换］；预塑形的 Stingray 专用导丝，头端带有一个探针，以便穿刺重入真腔；通过两个不透光的标记带可以在内膜下精准定位，并使导丝从内膜下回到真腔。此外，Stingray 球囊导丝腔还可以作为血肿抽吸和导丝再导向（导丝沿穿刺孔及端孔把 Stingray 球囊引导至更理想的着陆区）（图 7–0–4）。

（1）Stingray 球囊导管的准备流程：① 在球囊尾端连接一枚全新、干燥的三通接头；② 用 20 ml 注射器将球囊负压抽吸 2～3 次，保证球囊内真空状态；③ 移除 20 ml 注射器，换用一枚充满纯造影剂的 3 ml 注射器；④ 用造影剂排气并充盈三通；⑤ 打开球囊方向阀门，如注射器活塞会前跳 2～3 mm，可确认球囊为理想排气状态；⑥ 肝素盐水冲洗球囊导丝腔后，Stingray 球囊准备完毕。

（2）Stingray 进入流程：① 应用 CrossBoss 导管或者 Knuckle 导引钢丝技术，在内膜下建立 ADR 通道，交换成输送导丝（Miracle 12），Stingray 球囊沿此导丝到达着陆区；② 为保证输送过程中系统稳定，需要应用到球囊锚定技术，在指引导管中固定导丝，防止因为导丝移动造成远端血肿扩展；③ 如 Stingray 球囊通过近端 CTO 段时如遇到阻力，可选用 1.5 mm 小球囊在近端扩张通道，必要时使用延长导管、边支锚定技术等。

（3）穿刺流程：详见 4S 技术 stick。

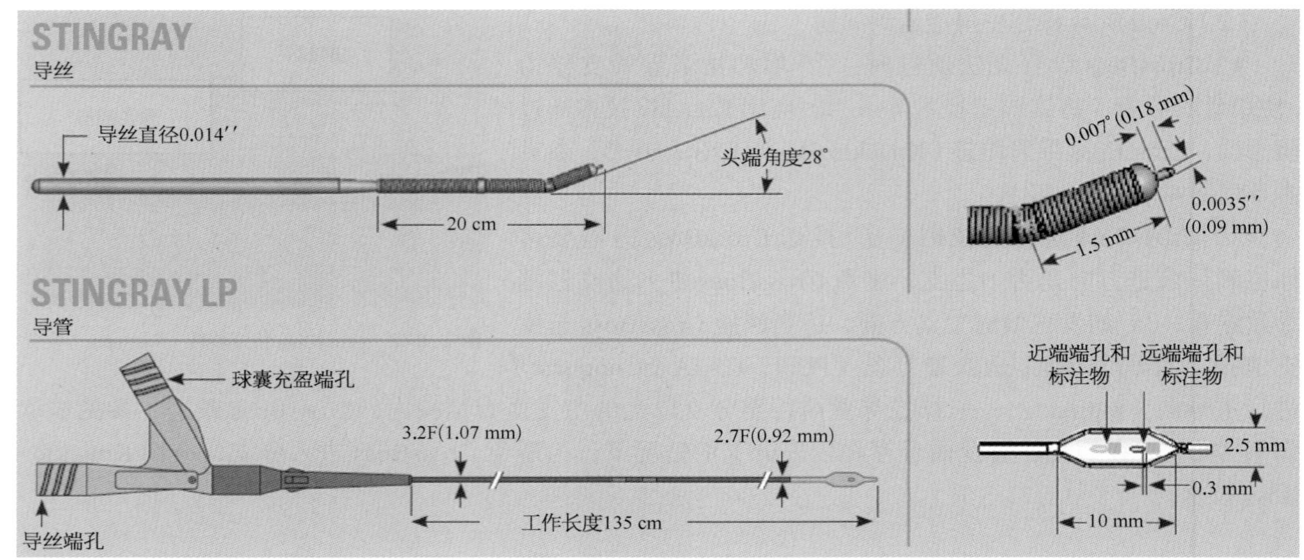

图 7-0-4　Stingray 和 Stingray LP 示意图

（三）4S 技术理念

应用 ADR 技术时，个人归纳了 4S 技术要点，即 stabilize（稳定）、straw（抽吸）、stick（穿刺）、swap（交换），具体如下。

1. 稳定（stabilize）　避免因器械的不稳定性导致内膜下空间延伸而造成血肿过大，应尽量避免正向指引导管内注射对比剂，尽量应用指引导管内球囊锚定技术作器械更换，避免器械在内膜下移位。

2. 抽吸（straw）　当内膜下出现血肿时，会增加重回真腔的难度，可以利用 Stingray 球囊导管腔负压抽吸，减少内膜下血肿。此外，也可以应用多种方法进行血肿控制。

（1）血肿抽吸——结合 Stingray 球囊导丝腔负压抽吸。① 指引导管或 Guidezilla 导管嵌顿近端开口（图 7-0-5）；② 应用 MR 球囊阻断靶血管近端血流或者 OTW 球囊阻断及负压抽吸（图 7-0-6）；③ 内膜下应用微导管进行负压抽吸（图 7-0-7）。

（2）导丝重塑形：增加导丝塑形长度至 2～3 mm，增长导丝攻击距离。

（3）球囊位置调整（Bob-sled）：前移或者后退穿刺点。

（4）如遇血肿过大无法固定 Stingray 球囊时，可转换策略或择期处理。

3. 穿刺（stick）　穿刺导丝通过 Stingray 球囊重回血管真腔的操作。

（1）操作过程

1）当 Stingray 球囊到达远端着陆区，利用装有纯造影剂的压力泵进行充盈，至 4～6 atm。

2）调至单轨征（球囊位置与血管走行同轴的情况下，显示成一条线），如图 7-0-8 所示，逆向造影显示着陆区与 Stingray 球囊的位置，判断穿刺方向。

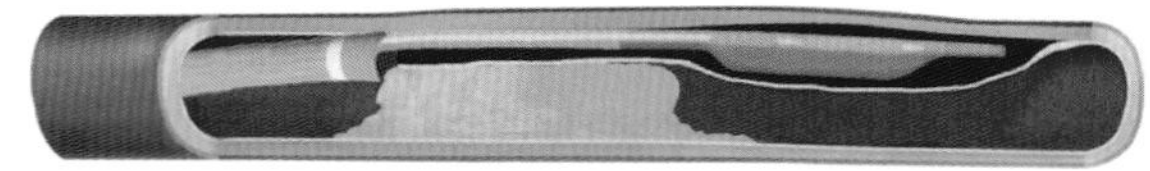

图 7-0-5　血肿抽吸：指引导管或 Guidezilla 导管嵌顿近端开口

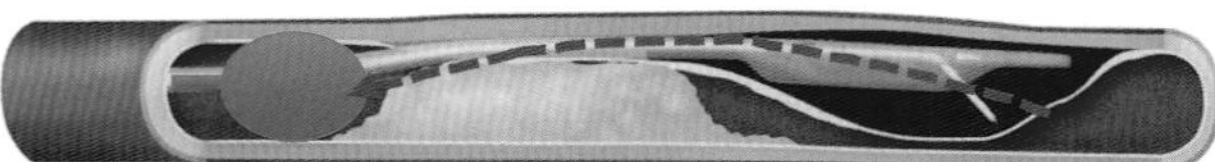

图 7-0-6　血肿抽吸：球囊导管阻断近端血流

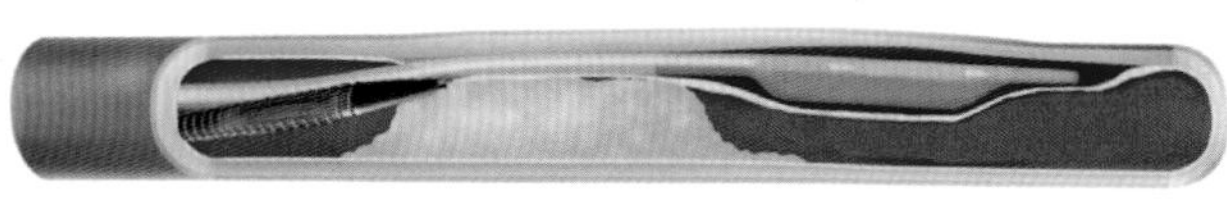

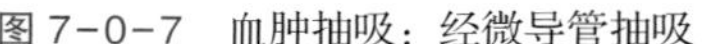

图 7-0-7　血肿抽吸：经微导管抽吸

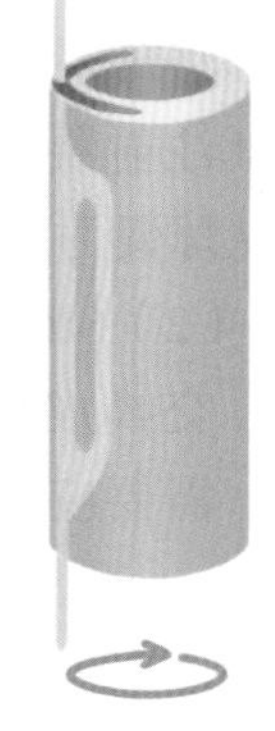

图 7-0-8　单轨征

3）在透视下，当穿刺导丝接近 Stingray 球囊近端金属标志点时，操控导丝头端朝向真腔的方向。

4）当导丝朝向真腔并与球囊出现分离时，行穿刺动作（持续往前推送或冲击式推送）。

5）如造影确认导丝穿刺成功后，根据具体情况选择 Stick-and-drive 或者 Stick-and-swap［详见下文“4. 交换（swap）”］。

6）应用球囊锚定技术，延长导丝或者体外剪切球囊杆方法撤出 Stingray 球囊，交换微导管，换入工作导丝完成 PCI。

（2）穿刺导丝选择与塑形

1）穿刺导丝选择：Stingray 专用穿刺导引钢丝、GAIA Third、Conquest Pro、Conquest 12、Conquest 8-20 等。

2）导丝塑形：塑形长度 2 mm ± 0.5 mm，角度 30°～45°。

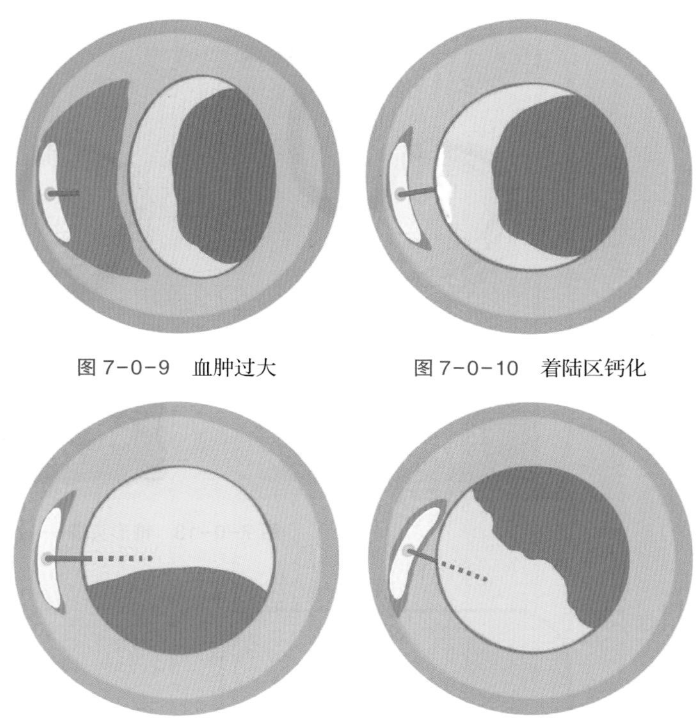

图 7-0-9　血肿过大

图 7-0-10　着陆区钙化

图 7-0-11　重回真腔血管床条件欠佳

图 7-0-12　球囊环抱血管腔欠佳

（3）穿刺失败原因分析及应对方案

1）血肿过大（图 7-0-9）：① 参照 STRAW 方案处理；② 前移穿刺点；③ 必要时更换导丝及导丝塑形；④ 当真腔方向不明，明确 Stingray 球囊在血管结构内的情况下，可行盲穿（blind stick）：导丝分别沿 Stingray 球囊两侧穿刺口穿刺，刺穿后通常行 SWAP 探寻真腔。

2）着陆区钙化（图 7-0-10）：① 变换穿刺点（尽量选择非钙化段）；② 应用穿透力更强的导丝穿刺：如 Hornet 14、Conquest 8-20 等。

3）重回真腔血管床条件欠佳：变换穿刺点（选择相对健康段）（图 7-0-11）。

4）球囊环抱血管腔欠佳：更换穿刺点或重建 ADR 通道（图 7-0-12）。

4. 交换（swap）　在穿刺成功后，沿穿刺轨迹换入聚酯外套导丝，通常选用 Pilot 200 / Fielder XT 系列导丝，塑形 1.5～2 mm，45°，单弯，造影确认进入真腔后，轻柔地推送至远端血管（Stick-and-swap），之后可应用微导管交换工作导丝，完成 PCI。“Stick-and-swap”通常在闭塞段远端血管迂曲、细小或者存在弥漫性病变时进行，穿刺后更换聚酯外套导丝，沿着穿刺成功的侧孔向前输送远端血管。“Stick-and-drive”则是指当闭塞段远端血管条件较好，直接输送穿刺导丝至远端血管，通过微导管交换为工作导丝。

（四）ADR 流程图

1. 入路选择　双侧入路，如考虑使用 ADR 技术，建议正向选择强支撑 7F 指引导管。

2. 近端纤维帽进入　根据 CTO 头端的两种形态（锥形头端和钝形头端 / 无残端）选择不同的方法：① 锥形头端可使用工作导丝把微导管送入近端纤维帽（图 7-0-13）；② 钝形头端 / 无残端往往需要使用 CTO 导丝在微导管的支撑下扎入近端纤维帽，必要时需要使用 IVUS 寻找开口（图 7-0-14）。

3. 通道建立　通道建立的方法有 2 种：导丝技术和钝性分离（图 7-0-15）。导丝技术（wire based，参见本章病例 1），应用微导管辅助导丝通过病变到达着陆区，并利用微导管微扩张建立通道，换入输送导丝 Miracle 12，沿该导丝送入预备好的 Stingray 球囊；当导丝无法直接到达着陆区时，则应用钝性分离，常用 Knuckle 技术与 CrossBoss 导管（参见本章病例 3）（表 7-0-1）。

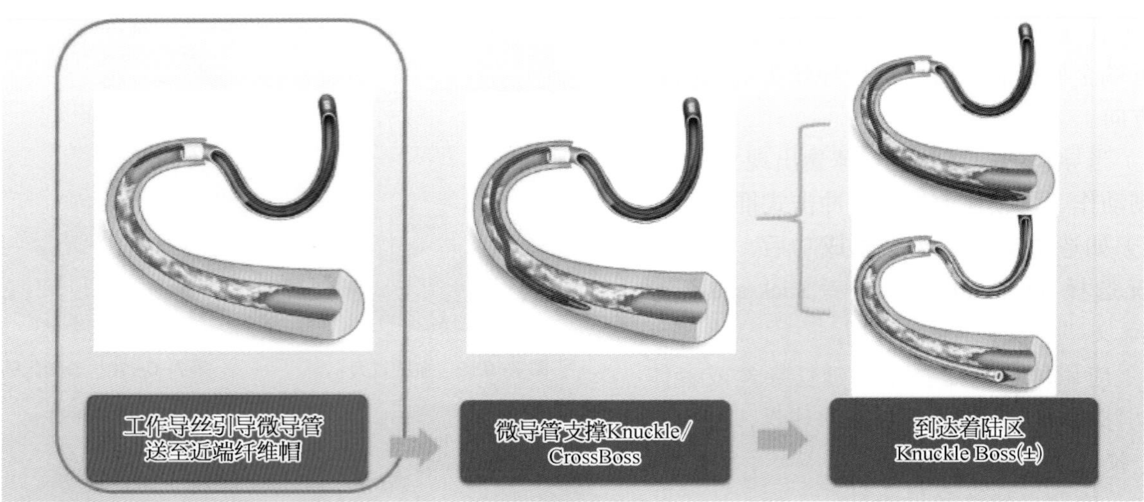

图 7-0-13　锥形头端——ADR 通道建立方案一

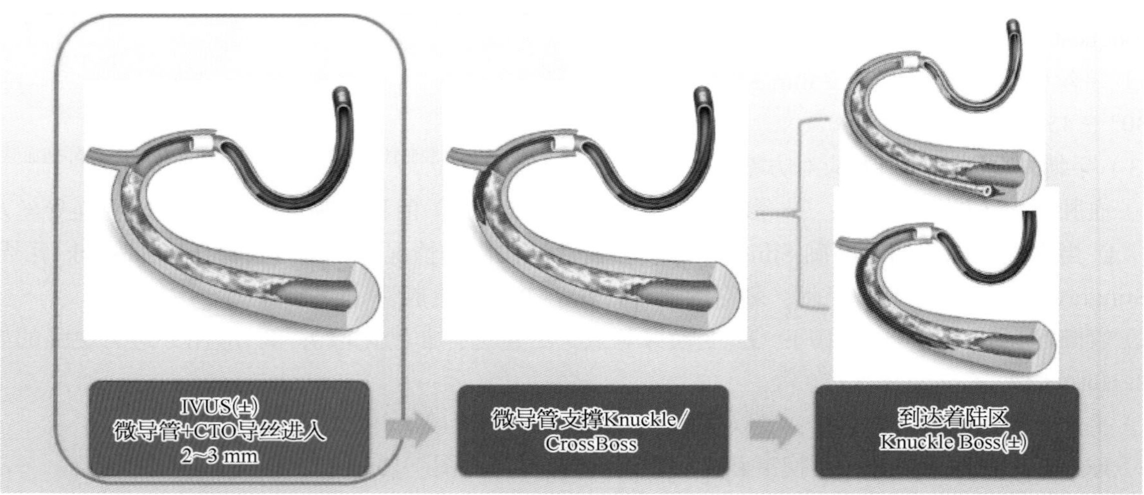

图 7-0-14　钝形头端 / 无残端——ADR 通道建立方案二

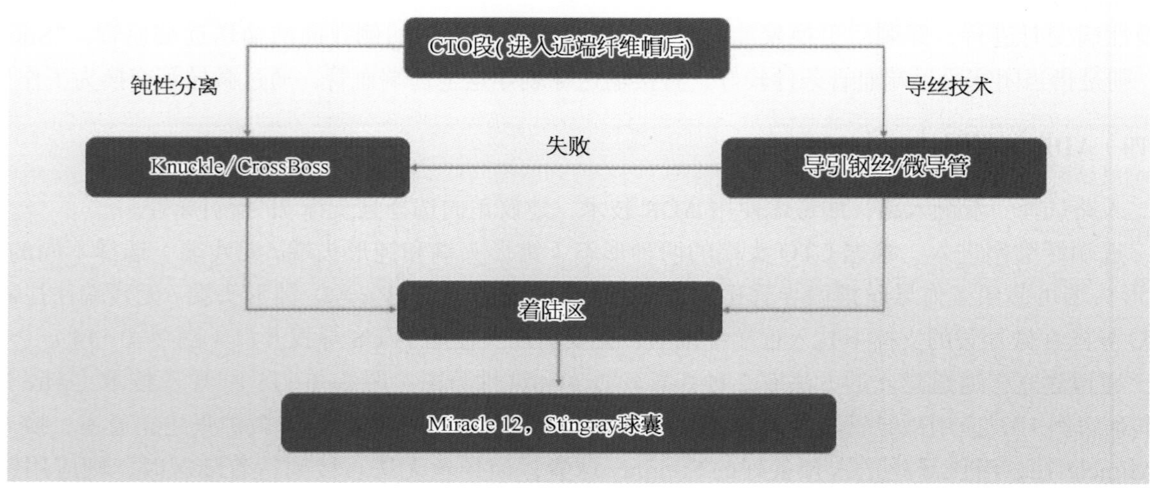

图 7-0-15　ADR 通道建立的方法

表 7-0-1　CrossBoss 导管与 Knuckle 技术的比较

项　　目		CrossBoss	Knuckle
指引导管		≥ 6F	≥ 6F 微导管支撑
假腔通道		小，规整	大，不规整
进入分叉		较易	不易
使用节段	CTO 段	（+）	（+）
	重回真腔段	（+）	（−）
ISR-CTO	直	（+）	（+）
	迂曲	（−）	（+）

病例 1　Stick-and-swap

• 病史及入院情况 •

• 患者男性，72 岁，"反复胸闷 5 年，再发并加重 3 个月"入院。

• 入院诊断：冠心病，不稳定型心绞痛，心功能 2 级；高血压 2 级（高危组）。

• 心血管危险因素：高血压病史 10 余年，平素血压控制可；吸烟 30 余年，约 10 支 / 日。

• 介入手术史：2 个月前外院造影示三支血管病变，LCX 和 RCA CTO 病变，RCA 粗大，开通失败。

• 心电图：窦性心律，Ⅱ、Ⅲ、aVF、I aVL 导联 ST-T 改变。

• 心脏彩超：符合冠心病超声改变，EF 58%。

• 实验室检查：肌钙蛋白阴性，BNP 780 pg/ml，Ccr 96 ml/min。

入院后予双抗、他汀治疗。

• 冠状动脉造影：LAD 中段狭窄 60%～70%；LCX 细小，中段闭塞；RCA 粗大，近中段闭塞，对侧造影示 LAD 穿隔支提供 CC 1～2 级侧支循环至 RCA 和 PDA，右冠状动脉第二屈膝部远端粗大（图 7-0-16）。

• 病例分析及 PCI 初始策略 •

RCA 和 LCX CTO 病变，RCA 粗大，2 个月前外院正向开通失败（夹层）；逆向尝试心外膜侧支发生外渗，心包穿刺；LCX 细小，LAD 中段至近端弥漫病变，最窄处管腔狭窄为 60%～70%，LAD 穿隔支

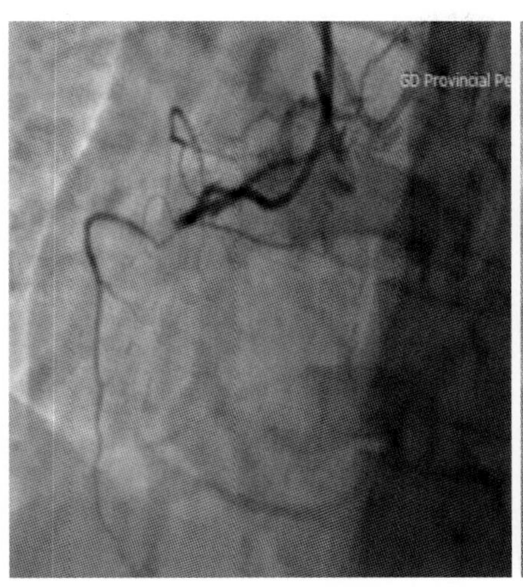

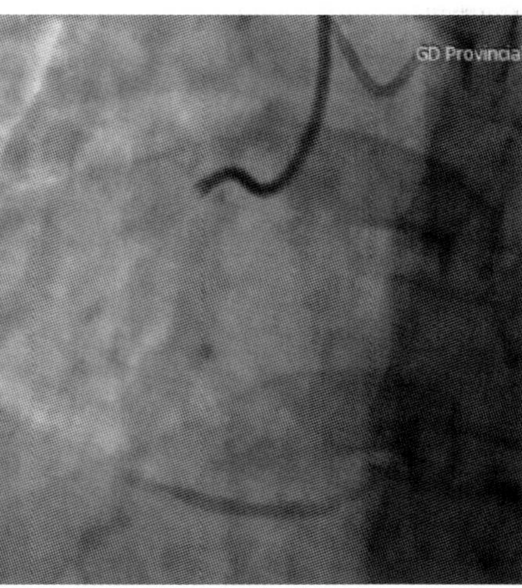

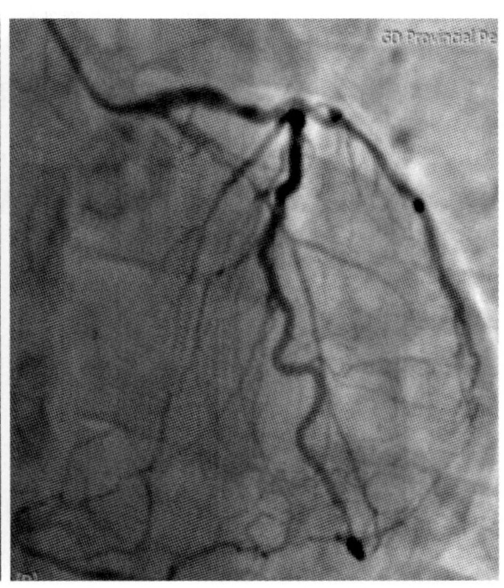

图 7-0-16　RCA 近中段闭塞，远端着陆区良好，LAD 至 PDA 有良好侧支

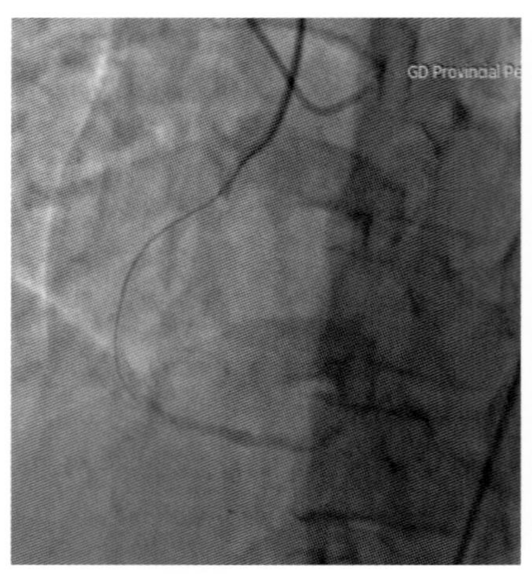
图 7-0-17 GAIA Second 导丝在 Corsair 微导管支撑下进入内膜下，导丝与真腔距离接近

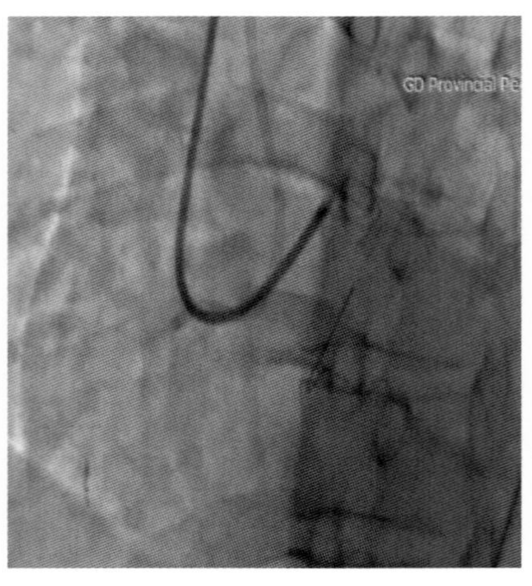
图 7-0-18 直接交换 Miracle12 导丝，然后送入备好的 Stingray 球囊，透视下调整 Stingray 球囊成“单轨征”，回抽血肿

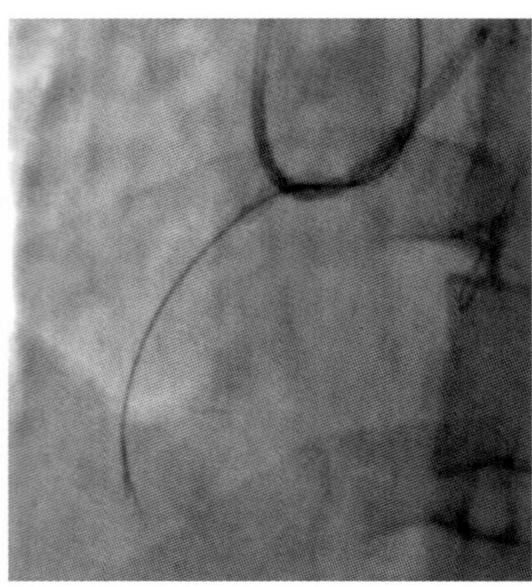
图 7-0-19 使用 Conquest 8-20 导丝穿刺

提供 CC1～2 级侧支循环至 RCA PDA。

此次拟行 RCA-CTO PCI，基于造影结果及病史 RCA CTO 病变分析：RCA 近端 CTO 纤维帽不清楚且有小分支，对侧造影显示闭塞长度 >20 mm，且看到钙化，远端着陆区良好，J-CTO 评分 4 分。此例 PCI 的初始策略首选正向开通策略。

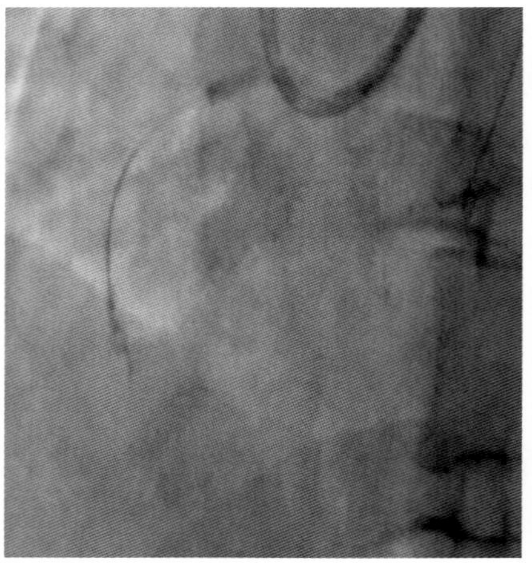
图 7-0-20 交换成 Pilot 200 导丝

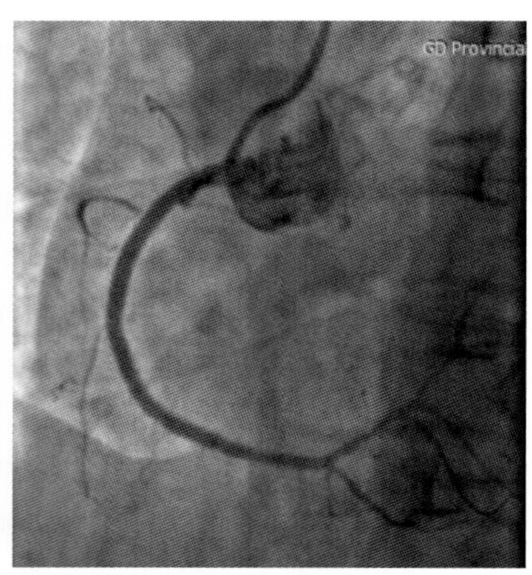
图 7-0-21 最终结果

• PCI 过程 •

见图 7-0-17～图 7-0-21。

6F EBU 3.5 指引导管（右桡动脉），6F AL 1.0 指引导管（右股动脉）行双侧造影。

• 小结 •

1. 对于 CTO 病变，双侧造影，细致阅片。
2. 根据阅片结果，制定不同策略。
3. 本病例为外院失败的病例，GAIA Second 导丝进入内膜下，对侧造影证实导丝接近血管真腔，且远端着陆区良好，因此非常适合 ADR 技术。

病例 2 CrossBoss 重导向

• 病史及入院情况 •

- 患者男性，65 岁，“反复胸闷 7 年，再发并加重 6 个月”入院。
- 入院诊断：冠心病，不稳定型心绞痛，心功能 2 级；2 型糖尿病。
- 心血管危险因素：糖尿病病史 7 余年，平素血糖控制可；吸烟 40 余年，10～15 支 / 日。

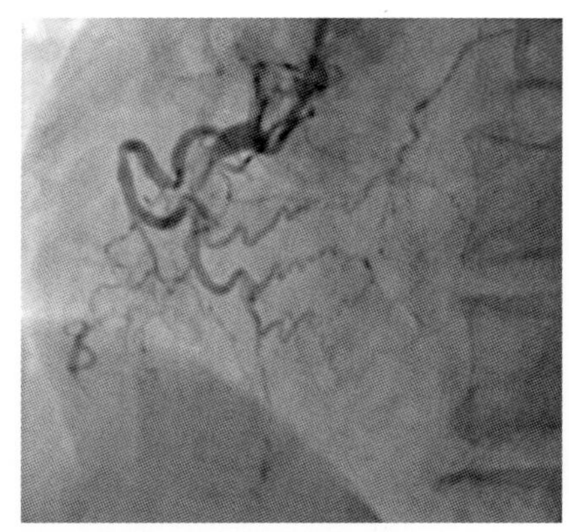

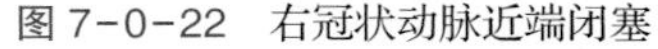

图 7-0-22　右冠状动脉近端闭塞

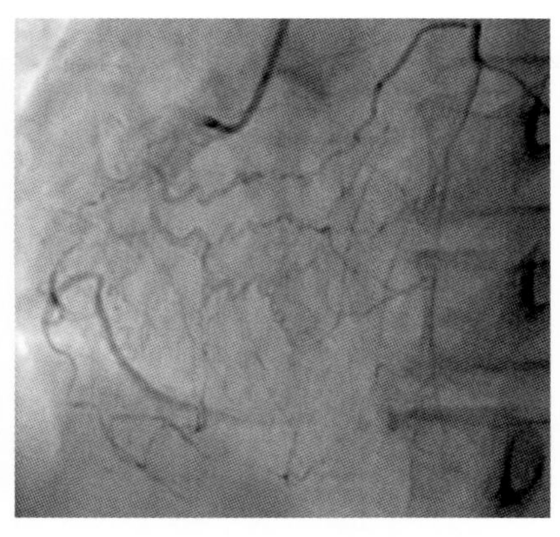

图 7-0-23　对侧造影显示远端闭塞处有一分支血管，着陆区好

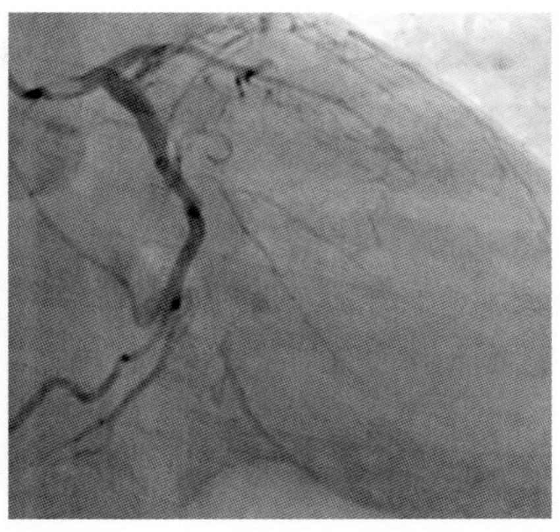

图 7-0-24　LAD 近端闭塞，LCX 远端至 PL 侧支循环形成

• 心电图：窦性心律，Ⅱ、Ⅲ、aVF、V1～V6 导联 ST-T 改变。

• 心脏彩超：符合冠心病超声改变，EF 46%。

• 实验室检查：肌钙蛋白阴性；BNP 1 350 pg/ml；Ccr 112 ml/min。

入院后予双抗、他汀、降糖治疗。

• 冠状动脉造影：LAD 近段闭塞；LCX 粗大，见 LCX 远端至 PL 侧支循环形成；RCA 粗大，近段闭塞，见右心室支至 LAD 心外膜侧支循环形成，对侧造影示右冠状动脉远端闭塞处有一分支血管（图 7-0-22～图 7-0-24）。

• 病例分析及 PCI 初始策略 •

LAD 和 RCA CTO 病变，此次拟行 RCA CTO PCI 术；RCA CTO 病变近端纤维帽模糊不清，远端“着陆区”良好但有分支血管，闭塞段较长 >20 mm，且钙化、弯曲，有 LCX 远端至 PL 心外膜较为迂曲侧支循环。J-CTO 评分 4 分，此例 PCI 的初始策略首选正向 ADR 开通策略。

• PCI 过程 •

8F AL 0.75 SH 指引导管（右股动脉），5F JL 4.0 造影导管（右桡动脉）（图 7-0-25～图 7-0-36）。

• 小结 •

1. 根据双侧造影，制定不同策略。

2. 本病例 LAD 慢性闭塞，LCX 提供较为迂曲的侧支血管至 RCA 远端，基本没有可用侧支，因此前

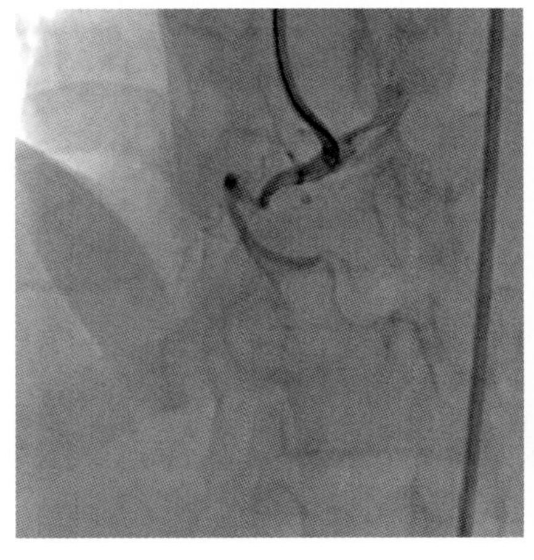

图 7-0-25　8F AL 0.75 SH　Conquest Pro 导丝及 Corsair 微导管进入内膜下

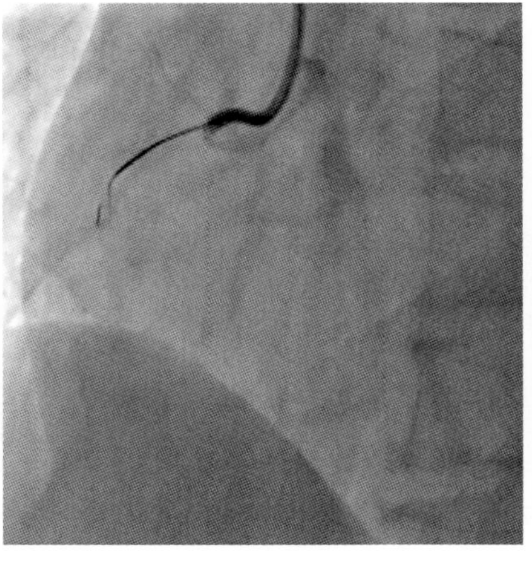

图 7-0-26　交换 Fielder XT 导丝使用 Knuckle 技术

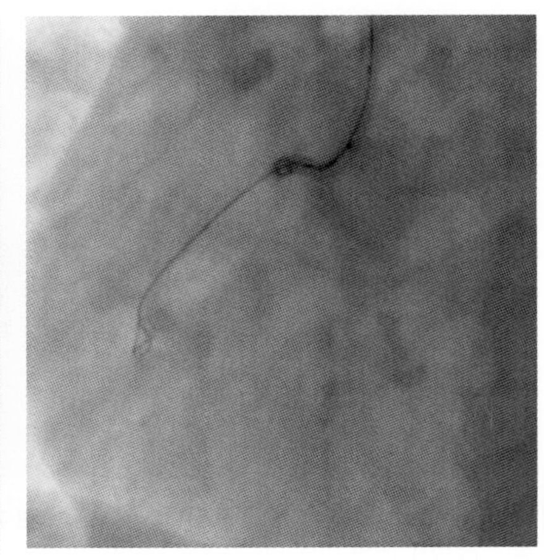

图 7-0-27　1.5 mm × 15 mm 球囊扩张近端纤维帽

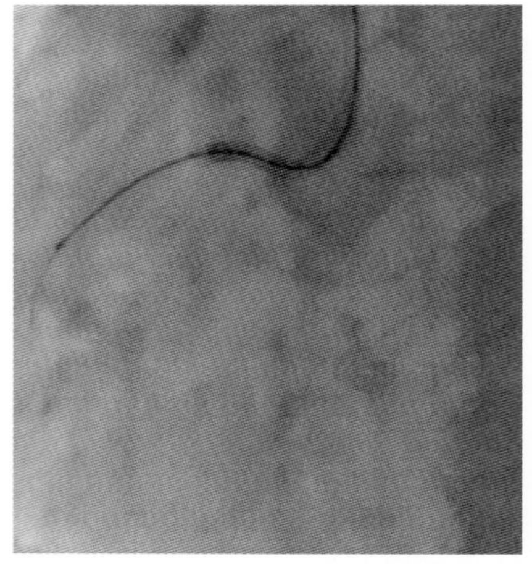

图 7-0-28 直接通过 Fielder XT 导丝交换 CrossBoss 导管

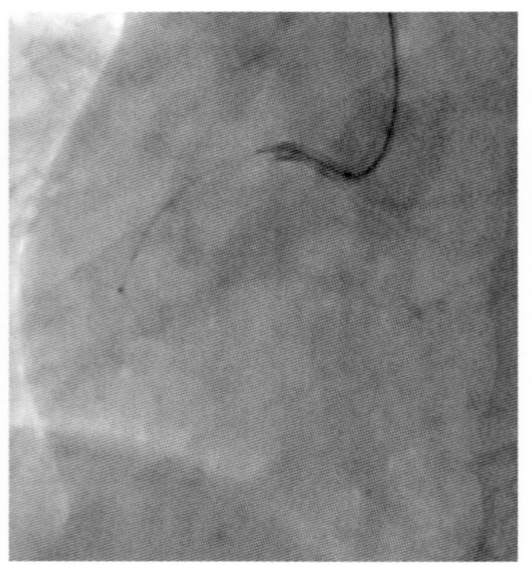

图 7-0-29 CrossBoss 导管进入分支

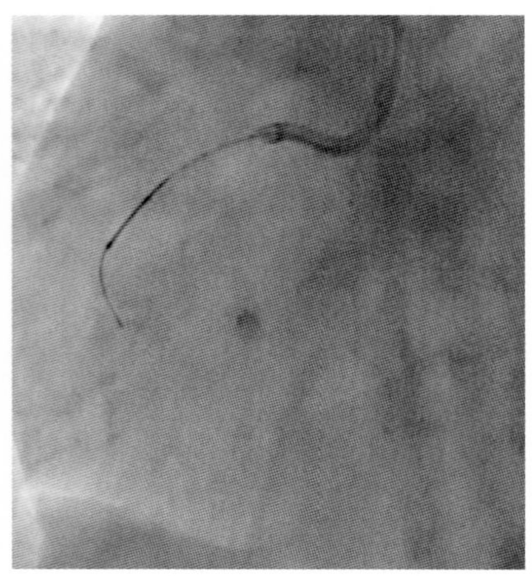

图 7-0-30 回退 CrossBoss 导管，Pilot 200 导丝重新调整方向（redirect）

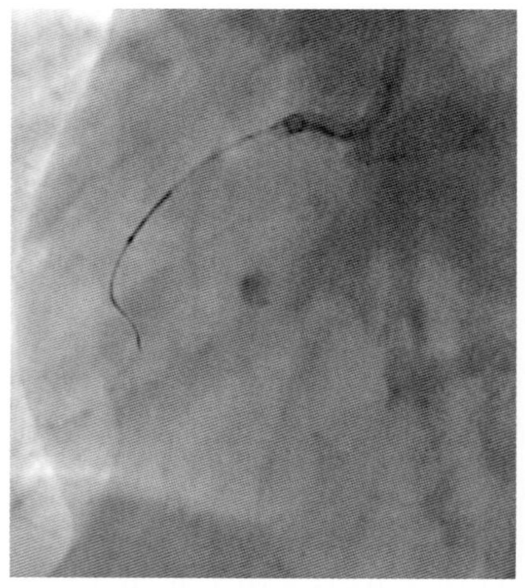

图 7-0-31 Pilot 200 导丝重新调整方向内膜下前行

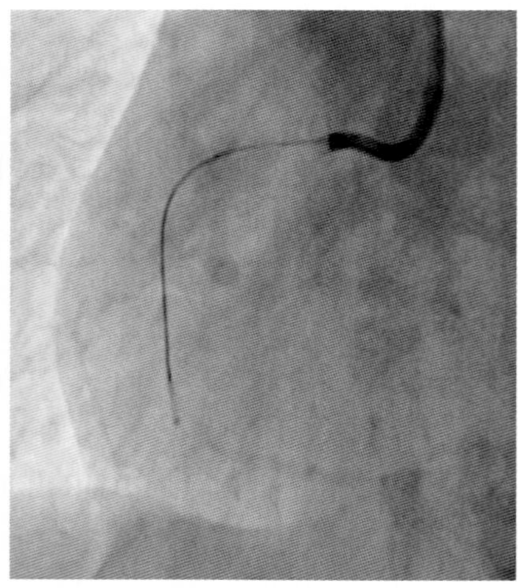

图 7-0-32 确定 CrossBoss 导管在血管结构内，并到达远端着陆区

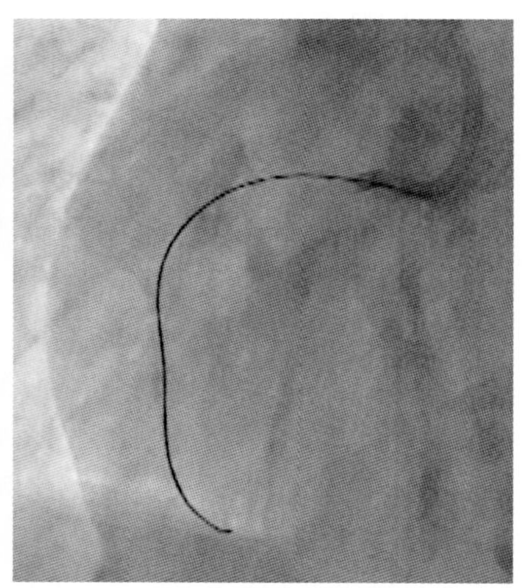

图 7-0-33 交换 Miracle12 导丝，3.0 mm × 12 mm 球囊锚定

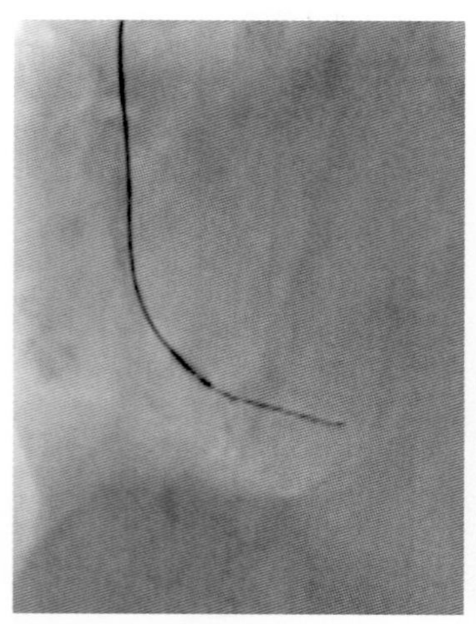

图 7-0-34 送入备好的 Stingray 球囊，透视下调整 Stingray 球囊至“单轨征”位置，Pilot 200 导丝直接穿刺，然后“Stick-and-drive”

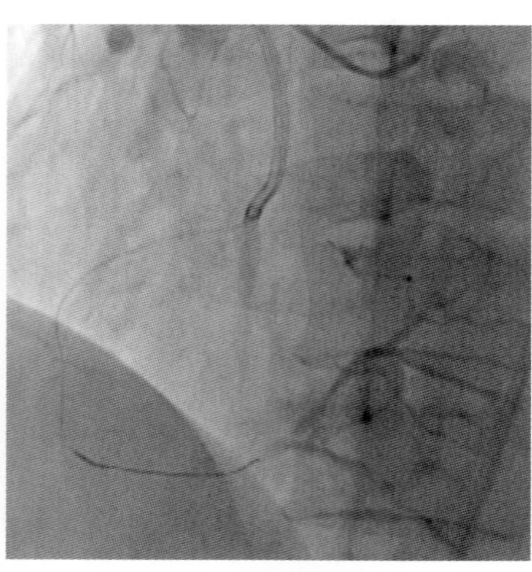

图 7-0-35 确认导引钢丝位于血管真腔

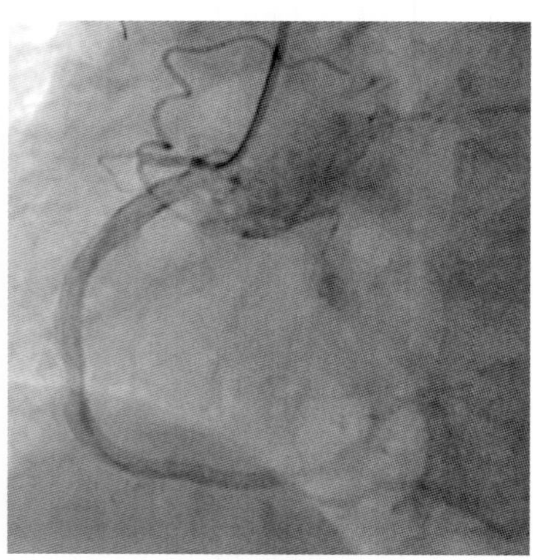

图 7-0-36 最终结果

向 ADR 作为初始策略。

3. 本病例闭塞近端有分支血管，远端闭塞也有分支血管，因此在推送 CrossBoss 导管时容易误入分支，需及时调整方向。

病例 3　Knuckle 技术

• 病史及入院情况 •

• 患者男性，74 岁，“反复胸闷 2 年，再发并加重 3 个月”入院。

• 入院诊断：冠心病，不稳定型心绞痛，心功能 2 级。

• 心血管危险因素：吸烟 40 余年，15～20 支 / 日。

• 心脏彩超：符合冠心病超声改变，EF 64%。

• 实验室检查：肌钙蛋白阴性；BNP 280 pg/ml；Ccr 98 ml/min。

入院后予双抗、他汀治疗。

• 冠状动脉造影：LM、LAD、LCX 未见明显狭窄，见 LAD 至 PDA 侧支循环形成，RCA 近段闭塞（图 7-0-37、图 7-0-38）。

• 病例分析及 PCI 初始策略 •

RCA CTO 病变，RCA CTO 病变近端纤维帽模糊不清，远端着陆区良好，闭塞段较长 >20 mm，且弯曲，有 LAD 至 PDA 可用侧支。J-CTO 评分 3 分，此例 PCI 的初始策略首选正向 ADR 开通策略。

• PCI 过程 •

见图 7-0-39～图 7-0-43。

7F AL 1.0 指引导管（右股动脉），5F JL 4.0 造影导管（右桡动脉）。

• 小结 •

本病例闭塞段较长、弯曲、钙化，且入口不明确，Knuckle 技术能较快越过闭塞段且保持在血管结构内，然后到达远端着陆区，通过交换 Stingray 球囊重回真腔。

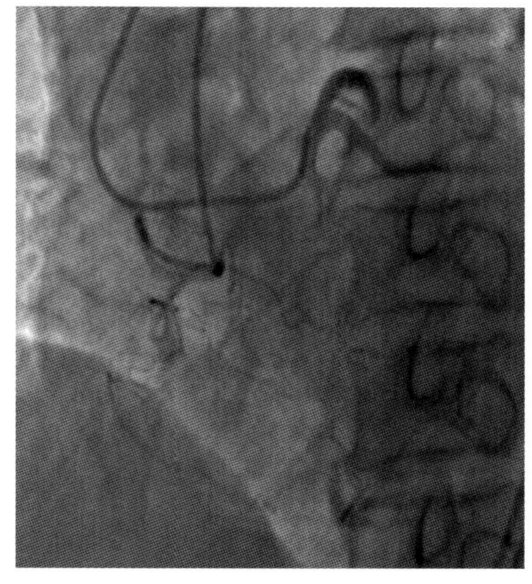

图 7-0-37　右冠状动脉近段完全闭塞

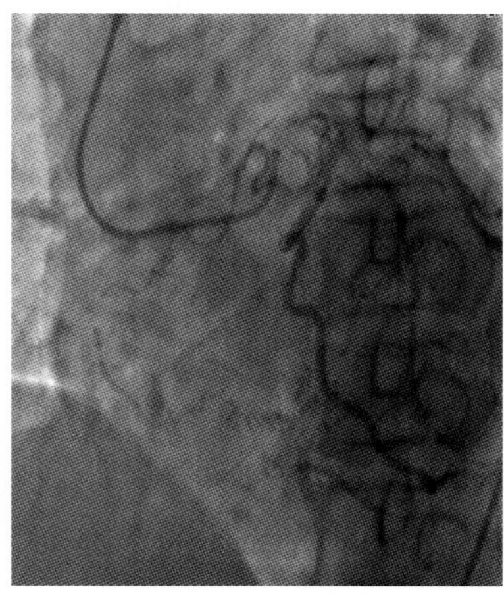

图 7-0-38　对侧造影显示闭塞远端着陆区良好

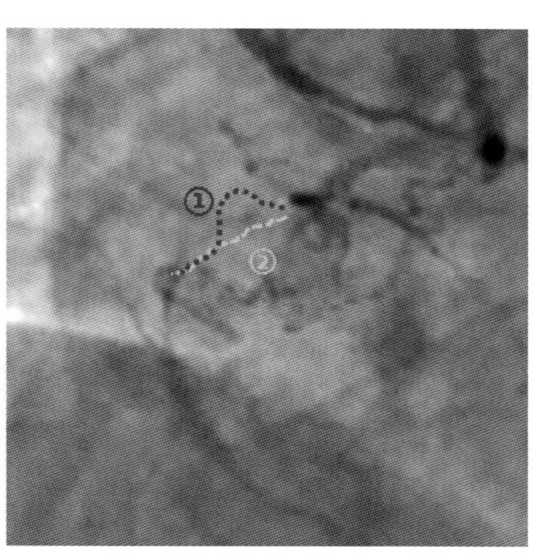

图 7-0-39　右冠状动脉近端闭塞，且闭塞段入口不明确

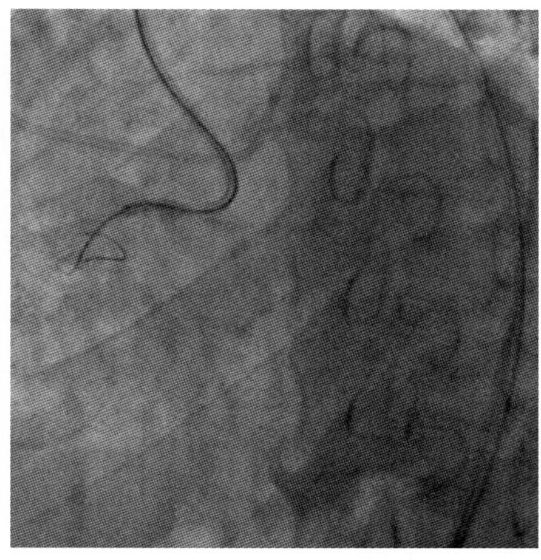

图 7-0-40　Corsair 微导管支撑下，Fielder XT 导丝行 Knuckle 技术

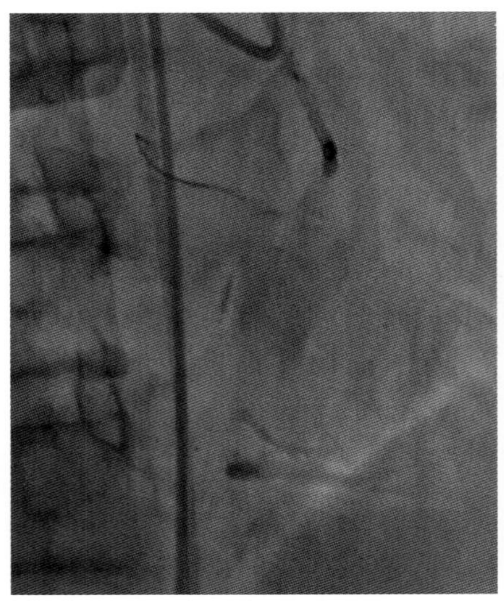

图 7-0-41　直接交换备好的 Stingray 球囊，然后透视下调整 Stingray 球囊至“单轨征”位置，回抽血肿

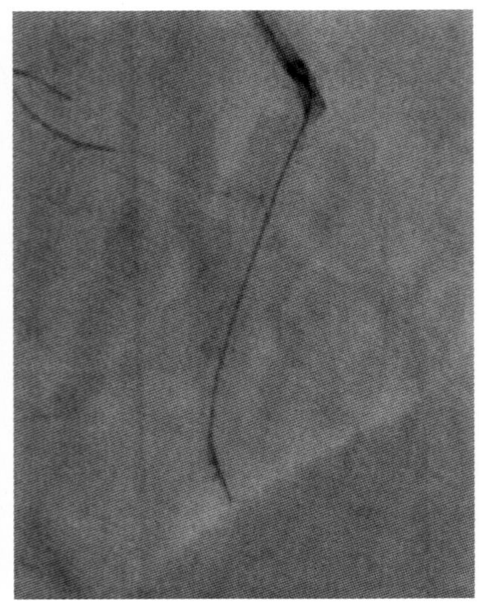

图 7-0-42　Pilot 200 导丝穿刺，然后 Pilot 200 导丝直接送至远端“Stick-and-drive”

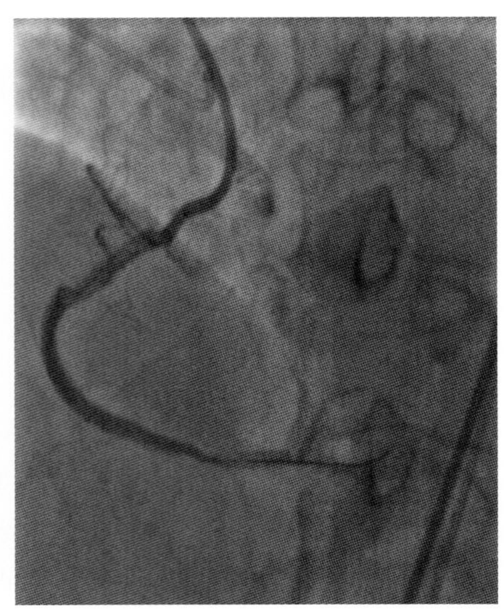

图 7-0-43　最终结果

病例 4：Knuckle-Boss 技术

• 病史及入院情况 •

• 患者男性，68 岁，“反复胸闷 5 年，再发并加重 4 个月”入院。

• 入院诊断：冠心病，不稳定型心绞痛，心功能 2 级。

• 心血管危险因素：吸烟 20 余年，15～20 支 / 日。

• 心脏彩超：符合冠心病超声改变，EF 60%。

• 实验室检查：肌钙蛋白阴性；BNP 182 pg/ml；Ccr 68 ml/min。

入院后予双抗、他汀治疗。

• 冠状动脉造影：LM、LAD、LCX 未见明显狭窄，见 LAD 至 PDA 侧支循环形成；RCA 近中段重度狭窄，中远段闭塞（图 7-0-44、图 7-0-45）。

• 病例分析及 PCI 初始策略 •

RCA CTO 病变，RCA CTO 病变近端纤维帽模糊不清，远端着陆区有瘤样扩张，闭塞段较长 >20 mm，且弯曲、钙化，有 LAD 至 PDA 可用侧支。J-CTO 评分 4 分，此例 PCI 的初始策略首选正向 ADR 开通策略。

• PCI 过程 •

见图 7-0-46～图 7-0-53。

7F AL 1.0 指引导管（右股动脉），7F EBU 3.75 指引导管（左股动脉）。

• 小结 •

1. 本病例闭塞段较长、弯曲、钙

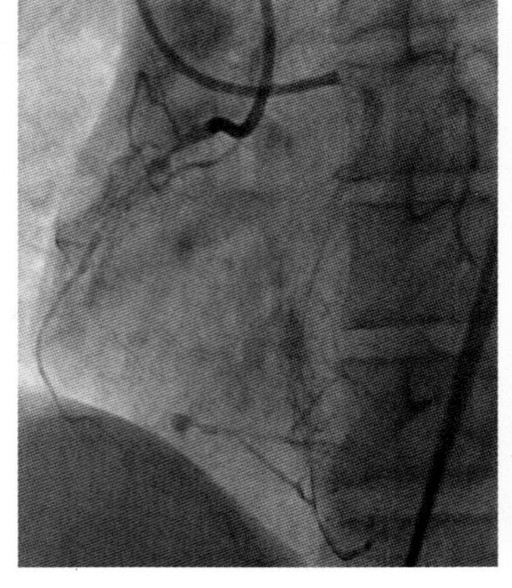

图 7-0-44　RCA 近端重度狭窄，远端至中段闭塞

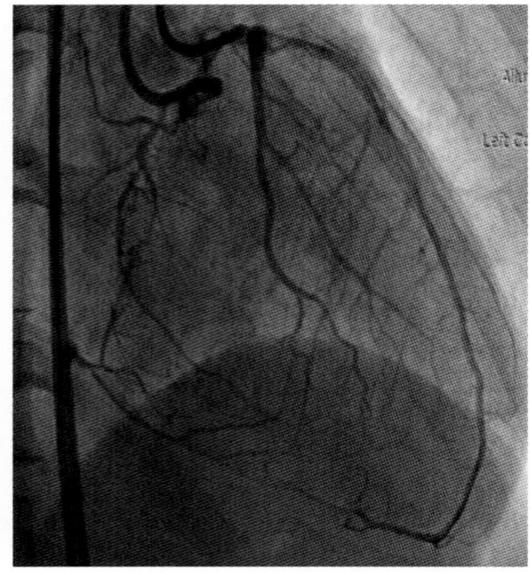

图 7-0-45　LAD 穿隔支至 PDA 提供良好侧支循环

化，且入口不明确，因此 Knuckle 技术能较快越过闭塞段且保持在血管结构内，当指引导管支撑力不够，可以借助强力 Knuckle 技术。

2. 在病变血管迂曲且有较多分支的情况下，为避免 CrossBoss 进入分支，应用 Knuckle-Boss 技术，有效帮助着陆区血肿管理。

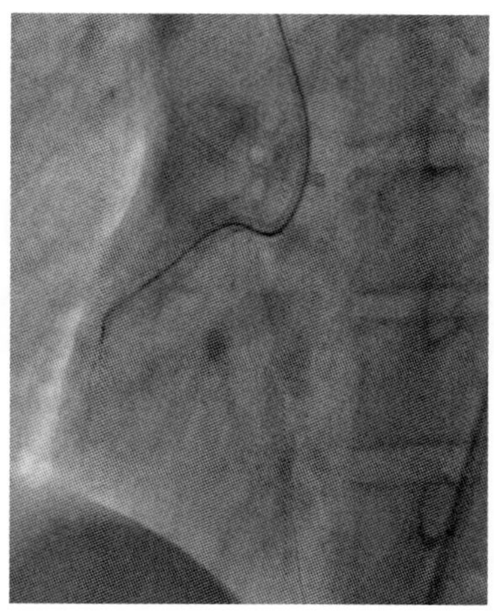

图 7-0-46　Fielder XT-R 进入内膜下，尝试 Knuckle 技术，但指引导管支撑力不够

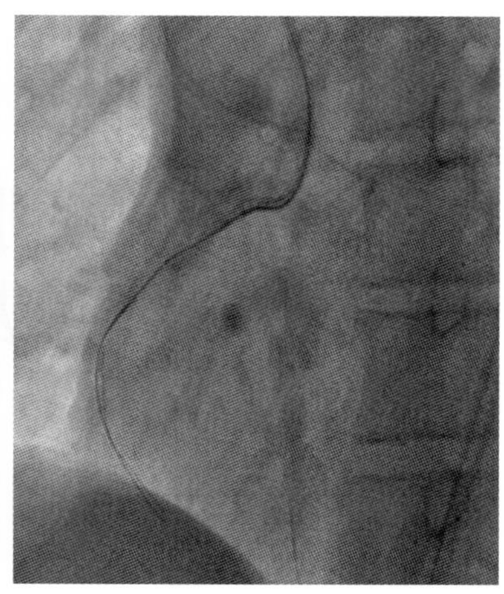

图 7-0-47　3.0 mm × 15 mm 球囊冠状动脉近端同轴锚定后，Fielder XT-R Knuckle 前行（强力 Knuckle）

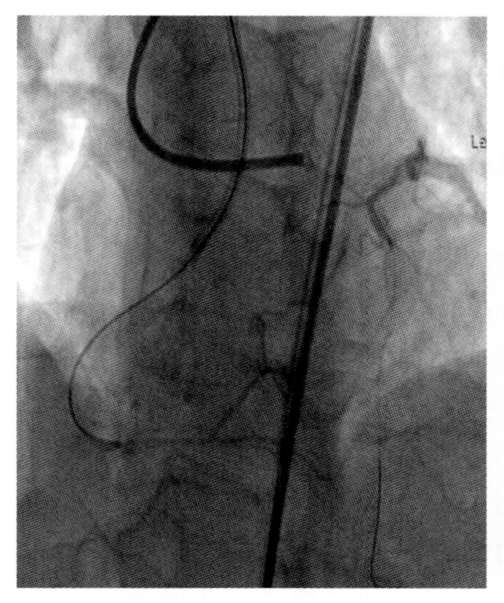

图 7-0-48　微导管跟进，交换 M12 导丝，然后交换 CrossBoss 导管，快速转动 CrossBoss 导管，对侧造影确认 CrossBoss 导管位于远端着陆区

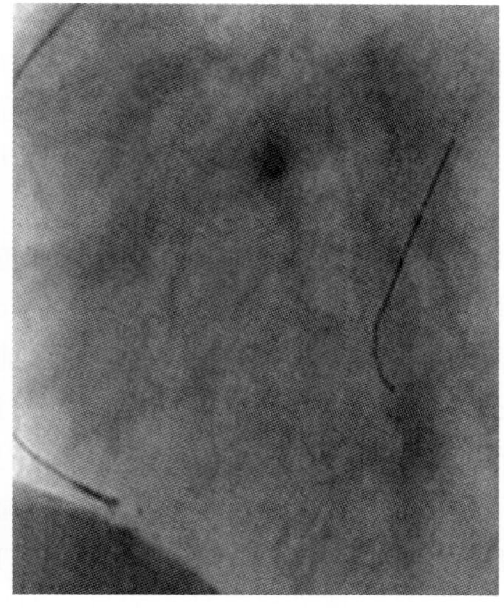

图 7-0-49　送入备好的 Stingray 球囊，透视下 Stingray 球囊成“单轨征”

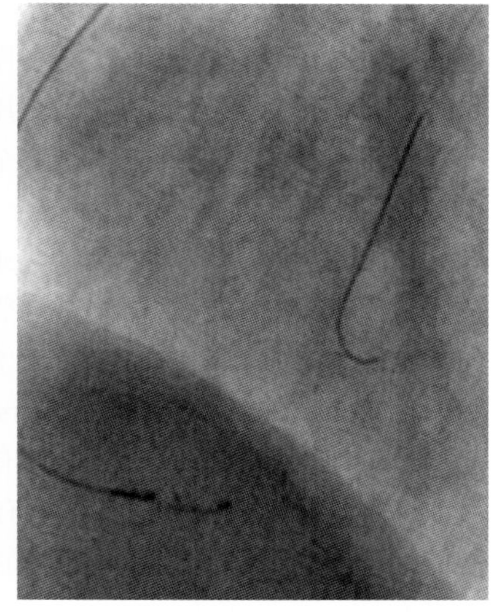

图 7-0-50　Stingray 导丝穿刺

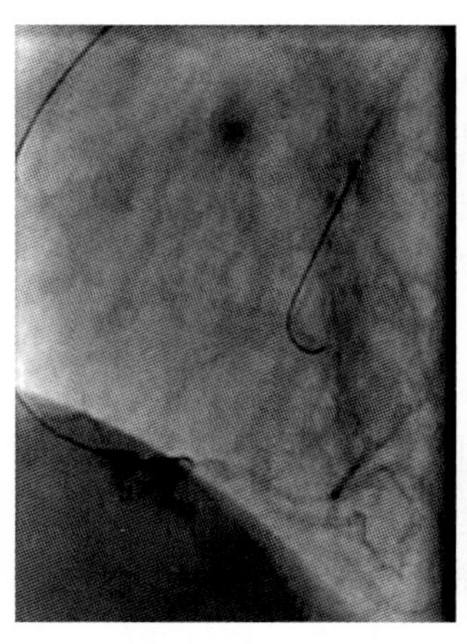

图 7-0-51　对侧造影证实穿刺导丝位于血管真腔

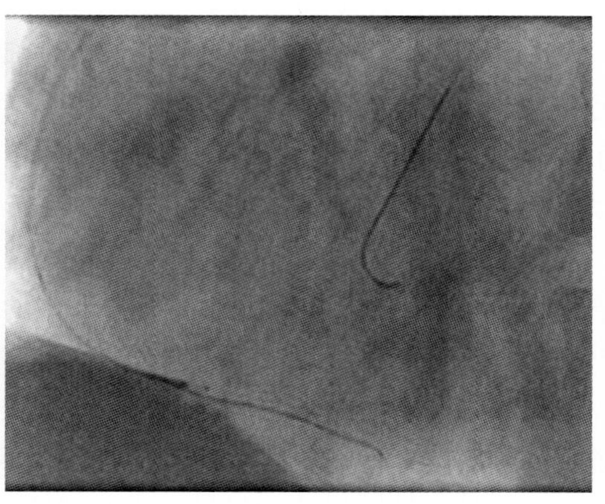

图 7-0-52　“Stick-and-swap”交换 Pilot 200 至血管远端

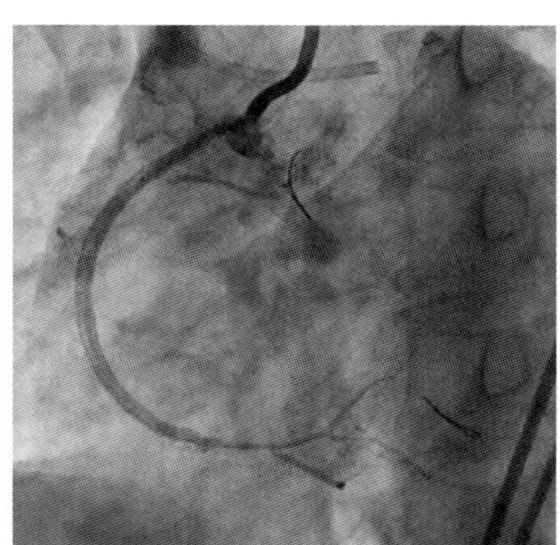

图 7-0-53　最终结果

第8章
如何克服正向介入治疗常见困境：球囊无法通过闭塞病变的处理方法

李春坚

在进行 CTO 介入治疗时，往往遇到导丝通过病变而球囊不能通过的情况，现就此种状况的处理方法小结如下。

1. 多个小球囊冲击法　可选择不同直径（1.0～1.5 mm）的球囊，操作时以“小鸡啄米”的方式快速向下推送球囊，冲击病变，利用球囊本身在运动过程中的惯性，增加球囊通过病变的机会。如这一操作球囊仍不能直接通过病变，则用其尽可能顶住病变进行扩张，接着再选用一个新的小球囊，利用前一个球囊扩张所形成的空隙，后一个球囊可以更前进一步再行扩张，以此类推，多个小球囊逐步推进通过 CTO 病变。

2. 更换微导管　在球囊不能通过病变的情况下，微导管借助旋转的力量往往能够顺利通过病变，后续再进行球囊扩张。常用的微导管有 Corsair、Finecross、Caravel、Corsair Pro 等。其中，Caravel 通过逆向侧支能力较强，前向通过 CTO 病变能力较弱，尤其是旋转时，可能会导致导管折断。新近日本生产的新一代 Corsair Pro XS 具有较 Corsair 远端更细的外径（尖端、远端、近端外径分别为 1.3F、2.1F、2.9F），与 Caravel 比较，Corsair Pro XS 有更细的尖端、更硬的材质，可进行旋转操作，有更好的病变通过性。目前，中国湖南埃普特医疗器械有限公司生产的 1.9F 和 2.6F 的国产微导管亦具备了良好的前向病变通过性能，值得尝试。鉴于不同品牌的微导管外径和材质构造不同，在 CTO 病变中的通过性能有所区别，故术者在某一微导管不能通过病变时，可尝试更换另一品牌或另一型号微导管通过病变。必须指出的是，微导管无法通过病变时，一方面是因为病变比较坚硬，另一方面也可能与指引导管的支撑力不佳有关。这些微导管在严重钙化病变时，表现并不十分出色，有时会出现头端毁损的现象。

3. Tornus　Tornus 是由 8 根钢丝编织而成的 OTW 系统导管，是表面有螺纹结构的微导管。Tornus 凭借其外部螺纹结构及推送驱动力，扩张血管通道，通过逆时针旋转可通过部分高阻力的 CTO 病变。

4. 锚定　放置一导丝在分支或另一主支，用相应大小的球囊锚定，再尝试上述不同方法。在 6F 指引导管中可完成球囊锚定和另一球囊的介入操作，亦可满足锚定时使用 Finecross 进行操作。但 6F 指引导管用于锚定同时操作 Corsair 时阻力较大，故在进行 CTO 介入治疗时，推荐选择 7F 或以上的指引导管，以便遇到困难时处理更加便捷。

5. 子母导管或 Guiderzilla　李春坚等报道了子母导管在 4 例严重钙化的高阻力病变中的应用。参考上述报道，采用球囊在主支锚定辅助子母导管或 Guiderzilla 进入 CTO 近端（pushmi-pullyu 法），增加指引导管的支撑力，再采用上述小球囊或微导管扩张的方法可能成功通过病变。与子母导管比较，Guiderzilla 有以下几点优势：一是球囊可以沿着 6F 指引导管末端伸出更长的有效距离，处理更远端病变；二是输送能力优于同一外径子母导管；三是外径较同尺寸子母导管小 0.001F，更容易进入到复杂的解剖结构，更容易通过钙化和迂曲的病变。

6. 导丝松解法　当球囊不能通过闭塞病变时，采用另一较硬的导丝（如 Miracle、Conquest Pro 等）扎入 CTO 斑块内或内膜下，来回多次松解病变，再次尝试上述不同方法沿第一根导丝通过 CTO。也可采用前向平行导丝的操作，努力将第二根导丝送入远端真腔，尝试沿第二根导丝送入球囊扩张；此外，有术者认为采用两个小球囊分别放在其中一根导丝上，相互撬动前行，可能有助于其中某个球囊通过病变。

7. 球囊“爆破”法　即球囊辅助的微小夹层技术（balloon assisted micro-dissection，BAM）此方法是指将球囊推进至闭塞病变处，用高于爆破压的压力打爆球囊，利用球囊“爆破”达到松解病变的目的。这一方法旨在造成控制性血管夹层，使后续的器械能通过病变。然而，这是一项超适应证的操作技术，缺少可重复性研究资料，因而这一技术适用于其他方法均失败的情况下作为最后备选方案。在大多数的病例中，使用 1.2～1.5 mm 的小球囊即可，而对于阻力非常大的近端纤维帽可能需要使用更大的球囊。

8. 准分子激光（excimer laser coronary atherectomy，ELCA）ELCA 是一种脉冲光波系统，其采用的光波波长接近紫外线，约 308 nm，与 LASIK 视力矫正激光接近，称为冷激光。ELCA 发出的高能量脉冲可通过以下几种机制松解斑块：① 通过光化学效应导致组织细胞成分中的化学键断裂，直接汽化斑块；② 通过光热效应软化胶原蛋白和蛋白质纤维，并产生气泡；③ 通过光动能效应对气泡重复扩张和收缩以冲击硬斑块，使病变组织得以松解。基于上述特点，ELCA 被用于高阻力或 CTO 病变的治疗。

ELCA 在使用前需预热 5 min，将导管内腔经肝素化冲洗后，进行导管校准。导管接近靶病变时，根据病变的坚硬程度、通过性来调节能量及脉冲频率（最大能量密度 80 mJ/mm^2，最大脉冲频率 80 Hz）。在治疗过程中，需缓慢（0.5 mm/s）向前推进导管，使组织有足够的时间吸收能量，从而销蚀斑块。销蚀过程中，助手要同时向冠状动脉内推注生理盐水（以 1～2 ml/s 的流速进行持续灌洗）以快速降低激光治疗带来的高温，另一方面能够驱赶造影剂和血液，使激光能量更多地被病变所吸收。激光导管撤出后，再常规行球囊扩张，置入支架。

ELCA 的并发症与常规介入治疗相似，但一些特殊情况可能由于生理盐水灌注中断或造影剂污染所致，这可能导致局部发热过多或血管穿孔的风险。血液和含碘造影剂可吸收大部分位于能量传递端的激光能量并形成微气泡，亦可导致动脉损伤或穿孔。与之相比，持续推注生理盐水可有效避免微气泡的产生，有助于控制能量传递，降低血管损伤风险。

9. 旋磨　见第 9 章。

10. 更换指引导管　一般在进行 CTO 介入时，应充分评估病变，选择支撑力较强的指引导管。但若初始选择指引导管支撑力不强，在导丝通过病变而球囊不能通过病变，且上述各种方法不能成功时，在仍有条件继续手术的前提下，应考虑更换管径更大和主动支撑力更强的指引导管。7F 较 6F 指引导管支撑力可增加 40%，8F 指引导管可提供比 7F 更强的支撑力。在 CTO 介入治疗时，可选择的常用强支撑指引导管包括 AL、EBU、BL 等。在多数情况下，建议左冠状动脉 CTO 介入治疗选择 EBU、BL、AL 指引导管，右冠状动脉选择 AL 1.0 或 AL 0.75。

11. 更换手术入路　一般经股动脉入路介入治疗较经桡动脉入路介入治疗指引导管的支撑力更强，故在球囊无法通过闭塞病变的情况下，若初始介入治疗是经桡动脉进行的，可考虑更换股动脉入路再次尝试。

12. 逆向介入治疗　少数情况下正向球囊不能通过病变，在采用逆向治疗后，逆向微导管可通过病变，此时因逆向微导管起到斑块松解的作用，而使正向球囊或微导管容易通过病变。

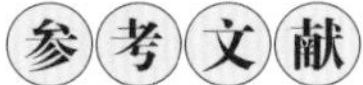

[1] Zhang S, Xu K, Yang N, et al. Anchor balloons assisted deep intubation of 5F catheters for uncrossable lesions [J] . Niger J Clin

Pract, 2016, 19(3): 421–425.

[2] Fairley SL, Spratt JC, Rana O, et al. Adjunctive strategies in the management of resistant, 'ndilatable' coronary lesions after successfully crossing a CTO with a guidewire [J] . Curr Cardiol Rev, 2014,10(2): 145–157.

[3] Dahm JB, Topaz O, Woenckhaus C, et al. Laser-facilitated thrombectomy: a new therapeutic option for treatment of thrombus-laden coronary lesions [J] . Catheter Cardiovasc Interv, 2002, 56(3): 365–372.

[4] 马玉良，曹成富，江万年，等 . 准分子激光冠状动脉消融术在复杂冠状动脉病变中的应用探讨 [J] . 中国循环杂志，2019, 34（02）: 134–138.

[5] Baumbach A, Haase KK, Rose C, et al. Formation of pressure waves during in vitro excimer laser irradiation in whole blood and the effect of dilution with contrast media and saline [J] . Lasers Surg Med, 1994, 14(1): 3–6.

[6] Tcheng JE, Wells LD, Phillips HR, et al. Development of a new technique for reducing pressure pulse generation during 308-nm excimer laser coronary angioplasty [J] . Cathet Cardiovasc Diagn, 1995, 34(1): 15–22.

[7] Deckelbaum LI, Natarajan MK, Bittl JA, et al. Effect of intracoronary saline infusion on dissection during excimer laser coronary angioplasty: a randomized trial. The Percutaneous Excimer Laser Coronary Angioplasty (PELCA) Investigators [J] . J Am Coll Cardiol, 1995, 26(5): 1264–1269.

第9章
如何克服正向介入治疗常见困境：高频旋磨在 CTO PCI 中的应用

马剑英

临床实践中发现，有部分 CTO 病变常常会因为血管堵塞时间较长、局部钙化严重而出现导丝通过闭塞病变后，球囊或微导管无法通过闭塞病变，甚至在应用主动加强支撑、更换指引导管、锚定及球囊爆破等技术后，球囊仍然无法通过，或虽然通过病变却难以进行充分预扩张，出现支架不能植入、支架脱载甚至支架膨胀不全的情况，从而导致手术失败。这种情况下，非常适合冠状动脉内高频旋磨术。CTO 病变旋磨和普通病变旋磨有显著不同的特点。普通病变由于血管是通畅的，工作导丝容易到达血管远端，然后通过微导管交换旋磨导丝就可以启动高频旋磨；然而对于 CTO 病变，需要首先确认导丝通过病变后是否在真腔，其次需要通过微导管或其他办法交换旋磨导丝，然后才能启动旋磨。

CTO 病变导丝通过闭塞至远端真腔后，如何交换旋磨导丝需要根据实际情况决定。常用的办法如下。

（1）将微导管沿通过的导丝至闭塞远端，然后顺利交换旋磨导丝。

（2）如果微导管不能通过闭塞处，可以尝试小球囊扩张，或加强支撑后小球囊扩张等，球囊扩张后再次尝试微导管一般也可以通过闭塞，然后就可以交换旋磨导丝。

（3）如果上述方法失败，可以将微导管送至闭塞病变内直至不能前进为止，然后交换导丝为 Sion 尝试是否可通过闭塞处，如果可以通过，可以操控旋磨导丝直接通过闭塞段送至靶血管远端，虽然旋磨导丝操控性能较差，但由于硬导丝通过 CTO 钙化病变后形成的腔隙不易塌陷，一旦 Sion 导丝能够通过，故轻柔、缓慢操控旋磨导丝也可以通过闭塞段病变至血管远端；但要注意，如果 Sion 导丝也无法通过 CTO 病变，不再建议直接旋磨导丝尝试，这种情况下旋磨导丝断裂的风险较高。

（4）如果以上方法都失败，可以最后尝试微导管对吻技术（kissing microcatheter），将逆向微导管送至尽量靠近正向微导管处，甚至完全靠近，然后尝试将旋磨导丝送至逆向微导管内，然后启动旋磨。

CTO 病变中旋磨头大小的选择：复旦大学附属中山医院既往总结发现，CTO 病变旋磨术中，80.6% 首选 1.25 mm 旋磨头就可以完成后续器械操作，包括球囊扩张及支架置入，仅 1 例增加旋磨头直径至 1.5 mm，所以建议常规选择 1.25 mm 旋磨头。后续球囊扩张后进行 IVUS 评估，然后再决定是否使用更大旋磨头旋磨。转速根据每个中心习惯可能有所不同，一般为 13.5 万～18 万转 / 分，如果反复旋磨不能通过闭塞处，可以提高转速至 22 万转 / 分，如果旋磨多次仍然不能通过闭塞处，可以更换新的旋磨头继续旋磨，通常可以解决问题。

CTO 病变导丝通过后无法确认是否在真腔内时是否可以旋磨？这是很多 CTO 术中都会碰到的问题，毫无疑问，尤其是微导管不能通过闭塞处，直接交换旋磨导丝后，存在导丝在假腔内的可能，此时旋磨会不会引起血管破裂？从目前的经验来看，如果旋磨导丝远端是在真腔内，无论 CTO 闭塞病变内导丝是否走在真腔，都可以启动旋磨，建议从小的旋磨头开始，旋磨之后行 IVUS 评估。

CTO 病变旋磨成功率高，并发症少，近期和远期随访不良事件发生率低，最常见的并发症是 PCI 相关心肌梗死，其次是无复流。在上海市心血管病研究所未见心脏压塞、CABG 等并发症发生。

病例 1

右冠状动脉 CTO 病例，双侧桡动脉，左冠状动脉 TIG 造影管，右冠状动脉 6F AL 0.75 指引导管，对侧造影指引下，正向尝试过程中 GAIA Third 导引钢丝断裂，随后更换 Conquest Pro 导丝至 RCA 远端，反复尝试微导管不能通过闭塞处，送入 Guidezilla 加强支撑，Corsair 仍然不能通过闭塞处，撤出 Conquest Pro 导丝，交换 Sion 导丝尝试可以至 RCA 远端（图 9-0-1）。

Sion 导丝至 RCA 远端后反复尝试将 Corsair 送至闭塞远端未成功（图 9-0-2），撤出 Sion 导丝，交换为旋磨导丝，反复尝试通过闭塞处（图 9-0-3）。旋磨撤出 Corsair，1.25 mm 旋磨头旋磨数次通过闭塞处，断裂导丝部分被磨断，2.5 mm × 15 mm 球囊扩张可充分扩张病变，顺利植入 2 枚支架（图 9-0-4）。

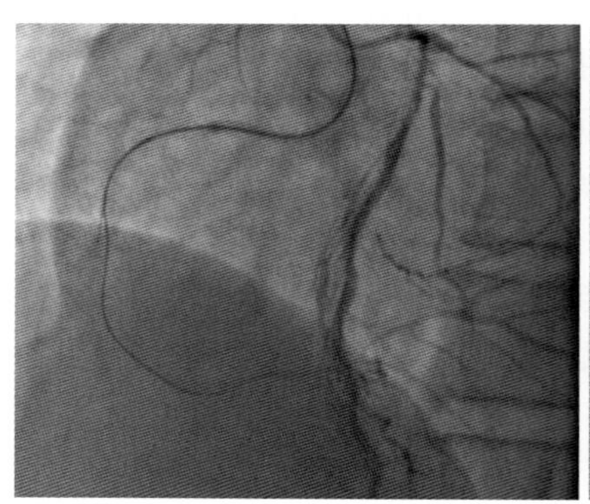

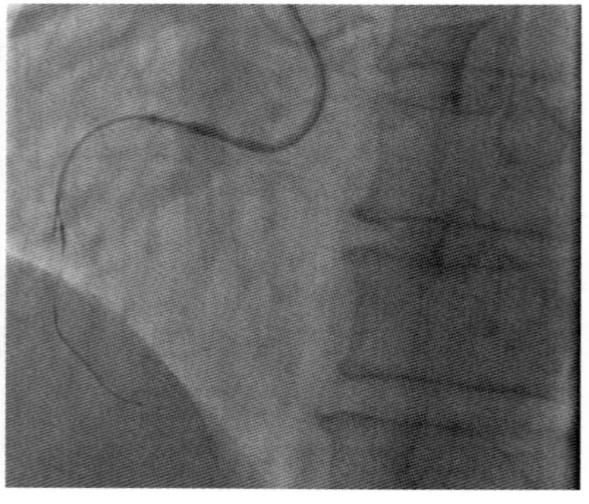

图 9-0-1 GAIA Third 导丝断裂，Conquest Pro 导引钢丝通过闭塞病变，但微导管无法通过

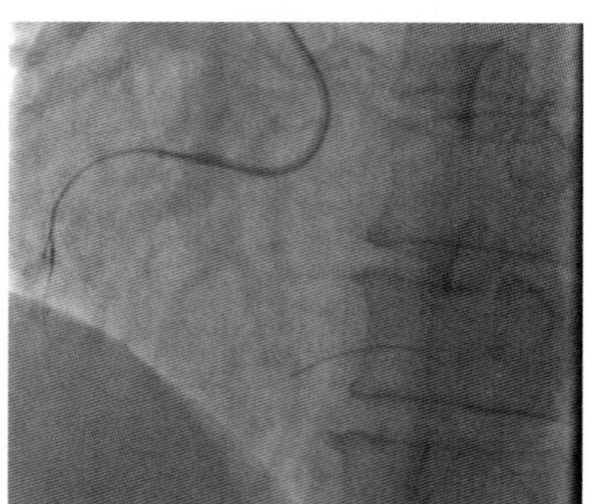

图 9-0-2 Corsair 微导管无法通过

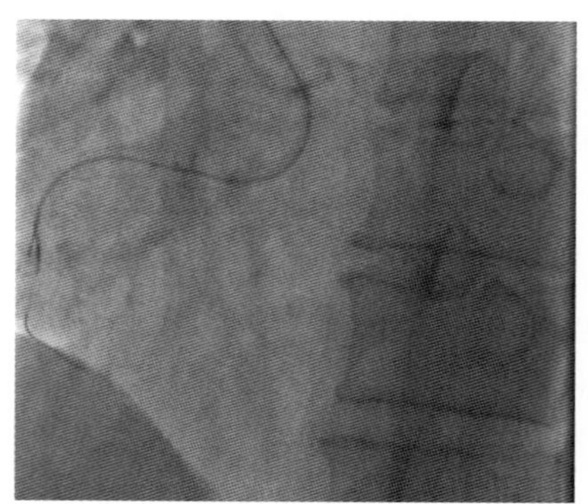

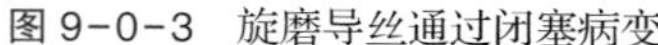

图 9-0-3 旋磨导丝通过闭塞病变

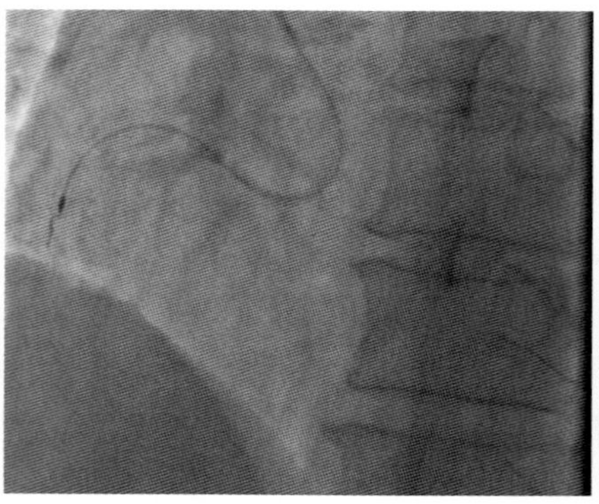

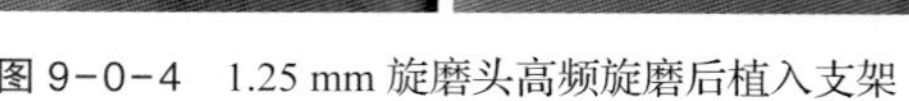

图 9-0-4 1.25 mm 旋磨头高频旋磨后植入支架

病例 2

右冠状动脉 CTO 患者，6F AL 0.75 指引导管，在微导管支撑下，Fielder XT-R 导丝至右冠状动脉远端，反复尝试 Corsair 不能通过闭塞处，Guidezilla 加强支撑后也无法通过闭塞处，尝试经微导管交换旋磨导丝未成功（图 9-0-5）。

再次尝试将 Fielder XT-R 导丝送至右冠状动脉远端，撤出 Corsair，Guidezilla 支持下 1.25 mm × 10 mm

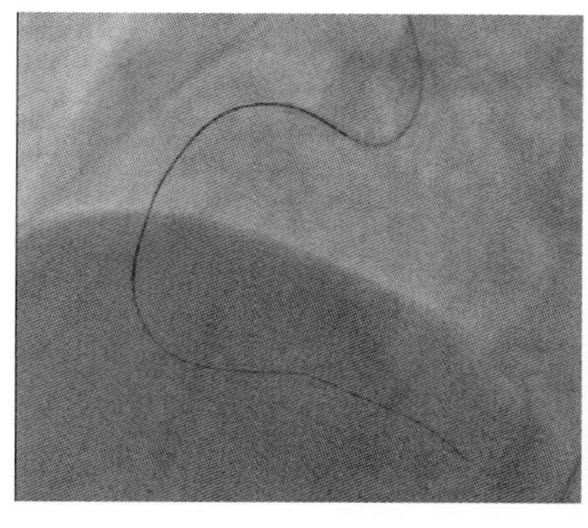
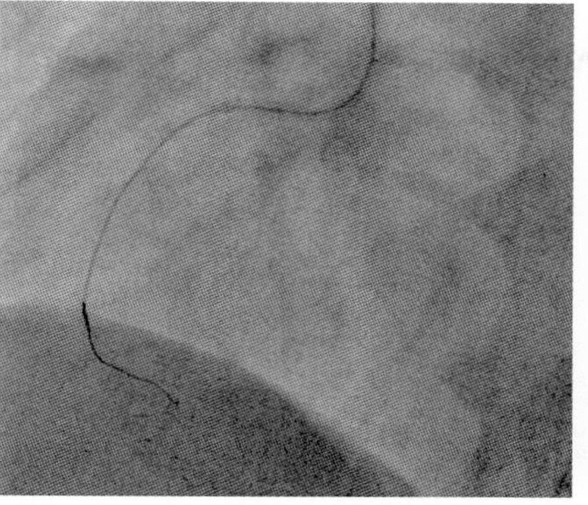

图 9-0-5　经微导管交换旋磨导丝未成功

图 9-0-7　旋磨导丝至 RCA 远端

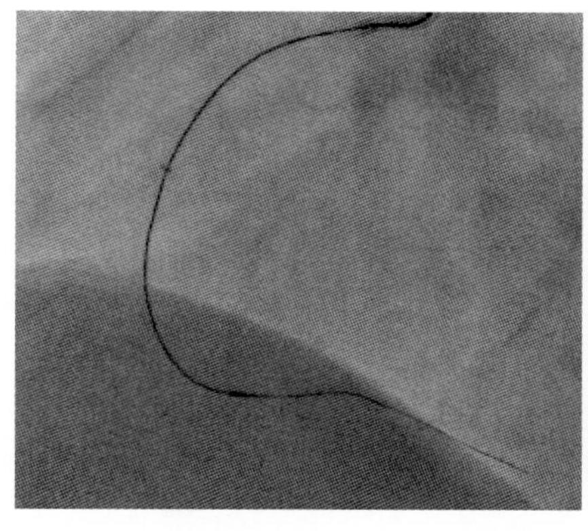
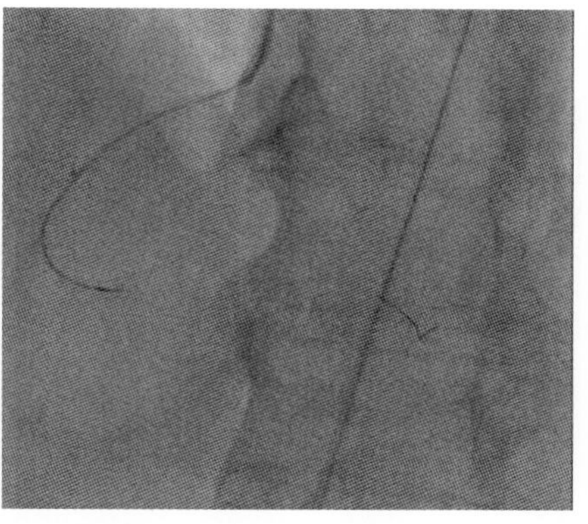

图 9-0-6　1.25 球囊扩张，Sion 导丝可以至 RCA 远端

图 9-0-8　1.25 mm 旋磨头旋磨

球囊扩张，虽然球囊未通过闭塞处，但较之前 Corsair 更加明显地进入闭塞病变内，球囊扩张后再次交换 Corsair，在 Guidezilla 支持下送至闭塞病变内，撤出 Fielder XT-R 导丝，交换 Sion 导丝可以至 RCA 远端（图 9-0-6）。

经 Sion 导丝尝试可通过闭塞病变后，交换旋磨导丝至 RCA 远端（图 9-0-7），1.25 mm 旋磨头旋磨（图 9-0-8），球囊扩张，植入支架（图 9-0-9）。

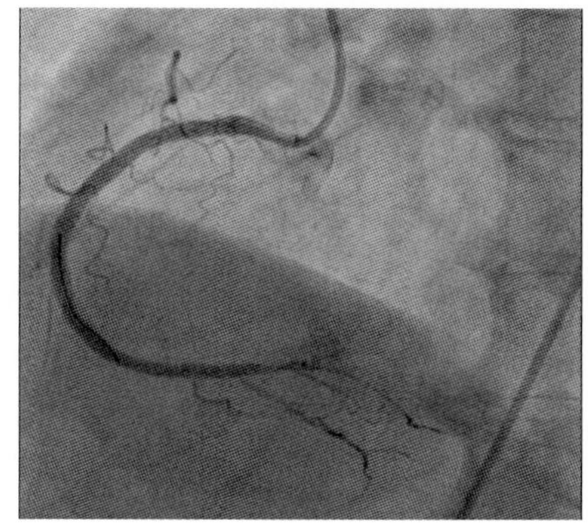

图 9-0-9　置入支架

病例 3

LAD CTO 患者，既往 LCX 植入支架，左冠状动脉指引导管 7F EBU 3.75，右冠状动脉 6F AL 0.75 指引导管，正向 Corsair 支撑下 GAIA First 尝试，导丝通过闭塞处至远端真腔内，操作 GAIA 导丝过程中阻力较大，不能前行，旋转导丝时导丝头端不动，尝试回撤导丝发生断裂（图 9-0-10）。

换用 Pilot 200 导丝再次正向尝试，对侧造影指引下显示导丝通过闭塞处至远端真腔内，Corsair 微导管不能通过闭塞处，使用 1.0 mm × 6 mm 球囊扩张，反复尝试不能通过闭塞处（图 9-0-11）。

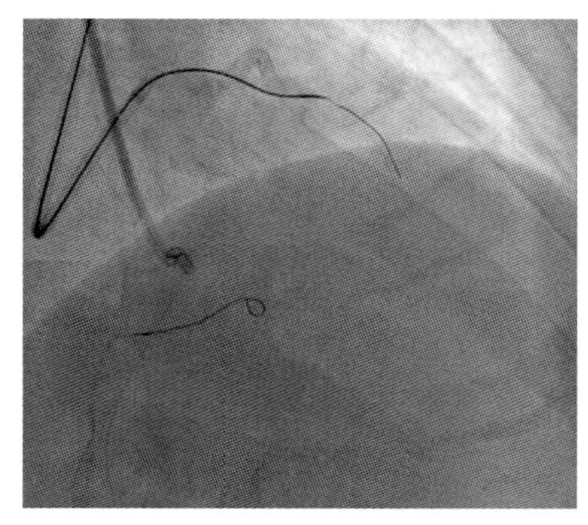

图 9-0-10　GAIA First 导引钢丝断裂

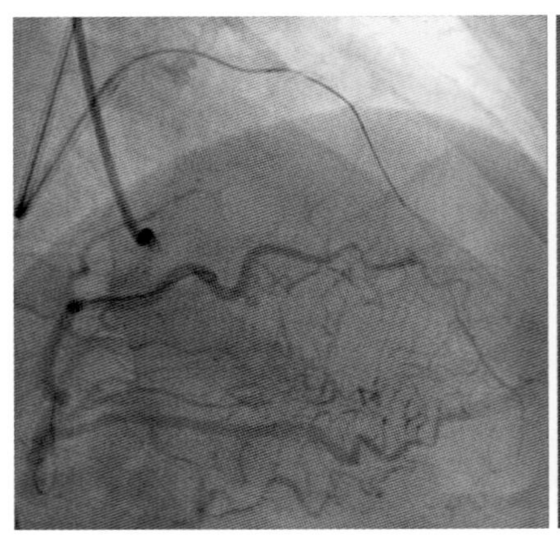

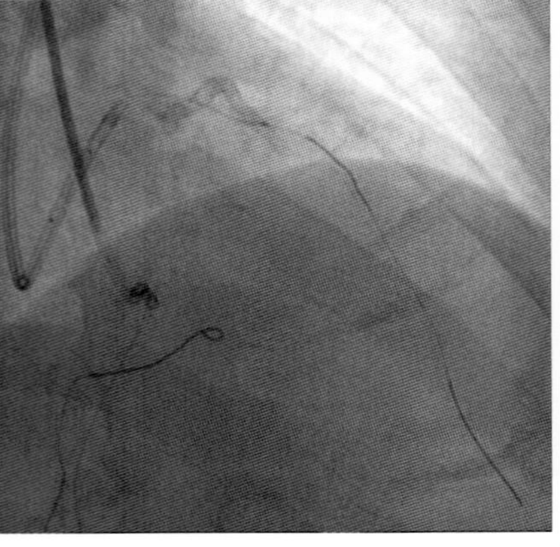

图 9-0-11 Pilot 200 通过闭塞处至远端真腔内，Corsair 导管及 1.0 mm × 6 mm 球囊不能通过闭塞病变处

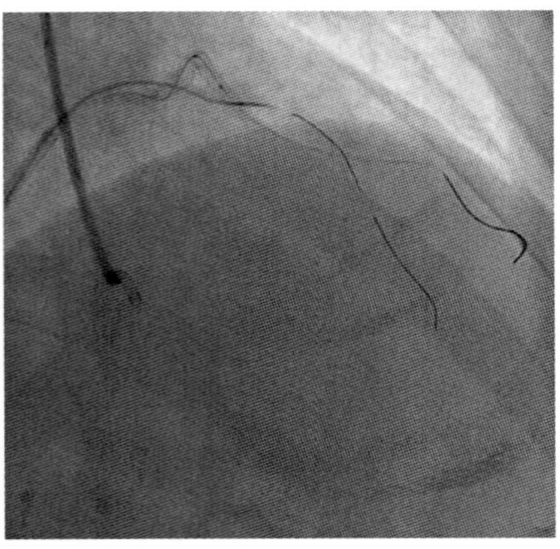

图 9-0-12 尝试球囊锚定方法，2.5 mm × 15 mm 球囊在 LCX 支架内扩张

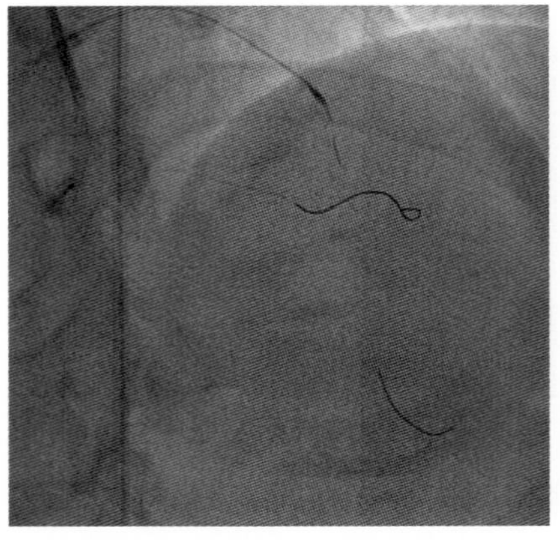

图 9-0-13 1.25 mm 旋磨头旋磨后通过闭塞处，可见原断裂导丝被磨断

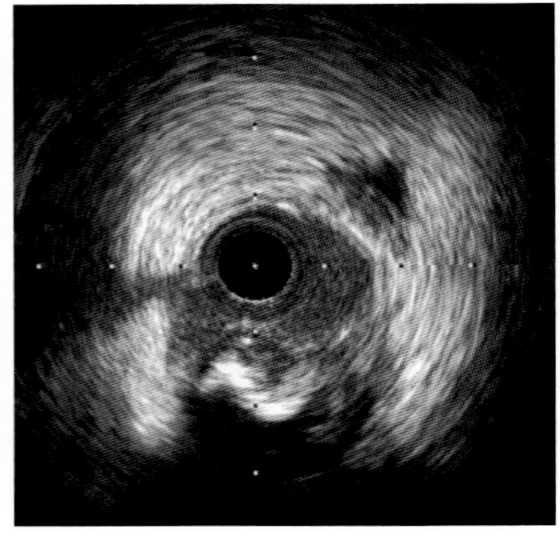

图 9-0-14 导引钢丝部分位于假腔内

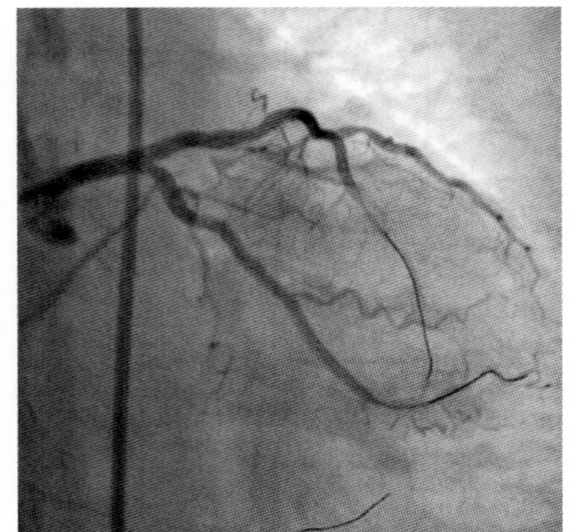

图 9-0-15 最终结果

尝试采用球囊锚定方法，2.5 mm × 15 mm 球囊在 LCX 支架内扩张（图 9-0-12），再次尝试 1.0 mm × 6 mm 球囊仍不能至闭塞病变内，最后决定经 Corsair 直接送入旋磨导丝，反复尝试后将旋磨导丝送至 LAD 远端真腔内，1.25 mm 旋磨头旋磨后通过闭塞处，可见原断裂导丝被磨断（图 9-0-13）。

球囊扩张后行 IVUS 检查，显示导引钢丝部分从假腔内通过闭塞处至 LAD 远端真腔内（图 9-0-14），最后 LM-LAD 植入支架并行对吻结束（图 9-0-15）。

参考文献

[1] 葛雷，秦晴，陆浩，等 . 高频旋磨在冠状动脉钙化病变中的应用：单中心经验［J］. 中国介入心脏病杂志，2014，22：74-78.

[2] Furuichi S, Sangiorgi G, Godino C, et al. Rotational atherectomy followed by drug-eluting stent implantation in calcified coronary lesions［J］. EuroIntervention, 2009, 5: 370-374.

[3] 温尚煜，于宏颖，王柏颖，等 . 冠状动脉斑块旋磨术治疗球囊无法通过的慢性完全闭塞病变［J］. 中华心血管病杂志，2013，41：466-469.

[4] 马剑英，郭俊杰，侯磊，等 . 冠状动脉内旋磨术在慢性完全闭塞病变介入治疗中应用的安全性和有效性［J］. 中华心血管病杂志，2018，（4）：274-278.

第10章
逆向导引钢丝技术侧支血管的选择

柳景华　彭红玉

随着手术经验的积累和新型器械的出现，逆向导丝技术已成为CTO PCI的一种成熟策略选择，适用于传统前向途径失败或解剖特征不利于前向途径、具有良好侧支血管的复杂CTO病变。在该策略中，工作导丝通过侧支血管进入CTO远端靶血管是决定手术能否成功的一个关键环节。因此，选择理想的侧支血管在逆向CTO PCI术中至关重要。

（一）侧支血管的分类

1. 根据血管起源　侧支血管可分为对侧侧支循环和同侧侧支循环。连接左、右冠状动脉之间的侧支循环称为对侧侧支循环，操作时需将两根指引导管分别放在左、右冠状动脉开口。对侧侧支通路在临床中最为多见，在逆向CTO PCI中也最为常用。同侧侧支循环则是指来自CTO病变同侧的侧支血管，但并不包括连接闭塞段两端、与闭塞段并行的桥侧支血管。

2. 根据血管走行位置　侧支血管可分为间隔支侧支、心外膜侧支。对于CABG术后患者，桥血管也是一种可能的逆向通路选择。

3. 根据侧支血管直径大小　Werner等根据侧支血管直径对侧支进行了CC分级（图10-0-1）：① CC 0级，供体血管和受体血管之间存在造影不连续的侧支循环；② CC 1级，供体和受体血管间侧支血管连续无中断，呈线样连接，直径≤0.4 mm；③ CC 2级：供体血管和受体血管间侧支血管连续无中断，直径>0.4 mm，类似于分支血管。

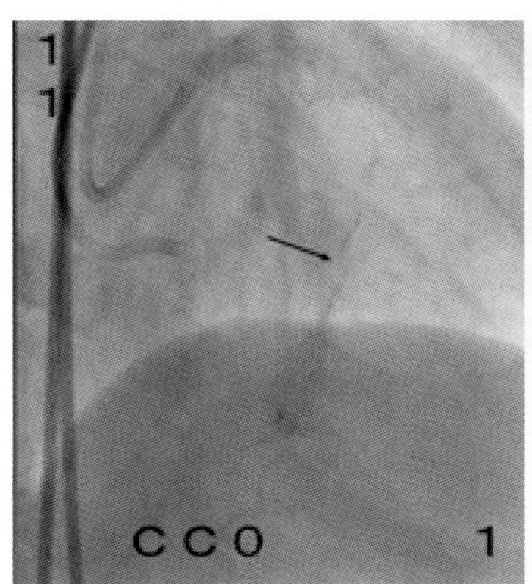

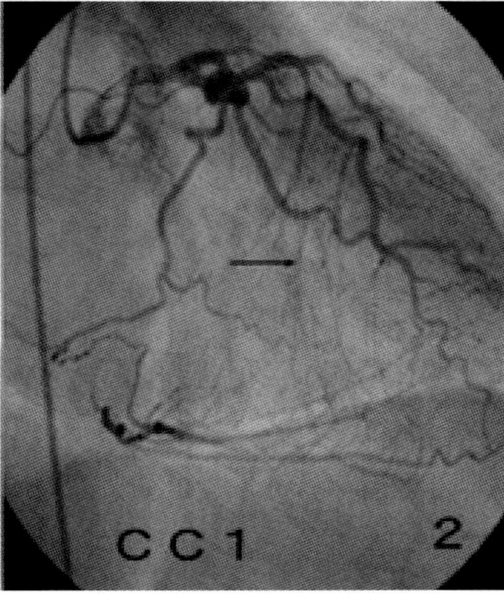

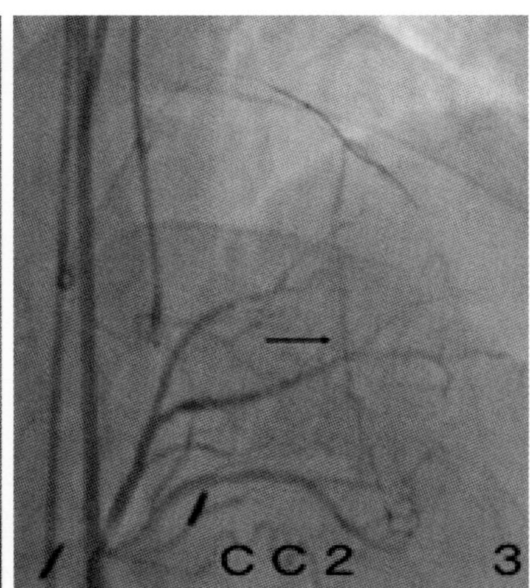

图10-0-1　Werner侧支血管CC分级

（二）侧支血管的分布规律

闭塞部位和冠状动脉分布（左 / 右优势型）决定了侧支循环的分布情况。迄今为止，至少有 2 个研究总结了 CTO 病变侧支循环的分布规律，但结果并不完全一致。其中，McEntegart MB 等人的研究发表于 2016 年，通过双侧造影去评价侧支循环，这能客观、准确地反映冠状动脉侧支循环全貌，也更符合现代 CTO PCI 理念。因此，本章将重点介绍该研究所总结的侧支分布规律。熟悉这些规律，将有助于术者有章可循地去寻找适合逆向操作的侧支通路。

RCA 是最为常见的 CTO 靶血管。其较为常见的侧支循环包括 LAD 起源的间隔支汇入 RCA 的后降支（RPDA）、LCX 起源的房室支心外膜侧支（AVCx）汇入 RCA 的后侧支（PLV）、LAD 起源的心尖部心外膜侧支汇入 PDA、LAD 起源的心外膜侧支汇入 RCA 的右心室支（RV）、RCA 起源的右心房支（RA）汇入 RCA 的远段（图 10-0-2）。

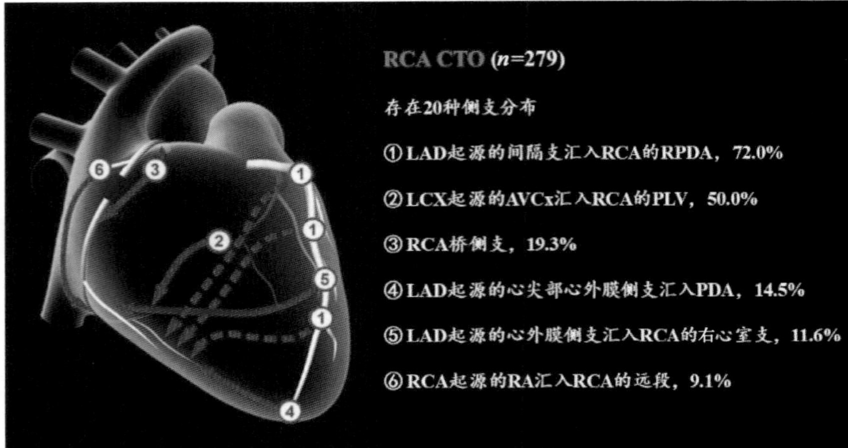

图 10-0-2　RCA CTO 最为常见的侧支循环

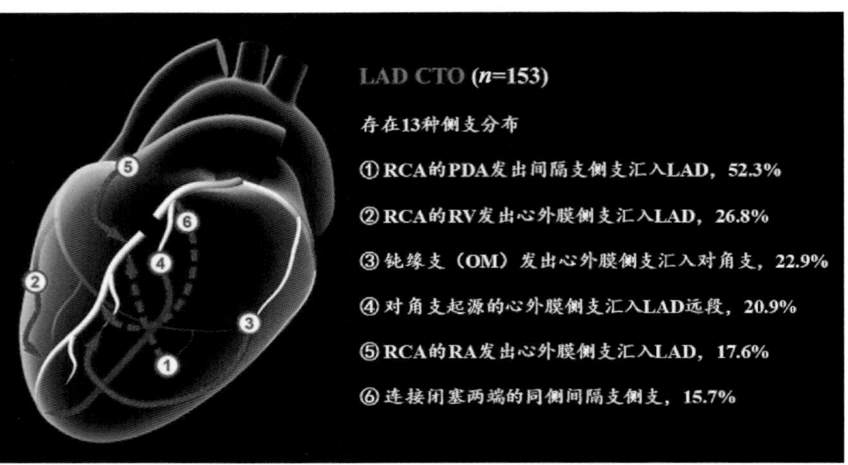

图 10-0-3　LAD CTO 最为常见的侧支循环

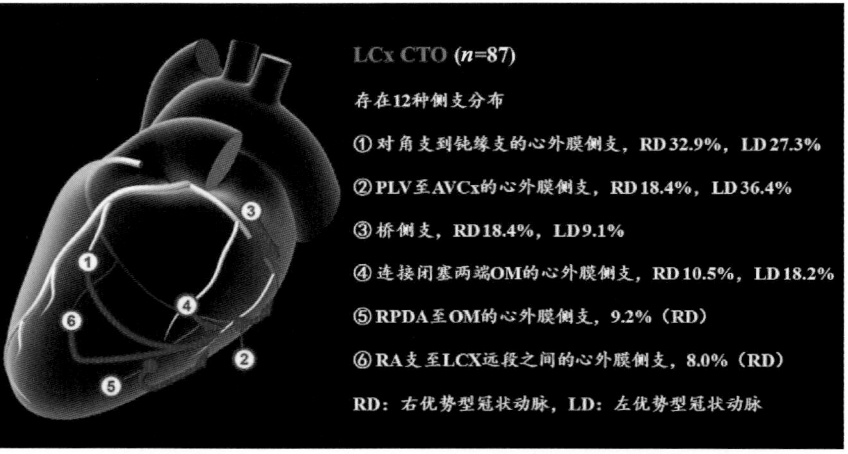

图 10-0-4　LCx CTO 最为常见的侧支循环

LAD 是比例仅次于 RCA 的 CTO 靶血管。造影常见的侧支循环包括 RCA 的 PDA 发出间隔支汇入 LAD、RCA 的 RV 发出心外膜侧支汇入 LAD、LCx 的钝缘支（OM）发出心外膜侧支汇入对角支、对角支起源的心外膜侧支汇入闭塞的 LAD 远段、RCA 的 RA 发出心外膜侧支汇入 LAD、LAD 近段发出同侧间隔支侧支汇入闭塞的 LAD 远段（图 10-0-3）。

LCx 是比例最少的 CTO 靶血管。造影常见的侧支循环包括对角支到钝缘支的心外膜侧支、PLV 至 AVCx、桥侧支、LCX 闭塞两端 OM 连接的心外膜侧支、RPDA 至 OM 的心外膜侧支（仅见于右优势型冠状动脉分布）、RA 支至 LCX 远段之间的心外膜侧支（仅见于右优势型冠状动脉分布）（图 10-0-4）。

（三）逆向侧支通路（“可利用”的侧支）的选择

任何一个 CTO 病变，可能会同时存在多个不同起源、不同走行的侧支循环。然而，只有适合逆向器械通过的侧支血管才能成为潜在的逆向通路选择，或称为“可利用”的侧支通路（interventional collateral）。McEntegart 等人研究显示，存在“可利用”侧支通路的 CTO 病变仅占 64%，仍有大约 1/3 的 CTO 病变存在侧支但无法为逆向 CTO PCI 所使用。因此，CTO PCI 术前评价很重要，术者除了关注侧支循环的解剖分布之外，更重要的是去评价可见的侧支血管是否适合逆向器械通过，以寻找“可利用”的侧支作为逆向通路备用。

按照国外研究和个人经验，“可利用”侧支在解剖分布上仍然有规律可循，术者可重点评价这些“热点”侧支。对于 RCA CTO，“可利用”的逆向侧支通路通常见于间隔支-PDA、LAD 心尖部侧支-PDA、LAD 心尖部侧支-PLV、OM-PDA、LAD-RV 的心外膜侧支。对于 LAD CTO，逆向侧支通常选择 PDA-LAD 的间隔支、LAD 闭塞两端的间隔支、对角支-LAD 远段的心外膜侧支、RCA 的圆锥支-LAD、RV/RA-LAD。对于 LCx CTO，常用的逆向侧支则包括 LAD 间隔支-LCx 的 PDA、RCA 的 PLV-AVC、PLV-OM、PDA-OM、LAD 心尖部侧支-OM。

侧支血管能否作为逆向通路，一方面取决于术者经验和器械准备，另一方面则取决于侧支循环的解剖特征。术者应尽量通过双侧造影或高选择造影（tip injection）获得良好的影像学资料，认真阅片，从侧支类型（间隔支、心外膜侧支或桥血管）、侧支迂曲程度、侧支直径、侧支长度、侧支起源与汇入部位的解剖条件、侧支通路是否存在分支血管、逆向器械通过侧支的安全性 7 个方面对可能的侧支血管进行评价。简而言之，逆向侧支通路的选择，应兼顾手术效率和患者安全。

侧支类型直接影响到手术风险和复杂程度，是逆向通路选择首先考虑的解剖因素。间隔支是最为常用、最为安全的逆向通路。这是因为 RCA 和 LAD 闭塞病变最为多见，而间隔支侧支是这两类靶血管最为常见的侧支循环（占比 >50%），并且在解剖上为室间隔心肌所包绕，具有一定的可扩张性。而心外膜侧支作为逆向通路的应用比例则相对较低。欧洲、美国与日本的逆向 CTO PCI 注册研究显示，心外膜侧支应用比例分别为 13%、33% 和 34%。与间隔支相比，心外膜侧支血管缺乏心肌组织的保护，血管更为迂曲且弹性较差，器械通过时极易发生血管损伤、血管穿孔和心脏压塞。对于供血范围较大的心外膜侧支，长时间手术操作还容易诱发严重心肌缺血事件。此外，心外膜侧支通路行程更长，有时需要特殊长度的手术器械或自制器械。因此，对于同时具有“可利用”间隔支和心外膜侧支的 CTO 病变，心外膜侧支原则上不作为首选的逆向通路（表 10-0-1）。

表 10-0-1　三种类型侧支血管作为逆向通路的比较

项　目	间隔支侧支	心外膜侧支	桥血管
迂曲程度	++	+++	+
心脏压塞风险	+	+++	+
导管通过难度	++	+++	+
球囊扩张侧支通路	√	◊	√

注：√，可以进行球囊扩张；◊，不可进行球囊扩张

除了心外膜侧支是逆向通路的不利因素之外，不利于器械逆向通过的特征还包括以下几方面。

（1）极度迂曲的侧支通路。按照 McEntegart 的研究定义，极度迂曲的侧支是指心外膜侧支在 2 mm

长度内存在 2 个连续的、呈螺纹样的高周率扭曲，且扭曲在舒张期无法伸直松解，或者间隔支侧支存在≥ 1 个螺纹样的高周率扭曲。高周率扭曲是指弯曲角度 >180°，且弯曲段长度 < 侧支直径的 3 倍。

（2）直径过小的侧支血管：通常来讲，直径 <1 mm 的侧支血管尤其是心外膜侧支在逆向微导管通过后易发生严重损伤。

（3）路径过长的侧支血管。

（4）侧支血管的入口情况不佳，包括侧支血管与供血血管发出角度过小（<45°）、供血血管在侧支发出处有狭窄病变或既往支架覆盖侧支开口。

（5）侧支血管的出口情况不佳，包括侧支与受体血管汇入角度过小（<45°）、汇入处存在狭窄病变、汇入部位邻近或恰好位于 CTO 的远端纤维帽。

（6）在逆向导丝的走行方向上侧支血管存在多个分支（分叉），尤其是在侧支从供血血管发出后立即存在分支，或者扭曲部位存在分支发出。

（7）高损伤或高缺血风险的侧支：经优势的侧支逆向操作，易造成缺血事件。心外膜侧支如果直径过小（≤微导管外径的 1/2），器械通过后易发生损伤。

图 10-0-5 示 63 岁男性患者，急性前壁心肌梗死保守治疗 8 天后转诊至首都医科大学附属北京安贞医院。择期造影示前降支次全闭塞伴血栓影，右冠状动脉自第二屈膝部慢性完全闭塞（图 10-0-5A）。开通前降支后，分析影像发现该患者存在 4 个侧支通路：回旋支发出的后侧支侧支（PL）、回旋支发出的房室支心外膜

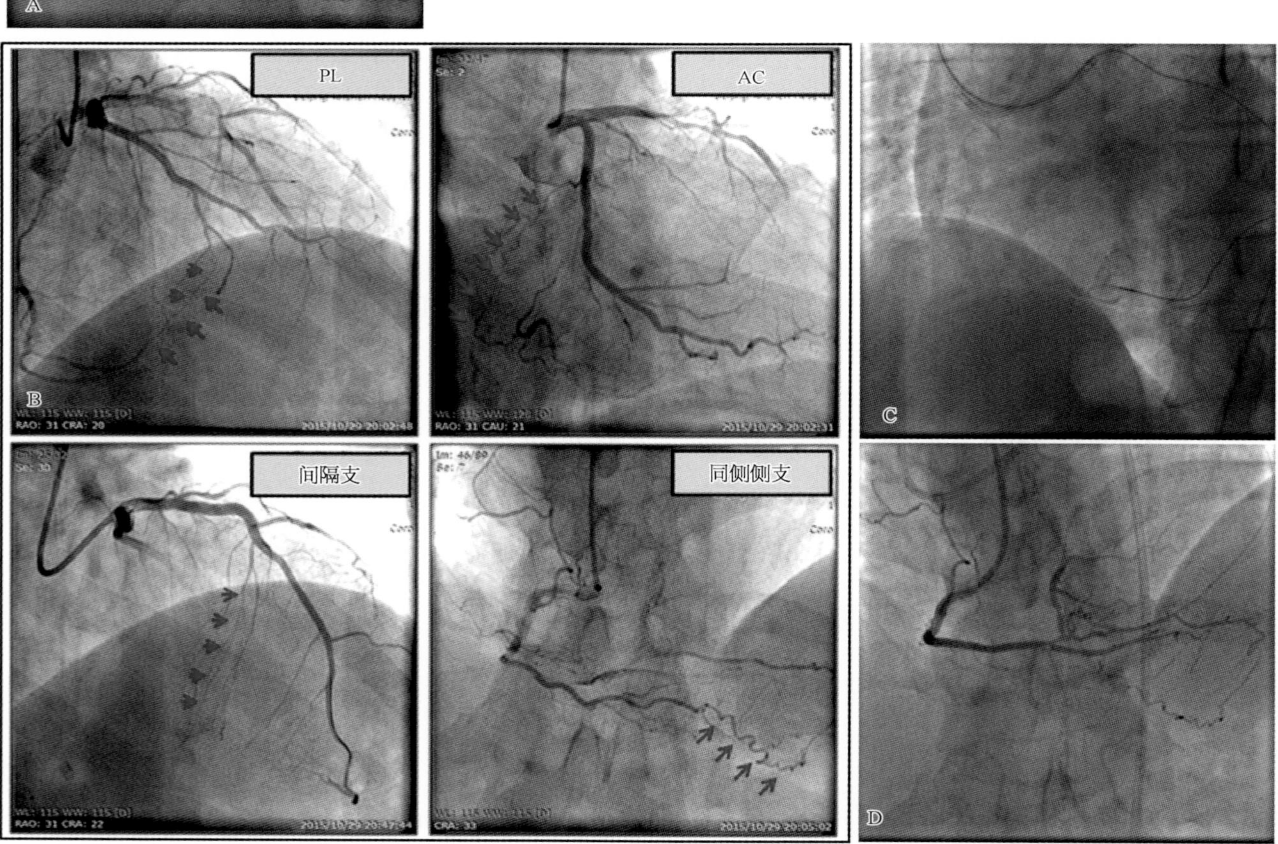

图 10-0-5　侧支逆向通路的选择（病例 1）

侧支（AC 或 AVCx）、前降支开通后的间隔支侧支、右冠状动脉同侧心外膜侧支（图 10-0-5B）。AVCx 和同侧侧支均为心外膜侧支，走行极度迂曲，且路径更长（McEntegart 积分 >2 分），不作为理想的“可利用”侧支。尽管间隔支粗大且平直，无明显分支发出，发出及汇入部位角度合适，但发出部位有支架覆盖，有急性心肌梗死致间隔支损伤风险（McEntegart 积分为 2 分），其优势不如 PL 侧支明显。而 CC 1 级的 PL 心外膜侧支走行清楚且平直，无明显分支发出，发出及汇入部位条件良好（角度 >90°，局部无病变），McEntegart 积分为 1 分，故逆向通路选择了 PL 侧支。Corsair 微导管顺利地通过 PL 侧支到达闭塞血管（图 10-0-5C），图 10-0-5D 是开通 RCA CTO 后的即刻结果。该病例提示侧支存在的不利解剖因素越少，越是真正理想的逆向通路。

图 10-0-6 示 60 岁男性患者，右冠状动脉 CTO，闭塞段较长，且近端解剖结构不明确（图 10-0-6A），正向策略难度较大。侧支评价，可见前降支发出的 2 个侧支通路：间隔支-PDA、心尖部心外膜侧支-PDA（图 10-0-6B）。图 10-0-6B（右肩位）和图 10-0-6C（左肩位）均显示心尖部心外膜侧支直径较大，但作为优势侧支器械通过后有缺血风险，同时存在至少 1 个

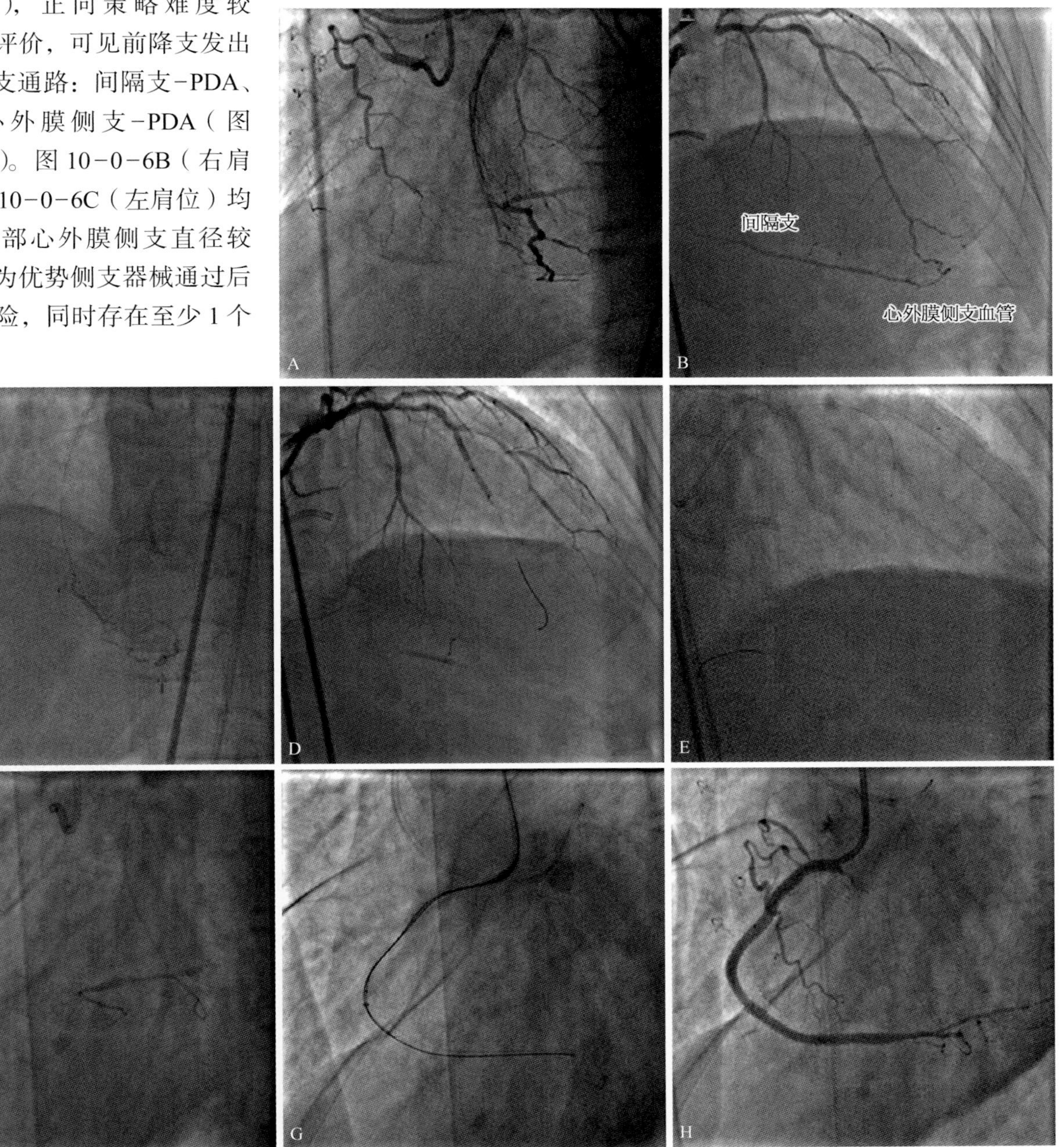

图 10-0-6　侧支逆向通路的选择（病例 2）

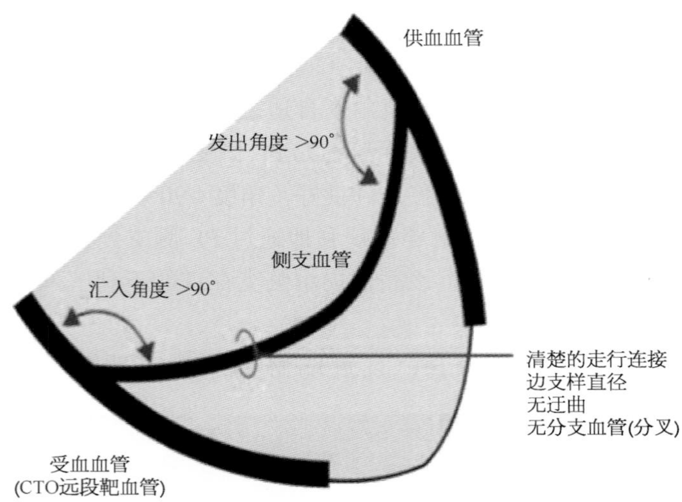

图 10-0-7　理想的逆向侧支通路

高周率扭曲（红色箭头），而且在逆向行走方向上存在多个分支，McEntegart 积分为 4 分。图 10-0-6D 示在前降支原支架内利用球囊阻断血流，仔细评价间隔支侧支：间隔支 CC 1 级，走行较为平直，无分支发出，侧支发出及汇入部位角度合适，不利因素只有 1 个——原支架覆盖了间隔支开口（McEntegart 积分为 1 分）。故逆向通路选择了间隔支侧支。Sion 导丝和 Finecross 微导管顺利地通过侧支到达闭塞血管（图 10-0-6E、F）。图 10-0-6G 示采用 AGT 技术辅助反向 CART，完成逆向导丝体外化。图 10-0-6H 是开通 RCA CTO 后的即刻结果。

任何一个侧支血管，如果存在上述不利的解剖因素越多，McEntegart 积分也就越高（每个不利因素视为 1 分，共计 8 分），逆向器械将越不容易通过，手术风险也随之增加，不应作为理想的“可利用”侧支。最为理想的逆向侧支通路应首选间隔支侧支，同时还要求侧支血管应走行清晰、直径类似于冠状动脉分支（CC 2 级）、路径中无严重迂曲和分叉、起源与汇入角度均 >90°（图 10-0-7）。由于平直的心外膜侧支相对少见，故心外膜侧支直径是决定器械能否逆向通过的关键因素。因此，选择心外膜侧支时宜“大”不宜“小”。而在同等直径条件下，则应选择相对更为平直的血管。

值得指出的是，包括 McEntegart 研究在内的多个研究所评价的侧支都是造影可见的侧支血管（CC 分级≥ 1 级）。但实战经验已经告诉我们，间隔支直径大小不是影响器械通过的决定因素，这与心外膜侧支完全不同。即使造影“不可见”（CC 0 级），器械仍有可能逆向通过。换言之，间隔支侧支能否作为“可利用”的逆向通路并不取决于血管直径。因此，为了寻找这些“不可见”但“可利用”的间隔支逆向侧支，术者可利用冲浪（Surfing）技术操控导丝进行有目的的尝试（图 10-0-8），而不能拘泥于上述的不利因素而主动放弃最为安全的间隔支通路。

图 10-0-8 示 40 岁男性患者，半年前因 STEMI 在当地医院行急诊造影发现左主干急性闭塞，前降支未开通，在左主干-中间支植入支架。半年后到首都医科大学附属北京安贞医院尝试开通前降支。双侧造影示前降支开口慢性闭塞，并为支架覆盖，可见残端（图 10-0-8A）。图 10-0-8B 示右肩位对侧造影可见 PD 发出多个间隔支（自 PD 发出，在接近 PD 处呈 U 形走行，U 形底部朝向心尖部），仅有一个 CC 1 级间隔支侧支（红色箭头）与 LAD 远段汇合，该侧支走行清楚，无明显分支发出，从 PD 发出角度适合，但在汇入部位结构不清楚，可见更高密度的造影影（红丝圆圈），高度怀疑汇入部位呈螺旋样迂曲。图 10-0-8C 示正向失败后，尝试使用 Sion 逆向通过该可见侧支，但在汇入部位受阻，可见导丝头端打圈（红丝圆圈），因此不是理想的逆向侧支通

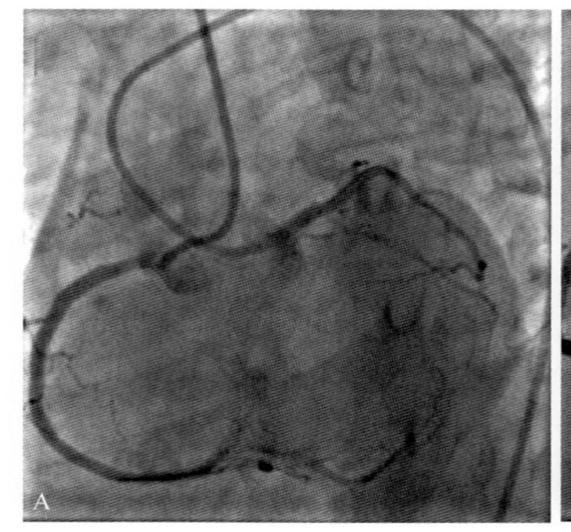

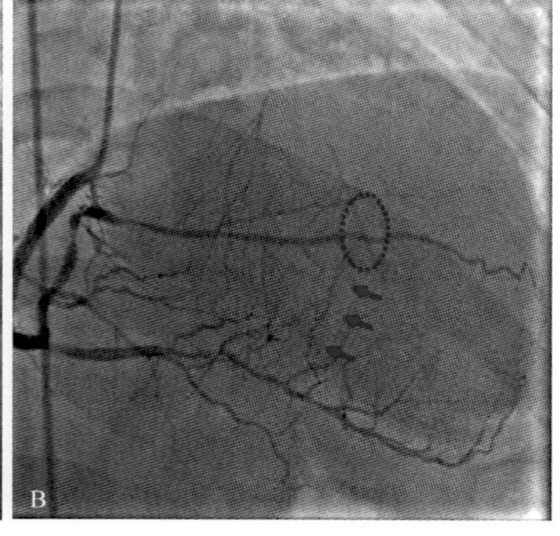

图 10-0-8　Surfing 技术通过“不可见”间隔支逆向干预 LAD CTO（病例 3）（续后）

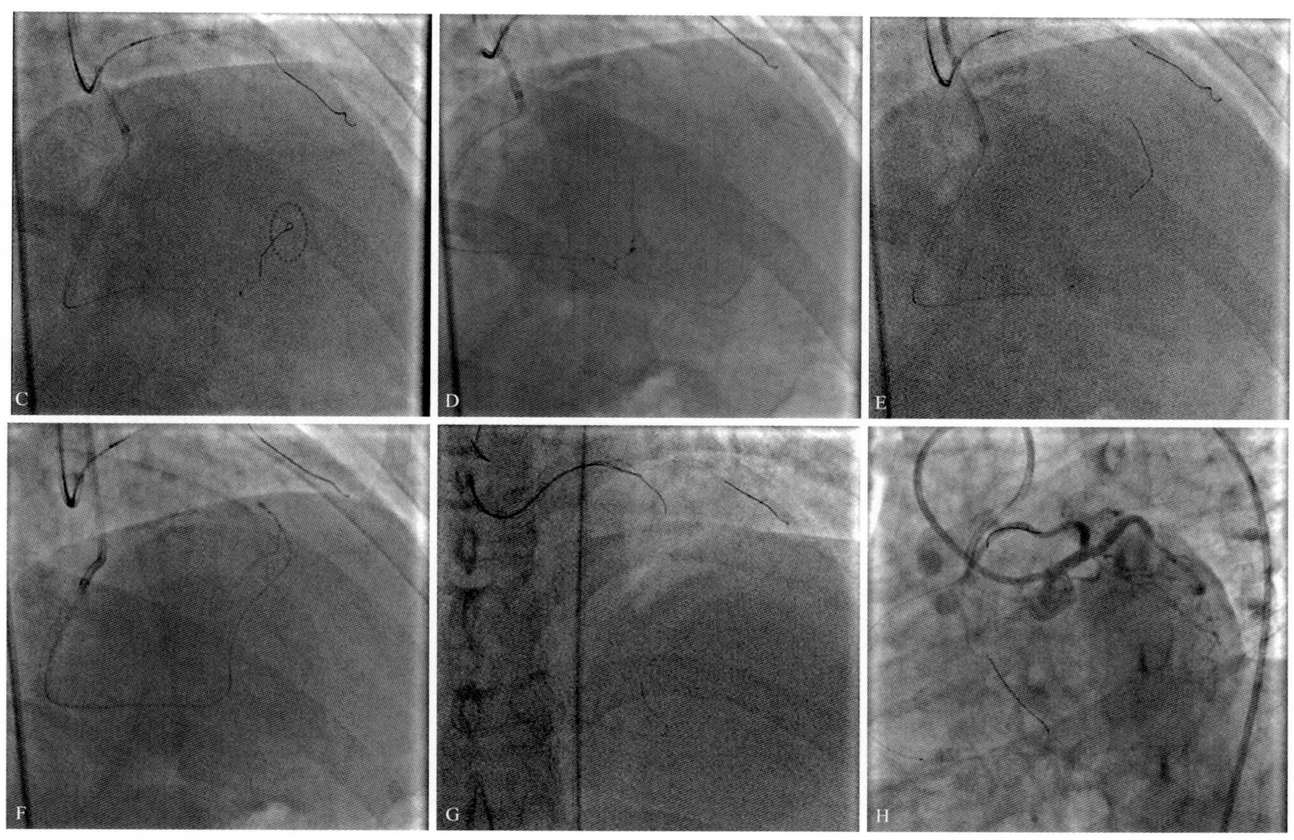

（图 10–0–8 续图）

路。使用微导管在 PD 造影，尝试在近端寻找其他“可利用”间隔支，未发现可见的、与前降支连接的间隔支（图 10–0–8D）。图 10–0–8E 示使用 Sion 导丝快速旋转并推送（Surfing 技术），通过不可见间隔支侧支进入 LAD。图 10–0–8 F 示使用 1.25 mm 球囊低压扩张间隔支后，1.7F APT 微导管逆向到达 LAD，并行高选择造影。图 10–0–8G 示以正向导丝为标记，逆向 Pilot 200 通过闭塞段进入正向指引导管，然后完成正向轨道建立。采用 TAP 技术，在 LAD 开口植入支架，图 10–0–8H 是术后即刻结果。该病例提示间隔支侧支通路选择宜“直”不宜“弯”；间隔支直径大小对逆向器械的通过影响较小，Surfing 技术有助于通过“不可见”的间隔支，微导管通过困难时可以使用球囊对间隔支进行主动扩张。

（四）同侧侧支——不容忽视的逆向通路

与对侧侧支相比，同侧侧支通常不作为首选的逆向通路选择。一项来自欧洲的多中心研究显示，在所有接受逆向 CTO PCI 的患者中，尝试通过同侧侧支进行手术的患者仅占 17%。这一方面是因为“可利用”的同侧侧支占比相对较低，在实践中可遇而不可求；另一方面则与同侧侧支作为逆向通路的手术风险密切相关。经同侧侧支进行逆向 CTO PCI，其并发症风险明显增加，主要表现为需要干预的侧支穿孔发生率升高（高达 5.6%）。但毋庸置疑的是，同侧侧支依然是逆向 CTO PCI 的一个不容忽视的逆向通路，对于一些特殊 CTO 病变逆向通路可能是唯一的选择，如缺乏对侧侧支或其他侧支尝试失败、左侧冠状动脉弥漫狭窄病变的 RCA CTO、合并 RCA 弥漫病变或闭塞的 LAD CTO。

欧洲研究总结了不同 CTO 靶血管所存在的同侧侧支分布规律。对于左冠状动脉的 CTO 病变，常见的同侧侧支包括 LCX/ 钝缘支至对角支 /LAD 的心外膜侧支（22%）、对角支–对角支 /LAD（20%）、LAD 末端心尖部–LCX/ 钝缘支（19%）、LAD 通过间隔支至 LCX/ 钝缘支（17%）、LCX/ 钝缘支至 LCX/ 钝缘支的心外膜侧支（11%）、间隔支至间隔支的侧支（10%）、钝缘支至 LAD 的心外膜侧支（2%）、LCX 的 PL 至 PDA 的侧支（1%）。

对于右冠状动脉的 CTO 病变，常见的同侧侧支包括：① 锐缘支发出侧支至 PD/PL（A 型，38%）；② RCA 近段发出侧支连接 RCA 远段（B 型，13%）；③ RCA 近段发出侧支至后十字交叉（C 型，29%）；④ RCA 近段发出侧支至 PL（D 型，29%）；⑤ RCA 近段的圆锥支发出间隔支到达 PL 或 PDA（E 型，17%）。A、D、E 型同侧侧支在技术上可行，可作为同侧逆向 PCI 的血管通路（图 10-0-9）。而 C 型同侧侧支亦可能通过器械，可作为逆向 PCI 的可能通路。B 型同侧侧支并非逆向 PCI 的理想侧支路径，这是因为这类心外膜侧支通常更为迂曲，易发生血管并发症。

图 10-0-9 所示为 46 岁男性患者，造影示左主干末段病变及三支病变，前降支开口及中段存在严重狭窄，右冠状动脉慢性闭塞病变，其近端纤维帽解剖结构不清晰（图 10-0-9A、B）。对侧支血管进行分析，可见前降支发出间隔支至后降支（图 10-0-9C）。而右冠状动脉同侧亦存在多个间隔支侧支至后降支或后侧支，呈垂柳样分布（图 10-0-9D）。由于左主干-前降支及回旋支均存

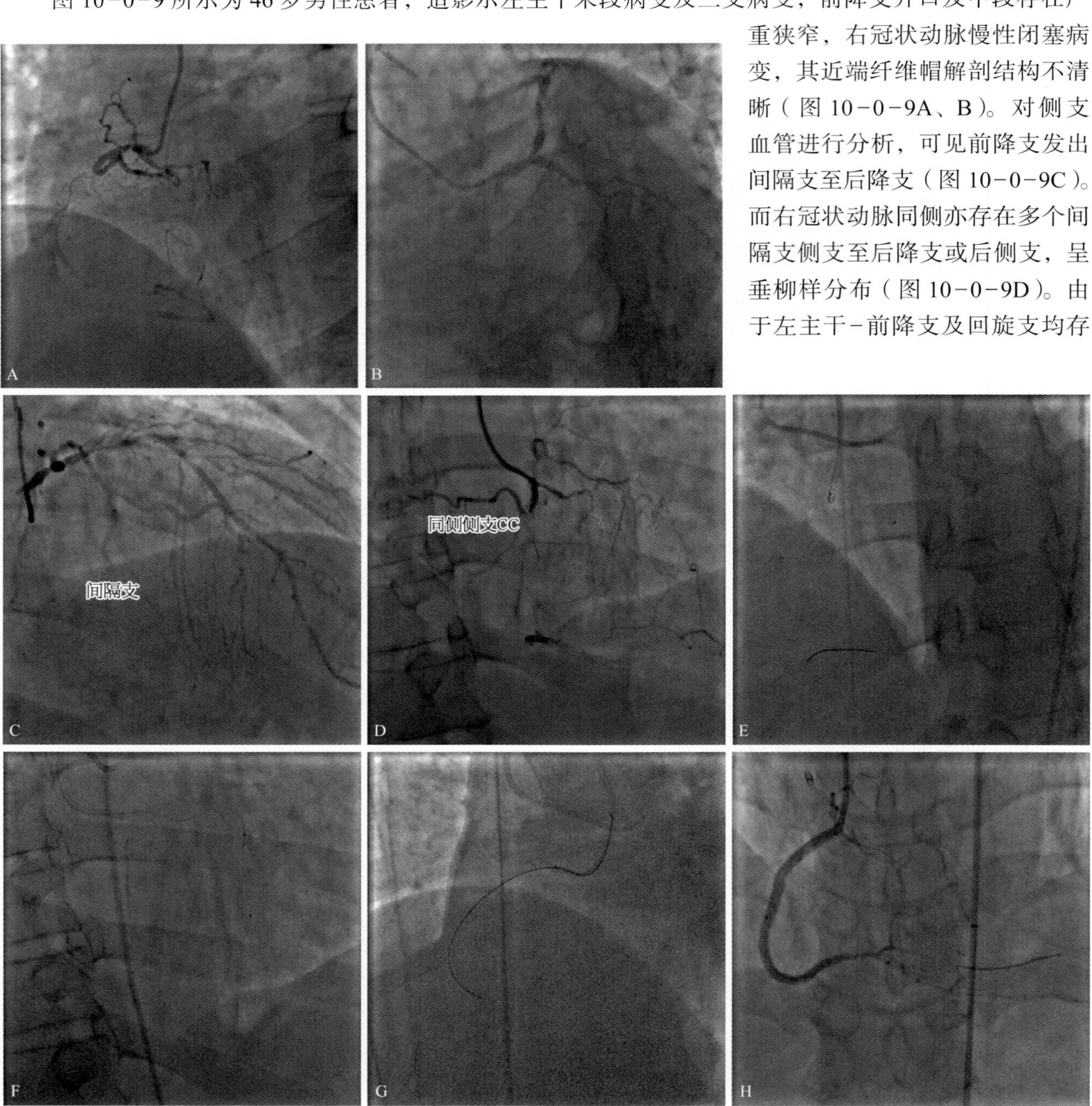

图 10-0-9　经 E 型同侧侧支逆向干预 RCA CTO 病例（病例 4）

在严重狭窄，如果从前降支发出的间隔支逆向通过，缺血风险较高。基于安全考虑，在正向途径失败后，尝试经右冠状动脉同侧间隔支侧支（Mashayekhi E 型）进行逆向操作（图 10–0–9E）。当 Sion 逆向通过后，选择外径更细、柔顺性良好的 1.7F APT 微导管到达闭塞血管远段（图 10–0–9F）。最终采用单个指引导管，将 Ultimate Bro 3 逆向通过闭塞段并进入到指引导管内（图 10–0–9G）。借助 Tip-in 技术建立正向轨道，成功开通右冠状动脉闭塞（图 10–0–9H）。该病例提示侧支通路的选择应重视患者安全。对于左冠状动脉存在弥漫性病变的患者，如存在右冠状动脉的同侧侧支，且适合逆向器械通过，可作为逆向 CTO PCI 的侧支通路。

与对侧侧支一样，同侧侧支能否作为“可利用”的侧支通路也需要从前文提及的 7 个因素加以评价。同时，同侧侧支以心外膜侧支最为多见（可高达 76%），逆向器械通过后所形成的闭合环直径常小于经对侧侧支通路，易发生牵拉相关的血管损伤和缺血。因此，经同侧侧支行逆向 CTO PCI 对术者经验、器械准备、操作技术、并发症处理能力都提出了更高的要求。逆向微导管的选择建议使用具有良好柔顺性、通过外径更小的微导管，导丝宜选择 Sion 系列、Fielder 系列和 Suoh 03。在操作技术上，为了减少牵拉所造成的血管损伤、缺血或迷走反射，应避免暴力推送微导管；正向导丝轨道的建立可选择 Tip-in、Rendezvous 技术替代逆向导丝体外化。由于同侧侧支逆向 PCI 发生冠状动脉穿孔的风险较高，就需要导管室常规准备弹簧圈、带膜支架及心包穿孔工具包，并且具有快速置入血流动力学辅助装置的能力。

（五）小结

综上所述，侧支血管选择是逆向 CTO PCI 手术成功的基石。术者应仔细阅片，首先关注侧支血管相关的解剖特征（侧支类型、侧支迂曲程度、侧支直径、侧支长度、侧支起源与汇入部位的解剖条件、侧支通路是否存在分支血管），同时还需评估各个“可利用”侧支的手术风险（缺血风险和损伤分析）。在逆向 CTO PCI 过程中，心血管介入医师只有兼顾到手术效率和患者安全，理性选择最佳侧支通路，才能真正提高逆向 CTO PCI 的手术成功率，增加患者的临床获益。

参考文献

[1] Levin DC. Pathways and functional significance of the coronary collateral circulation [J]. Circulation, 1974, 50(4): 831–837.

[2] McEntegart MB, Badar AA, Ahmad FA, et al. The collateral circulation of coronary chronic total occlusions [J]. EuroIntervention, 2016, 11(14): e1596–e1603.

[3] Brilakis ES, Grantham JA, Rinfret S, et al. A percutaneous treatment algorithm for crossing coronary chronic total occlusions [J]. JACC Cardiovasc Interv, 2012, 5(4): 367–379.

[4] Harding SA, Wu EB, Lo S, et al. A new algorithm for crossing chronic total occlusions from the Asia Pacific Chronic Total Occlusion Club [J]. JACC Cardiovasc Interv, 2017, 10(21): 2135–2143.

[5] Azzalini L, Agostoni P, Benincasa S, et al. Retrograde chronic total occlusion percutaneous coronary intervention through ipsilateral collateral channels: a multicenter registry [J]. JACC Cardiovasc Interv, 2017, 10(15): 1489–1497.

[6] Galassi AR, Sianos G, Werner GS, et al. Retrograde recanalization of chronic total occlusions in europe: procedural, in-hospital, and long-term outcomes from the multicenter ERCTO registry [J]. J Am Coll Cardiol, 2015, 65(22): 2388–2400.

[7] Karmpaliotis D, Karatasakis A, Alaswad K, et al. Outcomes with the use of the retrograde approach for coronary chronic total occlusion interventions in a contemporary multicenter US registry [J]. Circ Cardiovasc Interv, 2016, 9(6). pii: e003434.

[8] Okamura A, Yamane M, Muto M, et al. Complications during retrograde approach for chronic coronary total occlusion: Sub-analysis of Japanese multicenter registry [J]. Catheter Cardiovasc Interv, 2016, 88(1): 7–14.

[9] Mashayekhi K, Behnes M, Akin I, et al. Novel retrograde approach for percutaneous treatment of chronic total occlusions of the right coronary artery using ipsilateral collateral connections: a European centre experience [J]. EuroIntervention, 2016, 11(11): e1231–e1236.

第 11 章
Suoh 03 导引钢丝在逆向介入治疗中的应用经验分享

葛　雷

逆向介入治疗中，由于侧支血管过于迂曲、严重成角或者血管迂曲处伴有分支血管，导引钢丝往往很难通过侧支血管。间隔支侧支血管和心外膜侧支血管不同，血管迂曲度和血管直径在导引钢丝能否通过间隔支侧支血管和心外膜侧支血管上起到不同的作用。最近日本学者对导引钢丝通过侧支血管的难易程度提出 J-Channel 积分，当积分 >3 分时，往往提示该侧支血管较难通过（图 11-0-1）。对于导引钢丝较难通过的侧支血管，为了提高手术成功率、降低并发症发生率，在选择导引钢丝时应根据侧支血管的不同解剖特征选择不同类型的导引钢丝（表 11-0-1，图 11-0-2）。

A. 侧支血管直径
- 大 （CC 2）
- 小（CC 0或CC 1）

B. 侧支血管反向弯曲
- 无：< 90°
- 有：≥ 90°

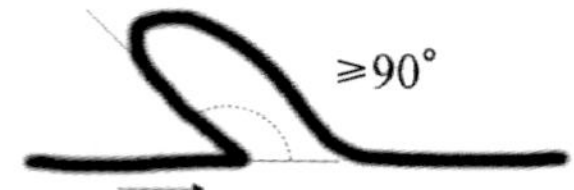

C. 连续弯曲
- 无：≤ 2
- 有：≥ 3

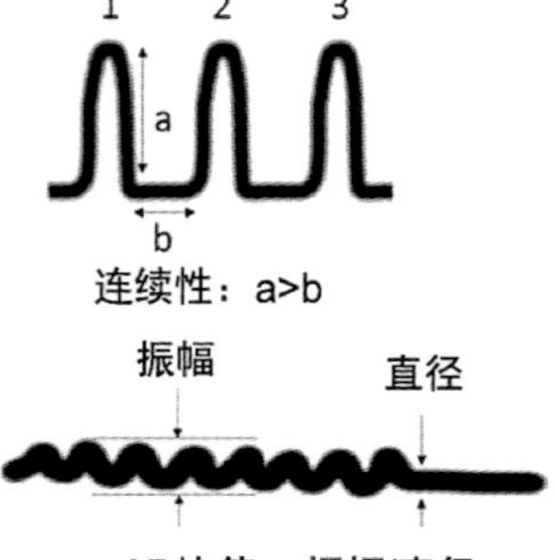

D. 螺纹状弯曲
- 无
- 有：连续弯 ≥3 且AD比值 ≤2

	间隔支	非间隔支
侧支血管直径：小	2	3
侧支血管反向弯曲：有	1	1
连续弯曲：有	1	0
螺纹状弯曲：有	0	1

难易度分类（总积分）
- 容易：0
- 中等：1~2
- 困难：≥3

图 11-0-1　J-Channel 积分系统

表 11-0-1　侧支血管导引钢丝的选择

项　目	侧支血管导引钢丝的选择	
	间隔支	心外膜侧支血管
连续迂曲	1. Sion 2. Suoh 03 3. XT-R	1. Sion 2. Suoh 03 3. XT-R（侧支血管直径小） 4. Sion Black（侧支血管直径大）
血管迂曲处发出小分支血管	1. Sion 2. Suoh 03 3. XT-R（侧支血管直径小） 4. Sion Black（侧支血管直径大）	1. Suoh 03 2. Sion 3. XT-R（IF small vessel） 4. Sion Black（IF a large vessel）
严重成角	1. Suoh 03 2. Sion 3. Sion Black	1. Suoh 03 2. Sion 3. Sion Black
不可视侧支血管	1. Sion 2. Sion Black 3. XT-R	不建议尝试

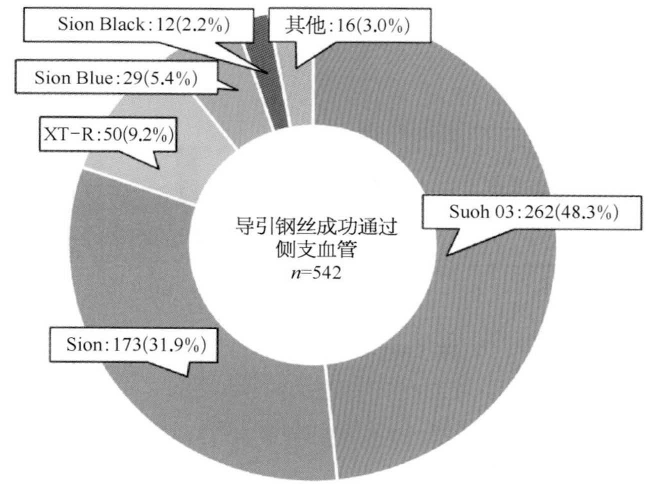

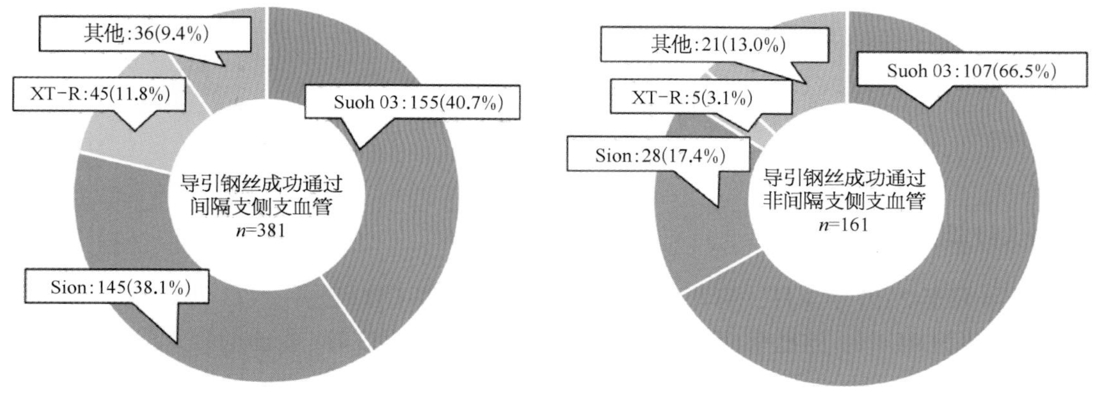

图 11-0-2　日本 CTO PCI 专家注册研究

日本 CTO PCI 专家注册研究表明，不管间隔支还是心外膜侧支血管，Suoh 03 的使用比例都高于 Sion，尤其是心外膜侧支血管，Suoh 03 的使用比例更高。Suoh 03 在国内还没上市，因此，在侧支血管导引钢丝的选择上我国和日本医生有着很大的不同：绝大部分间隔支侧支血管我们首选 Sion 导引钢丝，但对于严重成角的间隔支，或者严重迂曲、迂曲处合并分支血管的间隔支，当 Sion 导引钢丝无法通过时，如有条件应考虑选择 Suoh 03；对于大部分心外膜侧支血管我们也是首选 Sion 导引钢丝，但对严重迂曲、迂曲处合并分支血管的心外膜侧支血管，如果有条件应首选 Suoh 03 导引钢丝（表 11-0-1）。

（一）Suoh 03 头端设计

Suoh 03 的头端设计类似于 Sion 系列导引钢丝，均呈双缠绕设计，都包括 Asahi 公司特有的 ACT ONE 设计，与非 ACT ONE 设计的导引钢丝相比，ACT ONE 设计的导引钢丝在保持头端灵活性的同时，可以使其扭控性能增加近 10 倍。但是 Suoh 03 又和 Sion 等导引钢丝的头端存在显著的不同，Suoh 03 头端没有核心导引钢丝，因此头端更为灵活、柔软，仅为 0.3 g（图 11-0-3，表 11-0-2）。

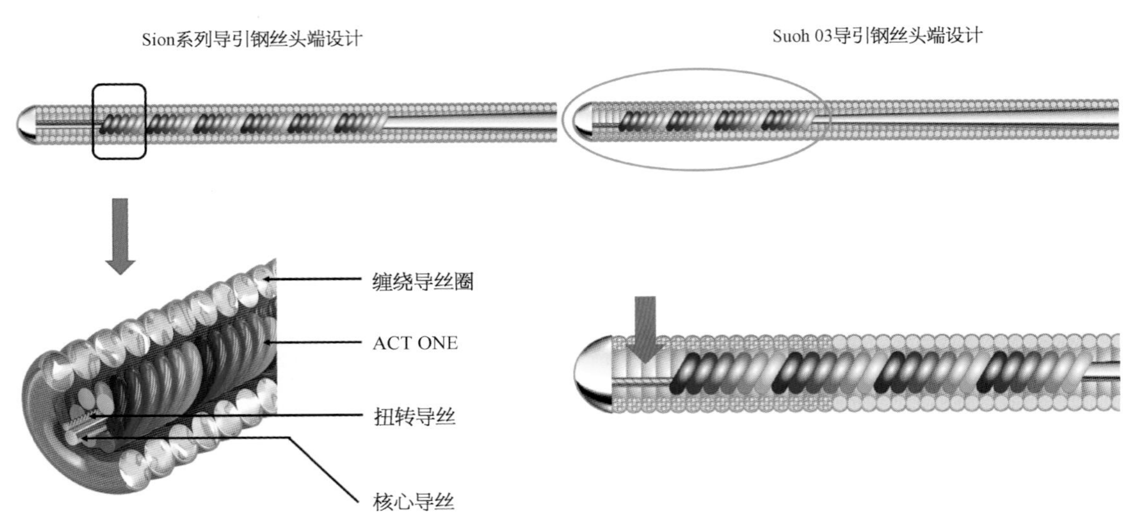

图 11-0-3　Suoh 03 导引钢丝头端设计特点

表 11-0-2　不同类型导引钢丝头端设计特点

	传统导引钢丝	Sion 系列导引钢丝 Suoh 03	GAIA、XT-A、XT-R、Sion Blue ES
ACT ONE	×	●	●
扭转导丝	×	●	×

（二）个人经验分享

自 2017 年 4 月至 2019 年 4 月，笔者一共介入治疗了 468 例 CTO 患者（473 处 CTO 病变），最终 26 例失败，手术成功率为 94.4%。这些病例中正向介入治疗共 249 例（53.2%），逆向介入治疗 224 例（47.8%），其中直接逆向 82 例（36.6%），正向介入治疗失败后逆向治疗 142 例（63.4%）。与 2017 年相比，2018 年逆向介入治疗中侧支血管的选择仍然以间隔支为主，心外膜侧支血管的使用比例在 2017 年为 30%，2018 年为

27.8%。拟通过侧支血管时，首选的导引钢丝仍以 Sion 导引钢丝占绝大多数，在 2017 年仅有 0.8% 的患者首选了 Suoh 03 导引钢丝，2018 年该比例略有增加，但也仅为 2%。与 2017 年相比，2018 年笔者逆向介入治疗中一个非常明显的不同就是最终通过侧支血管的导引钢丝种类的变化，在 2018 年有 26.2% 的患者最终换用 Suoh 03 导引钢丝并成功通过侧支血管，而这一比例在 2017 年仅为 5.8%。

根据笔者个人有限的经验，在操控 Suoh 03 导引钢丝通过迂曲的侧支血管时，应轻柔操作，旋转为主，推送为辅，并及时联合使用微导管，当导引钢丝行走在心外膜侧支血管中时，术者应随着心脏的收缩与舒张操控导引钢丝（图 11-0-4）。过度旋转或暴力推送 Suoh 03 导引钢丝，都有可能导致其头端毁

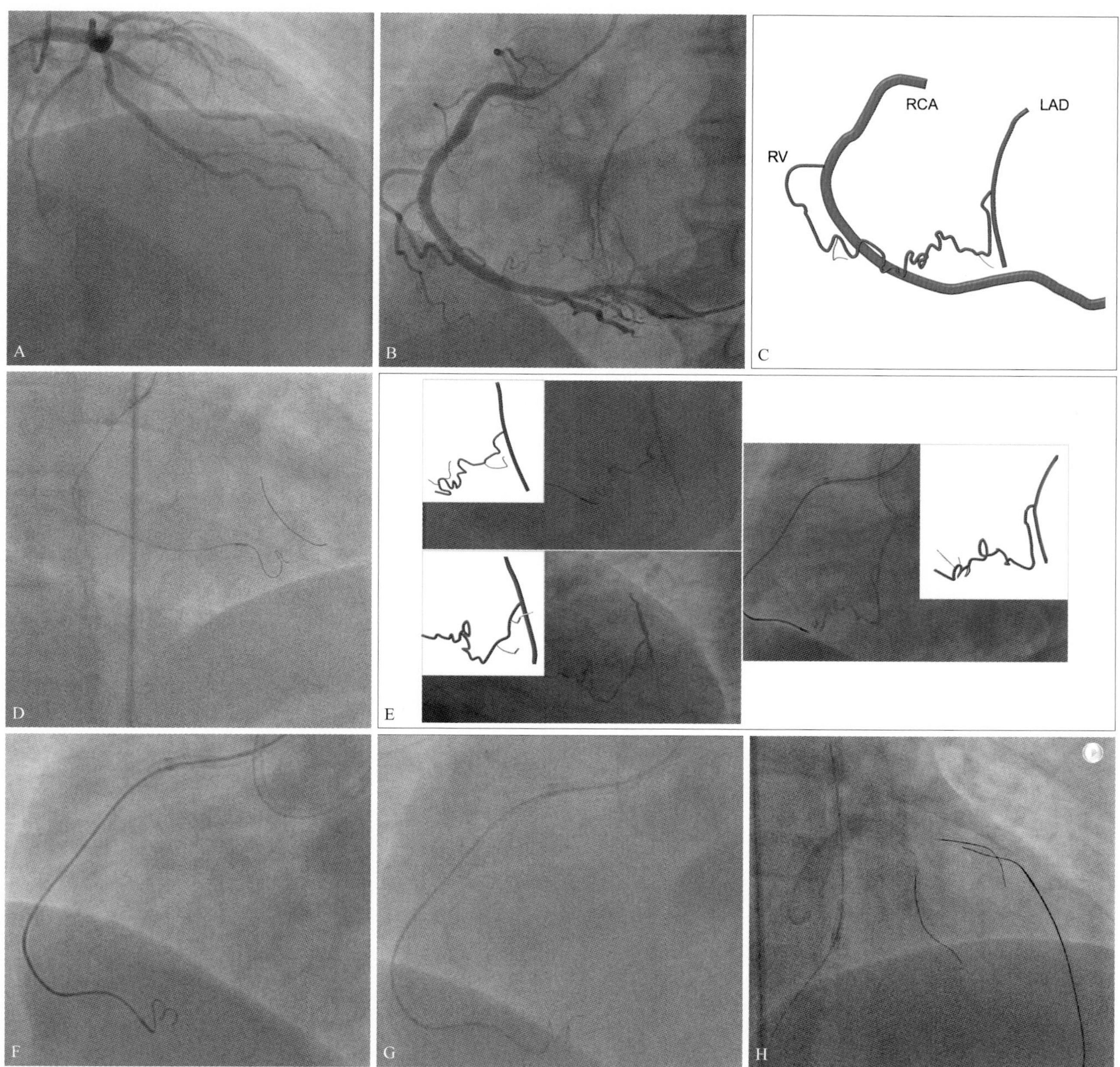

图 11-0-4　Suoh 03 在经心外膜侧支血管进行逆向介入治疗中的应用（续后）

A. 前降支中段完全闭塞，无残端；B. 右冠状动脉经锐缘支发出侧支血管供应前降支远段；C. 右冠状动脉经锐缘支发出侧支血管供应前降支远段，侧支血管严重迂曲且迂曲处伴有小的分支血管；D. 尝试 Sion 导引钢丝，但该导引钢丝无法通过侧支血管；E. 多角度高选择造影；F. 使用 Suoh 03 导引钢丝；G. 轻柔操控 Suoh 03 导引钢丝，微导管及时跟进，随着心脏的收缩和舒张前送导引钢丝；H. Suoh 03 导引钢丝通过迂曲的心外膜侧支血管，微导管送至前降支中段，使用 Ultimate Bro 3 进行逆向导引钢丝通过技术；I. 植入支架后最终结果；J. 超选择造影未见心外膜侧支血管损伤；K. 右冠状动脉及侧支血管无损伤

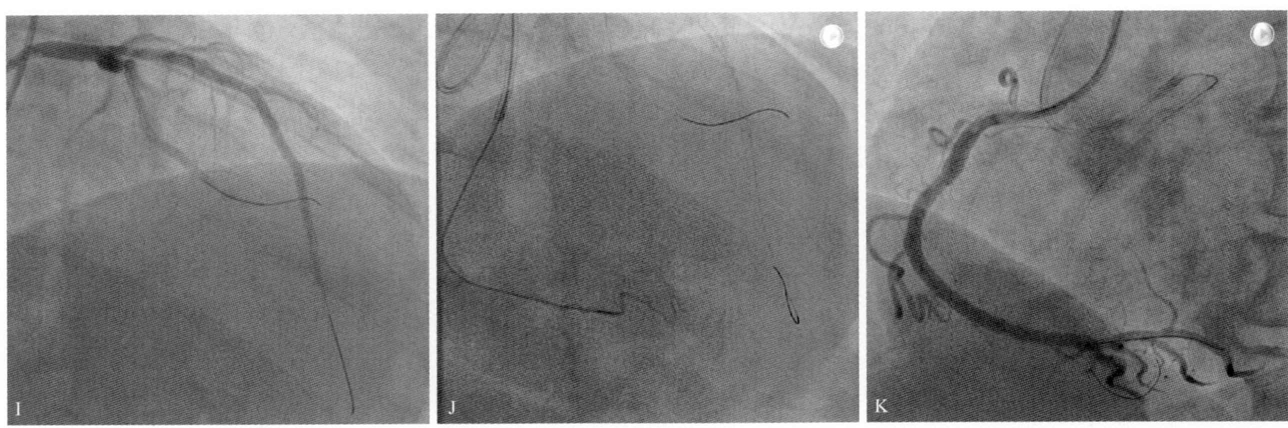

（图 11-0-4 续图）

损，尤其是使用“冲浪”技术通过间隔支侧支血管时，Suoh 03 头端更容易毁损，换言之，笔者认为与 Suoh 03 相比，Sion 导引钢丝可能更适宜进行“冲浪”技术。

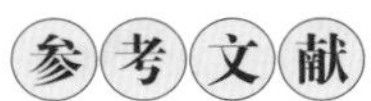

参考文献

Nagamatsu W, Tsuchikane E, Oikawa Y, et al. Predicting successful guidewire crossing via collateral channel at retrograde percutaneous coronary intervention for chronic total occlusion: The J-Channel score as a difficulty estimating tool for collateral channel guidewire crossing success from the Japanese CTO PCI expert registry [J]. Euro Intervention, 2019.

第12章
如何克服逆向介入治疗常见困境：微导管无法通过侧支血管的应对策略

葛 雷 仲 昕

逆向介入治疗中，当导引钢丝通过侧支血管后，有时会遇到微导管无法通过侧支血管的情况，单中心临床数据发现其发生比例约为22.5%。当微导管无法通过侧支血管后，将会使后续治疗非常困难，甚至导致手术失败。

（一）微导管无法通过侧支血管的常见原因

导致微导管无法通过侧支血管的原因很多，常见原因包括：① 侧支血管过于迂曲，尤其是存在严重成角时；② 侧支血管供体血管严重迂曲、钙化；③ 侧支血管进、出口被支架覆盖；④ 侧支血管进、出口严重成角；⑤ 指引导管支撑力欠佳；⑥ 微导管等器械选择及使用不当；⑦ 导引钢丝毁损；⑧ 微导管毁损；⑨ 微导管内和（或）逆向导引钢丝上血栓形成；⑩ 其他原因。

术者尝试使用导引钢丝通过侧支血管时，常常发现侧支血管的迂曲度是决定导引钢丝能否通过间隔支的重要决定因素之一，而心外膜侧支血管则不同，血管直径是决定导引钢丝能否通过心外膜侧支血管的重要决定因素。同样，当导引钢丝通过侧支血管后，微导管能否通过侧支血管的预测因子在这两类侧支血管上也有明显的不同。对于间隔支，微导管无法通过侧支血管的预测因子为：CC 0～1级的侧支血管，侧支血管进、出口角度<90°，以及选择Finecross MG作为初始微导管；微导管能否通过心外膜侧支的预测因子则仅仅发现CC 1级侧支血管。由于心外膜侧支血管样本量有限，目前并未发现心外膜侧支血管的进、出口角度与微导管能否通过侧支血管有关。在临床实践中，为避免微导管通过困难，在侧支通道的选择中应认真分析其进、出口角度。

逆向介入治疗中，建议在保证患者安全的前提下，逆向指引导管尽可能选择强支撑力的指引导管。我们分析了一系列相关的参数，包括逆向指引导管的桡动脉入路、逆向指引导管类型、指引导管尺寸等，但并未筛选出阳性影响因子，这在一定程度上说明了支撑力评价的复杂性。临床实践中，很多病例微导管无法通过侧支血管与指引导管的支撑力差有一定关系，因此，我们应该谨慎看待上述结论。

关于微导管在逆向介入治疗中的选择，《中国冠状动脉慢性完全闭塞病变介入治疗推荐路径》中已有相关推荐，推荐选用150 cm微导管，如Corsair、Finecross MG等，部分病例因侧支血管走行距离较长，需使用90 cm指引导管或165～170 cm的微导管。关于市面上多种微导管的细化选择，不同学者之间存在不同意见。部分学者认为在间隔支甚至所有侧支中均应首选Corsair微导管。然而国内很多中心150 cm Corsair微导管并不能够全天候满足临床需求，转而会选用Finecross MG微导管。我们研究发现Finecross MG微导管与无法通过间隔支有关，但对于通过心外膜侧支并无影响，这一结果也在一定程度上体现出不同种类微导管的性能差异（表12-0-1）。

表 12-0-1 不同类型微导管主要产品规格比较

类　型	头端外径	远端（近头端）外径	近端外径	长度
Corsair	0.42 mm（1.3F）	0.87 mm（2.6F）	0.93 mm（2.8F）	135 cm/150 cm
Corsair Pro	0.42 mm（1.3F）	0.87 mm（2.6F）	0.93 mm（2.8F）	135 cm/150 cm
Corsair Pro XS	0.42 mm（1.3F）	0.71 mm（2.1F）	0.95 mm（2.9F）	135 cm/150 cm
Caravel	0.48 mm（1.4F）	0.62 mm（1.9F）	0.87 mm（2.6F）	135 cm/150 cm
Finecross MG	0.60 mm（1.8F）	0.60 mm（1.8F）	0.87 mm（2.6F）	130 cm/150 cm
Finecross GT	0.56 mm（1.7F）	0.60 mm（1.8F）	0.87 mm（2.6F）	130 cm/150 cm
1.7F Instantpass	0.56 mm（1.7F）	0.56 mm（1.7F）	0.76 mm（2.3F）	150 cm/170 cm
1.9F Instantpass	0.62 mm（1.9F）	0.62 mm（1.9F）	0.80 mm（2.4F）	130 cm/150 cm
Turnpike	0.53 mm（1.6F）	0.87 mm（2.6F）	1.02 mm（3.1F）	135 cm/150 cm
Turnpike LP	0.53 mm（1.6F）	0.74 mm（2.2F）	0.97 mm（2.9F）	135 cm/150 cm
Micro 14	0.53 mm（1.6F）	0.62 mm（1.9F）	0.83 mm（2.5F）	155 cm

（二）微导管通过侧支失败的应对

微导管无法通过侧支血管时的应对措施在《中国冠状动脉慢性完全闭塞病变介入治疗推荐路径》中已有相关叙述：当 Corsair 微导管无法通过侧支血管时可尝试 Finecross MG 微导管，反之亦然；亦可更换新的 Corsair 微导管；使用 150 cm Caravel 微导管或使用 Corsair Pro 微导管；使用球囊锚定技术；联合使用 Guidezilla 导管等；间隔支侧支可使用小球囊低压力全程扩张（1.0～1.25 mm，2～4 atm），但心外膜侧支血管禁忌；使用 Threader 导管；部分病例也可尝试先使用 135 cm Corsair 微导管，然后换用 150 cm Corsair 导管。如上述方法均不奏效，建议及时更换其他侧支血管或在逆向导引钢丝的指引下尝试正向介入治疗，部分病例可以在逆向导引钢丝的指引下尝试 ADR 技术。

当微导管无法通过侧支血管时，最为常用的方法是更换不同特性的微导管。不同的微导管具有不同的管腔直径、通过性、扭矩传递性，适用于不同解剖结构的侧支血管（表 12-0-1）。从复旦大学附属中山医院的病例分析中不难发现，微导管从 Corsair 更换为 Finecross MG，反之微导管从 Finecross MG 更换到 Corsair，均常用且有效。最近的临床实践发现，国产 1.7F Instantpass 微导管在某些病例中的表现非常优异，当 Corsair 微导管无法通过侧支血管时，可以尝试使用 1.7F Instantpass 微导管（图 12-0-1）。国产 1.7F Instantpass 微导管有两种长度，除了 150 cm 外，还有 170 cm 的规格。170 cm 1.7F Instantpass 微导管主要用于神经外科，冠状动脉逆向介入治疗时，如果侧支血管走行路径较长，且未使用 90 cm 指引导管

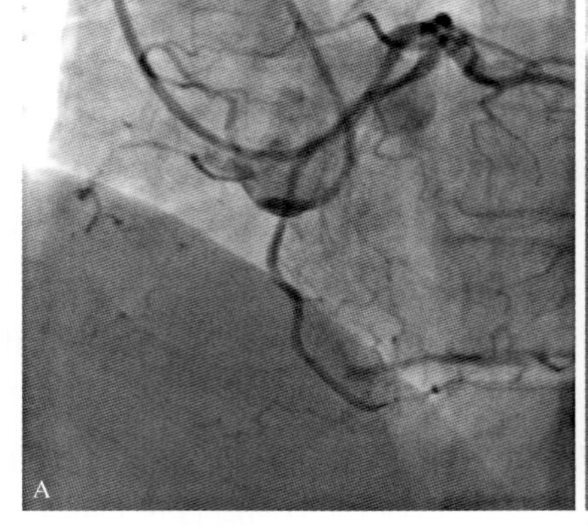

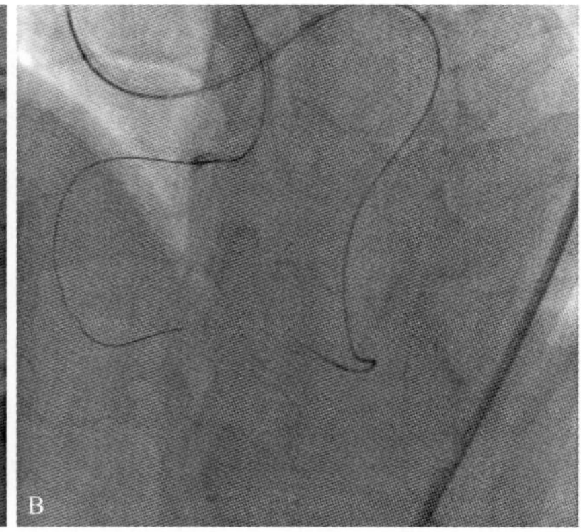

图 12-0-1 国产 1.7F 150 cm Instantpass 微导管在逆向介入治疗中的应用（续后）
A. 右冠状动脉中段完全闭塞，无残端且合并分支血管，前降支发出侧支血管经间隔支供应右冠状动脉远段；B. 正向介入治疗失败后转为逆向介入治疗，但 150 cm Corsair 导管无法通过侧支血管；C. 将 Corsair 导管更换为国产 1.7F 150 cm Instantpass 微导管，通过侧支血管后，进行直接反向 CART 技术及 AGT 技术；D. 植入支架后最终结果

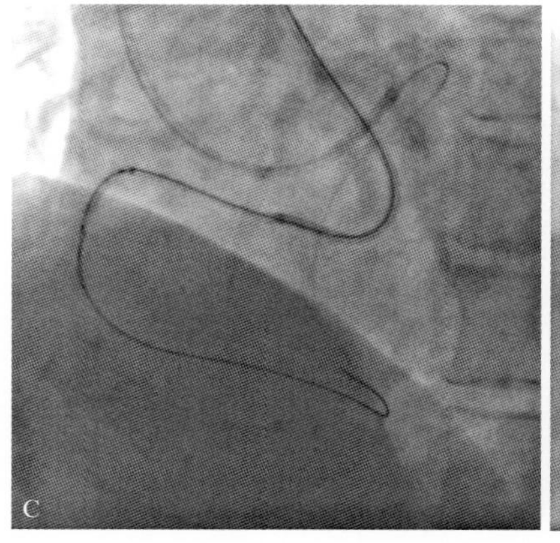
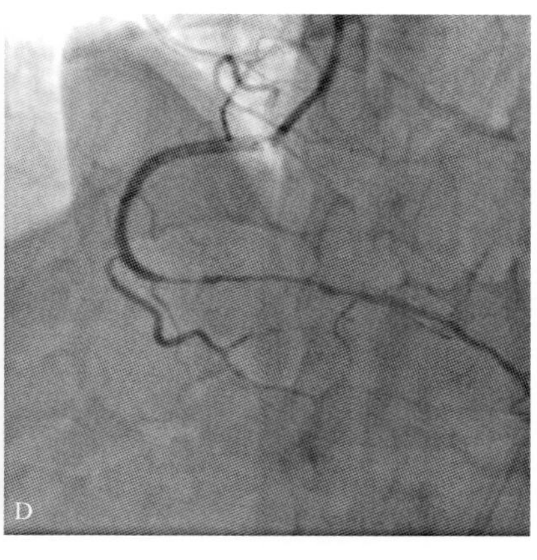

（图 12-0-1 续图）

时，可以尝试使用该款微导管（图 12-0-2 为国内第一例使用国产 1.7F 170 cm Instantpass 微导管进行冠状动脉逆向介入治疗的病例）。但由于 170 cm 的长度，逆向导引钢丝的长度在送入正向指引导管时则显得有些捉襟见肘，建议厂家生产一款专用于冠状动脉介入的长微导管，长度以 160～165 cm 为宜，同时仅在头端设置一个金属标示。

关于指引导管的支撑力，虽然研究并未发现其与微导管能否通过侧支血管存在关联性，但却发现增加指引导管支撑力的一些手段在应对微导管无法通过侧支血管时非常有效，其中就包括延长导管的应用及球囊锚定技术。

当上述方法均尝试失败，术者应考虑更换侧支血管或治疗策略。寻找其他侧支血管时，建议保留第一根导引钢丝在闭塞病变以远血管段内，以便用于后续可能进行的其他治疗。当无其他可用的侧支血管或者微导管仍然无法通过新的侧支血管时，术者应及时更换治疗策略，尝试进行正向介入治疗包括平行

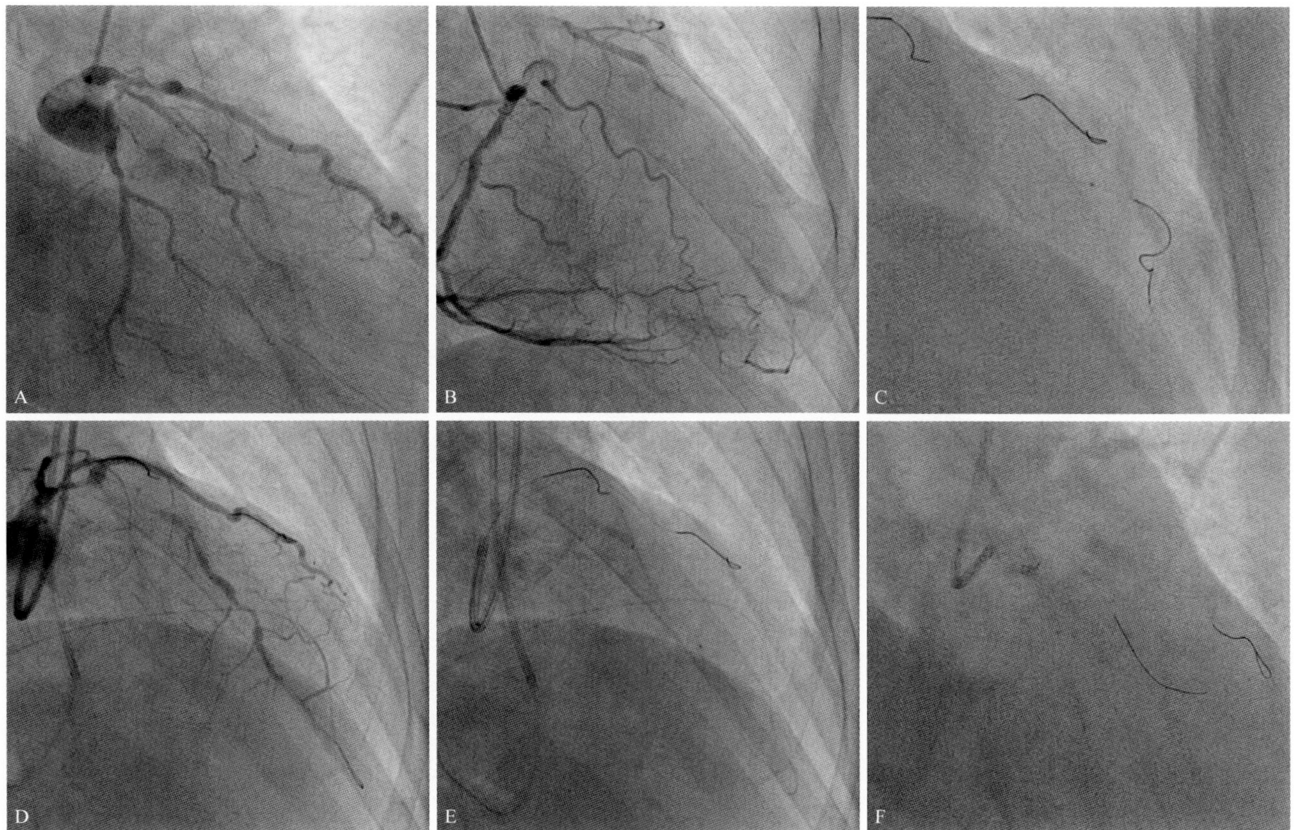

图 12-0-2　国产 1.7F 170 cm Instantpass 微导管在逆向介入治疗中的应用（续后）

A. 前降支起始部完全闭塞；B. 右冠状动脉经右心室支-心尖部侧支血管供应前降支；C. 正向介入治疗失败后转为逆向介入治疗，联合使用 150 cm Finecross MG 及 Suoh 03 导引钢丝，该导引钢丝通过侧支血管；D. 因逆向使用了标准长度的指引导管，150 cm 长度的微导管无法送入前降支近段；E. 将 150 cm Finecross MG 微导管更换为 1.7F 170 cm Instantpass 微导管，将该微导管送至前降支近段，请注意该微导管头端有 2 个金属标示点；F. 通过逆向导引钢丝通过技术及 Ping-pang 指引导管技术，将逆向导引钢丝及 1.7F 170 cm Instantpass 微导管送至另一指引导管内；G. 为缩短患者心肌缺血的时间，正向送入之前使用的 150 cm Finecross MG，进行改良微导管对吻技术，沿逆向导引钢丝正向送入微导管；H. 150 cm Finecross MG 通过闭塞病变后，正向送入 Sion 导引钢丝；I. 植入支架后最终结果

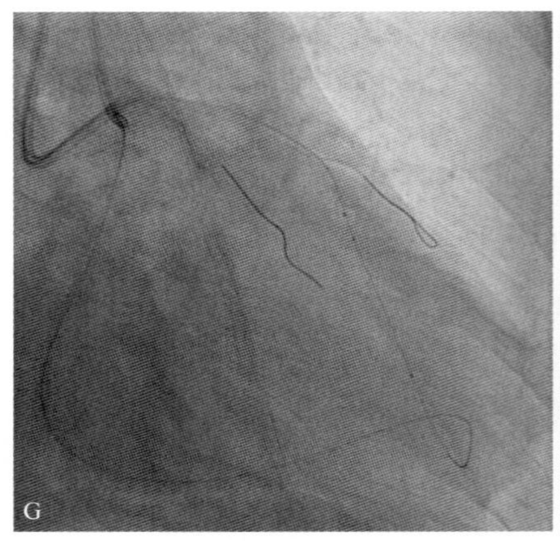
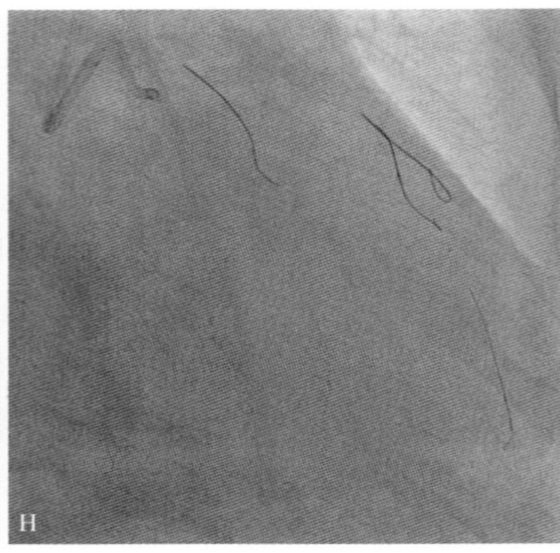
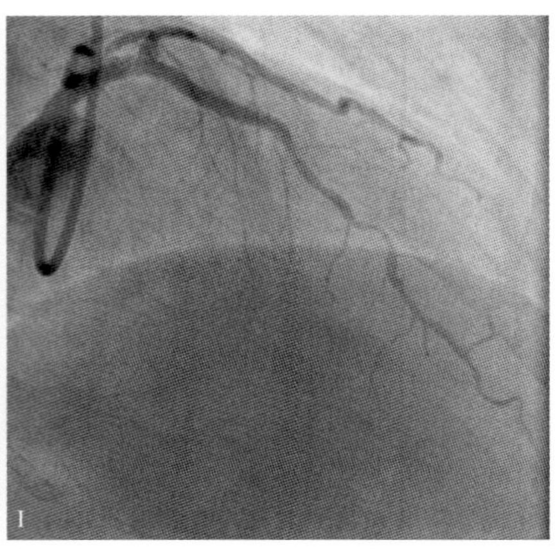

（图 12-0-2 续图）

导引钢丝技术、ADR（图 12-0-3）、IVUS 指引下介入治疗或导丝对吻技术，如果逆向导丝可以通过闭塞段，采用正向球囊冠状动脉内（包括闭塞病变内）锚定逆向导引钢丝技术、改良微导管对吻技术（图 12-0-4）也是一种选择。

复旦大学附属中山医院对微导管无法通过侧支血管时的处理措施进行了分析，在 63 例初始微导管通过侧支血管失败的病例中，有 51 例经过尝试最终成功通过侧支血管，5 例转而尝试导丝对吻技术成功，7 例失败。遵循《中国冠状动脉慢性完全闭塞病变介入治疗推荐路径》的处理原则，上述 63 例患者中有 39 例（61.9%）患者单独采用了微导管更替，9 例（14.3%）患者单独使用了 Guidezilla 导管，4 例患者（6.3%）单独使用了球囊锚定，3 例（4.8%）患者使用了微导管更替及 Guidezilla 导管的联合策略，1 例（1.6%）患者使用了微导管更替及球囊锚定技术，另有 2 例（3.2%）患者使用了小球囊低压力扩张间隔支侧支的方法。

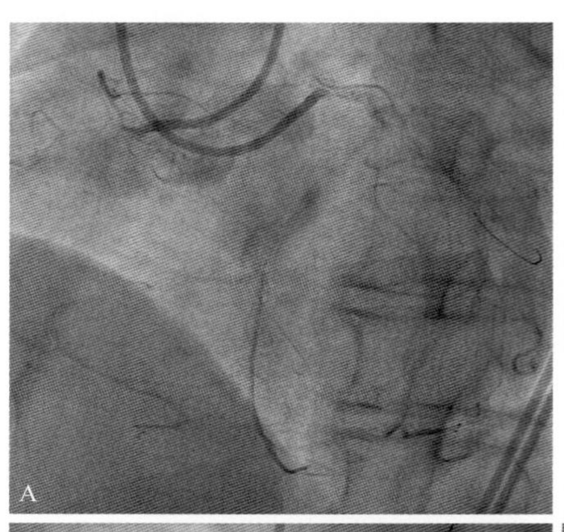

当前国内逆向介入治疗中经常使用的微导管仅有 Corsair、Finecross MG，部分医院可以使用国产 Instantpass 微导管，为数不多

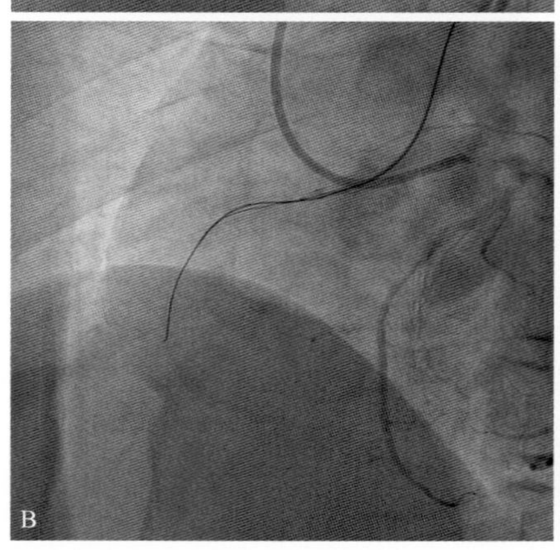
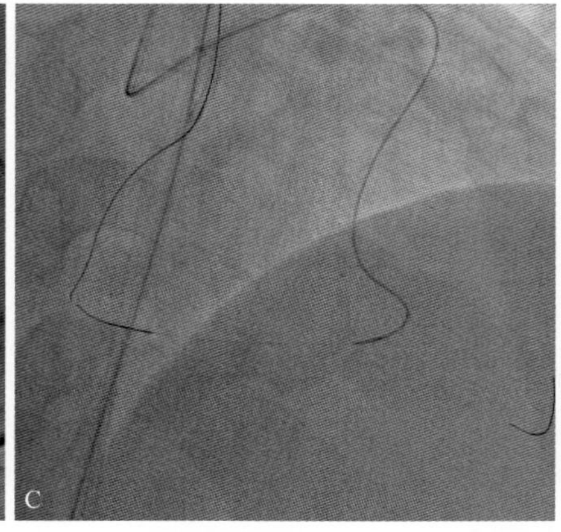
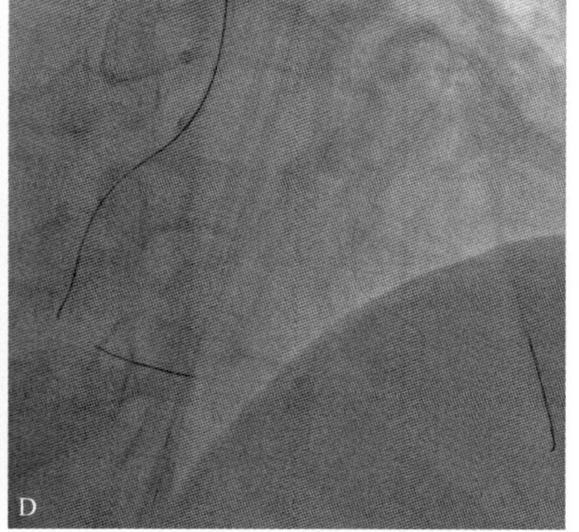

图 12-0-3　ADR 在正向介入治疗中的应用（续后）

A. 右冠状动脉近段完全闭塞，闭塞近端无残端且合并分支血管，闭塞以远部位弥漫性病变；B. 正向介入治疗，平行导引钢丝技术失败；C. 转而进行逆向介入治疗，因前降支近中段重度狭窄、伴迂曲和钙化，近中段植入支架后，尝试经支架侧孔（已经使用 1.5 mm 球囊预扩支架侧孔）将 Sion 导引钢丝经间隔支送至右冠状动脉远段，但 150 cm Corsair 导管无法通过间隔支侧支血管；D. 将 Corsair 导管更换为 Finecross 导管，但仍无法通过侧支血管；E. 使用 2.0 mm 球囊扩张支架侧孔，但 Corsair 导管、Finecross 导管仍无法通过侧支血管；F. 保留第一根导引钢丝于间隔支侧支血管内，尝试其他侧支血管，但是 Corsair 导管仍无法通过；G. 在逆向导引钢丝的指引下，尝试逆向导引钢丝对吻技术、KDL 导管平行导引钢丝技术，但均失败；H. 送入 Stingray LP 球囊，在逆向导引钢丝的指引下进行 ADR 技术，尝试 Conquest Pro 12 穿刺真腔；I. Conquest Pro 12 进入远段血管真腔，送入 135 cm Corsair 导管，将 Conquest Pro 12 导引钢丝更换为 Sion 导引钢丝；J. 植入支架后最终结果

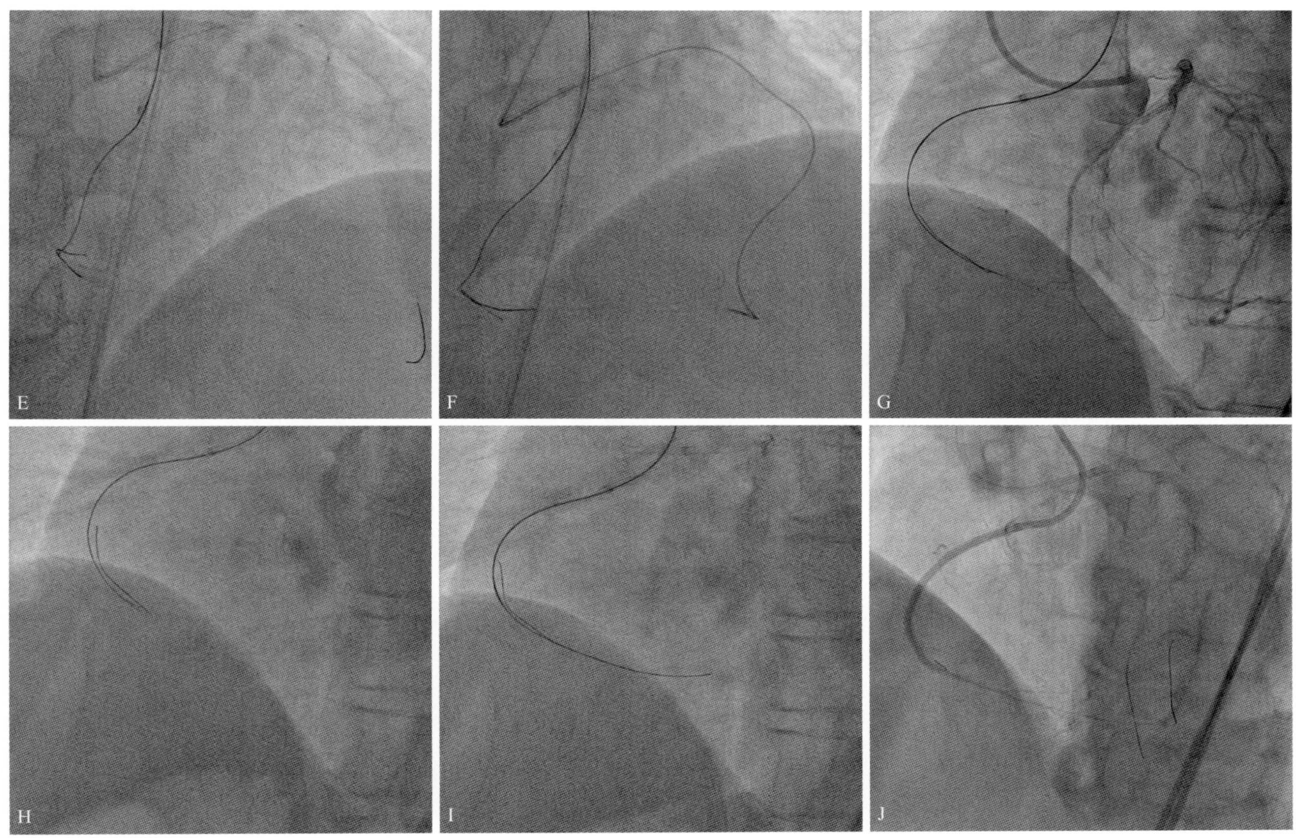

（图 12-0-3 续图）

的医生有使用 Caravel 微导管的经验。Caravel 微导管是由 18 根细钢丝编织而成的 ACT ONE 结构的微导管，其头端直径仅为 1.4F（表 12-0-1，图 12-0-5），因此当 Corsair 或 Finecross MG 等微导管无法通过侧支血管时，如有条件术者可以尝试 Caravel（图 12-0-6），必须注意的是，由于该导管的特殊设计，在使用过程中不建议旋转，以免微导管头端折断。正是由于这一“缺陷”，临床医生希望能有一款类似或优

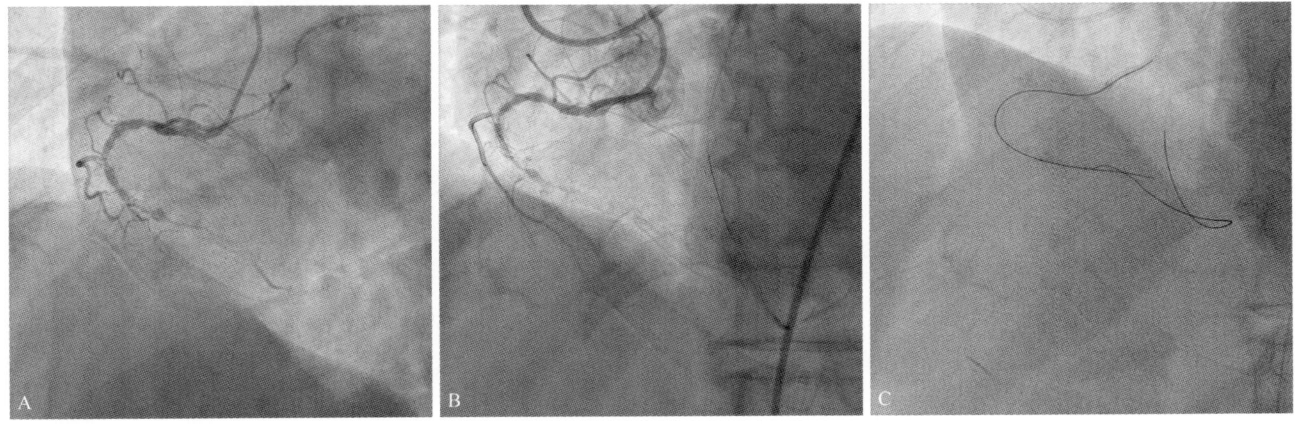

图 12-0-4　改良微导管对吻技术在逆向介入治疗中的应用（续后）

A. 右冠状动脉中远段弥漫性病变，远段完全闭塞，见自身侧支血管供应右冠状动脉后降支；B. 前降支经间隔支侧支血管供应右冠状动脉后降支；C. 正向介入治疗失败后，经间隔支尝试逆向介入治疗，Corsair 微导管无法通过侧支血管，换用 Finecross MG 后仍无法通过，尝试反向 CART 技术；D. 反向 CART 技术后，逆向导引钢丝送入正向指引导管内，锚定逆向导引钢丝，但逆向微导管仍无法通过侧支血管；E. 改良微导管对吻技术，正向送入 135 cm Corsair，操控逆向导引钢丝进入正向微导管内；F. 尽量前送在正向微导管内逆向导引钢丝，然后操控正向微导管沿着逆向导引钢丝进入右冠状动脉；G. 正向微导管通过闭塞病变；H. 正向送入 Sion 导引钢丝；I. DCB 后最终结果

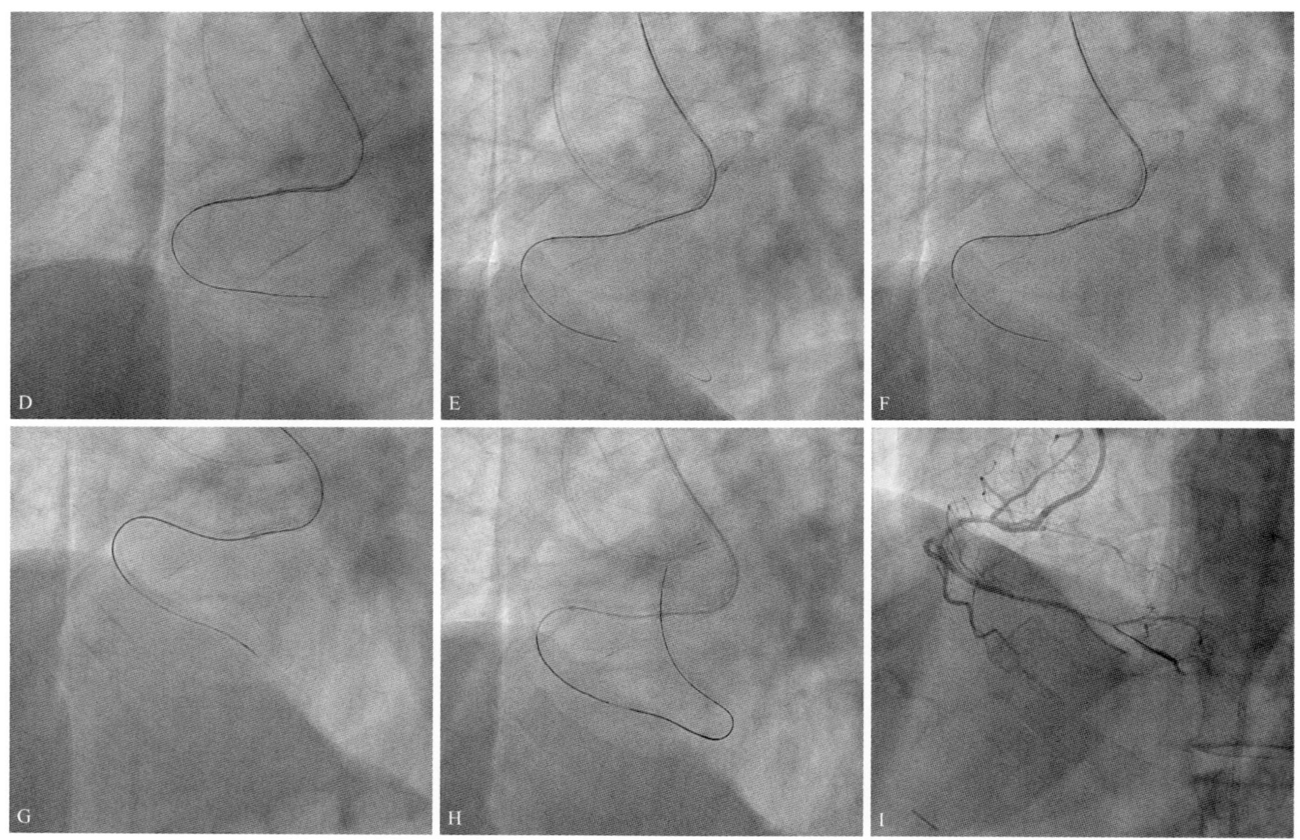

（图 12-0-4 续图）

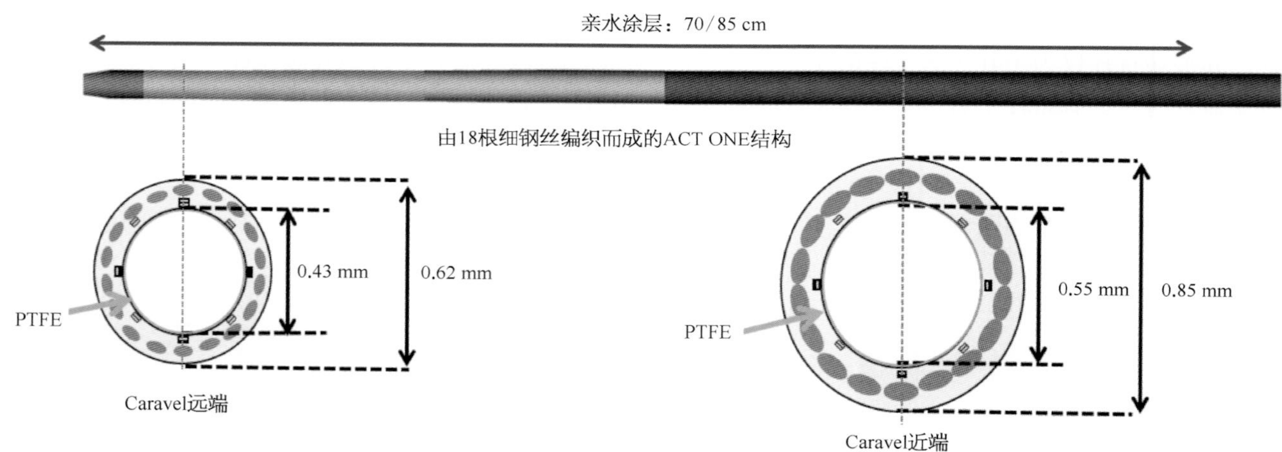

产品	外径			内径			全长	涂层长度
	头端	远端	近端	头端	远端	近端		
Asahi Caravel 135 cm	0.48 mm（1.4Fr）	0.62 mm（1.9Fr）	0.85 mm（2.6Fr）	0.40 mm（0.016 in）	0.43 mm（0.017 in）	0.55 mm（0.022 in）	135 cm	70 cm
Asahi Caravel 150 cm	0.48 mm（1.4Fr）	0.62 mm（1.9Fr）	0.85 mm（2.6Fr）	0.40 mm（0.016 in）	0.43 mm（0.017 in）	0.55 mm（0.022 in）	150 cm	85 cm

图 12-0-5　Caravel 微导管结构示意图

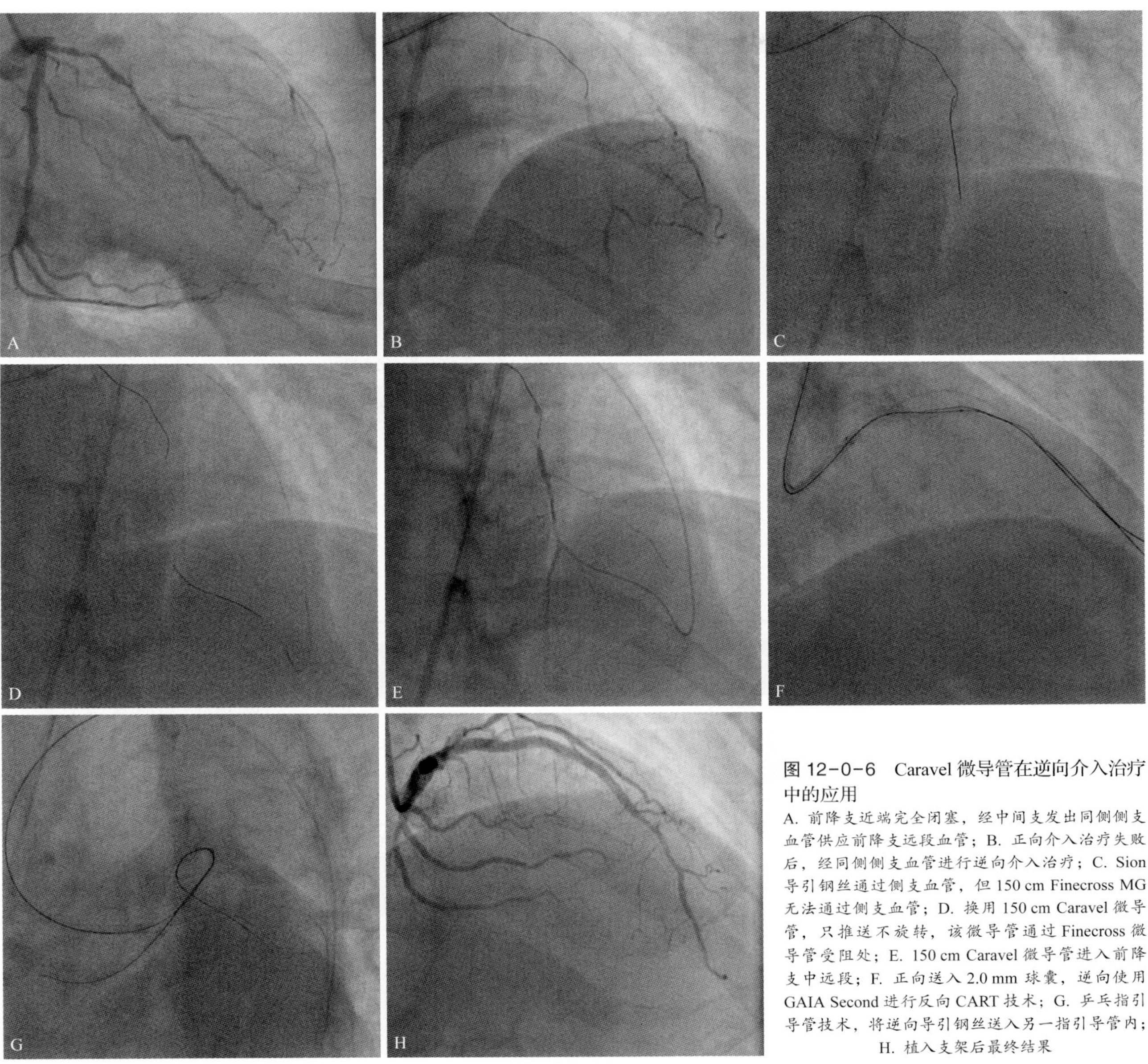

图 12-0-6 Caravel 微导管在逆向介入治疗中的应用

A. 前降支近端完全闭塞，经中间支发出同侧侧支血管供应前降支远段血管；B. 正向介入治疗失败后，经同侧侧支血管进行逆向介入治疗；C. Sion 导引钢丝通过侧支血管，但 150 cm Finecross MG 无法通过侧支血管；D. 换用 150 cm Caravel 微导管，只推送不旋转，该微导管通过 Finecross 微导管受阻处；E. 150 cm Caravel 微导管进入前降支中远段；F. 正向送入 2.0 mm 球囊，逆向使用 GAIA Second 进行反向 CART 技术；G. 乒乓指引导管技术，将逆向导引钢丝送入另一指引导管内；H. 植入支架后最终结果

于 Caravel 通过性能，但是可以旋转的微导管。Asahi 公司根据临床需求，于 2019 年 6 月在日本 CTO 俱乐部手术演示病例中推出了 Corsair Pro XS 微导管。Corsair Pro XS 微导管的技术参数及特点、体外模拟测试结果见表 12-0-1、表 12-0-2 和图 12-0-7。

表 12-0-2 Corsair Pro XS 体外模拟测试结果

体外测试模型	通过侧支血管能力		通过病变能力	
	锐角弯曲且伴有分支血管	连续弯曲	避开钙化	沿微通道前进
Corsair Pro XS	★	○	★	○
Corsair Pro	×	○	◎	○
Caravel	×	×	◎	×
Turnpike LP	×	×	×	×

注：★，无需旋转即可通过；◎，无需旋转即可通过（有较大的阻力）；○，需要旋转才能通过；×，未通过

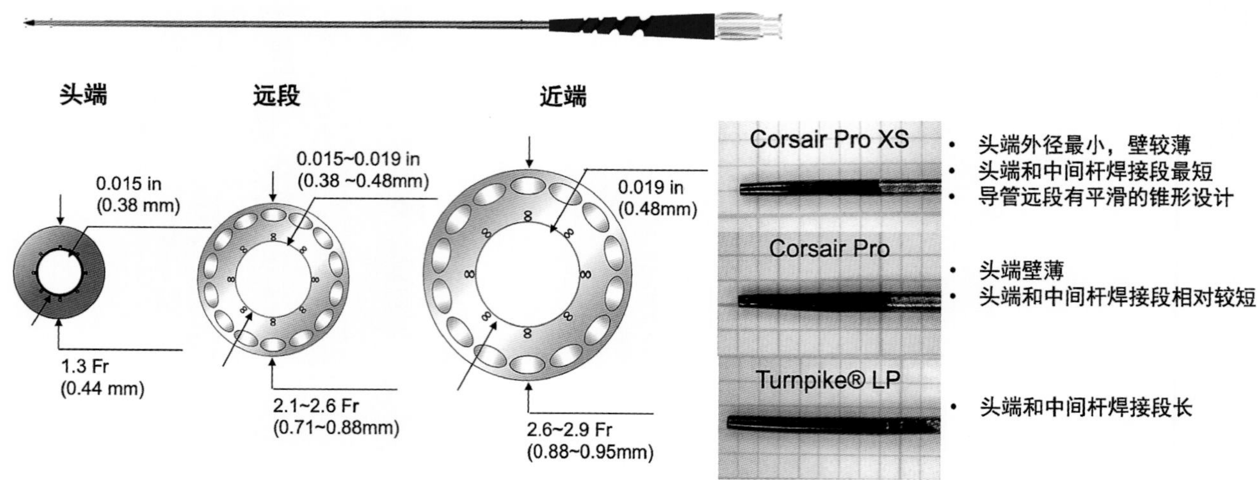

图 12-0-7 Corsair Pro XS 导管设计特点

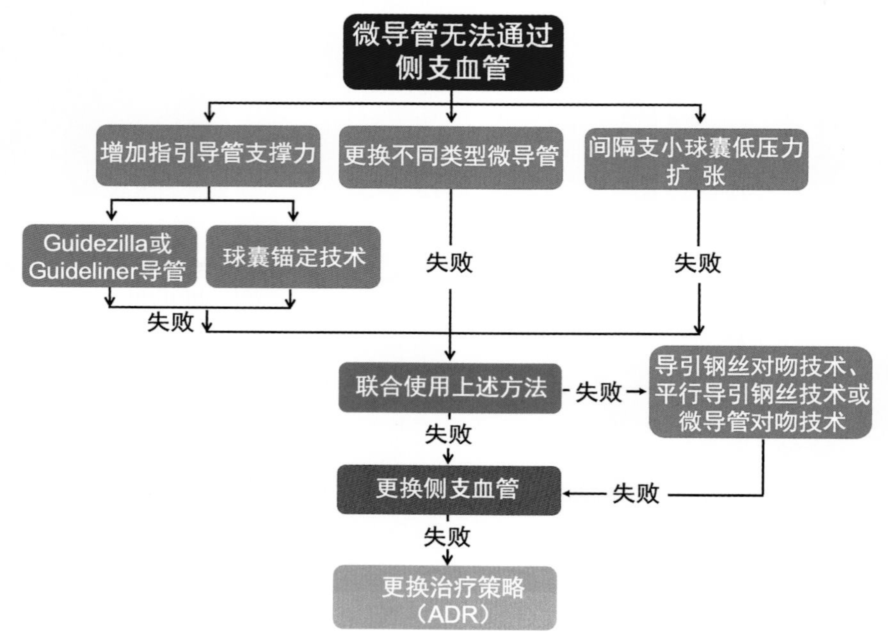

图 12-0-8 微导管无法通过侧支血管时的处理策略

微导管无法通过侧支血管时处理流程图见图 12-0-8，简言之为“三更换一联合”：当微导管无法通过侧支血管时，术者可以采用更换器械、更换侧支血管、更换治疗策略，联合使用其他增加指引导管支撑力的方法。

参考文献

[1] Zhong X, Ge L, Ma J, et al. Microcatheter collateral channel tracking failure in retrograde percutaneous coronary intervention for chronic total occlusion: incidence, predictors, and management [J]. EuroIntervention, 2019, 15(3): e253–e260.

[2] 葛均波 . 中国冠状动脉慢性完全闭塞病变介入治疗推荐路径 [J]. 中国介入心脏病学杂志，2018，26（3）：121–124.

第13章
如何克服逆向介入治疗常见困境：Knuckle 技术在 CTO PCI 中的应用

胡 涛 聂 斌

纵观 CTO 介入治疗发展历程，从病理生理学角度上来讲就是对假腔的重认识和再理解的过程。CTO 介入最早是单纯的正向技术，手术过程中最害怕的是假腔的形成和扩大（血肿形成），其大小往往和成功率成反比，因此应运而生了平行导丝技术和 IVUS 指导下再入真腔技术。此阶段我们对假腔充满畏惧，并极力规避。虽然部分合适的病例我们可以通过 STAR 技术（subintimal tracking and re-entry）和 LAST 技术（limited antegrade subintimal tracking）及改良 LAST 技术从假腔回到真腔，但这些技术对术者导丝操控水平要求较高，难以得到重复和普及。在葛均波院士创新应用了逆向导丝技术并进一步提出 AGT 技术（active greeting technique）后，当再遇到正、逆向假腔时术者不再"谈虎色变"，部分病例在某些特定的情况下甚至有意识地制造和利用假腔。由此可以看出，对于 CTO 治疗过程中出现的假腔，从一开始的恐惧到坦然应对，以至于现在已成为征服 CTO 过程中一个不可或缺的利器。

（一）假腔的形成

在合理利用假腔前，首先需要明白为什么会形成假腔及假腔的适用情况。正常冠状动脉血管壁分为三层结构，最薄最弱的是内膜，病变情况下内膜增厚，斑块形成，甚至堵塞管腔；中膜主要由平滑肌组成，也是夹层形成最主要的位置；外膜由结缔组织组成，是血管壁最坚韧的一层。CTO 病变由于特殊病理结构，管腔完全闭塞，斑块成分复杂多变。经年的 CTO 病变有钙化、纤维成分、疏松组织、新生的小血管，因此，CTO 病变软硬不一，导引钢丝若遇到斑块内坚硬成分，容易发生方向偏转，指向较为松软的组织，常见情况是进入中膜形成假腔。另外一种情况就是闭塞段存在血管迂曲，导丝也容易在转角部位进入内膜下，形成假腔。假腔一旦形成，就会形成或大或小的血肿，进而压迫真腔。真腔一旦被压迫缩小就会大大降低导丝重入真腔的成功率。所以在 CTO 操作中，一旦形成假腔就要尽量避免同侧的造影及减少假腔内过度操作导丝。导丝进入假腔的安全性又如何呢？由于血管外膜的生理特性所决定，器械在中膜内单纯的钝性剥离会被局限在血管结构内，很难穿出到血管外，体外实验也验证了这一点。

在复杂 CTO 病变中，假腔的形成不可避免。较硬导丝进入假腔后，如果继续盲目前行会有可能穿出血管，进入心包。若是再跟入微导管等器械会造成灾难性的后果。换个角度，如果导丝一直在假腔内前行，但保持在血管结构内，就不会造成上述结果。而导丝头段如果始终保持伸直状态，尤其是在使用专用硬导丝情况下，导丝很难一直保持在血管结构内。其原因在于：点对面易穿出，面对面易顺行。什么是"面对面"呢？其实在初学阶段，老师就反复告诫过："导丝过病变时候一定不要打襻，否则导丝容易进入斑块内膜下，进而顺向剥离，形成一个与真腔平行的大夹层。"导丝成襻，一方面失去了导丝的穿透力，另一方面成襻又让导丝得到强大的推送力。故成襻导丝是一个安全有效的血管假腔制造器械。因其形态像关节的屈指形态（knuckle），此种形态下前送类似于钝性剥离，外科手术中有一个专用术语叫“花生米”，Knuckle 导引钢丝的操作方法非常类似于“花生米”。由于中膜和外膜解剖结构的特点，导丝可以保证在血管结构内，用此方法制造假腔技术被称为导丝的 Knuckle 技术。少数情况下，导丝在 Knuckle 时甚至会走行在斑块内通过闭塞段进入血管真腔（参见本章病例 1）。

（二）Knuckle 技术的适用情况

导丝 Knuckle 技术有其专门的适用情况：斑块坚硬，导丝难以穿入或前行；血管走行迂曲，难以判断方向；器械辅助的 ADR 技术快速内膜下通过闭塞段。

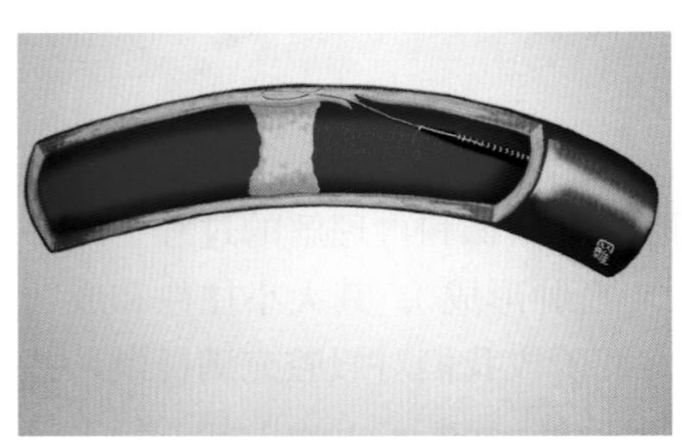
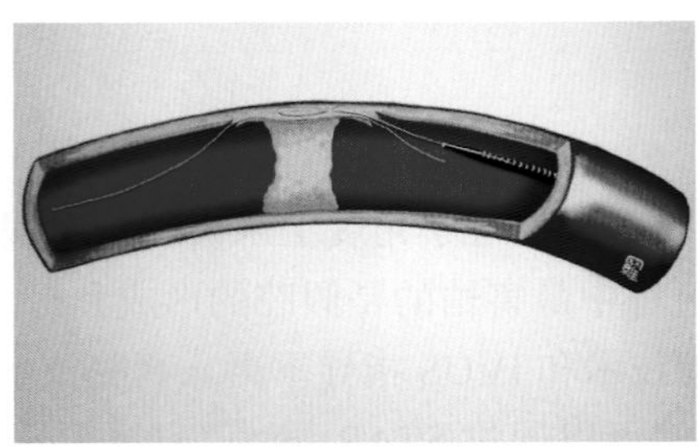

图 13-0-1　经典 Knuckle 导引钢丝技术

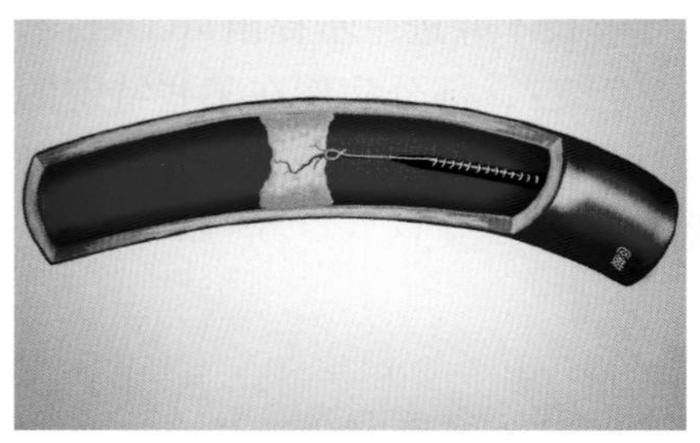
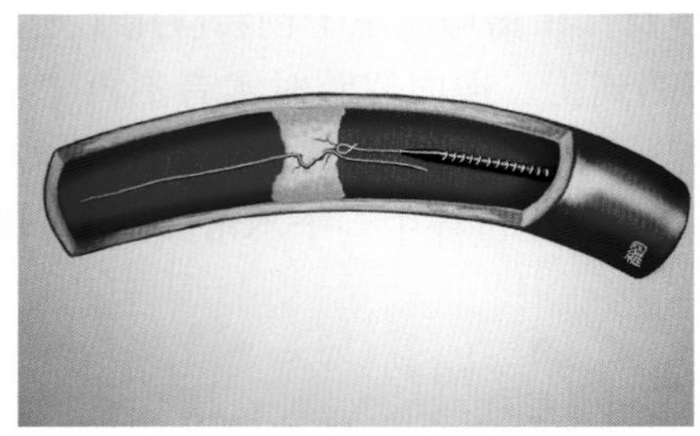

图 13-0-2　Mini Knuckle 导引钢丝技术

（1）斑块坚硬常见于闭塞入口处和闭塞段内。当应用常规方法无效时候，通常采用 Scratch-and-go 和 BASE 等技术，人为在入口处制造假腔，然后换用比较适合 Knuckle 的导丝（一般使用 Fielder 系列和 Pilot 系列），采用 Knuckle 技术快速进入病变；若闭塞段内导丝通过困难，可以采用 Knuckle 技术将导丝顶入内膜下前送绕过坚硬处；或者在闭塞入口进行 Mini Knuckle 操作（图 13-0-1、图 13-0-2），以期起到振荡坚硬斑块的“松土”作用（参见本章病例 2）。

（2）当闭塞段血管迂曲，难以判断血管走行方向时，应用常规导丝技术时术者往往身陷泥潭。此时最大的难题就是无法保证导丝行走在血管结构内，担心导丝进入心包，而 Knuckle 导引钢丝技术可以完美地解决这个问题——导丝 Knuckle 虽行走在内膜下，但始终在血管结构内。一旦导丝通过迂曲段，在明确血管大致路径后可以施行正逆向导丝对吻等逆向介入治疗技术，或者跟进微导管后更换导丝进行下一步操作（参见本章病例 3）。

（3）器械辅助的 ADR 技术的精髓在于快速、高效通过闭塞段，然后使用专用器械重入真腔。对于闭塞近端解剖不清、闭塞段走行路径不明、严重迂曲或钙化及长段 CTO 病变，当导引钢丝更替失败后，如远段血管解剖结构许可，部分病例可以采用 ADR 技术，使用 Knuckle 导引钢丝技术通过这些病变，但导引钢丝不宜推行超过闭塞远端，因为其形成假腔大小常常不可控，为了避免大血肿的形成，这时术者可以使用 CrossBoss，也即 Knuckle-Boss 技术。

（三）Knuckle 技术导丝的特点

适合 Knuckle 技术的导丝需要具备以下几个特点：① 导丝亲水、超滑，这样导丝 Knuckle 下前送阻力最少，利于导丝的血管循径和快速通过；② 导丝头段至近段支撑力增加平稳，没有突然变化。若存在力的突然变化点，Knuckle 时导丝就易在此处反折，而且有可能会形成一个尖锐的折角，这样推送导丝会导致可能的血管外膜损伤，导丝回撤时转折处无法打开收入微导管内；③ 尽量避免缠绕型导丝，导丝头部缠绕段 Knuckle 后有导丝脱扣之虞。为了避免出现这一现象，在进行 Knuckle 导引钢丝技术时，术者应只推送，不旋转。综上所述，当前临床上比较适合 Knuckle 的导丝有 Fielder XT 系列和 Pilot 系列。导丝理想的 Knuckle 工作形态是襻环小、导丝推送力强，有些术者实践操作时会顺势使用更硬的导丝如 GAIA、CP 系列行 Knuckle，但需要警惕此类硬导丝 Knuckle 后，很可能出现导丝翻折处形成死角，导丝无法回撤入微导管内，若此种情况出现在逆向操作中会造成导丝进退不能的大麻烦。值得一提的是，为了更安全高效地施行 Knuckle 技术，CTO 老伙计团队的马剑英教授创新研发了专用的 Knuckle 导丝，专用导丝的出现无疑对该技术规范化、安全化起到一定作用。

（四）Knuckle 技术操作要点和原则

Knuckle 技术是一项安全的操作，目的是最大可能地让导丝保证在血管结构内；在 Knuckle 技术操作中，导丝切记只推送、不旋转。旋转动作会导致成襻部分导丝打结（knot），最后无法撤回入微导管内；推送的力量需要根据具体病例的实际情况来调整，一般需要密切关注影像学变化逐渐加力；导丝头端是否需要预塑形成适宜 Knuckle 操作的“伞”形也是初学者关心的话题，实际上 CTO PCI 中导丝 Knuckle 操作多数是“顺势而为”，刻意而专门去行 Knuckle 操作的相对较少，因此，除非是后者，不需要做专用的弯，做弯的弧度与实际 Knuckle 时襻环大小没有关系。Knuckle 操作过程中要求术者头脑清醒，审时度势，密切观察导丝形态的变化，注意襻环变化和血管运动的关系。导丝 Knuckle 在推送过程中的理想状态是襻环保持基本不变，若襻环明显变大，多考虑进入较大螺旋夹层，需要控制 Knuckle 力量和距离。若襻环突然变小，常代表导丝 Knuckle 进入血管真腔或者较小分支；同时，也需要注意导丝和血管运动的关系，需要在不同体位下观察，保持在同一个二维平面；需要注意 Knuckle 导丝和对侧导丝及血管的相对位置关系，及时中止或继续推送导丝；为了保证 Knuckle 导丝的推送力度，常常需要及时跟进微导管，既可以保证导丝前送力量，又可以将战场前移，“缩短”病变长度，可以联用 Guidezilla 等延伸导管以增加支持力。

（五）Knuckle 技术操作的并发症

Knuckle 技术操作中常见的并发症是导丝 Knuckle 进入了小分支，如果没有注意到此点而继续推送，可能会造成导丝的穿孔及小分支的损伤。因此，在导丝 Knuckle 过程中需要密切观察，控制力量，多体位验证导丝的位置，一旦发现 Knuckle 导丝和对侧导丝及血管不在同一个二维平面，需要警惕，并终止操作。有一种观点认为正向 Knuckle 有进分支的风险而逆向 Knuckle 没有，其理论基础在于正常分支发出后，与主支的前行方向呈锐角（大体一致），故正向 Knuckle 时导丝会容易沿着主支入分支，反之则困难。这个观点有部分道理，但是这并不代表逆向 Knuckle 不会进入分支，如果逆向 Knuckle 在分支遇到硬斑块，导丝就有可能会反向进入分支。因此 Knuckle 过程中一定警惕导丝的走行变化，切忌暴力操作。

Knuckle 技术中另外一个错误的做法是刻意追求所谓高效或成功率，而不关心 Knuckle 的长度（假腔长度）和分支的保留情况。虽然有研究报道 Knuckle 的长度不影响长期预后，但我们对此持保留态度，很难想象一个支架大部分走行在内膜下的血管，其功能恢复和边支保留情况可以与保留大部分真腔的血管相提并论，STAR 技术就是前车之鉴。过长的 Knuckle 长度（假腔长度）常会导致边支血管的丢失，造成围手术期心肌梗死，影响长期预后。更重要的是边支丢失过多，会造成血管内血液流出通道减少，血流流速下降，极易导致支架内短期闭塞。我们常常发现，位于 Knuckle 段的支架，术后即刻造影会有造影剂挂壁的现象，这和 Knuckle 操作下过大的内膜下血肿有一定关系。这种情况很难保证支架的内皮化及血管的功能，此类问题尚需要更多的临床数据去验证。因此，借鉴欧美和日本的操作经验，融合我们中国的智慧，我们既不能为了追求所谓的高效，不顾忌假腔的长度，丢失了所有的分支血管，但也不能过分精细，追求完全的真腔——“螺蛳壳里做道场”，而是要高效和精细结合——把假腔尽量局限在闭塞段内。

病例 1

· 简要病史 ·

• 患者男性，68 岁，主因反复胸闷、气短 2 年加重 2 个月入院。1 个月前在我院行 CAG 示 RCA 100% 闭塞，LCX 中段 95% 闭塞，LAD 中段 70% 狭窄，左冠状动脉血管严重扭曲。患者及家属均要求行 PCI 术，第一次 PCI 处理 LCX，植入支架一枚。此次入院拟开通 RCA。

• 辅助检查：超声提示下壁运动幅度减低，EF46%；其他无特殊。

• 心血管病危险因素：吸烟史 40 年，每日 40 支，高血压病史 20 年，糖尿病史 10 年。

· 病例分析及策略选择 ·

从病史推测 RCA 闭塞时间并不长，但双侧造影结果显示闭塞段较长。从影像上多体位造影反复细致观察分析 RCA 残端仍不明确，入口有多种可能，且入口处有分支小血管干扰，即使在 IVUS 指导下恐仍不能准确判断，左冠状动脉严重扭曲，推测 RCA 闭塞段亦有较大扭曲，综合以上因素预计正向开通难度较大；LAD 给 RCA 的侧支条件尚可，第一间隔支似分出多条侧支通道，并且有一条影像上明确相连，扭曲程度尚可，一旦导丝和微导管通过，逆向出口明确，开通概率较大；LAD 近中段有 70% 狭窄，尽管在第一间隔支远端，但如果尝试逆向仍需要高度关注此处的安全。因此，我们的策略是直接从 LAD 给予的间隔支血管逆向尝试，必要时提前处理 LAD 近中段病变（图 13-0-3、图 13-0-4）。

· PCI 过程 ·

穿刺右侧桡动脉，选择右侧桡动脉径路，6F SAL 1.0 指引导管，Runthrough 导丝送入右心室支，保护右心室支，锚定指引导管的同时为逆向进攻提供路标通路等准备。

穿刺右侧股动脉，选择右侧股动脉径路，7F EBU 3.5 指引导管，Sion 导丝在 150 cm Corsair 微导管支持下尝试经第一穿隔支通过侧支到达 RCA 闭塞段远端。

通过不同体位造影阅图分析发现第一间隔支入口向内向前，普通头端塑形导丝无法进入，Sion 导丝 3D 塑形后进入；跟进微导管后，尝试通过影像上明确相连的侧支，虽然扭曲度不大，但导丝前进困难，头端损坏，经更换再次塑形后仍无法顺利进入预定线路侧支通道，再次更换 Sion 导丝，头端重新塑形，利用 Surfing 技术顺利通过侧支到达 RCA 闭塞段远端，顺利跟进微导管（图 13-0-5）。

在微导管支持下略尝试 Sion 导丝后直接更换 GAIA Third 进行寻找尝试穿通闭塞段，导丝通过后走行怪异，多体位观察似不在一个平面，考虑闭塞段有较大扭曲，导丝未进入主支而进入小分支。因方向

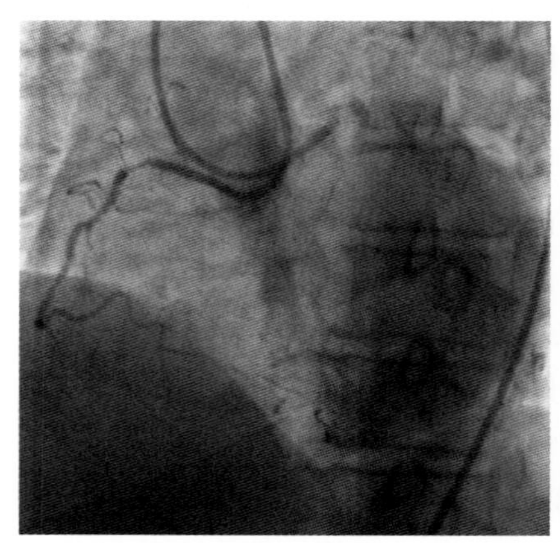

图 13-0-3　右冠状动脉 CTO

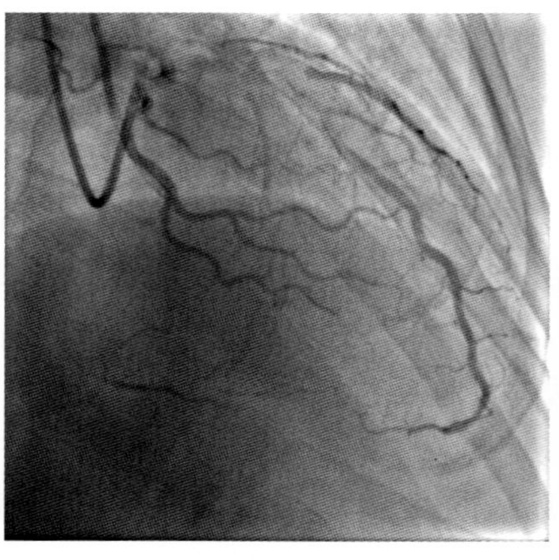

图 13-0-4　左冠状动脉发出侧支血管供应右冠状动脉

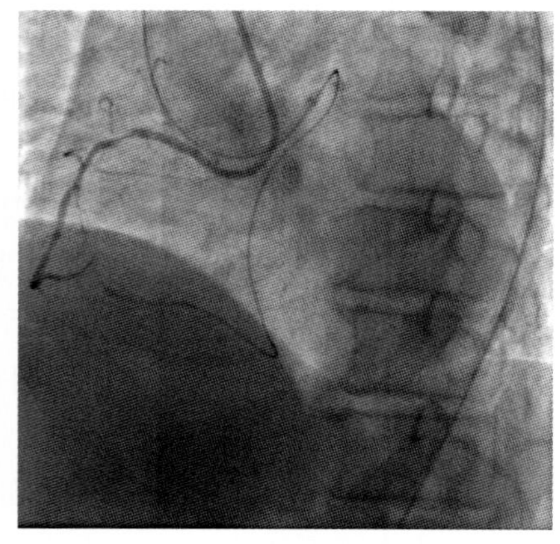

图 13-0-5　Sion 导引钢丝通过侧支到达 RCA 闭塞段远端，顺利跟进微导管

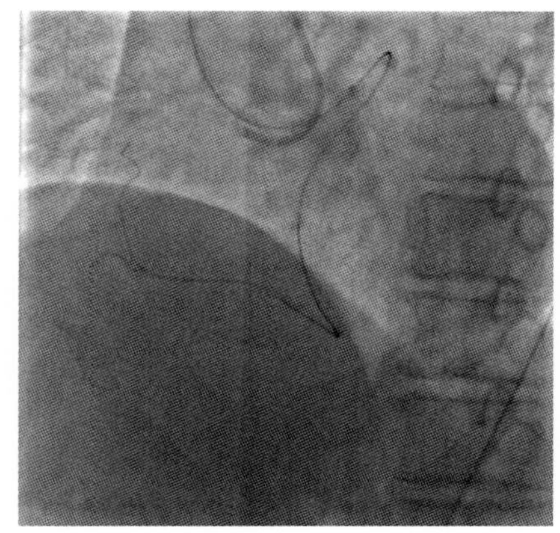
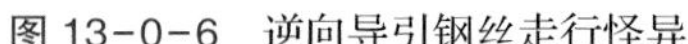

图 13-0-6 逆向导引钢丝走行怪异

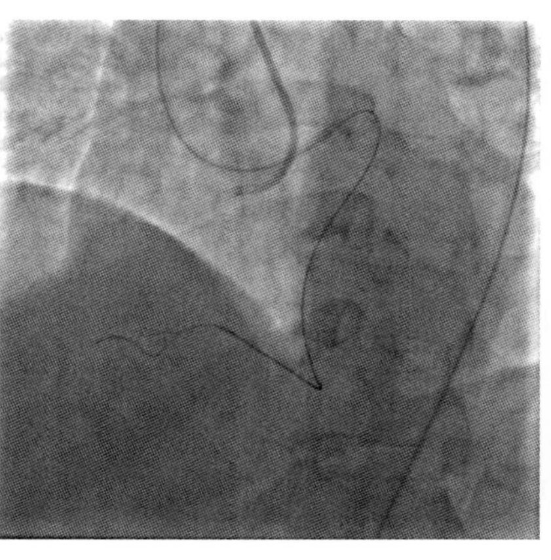

图 13-0-7 XT-A 导丝逆向 Knuckle

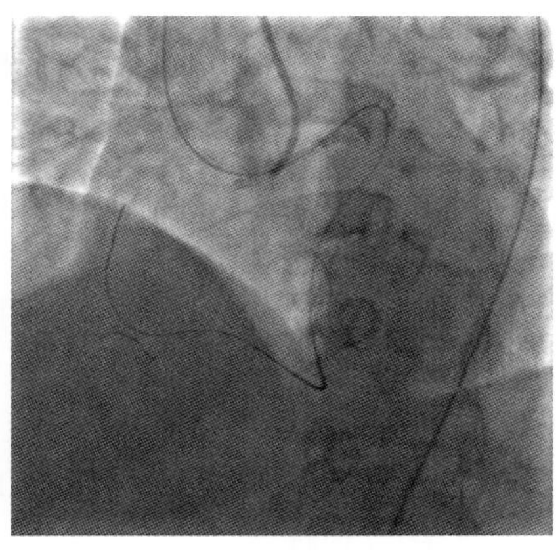

图 13-0-8 XT-A 导丝逆向 Knuckle，多角度确认位于血管真腔

不明确，拟选择逆向导丝 Knuckle 然后正向导丝对吻技术完成。选择 XT-A 导丝有意顶出襻后直接 Knuckle，多体位确认位于血管真腔后，推送 XT-A 导丝入主动脉，跟进微导管至 RCA 近端，交换 RG3 导丝直接进入正向 SAL1.0 GC，完成体外化，球囊扩张后尝试送入 XT-R 导丝入 PL，采用小球囊低压力长时间 PTCA 处理 PL 后，在 Guidezilla 支持下植入支架并充分后扩张，RCA 血流通畅，复查 LAD 后结束手术（图 13-0-6～图 13-0-9）。

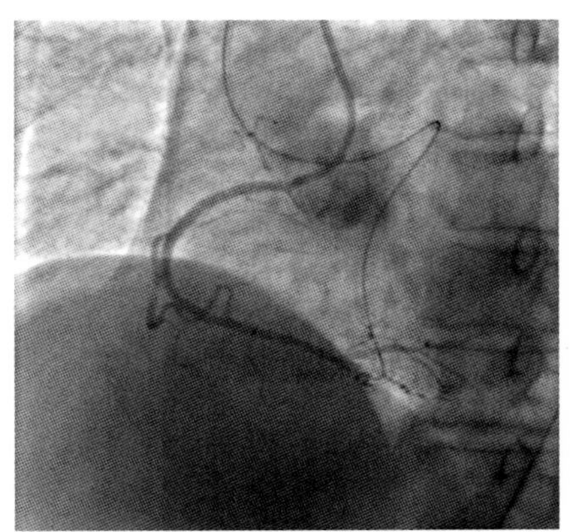

图 13-0-9 植入支架后最终结果

· 小结 ·

1. 本病例 RCA 闭塞在多体位造影反复细致观察分析下残端仍不明确，入口存在多种可能，虽然有较大分支可以行 IVUS 辅助判断，但入口处有多个分支小血管干扰，即使在 IVUS 指导下恐仍不能准确判断；同时左冠状动脉血管严重扭曲可以给我们以提示，推测 RCA 闭塞段亦可能有较大扭曲，因此正向操作难度和风险均较大。

2. LAD 给 RCA 的侧支条件尚可，第一间隔支似分出多条侧支通道，并且有一条影像上明确相连，扭曲程度尚可，一旦导丝微导管通过，逆向出口明确可以直接进攻，亦可以左右互搏，开通概率较大。

3. 间隔支血管作为侧支通路时其特点是看着连着的通道不一定真正连着，看着不连的通道不一定真正不连，有时利用 Surfing 技术可顺利通过非预定设想的侧支到达闭塞段远端。

4. 逆向导丝尝试时需要多体位观察头端方向，考虑闭塞段有较大扭曲时，及早采用逆向导丝 Knuckle 然后正向导丝对吻技术完成，具有低风险、高效率的优势。

5. 进行 Knuckle 操作时需要密切关注襻环变化，需要根据襻环变化控制推送力量；某些时候襻环变化会提示我们进入了血管真腔，可能与病变性质、推送力量、伴随分支血管有关。

病例 2

· 简要病史 ·

• 患者男性，73 岁，主因反复胸闷、气短 10 余年入院。在外院反复多次住院规范药物治疗，效果不明显，行 CAG 示 RCA 100% 闭塞，LAD 中段 40% 狭窄，LCX 中段 50% 狭窄。LAD 通过间隔支给 RCA 供血。

建议其行 CABG，患者及家属均拒绝，要求行 PCI 术（图 13-0-10）。

• 辅助检查：ECG、超声提示下壁陈旧性心梗，EF35%；胸片未见明显活动性病变；实验室检查提示高脂血症。

• 心血管病危险因素：吸烟史 50 年，每日 20 支。高血压病史 10 年。

• 病例分析及策略选择 •

慢性闭塞病变，从病史分析时间不确定。从影像上分析 RCA 似乎有微通道，正向远端可以显影，有正向开通的可能；LAD 给 RCA 有良好侧支，逆向开通难度也不大，因此我们的策略是首先选择正向尝试开通 RCA，如不顺利则从 LAD 给予的间隔支血管逆向尝试。

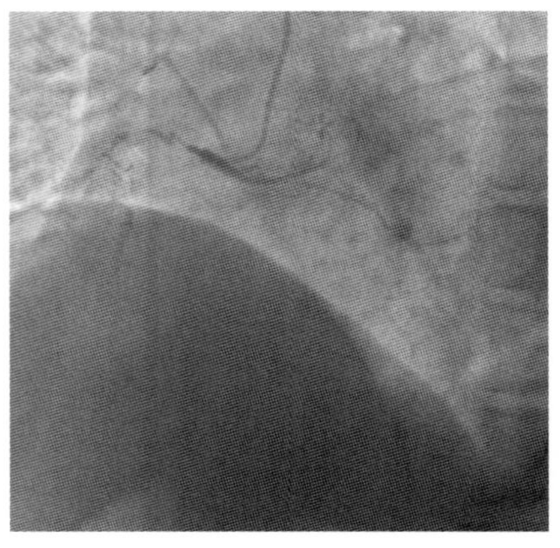

图 13-0-10 右冠状动脉 CTO

• PCI 过程 •

选择右侧桡动脉径路，6F SAL1.0 指引导管，Fielder XT 导丝在 1.5m Finecross 微导管支持下进行 RCA 正向尝试，对侧造影反复尝试导丝不能进入血管真腔（图 13-0-11）。正向失败后的思考如下。

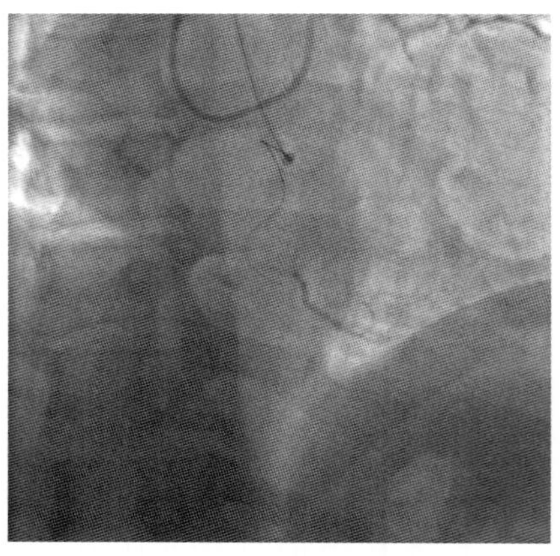

图 13-0-11 正向尝试失败

1. 闭塞近端血管反 Z 弯给导丝进入和 Finecross 微导管推送造成一定困难。

2. 闭塞段虽然短但所处位置钙化、扭曲，使导丝易于进入夹层。

3. 导丝进入夹层后拟行平行导丝技术，因无双腔微导管，而闭塞近端血管反 Z 弯使平行导丝技术实施困难较大。

尝试使用逆向技术处理该病变。穿刺股动脉，因患者体重超过 110 kg，股动脉鞘植入后打折，拔出后由助手压迫止血。被迫选择左侧桡动脉径路，6F EBU 3.5 指引导管，选择 Sion 导丝在 1.5m Finecross 微导管支持下反复尝试不同侧支后经穿隔支到达 RCA 闭塞段远端。但 Finecross 微导管不能通过穿隔支到达 RCA，无 Corsair 微导管。尝试选用其他穿隔支侧支均未成功。可能和左侧桡动脉径路支持力不够有关（图 13-0-12）。无奈只能使用 Sion 导丝在微导管未充分支持下反复寻找尝试，同时尝试导引钢丝对吻技术。正、逆向导丝均由于支持力不够而无法突破闭塞段（图 13-0-13）。

尝试采用 Mini Knuckle 技术。逆向导丝进行第一次 Mini Knuckle，力量不够，正向导丝仍然无法突破。逆向导丝加大力量行第二次 Knuckle，正向 Conquest Pro 导丝突破闭塞段，对侧造影证实进入血管真腔。球囊扩张后，植入支架，RCA 血流通畅，复查 LAD 后结束手术（图 13-0-14～图 13-0-17）。

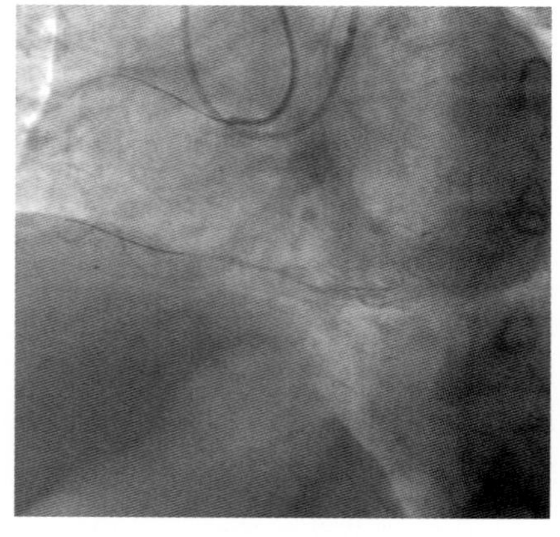

图 13-0-12 逆向尝试，但微导管无法通过侧支血管

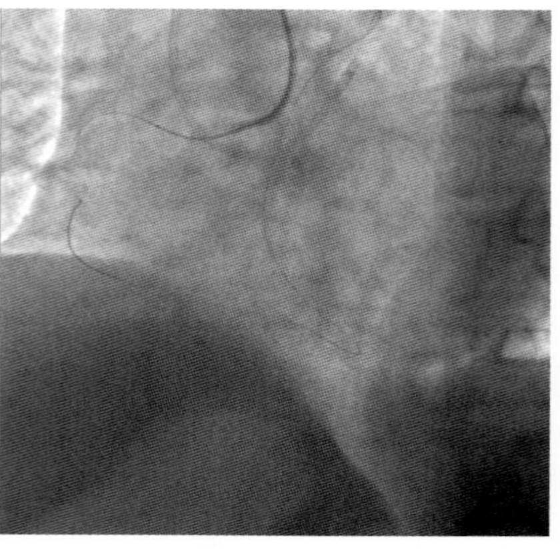

图 13-0-13 尝试导引钢丝对吻技术，但失败

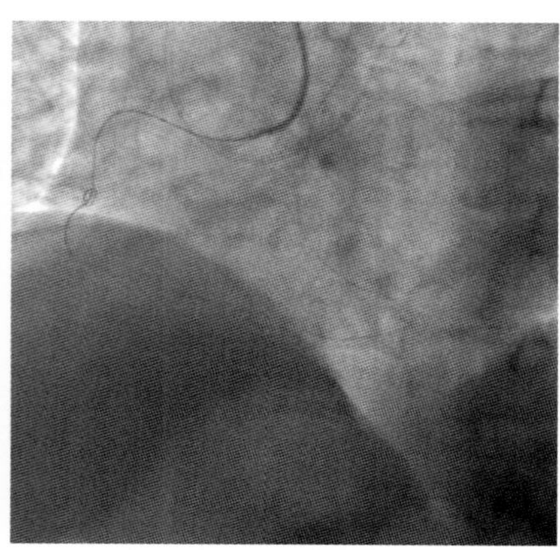

图 13-0-14 尝试 Mini Knuckle

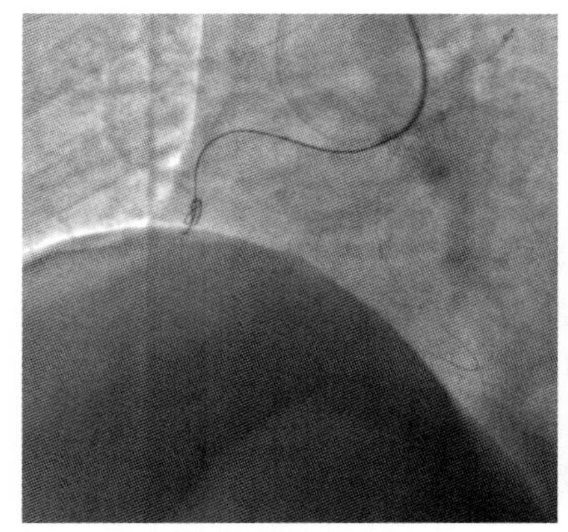

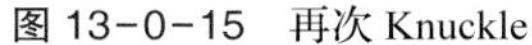
图 13-0-15　再次 Knuckle

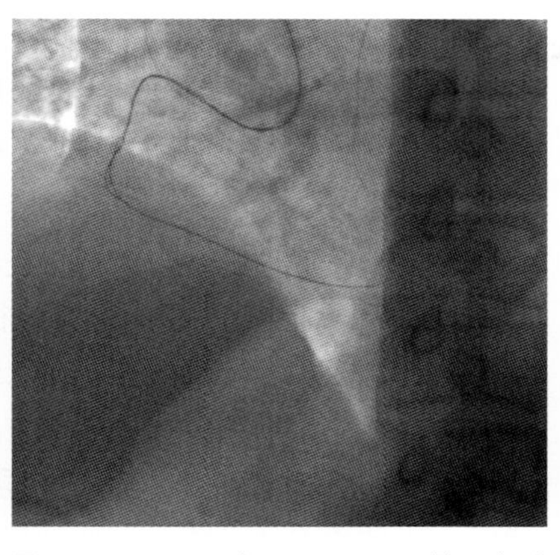

图 13-0-16　正向 Conquest Pro 导丝突破闭塞段，对侧造影证实进入血管真腔

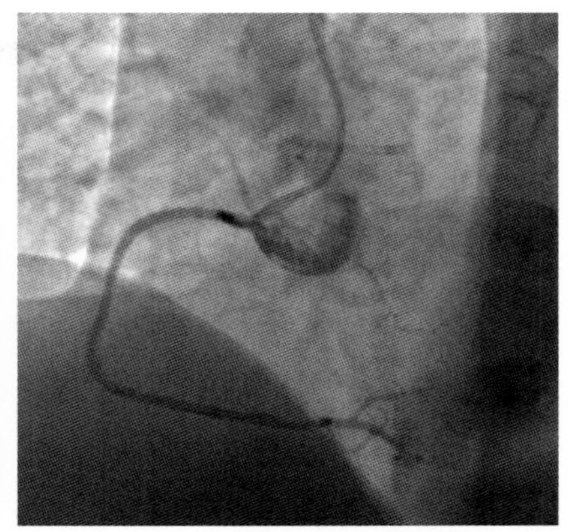

图 13-0-17　植入支架后最终结果

· 小结 ·

1. 对于似乎有微通道的 CTO 要反复仔细阅图，不能轻视，尤其是该病例闭塞段位置钙化、扭曲，更易进入夹层。推荐及早行对侧造影，如果盲目冒进会造成较大的夹层甚至穿孔。

2. 逆向导丝通过间隔支侧支血管而微导管不能通过时，有很多办法可以采用。考虑因为微通道严重狭窄或扭曲导致微导管通过困难时可以更换不同微导管或试用小球囊进行预扩张，但一般压力不宜过大，以免造成血管穿孔甚至撕裂等不良后果。考虑支持力不够时可以更换指引导管，采用锚定技术等。

3. 当采用多种方法尝试后微导管仍不能通过侧支血管时，虽然对逆向导丝的支持力不够，但仍然可以尝试在微导管未充分支持下逆向穿透闭塞段，同时可采用常用的对吻导丝技术。

4. 采用正和（或）逆向导丝 Mini Knuckle 技术对闭塞段进行局部微振荡，或可起到松解斑块的作用，有利于正和（或）逆向导丝通过。

5. 该技术和经典 Knuckle 技术的区别在于导丝操作轻柔，头端弯度（圈）较小，尽可能不进入内膜下，多是在 PCI 过程中当正和（或）逆向导丝力量不够头端打圈后随机应变完成。

病例 3

· 简要病史 ·

· 患者男性，64 岁，主因反复胸闷、气短 8 年，加重 5 个月入院。既往 LAD 曾植入支架，2 个月前在外院行 CAG 示 RCA100% 闭塞，尝试 PCI 处理时正向导丝穿出导致心脏压塞。此次入院拟开通 RCA（图 13-0-18）。

· 辅助检查：超声提示下壁运动幅度减低，EF36%；其他无特殊。

· 心血管病危险因素：吸烟史 40 年，每日 10 支；高血压病史 13 年，糖尿病史 20 年。

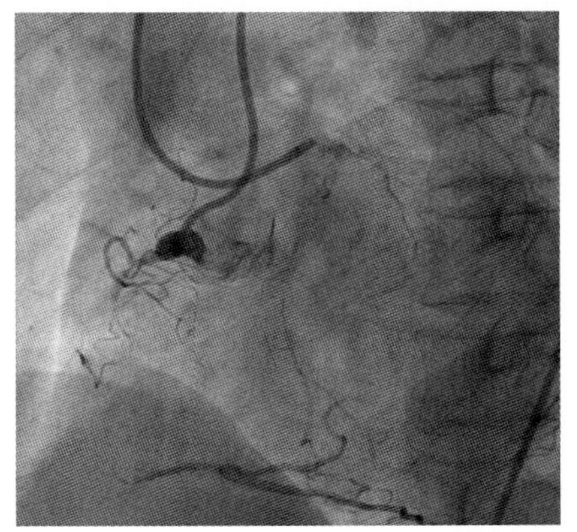

图 13-0-18　右冠状动脉 CTO：残端不明确，呈“海蛇头”样形态

· 病例分析及策略选择 ·

多体位造影反复细致观察分析 RCA 残端不明确，存在“海蛇头”样形态，滋养血管较丰富，预计正向开通难度较大。LAD 给 RCA 的侧支条件尚可，远端间隔支似分出多条侧支通道，并且有一条影像上

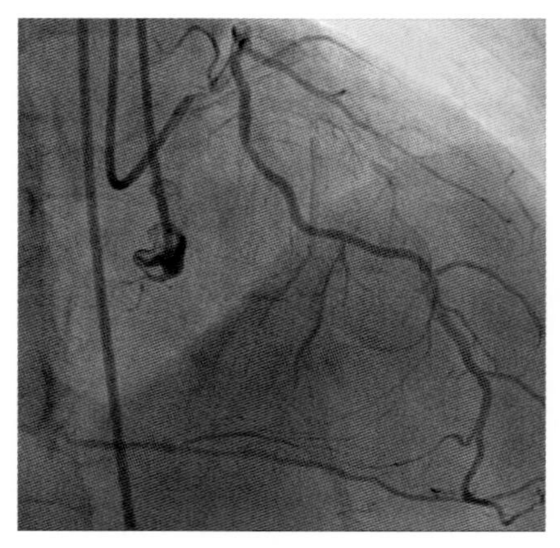
图 13-0-19 左冠状动脉提供侧支血管至右冠状动脉

明确相连，扭曲程度尚可，一旦导丝微导管通过，逆向出口明确，开通概率较大；因此，我们的策略是简单正向尝试准备后直接逆向尝试，必要时提前处理 LAD 近中段病变（图 13-0-18、图 13-0-19）。

• PCI 过程 •

穿刺右侧桡动脉，选择右侧桡动脉径路，7F AL 0.75 指引导管，穿刺右侧股动脉，选择右侧股动脉径路，7F EBU 3.5 指引导管。Fielder XT-A 和 GAIA Third 导丝分别在 1.5 m Corsair 微导管支持下小心正向尝试，走行怪异，不能进入血管真腔。Sion 导丝在 1.5 m Corsair 微导管支持下顺利通过侧支到达 RCA 闭塞段远端，微导管无法跟进，经更替微导管、小球囊 Dotter 效应等处理仍不能通过，Guidezilla 支持下 Caravel 通过（图 13-0-20）。

在微导管支持下分别尝试 Fielder XT-A、Pilot 200、GAIA Third 导丝逆向穿通闭塞段，导丝走行怪异，考虑闭塞段有较大扭曲，因方向不明确，拟选择逆向导丝 Knuckle 然后正向导丝对吻技术完成。选择 Fielder XT-A 导丝有意顶出襻后直接 Knuckle，进入血管近端内膜下 ，正向 Pilot 200 导丝对吻后采用 AGT 技术，逆向 GAIA Third 导丝通过 Guidezilla 进入正向指引导管内，交换 RG3 完成体外化，Guidezilla 支持下植入支架并充分后扩张，RCA 血流通畅，复查 LAD 后结束手术（图 13-0-21 ～图 13-0-25）。

• 小结 •

1. 本病例 RCA 闭塞在多体位造影反复细致观察分析下残端仍不明确，入口存在多种可能，因此正向操作难度和风险均较大，前次心脏压塞介入史更高度提醒我们可能血管闭塞段有较大迂曲。

2. 间隔支血管有时会因为严重狭窄或者扭曲导致微导管通过困难，可以试用更替不同微导管、小球囊沿侧支血管滑行至其远端但不进行球囊扩张、Guidezilla 支持等处理，当通过困难是由于扭曲所致时一般不宜进行小球囊扩张处理。

3. 逆向导丝尝试时需要多体位观察头端方向，当进攻方向不明，考虑闭塞段有较大扭曲时，及早采用逆向导丝 Knuckle 技术明确血管大致路径，然后结合正向导丝对吻技术，具有低风险、高效率的优势。

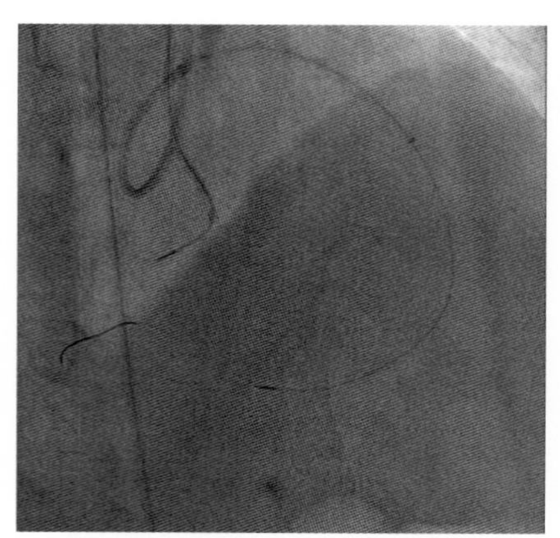
图 13-0-20 Guidezilla 支持下 Caravel 通过侧支血管

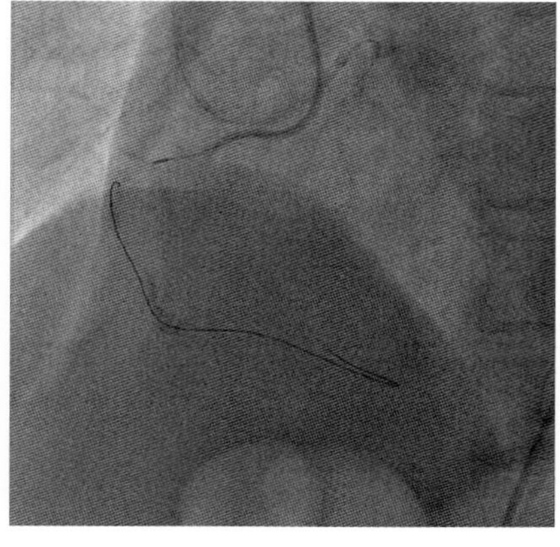
图 13-0-21 在微导管支持下分别尝试 Fielder XT-A、Pilot 200、GAIA Third 导丝逆向穿通闭塞段，导丝走行怪异，考虑闭塞段有较大扭曲

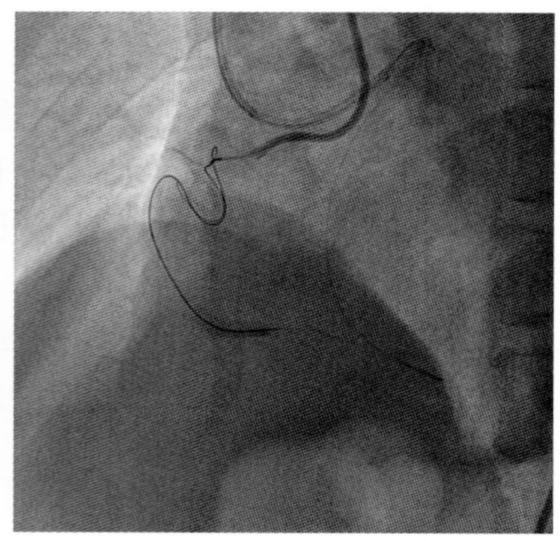
图 13-0-22 选择 Fielder XT-A 导丝有意顶出襻后直接 Knuckle，进入血管近端内膜下

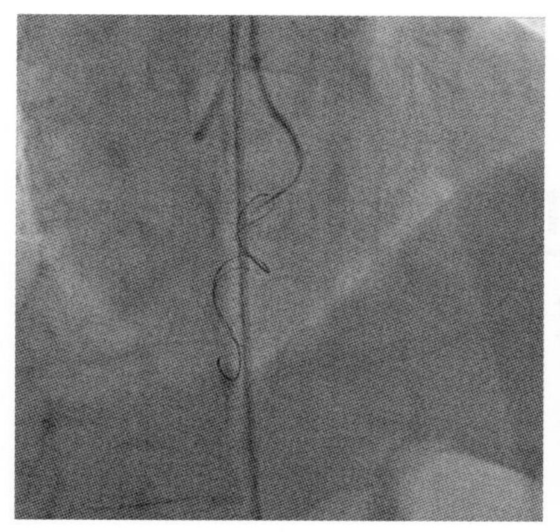

图 13-0-23 选择 Fielder XT-A 导丝有意顶出襻后直接 Knuckle，进入血管近端内膜下

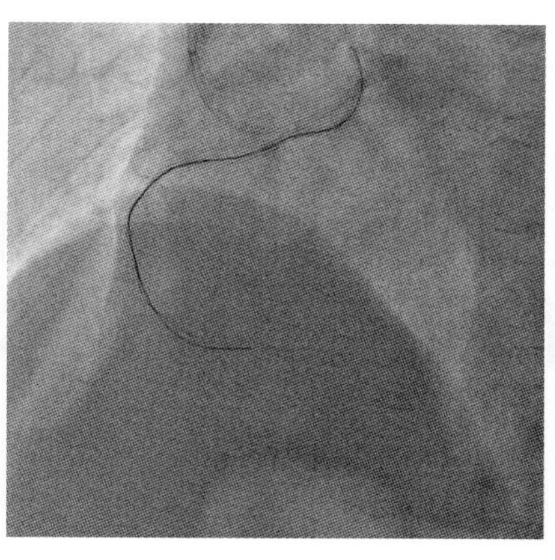

图 13-0-24 正向 Pilot 200 导丝对吻后采用 AGT 技术，逆向 GAIA Third 导丝通过 Guidezilla 进入正向指引导管内，交换 RG3 完成体外化

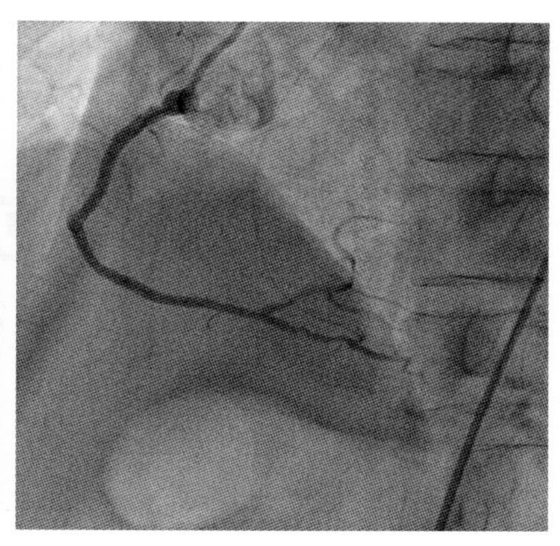

图 13-0-25 植入支架后最终结果

4. 当闭塞段血管迂曲难以判断血管走行方向时，应用常规导丝技术往往会让术者身陷泥潭。适当的导丝 Knuckle 技术可以保证导丝始终走行在血管结构内。一旦导丝通过迂曲段，在明确血管大致路径后可以施行正逆向导丝对吻技术，或者跟进微导管后更换导丝进行下一步操作。为了保证 Knuckle 导丝的推送力度，常常需要及时跟进微导管，既可以保证导丝前送力量，又可以将战场前移，“缩短”病变长度，可以联用 Guidezilla 等延伸导管以增加支持力。

第14章
如何克服逆向技术常见困难：微导管对吻技术

李长岭

逆向开通 CTO 病变时，我们时常会用到微导管对吻技术（rendezvous）。此项技术狭义的解释是：逆向钢丝通过病变进入正向指引导管内的微导管，并在逆向钢丝的支撑下，推送正向微导管对吻逆向微导管通过病变，再从正向微导管送入钢丝，完成轨道建立。广义的解释是：无论正、逆向钢丝通过病变或在病变内进入对侧的微导管，然后推送正、逆方向微导管，完成微导管对吻，并建立轨道。

目前由于 RG3 等长交换钢丝的普及，微导管对吻技术已经不再作为逆向钢丝通过后的首选方案。但是，对于一些逆向技术较难克服的个别患者，微导管对吻技术仍有很好的效果。

（一）技术使用范围

（1）逆向微导管已经通过病变，进入正向指引导管，但无 300～330 cm 长度的导引钢丝，此时可使用正向钢丝在指引导管内穿入逆向微导管，迅速建立前向轨道，完成手术。

（2）逆向钢丝进入正向指引导管，虽然使用钢丝锚定技术，但逆向微导管仍然无法通过病变。此时可使用逆向钢丝在正向指引导管内穿入正向微导管，再通过推送正向微导管和逆向微导管对吻，并做正向微导管前进、逆向微导管后退动作，正向微导管通过病变，交换钢丝，完成轨道建立。

（3）病变内微导管对吻。对于正、逆向钢丝头端已经非常接近对侧的微导管，为了保全更多的真腔、减少病变内操作，可尝试操作钢丝直接进入对侧微导管内，快速完成手术。

（4）使用单指引导管同侧逆向的病例，逆向钢丝已经通过病变并进入同侧指引导管。可尝试推送逆向钢丝进入同一个指引导管内的微导管，从而完成正、逆向微导管对吻，完成轨道建立。

（5）逆向微导管长度不够，无法进入对侧的指引导管。

（二）使用方法

（1）在指引导管内，正、逆向钢丝穿对侧微导管，寻找指引导管相对转角弧度处。让微导管及钢丝贴一侧壁，有利于快速完成。也可使用球囊固定微导管头端，有利于空间占用，方便钢丝穿入。

（2）无论在指引导管及病变内穿微导管，建议选择操控性能较好的钢丝，头端 1～1.5 mm 塑 45° 小弯，有利于操作及精准穿刺。

（3）病变内完成微导管对吻技术，在操作钢丝接近对侧微导管时，需要多个体位角度明确，或旋转透视来观察钢丝和微导管头端关系。

（4）建议待穿的微导管内放置钢丝，以方便对侧导引钢丝穿入。

（5）钢丝穿入后，如需要推送正向微导管，需要注意以下几点。① 逆向钢丝尽量远送，方便支持正向微导管推送；② 尽量选择强支撑的指引导管；③ 尽量选择通过性良好的微导管，必要时可使用子母导管辅助或正向边支球囊锚定来完成。

（三）微导管对吻技术举例

· 病史及入院情况 ·

· 患者男性，56 岁，退休。因“反复胸闷 12 年，活动后胸痛 6 个月”入院。

· 超声心动图：LVDd 53 mm，LVEF 57 %。

· 药物治疗方案：阿司匹林、替格瑞洛、阿托伐他汀钙片。

· 既往 PCI：1 个月前行 PCI 左主干－前降支植入 2 枚支架。尝试开通右冠状动脉 CTO 失败。

· 入院诊断：不稳定型心绞痛。

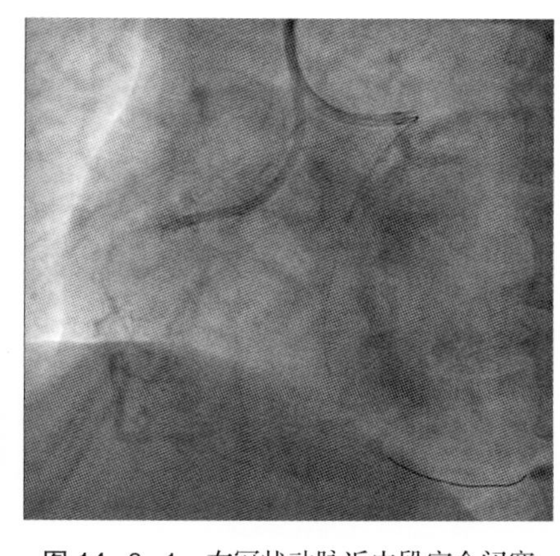

图 14-0-1　右冠状动脉近中段完全闭塞

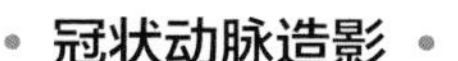

· 冠状动脉造影 ·

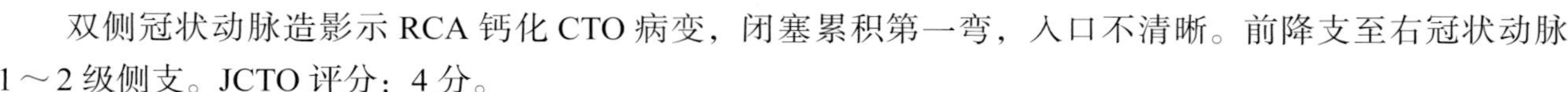

双侧冠状动脉造影示 RCA 钙化 CTO 病变，闭塞累积第一弯，入口不清晰。前降支至右冠状动脉 1～2 级侧支。JCTO 评分：4 分。

· 介入策略计划 ·

此 RCA CTO 特点是：闭塞段 20 mm 以上，入口不清晰，伴有迂曲及钙化，有左向右 1～2 级侧支血管（图 14-0-1）。

基于以上情况及 CTOCC 路径分析，策略如下：① 基于第一次操作，对于 RCA 近端的 CTO 单纯前向操作较难完成，必须结合逆向操作；② 右冠状动脉中段较扭曲，在前向钢丝充分准备情况下可行反向 CART 技术及 AGT 技术；③ 术中得知导管室无 RG3 钢丝后调整策略为微导管对吻技术，操作逆向钢丝在闭塞病变内穿正向微导管。

· 手术过程 ·

使用双侧桡动脉 6F 介入路径处理。选择 6F EBU 3. 5 及 6F AL 0.75 分别到达左、右冠状动脉开口。前向分别尝试使用不同塑形 Fielder XT、Ultimate Bro 3、GAIA Second 或 Third 钢丝在 Corsair 135 cm 微导管支持下能够探明入口，进入 CTO 体部，但在出口处，无法回到真腔（图 14-0-2）。启动逆向，在 Corsair 150 cm 支持下，使用 Sion 钢丝自间隔支侧支到达右冠状动脉后降支，送入微导管（图 14-0-3）。因无 RG3 钢丝，在反向 CART 技术及 AGT 技术后，调整逆向钢丝接近

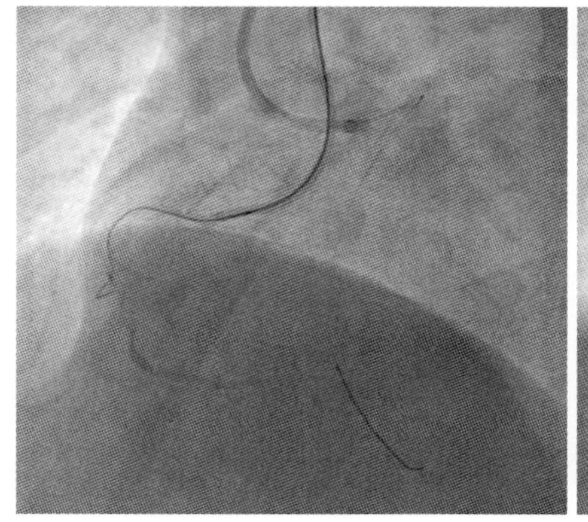
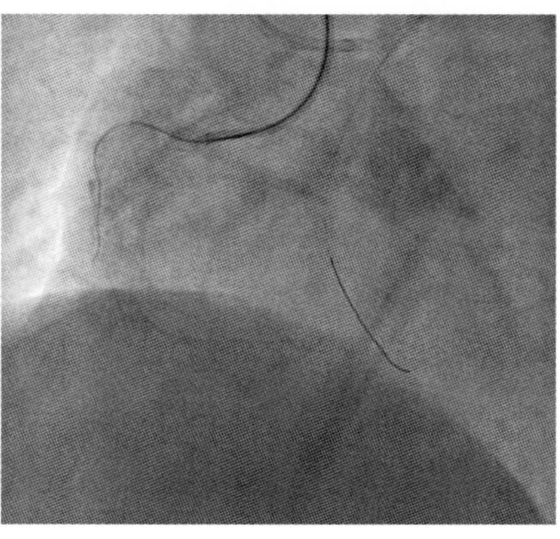

图 14-0-2　前向介入治疗尝试失败

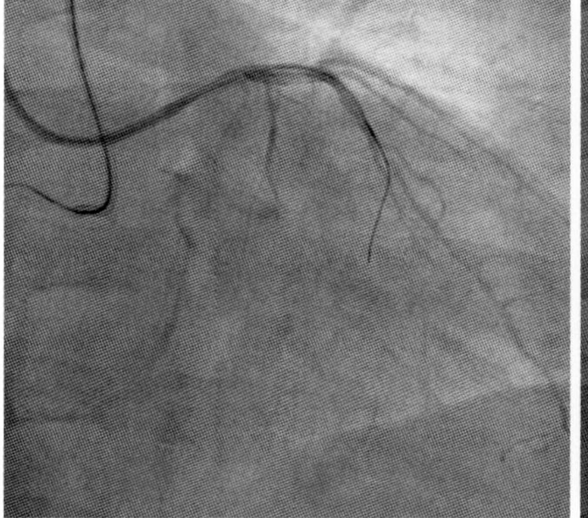
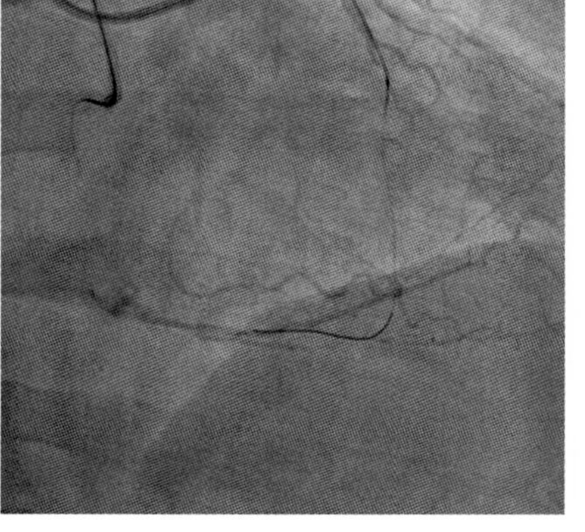

图 14-0-3　启动逆向，Sion 钢丝自间隔支侧支到达右冠状动脉后降支，送入微导管

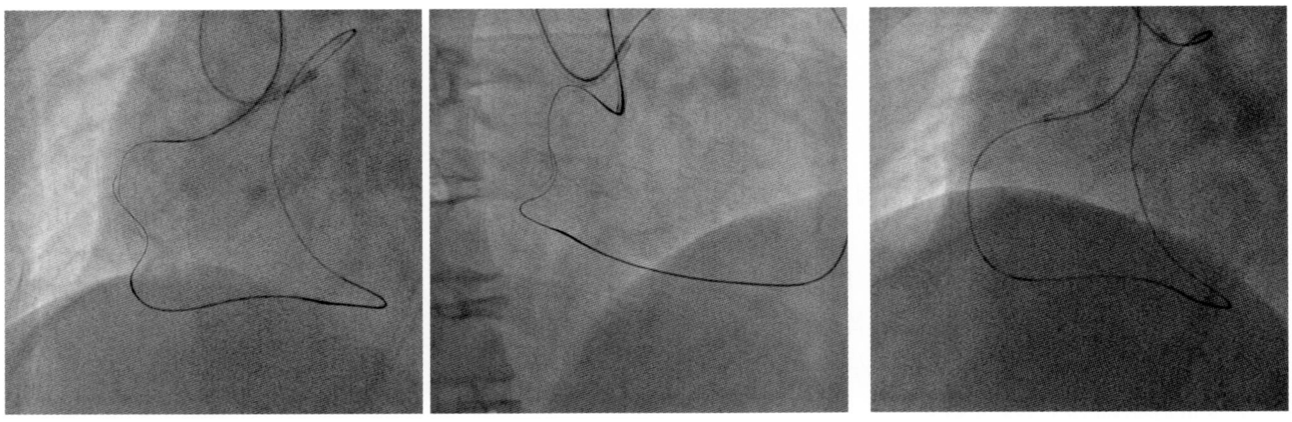

图 14-0-4 调整逆向钢丝接近正向微导管头端

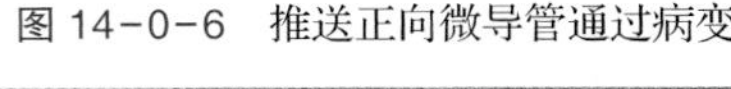

图 14-0-6 推送正向微导管通过病变

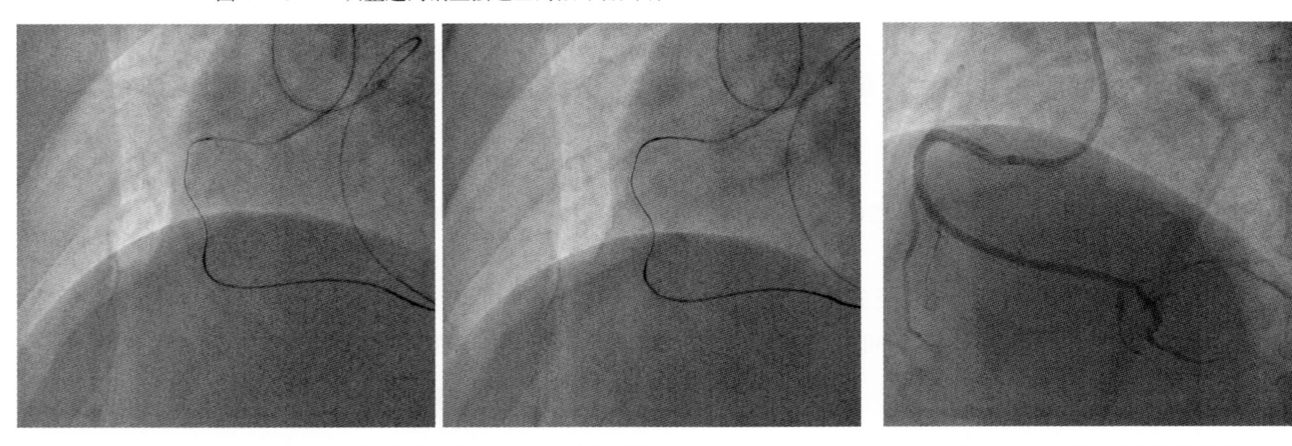

图 14-0-5 操作逆向钢丝进入正向微导管

图 14-0-7 植入支架最终结果

正向微导管头端（图 14-0-4），操作逆向钢丝进入正向微导管（图 14-0-5），推送正向微导管通过病变（图 14-0-6），经正向微导管送入导引钢丝至右冠状动脉远端，植入支架 3 枚，术后血流 TIMI 3 级（图 14-0-7）。

第15章
如何克服逆向介入治疗常见困境：反向CART技术

葛 雷

导致逆向介入治疗技术效率低下的常见原因包括：① 正向、逆向技术转换不及时；② 侧支血管选择不恰当；③ 逆向介入治疗技术使用不合理；④ 体外化困难。其中逆向介入治疗技术使用不合理在初学者手术中显得尤为明显。

经过多年的实践，目前常用的逆向导引钢丝技术包括：逆向导引钢丝对吻技术、逆向导引钢丝通过技术、反向CART技术（conventional reverse CART）和CART技术。初学者由于担心血管穿孔等并发症的发生，往往执着于逆向导引钢丝对吻技术和逆向导引钢丝通过技术，但对于某些长段闭塞病变，尤其是伴有迂曲、钙化的闭塞病变，上述两种技术有时很难取得成功。

为了提高手术成功率和手术效率，CTOCC流程图建议对于短病变（<20 mm），可首先尝试逆向导引钢丝通过技术或逆向导引钢丝对吻技术；当逆向导引钢丝通过技术或导引钢丝对吻技术失败后，应及早转为反向CART技术；长病变尤其是解剖路径不明确、伴有钙化和迂曲的闭塞病变，应首选反向CART技术。

既往进行反向CART技术时，由于正向、逆向导引钢丝位置相距较远，逆向导引钢丝操控性能较差，或者由于正向、逆向导引钢丝导致较大的假腔，此时往往需要较大的球囊，部分病例甚至要借助于IVUS才能完成。随着技术的进步、器械的改进，当前反向CART技术已经和传统的反向CART技术有着很大的不同。

一、传统反向CART技术

传统反向CART技术（图15-0-1）第一步就是使正向、逆向导引钢丝尽可能在长轴及短轴切面靠近和重叠，当闭塞段血管较直时，正、逆向导引钢丝往往重叠较为理想，但是，当闭塞段血管合并钙化、迂曲或者行走路径不明时，正、逆向导引钢丝往往很难重叠，盲目操作甚至会导致血管穿孔，这时术者可以选用多聚物涂层的导引钢丝（Pilot 150/200、Fielder XT等）进行Knuckle技术；当正、逆向导引钢丝重叠后，根据冠状动脉造影提示的靶血管直径选择相应大小的球囊，将其送至正、逆向导引钢丝重叠的部位，充盈球囊使得正、逆向导引钢丝所在的腔隙沟通，为了最大可能使得两个腔隙沟通，传统反向CART技术往往需要较大直径的球囊；传统反向CART技术中，逆向导引钢丝常常选用低-中等穿透力的导引钢丝，但是如果正向导引钢丝位于内膜下，而逆向导引钢丝位于斑块内或血管真腔，此时往往需要将逆向导引钢丝更换为穿透力较强的导引钢丝，如Conquest系列导引钢丝。当传统反向CART技术很难将腔隙沟通时，需要借助于IVUS，根据IVUS提供的影像学信息（正、逆向导引钢丝的位置，血管的直径，两导引钢丝之间斑块的性质），选择直径最为合适的球囊、不同特性的逆向导引钢丝和进行反向CART的位置（表15-0-1）。

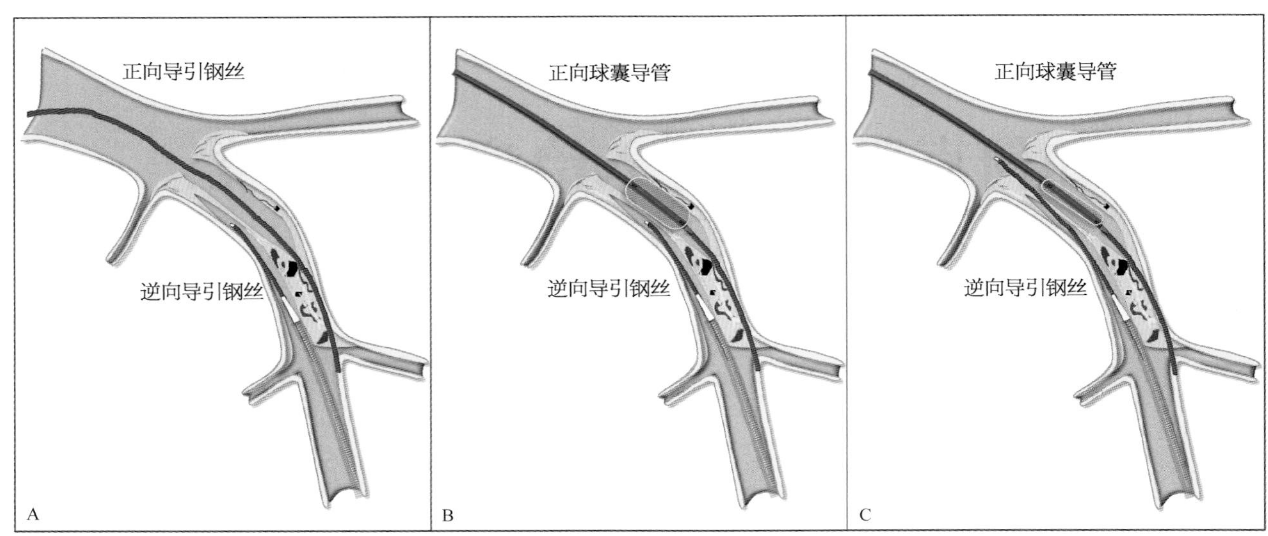

图 15-0-1 传统反向 CART 技术步骤

A. 步骤 1：根据闭塞病变远端解剖结构及闭塞病变长度选择相应逆向导引钢丝；B. 步骤 2：如果逆向导引钢丝无法逆向通过闭塞病变，则沿正向导引钢丝送入球囊，将该球囊或置于闭塞近段或闭塞近端（改良反向 CART 技术）进行扩张；C. 步骤 3：操控逆向导引钢丝进入正向球囊扩张后的血管腔，从而到达闭塞近端血管真腔

表 15-0-1 IVUS 指引下反向 CART 技术

		逆向导引钢丝位置	
		斑块内或血管真腔	内膜下
正向导引钢丝位置	斑块内或血管真腔	根据靶血管直径选择合适的球囊正向扩张	根据靶血管直径选择合适的球囊正向扩张
	内膜下	根据靶血管直径选择合适的球囊正向扩张及选择头端较硬的逆向导引钢丝	根据靶血管直径选择合适的球囊正向扩张

当正向导引钢丝和逆向导引钢丝均在血管真腔或者均在内膜下时，处理相对比较简单，只需选择合适的球囊即可，如果闭塞病变合并严重钙化，使用大直径球囊扩张时存在血管穿孔的风险；当正向导引钢丝在血管真腔，逆向导引钢丝位于内膜下，通常使用直径稍大的球囊；如果正向导引钢丝位于内膜下，但逆向导引钢丝位于血管真腔，这种情况最为棘手，使用大球囊正向扩张后形成的夹层往往会出现弹性回缩，逆向导引钢丝很难进入近段血管真腔，这时可能需要使用头端较硬的逆向导引钢丝，同时，如果闭塞病变合并严重钙化，大球囊扩张后有可能导致血管穿孔。

必须指出的是，不是所有的反向 CART 技术都需要 IVUS 指引，当正、逆向导引钢丝位于同一个腔隙（真腔或者假腔）时，往往不需要 IVUS（图 15-0-2A、B）。但当正、逆向导引钢丝位于不同腔隙，尤其是正向导引钢丝位于内膜下，逆向导引钢丝位于血管真腔或斑块内时，此时可能需要 IVUS 的指导（图 15-0-2C、D）。

另外，不同类型正、逆向导引钢丝位置关系也可以通过术者的操作而改变。例如正向导引钢丝位于血管真腔，而逆向导引钢丝位于内膜下（图 15-0-3），此时术者可以选用和靶血管直径匹配的球囊进行反向 CART，也可以操控正向导引钢丝使其进入内膜下，此时即由图 15-0-2C 中困难的情形转为容易处理的情形（图 15-0-2B）。当正向导引钢丝位于内膜下，而逆向导引钢丝位于血管真腔时（图 15-0-4），此时既要根据靶血管直径选择大小合适的球囊，也要将逆向导引钢丝更换为穿透力更强的导引钢丝。如果解剖条件许可，部分病例也可操控逆向导引钢丝使其进入内膜下，此时即由图 15-0-2D 中较为困难的

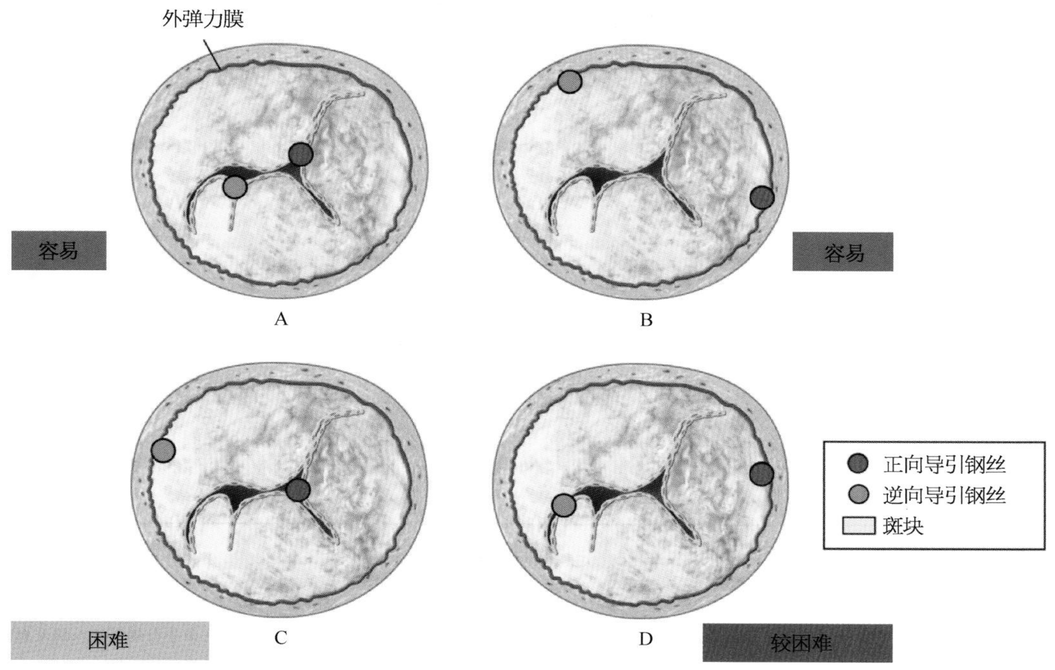

图 15-0-2 正、逆向导引钢丝的位置与 IVUS 指导的价值

A. 正、逆向导引钢丝均位于血管真腔或者斑块内；B. 正、逆向导引钢丝均位于血管假腔；C. 正向导引钢丝位于血管真腔或斑块内，逆向导引钢丝位于血管假腔；D. 正向导引钢丝位于血管假腔，逆向导引钢丝位于血管真腔或斑块内。A 和 B 通常不需要 IVUS 指导，C 和 D，尤其是 D，可能需要 IVUS 的指导

情形转为容易处理的情形（图 15-0-2B）。当然，现在 AGT 技术得到了广泛使用，图 15-0-2D 中的情形可以通过正向送入延长导管至闭塞体部，反向 CART 技术后，操控逆向导引钢丝进入正向指引导管而解决。

二、定向反向 CART 技术

传统反向 CART 技术往往耗时、耗力，而且由于使用较大的球囊，正向导引钢丝前向走行太远，有可能会导致夹层或者血肿向靶血管远段扩散，最终需要植入较多数量的支架，甚至因此导致不良事件发生率增加。部分病例，由于过多操控逆向导引钢丝或者使用 Knuckle 技术，使得假腔大小不可控，最终导致逆向导引钢丝操作困难甚至手术失败。为了减少血管壁的损伤，提高逆向导引钢丝的操控性，最终提高手术成功率和手术效率，定向反向 CART 技术（也称当代反向 CART 技术，directed reverse CART）应运而生。与传统反向 CART 技术相比，该技术有 3 个非常鲜明的特色：① 首先进行正向准备，如果进行直接逆向介入治疗，当逆向导引钢丝和微导管通过侧支血管到达闭塞病变远端时，即停止逆向导引钢丝操控，转而进行正向准备；② 使用小球囊作为逆向导引钢丝前进的方向；③ 选用操控性能较佳的逆向导引钢丝。在进行正向准备时，为了减少远段血肿形成和弥散的风险，不宜将正向导引钢丝送过闭塞远端纤维帽，通常

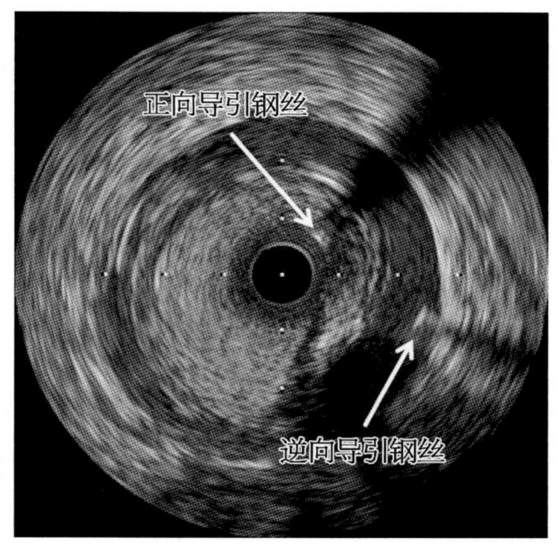

图 15-0-3 正向导引钢丝位于血管真腔，逆向导引钢丝位于内膜下

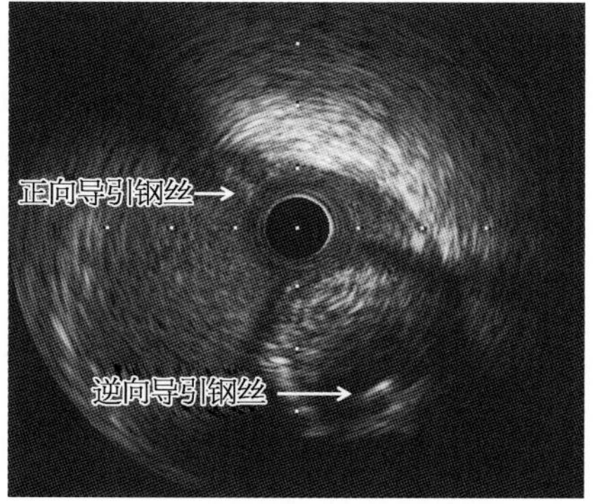

图 15-0-4 正向导引钢丝位于血管假腔，逆向导引钢丝位于血管真腔

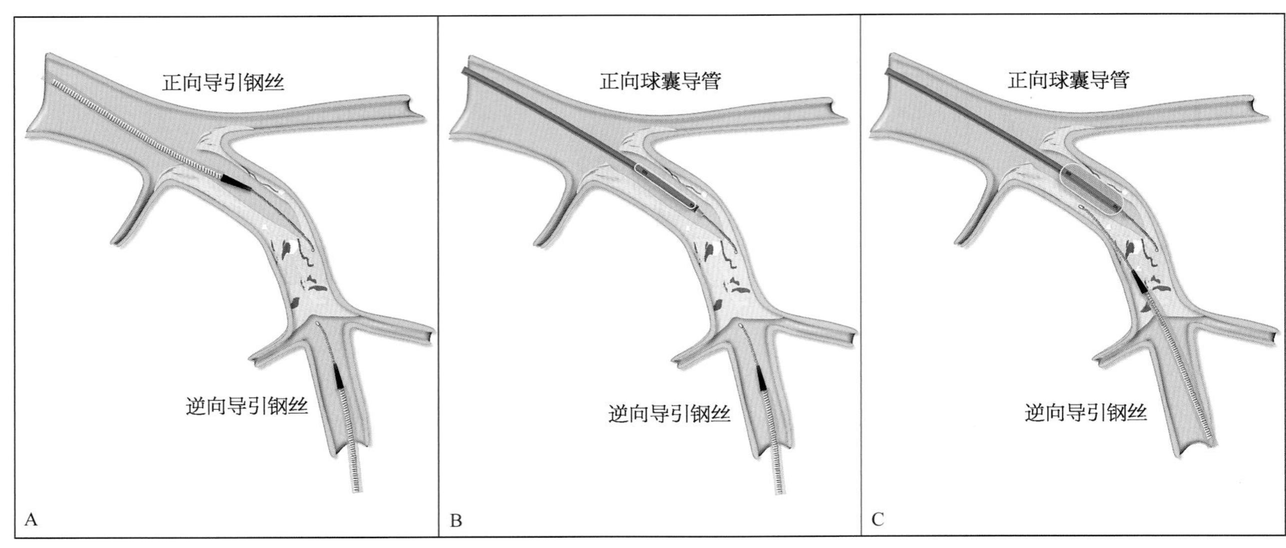

图 15-0-5　定向反向 CART 技术示意图

A. 步骤 1：逆向导引钢丝到达闭塞远端后，在正向导引钢丝的指引下，操控逆向导引钢丝（建议使用扭控传递较佳的导引钢丝）使其尽可能靠近正向导引钢丝；或在逆向导引钢丝的指引下，操控正向导引钢丝使其尽可能靠近逆向导引钢丝；B. 步骤 2：当逆向导引钢丝头端靠近正向导引钢丝后，正向送入球囊导管；C. 步骤 3：充盈球囊导管，多体位投照角度下，沿充盈球囊处操控逆向导引钢丝，负压抽吸球囊后，逆向导引钢丝进入该处血管腔

将正向导引钢丝送至距离远端纤维帽 5～10 mm 的近段血管处即可，尔后送入小球囊至正向导引钢丝近端，大多数病例使用 2.0 mm 球囊（图 15-0-5）。是直接逆向治疗抑或先进行正向准备后再进行逆向介入治疗取决于闭塞病变的解剖结构、侧支血管通过的难易程度及患者的基础疾病状态和心脏功能。如果患者不能耐受长时间侧支血管及其供体血管缺血，则应尽可能缩短逆向介入治疗的时间，先进行正向准备为宜。正向准备完成后，建议使用操控性能较好、穿透力较强的逆向导引钢丝，可以使用 GAIA 系列导引钢丝。操控逆向导引钢丝朝向正向球囊所在位置前进，为避免较大夹层或者血肿形成，不宜过度旋转逆向导引钢丝。逆向导引钢丝头端的穿刺位置应尽可能与正向球囊杆同轴；首先尝试使用逆向导引钢丝穿刺充盈的正向球囊头端，如果失败，则尝试穿刺球囊的体部或者侧面。多角度投照或者旋转透视（造影）有助于术者确认正向球囊和逆向导引钢丝之间的位置关系。操控逆向导引钢丝穿刺充盈的正向球囊的同时，助手可负压抽吸球囊，有助于逆向导引钢丝进入正向球囊充盈时形成的腔隙。通常而言，进行定向反向 CART 技术时，IVUS 的使用比例较低，但对于正、逆向腔隙难以沟通的病例，术者仍需借助 IVUS 的指导。由于 Knuckle 导引钢丝技术常常导致较大的假腔，影响逆向导引钢丝的操控，因此在进行定向反向 CART 技术时，不建议使用 Knuckle 技术。换言之，对于不得不采用正向和（或）逆向 Knuckle 的病例，例如近端纤维帽路径不清或严重钙化、迂曲的闭塞病变，定向反向 CART 技术的成功率可能不高。对于较短的闭塞病变（<15 mm），由于在进行正向准备时，很难将球囊控制在闭塞体部，夹层和血肿往往会向远端扩散，这类病变可能也不太适合进行定向反向 CART 技术，对于这类病变，逆向导引钢丝通过技术或者逆向导引钢丝对吻技术往往更为奏效。部分病例，由于侧支血管严重迂曲或者逆向导引钢丝随着心脏的收缩和舒张前后摆动幅度较大，可能也会影响定向反向 CART 技术的成功率。

三、扩展反向 CART 技术（改良反向 CART 技术）

2017 年日本 CTO 俱乐部会议期间，为了规范反向 CART 技术的命名，避免因命名混乱导致技术细节混淆，对应于传统反向 CART 技术和定向反向 CART 技术，有术者建议将既往称之为“改良反向 CART 技术”改名为“扩展反向 CART 技术”。与传统反向 CART 技术和定向反向 CART 技术做法不同，扩展反向 CART

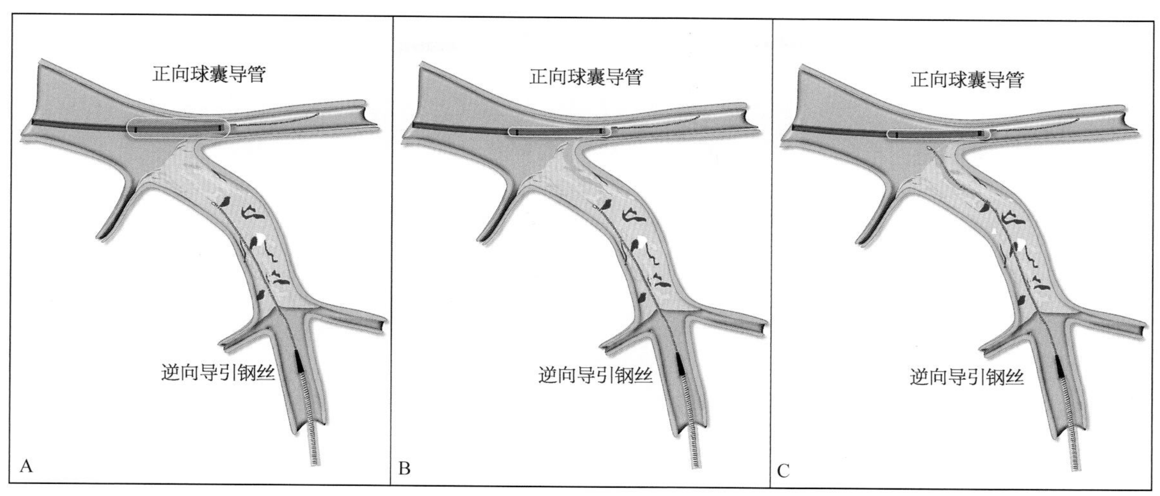

图 15-0-6 扩展反向 CART 技术示意图

A. 步骤 1：逆向导引钢丝到达闭塞远端后，在正向导引钢丝的指引下，操控逆向导引钢丝（建议使用扭控传递较佳的导引钢丝）使其尽可能靠近正向导引钢丝；或在逆向导引钢丝的指引下，操控正向导引钢丝使其尽可能靠近逆向导引钢丝；B. 步骤 2：当逆向导引钢丝头端靠近正向导引钢丝后，正向送入球囊导管；C. 步骤 3：充盈球囊导管，多体位投照角度下，沿充盈球囊处操控逆向导引钢丝，负压抽吸球囊后，逆向导引钢丝进入该血管腔

技术（extended reverse CART）是指正向球囊扩张的位置不在闭塞段内，它常常位于闭塞的近段血管，有时也会在闭塞的远段血管。球囊在近（远）段血管扩张后，操控逆向导引钢丝进入该球囊扩张后的腔隙（图 15-0-6）。该技术的要点在于术者应根据冠状动脉造影选择合适的球囊扩张位置及直径合适的球囊，一般不需要 IVUS 指导，但对于复杂的病例，尤其是闭塞近段合并弥漫性病变的患者，IVUS 仍有较大的帮助（图 15-0-7）。当闭塞远段纤维帽呈严重钙化，逆向导引钢丝或逆向微导管无法通过远端纤维帽时，正向导引钢丝可以越过远端纤维帽进入内膜下，正向球囊扩张，此时往往需要联合使用延长导管进行 AGT 技术，逆向选用强穿透力的导引钢丝操控其进入正向延长导管内。

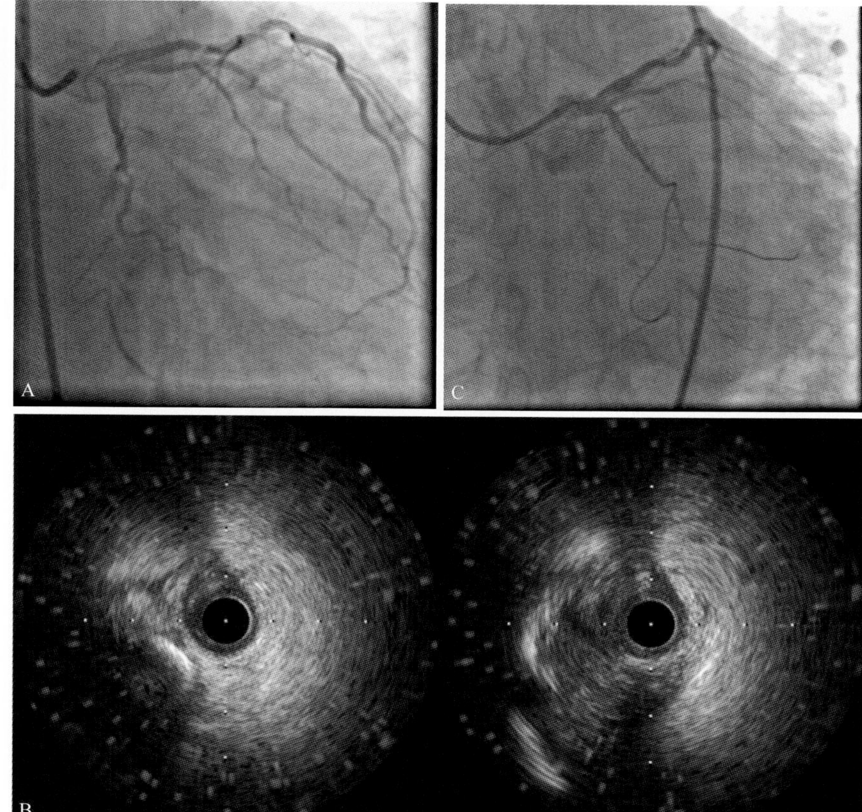

图 15-0-7 扩展反向 CART 技术（续后）

A. 回旋支中段完全闭塞，无残端且合并分支血管，经同侧侧支血管供应回旋支远段血管；B. IVUS 显示闭塞近端纤维帽严重钙化；C. 根据 IVUS 结果，选择直接逆向介入治疗。经同侧侧支血管将 Sion 导引钢丝和 150 cm Corsair 导管送至闭塞远段血管内；D. 因近端纤维帽严重钙化，正向导引钢丝无法进入闭塞近端，遂采用扩展反向 CART 技术：将 Sion 导引钢丝放置在分支血管内，2.0 mm 球囊部分位于分支血管内扩张，逆向选用 Ultimate Bro 3；E. 扩展反向 CART 技术未成功，送入 IVUS 发现逆向导引钢丝位于内膜下，正向导引钢丝位于血管真腔（箭头所示），回旋支血管直径较大；F. 根据 IVUS 提示，使用 3.0 mm 球囊进行扩展反向 CART 技术；G. 逆向导引钢丝通过闭塞段进入回旋支近端血管；H. 采用乒乓指引导管技术，使用 Guidezilla 导管自制抓捕器，抓捕逆向导引钢丝头端，将其牵至指引导管内；I. 植入支架最终结果

扩展反向 CART 技术常常用于正向和（或）逆向导引钢丝无法穿透纤维帽，且治疗节段内无

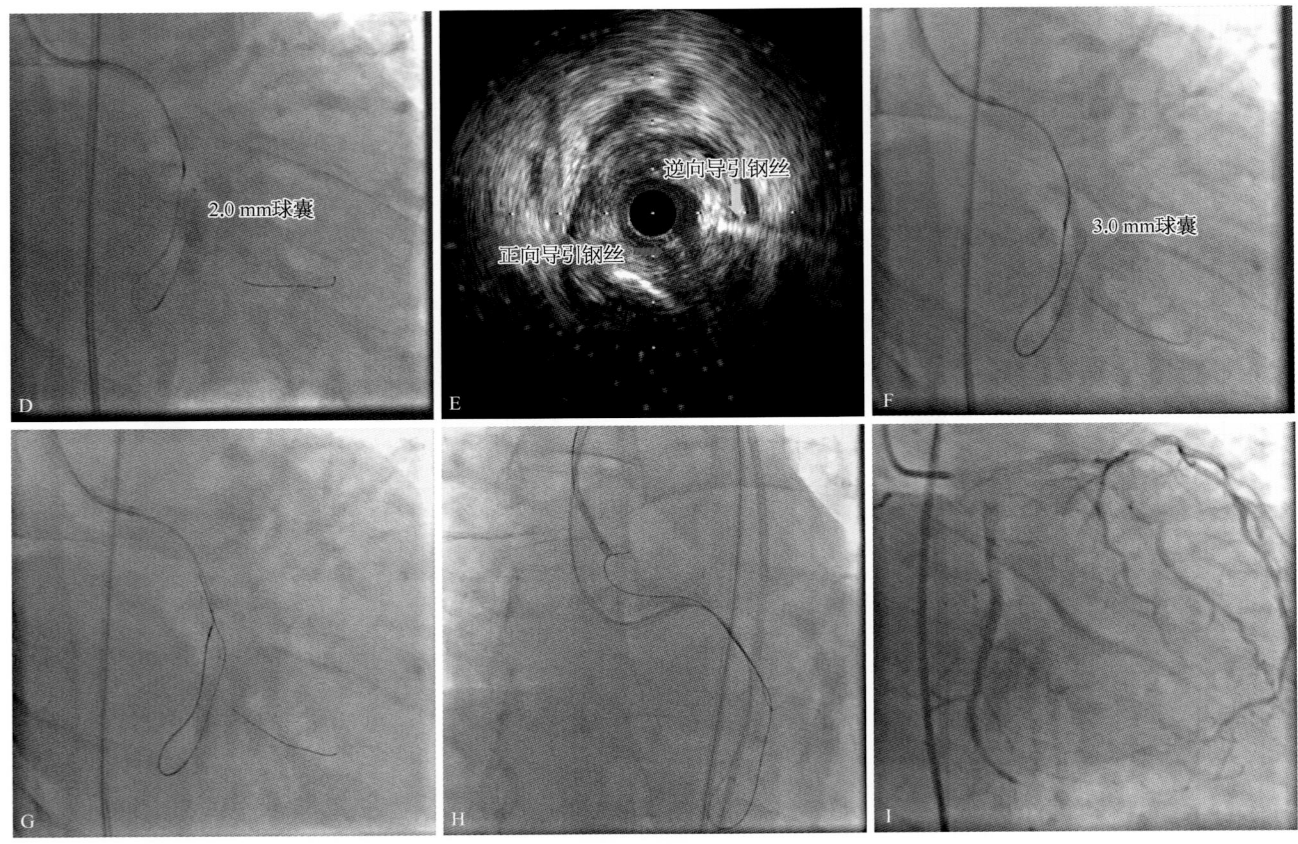

（图 15-0-7 续图）

较大的分支血管的病例。当治疗节段内存在较大的分支血管时，例如前降支起始部完全闭塞，不建议在左主干处进行扩展反向 CART 技术。为防止回旋支受累或者闭塞的可能，术者应当尽力避免反向 CART 的位置靠近回旋支，而是将其尽可能转移至远段血管。不同类型反向 CART 技术的比较见表 15-0-2。

表 15-0-2　不同类型反向 CART 技术比较

项　目	传统反向 CART 技术	定向反向 CART 技术	扩展反向 CART 技术
球囊沟通正、逆向腔隙位置	闭塞节段内	闭塞节段内	闭塞节段外（近端或远端）
先期正向准备	否	是	否
Knuckle 导引钢丝技术（正向或逆向）	可以使用	不建议使用	可以使用
球囊直径	大	小	大
逆向导引钢丝	通常使用低至中等穿透力导引钢丝，如果正向导引钢丝位于内膜下，逆向导引钢丝位于真腔，则需要使用强穿透力导引钢丝	GAIA 系列导引钢丝	闭塞近端扩展反向 CART 技术：低至中等穿透力导引钢丝 闭塞远端扩展反向 CART 技术：强穿透力导引钢丝
IVUS 指导	不常规使用，但困难情况下需考虑使用	通常不需要	不常规使用，但困难情况下需考虑使用

（续表）

项　目	传统反向 CART 技术	定向反向 CART 技术	扩展反向 CART 技术
适合病例	均适合	闭塞近端纤维帽和行走路径清晰，闭塞节段内无严重钙化和迂曲	解剖路径不明或严重钙化，正向和（或）逆向导引钢丝无法穿透纤维帽者
不适合病例	无	闭塞近端纤维帽和（或）行走路径不清，闭塞节段内严重钙化和迂曲、极短闭塞病变（<15 mm）、使用 Knuckle 技术者、逆向导引钢丝很难操控者	反向 CART 技术治疗节段内存在较大分支血管者

四、反向 CART 技术常见困难及对策

反向 CART 技术常见的困难如表 15-0-3 所示。

表 15-0-3　反向 CART 技术常见困难及对策

常见困难	解决方法
球囊无法送至预定反向 CART 位置	• 小球囊或小球囊爆破技术 • 球囊锚定 • 延长导管（Guidezilla 或 Guideliner） • 子母导管 • Tornus • 高频旋磨 • 正向 Knuckle 和（或）逆向 Knuckle • 联合上述方法
正逆向导引钢丝无法尽可能重叠	• 避免过多操控逆向导引钢丝，及早进行定向反向 CART 技术 • 迂曲、钙化、长段闭塞病变可尝试正向和（或）逆向导引钢丝 Knuckle 技术
正、逆向腔隙无法沟通	• IVUS 指引，根据 IVUS 提供的影像学信息选择合适大小的球囊及更换逆向导引钢丝 • 更换反向 CART 的位置
逆向导引钢丝无法进入正向指引导管	• AGT 技术 • 微导管对吻技术（MC Rendezvous） • 抓捕器
微导管无法逆向通过闭塞病变	直行（get through） • 锚定技术（锚定逆向导引钢丝） • 逆向送入 GZ 导管 • 更换不同类型的微导管 • 改良微导管对吻技术或 Tip-in 技术 • AGT 技术 • External Crush 技术 绕行（go around） • 正向和（或）逆向 Knuckle 导引钢丝技术

（1）球囊导管无法进入预定反向 CART 位置：这种情况往往见于近段闭塞病变或无残端闭塞病变、合并钙化和迂曲的闭塞病变及闭塞段较长时，此时指引导管的支撑力往往起到非常关键的作用，因此术前选用较强支撑力的导管至关重要，当球囊无法到达预定位置时，术者可以联合使用球囊锚定技术、Guidezilla 导管（或 Guideliner 导管）、子母导管，有时需先使用小球囊扩张，然后换用 2.0～2.5 mm

球囊，个别病例可能需要借助于正向导引钢丝 Knuckle 技术，或者操控逆向导引钢丝（包括尝试使用逆向 Knuckle 导引钢丝技术）至靶血管更近段，将反向 CART 的位置尽可能前移至正向球囊导管可以到达的部位（但前降支或回旋支近段闭塞病变，应尽可能将反向 CART 的位置向中远段血管迁移），也可采用扩展反向 CART 技术（图 15-0-8、图 15-0-9）。

（2）正、逆向导引钢丝无法尽可能重叠：这种情况常常见于钙化、迂曲及长段闭塞病变，也见于逆向导引钢丝导致较大夹层或者血肿，因此当处理长段闭塞病变合并钙化和迂曲时，术者应及早采用反向 CART 技术，而不应过度依赖逆向导引钢丝通过技术或导引钢丝对吻技术。为减少并发症的发生，很多病例需要导引钢丝 Knuckle 技术。

（3）正、逆向腔隙无法沟通：这种情况多见于正、逆向导引钢丝相距较远或者不在同一个腔隙。为避免这类情况的发生，术者对于长病变、严重迂曲和钙化病变应及早进行反向 CART 技术。对于复杂病变，应使用 IVUS 指导，根据 IVUS 提供的影像学信息选择大小合适的球囊及更换逆向导引钢丝。对于图 15-0-2 中情形 C 和 D 也可采用更换反向 CART 的位置（战场迁移）使其变成较为简单的模式（见上述）。

（4）逆向导引钢丝无法进入正向指引导管：这种情况不仅仅见于反向 CART 技术，也常见于逆向导引钢丝通过技术，其产生的原因有可能和指引导管与靶血管不同轴、靶病变近段血管腔直径较大、迂曲成角或存在较大分支血管等因素有关，但也不排除逆向导引钢丝进入血管夹层的可能，因此当完成反向 CART 技术后，逆向导引钢丝无法进入正向指引导管时，术者必须排除逆向导引钢丝进入夹层的可能（尤其是冠状动脉起始部完全闭塞病变）。由于进行反向 CART 技术后，在植入支架前不宜经正向指引导管进行冠状动脉造影，此时 IVUS 可以帮助术者明确逆向导引钢丝的位置，当确认逆向导引钢丝位于血管真腔后，为使其进入正向指引导管内，术者可以正向送入 Guidezilla 导管或者

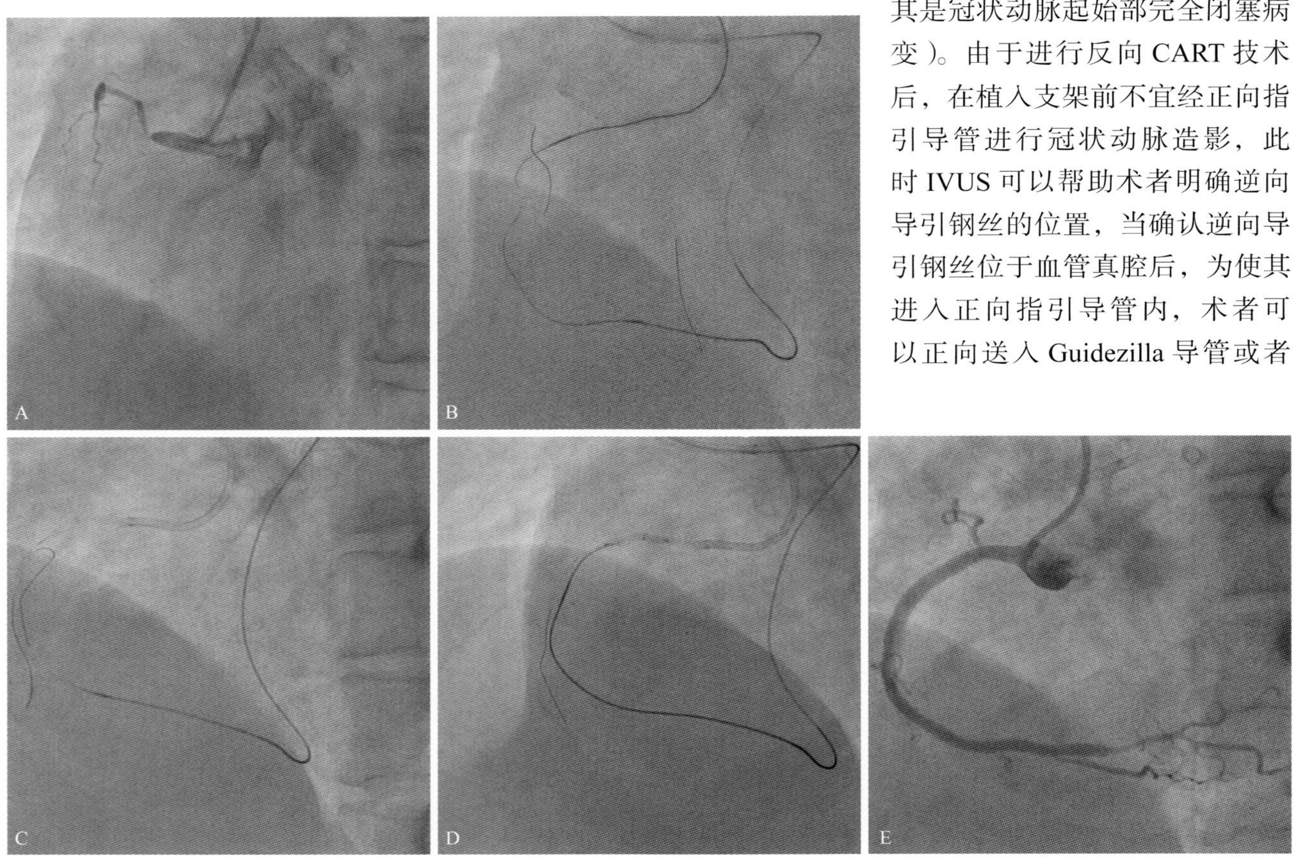

图 15-0-8　球囊无法送至预定反向 CART 位置（一）

A. 右冠状动脉近端完全闭塞，无残端伴有较大分支血管，外院尝试开通但失败；B. 正向介入治疗失败后转为逆向介入治疗。准备进行定向反向 CART 技术，但是微导管无法前进，使用球囊锚定技术、微导管及 1.25 mm 球囊仍无法送至闭塞段内；C. 逆向使用 Pilot 150 导引钢丝，将逆向导引钢丝推送至闭塞近端；D. 正向送入 2.0 mm 球囊及 Guidezilla 导管，逆向导引钢丝更换为 GAIA Second，联合采用反向 CART 技术和 AGT 技术；E. 植入支架后最终结果

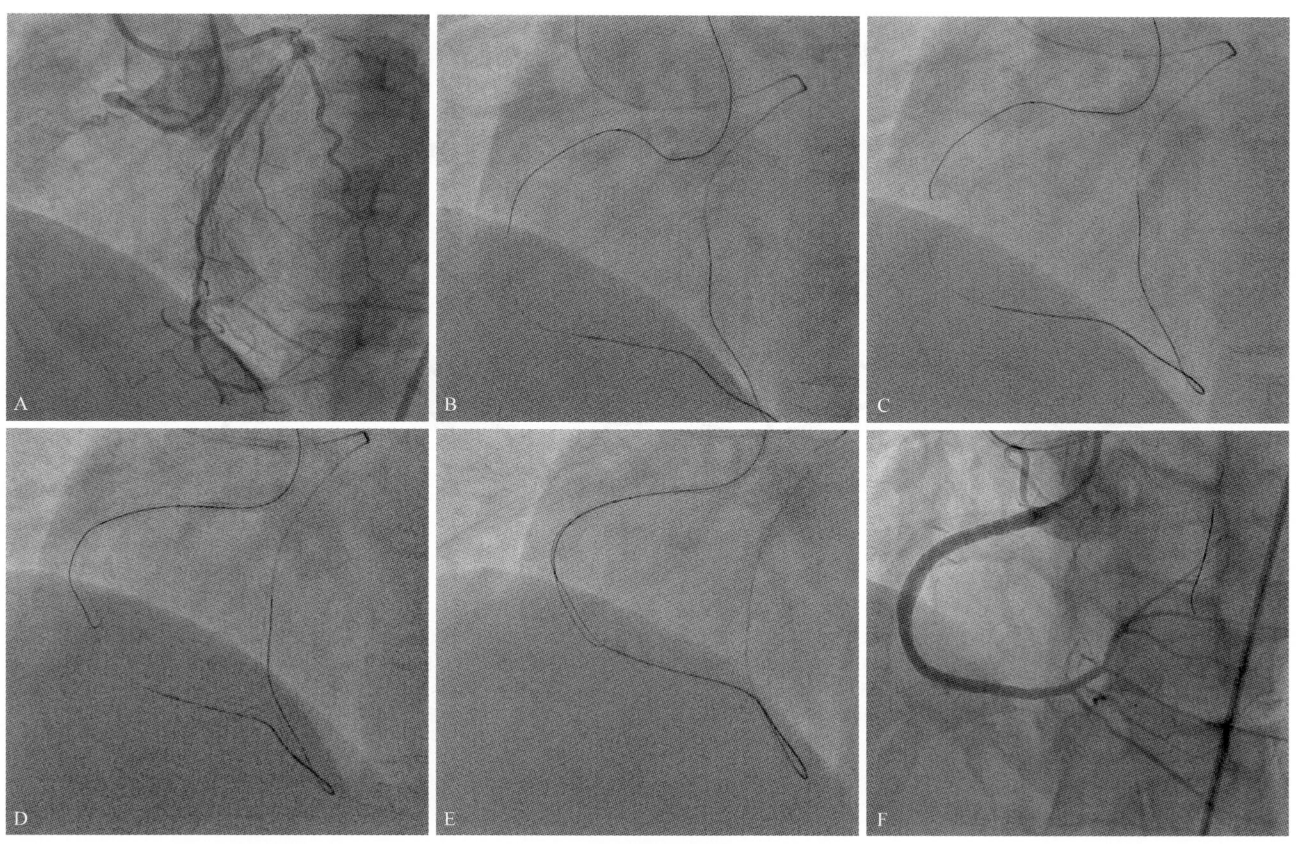

图 15-0-9　球囊无法送至预定反向 CART 位置（二）

A. 右冠状动脉近端完全闭塞，钝型残端，外院既往尝试开通失败。对侧冠状动脉造影可见前降支经间隔支供应右冠状动脉远段；B. 正向准备完成后进行逆向介入治疗。Sion 和 150 cm Corsair 微导管经间隔支至右冠状动脉远段，拟进行定向反向 CART 技术，但是 2.0 mm 球囊无法送至闭塞段，换用 1.25 mm 球囊仍无法通过，遂采用球囊爆破技术，并尝试使用 1.0 mm 球囊，但仍无法通过；C. 2.1F Tornus 导管进入闭塞体部；D. 2.0 mm 球囊及 Guidezilla 导管送至右冠状动脉闭塞体部，准备进行反向 CART 技术；E. 反向 CART 后，通过 AGT 技术将逆向导引钢丝送至正向指引导管内；F. 植入支架后最终结果

5F（4F）指引导管至靶血管近段（AGT 技术），也可以使用微导管对吻技术或改良微导管对吻技术（微导管 Rendezvous 技术），部分病例可以使用抓捕器，尤其是冠状动脉起始部完全闭塞闭塞病变。使用抓捕器时，应避免用力牵拉头端较硬的导引钢丝，以防导丝头端严重成角后无法回撤至微导管内，如有可能，当逆向导引钢丝进入主动脉根部时，应操控逆向微导管使其通过闭塞病变至靶血管近端或至主动脉根部，然后将头端较硬的导引钢丝更换为 300～330 cm 的导引钢丝后进行抓捕。当无商用抓捕器时，可以参照日本 Sumitsuji 医生的经验，通过子母导管或者延长导管自制抓捕器（图 15-0-7H、图 15-0-10、图 15-0-11），自 AGT 技术发明后，需要使用抓捕器的病例明显减少。

（5）逆向微导管无法通过闭塞病变：这种情况往往见于逆向指引导管支撑力不佳、侧支血管过于迂曲、闭塞段较长伴有迂曲和钙化、逆向微导管头端毁损（tip fatigue）等情况。当逆向导引钢丝进入正向指引导管后，术者通常使用球囊在指引导管内锚定该逆向导引钢丝，一旦发生逆向微导管无法通过闭塞病变，术者可以根据当时具体情况尝试球囊锚定逆向指引导管技术、经逆向指引导管送入 Guidezilla 导管、小球囊低压力扩张间隔支侧支血管、更换微导管、AGT 技术，或采用改良微导管对吻技术和 Tip-in 技术（图 15-0-12），也可以采用正向送入球囊在内膜下扩张，挤压该处斑块，从而使逆向微导管通过（External Crush 技术）；当上述“直行”（get through）方法失败时，部分病例也可以采用“绕行”（go around）的方法：采用正、逆向 Knuckle 导引钢丝技术绕过最难通过处。部分复杂的病例可能需要联合使用“直行”和“绕行”的方法（图 15-0-13）。

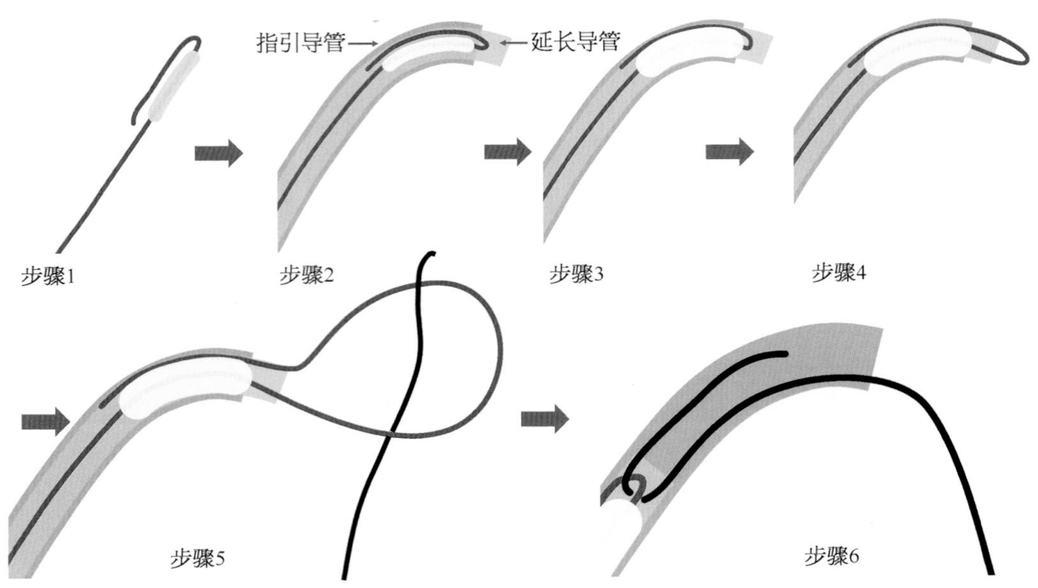

图 15-0-10 Sumitsuji 法自制抓捕器

步骤 1：联合使用 2.0～2.5 mm 球囊和头端较软的工作导引钢丝，在导引钢丝头端 3～5 cm 处反折；步骤 2～3：将反折后的导引钢丝和球囊一起送入子母导管或延长导管头端（如 Guidezilla 导管），充盈球囊（8～10 atm）压住反折的导引钢丝，将整个系统送至指引导管内（也可先将整个系统送入指引导管内，然后充盈球囊）；步骤 4：保持球囊充盈的同时，推送导引钢丝，根据需要调整环的直径；步骤 5：抓住目标导引钢丝的头端；步骤 6：保持球囊充盈的同时，回撤导引钢丝，导引钢丝头端环将变小，保持适度牵拉力，将整个系统连同目标导引钢丝牵拉至指引导管内

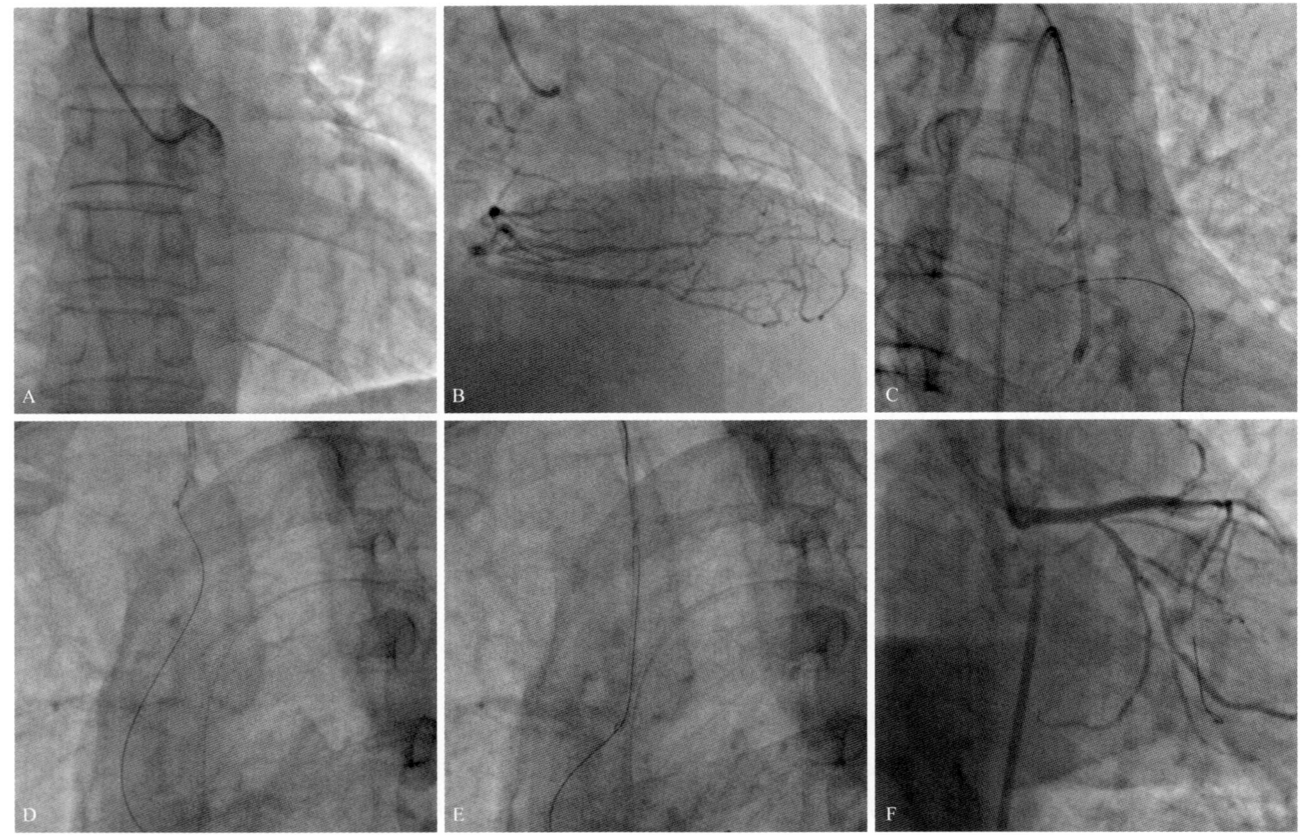

图 15-0-11 自制抓捕器在左主干起始部完全闭塞病变介入治疗中的应用

A. 左主干起始部完全闭塞；B. 右冠状动脉经间隔支提供侧支血管供应前降支；C. 直接逆向介入治疗，逆向导引钢丝进入主动脉根部，通过 5F 子母导管自制抓捕器，抓捕逆向导引钢丝头端；D. 抓捕逆向导引钢丝头端后，缩小抓捕器头端环的直径，并将逆向导引钢丝头端牵拉至正向指引导管内；E. 保持球囊充盈的同时，后退整个抓捕系统，将逆向导引钢丝牵拉至正向指引导管内；F. 植入支架后最终结果

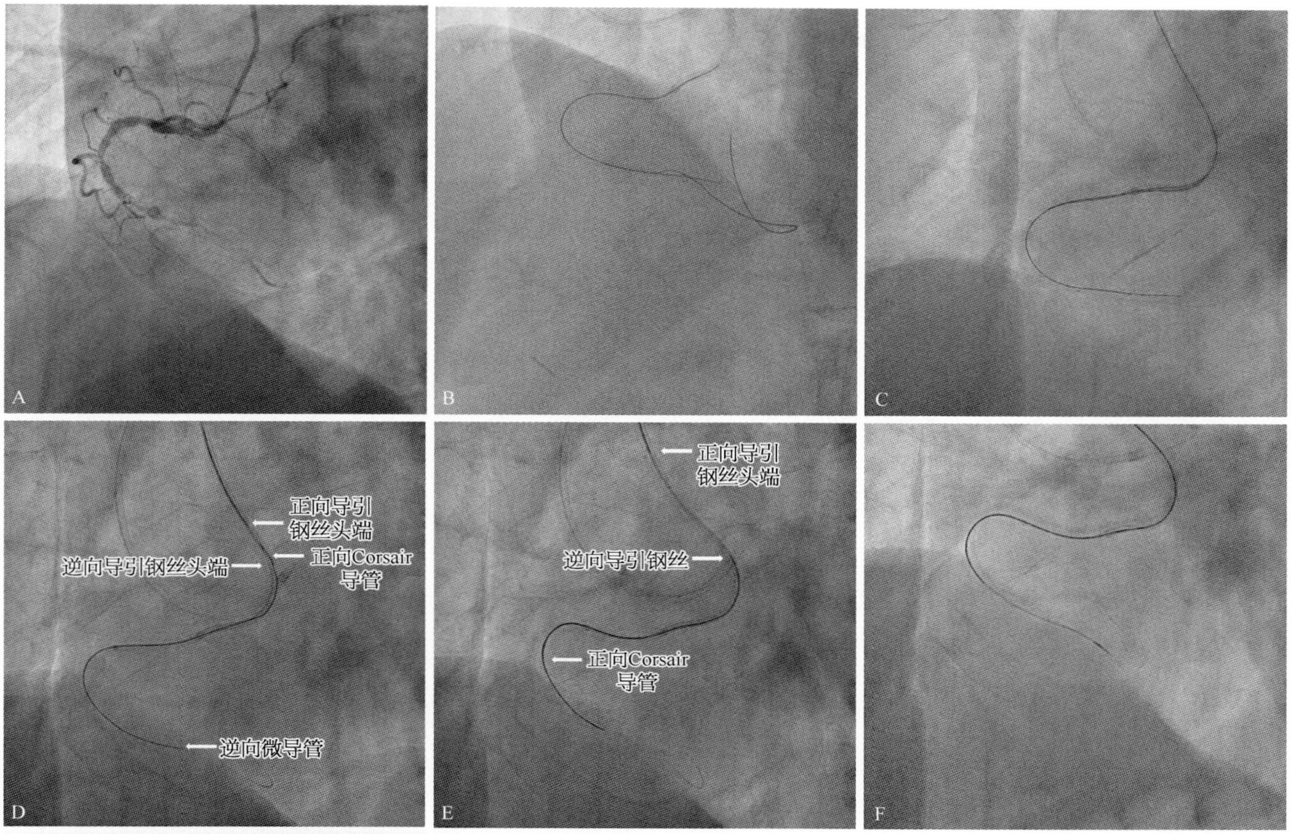

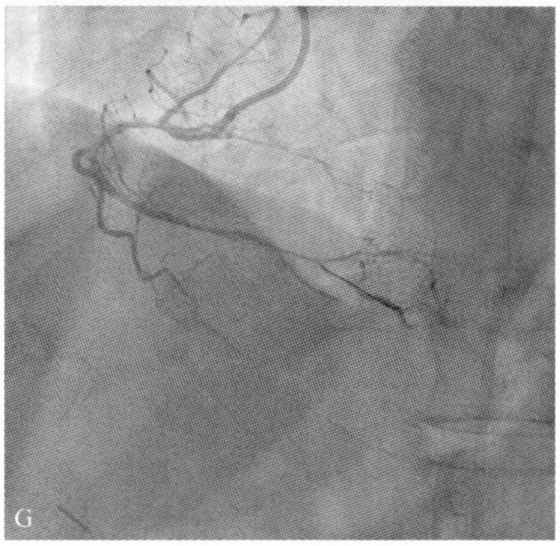

图 15-0-12　Tip-in 技术

A. 右冠状动脉中段弥漫性病变，右冠状动脉远段完全闭塞；B. 正向介入治疗失败后，转为逆向介入治疗，因 Corsair 导管无法通过侧支血管，换用 Finecross 导管，进行反向 CART 技术；C. 反向 CART 技术后，逆向导引钢丝进入正向指引导管，球囊锚定逆向导引钢丝，但是逆向微导管无法通过闭塞病变；D. 正向送入 Corsair 导管，操控逆向导引钢丝进入正向 Corsair 导管内；E. 沿逆向导引钢丝前送正向 Corsair 导管；F. 正向 Corsair 导管通过闭塞段进入后降支；G. 因右冠状动脉远段细小，未植入支架，药物洗脱球囊扩张后最后结果

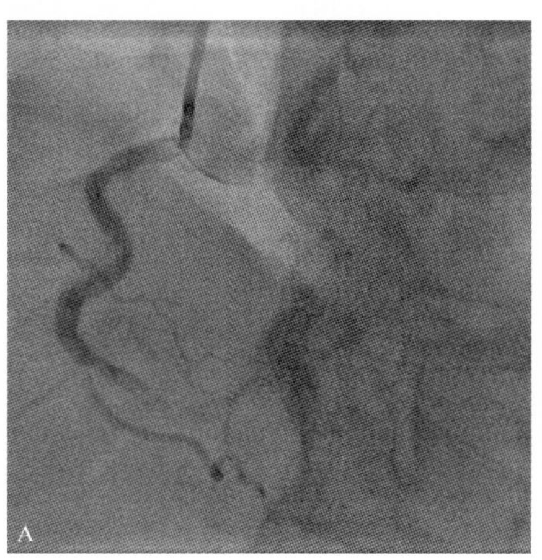

图 15-0-13　微导管无法逆向通过闭塞病变（续后）

A. 右冠状动脉近段严重迂曲，中远段完全闭塞、严重钙化，既往尝试开通失败；B. 右冠状动脉使用 8F AL 0.75 SH 指引导管，左冠状动脉使用 7F EBU 3.5 指引导管，首先尝试正向介入治疗，导引钢丝升级至 GAIA Third，但头端进入内膜下，遂转为逆向介入治疗；C. 尝试定向反向 CART 技术，正向送入 2.5 mm 球囊，逆向使用 GAIA Third 导引钢丝；D. GAIA Third 通过闭塞病变，但是导引钢丝操控异常，头端无法正常旋转及后退，提示导引钢丝头端毁损，为避免导引钢丝折断，将 GAIA Third 导引钢丝连同逆向微导管一起撤出；E. 再次经间隔支进行逆向介入治疗，反向 CART 技术后，采用 AGT 技术将逆向导引钢丝送至正向指引导管内，球囊锚定逆向导引钢丝头端，但逆向微导管 Corsair Pro 无法通过闭塞病变；F. 正向 Knuckle 技术，将 GAIA Third 推送至逆向微导管受阻处；G. 正向送入 2.5 mm 球囊，采用 External Crush 技术，试图改变此处斑块结构，从而利于逆向微导管通过；H. 逆向微导管仍无法通过，使用 3.0 mm 球囊再次尝试 External Crush 技术，并尝试冠状动脉内锚定逆向导引钢丝、深插正向延长导管 Pick-up 等技术，但逆向微导管仍无法通过；I. 鉴于病变较硬，正向绕行失败，只能尝试逆向绕行的方法：撤出已经进入正向指引导管内的逆向导引钢丝，将其更换为 Pilot 200 进行逆向 Knuckle，但由于病变坚硬，无法推送，遂更换为 Conquest Pro 小心进行逆向 Knuckle 技术；J. 逆向导引钢丝绕行后，前送逆向微导管，再次联合使用 AGT 技术及反向 CART 技术（3.0 mm 球囊 + Fielder XT-R）；K. 最终逆向 Corsair Pro 导管进入正向指引导管内；L. 使用 330 cm RG3 导引钢丝体外化，但是该导引钢丝进入正向指引导管内阻力较大，很难向前推送，推测逆向微导管头端受损，锚定 RG3 头端，将 Corsair Pro 更换为 Caravel 微导管，顺利完成体外化，右冠状动脉中远段内逐段球囊扩张；M. 植入支架后最终结果

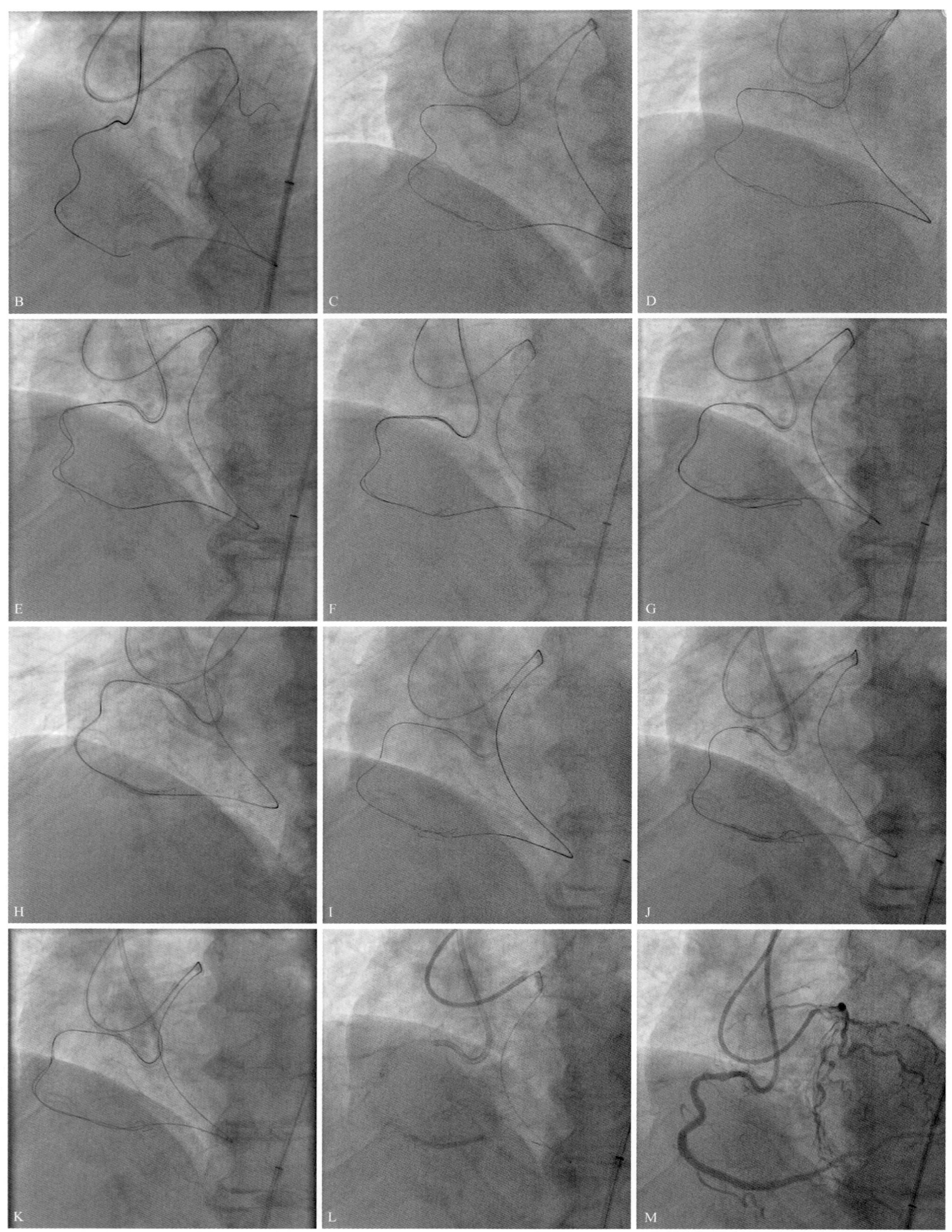

（图 15-0-13 续图）

五、反向 CART 技术相关并发症

与反向 CART 技术直接相关的并发症如下。

（1）正向夹层或血肿向血管远段扩展：这类并发症往往见于进行反向 CART 技术后，术者经正向指引导管注射造影剂所致，也见于正向导引钢丝越过闭塞段走行太远。为避免此类并发症发生，在进行反向 CART 技术后应尽量避免经正向指引导管造影，术者可以通过对侧冠状动脉造影和（或）IVUS 明确闭塞以远靶血管情况；避免正向导引钢丝走行太远，建议尽量进行定向反向 CART 技术。

（2）分支血管受累：进行反向 CART 技术后，部分患者可能会出现分支血管受累，甚至导致分支血管闭塞。研究发现，反向 CART 技术后有 2% 的患者出现非 ST 段抬高心肌梗死，但与常规正向介入治疗相比，反向 CART 技术并不增加 12 个月 MACE 发生率（8.9% vs. 9.1%）。尽管如此，术者仍应尽可能避免在大的分支血管附近进行反向 CART 技术，避免进行扩展反向 CART 技术。由于反向 CART 的技术特点，完全避免分支血管丢失几乎不可能，因此对于附近有较大分支血管的病例，建议在进行反向 CART 技术之前送入导引钢丝对分支血管进行保护，必要时按双支架术在分支血管内植入支架，对于部分主支和分支血管严重成角的病例，当导引钢丝较难进入分支血管时，可以采用反向导引钢丝技术（Reverse Wiring 技术）（图 15-0-14）。

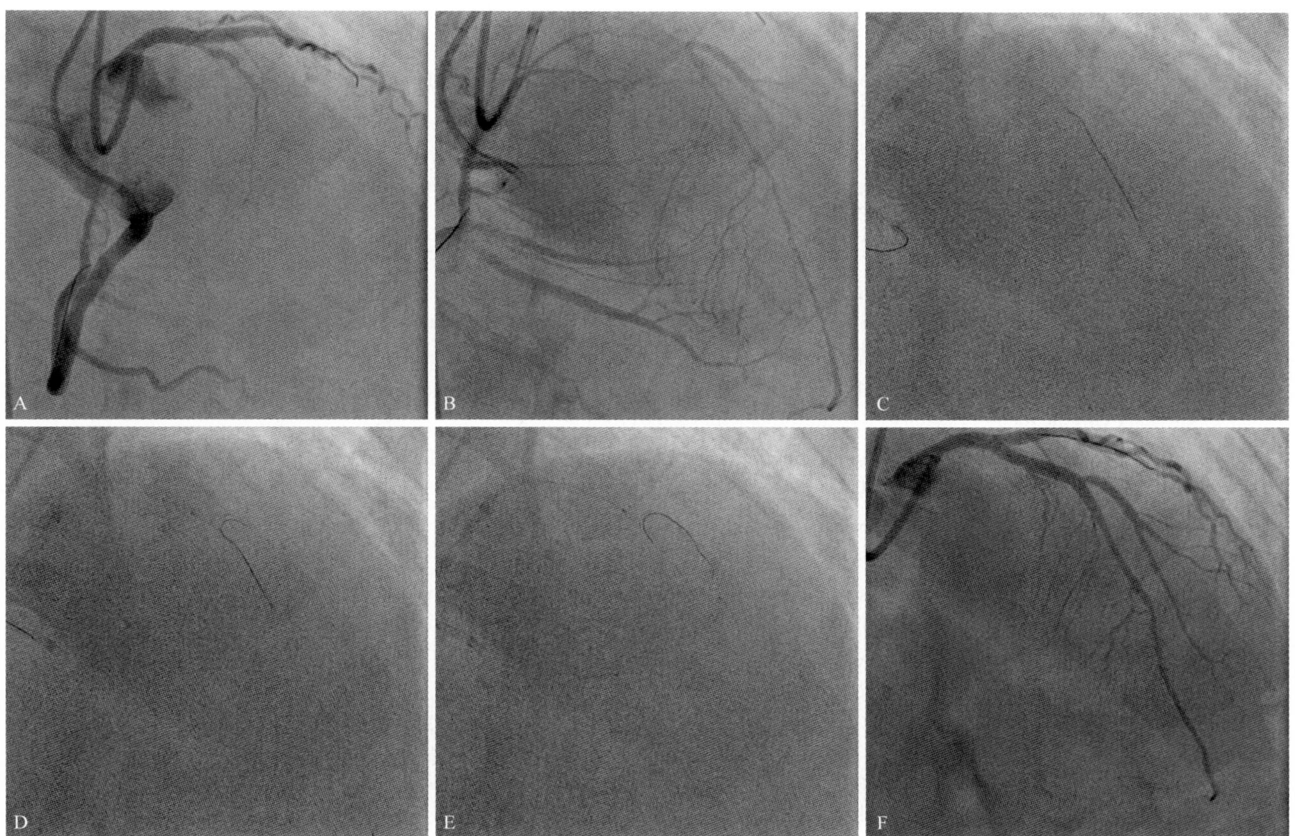

图 15-0-14　反向导引钢丝技术

A. 前降支近中段完全闭塞，钝形头端伴有分支血管；B. 对侧冠状动脉造影提示闭塞远端终止与较大分支血管处，无残端；C. 闭塞血管开通后，为防止较大对角支血管丢失，尝试经 KDL 导管送入导引钢丝保护，但无法进入，遂使用 KDL 导管及 Sion Black 导引钢丝进行反向导引钢丝技术，将 KDL 导管和 Sion Black 导引钢丝送至前降支中远段，回撤 KDL 导管；D. 回撤 Sion Black 导引钢丝使其进入对角支近端；E. 继续回撤 Sion Black 导引钢丝使其进入对角支中远段；F. 植入支架后最终结果

（3）血管穿孔：不少术者担心进行反向 CART 技术时，球囊导管在内膜下扩张有可能会导致血管穿孔。研究发现，在反向 CART 技术中，59.5% 的正向导引钢丝位于内膜下，因此在理论上球囊扩张时有穿孔的可能性，但在临床研究中并没有发现血管穿孔与反向 CART 技术直接相关。反向 CART 技术导致血管穿孔仅见于个案报道，这类并发症常见于冠状动脉血管迂曲、钙化或冠状动脉解剖结构不明时，也见于使用较大球囊。为避免血管穿孔发生，建议对这类病变正向、逆向导引钢丝互为参考，必要时使用 Knuckle 技术，有些病例需借助 IVUS 指引下进行反向 CART 技术。

参考文献

[1] Tsuchikane E, Katoh O, Kimura M, et al. The first clinical experience with a novel catheter for collateral channel tracking in retrograde approach for chronic coronary total occlusions [J]. JACC Cardiovasc Interv, 2010, 3(2): 165–171.

[2] Tsuchikane E, Yamane M, Mutoh M, et al. Japanese multicenter registry evaluating the retrograde approach for chronic coronary total occlusion [J]. Catheter Cardiovasc Interv, 2013, 82(5): E654–661.

[3] Yamane M, Muto M, Matsubara T, et al. Contemporary retrograde approach for the recanalisation of coronary chronic total occlusion: on behalf of the Japanese Retrograde Summit Group [J]. EuroIntervention, 2013, 9(1): 102–109.

[4] 葛均波. 中国冠状动脉慢性完全闭塞病变介入治疗推荐路径 [J]. 中国介入心脏病学杂志，2018，26（3）：121–124.

[5] Matsuno S, Tsuchikane E, Harding SA, et al. Overview and proposed terminology for the reverse controlled antegrade and retrograde tracking (reverse CART) techniques [J]. EuroIntervention, 2018, 14(1): 94–101.

[6] Galassi AR, Sumitsuji S, Boukhris M, et al. Utility of Intravascular Ultrasound in Percutaneous Revascularization of Chronic Total Occlusions: An Overview [J]. JACC Cardiovasc Interv, 2016, 9(19): 1979–1991.

[7] Ge J, Ge L, Zhang B, et al. Active greeting technique: a mother-and-child catheter based technique to facilitate retrograde wire externalization in recanalization of coronary chronic total occlusion [J]. Science Bulletin, 2018, 63(23): 1565–1569.

[8] Liu W, Wagatsuma K. A novel technique of chronic total occlusion retrograde wire crossing by wiring into the antegrade microcatheter [J]. Catheter Cardiovasc Interv, 2010, 76(6): 847–849.

[9] Muramatsu T, Tsukahara R, Ito Y. "Rendezvous in coronary" technique with the retrograde approach for chronic total occlusion [J]. J Invasive Cardiol, 2010, 22(9): E179–182.

[10] Yokoi K, Sumitsuji S, Kaneda H, et al. A novel homemade snare, safe, economical and size-adjustable [J]. EuroIntervention, 2015, 10(11): 1307–1310.

[11] Dai J, Katoh O, Kyo E, et al. Approach for chronic total occlusion with intravascular ultrasound-guided reverse controlled antegrade and retrograde tracking technique: single center experience [J]. J Interv Cardiol, 2013, 26(5): 434–443.

[12] Azzalini L, Dautov R, Brilakis ES, et al. Impact of crossing strategy on mid-term outcomes following percutaneous revascularisation of coronary chronic total occlusions [J]. EuroIntervention, 2017.

[13] Lee HF, Chou SH, Tung YC, et al. Crusade Microcatheter-Facilitated Reverse Wire Technique for Revascularization of Bifurcation Lesions of Coronary Arteries [J]. Acta Cardiol Sin, 2018, 34(1): 31–36.

[14] Watanabe S, Saito N, Bao B, et al. Microcatheter-facilitated reverse wire technique for side branch wiring in bifurcated vessels: an in vitro evaluation [J]. EuroIntervention, 2013, 9(7): 870–877.

[15] Nomura T, Kikai M, Hori Y, et al. Tips of the dual-lumen microcatheter-facilitated reverse wire technique in percutaneous coronary interventions for markedly angulated bifurcated lesions [J]. Cardiovasc Interv Ther, 2018, 33(2): 146–153.

[16] Kawasaki T, Koga H, Serikawa T. New bifurcation guidewire technique: a reversed guidewire technique for extremely angulated bifurcation — a case report [J]. Catheter Cardiovasc Interv, 2008, 71(1): 73–76.

[17] Rathore S, Katoh O, Tuschikane E, et al. A novel modification of the retrograde approach for the recanalization of chronic total occlusion of the coronary arteries intravascular ultrasound-guided reverse controlled antegrade and retrograde tracking [J]. JACC Cardiovasc Interv, 2010, 3(2): 155–164.

第16章 如何克服逆向介入治疗常见困境：主动迎接技术

葛 雷 仲 昕

有些逆向介入治疗病例，即便是采用了反向 CART 技术，但逆向导引钢丝仍很难通过闭塞病变；部分病例，即便是逆向导引钢丝通过闭塞病变，但也很难进入到正向指引导管内，尤其是当指引导管与冠状动脉开口不同轴时，这种情况更为明显。为提高逆向导引钢丝通过闭塞病变的成功率，提高逆向导引钢丝进入正向指引导管的效率，葛均波院士提出了主动迎接技术（active greeting technique，AGT），这项技术便是针对逆向 CTO PCI 治疗“最后一公里”给出的系统性的解决方案。

AGT 概念的起源得益于子母导管在 PCI 术中的广泛应用，其技术核心是迎接逆向导引钢丝，既无关乎采用何种逆向导丝技术，也无关乎采用何种子导管。① 当术者旨在以逆向导丝通过病变时，AGT 技术可以对接任何逆向导丝技术，这就包括了反向 CART 技术及其他逆向导丝通过技术；② 市场中所有 4Fr 或 5Fr 导管均可用于该项技术，这大大减少了技术对特定器械的依赖。例如在弯曲和（或）小血管中，Guidezilla 等导管可能由于尺寸原因很难深插。在这种情况下，其他 4Fr 或 5Fr 导管可能是更合适的选择。

当进行反向 CART 技术时，AGT 技术的具体步骤如下：① 将逆向导丝推进至闭塞段内；② 在正向指引导管内准备延长导管或子母导管（Guidezilla、Guideliner、4Fr 或 5Fr 子母导管等）及尺寸合适的球囊；③ 正向以球囊扩张闭塞段；④ 沿球囊导管推送延长导管或子母导管，必要时可采用球囊锚定技术，尽可能深插延长导管或子母导管；⑤ 操控逆向导丝通过闭塞段并送入正向延长导管或子母导管内（图 16-0-1、图 16-0-2）。

当进行逆向导丝通过技术时，AGT 技术的具体步骤如下：① 正向送入延长导管或子母导管至闭塞近端，必要时使用球囊锚定技术；② 操控逆向导丝进入正向延长导管或子母导管内。

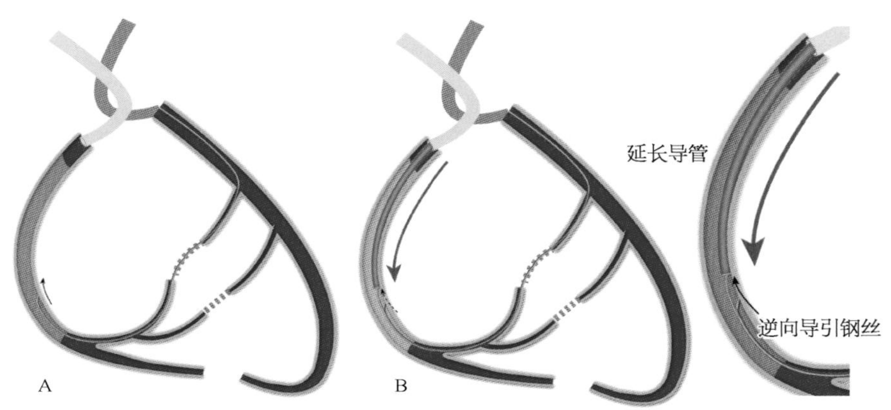

图 16-0-1 主动迎接技术示意图

A. 逆向导引钢丝和微导管通过侧支血管到达闭塞病变远段；B. 正向送入延长导管，操控逆向导引钢丝进入正向延长导管内

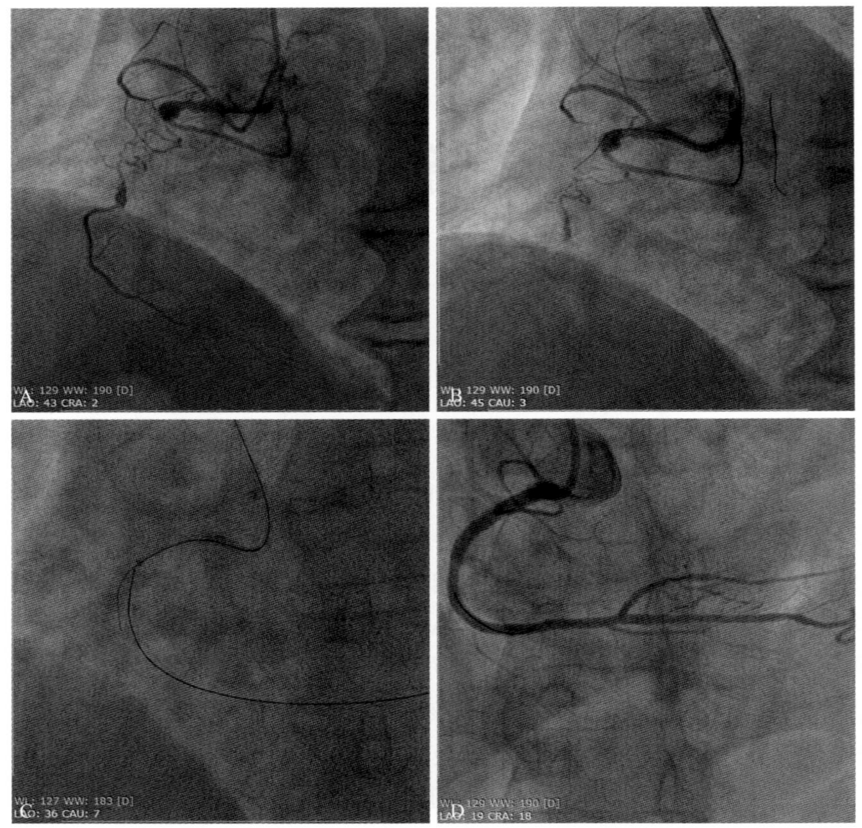

图 16-0-2 主动迎接技术的应用
A. 右冠状动脉近中段完全闭塞，无残端合并分支血管，见自身桥侧支供应右冠状动脉中远段；B. IVUS 指引下正向介入治疗失败；C. 经间隔支进行逆向介入治疗。正向沿球囊导管送入 Guidezilla 导管，尝试反向 CART 技术，并将 Guidezilla 导管深插至闭塞体部，操控逆向导引钢丝进入正向 Guidezilla 导管内；D. 植入支架后结果

在 AGT 技术的实施过程中，有几处细节需要注意：首先，在操控逆向导丝之前，延长导管或子母导管的头端应尽可能靠近闭塞段近端，在进行反向 CART 技术时，可以沿球囊导管将延长导管或子母导管放置在闭塞病变内。如果延长导管或子母导管仅放置于靶血管开口或近段，AGT 的效率可能会在一定程度上降低。其次，在深插延长导管或子母导管时，往往需要球囊锚定技术。深插延长导管或子母导管时应警惕血管壁损伤的可能，尤其是在迂曲血管内，直接沿着 0.014″ 导丝推送延长导管或子母导管，血管壁损伤的可能性更大。为了尽可能降低这类风险，建议术者沿着球囊导管推送延长导管或子母导管。再次，AGT 的启动时间点应在反向 CART 技术之前，或在逆向导引钢丝通过技术成功之后。长时间手术时，应注意深插引起的冠状动脉缺血。

（感谢靳志涛医生提供插图）

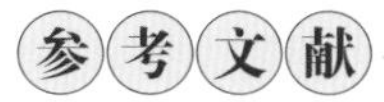

Ge J, Ge L, Zhang B, et al. Active greeting technique: a mother-and-child catheter based technique to facilitate retrograde wire externalization in recanalization of coronary chronic total occlusion［J］. Science Bulletin, 2018, 63(23): 1565-1569.

第17章 逆向 CTO PCI 常用技术：个人经验分享

张 斌

逆向冠状动脉慢性完全闭塞病变（chronic total occlusion，CTO）经皮冠状动脉介入（percutaneous coronary intervention，PCI）技术首先由 Kahn 和 Hartzler 在 1990 年报道。1996 年，学者 Silvestri 报道经 SVG 逆向左主干支架植入术。2006 年学者 Surmely 等首次报道经室间隔支控制性正向和逆向内膜下寻径技术（controlled antegrade and retrograde tracking，CART）介入治疗，开启了逆向介入治疗的时代。

CTO 介入治疗的病例数量及难度不断增加，估计每年我国有 10 万例 CTO PCI，提高手术效率、缩短治疗时间、减少 X 线辐射、减少对比剂用量、减少器械使用是 CTO PCI 手术面临的挑战。CTO 介入治疗需要"ESC 理念"，即：E——efficient，提高逆向介入治疗效率，及时、灵活策略转换，简化手术过程，去除不必要的步骤；S——safe，提高逆向介入治疗安全性，防范手术风险及并发症发生，提前准备补救及预案措施。同时避免手术时间过长，以免造成辐射过多或对比剂大量使用；C——cheap，提高逆向介入治疗经济效益，避免成为器械党，尽可能更少地使用器械和检查来完成手术。在本章中，拟结合笔者经验探讨逆向 CTO PCI 介入治疗常用技术。

一、术前准备

逆向 PCI 术前准备是高效、安全、经济（ESC 理念）介入治疗的基础。充分理解逆向 PCI 是高难度手术，需要充分的准备，需要最强支撑力的指引导管，准备好最软和最硬的导丝，准备通过性最好的微导管，准备好抢救设备。

1. 一般准备

（1）入路选择：右侧桡动脉与一侧股动脉，或者双侧股动脉。逆向途径多经过股动脉以获最强的支撑。由于操作时间长、支撑力欠佳等原因，对于个子不高的医生或有腰部疾病的医生，建议不使用左桡动脉。

（2）股动脉入路时，推荐使用 8F 抗折鞘，减少穿刺口渗血，即使有 7F 指引导管时，还可以从动脉鞘抽血检测 ACT。

（3）设置低剂量的 X 线曝光模式，即 EP 7.5 模式，减少患者及术者辐射损伤。

（4）双侧指引导管造影时，可以送入工作导丝稳定导管。

（5）肝素使用剂量：负荷剂量为 150 U/kg，术中根据 ACT 调节。

（6）ACT 值：维持 350 s 以上，术中每半小时测量 ACT。

2. 器械准备

（1）一般器械：需要两套压力监测、IABP 等抢救设备、旋磨、血管内超声等。最好有自动止血 Y 接头，方便输送微导管，减少出血，有利于台面整洁。

（2）首选指引导管：① 右冠状动脉 7F Amplatz 等，日本医生喜欢 8F JR 4 加分支锚定技术；② 左冠状动脉 7F XB，EBU 等。

（3）启动正向介入治疗器械准备：笔者的经验如下，工作导丝：Runthrough 导丝、Visaturn 导丝、Sion Blue 导丝；微导管：在 6F 指引导管中 Finecross 130 cm 有使用锚定技术的优势，Corsair 135 cm 有通过性好的优势。在 CTO 导丝方面，仁者见仁智者见智，笔者习惯使用 Pilot 150/200 导丝探测 CTO 病变的硬度。通常预先打开 2.0 mm 球囊。

（4）逆向介入治疗器械准备：工作导丝；通过侧支循环导丝通常使用 Sion 导丝；微导管 Corsair 150 cm，必要时使用 Finecross 150 cm 。侧支循环通过后准备导丝：GAIA Third，Pilot 150/200，Ultimate Bro 3。备用：Guidezilla 延长导管和双腔微导管；Conquest Pro 或 Conquest 8-20 导丝。

3. 投照体位　逆向 PCI 之前需要仔细分析和牢记 CTO 冠状动脉造影图像，有利于手术难度判断及治疗策略的制定。对于无桥侧支的闭塞病例，建议均行双侧造影，或者使用同一投照角度分别行左、右冠状动脉造影，以更好地显示 CTO 近、远端病变特征及复杂程度，以免低估病变困难程度。在冠状动脉造影中，笔者习惯使用固定投照位，有利于图像的复习和记忆。避免移动患者，以免干扰血管走行及侧支循环特征判断。以下为笔者 CTO 介入治疗中推荐使用的固定投照体位，供参考。

（1）左冠状动脉造影体位：① 蜘蛛位：左前斜 50°，足位 30°；② 左肩位：左前斜 20°，头位 20°；③ 头位：右前斜 14°，头位 40°；④ 右肩位：右前斜 30°，头位 30°；⑤ 肝位：右前斜 20°，足位 20°；⑥ 正足位：足位 30°。

如果右冠状动脉闭塞，加做左前斜 35°，观察右冠状动脉远端情况。

（2）右冠状动脉造影体位：① 左前斜 35°；② 右前斜 30°；③ 左肩位：左前斜 20°，头位 20°。

如果左冠状动脉闭塞，加做：① 头位：右前斜 14°，头位 40°，观察左冠状动脉远端情况；② 肝位：右前斜 20°，足位 20° ，观察后降支和室间隔支关系。

二、介入治疗步骤

基于上述冠状动脉图像分析结果，仔细分析并进一步制定介入方案。根据 CTO 综合策略，对于闭塞段近端不清晰、闭塞段超过 20 mm、远端血管小，远端血管病变位于分叉处，而具有良好侧支循环形成的病变，建议优先使用逆向介入方案。需要注意的是，无论首选正向或逆向介入方案，失败时能及时转换策略，有机结合才能有效地提高成功率，减少辐射时间、对比剂用量及并发症的发生，实现 ESC 理念。总体而言，逆向介入治疗主要包括 3 个步骤：侧支循环通过技术、闭塞段通过技术和导丝体外化技术。

（一）侧支循环通过技术

可用的冠状动脉侧支循环（collateral channels，CCs）是实现逆向技术的重要条件。如何通过侧支循环是心血管介入医生面临的首要挑战。笔者在 CTO 逆向介入治疗中，约 75% 失败病例为无法通过侧支循环，通过侧支循环后，手术成功率可达 93% 以上。CCs 的类型主要有 3 种，即室间隔支、心外膜支和桥血管。是否适合介入治疗，主要从侧支直径、侧支迂曲程度及侧支连接角度 3 个主要方面进行评估。总体而言，最佳侧支循环为直且大、无迂曲、无分支血管、且与供 / 受体血管夹角为锐角的侧支（图 17-0-1）。

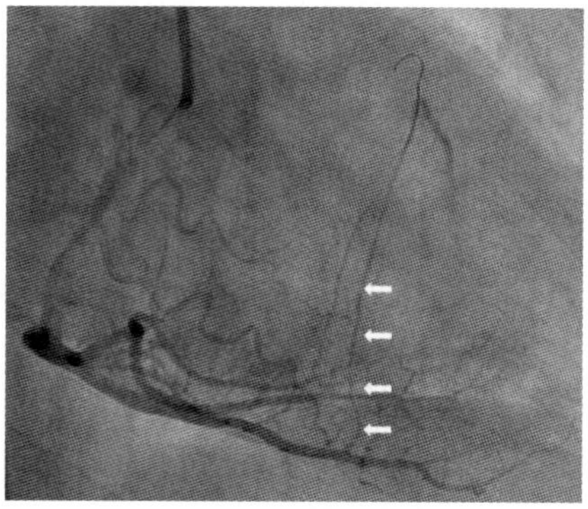

图 17-0-1　良好可以用于介入的侧支循环
前降支 CTO 病例，白色箭头所示为良好的右冠状动脉至前降支室间隔侧支循环

侧支循环通过可以分解为 3 个步骤，① 工作导丝引导微导管进入侧支循环；② 当工作导丝进入侧支循环后，推送微导管进入侧支，更换侧支导丝（通常为 Sion 导丝，迂曲时可以使用 Sion Black 导丝）；③ 导丝通过侧支循环后，跟进微导管至靶血管远端。

为了使逆向导丝更容易通过弯曲的 CC，需要对导丝进行塑形，导丝头端通常于 1 mm 处弯成 30°～45° 的角度。有时，则需塑形为双弯曲形状，第一弯曲距离导丝头端尽可能短，多在 0.5～1.0 mm，角度为 30°～45°，第二弯曲距离第一弯曲 3.0～5.0 mm，并根据 CC 开口角度的不同，调整弯曲角度为 15°～90°。由于室间隔侧支与心外膜侧支解剖学不同，其塑形亦不尽相同，具体如图 17-0-2 所示。

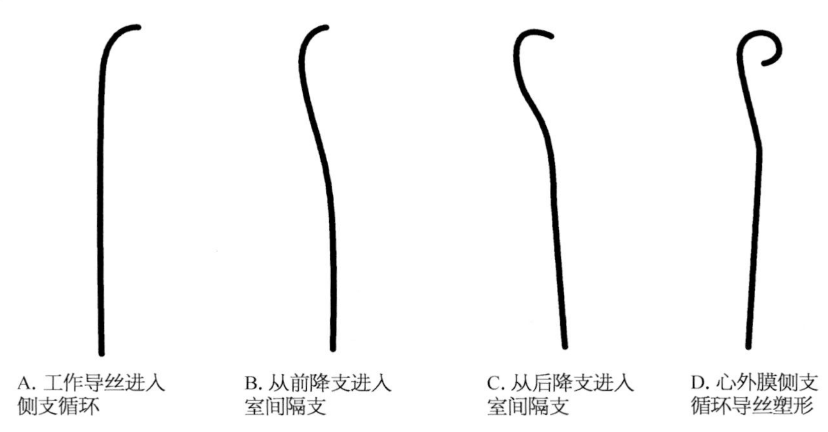

图 17-0-2　侧支循环不同用途导丝头端塑形

导丝通过侧支循环是 CTO 逆向治疗是否成功的主要限制因素，目前常用以下 2 种方式通过侧支循环。

1. 微导管超选造影（distal tip injection）　前进导丝之前需要通过微导管选择性造影，选取最佳的侧支循环。根据造影结果，推送导丝通过侧支循环（图 17-0-3）。操作过程中需要注意：① 使用 2～3 ml 注射器吸取纯对比剂注射，注射前注意排气避免空气栓塞；② 造影完之后，应该使用肝素盐水冲洗微导管后再重新送入导丝操作；③ 导丝操作过程中应避免移动患者。

需要指出的是，在微导管超选造影操作过程中，可能出现侧支循环撕裂，对于大部分患者，只需要更换其他侧支循环即可。然而侧支循环损伤有潜在引起室间隔血肿或心脏压塞的可能，所以，手术结束前应复查心脏超声以评估心包积液情况。

2. 导丝“冲浪”技术（wire surfing technique）　主要应用于室间隔支，在微导管的支持下，逆向导

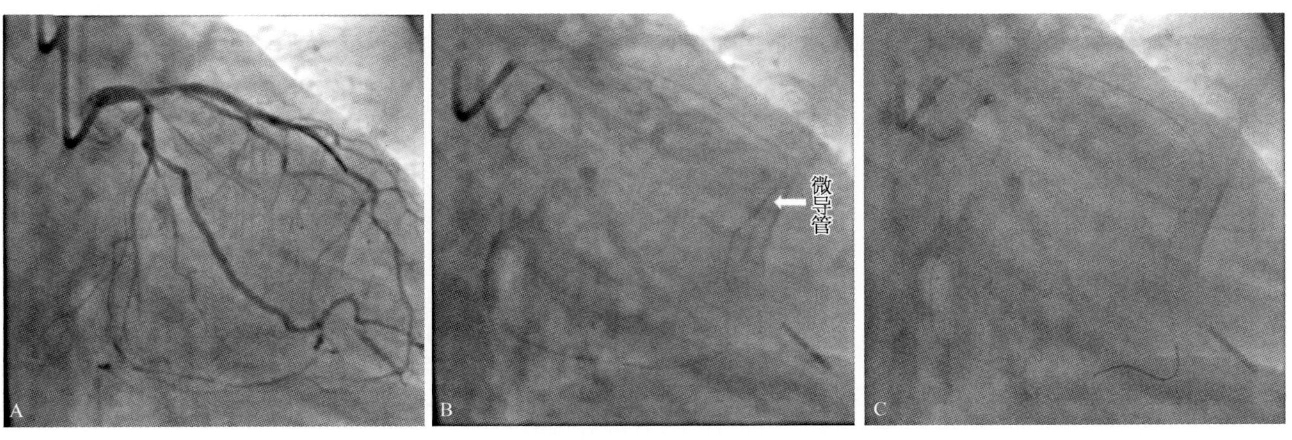

图 17-0-3　微管超选造影：右冠状动脉 CTO 病变

A. 室间隔侧支循环发育良好；B. 通过工作导丝导引微导管至室间隔侧支循环后，通过微导管造影明确室间隔支走行；C. 更换为 Sion 导丝通过侧支循环

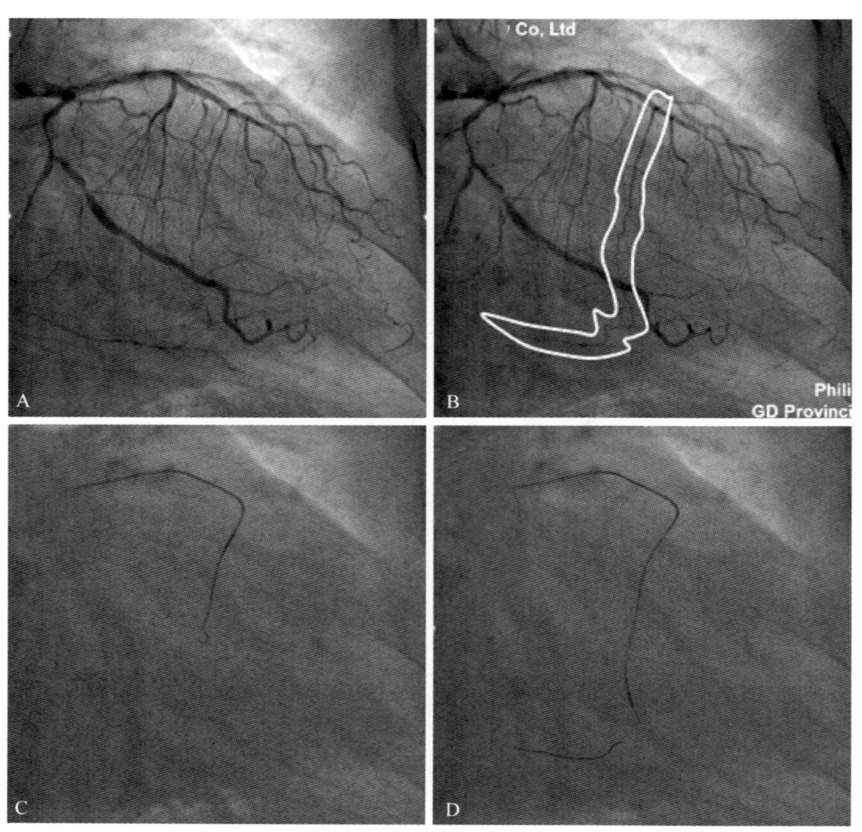

图 17-0-4　导丝“冲浪”技术：右冠状动脉 CTO 病变
A. 造影时良好室间隔侧支循环；B. 根据造影结果，识别侧支循环走行区域；C. 根据导丝头端的触觉反馈，尝试操作导丝通过侧支循环；D. 导丝通过侧支循环

丝轻柔前进，通过导丝头端的触觉反馈判断有无遇到阻力，注意要从阻力最小的路径前进，导丝遇到阻力出现弯曲变形时应回撤并改变角度后继续前进，当导丝通过 CC 进入 CTO 病变远端血管时，通常会出现随着心脏跳动的“前后往返”运动。经确定导丝的位置合适后，尽可能推送逆向导丝至 CTO 病变远端，然后耐心、缓慢旋转微导管使之送至病变远端。操作过程避免暴力通过导丝，以免发生血管破裂导致心脏压塞（图 17-0-4）。由于心外膜支损伤容易引起心脏压塞，因此使用心外膜侧支循环时，不建议使用导丝“冲浪”技术。

在通过侧支循环过程中，常常需要上述两种方法结合。在临床实践中，可能出现微导管超选造影显示侧支循环连接良好但导丝仍无法通过侧支循环的情况，加之微导管超选造影有损伤侧支循环的潜在风险，笔者建议在此过程中，对于室间隔支，首选导丝“冲浪”技术，当该技术多次尝试无法通过侧支循环时，可以通过超选造影明确侧支循环走行后，再次进行尝试。

对于室间隔侧支循环，推荐使用右头位为前降支与室间隔侧支连接与近段血管病变情况最佳体位，而右前斜或右足位为后降支与室间隔侧支连接与远段血管病变情况最佳体位。研究显示，室间隔支能否通过主要与血管迂曲程度显著相关，而室间隔侧支循环造影时是否连接与侧支能否通过无关。

对于心外膜侧支循环，由于发生穿孔时容易出现心脏压塞，处理不及时容易造成严重血流动力学障碍，所以对其应用存在一定的限制。然而，随着器械改进及经验的积累，心外膜侧支的应用逐步增加。笔者总结了 2 年余 771 例介入治疗的 103 例使用心外膜支的病例，总体成功率为 76.3%，以此建立了心外膜支逆向 PCI 治疗失败预测模型供临床参考（图 17-0-5）。此外，通过对心外膜支患者随访结果显示，应用心外膜侧支行逆向 PCI，术中是否侧支穿孔对长期预后无统计学差异，与术中侧支穿孔处理及时有关，因此，心外膜侧支循环相对安全有效，但使用前应该备好弹簧圈用于穿孔封堵。

（二）闭塞段通过技术

CTO 逆向介入治疗中，当导丝通过侧支循环后，如何在高效、安全、经济，即贯彻“ESC 理念”的前提下通过闭塞段，是 CTO 介入医生面临的第二个挑战。当导丝通过侧支循环后，根据逆向导丝所在的闭塞段解剖位置可以分为逆向内膜斑块内寻径技术与逆向内膜斑块下寻径技术。

1. 逆向内膜斑块内寻径技术：是逆向技术最基本的策略。基于 IVUS 研究显示，60% 逆向 CTO PCI

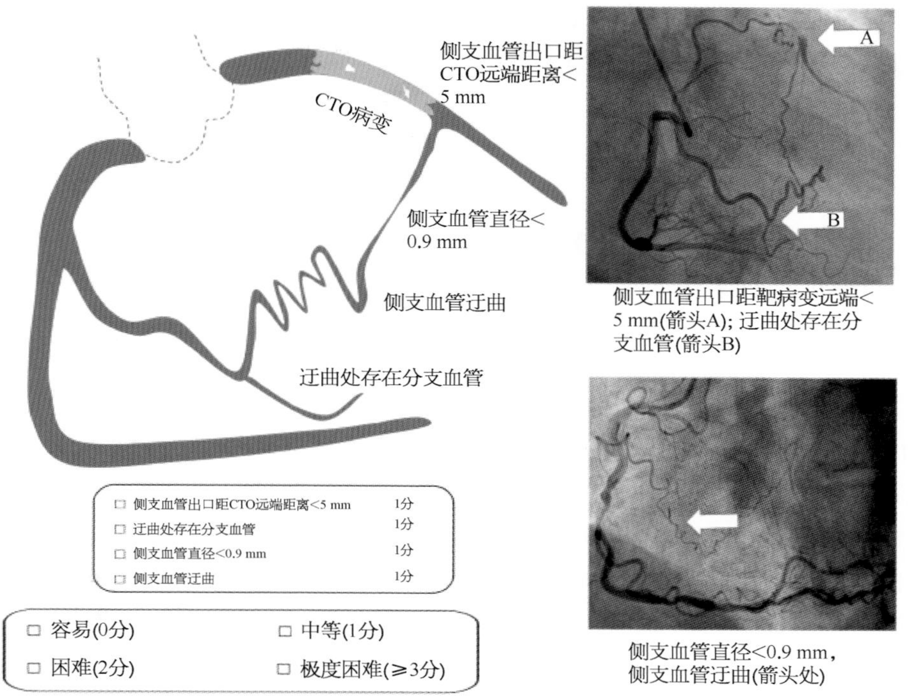

图 17-0-5　CTO 经过心外膜支逆向介入治疗失败预测模型

包括 4 个变量，即：侧支出口位置小于靶血管远端 0.5 mm、侧支迂曲、侧支直径< 0.9 mm、侧支循环迂曲处分叉

病例实际上通过的是内膜斑块。逆向内膜斑块内寻径相对正向策略，主要的 CTO 组织病理学基础是远端纤维帽较近端纤维帽柔软，而且常常为锥形结构，所以逆向导丝穿刺纤维帽时进入内膜下风险较低。一般而言，仍需要使用硬头 CTO 导丝进行穿刺。当考虑导丝穿过远端纤维帽未进入内膜下时（图 17-0-6A），可以尝试小心操作导丝直接进入近端真腔，即逆向真腔穿刺技术（retrograde true lumen puncture）（图 17-0-6B）。另外，还可以尝试逆向导引技术（just-marker technique）（图 17-0-6C），即以逆向导丝为指引，正向调整导丝或同时调整逆向导丝与正向导丝的导丝对吻技术（kissing wire technique）（图 17-0-6D）。

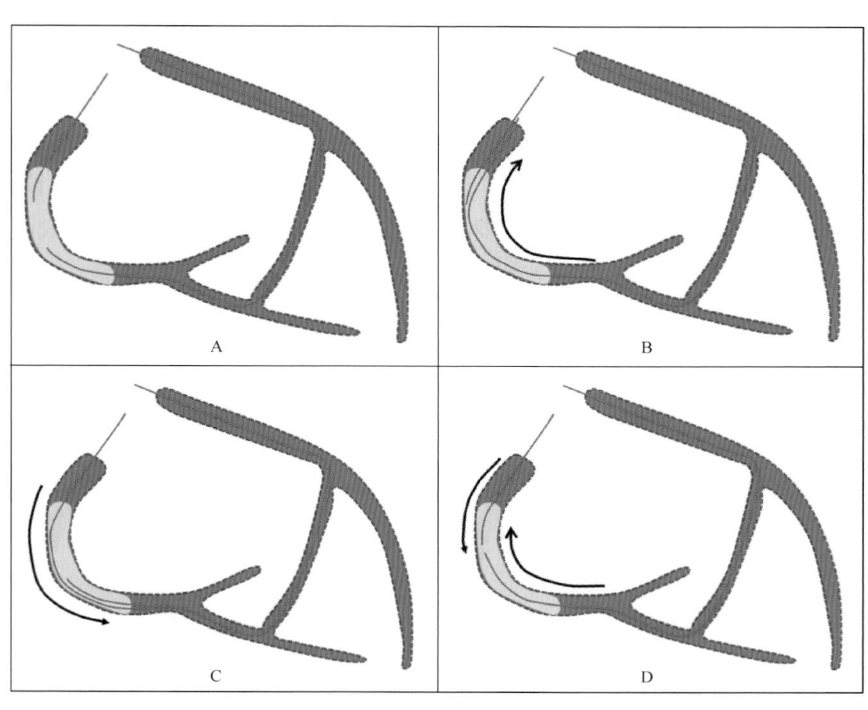

图 17-0-6　逆向内膜斑块内寻径技术

A. 正向与逆向导丝到达闭塞病变；B. 逆向真腔穿刺技术；C. 逆向导引技术；D. 导丝对吻技术

尽管逆向内膜斑块内寻径技术安全、简单易行，但是成功率并不高，笔者在 2018 年 158 例逆向 CTO 病例中，仅有 16% 病例采用逆向内膜斑块内寻径技术成功通过闭塞段。

2. 逆向内膜斑块下寻径技术　内膜斑块下寻径技术是通过

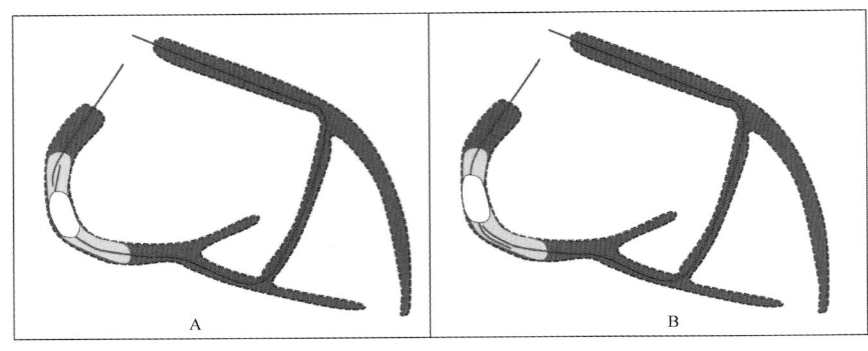

图 17-0-7 逆向内膜下寻径技术
A. 控制性正向和逆向内膜下寻径技术；B. 反向 CART 技术

闭塞段的主要方式。当正向或逆行导丝进入内膜下时，应采用此技术。该技术主要可以分为以下 3 种。

（1）控制性正向和逆向内膜下寻径技术（controlled antegrade and retrograde tracking，CART）（图 17-0-7A）；首先由学者 Katoh 等在 2006 年提出。CART 技术关键步骤为同时送正向导丝与逆向导丝到达内膜下，通过逆向导丝将球囊送入 CTO 段内扩张病变处，以扩大连接逆向血管真腔的内膜下假腔。随后正向导丝通过 CTO 病变近端真腔，进入球囊扩张的内膜下假腔，最后到达 CTO 病变远端真腔以建立正向轨道。但是 CART 技术要求通过逆向侧支循环送入球囊至闭塞段远端，故常需要对室间隔侧支循环预先使用 1.25 mm 球囊扩张。目前，由于反向 CART 技术的引入，CART 技术应用已逐步减少。仅用于逆向器械无法到达正向引导导管时使用，如使用长心外膜侧支或心脏扩大的患者。

（2）反向 CART 技术（图 17-0-7B）：与 CART 技术类似，差别在于球囊通过正向导丝送入扩张内膜下假腔，逆向导丝通过 CTO 病变远端真腔、内膜下假腔、CTO 病变近端真腔，随后通过导丝体外化建立正向轨道。反向 CART 技术可避免逆向球囊无法通过侧支循环或损失侧支循环的并发症，是目前主要的内膜下寻径技术。根据球囊扩张部位及球囊大小可以分为以下几种类型。

1）定向反向 CART 技术（图 17-0-8A），正向导丝在微导管的支撑下进入闭塞段，前行至距远端纤维帽 5～10 mm 处，然后使用小的正向球囊进行正向准备，接着使用具有良好高扭矩控制的逆向导丝进行逆行血管内寻径。该技术能最大限度地减少内膜下走行的长度，减少分支的丢失，是首选的技术。但对于 CTO 近端纤维帽和模糊不清、严重迂曲或钙化病变，或闭塞长度 <15 mm 时，无法进行正向准备，不建议使用该技术。

2）扩展反向 CART 技术（图 17-0-8B），在 CTO 近端或远端进行扩张，使内膜下空间向 CTO 病变外扩张。随后，逆向导丝通过所建立的连接点向近端真腔前进。建议在 CTO 近端纤维帽模糊不清，无法正向准备，或逆向纤维帽导丝穿刺失败的病例中应用。但是该技术可能造成分支丢失，因此对于拟扩张内膜下空间部位存在大的分支时，不建议使用该技术。

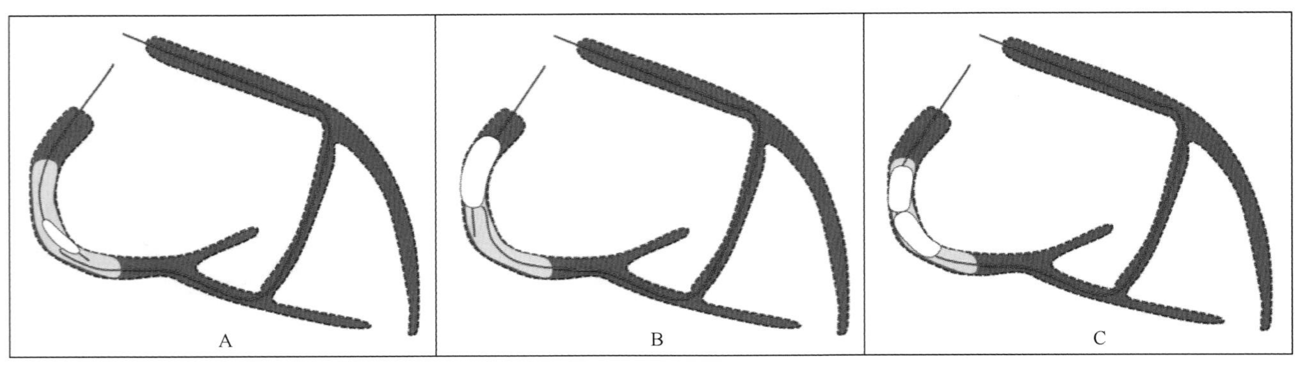

图 17-0-8 反向 CART 技术
A. 定向反向 CART 技术；B. 扩展反向 CART 技术；C. 球囊汇合技术

3）球囊汇合技术（confluent balloon technique）（图 17-0-8C）。由学者 Wu 等提出，沿正向与逆向导丝送入球囊并同时扩张。此时正向导丝或逆向导丝均可尝试进入真腔。由于双球囊扩张形成近端真腔-CTO 内膜下空间-远端真腔空间大，手术成功率大大提升。但是由于侧支循环限制球囊的通过性，球囊汇合技术的应用有一定的限制。

需要特别注意的是，无论是 CART 还是反向 CART 技术，一旦正向球囊扩张后，植入支架前不应正向注射对比剂，以免加重内膜下撕裂、血肿向远端扩大的风险。

（3）其他基于反向 CART 的改良技术：逆向技术是一种仍在不断改良和发展的技术。得益于 CTO 器械的改良及介入经验的积累，在反向 CART 技术基础上出现了各种改良，其中主要推荐 3 种常用技术。

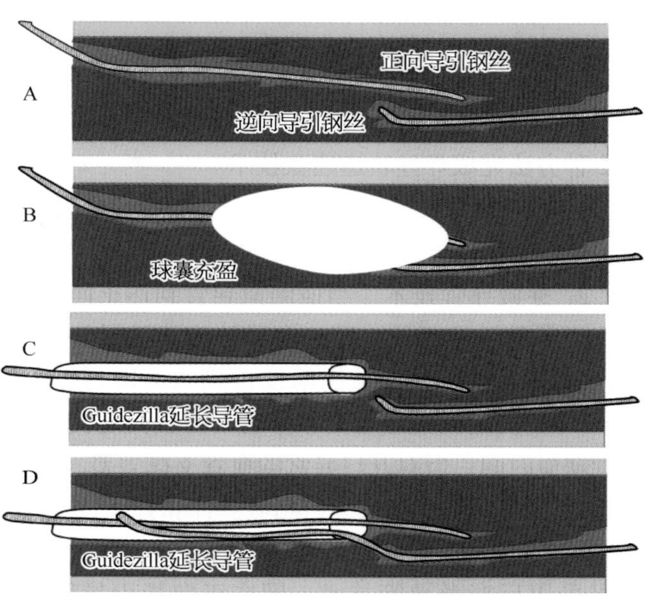

图 17-0-9　延长导管辅助反向 CART 技术
A. 正向逆向导丝位于闭塞段内；B. 使用反向 CART 技术，逆向导丝通过失败；C. 沿正向指引送入 Guidezilla 延长导管；E. 逆向 CTO 导丝进入 Guidezilla 延长导管

1）IVUS 引导的反向 CART 技术：主要改良为，反向 CART 技术操作前，通过 IVUS 明确逆向导丝位置，并协助选择内膜下扩张的球囊大小，最后可视化地引导逆行导丝穿刺进入扩大的内膜下与近端真腔相连。笔者推荐对于前降支开口病变，或冠状动脉造影无法显示病变开口，推荐使用 IVUS 引导的反向 CART 技术。

2）延长导管辅助反向 CART 技术：该技术主要特征为正向指引送入延长导管如 Guidezilla 延长导管，协助反向 CART 技术（图 17-0-9）。深入的延长导管能有效地扩张内膜下假腔，为逆向导丝提供前进指引，并减少逆向导丝行走路程及进入分支的可能，而且延长导管能增加正向支撑力与同轴性，为 CTO 病变建立有效轨道，有利于快速交换器械并提高输送球囊和支架的效率，对于严重钙化、迂曲或长闭塞段等复杂病变，该技术安全有效。国外较早使用 Guideliner 延长导管，国内只有 Guidezilla，在逆向导丝与微导管无法通过闭塞病变时，较为实用，在 2018 年，笔者团队已有 55% 逆向 CTO PCI 病例采用此技术协助通过闭塞病变。

3）Knuckle 导丝辅助反向 CART 技术：对于长闭塞病变，常常通过推送亲水导丝形成环状头端，反复在进退扩张逆向 / 正向内膜下假腔，提高逆向寻径成功率，最终完成导丝体外化，如图 17-0-10 所示。笔者团队自 2014 年开始报道该技术的使用，近两年笔者团队在约 15% 逆向 CTO 病例应用此技术。Knuckle 技术可在逆向与正向导丝同时进行，以进一步扩大闭塞段内膜下空间并最终使之贯通，然后操控正向导丝进入该假腔并到达病变远端血管真腔，有效提高严重钙化、迂曲复杂 CTO 病变的开通率。

基于 ECS 理念，推荐对于长迂曲、钙化复杂高危 CTO 病例，当传统技术通过 CTO 病变困难或失败时，可以联合上述技术，快速通过闭塞段。在高效地使用反向 CART 技术时，需要检查以下 5 个方面：① 加强指引导管支撑力，包括使用推荐入路，穿刺点的选择、指引导管的选择等；② 正、逆向合理使用 knuckle 技术；③ 使用 Guidezilla 延长导管辅助；④ 逆向使用操控性好的导丝，具有穿透力的导丝；⑤ 使用小球囊（2.0 mm）扩张病变。

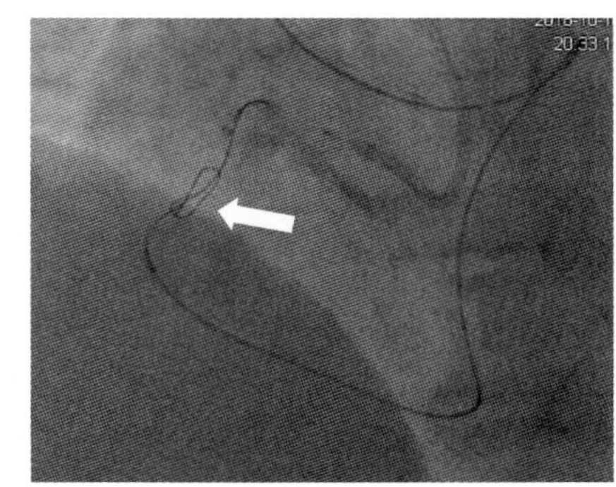

图 17-0-10　正向与逆向导丝双向 Knuckle 技术

（三）导丝体外化技术

逆向导丝通过 CTO 病变到达近端血管真腔后，继续将导丝与微导管进入正向指引导管。可以通过以下 2 种方法完成导丝轨道建立技术。

1. RG3 体外化专用导丝　通过逆向指引导管-微导管-正向指引导管途径送入 RG3 导丝至正向指引出口，最后退出微导管，建立正向轨道。体外化导丝能提供足够的支撑力，但是会增加供体血管缺血时间。

2. 穿微导管技术　当逆向微导管到达正向指引导管时，送至正向指引导管转弯部位，而正向导丝前端塑形的弯度不呈半圆形，此时，旋转正向导丝，操作幅度可稍大，即可穿入逆向微导管（图 17-0-11）。逆向微导管简单易行，能提高逆向 PCI 效率，减少供体血管缺血时间，但对开口异常的血管支撑力差。因此正向导丝进入微导管后，尽量送远导丝，甚至到达对侧的指引导管，以增加支撑力。

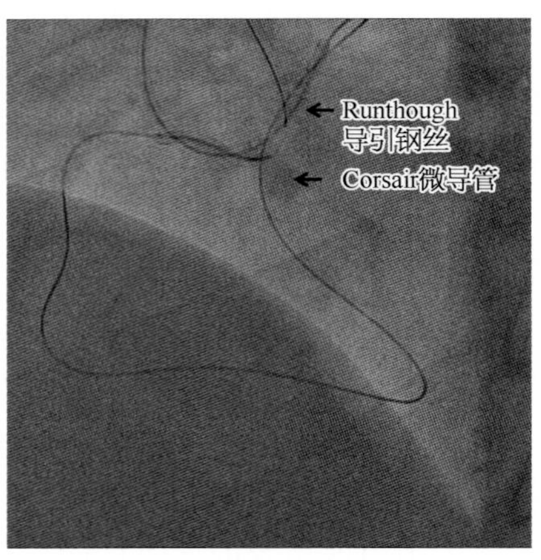

图 17-0-11　穿微导管技术

此外，有些情况下，如当逆向微导管无法到达正向指引导管时，也可采用反穿微导管技术，即在正向指引导管内送入正向微导管（通常使用 Finecross 微导管），并在正向指引导管转弯部位操作逆向导丝穿入正向微导管。

逆向介入治疗 CTO 病变时，常常需要转换或同时使用多种方案，根据术者的经验与病变的情况及时调整。随着术者经验的积累、手术专用器械的更新，逆向 CTO 技术的开展愈发有效。侧支导丝探查技术、内膜下寻径技术等均需要特殊技巧与学习过程，所幸的是逆向技术的成功开展是可复制的。基于“ESC 理念”等标准化介入流程，希望能提高手术效率与安全性，减少使用多种器械造成浪费，同时能降低手术治疗门槛，提高 CTO 介入治疗手术成功率。

参考文献

[1] Kahn JK, Hartzler GO. Retrograde coronary angioplasty of isolated arterial segments through saphenous vein bypass grafts [J] . Cathet Cardiovasc Diagn, 1990, 20(2): 88–93.

[2] Silvestri M, Parikh P, Roquebert PO, et al. Retrograde left main stenting [J] . Cathet Cardiovasc Diagn, 1996, 39(4): 396–399.

[3] Surmely JF, Tsuchikane E, Katoh O, et al. New concept for CTO recanalization using controlled antegrade and retrograde subintimal tracking: the CART technique [J] . J Invasive Cardiol, 2006, 18(7): 334–338.

[4] Brilakis ES, Grantham JA, Rinfret S, et al. A percutaneous treatment algorithm for crossing coronary chronic total occlusions [J] . JACC Cardiovasc Interv, 2012, 5(4): 367–379.

[5] Chai W, Agyekum F, Zhang B, et al. Clinical Prediction Score for Successful Retrograde Procedure in Chronic Total Occlusion Percutaneous Coronary Intervention [J] . Cardiology, 2016, 134(3): 331–339.

[6] Surmely J, Katoh O, Tsuchikane E, et al. Coronary septal collaterals as an access for the retrograde approach in the percutaneous treatment of coronary chronic total occlusions [J] . Catheterization and Cardiovascular Interventions, 2007, 69(6): 826–832.

[7] Dautov R, Urena M, Nguyen CM, et al. Safety and Effectiveness of the Surfing Technique to Cross Septal Collateral Channels during Retrograde Chronic Total Occlusion Percutaneous Coronary Intervention [J] . EuroIntervention, 2016.

[8] Huang Z, Ma D, Zhang B, et al. Epicardial collateral channel for retrograded recanalization of chronic total occlusion percutaneous coronary intervention: Predictors of failure and procedural outcome [J] . J Interv Cardiol, 2018, 31(1): 23–30.

[9] Wu K, Huang Z, Zhong Z, et al. Predictors, treatment, and long-term outcomes of coronary perforation during retrograde percutaneous coronary intervention via epicardial collaterals for recanalization of chronic coronary total occlusion [J] . Catheter Cardiovasc Interv, 2019, 93(S1): 800–809.

[10] Tsujita K, Maehara A, Mintz GS, et al. Intravascular ultrasound comparison of the retrograde versus antegrade approach to

percutaneous intervention for chronic total coronary occlusions［J］. JACC Cardiovasc Interv, 2009, 2(9): 846–854.

［11］ Godino C, Carlino M, Al-Lamee R, et al. Coronary chronic total occlusion［J］. Minerva Cardioangiol, 2010, 58(1): 41–60.

［12］ Saito S. Different strategies of retrograde approach in coronary angioplasty for chronic total occlusion［J］. Catheter Cardiovasc Interv, 2008, 71(1): 8–19.

［13］ Surmely JF, Tsuchikane E, Katoh O, et al. New concept for CTO recanalization using controlled antegrade and retrograde subintimal tracking: the CART technique［J］. J Invasive Cardiol, 2006, 18(7): 334–338.

［14］ Matsuno S, Tsuchikane E, Harding SA, et al. Overview and proposed terminology for the reverse controlled antegrade and retrograde tracking (reverse CART) techniques［J］. EuroIntervention, 2018, 14(1): 94–101.

［15］ Wu EB, Chan WW, Yu CM. The confluent balloon technique — two cases illustrating a novel method to achieve rapid wire crossing of chronic total occlusion during retrograde approach percutaneous coronary intervention［J］. J Invasive Cardiol, 2009, 21(10): 539–542.

［16］ Zhang B, Wong A. The confluent balloon technique for retrograde therapy of chronic total occlusion［J］. Catheter Cardiovasc Interv, 2011, 78(1): 60–64.

［17］ Galassi AR, Boukhris M, Azzarelli S, et al. Percutaneous Coronary Revascularization for Chronic Total Occlusions: A Novel Predictive Score of Technical Failure Using Advanced Technologies［J］. JACC Cardiovasc Interv, 2016, 9(9): 911–922.

［18］ Huang Z, Zhang B, Chai W, et al. Usefulness and Safety of a Novel Modification of the Retrograde Approach for the Long Tortuous Chronic Total Occlusion of Coronary Arteries［J］. Int Heart J, 2017, 58(3): 351–356.

［19］ Brilakis ES, Grantham JA, Thompson CA, et al. The retrograde approach to coronary artery chronic total occlusions: a practical approach［J］. Catheter Cardiovasc Interv, 2012, 79(1): 3–19.

［20］ 林敬业，钟志安，张斌，等. Knuckle 技术辅助反向控制性正向和逆向内膜下寻径技术治疗钙化迂曲的冠状动脉慢性完全闭塞病变［J］. 中国介入心脏病学杂志，2018，26（06）：316–319.

［21］ Tasic M, Sreckovic MJ, Jagic N, et al. Knuckle technique guided by intravascular ultrasound for in-stent restenosis occlusion treatment［J］. Postepy Kardiol Interwencyjnej, 2015, 11(1): 58–61.

［22］ 柴玮璐，廖洪涛，张斌，等. 穿微导管技术在逆向经皮冠状动脉介入治疗中的应用［J］. 中国介入心脏病学杂志，2015，23（9）：500–503.

［23］ Vo MN, Ravandi A, Brilakis ES. “Tip-in” technique for retrograde chronic total occlusion revascularization［J］. J Invasive Cardiol, 2015, 27(5): E62–E64.

第18章
心脏辅助支持装置在高危 CTO PCI 中的应用

李成祥　高好考

近 10 年来随着介入医师经验的丰富和可用器械的出现，介入心脏病学得以迅猛发展，介入医生能够挑战冠状动脉病变更为复杂和高危的冠心病患者。这些患者虽然可从外科血运重建中获益，然而一些高危患者因出现手术并发症概率高而禁忌行外科手术，尽管这些患者行经皮冠状动脉介入治疗（PCI）发生心血管并发症的风险也极高，但如能在理想的机械循环辅助装置（MCS）下进行 PCI，可减小并发症风险，保证患者安全。

两种主要临床情况下：急性心肌梗死（AMI）合并心源性休克（CS）和择期高危 PCI 术，MCS 可作为高危 PCI 术（HR-PCI）辅助手段。

（一）急性心肌梗死并心源性休克

心源性休克（CS）是组织缺氧和足够血管内容量引起心输血量下降的综合情况。根据客观临床表现和血流动力学标准定义心源性休克：临床表现标准包括低血压［收缩压（SBP）<90 mmHg，至少持续 30 min 或血压支持措施维持 SBP ≥ 90］和终末器官低灌注（尿量 <30 ml/h，心率≥ 60 次 / 分，末端湿冷）；血流动力学标准包括低心脏指数［<2.2 L/（min・m^2）］和肺毛细血管楔压≥ 15 mmHg。急性心源性休克常继发于心肌梗死后心室功能不全，伴或不伴有瓣膜功能不全和血管舒张功能异常。较少情况下 AMI 机械并发症可导致先前病情稳定患者突然出现急性心源性休克。

AMI 并发 CS 发病率和死亡率较高，30 天死亡率高达 50%。尽管近 30 年冠状动脉介入技术和药物治疗明显改进，但这并未转化为心源性休克临床结果的改善。到目前为止，只有迅速血运重建才能改善死亡率。过去 20 年，新的经皮和外科 MCS 设备已广泛使用，增加心输出量，降低后负荷和心室充盈压，因而，作为心肌恢复和移植桥梁使终末器官灌注改善，并为 CS 患者提供良好 PCI 辅助治疗。

（二）择期高危经皮冠状动脉介入术

几十年来 PCI 取得了长足进步。小外径球囊、改进导丝、冠状动脉旋磨设备和良好支架设计等工具的可用性使介入能够对以前被认为无法治疗的患者实施冠状动脉干预。此外，整体医疗服务改善提高了较重冠状动脉病变需要血运重建患者的生存率。然而，老龄化增加和合并症增多，越来越多患者面临无法接受冠状动脉旁路移植术的风险，高危 PCI 术成为唯一的血管重建策略。现在大量证据表明，与部分不完全血运重建相比，完全血运重建明显改善预后。

目前高危 PCI 无统一定义，一般会涉及以下几个方面：① 冠状动脉病变复杂，如多支血管病变并左心室心功能≤ 30%，或无保护左主干病变，仅存单支血管，CTO 病变并左心室心功能≤ 35%；② 伴发疾病多，伴有慢性阻塞性肺病、肺部感染氧合差、糖尿病、慢性肾功能不全、脑血管疾病等；③ 高龄、营养状况差、既往接受过 CABG 治疗的桥血管严重病变、进行性心肌缺血患者等。

高风险 PCI 术中 MCS 目的是提供足够前向心输出量，维持心脏血流和终末器官灌注，降低左心室后负荷。手术过程中需要多次高压球囊扩张和斑块修饰如血管旋磨和血管内成像。这些技术通常花费时间，导致长时间的全身和冠状动脉低灌注，最后导致心肌抑制和循环崩溃。尽管存在这些问题，但在冠状动脉疾病较重的脆弱患者中使用合适 MCS 设备，允许足够时间安全实施手术，可确保短期和长期结果。因而，MCS 设备应该在开始高风险 PCI 术前安装，这样术者能够有信心地进行高风险 PCI 术，而不会出现意外崩溃风险，也不需要紧急实施血流动力学支持来紧急救援。

（三）机械循环辅助装置（MCS）

理想 MCS 应该提供足够循环支持，增加平均动脉压，维持重要器官灌注，同时通过降低压力（后负荷）和容量（前负荷），降低心肌氧耗。MCS 可最大限度提高心功能，心功能已被证明是心源性休克和严重功能不全患者预后的强有力的独立预测因素。目前临床常用的 MCS 包括经皮主动脉内球囊反搏（IABP）、轴流泵（如 Impella 2.5/5/CP）、左心房－股动脉旁路泵（TandemHeart）、体外膜肺氧合器（ECMO）。

1. IABP　50 年来，IABP 一直是最广泛应用的机械辅助装置，IABP 有效原理在于球囊的同步反搏，主要作用：提高冠状动脉血流及血压，提高脑及终末器官的灌注，提高系统灌注压，降低后负荷，从而减少肌肉耗氧量，每搏输出量增高致前负荷降低，心输出量增加对二尖瓣反流及室间隔运动障碍有所改善。

IABP 在心源性休克和急性心肌梗死中的应用已被广泛研究。使用 IABP 可能的益处最初报道是在接受溶栓治疗 ST 段抬高 AMI（STEMI）的患者中。然而，STEMI 治疗策略在过去几十年演变为 PCI 治疗，在此情况下，IABP-SHOCK Ⅱ研究了在心肌梗死合并心源性休克患者 PCI 术中 IABP 的作用。该随机试验表明，无论住院期间或随访 1 年，IABP 组患者生存率没有改善。2016 年中国 PCI 指南对于 STEMI 合并心源性休克者不做常规推荐 IABP（Ⅲ，B），但对药物治疗后血流动力学仍不能稳定者（Ⅱa，B）或合并机械并发症血流动力学不稳定者可置入 IABP（Ⅱa，C）。尽管 IABP 的使用缺乏令人信服的证据，但目前 IABP 仍然是心源性休克患者最常使用的辅助循环装置之一。

2010 年 JAMA 发表的 BCIS-1 研究，是首个评估择期高危 PCI 患者选择使用 IABP 的有效性的随机试验，提示 PCI 术前植入 IABP 不能减少 28 日死亡、心肌梗死、卒中或再次血运重建复合终点（15.2% vs. 16%），6 个月病死率差异也无统计学意义（P>0.05）。一项荟萃分析纳入了 7 个随机试验和 4 个观察性研究，2 134 例高危 PCI 患者，观察预防性植入 IABP 的作用，荟萃分析结果和 BCIS-1 研究结果一致。一些研究显示，在高危 PCI 术中预防性应用 IABP 是有效的。因此，虽然指南推荐有所下降，但根据目前临床资料，针对高危复杂患者，IABP 可能使其受益，其改善血流动力学的效果已被多数医生认可。

2. Impella 2.5/5/CP 系统　Impella Recover LP 2.5 系统是一种新型左心室辅助装置，作用机制是通过插入左心室的中空轴流导管将左心室的氧合血液泵入升主动脉，从而减低左心后负荷，提高心输出量，改善冠状动脉灌注（最大转速 50 000 r/min，最大流量 2.5 L/min），可提供长达 5 日的循环支持。该装置目前也有 LP 5.0 型号，最大流量可达 5 L/min，但导管前端外径为 21F，需动脉切开植入，因此不如 LP 2.5 应用范围广。Impella CP 应用 2.5 系统平台，但最大流量可达 4.0 L/min。

ISAR-SHOCK 研究在 STEMI 合并 CS 的患者中随机比较 IABP 和 Impella 2.5 支持下的作用，发现植入 20 min 后，Impella 2.5 组患者心脏指数和乳酸水平的改善均明显好于 IABP 组，30 日死亡率上无明显差异。最近一项比较大型的 Impella CP 和 IABP 随机研究再次显示了类似结果。

Impella 2.5 系统在择期高危 PCI 患者中的 PROTECT Ⅰ前瞻性试验，共入选了 20 例非急诊的高危

PCI 患者，研究结果显示患者 30 日主要心脏不良事件发生率 20%，无主动脉瓣损伤、心脏穿孔和下肢缺血病例。欧洲注册登记研究纳入了欧洲 9 个心脏中心共 144 例患者预防性使用 Impella 2.5 在择期高危 PCI 术中提供循环支持，研究结果显示，30 日死亡、心肌梗死率和血管并发症发生率分别为 5.5%、0% 和 4%。两项研究均证实 Impella 2.5 系统可以在高危 PCI 中提供安全、有效的血流动力学支持。PROTECT Ⅱ研究是一项前瞻性、多中心、随机对照试验，在非急诊高危 PCI 患者中对比研究 Impella 2.5 系统和 IABP 的安全性和有效性，共入选了 452 例患者，研究一级终点为 30 日，包括死亡、心肌梗死、卒中及再次血运重建在内的复合事件发生率。该研究结果发现，相比 IABP，Impella 2.5 系统减少了 33% 心脏及血管病风险，如死亡、心肌梗死、卒中、再血管化治疗和 30 日内肾功能不全。

因此，目前美国 FDA 已批准 Impella 2.5 和 Impella 2.5 CP 系统用于择期高危冠心病 PCI 术中血流动力学支持。2017 年 ESC STEMI 指南对于顽固性休克者可以考虑使用机械辅助装置（Ⅱb，C）。

3. TandemHeart 系统　TandemHear 是一个左心房至股动脉旁路系统，原理是通过将含氧的血液直接从左心房运送至体循环提供循环支持，降低心脏前负荷和心脏做功，维持有效循环血容量和血压，保证重要组织器官灌注和功能。TandemHeart 可以提供 4 L/min 的心输出量，植入时间最长可达 14 日。

TandemHeart 在临床上主要用于高危 PCI 术患者、急性心肌梗死并心源性休克患者、失代偿心力衰竭患者，以及为心外科手术患者术前减轻左心室负荷、提供术中和术后机械循环支持等。心肌梗死并心源性休克患者研究中比较 TandemHeart 装置和 IABP 应用，尽管没有明显生存益处，但它在血流动力学参数（如心输出量、平均动脉压）方面显示出优势。

Vranckx 等 2000 年起在择期高危 PCI 术中应用 TandemHeart 提供循环支持，认为 TandemHeart 可为高危冠心病 PCI 提供有效、完全的左心室支持，装置相关的心脏和血管并发症发生率可以接受。TandemHeart 装置作为高危 PCI 辅助工具在短期内也具有良好的效果。目前欧美指南仅以Ⅱb（C）推荐。

对于接受经皮介入操作（复杂 PCI、射频消融术、经皮主动脉置换等）有诱发严重血流动力学不稳定的高危患者，TandemHeart 具有一定的价值。然而，由于 Impella CP 基于较小外径插管系统并维持等效高流量，Impella CP 的出现可能会阻碍 TandemHeart 在高危 PCI 领域的广泛应用。

4. 体外膜肺氧合（ECMO）　ECMO 是一种短期呼吸替代兼有循环辅助功能的装置，为心力衰竭和呼吸衰竭的患者提供循环和呼吸支持。工作原理是静脉血液由离心泵驱动经股静脉引出流经氧合器进行气体交换后经过温度调整，再经动脉管道泵入腹主动脉，可额外增加心输出量达 6 L/min 以上，增加左心室的收缩压和舒张压，在减少心室容量的同时，增加平均动脉压，增加冠状动脉血流，V-A ECMO 主要用于伴有呼吸衰竭和心脏骤停的心源性休克患者。小型研究表明 STEMI 心源性休克患者接受 ECMO 辅助 PCI 术后生存率高于无辅助单纯 PCI 患者。小样本研究结果提示在高危冠心病的 PCI 术时行 ECMO 支持能够临床获益。由于 ECMO 可以维持更长时间，因此在持续心源性休克患者中它可以作为永久性 LV 辅助装置放置或心脏移植桥梁。2016 年《中国经皮冠状动脉介入治疗指南》建议：对于 ECMO 等左心室辅助装置，可降低危重患者的 PCI 病死率，有条件时可选用。2017 年 ESC 指南中对 ECMO 的推荐级别为Ⅱb/C，用于 AMI 合并 CS 的短期循环支持。

因此，从临床角度来看，IABP、Impella、TandemHeart 和 ECMO 应该在高危 PCI 中占有一席之地，尽管它们不提倡作为标准应用于每例手术。

（四）CTO PCI 术中 MCS 应用

CTO 在多支血管疾病和缺血性心肌病中，其发生率高达 18.4%。成功 CTO PCI 术可改善患者心绞痛相关的生活质量和提高左心室功能，同样，完全血运重建已被证明可以改善缺血性心肌病患者的预后。与非 CTO 病变相比，CTO PCI 手术并发症风险较高，特别是逆向技术，有引起侧支血流阻断和供血血管血栓形成或损伤，导致大面积心肌缺血，最后发生血流动力学崩溃的风险。其中较多高风险患者被心外科拒绝行搭桥术。因此高风险 CTO PCI 预防性应用 MCS 可降低血流动力学不稳定和改善患者耐受暂时缺血的风险，便于实现完全血运重建。

Riley RF 等回顾多中心 57 例择期高危 PCI 患者 Impella p−VAD（2.5 or CP）血流动力学支持下 CTO PCI 术，接受多支血管 PCI 治疗患者比例较高（91.2%），无保护左主干或仅存单支血管比例为（35.1%），结果表明在复杂高风险 PCI 人群中，有血流动力学支持的冠状动脉再血管化可以实现高的技术成功率（87.7%），但仍有许多患者在手术过程中出现血流动力学不稳定，需要进一步研究来明确每个患者在血流动力学支持 PCI 期间需要的支持程度，选择适合病例至关重要。

一项美国多中心注册研究观察在 CTO PCI 中机械循环支持应用结果，12 个大中心共纳入 1 598 例 CTO PCI 患者，其中择期 69 例（4%）和急诊 22 例（1%），Impella 2.5 或 CP 应用比例为 62%。CTO PCI MCS 组尽管复杂的临床和手术特征，与无循环支持组相比，技术成功率和手术成功率相同，分别为（88% vs. 87%；P=0.70）和（83% vs. 87%；P=0.32）。应用择期 MCS 手术时间和放射时间长，住院 MACE 率（8.7% vs. 2.5%；P<0.01）和出血率（7.3% vs. 1.0%；P<0.001）较高。结论为 4% CTO PCI 术患者应用择期 MCS，MCS 支持高风险患者组具有较复杂临床和影像学特征，但与非 MCS 支持组相比，具有相同的手术和技术成功率，尽管并发症风险高。

Davila CD 等回顾分析 507 例患者在左心室辅助装置 Impella 下行急性或择期 HR−PCI 术，所有患者分为 2 组：Impella 支持术后立即卸载组（n=464）和延长卸载组（n=43）。多因素方差分析，CTO 被认为是需要延长 AMCS 使用的独立预测因子。这可能和 CTO PCI 增加缺血时间和区域（特别是导丝逆向通过穿隔支和心外膜血管），同时使用大量造影剂，导致心肌顿挫有关。

（五）MCS 在择期高危患者 CTO PCI 术中的应用经验

全国范围内高危 PCI 的循环支持设备应用中 IABP 的比例仍最高，其次是 ECMO，Impella 和 TandemHeart 系统因为费用和技术问题应用最少。本中心应用 IABP 支持急性和择期 PCI 量为每年 200 余例，只有 1 例择期高危 PCI 术在 Impella 支持下完成，37 例为 ECMO 支持下 PCI 术，其中急诊 ECMO 支持 9 例，7 例为预置，2 例补救性植入；28 例为择期高危 PCI 术，15 例左主干分叉病变，19 例有 RCA CTO，9 例行 PCI 术，4 例正向开通，5 例逆向开通；10 例有 LAD CTO，8 例正向开通；13 例 LCX CTO，7 例正向开通。其中单支血管处理仅 2 例，2 支血管处理 9 例，3 支血管 17 例。

ECMO 支持下 PCI 具体流程：① 术前纠正心力衰竭，中心静脉压力维持 7～10 mmHg，维持合适容量，MCS 运转期间降低心力衰竭风险同时维持足够运转容量；② 术前股动脉髂动脉行彩超检查明确动脉粥样硬化程度，术中对侧造影明确血管走行和有无显著狭窄。PCI 术前安装 IABP（一般安装在左侧股动脉）；右侧股动脉经皮或外科切开安装 ECMO；③ 所有 CTO 开通病变均行双侧桡动脉（肱动脉）放置导引导管（6～8F）；④ 开始运转 ECMO 流量维持 1.5 L/min，根据术中血压情况进行调整，如流量不足，补胶体液和血浆；⑤ 术中半个小时测定 ACT，维持 350～450 s。监测动脉、静脉血气分析，HCT 维持 25% 以上。术中注意所有穿刺点出血情况，注意补充红细胞；⑥ 术后 ECMO 流量逐渐减量至 1.0 L/min，半个小时血压 90/60 mmHg 以上后卸载，IABP 继续应用，如血压低可用少量升压药。

28 例择期高危 PCI 术中，左心室射血分数（LVEF）为 38% ± 12%，由于处理多支血管病变，特别是逆向技术 CTO 开通，因此增加了手术和放射时间，也增加术中缺血等风险。临床真实数据中采用 IABP 和 ECMO 联合支持下手术，主要原因是两者在作用机制方面相互协同，减轻心脏后负荷，改善冠状动脉循环及冠状动脉微循环，减轻肺水肿，促进心功能恢复。同时 IABP 可作为脱离 ECMO 系统的过渡措施。

病例 1

· 病史及入院情况 ·

• 患者男性，75 岁，主诉胸痛、胸闷、气短 3 个月，3 个月前于当地医院行冠状动脉造影发现严重三支血管病变，转入我科。既往高血压 10 余年。心脏彩超 EF 值 32%。外院造影结果示 LAD 弥漫性钙化病变，近段 80%～90% 狭窄，中段 80%～90% 狭窄，远端 80%～90%，LAD-D1 和 D2 分别为 90% 狭窄；LCX 近段 100% 狭窄；RCA 近段 100% 狭窄，并可见全程钙化。患者 Syntax 评分 48 分，与心外科医生沟通，患者外科 STS 评分 5 分，Euro Score Ⅰ 4.5 分，Euro Score Ⅱ 14 分，术后风险为中-高危，心功能较差，外科医生不建议行搭桥术，同时家属也拒绝外科手术。心血管医生团队讨论后决定行机械循环支持下 PCI 术。

· 手术策略分析 ·

① 患者高龄，心功能差；② 冠状动脉病变极其复杂，LAD 近中远段弥漫性钙化病变，狭窄为 80%～90%，LCX 近段 100%；RCA 近段 100%。可见 LAD-RCA 逆向侧支血管。Syntax 评分 48 分，外科手术风险为中-高危；外科和家属不同意搭桥术；③ 拟行 ECMO+IABP 支持 PCI 术，首先处理 LAD 病变和 LCX 病变，改善缺血状态，但 LAD 钙化较重，旋磨准备好，术中发生缺血、心脏崩溃风险较高；如手术顺利，尝试开通 RCA CTO，正向首先尝试，失败后可行逆向开通，尽量实现部分或完全血运重建。术前股动脉彩超、中心静脉压测定等均完善。右侧和左侧股动脉分别安装 ECMO 和 IABP，ECMO 开始流量 1.5 L/min（图 18-0-1A 和 B）。右侧桡动脉放置 7F SAL 1.0，左侧肱动脉放置 7F EBU 3.75。具体过程见图 18-0-1。

· 手术过程详解 ·

1. 双侧造影详细评估血管病变情况，如是否涉及左主干及分叉，闭塞病变开口和病变长度，是否有逆向侧支，登陆区有无病变等（图 18-0-1C 和 D）。

2. RCA 和 LCX CTO 可见来自 LAD 逆向侧支，LAD 近中远弥漫钙化病变，处理 LAD 过程风险较大，避免长时间扩张及慢 / 无复流发生和夹层形成（图 18-0-1E 和 F）。

3. LCX CTO 应用 Fielder XT-A 尝试失败，改为 GAIA Third 尝试通过病变，因为病变较弥漫，仅进行球囊扩张，保持血流 TIMI 2～3 级（图 18-0-1G）。

4. LAD 病变从远-近段进行球囊扩张，于中远段植入 2.5 mm × 35 mm DES（图 18-0-1H 和 I）。

5. RCA CTO 病变首先正向尝试，Fielder XT-A/GAIA Third 均失败，逆向 Sion 通过穿隔支进入闭塞段远端，Pilot 200 导丝尝试不能通过闭塞段，Conquest Pro 通过闭塞段反复尝试不能进入正向导管内（图 18-0-1J）。

6. 采用 RCA 正向 Guidezilla 导管支撑下迎接逆向导丝，Guidezilla 推送过程中心电图显示心脏停搏，立即提高 Guiding 导管，心电监护再次显示三度房室传导阻滞，心率 20～30 次 / 分；立即提高 ECMO 流量从 1.5 L/min 到 3.0 L/min，给予肾上腺 0.3mg，心律失常发生过程中患者意识一直清醒，没实施 CPR（图 18-0-1K 和 L）。心率逐渐恢复到 90～120 次 / 分，血压 150～180/80～100 mmHg，后恢复正常；考虑可能原因为 Guidezilla 推送过程中阻力较大，使 Guiding 后退压迫主动脉瓣，造成冠状动脉血流骤减，引起心律失常发生。随后逆向 Pilot 200 导丝进入正向导管内，随后逆向 Corsair 导管进入正向导管内，RG3 导丝实现体外化（图 18-0-1M）。

7. 沿 RG3 导丝和 Guidezilla 导管序贯植入 2.25 mm × 30 mm、3.0 mm × 36 mm、3.5 mm × 36 mm DES 3 枚（图 18-0-1N 和 O）。于 LM-LAD 植入 3.0 mm × 33 mm DES（图 18-0-1P）。

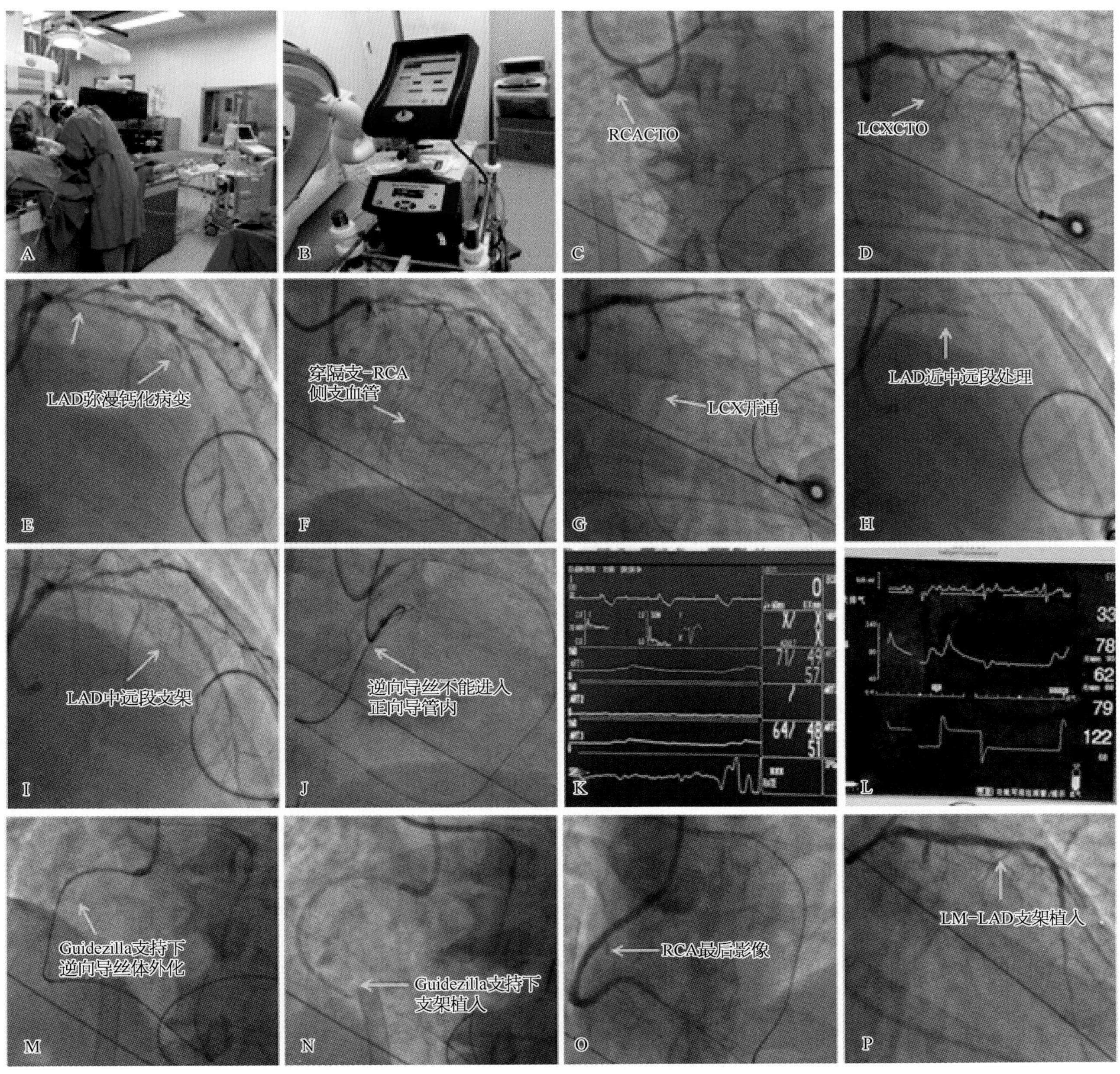

图 18-0-1 ECMO+IABP 支持下 RCA 和 LCX CTO 及 LAD 严重狭窄 PCI 治疗

8. 在 ECMO+IABP 支持下处理 3 支血管，完成部分血运重建。术中给予红细胞 4 U。

9. 术后 ECMO 流量 1 L/min，观察 30 min，血压维持 90/60 mmHg 以上，卸载 ECMO，IABP 继续使用。

10. 手术处理 3 支血管，PCI 术花费时间为 3.5 h，ECMO 支持 4 h，造影剂 400 ml。入 ICU 2 天，IABP 使用 2 天，总住院时间 10 天出院。

总之，对高危 CTO PCI 患者机械循环辅助装置使术者能安全完成手术，实现部分或完全血运重建。PCI 中 MCS 选择依赖于血流动力学支持程度、解剖因素、合并疾病、设备可用性和操作人员经验。需要大型临床随机对照研究从临床、血流动力学和手术特征方面综合考虑哪些患者血流动力学崩溃风险高，择期 MCS 可能会获益。

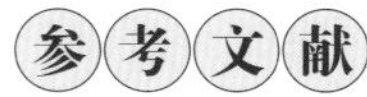

[1] Hochman JS, Sleeper LA, Webb JG, et al. Early revascularization in acute myocardial infarction complicated by cardiogenic shock. SHOCK Investigators. Should we emergently revascularize occluded coronaries for cardiogenic shock [J]. N Engl J Med, 1999, 341(9): 625–634.

[2] van Diepen S, Katz JN, Albert NM, et al. Contemporary management of cardiogenic shock: a scientific statement from the American Heart Association [J]. Circulation, 2017, 136(16): e232–e268.

[3] Nguyen HL, Yarzebski J, Lessard D, et al. Ten-year (2001–2011) trends in the incidence rates and short term outcomes of early versus late onset cardiogenic shock after hospitalization for acute myocardial infarction [J]. J Am Heart Assoc, 2017, 6(6): e005566.

[4] Goldberg RJ, Gore JM, Alpert JS, et al. Cardiogenic shock after acute myocardial infarction. Incidence and mortality from a community-wide perspective, 1975 to 1988 [J]. N Engl J Med, 1991, 325(16): 1117–1122.

[5] Waldo SW, Secemsky EA, O'Brien C, et al. Surgical ineligibility and mortality among patients with unprotected left main or multivessel coronary artery disease undergoing percutaneous coronary intervention [J]. Circulation, 2014, 130(25): 2295–2301.

[6] Gössl M, Faxon DP, Bell MR, et al. Complete versus incomplete revascularization with coronary artery bypass graft or percutaneous intervention in stable coronary artery disease [J]. Circ Cardiovasc Interv, 2012, 5(4): 597–604.

[7] Nellis SH, Liedtke AJ, Whitesell L. Small coronary vessel pressure and diameter in an intact beating rabbit heart using fixed-position and free-motion techniques [J]. Circ Res, 1981, 49(2): 342–353.

[8] Barron HV, Every NR, Parsons LS, et al. Investigators in the National Registry of Myocardial Infarction 2. The use of intra-aortic balloon counterpulsation in patients with cardiogenic shock complicating acute myocardial infarction: data from the National Registry of Myocardial Infarction 2 [J]. Am Heart J, 2001, 141(6): 933–939.

[9] Ohman EM, Nanas J, Stomel RJ, et al. Thrombolysis and counterpulsation to improve survival in myocardial infarction complicated by hypotension and suspected cardiogenic shock or heart failure: results of the TACTICS Trial [J]. J Thromb Thrombolysis, 2005, 19(1): 33–39.

[10] Thiele H, Zeymer U, Neumann FJ, et al. Intraaortic balloon support for myocardial infarction with cardiogenic shock [J]. Indian Heart Journal, 2012, 367(14): 1287–1296.

[11] Perera D, Stables R, Thomas M, et al. Elective intra-aortic balloon counterpulsation during high-risk percutaneous coronary intervention: a randomized controlled trial [J]. JAMA, 2010, 304(8): 867–874.

[12] Romeo F, Acconcia MC, Sergi D, et al. Lack of intra-aortic balloon pump effectiveness in high-risk percutaneous coronary interventions without cardiogenic shock: a comprehensive meta-analysis of randomised trials and observational studies [J]. Int J Cardiol, 2013, 167(5): 1783–1793.

[13] Tsao NW, Shih CM, Yeh JS, et al. Extracorporeal membrane oxygenation-assisted primary percutaneous coronary intervention may improve survival of patients with acute myocardial infarction complicated by profound cardiogenic shock [J]. J Crit Care, 2012, 27(5): 530. e1–11.

[14] Goyal D, Nadar SK, Wrigley B, et al. Successful use of intra-aortic counter pulsation therapy for intractable ventricular arrhythmia in patient with severe left ventricular dysfunction and normal coronary arteries [J]. Cardiol J, 2010, 17(4): 401–403.

[15] Gregoric ID, Bruckner BA, Jacob L, et al. Techniques and complications of TandemHeart ventricular assist device insertion during cardiac procedures [J]. Asaio Journal, 2009, 55(3): 251–254.

[16] Seyfarth M, Sibbing D, Bauer I, et al. A randomized clinical trial to evaluate the safety and efficacy of a percutaneous left ventricular assist device versus intra-aortic balloon pumping for treatment of cardiogenic shock caused by myocardial infarction [J]. J Am Coll Cardiol, 2008, 52(19): 1584–1588.

[17] Ouweneel DM, Eriksen E, Sjauw KD, et al. Percutaneous mechanical circulatory support versus intra-aortic balloon pump in cardiogenic shock after acute myocardial infarction [J]. J Am Coll Cardiol, 2017, 69(3): 278–287.

[18] Dixon SR, Henriques JPS, Mauri L, et al. A Prospective Feasibility Trial Investigating the Use of the Impella 2.5 System in Patients Undergoing High-Risk Percutaneous Coronary Intervention (The PROTECT I Trial): Initial U. S. Experience [J]. JACC Cardiovascular Interventions, 2009, 2(2): 91–96.

[19] Sjauw KD, Konorza T, Erbel R, et al. Supported high-risk percutaneous coronary intervention with the Impella 2.5 device the Europella registry [J]. Journal of the American College of Cardiology, 2009, 54(25): 2430–2434.

[20] Dangas GD, Kini AS, Sharma SK, et al. Impact of hemodynamic support with Impella 2.5 versus intra-aortic balloon pump on prognostically important clinical outcomes in patients undergoing high-risk percutaneous coronary intervention (from the PROTECT Ⅱ randomized trial) [J]. American Journal of Cardiology, 2014, 113(2): 222–228.

[21] Burkhoff D, Cohen H, Brunckhorst C, et al. A randomized multicenter clinical study to evaluate the safety and efficacy of the TandemHeart percutaneous ventricular assist device versus conventional therapy with intraaortic balloon pumping for treatment of

cardiogenic shock [J] . Am Heart J, 2006, 152(3): 469. e1–8.

[22] Thiele H, Sick P, Boudriot E, et al. Randomized comparison of intra-aortic balloon support with a percutaneous left ventricular assist device in patients with revascularized acute myocardial infarction complicated by cardiogenic shock [J] . Eur Heart J, 2005, 26(13): 1276–1283.

[23] Vranckx P, Schultz CJ, Valgimigli M, et al. Assisted circulation using the TandemHeart during very high-risk PCI of the unprotected left main coronary artery in patients declined for CABG [J] . Catheterization & Cardiovascular Interventions, 2010, 74(2): 302–310.

[24] Alli OO, Singh IM, Holmes DR Jr, et al. Percutaneous left ventricular assist device with TandemHeart for high-risk percutaneous coronary intervention: the Mayo Clinic experience [J] . Catheter Cardiovasc Interv, 2012, 80(5): 728–734.

[25] Nichol G, Karmy-Jones R, Salerno C, et al. Systematic review of percutaneous cardiopulmonary bypass for cardiac arrest or cardiogenic shock states [J] . Resuscitation, 2006, 70(3): 381–394.

[26] Takayama H, Truby L, Koekort M, et al. Clinical outcome of mechanical circulatory support for refractory cardiogenic shock in the current era [J] . J Heart Lung Transplant, 2013, 32(1): 106–111.

[27] Sheu JJ, Tsai TH, Lee FY, et al. Early extracorporeal membrane oxygenator- assisted primary percutaneous coronary intervention improved 30-day clinical outcomes in patients with ST-segment elevation myocardial infarction complicated with profound cardiogenic shock [J] . Crit Care Med, 2010, 38(9): 1810–1817.

[28] Vainer J, Van OV, Maessen J, et al. Elective high-risk percutaneous coronary interventions supported by extracorporeal life support [J] . American Journal of Cardiology, 2007, 99(6): 771–773.

[29] Fefer P, Knudtson ML, Cheema AN, et al. Current perspectives on coronary chronic total occlusions: The Canadian Multicenter Chronic Total Occlusions Registry [J] . J Am Coll Cardiol, 2012, 59: 991–997.

[30] Khan MF, Wendel CS, Thai HM, et al. Effects of percutaneous revascularization of chronic total occlusions on clinical outcomes: A meta-analysis comparing successful versus failed percutaneous intervention for chronic total occlusion [J] . Catheter Cardiovasc Interv, 2013, 82: 95 – 107.

[31] Galassi AR, Boukhris M, Toma A, et al. Percutaneous coronary intervention of chronic total occlusions in patients with low left ventricular ejection fraction [J] . JACC Cardiovasc Interv, 2017, 10: 2158 – 2170.

[32] Alidoosti M, Saroukhani S, Lotfi-Tokaldany M, et al. Objectifying the level of incomplete revascularization by the residual SYNTAX score and evaluating its impact on the one-year outcome of percutaneous coronary intervention in patients with multi-vessel disease [J] . Cardiovasc Revasc Med, 2016; 17: 308 – 312.

[33] Karmpaliotis D, Karatasakis A, Alaswad K, et al. Outcomes with the use of the retrograde approach for coronary chronic total occlusion interventions in a contemporary multicenter US registry [J] . Circ Cardiovasc Interv, 2016; 9(6).

[34] Danek BA, Karatasakis A, Karmpaliotis D, et al. Development and validation of a scoring system for predicting periprocedural complications during percutaneous coronary interventions of chronic total occlusions: the Prospective Global Registry for the Study of Chronic Total Occlusion Intervention (PROGRESS CTO) Complications Score [J] . J Am Heart Assoc, 2016; 5(10).

[35] O'Neill WW, Kleiman NS, Moses J, et al. A prospective, randomized clinical trial of hemodynamic support with Impella 2.5 versus intra-aortic balloon pump in patients undergoing high-risk percutaneous coronary intervention: the PROTECT II study [J] . Circulation, 2012; 126: 1717–1727.

[36] Riley RF, McCabe JM, Kalra S, et al. Impella-assisted chronic total occlusion percutaneous coronary interventions: A multicenter retrospective analysis [J] . Catheter Cardiovasc Interv, 2018, 92(7): 1261–1267.

[37] Danek BA, Basir MB, O'Neill WW, et al. Mechanical Circulatory Support in Chronic Total Occlusion Percutaneous Coronary Intervention: Insights From a Multicenter U. S. Registry [J] . J Invasive Cardiol, 2018, 30(3): 81–87.

[38] Davila CD, Sharma S, Krishnamoorthy P, et al. Prevalence and clinical correlates of extended mechanical support in patients undergoing high-risk percutaneous coronary intervention in current clinical practice: Insights from the cVAD registry [J] . Cardiovasc Revasc Med, 2019.

[39] Patel VG, Brayton KM, Tamayo A, et al. Angiographic success and procedural complications in patients undergoing percutaneous coronary chronic total occlusion interventions: a weighted meta-analysis of 18, 061 patients from 65 studies [J] . JACC Cardiovasc Interv, 2013, 6: 128 – 136.

[40] Tsuchikane E, Katoh O, Kimura M, et al. The first clinical experience with a novel catheter for collateral channel tracking inretrograde approach for chronic coronary total occlusions [J] . JACC Cardiovasc Interv, 2010, 3: 165 – 171.

[41] Brott BC. Prevention of myocardial stunning during percutaneous coronary interventions: novel insights from pre-treatment with glucagon-like peptide-1 [J] . JACC Cardiovasc Interv, 2015; 8: 302–304.

第19章 如何克服经桡动脉 CTO PCI 的常见困难

傅国胜

一、经桡动脉路径处理 CTO 病变的优势

由于处理 CTO 病变时往往需要使用 7F 或 8F 指引导管提供大内腔和强支撑，大多数中心采用标准的股动脉路径（transfemoral approach，TFA）。来自欧洲 CTO 俱乐部的数据显示，欧洲大部分 CTO PCI 专家（包括经验丰富的桡动脉术者）90% 的 CTO 病例选择股动脉途径。但 TFA 易造成穿刺部位的出血，加上 PCI 围手术期常常使用强化的抗凝及抗血小板治疗，因此加剧了出血的危险程度，严重的甚至造成患者死亡。此外，经股动脉路径冠状动脉介入治疗术后往往需要卧床休息，导致很多特别是高龄患者并发背痛、尿潴留，甚至下肢深静脉血栓形成导致急性肺栓塞的死亡事件。

1989 年 Campeau 等首先报道了人类历史上第一例经桡动脉途径的冠状动脉造影，论证了经桡动脉途径冠状动脉介入的可能性。随着荷兰医师 Kiemeneij 在 1993 年进行了世界上首例经桡动脉途径的支架植入术后，经桡动脉途径的 PCI 开始逐渐被人们认可和接受。由于经桡动脉途径的介入治疗（trans-radial intervention，TRI）独特的优越性，如患者创伤小、恢复快、不受卧床的限制，住院周期大大减少，局部出血发生率较股动脉途径明显下降。因此，在过去的 10 年里，经桡动脉途径 PCI（包括 CTO、STEMI 等）愈来愈受欢迎，在某些中心甚至已占到 PCI 总数的绝大部分。

来自美国的多中心注册研究显示，650 例 CTO 患者 17% 使用了经桡动脉路径（TRA），TRA 与 TFA 相比，CTO PCI 手术成功率接近（91.1% vs. 90.0%，P=0.95），但手术时间更长，射线总量更多。另一来自英国的研究显示，TRA 较 TFA 明显减少了穿刺部位并发症，CTO PCI 手术成功率、手术时长、射线总量及住院期间 MACE 均无显著差异。RECHARGE 注册研究同样显示完全 TRA 与完全 TFA 相比，手术成功率、手术时长和射线总量相似，但造影剂使用量更少。最近来自日本的一项 CTO PCI 注册研究显示，TRA 较 TFA 总体手术成功率无显著差异，但是在复杂 CTO 组（J-CTO 评分≥ 3 分）的患者中，TRA 组成功率更低（35.7% vs. 58.2%，P=0.04），其中，使用 <7F 的指引导管、钙化、病变长度 >20 mm 和年龄与经桡动脉复杂 CTO PCI 失败率高有关。目前，在 CTO PCI 中 TRA 和 TFA 孰优孰劣仍有争议，但大部分简单 CTO 可采取桡动脉途径完成，对于复杂 CTO，如选择桡动脉途径，也建议使用≥ 7F 的指引导管。

在中国，现状是 90% 以上的病例选择桡动脉途径行“一站”介入治疗，即介入前不清楚冠状动脉病变具体情况，TRA 冠状动脉造影评估后直接行 PCI 治疗。因此，如果能够通过选择合适的策略和器械，克服 TRA 处理 CTO 病变的困难，完成经桡动脉 CTO PCI，可以避免不必要的股动脉穿刺，从而减少血管穿刺并发症，具有重要现实意义。

二、经桡动脉路径处理 CTO 病变的常见困难

TRA 较标准 TFA 也存在一些问题，如桡动脉的直径较股动脉细、桡动脉容易痉挛、血管迂曲发生率高等。当然，经桡动脉完成 CTO 病变时最大障碍是其所使用的器械往往较股动脉偏小，常规使用的 6F 指引导管限制了某些 CTO 技术的使用，而经股动脉途径可选择 7～8F 的指引导管，能够提供更大的内腔和支撑力。

譬如 IVUS 指导下的 CTO 处理，对于开口部位不明确的齐头闭塞，IVUS 可结合对侧造影寻找 CTO 开口部位并实时指导穿刺斑块。当前向导丝技术进入假腔，尝试平行导丝技术失败时，也可以在 IVUS 指导下导丝穿刺重回真腔。在这种情况下选择大内腔的 7F 指引导管显得更为合理，因为 6F 指引导管只能使用“裸”导丝进行超声指导下的实时穿刺，不能同时使用微导管支持，这样在一定程度上会影响导丝的精准操作。另外 7F 或 8F 指引导管作为前向指引导管时可以提供较大的导管内径，便于逆向导丝的捕获及反向 CART 等技术操作。

另外，经桡动脉路径 6F 指引导管的支撑力较股动脉路径相对差也是不容忽视的问题。支撑力越强，越利于球囊、Finecross 或 Corsair 等微导管、支架等器械的推送。

其他如血管径路迂曲，包括桡动脉迂曲与前臂动脉分支异常，桡尺动脉环，锁骨下动脉和头臂干迂曲，食管后起源的右锁骨下动脉也无疑在一定程度上限制了经桡动脉路径在处理 CTO 病变的应用。此外，对于术者而言，穿刺双侧桡动脉不便于操作，同时由于更加靠近 X 线球管，增加了射线的暴露剂量。

三、如何克服经桡动脉 CTO PCI 常见困难

（一）如何克服入路困难

桡动脉径路困难主要包括桡动脉痉挛、桡动脉高位开口和血管扭曲等。

桡动脉易发生痉挛，究其原因，术者的操作水平、高龄和女性患者是主要因素。克服桡动脉痉挛重在预防，如对患者进行安抚、充分的麻醉，避免反复穿刺。长的、带亲水涂层的桡动脉鞘，亲水超滑导丝可以减少桡动脉痉挛的发生。但即使是最熟练的术者，特别是对年轻女性患者及存在血管严重扭曲、冠状动脉开口异位需要反复操作导管等患者操作时，也不可能完全避免痉挛的发生。鞘管内注射维拉帕米（异搏定）等血管扩张药物是常用方法，但有时效果可能不佳，而且需要等待较长的时间。发生桡动脉痉挛后推送 6F 指引导管往往在前臂部位受阻，此时切忌粗暴推送，否则易造成血管的夹层、穿孔。此时，灵活运用 5 in 6 技术能够解决这一问题，即在 6F 指引导管内套上 125 cm 的 5F 直头导管或者猪尾导管往往能够顺利通过受阻处，进入的 6F 指引导管还对破裂、夹层的前臂血管有压迫止血的作用。

严重的血管扭曲往往使导管不能顺利到位。在造影时选用亲水导丝有助于通过扭曲的血管，而且可以使某些“血管襻环（loop）”拉直。但也要注意某些少见的血管襻环上有很多分支发出把血管襻环固定，此时不宜尝试拉直血管，可更换对侧桡动脉。当亲水泥鳅导丝也很难通过扭曲血管时，可尝试 PTCA 导丝。对于桡动脉扭曲的病例，有时可采用外部压迫改变血管走行的方法使导丝顺利通过。锁骨下动脉或头臂干迂曲时导丝有时容易通过，但在尝试深呼吸、转头等动作后 6F 指引导管仍然难以通过时，在 6F 指引导管内套上 5F 直头指引导管或者猪尾导管是可尝试的选择。

血管存在严重迂曲时操作导管应在导丝帮助下完成，切忌一个方向过度旋转造影导管或指引导管，以免引起导管打折。注意导管打折后不要后撤，如果在近心端大血管内打折可以试着往前送，在上肢血管内打折可在透视下，在导丝辅助下小心反方向旋转导管以解折。导丝支撑力差导致导管难以到达窦底

时可换用普通 J 形导丝或加硬导丝。对于严重的血管扭曲时建议左冠状动脉采用 EBU 指引导管，一方面到位后支撑力好，另一方面 EBU 指引导管相对容易到位。当然对于食管后右锁骨下动脉的患者如果反复尝试导管不能到位，改左侧桡动脉径路或股动脉径路是相对明智的选择。

（二）经桡动脉 CTO PCI 指引导管内腔问题

早在 1999 年就有日本学者 Saito S 报道在经选择的日本患者中使用 7F 或 8F 的桡动脉鞘是可行的，有高达 71.5% 和 44.9% 的男性患者、40.3% 和 24.0% 的女性患者的桡动脉的内径大于 7F 或 8F。因此，如果患者身材高大，尤其是男性，可以尝试经桡动脉途径直接使用 7F 甚至 8F 的指引导管处理 CTO 病变。

对于身材矮小，特别是女性患者，无鞘指引导管是比较好的选择。7.5F 的无鞘指引导管外径为 2.49 mm，要小于普通 6F 鞘的外径 2.62 mm，但内径 0.081 in，与普通 7F 鞘的内径相仿，较好地解决了经桡动脉路径 7F 指引导管的使用问题。此外，市场上 7F 的“薄壁”桡动脉鞘，其外径接近传统 6F 鞘的外径，可容纳 2 根微导管或 IVUS 和 1 根微导管，可用于需要大内腔指引导管的经桡动脉 CTO PCI 病例。因此，越来越多有经验的桡动脉术者喜欢使用双侧桡动脉 7F 的薄皮鞘或 8F 的无鞘指引导管来完成 CTO PCI。

但对于绝大多数患者来说最常用的指引导管为 6F。6F 指引导管的内径可达 0.070～0.071 in, 可以满足球囊切割、球囊对吻、≤ 1.50 mm 直径磨头的旋磨及抽吸导管的使用。能容纳一根 IVUS 导管及另外一根导引导丝，满足 IVUS 指引下的导丝穿刺进入血管真腔。其管腔内径亦能同时满足两根微导管操作，如 2 根 Finecross 微导管，或 1 根 Finecross 和 1 根 Corsair 微导管。对于复杂分叉病变，由于不能同时将 2 枚支架放置在 6F 指引导管中，因此不能经 6F 指引导管完成标准的 Crush、V 或 SKS 操作，但 6F 的大腔指引导管中可以同时容纳支架和球囊，因此可以通过 Step 技术完成 T 支架术、Step crush、Balloon crush、Modified balloon crush、DK crush、Reverse crush、Step V 及 Culottes 术等绝大部分双支架术式。对于三分叉病变需要三球囊同时对吻时，可另穿刺对侧桡动脉，选用 5F 和 6F 双指引导管（“乒乓”指引导管技术）便可完成三球囊、四球囊的同时对吻，甚至是三四个非顺应性球囊的同时对吻。

（三）经桡动脉 CTO PCI 时指引导管强支撑处理

指引导管足够的支撑力是决定经桡动脉处理 CTO 成功的关键因素。如果选用 6F 指引导管，应选用强支撑力、同轴性好的指引导管。由于 Judkins 导管被动支持弱，尤其是在经桡动脉途径时，其支撑力更差。因此，在经桡动脉路径处理 CTO 病变时基本不考虑使用 Judkins 指引导管。对于前降支 CTO 首选 EBU、XB、AL 等指引导管；对于回旋支 CTO 及右冠状动脉 CTO，宜首选 AL 系列指引导管。对于开口有病变的，为减少压力嵌顿和造影导致夹层的发生，建议选用带侧孔的指引导管。

在手术过程中，也要考虑患者冠状动脉开口方向。开口方向在一定程度上影响手术器械的选择，一般多倾向于选择支撑强的指引导管。术中常见的冠状动脉开口方向有水平开口、向下开口和向上开口三种，对于正常开口的（水平开口），任何系列指引导管都比较好进入，支撑力较强；向下开口的有些导管支撑力显得较弱，而向上开的冠状动脉，也有一些指引导管支撑力非常好。

经桡动脉指引导管的支撑力相对于股动脉的弱，在处理 CTO 病变的时候单纯依靠指引导管提供的被动支撑力显然是不够的，还需要增强主动支撑。常用获得主动支撑的方法包括：① 子母导管技术（5 in 6、4 in 6、6 in 7、5 in 7 等技术），可在 6F 指引导管中插入 4F 或 5F 直头指引导管，或者在 7F 指引导管中插入 5F 或 6F 指引导管获得更强的主动支撑。子母指引导管技术在经桡动脉 CTO PCI 中起到了很重要的作用，可以在不改变原指引导管及导丝的前提下大大增加原系统的支撑力；② Guidezilla，其外径为 4.5F，快速交换系统，较子母导管技术使用更为便捷，除用于增强支撑外，还常用于辅助反向 CART，起到接引逆向导丝、提高逆向 CTO PCI 效率的作用。值得注意的是，Guidezilla 深插时，其前端 25 cm 导引导管和 120 cm 不锈钢海波管交接处正好在头臂干转弯处，会导致球囊、支架通过困难，暴力推送有时甚至会导致连接处断裂，新型 Guidezilla 40 cm 长的导引导管可解决这一问题；③ 球囊锚定技术，即在闭塞近段的分支血管内放置一导引导丝，然后用直径小于或者等于该分支血管直径的球囊，以较小压力（2～4 atm）充盈，从而固定指引导管，增加其支撑力。TRI 时系统的支撑力强弱不仅与指引导管相关，还与导丝、球囊和支架的配合操作密切相关，采取双导丝或双球囊等技术可获得额外支撑。随着介入技术水平的不断提高，新型的介入器械不断涌现，许多 CTO 病变可以经 6F，甚至较小的 Slender 导管完成。

（四）经桡动脉 CTO PCI 时动脉通路和指引导管的选择

经桡动脉 CTO PCI，采用正向技术时，需选择具有强支撑力和大内腔的指引导管；采用逆向技术时，前向指引导管需要大内腔，逆向指引导管需要更大支撑力辅助微导管通过侧支。值得注意的是，经左侧桡动脉送 AL 指引导管到右冠状动脉相对同轴性和支撑力欠佳，经左侧桡动脉送 EBU 到左冠状动脉的支撑力欠佳，因此，一般我们选择经右侧桡动脉送 AL 指引导管到右冠状动脉，经左侧桡动脉送大一号的 EBU 3.75 指引导管到左冠状动脉。不同情况需不同径路和指引导管的组合：① 在 CTO 病变无对侧侧支，仅有同侧侧支的情况下，我们多采用经右侧桡动脉 6～8F 单指引导管技术完成，一般右冠状动脉和回旋支选 AL 系列指引导管，前降支选 EBU 或 XB 指引导管；② 在 CTO 病变有对侧侧支循环的情况下，病变相对简单，采用正向技术开通时，经右侧桡动脉 6～7F 的 AL 或 EBU 指引导管到 CTO 血管，5F 的造影管经左侧桡动脉到对侧血管，如一侧桡动脉途径不可用，可选择经桡动脉送入前向大内腔指引导管到闭塞血管，经股动脉送 5F 造影管到对侧血管；③ 在 CTO 病变有对侧侧支循环的情况下，考虑必要时逆向技术开通时，通常考虑双侧桡动脉 6F 或 7F 指引导管，经右侧桡动脉送 AL 指引导管到右冠状动脉，经左侧桡动脉进 EBU 3.75 指引导管到左冠状动脉；④ 对于一些复杂 CTO 病变（J-CTO ≥ 3 分），需要 7F 甚至 8F 指引导管的，可采取一桡一股结合，经股动脉送 8F 的指引导管到闭塞血管，桡动脉 6～7F 的指引导管到对侧血管，但要注意桡动脉和股动脉导管相互间容易干扰。

（五）微导管的选择

在经桡动脉途径行 CTO PCI 时，微导管选择也是不容忽视的一环。微导管在 CTO PCI 中的主要价值在于：① 导丝伴侣：增加导丝操控性和穿透力，帮助导丝通过迂曲血管或侧支循环；② 高选择造影（tip injection）清晰显示侧支循环；③ 快速交换导丝（导丝升级或 CTO 导丝交换为工作导丝）；④ KDL 双腔微导管：辅助平行导丝技术，由假腔入真腔，也可用于边支技术辅助进入主支；⑤ 微导管对吻（rendezvous）技术；⑥ 辅助 Knuckle 导丝技术。

不同的术者可根据情况选择不同的微导管，常用的微导管包括 Finecross、Corsair 穿通导管等。其中 Corsair 因其独特的头端设计兼具主动扩张功能，在逆向介入治疗中，尤其是过间隔支侧支更为常用，但是这并不是说 Corsair 可以完全取代 Finecross 微导管。由于 Finecross 较为柔软（1.8F），当 Corsair 无法通过侧支血管时，很多的时候更换成 Finecross 则可以通过。反之，一些病例当 Finecross 无法通过侧支血管时，更换为 Corsair 也可以通过。当上述微导管无法通过侧支血管时，术者也可以尝试一些新型微导管，譬如 Caravel（杆细腔大）、Corsair Pro、Instantpass（国产 APT 公司，逆向 150 cm 1.7F，正向 130 cm 1.9F）等。在正向介入治疗中，当导引钢丝无法通过球囊时，除了尝试旋磨等方法外，也可以尝试 Tornus 导管，利用其独特的通过病变方式，顺利完成手术。在逆向介入治疗中，微导管不单单用于通过侧支血管，当逆向微导管无法进入正向指引导管，无法使用 RG3 等长导引钢丝进行体外化时，我们常常进行微导管对吻技术（Rendezvous 技术或改良 Rendezvous 技术）完成手术。

四、结束语

总之，经桡动脉 CTO PCI 较股动脉途径来说会遇到各种各样的困难，但只要术前仔细评估 CTO 病变，选择合适的策略和器械，经桡动脉 CTO PCI 成功率还是有保障的。值得注意的是，对于一些极其复杂的 CTO（J-CTO ≥ 3 分）患者，需要更大的内腔和支撑力，桡动脉途径的成功率相对较低，不要执着于追求桡动脉途径，可以考虑选择一桡一股或者双侧股动脉途径。随着桡动脉 7F“薄皮”鞘或 8F 无鞘指引导管的推广和应用、新型器械的研发及桡动脉术者经验的积累，经桡动脉 CTO PCI 的比例将越来越高。

病例 1　三球囊对吻技术

• 简要病史 •

• 患者男性，68 岁，因“反复胸闷、胸痛 2 年，加重半个月”入院。外院冠状动脉造影示冠状动脉三支病变，前降支开口完全闭塞，患者拒绝行 CABG 术，转来我院。

• 危险因素：吸烟 30 年，20 支 / 天，已戒烟 2 年。

• 入院心超：左心室舒张期末内径（LVDd）58 mm，余房室内径正常，EF 45%。

• 实验室检查：BNP、血肌酐、eGFR 正常范围，Troponin I 阴性。

• 既往病史：2 年前急性心肌梗死病史，药物治疗。

• 冠状动脉造影 •

双侧桡动脉 6F 鞘，选 6F EBU 3.5 指引导管及 6F JR 4.0 指引导管行冠状动脉造影示左主干轻度狭窄，前降支开口闭塞，回旋支、中间支开口轻中度狭窄，右冠状动脉中段轻中度狭窄，远段可见侧支逆灌注至前降支近段（图 19-0-1）。

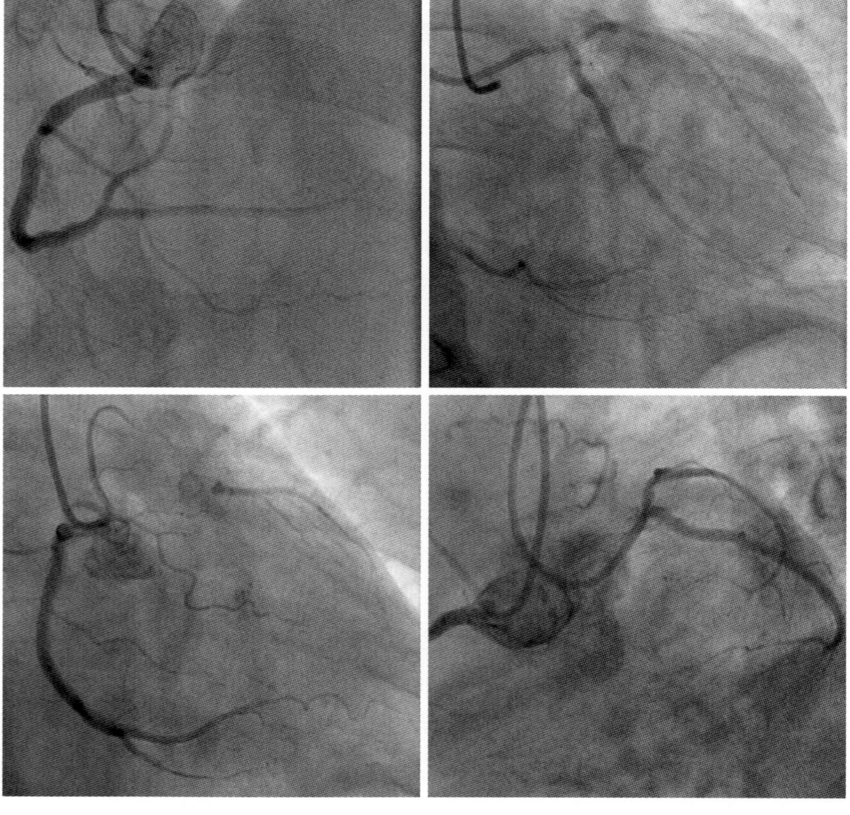

图 19-0-1　左主干轻度狭窄，前降支开口闭塞，右冠状动脉中段中度狭窄，远段可见侧支逆灌注至前降支近段

• 病例分析及策略选择 •

对于该患者，前降支开口呈齐头闭塞，并且与左主干角度大，前向开通前降支难度大。相反，右冠状动脉无严重狭窄，提供后降支 - 间隔支侧支和锐缘支心外膜侧支逆灌注至前降支近段，逆行开通前降支闭塞病变的可能性较大。故选择先尝试逆行开通前降支闭塞病变，侧支选择上间隔支侧支循环丰富，相对安全，可先尝试间隔支侧支逆向，

如失败则尝试锐缘支心外膜侧支。如逆向介入尝试失败可考虑前向 IVUS 指导下穿刺斑块，有粗大间隔支可以放置 IVUS 导管，但前向指引导管最好更换为 7F EBU。

• 手术过程 •

选 Runthrough 导丝进入回旋支远段，避免左冠状动脉嵌顿，在另一根 Runthrough 导丝帮助下将 150 cm Finecross 微导管送入右冠状动脉后降支（图 19-0-2）。尝试导丝通过后降支-间隔支失败。仔细复习冠状动脉造影以寻找更合适的侧支血管，选择锐缘支-间隔支-前降支的心外膜侧支血管（图 19-0-3），在 Finecross 微导管支持下，顺利将 Sion 导丝通过侧支进入前降支闭塞段以远（图 19-0-4）。

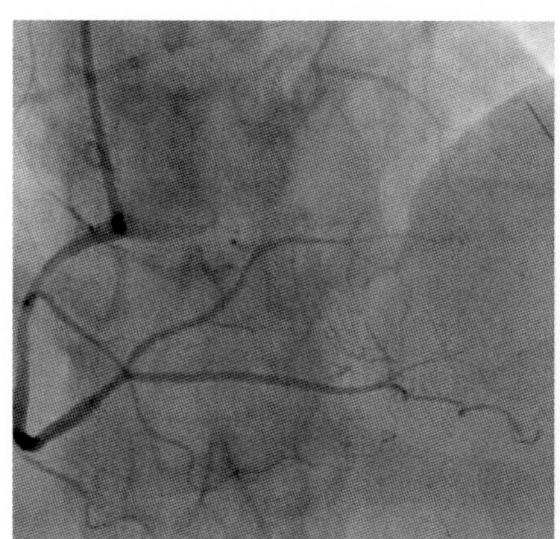
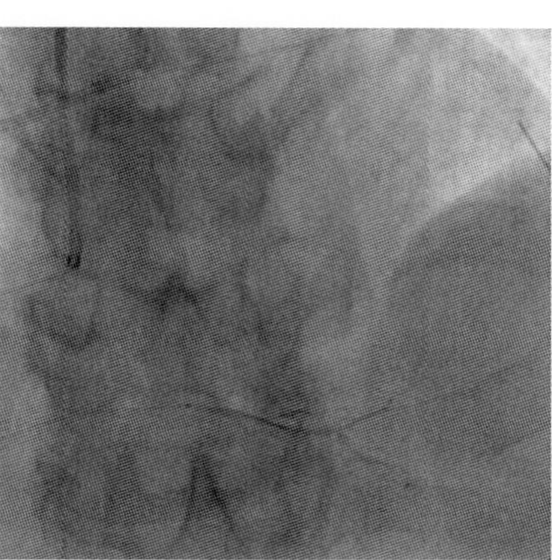
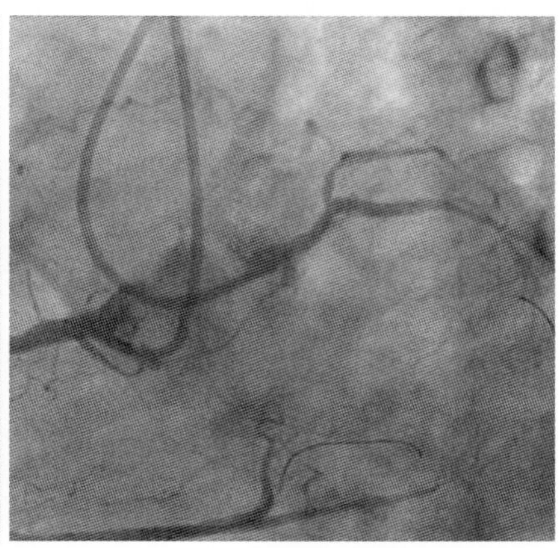

图 19-0-2　150 cm Finecross 微导管进入右冠状动脉后降支

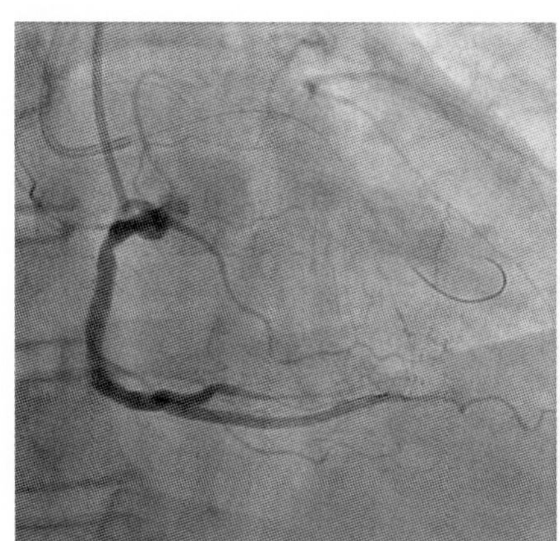
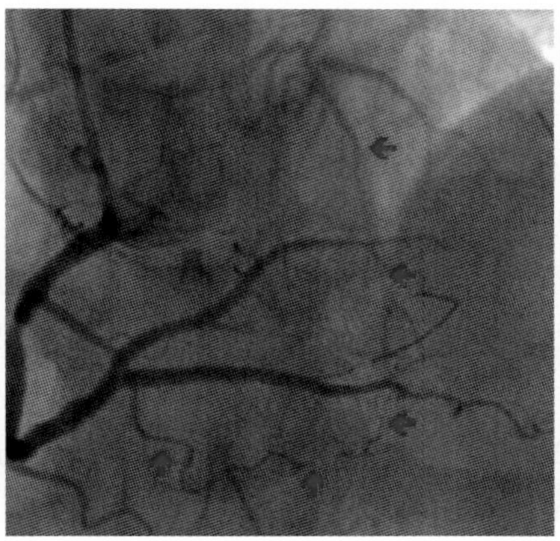
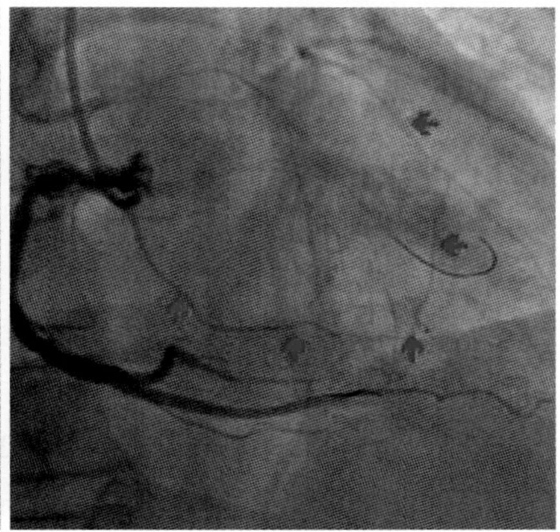

图 19-0-3　选择锐缘支-间隔支-前降支的心外膜侧支血管

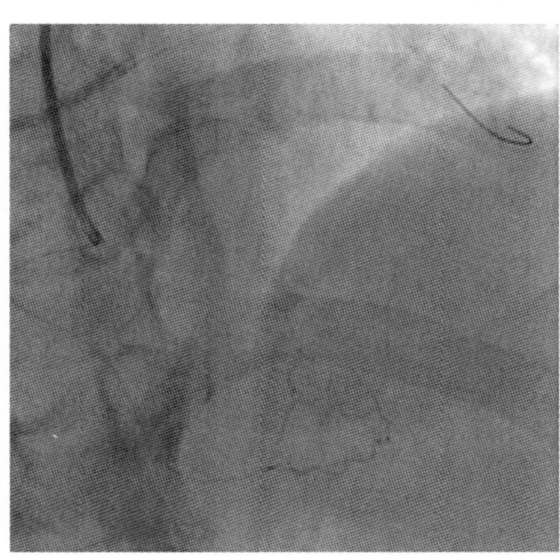
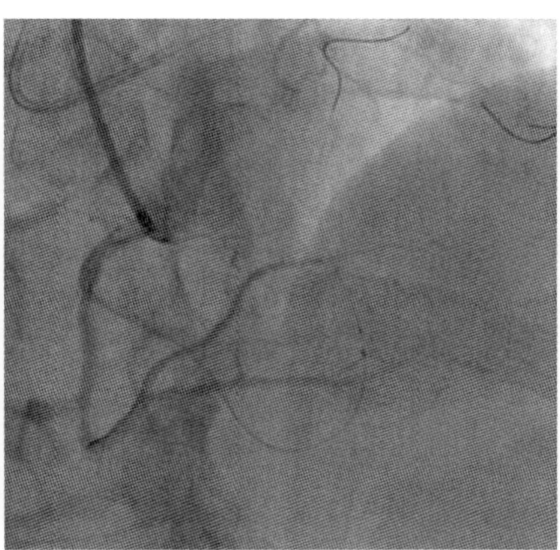
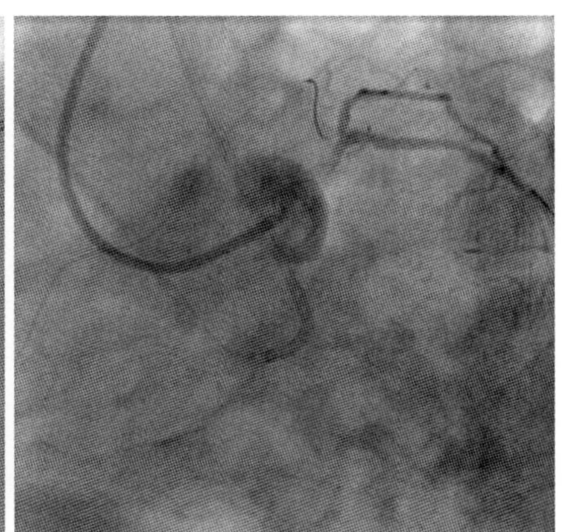

图 19-0-4　Finecross 微导管支持下，将 Sion 导丝通过侧支进入前降支闭塞段以远

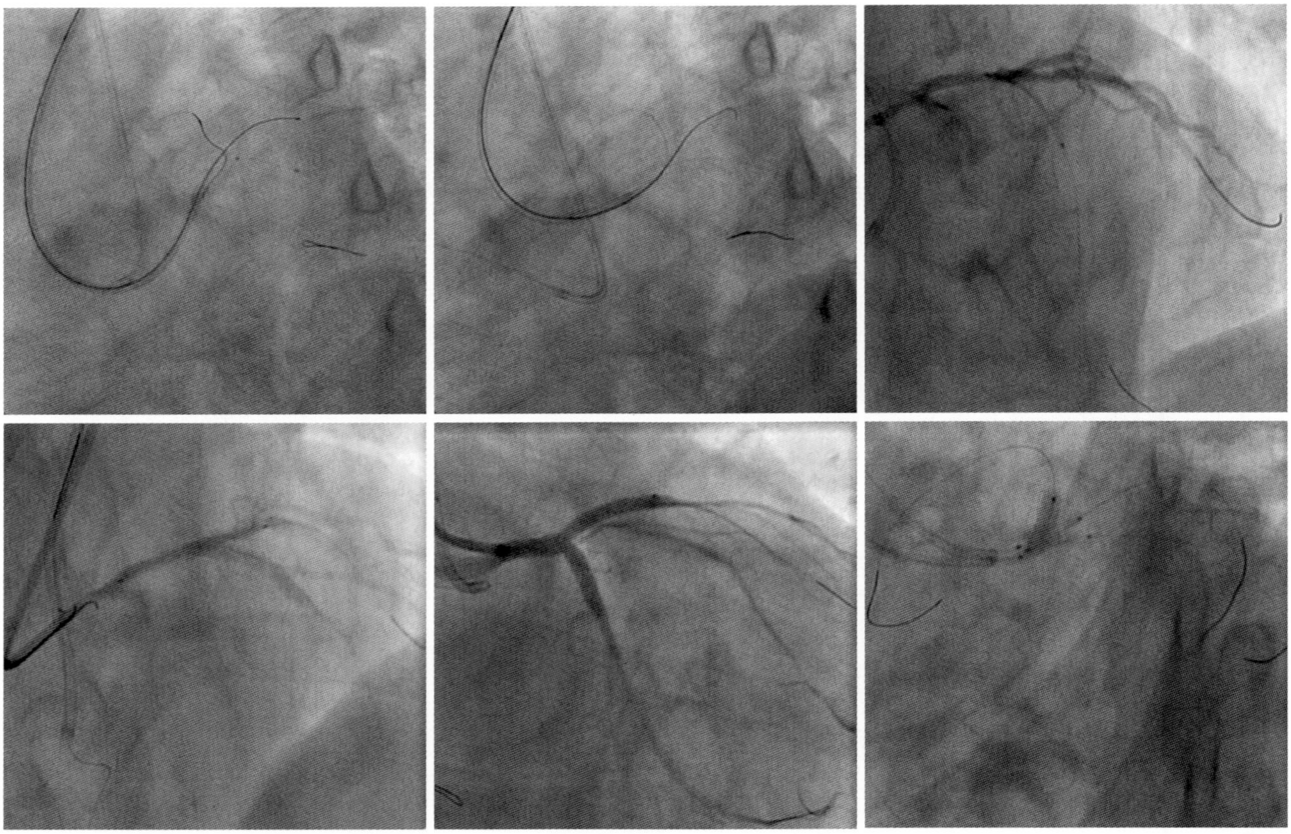

图 19-0-5　三球囊最终 Kissing Balloon 术

但逆向导丝进入左主干真腔困难，而多次轻易进入回旋支。采用球囊低压扩张回旋支近段，Fielder FC 300 导丝顺利进入左主干。通过微导管，前向送 Fielder 导丝进入前降支远段，球囊预扩张，采用 Culotte 技术在前降支近段至左主干处植入 3.0 mm × 28 mm DES，左主干至回旋支近段植入 3.0 mm × 33 mm DES。患者中间支粗大，支架植入后造影结果提示对中间支开口有挤压，如果行三球囊对吻可能会取得更满意的结果。经对侧桡动脉将 5F EBU 3.5 指引导管送到左冠状动脉开口，送入 Quantum 2.25 mm × 15 mm 球囊至中间支，经 6F EBU 指引导管送入 2 个 Quantum 3.0 mm × 15 mm 球囊分别至前降支和回旋支，分别高压扩张后，行三球囊最终 Kissing Balloon 术（图 19-0-5）。

1 年后复查冠状动脉造影，前降支、回旋支支架通畅，未见明显狭窄，中间支开口轻度狭窄（图 19-0-6）。

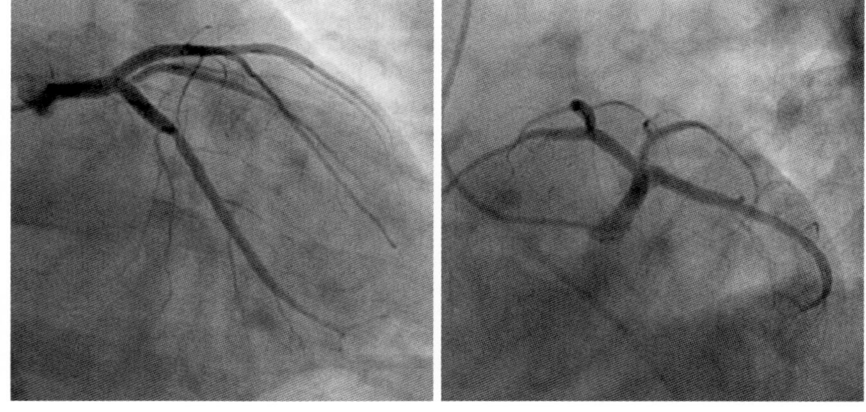

图 19-0-6　1 年后复查冠状动脉造影

• 小结 •

1. 在逆向介入治疗中，如有间隔支侧支循环，相对心外膜侧支较为平直，不宜损伤，损伤后不宜发生心脏压塞，一般首选间隔支侧支。

2. 在微导管选择上，间隔支侧支一般首选具有扩张导管作用的 Corsair 微导管，其通过性更佳。心外膜侧支较细、扭曲，粗暴操作 Corsair 容易损伤侧支，选择较细小的 Finecross 更为安全。

3. 经桡动脉途径行 PCI 时，指引导管内腔最大匹配为 6F，因此，分叉病变需要双支架 / 多支架 / 多球囊技术时经桡动脉途径存在一定局限性。6F 指引导管下无法完成的三球囊对吻，在本例患者中，我们采用 6F+5F/4F 双指引导管技术（“乒乓”指引导管技术），顺利完成三球囊对吻，很好地克服了经桡动脉途径的局限性，该技术也可用于同侧逆向技术开通 CTO 病例。

病例 2　Guidezilla 辅助反向 CART 技术开通右冠状动脉 CTO

· 简要病史 ·

- 患者男性，63 岁，因“反复胸闷 2 个月”入院。
- 危险因素：高血压病及 2 型糖尿病。
- 入院心超：左心室增厚，EF 62.5%。
- 实验室检查：NT-proBNP 1 975 pg/ml，Troponin I 阴性。
- 既往 PCI 史：2 个月前外院开通右冠状动脉 CTO 失败，于右冠状动脉近段严重狭窄处植入支架 1 枚。

· 冠状动脉造影 ·

左冠状动脉：左主干较短，未见狭窄。前降支近中段长病变伴钙化，最重处 95% 狭窄，提供间隔支侧支供应右冠状动脉远端。回旋支近中段约 60% 狭窄，远段次全闭塞，OM1 近段 60% 狭窄，OM2 开口 50% 狭窄，OM3 近段 40% 狭窄。右冠状动脉：右冠状动脉近段支架内未见狭窄，支架远端完全闭塞（图 19-0-7）。

· 病例分析及策略选择 ·

该患者冠状动脉造影提示严重三支病变，Syntax 评分 >32 分，可选择 CABG 术，但患者拒绝外科手术，考虑行 PCI 术。拟先行开通右冠状动脉 CTO，择期处理前降支病变，回旋支病变可考虑药物治疗。右冠状动脉 CTO 闭塞段 >20 mm，伴有钙化，二次尝试，J-CTO 评分 3 分，右冠状动脉 CTO 开通难度较高。

患者于外院曾尝试前向失败，造影提示有间隔支侧支供应右冠状动脉，且前降支最狭窄病变位于第二间隔支以远，利用间隔支侧支逆向通过相对安全，此次可考虑直接逆向。仔细分析造影图可发现，虽有多支间隔支侧支供应右冠状动脉远端，侧支血管与受血血管成角 <90°（图 19-0-7），可能导致导丝通过侧支困难。此外，正向闭塞段虽然长，但钙化影显示右冠状动脉闭塞段无明显迂曲，因此，仍决定先行简单尝试前向导丝技术，如前向失败，则尝试间隔支侧支逆向开通右冠状动脉 CTO。

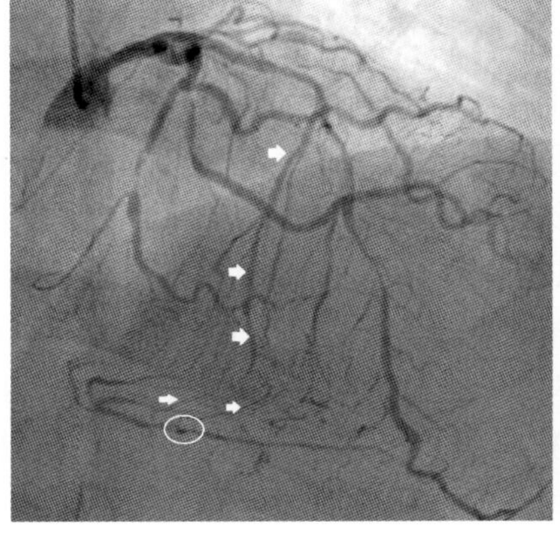
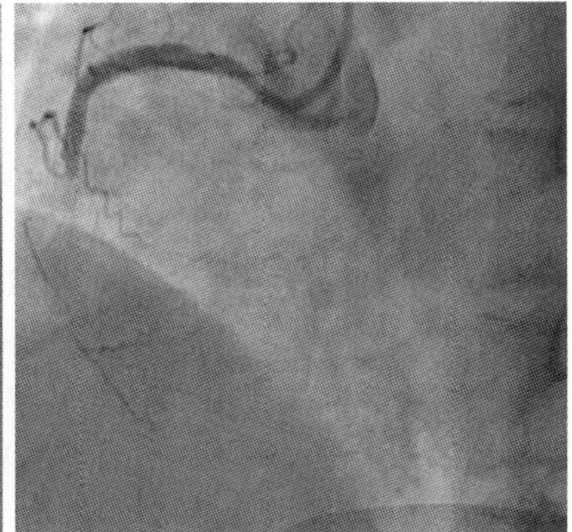

图 19-0-7　右冠状动脉支架远端完全闭塞

· 手术过程 ·

选用 6F EBU 3.75 指引导管经左桡动脉到左侧冠状动脉开口，6F AL SH 1.0 指引导管经右桡动脉送至右冠状动脉开口。先尝试正向 CTO 开通，在 130 cm Finecross、Corsair 微导管辅助下先后送 GAIA First、GAIA Second、Ultimate Bro

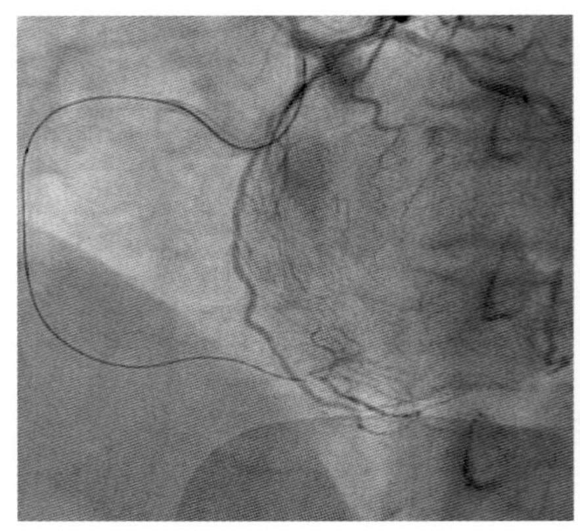
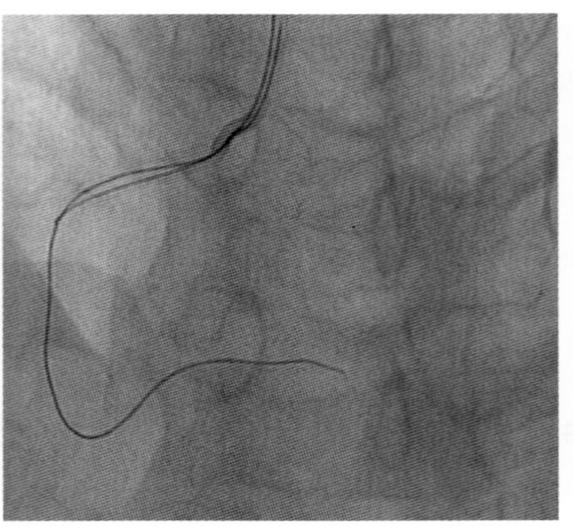

图 19-0-8　正向导引钢丝位于内膜下

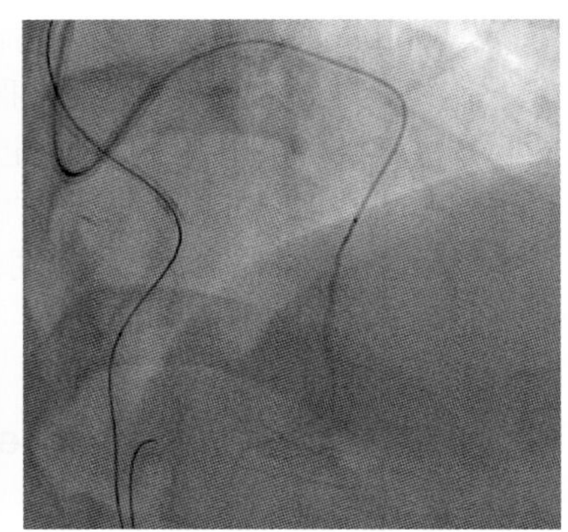

图 19-0-9　微导管行高选择造影明确侧支走行

3 导丝均不能完全通过闭塞段，导丝远端位于假腔（图 19-0-8）。

前向平行导丝技术失败后，决定尝试逆向，在 150 cm Corsair 微导管辅助下经间隔支侧支送 Sion 导丝到达间隔支远端，经微导管行高选择造影明确侧支走行（图 19-0-9）。尝试 Sion 导丝过间隔支-后降支结合部困难，最终 Sion 导丝塑形立体弯后，顺利通过间隔支侧支与后降支成角部位，跟进微导管后，先后尝试 GAIA Second、GAIA Third、Ultimate Bro 3、Pilot 150、Conquest Pro 等导丝均未能通过闭塞段，位于闭塞段内膜下。

逆向导丝升级技术失败，决定改行反向 CART 技术（图 19-0-10）。由于闭塞段钙化，导致正向球囊通过困难，Giudezilla 加强支撑下球囊仍然难以通过，遂采用球囊掘进技术，先后送 Artimes 1.0 mm × 5 mm、Tazuna 1.25 mm × 15 mm、Quantum 3.0 mm × 8 mm 等球囊反复尝试后，最终送 Guidezilla 到达闭塞段近段假腔，操作逆向 Fielder FC 导丝顺利进入 Guidezilla，Corsair 微导管跟进，并交换成 RG3 导丝体外化。

沿导丝先予 Tazuna 1.25 mm × 15 mm 以 12～20 atm 扩张，再送 Sprinter 2.0 mm × 20 mm 球囊以 12～18 atm 扩张。自病变远段起串联植入 Promus Element 2.25 mm × 28 mm、Partner 2.5 mm × 36 mm、Partner 3.0 mm × 18 mm 药物涂层支架（与近段支架重叠），分别以 10 atm、12 atm、12 atm 扩张释放，并选用支架内球囊反复后扩张塑形（图 19-0-11）。最终造影显示血流通畅，侧支完好，无造影剂渗漏，退出指引导管，结束手术，余左冠状动脉病变行择期 PCI 处理。

・小结・

1. 逆向技术在合适的解剖情况下可提高 CTO 成功的可能性。本例患者在前向尝试失败后，改逆向途径，最终成功开通右冠状动脉 CTO。

2. 在间隔支侧支通路的选择上，应优先选择血管直径相对较大且弯曲度比较小的侧支。此外，侧支与远端血管的交接部位、成角走行也需要综合考量。逆向技术中高选择造影非常重要，可以清晰地显示可用的侧支走行。本例患者虽有多支间隔支向右冠状动脉远端的侧支供血，但综合考虑，我们选择第二间隔支作为第一选择，正是基于以上原因。

3. 在侧支细小、严重迂曲、转角过大等情况下，Corsair 微导管可能会通过困难。为此，可以采用以下方法来提高微导管通过的成功率：① 增加逆向通道的指引导管支持力；② 子母指引导管或 Guidezilla；③ 1.25 mm Ryujin 球囊反复进出狭窄段，不扩张，利用球囊出入来扩张微通道；④ 1.25 mm 球囊 2～3 atm 低压扩张微通道，但需注意可能会造成通道破裂。

4. 逆向导丝直接通过病变进入正向指引导管的可能性相对较小，而反向 CART 技术的应用有效地缩

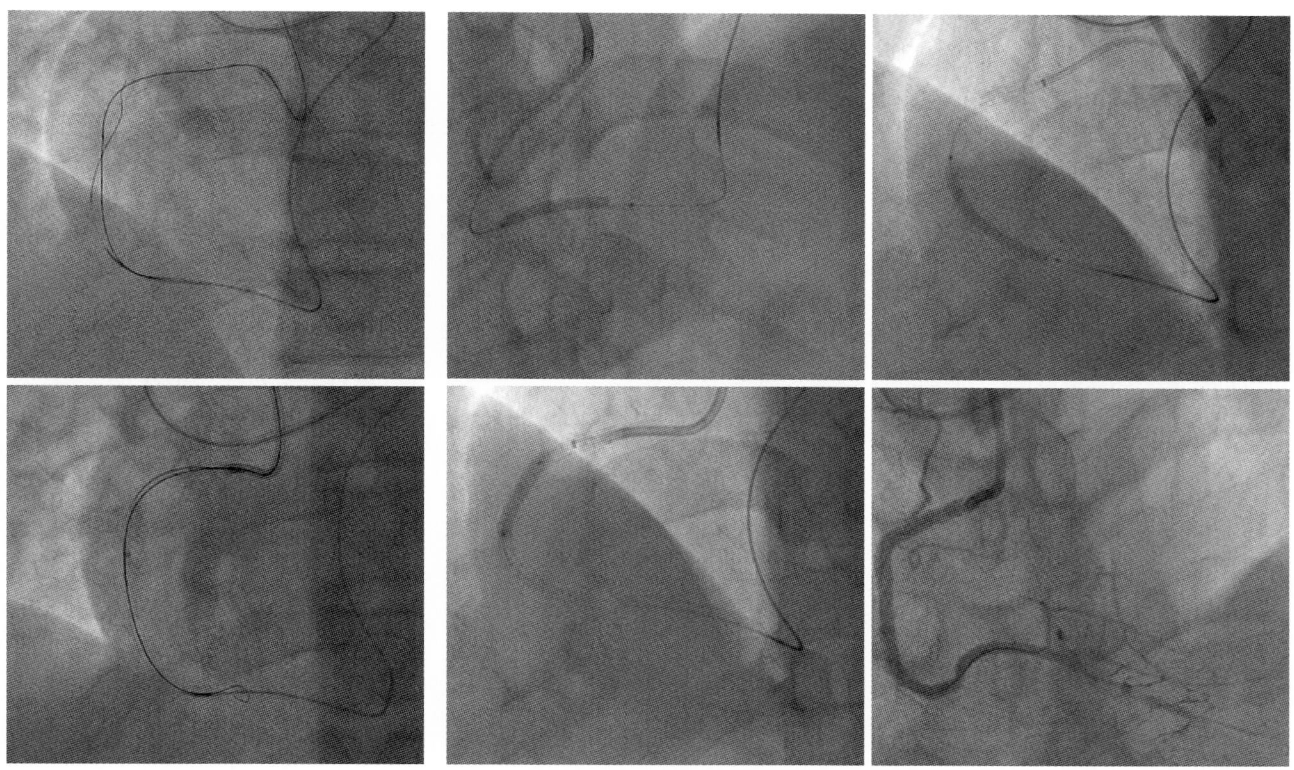

图 19-0-10 反向 CART 技术

图 19-0-11 植入支架后最终结果

短了手术时间，提高了手术的成功率。如直接送入正向指引导管困难，还可送入子母导管或 Guidezilla 以利于逆向导丝进入。此外，本例患者由于闭塞段病变钙化，导致球囊通过困难，在 Guidezilla 辅助下，采用了小球囊掘进技术，最终成功完成反向 CART 术。

病例 3 前向 ADR 和同侧逆向失败，IVUS 指导下平行导丝技术处理前降支完全闭塞病变

· 简要病史 ·

• 患者男性，63 岁，因“反复胸闷气急 2 月余”入院。外院冠状动脉造影提示前降支中段完全闭塞，可见间隔支同侧逆向显影前降支远段。

• 危险因素：高血压病及 2 型糖尿病。

• 入院心超：左心房增大（60 mm × 47 mm × 44 mm），左心室肥厚（13.9 mm），EF 76%。

• 实验室检查：肌钙蛋白 I、CK-MB、SCr 和 NT proBNP 正常水平。

· 冠状动脉造影 ·

右桡动脉，6F 鞘，5F JR 4.0/JL 3.5 造影导管行冠状动脉造影，冠状动脉造影结果显示 LAD 近段 75% 狭窄，中段 D2 分出后全闭，间隔支侧支供应前降支中远段；回旋支近段 50% 病变；右冠状动脉粗大，中段 90% 短病变，远端向左冠状动脉提供侧支（图 19-0-12）。

· 病例分析及策略选择 ·

该患者为前降支第二粗大对角支分出后齐头闭塞，闭塞段在 20 mm 左右，有间隔支同侧侧支和右冠状动脉逆向侧支循环，无明显扭曲和钙化，J-CTO 评分 1～2 分。该患者间隔支同侧侧支较迂曲，逆向侧支也

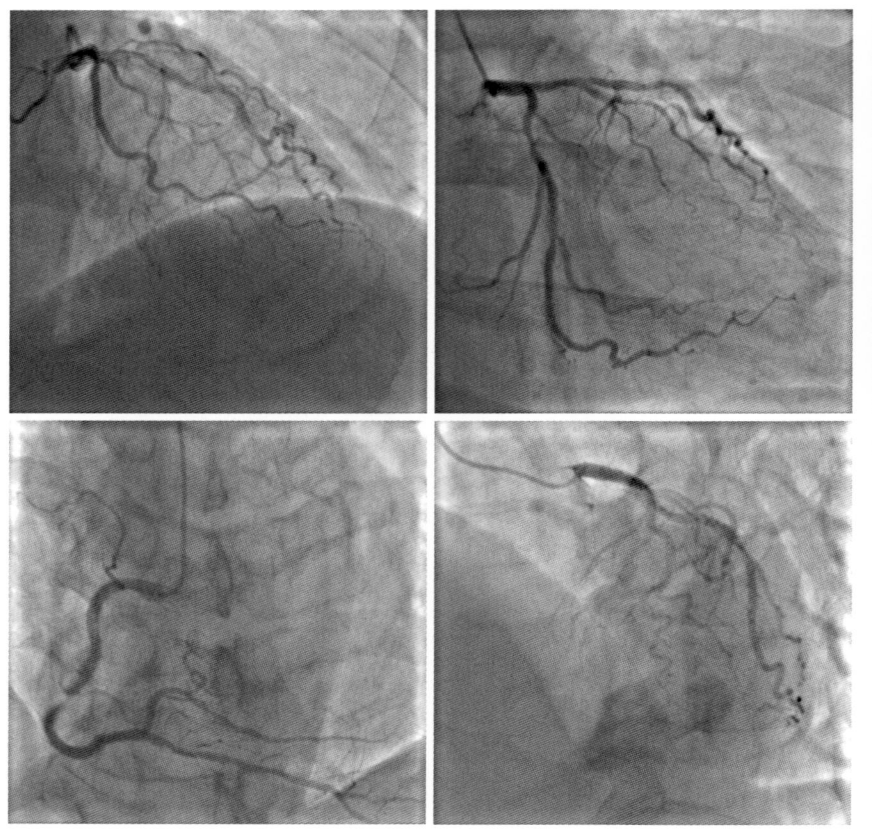

图 19-0-12 LAD 中段完全闭塞；右冠状动脉中段 90% 短病变，远端向左冠状动脉提供侧支

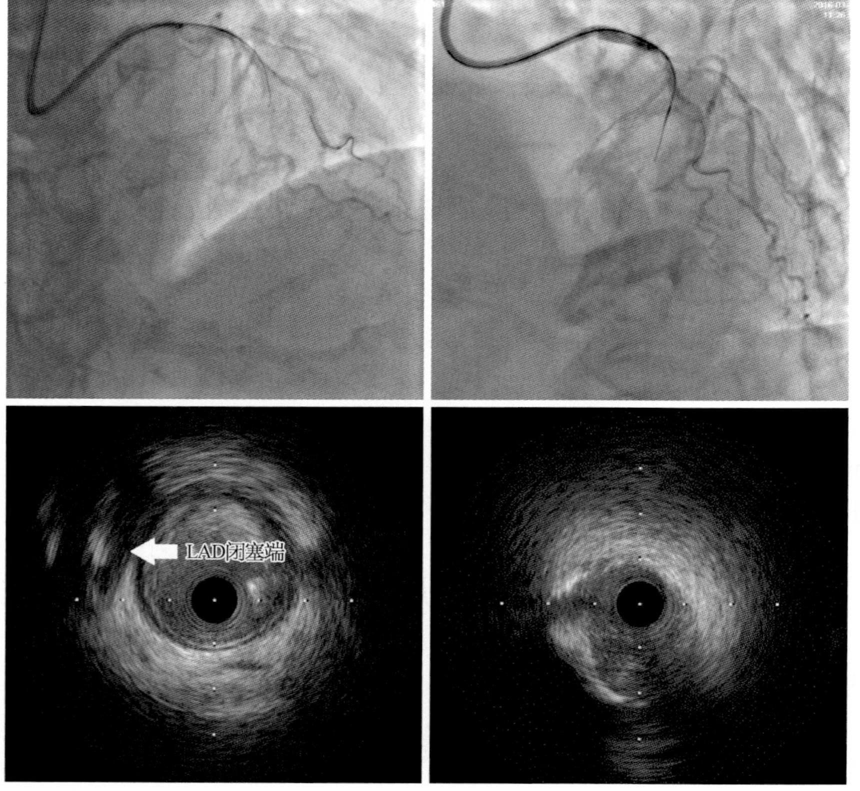

图 19-0-14 IVUS 指引穿刺失败

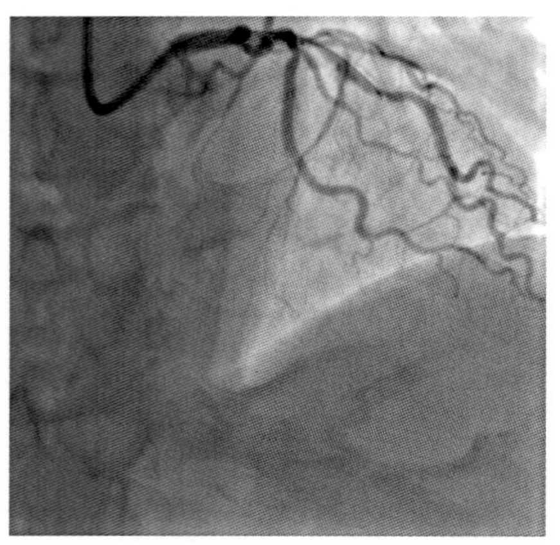

图 19-0-13 正向导引钢丝未能通过闭塞病变

不理想，首先考虑正向技术，可先尝试前向导丝技术或 IVUS 指导下穿刺斑块技术，如失败，可尝试 ADR 技术，如前向失败，因此需前向 7F 或 8F 大内腔指引导管。如果前向失败，可先处理右冠状动脉病变，择期二次逆向尝试。

· 手术过程 ·

第一次手术过程：

右桡动脉更换 8F 鞘，8F Mach 1 指引导管在 6F 猪尾巴导管支撑下送至左冠状动脉开口，Finecross 微导管支持下尝试 Fielder XT-R、GAIA Second、Conquest Pro、Progress 140T 等导丝未能通过病变（图 19-0-13）。Runthrough 导丝送至第二对角支，在 IVUS 指导下，尝试上述导丝仍未成功，更换 Finecross 微导管为 Corsair 微导管，Miracle 6 导丝通过闭塞病变，但 IVUS 证实导丝在假腔（图 19-0-14）。

尝试前向 ADR 技术，撤出微导管，Legend 1.5 mm × 15 mm 球囊扩张后，送入 3.7F Stingray 导管至前降支闭塞段，5 atm 扩张 Stingray 球囊固定，Stingray 导丝从球囊边孔穿刺斑块后，尝试 Pilot 200 导丝寻找真腔未果，回撤

Stingray，尝试近端从假腔寻找真腔失败（图 19-0-15）。遂尝试同侧逆向技术，Corsair 微导管支持下，Sion 导丝未能通过间隔支侧支扭曲段，导致局部造影剂渗漏（图 19-0-16）。考虑手术时间长，造影剂使用量大，正向开通可能性小，决定择期逆向，于右冠状动脉中段植入 3.5 mm × 23 mm DES。1 个月后尝试第二次。

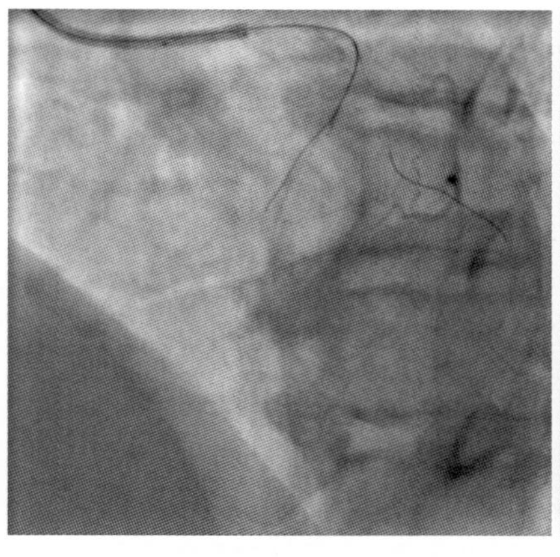
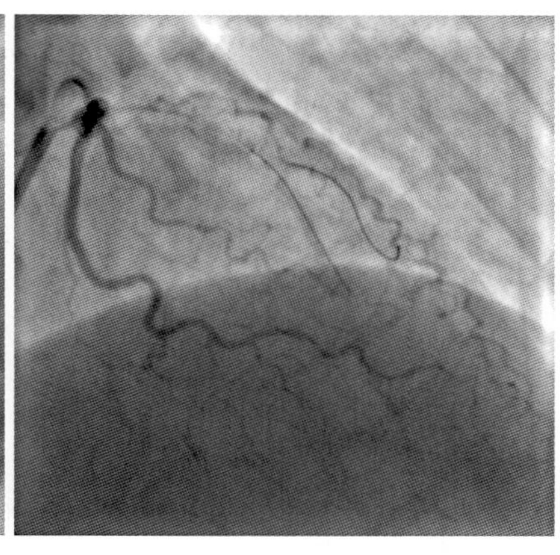

图 19-0-15　ADR 技术失败

第二次手术过程：

双侧桡动脉，右桡 6F EBU 3.5 到左冠状动脉开口，左桡 6F AL 1.0 指引导管到右冠状动脉开口。Runthrough 导丝引导 150 cm Corsair 微导管至右冠状动脉 PDA，交换导丝为 Sion 导丝，未找到合适间隔支侧支，尝试 Surfing 通过间隔支侧支失败，决定再次尝试前向。130 cm Finecross 微导管支持下，尝试 Ultimate Bro 3 导丝未能进入远端真腔，采用平行导丝技术，Conquest Pro 与 Ultimate Bro 3 导丝互为参照调整，仍未能进入真腔。保留 Conquest Pro 和 Ultimate Bro 3 导丝，在 Finecross 支持下 Progress 140T 亦未能进入真腔（图 19-0-17）。

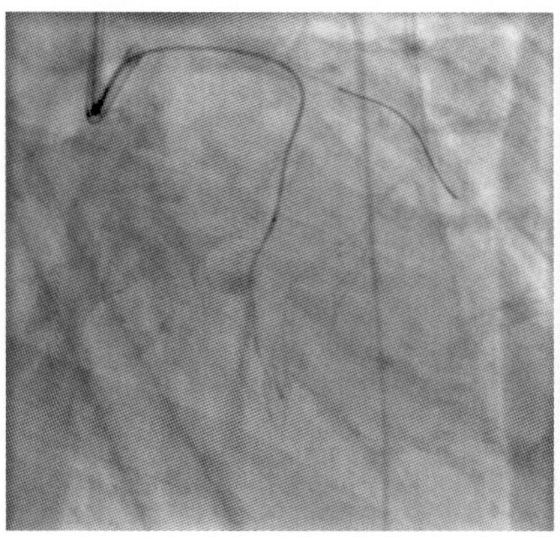
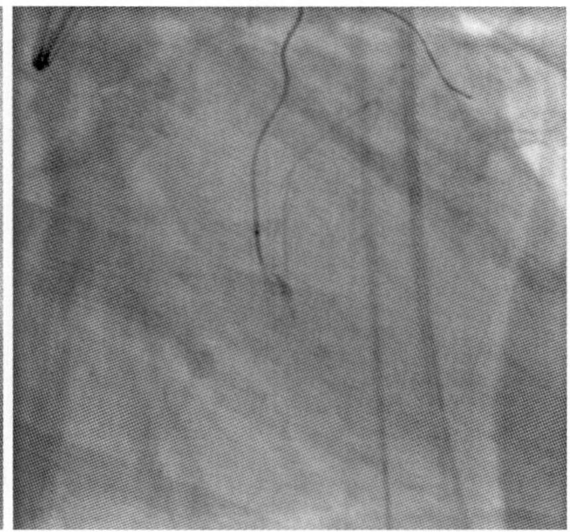

图 19-0-16　Sion 导丝导致间隔支局部造影剂渗漏

撤除 Conquest Pro 导丝，尝试 IVUS 指导下穿刺斑块，经反复操作，最终 Progress 140T 成功进入前降支远端真腔，IVUS 和微导管照影均证实其在真腔（图 19-0-18）。交换为 Runthrough 导丝后，Sion 导丝送至第二对角支，行前降支-第二对角支 Crush 支架术，2.0 mm × 20 mm 球囊预扩病变后，前降支远段植入 2.25 mm × 28 mm DES 后，前降支远端预埋 2.75 mm × 15 mm NC 球囊，对角支植入 2.75 mm × 14 mm

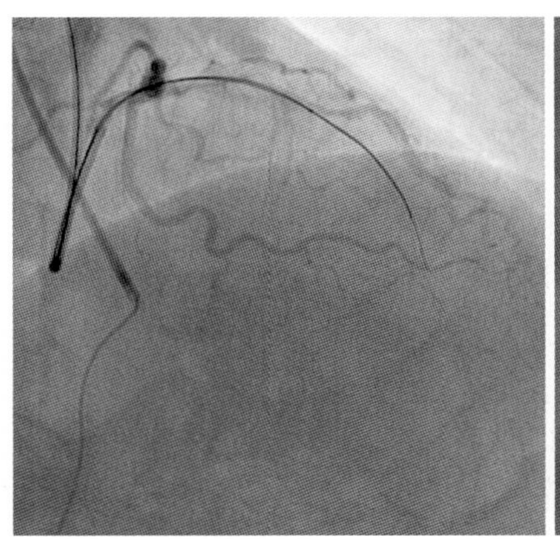
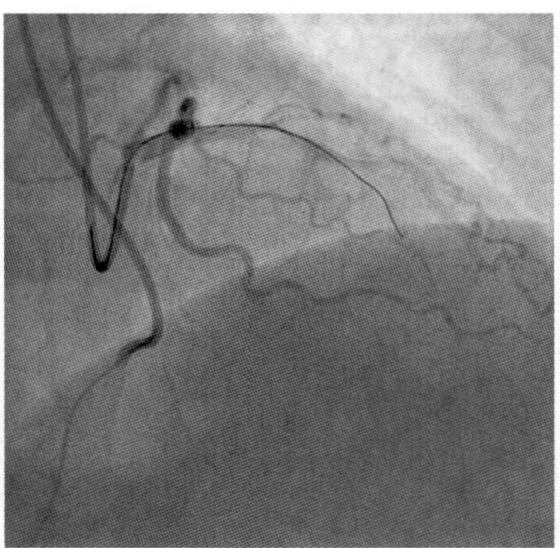
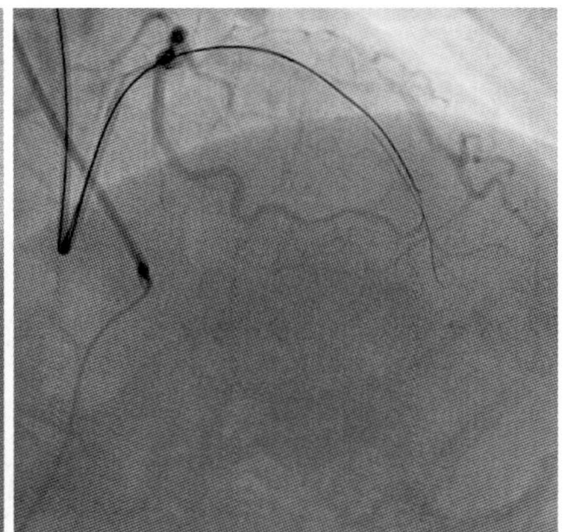

图 19-0-17　平行导引钢丝技术

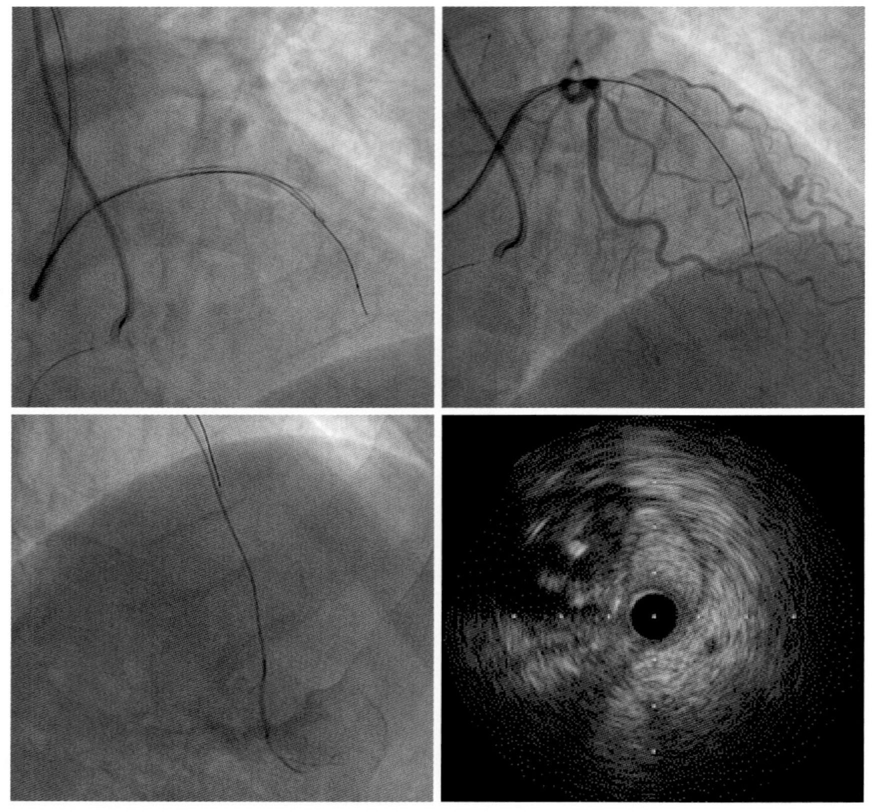

图 19-0-18 Progress 140T 成功进入前降支远端真腔，IVUS 和微导管照影均证实其在真腔

DES 后，回撤球囊挤压对角支支架后，前降支近中段植入 2.75 mm × 38 mm DES，Sion 导丝穿网眼后，2.75 mm × 15 mm 和 3.0 mm × 15 mm NC 球囊分别扩张对角支和前降支支架后，行对吻扩张，复查 IVUS 示支架膨胀、贴壁良好、边缘无夹层（图 19-0-19）。

1 年后复查造影显示右冠状动脉、前降支、对角支支架通畅，前降支近段支架轻度内膜增生（图 19-0-20）。

• 小结 •

1. CTO PCI 往往需要大内腔指引导管以提供足够空间，尤其是需要 IVUS 指导穿刺斑块或前向 ADR 技术时。该患者首次手术，右桡动脉 8F 鞘，在 6F 猪尾巴导管引导下 8F Mach 1 指引导管顺利到左冠状动脉，使我们能够尝试 IVUS 指导穿刺斑块或前向 ADR 技术。提示在身材高大的男性患者中，桡动脉 7F/8F 鞘是可行的，经桡动脉途径可以满足目前 CTO PCI 所有技术需求。

2. IVUS 在 CTO PCI 正向技术中的主要作用：判断闭塞段的

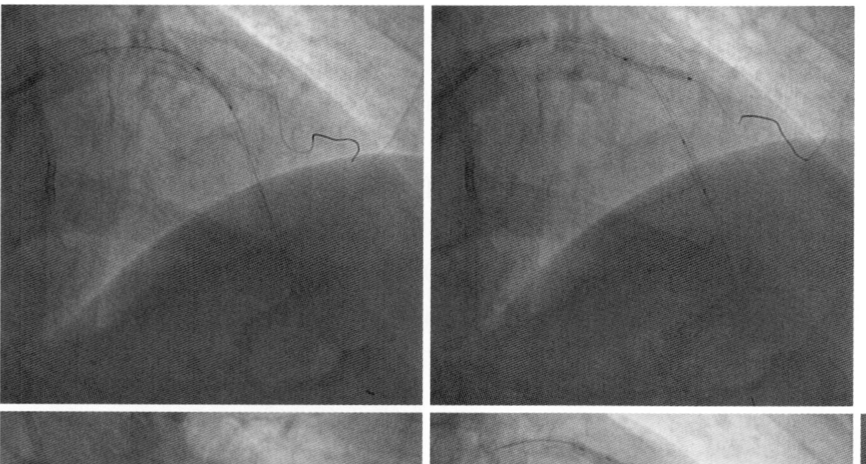

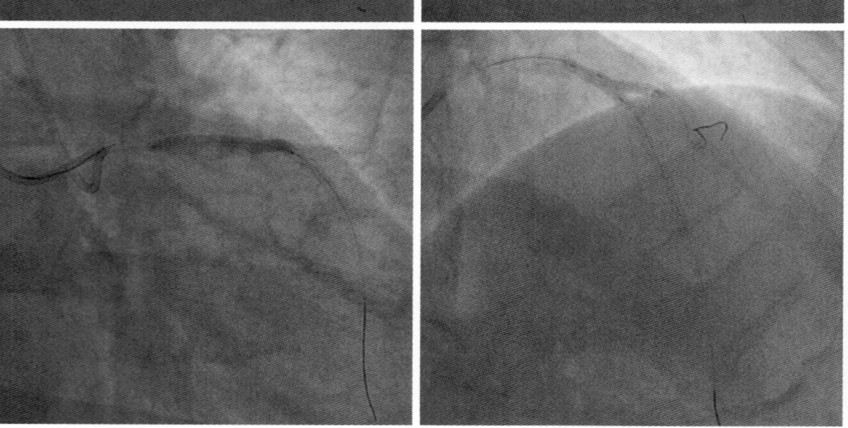

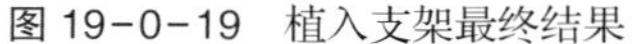

图 19-0-19 植入支架最终结果

入口，实时指导导丝从假腔穿刺进入血管真腔。开通后回顾导丝在血管内走行路径，并再次评估病变情况，优化 PCI。该病例第一次尝试 IVUS 指导下穿刺斑块失败，第二次手术指导导丝穿刺进入血管真腔成功。

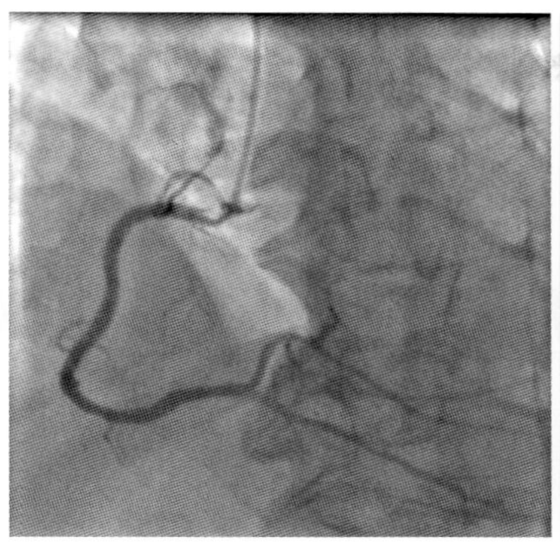
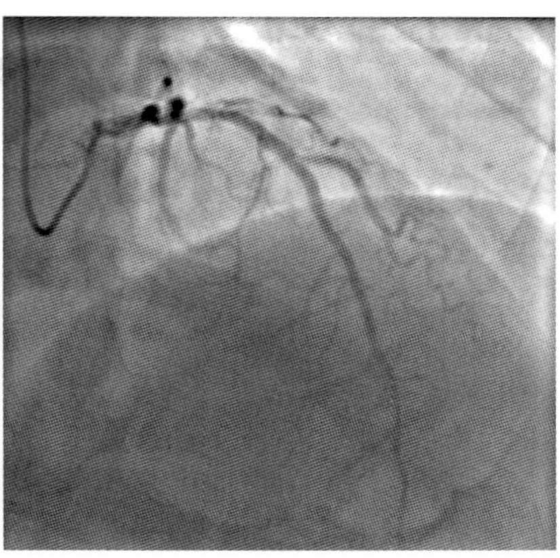

图 19-0-20　1 年后复查造影无支架内再狭窄

3. CTO 的开通，需要充分评估闭塞病变的头端形态、长度、走行、病变有无分支及成角、侧支循环等情况，制定相应介入策略和周密的治疗方案。CTO PCI 成功率的提高需要综合技术的合理运用。

参考文献

［1］Sianos G, Werner GS, Galassi AR, et al. Recanalisation of chronic total coronary occlusions: 2012 consensus document from the EuroCTO club［J］. EuroIntervention, 2012, 8(1): 139–145.

［2］Kiemeneij F, Laarman GJ. Percutaneous transradial artery approach for coronary stent implantation［J］. Cathet Cardiovasc Diagn, 1993, 30(2): 173–178.

［3］Jolly SS, Amlani S, Hamon M, et al. Radial versus femoral access for coronary angiography or intervention and the impact on major bleeding and ischemic events: a systematic review and meta-analysis of randomized trials［J］. Am Heart J, 2009, 157(1): 132–140.

［4］Alaswad K, Menon RV, Christopoulos G, et al. Transradial approach for coronary chronic total occlusion interventions: Insights from a contemporary multicenter registry［J］. Catheter Cardiovasc Interv, 2015, 85(7): 1123–1129.

［5］Rathore S, Hakeem A, Pauriah M, et al. A comparison of the transradial and the transfemoral approach in chronic total occlusion percutaneous coronary intervention［J］. Catheter Cardiovasc Interv, 2009, 73(7): 883–887.

［6］Bakker EJ, Maeremans J, Zivelonghi C, et al. Fully Transradial Versus Transfemoral Approach for Percutaneous Intervention of Coronary Chronic Total Occlusions Applying the Hybrid Algorithm: Insights From RECHARGE Registry［J］. Circ Cardiovasc Interv, 2017, 10(9).

［7］Tanaka Y, Moriyama N, Ochiai T, et al. Transradial Coronary Interventions for Complex Chronic Total Occlusions［J］. JACC Cardiovasc Interv, 2017, 10(3): 235–243.

［8］Tajti P, Burke MN, Karmpaliotis D, et al. Update in the Percutaneous Management of Coronary Chronic Total Occlusions［J］. JACC Cardiovasc Interv, 2018, 11(7): 615–625.

［9］Bryniarski L, Zabojszcz M, Bryniarski KL. Treatment of coronary chronic total occlusion by transradial approach: Current trends and expert recommendations［J］. Cardiol J, 2017, 24(6): 695–699.

［10］Green P, Monga S, Ramcharitar S, et al. Tools and Techniques–Clinical. Update on coronary guidewires 2016: chronic total occlusions［J］. EuroIntervention, 2016, 11(9): 1077–1079.

第20章
经远端桡动脉 CTO PCI 的经验和技巧

宋坤青

CTO 目前常用介入途径包括股动脉和桡动脉两种入路。CTOCC 介入流程图建议双侧造影可为手术提供更多的信息，进而决定手术策略。目前临床工作中常用的路径为双侧股动脉、右桡右股、双侧桡动脉等。由于可提供更好的支撑及可容纳大尺寸指引导管，股动脉路径在某些地区为 CTO 介入途径的主流，但股动脉穿刺过程中同时也存在着出血、动静脉瘘、假性动脉瘤等并发症。另外，在临床工作中，也存在太多的个体化原因，如老年患者不能耐受长时间的卧床、既往桡动脉穿刺而造成的穿刺损伤、周围动脉病变等，使穿刺途径减少。

远端桡动脉（distal radial artery，dRA）作为常规穿刺部位的有效补充，在特定情况下其也存在着一定的优势。远端桡动脉即桡动脉远端，在鼻烟窝区可触及波动，此位置即为 dRA 穿刺点。鼻烟窝区桡侧界为拇长展肌腱和拇短伸肌腱，尺侧界为拇长伸肌腱，近侧界为桡骨茎突，窝底为手周骨和大多角骨。穿刺左远端桡动脉（left distal radial artery，LdRA）方法：将患者左手置于右侧腹股沟上方，要求患者用其他手指握住拇指，手掌稍背，内侧外展。此位置可充分暴露鼻烟窝区，且动脉相对固定，皮下局部麻醉后，用 30°～45° 穿刺动脉波动最强处，穿刺成功后常规植入导丝及鞘管。有时因远端桡动脉存在迂曲，常规导丝不易置入，可在透视下应用 PTCA 导丝引导完成。实践表明 dRA 常规植入 6F 桡动脉鞘管是可行的，随着 APT Braidin/Terumo GSS 两种薄壁鞘应用，在保持内径不变的情况下减小了鞘管的外径，为远端桡动脉冠状动脉介入（distal trans-radial coronary intervention，dTRI）应用 7F 指引导管提供了便利（表 20-0-1）。

远端桡动脉在 CTO 中的应用如下。

1. 增加患者及术者的舒适度，可耐受长时间手术　穿刺 LdRA 时，患者左臂可以自然地伸向右侧，术者也可处于一个自然的工作位置，对于术者与患者都是舒适的，并且不需要任何设备来支持患者的左臂。操作者在患者右侧正常工作，不需要探身至左侧桡动脉，否则是非常麻烦的，尤其是当患者肥胖和术者个子不高时，长时间的探身操作会造成术者快速疲劳甚至腰椎损伤。dRA 入路的另一个优点是由于其为动脉的浅表位置，止血方便且时间短（2～3 h）。另外，由于没有压迫大的静脉回流，所以不会导致手部过度充血水肿，患者可自然弯曲腕部，耐受性好（图 20-0-1）。

2. 减少术者的辐射量　近年来，随着新技术、新器械的出现及介入医生经验的积累，CTO 的开通率达到 90% 以上。但是由于手术时间的延长，医生暴露射线下所造成的损伤亦不容忽视。其中增加医生与 X 线球管的距离是最简单、最有效的防护办法，因 X 线辐射能量传播符合平方反比定律，即随着距离的增加射线能量以平方比例衰减。在不影响操作的前提下，介入人员尽量与放射源保持最远的距离，可减少术者的曝光量。左侧远端桡动脉途径可减少术者探身、环抱患者而贴近球管的概率，术者可自然地常规站于患者右侧，与放射源距离较远，从而减少了辐射量。

表 20-0-1　桡动脉导管鞘外径对照表　　单位：mm

导管鞘	4F	5F	5.5F	6F	6.5F	7F
APT Braidin®	1.80	2.12	2.30	2.44	2.57	2.72
GlideSheath Slender®	——	2.13	——	2.46	——	2.79
Radiofocus®	1.96	2.29	——	2.62	——	2.95
Cordis® AVANTI®	——	2.38	——	2.67	——	——

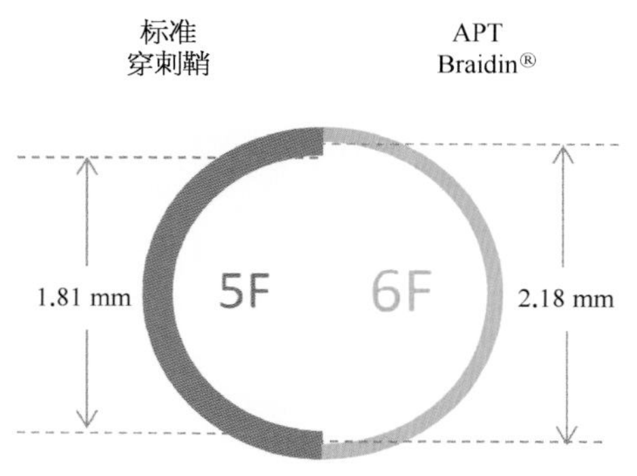

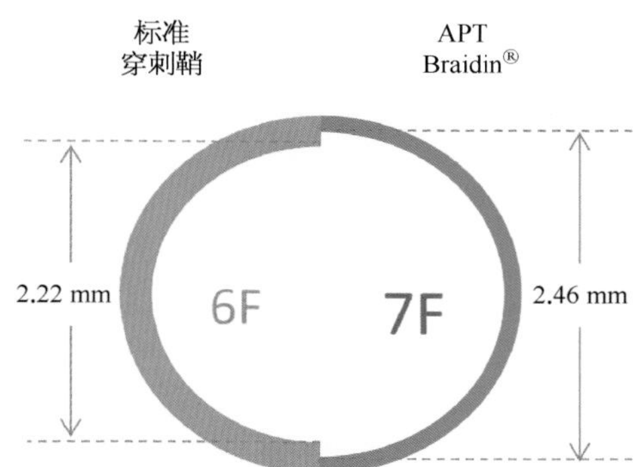

3. 降低桡动脉闭塞发生率，并可为开通闭塞桡动脉提供通路　复杂的 CTO 手术，需要频繁地穿刺桡动脉，不可避免地造成桡动脉的损伤。其中 RA 闭塞是术后最常见的穿刺相关的并发症，发生率为 5%～10%。Kaledin 报告了 656 例接受治疗的患者桡动脉远端闭塞的发生率为 1.5%。鼻烟窝远端桡动脉介入路径可以有效保护桡动脉，以备后续可能的手术干预。另外，当常规桡动脉闭塞后，因掌深弓供血特点，使远端桡动脉因双侧供血仍可穿刺成功，开通闭塞桡动脉完成手术，减少穿刺股动脉的机会，减少并发症的发生。

远端桡动脉远端管腔较小，穿刺时较常规部位穿刺时间长，穿刺者需要克服学习曲线。常有患者因桡动脉远端太弱，无法尝试穿刺，所以该技术需要选择最合适的患者。dRA 作为 CTO PCI 手术途径的一个有效补充，仍需要更多的临床数据来总结经验，才能使此项技术更安全，服务于更多的患者。

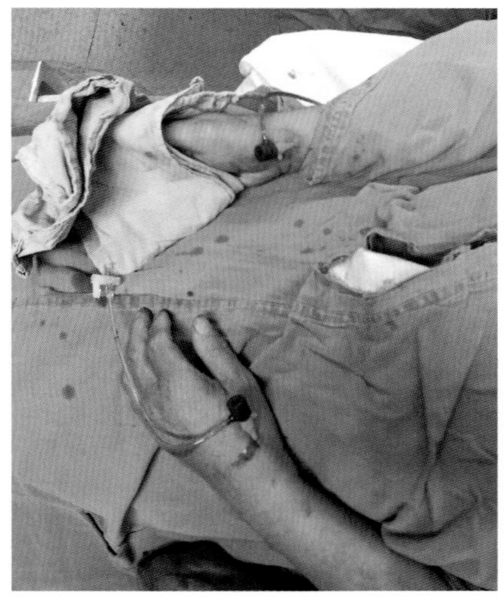

图 20-0-1　左臂摆放位置更舒适

病例 1

• 患者女性，70 岁，搭桥术后 10 余年，不稳定型心绞痛再发，数月前冠状动脉造影提示 RCA 静脉桥狭窄、慢血流，左锁骨下动脉严重狭窄，尝试开通 RCA CTO 失败，此次拟再次开通，术前右桡动脉搏动消失提示闭塞，穿刺右股动脉严重狭窄导丝无法通过（图 20-0-2）。穿刺 dRA 成功后 0.025″ 导丝不能通过闭塞段，Sion 导丝 Knuckle 通过闭塞段，Instantpass 微导管跟进造影提示真腔，球囊辅助通过（balloon-assisted

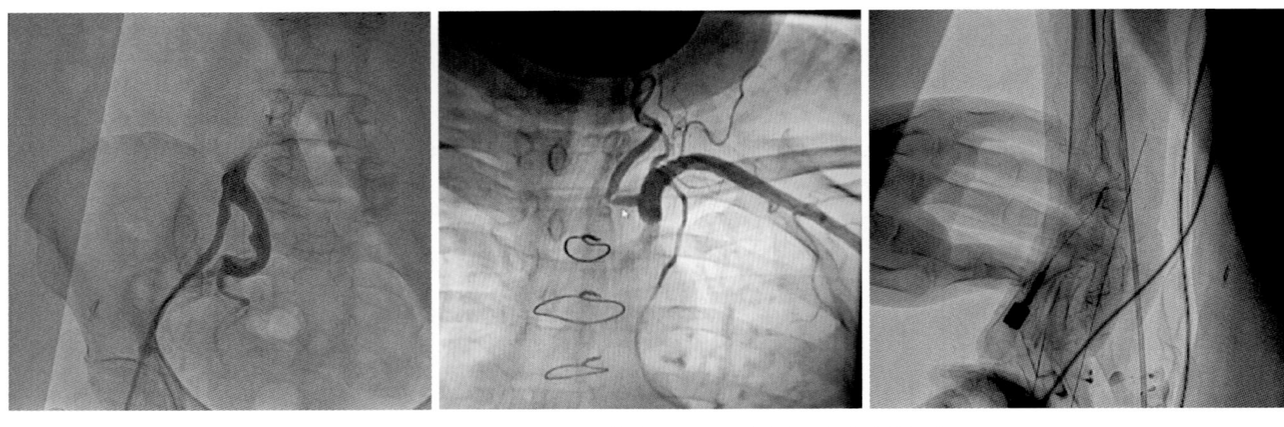

图 20-0-2 右股动脉、左锁骨下动脉严重狭窄，右桡动脉闭塞

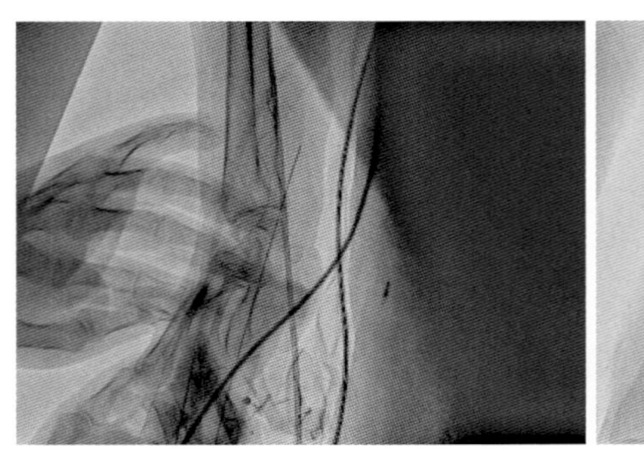

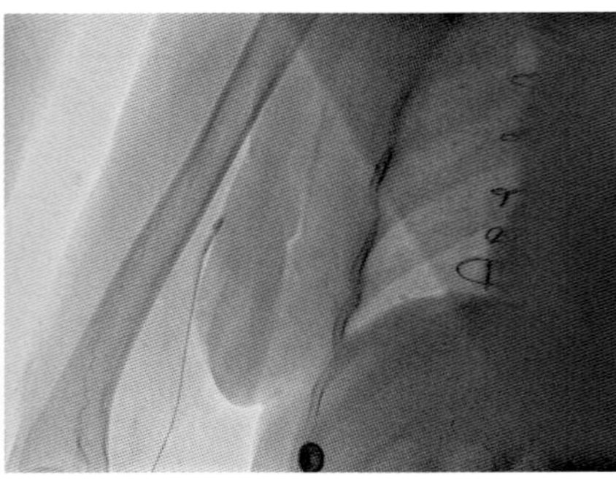

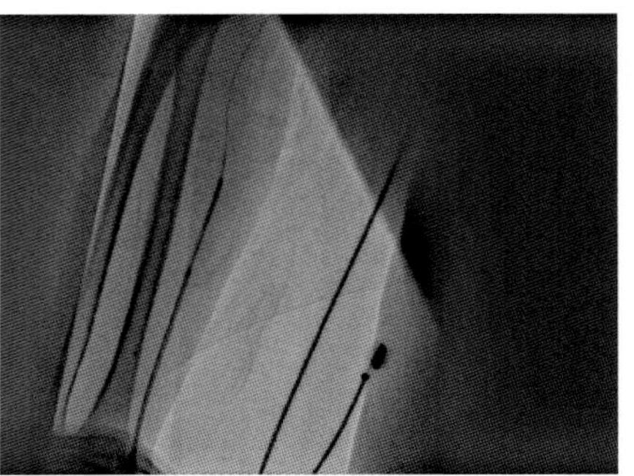

图 20-0-3 穿刺 dRA 成功，Sion 导丝通过，球囊扩张后，指引导管通过

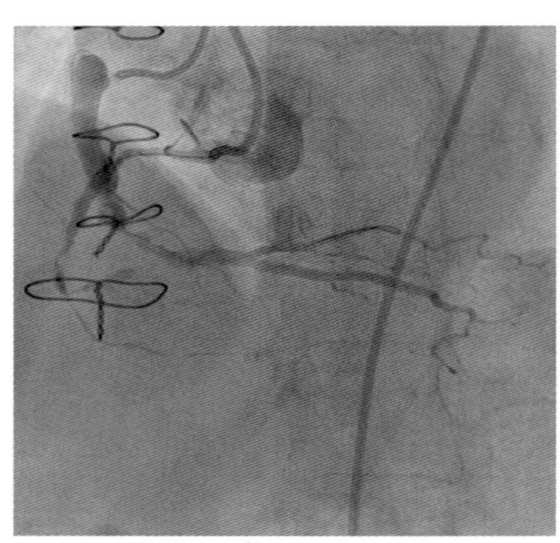

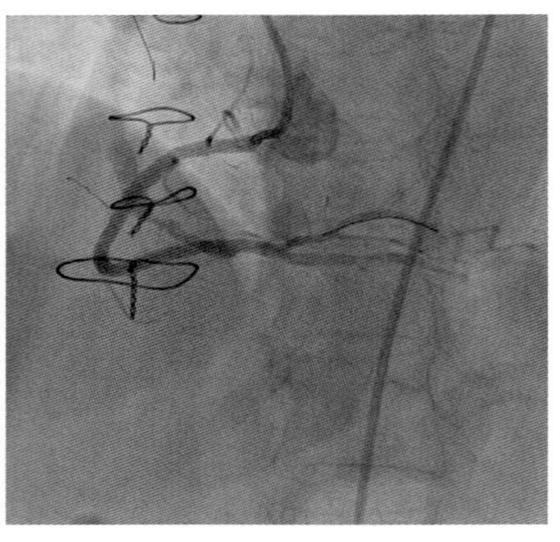

图 20-0-4 开通 RCA 闭塞病变植入支架

tracking，BAT）技术引入指引导管通过闭塞段（图 20-0-3）。7F AL 0.75、6F AL 0.75 分别置于 RCA、SVG-RCA 桥血管开口，经右冠状动脉 APT 微导管支撑下送入 Fielder XT-A、Pilot 200、GAIA Third、Conquest Pro 12 均未通过闭塞段，后 Conquest 8-20 通过闭塞段置于 RCA 远端，验证真腔，更换工作导丝，撤出微导管，NEO 2.0 mm × 20 mm、Goodman 2.0 mm × 20 mm/2.5 mm × 20 mm 球囊扩张闭塞段（16 atm × 5 s），应用 IVUS 指导确定远端着陆点，串联植入 3.0 mm × 24 mm、3.0 mm × 38 mm、3.5 mm × 38 mm、4.0 mm × 16 mm 支架，Quantum 3.25 mm、3.25 mm、4.0 mm 充分后扩张（18 atm × 5 s），IVUS 贴壁良好，血流 TIMI 3 级，结束手术（图 20-0-4）。

病例 2

• 患者男性，62 岁，因间断心前区闷痛 3 天前于当地医院行冠状动脉造影，LAD 起始部完全闭塞，RCA 中段重度狭窄（图 20-0-5），术前右桡动脉无搏动，提示急性闭塞，穿刺 dRA，置入 APT 薄壁管，造影提示桡动脉急性血栓形成，送入 GC 于血栓处充分抽吸，造影示桡动脉再通（图 20-0-6），穿刺 LdRA 植入泰尔茂 6F 鞘管，6F SAL 1.0、7F EBU 3.5 分别至 RCA、LM 开口，Sion Blue 导丝至 RCA 远端于 RCA 病变处植入 4.0 mm × 35 mm、4.0 mm × 18 mm 支架，充分后扩；Finecross 130 辅助 Fielder XT-R、GAIA First、Fielder XT-A 通过 LAD 闭塞病变达远端真腔，1.5 mm × 15 mm/2.5 mm × 15 mm 球囊扩张后，LM-LAD 植入 3.0 mm × 33 mm 支架，12 atm × 10 s 扩张，3.5 mm × 15 mm、4.0 mm × 15 mm Gusta 以 18 atm × 10 s 充分扩张支架内，扩张良好，血流 TIMI 3 级，结束手术（图 20-0-7）。

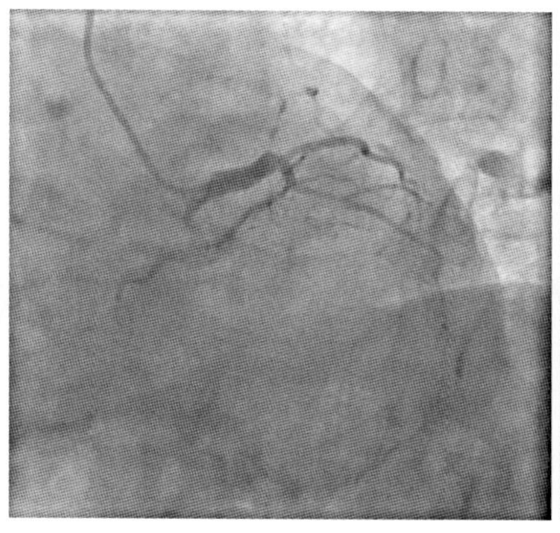
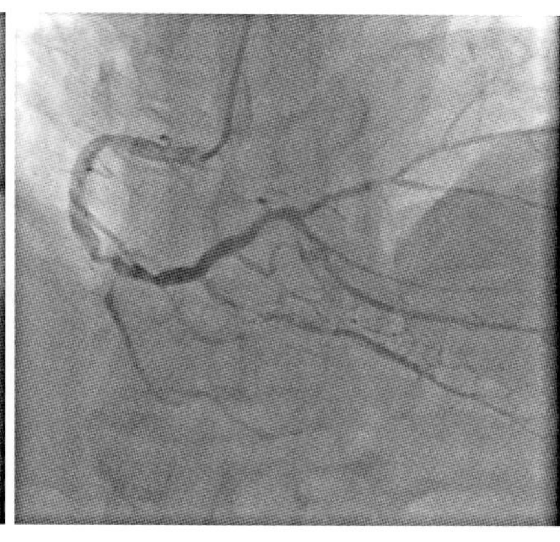

图 20-0-5　LAD 起始部闭塞，RCA 局部严重狭窄

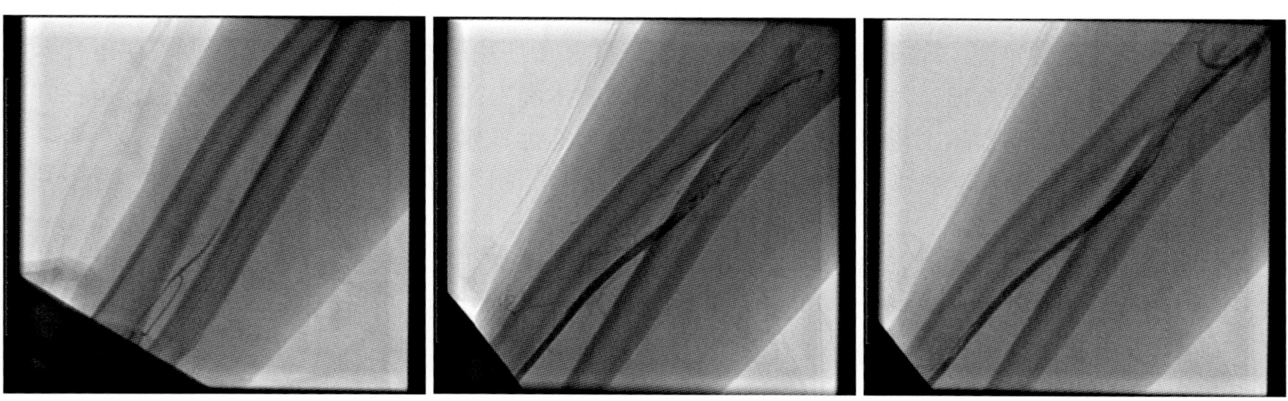

图 20-0-6　穿刺 dRA 植入 APT 薄鞘，造影提示血栓形成，充分吸栓后开通 RA

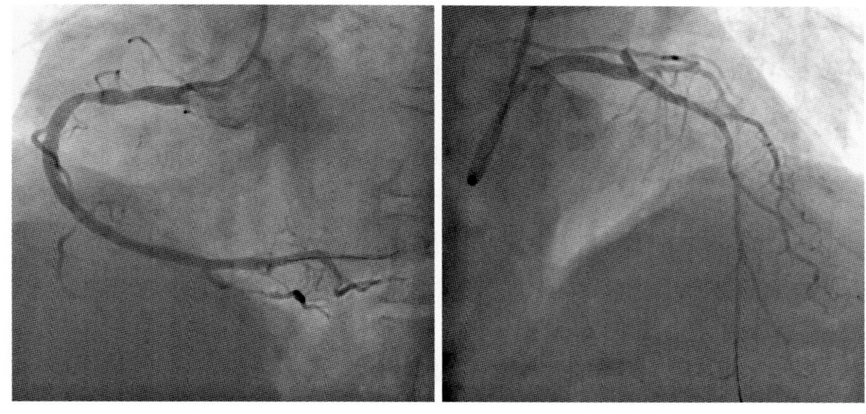

图 20-0-7　RCA 植入两枚支架，开通 LAD 植入一枚支架

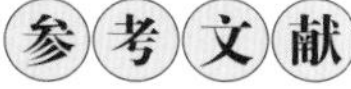

参考文献

[1] Kiemeneij F. Left distal transradial access in the anatomical snuffbox for coronary angiography (LdTRA) and interventions (LdTRI) [J]. EuroIntervention, 2017, 13: 851-857.

[2] Kaledin AL, Kochanov IN, Seletskiy SS, et al. Peculiarities of arterial access in endovascular surgery in elderly patients. Article in Russian [J]. Adv Gerontol, 2014, 27: 115-119.

第21章
国产器械在 CTO PCI 中的应用进展

沈 雳 王 瑞 殷嘉晟 陆 浩

CTO 介入治疗是冠状动脉介入领域的“最后堡垒”，在征服这座最后堡垒的历程中，介入医生近年来在实践操作技术方面不断提高和完善，大大提高了 CTO 介入治疗的成功率。而“工欲善其事，必先利其器”，各种新型介入器械的不断涌现，也让介入医生拥有了更多的选择，从而进一步提高了手术成功率和安全性，技术和器械两者相辅相成，共同推动了 CTO 治疗的发展。但客观地说，无论是 CTO 治疗中最关键的导丝，还是微导管；抑或是一些创新器械诸如 ADR 中所用的 CrossBoss & Stingray 都源于日本或美国的器械公司，究其原因，一方面是国内器械公司在技术和工艺上与国外厂家有较大差距，另一方面是国内介入医生缺少和器械工程师的互动，在医工结合方面远不如国外医生活跃，可喜的是，近年来国内医生和企业的合作越来越密切，也相继出现了一些性能优秀的国产化介入器械，并在 CTO 治疗中发挥了较大的作用。

CTO 治疗中的核心器械包括指引导管、导丝、微导管、子母导管、球囊及支架，也包括一些辅助器械，如影像学中应用的 IVUS、OCT，并发症治疗的弹簧圈及带膜支架，以及钙化病变中使用的旋磨设备等。目前国产器械应用于 CTO 治疗的多还集中在指引导管、微导管、字母导管、球囊和支架方面，下面就几个代表性器械做一介绍。

（一）APT Instantpass 微导管

APT Instantpass 冠状动脉微导管是款优秀的国产微导管，包含 1.7F、1.9F 和 2.6F 三种规格。① 1.7F/1.9F Instantpass 微导管：1.7F Instantpass 微导管作为国内市面上外径最小的冠状动脉微导管，其远段外径仅为 1.7F，远端柔软，极易通过极度扭曲的逆向侧支循环；此外，独有的 170 cm 超长规格对于迂曲狭长的心外膜侧支血管具有优异的通过性。1.9F Instantpass 微导管：作为一款工作微导管，结构性能类似于 Finecross 微导管，分 130 cm 和 150 cm 两种长度规格，130 cm 微导管常用于正向病变的开通，而 150 cm 微导管更适合逆向开通复杂病变。1.7F/1.9F Instantpass 微导管管身是由多段不同硬度的高分子聚合物流变而成，管身表面涂覆有亲水涂层，管身外径由近及远渐细设计，体外实验及临床证实这类微导管在弯曲血管中具有优良的通过性和导丝跟踪性。另外，渐细的管腔设计及顺滑的 PTFE 内层材质，保证了良好的导丝操控性。APT 的 1.7F/1.9F Instantpass 微导管主要强调细、软及在迂曲细小的血管内匍匐前进的能力（图 21-0-1）。② 2.6F Instantpass 微导管（扩张微导管）：APT 2.6F Instantpass 微导管与 Corsair 微导管类似，可通过扭转推进和退出，操控性非常好；其头端为含钨的锥形显影无创尖端，易于寻径微通道；管腔内层采用顺滑的 PTFE 材质，管腔内径由近及远渐细设计，尖端外径仅为 0.015″，具有优异的导丝操控性；整个管身采用不锈钢编织网结合不锈钢弹簧螺旋绕制的双层加强结构，支撑力强，可对闭塞部位进行主动预扩张，大大简化了 CTO 治疗过程，提高了 CTO PCI 手术的成功率（图 21-0-2）。

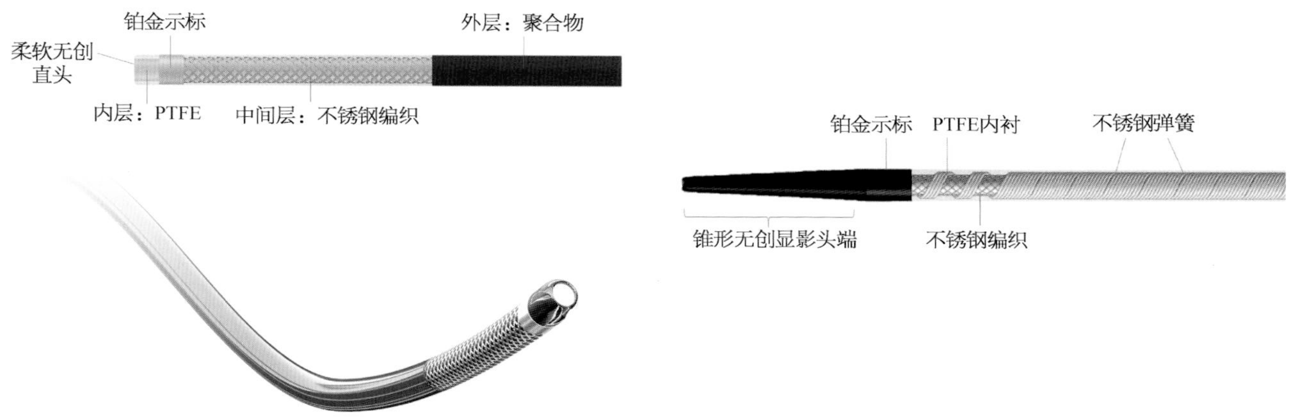

图 21-0-1 国产 1.7F/1.9F Instantpass 微导管管身结构示意图

图 21-0-2 2.6F Instantpass 扩张微导管管身结构示意图

病例 1 Instantpass 微导管的临床应用

• 病史基本资料 •

• 患者男性，55 岁，因“PCI 术后 2 个月，再发活动后胸闷 2 个月”入院；2 个月前冠状动脉造影示左主干远端不规则，前降支中段管壁不规则，狭窄 30%～40%，第一对角支开口完全闭塞；左回旋支中段完全闭塞，侧支循环供应左回旋支中远段，左前降支侧支供应右冠状动脉远端；右冠状动脉弥漫性病变，近中段多处狭窄 80%～90%，远端完全闭塞。于左心室后支近中段至右冠状动脉近端串联植入 Firehawk 2.25 mm × 13 mm、Helios 2.5 mm × 38 mm、Helios 2.75 mm × 38 mm 及 Helios 3.5 mm × 38 mm 雷帕霉素药物支架（图 21-0-3）。既往有高血压、糖尿病病史 8 年余，吸烟史 30 年。实验室检查：BNP、cTnI、CK-MB 未见异常。心超未见明显异常。口服药物：术后常规口服双抗（西洛他唑、替格瑞洛）、降脂（瑞舒伐他汀）、减少心肌氧耗（β 受体阻滞剂）、降压（贝那普利）、降糖（阿卡波糖）药物。

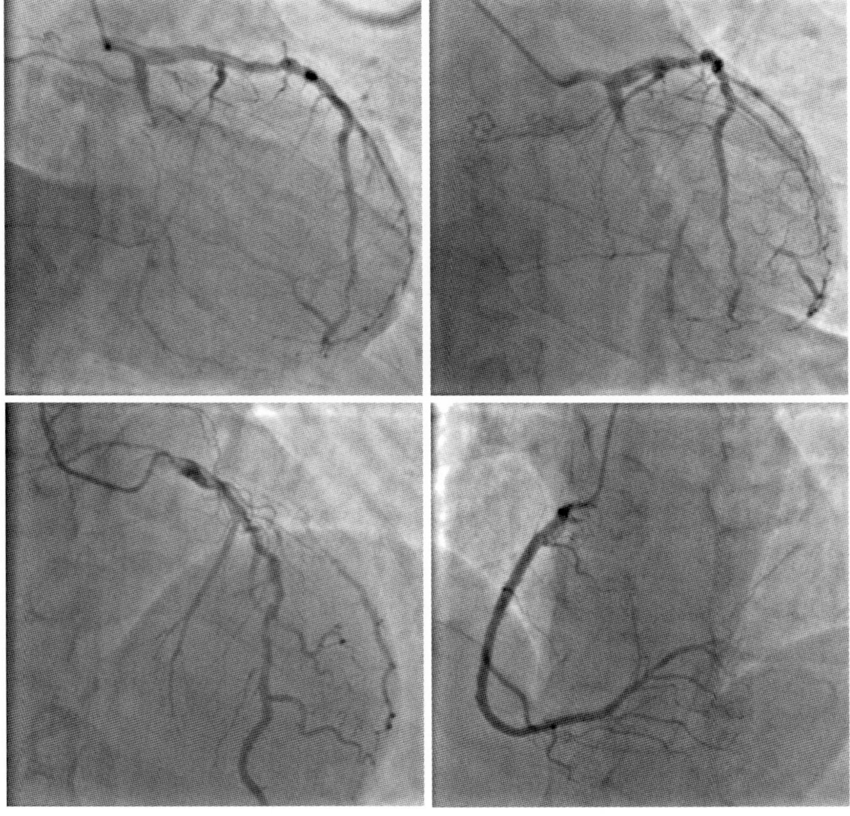

图 21-0-3 回旋支完全闭塞

• 冠状动脉造影 •

见图 21-0-3。

• 策略制定 •

1. 回旋支近端 CTO。
2. 闭塞端为锥形残端。

3. 远端闭塞端以远血管病变较轻，但闭塞段较长（>20 mm）。
4. 对角支–钝缘支侧支粗大，条件良好。
5. 尝试正向开通，做好逆向准备。

· 器械准备 ·

1. 穿刺准备：右桡动脉，左冠状动脉自身侧支条件良好。
2. 指引导管：6F EBU 3.5。
3. 微导管：135 cm Corsair、130 cm Instantpass、150 cm Instantpass。
4. 导丝：Sion、Sion Blue、Fielder XT–R、GAIA First、RG3。

· 手术过程 ·

Fielder XT–R 导丝成功通过病变送至远端，造影证实导丝位于真腔（图 21–0–4）。

推送 Cosair 微导管通过病变，交换 Sion 导丝，Emerge 2.0 mm × 15 mm 球囊扩张病变，复查造影示前向血流恢复，但局部夹层形成，反复尝试 Sion/Sion Blue 无法进入钝缘支（图 21–0–5）。

及时启动逆向策略，高选择造影确认可利用的侧支，Sion 导丝在 150 cm Instantpass 微导管的支撑下通过对角支侧支至钝缘支远端，换用 GAIA First 通过闭塞病变至回旋支近端（图 21–0–6）。

RG3 导丝完成体外化，正向通过 RG3 送入 130 cm Instantpass 微导管至钝缘支远端，撤出逆向微导管及导丝，造影示侧支血管未受损。回旋支中远段植入 2.5 mm × 24 mm Alpha Stent，近中段采用 Crush 术式，分别于钝缘支及回旋支近中段植入 2.5 mm × 36 mm Excrossal、2.75 mm × 38 mm Helios 雷帕霉素药物支架（图 20–0–7）。

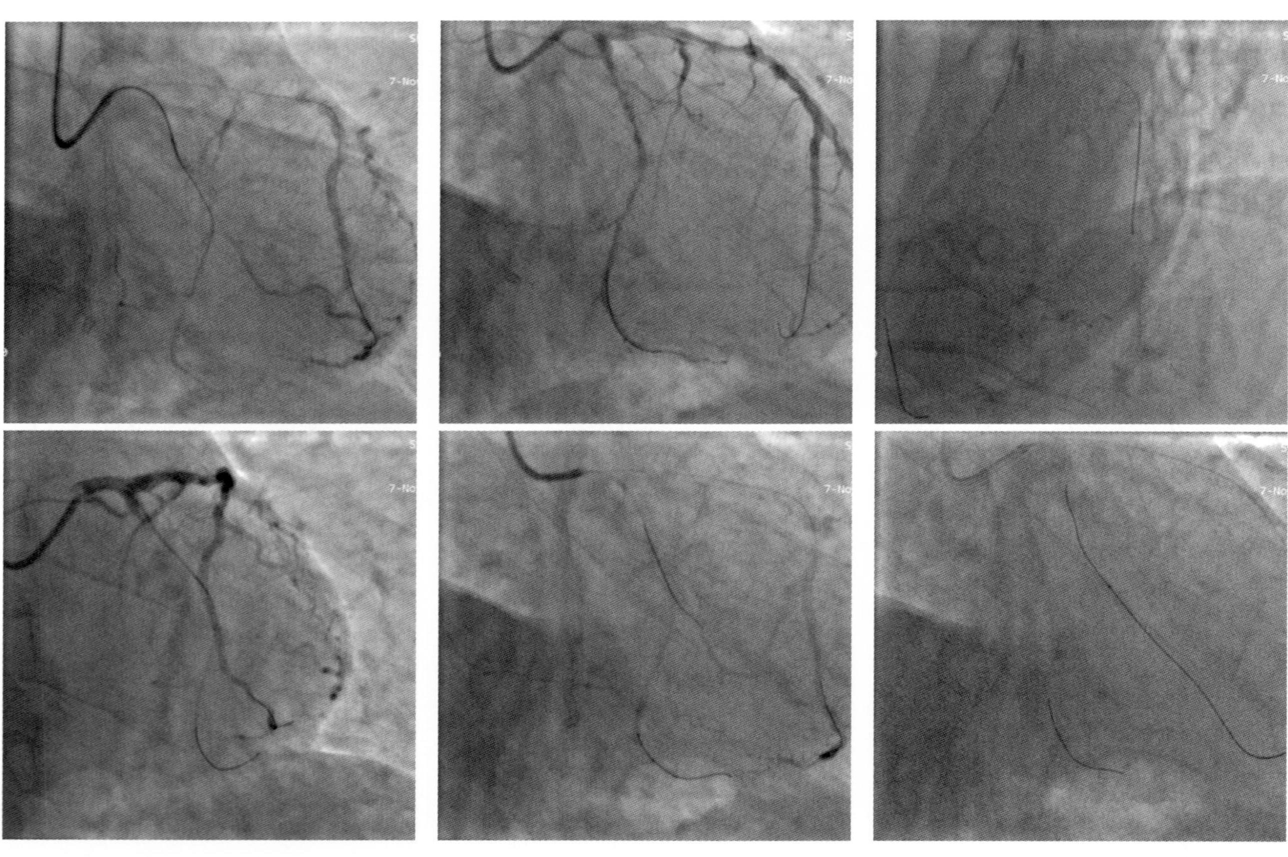

图 21–0–4 Fielder XT–R 导丝成功通过病变送至远端

图 21–0–5 反复尝试 Sion/Sion Blue 无法进入钝缘支

图 21–0–6 GAIA First 通过闭塞病变至回旋支近端

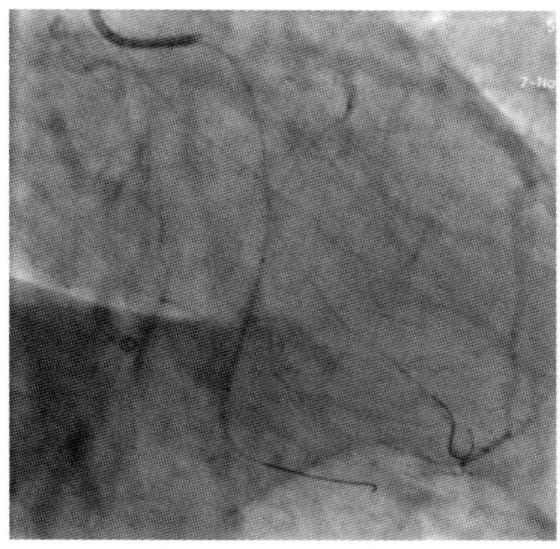
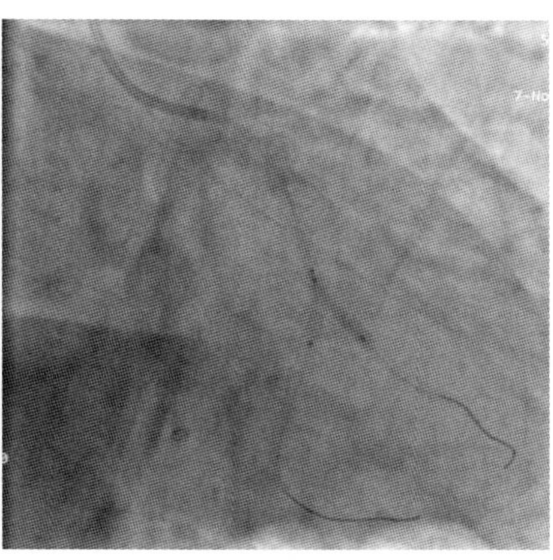

图 21-0-7 Crush 支架术

· 术后结果 ·

即刻结果：支架扩张满意，无残余狭窄，血流 TIMI 3 级（图 21-0-8）。

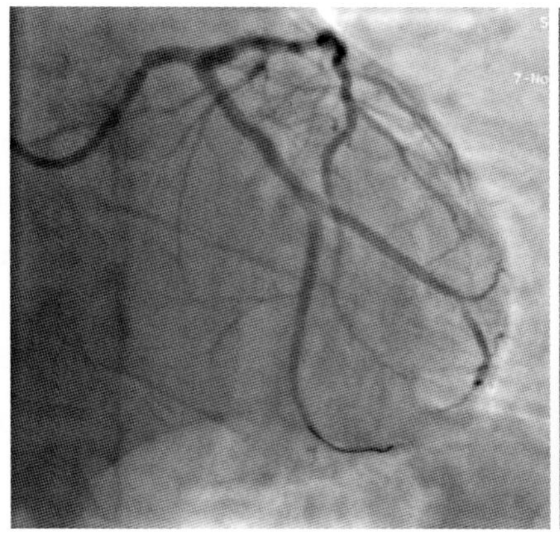
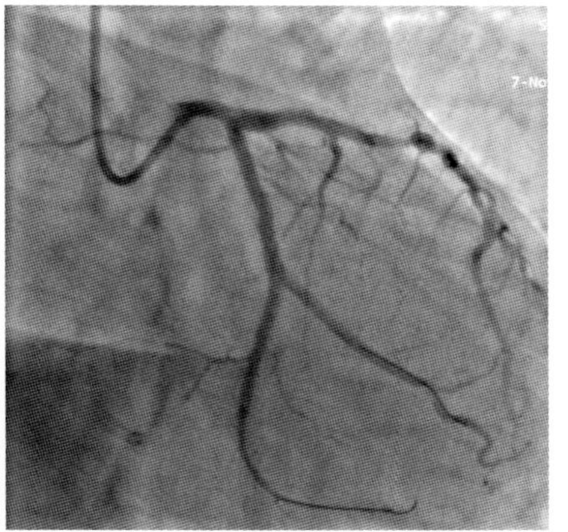

图 21-0-8 植入支架后最终结果

· 小结 ·

1. Instantpass 微导管病变及侧支血管通过性良好。

2. 6F 指引导管可完美兼容 2 根 Instantpass 微导管及 1 根导丝。

（二）延伸导管

1. Expressman 导引延伸导管 APT 生产的 Expressman 导引延伸导管作为目前国内唯一的一款延长导管，它可以显著提高指引导管支撑力，提高球囊、支架通过病变的能力，这一特点在严重迂曲、成角的病变中尤为突出。此外，当冠状动脉开口异常时，术者可以通过 Expressman 导管保证指引导管和冠状动脉开口的同轴性；同时，使用 Expressman 导引延伸导管可以避免强支撑指引导管造成冠状动脉开口损伤，尤其是冠状动脉开口有病变的患者，延长导管与普通指引导管一起使用，既可避免冠状动脉开口损伤，又可提高手术所需的支撑力，减少了手术并发症，增加了手术的安全性。在逆向介入治疗时，当逆向微导管无法通过侧支血管时，可以联合使用 Expressman 导管提高指引导管支撑力使微导管通过侧支血管，当逆向微导管无法进入正向指引导管时（如微导管长度不够、前进阻力较大时），可以正向送入 Expressman 轻松实现 Pick-up（图 21-0-9）。

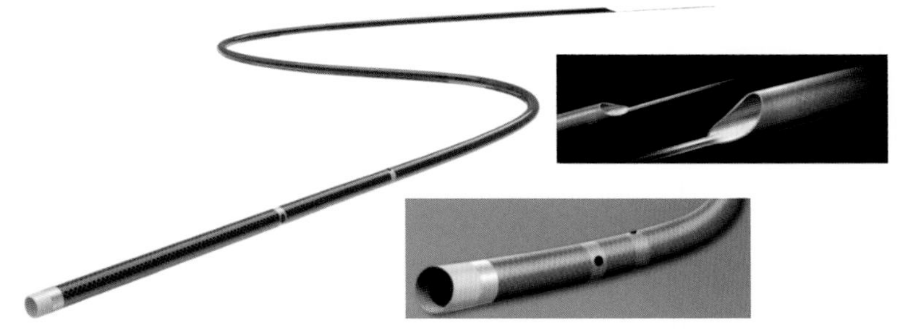

图 21-0-9 Expressman 导引延伸导管结构示意图

Expressman 导引延伸导管有效长度为 150 cm；近端镍钛推送杆，实现抗折性及推送性的完美平衡；推杆和管身金属采用激光焊接成型，断裂强度更大，断裂强度可达 40～50 N，不会出现管身分离断裂的现象；远端 35 cm 交换管身，比 Guidezilla 更长（Guidezilla 是 25 cm），交换管身长的好处是支架或球囊可以在血管平直段进入延伸导管管身，利于器械输送（图 21-0-10）；导引延伸导管的柔软头端内含显影标环，保证导管在血管中的定位更清晰，管身有亲水涂层覆盖，提高了导管在血管中的通过性能。

常规的 5F Expressman 导引延伸导管与 Guidezilla 内外径尺寸相当，可以兼容临床上大多 3.5 mm 的支架和 5 mm 以下的球囊，还可以搭配 IVUS 处理复杂病变。此外，Expressman 导引延伸导管有许多特

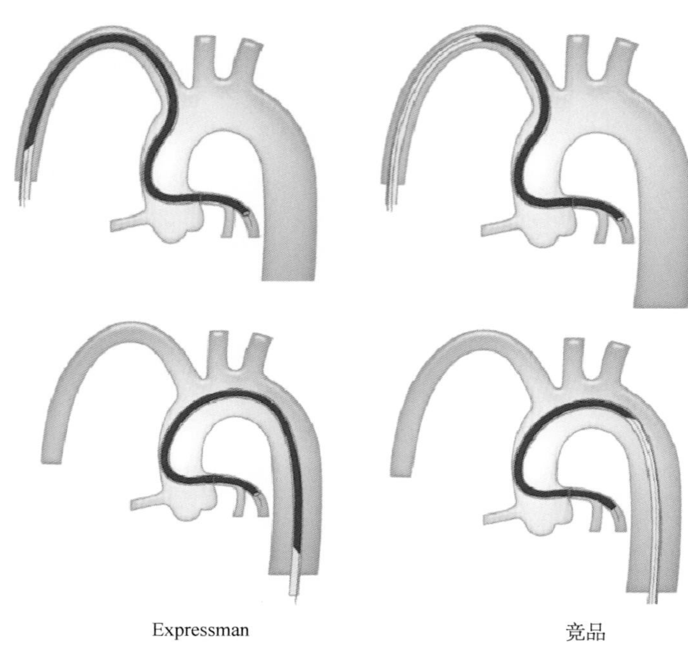

图 21-0-10 35 cm 交换管身在血管内位置示意图

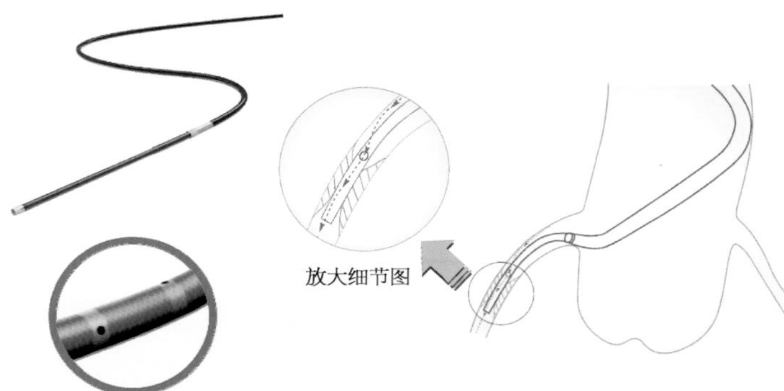

图 21-0-11 Expressman 导引延伸导管导入示意图

殊设计，如① 带侧孔设计，距离 Expressman 导管尖端 3 cm 和 5 cm 处设有直径为 0.8 mm 的侧孔，可以减少血压嵌顿的风险，增强患者的耐受时间（图 21-0-11）；② 变径延伸导管，如 5F-4F，其管身近端 25 cm 为 5F 外径，头端 10 cm 变成 4F 规格，这样的设计更利于导管的深插；③ 3.2F Expressman 导引延伸导管，作为目前最小规格的延伸导管，可以配合 APT 的 1.7F 和 1.9F Instantpass 微导管及 Finecross 微导管使用，为微导管提供良好支撑，堪称“微导管伴侣”；④ 6F 导引延伸导管（内径 0.066″，1.67 mm）理论上可兼容市面上所有支架和球囊，此外还可兼容常用的 1.5 mm 旋磨头，对于需要旋磨处理的严重钙化病变具有应用价值。

2. TransportaGe 导引导管 APT 生产的 TransportaGe 导引导管作为一款创新型的导管，管身采用特殊的弹簧螺旋绕织，柔软大腔，5F 的 TransportaGe 导引导管内腔可达 0.060″，可兼容市面上常见的冠状动脉支架，整体 OTW 设计，管身同轴，操控性能更优异，而且无刮蹭支架的风险，是输送药球 / 药物支架的最佳选择；导管头端内嵌显影示标环，便于准确定位导管位置；管身近端深度标记（离远端 95/105 cm 处）的设计，有效减少医生和患者受辐射的时间；此外，TransportaGe 导引导管还有带侧孔设计，4/6 个侧孔（可选）呈空间 90° 分布，提供前向血流，减少血压嵌顿的风险，增强患者耐受时间（图 21-0-12）。TransportaGe 导引导管性能优越，应用广泛，常用于：在钙化等复杂病变中输送支架，防止支架脱载；在 AGT 术式中，帮助轻松实现 Pick-up；输送覆膜支架，治疗血管穿孔；输送可降解支架 / 药物球囊（图 21-0-13）。

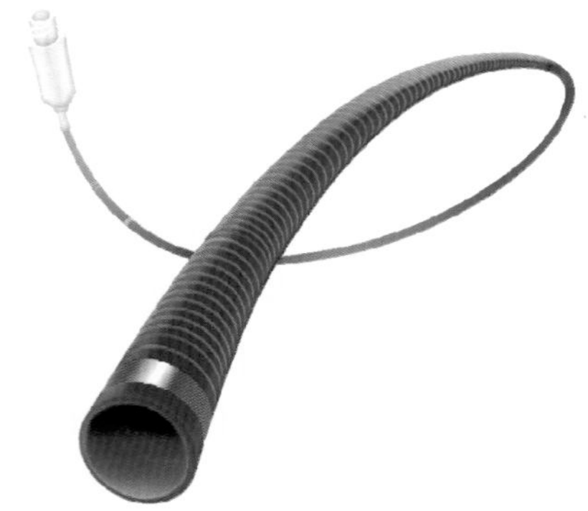

图 21-0-12 TransportaGe 导引导管示意图

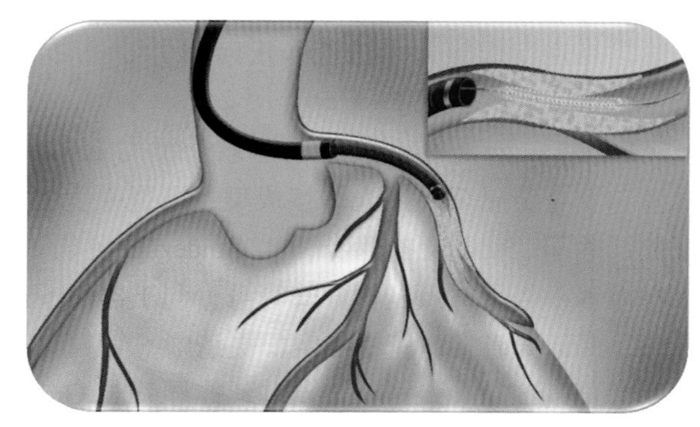

图 21-0-13 TransportaGe 导引导管输送支架

病例 2　TransportaGe 导管应用

• 病史基本资料 •

• 患者男性，45 岁，因“反复胸闷 2 年”入院。2015 年 6 月 10 日于复旦大学附属中山医院门诊查运动平板阳性，于 2015 年 6 月 30 日行冠状动脉造影提示左主干未见明显狭窄，左前降支近中段狭窄 90%，第一对角支管壁不规则，细小第二对角支近段狭窄 80%，左回旋支中段狭窄 70%，钝缘支未见明显狭窄，左回旋支提供良好侧支循环，右冠状动脉近段完全闭塞，行前降支介入治疗，植入 Promus Element 3.5 mm × 20 mm 依维莫司药物支架，术后症状较前改善。

既往患者有高血压病史，否认糖尿病病史，否认吸烟史；入院心超：静息状态下左心室收缩活动未见异常，左心房增大，LVEF 71%。

• 冠状动脉造影 •

见图 21-0-14。

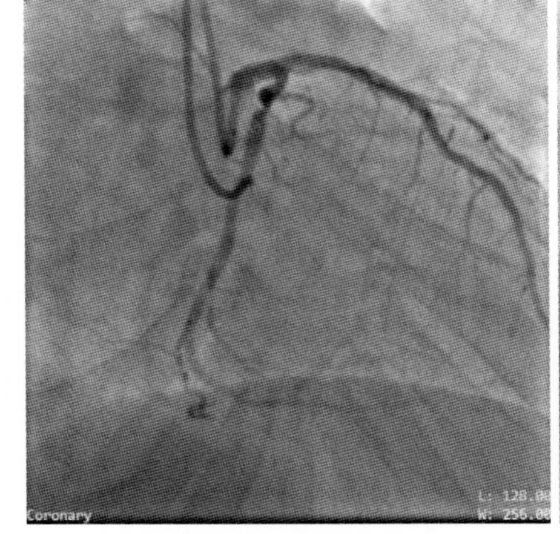

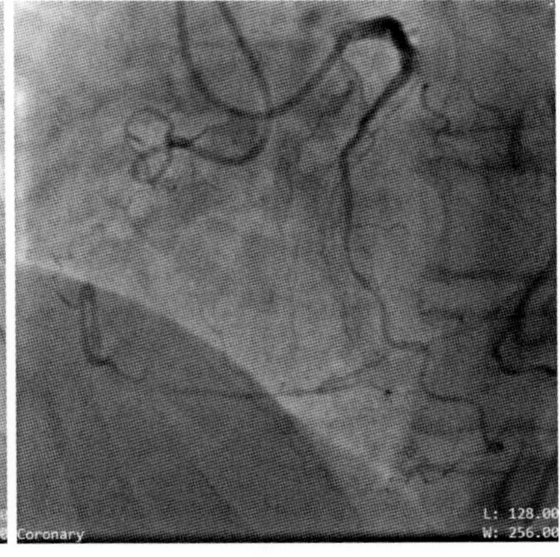

图 21-0-14　右冠状动脉近段完全闭塞

• 策略制定 •

1. 正向自身桥侧支较多，解剖复杂，难以寻找主支真腔。

2. 前降支逆向侧支丰富，较粗大。

3. 直接启用逆向策略。

• 器械准备 •

穿刺准备：右侧桡动脉、右侧股动脉。

指引导管选择：6F EBU 3.5（桡动脉）/ 6F SAL 0.75（股动脉）。

• 手术过程 •

初始逆向策略：0.014″ Runthrough 和 150 cm Corsair 送至右冠状动脉闭塞远段，逆向导丝无法顺利进入右冠状动脉指引导管内，应用 TransportaGe 导管通过右冠状动脉指引导管送至右冠状动脉近段，GAIA First 导丝顺利逆向进入 TransportaGe 导管内，Sprinter 2.5 mm × 20 mm 球囊预扩张，于右冠状动脉近段植入 BuMA 3.5 mm × 35 mm 药物支架，复查造影提示中段夹层形成，于右冠状动脉中远段植入 Xience Prime 3.0 mm × 38 mm 依维莫司药物支架（图 21-0-15）。

• 术后结果 •

即刻结果：支架扩张满意，无残余狭窄，右冠状动脉血流 TIMI 3 级（图 21-0-16）。

• 小结 •

本病例为右冠状动脉近段病变，闭塞段较长，同时起始部有较多桥侧支血管，正向手术难度较大，但患者存在丰富左冠状动脉逆向侧支，因此在手术开始时即选择逆向策略避免了正向血管损伤。

本病例手术过程中另一个难点是反复尝试逆向导丝未能进入正向指引导管内，在该情况下术者应用了 AGT 技术，通过应用 TransportaGe 微导管简化了导丝进入指引导管的过程，使得手术能顺利成功。

（三）球囊

1. APT 锚定球囊导管　交换微导管的过程中，固定导引导丝，便于微导管顺利交换。通过外径

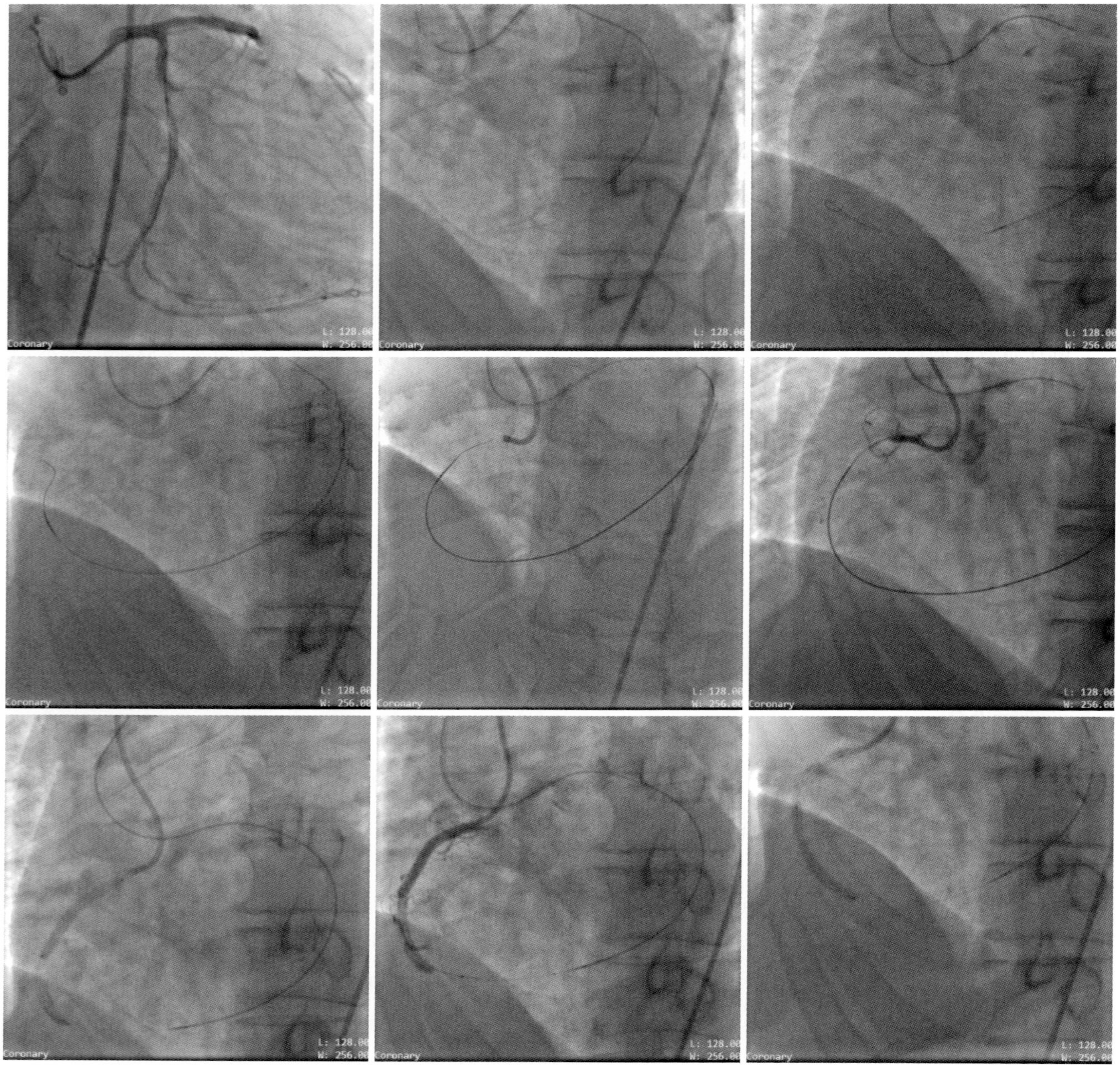

图 21-0-15　TransportaGe 导管进行 AGT 技术

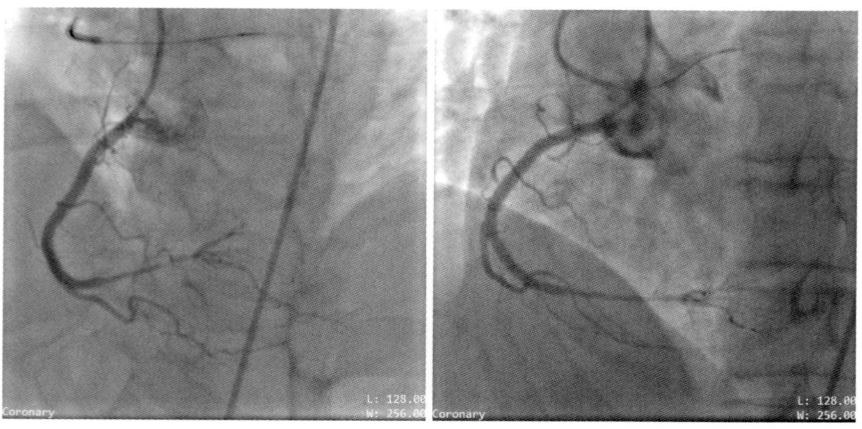

图 21-0-16　最终结果

0.026 5″（2.1F），导管外径 0.45 mm（1.4F），占据空间更小，便于进行经桡动脉复杂手术，可轻松实现 6F GC 内交换 3.2F KDL 双腔微导管；超强耐压，锚定可靠；包含 112 cm（配套 100 cm GC）和 102 cm（配合 90 cm GC）两种有效长度，使用时均不会伸出配套导引导管口部，减少透视需求，提高手术的安全性（图 21-0-17）。

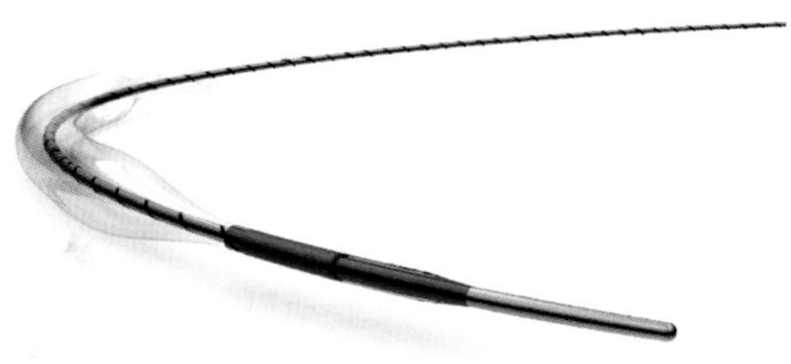

图 21-0-17 APT 锚定球囊导管

2. 博迈 Artimes 1.0 mm 球囊（广东博迈医疗）

（1）导管的头端设计：头端通过外径，Artimes 导管的头端外形由头端圆弧、锥形及直段构成，其材料融合多种材料的特点，故软硬相宜。根据不同球囊选择不同的头端长度，其长软头利于引导球囊通过扭曲血管，短硬头利于通过严重狭窄病变。Artimes 1.0 mm 球囊病变导入外径为 0.016″（1.2F），通过外径为 0.018 5″（1.4F），球囊标记通过外径为 0.020 5″（1.6F）（图 21-0-18）。

（2）尖端与球囊连接方式的改进：Artimes 导管头端采用了微切割技术使焊接的头端进一步切割成锥形曲面，直接改善了球囊力的传导及通过性。

（3）导管球囊设计：Artimes 球囊采用了微晶网格球囊专利技术，其提供了可控的球囊制造工艺并降低了球囊壁的厚度，最大限度地增加了球囊的柔顺性，且不影响额定爆破压（RBP）。在该技术下，其球囊的壁厚相比下降 30%。这样不仅提高了球囊一次通过病变的能力，也提高了球囊二次进入的能力，使其具备高性能球囊的基础。

（4）导管推送杆设计：独特的海波管和柔软的远段推送杆在挑战性病变中具有极好的推送性和最佳的操控性。远端推送杆根据球囊大小选择最佳远端管材料和尺寸，通过对推送力、通过性、泄压速度等技术指标的平衡使导管推送性达到最佳状态。近端推送杆应用了撑杆跳杆（Pole-Vault）处理技术的海波管，更加抗折，更加适用于迂曲血管（图 21-0-19）。Artimes 球囊导管应用先进亲水涂层技术，使导管在血液中摩擦力大大降低，有效提升导管推送性，降低血管损伤。涂层具备优异的稳定性，避免推送过程中涂层脱落导致并发症。

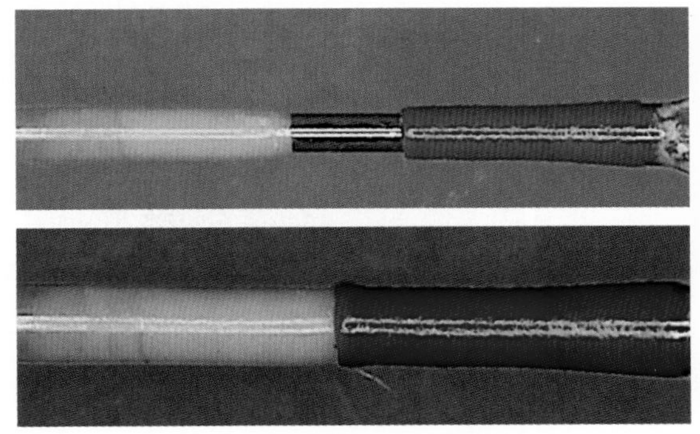

图 21-0-18 Artimes 产品与其他产品进行对吻实验

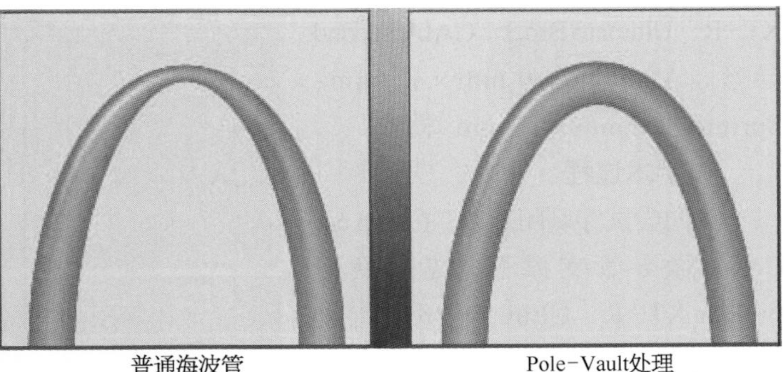

图 21-0-19 Artimes 球囊导管海波管的设计

病例 3 Artimes 1.0 mm 球囊应用

• 病史基本资料 •

• 患者男性，70 岁，因“胸闷、气促 2 次”入院，2006 年夜眠时无诱因突发胸闷、气促，当地医院急诊心超诊断为急性心肌梗死，予药物治疗至今。既往无高血压病、糖尿病病史。实验室检查：cTnI、

CK-MB 未见异常，BNP 789 pg/ml（0～300 pg/ml）。辅助检查：心超示左心室多壁段收缩活动异常，LVEF 约 40%；左心房增大，轻度偏多二尖瓣反流；升主动脉增宽，主动脉瓣局部钙化伴中度反流。

• 冠状动脉造影 •

见图 21-0-20。

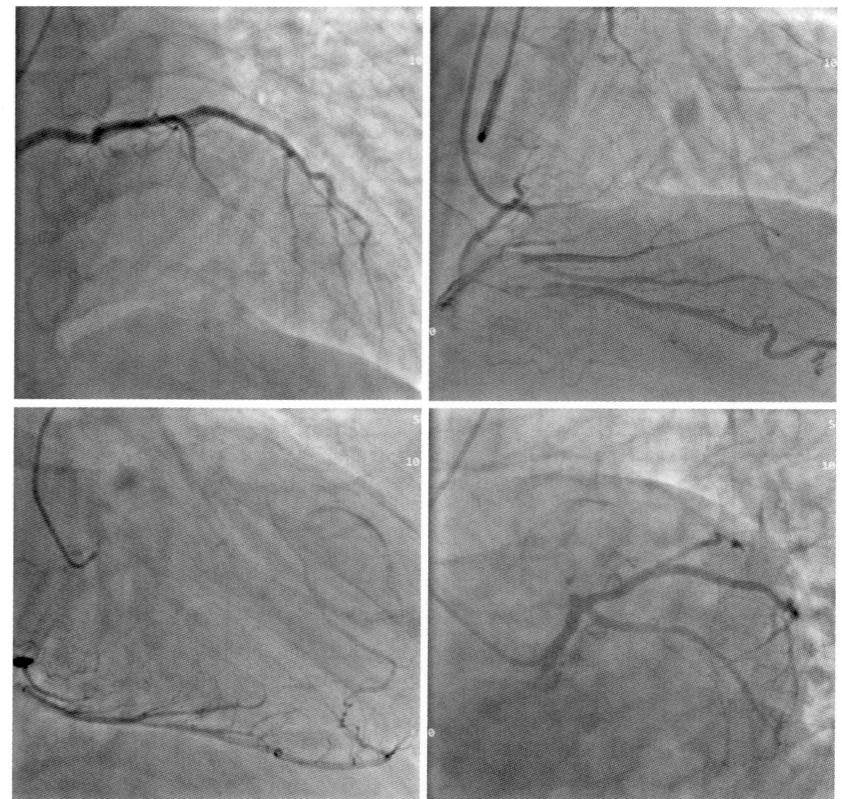

图 21-0-20 前降支起始部完全闭塞

• 策略制定 •

1. 前降支开口闭塞。

2. 闭塞端为钝头。

3. 远端闭塞端以远血管病变较轻，但闭塞段较长（>20 mm）。

4. 右冠状动脉-前降支侧支粗大，较扭曲。

5. 尝试正向开通，做好逆向准备。

• 器械准备 •

1. 入路及导管选择 正向：右桡动脉 6F 动脉鞘，6F EBU 3.5；逆向：左桡动脉 6F 动脉鞘，6F SAL 1.0。

2. 器械选择 135 cm Corsair 微导管，Runthrough、Sion Blue、Fielder XT-R、Ultimate Bro 3、GAIA Second 导丝，Artimes 1.0 mm × 15 mm、Sprinter 2.0 mm × 15 mm 球囊。

• 手术过程 •

正向尝试穿刺闭塞段：在 135 cm Cosair 微导管支撑下，先后换用 Fielder XT-R、Ultimate Bro 3 导丝均未能通过闭塞病变，换用 GAIA Second 导丝通过前降支闭塞病变处，对侧造影证实导丝在真腔（图 21-0-21）。Sprinter 2.0 mm × 15 mm 球囊于钝缘支锚定，微导管仍不能通过前降支闭塞处（图 21-0-22）。撤出微导管，换用 Artimes 1.0 mm × 15 mm 球囊通过闭塞病变后扩张（图 21-0-23），植

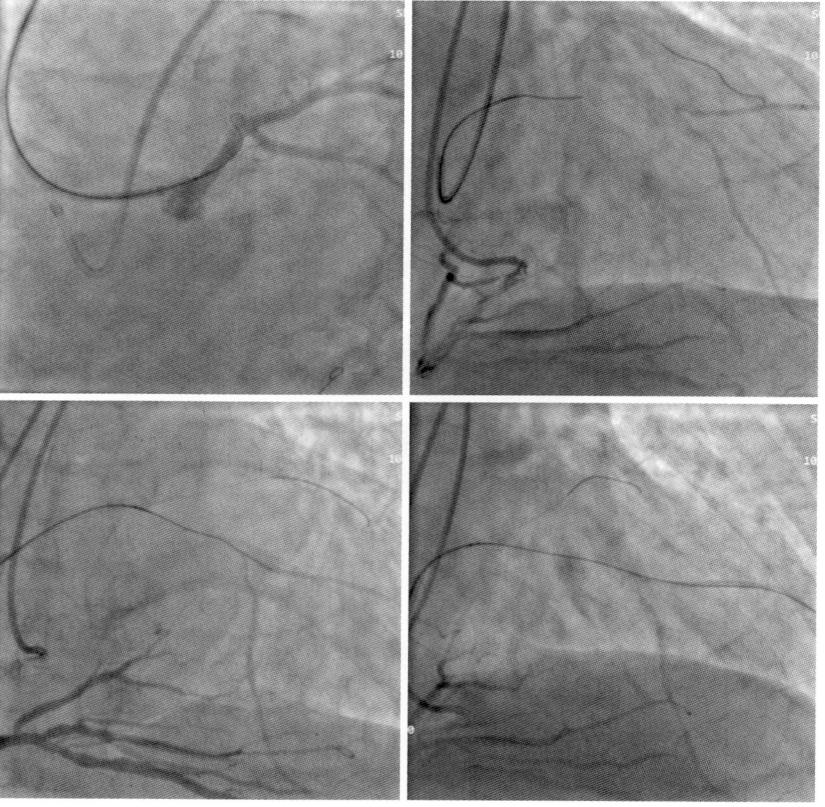

图 21-0-21 正向介入治疗开通前降支闭塞病变

入支架最终结果（图 21-0-24）。

· 术后结果 ·

左主干至前降支支架扩张满意，无残余狭窄，血流 TIMI 3 级，对角支未受累。

· 小结 ·

当导丝通过病变而微导管无法通过时，可使用球囊锚定加强支撑及小口径球囊尝试通过病变。

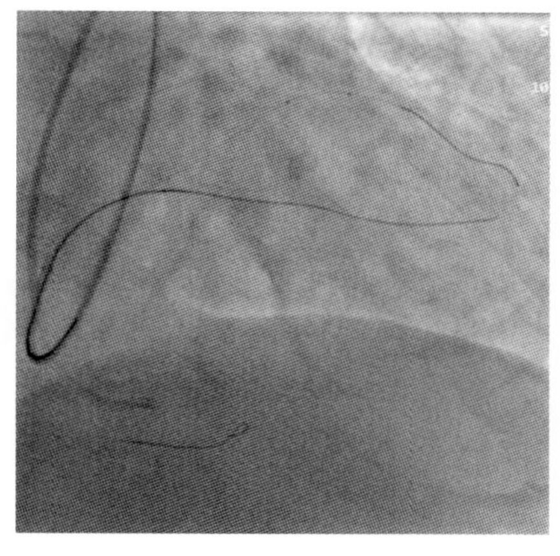

图 21-0-22　微导管无法通过闭塞病变

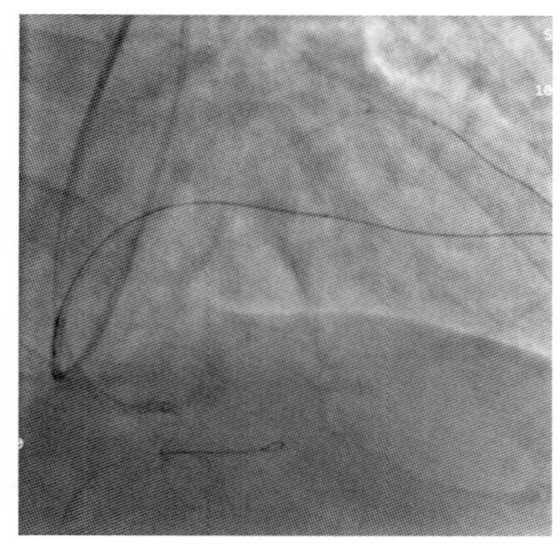

图 21-0-23　Artimes 1.0 mm × 15 mm 球囊通过闭塞病变后扩张

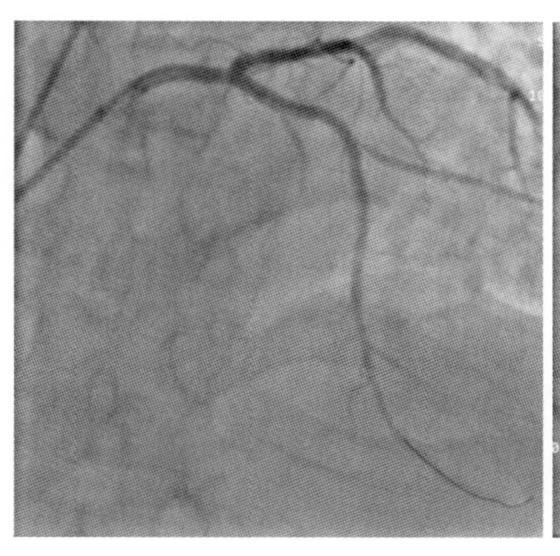

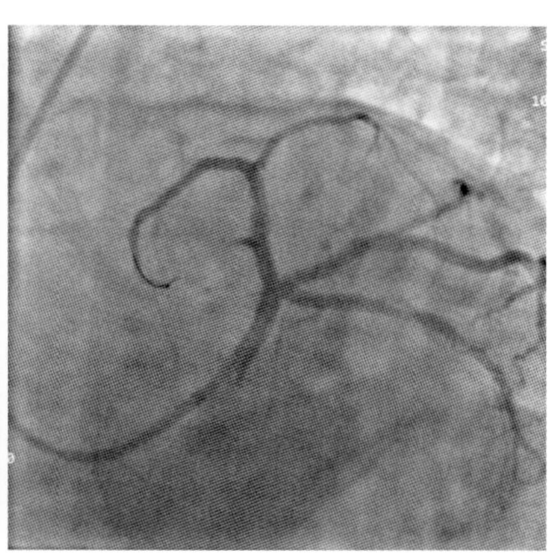

图 21-0-24　植入支架后最终结果

第22章
CTO PCI 的并发症及处理

黄浙勇

CTO 是冠状动脉介入领域最难攻克的堡垒之一，是低成功率、高并发症的雷区。早年，即使是富有经验的介入中心，CTO 介入死亡率也高达 1%，院内心肌梗死率更是高达 5%。近年来，CTO 干预的策略、技术、器械均有质的飞跃，CTO 开通率提高，并发症下降。但是相比于非 CTO 病变，CTO 病变的 PCI 并发症可以说是“人无我有，人少我多”（表 22-0-1）。

表 22-0-1　CTO 和非 CTO 病变 PCI 并发症的比较

并发症	CTO PCI（正向）	CTO PCI（逆向）	非 CTO PCI
大血管穿孔	++	++	+
远端导丝穿孔	++	+	+
侧支穿孔	−	++	−
主动脉夹层	++	++	±
分支闭塞	++	+	±
空气栓塞	++	+	±
供血血管血栓	+	++	−
支架脱载	+	++	±
导丝嵌顿	+	++	±
心脏标志物升高	++	++	+
外周栓塞	+	++	±
放射性损伤	++	++	+
支架内再狭窄	++	++	+
支架内血栓	++	++	+
冠状动脉瘤	+	++	−
造影剂肾病	+	++	±

迄今主要有 2 个大型荟萃分析统计了 CTO 介入并发症的具体发生率，结果类似。第一个分析纳入 65 个研究，共计 18 061 例患者，18 941 个 CTO 血管：死亡率 0.2%，紧急 CABG 0.1%，卒中 0.01%，MI 2.5% 造影剂肾病 3.8%。第二个分析纳入 26 个研究，共计 3 482 例患者，3 493 个 CTO 血管：卒中 0.7%，紧急

CABG 0.7%，心脏压塞 1.4%，侧支穿孔 6.9%，冠状动脉穿孔 4.3%，供侧血管夹层 2%，卒中 0.5%，心肌梗死 3.1%，Q 波 MI 0.6%，外周血管入路并发症 2%，造影剂肾病 1.8%，导丝断裂或器械脱落嵌顿 1.2%。

一、冠状动脉穿孔

冠状动脉穿孔是 CTO 介入治疗的第一大并发症，个别研究报道发生率高达 27.6%。幸亏大部分并不导致严重后果，心脏压塞发生率约 0.5%。罕见情况下，冠状动脉穿孔会呈现迟发性形式，即 PCI 过程中并无造影剂外渗，但患者送回病房后进展为心脏压塞，临床易被误诊为心肌缺血再发。表 22–0–2 为冠状动脉穿孔的分型标准。

表 22–0–2　冠状动脉穿孔的 Ellis 分型

分型	描　述
Ⅰ型	局限于外膜下，局部溃疡状或蘑菇状突出，无外渗
Ⅱ型	心肌内或心包内局限性片状造影剂外渗，穿孔口 <1 mm
Ⅲ型	造影剂喷射状持续外流，心包腔迅速显影，穿孔口 >1 mm
Ⅳ型	造影剂外渗进入心包、冠状窦或心腔
Ⅴ型	导丝相关的血管末梢端穿孔

CTO 介入中发生冠状动脉穿孔常见于以下情形（图 22–0–1 ～ 图 22–0–4）：① CTO 病变伴钙化、迂曲、成角；② 硬导丝反复尝试穿刺至血管外，或亲水性硬导丝穿出血管末梢端；③ 未确定远端导丝在真腔内就进行球囊扩张；④ 球囊过度扩张或球囊破裂导致血管全层撕裂；⑤ 逆向导丝技术时采用反向 CART 或者 Knuckle 导引钢丝技术，内膜下假腔过大穿孔；⑥ 侧支穿孔。

冠状动脉穿孔重在预防，常规操作动作要细腻，“不要成为粗人”。表 22–0–3 总结了避免冠状动脉穿孔的常见 PCI 操作要点。

表 22–0–3　预防 PCI 冠状动脉穿孔的操作要点

1. 双侧造影或多体位造影，时刻警惕导丝位置，尤其是亲水性硬导丝
2. 球囊和支架输送困难时，注意导丝和指引导管的相对运动，避免导丝走行过远
3. 导丝前端卷曲只是相对安全，走行过远同样可导致末梢段血管穿孔
4. CTO 导丝一旦通过闭塞段，尽早换用普通导丝
5. 球囊扩张后造影时，保留负压球囊于原位，一旦发现穿孔可低压封堵
6. 球囊和支架直径不能过大，尤其注意前降支中段（常为心肌桥部位）及钙化伴成角病变等
7. 导丝通过 CTO 病变，球囊预扩遵循“从小到大”原则，真腔和假腔判断不准时避免盲目扩张
8. 预扩张球囊扩张压不能超过爆破压；对于难以扩张的病变或支架，可用小一号非顺应性球囊超高压扩张
9. 对于难以扩张的病变或支架，也可尝试延长球囊扩张时间，而不是持续增加压力，所谓“时间换空间”策略
10. 钙化病变必要时应用旋磨术预处理，避免球囊强行盲目扩张
11. 小心进行高风险的 PCI 操作，包括旋磨、旋切等

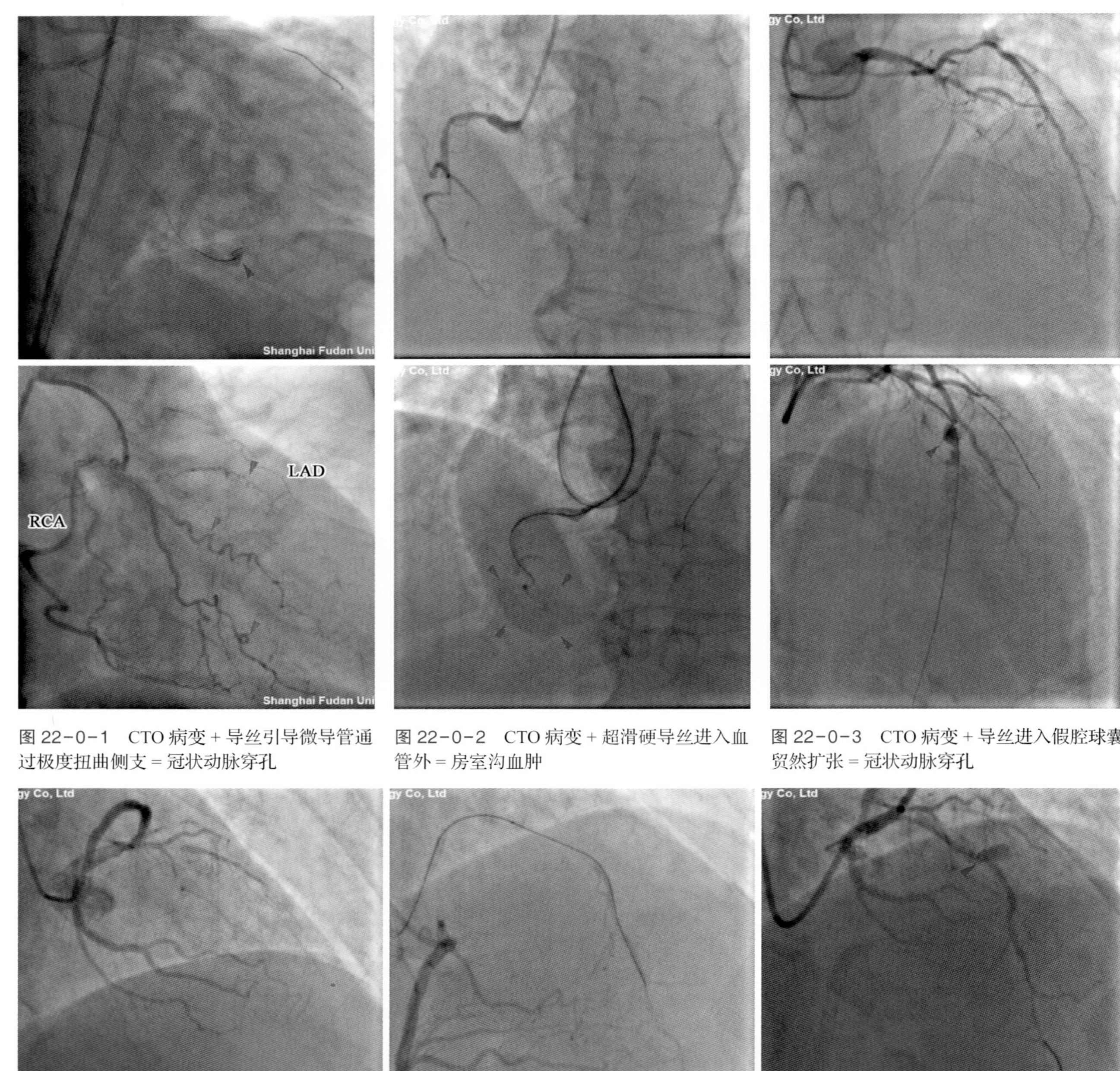

图 22-0-1 CTO 病变 + 导丝引导微导管通过极度扭曲侧支 = 冠状动脉穿孔

图 22-0-2 CTO 病变 + 超滑硬导丝进入血管外 = 房室沟血肿

图 22-0-3 CTO 病变 + 导丝进入假腔球囊贸然扩张 = 冠状动脉穿孔

图 22-0-4 CTO 病变 + 导丝假腔段球囊扩张 = 冠状动脉穿孔

冠状动脉穿孔发生后，如果是 I 型穿孔，多需保守治。Ⅳ型穿孔一般无需干预。对于Ⅱ型或Ⅲ型穿孔的处理，我们绘制了处理流程图（图 22-0-5）。

在整个流程中，长时间低压球囊扩张处于首要地位。也就是说，一旦确认冠状动脉穿孔，应该立即低压扩张球囊，然后稳定情绪，整理思路，思考下一步对策。何为低压？如血管直径和球囊直径相当，一般 2～6 atm 即可。何为长时间？理论上，球囊封堵时间越长，穿孔处血凝块越易形成，一般为 10～15 min。尽管 CTO 病变有慢性侧支供血，缺血耐受能力较强，但长时间扩张仍有可能诱发剧烈胸痛和血流动力学异常，甚至导致恶性心律失常、急性左心衰竭等次生性灾难。所以微导管远端灌注技术可有效解决该问题：经另一导丝将微导管送至穿孔部位远端，在球囊低压扩张同时向微导管注射自身血液。

对于球囊封堵后心包持续渗出或不能耐受球囊封堵治疗的患者，可行带膜支架和栓塞治疗。它们的应用极大降低了心脏压塞发生率和紧急 CABG 手术比例，已经成为严重冠状动脉穿孔的关键性处理手段。

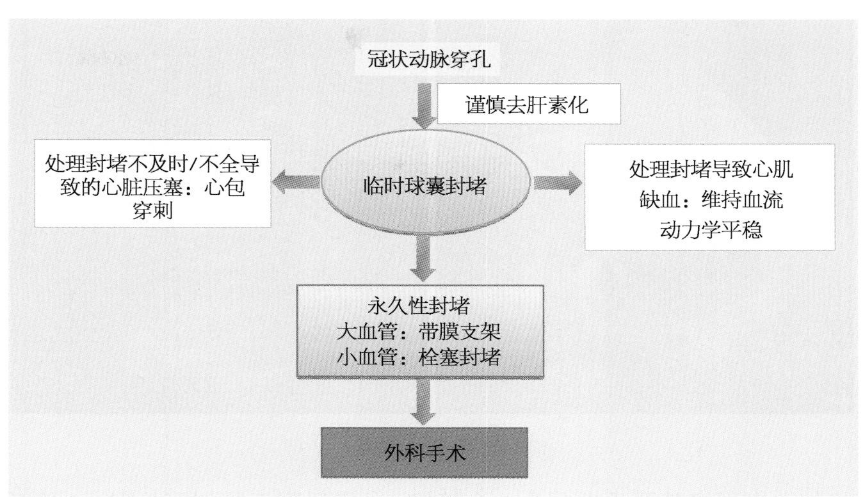

图 22-0-5　冠状动脉穿孔的处理流程

（1）若穿孔位于冠状动脉近中段，可行带膜支架植入治疗。带膜支架的柔顺性和通过性远远低于普通支架，常常难以到达严重钙化或严重扭曲部位，支架“卡壳”成为带膜支架的致命伤。双指引导管辅助下带膜支架植入技术（最好 7F）、Guidezilla 导管（带膜支架体外预载）、5 in 6 导管有助于支架到位，但仍有部分病例难以成功。

（2）若穿孔位于血管远端（V 形穿孔），可行栓塞治疗。可用于封堵的血栓形成物质包括弹簧圈、凝血酶、明胶海绵、胶原、纤维蛋白胶、氰基丙烯酸酯胶、三丙烯微球、聚乙烯醇颗粒、无水酒精、自体血凝块和自身皮下脂肪组织等。栓塞物质的选择原则是“有什么，用什么”，尽量不用致炎性较强的明胶海绵等物质。目前临床最常用的为弹簧圈。假如导管室未配备任何栓塞材料，自体脂肪 / 血凝块是不二选择。

必须指出，冠状动脉穿孔的处理不能只顾低头处理穿孔本身，还要侧身询问患者症状主诉，更要侧目监护仪关注血流动力学状态。静脉输液可能有助于防治心脏压塞和低血压，但疗效有限。及早床旁心超监测心包积液状态和心脏压塞征象。即使积液量不多，一旦有心脏压塞倾向，应立即心包穿刺。另外，紧急外科手术是冠状动脉穿孔最后的治疗手段，一旦球囊封堵出现严重心肌缺血后果，或者带膜支架失败，立即转外科手术。必须指出，“最后”并不意味着要拖延患者到心脏压塞状态，也不是说一定要尝试所有方法失败才转外科手术。对于较大穿孔，可直接紧急外科治疗。

近年来，PCI 开通 CABG 后 CTO 越来越普遍，这类患者容易发生冠状动脉穿孔，需要特别关注。对于有 CABG 或其他需要切开心包的外科手术史的患者，往往有不同程度的心包粘连，一旦发生冠状动脉穿孔，心包积血往往局限（图 22-0-6），不易心脏压塞，因此一般认为 CABG 手术史对冠状动脉穿孔是保护因素。但要强调其特殊性：局限性心包积液临床症状常不典型，容易漏诊，常规经胸心脏超声也容易漏诊，处理上心包穿刺也有难度。另外，局限性心包积血或血肿如

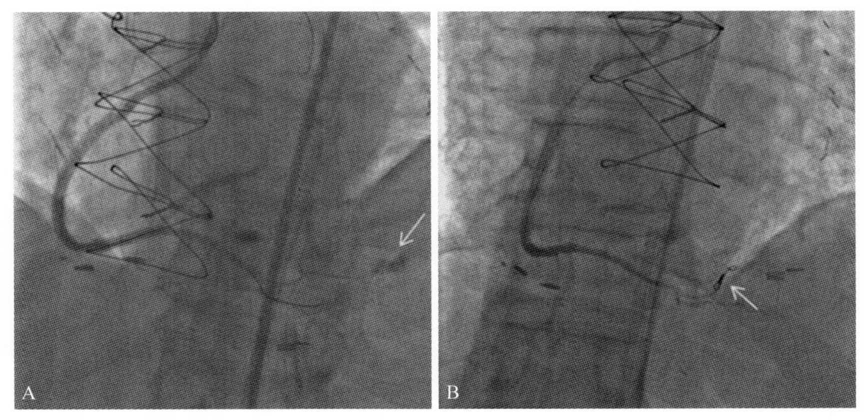

图 22-0-6　CABG 术后介入并发冠状动脉穿孔导致局限性心包积液（续后）
75 岁 CABG 术后顽固性心绞痛患者，开通右冠状动脉 PCI 术后后降支分支穿孔（A），弹簧圈封堵成功（B）。术中经胸和剑突下心超未见积液，但术后经食管超声发现局限性心包积液

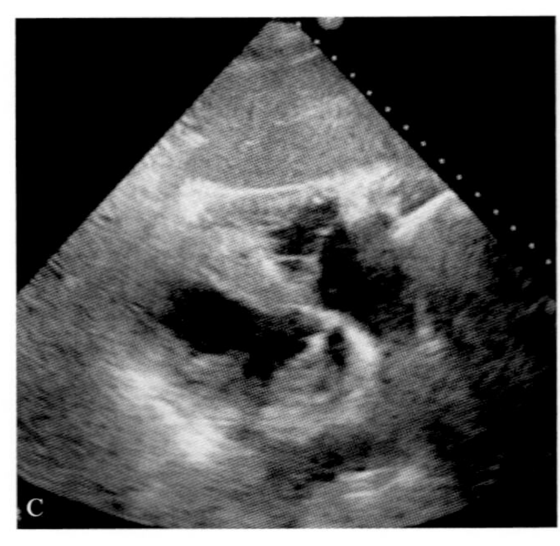

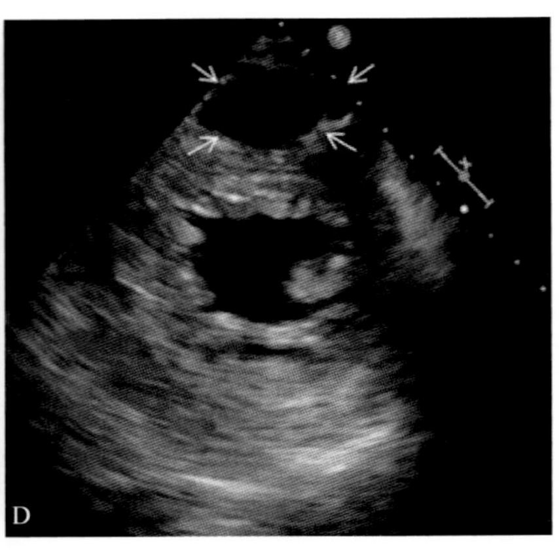

（图 22-0-6 续图）

体积较大，压迫心腔后也可导致严重后果。

二、主动脉夹层

尽管主动脉夹层可见于任何类型的PCI操作，但CTO PCI更为常见，好发于右冠状动脉。研究显示，医源性主动脉夹层心脏压塞发生率更低，较少累及弓上及髂动脉，但死亡率与自发夹层相似。夹层按其严重性分为3个等级：1级局限于同侧冠状窦，2级延伸至升主动脉近段（<40 mm），3级超出升主动脉近段（>40 mm）。发生医源性主动脉夹层的常见原因有：① 导管深插后用力造影，尤其是采用Amplatz导管；② 逆向导丝致冠状动脉夹层后逆向撕裂至主动脉；③ 球囊扩张后破裂致夹层逆向累及主动脉。

指引导管到位后发现嵌顿压力曲线，应避免用力注射造影剂。轻轻冒烟或带侧孔导管可以减少该并发症发生。一旦发生冠状动脉-主动脉夹层，如范围局限于同侧冠状窦或累及升主动脉<40 mm，可以观察随访，或者冠状动脉开口部位植入普通支架（图 22-0-7）或带膜支架。超出升主动脉根部40 mm以上的夹层、累及弓部血管、出现主动脉瓣反流需要紧急外科手术。

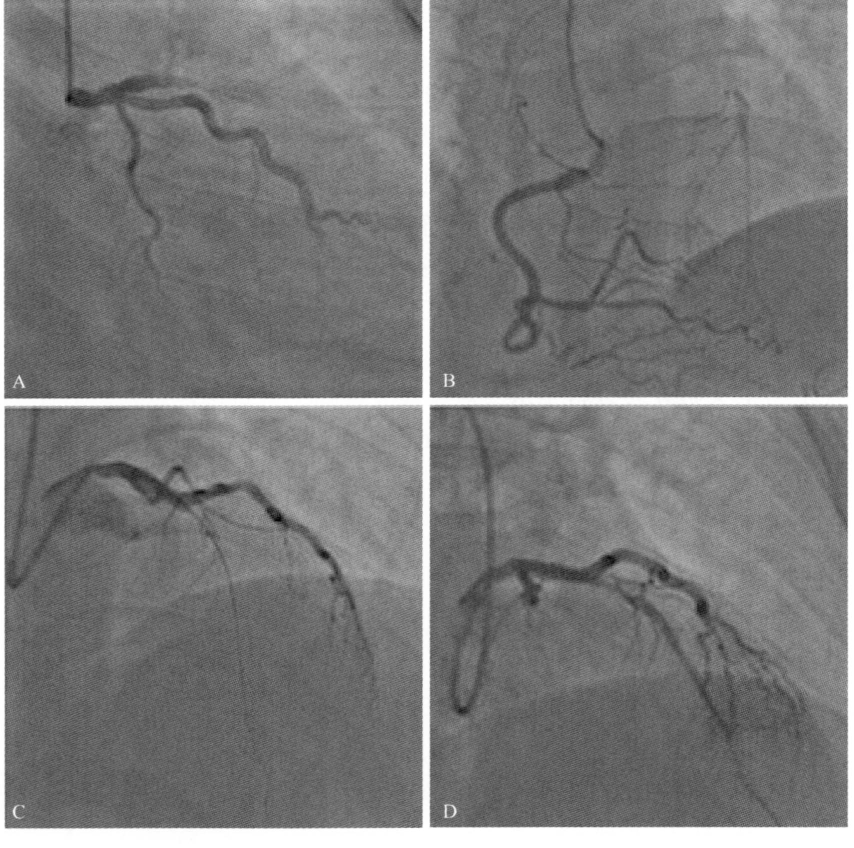

图 22-0-7　左主干-主动脉夹层（续后）

冠状动脉造影示前降支中段CTO（A），右冠状动脉提供良好侧支（B）。正向导丝顺利通过闭塞段（C），2.5 mm × 12 mm球囊预扩张（D），前降支近中段植入3.0 mm × 24 mm DES支架后出现左主干夹层，并逆向扩展到主动脉窦（E）。左主干-前降支近段植入4.0 mm × 23 mm DES支架，封闭夹层入口（F），非顺应性球囊后扩后最后造影结果良好（G）

三、器械嵌顿和脱落

器械的脱落和嵌顿发生率比较低，包括导丝断裂、支架脱载，以及旋磨头、血管内超声导管及Tornus导管等的嵌顿等。

导丝嵌顿常见于Knuckle技术时导丝过度旋转而不是前送，导致导丝打结。逆向技术操作导丝时，切忌单方向转动导丝>180°，这是避免导丝缠绕、嵌顿的有效方法。一旦发生导丝嵌顿，通过微导管超选择性注射硝酸甘油或维拉帕米后，经微导管或小

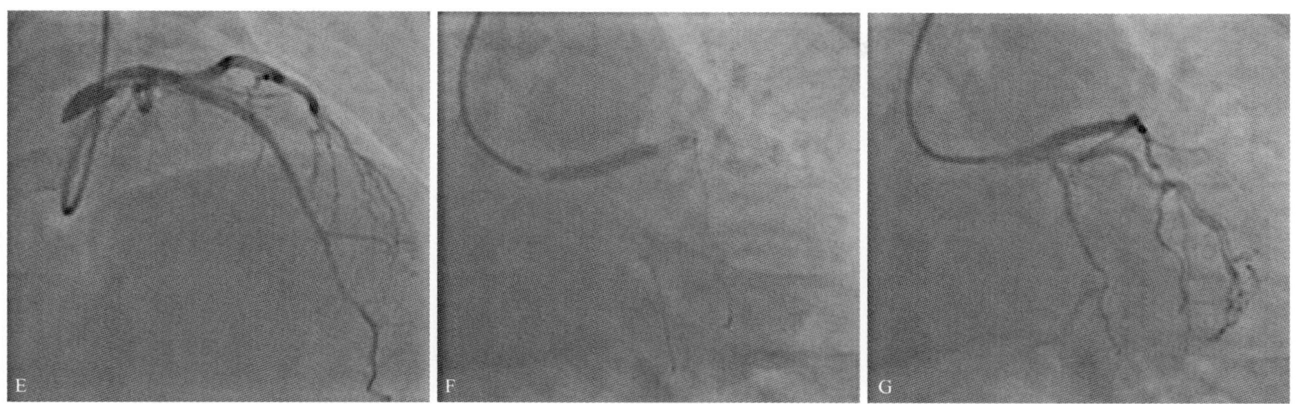

（图 22-0-7 续图）

球囊回撤导丝可能有效。图 22-0-8 为导丝嵌顿断裂病例。

导丝断裂常由于操作不当所致，包括：导丝夹在两支架之间；导丝被支架压在钙化管壁上；分叉病变处理过程中忘记交换导丝，然后高压球囊扩张塑形支架后导丝嵌顿，暴力回拉后导丝断裂等。预防的方法主要是时刻保持头脑清醒，注意导丝操作要规范，比如及时交换导丝；采用双导丝支撑时，释放支架前撤出支撑导丝，尤其是钙化病变。一旦发生导丝断裂，可以采用导丝缠绕、网篮套取或者

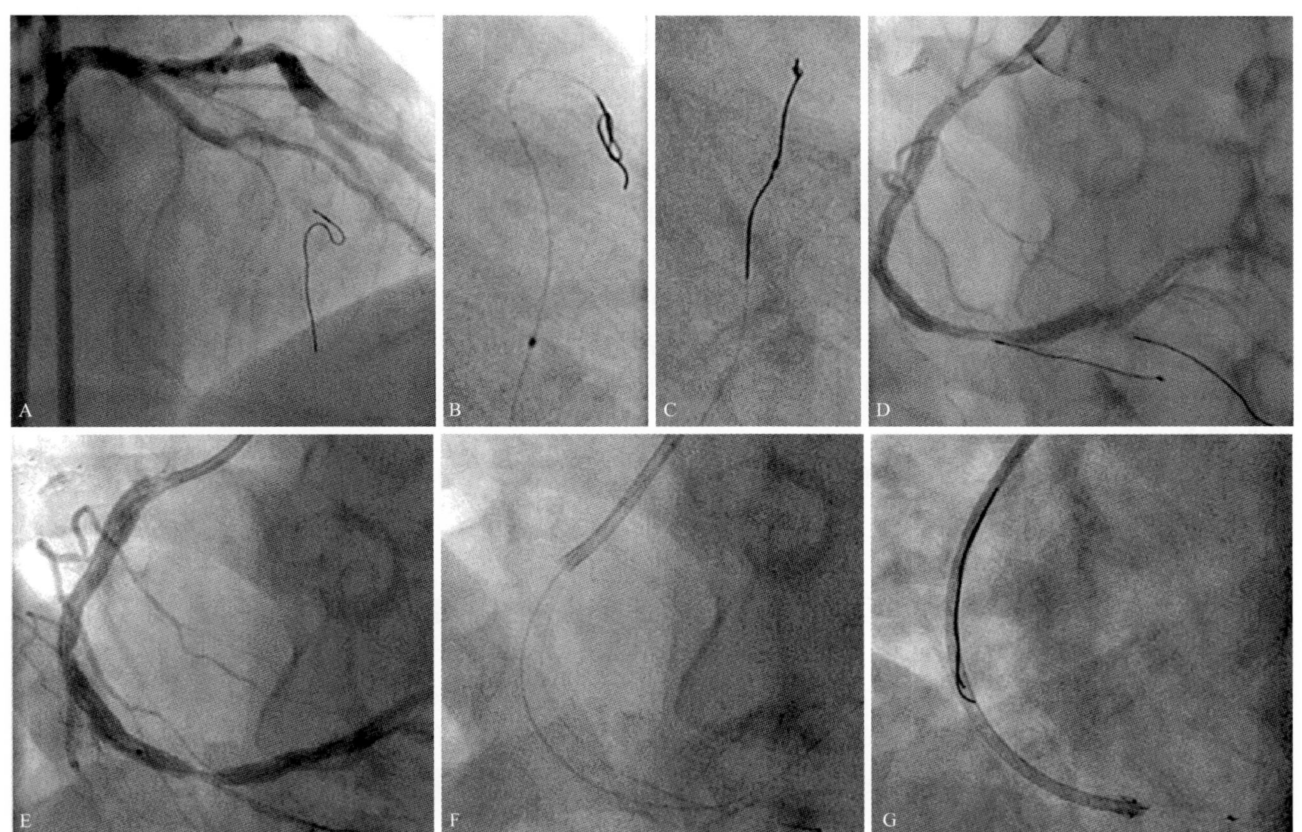

图 22-0-8　导丝嵌顿断裂病例（续后）

68 岁恶化性劳力型心绞痛患者，造影显示前降支中段 CTO，右冠状动脉经室间隔侧支提供远段血流，回旋支近段狭窄 80%。正向尝试失败，改用逆向。Fielder XT-R 导丝成功通过间隔支侧支送至前降支闭塞远端（A），微导管支撑下导丝反复尝试，均无法穿过闭塞段。其间导丝远段打折（B），微导管和打折导丝一起回撤期间末梢段缠绕（C），最终嵌顿于后降支发出间隔支处（D）。用力回撤后导致导丝缠绕段部分拉伸（E），然后完全拉伸（F），直至导丝断裂，残段遗留于右冠状动脉全程和指引导管口部。深插指引导管至右冠状动脉后三叉前以提高支撑力，同时用力旋转 2 根 BMW 导丝，将断裂导丝近段拉断回撤（G）。在 IVUS 指导下，自后降支近段至右冠状动脉中段植入 2 个支架，将残留导丝贴壁（H）。前向法开通前降支 CTO 病变（I）和回旋支病变。12 个月随访显示血管通畅（J）

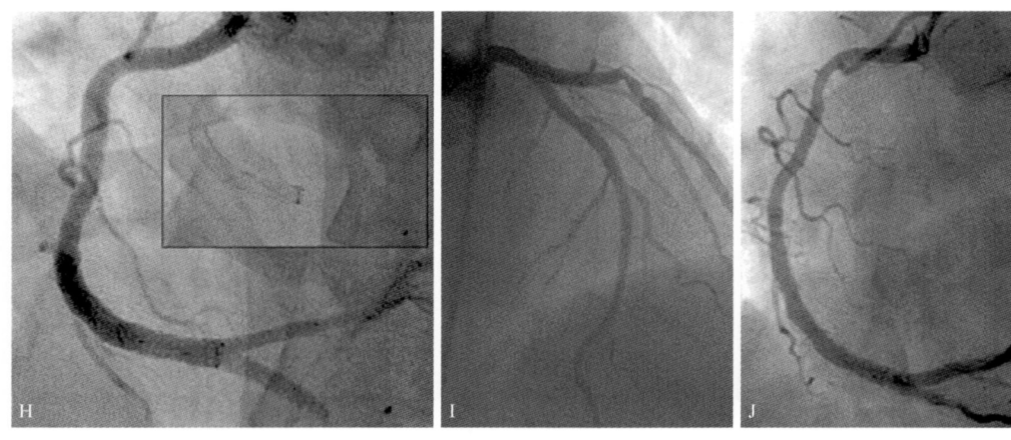

（图 22-0-8 续图）

支架挤压技术，一般首选前两种方法进行处理，如果导丝断裂在血管中段，适合植入支架时，可以采取支架挤压技术。

支架脱落常发生在钙化、扭曲、成角的病变中，遇到阻力后反复推拉致支架脱载；旋磨头嵌顿常由于操作时过于用力推送，旋磨头通过病变后嵌顿在狭窄部位；血管内超声的嵌顿可以发生在支架术后扭曲、成角的血管内，支架膨胀不全时支架网丝的阻挡或者嵌顿所致。导丝的断裂一般不会引起严重并发症，但支架脱载、旋磨头或血管内超声的嵌顿则有可能引起严重的并发症，有时需要外科手术处理。血管充分预扩张是预防支架脱载的关键。可先尝试通过 2.5 mm 直径、已经使用的预扩球囊，如球囊无阻力通过，提示支架等也能顺利通过。一旦发生支架脱载，脱载支架可用各种抓捕器取出，有时也可尝试双导丝缠绕技术、小球囊远端扩张回撤技术。但更为方便的方法是原位释放或挤压。支架挤压技术需要保证支架充分贴壁，并尽量覆盖脱落支架的近端和远端；支架释放技术需要从小球囊开始扩张，直至完全贴壁为止，同时需要保证导丝在支架中间而不是从支架网孔中通过。如果上述方法失败，或者长时间尝试仍未成功，需尽早行外科手术治疗。旋磨头和血管内超声导管嵌顿、断裂虽然非常少见，一旦发生，后果非常严重，常需要外科手术治疗。如果患者病情许可，可以尝试逆向开通血管，然后撤出嵌顿的旋磨头；如果旋磨导管及血管内超声断裂，需及时采取外科治疗。病情许可的条件下，可以尝试网篮套取技术。

另外，在体外化导丝上送入前向微导管时，切忌和同一导丝上的逆向微导管会合，否则容易发生顶端嵌顿。

四、正向真腔再入技术（ADR）的并发症

内膜下寻径及重回真腔（subintimal tracking and reentry，STAR）技术是 CTO PCI 的核心技术，一般指当导丝进入假腔后，将导丝头端在假腔中形成环状，在某一分支前形成钝性分离，往往同时使用双腔微导管，然后操纵导丝进入血管真腔。也有人从微导管内以较高压力注射造影剂，使得 CTO 病变近端产生夹层，从而使导丝通过病变（contrast-guided STAR 技术）。

STAR 技术存在三大问题：① STAR 技术开通血管后，需要长程支架植入，因此发生穿孔和再狭窄的风险增加。甚至有报道 STAR 技术开通 CTO 血管后再狭窄率高达 57%；② STAR 技术常导致分支闭塞，导致围手术期心肌梗死风险增加。特别是前降支分支众多，STAR 技术并非最优方案；③ 内膜下血肿形成导致真腔受压，远端血管显影困难。为防止内膜下血肿过大，应避免前向注射造影剂、暴力操作

导丝、行程过长。

CrossBoss 和 Stingray 导管系统是波科公司研发的 CTO 病变正向策略专用器械。CrossBoss 可通过两种方式通过闭塞段：一种方式是真腔-真腔，有 1/3 病例经过血管真腔到达远端血管真腔，避免了夹层产生；另一种是经过内膜下到达远端血管，一旦穿过闭塞段，利用 Stingray 球囊调整导丝方向穿刺，使导丝远端重新进入真腔，避免长程夹层产生。由于血管外膜张力约为血管内膜张力的 3 倍，CrossBoss 无创钝圆头端的穿透力难以穿出血管外膜，有效避免冠状动脉穿孔的发生。由于 CrossBoss 的穿透力有限，难以穿透钙化组织，因此对于钙化严重的 CTO 病变不建议应用。当病变血管迂曲时，会消减 CrossBoss 前进的推送力，且头端容易进入内膜下或穿出冠状动脉外膜，应小心使用。另外，需特别关注 CrossBoss 是否在主支内，若头端进入分支，继续旋转推送则极有可能导致 CrossBoss 穿出分支，导致冠状动脉穿孔及心脏压塞的发生。

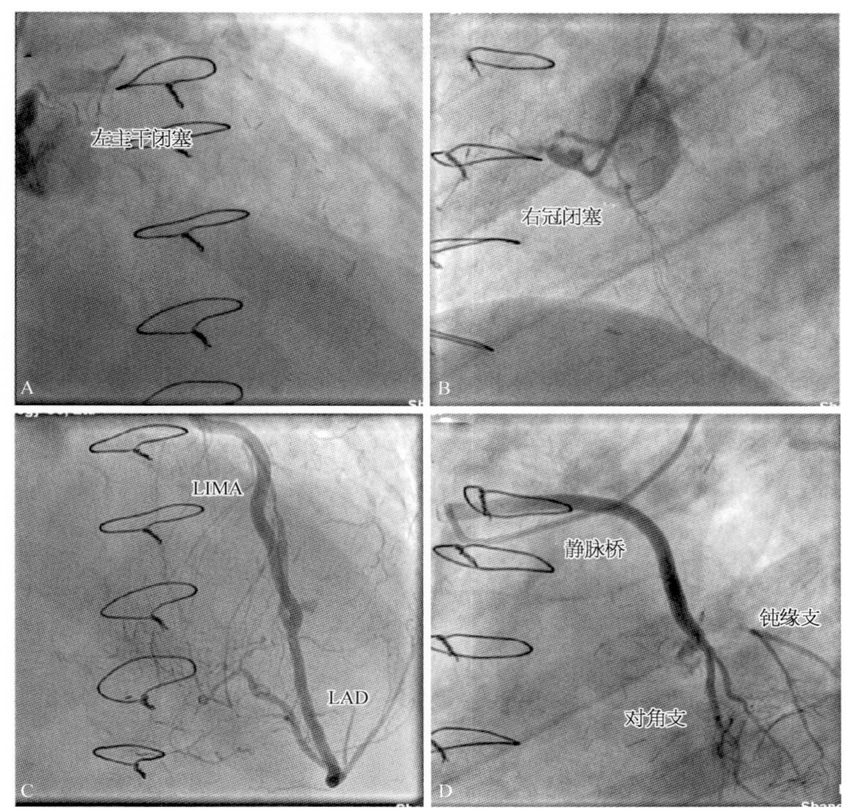

图 22-0-9　CTO 介入并发夹层病例

58 岁男性，CABG 术后，劳力型心绞痛。造影发现自身左主干开口（A）和右冠状动脉（B）开口闭塞，右冠状动脉远段经过曲圆锥支侧支显影；LIMA-LAD 动脉桥通畅，静脉桥-D1 桥血管通畅，逆向血流供应回旋支和钝缘支。决定干预右冠状动脉 CTO 病变

不管是正向或逆向开通血管后，正向造影可能导致夹层形成。远端支架定位可借助于 IVUS 检查或逆向造影，应尽量避免正向造影剂注射，以免夹层形成（图 22-0-9～图 22-0-11）。

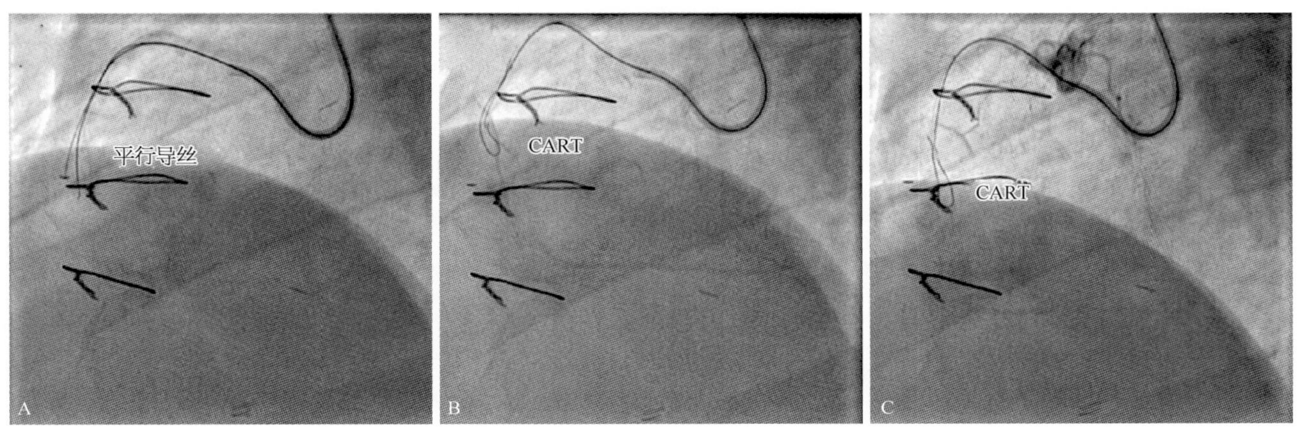

图 22-0-10　CTO 介入并发夹层病例（与图 22-0-9 为同一患者）（续后）

尝试正向开通，全程夹层形成。先采用平行导丝技术（A），然后采用 Crusade 微导管联合 Knuckle 技术将 Pilot 200 导丝送至右冠状动脉中段（B～C），由于缺乏对侧侧支，凭手感前送微导管和 Sion 导丝至左心室后支（D），经微导管注射少量造影剂后出现远段血管夹层（E），经指引导管注射少量造影剂后出现右冠状动脉全程弥漫性夹层形成（F）。结束手术，决定 3 个月后再行干预

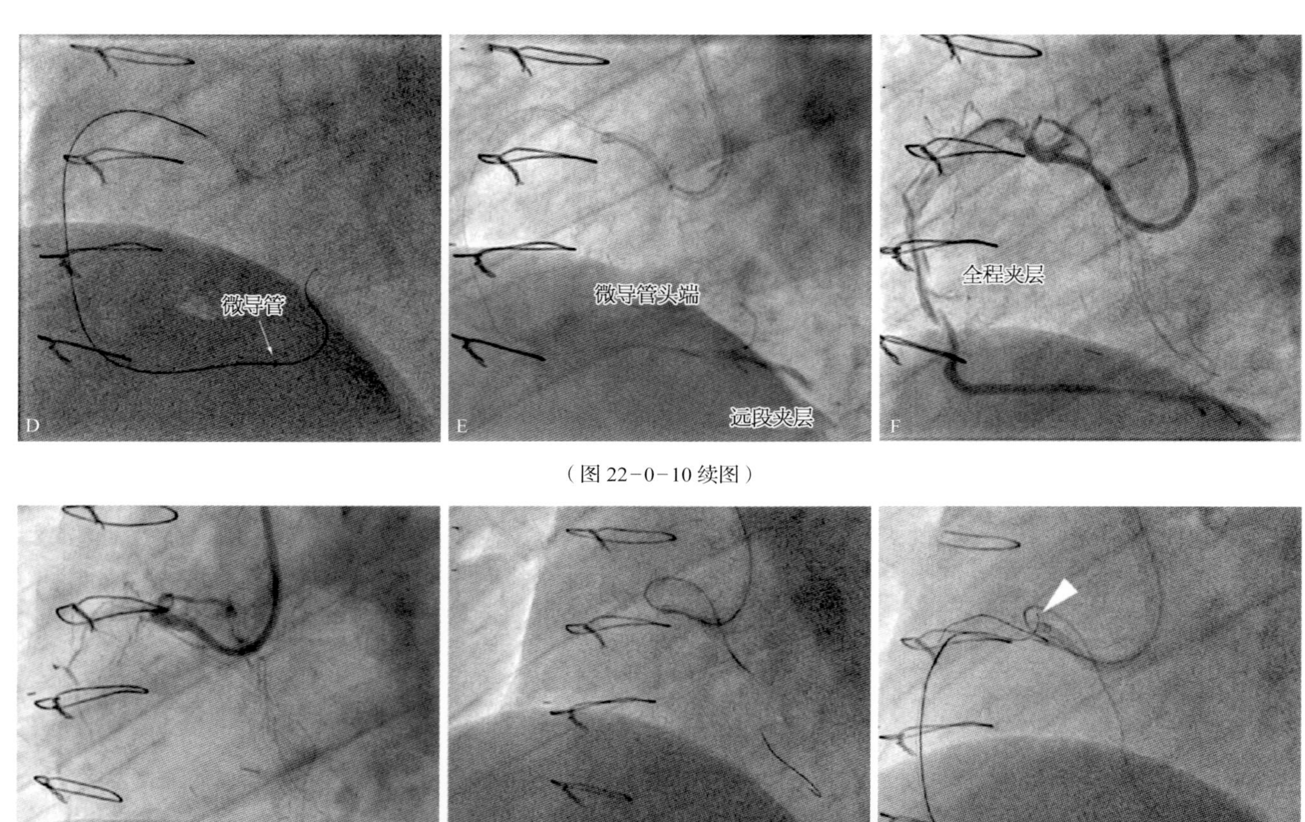

（图 22-0-10 续图）

图 22-0-11　CTO 介入并发夹层病例（与图 22-0-9 为同一患者）

逆向开通右冠状动脉 CTO，主动脉夹层形成。3 个月后，再次造影发现夹层消失，经隐约显影的迂曲圆锥支侧支为右冠状动脉远段提供血供（A）。决定尝试自身侧支逆向导丝技术。右冠状动脉口送入双指引导管，采用反向 CART 技术，逆向 Conquest Pro 反复尝试成功通过闭塞段（B），然后送至正向 Guidezilla 内，其间逆向导丝似有穿出右冠状动脉开口部位之嫌疑（C，箭头）。但逆向 Corsair 无法送入 Guidezilla。在 Corsair 微导管支撑下，正向 Fielder XT-R 导丝送至左心室后支（D），球囊扩张后 IVUS 证实导丝位于真腔，串联植入支架（E）。右冠状动脉造影发现主动脉根部右冠窦夹层形成（F，箭头）。估计主动脉夹层与逆向导丝进入内膜下有关。鉴于范围局限，患者无症状，保守治疗

五、空气栓塞

冠状动脉内气体栓塞罕见但严重。这是一种纯属医源性失误的并发症，是一种完全可以预防和避免的并发症。CTO 介入治疗时，由于器械交换频繁、操作时间延长，空气栓塞比一般 PCI 更为多见。冠状

动脉空气栓塞常见于以下情形：① 导管没有充分排气和冲洗；② 注射造影剂时，注射器尾部没有翘起，导致气体注入导管；③ 球囊或导丝进入或撤出导管时速度过快，Venturi 效应将空气夹带进入血管引发气体栓塞；④ 球囊扩张时发生破裂引发气体栓塞；⑤ 主动脉球囊反搏装置的气囊破裂引起氦气栓塞。防止气体栓塞最好的方法就是对介入器械进行严格的排气和冲洗，并正规操作。

对无症状的空气栓塞，一般继续观察即可，无需特殊处理。尽管研究表明，冠状动脉内空气栓塞大多在 5～10 min 内自行消散，但是，对大量冠状动脉内空气栓塞或症状严重者，安然度过这生死攸关的 5～10 min 并非易事。除对症支持（100% 纯氧吸入、吗啡止痛、IABP 和血管收缩药物维持血压、阿托品和临时起搏维持心率等）外，必须主动干预！主动干预气泡可采取回吸、前冲、原位破坏等方法，“想尽办法搞破坏，就是不让气泡安生”，最高原则是尽快恢复冠状动脉血流！

六、逆向介入治疗相关急性并发症

逆向技术处理 CTO 病变是该领域治疗的重大技术飞跃，逆向技术也逐渐被介入医生了解，应用越来越广泛，但由于逆向治疗需经过侧支血管的供体血管进行操作以及器械通过侧支血管时可能会产生一些非常特殊的并发症。

1. 供血血管损伤　供血血管损伤主要包括夹层、痉挛和血栓形成。逆向介入治疗过程中，当导丝建立轨道完成支架植入后，逆向撤出导丝时需要耐心，并需要保护提供侧支循环的供血血管。若回撤过于用力而又未用微导管或者 Corsair 导管等保护，可能会造成供血血管或者侧支血管夹层形成。供血血管夹层形成后，处理应该比一般的冠状动脉夹层更加积极主动，提倡快速支架置入，以保证患者的生命线。

逆向供血冠状动脉或逆向指引导管内血栓形成是逆向操作中最为严重的、灾难性的并发症。常见原因如下：① 由于 CTO 长时间操作、血管内微导管长时间留置等原因，导致 CTO 介入本身容易出现血栓形成。尤其是逆向指引导管使用率不高时，导管内血流淤滞而容易形成血栓；② 手术室护士遗忘定时补充肝素，或者静脉途径肝素漏到皮下；③ 手术医生精力集中于 CTO 病变本身，容易忽视导管曲线压力下降、回血不畅等导管内血栓征象。一旦操作导管内血栓形成而未被发现，注射造影剂将引发冠状动脉内血栓栓塞，甚至猝死。主要预防措施是每隔 30 min 检测 ACT，维持在 300～350 s，每隔 15～30 min 冲刷导管。任何器械回撤或注射对比剂前均应强调抽回血，如果没有血液回流就要怀疑血栓形成可能，必要时撤出整个系统。一旦发生冠状动脉内血栓形成或血栓栓塞，及时血栓抽吸，并静滴 Ⅱb/ Ⅲa 受体抑制剂。

2. 侧支血管损伤　逆向 CTO 介入时，导丝、微导管可引起侧支血管损伤，包括夹层、血栓和破裂等，引起围手术期心肌梗死和心脏压塞。

近年来，我们中心进行的相关研究显示，采用间隔支侧支血管行逆向介入手术要比心外膜侧支并发症少。其主要原因在于间隔支侧支虽然有时血流不好，但由于走行在心肌内，侧支血管破裂的风险相对较小。室间隔侧支常常破入心室腔，不会诱发严重后果；有时引起室间隔血肿，一般具有自限性（图 22-0-12），如持续扩大可影响血流动力学状态；一般不会破入心包导致心脏压塞。

而心外膜侧支血管虽然血流较好，但常见扭曲，导丝或微导管不容易通过，反复尝试过程中容易发生侧支血管的夹层或者破裂，常很快导致心脏压塞。所以，逆向介入治疗时应首先选择间隔支侧支血管以降低手术并发症。新一代微导管外径缩小，对迂曲侧支的通过性增强，可显著减少侧支血管损伤。包括 Carvel（日本 Asahi 公司）、Turnpike LP（美国 Vascular Solutions 公司）、Micro 14（美国 Roxwood medical 公司）。

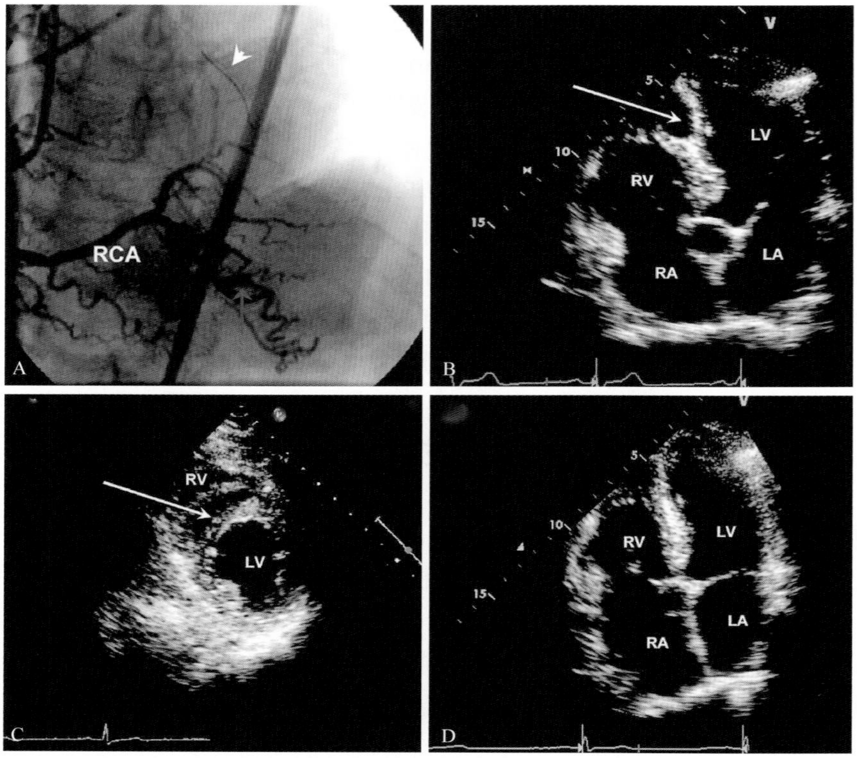

图 22-0-12 自行吸收的室间隔血肿

73 岁不稳定型心绞痛患者，前降支中段严重钙化 CTO 病变。逆向导丝经过迂曲间隔支侧支时送至前降支闭塞远端，Corsair 导管前送时间隔支侧支穿孔，造影剂残留（A）。超声发现室间隔无回声区（B 为心尖四腔切面；C 为左心室短轴切面）。患者无症状，血流动力学稳定。5 周后复查心超示血肿吸收（D 为心尖四腔切面）

侧支穿孔主要预防措施为小心操作导丝，前送微导管前确保导丝位于血管内，并且不超过导丝顶端，高选择造影前确认微导管有回抽血液，回撤导丝前确认远端无穿孔。既不要尝试扩张心外膜侧支，也不要在心外膜侧支内进行“冲浪”技术。

侧支穿孔后，如能通过微导管，可继续操作，待手术结束后大多可自行闭合（图 22-0-13）。机制是微导管起到了阻断血流的作用，这与桡动脉破裂处理非常类似；桡动脉夹层 / 破裂后，球囊辅助下（BAT 技术）指引导管通过损伤处桡动脉，数十分钟 PCI 结束后，桡动脉夹层 / 破裂可自行愈合。另外，也有报道可尝试微导管负压吸引，有时可闭合微小穿孔点。但大部分穿孔可能需要封堵治疗（包括弹簧圈等）。与一般小血管穿孔不同，侧支穿孔需要二步造影确定穿孔点位置和血流来源。① 微导管轻力造影：CTO 导丝通常在微导管支持下操作，由于微导管阻断部分血流，造影剂外渗现象不易发现。一旦怀疑侧支穿孔，微导管造影可更好地确认穿孔的精确位置和严重程度。强调轻力，是因为大力推注造影剂可能导致穿孔的扩大；② 双侧造影：双向穿孔需双向封堵，由于侧支血管的血液来源具有双源性，因此需要后退微导管后，经正向、逆向同时造影，看清穿孔双向来源血管的详细解剖结构，以便确定栓塞位置，

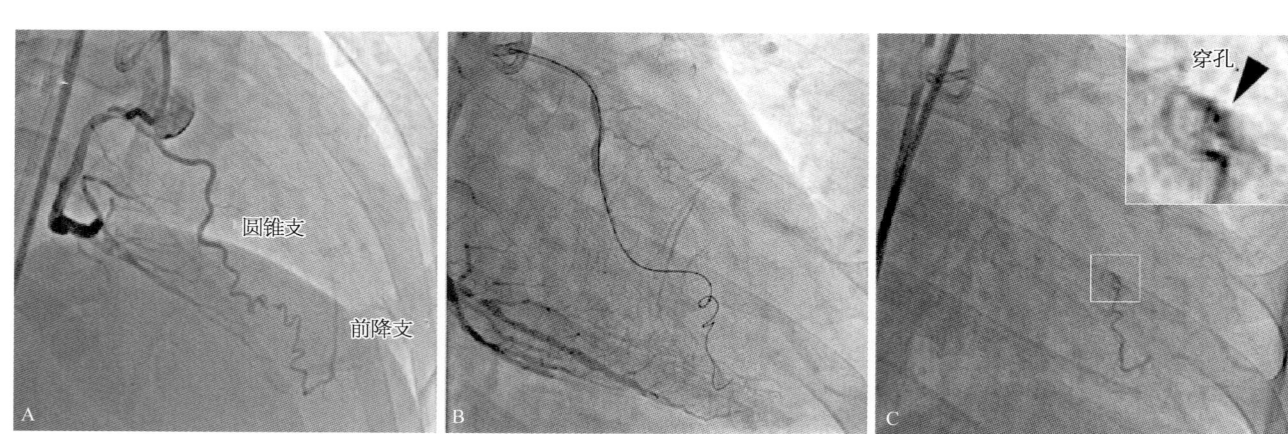

图 22-0-13 侧支血管小穿孔自愈（续后）

43 岁男性，稳定型心绞痛，前降支近段完全闭塞，右冠状动脉锐缘支为前降支中远段提供迂曲侧支血供（A）。直接采用逆向策略，150 cm Finecross 微导管支撑下，Sion Blue 换用 Fielder XT-R 导丝通过锐缘支侧支，阻力较大（B），微导管造影显示侧支通道 Ellis II 型小穿孔（C），造影剂残留时间较长（D），估计出血量不大。继续操作，顺利逆向开通前降支。退出锐缘支微导管和逆向导丝，右冠状动脉造影发现侧支小穿孔自愈（E）。左主干-前降支植入支架后最终造影结果良好。术后即刻和术后 12 h 心脏超声均未发现心包积液，次日出院

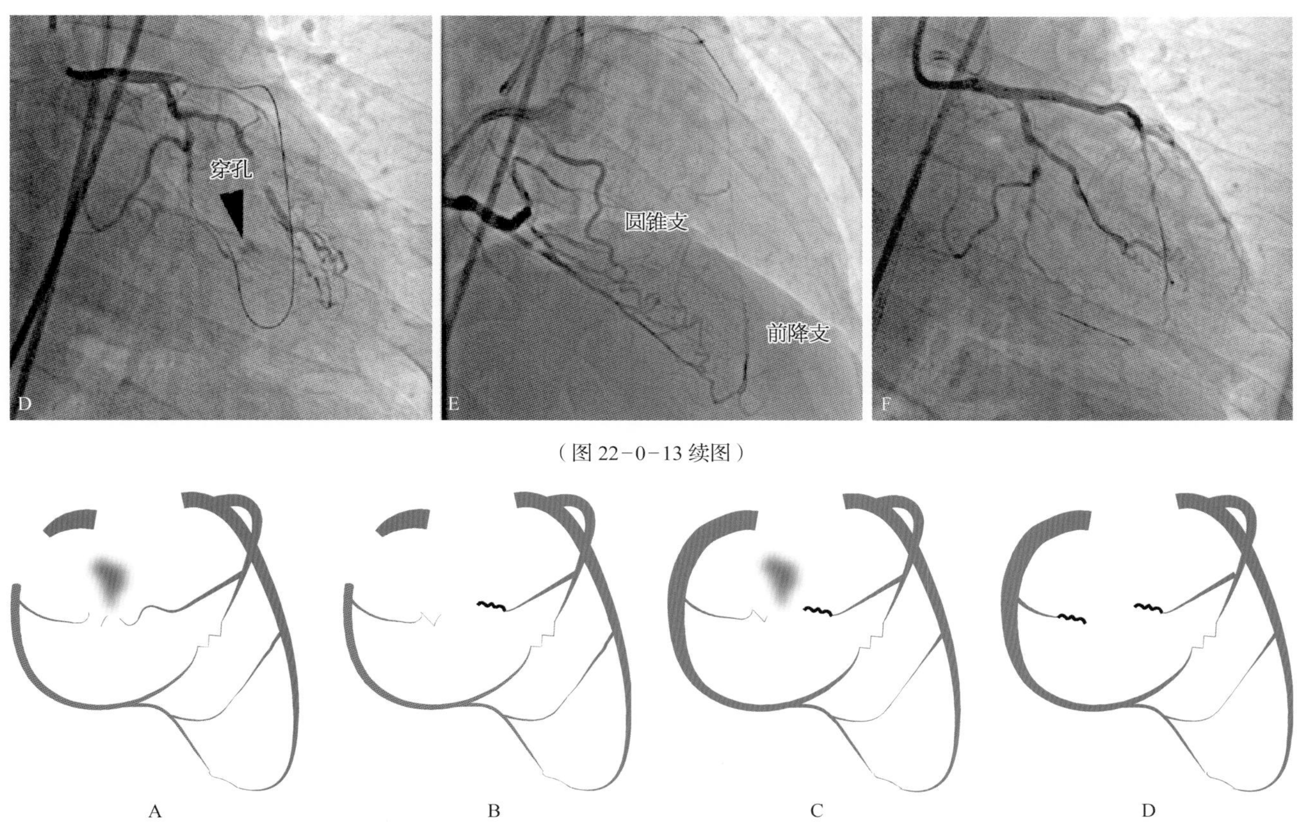

（图 22-0-13 续图）

A B C D

图 22-0-14 双向弹簧圈栓塞的示意图
A. 逆向穿孔；B. 逆向弹簧圈；C. CTO 开通，出现正向穿孔；D. 正向弹簧圈

如双向穿孔可能需要双向栓塞（图 22-0-14）。图 22-0-15 为侧支穿孔后正向和逆向的双向经微导管弹簧圈封堵的病例。

3. 导丝体外化相关注意事项 逆向开通 CTO 时，当逆向微导管送至前向指引导管后，需要将导丝体外化。延长导丝容易分离或扭结，应避免使用。一般首选 330 cm 的 RG3。导丝体外化后撤离体外化导丝时，正向和逆向指引导管容易对冲深插，损伤冠状动脉开口，需要后撤逆向指引导管 3～4 cm，使其脱离冠状动脉开口，游离于主动脉内。同时，由于导丝张力过高，容易对侧支血管和间隔心肌产生切割损伤，因此必须在微导管保护下才能外拉或撤离体外化导丝。

七、非冠状动脉心脏并发症

CTO 病变介入治疗后心肌梗死发生率比较高。常见机制包括闭塞段侧支丢失、闭塞段远端分支丢失（内膜下血肿或支架植入）、侧支损伤或闭塞、供血血管损伤（夹层、血栓或空气栓塞）等。在采用反向 CART 或者 Knuckle 导引钢丝技术时，其发生率可以高达 40%。多数患者无临床症状，无需特殊处理。

八、心外并发症

1. 造影剂肾病 CTO 介入时造影剂用量较大，造影剂肾病的风险也随之增加。造影剂肾病的定义为血管内注射碘造影剂后 3 天内，在排除其他病因的前提下，肾功能发生损害，血清肌酐水平升高 0.5 mg/dl

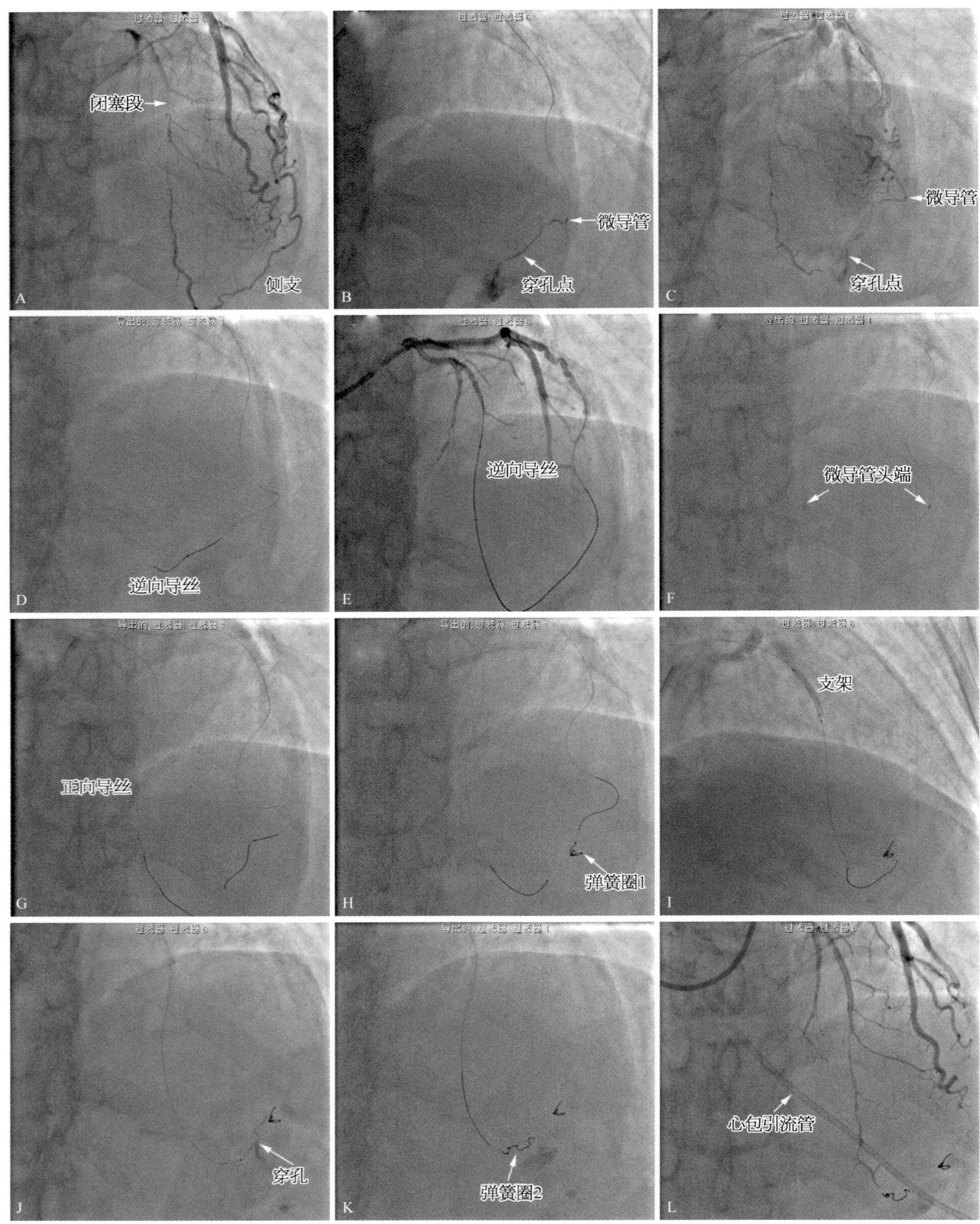

图 22-0-15 双向弹簧圈封堵侧支穿孔

62 岁女性，陈旧性前壁心肌梗死，造影见前降支中段完全闭塞，钝缘支向前降支中远段提供侧支循环（A）。采用逆向技术，Corsair 微导管在 Sion 导丝引导下成功送至前降支远端，微导管造影见侧支穿孔（B），指引导管造影见穿孔点双向供血（C）。穿孔外渗不多，无症状，决定继续逆向干预。更换 GAIA First 导丝成功逆向通过闭塞段，送入 RG3 导丝体外化（D～E），正向送入 130 cm Finecross 微导管至前降支远端（F），撤出 RG3 导丝（G），经逆向 Finecross 微导管送入弹簧圈一枚封堵穿孔部位（H）。正向送入 Sion 导丝，球囊预扩张后植入 2.25 mm × 18 mm DES（I）。复查造影远端侧支仍有造影剂外渗（J），正向送入 Finecross 微导管送入弹簧圈一枚封堵穿孔部位（K）。床旁心超见中等量心包积液，行心包穿刺引流术，引出新鲜血液 240 ml。最后造影未见造影剂外渗（L）。观察 6 天后患者顺利出院

（44.2 μmol/L）或比基础值升高 25%。一项 18 061 例患者的荟萃分析显示，造影剂肾病的发生率为 3.8%。

预防造影剂肾病需要记住 6 字方针：分层、水化、限量。① 分层：术前甄别造影剂肾病的高危患者，包括高龄、糖尿病、基础状态肾功能不全、心力衰竭、贫血及血流动力学不稳定等；② 水化：对高危人群术前进行水化，术前 12 h 采用等渗生理盐水 1 ml/（kg · h），维持到术后 12 ～ 24 h；③ 限量：术中尽量减少造影剂用量，避免短时间内重复使用造影剂。

2. 放射性损伤　放射性损伤包括皮肤灼伤、肿瘤发生风险增加、脱发、白内障等。放射性皮肤灼伤往往是同一体位长时间曝光所致，在 CTO 介入中发生率大约为 1.5%。放射性皮肤损伤具有以下几个特点：不易感知；常在手术后数天发生，个别患者甚至在数月后发生；常发生在背部；最常见的症状是轻度红斑。放射性皮肤坏死是一种无菌性坏死，伤口难自愈，有时需要外科手术植皮治疗。

减少放射损伤的基本原则如下：防护设备要充分利用；导管床要升高（离机头最少 80 cm），平板或影像增强器要尽可能贴近患者，减少透视和电影时间；影像不要过度放大；采用最小帧频；避免长时间同一体位曝光；曝光角度不要过小；一次性操作时间不要过长；第二次介入手术与第一次相距 1 个月以上等。

总之，CTO 介入治疗的宗旨是并发症最小化、获益最大化。全力开通是目标，及时收手是底线。CTO 介入术者要胆大心细，料敌于先，出现并发症后要冷静合理地选择处置对策，最大限度降低并发症造成的损害。目前，我国 CTO 术者的介入治疗技术水平差异较大，为减少术中并发症风险，介入医师应敬畏生命，熟练掌握 CTO PCI 的适应证，尽量做到规范化处理 CTO 病变，避免并发症的发生。

参考文献

[1] Stone GW, Reifart NJ, Moussa I, et al. Percutaneous recanalization of chronically occluded coronary arteries: a consensus document: part II [J] . Circulation, 2005, 112: 2530–2537.

[2] Dash D. Complications encountered in coronary chronic total occlusion intervention: Prevention and bailout [J] . Indian Heart J, 2016, 68: 737–746.

[3] Patel VG, Brayton KM, Tamayo A, et al. Angiographic success and procedural complications in patients undergoing percutaneous coronary chronic total occlusion interventions: a weighted meta-analysis of 18, 061 patients from 65 studies [J] . JACC Cardiovasc Interv, 2013, 6: 128–136.

[4] El Sabbagh A, Patel VG, Jeroudi OM, et al. Angiographic success and procedural complications in patients undergoing retrograde percutaneous coronary chronic total occlusion interventions: a weighted meta-analysis of 3, 482 patients from 26 studies [J] . Int J Cardiol, 2014, 174: 243–248.

[5] Rathore S, Matsuo H, Terashima M, et al. Procedural and in-hospital outcomes after percutaneous coronary intervention for chronic total occlusions of coronary arteries 2002 to 2008: impact of novel guidewire techniques [J] . JACC Cardiovasc Interv, 2009, 2: 489–497.

[6] De Marco F, Balcells J, Lefèvre T, et al. Delayed and recurrent cardiac tamponade following distal coronary perforation of hydrphilic guidewires during coronary intervention [J] . J Invasive Cardiol, 2008, 20: E150–153.

[7] Chin Yong A, Wei Chieh JT. Coronary Perforation Complicating Percutaneous Coronary Intervention—A Case Illustration and Review [J] . Asean Heart J, 2013, 21: 3.

[8] Shimony A, Joseph L, Mottillo S, et al. Coronary artery perforation during percutaneous coronary intervention: a systematic review and meta-analysis [J] . Can J Cardiol, 2011, 27: 843–850.

[9] Muller O, Windecker S, Cuisset T, et al. Management of two major complications in the cardiac catheterisation laboratory: the no-reflow phenomenon and coronary perforations [J] . EuroIntervention, 2008, 4: 181–183.

[10] 黄浙勇 . 中山 PCI 解码第 8 篇冠脉穿孔必杀技系列 1：处理流程 [EB/OL] . 中国医学论坛报壹生，2017: https: //www. cmtopdr. com/post/detail/12f10e12f18-d11ad-14c35-a160-62884c62884a62895ed.

[11] Ishihara S, Tabata S, Inoue T. A novel method to bail out coronary perforation: Micro-catheter distal perfusion technique [J] . Catheter Cardiovasc Interv, 2015, 86: 417–421.

[12] Copeland KA, Hopkins JT, Weintraub WS, et al. Long-term follow-up of polytetrafluoroethylene-covered stents implanted during

percutaneous coronary intervention for management of acute coronary perforation [J] . Catheter Cardiovasc Interv, 2012, 80: 53-57.

[13] Al-Mukhaini M, Panduranga P, Sulaiman K, et al. Coronary perforation and covered stents: an update and review [J] . Heart Views, 2011, 12: 63–70.

[14] 黄浙勇 . 中山 PCI 解码第 9 篇冠脉穿孔必杀技系列 2：3M 薄膜自制带膜支架的制作和应用 [EB/OL] . 中国医学论坛报壹生，2017：https: //www. cmtopdr. com/post/detail/2b14ca41-16b96-49cf-b19d15-88d7827e7547a.

[15] Karatasakis A, Akhtar YN, Brilakis ES. Distal coronary perforation in patients with prior coronary artery bypass graft surgery: The importance of early treatment [J] . Cardiovasc Revasc Med, 2016, 17: 412–417.

[16] Dash D. Problems encountered in retrograde recanalization of coronary chronic total occlusion: Should we lock the backdoor in 2018? [J] . Indian Heart J, 2018, 70: 132–134.

[17] Dunning DW, Kahn JK, Hawkins ET, et al. Iatrogenic coronary artery dissections extending into and involving the aortic root [J] . Catheter Cardiovasc Interv, 2000, 51: 387–393.

[18] 黄浙勇 . 中山 PCI 解码 · 第 17 篇导丝嵌顿 or 断裂，上、中、下策你选哪个？ [EB/OL] . 中国医学论坛报壹生，2017：https: //www. cmtopdr. com/post/detail/e4fb0e21-20d26-24e44-ba07-24c26c28e09c25f26.

[19] Sianos G, Papafaklis MI. Septal wire entrapment during recanalisation of a chronic total occlusion with the retrograde approach [J] . Hellenic J Cardiol, 2011, 52: 79–83.

[20] Valenti R, Vergara R, Migliorini A, et al. Predictors of reocclusion after successful drug-eluting stent-supported percutaneous coronary intervention of chronic total occlusion [J] . J Am Coll Cardiol, 2013, 61: 545–550.

[21] Kahn JK, Hartzler GO. The spectrum of symptomatic coronary air embolism during balloon angioplasty: causes, consequences, and management [J] . American heart journal, 1990, 119: 1374–1377.

[22] Fairley SL, Donnelly PM, Hanratty CG, et al. Images in cardiovascular medicine. Interventricular septal hematoma and ventricular septal defect after retrograde intervention for a chronic total occlusion of a left anterior descending coronary artery [J] . Circulation, 2010, 122: e518–521.

[23] Dash D. Guidewire crossing techniques in coronary chronic total occlusion intervention: A to Z [J] . Indian Heart J, 2016, 68: 410–420.

第二篇
病例精选

第23章
CTOCC 手术演示病例选

2005—2006年

病例1 逆向导丝通过技术治疗左前降支起始部完全闭塞合并左主干分叉病变

术者：葛均波　　医院：复旦大学附属中山医院　　日期：2005年8月26日

· 病史基本资料 ·

· 患者男性，51岁。

· 主诉：反复发作性胸痛2年。

· 简要病史：患者于2年前出现反复活动后胸闷，每次发作约2 min，休息及服用硝酸异山梨酯（消心痛）后可缓解，行运动平板试验（+）。2005年8月3日到我院行造影检查提示左主干远端狭窄70%并累及回旋支开口，前降支近段完全闭塞，回旋支和右冠管壁不规则，未见>50%的狭窄，均提供侧支循环供应前降支远端，遂拟择期左冠介入治疗。

· 既往史：吸烟20余年，高血压（−），糖尿病（−），高胆固醇血症（+）。

· 辅助检查

实验室检查：CK−MB mass 1.22 ng/ml；cTnT 0.018 ng/L；LDL 2.1 mmol/L。

心电图：窦性心律，Ⅲ、aVF导联可见q波，aVL导联ST段压低，V_1、V_2导联T波双向。

心脏彩超：LVEF 56%。

· 药物治疗方案：阿司匹林、氯吡格雷、美托洛尔（倍他乐克）、单硝酸异山梨酯、辛伐他汀。

· 冠状动脉造影 ·

造影结果：左主干远端狭窄70%并累及回旋支开口，前降支近段完全闭塞，回旋支和右冠管壁不规则，未见>50%的狭窄，均提供侧支循环供应前降支远端（图23−1−1）。

· 治疗策略 ·

1. 患者左前降支齐头闭塞合并左主干远端和回旋支开口病变，正向穿刺方向错误会导致回旋支开口损伤导致严重并发症，对侧造影提示右冠经穿隔支至前降支有良好侧支循环，故首先启动逆向途径。

2. 患者左主干真性分叉病变，需要采用血管内超声指导和双支架术式，并准备选择Cypher支架，故正向采用8F指引导管。

3. 当时逆向技术处于探索阶段，并没有专用的逆向介入治疗器械，微导管直径大多在2.0F以上，大部分无法通过侧支，故仅能采用逆向导丝作为路标或导丝对吻技术，因此逆向采用6F指引导管。

· 器械准备 ·

1. 穿刺准备：穿刺双侧股动脉，植入8F和6F股动脉鞘。

2. 指引导管：正向 8F EBU 3.5、逆向 6F IMA。

3. 其他器械准备：血管内超声、Progreat 微导管。

· 手术过程 ·

1. 8F EBU 3.5 指引导管至左冠口，6F IMA 指引导管至右冠口，双侧造影明确侧支形态（图 23-1-2）。

2. 自右冠送入 0.014″ Crosswire NT 导丝，在微导管支撑下经室间隔侧支送至 LAD 闭塞病变远端。微导管仅能送至右冠间隔支入口，对侧造影证实逆向导丝位于前降支远端血管真腔（图 23-1-3）。

3. 回旋支送入导丝保护，成功操作逆向导丝通过闭塞段进入左主干和主动脉，对侧造影证实导丝位于左主干真腔（图 23-1-4）。

4. 取另一根 0.014″ Crosswire NT 导丝在作为路标的逆向导丝指引下，成功沿逆向 Crosswire NT 导丝指引穿刺通过 LAD 闭塞病变送至远端（图 23-1-5）。

5. 撤回逆向微导管和 Crosswire NT 导丝，对侧造影证实正向导丝位于远端 LAD 真腔（图 23-1-6）。

6. 取 Avita NM 2.0 mm × 20 mm 球囊以（12～14）atm ×（5～10）s

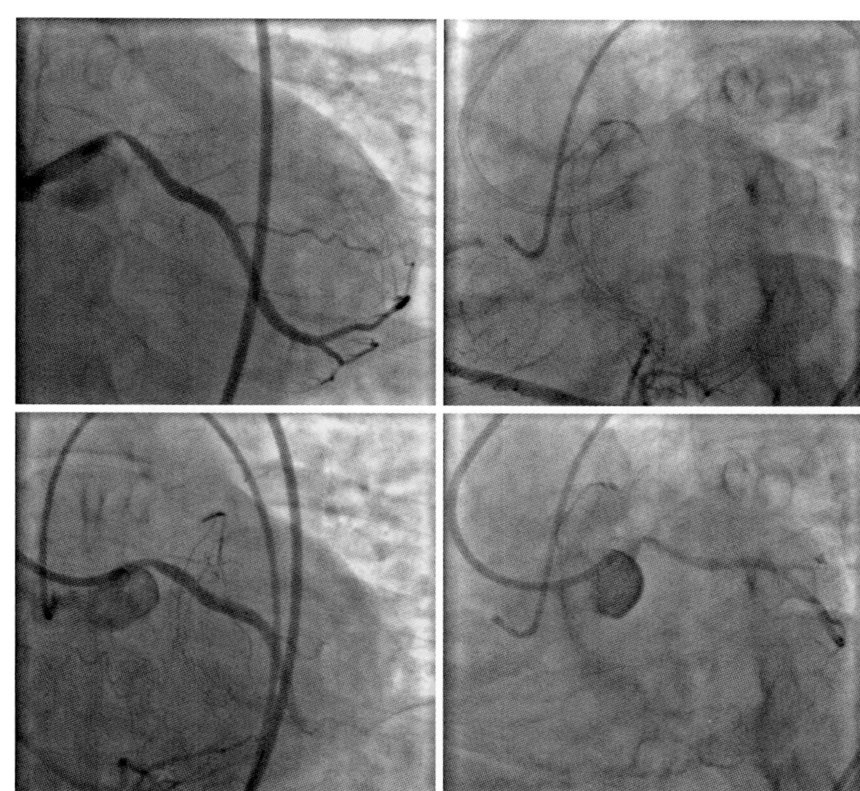

图 23-1-1 前降支起始部完全闭塞

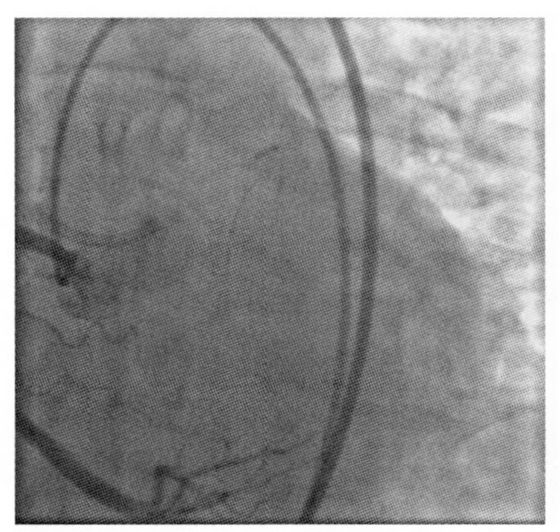

图 23-1-2 对侧冠状动脉造影

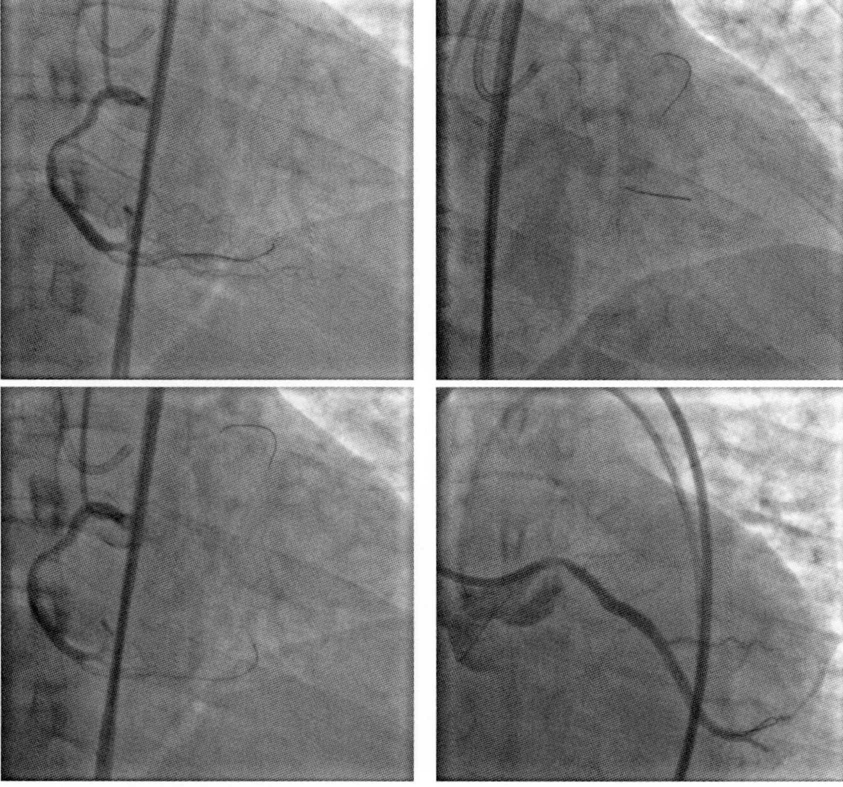

图 23-1-3 对侧造影证实逆向导丝位于前降支远端血管真腔

图 23-1-4 对侧造影证实逆向导引钢丝位于左主干真腔

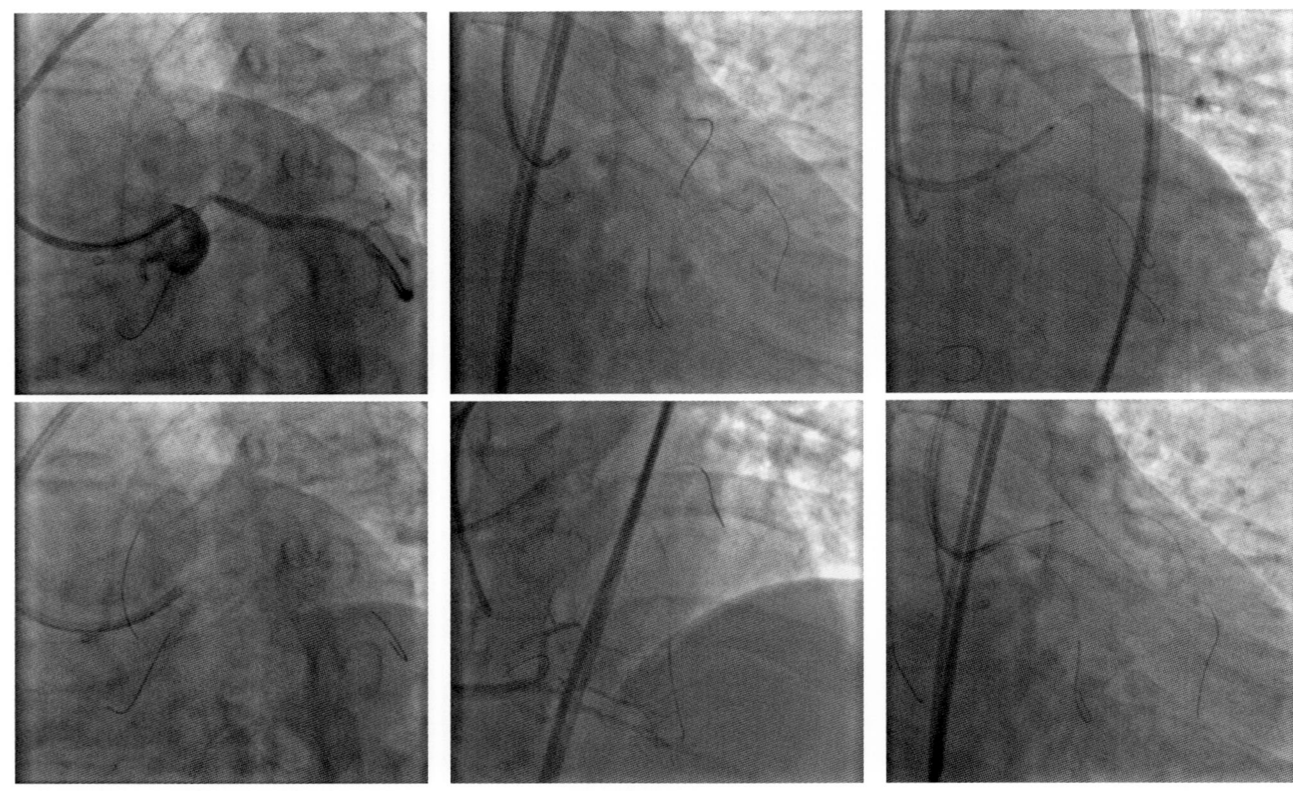

图 23-1-5 导引钢丝对吻技术　　图 23-1-6 正向导引钢丝位于血管真腔　　图 23-1-7 球囊预扩张闭塞病变

多次扩张后，LAD 血流恢复 TIMI 3 级血流，残余狭窄 50%，同时 LCX 开口狭窄加重至 80%。行血管内超声检查明确导丝位于真腔（图 23-1-7）。

7. 采取 Crushing 技术，同时将 Cypher 3.0 mm × 28 mm 和 Cypher 3.5 mm × 18 mm 雷帕霉素药物支架分别送至 LAD 及 LCX 左主干病变处，扩张释放 LAD 支架，撤回 LAD 球囊导丝，扩张释放 LCX 支架，送导丝通过支架侧孔至 LAD 远段，Avita NM 2.0 mm × 20 mm 球囊以 14 atm 扩张支架侧孔。同时送 Quantum 3.0 mm × 15 mm 及 Quantum 4.0 mm × 15 mm 高压球囊，以 16 atm × 15 s 对吻扩张（图 23-1-8）。

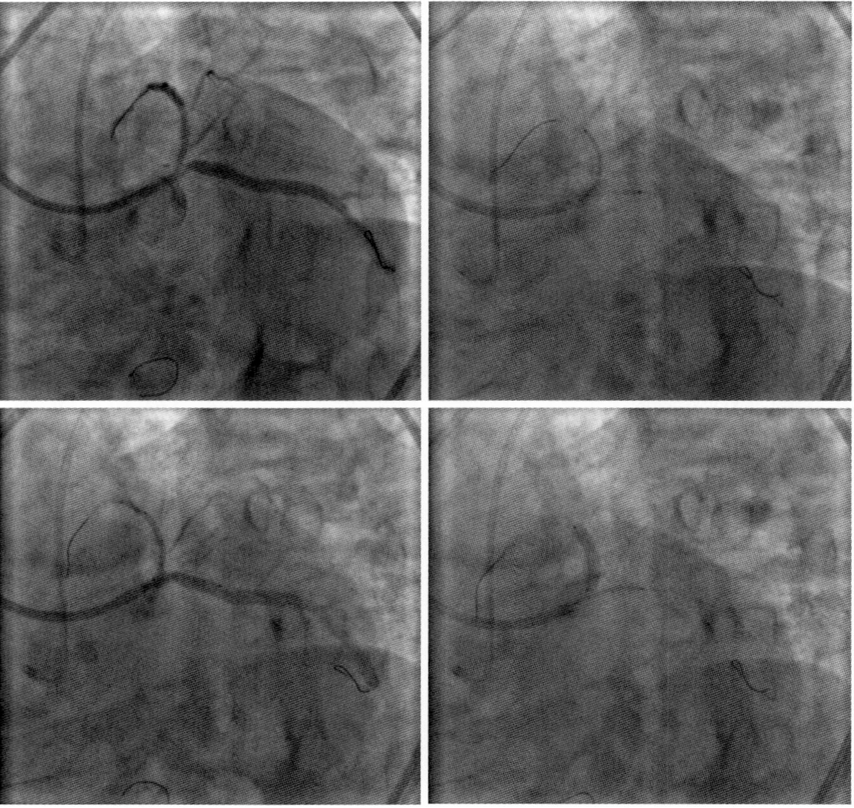

图 23-1-8 Crushing 支架术（续后）

8. 最终结果（图 23-1-9）。

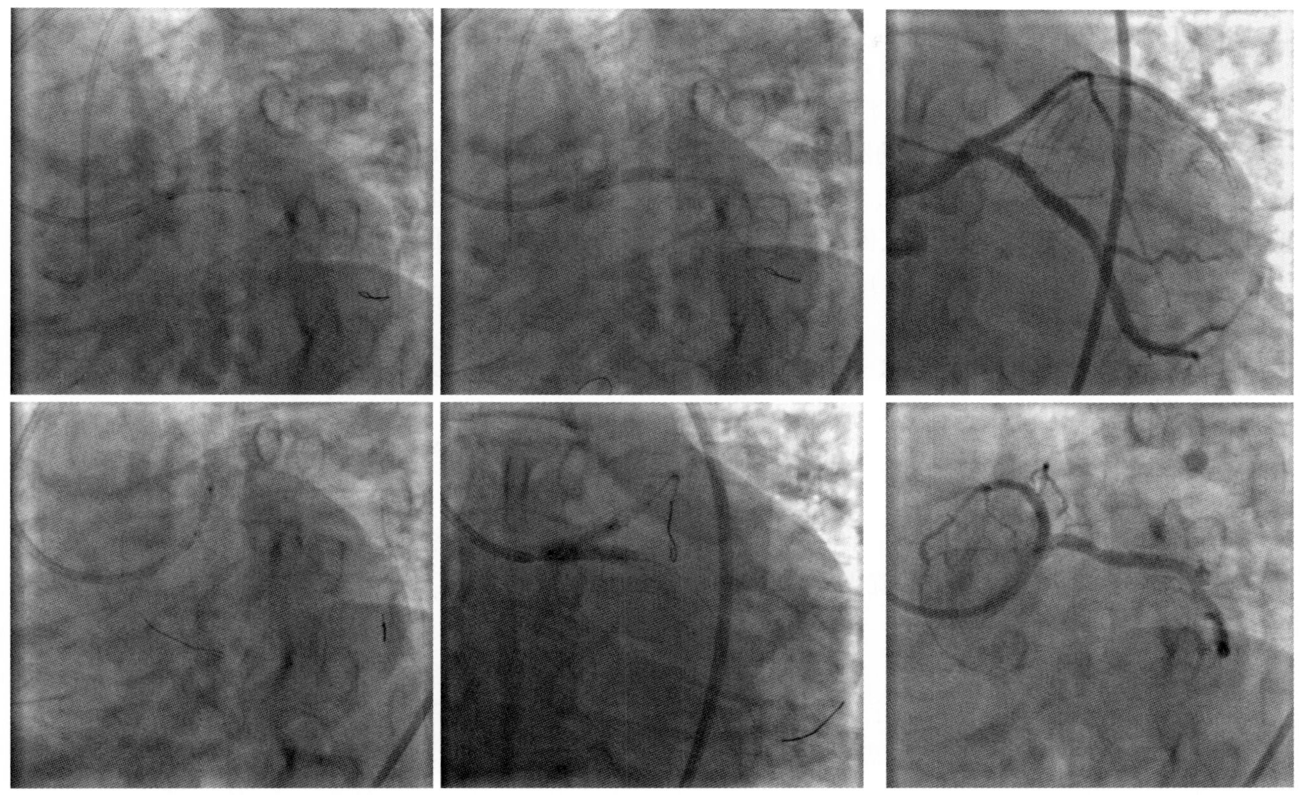

（图 23-1-8 续图）

图 23-1-9 最终结果

· **术后结果** ·

1. 术后观察和看护：患者无明显不适，随访 cTnT（－）。

2. 远期结果：此后患者规律药物治疗，2006 年我院随访冠状动脉造影：左主干、前降支近段原支架内无再狭窄，回旋支开口处支架内轻度内膜增生。

2008 年 12 月随访冠状动脉造影：左主干-左前降支原支架植入处血流通畅，支架内无再狭窄，左回旋支近段原植入支架处血流通畅，开口狭窄 30%～40%。

· **小结** ·

本病例是葛均波院士在国内最早开展逆向介入治疗的患者之一，在 CTO 介入治疗领域具有里程碑的意义。由于当时的器械限制，导丝和微导管常常无法通过侧支血管，仅能进行逆向导丝作为路标或导丝对吻技术，但该病例的多项策略，如双侧造影、血管内超声指导、逆向导丝通过，以及术者高超的导丝操作技术和左主干分叉病变的完美处理，对现今的 CTO 介入治疗同样具有重要的指导意义。

（黄 东 任道元）

病例 2 导引钢丝更替技术治疗前降支及回旋支闭塞病变

术者：葛均波　　医院：复旦大学附属中山医院　　日期：2005 年 8 月 26 日

· **病史基本资料** ·

· 患者男性，51 岁。

• 主诉：反复活动后胸痛 3 年。

• 简要病史：患者于 2002 年 4 月起活动后出现胸骨后疼痛，伴大汗淋漓，持续 2 h，休息后好转。此后症状反复，查心电图未见明显异常，行 Holter 提示阵发性 ST 段压低 0.1～0.3 mV 达 2～3 min。2005 年 8 月 16 日于我院行冠状动脉造影：左主干未见异常，前降支近段完全闭塞，回旋支近段完全闭塞，中间支粗大，未见狭窄病变，提供侧支供应前降支和回旋支远端，右冠近中段长病变，最狭窄处 90%，伴钙化病变；远段提供侧支供应前降支和回旋支中远端。于右冠近中段串联植入支架 2 枚。

• 既往史：吸烟、高血压（+）、糖尿病（−）、高胆固醇血症（+）。

• 辅助检查

实验室检查：CK 51 U/L，CK−MB 7.6 U/L；cTnT 0.01 ng/L；LDL 4.4 mmol/L。

心电图：未见明显 ST−T 改变。

• 药物治疗方案：阿司匹林、氯吡格雷、普伐他汀、美托洛尔、培哚普利。

• 冠状动脉造影 •

造影结果：左主干未见异常，前降支近段完全闭塞，回旋支近段完全闭塞，中间支粗大，未见狭窄病变，提供侧支供应前降支和回旋支远端，右冠通畅，支架内未见再狭窄，远端提供侧支供应前降支和回旋支中远端（图 23−2−1）。

• 治疗策略 •

1. 患者 2 周前行右冠介入治疗，本次拟行前降支和回旋支双支 CTO 介入治疗。

2. LCX 入口有锥形残端，闭塞段直且短，侧支循环由中间支提供，正向治疗成功率高。

3. LAD 入口有锥形残端，无分支，体部有钙化，远端由右冠提供侧支循环，需双侧造影。正向可采用导丝升级技术和平行导丝技术，失败后转逆向。

• 器械准备 •

1. 穿刺准备：穿刺右股动脉，植入 7F 和 6F 股动脉鞘。

2. 指引导管：7F EBU 3.75 和 6F JR 4。

3. 其他器械准备：Maverick OTW 1.5 mm × 15 mm 球囊。

• 手术过程 •

1. 尝试正向开通 LCX 病变，在 Maverick OTW 1.5 mm × 15 mm 球囊支持下先后以 0.014″ Whisper、Miracle 3 导丝成功通过病变送至回旋支远段，中间支提供侧支循环造影提示导丝位于血管真腔（图 23−2−2）。

2. OTW 球囊扩张后恢复前向血流，换入 2 根 Grand slam 导丝送至 LCX 及 OM2 远段，OTW 球囊于 OM2 病变处（8～12）atm ×

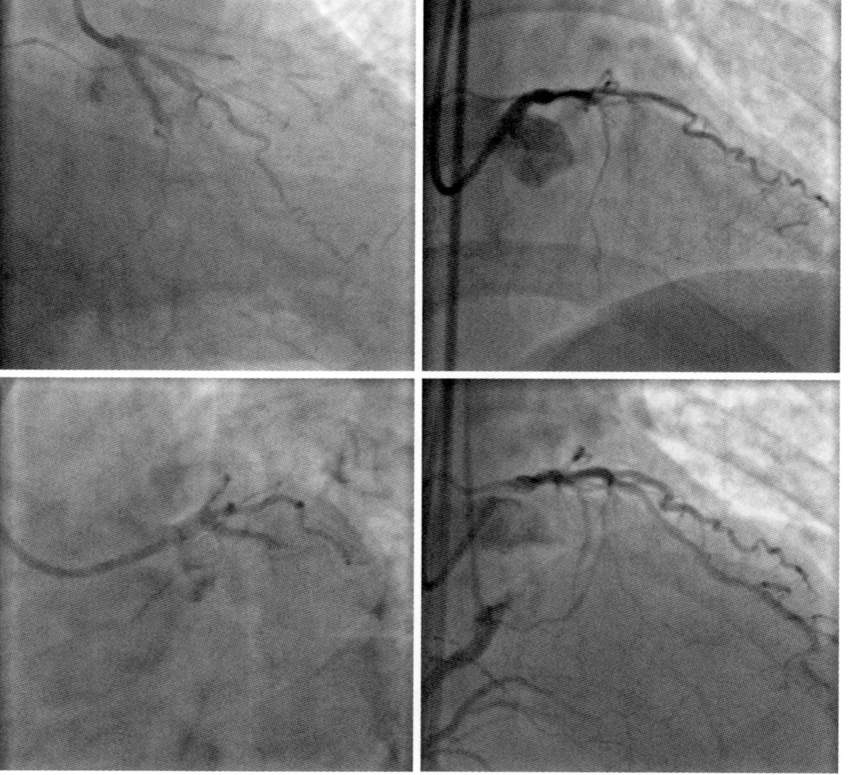

图 23−2−1 前降支近段完全闭塞，回旋支近段完全闭塞，中间支提供侧支供应前降支和回旋支远端

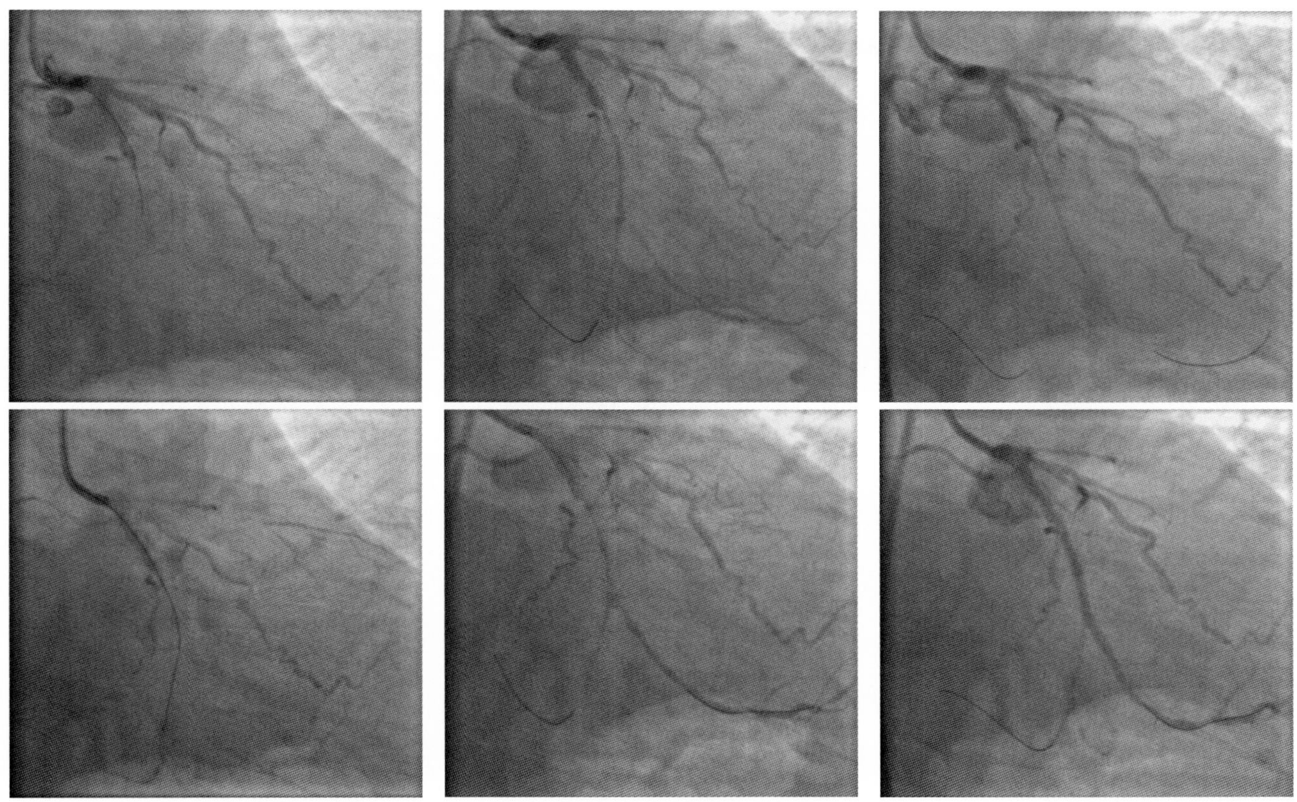

图 23-2-2 Miracle 3 导丝成功通过病变送至回旋支远段

图 23-2-3 预扩张回旋支病变

图 23-2-4 回旋支支架术

10 s 多次扩张，复查造影提示 OM2 粗大（图 23-2-3）。

3. 于 OM2-LCX 处植入 Cypher Select 2.5 mm × 33 mm 雷帕霉素药物支架，复查造影示支架扩张满意（图 23-2-4）。

4. 尝试正向开通 LAD 病变，双侧造影明确病变形态。在 Maverick OTW 1.5 mm × 15 mm 球囊支持下先后以 0.014″ Whisper、Miracle 3 导丝成功通过病变送至前降支远段，对侧造影提示导丝位于血管真腔（图 23-2-5）。

5. OTW 球囊扩张后恢复前向血流，在 OTW 球囊引导下换入 Grand slam 导丝，OTW 球囊于病变处 12 atm × 10 s 多次扩张（图 23-2-6）。

6. 送入另一根 Grand Slam 导丝保护中间支，于 LAD 开口至中段病变处串联植入 Firebird 3.0 mm × 33 mm 和 Firebird 2.5 mm × 29 mm 雷帕霉素药物支架 2 枚（图 23-2-7）。

7. 后扩张后复查造影结果（图 23-2-8）。

· 术后结果 ·

此后患者规律药物治疗，2006 年 5 月于我院随访行冠状动

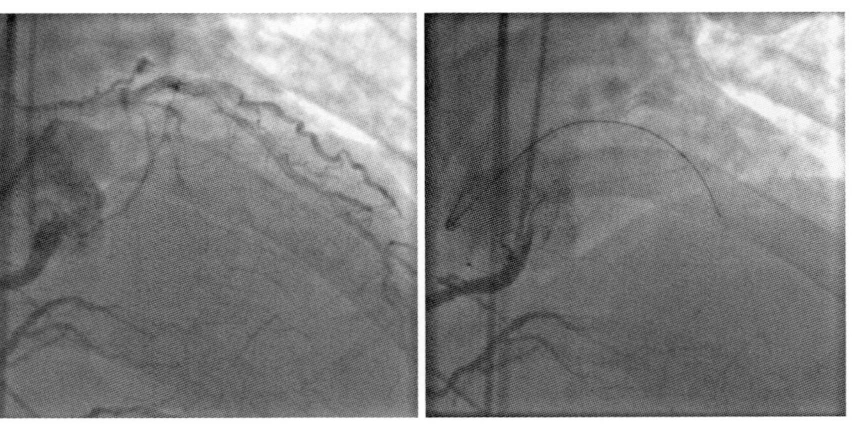

图 23-2-5 Miracle 3 导丝成功通过病变送至前降支远端

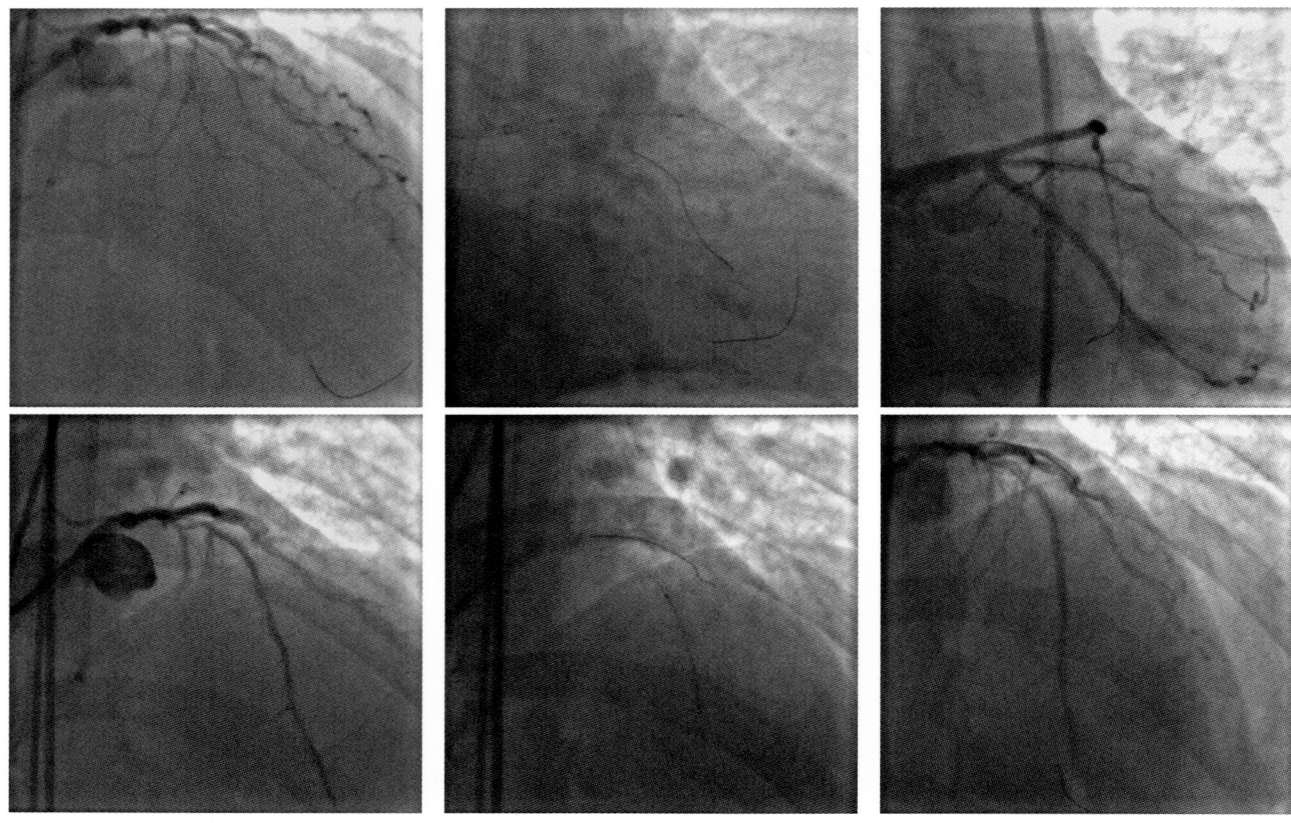

图 23-2-6　球囊扩张前降支病变处　　图 23-2-7　前降支支架术　　图 23-2-8　最终结果

脉造影：左主干未见明显狭窄；左前降支原支架内未见再狭窄，回旋支原支架内未见再狭窄，远端较细，右冠原支架内未见再狭窄。

· 小结 ·

CTO 病变无论正向、逆向策略，均推荐双侧造影全面评估病变。按照目前 CTOCC 推荐的路径，对于存在锥形残端的 CTO 病变，初始策略推荐正向介入治疗。若闭塞段以远血管无严重弥漫性病变，可首先尝试导丝更替技术，包括导丝升级和降级。在早期的病例中，采用 OTW 球囊可提供支撑力和便于交换导丝，同时通过性要优于当时的微导管。

（黄　东　任道元）

病例 3　平行导丝技术治疗左前降支 CTO 病例

术者：葛均波　　医院：复旦大学附属中山医院　　日期：2006 年 11 月

· 病史基本资料 ·

· 患者男性，41 岁。

· 主诉：反复胸闷胸痛 5 年。

· 简要病史：患者 5 年前反复出现胸骨后隐痛不适，位于心前区，活动后尤甚，至 2005 年 4 月症状明显加重，于外院行冠状动脉造影：左主干未见异常，前降支近段完全闭塞，回旋支未见狭窄，右冠状动脉近段狭窄 95%，左心室后支狭窄 80%，予以植入支架 2 枚。

• 既往史：高血压（+），糖尿病（−），高胆固醇血症（−）。

• 辅助检查

实验室检查：CK 36 U/L，CK−MB 8.2 U/L；cTnT 0.018 ng/L；LDL 1.8 mmol/L。

心电图：窦性心律，Ⅲ、aVF 导联 q 波形成，T 波低平。

心脏彩超：LVEF 64%。

• 药物治疗方案：阿司匹林、氯吡格雷、普伐他汀、美托洛尔、培哚普利。

• 冠状动脉造影 •

造影结果：左主干未见异常，前降支近段完全闭塞，回旋支未见狭窄，右冠状动脉近段原植入支架内轻度内膜增生，狭窄 30%，左室后支原植入支架内内膜增生，狭窄 50%。右冠远段侧支供应前降支中远段（图 23−3−1）。

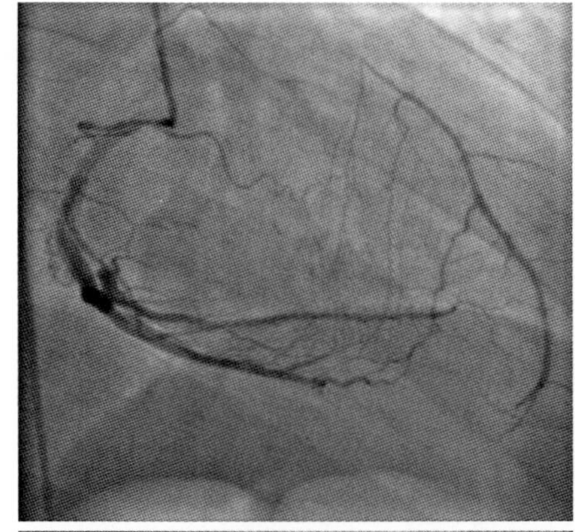

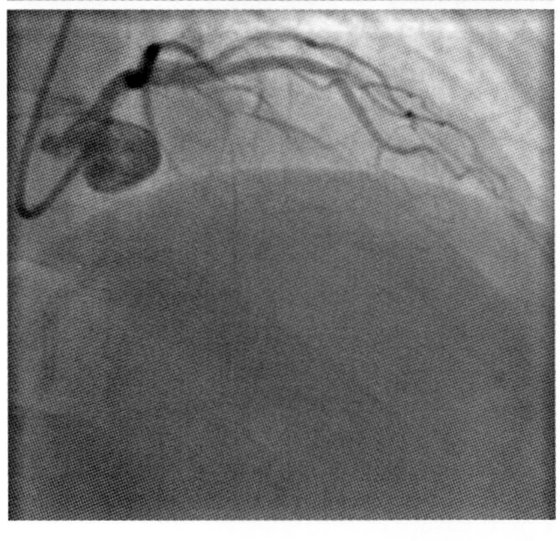

图 23−3−1 前降支近段完全闭塞，右冠远端侧支供应前降支中远段

• 治疗策略 •

1. 患者左前降支闭塞段残端呈鼠尾样，入口有多支细小分支，正向造影无法显示闭塞远端，需双侧造影。

2. 对侧造影提示出口有病变合并细小分支，若正向导丝进入内膜下，尽早启动平行导丝技术。

3. 患者右冠提供良好间隔支侧支至前降支远段，若正向技术失败，可考虑转为逆向。

• 器械准备 •

1. 穿刺准备：穿刺双侧股动脉，植入 7F 和 6F 股动脉鞘。

2. 指引导管：7F XB 3.5、6F JR 4。

3. 其他器械准备：血管内超声。

• 手术过程 •

1. 7F XB 3.5 左指引导管送至左冠口，0.014″ Crosswire NT 导丝尝试正向通过闭塞病变处，经对侧造影提示位于间隔支（图 23−3−2）。

2. 采用平行导引钢丝技术，取另一根 0.014″ Crosswire NT 导丝反复尝试（图 23−3−3）。

3. 最终在对侧造影指导下 Crosswire NT 导丝通过前降支闭塞病变处送至前降支远端（图 23−3−4）。

4. 取 Hayate 1.5 mm × 20 mm 球囊以（10～18）atm × 10 s 多次扩张（图 23−3−5）。

5. 复查造影闭塞病变中段可见心肌桥，伴局限性夹层形成。冠状动脉注入硝酸甘油 200 μg 后，收缩期管腔受压 80%。血管内超声检查提示前降支近中段弥漫性斑块，血管直径 2.5～3.0 mm，中段心肌桥，局部夹层。于前降支串联植入 Cypher 2.5 mm × 33 mm 及 Cypher 2.75 mm × 23 mm 支架 2 枚，Aqua 3.0 mm × 15 mm 高压球囊

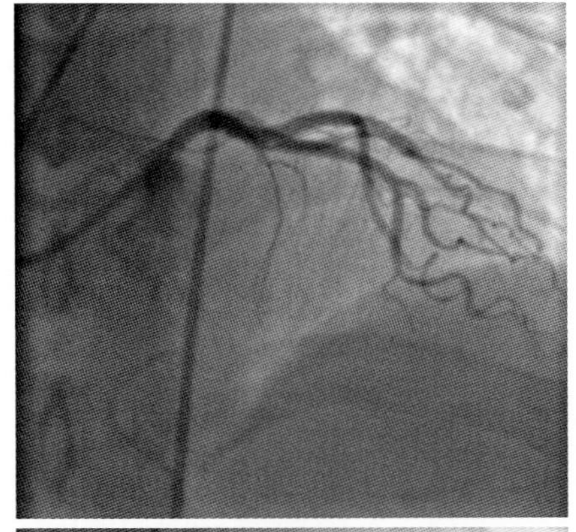

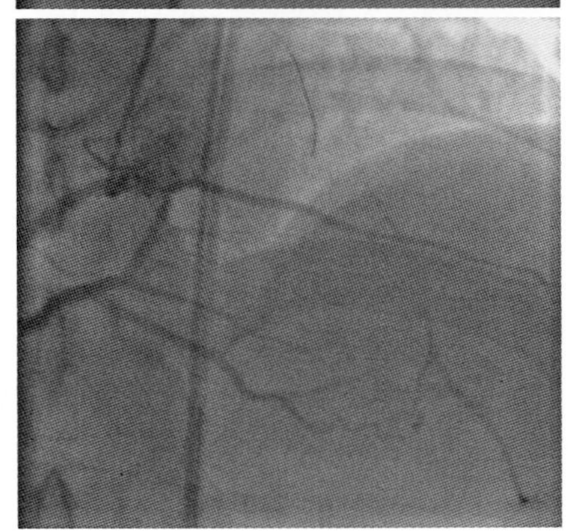

图 23−3−2 Crosswire NT 导丝尝试正向通过

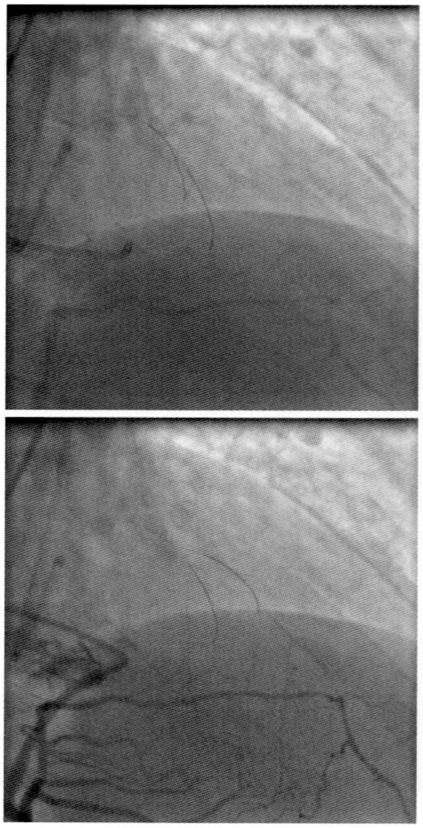

图 23-3-3 平行导引钢丝技术

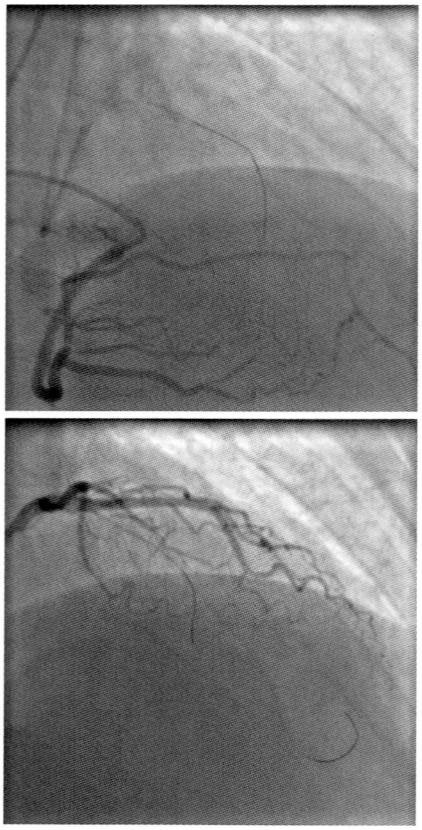

图 23-3-4 Crosswire NT 导丝通过前降支闭塞病变处送至前降支远端

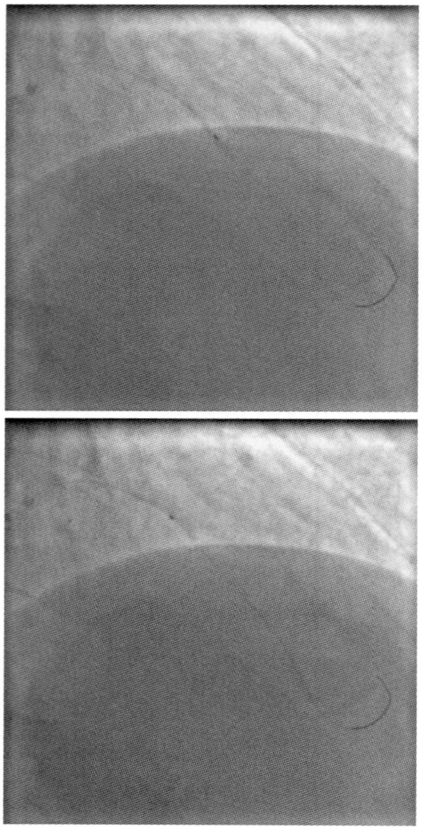

图 23-3-5 球囊预扩张

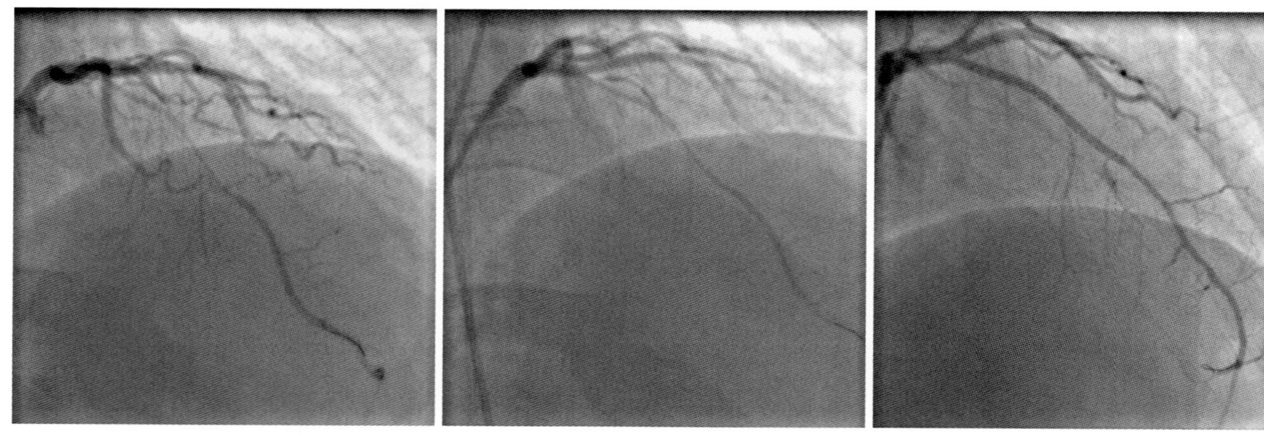

图 23-3-6 最终结果

于支架近段处以 12 atm 后扩张塑形，最终冠状动脉造影见图 23-3-6。

• 术后结果 •

1. 此后患者规律药物治疗，2008 年至我院随访冠状动脉造影：左主干正常，前降支未见异常，原植入支架未见再狭窄，左回旋支未见异常，右冠未见狭窄，原支架内无再狭窄。

2. 2014 年 5 月随访冠状动脉造影：左主干未见明显狭窄；左前降支近中段原植入支架未见明显内膜增生，第一对角支未见明显狭窄，左回旋支及钝缘支未见明显狭窄，右冠近段原植入支架内轻度内膜增生，左室后支及后降支未见狭窄。

• 小结 •

CTO 病变无论正向、逆向策略，均推荐双侧造影全面评估病变，包括入口、体部和出口；按照目前 CTOCC 推荐的路径，对于闭塞段以远血管存在严重弥漫性病变或着陆区累及较大分支血管的 CTO 病变，如果闭塞段长度 >20 mm，推荐正向介入治疗中首先尝试平行导引钢丝技术。

（黄　东　任道元）

2007 年

病例 4　LAST 技术开通右冠 CTO

日期：2007 年 11 月 16 日

• 病史基本资料 •

• 患者男性，82 岁。

• 主诉：劳力性胸闷 9 年，再发、加重半年入院。

• 简要病史：1999 年 3 月起反复出现活动后胸痛，表现为心前区压榨感，持续 3 ～ 4 min，冠状动脉造影提示 3 支病变（具体不详），行 CABG 术，术后规律服药，无胸痛再发。2007 年初开始出现胸痛，步行 10 min 左右可发作，活动耐量明显下降，冠状动脉造影提示右冠远段闭塞，尝试开通右冠未能通过闭塞病变。目前患者在快步行走 5 min、洗澡、用力排便时，有胸痛发作，需停止活动 3 ～ 4 min 后缓解。

• 既往史：高血压和吸烟史，否认糖尿病、高血脂病史。

• 辅助检查

心电图：窦性心动过缓，一度房室传导阻滞，Ⅰ、Ⅱ、V_4 ～ V_6 导联 ST 段压低伴 T 波双向。

心脏超声：左心室非对称性肥厚，未见明显室壁活动异常，EF 55%。

冠状动脉 CTA 提示 LIMA 桥血管通畅，吻合口未见明显狭窄，静脉桥血管闭塞。

• 冠状动脉造影 •

1. 第一次入院治疗造影结果：冠状动脉造影提示左主干较短，未见明显狭窄；左冠前降支近段狭窄，最严重处狭窄 80%，左前降支中段对角支发出前局限性狭窄 90%，第二对角支发出后完全闭塞；左回旋支近段完全闭塞，钝缘支及自身桥状侧支供应其远端；右冠近段瘤样扩张，中段长病变，最狭窄处 85%，远端完全闭塞，锐缘支提供侧支供应后降支及左室后支；主动脉根部造影侧壁见一桥血管残端（图 23-4-1）。

介入治疗：微导管支撑下反复尝试，导丝始终位于远段内膜下，多次尝试后夹层扩大，预计手术成功率低，为避免进一步扩大夹层遂结束手术，择期再次尝试（图 23-4-2）。

2. 第二次入院治疗造影结果：左前降支近中段狭窄 90%，第二对角支后完全闭塞，左回旋支近段完全闭塞，钝缘支及自身桥状侧支供应自身远端，右冠近段瘤样扩张，中段长病变，狭窄 85%，远端完全闭塞（图 23-4-3）。

• 治疗策略 •

1. 按照优先顺序制订若干手术策略，各策略成功的关键是什么：正向？逆向？首先尝试正向治疗，该患者已行搭桥手术治疗，左前降支及回旋支已闭塞，由桥血管或自身侧支供应远段，左冠向右冠提供的侧支循环不佳。尽管右冠锐缘支提供侧支，但严重迂曲，导丝微导管通过的可能性不大，逆向介入治疗成功率不高，若正向策略导丝升级和平行导丝技术失败后可考虑行 STAR 技术。

2. 风险预判与应对

（1）使用正向介入治疗策略的时候需要注意保留后降支与左室后支，该患者右冠极其粗大，丢失任何分支都可能严重影响患者的心功能。

（2）若使用锐缘支侧支进行逆行介入治疗，一方面可能术中造成右冠远段缺血，另一方面该侧支严重迂曲，可能会造成血管穿孔并引起心脏压塞，一旦血管未能开通却出现血管损伤需要使用弹簧圈封堵对患者的影响较大。

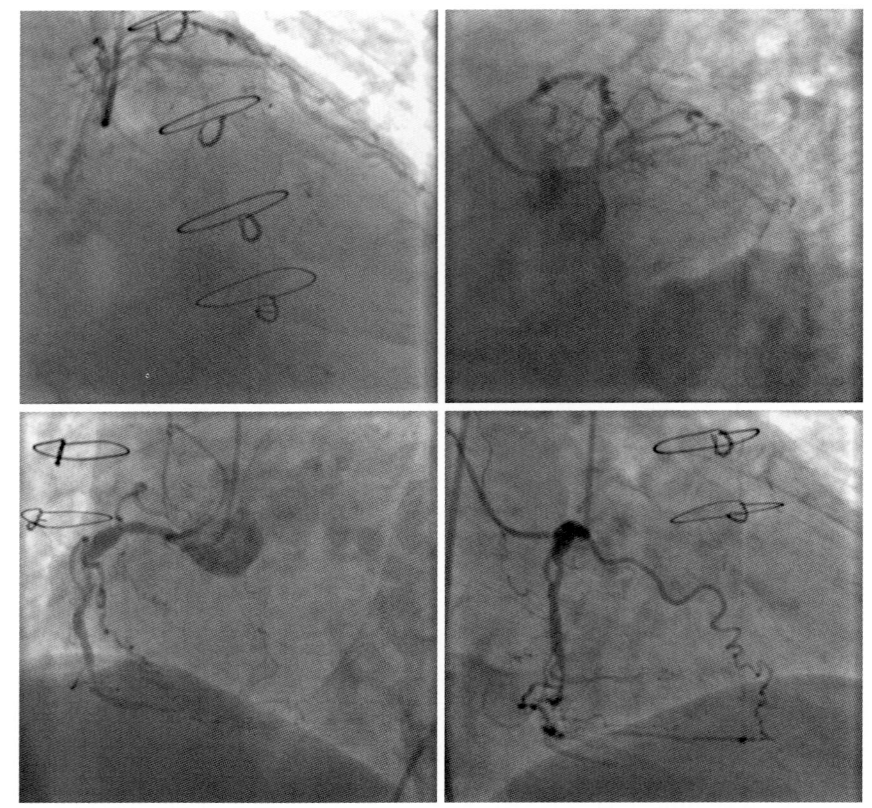

图 23-4-1 右冠近段瘤样扩张，中远段完全闭塞，锐缘支提供侧支供应后降支及左室后支

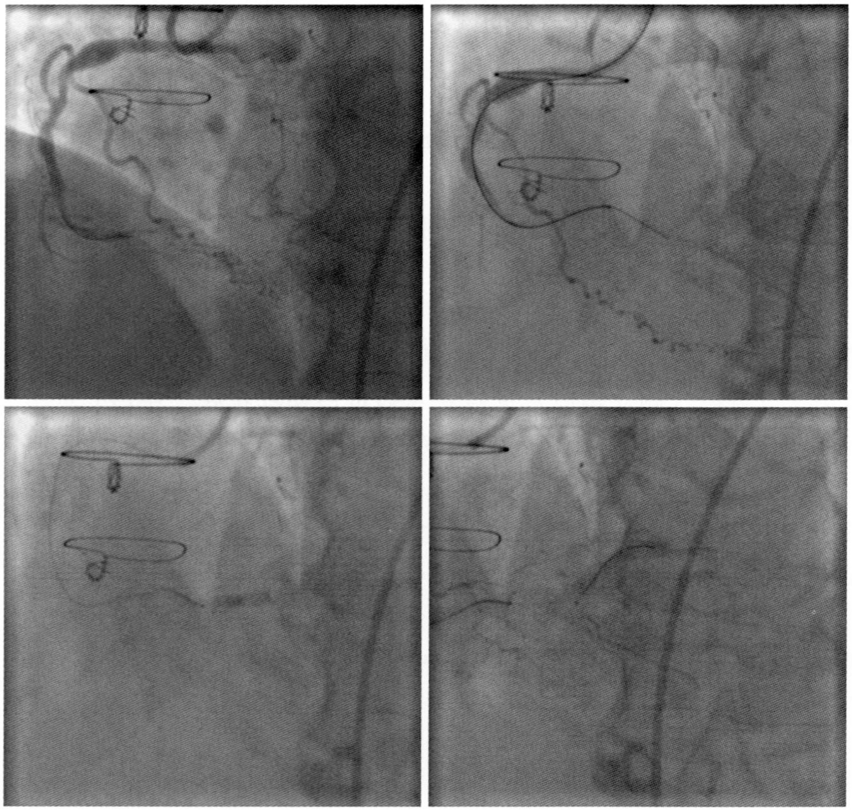

图 23-4-2 第一次介入治疗失败

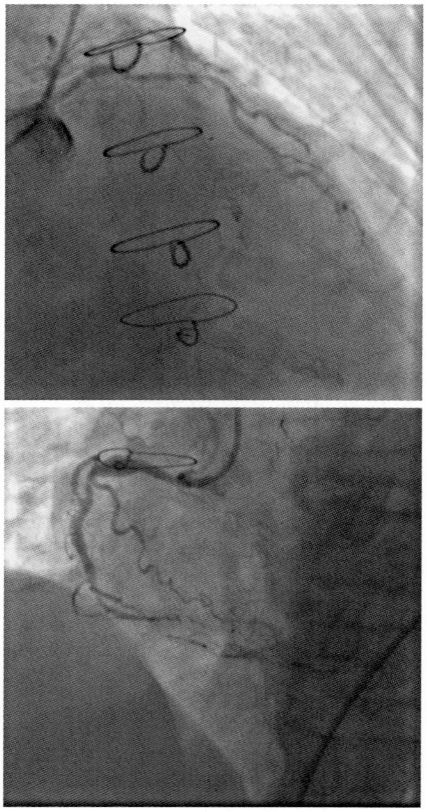

图 23-4-3 第二次介入治疗前造影

3. 不采取逆向介入治疗的原因

（1）不采取经左冠逆向介入治疗是因为侧支条件差。

（2）不使用右冠锐缘支侧支是因为该血管严重迂曲，且远端与后降支相连接处成锐角，导丝和微导管通过困难，使用该侧支还会造成后降支和左室后支血流阻断，可能会影响患者心脏功能。

· 器械准备 ·

1. 穿刺准备：右侧股动脉，置入 7F 动脉鞘。对于 CTO 病变，股动脉途径可选择管腔较大的器械，有强支撑力。因该患者具有自身侧支，可较好地显示右冠远段，故未采用双侧造影。

2. 指引导管选择：6F AL 1.5 右指引导管。该患者 CABG 术后，主动脉较宽，使用主动支撑指引导管有利于后续操作。

· 手术过程 ·

1. 取 6F AL 1.5 指引导管至右冠口，正向尝试 Fielder FC 和 Crosswire NT 导丝未能通过病变（图 23-4-4）。

2. 使用 Conquest Pro 导丝行平行导引钢丝技术，未能通过病变（图 23-4-5）。

3. 因无可用的侧支进行逆向介入治疗，拟采用 LAST 技术开通血管，取 Avion 1.25 mm × 10 mm 和 Ryujin Plus 2.5 mm × 15 mm 球囊以（4～6）atm ×（5～8）s 扩张形成假腔，将 Conquest Pro 导丝送至左室后支远段血管真腔（图 23-4-6）。

4. 换入 Rinato 导丝后，Ryujin Plus 2.5 mm × 15 mm 球囊 10 atm ×（5～8）s 扩张，送入另一根导丝至左室后支分支（图 23-4-7）。

5. 右冠远段至近段串联植入乐普 3.0 mm × 36 mm、乐普 3.0 mm × 36 mm 和乐普 3.5 mm × 24 mm 雷

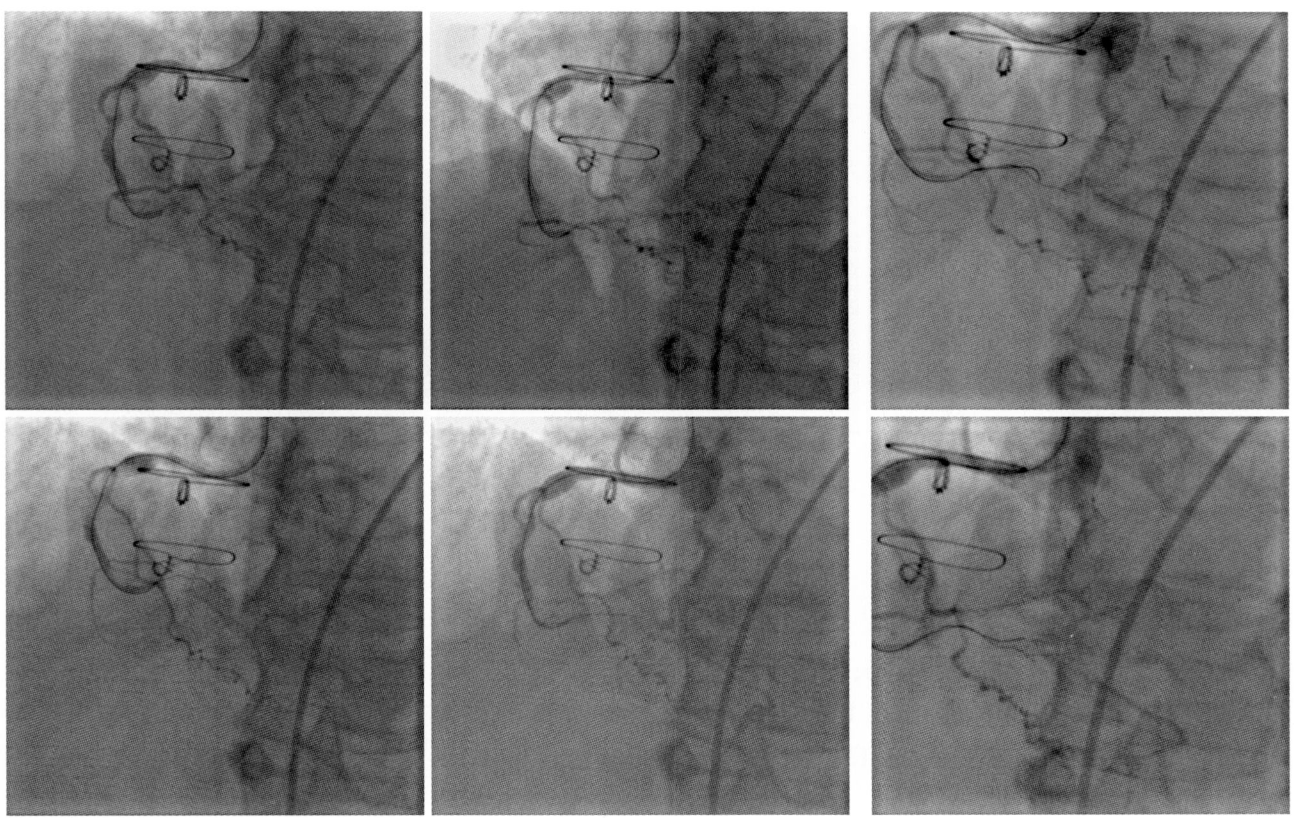

图 23-4-4　正向尝试 Fielder FC 和 Crosswire NT 导丝未能通过病变

图 23-4-5　平行导引钢丝技术

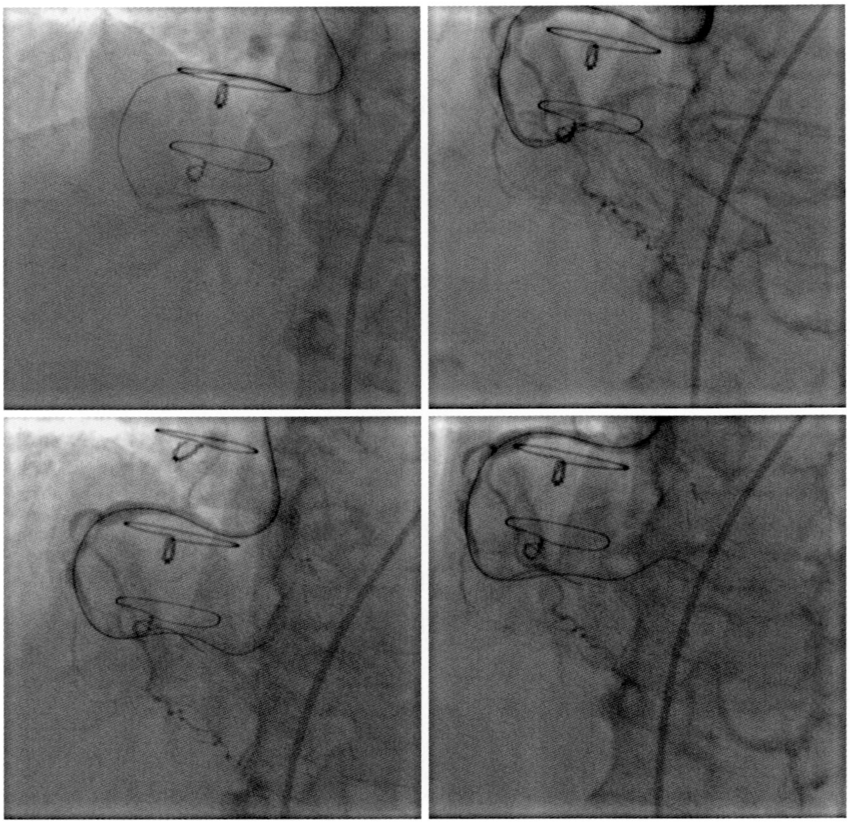

图 23-4-6 LAST 技术

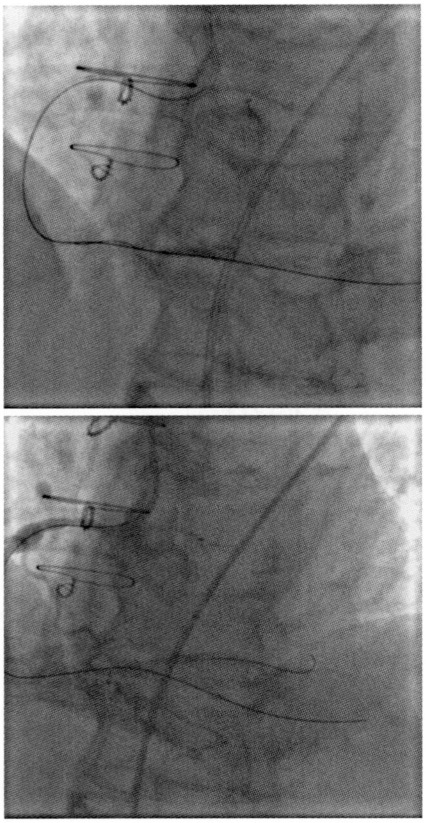

图 23-4-7 导引钢丝置入右冠远段分支血管

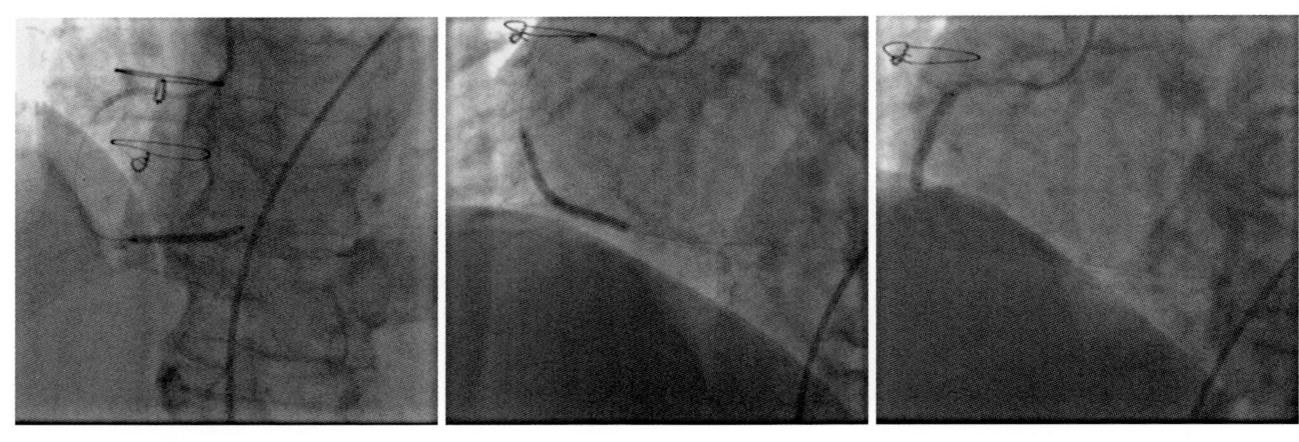

图 23-4-8 置入支架

帕霉素药物支架（图 23-4-8）。

6. 最后结果（图 23-4-9）。

• **术后结果** •

患者右冠恢复前向血流，通畅；后降支和左室后支均保留，TIMI 3 级。围术期未发生不良事件。半年后于第一对角支开口至近段植入 1 枚 Endeavor 2.5 mm × 24 mm 药物支架，右冠支架内通畅。电话随访一般情况良好，活动耐量可，无不良事件。

• **小结** •

1. 从病例中获得哪些经验？

（1）J–CTO 评分：2 分（难），包括既往尝试开通失败和闭塞长度 >20 mm。

（2）对于 CTO 病变推荐双侧造影以明确闭塞段长度等信息，然后依据造影结果制订手术策略，对于自身侧支良好的 CTO 病变可不进行双侧造影。

（3）对于正向导丝通过病变失败的病例，如闭塞病变远段血管床良好且无大分支时，可使用内膜下修饰技术 STAR 来完成介入治疗。

（4）CTO 病变开通后，若病变远段存在较大分支，可使用 KDL 双腔微导管将导丝送入分支血管，避免加重近段夹层，也有助于调整导丝方向，尽可能保留分支血管，使 CTO 介入治疗的疗效达到最佳。

2. 如果重新做一次这个病例，应对方式方法是否有任何改变？

（1）总体策略上优先采取正向介入治疗不会改变。

（2）可使用 Stingray 专用器械等提高 ADR 技术的效率。

（3）导丝通过后，注意保护后降支和左室分支等血管。为避免扩大夹层等影响，可考虑使用 KDL 双腔微导管。

3. 如何评价预先制订的策略？

该病例手术过程中使用正向介入治疗的策略非常有效，且逆向介入治疗策略受限，在导丝升级失败的情况下，由于闭塞远段离后三叉尚有一定距离，使用 STAR 技术通过病变的策略可提高手术的成功率，但是需要注意避免分支丢失。

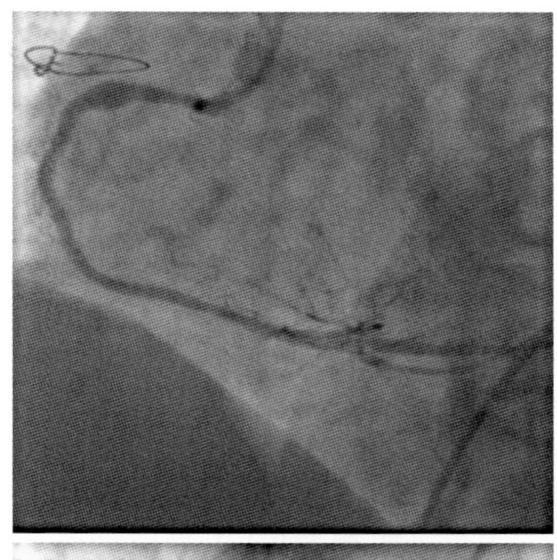

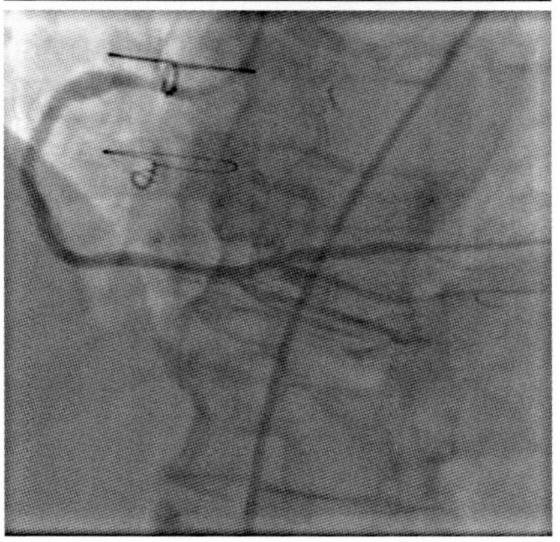

图 23–4–9　最终结果

4. 是否需要更多的辅助手段？

（1）在采取正向夹层再进入的时候，目前可考虑使用 CrossBoss 和 Stingray 等专用器械进行操作。

（2）导丝通过闭塞病变后可考虑使用 KDL 双腔微导管进行分支导丝的保护。

5. 遇到的问题，是否有其他解决方案？

遇到的问题主要是前次介入治疗尝试时导丝造成夹层，本次介入治疗单纯使用导丝和平行导丝技术成功率不高，及时转换使用正向夹层再进入 ADR 技术的策略来完成手术。其他策略包括经左冠逆向介入治疗和同侧侧支逆向介入治疗，但左冠提供侧支不佳，右冠锐缘支侧支严重迂曲容易出现穿孔等并发症，并不是最好的策略，在不得已的情况下可考虑使用。

· 讨论 ·

1. 对于 CTO 病变介入治疗，目前推荐进行双侧造影来明确病变特征等情况，然后制订介入治疗的策略。极少部分患者（如本例）存在良好同侧侧支显影远段血管，而对侧侧支情况不佳，可以选择不进行双侧造影。

2. 对于右冠 CTO 病变，由于其分支通常不是太多，比前降支可能更适合使用 ADR 技术来提高手术的效率。

3. 对于使用 ADR 技术的患者，应当注意避免正向过度的造影以造成夹层的扩展，影响后续手术的操作。

（张　峰　杨虹波）

2008 年

病例 5　反向 CART 技术及抓捕技术开通右冠 CTO

术者：葛均波　　医院：复旦大学附属中山医院　　日期：2008 年 10 月 30 日

• 病史基本资料 •

• 患者 69 岁，男性。

• 主诉：活动后胸闷、胸痛，发现心电图异常（下壁异常 Q 波）半年。

• 简要病史：3 个月前外院冠状动脉造影提示左主干远段狭窄 30%，前降支中段狭窄 85%，回旋支近段狭窄 50%，回旋支提供侧支供应右冠远段；右冠近段起完全闭塞，远段由回旋支供应。建议患者行 CABG，患者及家属拒绝。

• 既往史：有高血压和高血脂病史，否认糖尿病，否认吸烟史。

• 辅助检查：心脏超声：左心室收缩活动未见明显异常，EF 58%。

• 冠状动脉造影 •

造影结果：左主干未见明显狭窄，左前降支中段狭窄 85%，远段狭窄 90%，左回旋支近段狭窄 50%，右冠近段完全闭塞，左冠提供侧支供应右冠远段（图 23-5-1）。

• 治疗策略 •

1. 按照优先顺序制订若干手术策略，各策略成功的关键是什么：正向？逆向？首先尝试正向治疗，但该患者右冠近段闭塞，纤维帽不清楚，且闭塞段较长，正向导丝通过闭塞病变的成功率不高，若失败及时转为逆向介入治疗。选择侧支时有同侧心外膜侧支和对侧侧支使用，但心外膜侧支过于迂曲且容易出现并发症，失败后及时换间隔支侧支，导丝到达右冠近段以后可进行反向 CART 技术提高手术成功率。

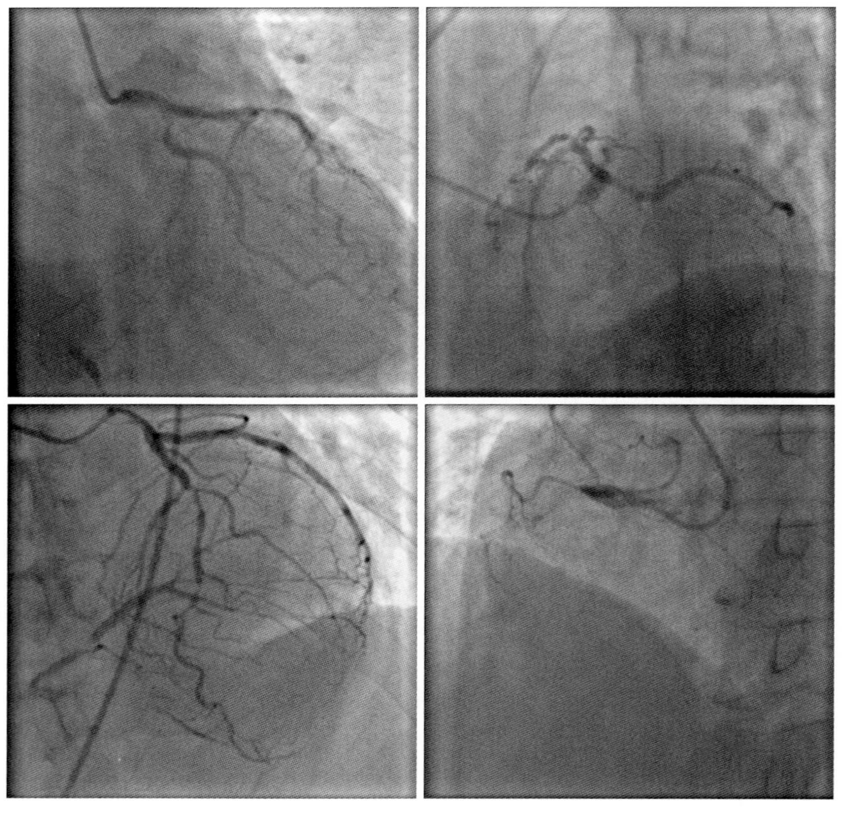

图 23-5-1　右冠近段完全闭塞，左冠提供侧支供应右冠远段

2. 风险预判与应对

（1）使用正向介入治疗策略的时候，因为闭塞段较长，血管走行不清，容易出现血管穿孔、心脏压塞等问题，需要注意避免使用高穿透力的导丝过度尝试正向导丝通过和平行导丝技术。

（2）若采用逆向介入治疗，同侧心外膜侧支和回旋支－右冠的心外膜侧支看似迂曲不严重，但实际过程中血管穿孔、心脏压塞的比例均较高，需要小心操作。

（3）使用间隔支侧支进行逆向介入治疗时，需提前干预前降支中远段病变。

3. 不采取平行导引钢丝技术和 ADR 技术的原因：没有过多的尝试正向平行导丝技术和正向夹层再进入 ADR 技术，因为该患者闭塞段较长，血管走行不清，且当时没有 CrossBoss 和 Knuckle 等器械和技术出现，冠状动脉穿孔和心脏压塞的风险高。

· 器械准备 ·

1. 穿刺准备：双侧股动脉，分别置入 6F/7F 动脉鞘，对于 CTO 病变，股动脉途径可选择管腔较大的器械，支撑力强，有助于提高手术成功率。

2. 指引导管选择：6F AL 0.75 右指引导管，7F EBU 3.75 左指引导管，均为主动支撑指引导管，优于 JR 和 JL 指引导管。

3. 其他器械准备：管腔扩张导管（Channel Dilate），扩张间隔支通道，有利于后续器械通过。

· 手术过程 ·

1. 首先尝试正向介入治疗，6F AL 0.75 指引导管至右冠口，正向尝试 Crosswire NT 导丝未能通过病变（图 23-5-2）。

2. 正向导丝通过失败，通过微导管行同侧侧支造影后导丝通过侧支失败（图 23-5-3）。

3. 7F EBU 3.75 左指引导管至左冠口，提前处理前降支病变。Rinato 导丝至前降支远段，Ryujin 2.0 mm × 20 mm 球囊于前降支中、远段病变扩张，串联植入 Firebird 2.5 mm × 23 mm 和 Cypher select 2.75 mm × 23 mm 雷帕霉素药物支架（图 23-5-4）。

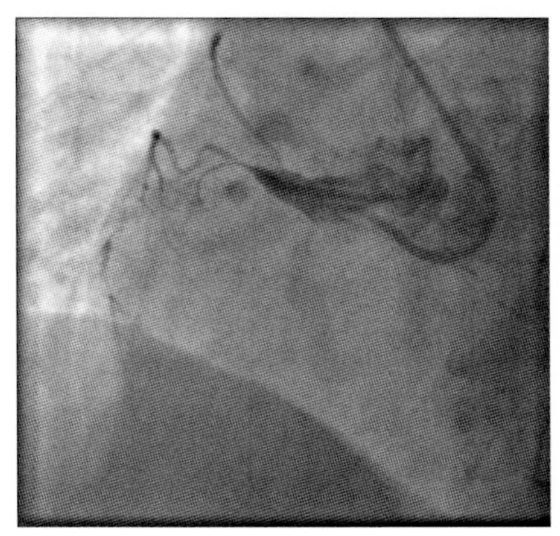

图 23-5-2 正向介入治疗失败

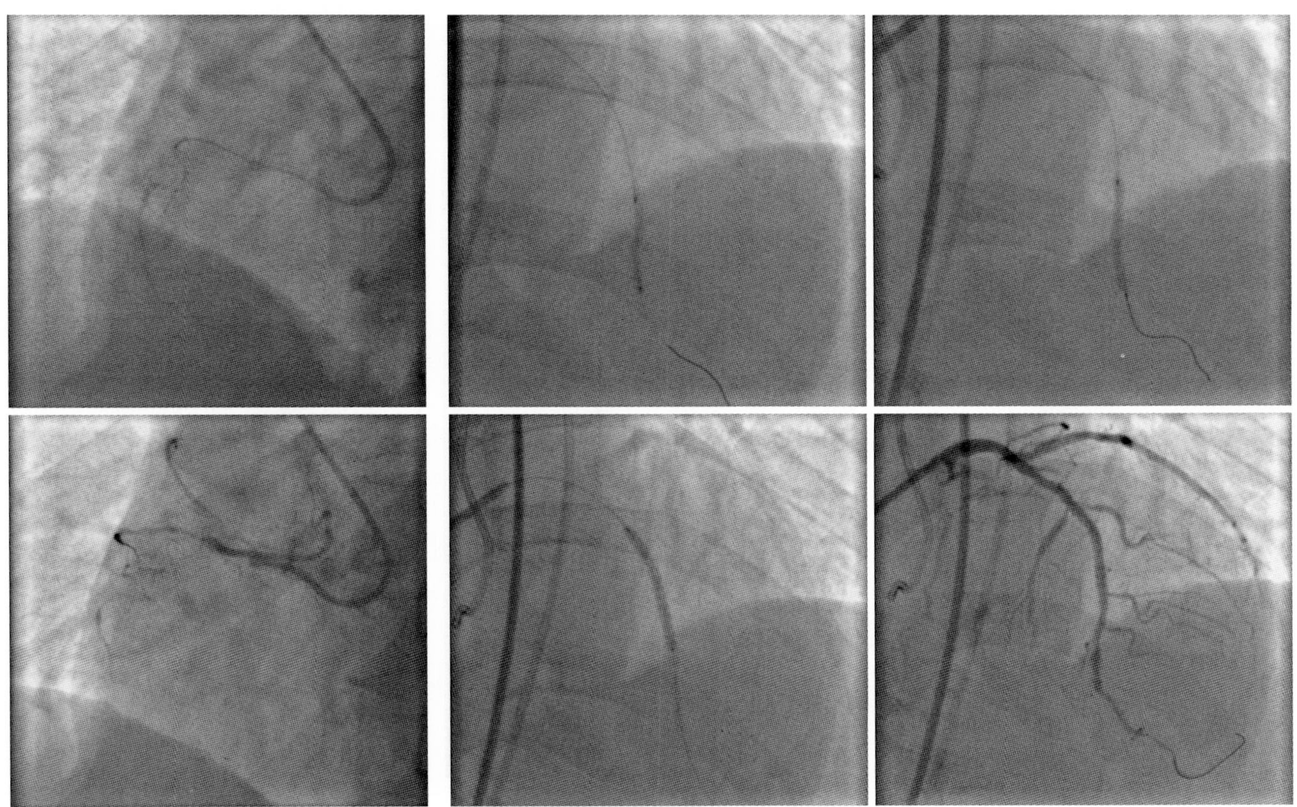

图 23-5-3 导丝通过同侧侧支失败

图 23-5-4 前降支置入支架

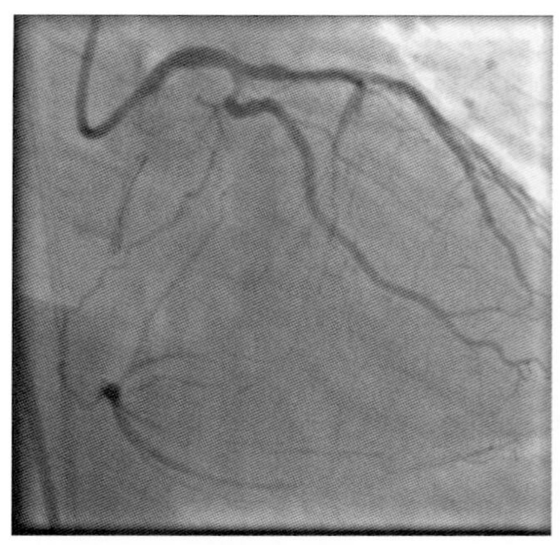

图 23-5-5　回旋支经房室沟动脉侧支血管供应右冠

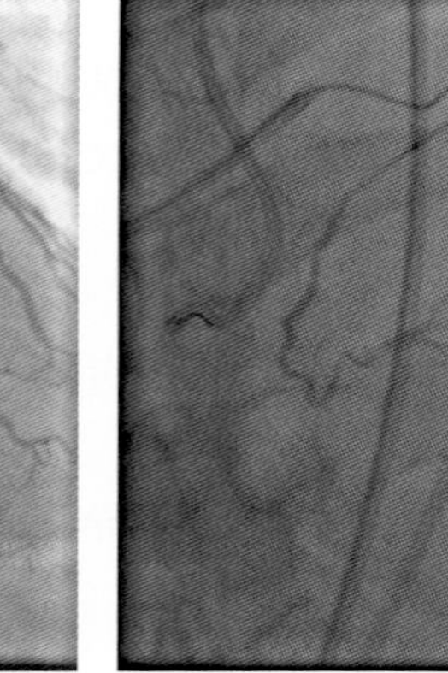

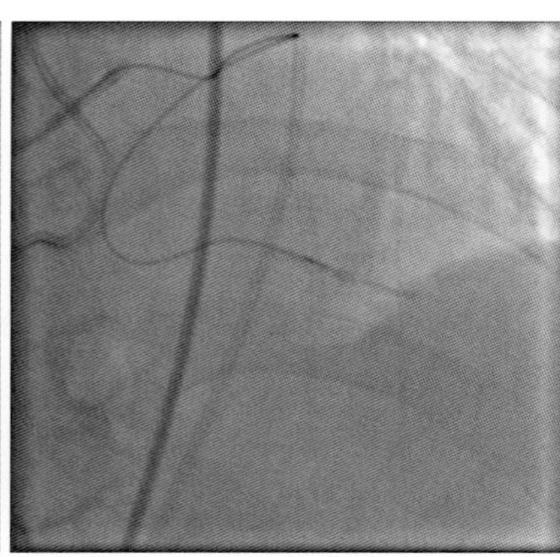

图 23-5-6　微导管无法送至右冠远段

4. 回旋支-右冠侧支循环血管直径粗大（图 23-5-5），连续性好且迂曲程度尚可，首先尝试。

5. 微导管高选择造影（Tip injection）后导丝联合微导管送至右冠左室后支远段，但无法调整方向朝向右冠远段（图 23-5-6），遂放弃。

6. 重新寻找间隔支侧支，高选择造影确定连接的间隔支通道（图 23-5-7）。

7. Rinato 导丝至间隔支，送入管腔扩张导管至间隔支（图 23-5-8）。

8. Fielder FC 联合微导管送至右冠远段（图 23-5-9）。

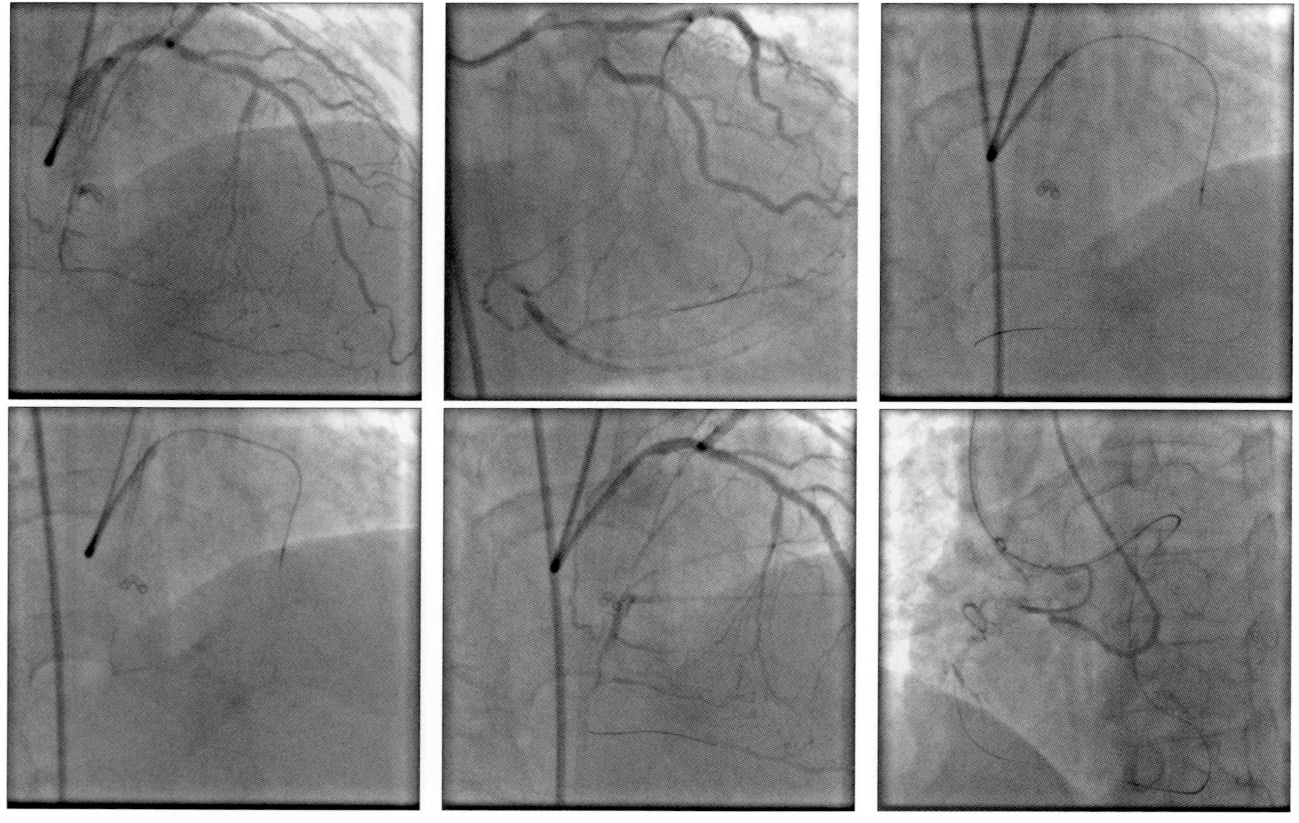

图 23-5-7　高选择造影确定连接的间隔支通道

图 23-5-8　送入管腔扩张导管至间隔支

图 23-5-9　Fielder FC 至右冠远段

9. 先后尝试 Miracle 3、Miracle 6、Miracle 12、X-treme（Fielder XT）、Conquest Pro 导丝，逆向通过病变失败（图 23-5-10）。

10. 在逆向导丝指引下，送入正向导丝，互相指引尝试操控正逆向导丝均通过病变失败（图 23-5-11）。

11. 正向送入球囊扩张，行反向 CART 技术（图 23-5-12）。

12. 逆向 Fielder FC 导丝在血管内超声指引下送至主动脉根部（图 23-5-13）。

13. 经微导管换入 Rinato 导丝后，逆向送入 Rujin 2.0 mm × 20 mm 和 Quantum 3.0 mm × 8 mm 球囊 6～10 atm 扩张右冠近段和开口病变（图 23-5-14）。

14. 正向使用 JR 4、AL 1、AL 0.75、LIMA、AR 2 指引导管支撑尝试将导丝通过闭塞病变送至右冠远段失败（图 23-5-15）。

15. AL 0.75 联合抓捕器将逆向导丝拉入正向指引导管，逆向微导管送入正向指引导管后，送入 300 cm 导丝完成体外化（图 23-5-16）。

16. 沿 300 cm 导丝送入 Rujin 2.0 mm × 20 mm 和 Rujin 3.0 mm × 15 mm 扩张右冠近中段病变。右冠近段植入 Cypher select 3.5 mm × 33 mm 雷帕霉素药物支架。沿 300 cm 导丝送入微导管，并换入 Rinato 导丝。右冠中、远段病变扩张后串联植入 Cypher select 3.0 mm × 33 mm、Cypher select 3.5 mm × 33 mm 雷帕霉素药物支架（近段与支架串联），支架球囊扩张支架交界处（图 23-5-17）。

17. 造影示右冠血流通畅，

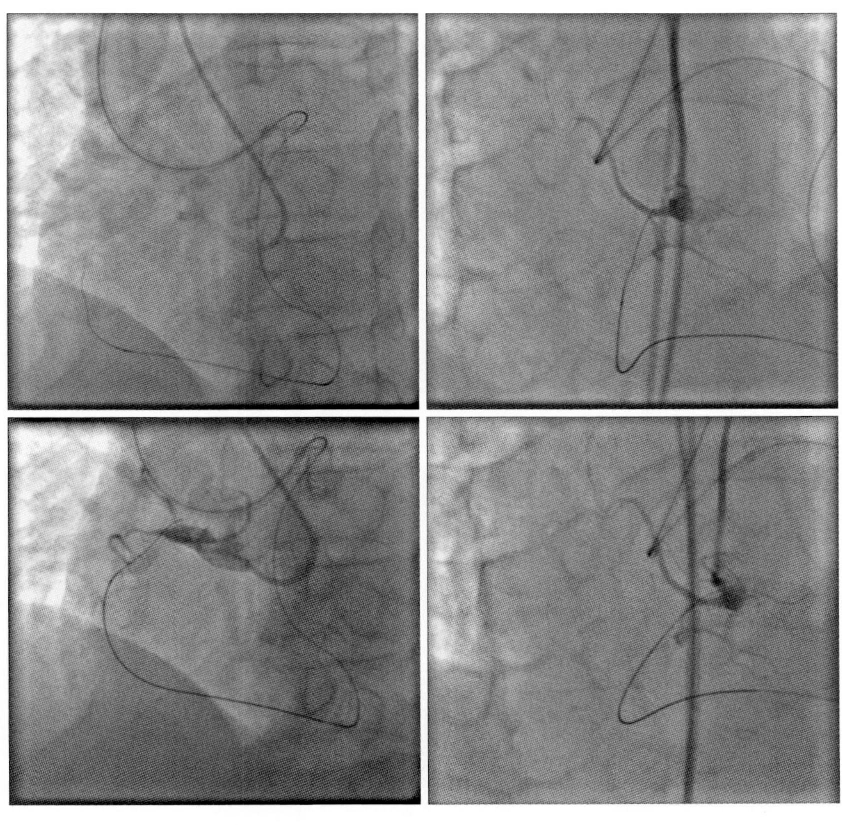

图 23-5-10　逆向导引钢丝通过技术失败

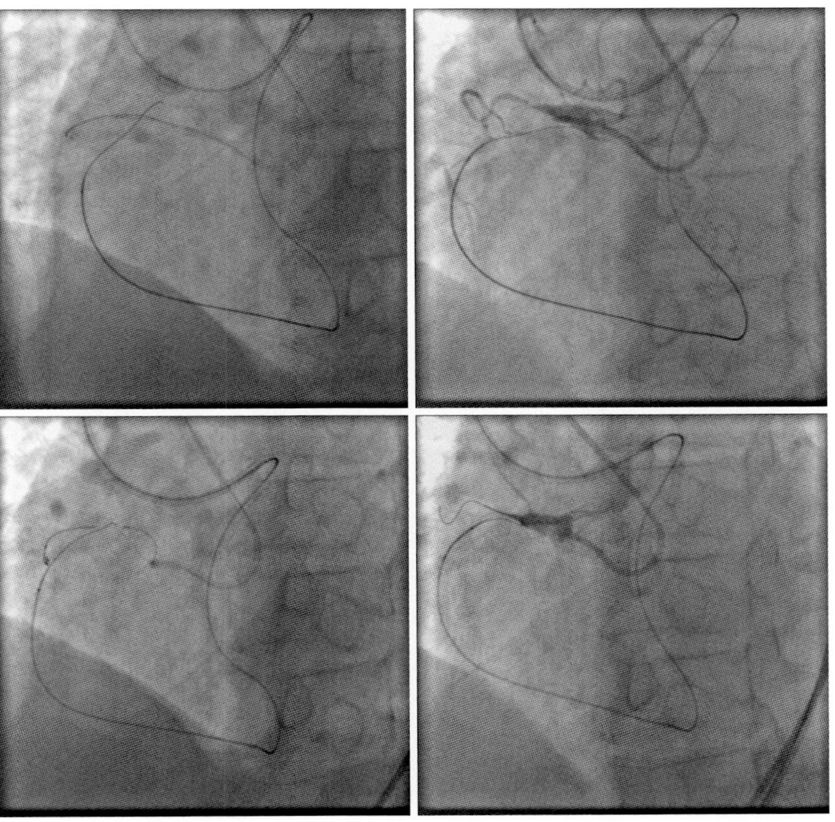

图 23-5-11　导引钢丝对吻技术失败

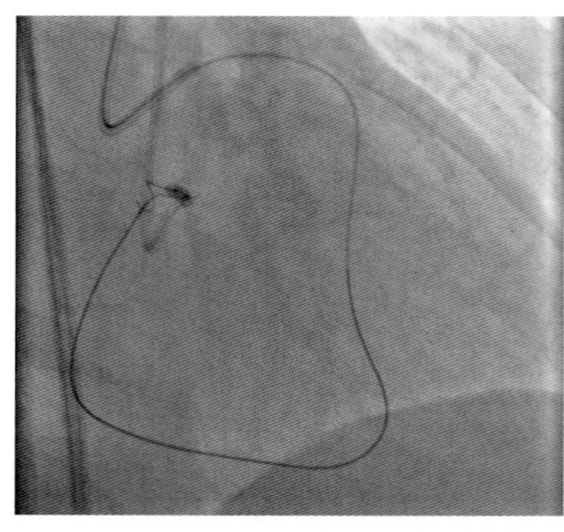
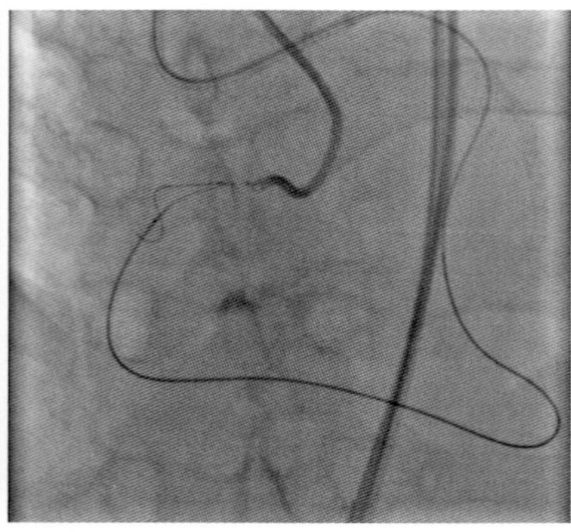

图 23-5-12 反向 CART 技术

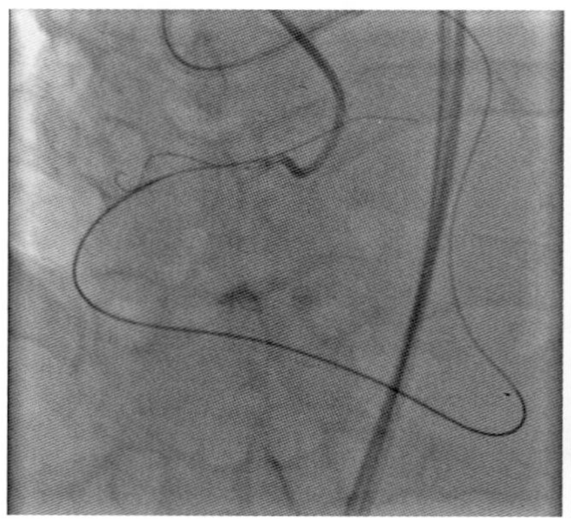
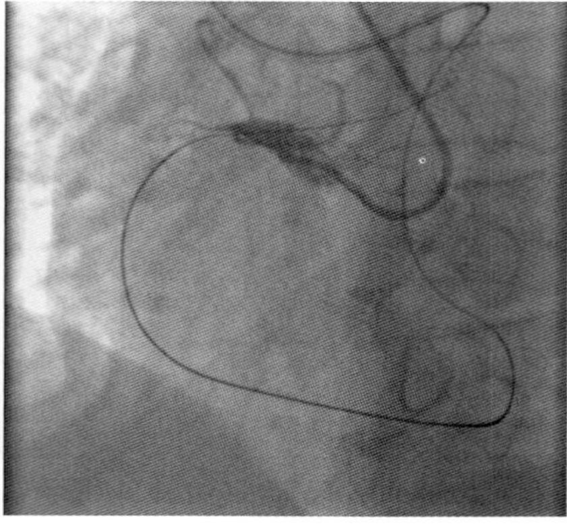

图 23-5-13 Fielder FC 导丝在血管内超声指引下送至主动脉根部

TIMI 3 级（图 23-5-18）。

18. 逆向侧支确认无损伤后撤出左冠系统（图 23-5-19）。

• 术后结果 •

术中患者出现心率减慢至 47 次 / 分，予以阿托品 1 mg 静脉推注后好转，术中患者出现低血糖症状，予以葡萄糖注入以后好转。术后患者右冠恢复前向血流通畅，TIMI 3 级。无侧支损伤等情况出现，围术期未发生不良事件，顺利出院。电话随访一般情况良好，活动耐量可，无不良事件。

• 小结 •

1. 从病例中获得的经验

（1）J-CTO 评分：2 分（难），包括钝头样闭塞和长段闭塞。

（2）对于 CTO 病变，推荐双侧造影明确闭塞段长度等信息，然后依据造影结果制订手术策略。

（3）CTO 病变介入治疗时，长段闭塞要避免过度尝试正向导丝通过和平行导丝技术引起血管穿孔和心脏压塞，现阶段情况下可考虑使用 Knuckle 等技术明确血管走向后进一步提高手术效率。

（4）在 CTO 节段内进行反向 CART 等技术可提高手术效率。

（5）反向 CART 技术后避免

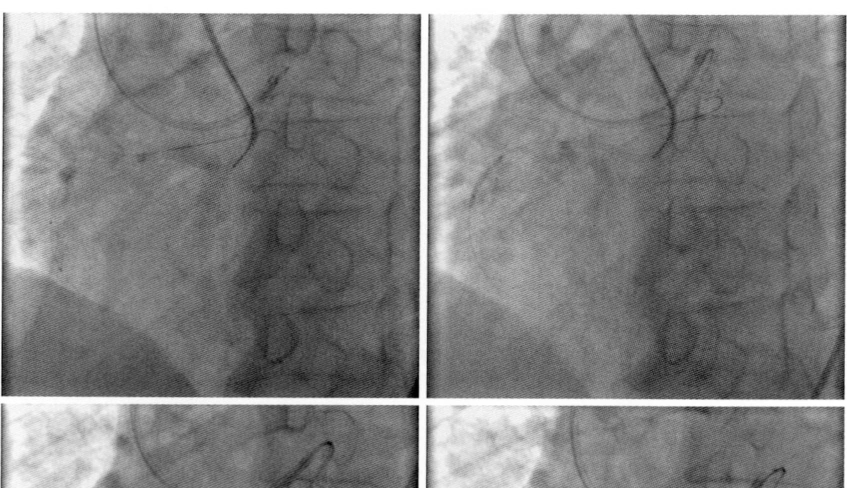
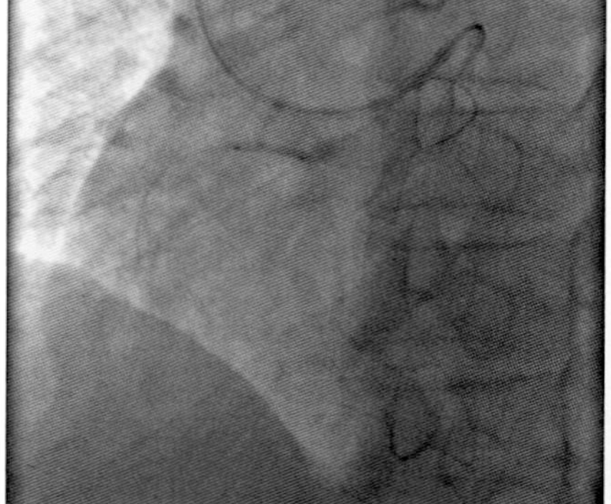
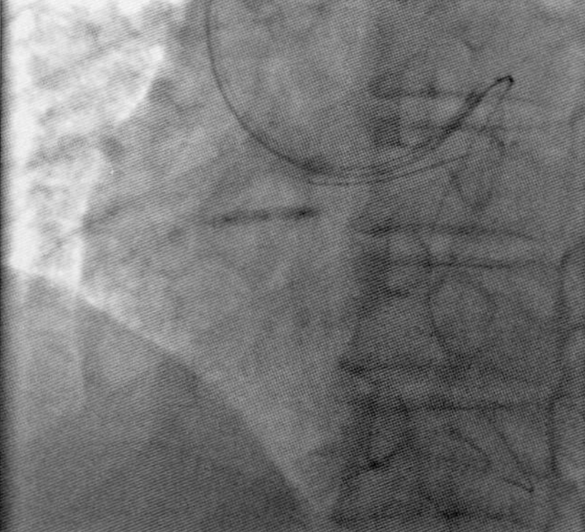

图 23-5-14 逆向扩张右冠近段和开口病变

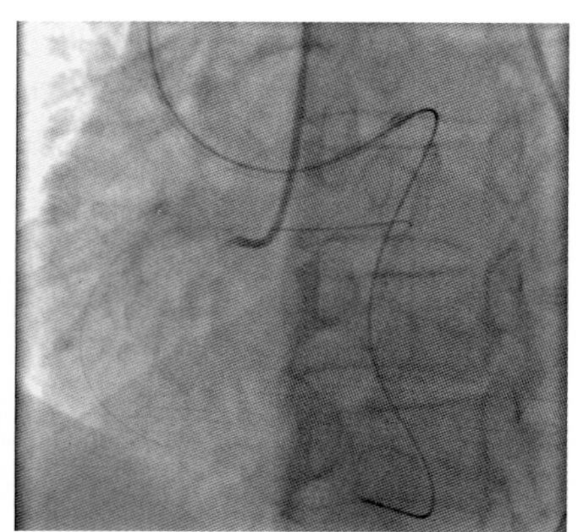

图 23-5-15 正向尝试将导丝通过闭塞病变送至右冠远段失败

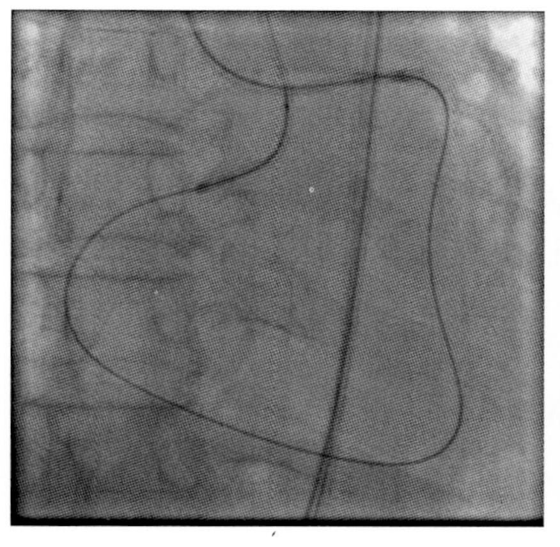
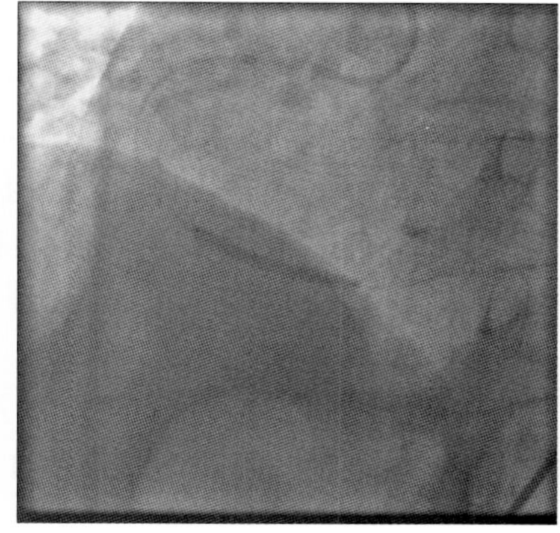
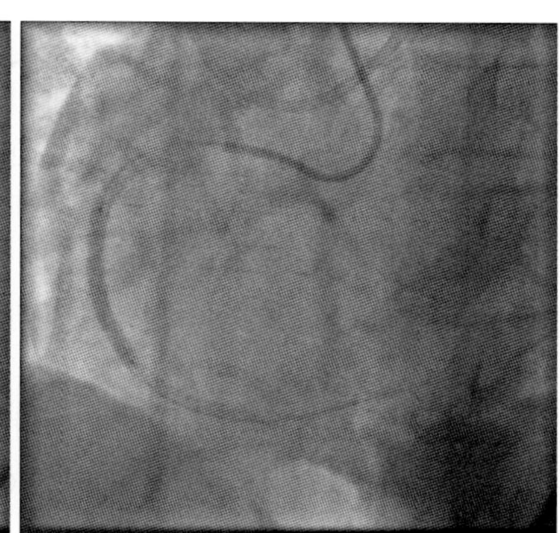

图 23-5-16　联合使用抓捕器完成体外化

图 23-5-17　置入支架

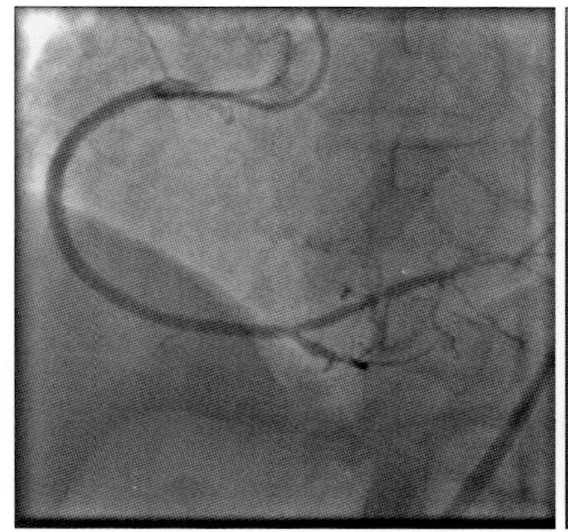
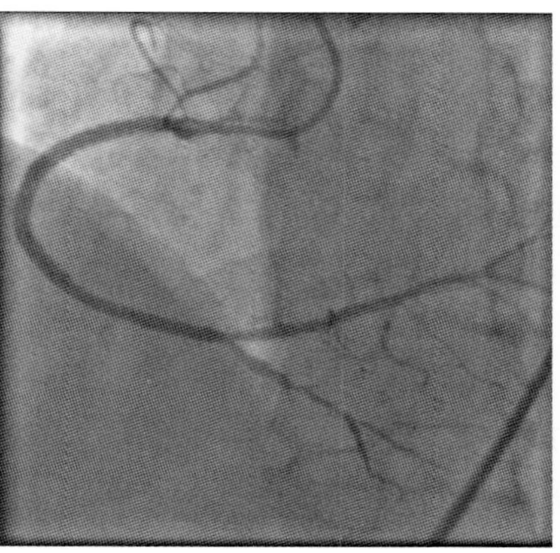
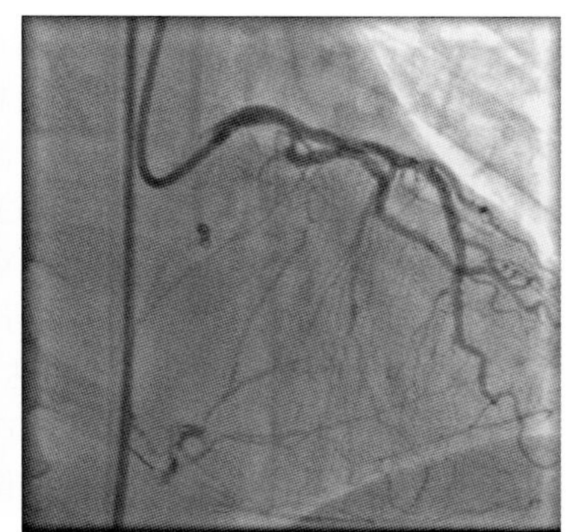

图 23-5-18　最终结果

图 23-5-19　侧支血管无损伤

正向造影扩大夹层，如本例可先植入近段支架后造影，确定远段干预节段，或经 IVUS 或对侧造影进行支架远段定位。

2. 如果重新做一次这个病例，应对方式方法是否会有改变?

（1）选择通过侧支更好的 Sion 或 Suoh 03 导丝。

（2）选择通过性更好的微导管，包括 Corsair 或 Caravel 微导管。

（3）在右冠近段闭塞处使用反向 CART 后，送入 5F Transporta GE 或 Guidezilla 导管至右冠近段使用 AGT 技术，既可提高逆向导丝进入正向指引导管的成功率，也可避免逆向导丝在主动脉根部造成主动脉壁损伤和进行抓捕时的困难。

（4）逆向导丝进入主动脉根部后，尽早使用抓捕器进行操作，把逆向导丝拉入正向指引导管，使用球囊锚定后，近年出现的微导管将会更容易通过病变到达正向指引导管并完成体外化。

（5）使用通过性更好的微导管或导丝进入正向指引导管后进行锚定，可避免通过间隔支送入 2.0 mm 和 3.0 mm 球囊至右冠近段扩张，避免间隔支损伤。该患者手术时利用管腔扩张导管通过间隔支具有一定的扩张作用，也有利于球囊通过。

（6）该患者为右冠开口 / 近段闭塞，指引导管支撑力差，使用 ADR 技术可能会由于支撑力不足的问题而成功率不高，不作为首选。

（7）该患者闭塞段较长，右冠远段着陆区血管床良好，可使用 Knuckle 技术明确血管走行后，使用 ADR 技术进行导丝重回真腔的操作，可能有利于提高手术效率。

（8）进行逆向介入治疗时，同侧侧支血管条件不好，最好避免尝试。

3. 如何评价预先制订的策略？

首先应当进行双侧造影明确闭塞特征，根据造影结果制订手术策略。该患者闭塞段长，单纯正向介入治疗成功率不高，及时转换为逆向介入治疗策略可缩短手术时间，提高成功率。该患者进行逆向介入治疗时，因同侧心外膜侧支血管细小且迂曲严重，不首先推荐，左冠状动脉侧支选择时因间隔支并发症发生率相对更低，可优先考虑，但该患者回旋支－右冠侧支血管粗大且迂曲程度尚可，也可首先尝试。反向 CART 技术联合 AGT 技术有助于逆向导丝进入正向指引导管，对于手术效率的提升有帮助。

4. 是否需要更多的辅助手段？

使用 Knuckle 或 CrossBoss 等技术或手段明确血管走行，再使用 ADR 技术进行导丝重回真腔的操作可提高手术效率。送入 Transporta GE 等 5F 导管到右冠近段使用 AGT 技术可提高导丝送入正向指引导管的效率。

选择通过性更好的微导管有助于减少并发症。

5. 遇到的问题，是否有其他解决方案？

（1）术中出现迷走反射和低血糖反应，CTO 介入手术由于手术时间无法预估、术中体液丢失过多和憋尿等情况会加重患者的不良反应，应该注意容量管理和糖尿病患者的血糖管理。

（2）回旋支－右冠侧支无法通过时，现阶段可考虑通过性更好的 Sion 或 Suoh 03 等导丝。

（3）闭塞病变长，不能使用高穿透力的导丝过度尝试正向导丝技术，可使用 Knuckle 等技术手段明确血管走行，再使用 ADR 技术进行导丝重回真腔的操作，可提高手术效率。

（4）逆向导丝通过病变到达主动脉根部无法进入正向指引导管，可送入 5F Transporta GE 或 Guidezilla 导管至右冠近段使用 AGT 技术，既可提高逆向导丝进入正向指引导管的成功率，也可避免逆向导丝在主动脉根部造成主动脉损伤和进行抓捕时遇到的困难。

· 讨论 ·

1. 对于 CTO 病变，双侧造影明确闭塞段情况有利于制订高效的手术策略，除非同侧有良好侧支供应。

2. 长段闭塞病变正向导丝成功率不高时，根据远段血管床和分支血管情况，可尝试 ADR 和 Knuckle 技术。

3. 选择侧支进行逆向介入治疗时，优先选择直径粗大、迂曲程度不严重的侧支。

4. 长段闭塞介入治疗时反向 CART 技术可明显提高手术效率。

5. 主动迎接技术 AGT 有利于逆向导丝进入正向指引导管。

6. 反向 CART 技术完成后，避免正向造影扩大夹层，可先植入近段支架后造影确定远段干预节段，或经 IVUS 或对侧造影进行支架远段定位。

7. 对于闭塞远段的大分支血管，可经体外化的导丝并联合 KDL 双腔微导管送入导丝进行保护。

8. 逆向介入治疗后应进行侧支造影确认无损伤后再撤出系统。

（杨虹波　张　峰）

病例 6　逆向导引钢丝通过技术开通前降支起始部完全闭塞

日期：2008 年 10 月 30 日

· 病史基本资料 ·

· 患者男性，57 岁。

• 主诉：阵发性胸闷、心悸 1 个月入院。

• 简要病史：阵发性心悸，每次发作 5～6 min，有心跳漏搏感，与活动无明显相关。心电图提示陈旧性前间壁心肌梗死；心脏超声提示左心室扩大，左心室前壁和下壁收缩活动减弱。近期感胸闷较前加重。自诉 2001 年（7 年前）曾有心肌梗死，具体不详。半个月前我院冠状动脉造影提示左主干远段狭窄 30%，前降支开口起完全闭塞，回旋支近段狭窄 60%；右冠近中段狭窄 60%，中远段狭窄 90%，提供侧支循环供应左前降支。于右冠中远段植入支架 1 枚，择期行前降支 CTO 介入治疗。

• 既往史：否认高血压、高血脂、糖尿病，否认吸烟史。

• 辅助检查

心脏超声：左心室下壁和前壁收缩活动减弱，EF 49%。

心电图：陈旧性前壁心肌梗死。

• 冠状动脉造影 •

1. 第一次入院治疗造影结果：左主干远段狭窄 30%，前降支开口完全闭塞，回旋支近段狭窄 60%；右冠近中段狭窄 60%，中远段狭窄 90%，提供侧支循环供应左前降支，右冠中远段置入支架（图 23-6-1）。

2. 第二次入院治疗冠状动脉造影：左主干远段狭窄 30%，前降支开口完全闭塞，回旋支近段狭窄 60%；右冠近中段狭窄 60%，中远段原支架通畅，提供良好侧支循环供应左前降支（图 23-6-2）。

• 治疗策略 •

1. 按照优先顺序制订若干手

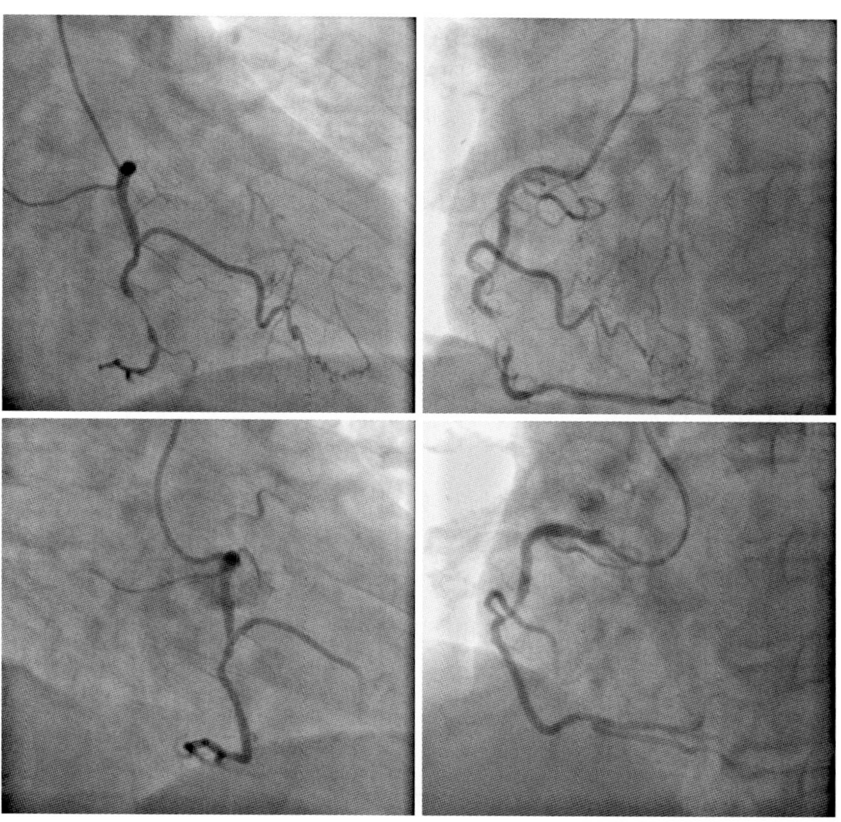

图 23-6-1　于右冠中远段植入 3.0 mm × 28 mm 支架 1 枚

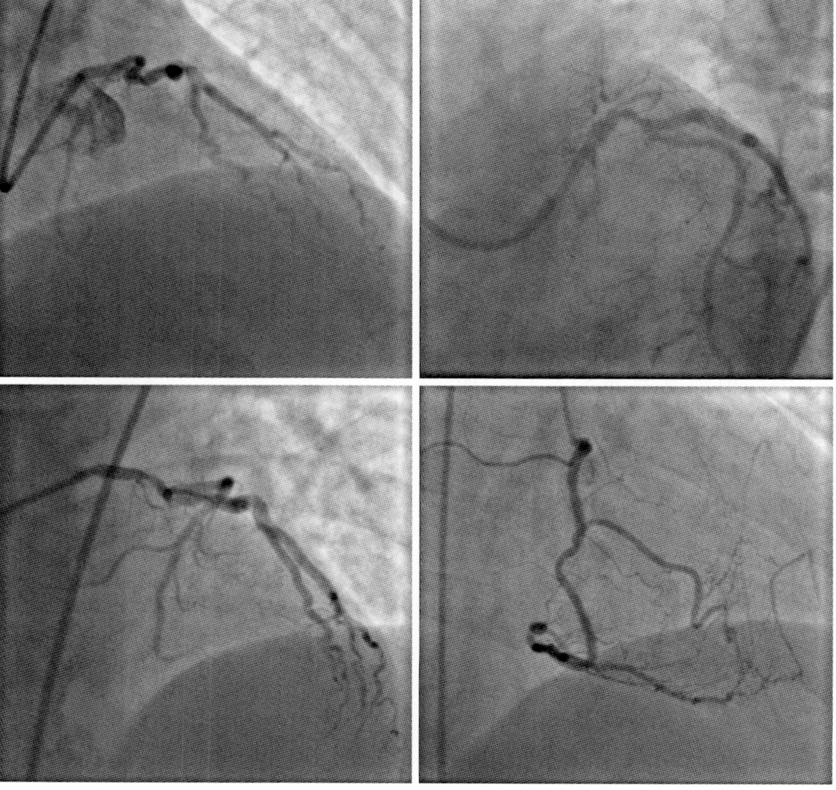

图 23-6-2　右冠中远段原支架通畅，提供良好侧支循环供应左前降支

术策略，各策略成功的关键是什么？

正向？逆向？首先尝试正向治疗，但该患者前降支开口处闭塞，正向导丝容易进入内膜下，通过闭塞病变的成功率不高，若失败及时转为逆向介入治疗，该患者心外膜侧支严重迂曲，通过的可能性低且并发症发生率高，选择侧支时首先选择间隔支侧支，但该患者间隔支侧支众多，选择侧支时可采用高选择造影来进行判断，看似良好的侧支未必通过性好。此外，该患者进行逆向介入治疗时需警惕导丝进入左主干内膜下造成损伤。

2. 风险预判与应对

（1）该患者左主干末段和回旋支开口存在病变，介入治疗时应注意预置导丝保护。

（2）逆向介入治疗时需警惕导丝进入左主干内膜下造成损伤，必要时可前移平台，在前降支近段行反向 CART 技术。

· 器械准备 ·

1. 穿刺准备：双侧股动脉，分别置入 6F/7F 动脉鞘，对于 CTO 病变，股动脉途径可选择管腔较大的器械，支撑力强。

2. 指引导管选择：7F EBU 3.75 左指引导管，90 cm 6F JR 4 右指引导管，因早年进行介入治疗使用 OTW 球囊和微导管进行支撑和交换导丝，若使用常规指引导管进行逆向介入治疗则会出现长度不够的情况，无法到达正向指引导管完成导丝体外化等操作。

3. 其他器械准备：1.25 mm × 15 mm OTW 球囊、微导管。

· 手术过程 ·

1. 首先尝试正向介入治疗。7F EBU 3.75 指引导管至左冠口，Runthrough 导丝送至回旋支，正向尝试 Crosswire NT、Miracle 3 和 Miracle 6 导丝未能通过病变，Crosswire NT 导丝通过病变送至对角支远端（图 23-6-3）。

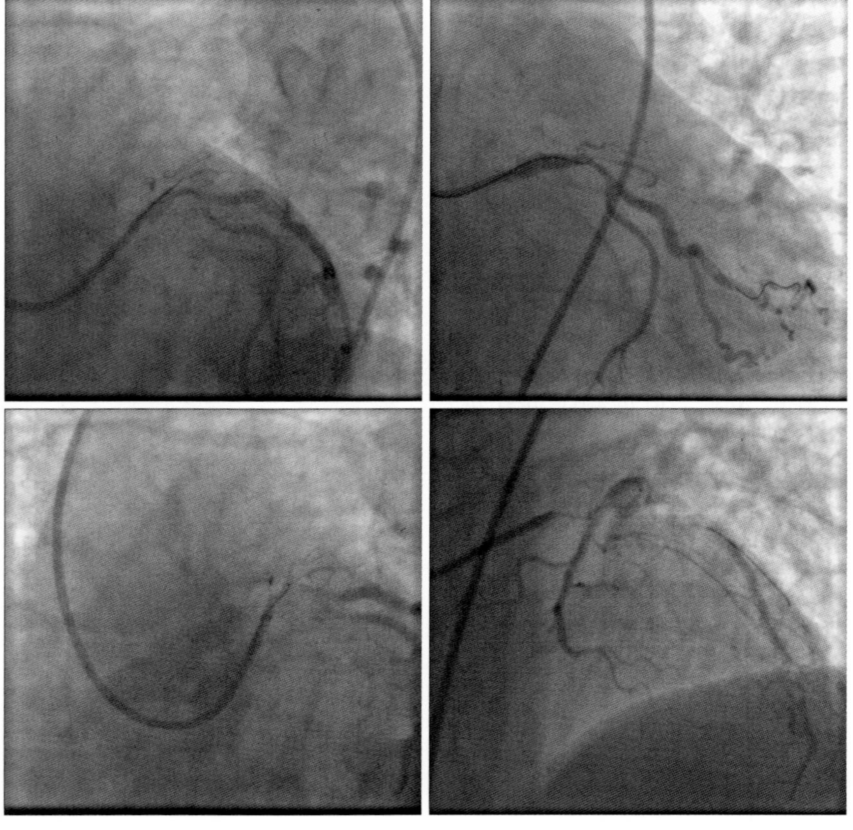

图 23-6-3　正向介入治疗：Crosswire NT 导丝通过病变送至对角支远端

2. 取 Ryujin 1.5 mm × 15 mm 扩张前降支-对角支，对角支血流恢复（图 23-6-4）。

3. 尝试送入导丝至前降支失败（图 23-6-5）。

4. 改逆向介入治疗策略。6F JR 4 右指引导管至右冠口，微导管支撑下 2 根 X-treme 导丝未能通过间隔支侧支，微导管行高选择造影后换用 Fielder FC 导丝通过间隔支侧支到达前降支（图 23-6-6）。

5. 用延长导丝换出微导管后，Ryujin 1.25 mm × 15 mm OTW 球囊扩张间隔支后到达前降支，但导丝无法通过前降支近段病变，送至对角支（图 23-6-7）。

6. 造影发现回旋支血栓，Ryujin 2.5 mm × 15 mm 球囊（8～12）atm ×（5～8）s 扩张回旋支开口后，于左主干-回旋支植入 Endeavor 3.5 mm × 30 mm 药物支架（图 23-6-8）。

7. 取 1.25 mm × 15 mm OTW 球囊扩张间隔支后送至前降支近段，经 OTW 球囊操控 Conquest Pro 导丝通过病变和支架侧孔到达左主干和正向指引导管内（图 23-6-9）。

8. 取 Ma'sla Just 2.5 mm × 15 mm 锚定，1.25 mm × 15 mm OTW 球囊扩张前降支近段闭塞处和左主干支架侧孔后送至正向指引导管（图 23-6-10）。

9. 取 300 cm 导丝体外化后，Ryujin 2.5 mm × 15 mm 球囊（6～8）atm × 10 s 扩张前降支病变（图 23-6-11）。

10. 沿 300 cm 导丝正向送入微导管，并换入 Rinato 导丝至前降支远段，前降支中段植入 Endeavor 3.0 mm × 30 mm 药物支架，近段至左主干串联植入 Endeavor 3.5 mm × 30 mm 药物支架。重置回旋支导丝后，Kongou 4.0 mm × 10 mm 球囊 10 atm × 5 s 扩张左主干支架。取 Ryujin 2.5 mm × 15 mm 于左主干-回旋支（12 atm）、Kongou 4.0 mm × 10 mm 于左主干前降支支架内（8 atm）行对吻扩张。最终结果：前降支、回旋支均血流通畅（图 23-6-12）。

· 术后结果 ·

患者左主干-前降支和回旋支均进行支架植入后血流通畅，TIMI 3 级，对角支无丢失，间隔支侧支无损伤。围术期未发生不良事件，顺利出院。电话随访一般情况良好，活动耐量可，无不良事件。

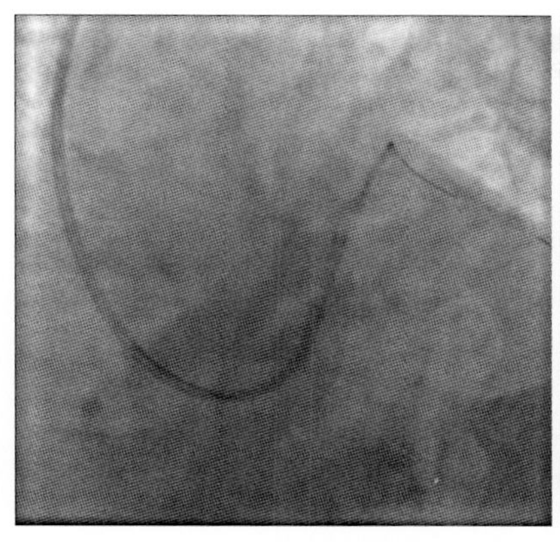
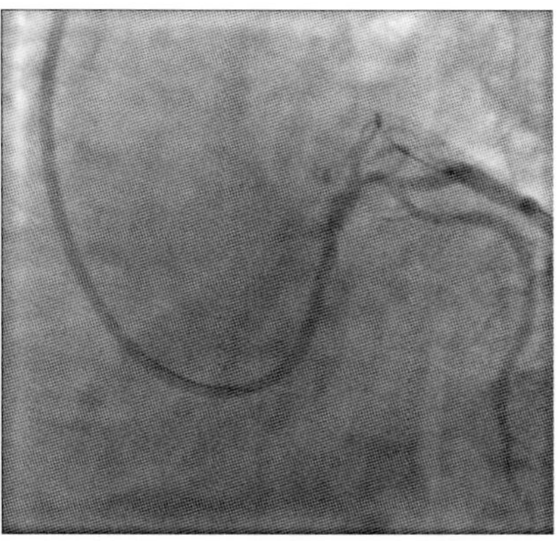

图 23-6-4　对角支血流恢复

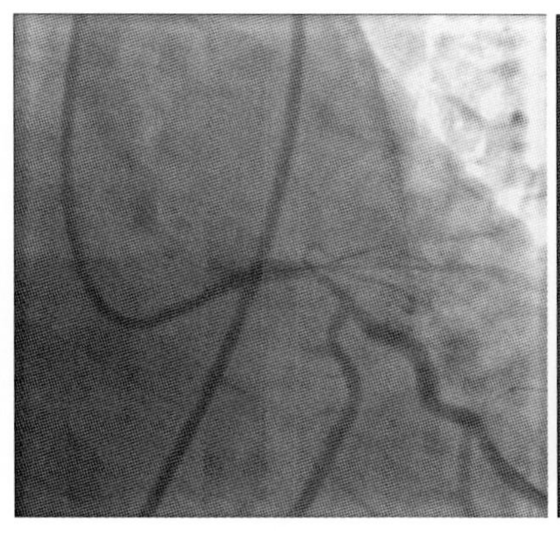
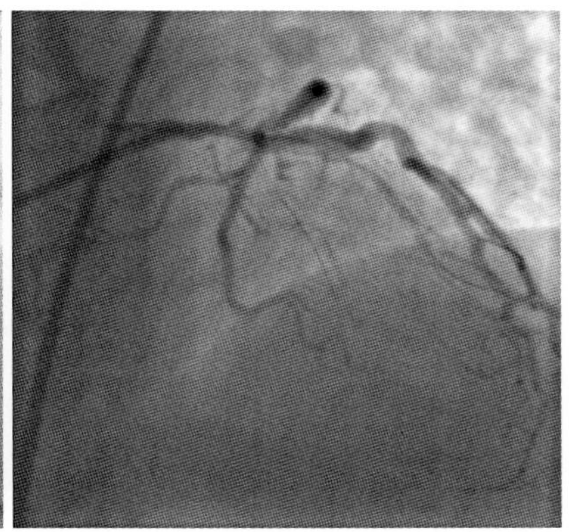

图 23-6-5　尝试将导引钢丝送入前降支失败

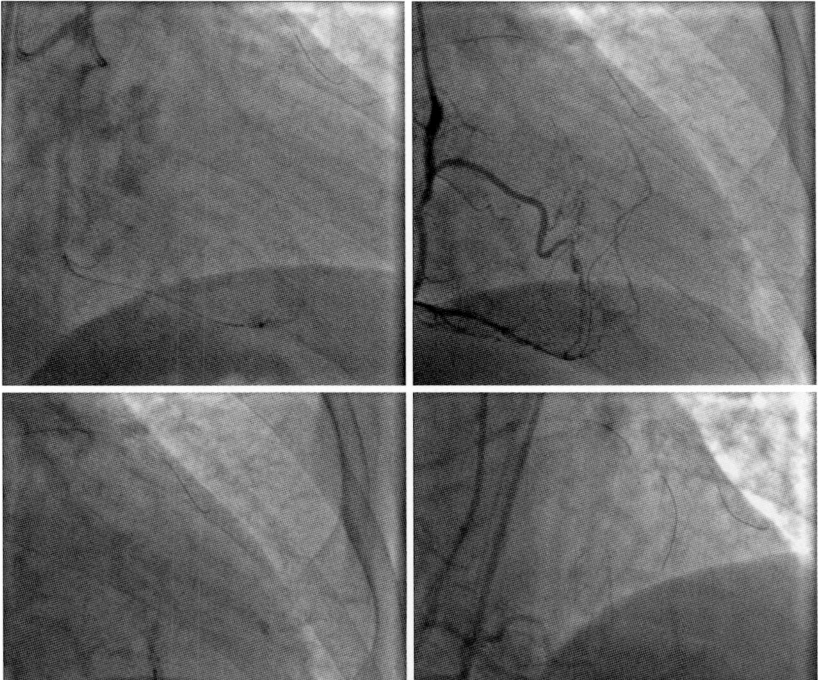

图 23-6-6　Fielder FC 导丝通过间隔支侧支到达前降支

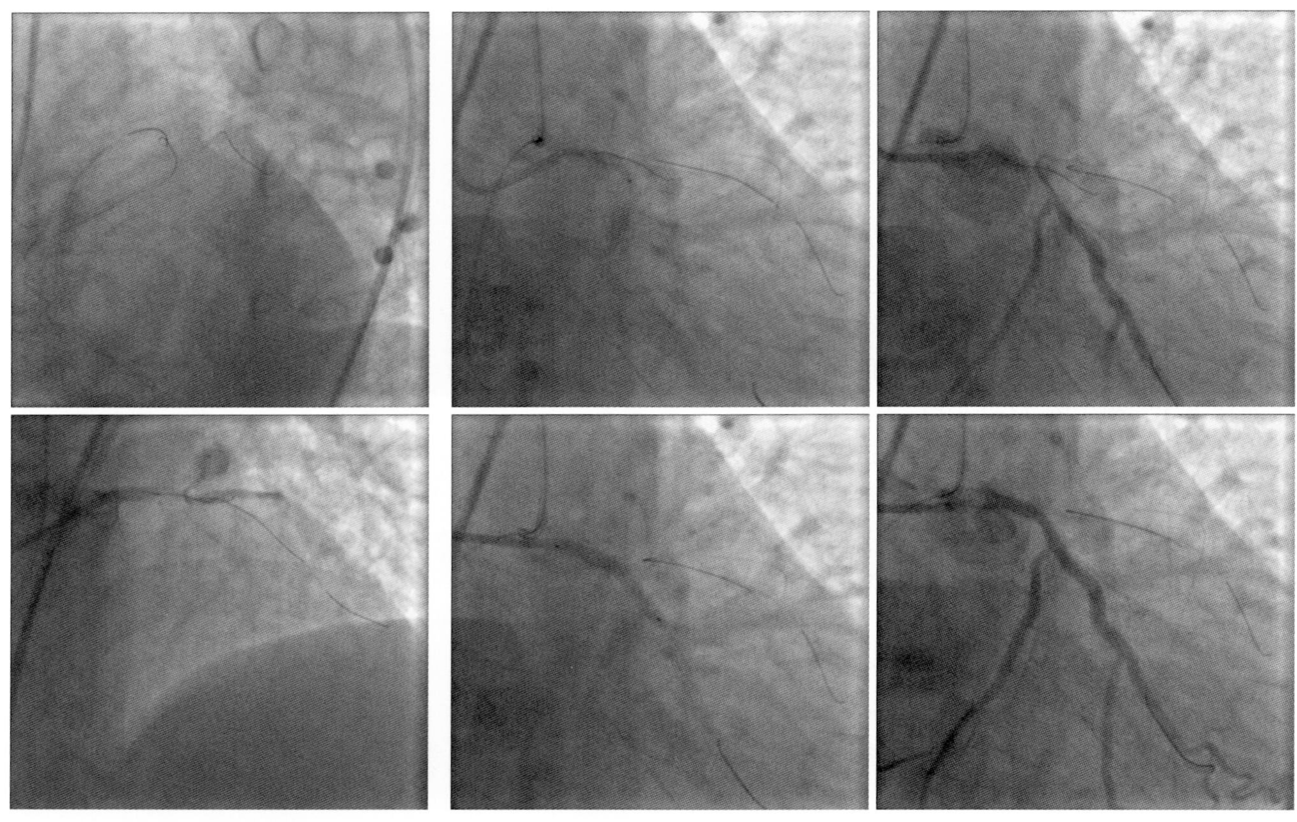

图 23-6-7 逆向导引钢丝无法通过病变

图 23-6-8 回旋支血栓形成，左主干-回旋支植入支架

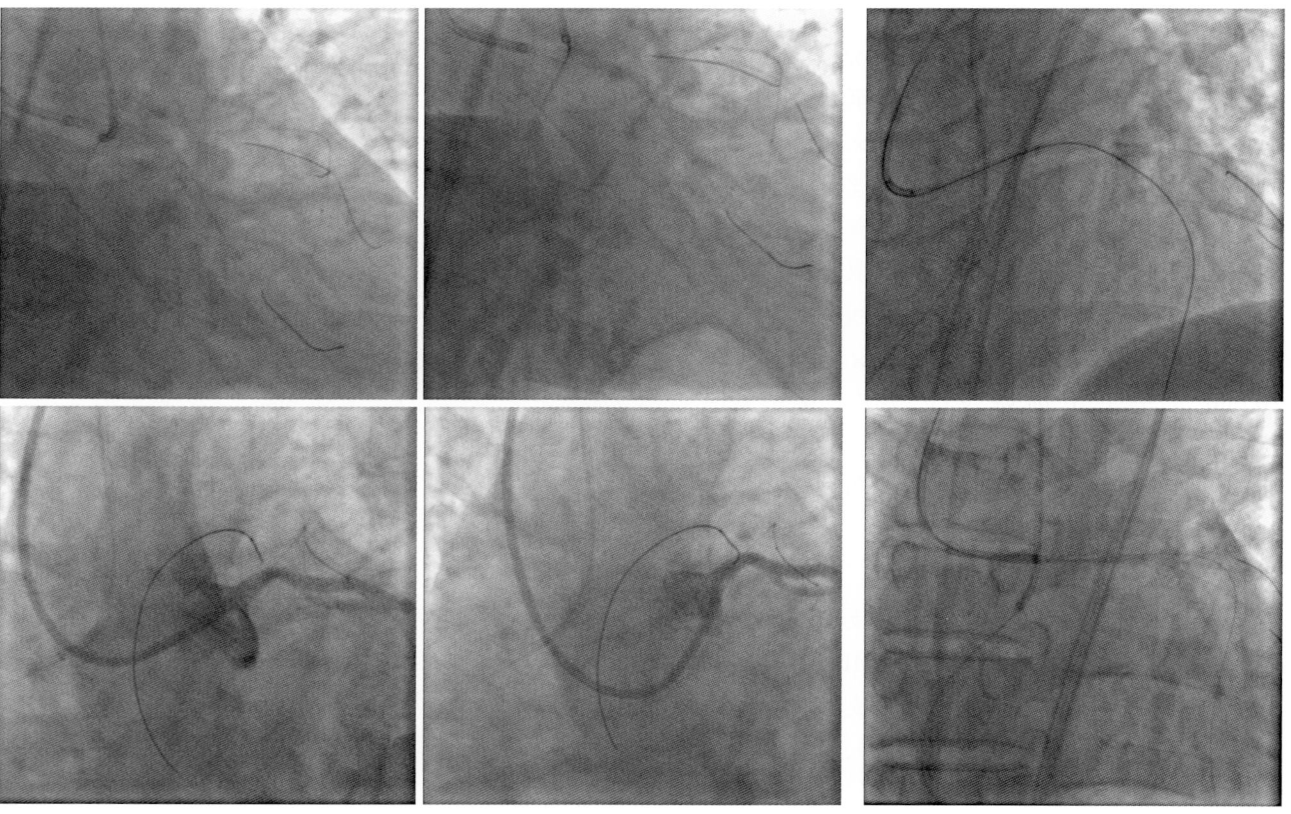

图 23-6-9 Conquest Pro 导丝逆向通过闭塞病变和支架侧孔到达左主干和正向指引导管内

图 23-6-10 球囊扩张

· 小结 ·

1. 从病例中获得哪些经验？

（1）J-CTO 评分：2 分（难），包括钝头样闭塞和造影可见钙化。

（2）CTO PCI 推荐双侧造影明确闭塞段长度等信息，然后依据造影结果制订手术策略，但是对于如本例患者具有良好的自身侧支而使远端血管显影的 CTO 病变可不进行双侧造影。

（3）CTO 病变介入治疗一定要注意保护其近段的血管和分支，避免丢失或术中出现并发症。

2. 如果重新做一次这个病例，应对方式方法是否有改变？

（1）根据 CTOCC 推荐路径，前降支开口处 CTO 病变正向介入治疗时推荐使用 IVUS 指导前降支开口穿刺。

（2）Crosswire NT 导丝到达第一对角支后，可在对侧造影指导下使用双腔微导管尝试进入前降支。

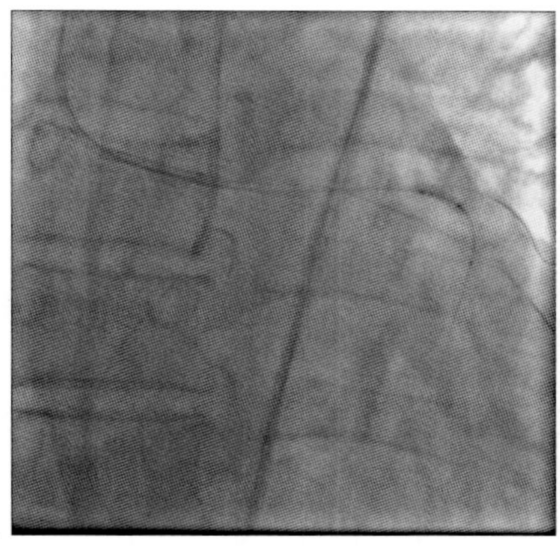
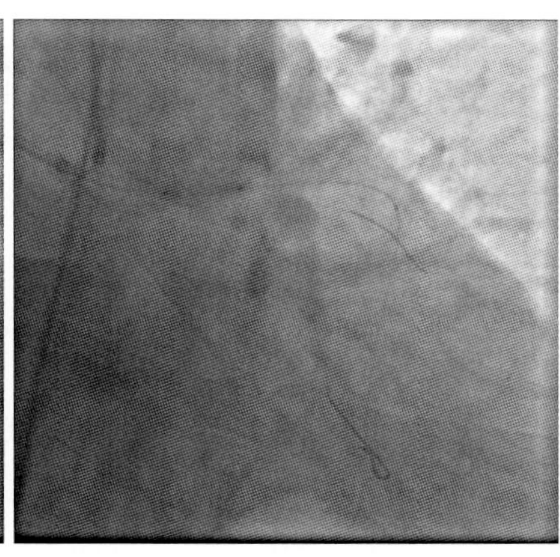

图 23-6-11　导引钢丝体外化

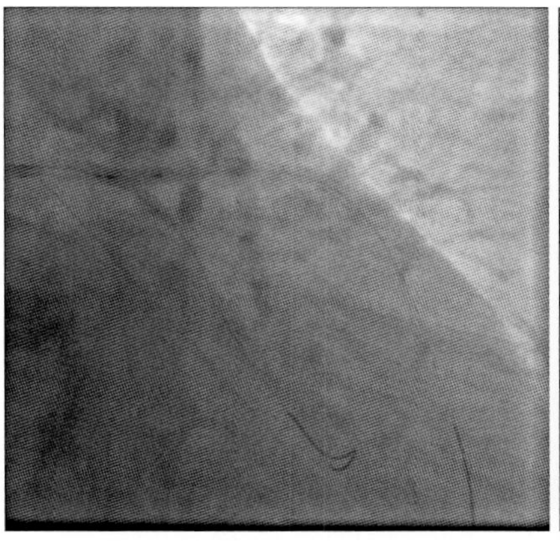
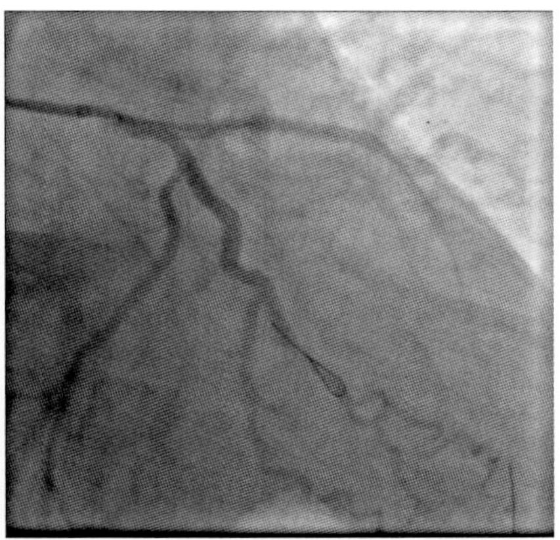

图 23-6-12　置入支架最终结果

（3）左主干-回旋支病变可能会在手术过程中出现血栓等风险，尤其是长时间手术不监测 ACT 时更为多见。因此，CTO PCI 常规监测 ACT 应作为手术规范中的一个基本组成部分。预先在回旋支病变处植入支架则会封闭前降支开口，进一步加大正向导丝通过的难度，且可能出现前降支导丝位于左主干支架外的风险，预置导丝保护是合理有效的措施。但实际手术过程当中，如本例手术中遇到回旋支血栓的问题，此时术者及时进行支架植入的决定非常果断，即使可能增加后续介入治疗的难度，但是可避免灾难性后果的发生。

（4）逆向介入治疗时选择通过侧支更好的 Sion 导丝。

（5）选择通过性更好的微导管，包括 Corsair 或 Caravel 微导管。

（6）左主干-回旋支支架后，逆向导丝可能部分从支架外通过，在逆向导丝进入左主干后可使用 IVUS 进一步确认导丝情况，该患者先进行了左主干-回旋支支架植入可避免导丝从前降支近段进入左主干内膜下，球囊扩张后导致回旋支受压闭塞的风险。

3. 如何评价预先制订的策略？

该患者前降支开口部位不清，单纯正向导丝介入治疗成功率不高，可在 IVUS 指导下进行穿刺，能进一步提高成功率；在导丝进入对角支后，另取一根导丝直接通过病变到达前降支的成功率可能比 KDL 双腔微导管支撑下到达前降支的低，但在当时没有相关器械；正向介入治疗失败后及时转换为逆向介入治疗策略可缩短手术时间，提高成功率。如果该患者没有发生回旋支血栓而进行左主干-回旋支支架植入的话，按照目前介入治疗的推荐路径；正逆向结合尽早启动反向 CART 技术并结合 AGT 技术，对于手术效率的提高可能有一定帮助，另外可将操作平台前移至前降支近段以避免左主干损伤。

4. 是否需要更多的辅助手段?

在正向导丝穿刺前降支开口的时候 IVUS 指导能进一步提高成功率；在导丝进入对角支后，另取 1 根导丝在 KDL 双腔微导管支撑下调整进入前降支的成功率可提高。

5. 遇到的问题，是否有其他解决方案?

遇到的主要问题是前降支开口不清，可使用 IVUS 指导穿刺；逆向微导管无法通过间隔支侧支时使用 OTW 球囊扩张，现阶段可使用通过性更好的 Corsair 或 Caravel 等微导管。

• 讨论 •

1. 该患者左主干末段和回旋支开口存在病变，介入治疗时应注意预置导丝保护，对于 CTO 病变的处理，一定要注意保护其近段大的分支血管。

2. 逆向介入治疗时需警惕导丝进入左主干内膜下造成损伤，必要时送入正向导丝前移平台，在前降支近段行反向 CART。

3. 推荐 CTO 病变采用双侧造影来评估病变特征有助于制订手术策略，但是对于自身侧支良好显示远段血管的可不进行双侧造影。

4. 开口闭塞的 CTO 病变可在实时 IVUS 指导下进行穿刺寻找入口，当导丝部分通过 CTO 病变到达分支后可尝试 KDL 双腔微导管支持下送入另一根导丝寻找血管。

（张　峰　杨虹波）

2009 年

病例 7　前降支闭塞病变开通后无复流处理

日期：2009 年 10 月 23 日

• 病史基本资料 •

• 患者男性，72 岁。

• 主诉：反复胸闷、胸痛 5 年。

• 简要病史：外院冠状动脉造影提示冠状动脉慢性闭塞性病变（未见造影资料）。

• 既往史：有高血压及糖尿病史，无吸烟史。

• 辅助检查

实验室检查：术前 cTnT、CK/CK-MB、LDL-C 均正常。

心电图：窦性心律，陈旧性前壁心肌梗死。

• 冠状动脉造影 •

造影结果：左主干未见明显狭窄；左前降支近段完全闭塞；左回旋支中远段多处管壁不规则，管腔狭窄 60%～70%；右冠管壁不规则，未见 >30% 狭窄病变，右冠提供左前降支侧支循环（图 23-7-1）。

• 治疗策略 •

该患者前降支闭塞段为锥形残端，但闭塞段较长；右冠向前降支发出侧支血管细小，综合考虑后决定首先尝试正向介入治疗。

• 器械准备 •

1. 穿刺准备：左、右侧股动脉，置入 7F 动脉鞘。

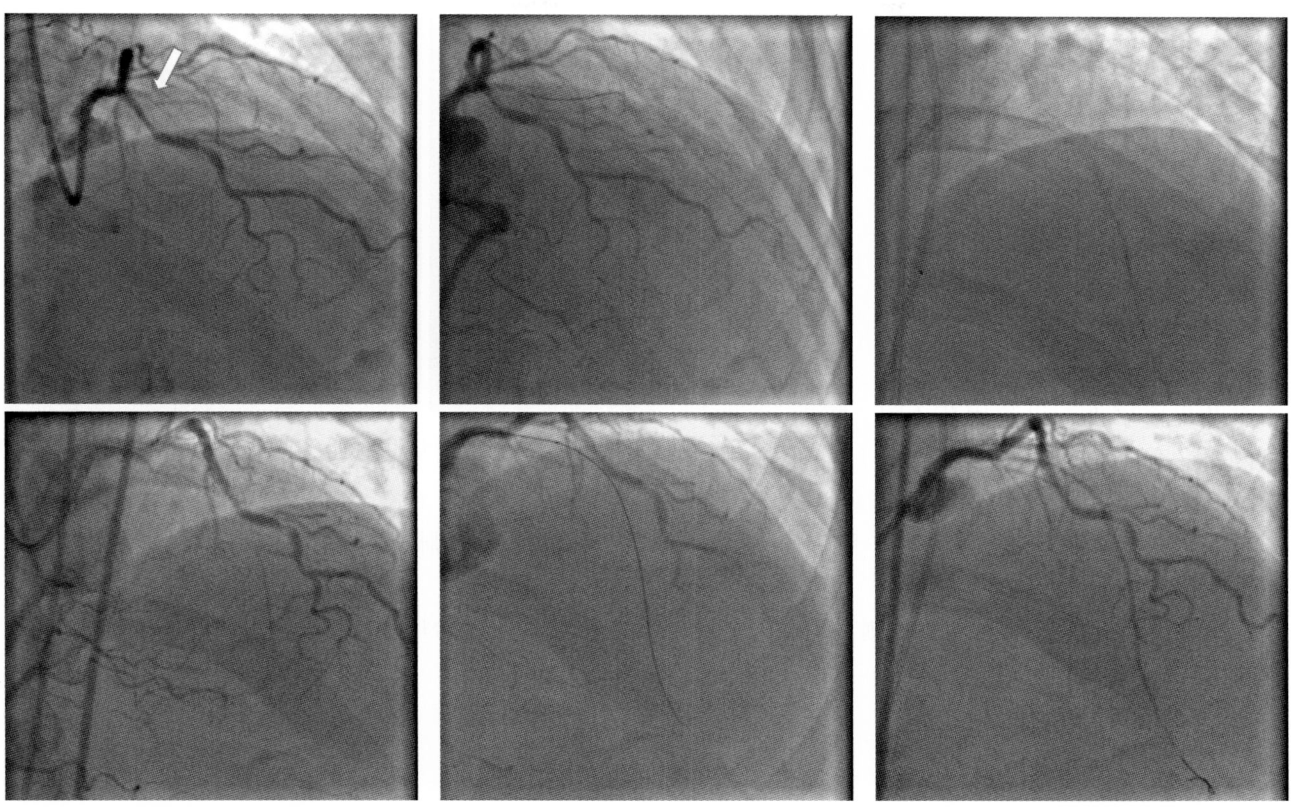

图 23-7-1　左前降支近段完全闭塞　　图 23-7-2　Conquest Pro 导丝通过闭塞处送至前降支远端　　图 23-7-3　球囊扩张后前降支恢复前向血流

2. 指引导管选择：7F EBU 3.5 左指引导管送至左冠口。

· 手术过程 ·

1. 取 0.014″ Runthrough 导丝在 Finecross 微导管支撑下送至前降支近段，经微导管将 0.014″ Crosswire NT 导丝在微导管支撑下未能通过前降支闭塞处，遂换用 0.014″ Conquest Pro 导丝成功通过闭塞处送至前降支远端，因该患者右冠提供侧支循环较差，无法判断导丝是否位于血管真腔，故采用多体位造影及结合术前造影影像判断导丝位于血管真腔（图 23-7-2）。

2. 撤出微导管，送入 Ryujin Plus 1.5 mm × 20 mm 球囊于前降支病变处（6～10）atm × 10 s 扩张，再以 Ryujin Plus 2.5 mm × 20 mm 球囊于前降支病变处以（6～8）atm × 10 s 扩张，复查造影示前降支恢复前向血流，前降支近中段长病变，残余狭窄 60%～70%（图 23-7-3）。

3. 于前降支近段植入 Partner 3.0 mm × 36 mm 雷帕霉素药物支架，14 atm × 10 s 扩张释放；中段串联植入 Partner 2.75 mm × 36 mm 雷帕霉素药物支架，12 atm × 10 s 扩张释放；2 个支架连接处以 14 atm × 10 s 扩张塑形。复查造影示前降支无复流（图 23-7-4）。

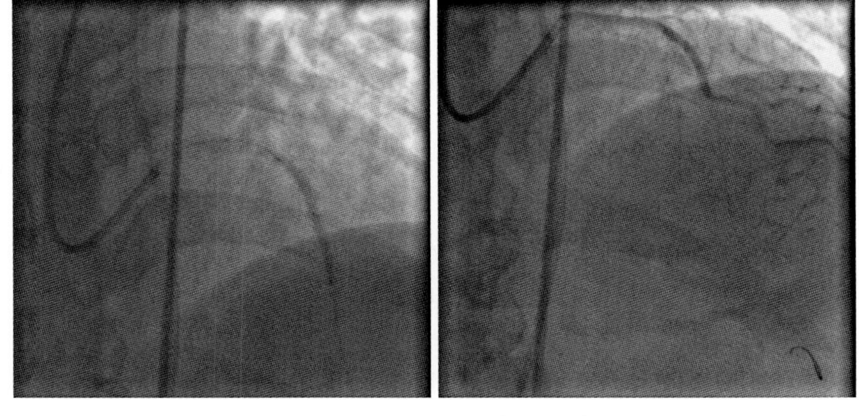

图 23-7-4　置入支架后前降支无“复流”

4. 送入微导管，经微导管注入维拉帕米（异搏定）500 μg 后前降支血流恢复（图 23-7-5）。

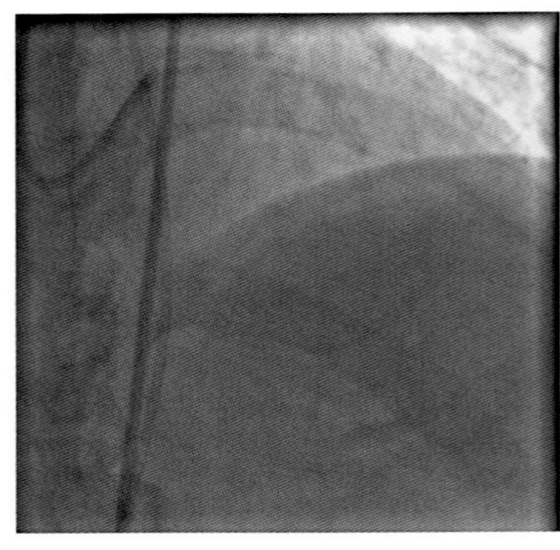
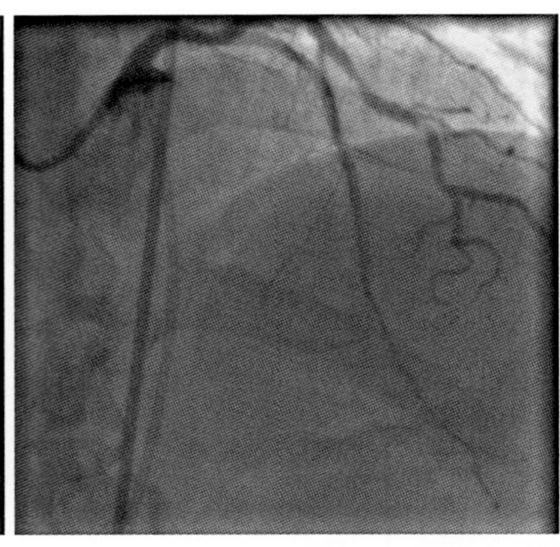

图 23-7-5 经微导管注入维拉帕米 500 μg 前降支血流恢复

・术后结果・

1. 即刻结果：支架扩张满意，无残余狭窄，分支无受累，支架远端血管局限性夹层形成，血流 TIMI 3 级。

2. 术后观察和看护：术后无缺血及出血事件，出院用药（阿司匹林、氯吡格雷、美托洛尔、辛伐他汀、缬沙坦）。

3. 远期结果：出院后无胸闷、胸痛等不适，未至我院复查冠状动脉造影。

・小结・

在正向闭塞段较长，且逆向侧支不佳的情况下可首先尝试正向治疗，在操作正向导丝前行时应反复多体位造影确认导丝位置。

（秦 晴 汪若晨）

病例 8 反向 CART 技术开通右冠 CTO 病变

日期：2009 年 10 月 23 日

・病史基本资料・

・患者男性，60 岁。

・主诉：活动后胸痛 5 月余。

・简要病史：外院冠状动脉造影：左主干正常，左前降支中段狭窄 60% 后瘤样扩张，远段心肌桥，收缩期受压 30%～50%；回旋支大致正常；右冠中段完全闭塞，远段可见前降支及回旋支提供的侧支显影。当时尝试介入治疗未成功。

・既往史：高血压（+），糖尿病（−），高胆固醇血症（−），吸烟（+），脑梗死（+）。

・辅助检查

实验室检查：术前 CK-MB 25 U/L，cTnT、LDL-C 均正常。

心电图：窦性心律，不完全右束支传导阻滞。

心脏超声：左心房增大伴左心室舒张功能减退；主动脉根部及升主动脉增宽，主动脉瓣钙化。

・冠状动脉造影・

造影结果：左主干未见明显狭窄；左前降支管壁规则；左回旋支管壁规则，为右冠提供 3 级侧支循环；右冠中远段完全闭塞（图 23-8-1）。

・治疗策略・

右冠闭塞段为锥形残端，但闭塞段较长，外院曾尝试过正向介入治疗，左冠经回旋支提供右冠较好的侧支循环，故首先尝试逆向介入治疗。

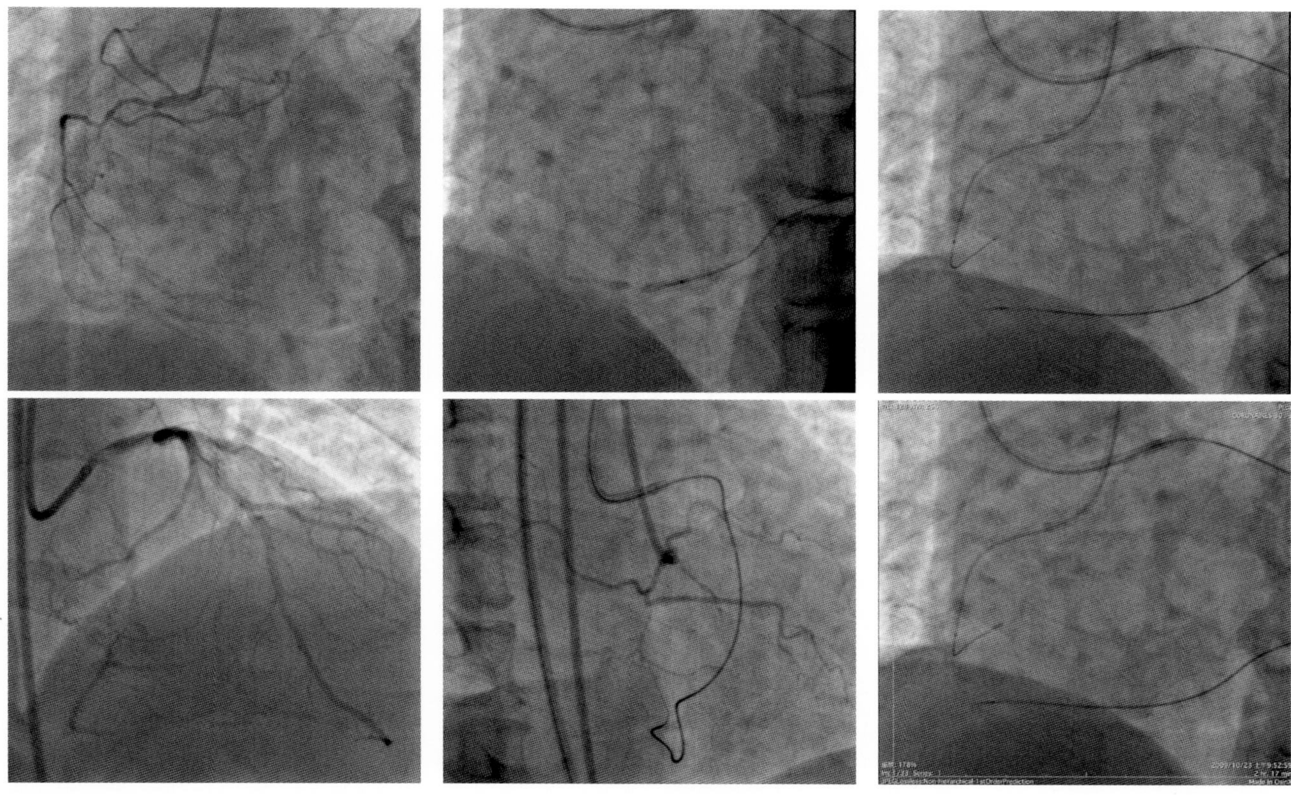

图 23-8-1　右冠中远段完全闭塞　　图 23-8-2　直接逆向介入治疗　　图 23-8-3　2.6F Tornus 正向通过闭塞病变

· 器械准备 ·

1. 穿刺准备：左、右侧股动脉，分别置入 7F、8F 动脉鞘。

2. 指引导管选择：8F EBU 4.0 指引导管送至左冠口，7F JR 4.0 右指引导管送至右冠口。

· 介入治疗 ·

1. Fielder FC 导丝和管腔扩张导管顺利通过回旋支侧支循环送至左室后支、右冠远段，但导丝未能逆向送入右冠中段，换用 Fielder XT 导丝送入右冠中段，前向造影见导丝位于假腔（图 23-8-2）。

2. 送入 7F JR 4.0 右指引导管，造影示近中段长病变，中段完全闭塞，Fielder FC 导丝在微导管支撑下通过中段第一闭塞处至锐缘支，使用延长导丝退出微导管，Terumo 1.25 mm × 15 mm 球囊未能通过右冠闭塞处；换用 Tornus（2.1F）通过闭塞病变处，再用 Tornus（2.6F）通过闭塞病变处（图 23-8-3）。

3. 采用反向 CART 技术，取 Voyager 2.5 mm × 20 mm 球囊在右冠中段以 10 atm 持续扩张，再次逆行操作 Fielder XT 导丝，以球囊为标志，逆向通过右冠闭塞处进入右冠指引导管（图 23-8-4）。

4. Voyager 球囊在指引导管内 18 atm 持续扩张锚定逆向导丝，推送管腔扩张导管至右指引导管内，送入 300 cm Fielder FC 导丝完成体外化（图 23-8-5）。

5. Voyager 球囊以（16 ～ 18）atm × 5 s 多次扩张右冠，Partner 2.5 mm × 36 mm 雷帕霉素药物支架以 16 atm × 10 s 扩张释放，串联植入 Partner 3.0 mm × 36 mm 雷帕霉素药物支架以 18 atm × 10 s 扩张释放，再串联植入 Cypher select 3.5 mm × 33 mm 药物支架以 20 atm × 10 s 扩张释放于近段及开口。复查正向造影示支架扩张满意，无残余狭窄，血流 TIMI 3 级，未见远端夹层或造影剂外渗，复查逆向造影示侧支血管无造影剂外渗（图 23-8-6）。

· 术后结果 ·

1. 即刻结果：支架扩张满意，无残余狭窄，血流 TIMI 3 级，未见远端夹层或造影剂外渗，复查逆向

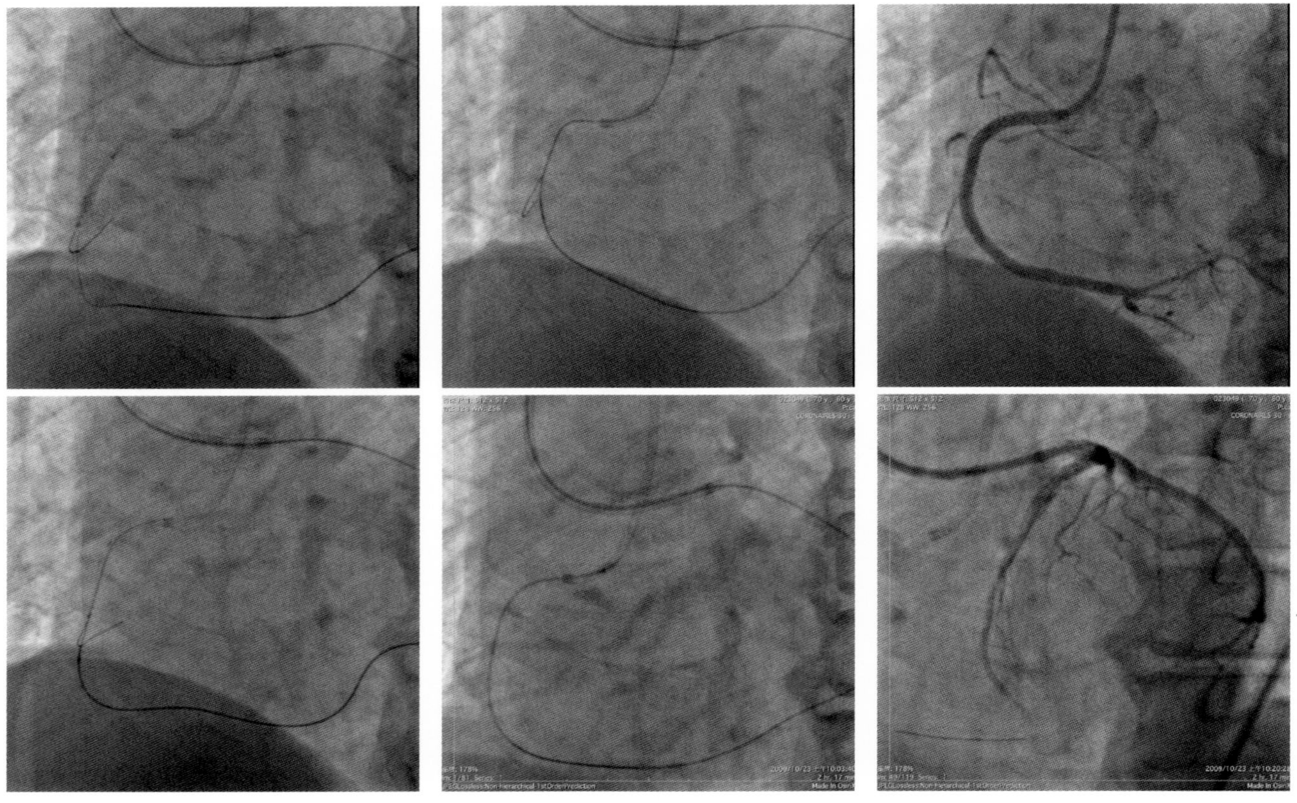

图 23-8-4　反向 CART 技术　　图 23-8-5　导引钢丝体外化　　图 23-8-6　置入支架后最终结果

造影示侧支血管无造影剂外渗。

2. 术后观察和看护：术后当日患者出现腹部不适伴大汗，心电图无明显变化，心脏超声提示少量心包积液。转至监护室观察 2 日后心包积液吸收，患者症状改善。病程中无缺血事件，出院用药（西洛他唑、氯吡格雷、美托洛尔、阿托伐他汀、氯沙坦、氢氯噻嗪、奥美拉唑）。

3. 远期结果：出院后无胸闷、胸痛等不适，未至我院复查冠状动脉造影。

· 小结 ·

逆向介入治疗时逆向导丝无法通过闭塞段时可采用反向 CART 技术，采用该技术时切忌通过正向指引导管注射造影剂。

（秦　晴　汪若晨）

2010 年

病例 9　平行导引钢丝技术开通前降支 CTO 病变

日期：2010 年 10 月 21 日

· 病史基本资料 ·

- 患者男性，60 岁。
- 主诉：活动后胸闷 1 年余，PCI 术后 1 年。

• 简要病史：1 年前于我院行冠状动脉造影示：左主干未见明显狭窄；左前降支近段狭窄 60%，中远段弥漫性长病变，最窄处狭窄 90%，第一对角支管壁不规则，狭窄 50%；左回旋支弥漫性病变，近段狭窄 90% 伴不稳定征象，狭窄后轻度瘤样扩张，中远段长病变，最狭窄 95%，高位钝缘支中段狭窄 90%，第二、第三钝缘支细小，未见明显狭窄；可见左冠提供少量侧支至右冠远段。右冠近段狭窄 30%，中远段弥漫性病变狭窄 80%～90%，后三叉前次全闭塞，远段血流缓慢，左室后支近段狭窄 40%。行右冠、回旋支 PCI 术。

• 既往史：高血压（+），糖尿病（+），高胆固醇血症（–），吸烟史（+）。

• 辅助检查

实验室检查：术前 cTnT、CK/CK–MB、LDL–C 均正常。

心电图：窦性心动过缓；一度房室传导阻滞；V_3～V_6 导联 T 波低平、浅倒置。

心脏超声：左心房增大。

• **冠状动脉造影** •

1. 第一次入院治疗造影结果：左主干未见明显狭窄；左前降支近段狭窄 60%，中远段弥漫性长病变，最窄处狭窄 90%，第一对角支管壁不规则，狭窄 50%；左回旋支弥漫性病变，近段狭窄 90% 伴不稳定斑块征象，狭窄后轻度瘤样扩张，中远段长病变，最狭窄 95%，高位钝缘支中段狭窄 90%；可见左冠提供少量侧支至右冠远段。右冠中远段弥漫性病变狭窄 80%～90%，后三叉前次全闭塞，远段血流缓慢，左室后支近段狭窄 40%。介入治疗：于右冠中远段、回旋支中段植入药物支架（图 23–9–1）。

2. 第二次入院治疗冠状动脉造影：左主干未见明显狭窄；左前降支近中段分出对角支后完全闭塞，第一对角支近段狭窄 80%；中间支长病变，近段狭窄 80%；左回旋支管壁不规则，原支架内管腔通畅，未见明显内膜增生及再狭窄。右冠近段狭窄 50%，中远段原支架管腔通畅，未见明显内膜增生及再狭窄，左室后支狭窄 40%，后降支未见明显狭窄，右冠远段经间隔支侧支向前降支提供 3 级侧支循

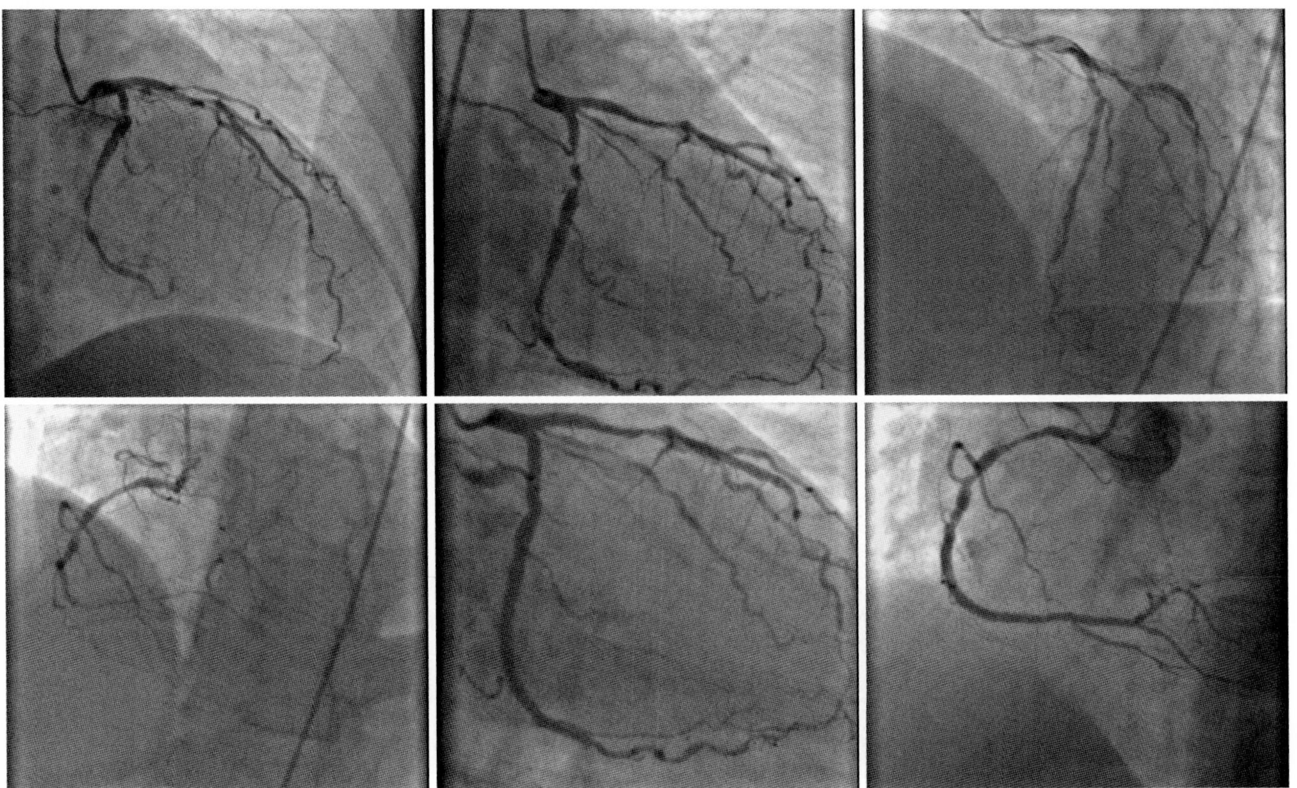

图 23–9–1 右冠中远段、回旋支中段植入药物支架

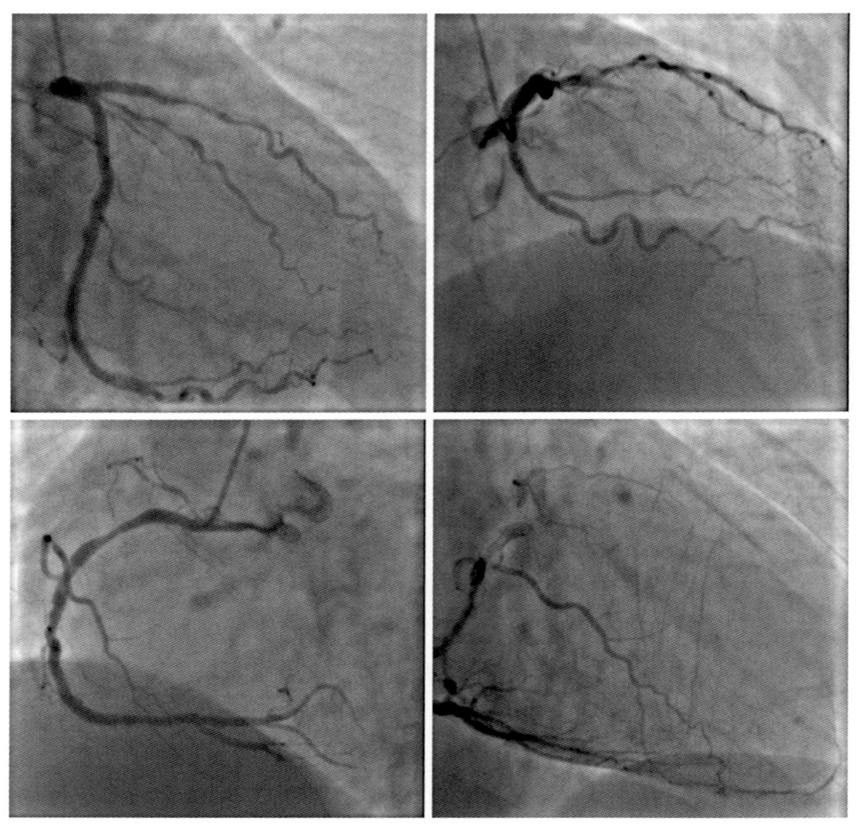

图 23-9-2　左前降支近中段分出对角支后完全闭塞

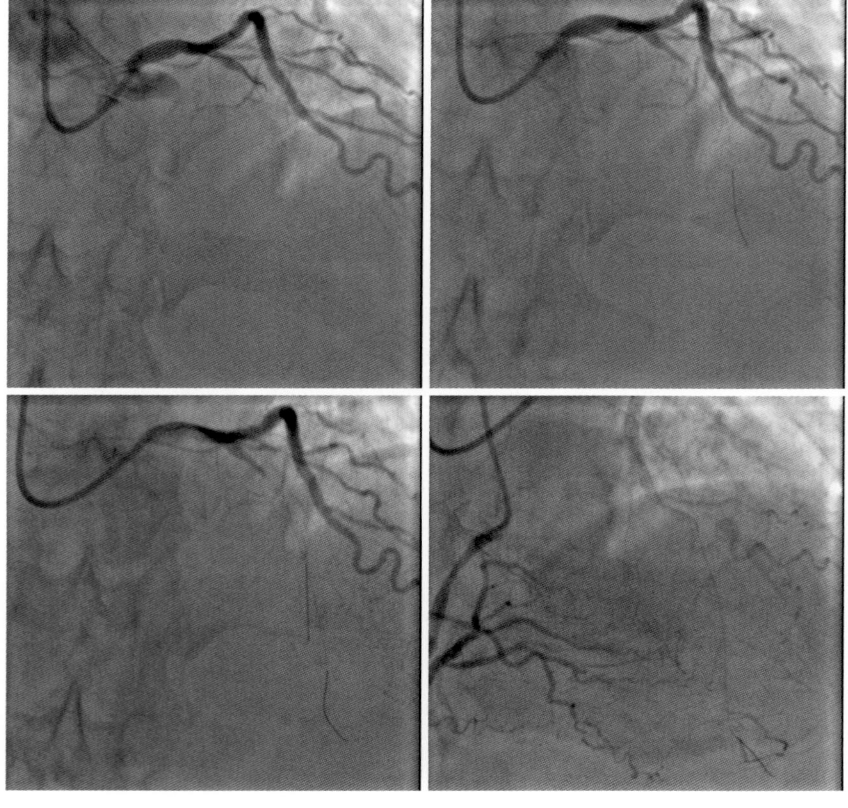

图 23-9-3　正向导引钢丝位于内膜下

环（图 23-9-2）。

· 治疗策略 ·

该病变闭塞段较短，首先考虑正向介入治疗。

· 器械准备 ·

1. 路径选择：双侧桡动脉，置入 6F 动脉鞘。

2. 指引导管选择：6F EBU 3.5 左指引导管送至左冠口。

· 介入治疗 ·

1. 取 0.014″ Runthrough 导丝未能通过前降支闭塞病变处，0.014″ Crosswire NT 导丝送至前降支远端，但导丝位于假腔（图 23-9-3）。

2. 取另一 0.014″ Crosswire NT 导丝采用平行导丝技术通过病变送至前降支远端，正向造影提示远端夹层形成伴造影剂少量外渗，对侧造影示导丝位于真腔（图 23-9-4）。

3. 取 Sprinter 2.0 mm × 20 mm 球囊于前降支中段病变处 6 atm × 10 s 扩张，复查造影示前降支恢复前向血流，远段见夹层征象。于前降支近段植入 Partner 3.0 mm × 36 mm 雷帕霉素药物支架，以 14 atm × 10 s 扩张释放，复查造影示支架扩张满意，无残余狭窄，远段夹层征象，血流 TIMI 2 级（图 23-9-5）。

4. 遂将 Sprinter 2.0 mm × 20 mm 球囊于前降支远段病变处以（2～4）atm ×（1～2）min 低压扩张，复查造影仍见夹层征象，遂于远段植入 Taxus Liberte 2.25 mm × 24 mm 紫杉醇药物支架，9 atm × 20 s 扩张释放（图 23-9-6）。

· 术后结果 ·

1. 即刻结果：支架扩张满意，无残余狭窄，分支无受累，TIMI

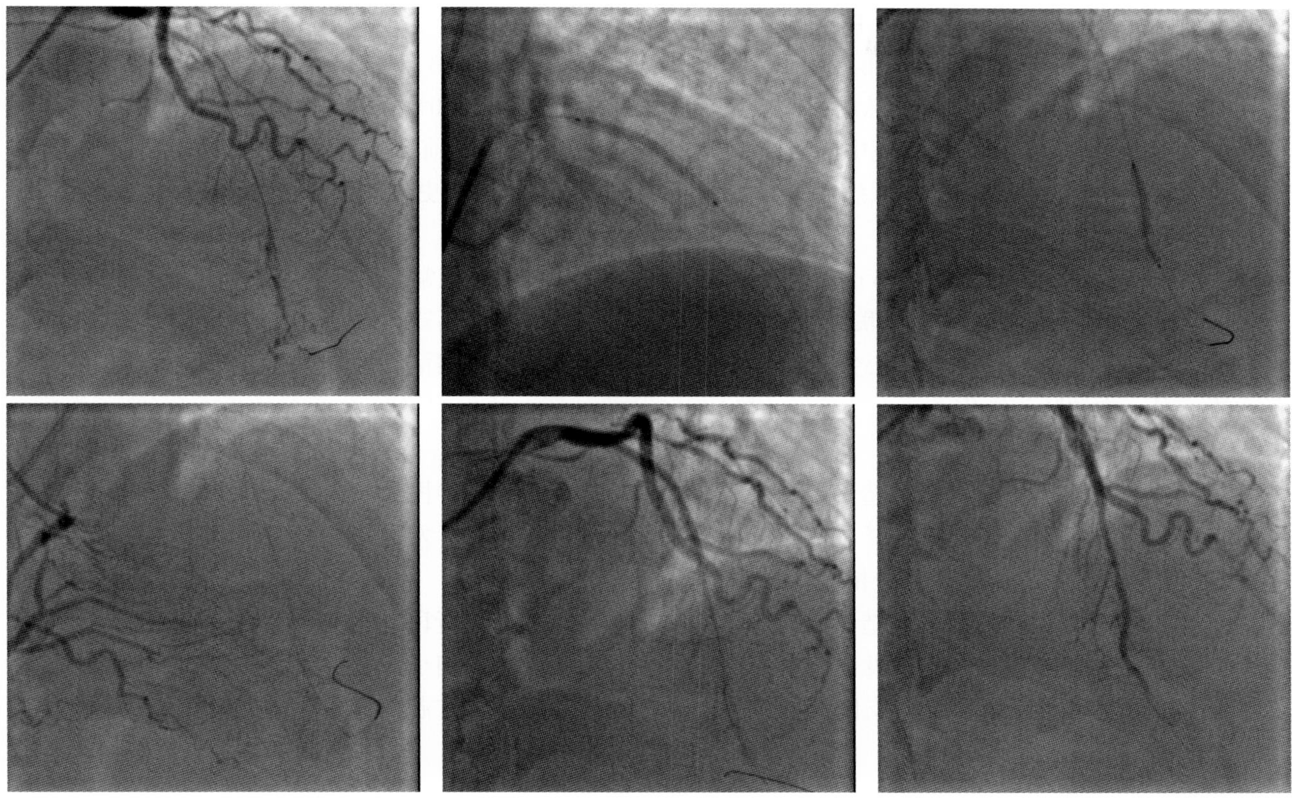

图 23-9-4 平行导引钢丝技术

图 23-9-5 前降支近段植入支架，远段夹层征象，血流 TIMI 2 级

图 23-9-6 前降支远段植入支架

血流 3 级。

2. 术后观察和看护：术后患者心电图一过性 ST 段抬高，随访 cTnT 升高，不伴胸闷、胸痛；予低分子肝素抗凝 3 日，后随访心电图、cTnT 转为正常。无出血事件，出院用药阿司匹林、氯吡格雷、美托洛尔、阿托伐他汀、氨氯地平、缬沙坦、曲美他嗪、格列吡嗪等。

3. 远期结果：出院后无胸闷、胸痛等不适，未至我院复查冠状动脉造影。

· 小结 ·

该病变未常规行双侧造影，在正向介入治疗中，导丝通过闭塞段后未立即行对侧造影确认导丝是否位于真腔，之后反复采用平行导引钢丝技术，导致前降支远段巨大夹层形成。建议 CTO 介入治疗中常规行双侧造影，导丝通过病变后立即行对侧造影确认导丝位置，在血管近中段调整导丝位置，避免血管远端形成夹层，影响血流灌注。

（秦 晴 汪若晨）

病例 10 CTO PCI：规范治疗是成功的根本

日期：2010 年 10 月 22 日

· 病史基本资料 ·

· 患者男性，54 岁。

• 主诉：突发胸痛、PCI 术后 1 个月。

• 简要病史：1 个月前因广泛前壁心肌梗死于我院行冠状动脉造影：左主干未见狭窄，左前降支中段狭窄 99%，第二对角支近段见动脉瘤；左回旋支中段长病变，狭窄 60%，第二钝缘支近段狭窄 70%，左冠向右冠发出 2 级侧支循环；右冠中段狭窄 80%，中段完全闭塞。于前降支病变处植入支架。

• 既往史：高血压（+）；糖尿病（-）；高胆固醇血症（-）；吸烟史（+）。

• 辅助检查

实验室检查：术前 cTnT 0.046 ng/ml，CK/CK-MB、LDL-C 均正常。

心电图：窦性心律；V_3～V_6 导联 Q 波形成，ST 段太高 3 mm，T 波高耸；Ⅰ、aVL、V_4～V_6 导联 T 波倒置。

心脏超声：左心室壁（包括心尖部）均肥厚伴左心室多壁段收缩活动异常；左心房增大伴左心室舒张功能减退；主动脉瓣钙化。

• 冠状动脉造影 •

1. 第一次入院治疗冠状动脉造影：左主干未见狭窄，左前降支中段狭窄 99%，第二对角支近段见动脉瘤；左回旋支中段长病变，狭窄 60%，第二钝缘支近段狭窄 70%，左冠向右冠发出 2 级侧支循环；右冠中段完全闭塞。于前降支病变处植入支架（图 23-10-1）。

2. 第二次入院治疗冠状动脉造影：左主干未见狭窄；左前降支近段原植入支架管腔通畅，未见再狭窄，中段狭窄 40%；左回旋支中段长病变，狭窄 40%，第一钝缘支细小，第二钝缘支开口狭窄 95%，近段狭窄 80%。前降支经间隔支侧支向右冠远端提供 3 级侧支循环。右冠相对细小，近中段狭窄 95%，中段起完全闭塞（图 23-10-2）。

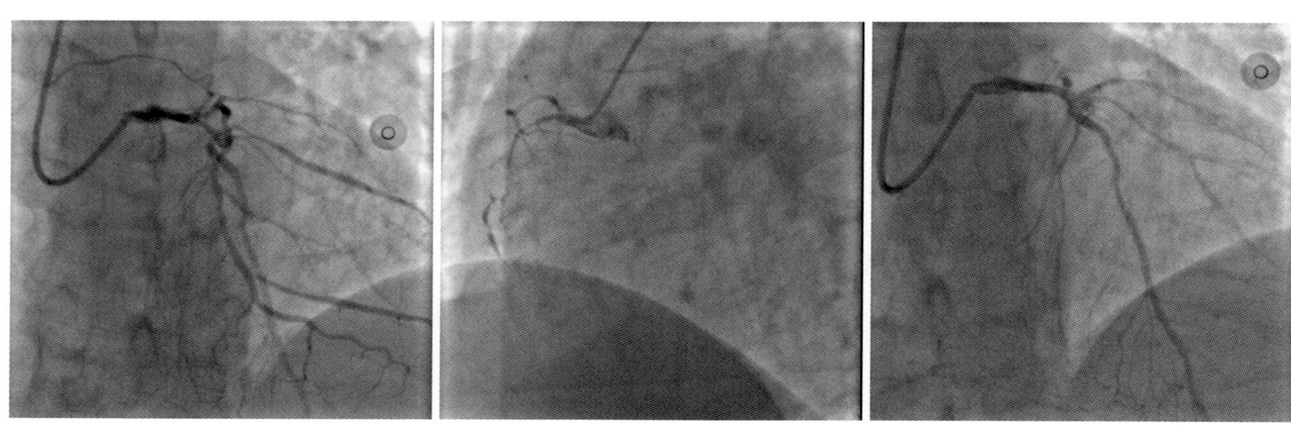

图 23-10-1　右冠中段完全闭塞，前降支病变处植入支架

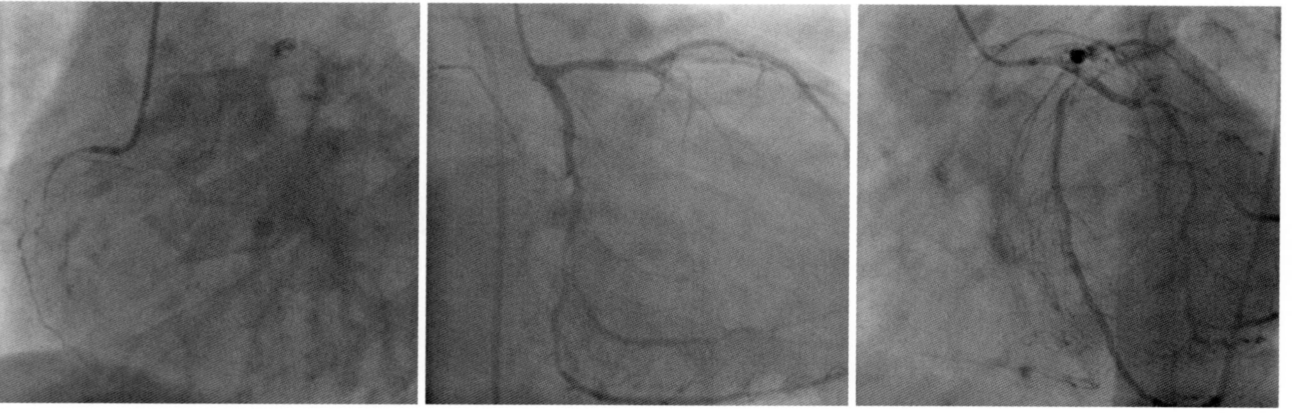

图 23-10-2　右冠中段起完全闭塞，前降支经间隔支侧支向右冠远端提供 3 级侧支循环

• **治疗策略** •

患者右冠闭塞段为锥形残端，且闭塞段较短，首先考虑正向介入治疗。

• **器械准备** •

1. 穿刺准备：右侧股动脉、右侧桡动脉。

2. 指引导管选择：6F AL 2.0 指引导管。

• **手术过程** •

1. 反复尝试 0.014″ Pilot 50、Pilot 150、Fielder XT 导丝，最终将 0.014″ Fielder XT 导丝通过右冠闭塞病变处送至远端，经对侧造影证实导丝远端位于血管真腔（图 23-10-3）。

2. 取 Sprinter 1.25 mm × 6 mm 球囊于右冠远段至近段病变处（8～14）atm × 8 s 扩张，再以 Ryujin Plus 2.0 mm × 20 mm 球囊于病变处（8～10）atm × 8 s 扩张，复查造影示右冠恢复前向血流，右冠全程夹层形成，后降支血流 TIMI 1 级（图 23-10-4）。

• **术后结果** •

1. 即刻结果：右冠全程夹层形成，后降支血流 TIMI 1 级。

2. 术后观察和看护：术后无缺血及出血事件，出院用药阿司匹林、氯吡格雷、美托洛尔、阿托伐他汀、氨氯地平、缬沙坦等。

3. 远期结果：出院后无胸闷、胸痛等不适，未至我院复查冠状动脉造影。

• **小结** •

该病例采用正向介入治疗，导丝反复尝试，最终正向导丝远端位于血管真腔内，近中段位于假腔，

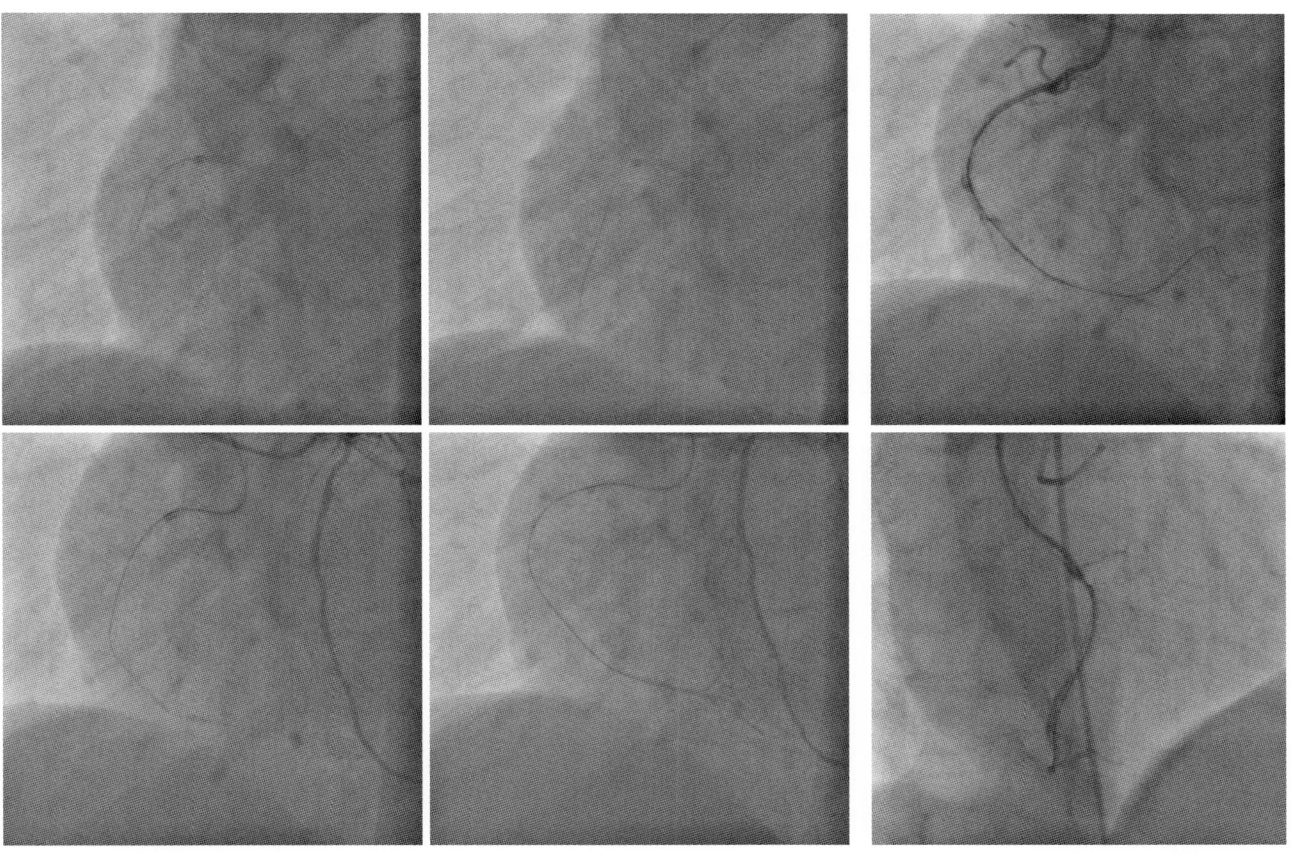

图 23-10-3 Fielder-XT 导丝通过右冠闭塞病变处

图 23-10-4 右冠恢复前向血流，右冠全程夹层形成，后降支血流 TIMI 1 级

导致后降支血流受影响，未能植入支架。该病例介入治疗中存在以下问题：① 判断病变较易开通，未按常规行双侧造影；② 在正向导丝反复进入假腔的时候未考虑逆向介入治疗。综上所述，在开通 CTO 病变时应常规行双侧造影，根据情况及时改变策略。

（秦 晴 汪若晨）

2011 年

病例 11 IVUS 指导下前降支 CTO PCI

日期：2011 年 10 月 21 日

· 病史基本资料 ·

· 患者男性，50 岁。

· 主诉：反复胸闷、胸痛 2 年，加重 6 个月。

· 简要病史：2011 年 4 月下壁心肌梗死行药物保守治疗，2011 年 6 月于我院造影提示前降支完全闭塞，回旋支近段狭窄 80%，远段狭窄 99%，右冠近段狭窄 60%，行回旋支介入治疗，植入支架 2 枚，未能开通前降支闭塞血管。

· 既往史：既往无高血压、糖尿病病史，有吸烟史 20 年。

· 辅助检查：心脏超声检查：左心室下壁收缩活动减弱，LVEF 65%。

· 药物治疗方案：阿司匹林、氯吡格雷、阿托伐他汀、培哚普利、单硝酸异山梨酯。

· 冠状动脉造影 ·

造影结果：左主干未见明显狭窄，左前降支发出第一对角支后完全闭塞，第一对角支未见明显狭窄，左回旋支原植入支架管腔通畅，未见再狭窄，钝缘支未见明显狭窄；右冠近中段长病变，近段狭窄 60%，远端狭窄 30%，左室后支、后降支未见明显狭窄，见右冠提供前降支远端侧支循环（图 23-11-1）。

· 治疗策略 ·

该病例前降支发出第一对角支处完全闭塞，无锥形残端，寻找闭塞段开口是手术难点。患者闭塞处

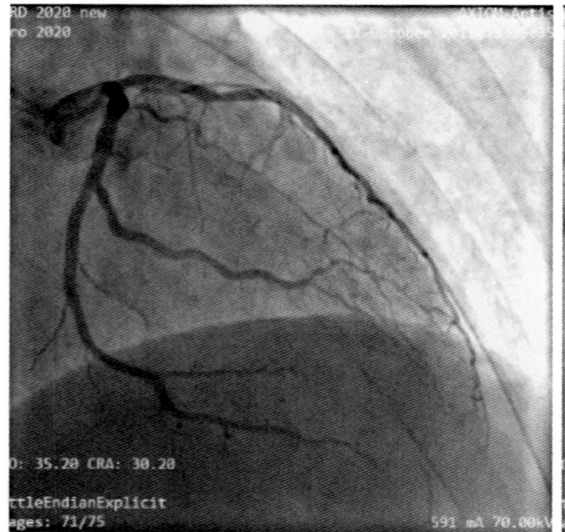

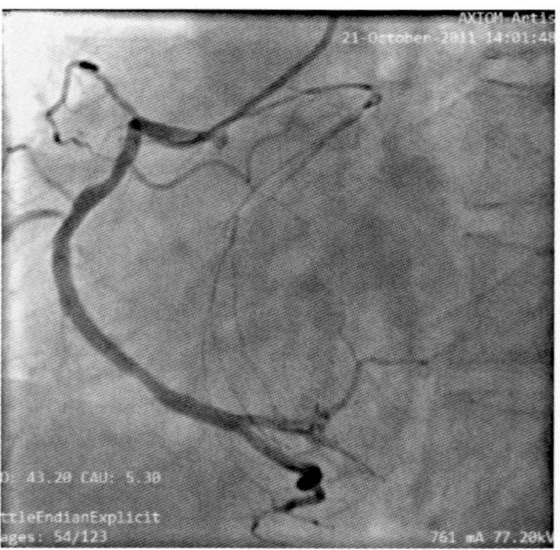

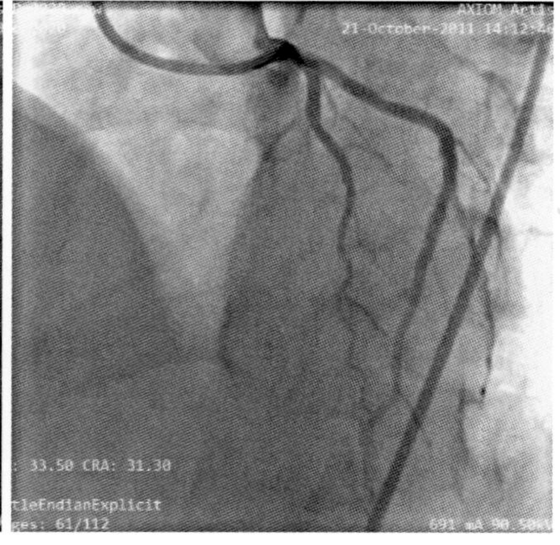

图 23-11-1 左前降支发出第一对角支后完全闭塞，右冠提供前降支远端侧支循环

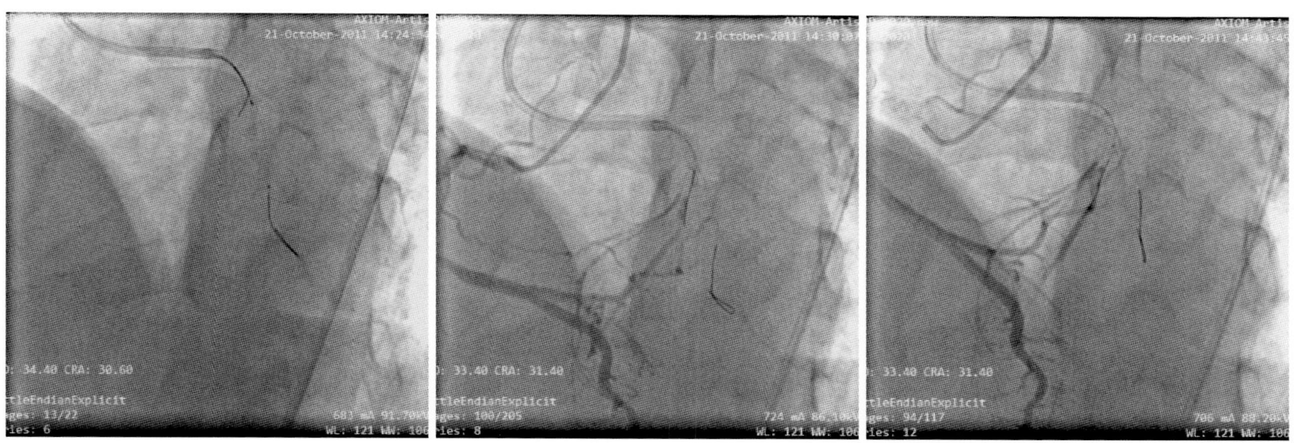

图 23-11-2　Crosswire NT 导丝通过前降支闭塞病变处

第一对角支较大，故考虑通过 IVUS 寻找穿刺点，尝试正向介入治疗。若正向介入治疗效果不佳，可考虑右冠逆向介入治疗。

· 器械准备 ·

1. 穿刺准备：右侧桡动脉、股动脉。

2. 指引导管选择：7F EBU 3.5 / 5F TIG（对侧造影）。

· 手术过程 ·

1. 取 0.014″ Runthrough 导丝通过前降支病变处送至对角支远端，Crosswire NT 导丝在 Finecross 微导管支撑下采用 IVUS 指引技术反复尝试通过前降支闭塞病变处，复查造影提示前降支前向血流恢复（图 23-11-2）。

2. 重置 0.014″ Runthrough 导丝至前降支远段，Ryujin Plus 1.5 mm × 15 mm 球囊于前降支病变处以 12 atm × 5 s 扩张，复查 IVUS 提示导丝位于前降支真腔，遂于前降支病变处植入 Tivoli 2.75 mm × 35 mm 雷帕霉素药物支架；重置对角支内导丝，Ryujin Plus 1.5 mm × 15 mm、Sapphire NC 3.5 mm × 15 mm 高压球囊于前降支支架内扩张塑形，再将 Maverick 2.5 mm × 15 mm 球囊于对角支开口，12 atm 及 10 atm × 5 s 对吻扩张（图 23-11-3）。

· 术后结果 ·

1. 即刻结果：支架均扩张满意，无残余狭窄，血流 TIMI 3 级（图 23-11-4）。

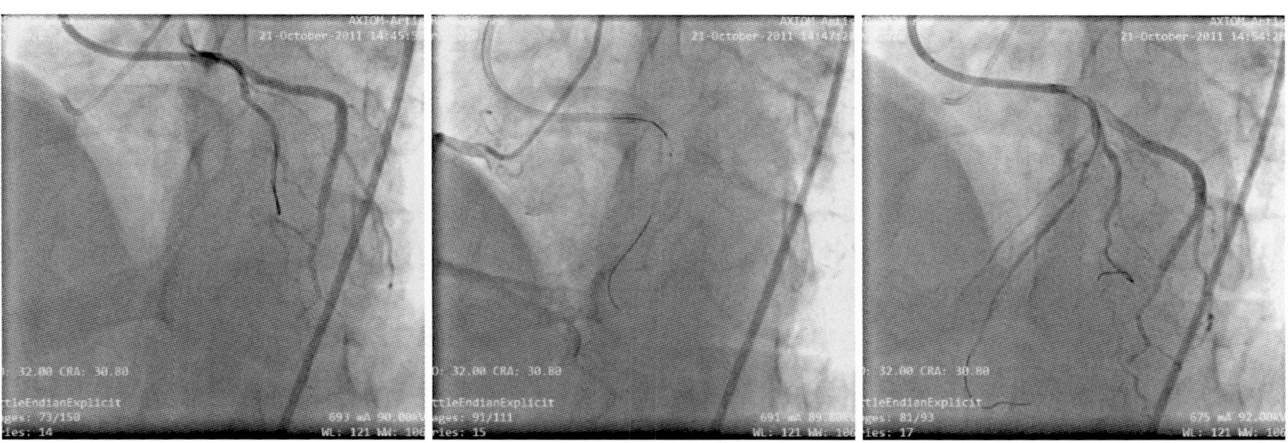

图 23-11-3　前降支置入支架（续后）

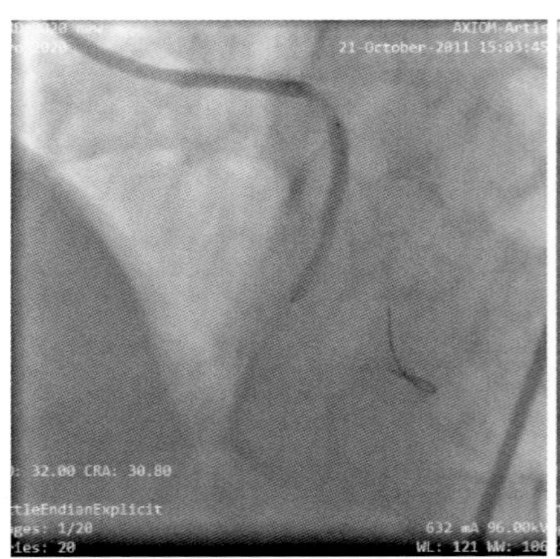
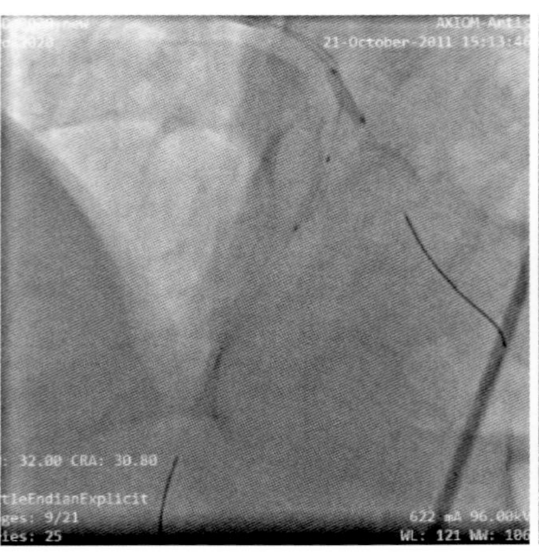
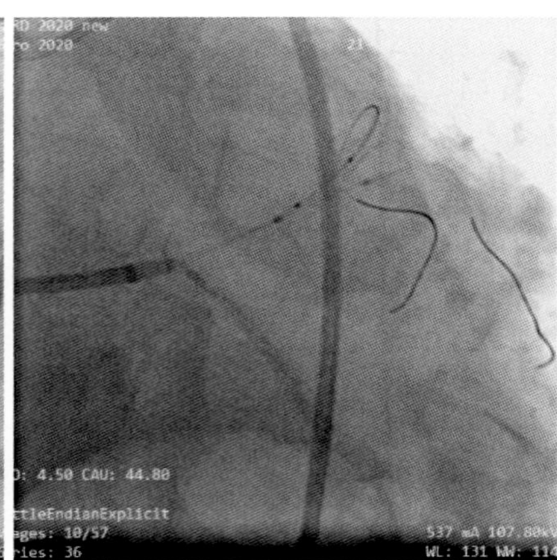

（图 23-11-3 续图）

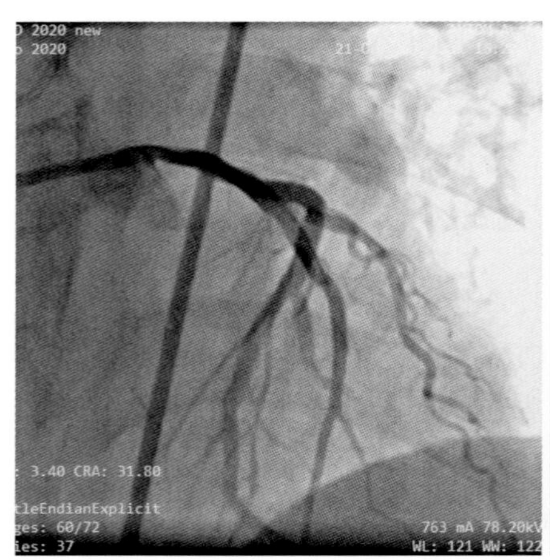
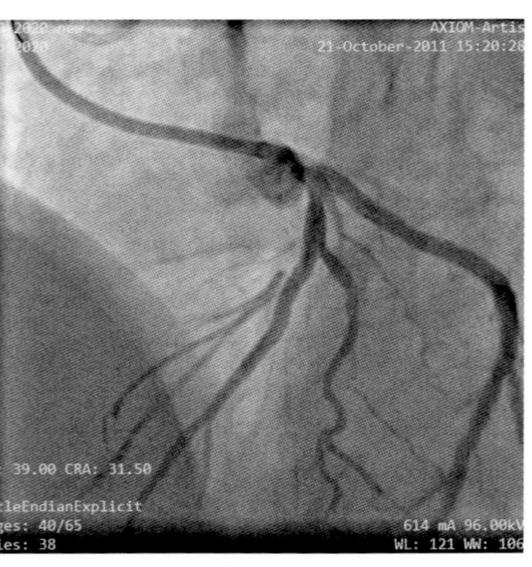

图 23-11-4　最终结果

2. 术后观察和看护：术后予以常规护理，无缺血、出血事件，顺利出院。

小结

该病例主要难点在于前降支闭塞开口不明确，因此利用第一对角支 IVUS 引导下寻找穿刺点顺利通过闭塞病变，此后通过 IVUS 明确导丝位置，判断支架直径的长度完成介入治疗，是 IVUS 在 CTO 病变中应用的经典实例。

（吴轶喆　殷嘉晟）

病例 12　反向 CART 技术开通右冠 CTO

日期：2011 年 10 月 21 日

病史基本资料

- 患者男性，62 岁。
- 主诉：发作性胸痛 9 年，PCI 术后 9 年。
- 简要病史：9 年前因急性心肌梗死冠状动脉造影提示左前降支近段狭窄 95%，中远段弥漫性狭窄 70%～80%，于前降支植入支架 2 枚；2011 年 8 月 23 日复查冠状动脉造影提示右冠完全闭塞，尝试介入治疗失败。
- 既往史：高血压病史，否认糖尿病、吸烟史。
- 辅助检查：心脏超声提示左心房增大，主动脉瓣钙化，LVEF 68%；心电图未见明显异常。
- 药物治疗方案：阿司匹林、氯吡格雷、阿托伐他汀、贝那普利、单硝酸异山梨酯。

冠状动脉造影

造影结果：左主干未见明显狭窄，左前降支近中段原植入支架轻度内膜增生，未见再狭窄，左回旋

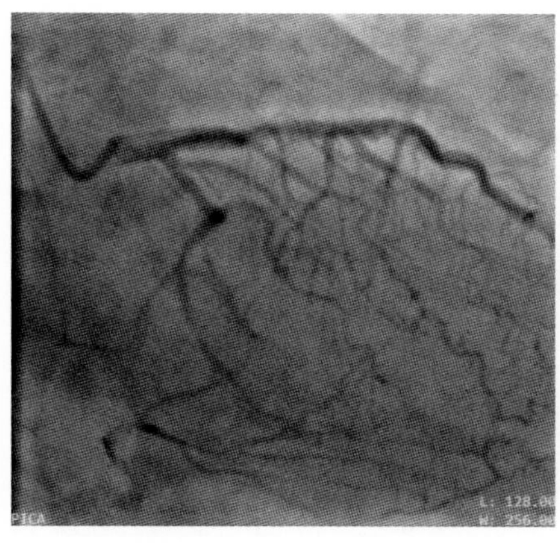
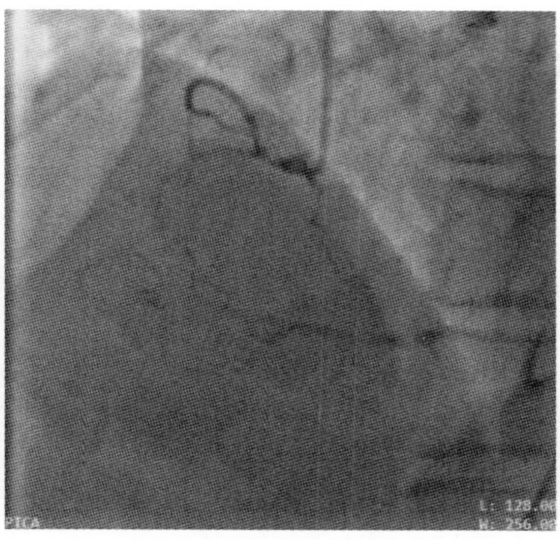
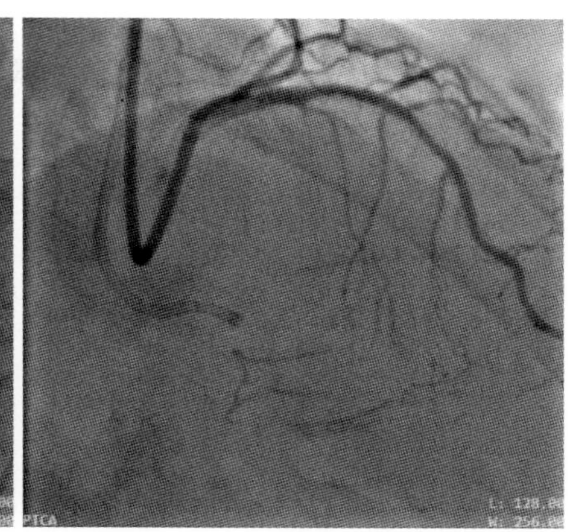

图 23-12-1　右冠近端完全闭塞

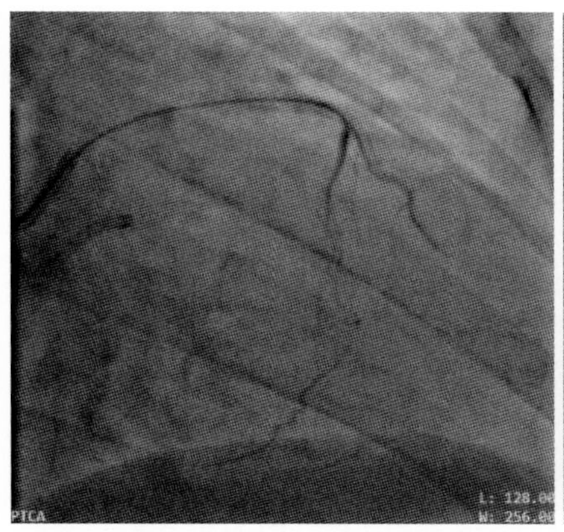
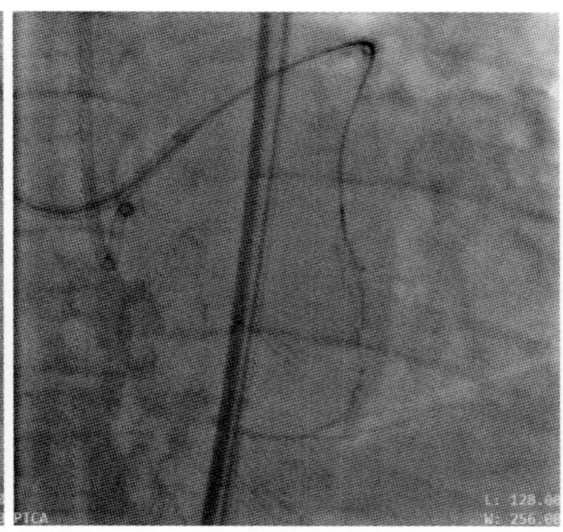
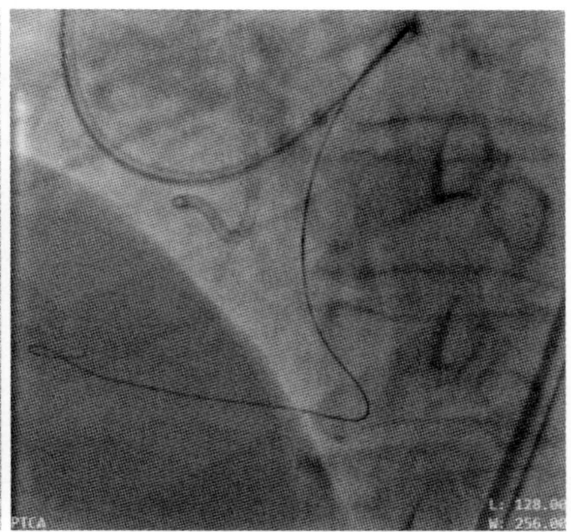

图 23-12-2　Sion 导丝经穿隔支逆行送至右冠远端

支中段管壁不规则，未见明显狭窄，可见左冠向右冠提供侧支循环供应；右冠近端完全闭塞，桥侧支供应右冠远段（图 23-12-1）。

· 治疗策略 ·

该病例右冠开口闭塞，有桥侧支，正向介入治疗易进入细小分支，成功率相对较低，患者穿隔支侧支丰富，因此启动逆向介入治疗。

· 器械准备 ·

1. 穿刺准备：双侧股动脉。

2. 指引导管选择：8F EBU 3.75SH / 7F AL 0.75SH。

· 手术过程 ·

1. 取 0.014″ Sion 导丝送至穿隔支，Ryujin Plus 1.5 mm × 15 mm 球囊于间隔支开口处 14 atm × 10 s 扩张后，在 Corsair 导管支撑下将 0.014″ Sion 导丝经穿隔支逆行送至右冠远端（图 23-12-2）。

2. 反复尝试 0.014″ Fielder XT、Fielder FC、Pilot 200 及 Ultimate Bro 3 均未能逆向通过右冠闭塞病变处；逆向 Knuckle 导引钢丝技术将其送至右冠中段，正向尝试应用 Miracle 3 及 Miracle 12（图 23-12-3）。

3. 反向 CART 技术，前向送入 Sprinter Legend 1.25 mm × 6 mm、Ottimo-EX 2.5 mm × 15 mm 于右冠近端以 12 atm × 10 s 扩张，再送入 Quantum 4.5 mm × 10 mm 于右冠近中段以 8 atm 扩张后，操作逆向 Fielder FC 导丝成功通过闭塞处，将 Corsair 微导管逆向送至 JR 3.5 指引导管内（图 23-12-4）。

4. 换入逆向 330 cm RG 3 导丝完成体外化，正向送入 Ottimo-EX 2.5 mm × 20 mm 球囊于右冠病变

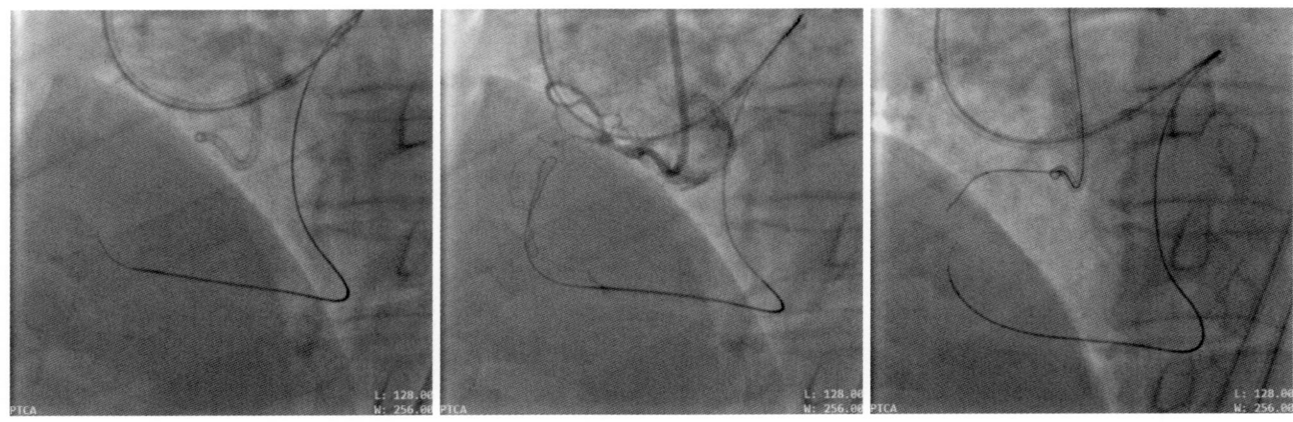

图 23-12-3　逆向 Knuckle 导引钢丝技术将其送至右冠中段，然后正向准备

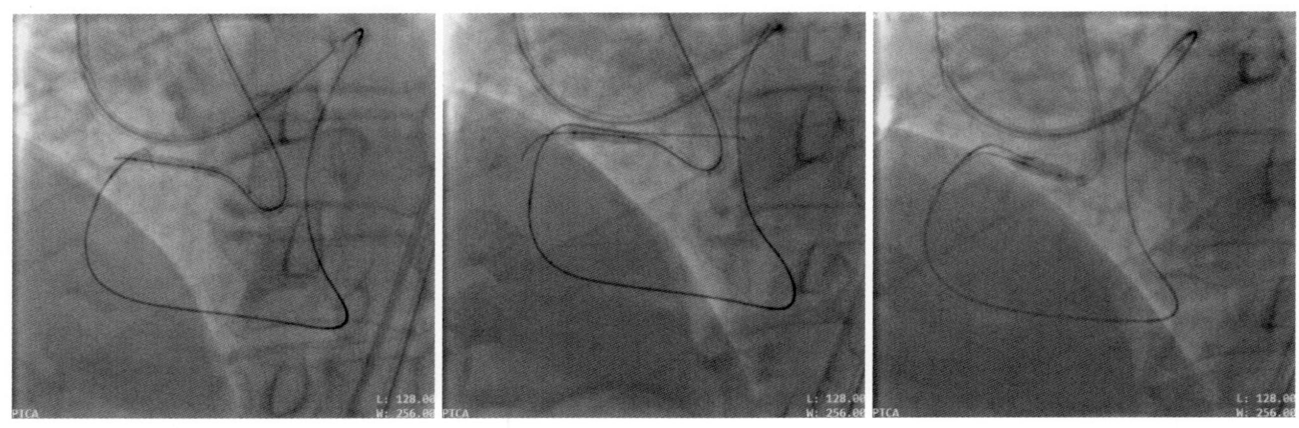

图 23-12-4　反向 CART 技术

处以（8～10）atm × 5 s 扩张，于右冠中远段至近中段串联植入 Excel 3.0 mm × 36 mm、3.0 mm × 36 mm、3.5 mm × 28 mm 药物支架，以 Voyager NC 4.0 mm × 12 mm 球囊于前降支近段支架内后扩张，再以 Ottimo-EX 3.0 mm × 20 mm 球囊于前降支支架内以 12 atm × 10 s 扩张（图 23-12-5）。

5. 最终结果见图 23-12-6。

・术后结果・

1. 即刻结果：支架均扩张满意，无残余狭窄，血流 TIMI 3 级。

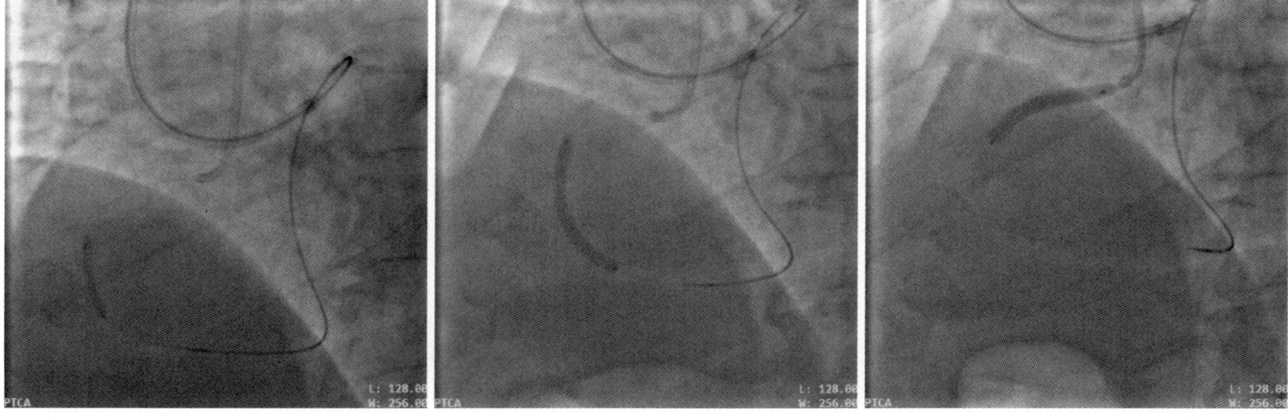

图 23-12-5　置入支架

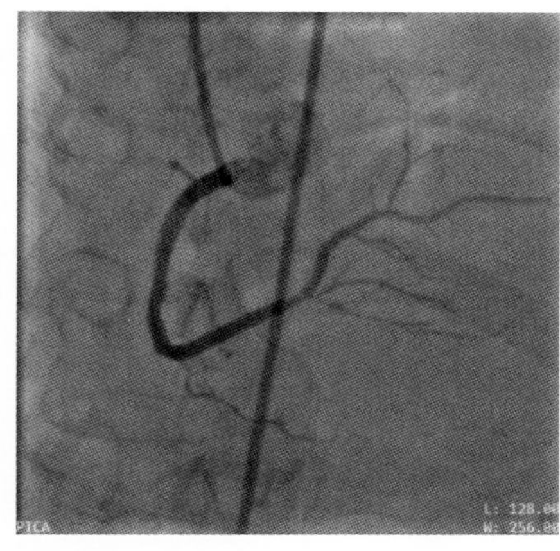
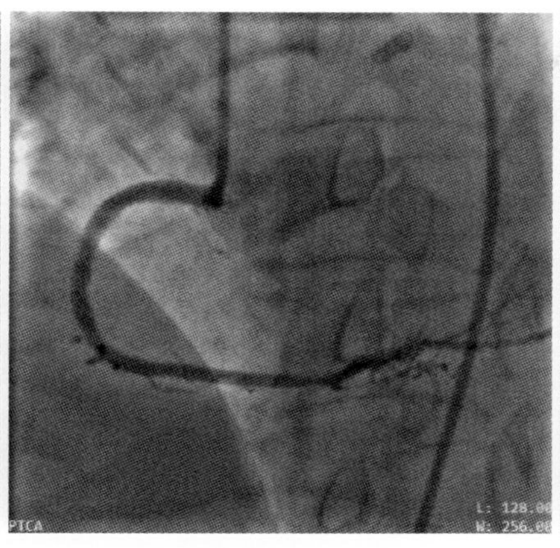
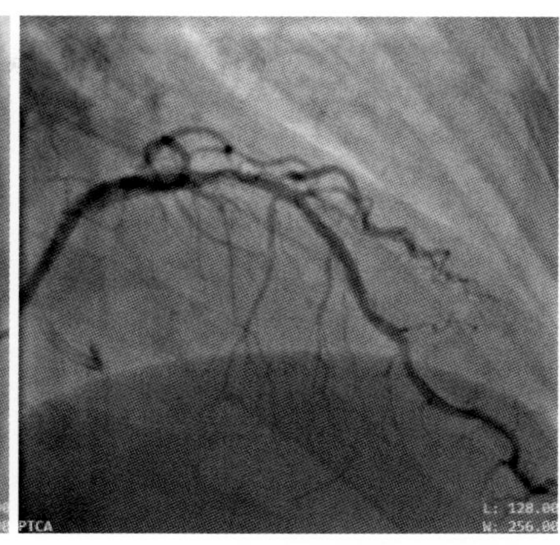

图 23-12-6 最终结果

2. 术后观察和看护：术后予以常规护理，无缺血、出血事件，顺利出院。

3. 远期结果：2012 年 8 月门诊随访造影提示右冠支架内管腔通畅。

· 小结 ·

该病例右冠 CTO 病变既往有介入治疗史，仔细分析影像，考虑正向介入治疗成功率不高，因此自开始即启动逆向介入治疗，在逆向导丝无法通过病变处时利用正向导丝进行反向 CART，成功通过闭塞病变。

（吴轶喆 殷嘉晟）

病例 13 逆向导引钢丝通过技术开通右冠 CTO

日期：2011 年 10 月 21 日

· 病史基本资料 ·

· 患者男性，68 岁。

· 主诉：反复胸闷 6 年。

· 简要病史：2005 年曾行 PCI 术，于前降支植入支架 3 枚；2011 年 5 月 6 日因急性前壁 + 前间壁心肌梗死于外院行冠状动脉造影提示前降支近段闭塞，LCX 开口狭窄 50%，提供右冠侧支循环，右冠近段狭窄 60%，中段支架段完全闭塞，于前降支先后植入 2 枚支架。

· 既往史：高血压、糖尿病病史；吸烟史 30 年，6 个月前开始戒烟。

· 辅助检查：心脏超声：左心室多壁段收缩活动异常，双房增大伴轻中度反流，中度肺动脉高压。

· 冠状动脉造影 ·

造影结果：左主干远段狭窄 50%，左前降支原植入支架处未见内膜增生及再狭窄，第一对角支未见明显狭窄病变，左回旋支开口狭窄 50%，钝缘支未见明显狭窄病变，左冠向右冠发出侧支循环，TIMI 2 级；右冠近段狭窄 60%，中段完全闭塞，中段可见支架影，左室后支近段不规则，后降支完全闭塞（图 23-13-1）。

· 治疗策略 ·

1. 右冠中段起完全闭塞，可见支架影。有右冠中段原支架影作为路标，可先尝试正向介入治疗。

2. 左冠造影可见较多间隔支侧支，正向介入治疗如遭遇困难，可改为逆向介入治疗。

3. 考虑到闭塞段较长，应选用支撑力较强的指引导管。

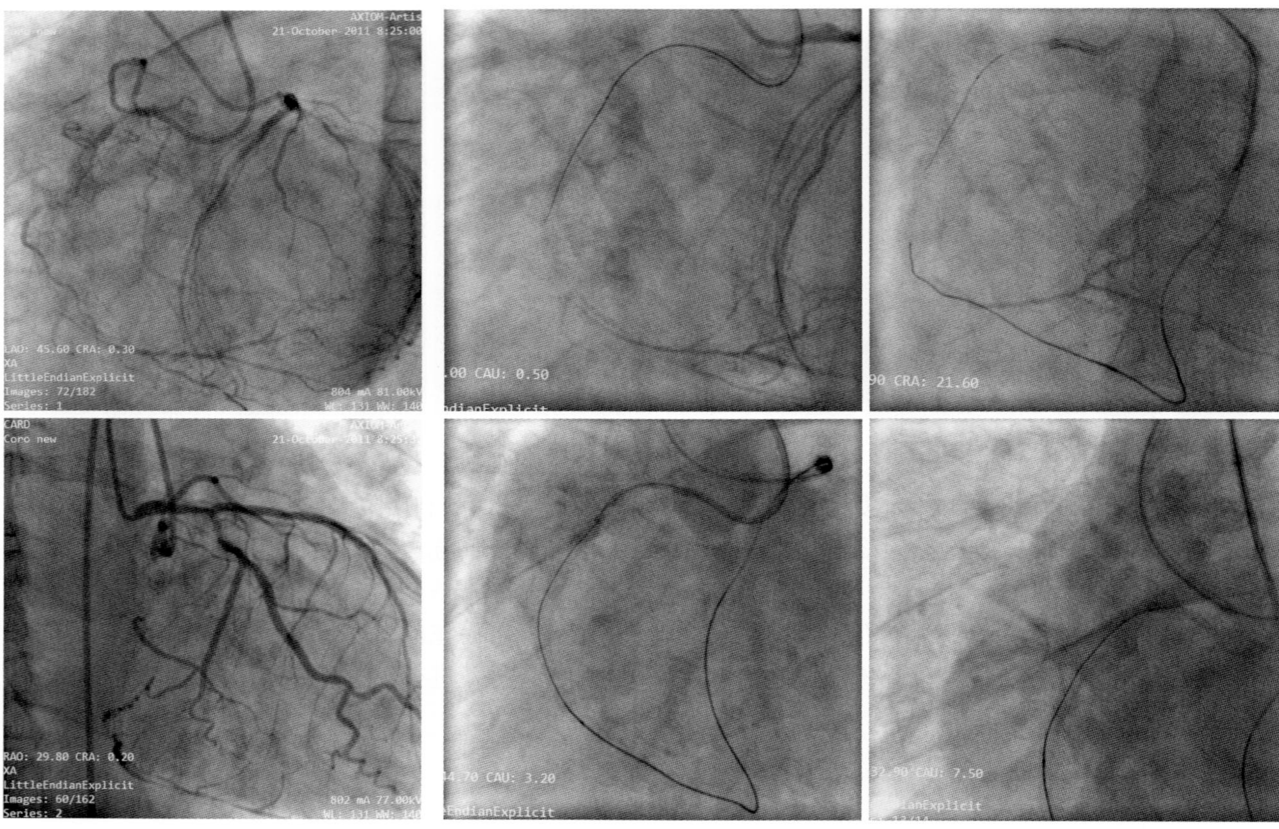

图 23-13-1 右冠中段完全闭塞

图 23-13-2 正向介入治疗失败后转为逆向介入治疗

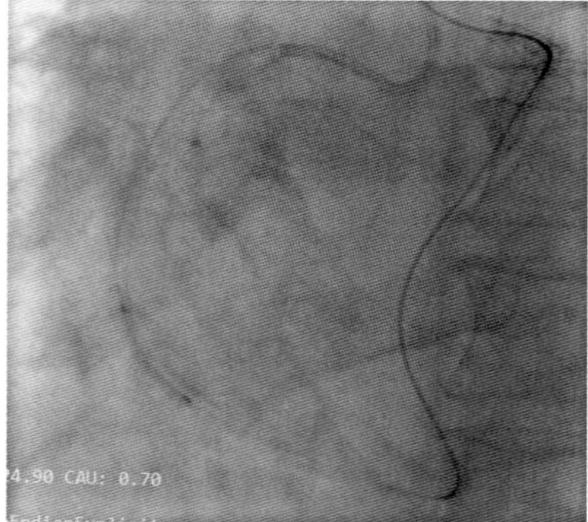

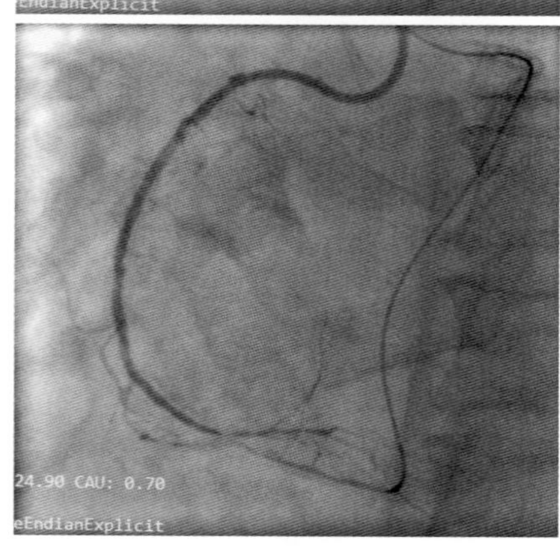

图 23-13-3 置入支架

• 器械准备 •

1. 穿刺准备：右侧桡动脉、右侧股动脉。

2. 指引导管选择：左指引导管：7F EBU 3.75；右指引导管：6F AL 0.75。

• 手术过程 •

1. 首先尝试正向介入治疗，0.014″ Conquest Pro、Conquest Pro 12、Miracle 3 在微导管支撑下未能送至右冠远段。采用逆向介入治疗策略，0.014″ Fielder FC 在 Corsair 微导管支撑下通过间隔支，并将其逆向送至右冠远段。换 Miracle 3 导丝至右冠中段，反复尝试 Pilot 200、Conquest Pro、Conquest Pro 12 导丝送至右冠指引导管内（图 23-13-2）。

2. 2.0 mm × 20 mm 球囊于右冠指引导管内固定导丝，Corsair 微导管送至右冠指引导管内，RG 3 导丝通过 Corsair 微导管逆向至右冠指引导管完成体外化。前向送入 2.0 mm × 20 mm、2.5 mm × 20 mm 球囊扩张后右冠恢复前向血流，BMW 导丝至左室后支保护。右冠串联植入 Xience V 3.0 mm × 38 mm、3.0 mm × 38 mm、3.0 mm × 23 mm 依维莫司药物支架，以 12 atm × 8 s 扩张释放，Sapphire NC 3.25 mm × 15 mm 高压球囊至支架内以（16～20）atm × 8 s 扩张塑形（图 23-13-3）。

3. 最终结果见图 23-13-4。

· 术后结果 ·

1. 即刻结果：支架均扩张满意，无残余狭窄，血流 TIMI 3 级。

2. 术后观察和看护：术后予以常规护理，无缺血、出血事件，顺利出院。

· 小结 ·

本例患者为右冠支架内完全闭塞，血管路径相对比较明确，同时有丰富的间隔支侧支，在正向操作无法通过闭塞段的情况下术者迅速调整为逆向策略，成功开通了闭塞血管。

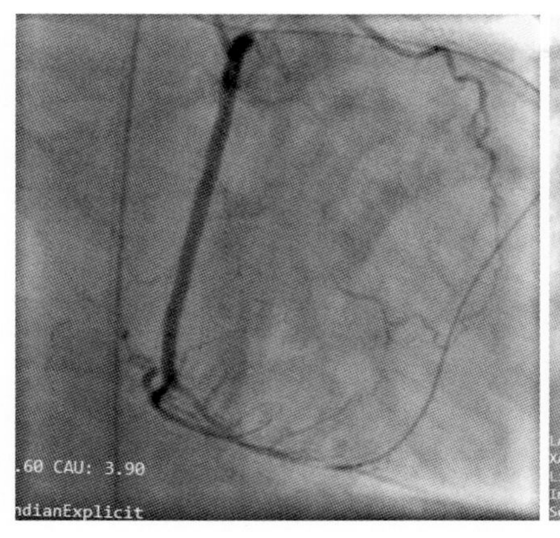

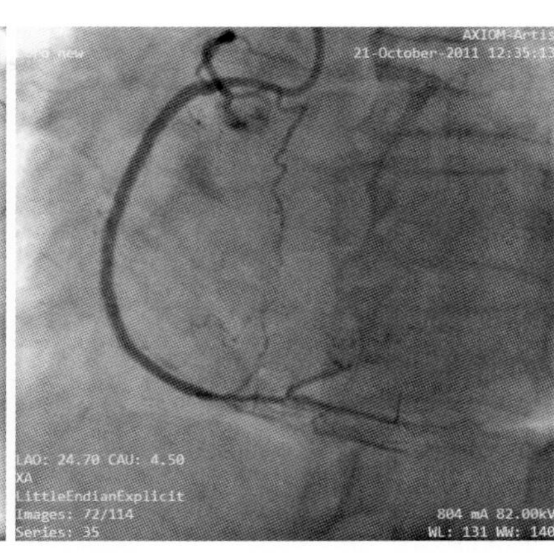

图 23-13-4 最终结果

（吴轶喆 殷嘉晟）

2012 年

病例 14 逆向导引钢丝通过技术开通右冠 CTO

日期：2012 年 10 月 19 日

· 病史基本资料 ·

· 患者男性，58 岁。

· 主诉：反复剑突下不适 1 年。

· 简要病史：2012 年 1 月 4 日外院行冠状动脉造影：LM 未见明显狭窄，LAD 中段狭窄 50%～60%，远段狭窄 60%～70%，LCX 中端狭窄 70%，RCA 近段完全闭塞。未行进一步介入治疗。

· 既往史：否认高血压、2 型糖尿病病史，否认烟酒嗜好。

· 辅助检查

心脏彩超：主动脉瓣钙化。

PET-CT：左心室各壁未见明显血流灌注和葡萄糖代谢减低征象；LVEF 75%；左心室同步性基本正常。

· 冠状动脉造影 ·

造影结果：LM 未见明显狭窄，LAD 近、中段弥漫性长病变，狭窄最重 70%～80%，D1 近中段管壁不规则，未见 >30% 狭窄，LCX 相对细小，中端狭窄 70%～80%，OM1 近端狭窄 95%，较粗大 OM2 近端狭窄 30%，RCA 自开口完全闭塞，LAD 及 LCX 远端向右冠中远段提供侧支循环（图 23-14-1）。

· 治疗策略 ·

1. 本患者 CTO 入口较为明显，且闭塞段 <20 mm，可先行尝试正向技术，必要时联合平行导丝技术。

2. 患者存在良好的前降支-间隔支侧支，若正向失败，可及时启动逆向策略。

· 器械准备 ·

1. 穿刺准备：穿刺右桡动脉（6F 鞘管）、右股动脉（8F 鞘管）。

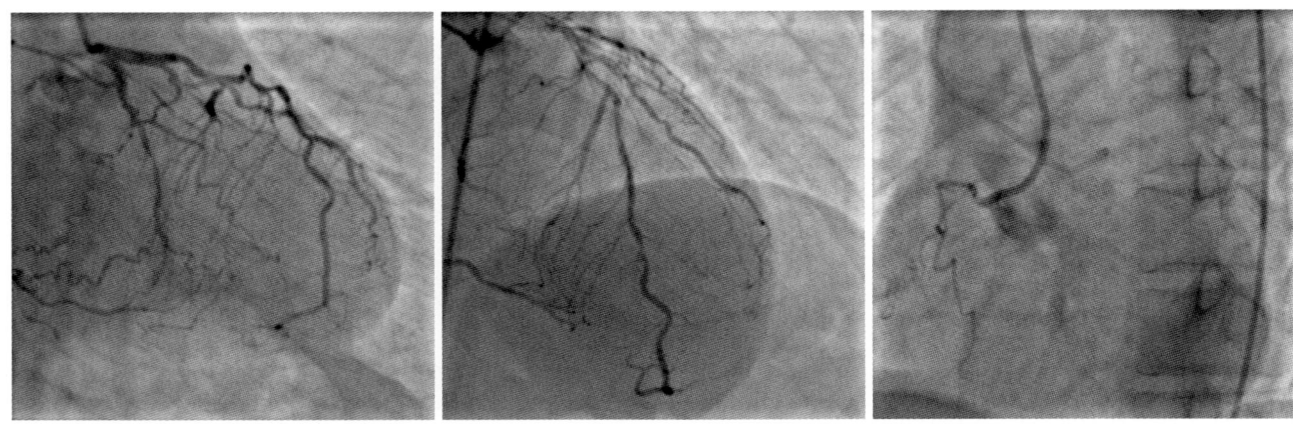

图 23-14-1 RCA 自开口完全闭塞，LAD 及 LCX 远端向右冠中远段提供侧支循环

2. 指引导管选择：6F SAL 1.0SH、8F EBU 3.5。

3. 其他器械准备：Corsair、KDL 微导管。

· 手术过程 ·

1. Sion 导丝送入圆锥支，Sprinter 2.0 mm × 15 mm 球囊于圆锥支内锚定，Fielder XT 导丝在 Corsair 微导管支撑下反复尝试未能通过右冠闭塞病变处，换用 KDL 微导管，尝试 GAIA Second 导丝未能通过右冠闭塞处（图 23-14-2）。

2. Sion 导丝在 Corsair 微导管支撑下送至间隔支远段，并与 Fielder XT 导丝交换使用，反复尝试未能通过侧支血管（图 23-14-3）。

3. Sion 及 Fielder XT 导丝交换使用，在 Corsair 微导管支撑下送至回旋支远段，但反复尝试亦未能通过侧支血管（图 23-14-4）。

4. Sion 及 Fielder XT 导丝交换使用，在 Corsair 微导管支撑下通过间隔支送至右冠远端、近端，将 Corsair 送至右冠指引导管内，将 RG 3 延长导丝由左指引导管、右指引导管穿出，先后使用 Sprinter 1.5 mm × 15 mm、Sprinter 2.5 mm × 15 mm 顺应性球囊于右冠病变处反复预扩张（图 23-14-5）。

5. 于右冠病变处由远及近串联植入 Xience Prime 2.5 mm × 38 mm、Xience Prime 3.0 mm × 38 mm、Xience Prime 3.5 mm × 28 mm 依维莫司支架（图 23-14-6）。

6. 最后结果见图 23-14-7。

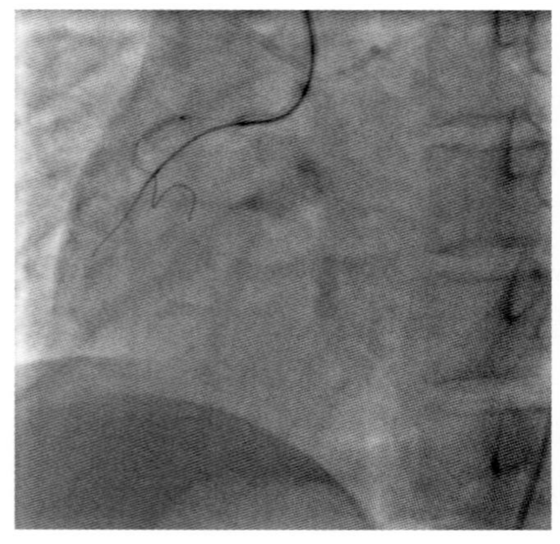

图 23-14-2 换用 KDL 微导管，尝试 GAIA Second 导丝未能通过右冠闭塞处

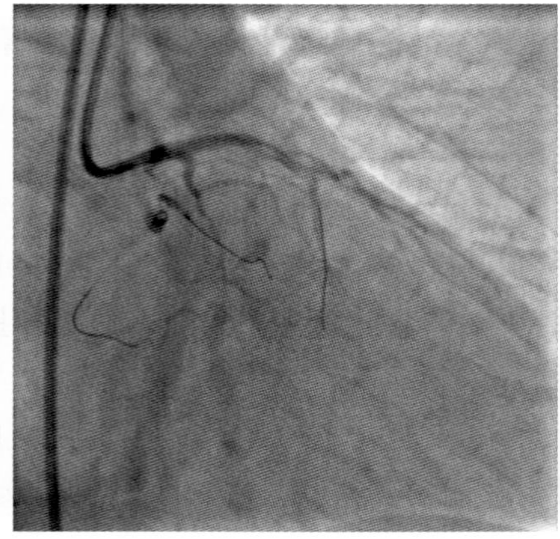

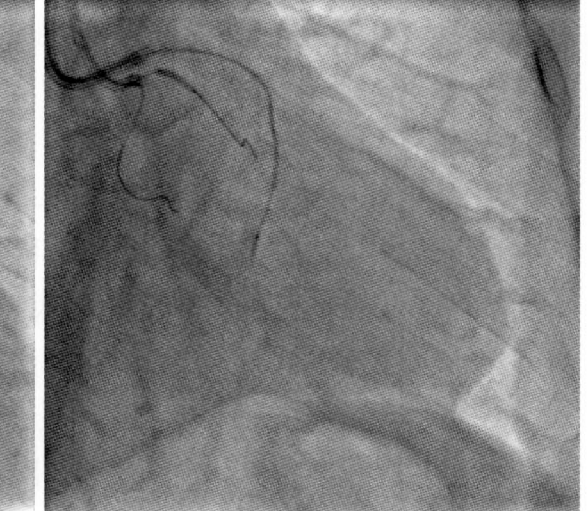

图 23-14-3 Sion 导丝及 Fielder XT 导丝未能通过间隔支侧支血管

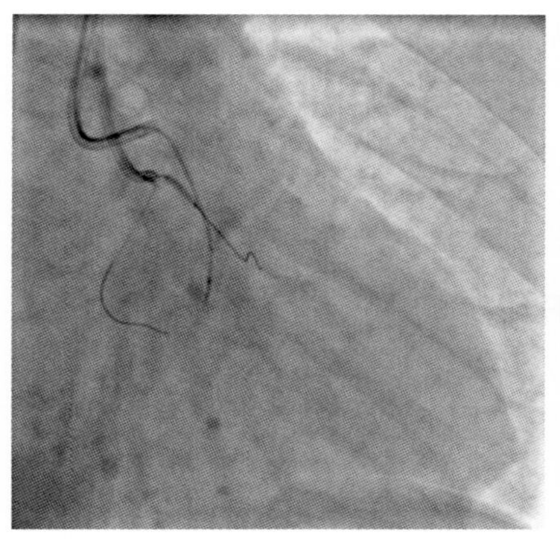

图 23-14-4　Sion 导丝及 Fielder XT 导丝未能通过回旋支侧支血管

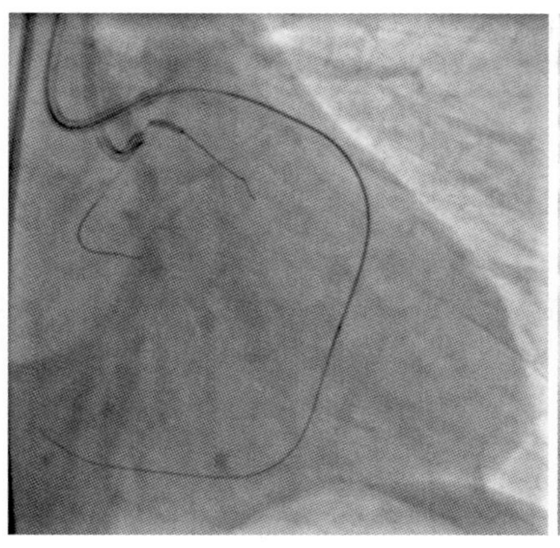

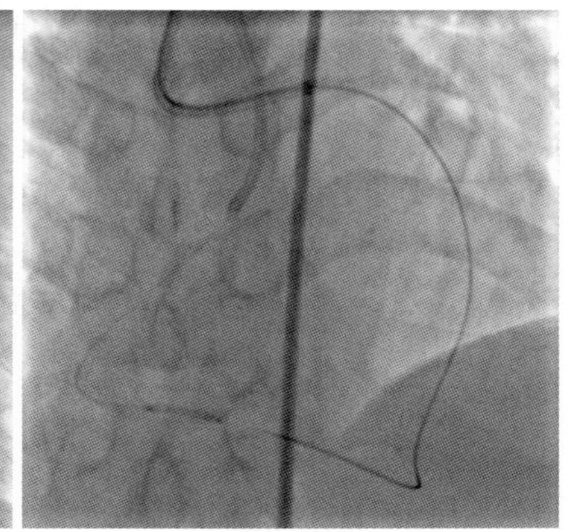

图 23-14-5　Fielder XT 导引钢丝逆向通过闭塞病变

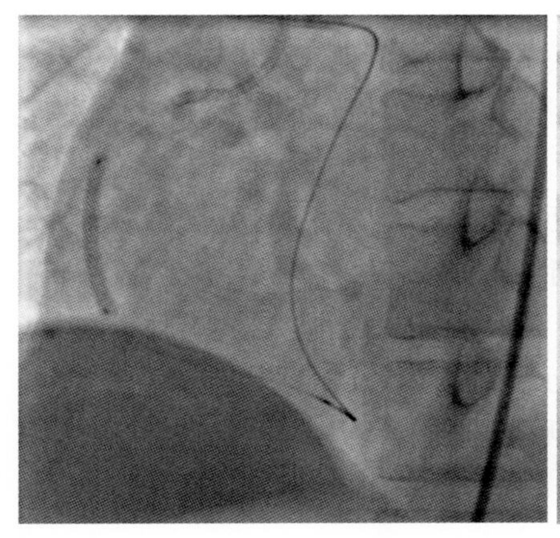

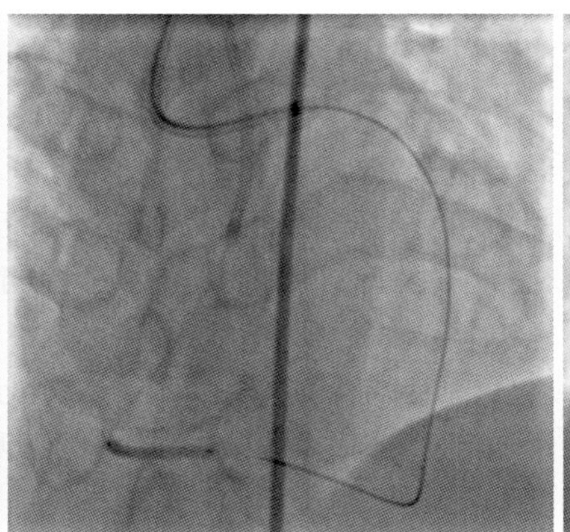

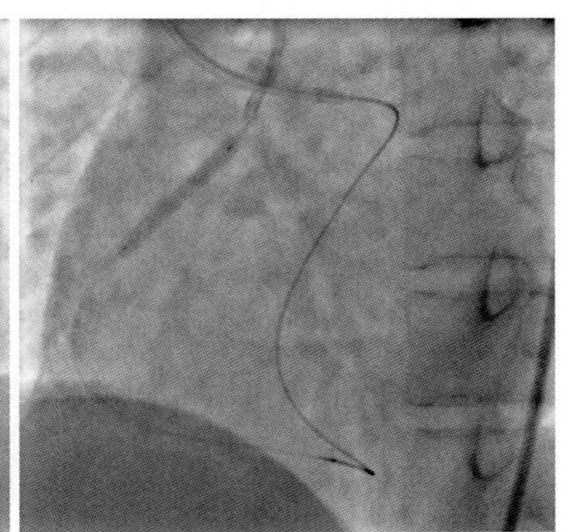

图 23-14-6　置入支架

· 术后结果 ·

1. 即刻结果：支架均扩张满意，无残余狭窄，血流 TIMI 3 级。

2. 术后观察和看护：术后无缺血及出血事件。

3. 远期结果：后未至我院复查冠状动脉造影或冠状动脉 CTA。

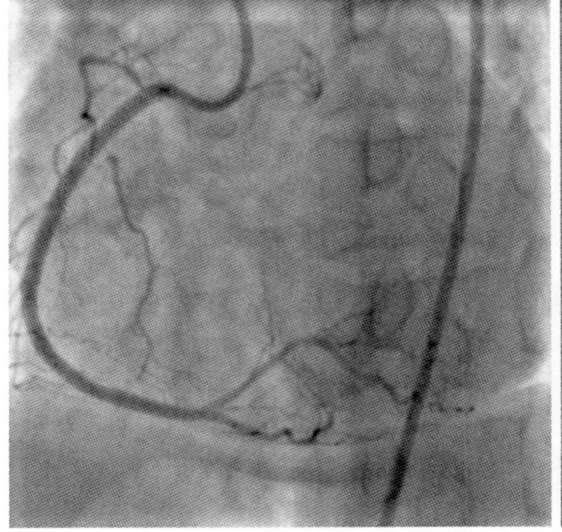

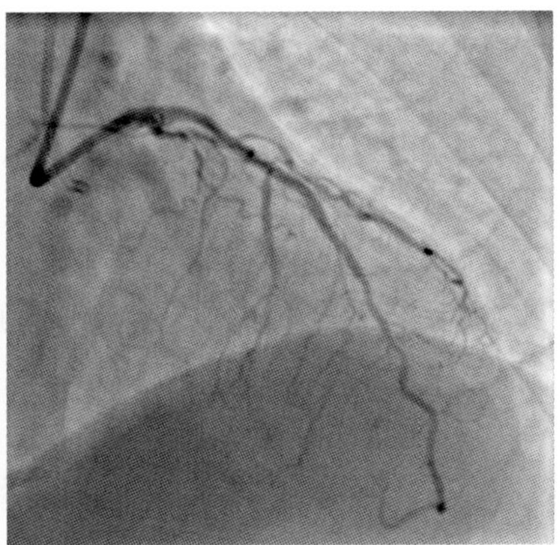

图 23-14-7　最终结果

· 小结 ·

1. 本病例右冠 CTO 近端入口较为明确，但患者右侧指引导管极易深插嵌顿而不利于调整正向导丝入口穿刺方向。术者采用球囊锚定策略固定指引导管，既可防止指引导管深插嵌顿，又有助于固定指引导管为正向穿刺提供强支撑力。

2. 正向导丝通过闭塞段后进入锐缘支，但是锐缘支和右冠 CTO 远段血管角度极大，直接调整导丝进入右冠远段真腔血管极其困难。术者尝试采用双腔微导管直接穿刺进入右冠远段真腔未能成功，反而导致远端出口损伤而使自身桥侧支显影消失。这时可以尝试采用小球囊先行扩张闭塞段至锐缘支，有时候球囊扩张后可减小远段血管角度，有助于导丝直接调整进入右冠远段。

3. 本病例存在丰富且良好的间隔支侧支，所以在正向导丝失败后及时转换逆向，显著提高了手术效率。

（徐仁德　曹嘉添　黄　嘉）

病例 15　反向 CART 技术及微导管对吻技术开通右冠 CTO

日期：2012 年 10 月 19 日

• 病史基本资料 •

• 患者男性，43 岁。

• 主诉：反复胸痛 2 年余。

• 简要病史：2012 年 5 月 29 日因亚急性前壁心肌梗死于外院行冠状动脉造影：RCA 中段次全闭塞，LM 未见明显狭窄，LAD 中段长病变，狭窄 60%，LCX 管壁欠规则，未见明显狭窄，OM1 近端狭窄 60%～70%。由于导丝无法通过右冠病变处，放弃介入治疗。

2012 年 6 月 12 日我院冠状动脉造影：LM 未见明显狭窄；LAD 近端狭窄 70%，可见斑块破裂征象，中段心肌桥，收缩期受压 30%～40%，远段血流 TIMI 3 级，D1 近中段狭窄 50%，LAD 为 RCA 提供 3 级侧支循环；LCX 管壁欠规则，未见明显狭窄，OM1 未见明显狭窄，OM2 开口及近端狭窄 50%，RCA 中段完全闭塞，远段血管由桥侧支循环显影，可见局限性狭窄 70%。于 LAD 近端植入 Excel 雷帕霉素支架 1 枚。

2012 年 7 月 16 日再次行右冠介入治疗，造影示 LAD 近端支架无明显内膜增生，RCA 中段完全闭塞，经桥侧支循环远段显影，远段可见左冠侧支循环形成竞争血流，但反复尝试未能成功通过病变处。

• 既往史：2 型糖尿病病史，否认高血压、高脂血症，吸烟史 20 年，否认酗酒史。

• 辅助检查

心脏彩超：左心室增大伴左心室多壁收缩活动异常；左心房增大；主动脉瓣钙化。

PET-CT：左心室心尖部、前壁血流灌注减低，缺血面积 33%，具有明显的糖代谢，提示部分心肌存活；LVEF 33%，低于正常范围；左心室心腔扩大，收缩同步性差。

• 冠状动脉造影 •

造影结果：LM 未见明显狭窄；LAD 近端支架内无明显内膜增生，中段心肌桥，收缩期受压 40%，舒张期恢复正常，D1 未见明显狭窄；LCX 未见明显狭窄，OM 近端狭窄 30%～40%，左冠向右冠提供 3 级侧支血流，RCA 中段完全闭塞，桥侧支循环提供右冠远段血供（图 23-15-1）。

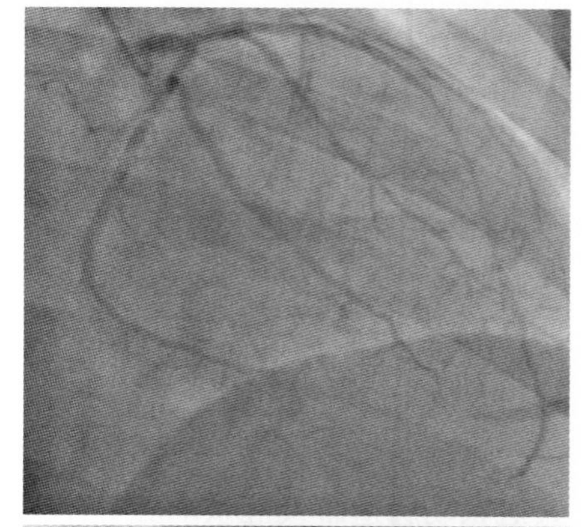

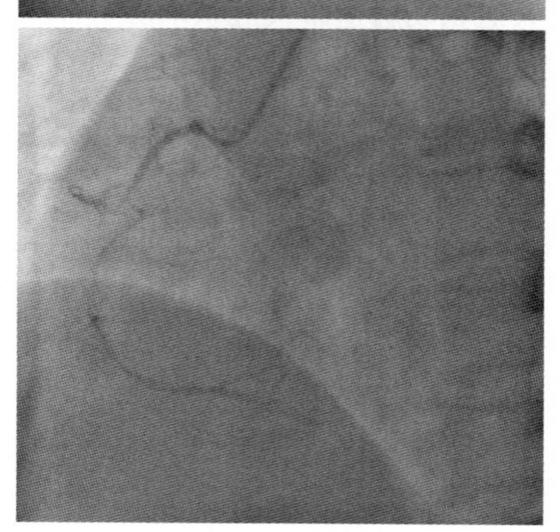

图 23-15-1　RCA 中段完全闭塞

• 治疗策略 •

1. 本患者右冠闭塞近端存在锥形残端，可先行尝试正向技术，必要时联合平行导丝技术。

2. 若正向失败，可联合逆向策略。

· 器械准备 ·

1. 穿刺准备：穿刺右桡动脉（6F 鞘管）、右股动脉（6F 鞘管）。
2. 指引导管选择：6F AL 0.75、6F EBU 3.5。
3. 其他器械准备：Corsair、Finecross 微导管。

· 手术过程 ·

1. Conquest 导丝在 Finecross 微导管支撑下反复尝试未能通过右冠闭塞病变（图 23-15-2）。

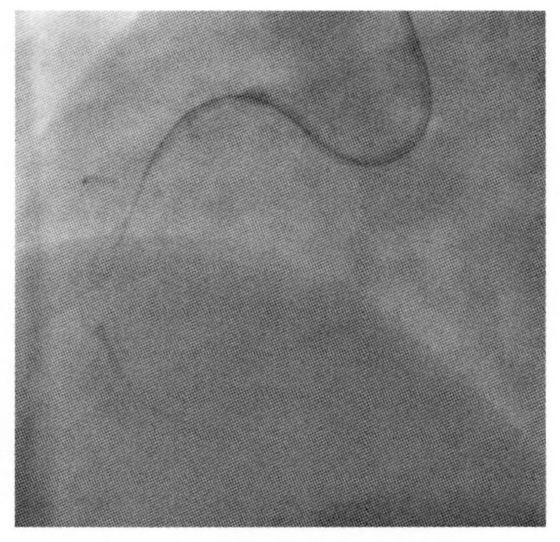

图 23-15-2　正向尝试失败

2. 采用逆向技术，Fielder XT 导丝在 Corsair 微导管支撑下通过间隔支侧支血管送至右冠中段，造影证实导丝位于血管真腔（图 23-15-3）。

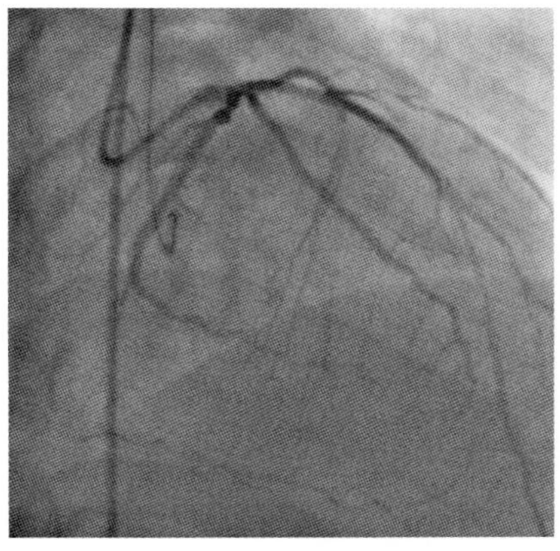

图 23-15-3　Fielder XT 导丝通过间隔支侧支血管

3. 反复尝试 Corsair 微导管难以通过侧支血管送至右冠，先后取 CTO 1.1 mm × 20 mm、MINI TREK 1.2 mm × 6 mm、CTO 1.1 mm × 10 mm 球囊于间隔支所提供的侧支血管内扩张，Corsair 微导管成功通过侧支血管送至右冠中段（图 23-15-4）。

4. 先后换用 Conquest、Miracle 3、Conquest Pro、Pilot 50 导丝分别从逆向及正向尝试均难以通过闭塞病变（图 23-15-5）。

5. 正向及逆向换用 Conquest、Miracle 3、Pilot 50、Pilot 200、Crosswire NT 导丝，最终应用反向 CART 技术 Crosswire NT 导丝逆向通过病变成功送至右冠 AL 0.75 指引导管内（图 23-15-6）。

6. 前送 Corsair 微导管至右冠 AL 0.75 指引导管内，撤出 Crosswire NT 导丝，经正向指引导管送入 Finecross 微导管至 Corsair 导管开口；经 Finecross 微导管送入 Pilot 200 导丝经 Corsair 导管送至间隔支，逐渐回撤 Corsair 导管至间隔支内（微导管对吻技术）（图 23-15-7）。

7. Sprinter 2.5 mm × 20 mm 球囊于右冠远段至近段反复充分预扩张；于右冠远段至开口串联植入 LEPU NANO 2.5 mm × 36 mm、LEPU NANO 2.75 mm × 36 mm、LEPU NANO 3.0 mm × 24 mm 雷帕霉素支架（图 23-15-8）。

8. 最后结果见图 23-15-9。

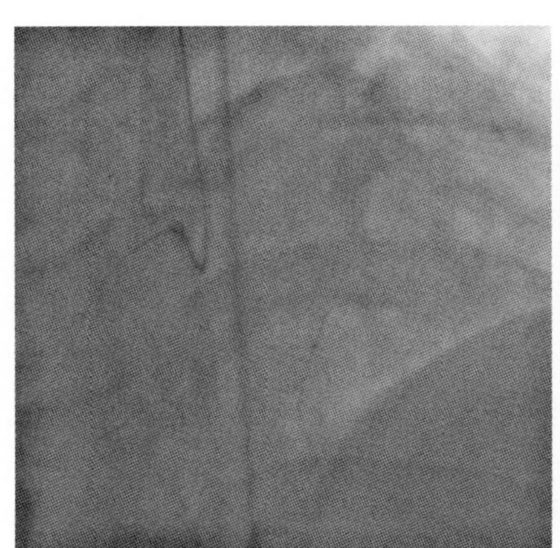

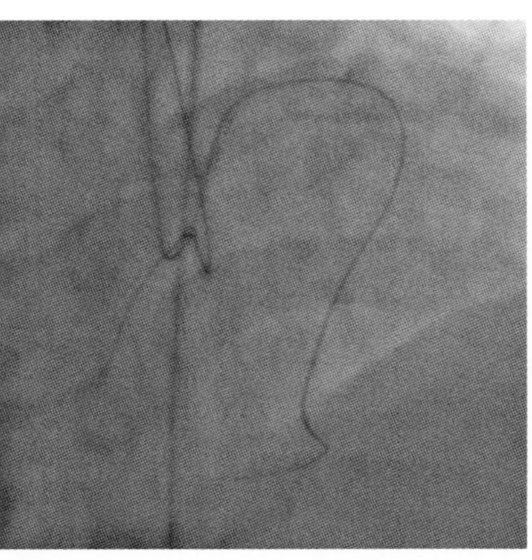

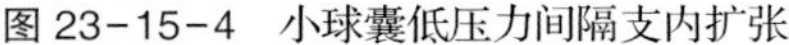

图 23-15-4　小球囊低压力间隔支内扩张

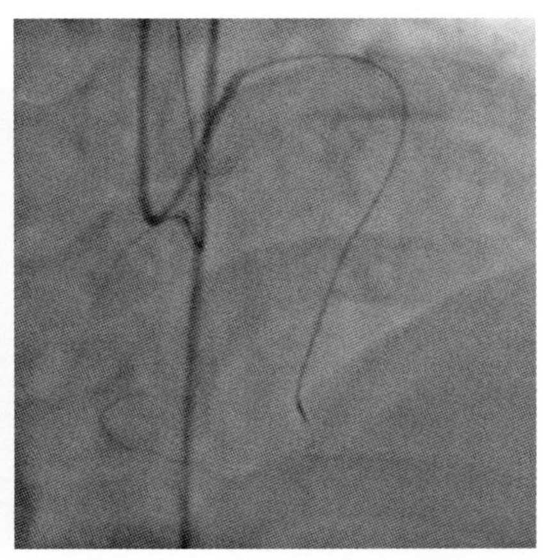

图 23-15-5　正、逆向导引钢丝无法通过闭塞病变

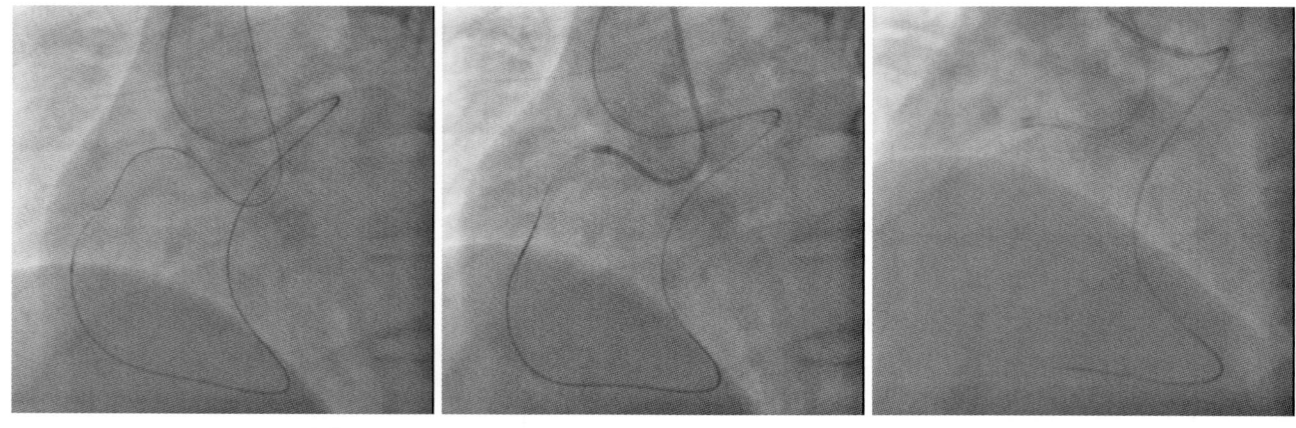

图 23-15-6 反向 CART 技术后，逆向导丝通过病变送至右冠指引导管内

· 术后结果 ·

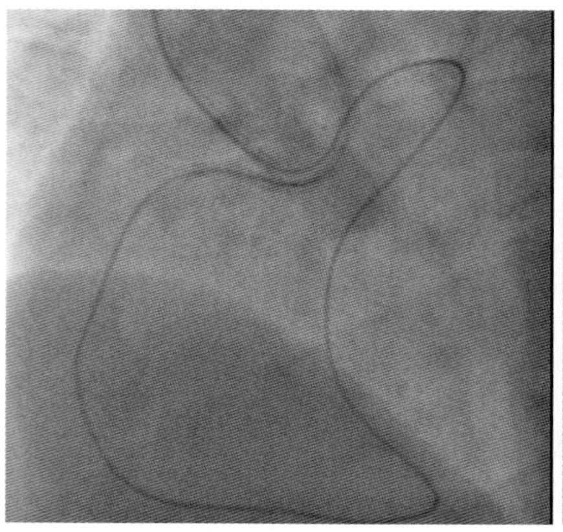

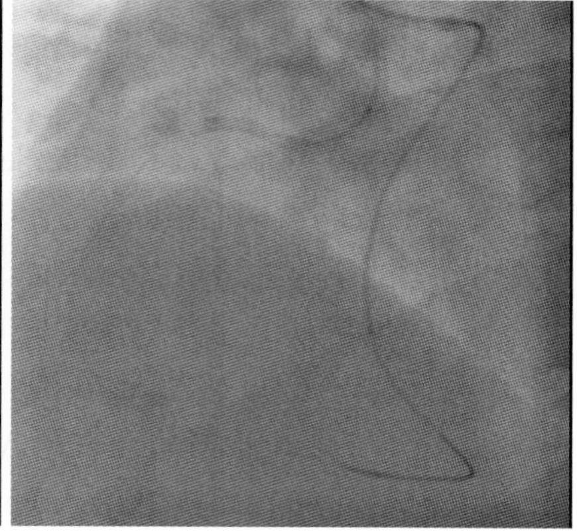

图 23-15-7 微导管对吻技术（Rendezvous）

1. 即刻结果：支架均扩张满意，无残余狭窄，血流 TIMI 3 级。

2. 术后观察和看护：术后无缺血及出血事件。

3. 远期结果：2014 年 3 月 4 日复查冠状动脉造影：LM 未见明显狭窄；LAD 近端原支架植入处管腔通畅，无明显内膜增生，中段心肌桥，收缩期受压 40%，舒张期恢复正常，D1 未见明显狭窄；LCX 未见明显狭窄，OM 近端狭窄 30%～40%，RCA 近中段原支架植入处管腔通畅，中段支架内狭窄 80%，左室后支、后降支未见明显狭窄病变。于右冠中段植入 Excel 2.5 mm × 36 mm 雷帕霉素药物支架。

· 小结 ·

1. 对于似乎有微通道的 CTO 要反复仔细阅图，不能轻视。本例发现 RCA 中段看似相通的微通道其实并不相连。

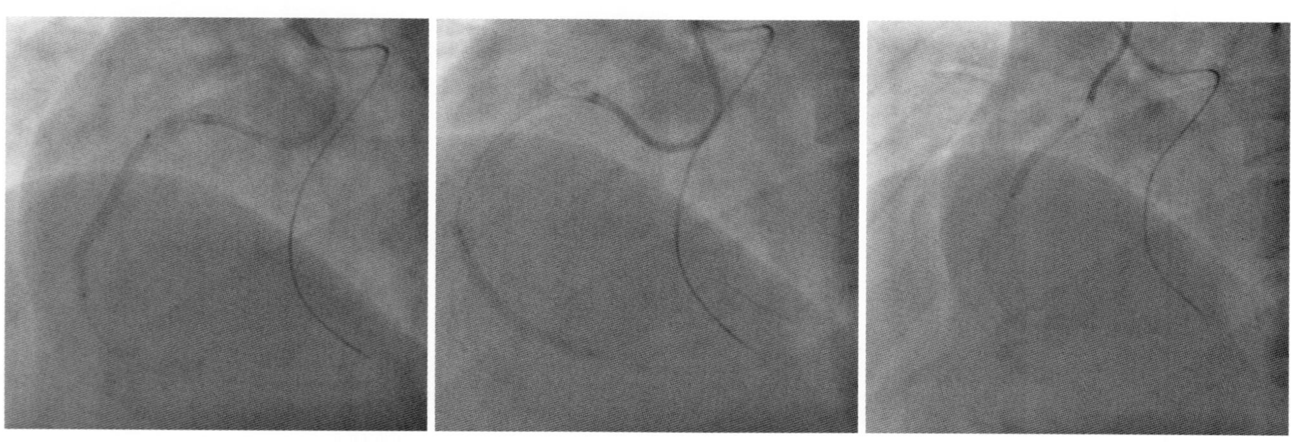

图 23-15-8 置入支架

2. 本病例在第一根正向导丝到达闭塞病变远端时虽然不在血管真腔，但从多体位造影看导丝应该位于血管结构内，此时应该谨慎采用导丝升级技术，单纯的导丝升级及正向尝试极易导致内膜下血肿扩大和延伸，为后续的操作增加难度。

3. 本病例可以考虑采用平行导丝技术，行平行导丝技术时推荐使用双腔微导管。

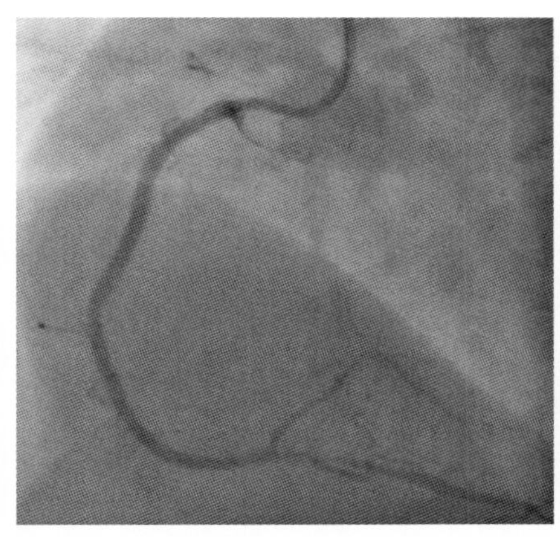
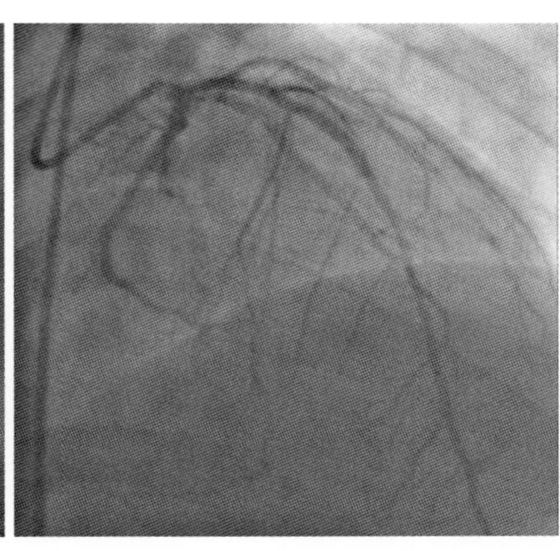

图 23-15-9　最终结果

4. 盲目前向造影极易造成假腔的扩大，血肿向远端弥散。

5. 在逆向条件良好且难度不大的情况下应及时更换策略。

6. 在远端着陆血管条件良好，且无重要分支的情况下，ADR 亦是非常好的选择。

（徐仁德　曹嘉添　黄　嘉）

病例 16　前降支起始部 ISR-CTO PCI

日期：2012 年 10 月 19 日

· **病史基本资料** ·

· 患者男性，45 岁。

· 主诉：反复胸痛 7 年，加重 3 个月。

· 简要病史：2005 年因急性心肌梗死行冠状动脉造影 +PCI 术（具体不详）。2012 年 8 月 28 日行冠状动脉造影示：LM 近端狭窄 30%，LAD 平开口及完全闭塞，近端可见支架影，自左主干近端分出桥侧支供应前降支中远段，LCX 及 OM 未见明显狭窄，RCA 未见明显狭窄。

· 既往史：2 型糖尿病、胃溃疡病史，否认高血压、高脂血症，否认烟酒嗜好。

· 辅助检查

心脏彩超：左心房室增大伴左心室前壁、室间隔于二尖瓣水平以下至心尖段室壁变薄，收缩活动减弱至消失，左心室舒张功能减退；左心室乳头肌功能不全伴轻度二尖瓣反流。

PET-CT：左心室心尖部、前壁、侧壁心尖部、下壁心尖部及间隔心肌缺血，部分心肌具有活力；左心室心腔扩大，LVEF 23%；左心室收缩活动协调性差。

· **冠状动脉造影** ·

造影结果：LM 近端狭窄 30%，LAD 起始部完全闭塞，近端可见支架影，自左主干近端分出桥侧支以及 LCX 远端侧支循环供应前降支中远段，LCX 及 OM 未见明显狭窄，RCA 未见明显狭窄（图 23-16-1）。

· **治疗策略** ·

1. 该病例为前降支开口齐头闭塞，无明显残端，确定前降支开口部位是手术成功的关键因素之一。

2. 可采用 IVUS 确定前降支开口。另外，本病例由于前降支近段存在支架影，可尝试根据支架走行直接正向进攻。

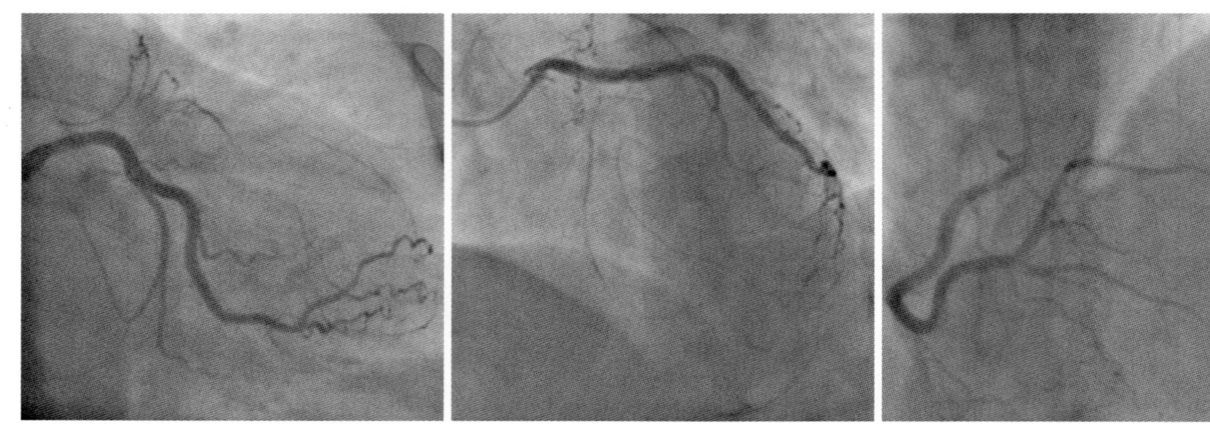

图 23-16-1　LAD 起始部完全闭塞

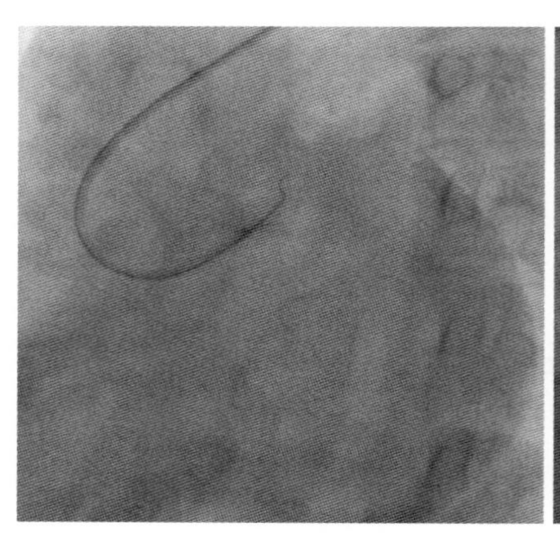

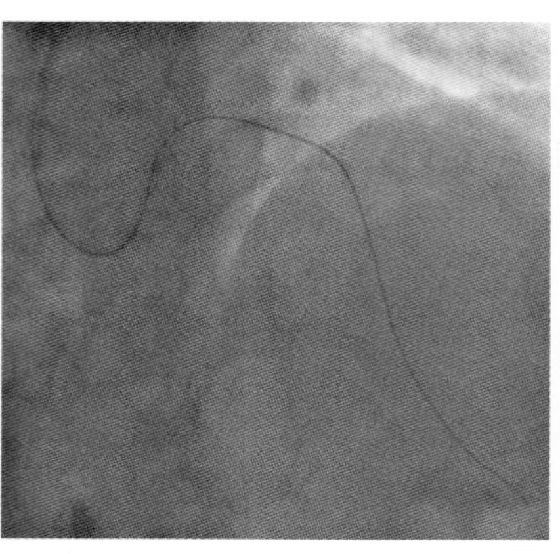

图 23-16-2　Conquest Pro 通过 CTO 病变

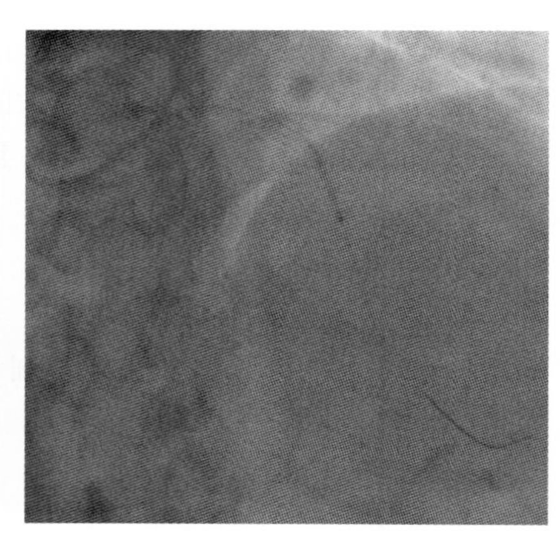

图 23-16-3　球囊预扩张

3. 本病例若行逆向，回旋支-心外膜侧支似乎是唯一的选择，侧支血管条件较差，通过侧支要极其小心，防止穿孔等并发症。

· 器械准备 ·

1. 穿刺准备：穿刺右桡动脉（6F 鞘管）、右股动脉（6F 鞘管）。

2. 指引导管选择：6F EBU 3.5。

3. 其他器械准备：Finecross 微导管，Fielder XT、Conquest Pro、Miracle 3、Sion、Runthrough 导丝。

· 手术过程 ·

1. Fielder XT 导丝在 Finecross 微导管支撑下难以通过前降支病变，改用 Conquest Pro 在 Finecross 微导管支撑下通过病变处，送至前降支远端（图 23-16-2）。

2. 交换 Runthrough 导丝后取 CTO 1.1 mm × 15 mm 球囊难以通过病变处，先后用 Sprinter 1.25 mm × 15 mm、Sprinter 2.0 mm × 20 mm 球囊通过病变处反复预扩张（图 23-16-3）。

3. 再取 Conquest Pro 导丝拟进入 D1 失败，选用 Miracle 3 导丝在微导管支撑下进入 D1，造影确认位于血管真腔（图 23-16-4）。

4. 换入 Sion 导丝，先后使用 Sprinter 1.25 mm × 15 mm、Sprinter 2.0 mm × 15 mm 球囊于 D1 病变处反复扩张；于 LAD 中远段植入 LEPU NANO 2.5 mm × 29 mm 雷帕霉素支架，于 LM-LAD 近段植入 LEPU NANO 3.5 mm × 24 mm 雷帕霉素支架；重置回旋支导丝，Sapphire NC 3.0 mm × 15 mm 非顺应性球囊于前降支支架内后扩张塑性，再与回旋支 Quantum 3.5 mm × 15 mm 非顺应性球囊对吻扩张。最后结果见图 23-16-5。

· **术后结果** ·

1. 即刻结果：支架均扩张满意，分支无明显受累，无残余狭窄，血流 TIMI 3 级。

2. 术后观察和看护：术后无缺血及出血事件。出院用药：阿司匹林、氯吡格雷、阿托伐他汀、培哚普利、美托洛尔缓释片、单硝酸异山梨酯等。

3. 远期结果：后未至我院复查冠状动脉造影或冠状动脉 CTA。

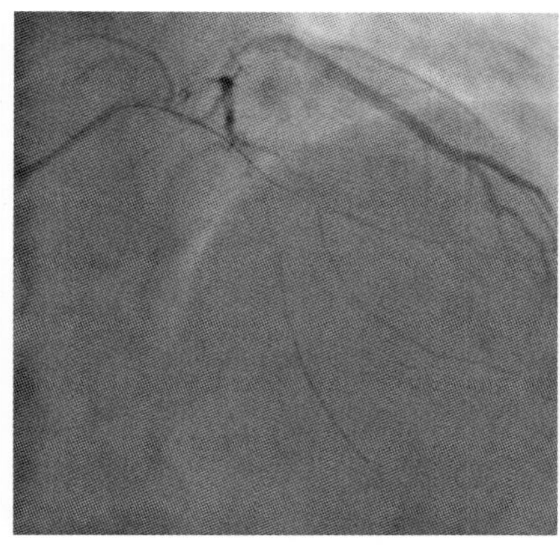
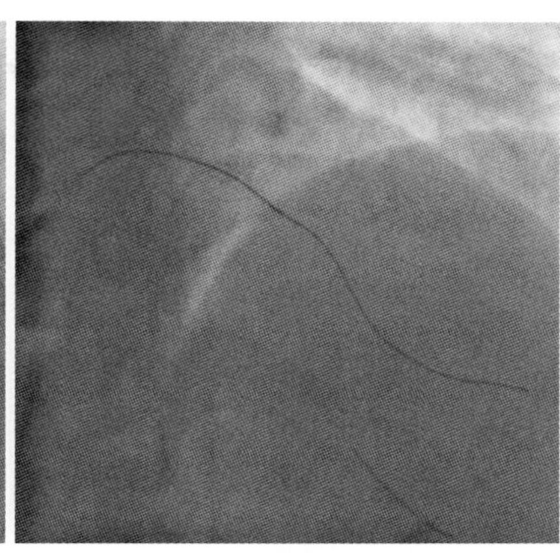

图 23-16-4 Miracle 3 导丝进入 D1，造影确认位于血管真腔

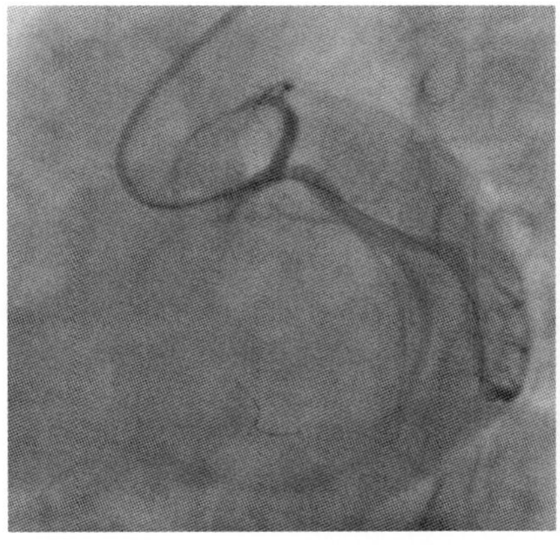
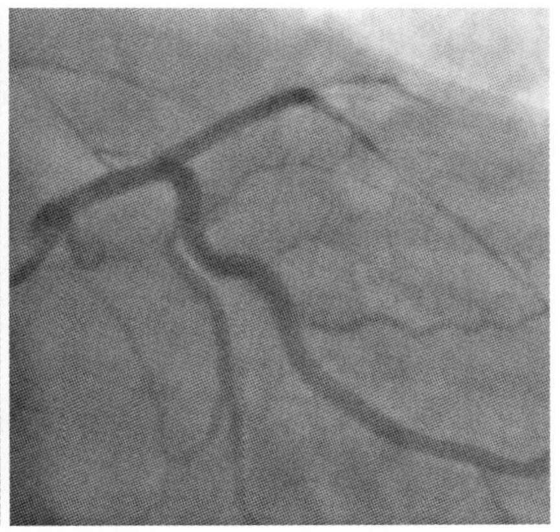

图 23-16-5 置入支架后最终结果

· **小结** ·

1. 本例患者为前降支齐头闭塞，侧支血管主要为来源于回旋支心外膜侧支，且主要侧支血管均靠近前降支闭塞病变远段，缺乏逆向条件，正向似乎是唯一的选择。

2. 本病例虽是支架内闭塞病变，但是前降支入口位置不明确，最好在 IVUS 指导下寻找入口。

3. 本病例另一关键难度为开通 D1，D1 近段亦是 CTO 病变，D1 开口位置位于支架闭塞段内，且位置不清，寻找合适的穿刺入口要求术者有极其丰富的经验。对角支开口和近段病变可采用药物球囊处理，以降低远期再狭窄和闭塞概率。

（徐仁德　曹嘉添　黄　嘉）

病例 17　前降支起始部完全闭塞病变介入治疗

日期：2012 年 10 月 19 日

· **病史基本资料** ·

· 患者男性，71 岁。

· 主诉：反复胸闷、胸痛 12 年。

· 简要病史：加重伴乏力 3 个月，12 年前因急性心肌梗死行溶栓治疗后症状好转（具体不详），3 个月前再发胸闷不适，至外院行冠状动脉造影示：LAD 近段完全闭塞，LCX 及 RCA 斑块浸润。未尝试介入治疗。

· 既往史：否认高血压、高脂血、糖尿病病史，否认烟酒嗜好。

· 辅助检查

心脏彩超：左心室增大伴左心室多壁段变薄，LVEF 39%；主动脉窦部增宽。

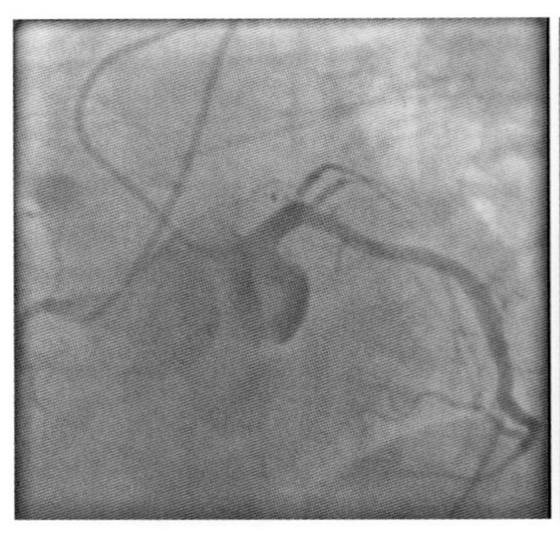
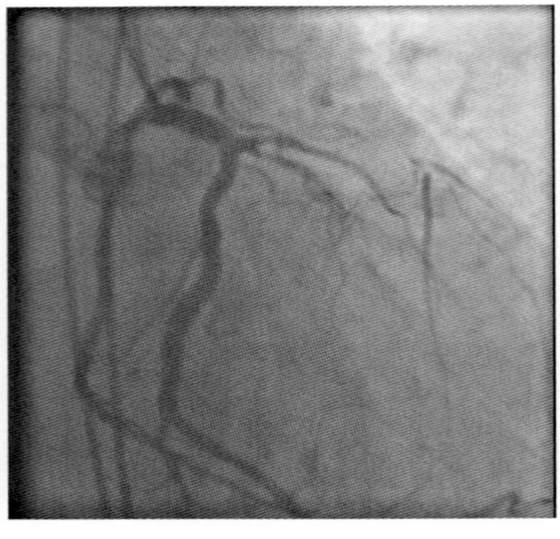
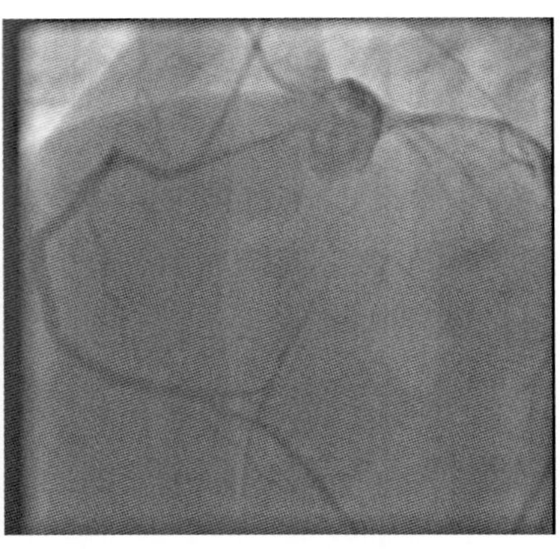

图 23-17-1 前降支起始部完全闭塞

PET-CT：心尖、前壁、侧壁、下壁、间隔心尖部及前壁、前侧壁中部血流灌注减低，局部糖代谢存在，提示心肌存活；LVEF 29%；左心室心腔扩大，收缩同步性欠佳。

• 冠状动脉造影 •

LM 短，未见明显狭窄病变，LAD 起始部完全闭塞，细小中间支未见明显狭窄，LCX 管壁不规则，狭窄 20%～30%，OM 未见明显狭窄，LCX 向 LAD 提供少量侧支循环，RCA 近中段狭窄 30%，左室支细小，未见明显狭窄，后降支明显狭窄病变，RCA 向 LAD 提供良好侧支循环（图 23-17-1）。

• 治疗策略 •

患者前降支 CTO 近端存在锥形残端，但闭塞段较长，可先行正向尝试，若正向失败可联合逆向策略。

• 器械准备 •

1. 穿刺准备：穿刺双侧股动脉（均为 8F 鞘管）。
2. 指引导管选择：8F XB 3.5。
3. 其他器械准备：Corsair、KDL 微导管，Fielder XT、Sion、Sion Blue 导丝，Sprinter 1.5 mm × 15 mm、Sprinter 2.5 mm × 15 mm 顺应性球囊，Resolute 2.5 mm × 18 mm、Xience Prime 2.75 mm × 28 mm、Xience Prime 3.0 mm × 28 mm 药物支架。

• 手术过程 •

1. Sion 导丝送至 RCA 远端固定指引导管，Fielder XT 导丝在 Corsair 微导管支撑下送至 D1 远端，Sprinter 1. 5 mm × 15 mm 扩张 D1 远段至 LAD 近段，送入 Volcano 血管内超声导管，确定前降支开口分出对角支开口位置（图 23-17-2）。
2. 换入 KDL 微导管，将 Fielder XT 导丝送至 LAD 远端，多体位造影示导丝位于血管内真腔（图 23-17-3）。
3. 换入 Sion 导丝至前降支远段，Sprinter 2.5 mm × 15 mm 球囊于 LAD 远段至近段病变处多次预扩张；Sion Blue 导丝换入 D1 远端，Sprinter 2.5 mm × 15 mm 球囊于 D1、LAD 近中段预扩张后，于 D1 近段植入 Resolute 2.5 mm × 18 mm 药物支架，支架稍突出于前降支；LAD 近段至远段由远及近串联植入 Xience Prime 2.75 mm × 28 mm、Xience Prime 3.0 mm × 28 mm 药物支架；重置第一对角支导丝，取原 Sprinter 1.5 mm × 15 mm 于 D1 支架内后扩张塑性，原 Sprinter 2.5 mm × 15 mm 球囊于 LAD 支架内后扩张塑性，两球囊再行对吻扩张（图 23-17-4）。最后结果见图 23-17-5。

• 术后结果 •

1. 即刻结果：支架均扩张满意，无残余狭窄，血流 TIMI 3 级。
2. 术后观察和看护：术后无缺血及出血事件。出院用药：阿司匹林、氯吡格雷、阿托伐他汀、贝那

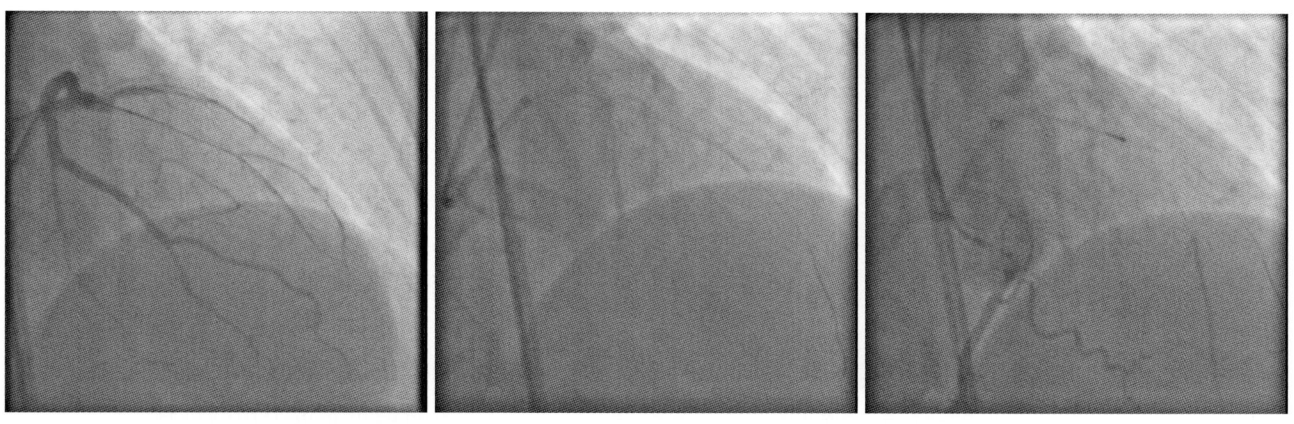

图 23-17-2　Fielder XT 导丝至 D1 远端，IVUS 确认闭塞端

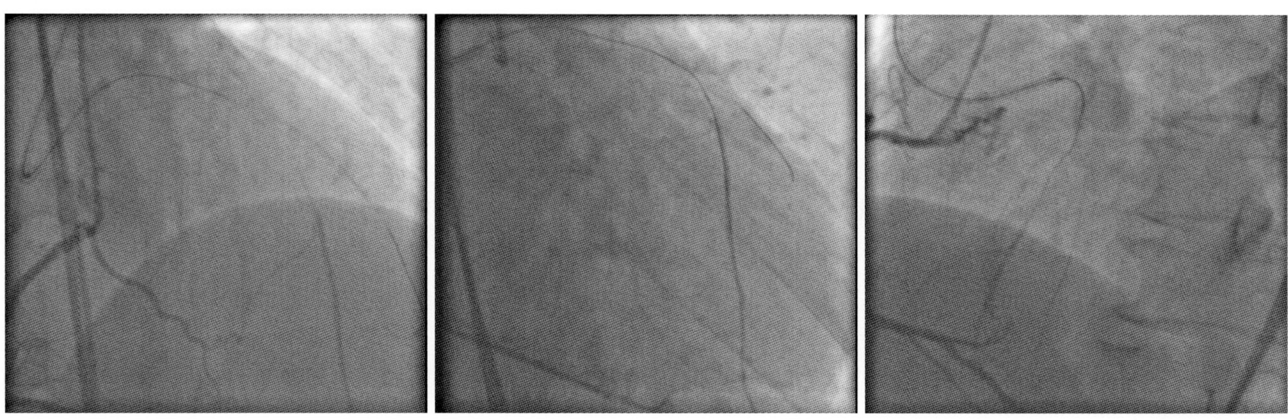

图 23-17-3　Fielder XT 导丝送至 LAD 远端

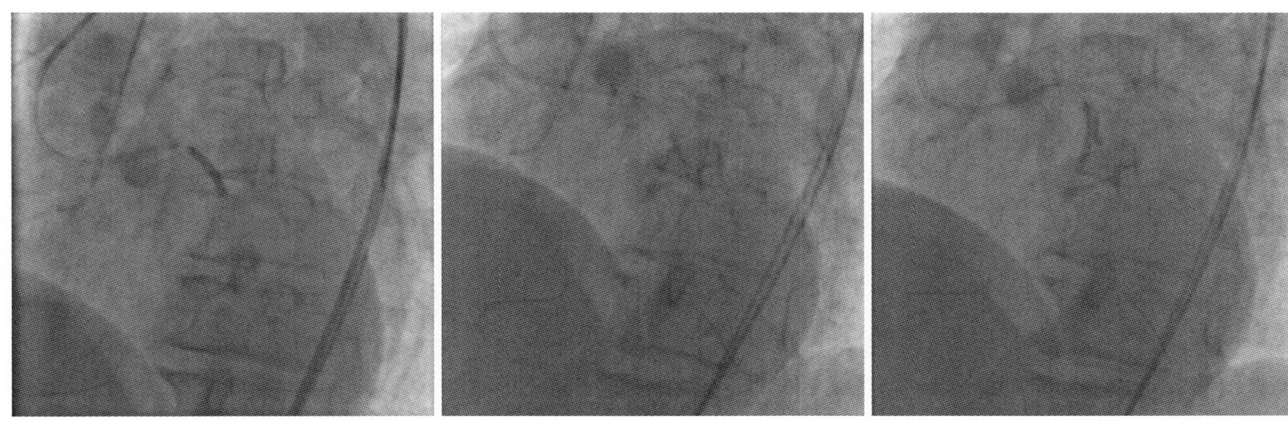

图 23-17-4　置入支架

普利、美托洛尔缓释片等。

3. 远期结果：后未至我院复查冠状动脉造影或冠状动脉 CTA。

· 小结 ·

1. 该病例前降支 CTO 病变有较为明确的开口，但是近段入口处存在一细小穿隔支，且多个体位造影均与前降支重叠，极易造成误判和干扰。在左肩位上可较好地拉开细小穿隔支和前降支 CTO 入口，所以术前多体位造影对于此类患者极其重要。

2. 患者对角支近段亦是 CTO 病变，且开口位于前降支闭塞段内，从左肩位造影上看，前降支入口到

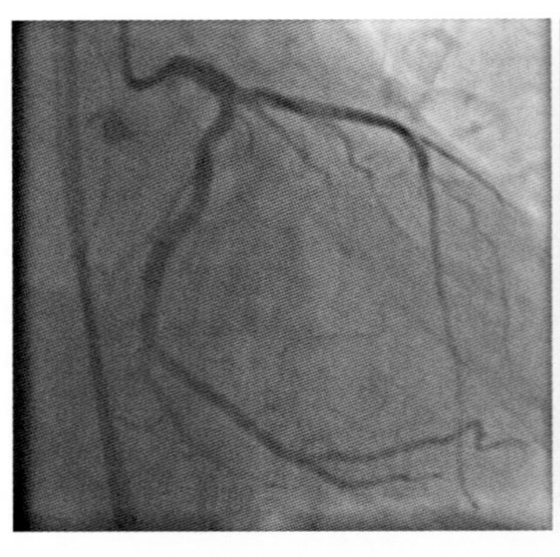
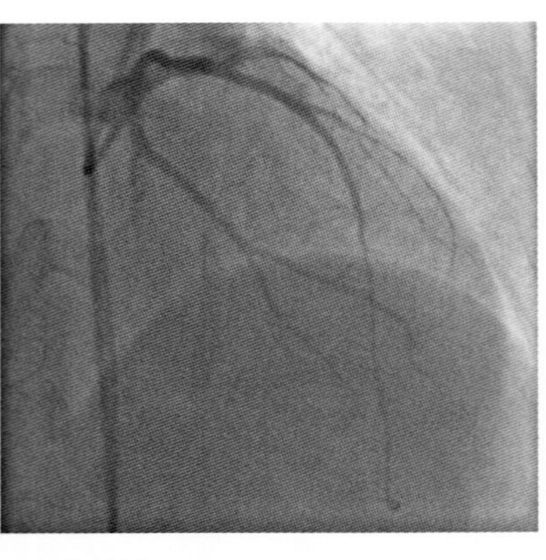

图 23-17-5 最终结果

对角支较为笔直，所以先行开通对角支是非常好的策略。

3. 在导丝进入对角支真腔并行球囊扩张后，通过 IVUS 确定前降支中段入口，由于本病例对角支较短，只能选用 Volcano 血管内超声导管。选用双腔微导管有助于进一步提高成功率。

4. 本病例在导丝进入对角支真腔后，如未能正向开通前降支，逆向策略也是非常不错的选择。

（徐仁德 曹嘉添 黄 嘉）

2013 年

病例 18 IVUS 指引下前降支起始部完全闭塞病变介入治疗

日期：2013 年 11 月 22 日

· 病史基本资料 ·

• 患者男性，37 岁。

• 主诉：反复胸闷、胸痛 5 年。

• 简要病史：2012 年 9 月 6 日行冠状动脉造影：LM 未见明显狭窄，LAD 开口完全闭塞伴钙化，LCX 近端狭窄 50%～60%，中段发出钝缘支后狭窄 90%，钝缘支中段狭窄 70%，右冠近中段弥漫性病变，狭窄 90%，左室后支及后降支向前降支提供逆向灌注，于右冠由远段至近端串联植入 Xience Prime 2.5 mm × 38 mm、Xience Prime 3.0 mm × 33 mm 依维莫司支架。

• 既往史：高血压病、2 型糖尿病病史，否认烟酒嗜好。

• 辅助检查

心脏超声：左心室多壁段收缩活动异常，LVEF 47%；室间隔基底部增厚；主动脉窦部稍增宽。

PET-CT：左心室心尖部、前壁、间隔、下壁心尖部局灶性心肌缺血，局部糖代谢存在，提示心肌具有活力；LVEF 42%；左心室心腔扩大，收缩同步性差。

· 冠状动脉造影 ·

造影结果：LM 未见明显狭窄，LAD 起始部完全闭塞，近中段可见钙化征象，LCX 近端狭窄 50%，中段发出钝缘支后狭窄 90%，钝缘支中段狭窄 70%，RCA 近中段原支架植入处管腔通畅，未见明显内膜增生及再狭窄，远段管壁不规则，左室后支中段管壁不规则，后降支开口狭窄 70%，可见右冠经间隔支向前降支提供侧支循环（图 23-18-1）。

· 治疗策略 ·

1. 该病例为前降支开口齐头闭塞，无明显残端，确定前降支开口部位是手术成功的关键因素之一。
2. 可采用 IVUS 确定前降支开口，然后在 IVUS 引导下行导丝穿刺。
3. 若前降支介入失败，可联合逆向策略。

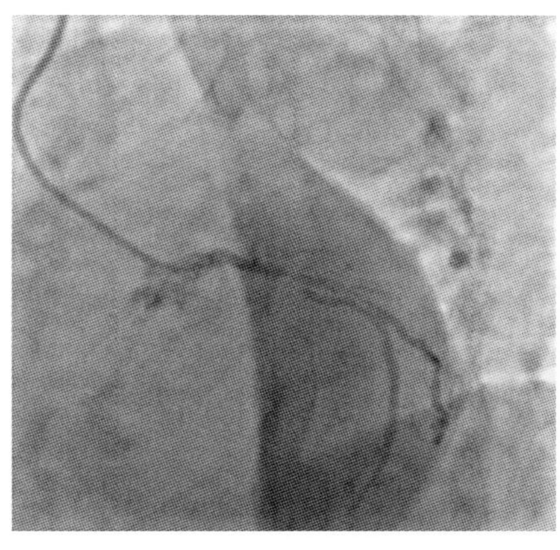
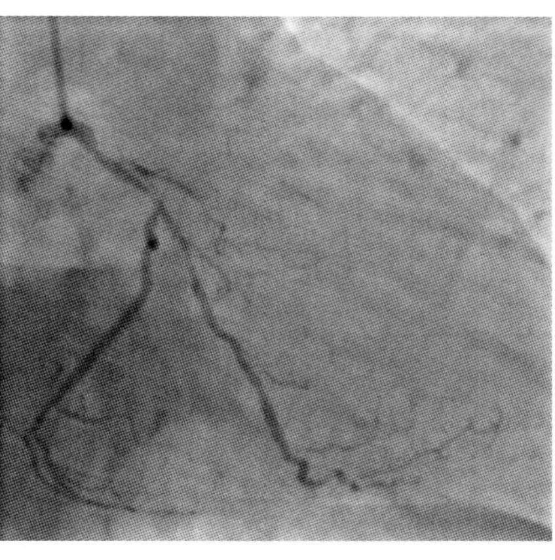
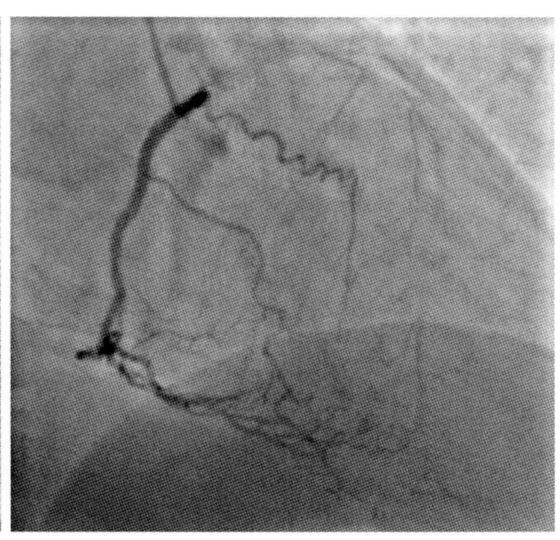

图 23-18-1 LAD 起始部完全闭塞，右冠经间隔支向前降支提供侧支循环

· 器械准备 ·

1. 穿刺准备：穿刺右桡动脉（6F 鞘管）、右股动脉（7F 鞘管）。

2. 指引导管选择：6F JR 3.5、7F EBU 3.5。

3. 其他器械准备：Atlantis SR 血管内超声。

· 手术过程 ·

1. Rinato 导丝送至钝缘支，送入 Atlantis SR 血管内超声至回旋支，IVUS 指引下寻找左前降支开口（图 23-18-2）。

2. Crosswire NT 正向通过前降支开口闭塞病变处，经右冠对侧造影证实导丝远段位于前降支远段血管真腔内（图 23-18-3）。

3. Sprinter 1.5 mm × 15 mm、Sprinter 2.5 mm × 20 mm 顺应性球囊于 LAD 近中段预扩张；LM 至 LAD 近中段由远段至近端串联植入 Xience Prime 2.5 mm × 38 mm、Xience Prime 3.0 mm × 33 mm、Xience Prime 3.5 mm × 28 mm 依维莫司支架；Quantum 3.75 mm × 15 mm 高压球囊于左主干支架内后扩张塑形（图 23-18-4）。最后结果见图 23-18-5。

· 术后结果 ·

1. 即刻结果：支架均扩张满意，无残余狭窄，分支无受累，血流 TIMI 3 级。

2. 术后观察和看护：术后予低分子肝素 2 日，无缺血及出血事件。

3. 远期结果：出院后无胸闷、胸痛不适。2014 年 4 月 1 日复查冠状动脉造影：LM、LAD 原支架

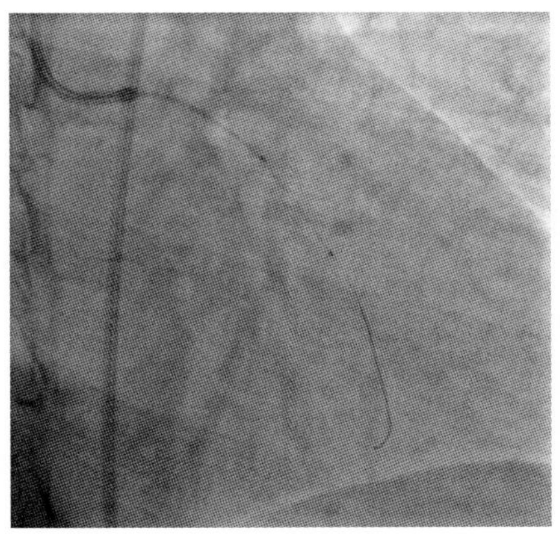
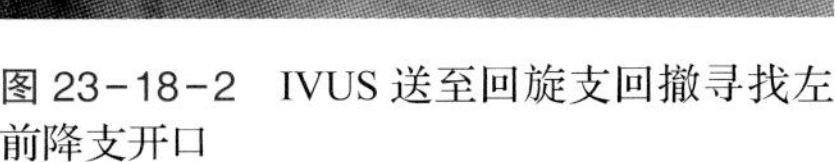

图 23-18-2 IVUS 送至回旋支回撤寻找左前降支开口

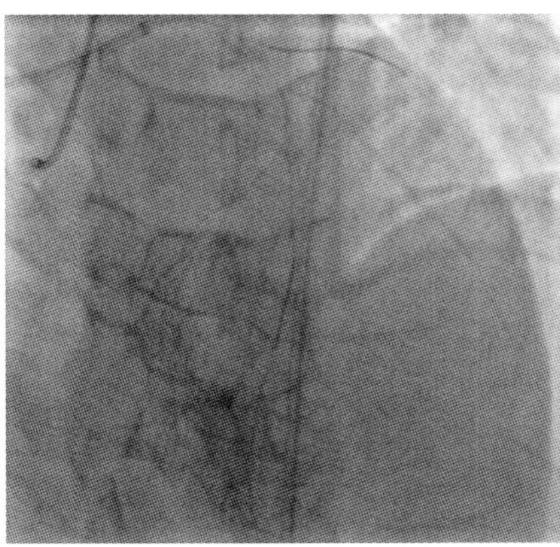
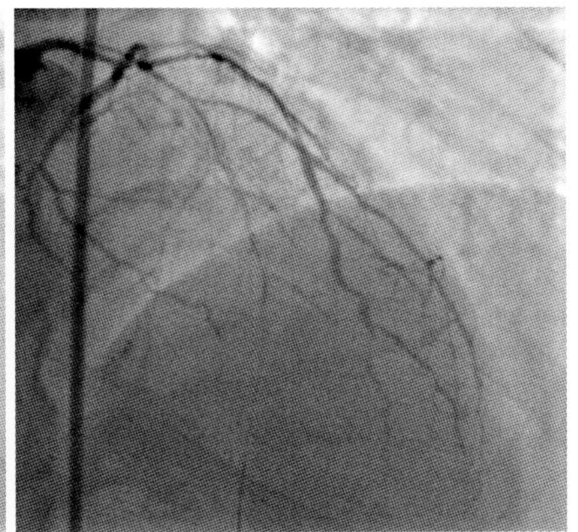

图 23-18-3 Crosswire NT 正向通过前降支开口闭塞病变处至前降支远段血管真腔内

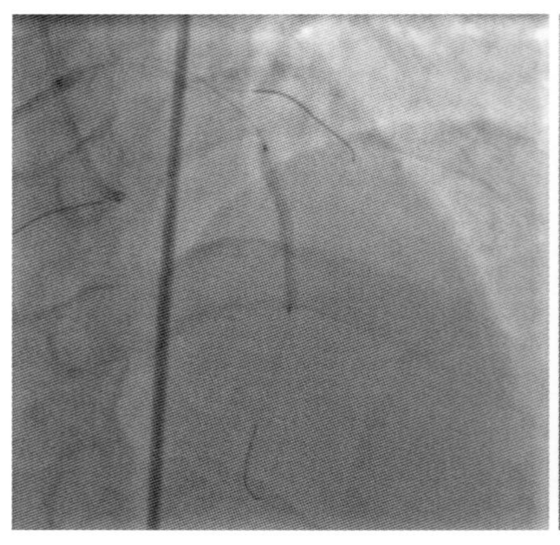
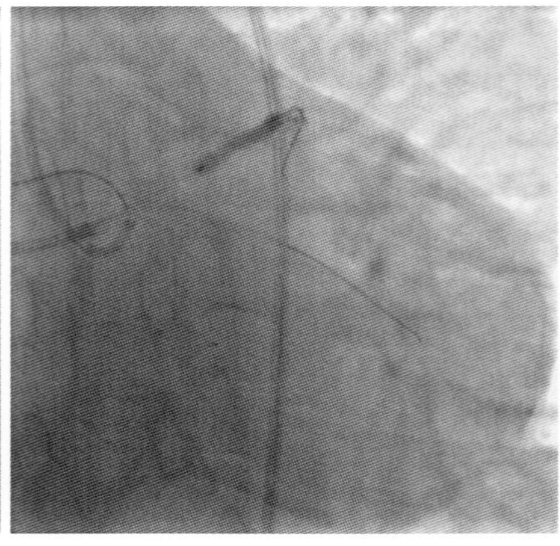
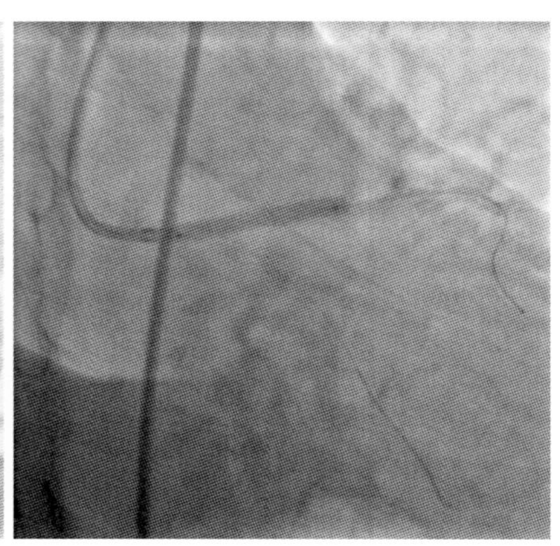

图 23-18-4 置入支架

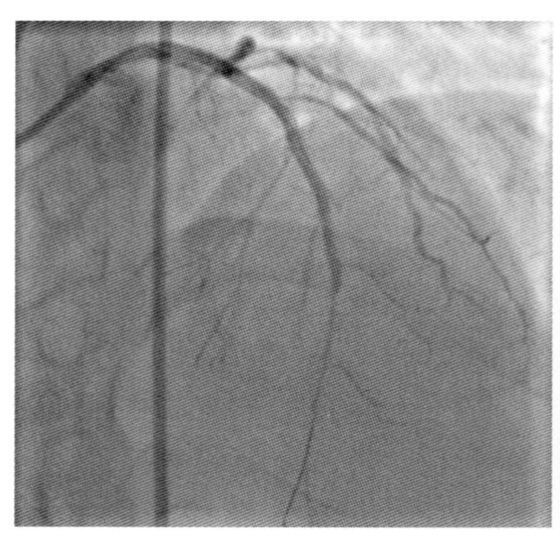
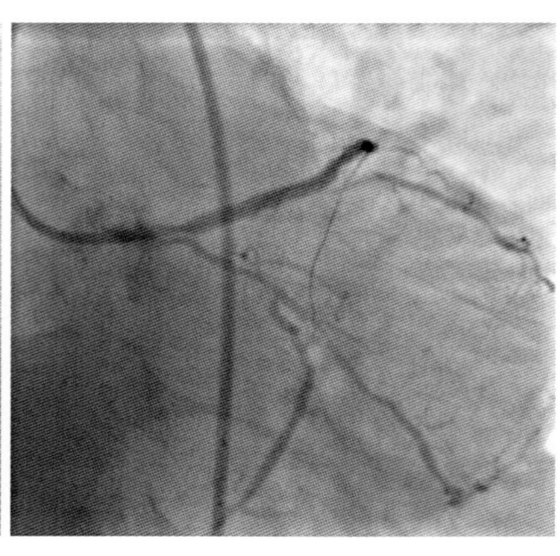

图 23-18-5 最终结果

植入处管腔通畅，未见再狭窄，LAD 中远段原支架植入处管腔通畅，未见再狭窄，第一对角支开口狭窄 30%；LCX 近端狭窄 50%，中段发出钝缘支后狭窄 80%，与上次造影相仿；右冠近中段原支架植入处管腔通畅，未见再狭窄。

· 小结 ·

本例为前降支开口齐头闭塞病变，前降支开口位置不明确。

1. 对于这类齐头闭塞或闭塞起始部不明确且闭塞近端存在较大分支的 CTO 病变，IVUS 有着非常重要的价值，常能发现近端纤维帽，有助于进行精确定位，这样无论是正向还是逆向进攻都有更明确的目标。

2. 对于左主干和前三叉部分的 CTO 病变，在术中要始终注意对前降支或回旋支的保护，以防局部血肿导致前降支 / 回旋支的急性闭塞。

3. 若选择正向策略，采用 7F 以上指引导管有助于 IVUS 实时指引下进行导丝穿刺。

4. 在存在良好逆向侧支的情况下，直接逆向也是很好的选择，但逆向导丝突破近段纤维帽后如果近端涉及分叉，应用 IVUS 确认导丝是否在分支远端进入真腔，以免支架后分支血管丢失。

（姚志峰　汤祥林）

病例 19　IVUS 指导下反向 CART 技术开通前降支 CTO

术者：葛　雷　　日期：2013 年 11 月 22 日

· 病史基本资料 ·

· 患者男性，61 岁。

· 主诉：活动后胸闷 5 年余，加重 1 周余。

· 简要病史：2013 年 6 月 4 日行冠状动脉造影：LM 未见明显狭窄；LAD 近中段完全闭塞伴钙化，

第一对角支弥漫性病变，狭窄 70%；左回旋支中段弥漫性病变，狭窄 90%；RCA 中段狭窄 40%，远段狭窄 90%，左室后支近段狭窄 40% 伴斑块破溃征象，远段串珠样狭窄 80%，后降支未见明显狭窄，远端提供良好侧支供应左前降支中远段。行正向开通前降支失败，于右冠远段植入 Xience Prime 3.5 mm × 23 mm 药物支架。

• 既往史：高血压、2 型糖尿病、高脂血症病史；吸烟 40 余年，每日 20 支。

• 辅助检查

心电图：Ⅱ、Ⅲ、AVF、V_4～V_5 导联 T 波低平、双相、浅倒置。

心脏超声：室间隔二尖瓣至乳头肌水平增厚（静息状态下乳头肌水平压差 13 mmHg），左心房增大（42 mm），主动脉瓣钙化，轻度肺动脉高压，LVEF 66%。

• 药物治疗方案：西洛他唑、氯吡格雷、替米沙坦、阿托伐他汀、琥珀酸美托洛尔。

• **冠状动脉造影** •

冠状动脉造影：LM 未见明显狭窄；LAD 近中段完全闭塞伴钙化，第一对角支弥漫性病变，狭窄 70%；LCX 细小，中段弥漫性病变，狭窄 70%；RCA 粗大，优势型，中段狭窄 40%，远段原支架内通畅，未见再狭窄；左室后支近段狭窄 40%，远段狭窄 60%；后降支未见明显狭窄，远端向 LAD 提供粗大侧支循环（图 23-19-1）。

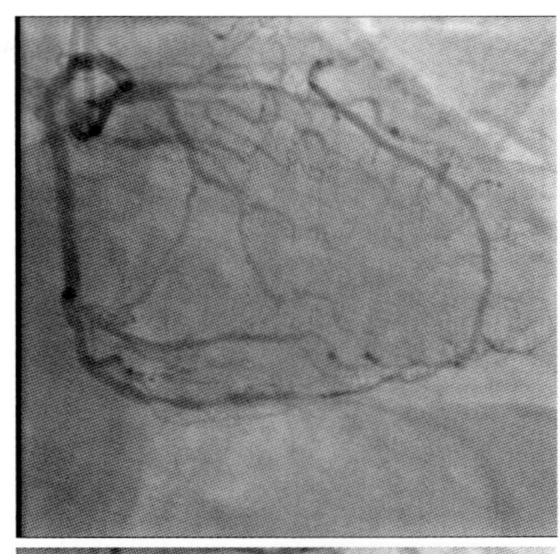

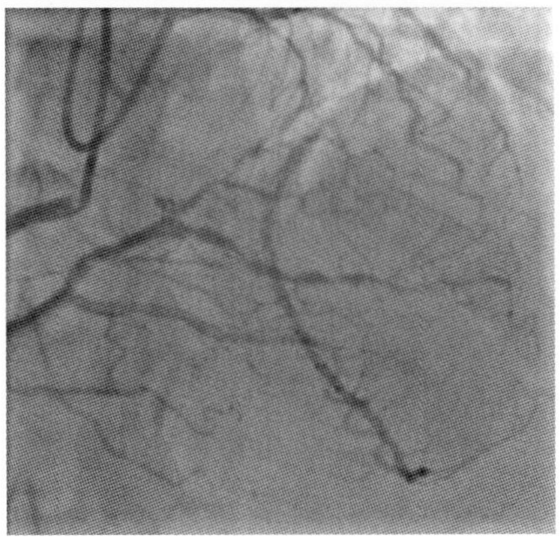

图 23-19-1　LAD 近中段完全闭塞伴钙化

• **治疗策略** •

1. 有利条件：双侧造影显示前降支 CTO 闭塞段不长，经心尖的心外膜侧支粗大。

2. 不利条件：J-CTO 评分 2 分（困难）：既往 PCI 失败 1 分、闭塞段钙化 1 分，正向成功率低；除心尖部侧支外其他间隔支侧支细小。

3. 综合分析，可先尝试正向策略，若不成功则尽早改成逆向策略，首选经心尖的心外膜侧支，但操作需极其小心，动作轻柔，避免穿孔。

• **器械准备** •

1. 穿刺准备：右侧桡动脉和左侧桡动脉，分别置入 6F 鞘管。

2. 指引导管选择：6F EBU 3.75 送至左冠、6F AL 0.75 送至右冠。

3. 其他器械准备：150 cm Finecross 微导管、Volcano 血管内超声。

• **手术过程** •

1. 首先尝试正向策略：在 135 cm Corsair 微导管支撑下，Fielder XT、Miracle 3、Conquest Pro 导丝均无法通过闭塞段（图 23-19-2）。

2. 改为逆向策略：在 150 cm Finecross 微导管支撑下，Sion 导丝经后降支-心尖部侧支逆向送至前降支闭塞段远端，换入 Fielder XT、Miracle 3 导丝均不能送至前降支近段真腔（图 23-19-3）。

3. 采用反向 CART 技术：Fielder FC 导丝正向送至前降支近段，Ottimo 1.5 mm × 10 mm、Sprinter 2.5 mm × 15 mm 球囊于前降支近段病变处 8～12 atm 扩张，逆向导引钢丝仍无法进入正向指引导管（图 23-19-4）。

4. IVUS 指导下进行反向 CART 技术：IVUS 提示正向导引钢丝位于血管真腔，而逆向导引钢丝位于内膜下，血管直径较大（图 23-19-5），遂使用 Tazuna 3.0 mm × 15 mm 球囊于前降支近段病变处扩张，

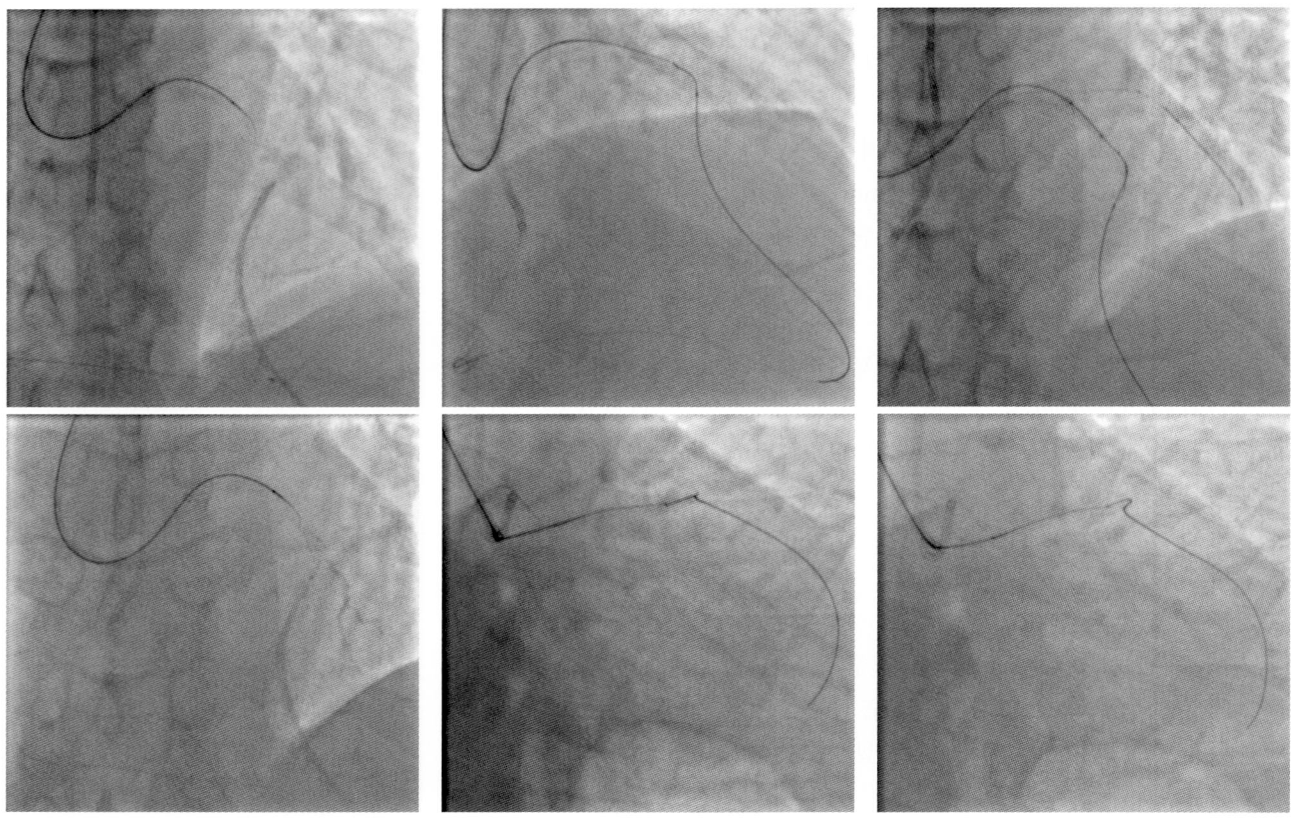

图 23-19-2 正向介入治疗尝试失败

图 23-19-3 逆向导引钢丝通过技术失败

图 23-19-4 反向 CRAT 技术

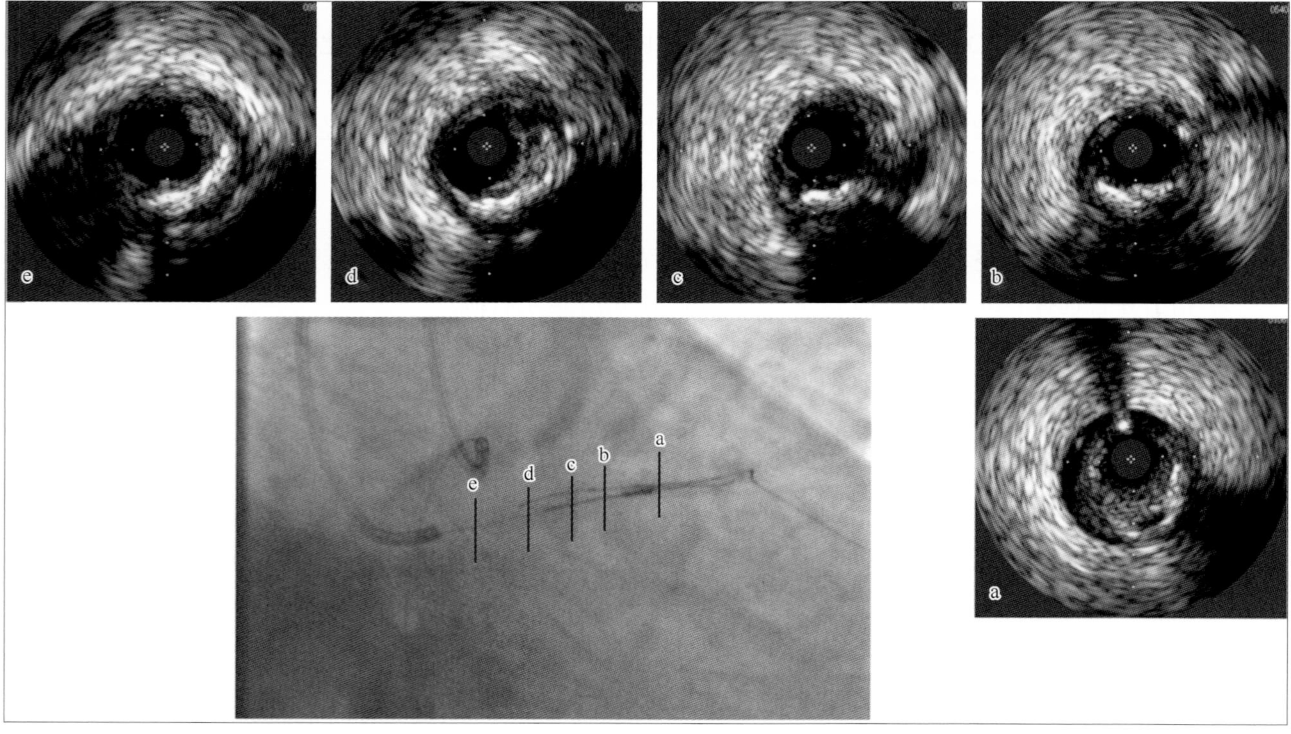

图 23-19-5 IVUS 指引反向 CART 技术：正向导引钢丝位于血管真腔，而逆向导引钢丝位于内膜下，血管直径较大，其中图 a 位置正向向导引钢丝的距离最近，此处进行反向 CART 技术的效率最高

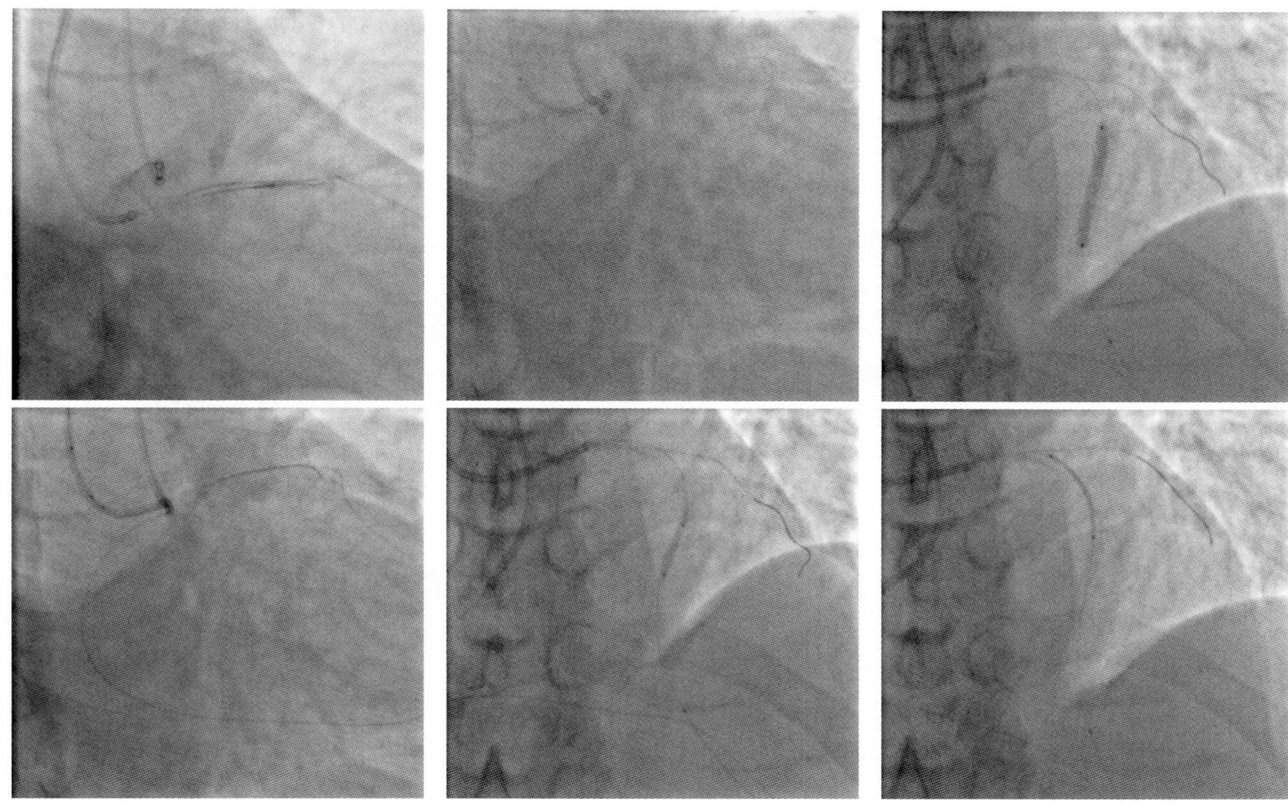

图 23-19-6　逆向 Fielder FC 导丝送至正向指引导管内

图 23-19-7　球囊扩张

图 23-19-8　置入支架

逆向 Fielder FC 导丝成功通过前降支闭塞段送至正向指引导管内，在指引导管内锚定逆向导丝后推送 Finecross 微导管至正向指引导管（图 23-19-6）。

5. 330 cm RG 3 导丝完成体外化后正向送入 Sprinter 2.5 mm × 15 mm 球囊扩张（图 23-19-7）。

6. 正向行 IVUS 示前降支近中段弥漫性混合性斑块形成，中段导丝局限性位于血管假腔，近段导丝位于血管真腔，左主干-前降支中段植入 3 枚 Resolute 3.0 mm × 30 mm、3.5 mm × 30 mm、4.0 mm × 18 mm 支架（图 23-19-8），最后结果见图 23-19-9。

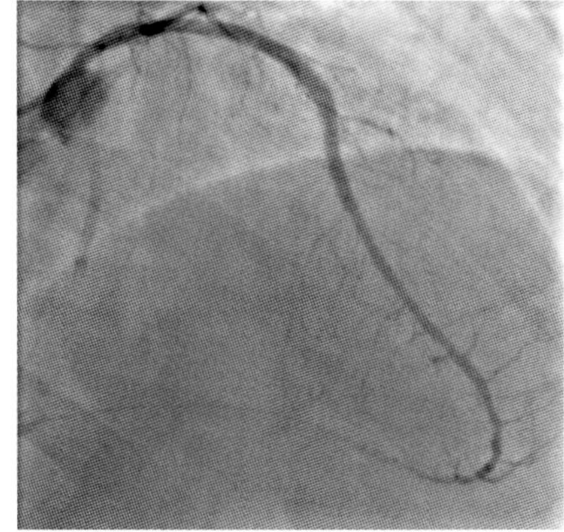

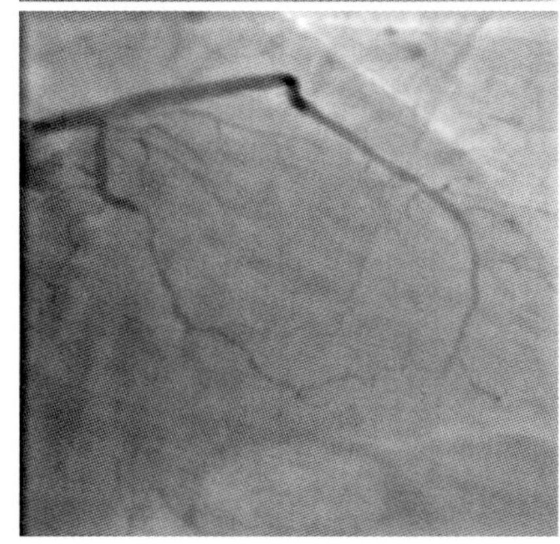

图 23-19-9　最终结果

· 术后结果 ·

1. 即刻结果：支架均扩张满意，无残余狭窄，血流 TIMI 3 级。

2. 术后观察和看护：术后予以常规护理，无缺血、出血事件，顺利出院。出院用药：西洛他唑、氯吡格雷、替米沙坦、阿托伐他汀、琥珀酸美托洛尔。

3. 远期结果：2017 年 3 月 10 日复查造影：LM 未见明显狭窄；LAD 近中段原支架未见再狭窄，远段狭窄 50%，第一对角支弥漫性病变，狭窄 70%，第二对角支开口起完全闭塞，远段可见侧支显影；LCX 细小，中段弥漫性病变，最重狭窄 95%；RCA 近、中段原支架未见再狭窄，左室后支远段弥漫性病变，最重狭窄 90%，后降支弥漫性病变，狭窄 90%。予以 LCX 中段病变处以 2.0 mm × 20 mm 药物球囊行 PTCA 术。

· 小结 ·

1. 本例为前降支近中段 CTO，闭塞段严重钙化，且是二次手术干预，正向成功率相对比较低，逆向的概率要高一些。

2. CTO 病变无论正逆向策略，强烈推荐双侧造影全面评估病变；仔细评估并选择合适的侧支是手术成功的关键。逆向侧支常规选择间隔支，但本例心尖部侧支异常粗大，故作首选，缺点是心外膜侧支容易穿孔，故过导丝时需极其小心，忌暴力操作，防止穿孔。

3. 逆向本身难度不大，采用了标准的逆向流程，逆向导丝通过以后，微导管跟进，由于闭塞段钙化，逆向导丝亦无法通过，遂在 IVUS 指导下行反向 CART，建立轨道以后，进行前向的处理。

4. RG3 完成体外化后再次行 IVUS 确定导丝位置及病变长度，避免正向造影造成夹层扩大。

（姚志峰　汤祥林）

病例 20　反向 CART 技术开通右冠 CTO

日期：2013 年 11 月 22 日

· 病史基本资料 ·

· 患者女性，60 岁。

· 主诉：反复胸闷痛 4 月余。

· 简要病史：2013 年 7 月 29 日在外院行冠状动脉造影，提示 RCA 完全闭塞，LCX 严重狭窄，尝试正向开通 RCA 失败，予 LCX 植入 1 枚 Firebird 2.75 mm × 33 mm 药物支架。2013 年 10 月 25 日复查冠状动脉 CTA 示 LCX 支架通畅，RCA 右冠闭塞，LM 及 LAD 多发混合斑块伴斑块狭窄。

· 既往史：高血压、糖尿病史，使用药物控制。

· 辅助检查

心电图：正常。

心脏超声：静息状态下未见异常，LVEF 65%。

· 药物治疗方案：阿司匹林、氯吡格雷、厄贝沙坦氢氯噻嗪、阿托伐他汀、琥珀酸美托洛尔。

· 冠状动脉造影 ·

造影结果：LM 管壁不规则伴钙化；LAD 近中段狭窄 40%，第一对角支近段狭窄 40%；回旋支支架内无明显再狭窄，左冠远端提供良好侧支供应右冠远段；RCA 近段完全闭塞，桥侧支供应其远段（图 23-20-1）。

· 治疗策略 ·

本例为右冠近段 CTO，闭塞处近端无锥形残端，闭塞段较长，4 个月前正向干预失败，J-CTO 评分 3 分（非常困难），故正向成功率低，可先尝试正向策略，若失败则尽早改为逆向策略，间隔支及锐缘

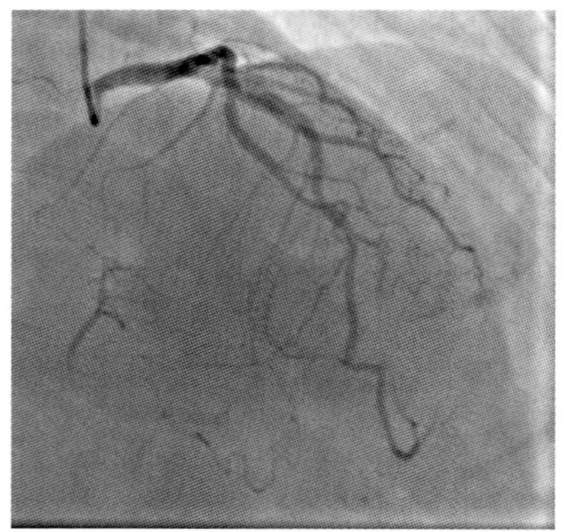

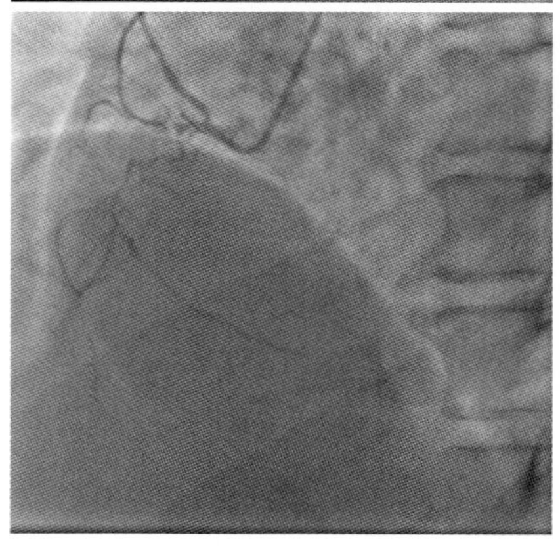

图 23-20-1　RCA 近段完全闭塞，桥侧支供应其远段

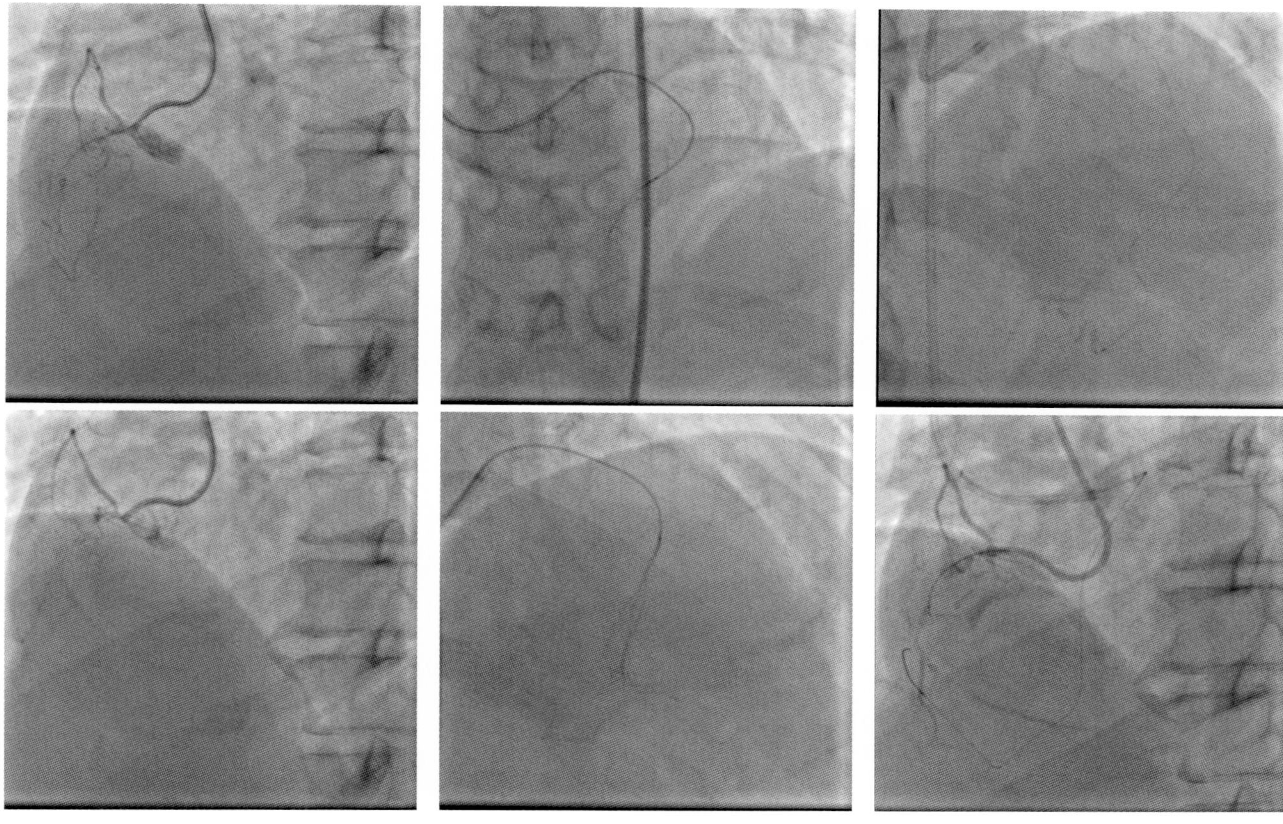

图 23-20-2　正向介入治疗尝试失败

图 23-20-3　高选择造影

图 23-20-4　Sion 通过锐缘支侧支到达闭塞远端

支侧支均较丰富，常规首选间隔支侧支。

· 器械准备 ·

1. 穿刺准备：右侧股动脉：7F 动脉鞘；右侧桡动脉：6F 动脉鞘。

2. 指引导管选择：7F EBU 3.75 送至左冠、6F AL 0.75 送至右冠。

3. 其他器械准备：Finecross 微导管、Corsair 微导管、KDL 双腔微导管。

· 手术过程 ·

1. 首先尝试正向策略：在 135 cm Finecross 微导管支撑下，Sion、Miracle 3、Conquest Pro、Crosswire NT 导丝均未能通过闭塞病变，局部夹层形成（图 23-20-2）。

2. 转为逆向策略：150 cm Corsair 微导管沿导丝送至间隔支内行高选择造影，未找到合适侧支血管（图 23-20-3）。

3. 尝试锐缘支侧支，经 Finecross 微导管行高选择造影后操控 Sion 导丝经锐缘支到达 RCA 闭塞远段（图 23-20-4）。

4. 逆向 Miracle 3 导丝经锐缘支侧支可反向送至右冠远端但无法逆向通过近段闭塞病变处，遂正向送入导丝拟行反向 CART，复查造影示正向闭塞段明显夹层并向远端延伸（图 23-20-5）。

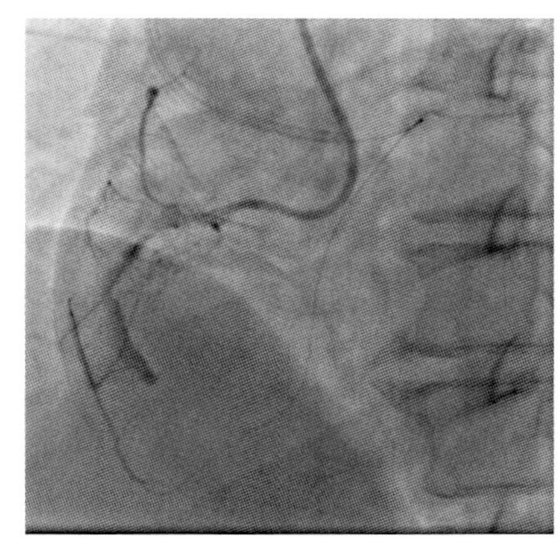

图 23-20-5　夹层向远段血管扩展

5. 立即取 Sprinter 2.5 mm × 15 mm 球囊于 RCA 近段行反向 CART，操控 Miracle 3 及 Corsair 微导管成功逆向通过闭塞段至正向指引导管内，送入 RG 3 导丝完成体外化（图 23-20-6）。

6. 将 KDL 双腔微导管前端送至锐缘支内，沿微导管侧孔正向送

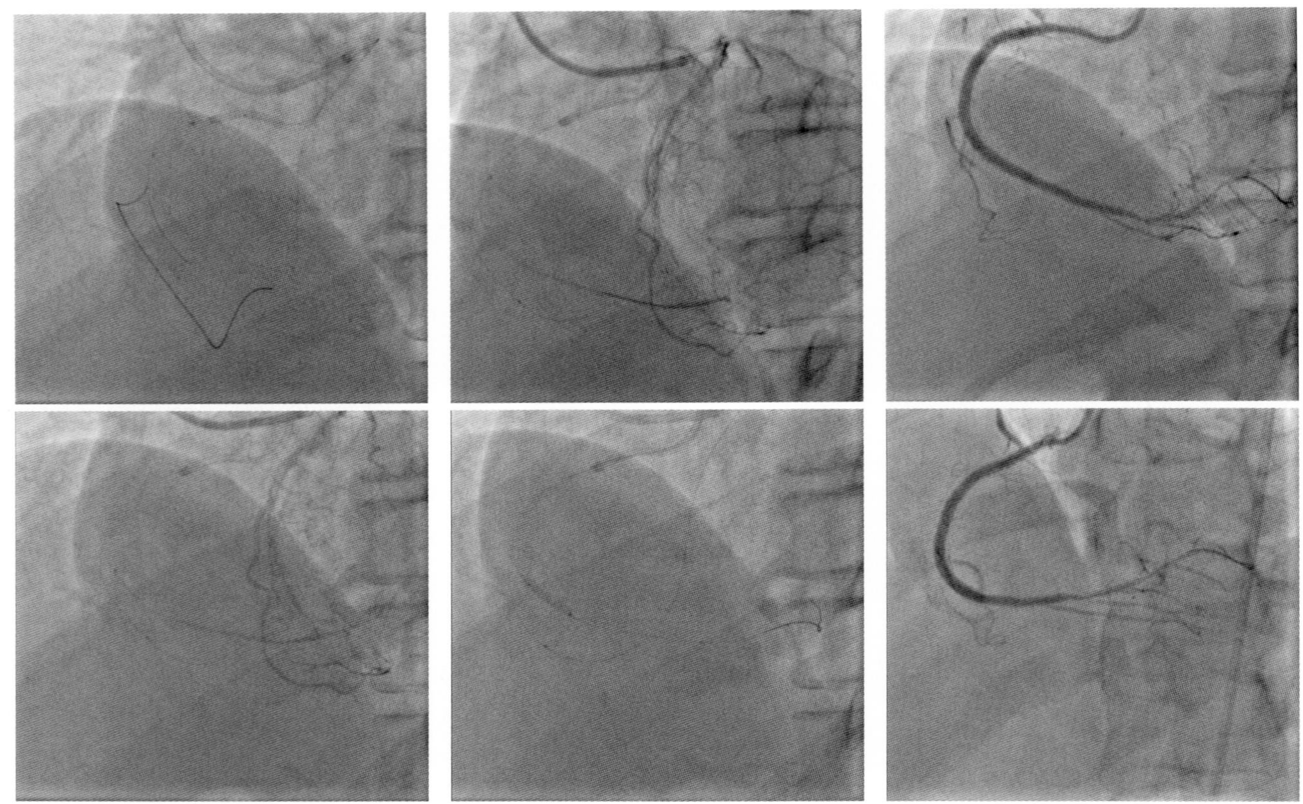

图 23-20-6 反向 CART 技术后导引钢丝体外化

图 23-20-7 经 KDL 双腔微导管将导引钢丝放置在右冠远段，球囊预扩张

图 23-20-8 置入支架后最终结果

入 Sion 导丝至 RCA 远段血管真腔，撤出微导管，Sprinter 2.5 mm × 15 mm 球囊从 RCA 远段至近段依次预扩张（图 23-20-7）。

7. 自左室后支中段至 RCA 开口处植入 3 枚 Helios 2.5 mm × 38 mm、3.0 mm × 38 mm、3.0 mm × 22 mm 药物支架，最后结果见图 23-20-8。

· 术后结果 ·

1. 即刻结果：复查造影示支架扩张充分，贴壁良好，局部夹层完全覆盖，远端血流 TIMI 3 级，侧支血管完好无损伤。

2. 术后观察和看护：术后予以常规护理，无缺血、出血事件，顺利出院。出院用药：阿司匹林、氯吡格雷、厄贝沙坦氢氯噻嗪、阿托伐他汀、琥珀酸美托洛尔。

· 小结 ·

1. 本例为右冠近段 CTO，闭塞处近端无锥形残端，闭塞段较长，且距离上次正向干预时间短，故正向成功率低，正向导丝容易沿假腔进入内膜下并造成血肿扩大，故术者在简单尝试正向策略失败后立即启动逆向策略。

2. 逆向侧支血管常规首选间隔支侧支，因其较心外膜侧支不容易穿孔导致心脏压塞。可惜本例患者心内膜间隔支侧支不理想，故选择心外膜的锐缘支侧支，高选择造影有助于侧支通道的选择。操控导丝穿过心外膜侧支时务必耐心，动作轻柔，不能盲目粗暴推送导丝和微导管。

3. 由于逆向锐缘支侧支开口在右冠闭塞段远端，逆向导丝完成体外化后，还需经双腔微导管送入正向导丝至右冠远段。

4. 手术结束前建议常规造影观察侧支血管有无损伤、穿孔等情况，若有破裂穿孔应立即行弹簧圈封堵以防止心脏压塞。

5. 本例欠缺之处是：无论正向逆向策略，一开始未行双侧造影，未充分显示闭塞段长度、侧支循环走行；指引导管选择上未考虑带侧孔的导管，尤其是正向指引导管未带侧孔，导致进行反向 CART 时，前向造影使血肿向远端弥散。该病例再次证明，当进行反向 CART 技术时，应力避经正向指引导管前向造影。

（姚志峰　汤祥林）

病例 21　反向 CART 技术开通右冠 CTO

日期：2013 年 11 月 22 日

• 病史基本资料 •

• 患者男性，45 岁。

• 主诉：反复活动后胸闷半年，PCI 术后 1 周。

• 简要病史：2013 年 11 月 12 日外院行冠状动脉造影：LM 未见狭窄；LAD 中段狭窄 80%，远段侧支至 LCX、RCA；LCX 近段完全闭塞；RCA 近段完全闭塞。予 LCX 病变处植入 Excel 2.75 mm × 28 mm 药物支架。

• 既往史：高血压史；吸烟史 20 余年，40 支 / 日。

• 辅助检查

心电图：正常。

心脏超声：左心房增大（42 mm），LVEF 57%。

• 药物治疗方案：西洛他唑、氯吡格雷、氯沙坦、瑞舒伐他汀、琥珀酸美托洛尔。

• 冠状动脉造影 •

造影结果：LM 未见狭窄；LAD 中段狭窄 80%；LCX 原支架内管腔通畅，可见左冠经间隔支提供 RCA 中远段的良好侧支循环；RCA 自近段起完全闭塞（图 23-21-1）。

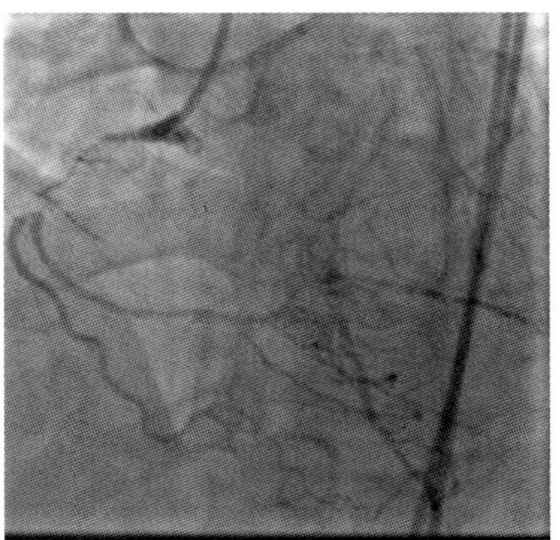

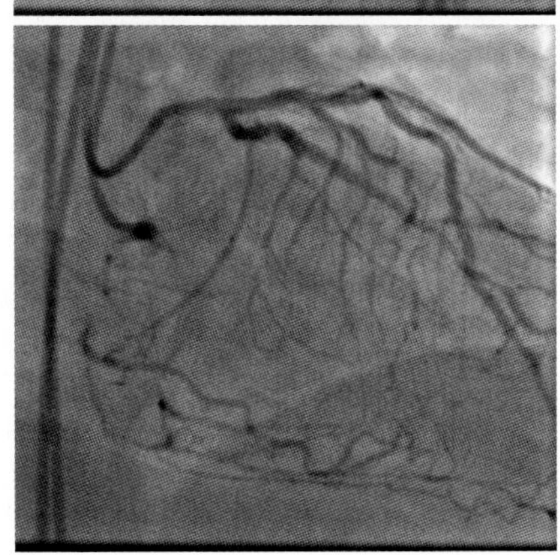

图 23-21-1　RCA 自近段起完全闭塞

• 治疗策略 •

本例为右冠近中段 CTO，闭塞处近端见锥形残端，但闭塞段较长，闭塞远端为分叉，是正向失败的高危因素，故可先尝试正向策略，若失败则尽早改为逆向策略，首选间隔支侧支。

• 器械准备 •

1. 穿刺准备：双侧股动脉：7F 动脉鞘。

2. 指引导管选择：7F EBU 3.5 SH 送至左冠、7F SAL 1.0 SH 送至右冠。

3. 其他器械准备：135 cm、150 cm Corsair 微导管。

• 手术过程 •

1. 首先尝试正向策略：在 135 cm Corsair 微导管支撑下，GAIA First、GAIA Second、GAIA Third 导丝进入假腔无法通过闭塞病变

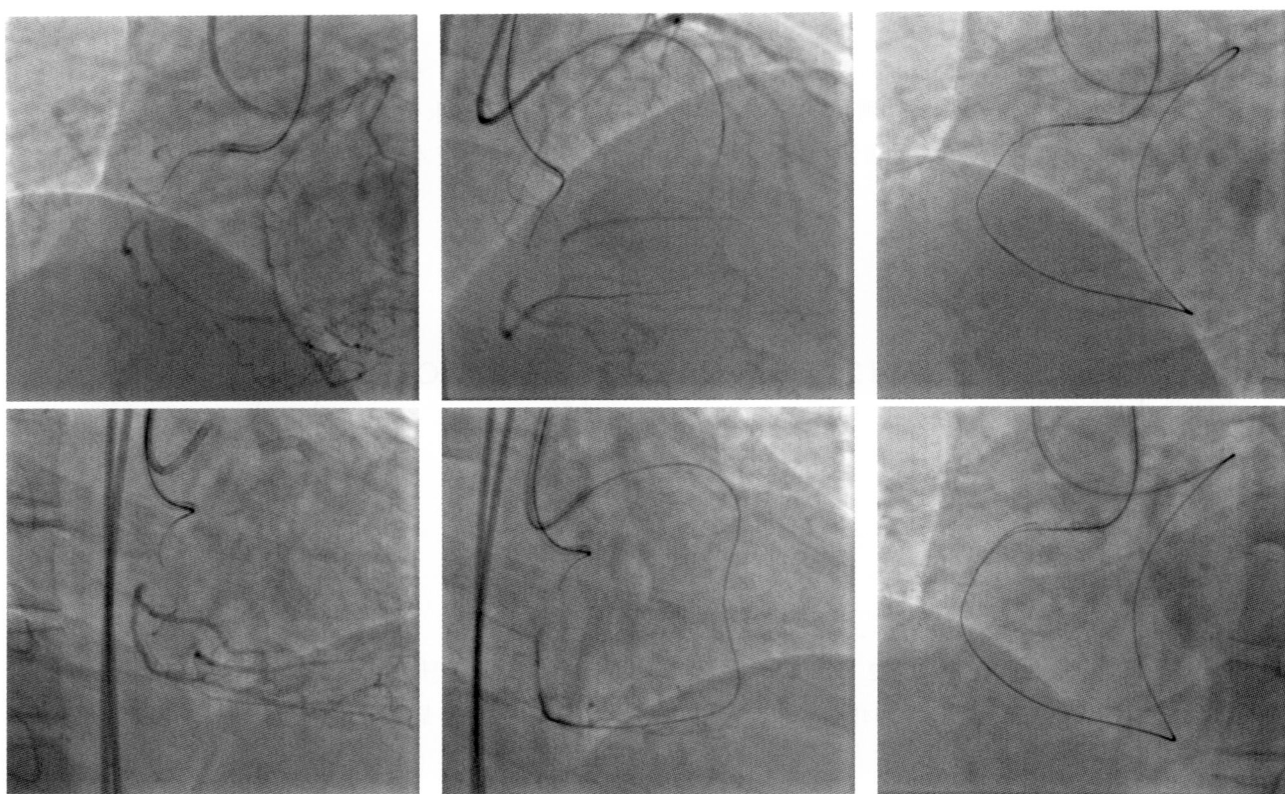

图 23-21-2　正向介入治疗失败

图 23-21-3　Sion 导丝通过穿隔支侧支送至右冠远段

图 23-21-4　逆向导引钢丝通过技术失败

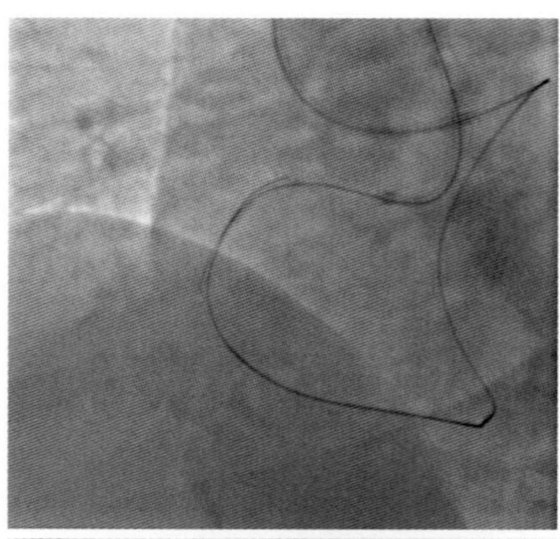

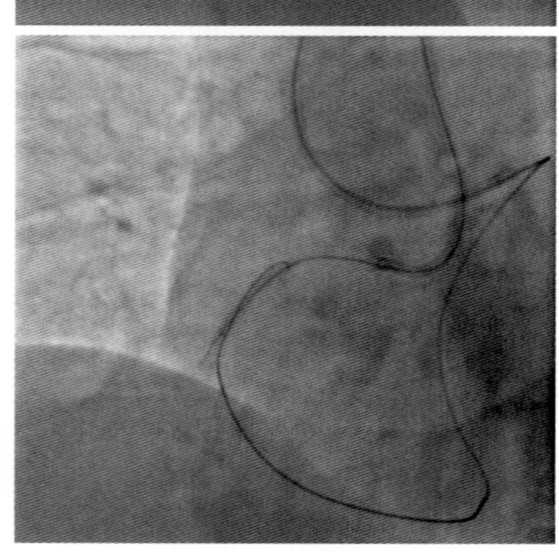

图 23-21-5　反向 CART 技术

（图 23-21-2）。

2. 转为逆向策略：在 150 cm Corsair 微导管支撑下，Sion 导丝经间隔支侧支送至右冠远段，Corsair 微导管通过侧支，行高选择造影证实在真腔（图 23-21-3）。

3. 逆向导丝尝试：GAIA Second 导丝失败，Miracle 3 导丝成功通过闭塞段，但不能进入正向指引导管内（图 23-21-4）。

4. 遂行反向 CART：正向 Conquest Pro 导丝送至右冠中段，先后予 Ottimo 1.5 mm × 10 mm、2.0 mm × 15 mm、2.5 mm × 15 mm 球囊行反向 CART（图 23-21-5）。

5. 逆向 Miracle 3 导丝及 Corsair 微导管成功送至正向指引导管，RG 3 导丝完成体外化（图 23-21-6）。

6. 球囊预扩张后予右冠开口至中段植入 2 枚 NANO 3.5 mm × 29 mm、新脉 3.5 mm × 12 mm 药物支架（图 23-21-7）。

7. 最后结果见图 23-21-8。

· 术后结果 ·

1. 即刻结果：复查造影示支架扩张充分，贴壁良好，无残余狭窄，远端血流 TIMI 3 级。

2. 术后观察和看护：术后予以常规护理，无缺血、出血事件，顺利出院。择期行 LAD 干预。出院用药：西洛他唑、氯吡格雷、氯

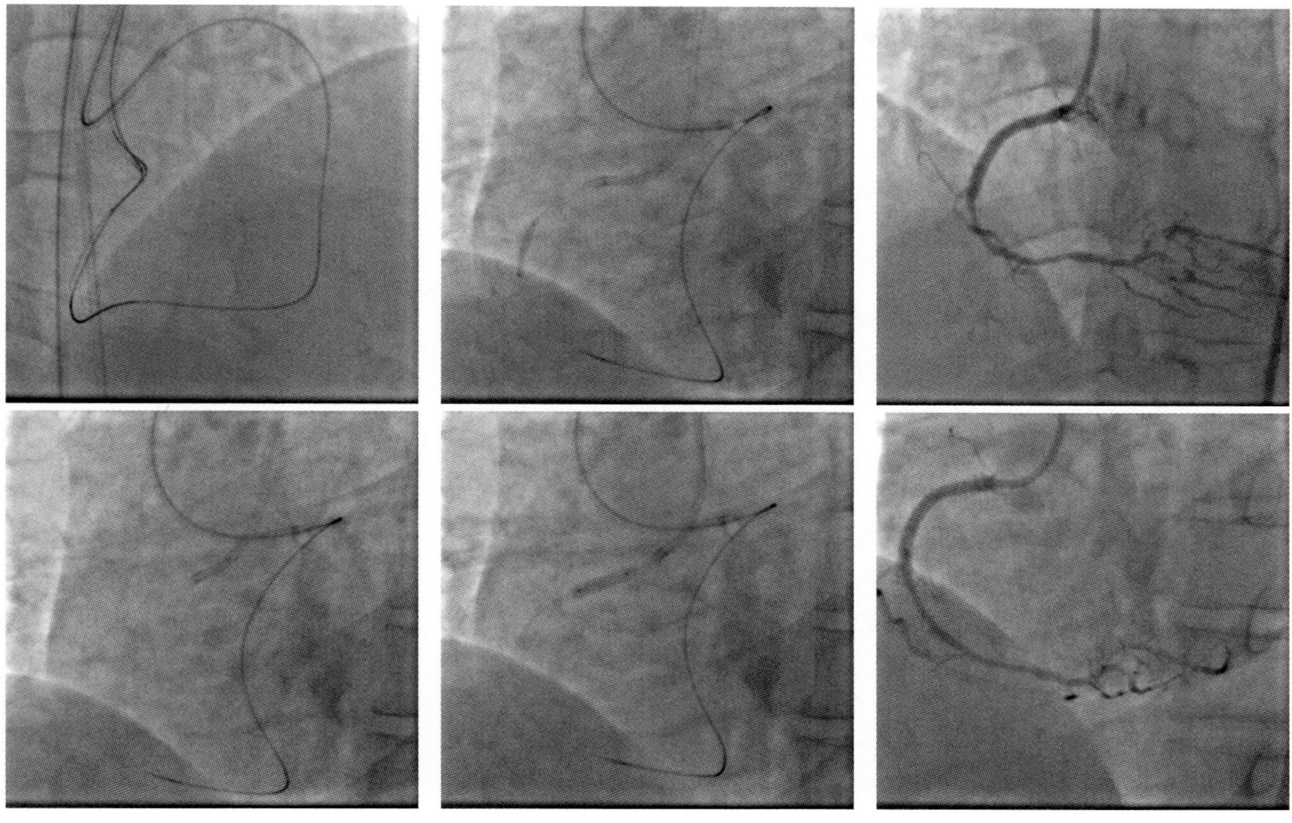

图 23-21-6　RG3 完成导引钢丝体外化　　图 23-21-7　置入支架　　图 23-21-8　最后结果

沙坦、瑞舒伐他汀、琥珀酸美托洛尔。

· 小结 ·

1. 本例为右冠近中段 CTO，闭塞处近端见锥形残端，但闭塞段较长，且闭塞远端为分叉，是正向失败的高危因素，故术者在正向策略失败后立即启动逆向策略。

2. CTO 病变无论正向逆向策略，强烈推荐双侧造影，可充分显示闭塞段长度、侧支循环走行。

3. 正向导丝技术尝试后进入假腔，而逆向侧支条件较好，适时改为逆向策略是保证手术成功的关键之一。正向即使成功，若造成假腔段扩大，导致分支血管丢失，手术效果会大打折扣。

4. 逆向导丝进入正向指引导管后，送入正向球囊锚定逆向导丝是解决逆向微导管通过困难的有效办法。

（姚志峰　汤祥林）

病例 22　反向 CART 技术及微导管对吻技术开通前降支起始部 CTO

日期：2013 年 11 月 22 日

· 病史基本资料 ·

· 患者男性，67 岁。

· 主诉：反复胸闷、胸痛 8 年。

• 简要病史：2013 年 8 月 20 日行冠状动脉造影：LM 未见狭窄；LAD 开口处完全闭塞；LCX 于分出 OM 处狭窄 60%，OM 开口处狭窄 80%；RCA 未见狭窄，远端提供良好侧支供应 LAD 远端。尝试正向开通 LAD 失败。

• 既往史：吸烟史 30 余年，平均 6～7 支 / 日；饮酒史 30 余年，3～4 两白酒 / 日。

• 辅助检查

心电图：窦性心动过缓，Ⅲ导联呈 Qr 型。

心脏超声：静息状态下未见异常，LVEF 64%。

• 药物治疗方案：阿司匹林、氯吡格雷、阿托伐他汀、琥珀酸美托洛尔。

• 冠状动脉造影 •

造影结果：LM 未见狭窄；LAD 起始部完全闭塞；LCX 于分出 OM 处狭窄 60%，OM 开口处狭窄 80%；RCA 未见狭窄，远端提供良好侧支供应 LAD 远端（图 23-22-1）。

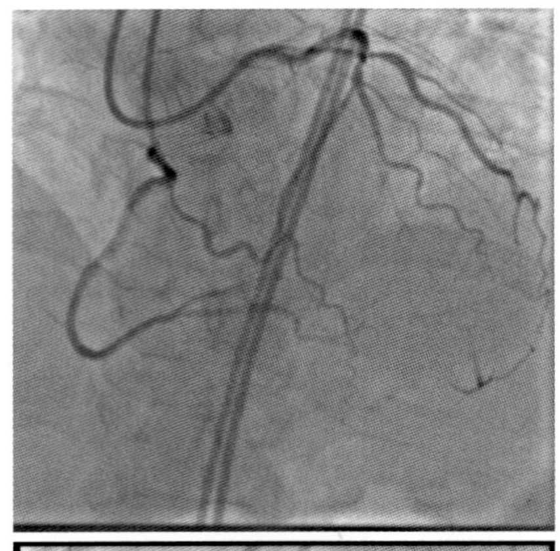

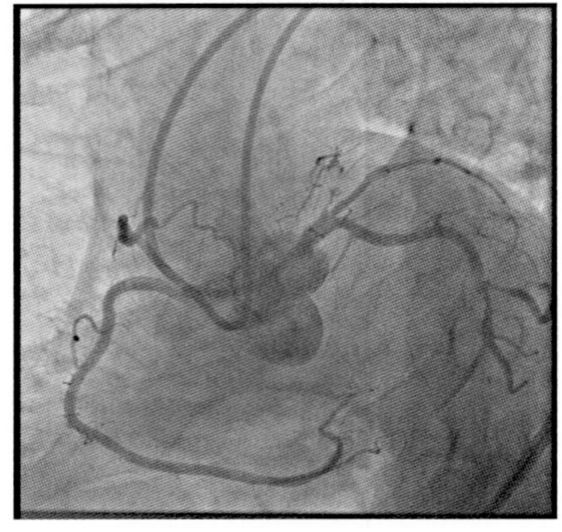

图 23-22-1 LAD 起始部完全闭塞，RCA 提供良好侧支供应 LAD 远端

• 治疗策略 •

本例为前降支开口处 CTO，闭塞处见锥形残端，但闭塞段较长，3 个月前介入干预失败，J-CTO 评分 2 分（困难），故正向成功率低，可先尝试正向策略，若失败则尽早改为逆向策略，首选间隔支侧支。

• 器械准备 •

1. 穿刺准备：左侧股动脉：8F 动脉鞘；右侧股动脉：7F 动脉鞘。
2. 指引导管选择：8F EBU 3.5 SH 送至左冠、7F SAL 1.0 SH 送至右冠。
3. 其他器械准备：Finecross 微导管、Corsair 微导管、Volcano 血管内超声。

• 手术过程 •

1. 首先尝试正向策略：在 135 cm Corsair 微导管支撑下，GAIA First、GAIA Second 导丝无法进入近段血管真腔（图 23-22-2）。

2. 转为逆向策略：在 150 cm Corsair 微导管支撑下，Sion Blue 导丝经后降支远端侧支送至前降支中段，Corsair 微导管无法通过侧支，换入 150 cm Finecross 微导管仍无法通过，取 Tazuna 1.25 mm × 10 mm 球囊至侧支处低压扩张（图 23-22-3）。

3. 逆向 150 cm Corsair 微导管成功通过侧支送至 LAD 近中段，高选择造影证实位于 LAD 真腔（图 23-22-4）。

4. 行反向 CART：GAIA First 导丝正向送至 LAD 近段，Ottimo-EX 2.5 mm × 15 mm 球囊扩张 LAD 近段，逆向尝试 Fielder XT-R 导丝无法通过 LAD 闭塞段（图 23-22-5）。

5. IVUS 指导下，Ottimo-EX 3.0 mm × 15 mm 球囊正向扩张 LAD 近段，逆向 Fielder XT-R 导丝成功通过闭塞段进入正向指引导管内的 Corsair 内（Rendezvous 技术），推送 Corsair 正向通过闭塞段至 LAD 远端，正向送入 Sion 导丝至前降支远段（图 23-22-6）。

6. 撤出微导管后行 IVUS，送入导丝保护中间支，予以 LAD 开口至中远段植入 2 枚 NANO 2.5 mm × 36 mm、3.5 mm × 36 mm 药物支架；Hiryu 3.5 mm × 15 mm 球囊于 LAD 支架内高压扩张塑形后与中间支内 Ottimo-EX 2.5 mm × 15 mm 球囊行对吻扩张，最后结果见图 23-22-7。

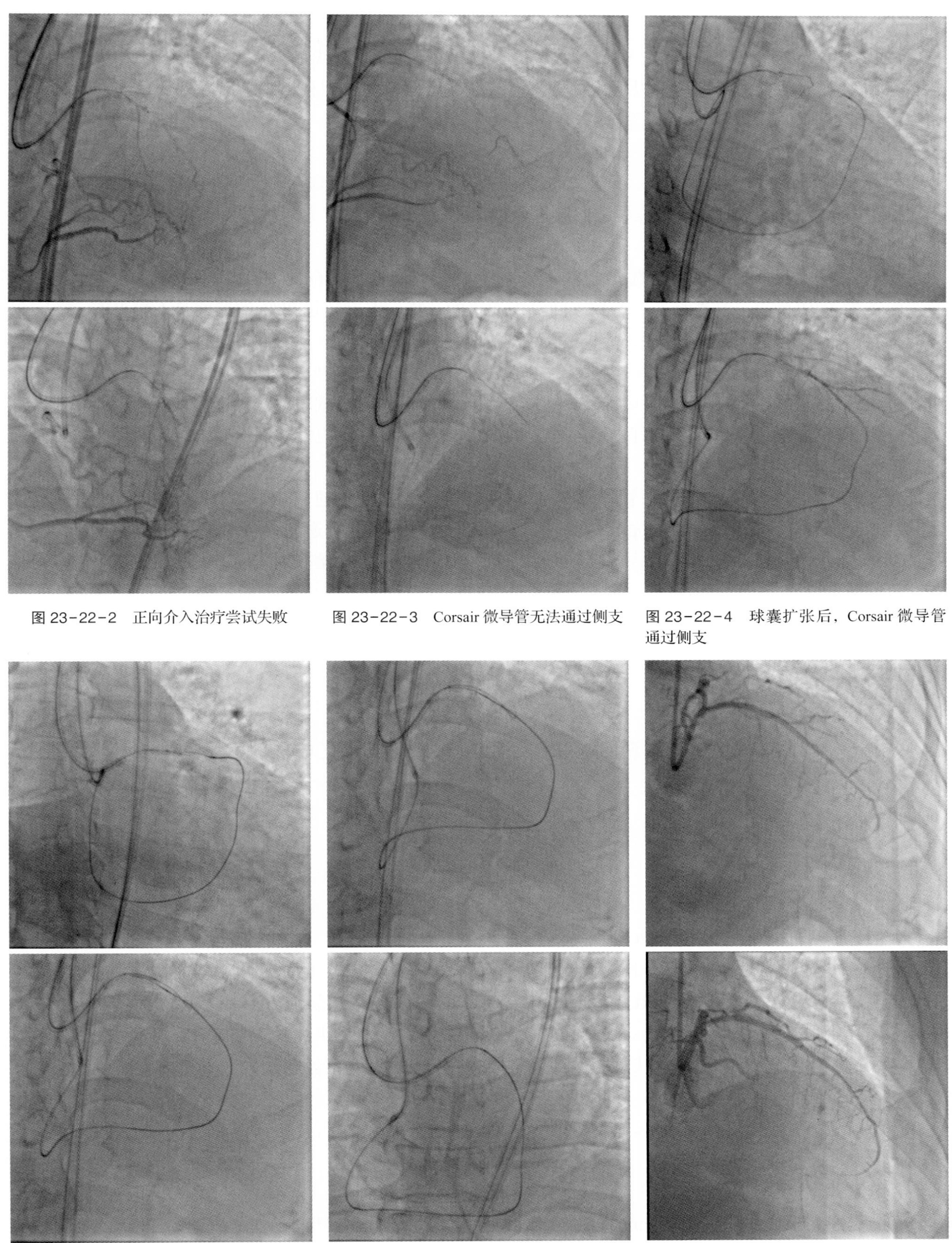

图 23-22-2　正向介入治疗尝试失败

图 23-22-3　Corsair 微导管无法通过侧支

图 23-22-4　球囊扩张后，Corsair 微导管通过侧支

图 23-22-5　反向 CART 技术

图 23-22-6　微导管 Rendezvous 技术

图 23-22-7　最终结果

术后结果

1. 即刻结果：复查造影及 IVUS 示支架扩张充分，贴壁良好，无残余狭窄，远端血流 TIMI 3 级。

2. 术后观察和看护：术后予以常规护理，无缺血、出血事件，顺利出院。出院用药：阿司匹林、氯吡格雷、阿托伐他汀、琥珀酸美托洛尔。

小结

1. 本例为前降支开口处 CTO，闭塞处近端虽有锥形残端但闭塞段较长，且距离上次正向干预时间短，故正向成功率低，正向导丝容易沿假腔进入内膜下并造成血肿扩大，故术者在简单尝试正向策略失败后立即启动逆向策略。

2. 逆向介入的方式；在侧支选择上，心外膜侧支极度扭曲、易穿孔，故不考虑作为此次逆向通道。首选后降支–间隔侧支，高选择造影有助于间隔支通道的选择，但有超过 20% 的通路是不可见的，还需耐心尝试，操作导丝时注意手法与心动周期的配合。

3. 本例逆向导丝通过间隔支侧支后微导管无法通过，此时有很多办法可以采用：考虑微通道严重狭窄或者扭曲导致微导管通过困难时，可以交替更换使用不同的微导管或试用小球囊进行预扩张，但一般压力不宜过大，以免造成血管穿孔等不良后果；考虑支撑力不够时，可以更换指引导管，采用锚定技术、延长导管等。

4. 逆向导丝进入正向指引导管后输送轨道的建立方式可以是逆向微导管跟进至正向指引导管或 Guidezilla 导管后更换 RG 3 导丝完成体外化，或正向送入导丝进入逆向微导管实施 Rendezvous 技术。若逆向微导管无法进入正向指引导管，也可以正向送入微导管，操控逆向导丝进入正向微导管实施 Rendezvous 技术。本例即采用后者，然后推送正向微导管通过闭塞段到达远端，再由正向微导管送入前向导丝。

（姚志峰　汤祥林）

病例 23　逆向导引钢丝通过技术开通前降支 CTO 病变

日期：2013 年 11 月 22 日

病史基本资料

• 患者男性，73 岁。

• 主诉：活动后胸闷 18 年，PCI 术后 11 年。

• 简要病史：2002 年 12 月 3 日因急性下后壁心肌梗死行 PCI，术中见 RCA 急性闭塞，LAD 近段完全闭塞，OM 狭窄 90%，予以 RCA 植入 1 枚支架。2006 年复查造影示 LAD 近段完全闭塞，OM 狭窄 95%，RCA 中段原支架处狭窄 20%，予以 OM 植入 2 枚支架。2012 年 8 月于外院尝试行 LAD 介入治疗未成功。2013 年 6 月于我院行冠状动脉 CT 提示：左旋支钝缘支支架通畅，右冠支架内膜增厚，左前降支闭塞。

• 既往史：发现血糖升高 1 年。

• 辅助检查

心电图：正常。

心脏超声：左心房增大（49 mm），左心室下壁、后壁、部分后侧壁及后间隔基底段变薄，收缩活动消失，心尖部各节段变薄，收缩活动减弱至消失，LVEF 43%。

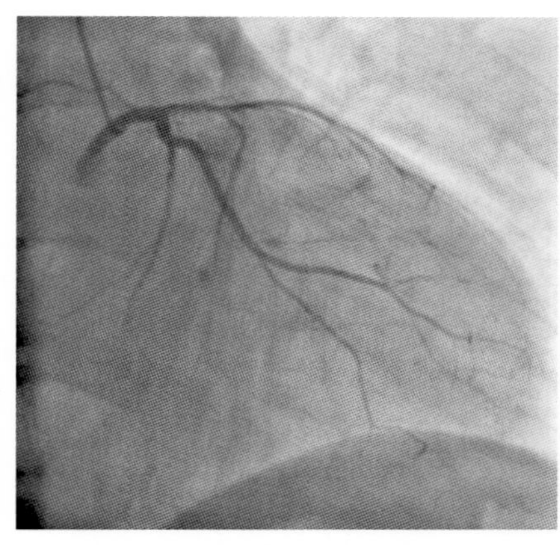
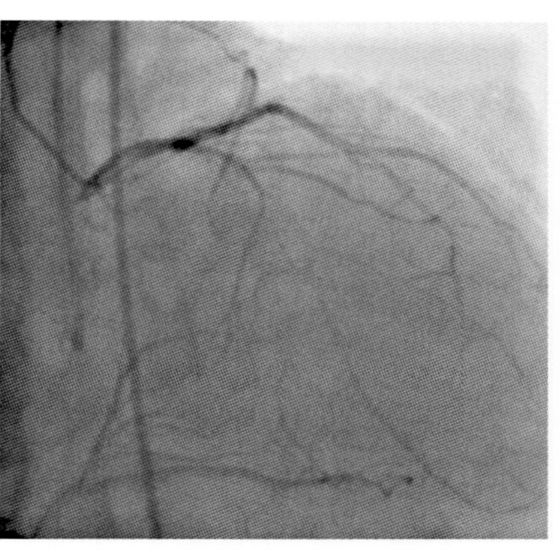

图 23-23-1 前降支中段完全闭塞，右冠发出侧支血管供应前降支

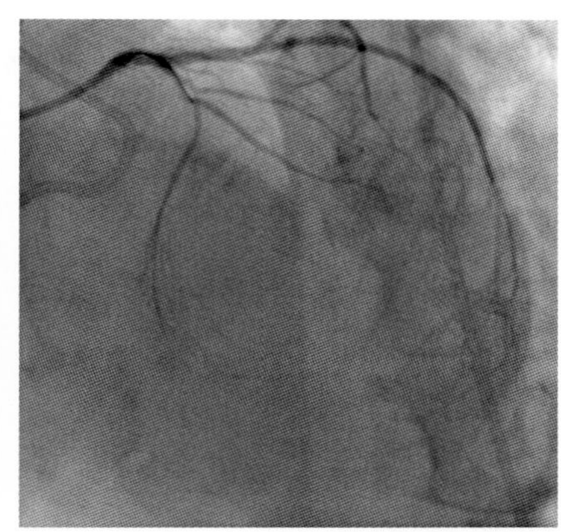

图 23-23-2 正向介入治疗失败

* 药物治疗方案：拜阿司匹林、氯吡格雷、氯沙坦、瑞舒伐他汀、比索洛尔。

· 冠状动脉造影 ·

造影结果：LM 未见明显狭窄；LAD 近段严重钙化，最重狭窄 90%，发出第一对角支后完全闭塞；LCX 近段狭窄 30%，远端细小，粗大 OM 近中段原支架通畅未见再狭窄；RCA 近中段原支架通畅，支架外远段狭窄 30%，左室后支及后降支未见明显狭窄，远端可见至 LAD 闭塞远段的侧支循环（图 23-23-1）。

· 治疗策略 ·

本例前降支 CTO 闭塞处无锥形残端，闭塞段较长，伴钙化，既往介入治疗失败，J-CTO 评分 4 分（非常困难），故正向成功率低，正向尝试失败后应尽早改为逆向策略，首选间隔支侧支。

· 器械准备 ·

1. 穿刺准备：右侧桡动脉：6F 动脉鞘；右侧股动脉：7F 动脉鞘。
2. 指引导管选择：6F EBU 3.5 送至左冠、7F AL 0.75 送至右冠。
3. 其他器械准备：Finecross 微导管、150 cm Corsair 微导管、KDL 双腔微导管、Atlantis SR 血管内超声。

· 手术过程 ·

1. 首先尝试正向策略：在 130 cm Finecross 微导管支撑下，Sion 导丝无法通过闭塞段，遂将 Sion 导丝置于间隔支内（图 23-23-2）。
2. 改为逆向策略：在 150 cm Corsair 微导管支撑下，Sion 导丝成功通过 RCA 远端侧支送至 LAD 闭塞段远端，先后尝试 Pilot 50、Miracle 3、Miracle 6 导丝，最终 Miracle 6 导丝逆向通过闭塞段至 LAD 近段，IVUS 证实逆向导丝位于 LAD 近段血管真腔（图 23-23-3）。
3. 逆向导丝、微导管送入正向指引导管，RG 3 导丝体外化；逆向微导管撤至间隔支内，正向送入 KDL 微导管；Sion 导丝经 KDL 微导管侧孔送至 LAD 远段；撤出 KDL 微导管，Sprinter Legend 2.0 mm × 15 mm、2.5 mm × 15 mm 球囊扩张闭塞病变处（图 23-23-4）。
4. LAD 近、中段植入 2 枚 Endeavor Resolute 2.5 mm × 30 mm、2.75 mm × 30 mm 药物支架，Quantum 2.5 mm × 15 mm 及 2.75 mm × 15 mm 高压球囊后扩张塑形，最后结果见图 23-23-5。

· 术后结果 ·

1. 即刻结果：复查造影及 IVUS 示支架扩张充分，贴壁良好，无残余狭窄，远端血流 TIMI 3 级。
2. 术后观察和看护：术后予以常规护理，无缺血、出血事件，顺利出院。出院用药：拜阿司匹林、氯吡格雷、氯沙坦、瑞舒伐他汀、比索洛尔。

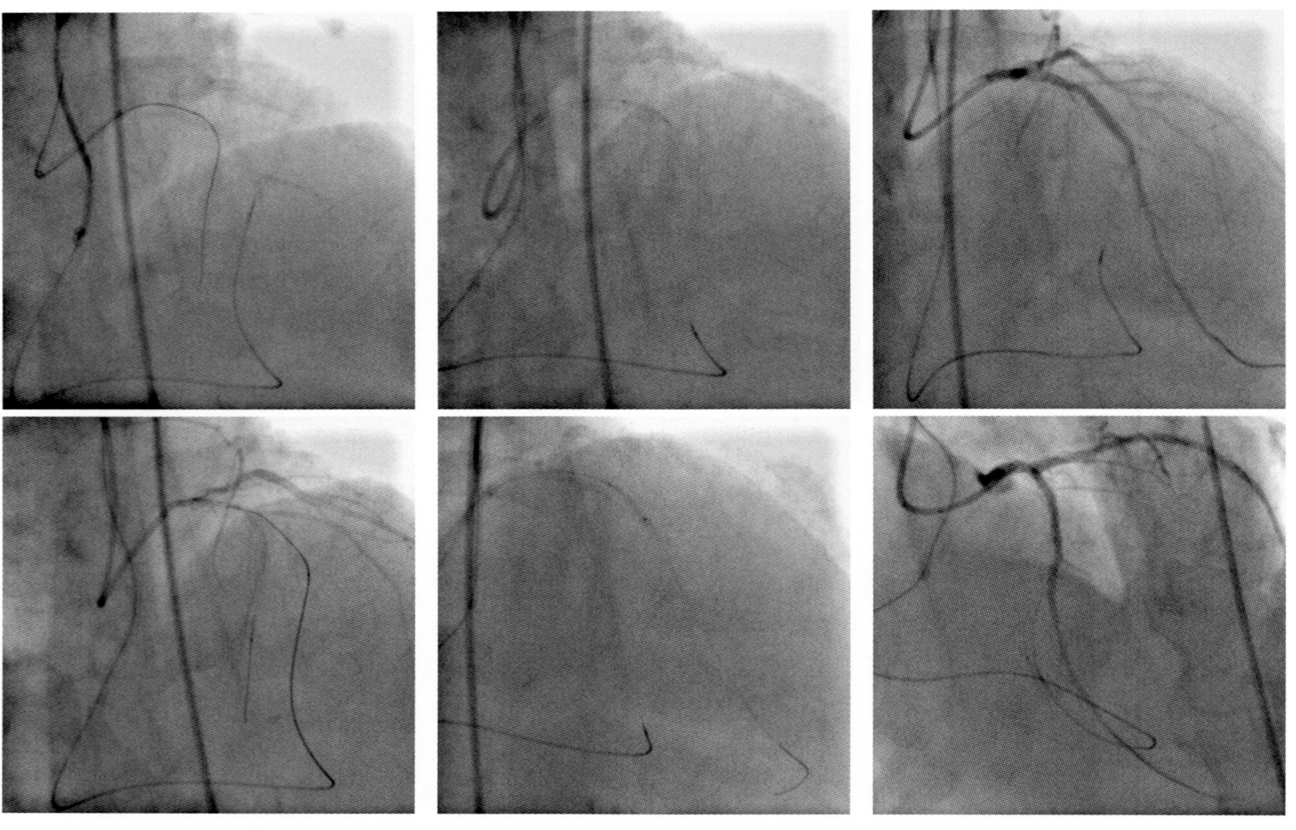

图 23-23-3 逆向导引钢丝通过技术　　图 23-23-4 球囊扩张前降支　　图 23-23-5 置入支架最终结果

• 小结 •

1. 本例为前降支近中段 CTO，闭塞处近端无锥形残端伴严重钙化，且是二次介入干预，正向成功率极低，首选逆向策略，故术者在正向介入治疗失败后立即改为逆向介入治疗。

2. 由于 CTO 远端纤维帽同样无残端，导致逆向需快速升级头端更硬的导丝方能突破远端纤维帽（最终 Miracle 6 导丝逆向通过），此时正向 IVUS 证实导丝位于近段血管真腔，故未行反向 CART。

3. 逆向器材的选择应重视提高系统的支撑性，选择经股动脉 7F AL 0.75 是逆向介入成功的关键之一。

（姚志峰　汤祥林）

2014 年

病例 24　反向 CART 技术开通前降支 CTO 病变

日期：2014 年 10 月 24 日

• 病史基本资料 •

• 患者男性，49 岁。

• 主诉：反复活动后胸闷气喘 4 个月。

• 简要病史：患者 4 个月前开始出现活动后胸闷、气喘，无胸痛，无夜间阵发性呼吸困难，2014 年

7 月 21 日在上海市胸科医院查 BNP 498 pg/ml，心脏超声提示左心房室增大伴左心室壁收缩活动异常。2014 年 7 月 23 日在外院查冠状动脉 CTA 提示前降支、回旋支重度狭窄，远段显示不清，右冠近中段多发软斑块，轻中度狭窄。

• 既往史：高血压（–），吸烟（–），糖尿病（+），高脂血症（+）。

• 辅助检查

实验室检查：糖化血红蛋白 7.9%，总胆固醇 9.06 mmol/L，甘油三酯 3.18 mmol/L，低密度脂蛋白 7.37 mmol/L，高密度脂蛋白 0.9 mmol/L，cTnT 0.028 ng/ml，NT–proBNP 1 773 pg/ml。

心脏超声：左心室增大伴左心室多壁段收缩活动异常；中度肺动脉高压，EF 32%。

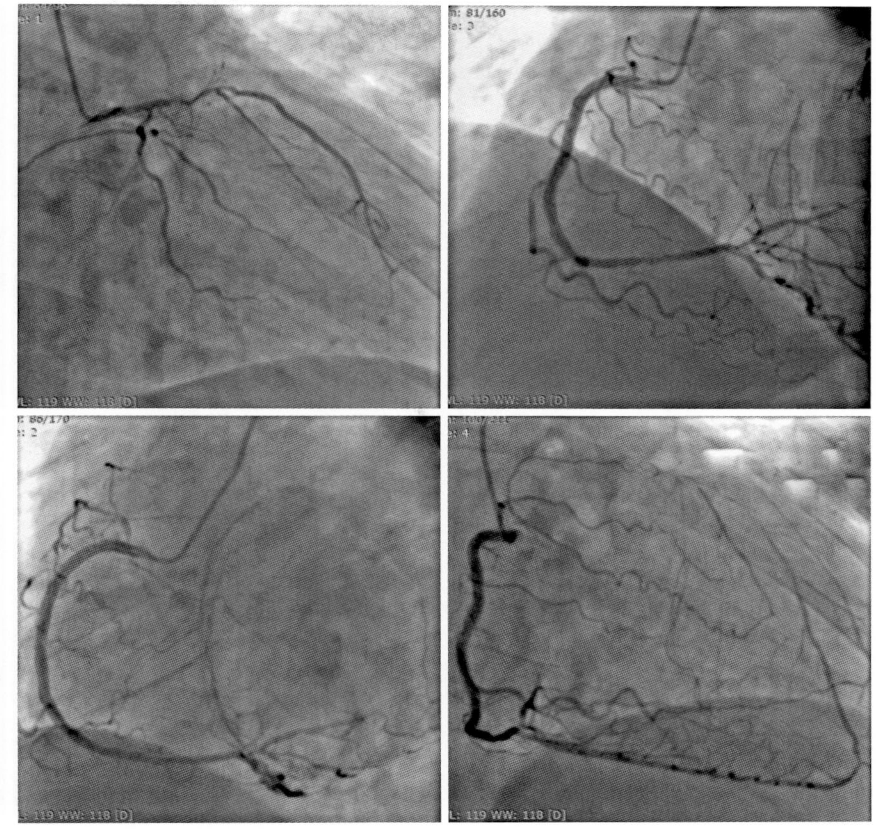

图 23–24–1 左前降支发出第一对角支后完全闭塞，右冠远段提供侧支循环至前降支远段

冠状动脉 CTA：冠状动脉 3 支病变，右冠接近闭塞。

• **冠状动脉造影** •

术前冠状动脉造影：左主干远段狭窄 30%，左前降支发出第一对角支后完全闭塞，第一对角支弥漫性长病变，狭窄 90%；左回旋支开口狭窄 80%，粗大第一钝缘支开口及近端狭窄 80%～95%；右冠近端原支架植入处管腔通畅，未见明显内膜增生及再狭窄，远段狭窄 70%，右冠远段提供后降支–心尖部–前降支侧支循环至前降支远段（图 23–24–1）。

• **治疗策略** •

1. 本病例的特点为前降支近段分出粗大对角支处完全闭塞，无锥形残端，逆向造影见侧支良好，闭塞段不长。

2. 有两种策略可选择：其一是正向策略，以血管内超声寻找前降支闭塞口，超声引导下采用双腔微导管等手段辅助导丝穿刺，失败后启动逆向策略；其二是直接启动逆向策略。

3. 本例术者采用了直接逆向介入治疗策略。

• **器械准备** •

1. 路径选择：右侧桡动脉和右侧股动脉，分别置入 6F 和 7F 鞘。

2. 指引导管选择：7F EBU 3.5 至左冠，6F AL 0.75 至右冠。

3. 其他器械准：Corsair、Caravel 微导管。

• **手术过程** •

1. 首先尝试逆向途径：在 150 cm Finecross 支撑下将 0.014″ Sion 导丝送至后降支远段，微导管无法通过侧支。以 Corsair 交换 Finecross 微导管，成功以 Corsair 微导管经后降支送至前降支中段。以

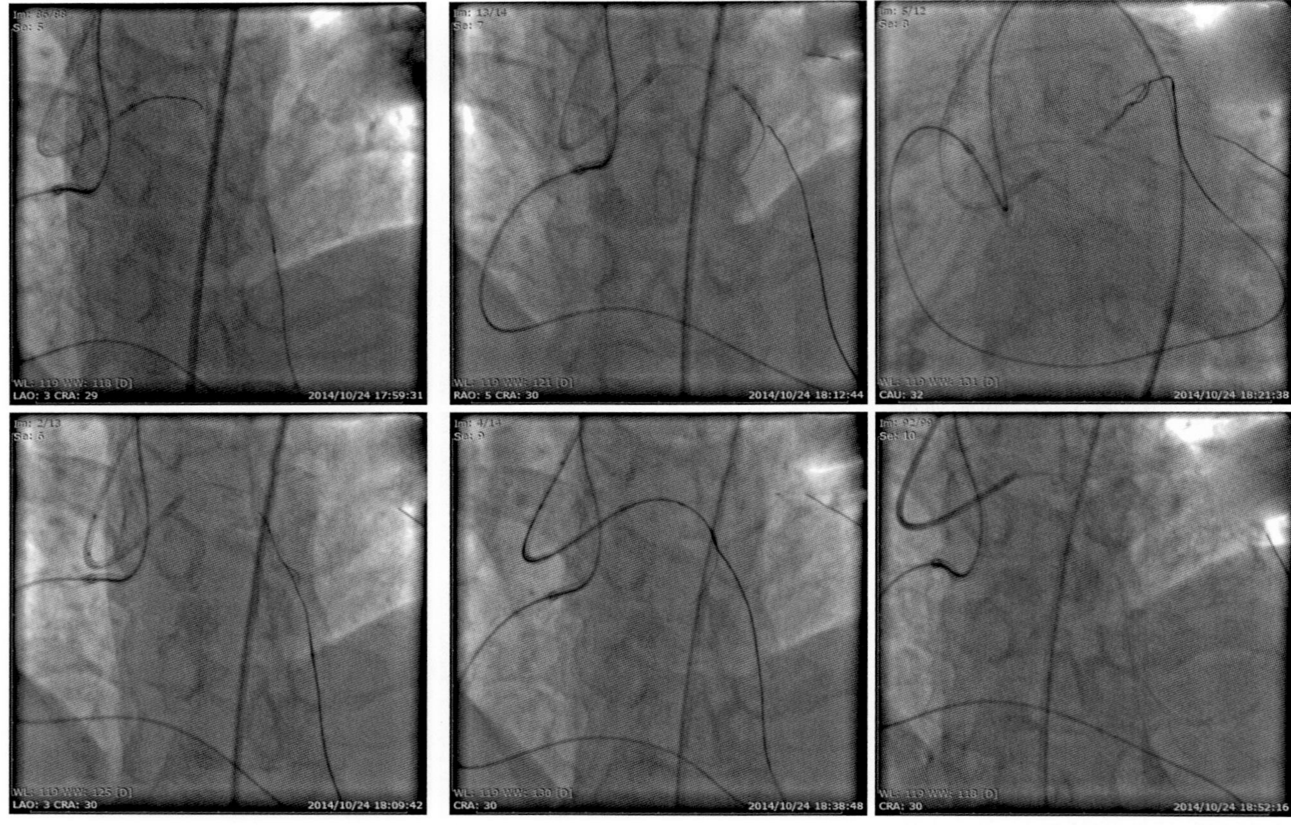

图 23-24-2 逆向尝试 Miracle 3 导丝无法通过前降支近端闭塞段

图 23-24-3 反向 CART 技术

Finecross 微导管支撑下将 Pilot 50 导丝送至第一间隔支，Sion 导丝送至第一对角支，逆向尝试 Miracle 3 导丝无法通过前降支近端闭塞段（图 23-24-2）。

2. 采用反向 CART 技术：先正向以 Tazuna 1.25 mm × 15 mm、Maverick 2.5 mm × 15 mm 球囊于前降支闭塞段以 8～12 atm 扩张，同时以 Conquest Pro 导丝逆向反复尝试，最终将该导丝逆向通过闭塞段送入左指引导管内，前送 Corsair 微导管，换入 330 cm RG 3 导丝完成体外化（图 23-24-3）。

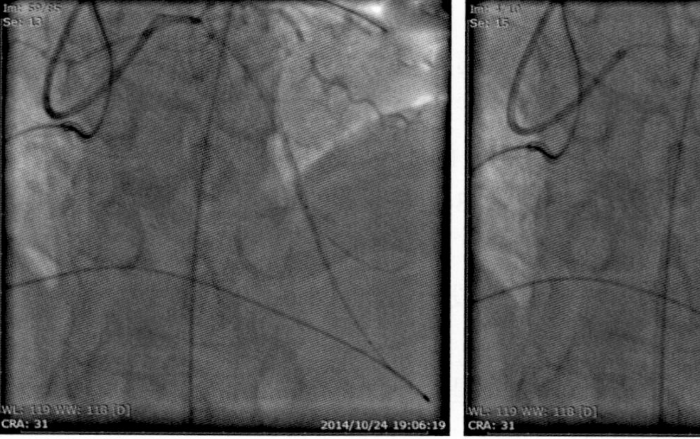

图 23-24-4 前降支远段置入支架

3. 沿 RG 3 导丝正向完成随后介入操作，先以 Maverick 2.5 mm × 15 mm 球囊自前降支远段至近段以 6～16 atm 反复扩张，复查造影见前向血流恢复。于前降支远段植入 Excel 2.5 mm × 36 mm 雷帕霉素药物支架 10 atm 扩张释放，中段植入 Excel 2.75 mm × 24 mm 雷帕霉素药物支架 12 atm 扩张释放（图 23-24-4）。

4. 采用 Mini Crush 技术：于对角支开口至中段植入 Excel 2.5 mm × 33 mm 雷帕霉素支架，于前降支近端植入 Excel 2.5 mm × 36 mm 雷帕霉素药物支架，对吻扩张后，复查造影见支架扩张满意，无残余狭

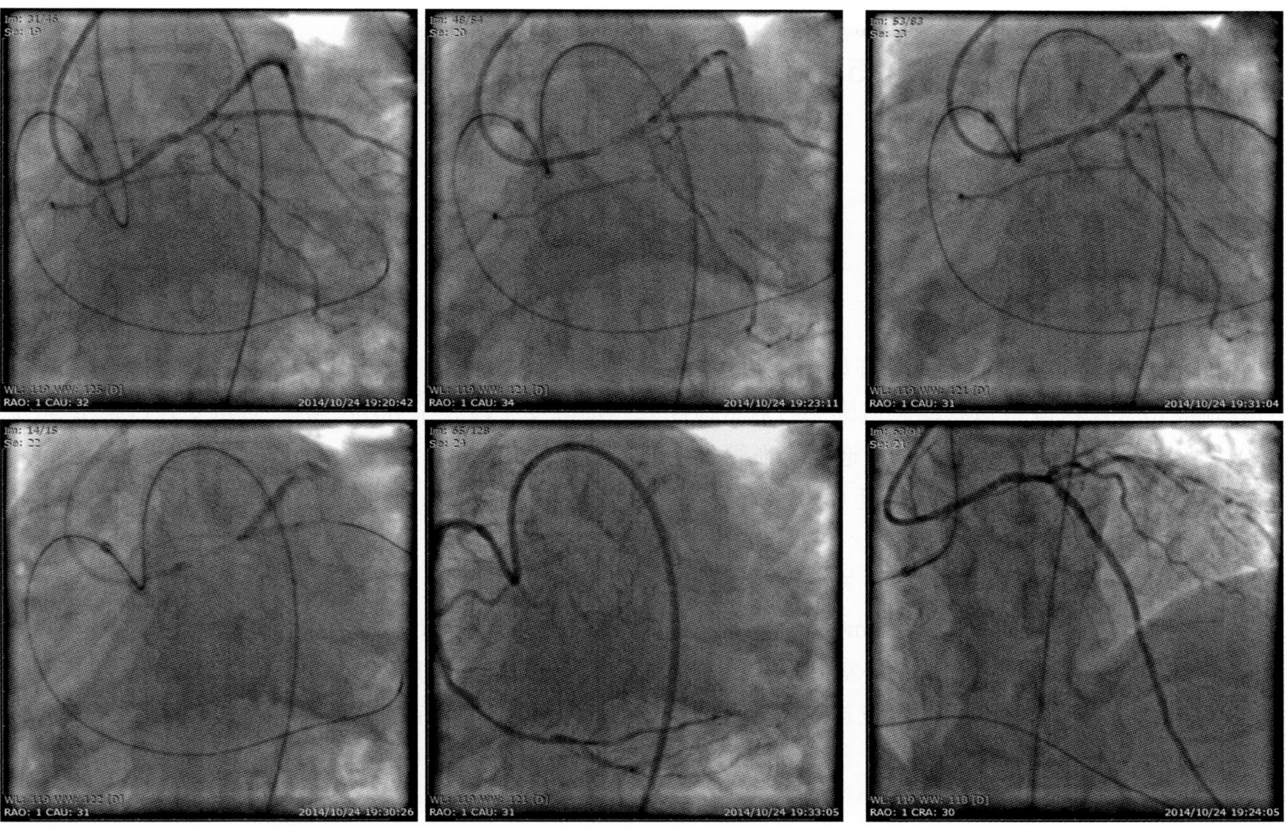

图 23-24-5　采用 Mini Crush 技术，于对角支及前降支近端置入支架

图 23-24-6　置入支架后造影

窄，侧支循环未见造影剂外渗（图 23-24-5）。

· 术后结果 ·

1. 术后即刻冠状动脉造影（图 23-24-6）。

2. 术后观察和看护：术后回普通病房，常规护理，顺利出院。

· 小结 ·

本例为常见的高难度 CTO，无锥形残端且闭塞段位于粗大分支血管发出部位，术者采用直接逆向介入治疗的策略，演绎了一场经典的教科书式的手术，值得 CTO 初学者学习体会。

1. 双侧多体位投照以明确逆向侧支走行关系，并于术前复习分析冠状动脉造影图像是成功的前提。

2. 右冠行逆向介入治疗时，应采用 7F 以上的 AL 指引导管，能够尽可能地提供良好的支撑力，这对手术的成功是极其重要的保障。

3. 当逆向导丝难以突破近端纤维帽时，及时启动反向 CART 是可行的策略选择，能有效缩短手术时长，提高患者耐受性，增加手术成功率，在反向 CART 存在困难或难以明确 CTO 段内情况时，应考虑前向 IVUS 检查。

4. 对于闭塞段附近存在粗大分支血管的病例，包括回旋支、粗大对角支等，要特别注意对重要分支血管的保护，切忌为了开通 CTO 而导致开通一支血管闭塞一支血管的情况，必要时 CTO 开通后边支血管也需植入支架。

5. 反向 CART 策略容易导致闭塞段内分支血管的丢失，本例中术后最终造影可见间隔支丢失，为美中不足之处。

（廖建泉　范　凡　徐世坤）

病例 25 逆向导引钢丝通过技术开通右冠 CTO

日期：2014 年 10 月 23 日

• **病史基本资料** •

• 患者女性，78 岁。

• 主诉：反复胸闷 3 个月。

• 简要病史：患者 3 个月前开始出现反复胸闷，伴气短，均发生于休息时，无胸痛。2014 年 9 月 5 日在瑞安市人民医院行冠状动脉造影见右冠近段闭塞，前降支中段狭窄 60%，第一对角支开口狭窄 50%，左冠向右冠提供侧支循环，尝试开通闭塞血管失败。

• 既往史：高血压（+），吸烟（−），糖尿病（+），高脂血症（+）。

• 辅助检查

实验室检查：糖化血红蛋白 7.4%，总胆固醇 4.0 mmol/L，甘油三酯 3.15 mmol/L，低密度脂蛋白 1.57 mmol/L，高密度脂蛋白 1.0 mmol/L，cTnT 0.015 ng/ml，NT−proBNP 106.6 pg/ml。

心脏超声：左心房增大，左心室舒张功能减退；主动脉瓣钙化，EF 68%。

冠状动脉 CTA：右冠近中段软斑块，管腔重度狭窄，局部闭塞，左前降支中段浅表性心肌桥。

• 药物治疗方案：阿司匹林、氯吡格雷、培哚普利、美托洛尔缓释片、瑞舒伐他汀、硝苯地平控释片、单硝酸异山梨酯、氢氯噻嗪。

• **冠状动脉造影** •

术前冠状动脉造影：左主干开口狭窄 20%，左前降支近中段狭窄 60%～70%，第一对角支开口狭窄 50%；左回旋支近段管壁不规则，钝缘支未见明显狭窄，可见左冠提供良好侧支循环供应右冠远端；右冠近段起完全闭塞（图 23−25−1）。

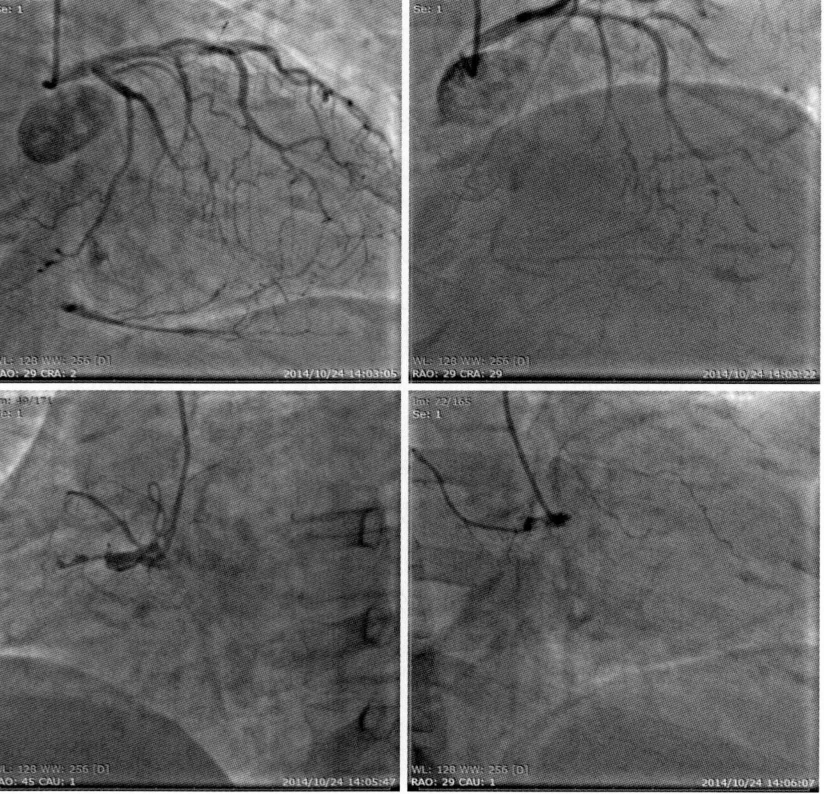

图 23−25−1 右冠近段完全闭塞

• **治疗策略** •

1. 本例为右冠近段 CTO 病变，可见部分残端，但逆向造影见侧支循环只到后三叉处，提示闭塞段长，增加了手术难度。

2. 策略选择上首选前向策略，前向导丝结合血管内超声，逐步推进，但长段闭塞段内解剖结构及血管走行不清，常导致前向介入治疗策略失败。

3. 当前向策略困难时，及时启动逆向介入治疗策略，当闭塞段长、逆向导丝操控推送困难时，及时启动定向反向 CART 技术或微导管对吻技术。

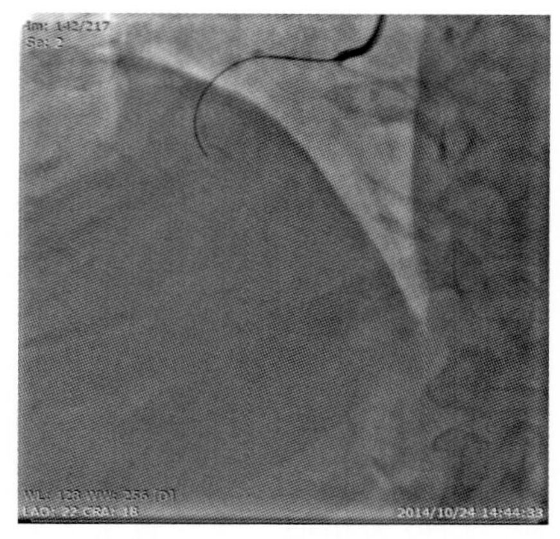
图 23-25-2　正向介入治疗尝试失败

• 器械准备 •

1. 路径选择：右侧桡动脉和右侧股动脉，分别置入 6F 和 7F 鞘。
2. 指引导管选择：7F EBU 3.5 至左冠，6F SAL 0.75 至右冠。
3. 其他器械准备：Corsair 微导管、IVUS。

• 手术过程 •

1. 首先尝试正向途径，在 135 cm Corsair 支撑下，先后用 Fielder XT、Miracle 3 及 Crosswire NT 导丝，无法通过闭塞段送至远端血管真腔（图 23-25-2）。

2. 尝试逆向开通，Sion 导丝在 Corsair 微导管支撑下寻找合适间隔支送至后降支（图 23-25-3）。

3. 换用 Miracle 3 导丝逆向通过右冠闭塞段送至右冠开口，经正向导丝送入 IVUS 导管确认导丝位于血管真腔，将逆向导丝送入正向指引导管内，推送微导管通过闭塞段，换入 Runthrough 导丝成功送入正向指引导管，在正向指引导管内采用 Sprinter 2.5 mm × 15 mm 球囊锚定，将逆向 Corsair 微导管送入正向指引导管，完成 RG 3 导丝体外化（图 23-25-4）。

4. 沿 RG 3 导丝正向完成随后介入操作，先以 Spinter 2.5 mm × 15 mm 球囊自前降支远段至近段以 10～12 atm 反复扩张，复查造影见恢复前向血流。于右冠开口至远段串联植入 Prumus Element 3.5 mm × 38 mm、3.5 mm × 38 mm、3.5 mm × 20 mm 依维莫司药物支架 12～14 atm 扩张释放。

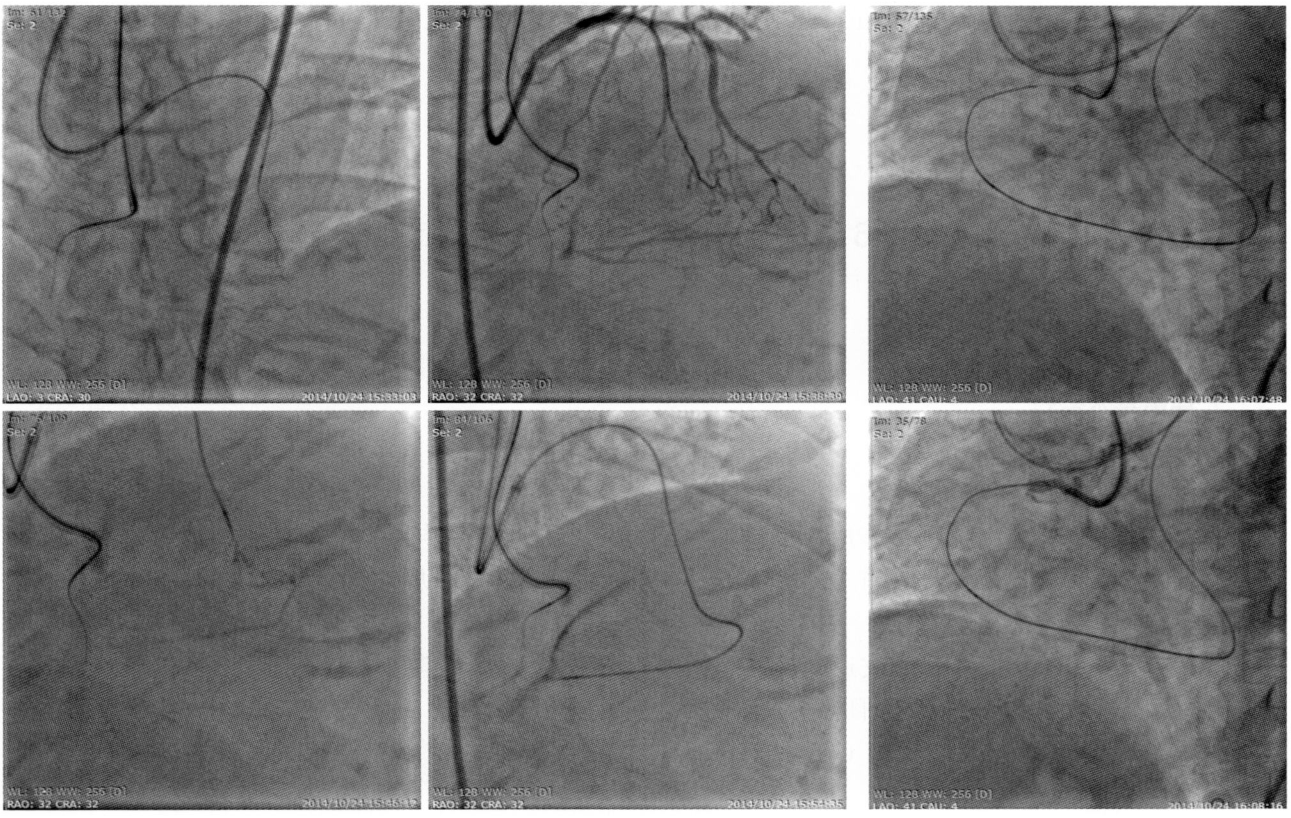
图 23-25-3　Sion 导丝及 Corsair 微导管通过间隔支侧支至后降支

图 23-25-4　逆向导引钢丝通过技术

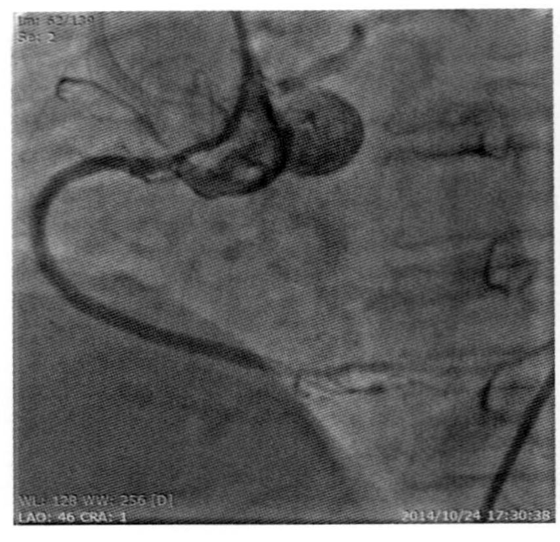
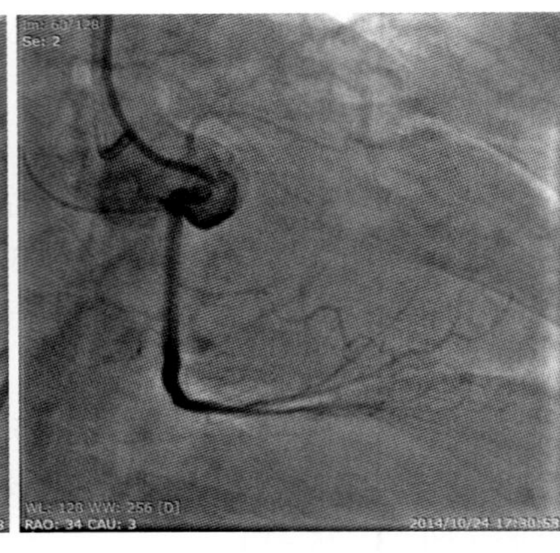

图 23-25-5　最终结果

· 术后结果 ·

1. 术后即刻冠状动脉造影，结果见图 23-25-5。

2. 术后观察和看护：术后回普通病房，常规护理，顺利出院。

· 小结 ·

本例 CTO 病变难度较高，粗看冠状动脉造影，与右冠亚急性闭塞导致的前向残端、部分侧支等表现，均极为相似，常导致术者轻视，需结合病史进行仔细分析。

1. 双侧多体位投照以寻找可能存在的逆向侧支，为逆向介入治疗做好充分准备。

2. 本例患者术前完善了冠状动脉 CTA 检查，对 CTO 病变的介入治疗，特别是这种长段闭塞的 CTO 病变，其有着极为重要的意义，可以帮助评估闭塞段内血管走行及斑块性质和解剖结构。

3. 对于存在闭塞残端的 CTO 病变，前向策略是合理且必需的，除非 IVUS 不能解决近端纤维帽不明的问题，因为前向策略可以明确减少 CTO 供血动脉风险和 CTO 区域的缺血时间，同时为转换为逆向策略做必要的准备。

4. CTO 导丝的选择也异常重要，本例在前向及逆向策略的实施过程中使用了 Fielder XT、Miracle 3 及 Crosswire NT 等导丝，均对术者的经验和导丝操控技术有着较高的要求，近年来应用日益广泛的 GAIA 系列导丝，在闭塞段内有着良好的扭控力和穿刺力，常作为 CTO 病变的优选导丝。

5. 逆向 CTO 治疗过程中应尽量避免前向注射造影剂，以防止前向假腔扩大，可在导丝体外化后通过 IVUS 评估完成支架植入。

（廖建泉　范　凡　徐世坤）

病例 26　逆向导引钢丝通过技术开通右冠 CTO

日期：2014 年 10 月 24 日

· 病史基本资料 ·

· 患者男性，57 岁。

· 主诉：反复活动后胸痛 1 年。

· 简要病史：患者 1 年前散步时出现胸痛，位于胸骨后，烧灼样痛，休息 1～2 min 可缓解，无气促，此后反复发生体力活动时胸痛。2014 年 6 月 24 日在本院行冠状动脉 CTA 提示冠状动脉 3 支多发斑块伴管腔狭窄，右冠近段管腔闭塞。2014 年 7 月 22 日行冠状动脉造影见左前降支近中段弥漫性病变，狭窄 60%，远段狭窄 80%；左回旋支近中段狭窄 60%，可见间隔支、前降支远段及回旋支提供良好侧支供应右冠中远段；右冠自开口起完全闭塞。

· 既往史：高血压（+），吸烟（+），糖尿病（+），高脂血症（−）。

· 辅助检查

实验室检查：糖化血红蛋白 6.6%，总胆固醇 2.86 mmol/L，甘油三酯 1.1 mmol/L，低密度脂蛋白

1.4 mmol/L，高密度脂蛋白 0.96 mmol/L，cTnT 0.011 ng/ml，NT－proBNP 140.7 pg/ml。

心脏超声：左心室下壁收缩活动异常；主动脉窦部增宽，EF 58%。

冠状动脉 CTA：冠状动脉 3 支多发斑块形成伴管腔狭窄，右冠近段闭塞，建议 DSA。

• 药物治疗方案：阿司匹林、氯吡格雷、瑞舒伐他汀、美托洛尔缓释片、坎地沙坦、单硝酸异山梨酯。

• 冠状动脉造影 •

术前冠状动脉造影：左主干未见明显狭窄；左前降支近中段弥漫性病变，狭窄 60%，远段狭窄 80%，第一、第二对角支未见明显狭窄；左回旋支近中段狭窄 50%～60%，钝缘支未见明显狭窄，可见间隔支、前降支远段及回旋支提供良好侧支供应右冠中远段；右冠自开口起完全闭塞（图 23－26－1）。

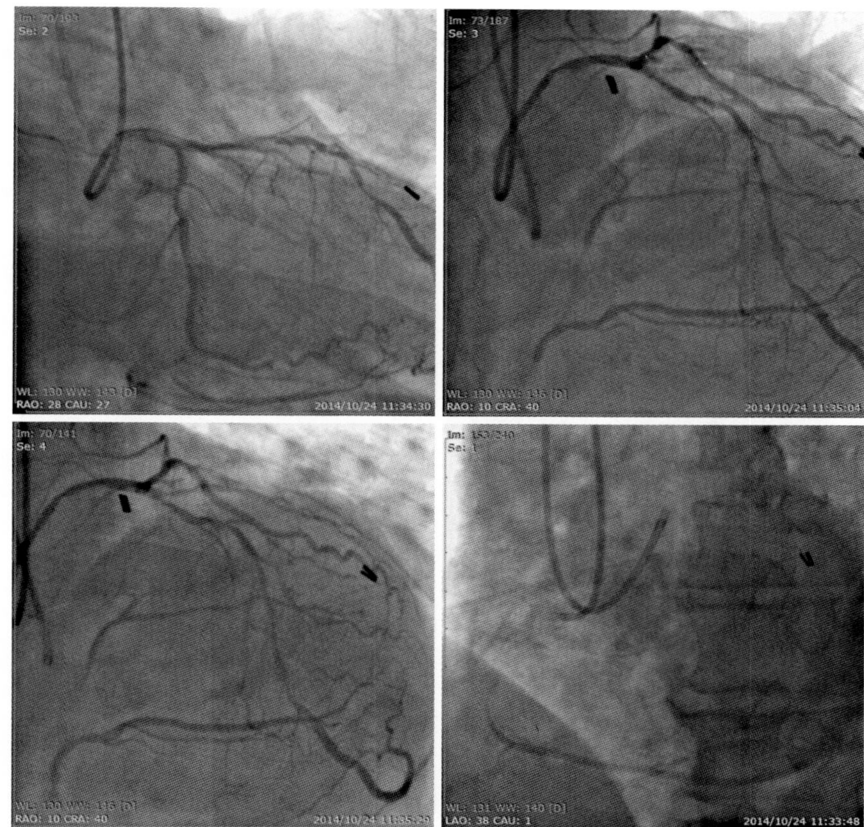

图 23－26－1　右冠起始部完全闭塞

• 治疗策略 •

1. 本例为右冠近段 CTO 病变，逆向造影见侧支循环良好，直达右冠中段。

2. 策略选择可以选择前向策略，也可以选择逆向策略，影像学分析手术难度不大，但 CTO 介入治疗从来就不是类似 1+1=2 的存在，闭塞段内病变性质及病理特点的不确定性、术中各种意外情况甚至部分运气成分都会对手术的成功率造成影响，这也是 CTO 介入治疗作为冠状动脉介入治疗“王冠上的明珠”其魅力所在。

3. 实际手术过程证实本例 CTO 病变相对简单，按部就班的逆向治疗足以胜任。

4. 该患者为右冠优势性，如何在开通 CTO 病变的同时尽可能保留功能性分支，对术者是更大的挑战。

• 器械准备 •

1. 路径选择：右侧桡动脉和左侧桡动脉，分别置入 6F 和 6F 鞘。

2. 指引导管选择：6F EBU 3.5 至左冠，6F JR 4.0 至右冠。

3. 其他器械准备：Corsair 微导管。

• 手术过程 •

1. 首先尝试逆向途径，在 150 cm Corsair 微导管支撑下将 0.014″ Runthrough 导丝经回旋支侧支血管，先后换用 Fielder XT、Pilot 150 及 GAIA First 导引钢丝，终以 GAIA First 导丝通过闭塞段（图 23－26－2）。

2. 将导丝调至右指引导管，推送 Corsair 微导管送入指引导管内，交换 RG 3 导丝，正向送入 Tazuna 2.0 mm × 20 mm 球囊 10～12 atm 扩张，造影见恢复前向血流（图 23－26－3）。

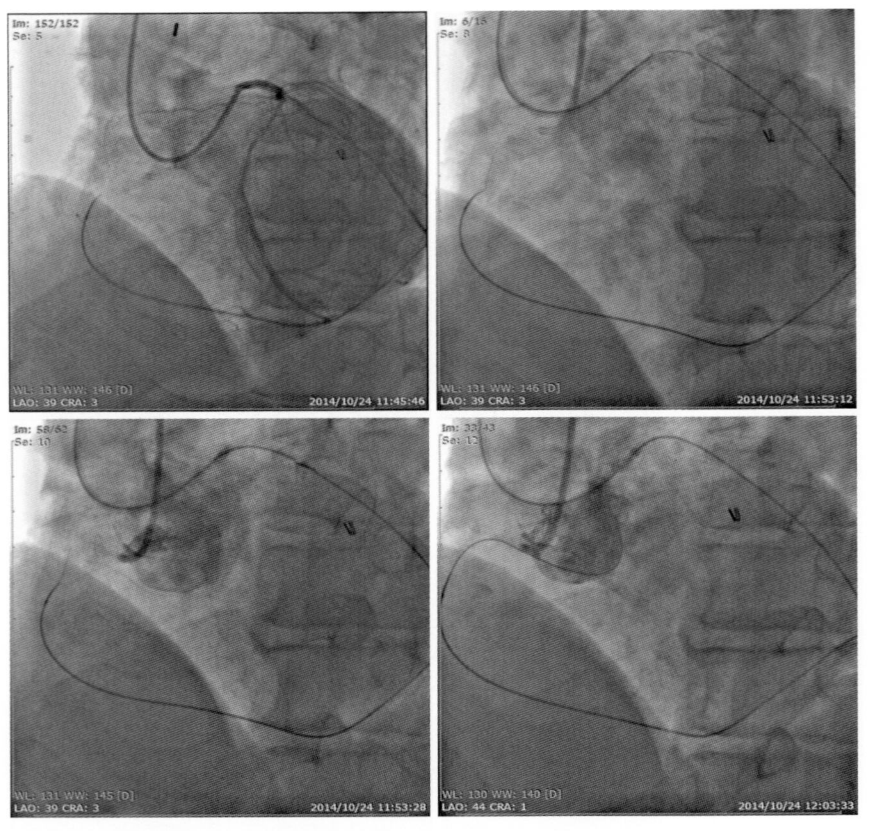

图 23-26-2 逆向导引钢丝通过技术

3. 于右冠串联植入 Partner 3.0 mm × 36 mm、3.5 mm × 29 mm、3.5 mm × 12 mm 雷帕霉素药物支架，再以 Grip 3.5 mm × 16 mm 球囊 16～22 atm 后扩张，复查造影见支架扩张满意，无残余狭窄（图 23-26-4）。

· 术后结果 ·

1. 术后即刻冠状动脉造影（图 23-26-5）。

2. 术后观察和看护：术后回普通病房，常规护理，顺利出院。

· 小结 ·

本例 CTO 病变相对简单，对术者更高的要求是如何在开通 CTO 病变的同时尽可能保留功能性分支。

1. 双侧多体位投照以寻找可能存在的逆向侧支，为逆向介入治疗做好充分准备。

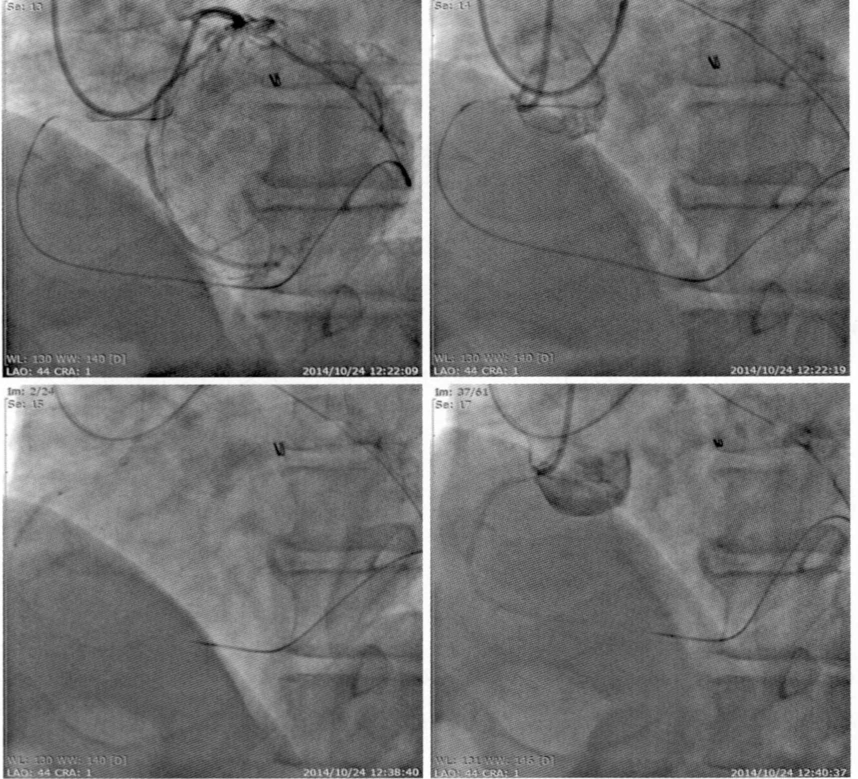

图 23-26-3 导引钢丝体外化后，球囊扩张

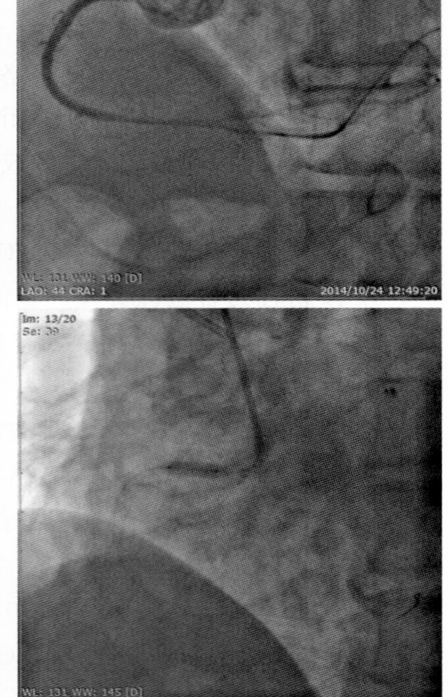

图 23-26-4 置入支架及后扩张

2. 术者在仔细分析影像及冠状动脉 CTA 后采用了双侧桡动脉穿刺的直接逆向治疗策略，缩短了手术时间，减少了造影剂用量，也因此前向指引导管采用了 JR 4.0。

3. 本例术者在逆向导丝进入前向 JR 4.0 指引导管时遇到了一定的困难，但最终成功完成体外化。目前常采用前向送入 Guildezilla 冠状动脉内延长导管的主动迎接技术来解决这一问题。

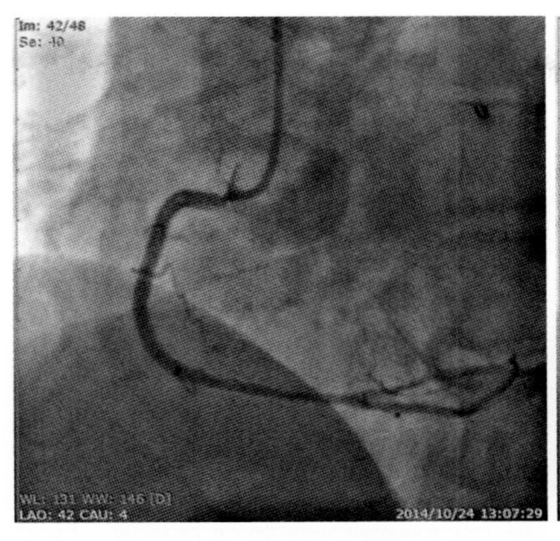

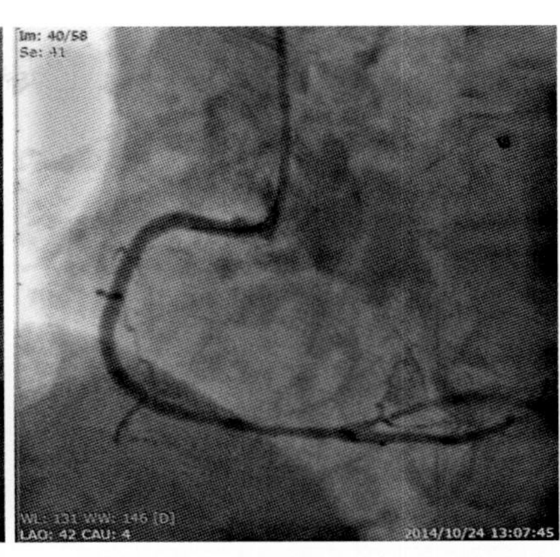

图 23-26-5　最终结果

（廖建泉　范　凡　徐世坤）

病例 27　正向导引钢丝 Knuckle 技术及反向 CART 技术开通右冠 CTO

日期：2014 年 10 月 24 日

· 病史基本资料 ·

· 患者女性，50 岁。

· 主诉：反复心慌 3 年。

· 简要病史：3 年前反复发作心慌，持续 10 min 可缓解，与活动无关，无胸闷、胸痛。2014 年 8 月体检时心电图发现“下壁心肌梗死”。行冠状动脉 CTA 提示右冠闭塞，回旋支中度狭窄。2014 年 8 月 13 日冠状动脉造影见前降支中段弥漫性狭窄 60%～70%，第一对角支中段狭窄 80%，回旋支中段狭窄 70%～80%，钝缘支狭窄 70%，右冠闭塞，可见左冠侧支循环。2014 年 8 月 16 日尝试开通右冠失败。

· 既往史：高血压（+），吸烟（−），糖尿病（−），高脂血症（−）。

· 辅助检查

实验室检查：糖化血红蛋白 5.5%，总胆固醇 2.84 mmol/L，甘油三酯 0.78 mmol/L，低密度脂蛋白 1.59 mmol/L，高密度脂蛋白 0.9 mmol/L，cTnT 0.013 ng/ml，NT−proBNP 100.4 pg/ml。

心脏超声：左心室下壁收缩活动减弱；左心房增大，左心室舒张功能减退；室间隔基底段肥厚，EF 58%。

冠状动脉 CTA：冠状动脉 3 支病变，右冠接近闭塞。

PET/CT：多节段包括下壁、下侧壁心尖部、中部及基底部血流灌注减少，占左心室总面积的 19%，其中 60% 区域有明显糖代谢，提示缺血心肌部分存活；左心室 EF 58%；左心室收缩同步性差。

· 药物治疗方案：阿司匹林、氯吡格雷、阿托伐他汀、非洛地平、美托洛尔缓释片。

· 冠状动脉造影 ·

术前冠状动脉造影：左主干未见明显狭窄，左前降支中段弥漫性病变，狭窄 60%，第一对角支中段狭窄 80%；左回旋支中段弥漫性病变，狭窄 50%～60%，钝缘支狭窄 70%，可见间隔支、回旋支提供良好侧支循环供应右冠远段，显影至后三叉；右冠近端完全闭塞，自身可见细小桥侧支（图 23−27−1）。

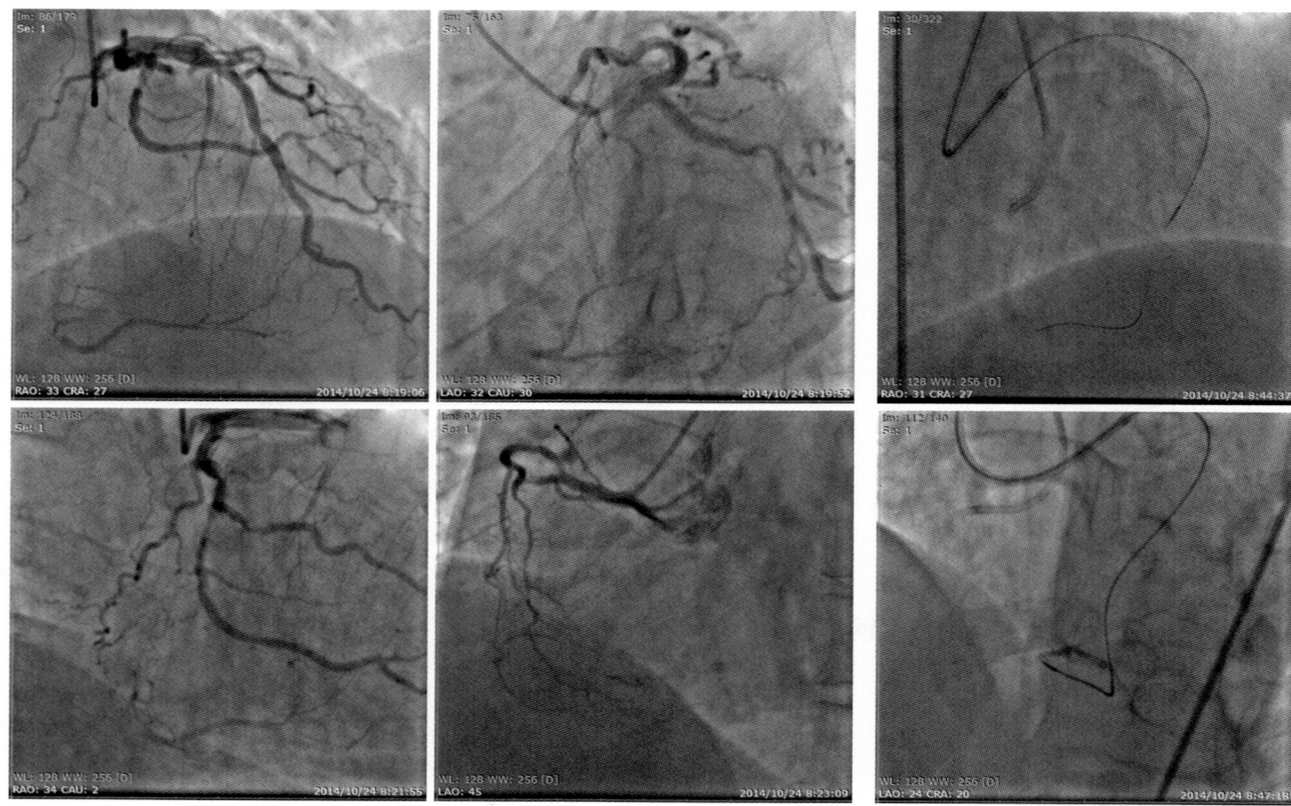

图 23-27-1 右冠近端完全闭塞，回旋支提供良好侧支循环供应右冠远段

图 23-27-2 Miracle 3 导丝无法逆向通过右冠远端闭塞处

· 治疗策略 ·

1. 本例为右冠近段 CTO 病变，影像学分析可见有锥形残端，但闭塞段长且迂曲严重，逆向造影见回旋支及前降支的多支侧支循环，但均不足够满意且无法到达右冠中段，可能存在多个闭塞段。

2. 策略选择上术者采用了直接逆向策略，反复尝试后最终成功。

· 器械准备 ·

1. 路径选择：右侧桡动脉和右侧股动脉，分别置入 6F 和 7F 鞘。

2. 指引导管选择：7F EBU 3.5 至左冠，6F AL 1.0 至右冠。

3. 其他器械准备：Corsair、Finecross、KDL 双腔微导管、IVUS。

· 手术过程 ·

1. 首先尝试逆向途径，在 150 cm Corsair 支撑下将 0.014″ Sion 导丝经第二间隔支－右冠侧支循环送至右冠闭塞病变远段，换入 Miracle 3 导丝无法通过后三叉闭塞段（图 23-27-2）。

2. 尝试回旋支心外膜侧支途径，在 150 cm Corsair 支撑下将 Sion 导丝反复尝试通过心外膜侧支，经微导管造影示侧支循环条

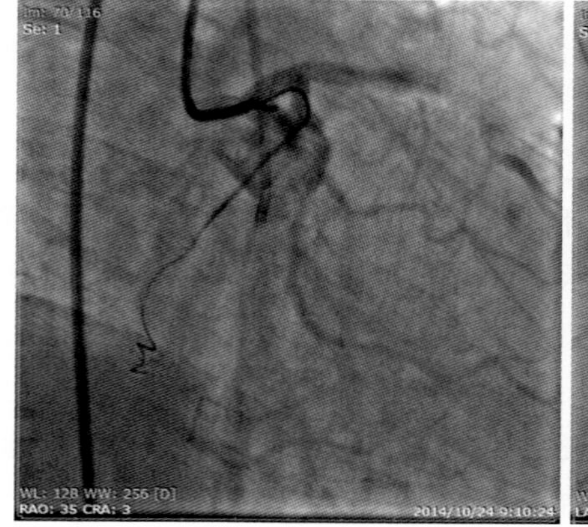

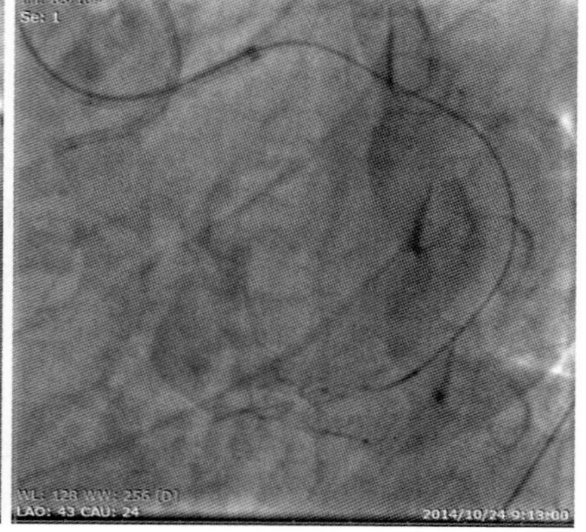

图 23-27-3 导引钢丝无法通过心外膜侧支，侧支受损（续后）

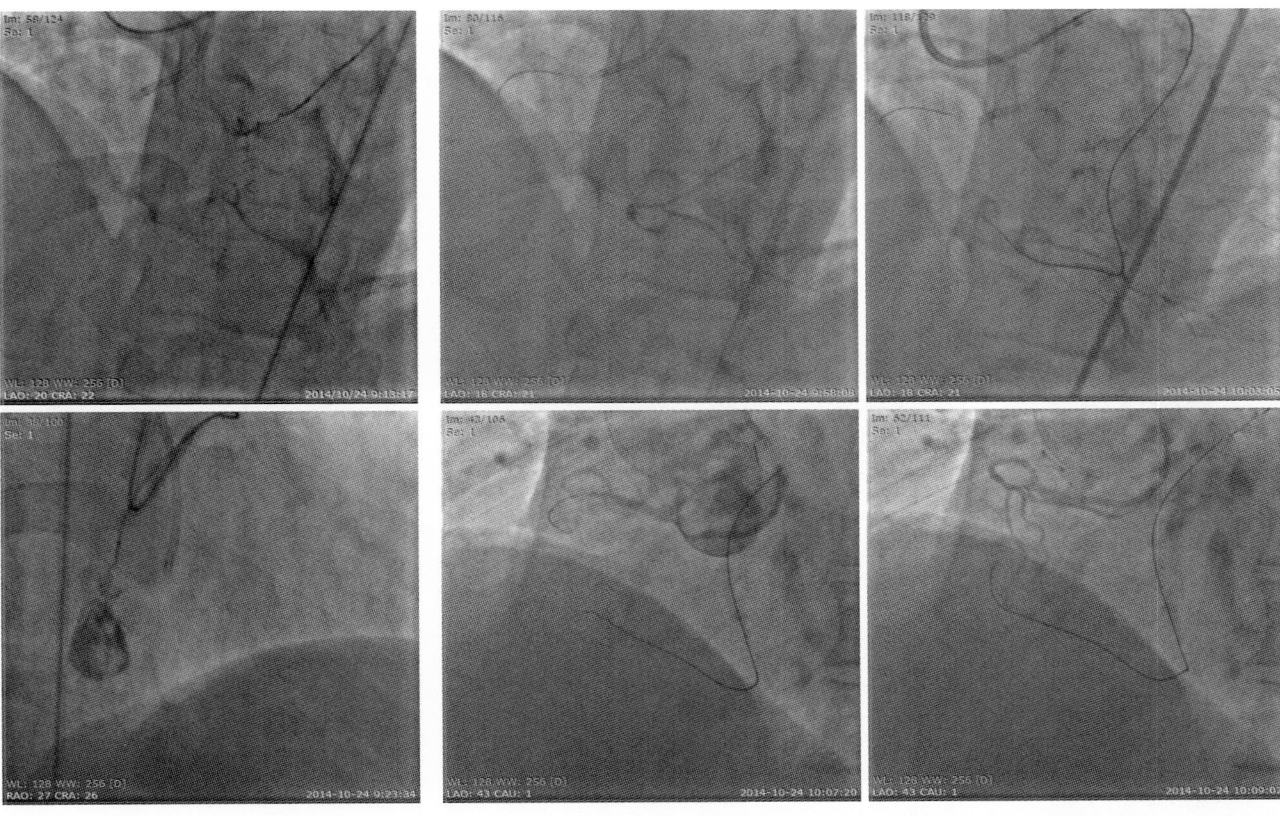

（图 23-27-3 续图）

图 23-27-4 Crosswire NT 逆向穿刺后至闭塞段中段，造影显示导丝位于内膜下

件差，且见导丝损伤所致造影剂外渗现象（图 23-27-3），后予弹簧圈封堵。

3. 再次尝试第二间隔支侧支路径，在 150 cm Finecross 支撑下将 Sion 导丝送至后降支，再次以 Crosswire NT 穿刺后三叉闭塞段送至闭塞段中段，造影显示导丝位于内膜下（图 23-27-4）。

4. 正向使用 Crosswire NT 导丝反复尝试送至右冠中段，造影证实无法送至真腔，操控正向导丝采用 Knuckle 技术（图 23-27-5）。采用反向 CART 技术，先后以 Sprinter 2.0 mm × 15 mm、2.5 mm × 15 mm、Sequent 3.0 mm × 15 mm 于闭塞段扩张，成功将逆向导丝送入正向指引导管（图 23-27-6）。

5. 通过微导管交换送入 RG 3 长导丝建立轨道，沿 RG 3 导

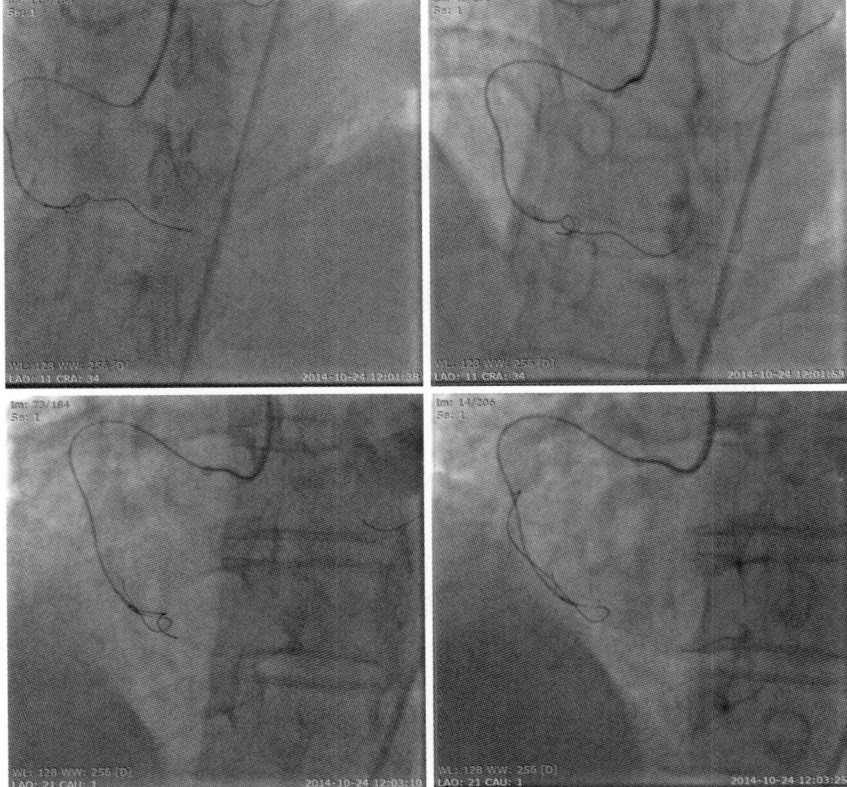

图 23-27-5 正向导引钢丝 Knuckle 技术

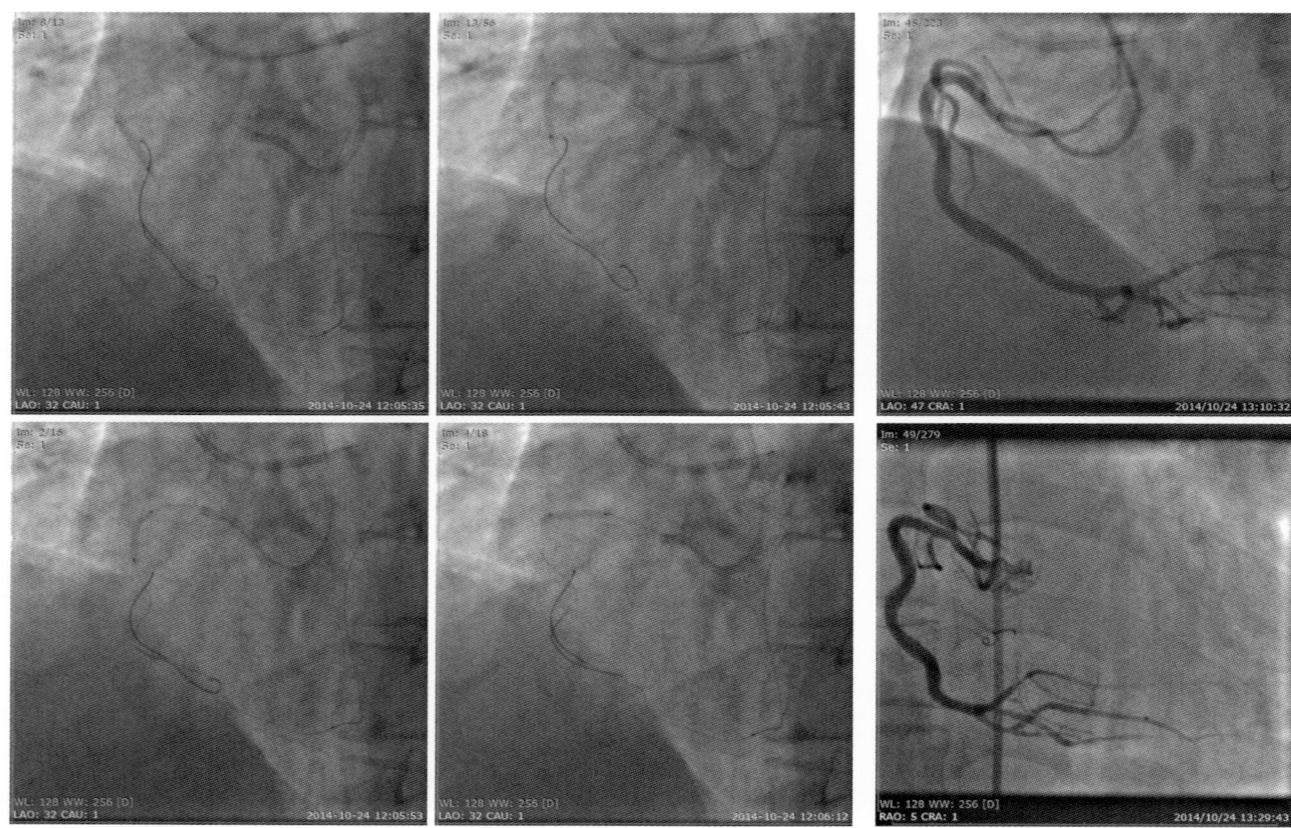

图 23-27-6 反向 CART 技术

图 23-27-7 最终结果

丝送入 Sprinter 2.0 mm × 20 mm 球囊于闭塞段 10～12 atm 扩张，行 IVUS 检查示导丝在右冠近段、远段均位于血管真腔，中段位于内膜下，未见明显血肿及夹层。送入 KDL 双腔微导管将另一根 Sion 导丝送至左室后支远端，于左室后支近段至右冠开口串联植入 Helios 2.5 mm × 38 mm、3.5 mm × 38 mm、3.5 mm × 38 mm 雷帕霉素药物支架，再以 Quantum 4.0 mm × 15 mm 球囊后扩张，复查造影见支架扩张满意，无残余狭窄。

· 术后结果 ·

1. 术后即刻冠状动脉造影，最后结果见图 23-27-7。

2. 术后观察和看护：术后回普通病房，常规护理，术后第 4 日顺利出院。

· 小结 ·

1. 本例为高难度的 CTO 病变，难点在于闭塞段极长且可能存在多段闭塞，前向策略手术难度大，而逆向侧支循环不佳又影响逆向策略的成功率，对患者的经验、技术及术中各种策略的及时转换有极高的要求。

2. 术者首先选用回旋支侧支，因侧支较差，损伤后换用间隔支侧支，其中用到了高选择造影以明确侧支情况。避免侧支损伤为逆向介入治疗的重要部分，术者在回旋支侧支损伤渗漏后及时以弹簧圈封堵并改用间隔支侧支，体现了术者临场对患者病情的判断能力，最终胆大心细，选择继续手术并取得成功。

3. 当前向策略失败或困难时，术者及时启动逆向策略，并证实存在多个闭塞段。当逆向导丝送入困难时，术者及时采用反向 CART 技术，并以前向导丝 Knuckle 进行辅助，最终完成逆向导丝体外化而成功。

4. 最终影像学结果显示右冠中段部分分支血管丢失，但因右冠功能性分支主要位于中远段，结果可以接受。

（廖建泉 范 凡 徐世坤）

病例 28　逆向导引钢丝通过技术开通回旋支闭塞病变

日期：2014 年 10 月 24 日

· 病史基本资料 ·

· 患者男性，67 岁。

· 主诉：反复胸闷、胸痛 7 个月。

· 简要病史：2014 年 3 月 19 日患者突发胸痛伴出汗，诊断为急性广泛前壁心肌梗死。在当地医院冠状动脉造影见左主干近段偏心性狭窄 40%，前降支开口局限性狭窄 30%，近段完全闭塞，回旋支近中段完全闭塞，右冠不规则狭窄 30%～50%，左心室后支近段狭窄 90%，于前降支植入 Resolute 3.5 mm × 24 mm 支架 1 枚。

· 既往史：高血压（+），吸烟（+），糖尿病（−），高脂血症（−）。

· 辅助检查

实验室检查：糖化血红蛋白 6.5%，总胆固醇 3.4 mmol/L，甘油三酯 1.49 mmol/L，低密度脂蛋白 1.8 mmol/L，高密度脂蛋白 0.92 mmol/L，cTnT 0.011 ng/ml，NT−proBNP 275.5 pg/ml。

心脏超声：左心室前壁、前间壁及心尖部收缩活动异常；主动脉窦部增宽，EF 53%。

PET/CT：左心室心尖部、前壁、前间壁、下间隔、下壁心尖部及中部血流灌注减低，占总面积的 44%，其中 78% 区域有明显糖代谢，提示缺血心肌部分存活，左心室 EF 45%，略低于正常范围，左心室收缩同步性差。

· 药物治疗方案：阿司匹林、氯吡格雷、瑞舒伐他汀、美托洛尔缓释片、缬沙坦、呋塞米、螺内酯、单硝酸异山梨酯。

· 冠状动脉造影 ·

术前冠状动脉造影：左主干近中段管壁不规则，狭窄 20%～30%；左前降支近中段原支架管腔通畅，未见明显内膜增生及再狭窄，前降支中远段管壁不规则，第一、第二对角支开口狭窄 80%；左回旋支近段狭窄 60%～70%，远段细小，粗大钝缘支开口完全闭塞，回旋支远段向钝缘支远段提供侧支循环；右冠近中段管壁不规则，狭窄 30%，左室后支近段局限性狭窄 70%，后降支未见明显狭窄，右冠向回旋支远段提供侧支循环。

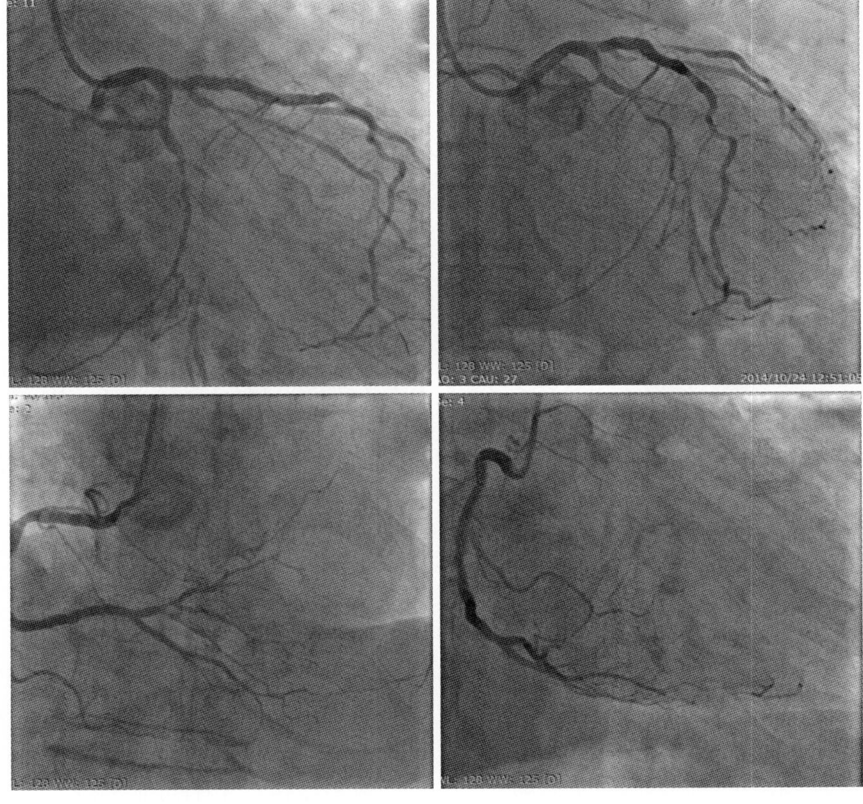

图 23-28-1　回旋支中段完全闭塞

· 治疗策略 ·

1. 本例患者为 7 个月前的急性广泛前壁心肌梗死，心功能受损，心脏超声及核素显像均提示心脏代偿功能较差，故而手术策略的选择应考虑患者心功能耐受情况，同时，由于患者既往有前壁心肌梗死病史，使得回旋支 CTO 病变的开通尤为重要。

2. 本例患者同时存在回旋支自身侧支以及右冠至回旋支的侧支，考虑患者心功能耐受性，首先考虑前向策略结合血管内超声辅助等技术，继而考虑自身侧支逆向策略，最后均无法成功时考虑右冠逆向策略。

3. 术中应尽量减少造影剂用量，减少患者双侧冠状动脉同时缺血时间，密切观察心功能情况。

· 器械准备 ·

1. 路径选择：右侧桡动脉和右侧股动脉，分别置入 6F 和 7F 鞘。

2. 指引导管选择：6F EBU 3.5 至左冠，6F AL 0.75 至右冠。

3. 其他器械准备：Corsair、Caravel 微导管。

· 手术过程 ·

1. 首先尝试逆向途径，在 150 cm Finecross 支撑下将 0.014″ Runthrough 导丝送至回旋支中段，换用 Fielder XT 和 Pilot 150 反复正向尝试开通，造影示导丝位于内膜下（图 23-28-2）。

2. 采用平行导丝技术尝试正向开通失败（图 23-28-3）。

3. 尝试钝缘支心外膜侧支途径失败，Finecross、Corsair 及 Caravel 微导管均无法通过自身侧支循环（图 23-28-4）。

4. 尝试右冠-回旋支侧支路径，在 150 cm Corsair 微导管支撑下将 Runthrough 导丝经后降支送至回旋支远段，换用 Fielder XT 反复尝试后通过闭塞段送至回旋支近段，推送导丝送至正向指引导管，换用 RG 3

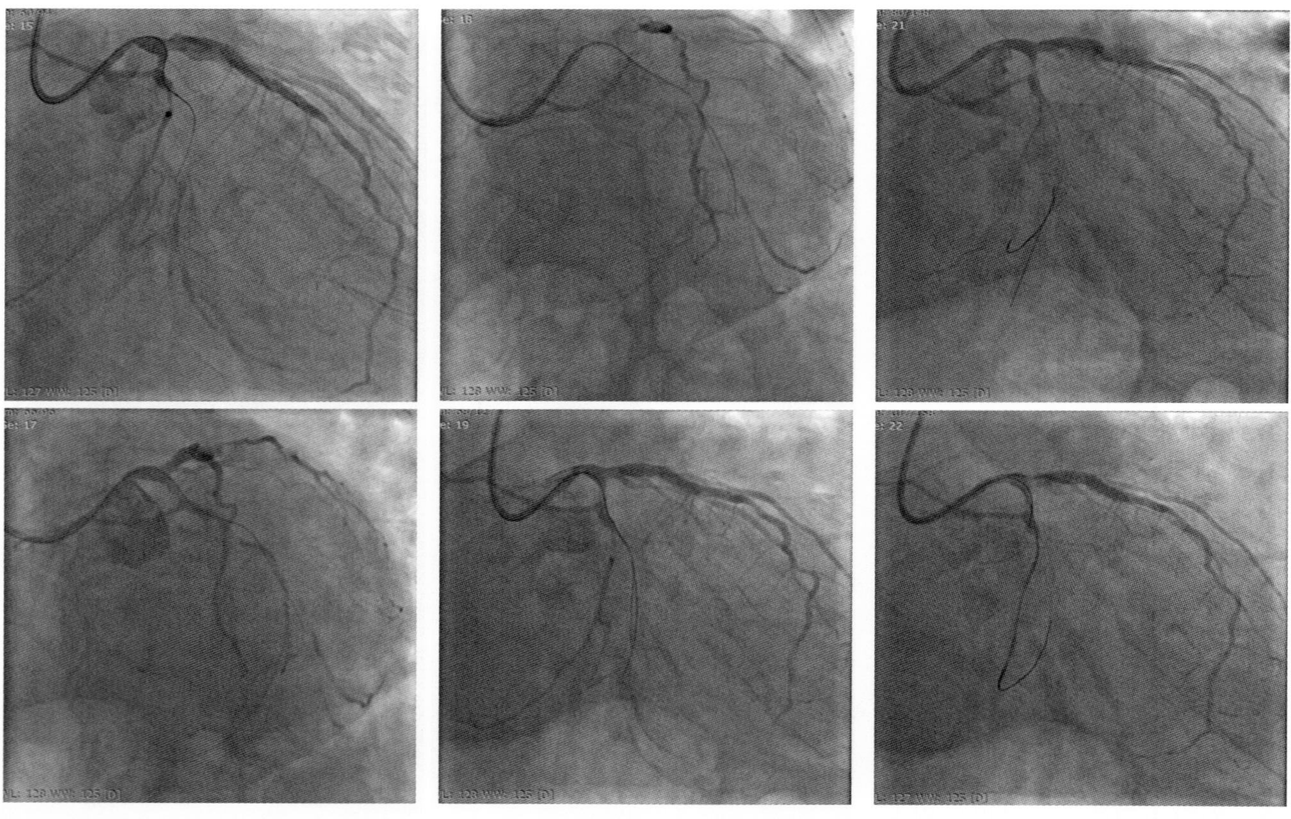

图 23-28-2　正向导引钢丝更替失败

图 23-28-3　平行导引钢丝技术

图 23-28-4　尝试钝缘支心外膜侧支途径失败

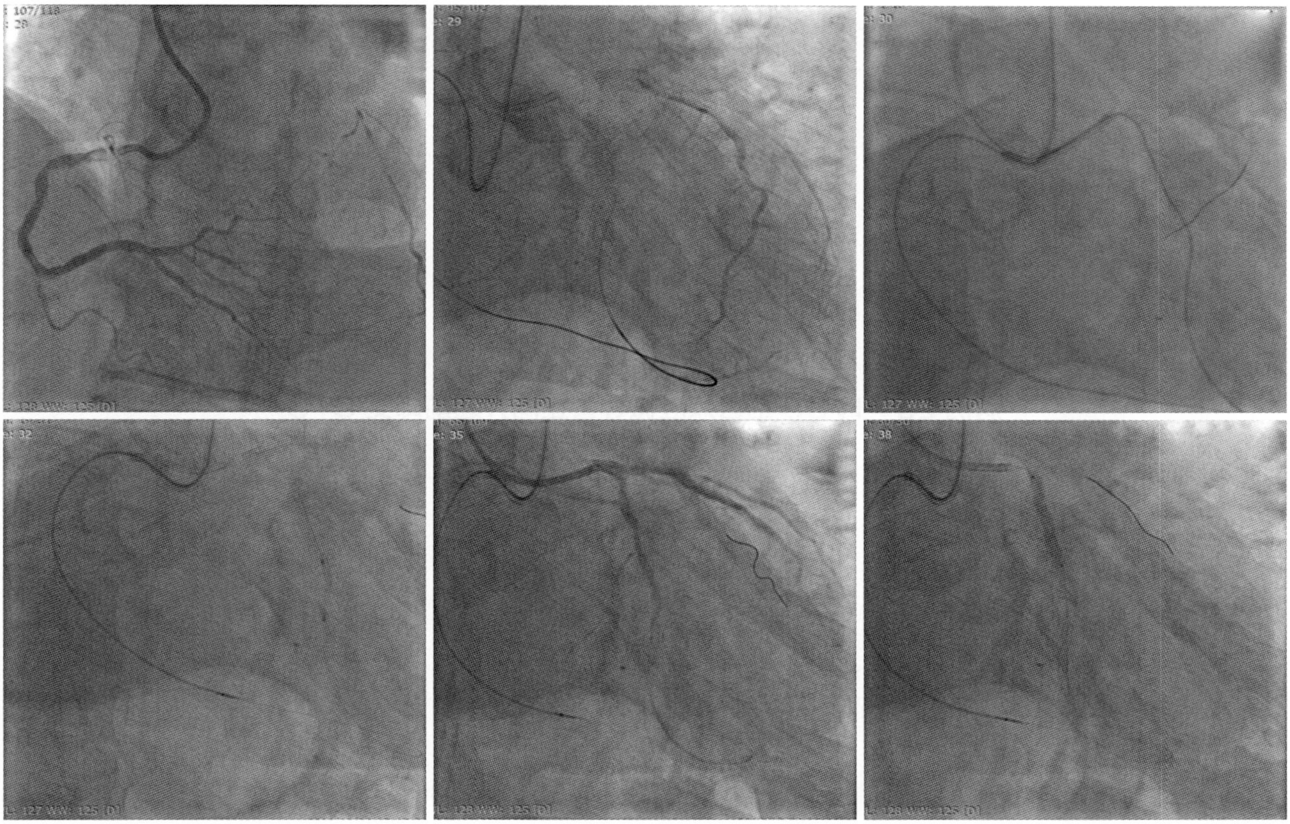

图 23-28-5 逆向导引钢丝通过技术

导丝，正向送入 Maverick 2.0 mm × 15 mm 球囊 8 ～ 12 atm 扩张，造影显示恢复前向血流（图 23-28-5）。

5. 于回旋支-钝缘支闭塞段串联植入 Promus Element 2.5 mm × 38 mm、2.75 mm × 28 mm 依维莫司药物支架，再以 Quantum 4.0 mm × 15 mm 球囊后扩张，复查造影见支架扩张满意，无残余狭窄。

· 术后结果 ·

1. 术后即刻冠状动脉造影，最终结果见图 23-28-6。

2. 术后观察和看护：术后回普通病房，常规护理，顺利出院。

· 小结 ·

1. 回旋支 CTO 病变常因手术难度大、收益小而被忽视，本例患者因既往前壁心肌梗死，因此开通回旋支 CTO 病变对改善患者心脏整体缺血情况尤为重要。

2. 回旋支 CTO 常因血管迂曲、支撑不佳而增加手术困难，本例术者采用了股动脉途径。

3. 考虑患者心功能耐受情况，术者首先采用前向策略，以血管内超声确定闭塞口位置，继而换用多根 CTO 导丝以平行导丝技术尝试开通。

4. 在前向策略失败后，换用

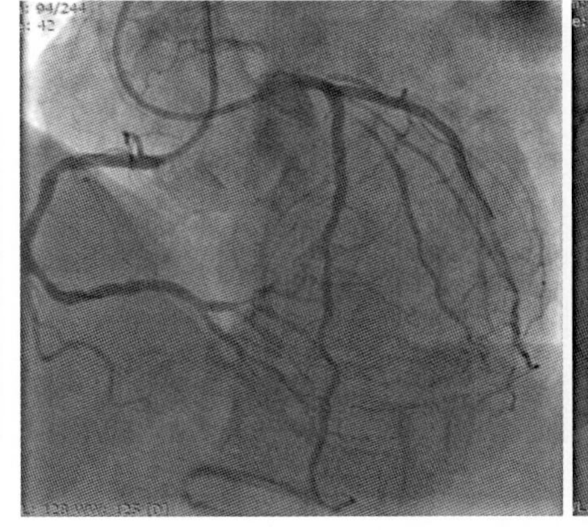

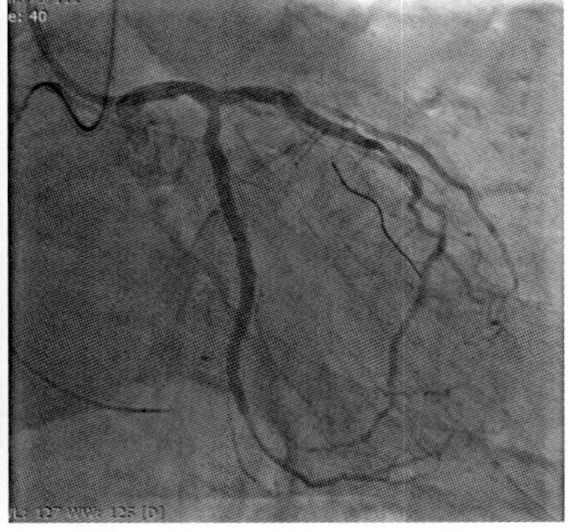

图 23-28-6 置入支架后最终结果

了不影响右冠血供的同侧自身侧支技术，但因侧支循环不佳而未能成功。

5. 最终术者采用右冠逆向介入治疗策略，以 Fielder XT 导丝送入左侧指引导管完成体外化，最终手术成功。

6. 术终影像显示回旋支圆满开通，但分支血管丢失为其美中不足。

（廖建泉　范　凡　徐世坤）

2015 年

病例 29　IVUS 结合双腔微导管正向开通前降支 CTO

日期：2015 年 10 月 23 日

• 病史基本资料 •

• 患者男性，64 岁。

• 简要病史：反复活动后胸闷、胸痛 4 个月入院。

• 既往史：高血压，糖尿病，高胆固醇血症，吸烟，无家族史。

• 辅助检查

实验室检查：cTnT 0.01 ng/L，NT-proBNP 53.9 pg/L，LDL-C 2.86 mmol/L。

心电图：窦性心律。

UCG：左心室前壁及心尖段收缩活动减弱（LVEF 61%）；室间隔基底段增厚。

• 治疗方案：3 个月前当地医院造影提示 LAD CTO，尝试介入治疗未成功。

• 冠状动脉造影 •

术前冠状动脉造影见图 23-29-1、图 23-29-2。

• 治疗策略 •

1. 患者 J-CTO 评分 3 分，非常困难（闭塞端钝头、闭塞长度＞20 mm、既往尝试失败）。
2. 双侧造影提示前降支闭塞端分出一间隔支，用血管内超声自间隔支回撤寻找前降支开口。

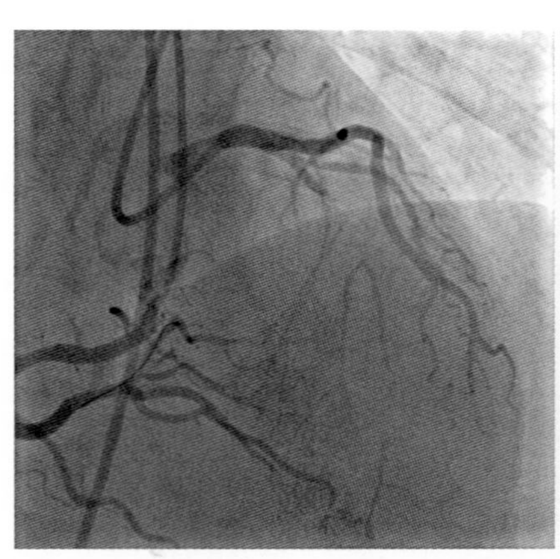
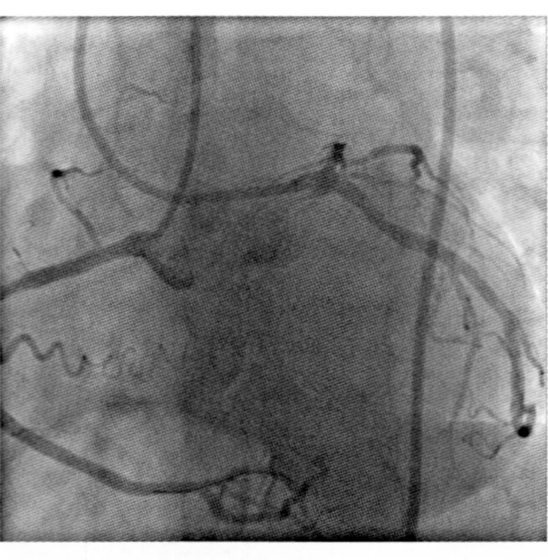

图 23-29-1　左冠造影示左主干未见狭窄，前降支近段完全闭塞，第一对角支近段狭窄 50%，左回旋支近中段管壁不规则，钝缘支未见狭窄

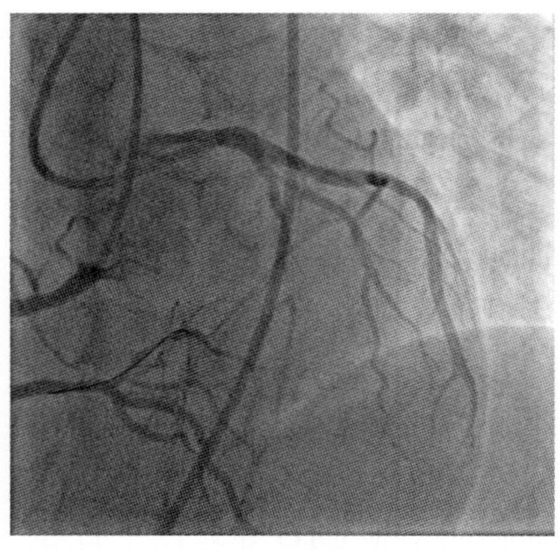

图 23-29-2　右冠造影示右冠中段管壁不规则，左室后支及后降支未见狭窄，可见右冠向前降支远段提供侧支

3. 利用双腔微导管，1 根工作导丝送入间隔支加强支撑，有利于提高正向的成功率。
4. 逆向侧支条件可，逆向介入可作为备选方案。

• 器械准备 •

1. 手术路径：右侧桡动脉和右股动脉，分别置入 6F 和 8F 鞘管。
2. 指引导管：6F JR4 送至右冠，7F EBU 3.75 送至左冠。
3. 其他器械：KDL（双腔微导管）。

• 手术过程 •

直接尝试正向途径，0.014″ Runthrough 导丝送至间隔支，送入 KDL 双腔微导管至前降支闭塞病变近段，换入 GAIA Second 导丝反复尝试后通过前降支闭塞病变送至远段（图 23-29-3、图 23-29-4）。对侧造影提示导丝位于血管真腔（图 23-29-5）。Tazuna 2.5 mm × 15 mm 球囊于前降支病变处（6～8）atm × 10 s 扩张，复查造影示前降支恢复前向血流，残余狭窄 <40%（图 23-29-6、图 23-29-7）。于前降支远段至近段串联植入 Promus Element 2.25 mm × 24 mm、Resolute 2.5 mm × 30 mm、Resolute 3.0 mm × 30 mm 药物支架，以支架球囊于支架内及支架连接处（10～12）atm × 10 s 后扩张（图 23-29-8、图 23-29-9）。

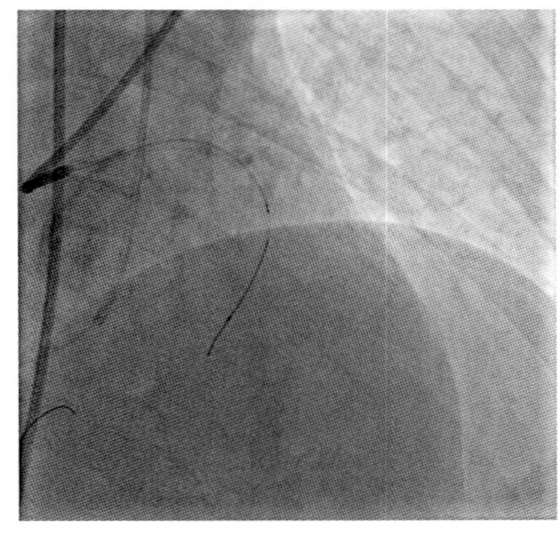

图 23-29-3　Runthrough 导丝引导 KDL 双腔微导管至前降支闭塞病变近段

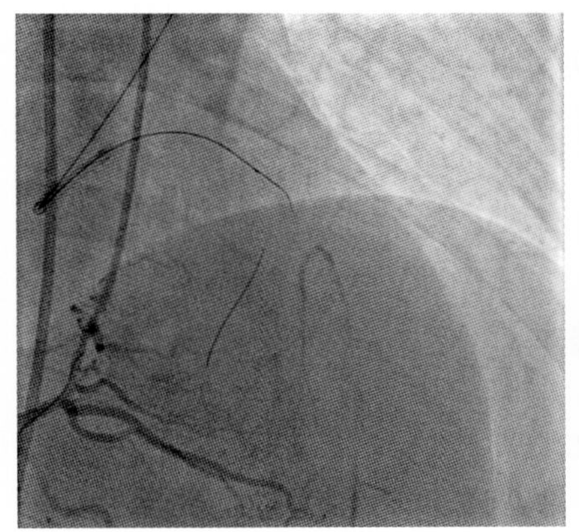

图 23-29-4　保留 Runthrough 导丝，GAIA Second 导丝反复尝试后通过前降支闭塞病变

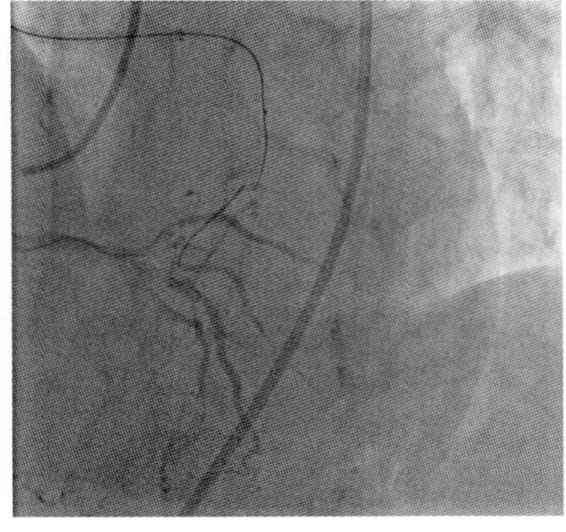

图 23-29-5　不同体位造影确定导丝位于血管真腔

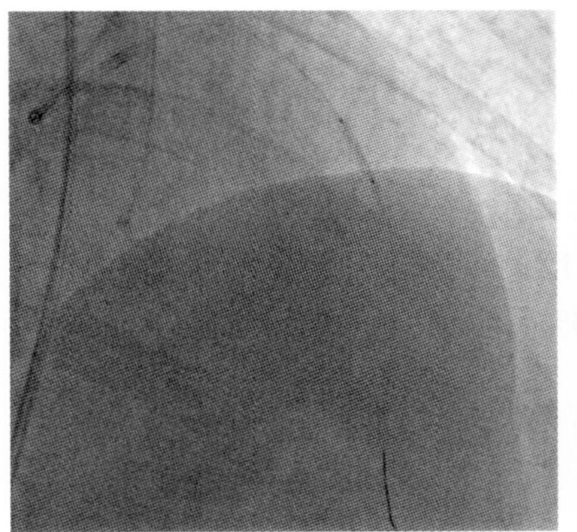

图 23-29-6　Tazuna 2.5 mm × 15 mm 球囊于前降支病变处扩张

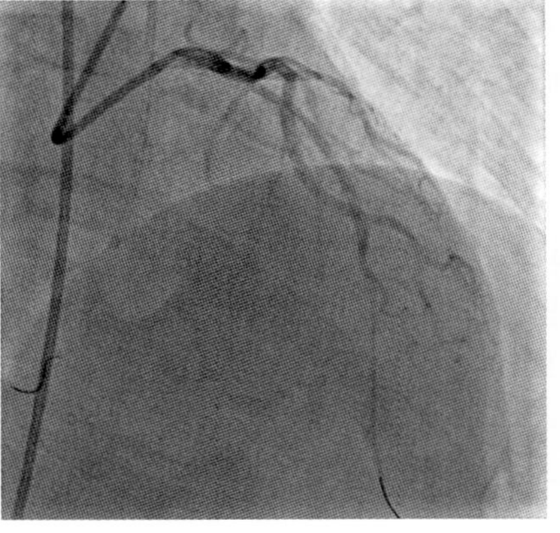

图 23-29-7　球囊扩张后复查造影示前降支恢复前向血流

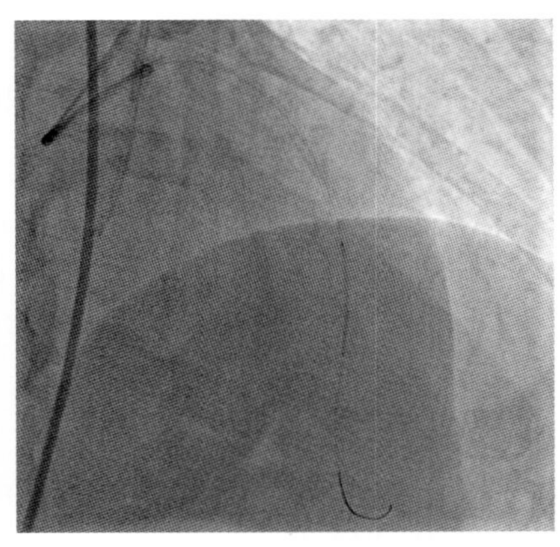

图 23-29-8　于前降支远段至近段串联植入药物支架

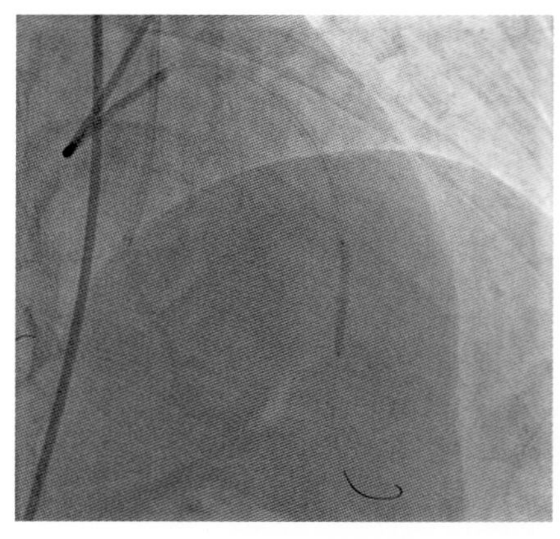

图 23-29-9 支架球囊后扩张

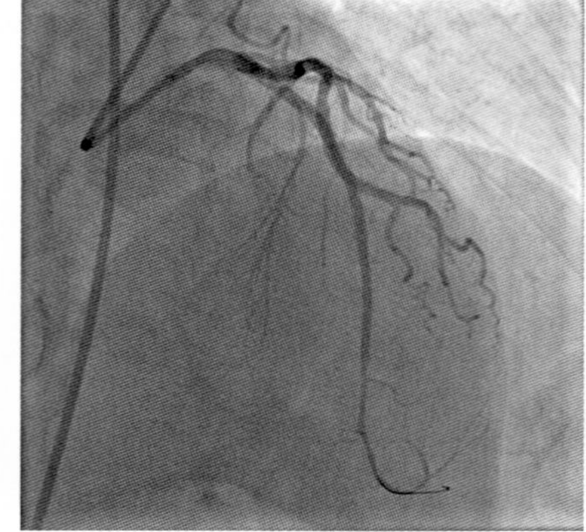

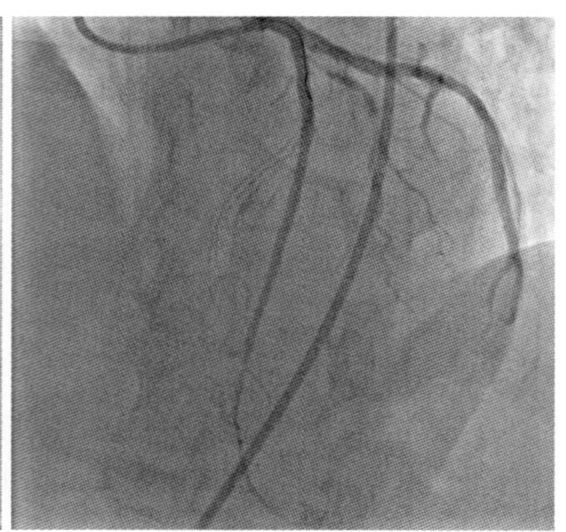

图 23-29-10 不同体位造影示支架扩张满意

• **术后结果** •

1. 术后即刻冠状动脉造影（图 23-29-10）。
2. 术后观察和看护：术后回心内科普通病房，予以常规护理，术后第 2 日顺利出院。

• **小结** •

1. 双侧造影是慢性闭塞病变介入治疗的关键，可提供更多的病变信息。
2. 闭塞近段有分支分出的情况下，血管内超声有利于穿刺点的寻找。
3. 双腔微导管对于 CTO 介入具有重要的价值，特别是闭塞近段有分支血管，或者闭塞段内有分支血管时，既可以提供更多的支撑，又可以在保证近段真腔的情况下，更换不同导丝进行介入治疗。
4. 根据病变特点选择适当的 CTO 导丝，也是介入成功的关键因素。

（陈章炜　付明强）

病例 30　逆向导引钢丝通过技术开通前降支 CTO

术者：葛均波　　日期：2015 年 10 月 22 日

• **病史基本资料** •

• 患者男性，45 岁。

• 简要病史：反复活动后胸闷 6 年。

• 既往史：高血压（+），糖尿病（−），高胆固醇血症（+），吸烟（−），家族史（−）。

• 辅助检查

实验室检查：cTnT 0.011 ng/L，NT-proBNP 1 123.2 pg/L，LDL-C 2.66 mmol/L。

心电图：窦性心律，Ⅱ、Ⅲ、aVF 导联异常 Q 波，$V_1 \sim V_4$ 导联 ST 段压低伴 T 波改变。

UCG：左心室增大伴左心室多壁段厚度及收缩活动异常（LVEF 43%）；轻度二尖瓣反流。

• 治疗方案：半年前造影提示 LAD CTO，尝试介入治疗未成功。

• **冠状动脉造影** •

术前冠状动脉造影见图 23-30-1、图 23-30-2。

• **治疗策略** •

1. 患者 J-CTO 评分 3 分，非常困难（钝头、长度 >20 mm、既往尝试失败）。

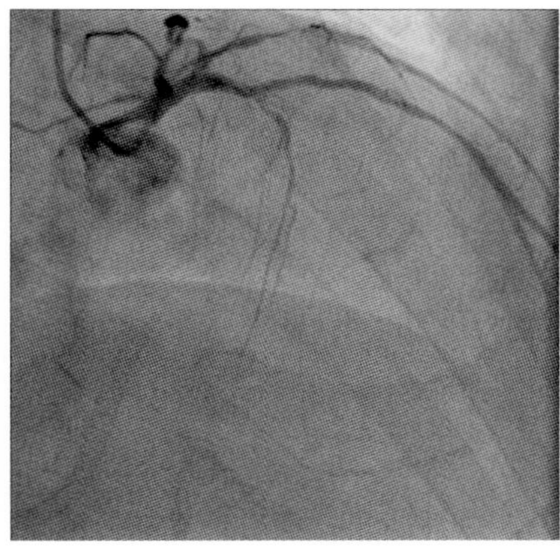
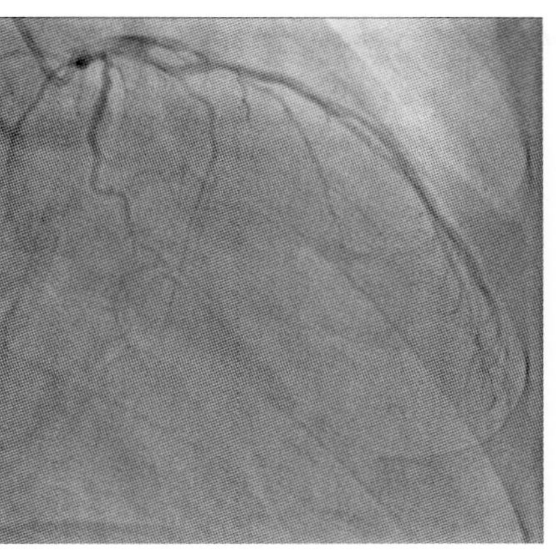

图 23-30-1 左冠造影示左主干未见狭窄，左前降支近段分出粗大第一对角支后完全闭塞，第一对角支近中段长病变，最重狭窄 90%，左回旋支细小，近段狭窄 40%，钝缘支未见狭窄

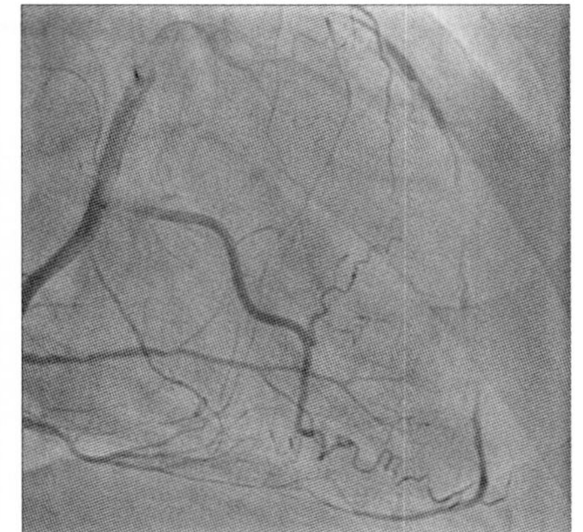

图 23-30-2 右冠造影示右冠近中段至远段原植入支架管腔通畅，未见再狭窄，左室后支及后降支未见狭窄，可见右冠提供侧支供应前降支远段

2. 前降支闭塞段近端有分支发出，考虑双腔微导管支持下正向介入。
3. 逆向间隔支侧支和心尖心外膜侧支的条件较好，逆向介入可作为备选。

· **器械准备** ·

1. 手术路径：左侧桡动脉和右股动脉，分别置入 6F 和 7F 鞘管。
2. 指引导管：7F JR4 送至右冠，6F EBU 3.5 送至左冠。
3. 其他器械：150 cm Corsair，KDL 双腔微导管。

· **手术过程** ·

首先尝试正向途径。0.014″ Fielder XT-R 导丝在 150 cm Corsair 微导管支撑下，通过前降支近段闭塞病变送至第二间隔支远段（图 23-30-3、图 23-30-4）。推送微导管至间隔支近段，外接延长导丝退出微导管，换入 KDL 微导管至前降支近段，Runthrough、Fielder XT-R 导丝反复尝试不能送至前降支中段。Sprinter Legend 2.0 mm × 15 mm 球囊于前降支近段病变处（2～6）atm × 10 s 扩张，再次尝试导丝仍不能通过闭塞病变（图 23-30-5、图 23-30-6）。尝试逆向途径，高选择造影选定锐缘支-间隔支-前降支侧支，在 150 cm Corsair 微导管支撑下，Sion 导丝反复尝试后通过迂曲侧支至前降支中段（图 23-30-7、图 23-30-8）。跟进微导管，逆向 Pilot 50 导丝成功通过前降支闭塞病变送至正向指引导管内。Sprinter Legend 2.0 mm × 15 mm 球囊以 12 atm 于正向指引导管内锚定逆向导丝，推送微导管至正

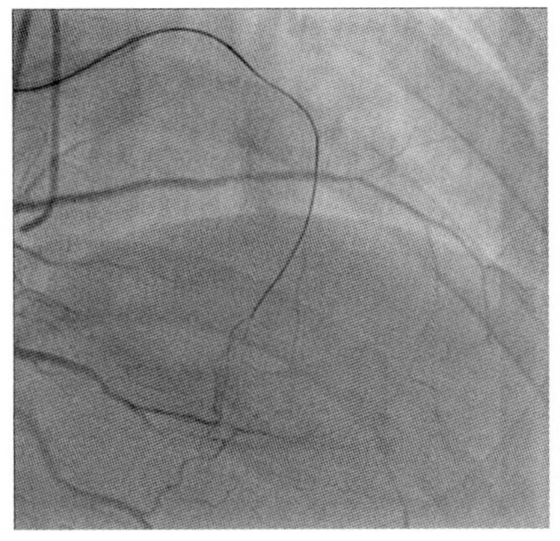

图 23-30-3 正向 Fielder XT-R 导丝在 Corsair 微导管支撑下送至第二间隔支远段

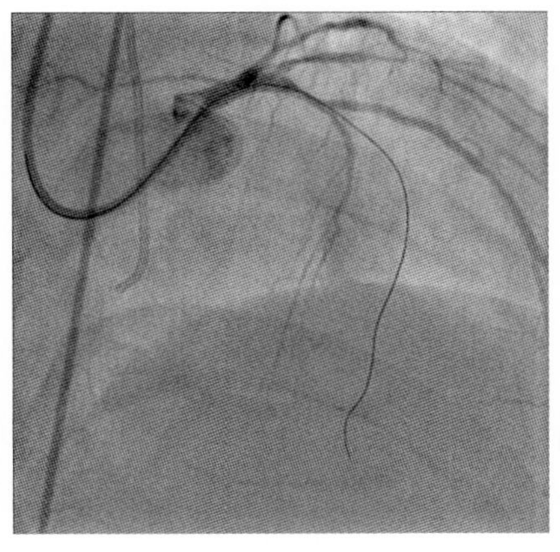

图 23-30-4 不同体位造影确定导丝位置

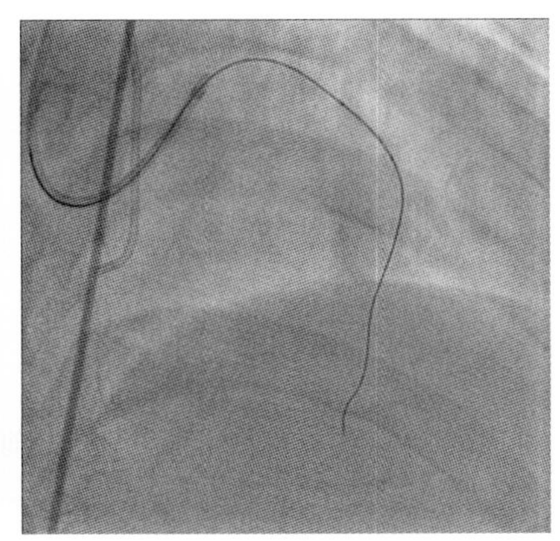

图 23-30-5 KDL 双腔微导管送至前降支闭塞病变近段

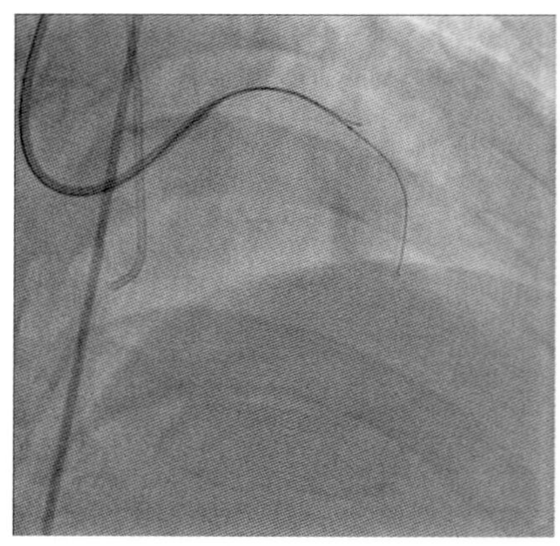
图 23-30-6 采用平行导丝技术，Runthrough 和 Fielder XT-R 导丝反复尝试未能通过前降支闭塞病变

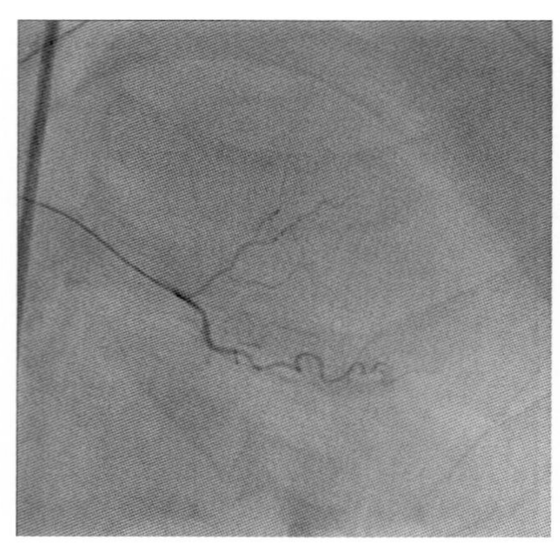
图 23-30-7 逆向尝试，高选择造影寻找可利用的侧支（锐缘支-间隔支-前降支）

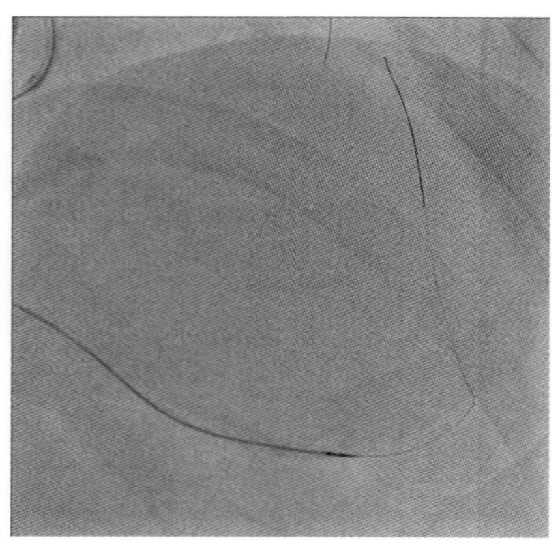
图 23-30-8 Sion 导丝在 Corsair 微导管支撑下通过侧支至前降支中段

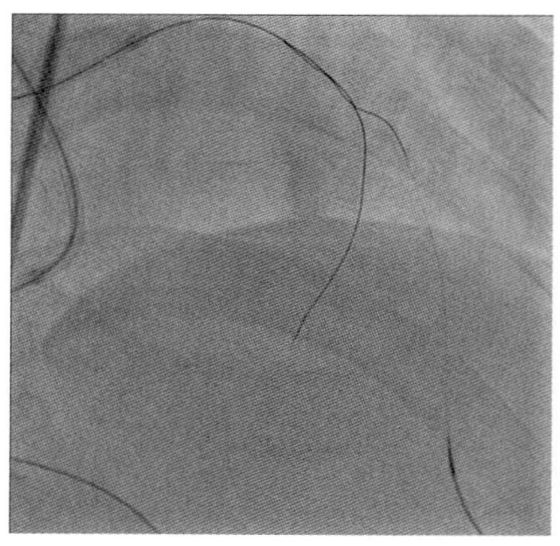
图 23-30-9 Pilot 50 导丝成功穿刺前降支闭塞病变至正向指引导管内

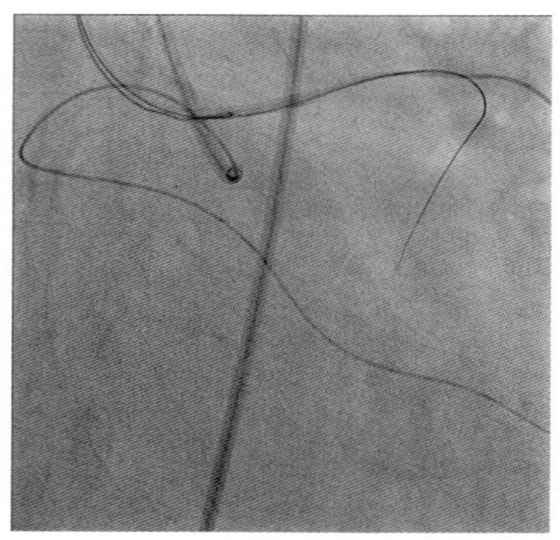
图 23-30-10 正向球囊锚定导丝后推送逆向微导管至正向指引导管内

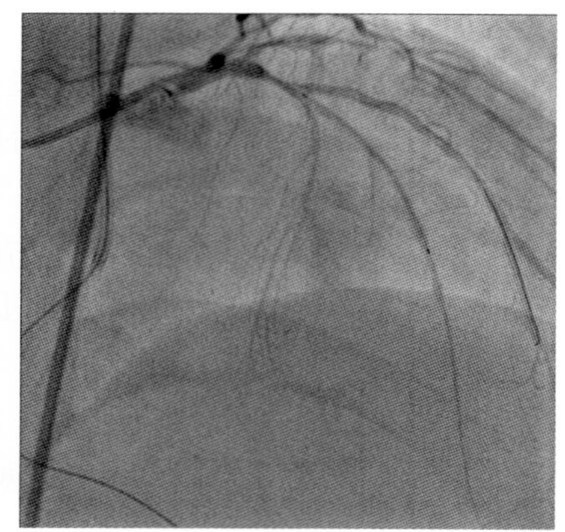
图 23-30-11 正向换入 Runthrough 导丝后球囊于前降支病变处扩张

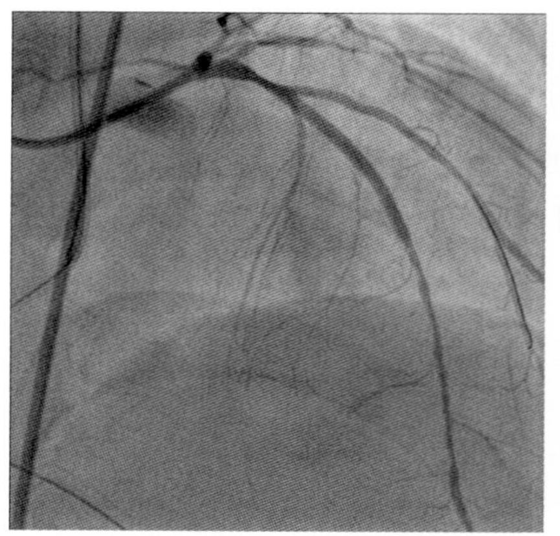
图 23-30-12 球囊扩张后造影示前降支恢复前向血流

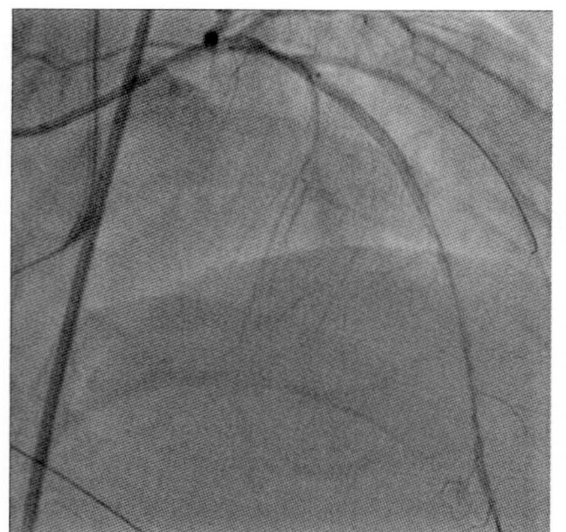
图 23-30-13 对角支导丝保护后于前降支病变处植入药物支架

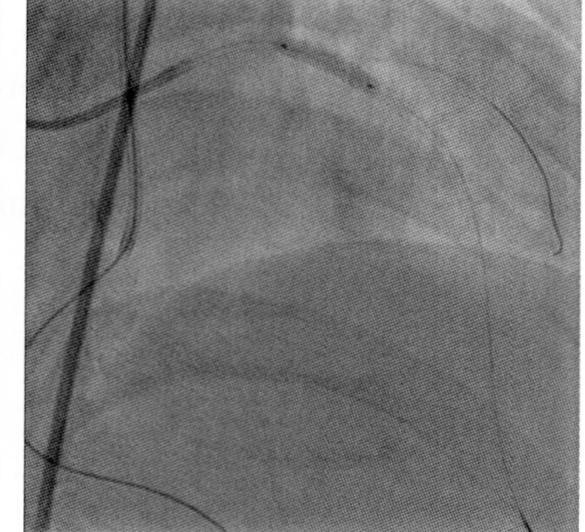
图 23-30-14 支架球囊于支架内及支架连接处后扩张

向指引导管内，撤出逆向导丝，前向送入 Runthrough 导丝至微导管内，撤出微导管（图 23-30-9～图 23-30-12）。送入 Sion 导丝至第一对角支远段，于前降支中远段至近段串联植入 Excel 2.5 mm × 36 mm、Excel 3.0 mm × 14 mm 药物支架，以支架球囊于支架内及支架连接处（10～14）atm × 10 s 后扩张（图 23-30-13、图 23-30-14）。

· **术后结果** ·

1. 术后即刻冠状动脉造影（图 23-30-15）。

2. 术后观察和看护。术后回心内科普通病房，予以常规护理，术后第 2 日顺利出院。

· **小结** ·

1. 双侧造影是慢性闭塞病变介入治疗的关键，可获取更多的病变信息。

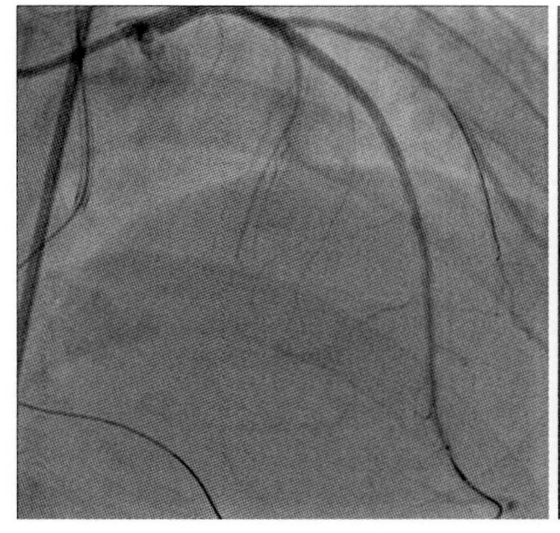
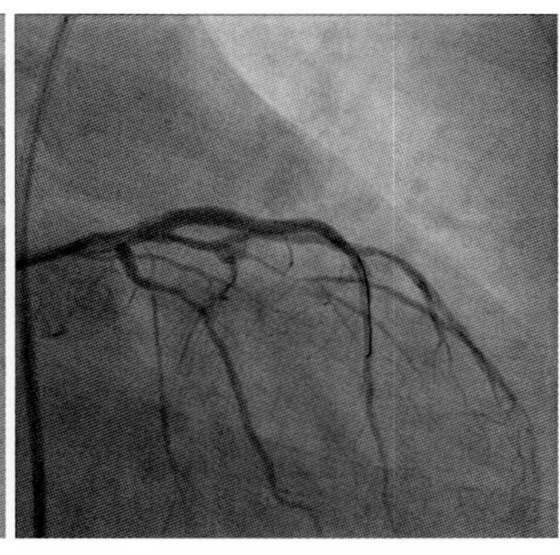

图 23-30-15　不同体位造影示支架扩张满意

2. 闭塞近段有分支分出的情况下，可能血管内超声更有利于穿刺点的寻找。

3. 双腔微导管对于 CTO 介入具有重要的价值，特别是闭塞近段有分支血管，或者闭塞段内有分支血管时。

4. 高选择造影在逆向侧支寻找和证实方面有重要作用。

（陈章炜　付明强）

病例 31　应用 CrossBoss 开通前降支支架内闭塞

术者：葛均波　　日期：2015 年 10 月 23 日

· **病史基本资料** ·

· 患者男性，49 岁。

· 简要病史：反复活动后胸闷 14 年，再发加重 6 个月入院。

· 既往史：高血压（+），糖尿病（-），高胆固醇血症（-），吸烟（+），家族史（-）。

· 辅助检查

实验室检查：cTnT 0.015 ng/L，NT-proBNP 85.3 pg/L，LDL-C 1.92 mmol/L。

心电图：窦性心律，V_1～V_3 导联异常 q 波，V_1～V_5 导联 T 波双向、倒置。

UCG：左心室增大伴左心室多壁段收缩活动异常（LVEF 47%）。

· 治疗方案：7 个月前当地医院造影提示 LAD-CTO（支架内闭塞），未尝试介入治疗。

· **冠状动脉造影** ·

术前冠状动脉造影见图 23-31-1、图 23-31-2。

· **治疗策略** ·

1. 患者 J-CTO 评分 2 分，困难（钝头、长度 >20 mm）。

2. 前降支开口闭塞（支架内闭塞），首先考虑高位钝缘支内回撤血管内超声，寻找入口。

3. 前降支闭塞段走向相对平直，且为支架内闭塞，可考虑 CrossBoss 辅助。

4. 若失败，可考虑逆向介入治疗。

· **器械准备** ·

1. 手术路径：左侧桡动脉和右侧股动脉，分别置入 6F 和 7F 鞘管。

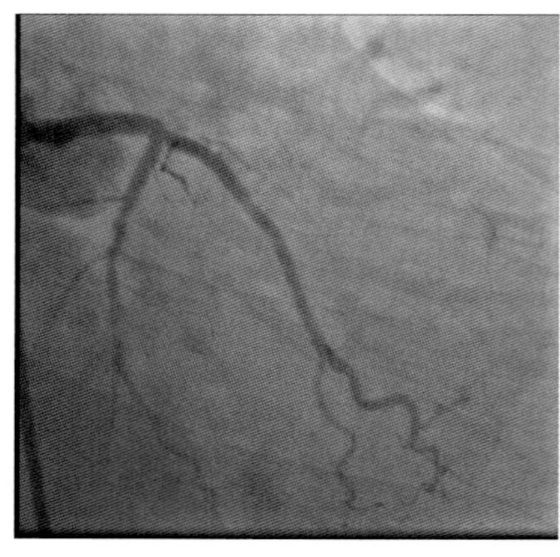
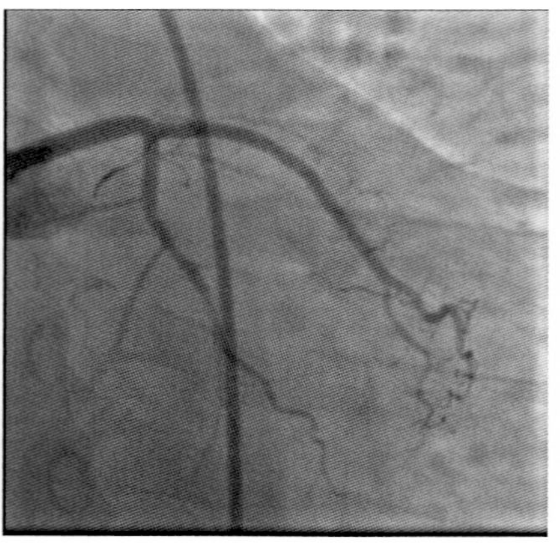

图 23-31-1 左冠造影示左主干远段狭窄 30%，左前降支近中段可见支架影，支架内完全闭塞，左回旋支中段狭窄 50%，粗大的高位钝缘支未见狭窄

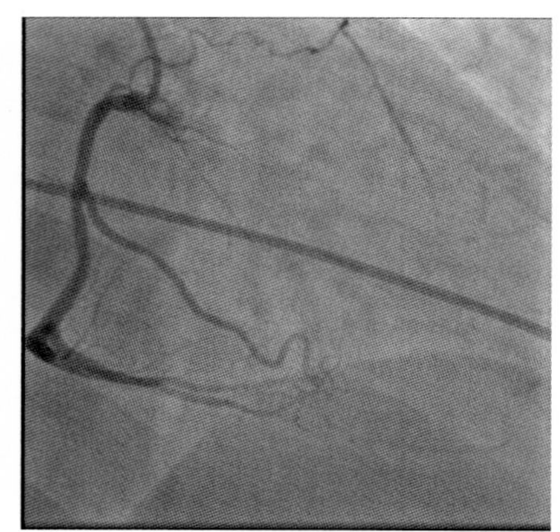

图 23-31-2 右冠造影示右冠近段管壁不规则，左室后支及后降支未见狭窄

2. 指引导管：6F SAL 0.75 送至右冠，7F EBU 3.5 送至左冠。

3. 其他器械：IVUS、CrossBoss。

• 手术过程 •

直接尝试正向途径，0.014″ Runthrough 导丝送至高位钝缘支远段，送入 Atlantis SR 血管内超声探头至左主干远段，未见明确前降支开口征象（图 23-31-3、图 23-31-4）。

换入 Conquest Pro 导丝成功进入前降支近段支架内闭塞病变至前降支中段，CrossBoss 成功通过前降支闭塞病变（图 23-31-5、图 23-31-6）。

换入 Sion 导丝至前降支远段，Sprinter Legend 2.5 mm × 15 mm 球囊于前降支病变处（10～12）atm × 10 s 反复扩张，复查造影示前降支近段狭窄 50%，中段狭窄 70%（图 23-31-7、图 23-31-8）。

再以 Atlantis SR 血管内超声探头送至前降支中段回撤，示前降支中段心肌桥征象，近段弥漫性纤维斑块（图 23-31-9）。

于前降支近段至左主干串联植入 BuMA 2.75 mm × 35 mm、BuMA 3.5 mm × 25 mm 雷帕霉素药物支架，以 Quantum 4.5 mm × 12 mm 非顺应球囊于左主干支架内（14～20）atm × 10 s 后扩张（图 23-31-10、图 23-31-11）。

• 术后结果 •

1. 术后即刻冠状动脉造影（图 23-31-12）。

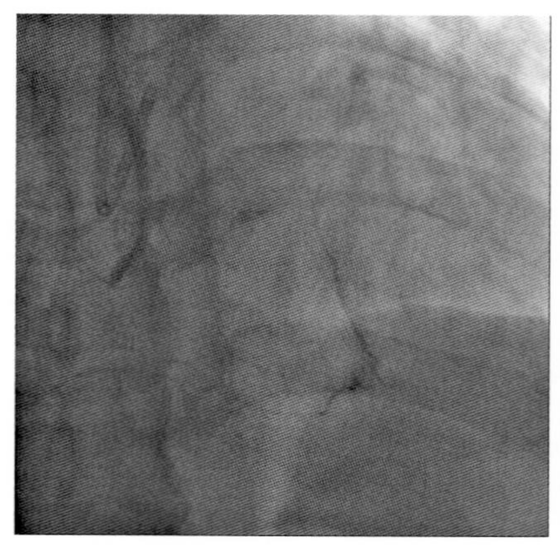

图 23-31-3 逆向高选择造影无可利用侧支

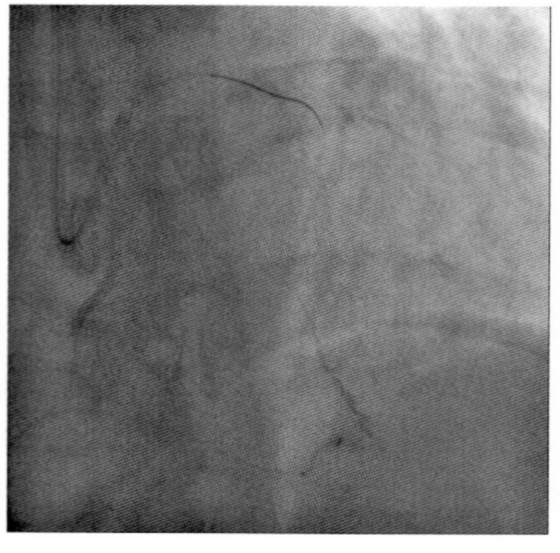

图 23-31-4 直接正向 Runthrough 导丝引导血管内超声探头未见明确前降支开口征象

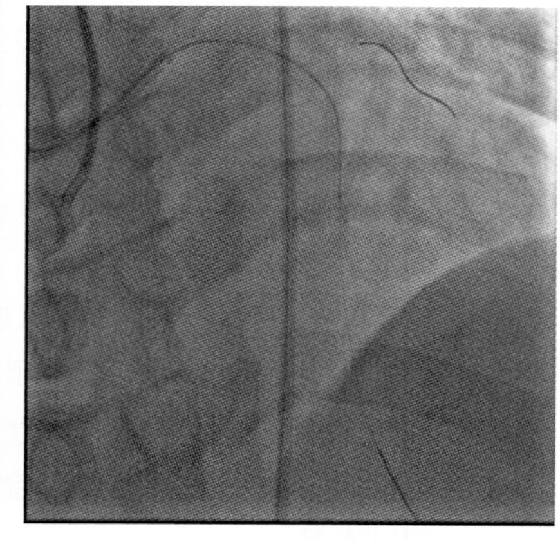

图 23-31-5 正向 Conquest Pro 导丝成功穿刺至前降支中段

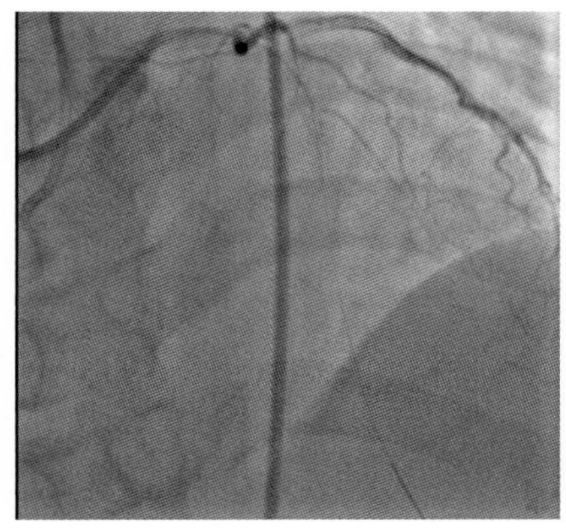

图 23-31-6　CrossBoss 成功通过前降支闭塞病变

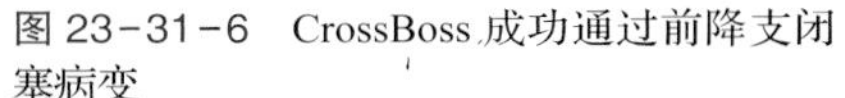

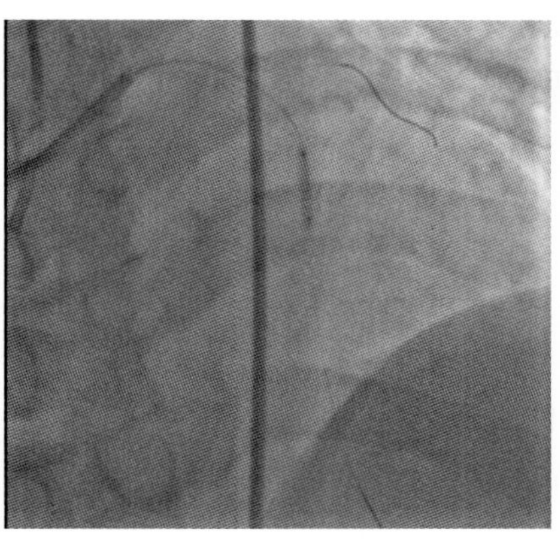

图 23-31-7　球囊于前降支病变处预扩张

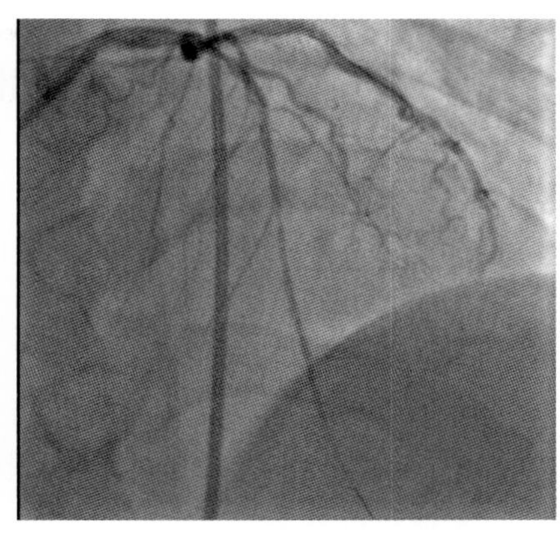

图 23-31-8　复查造影示前降支恢复前向血流

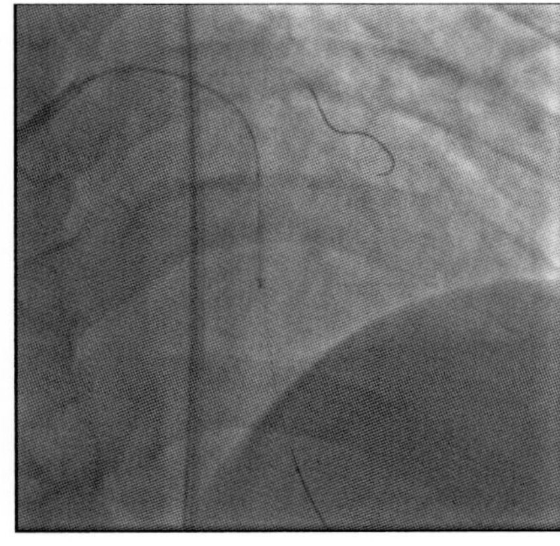

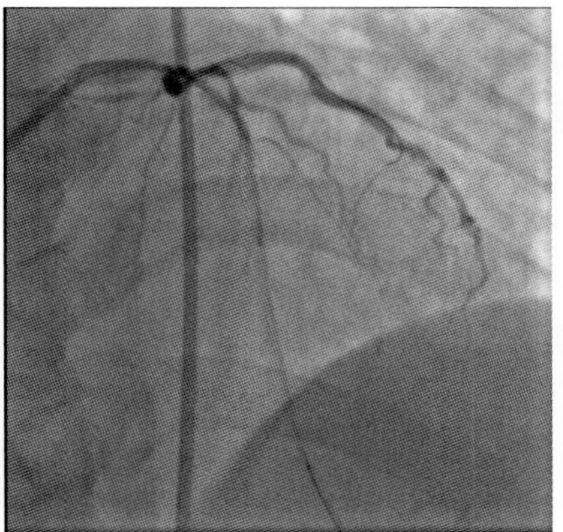

图 23-31-9　送入血管内超声至前降支中段，IVUS 发现前降支中段心肌桥征象，近段弥漫性纤维斑块（无 IVUS 图像）

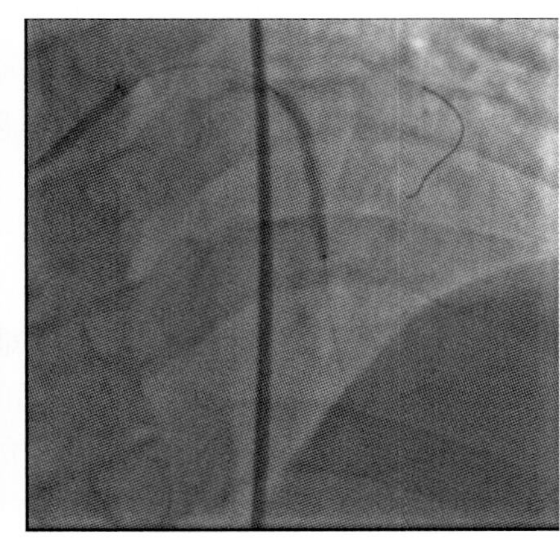

图 23-31-10　前降支近段至左主干串联植入药物支架

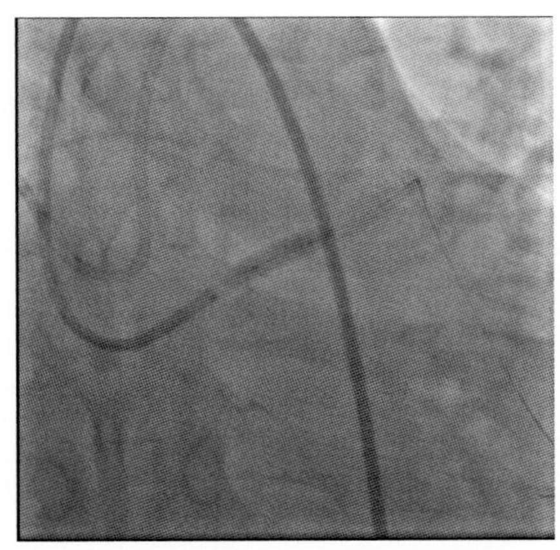

图 23-31-11　高压球囊后扩张

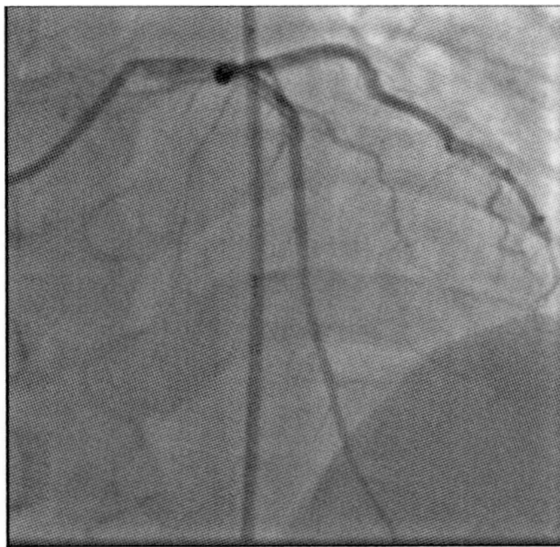

图 23-31-12　多体位造影示支架扩张满意

2. 术后观察和看护：术后回心内科普通病房，予以常规护理，术后第 2 日顺利出院。

· 小结 ·

1. 双侧造影是慢性闭塞病变介入治疗的关键，可提供更多的病变信息。
2. 血管内超声有利于寻找齐头闭塞的入口。
3. 对于支架内闭塞 CrossBoss 是一个不错的辅助手段，快速旋转结合多体位证实位于支架内至关重要。

（陈章炜　付明强）

病例 32　ADR 技术开通前降支 CTO

日期：2015 年 10 月 23 日

· 病史基本资料 ·

· 患者男性，63 岁。

· 简要病史：反复劳累后胸痛 11 个月入院。

· 既往史：高血压（+），糖尿病（+），高胆固醇血症（−），吸烟（−），家族史（−）。

· 辅助检查

实验室检查：cTnT 0.015 ng/L，NT−proBNP 38.8 pg/L，LDL−C 2.37 mmol/L。

心电图：窦性心律，T 波改变。

心脏超声：静息状态下超声心动图未见异常（LVEF 71%）。

· 治疗方案：10 个月前当地医院造影提示 LAD−CTO，尝试介入治疗未成功。

· 冠状动脉造影 ·

术前冠状动脉造影见图 23−32−1。

· 治疗策略 ·

1. 患者 J−CTO 评分 2 分，困难（轻度钙化、既往尝试失败）。
2. 本例患者前降支分出对角支后闭塞，双侧造影见远段血管无弥漫性病变，闭塞段无重要分支，适合 ADR。
3. 若 ADR 失败，可考虑逆向介入治疗，两根间隔支的侧支条件尚可。

· 器械准备 ·

1. 手术路径：右侧桡动脉和右侧股动脉，置入 6F 和 8F 鞘管。
2. 指引导管：6F AL 1.0 送至右冠，8F EBU 3.5 送至左冠。
3. 其他器械：CrossBoss、Stingray、135 cm Corsair。

· 手术过程 ·

直接尝试正向途径，0.014″ Sion Blue 导丝引导 CrossBoss 微导管成功通过闭塞病变近段至第二对角支远段（图 23−32−2、图 23−32−3）。

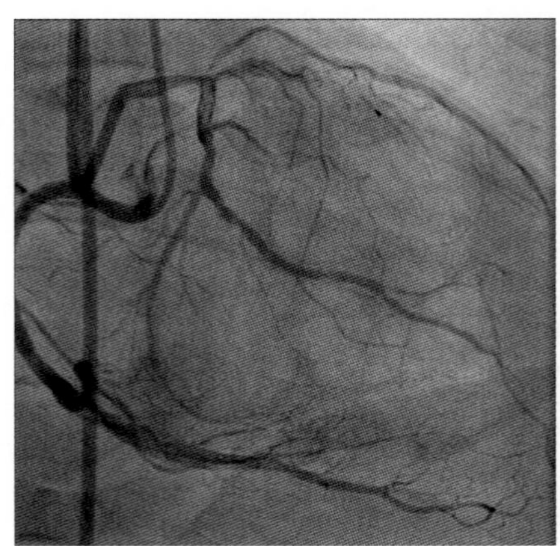
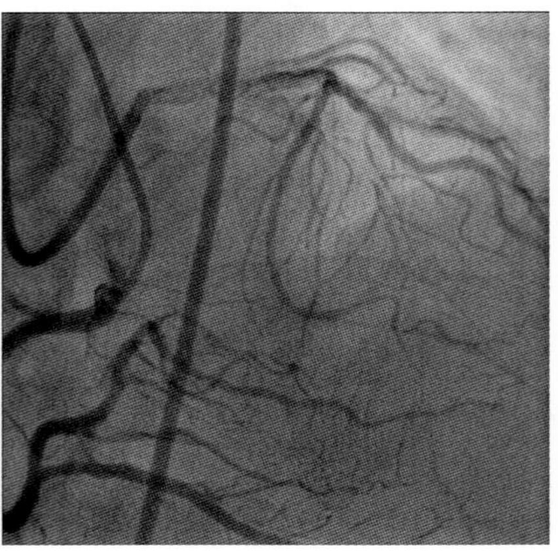

图 23−32−1　双侧造影示左主干远段狭窄 30%，左前降支近段弥漫性狭窄 80%，中段起完全闭塞，第一对角支近段狭窄 80%，左回旋支中段狭窄 30%，远段狭窄 60%，钝缘支未见狭窄，右冠近段狭窄 30%，左室后支及后降支未见狭窄，可见右冠远段向前降支远段提供良好侧支

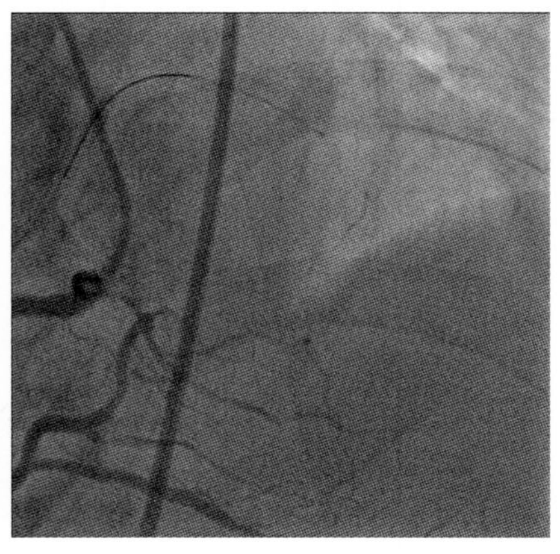

图 23−32−2　正向 Sion Blue 导丝引导 CrossBoss 至前降支闭塞病变近段

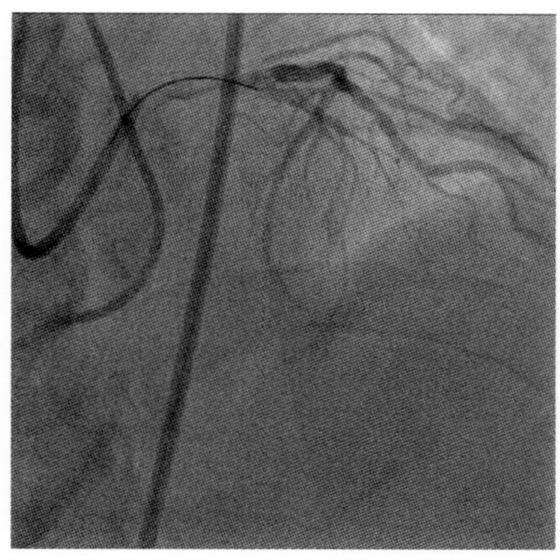

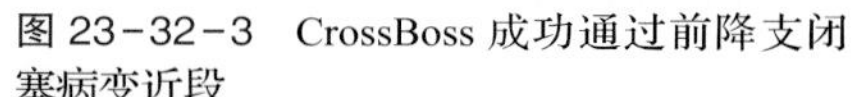
图 23-32-3　CrossBoss 成功通过前降支闭塞病变近段

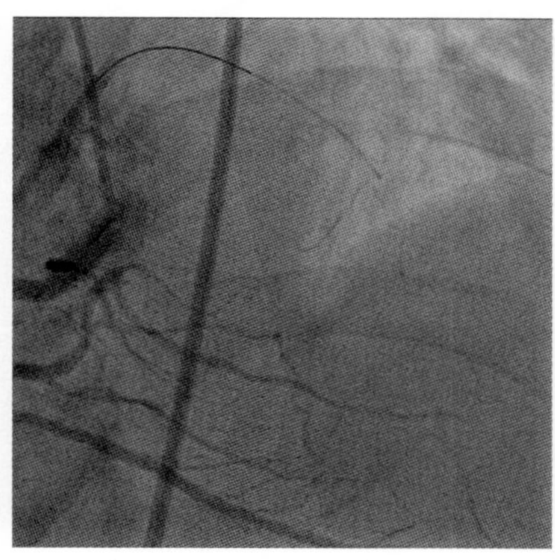

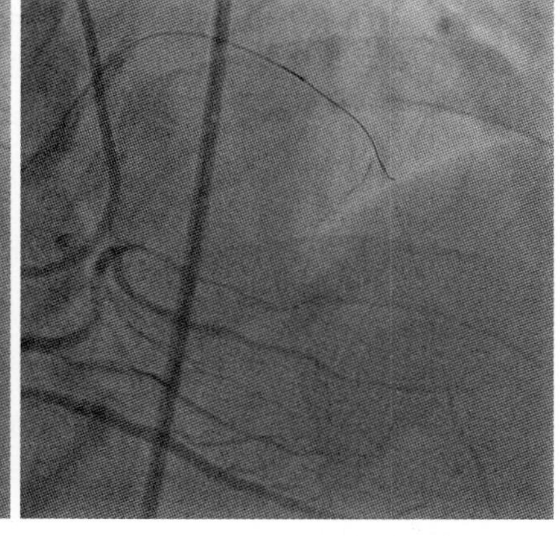
图 23-32-4　CrossBoss 微导管支撑下导丝升级无法通过前降支闭塞病变至远段

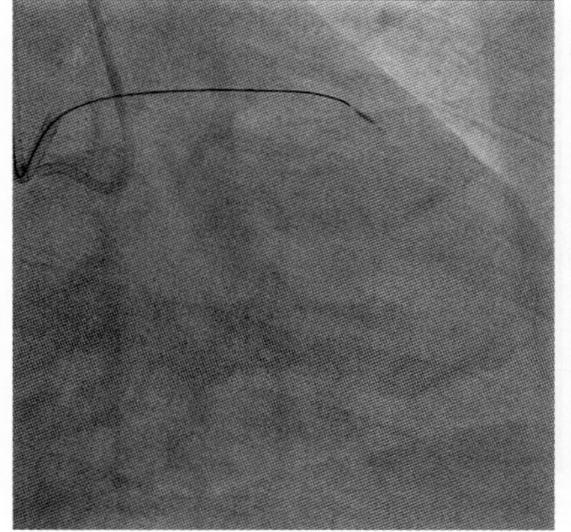
图 23-32-5　送入 Stingray 导管至前降支中段

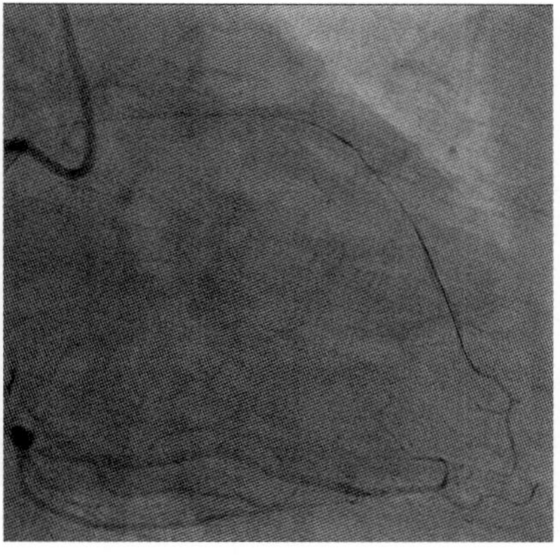
图 23-32-6　导丝升级后通过闭塞病变至前降支远段，对侧造影证实导丝位于血管真腔

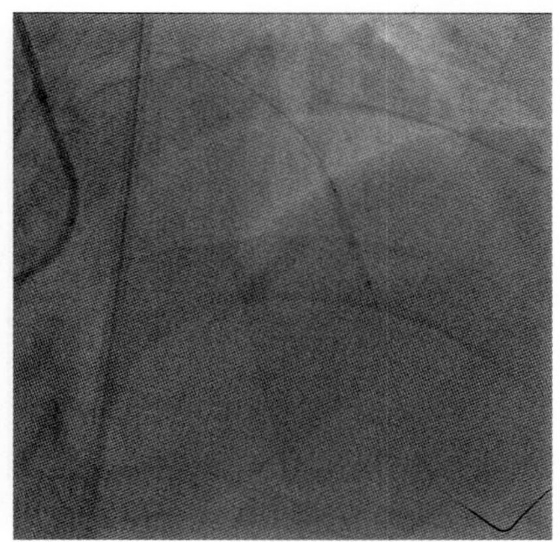
图 23-32-7　交换 Sion 导丝至前降支远段

经 CrossBoss 微导管反复尝试 Fielder XT-A、Pilot 150、Miracle 12 导丝均未能通过闭塞病变至前降支远段（图 23-32-4）。

Quantum 3.0 mm × 12 mm 球囊以 12 atm 锚定微导管后送入 Stingray 导管至前降支中段，使用 Stingray 穿刺导丝穿刺后反复尝试 Fielder XT-A、Pilot 200 导丝，成功将 Pilot 200 导丝送至前降支远段，对侧造影证实导丝位于血管真腔（图 23-32-5、图 23-32-6）。

经 Corsair 微导管换入 Sion 导丝至前降支远段，Sprinter 2.0 mm × 15 mm、Sprinter 2.5 mm × 20 mm 球囊于前降支病变处（10～16）atm × 10 s 反复扩张（图 23-32-7、图 23-32-8）。

于前降支远段至左主干远段串联植入 Promus Element 2.25 mm × 12 mm、Promus Element 2.5 mm × 38 mm、Promus Element 3.0 mm × 38 mm 依维莫司药物支架，Sapphire 3.5 mm × 12 mm、Quantum 4.5 mm × 8 mm 非顺应球囊于支架内及支架连接处（10～16）atm × 10 s 后扩张（图 23-32-9、图 23-32-10）。

• 术后结果 •

1. 术后即刻冠状动脉造影（图 23-32-11）。
2. 术后观察和看护：术后回心内科普通病房，予以常规护理，术后第 2 日顺利出院。

• 小结 •

对于 ADR 技术而言，良好的病例选择是关键之一。另外，Stingray 穿刺成功的关键与其定位、选择单轨征密不可分。最为重要的是血肿的预防及其处理。

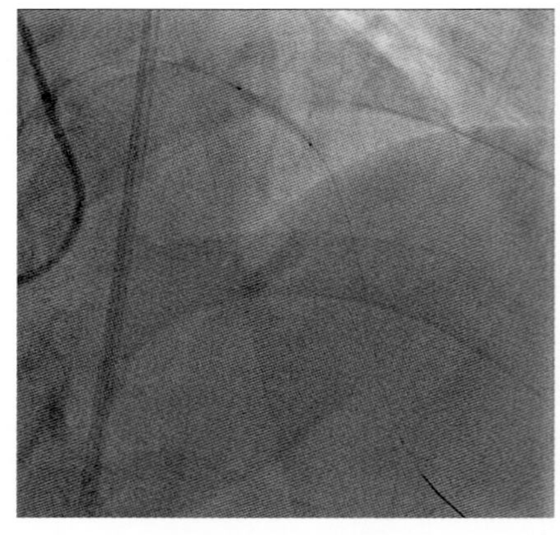

图 23-32-8 球囊于前降支病变处预扩张

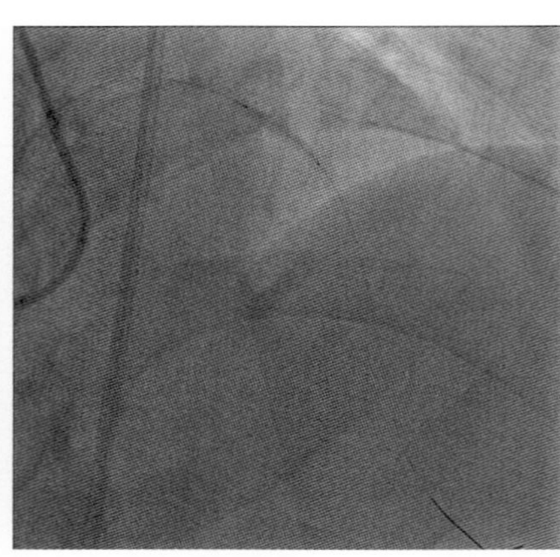

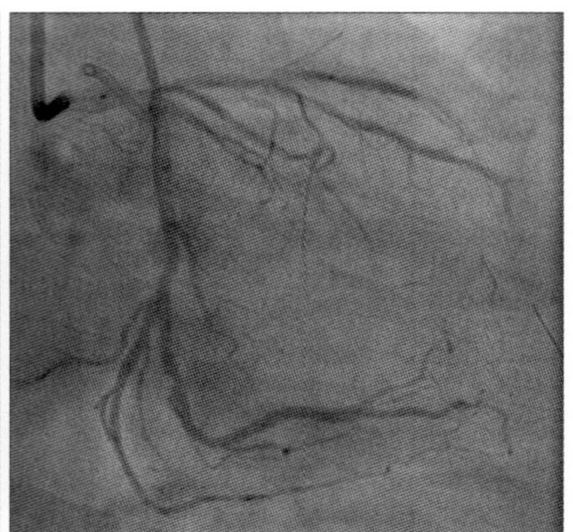

图 23-32-9 于前降支远段至左主干远段串联植入药物支架

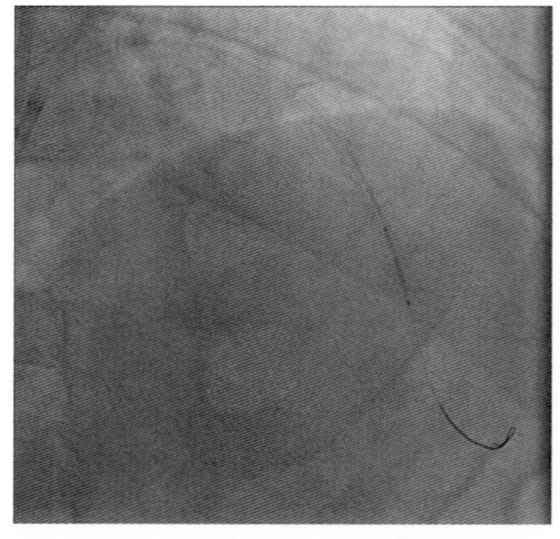

图 23-32-10 高压球囊于支架内及支架连接处后扩张

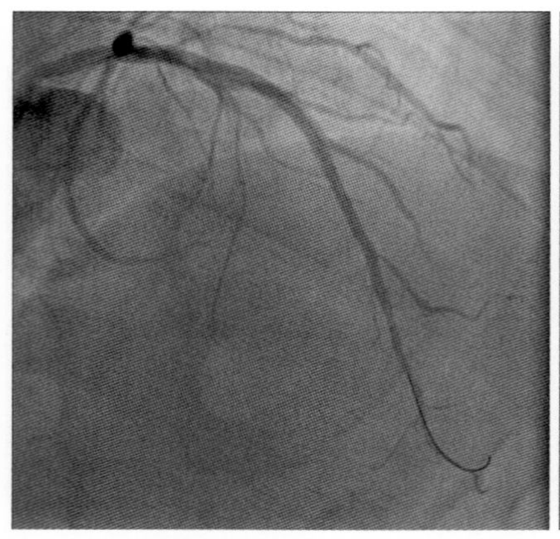

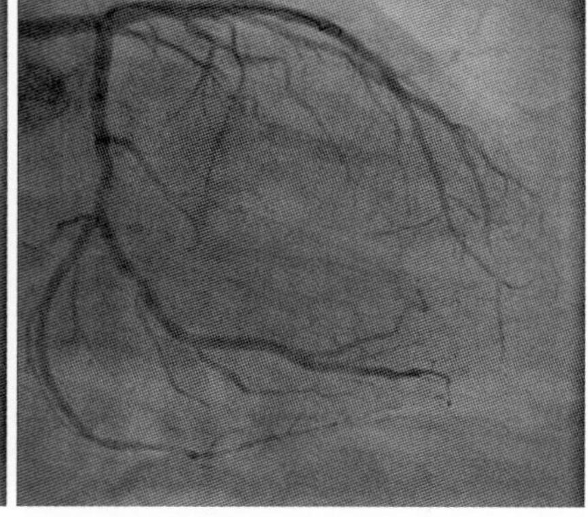

图 23-32-11 多体位造影示支架扩张满意

（陈章炜 付明强）

病例 33 IVUS 指导下的逆向穿刺开通前降支 CTO

日期：2015 年 10 月 23 日

• 病史基本资料 •

• 患者男性，53 岁。

• 主诉：反复胸闷 5 年，再发加重 2 个月。

• 既往史：高血压（+），糖尿病（−），高胆固醇血症（+），吸烟（−），家族史（−）。

• 辅助检查

实验室检查：cTnT 0.171 ng/L，NT-proBNP 73.9 pg/L，LDL-C 3.82 mmol/L。

心电图：窦性心律，V_1～V_5 导联 ST-T 改变。

UCG：左心房增大（LVEF 68%）；主动脉窦部及升主动脉增宽。

• 既往诊疗：2 个月前当地医院造影提示 LAD-CTO，未尝试介入治疗。

• 冠状动脉造影 •

术前冠状动脉造影见图 23-33-1、图 23-33-2。

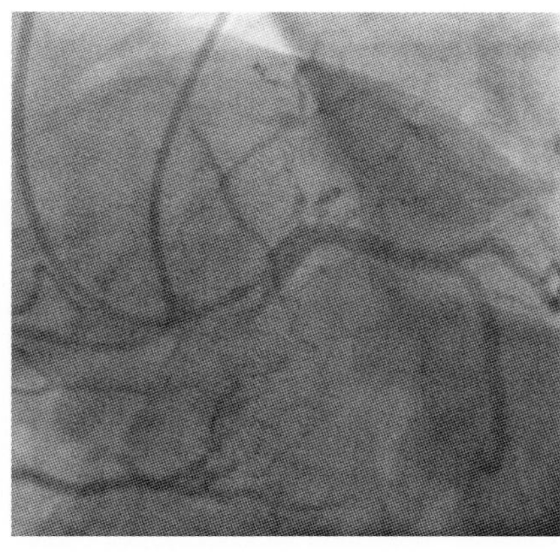

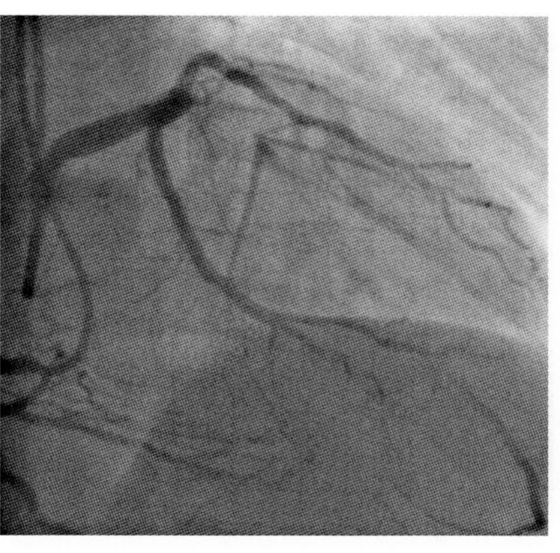

图 23-33-1 左冠造影示左主干未见狭窄，左前降支近段完全闭塞，左回旋支远段原支架通畅

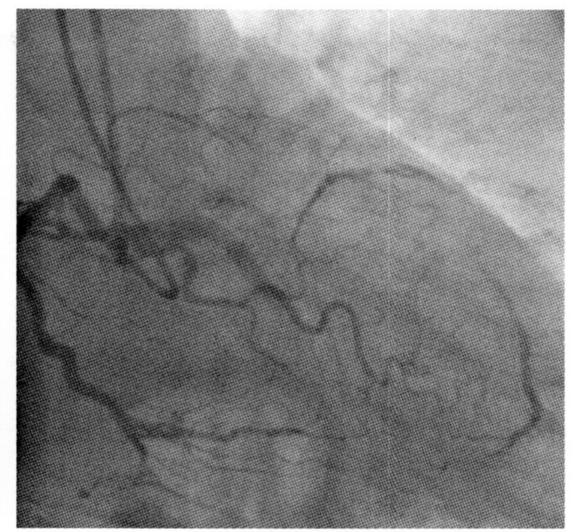

图 23-33-2 右冠造影示右冠中段狭窄 30%，左室后支和后降支未见狭窄，可见右冠远段向前降支提供侧支

· 治疗策略 ·

1. 患者 J-CTO 评分 2 分，困难（钙化、长度 >20 mm）。

2. 前降支近段闭塞端呈锥形残端，闭塞段远段血管无弥漫性病变，故首先考虑 ADR 以提高效率。

3. 若 ADR 失败，可考虑逆向介入治疗；因闭塞段近段位于前降支开口，必要时考虑正向血管内超声指引下逆向导丝穿刺。

· 器械准备 ·

1. 手术路径：左侧桡动脉和右侧桡动脉，分别置入 6F 和 7F 鞘管。

2. 指引导管：6F AL 0.75 送至右冠，7F EBU 3.5 送至左冠。

3. 其他器械：CrossBoss、130 cm Finecross、150 cm Corsair、IVUS。

· 手术过程 ·

1. 首先尝试正向途径，0.014″ Runthrough 导丝引导 CrossBoss 未能通过前降支闭塞病变（图 23-33-3、图 23-33-4）。

2. 换入 Finecross 微导管，反复尝试 Miracle 6 和 Conquest Pro 导丝未能进入前降支远段真腔（图 23-33-5、图 23-33-6）。

3. 尝试逆向途径，在 Corsair 微导管支撑下先后换入 Sion 和 Fielder XT-R 导丝逆向送至前降支中段，反复尝试 Ultimate Bro 3、GAIA Second、Conquest Pro 导丝未能逆向通过前降支闭塞病变至近段真腔（图

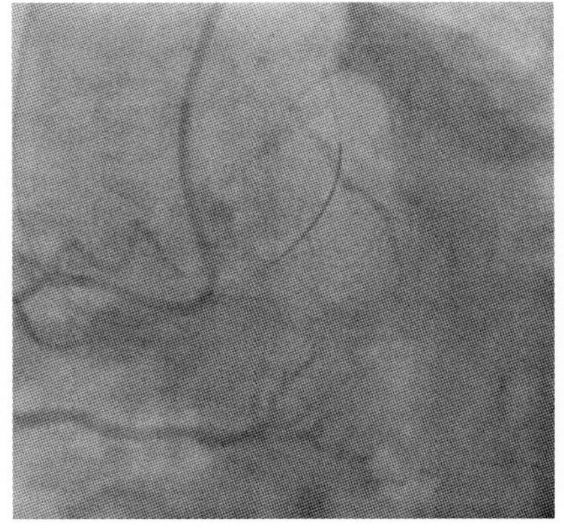

图 23-33-3 正向尝试 Runthrough 导丝引导 CrossBoss 至前降支闭塞病变近端

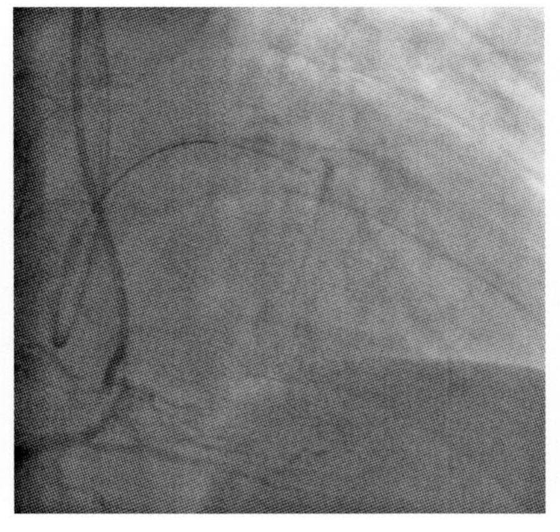

图 23-33-4 CrossBoss 尝试后失败

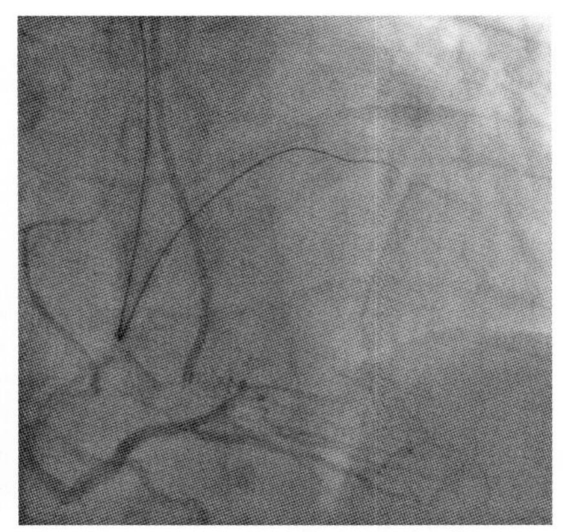

图 23-33-5 微导管支撑下尝试 Miracle 6 导丝失败

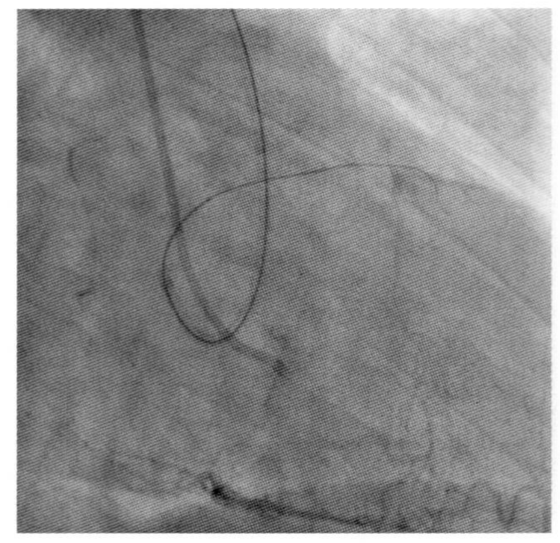
图 23-33-6　微导管支撑下尝试 Conquest Pro 导丝失败

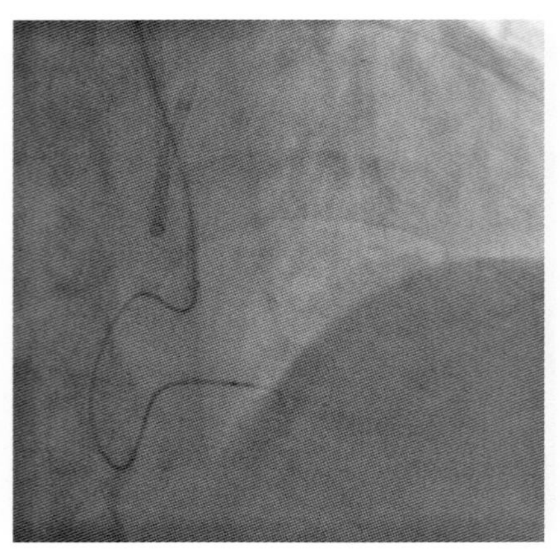
图 23-33-7　逆向尝试 Sion 导丝引导 Corsair 微导管通过间隔支侧支

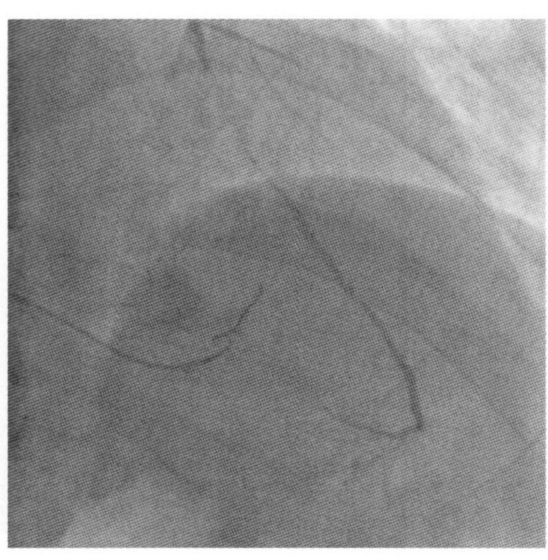
图 23-33-8　导丝升级未能逆向通过前降支闭塞病变

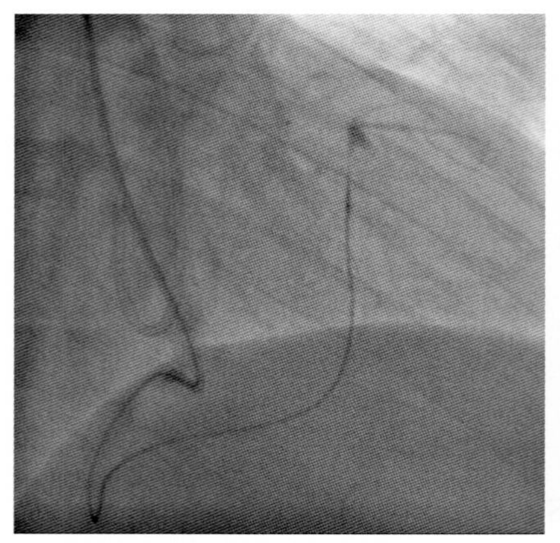
图 23-33-9　IVUS 引导下 Pilot 150 导丝逆向送至前降支闭塞病变远段

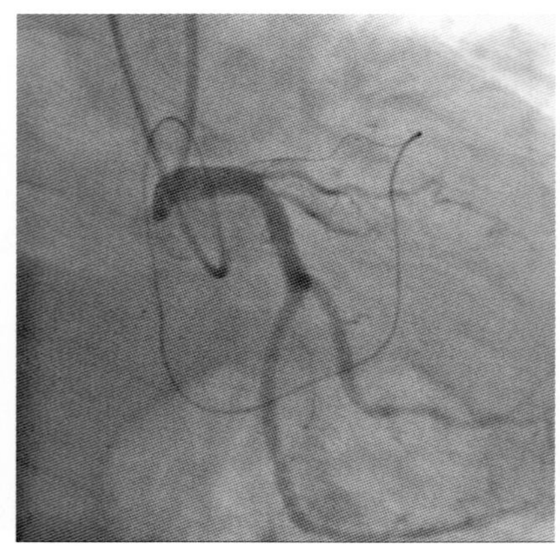
图 23-33-10　Pilot 150 导丝逆向成功穿刺进入前降支闭塞病变近段真腔

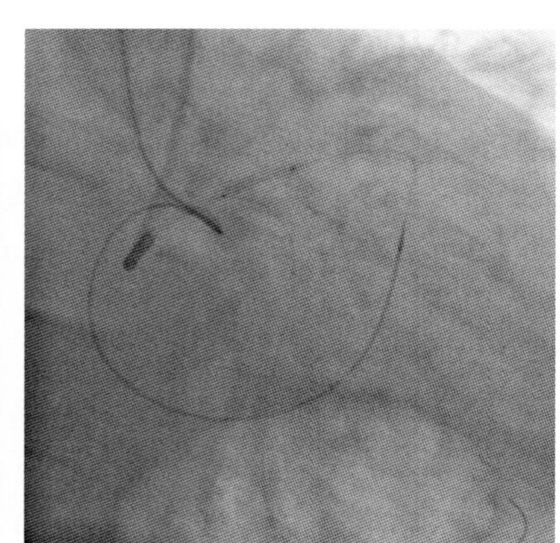
图 23-33-11　正向球囊扩张

23-33-7、图 23-33-8）。

4. 前向送入 Volcano 血管内超声导管，逆向送入 Pilot 150 导丝成功穿刺至前降支近段真腔内，跟进 Corsair 微导管，RG 3 体外化（图 23-33-9、图 23-33-10）。

5. Tazuna 2.5 mm × 15 mm 球囊于前降支病变处（8～10）atm × 10 s 扩张，前向送入 Finecross 微导管至前降支近段，交换 Runthrough 导丝至前降支远段（图 23-33-11、图 23-33-12）。

6. Tazuna 2.5 mm × 15 mm 球囊于前降支病变处（12～16）atm × 10 s 多次扩张，于前降支近段至开口植入 Xience Prime 3.5 mm × 33 mm 依维莫司药物支架，以 Quantum 4.0 mm × 15 mm 非顺应球囊于支架内（16～20）atm × 10 s 后扩张（图 23-33-13、图 23-33-14）。

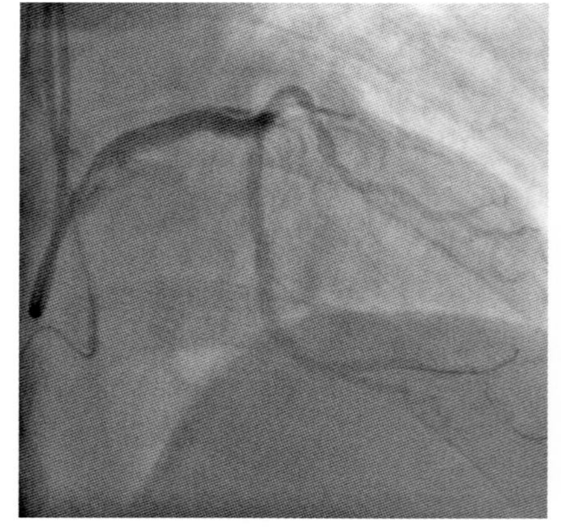
图 23-33-12　经微导管交换 Runthrough 导丝至前降支远段

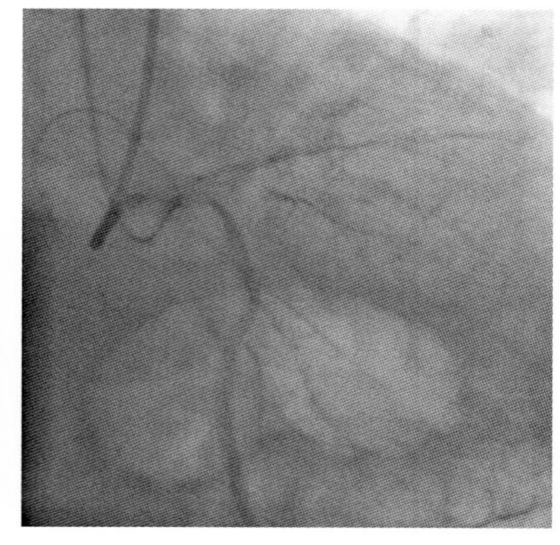
图 23-33-13　球囊于前降支病变处预扩张

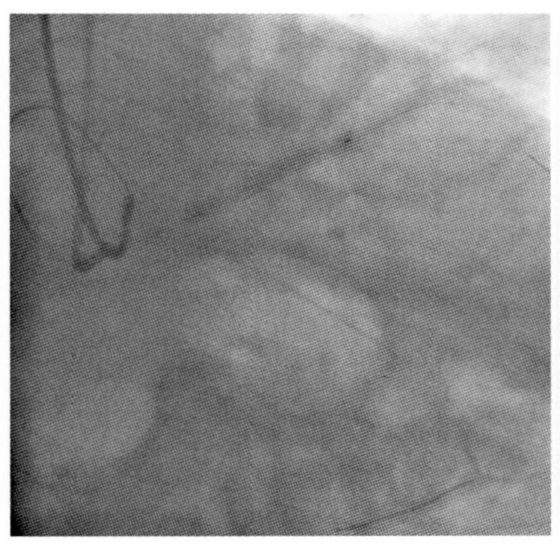

图 23-33-14 于前降支病变处植入药物支架

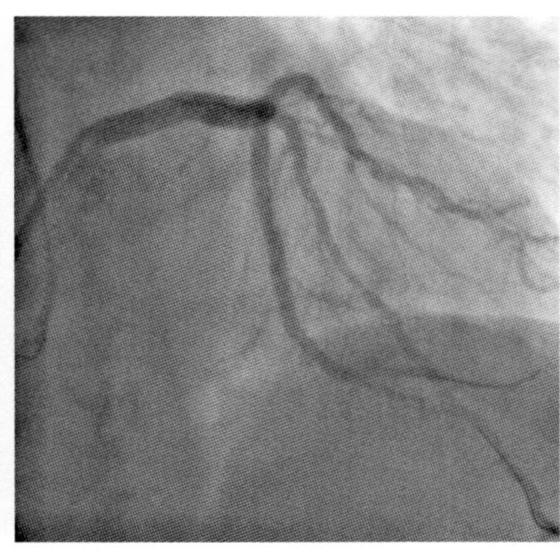

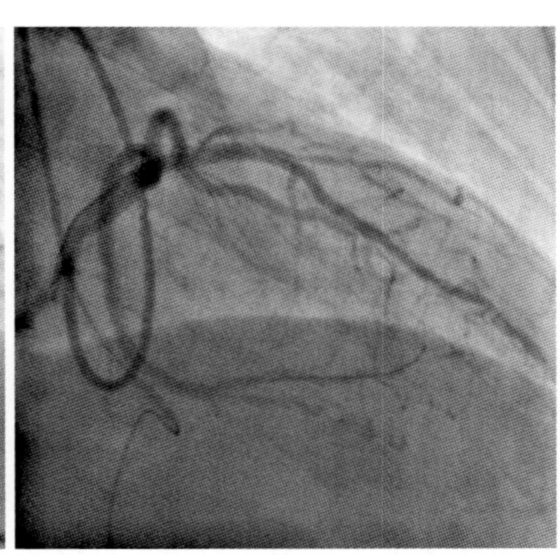

图 23-33-15 不同体位造影示支架扩张满意

• 术后结果 •

1. 术后即刻冠状动脉造影（图 23-33-15）。

2. 术后观察和看护：术后回心内科普通病房，予以常规护理，术后第 2 日顺利出院。

• 小结 •

1. 双侧造影是慢性闭塞病变介入治疗的关键，可提供更多的病变信息。

2. 当闭塞段长，闭塞远段无弥漫性病变，闭塞段无粗大分支血管时，ADR 技术是一个不错的选择。本例 ADR 未成功，可能与近段钙化斑块位置、病变成角等因素有关。

3. 逆向导丝穿入正向真腔，除常用的反向 CART 技术外，正向超声指导下的穿刺也非常有效，但需注意近段血肿夹层的发生以及回旋支的保护。

（陈章炜　付明强）

2016 年

病例 34　IVUS 指导下反向 CART 技术开通右冠近段完全闭塞病变

日期：2016 年 11 月 4 日

• 病史基本资料 •

• 患者男性，49 岁。

• 主诉：反复晕厥 3 次，PCI 术后 2 个月。

• 简要病史：患者 2015 年 10 月、2016 年 4 月、2016 年 7 月发作性晕厥 3 次。患者于 2016 年 8 月 16 日至我院行 PCI：左主干未见明显狭窄；左前降支近段狭窄 30%，中段分出较大的第二对角支后完全闭塞伴明显钙化，可见粗大第一间隔支至前降支远段的侧支循环，第一对角支细小，第二对角支近段狭窄 50%；左回旋支近段狭窄 30%，中段长病变，最重狭窄 80%，钝缘支未见明显狭窄；右冠近段起完全闭塞，可见自身桥侧支供应闭塞段远段。于前降支中段植入 Promus Element 3.0 mm × 38 mm 依维莫司药物洗脱支架。

• 既往史：高血压、糖尿病、吸烟史。

• 辅助检查

心脏超声：静息状态下超声心动图未见异常。LVEF 71%。

• 药物治疗方案：阿司匹林、氯吡格雷、阿托伐他汀、培哚普利、美托洛尔、阿卡波糖。

• **冠状动脉造影** •

右冠近段起完全闭塞，可见自身桥侧支供应闭塞段远段（图23-34-1）。左主干未见明显狭窄；左前降支近段近中段原植入支架管腔通畅，无内膜增生及再狭窄，第一对角支细小，第二对角支近段狭窄50%；左回旋支近段狭窄30%，中段长病变，最重处狭窄80%，钝缘支未见明显狭窄。可见左冠经间隔支提供侧支供应右冠远段（图23-34-2）。

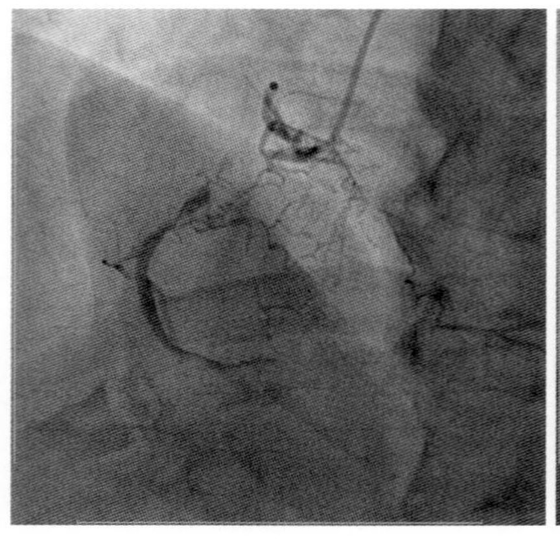
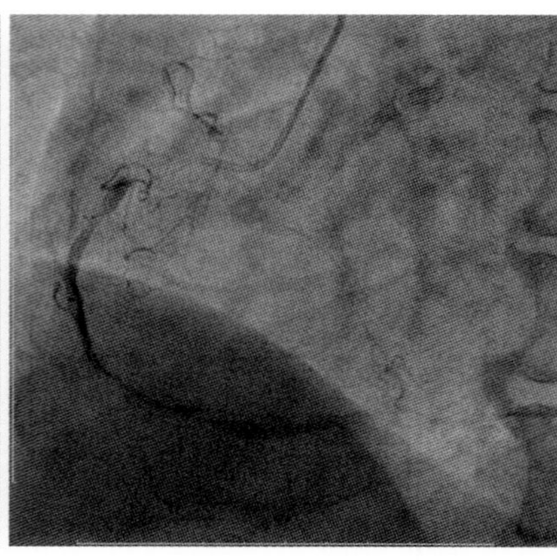

图 23-34-1 右冠状动脉造影，可见自身桥侧支

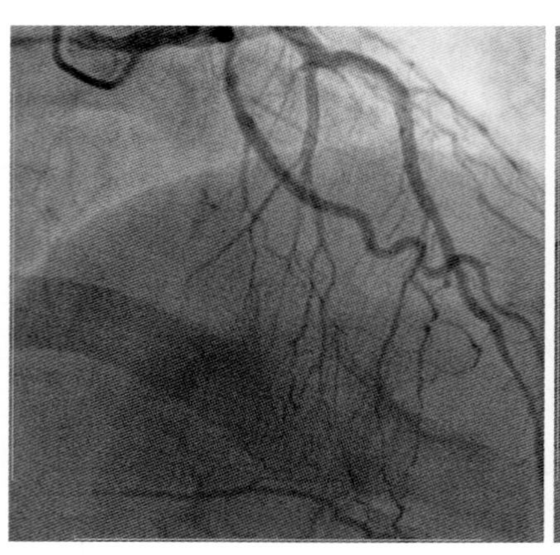
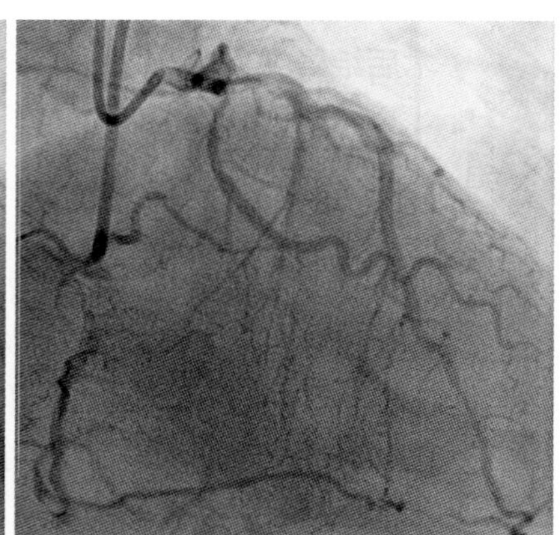

图 23-34-2 左冠经间隔支提供右冠侧支循环

• **治疗策略** •

首选IVUS引导下正向闭塞近段纤维帽穿刺技术，IVUS引导下寻找闭塞段的开口是关键；若该策略不成功，尝试逆向反向CART技术，选择合适的近段导丝交汇处是逆向成功的关键；若该策略不成功，可以选择正向ADR技术，选择闭塞远段的登陆点是关键。

• **器械准备** •

1. 穿刺准备：右侧桡动脉，右侧股动脉。
2. 指引导管选择：6F EBU 3.5 SH、7F SAL 1.0 SH。

• **手术过程** •

1. 取6F EBU 3.5 SH左指引导管送入左冠口，7F SAL 1.0 SH指引导管送至右冠口，行双侧造影。首先采用逆向技术，150 cm Corsair导管在0.014″ Sion Blue导丝支撑下送至间隔支，换用Sion导丝反复尝试，最终通过间隔支侧支送至右冠中段作为指引路标。经正向送入Sion导丝至右冠近段分支，送入OptiCross血管内超声导管至右冠近段，在IVUS指导下并在135 cm Corsair微导管支撑下，采用GAIA Second导丝穿刺闭塞段口部穿刺进入闭塞段体部，侧支显影导丝位于内膜下，遂交互逆向使用GAIA Second导丝、正向使用GAIA Second、Ultimate Bro 3导丝，但导丝重叠不佳，仍无法进行反向CART技术（图23-34-3、图23-34-4）。

2. 遂正向采用Fielder XT-R、Pilot 150进行正向Knuckle技术将Pilot 150送至右冠中段（图23-34-5），尔后采用反向CART技术，联合使用GuideZilla导管，正向先后送入Sprinter 1.5 mm × 15 mm、Sprinter 2.5 mm × 15 mm球囊，但逆向导引钢丝仍无法通过闭塞病变处（图23-34-6）。

3. 将逆向导引钢丝GAIA Second换用Ultimate Bro 3导丝，正向送入IVUS，IVUS显示正向导引钢丝位于内膜下，逆向导引钢丝位于血管真腔，遂正向送入Terumo 3.0 mm × 10 mm球囊于右冠近段（6～8）atm × 5 s扩张，进行反向CART技术（图23-34-7）。

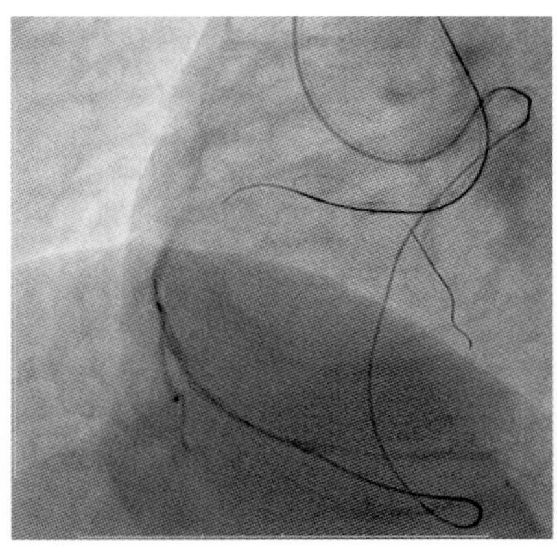
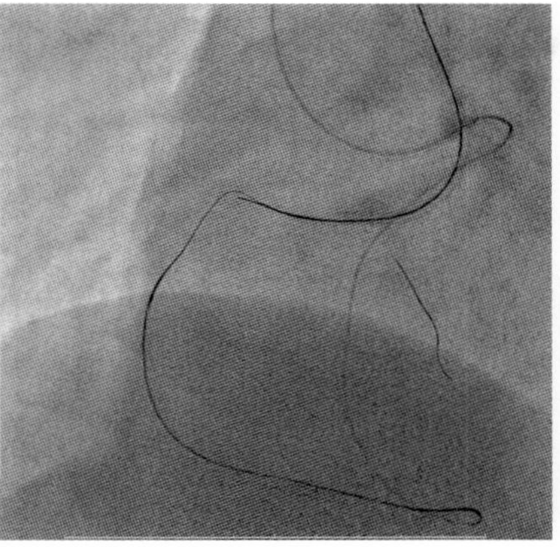

图 23-34-3　Corsair 支持下正向尝试导丝前行

图 23-34-5　Knuckle 技术向前推进 Pilot 150

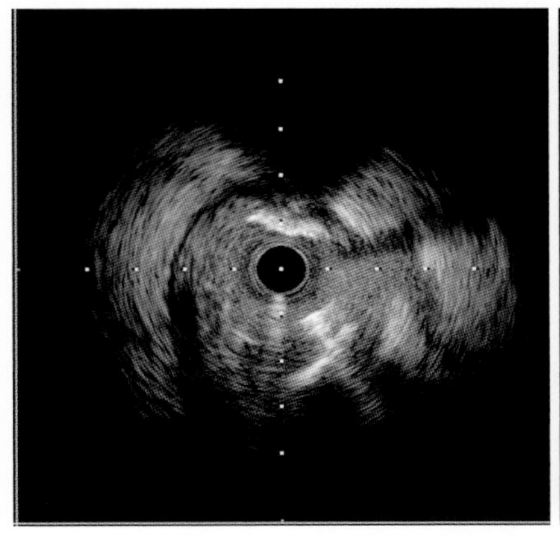
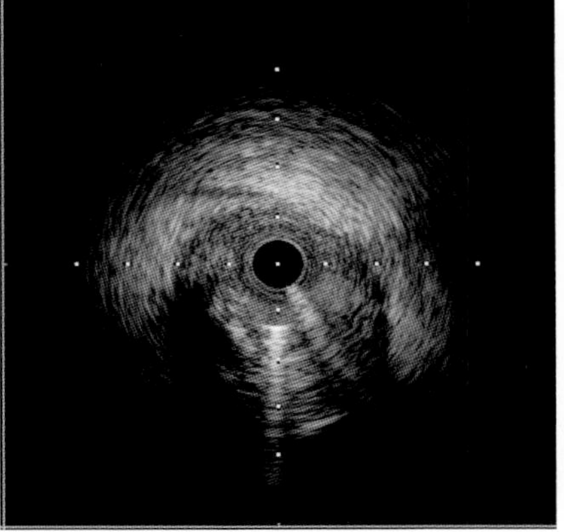

图 23-34-4　IVUS 指导下尝试正向技术

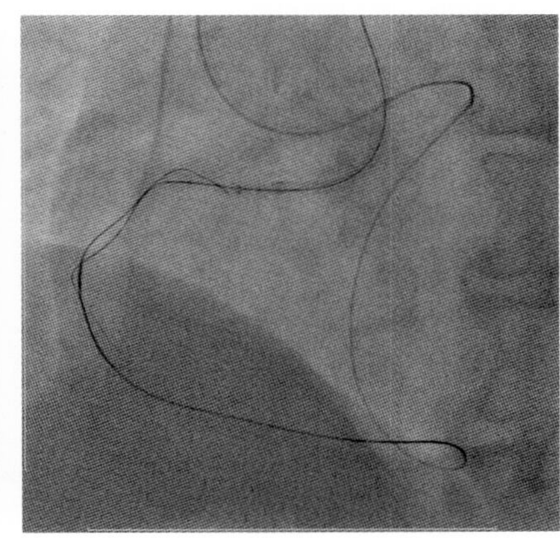

图 23-34-6　采用球囊扩张后仍无法通过

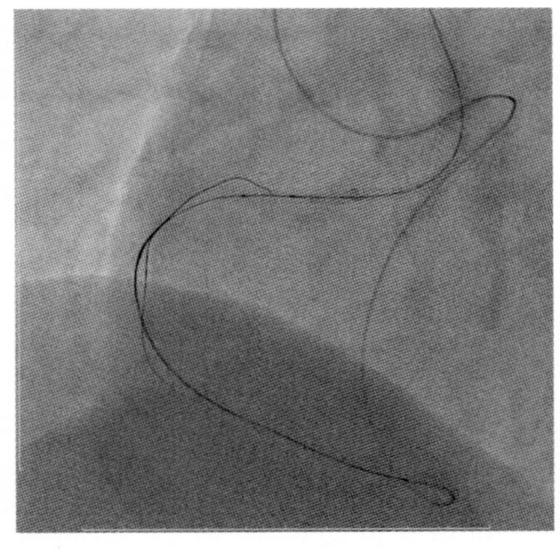

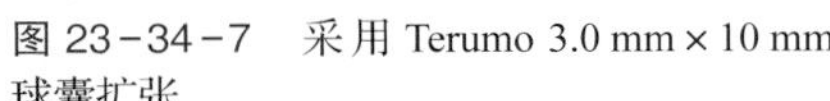

图 23-34-7　采用 Terumo 3.0 mm × 10 mm 球囊扩张

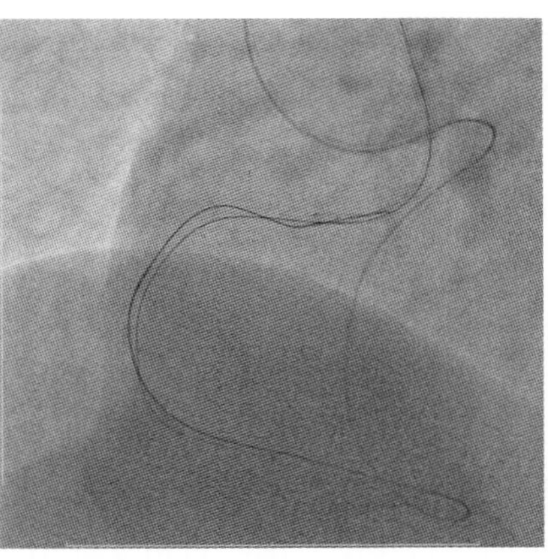

图 23-34-8　逆向导丝进入正向指引导管

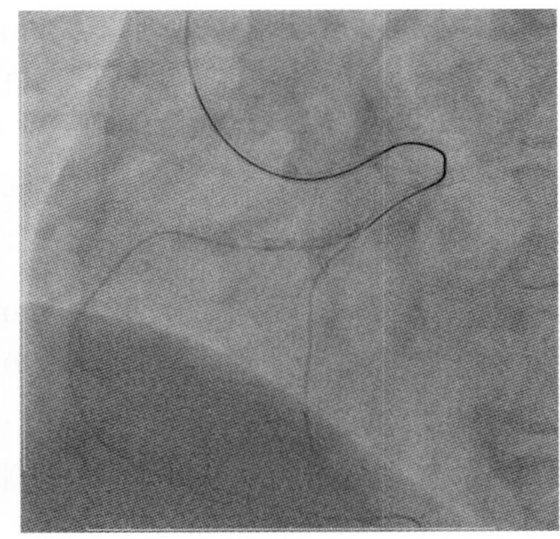

图 23-34-9　换入 RG 3 完成导丝体外化

4. 逆向导引钢丝进入正向指引导管，球囊锚定技术后推送 Corsair 导管至正向指引导管内，换入 RG 3 导丝完成导丝体外化（图 23-34-8、图 23-34-9），正向送入 Terumo 1.5 mm × 15 mm、Sprinter 2.5 mm × 15 mm 球囊于右冠闭塞处（8～12）atm × 10 s 扩张。

5. 送入血管内超声检查示：导丝位于右冠血管真腔（图 23-34-10）。

6. 送入另一 Sion 导丝至窦底，于右冠远段至近段串联植入 Nano 3.0 mm × 36 mm、Nano 3.5 mm × 29 mm、Nano 3.5 mm × 21 mm 雷帕霉素药物支架，（12～14）atm ×（5～10）s 扩张释放（图 23-34-11、

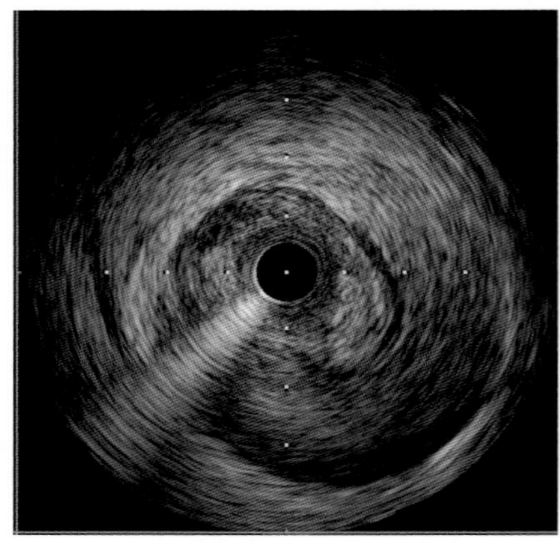
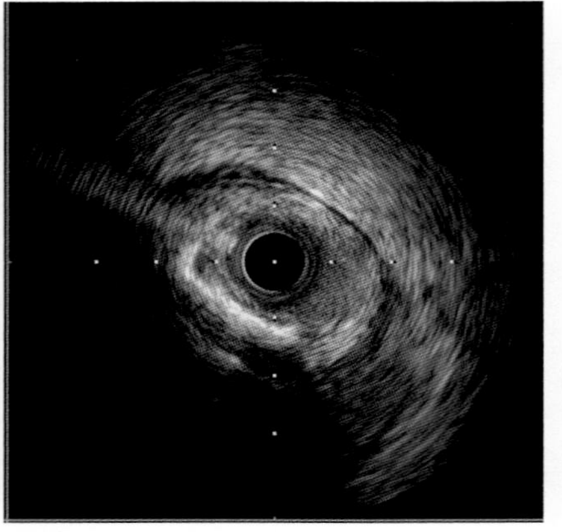

图 23-34-10 IVUS 见导丝位于真腔

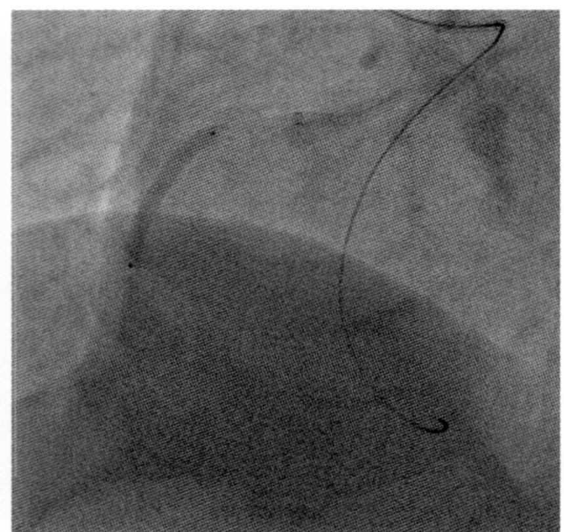

图 23-34-11 支架植入过程（一）

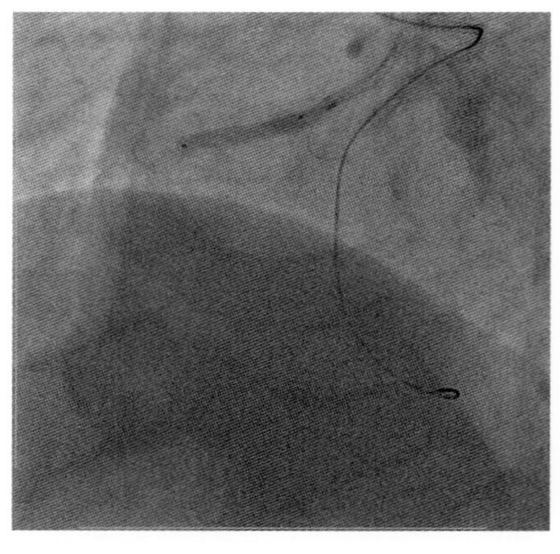

图 23-34-12 支架植入过程（二）

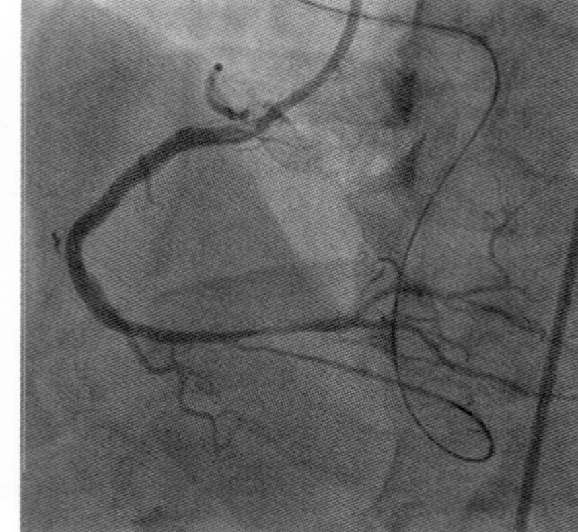
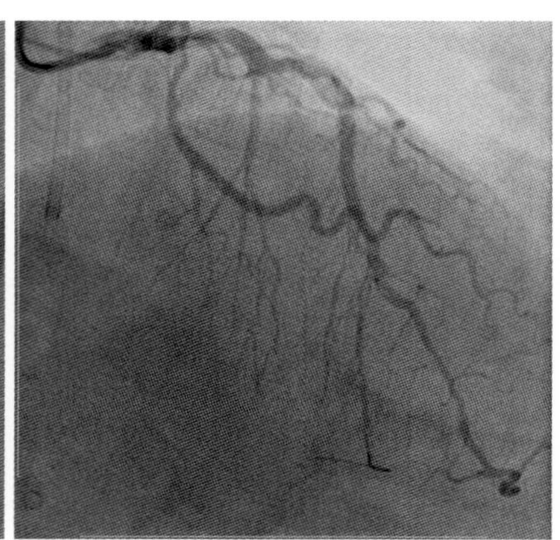

图 23-34-13 最终结果

图 23-34-12），再取 Empria 3.5 mm × 15 mm 球囊于支架内（16～18）atm × 5 s 后扩张塑形，复查造影示支架植入处无残余狭窄，血流 TIMI 3 级。对侧造影未见侧支血管损伤（图 23-34-13）。

· 术后结果 ·

1. 即刻结果：手术成功，复查造影示支架植入处无残余狭窄，血流 TIMI 3 级。对侧造影未见侧支血管损伤。

2. 术后观察和看护：8F Angio-seal 血管闭合器封闭股动脉穿刺部位，TR-BAND 桡动脉压迫器压迫桡动脉穿刺部位。术终血压 130/70 mmHg、心率 70 次 / 分，患者无不适主诉，术后右下肢制动 10 h，术后加强水化治疗。

3. 远期结果：2017 年复查冠状动脉造影：左主干未见明显狭窄；左前降支近段狭窄 30%，近中段原植入支架处管腔通畅，支架内未见明显再狭窄，第一对角支细小，第二对角支近段狭窄 50%；左回旋支近段狭窄 30%，中段弥漫性病变伴极度迂曲钙化，最重狭窄 80%，钝缘支未见明显狭窄；右冠中段支架内再狭窄 99%，左室后支近段狭窄 40%，后降支未见明显狭窄。于右冠中段再狭窄病变处植入 Promus Premier 3.5 mm × 28 mm 依维莫司药物支架。左回旋支病变处串联植入 Promus Premier 2.5 mm × 38 mm 和 Promus Premier 2.5 mm × 28 mm 依维莫司药物支架。

· 小结 ·

1. 该病例闭塞段 <20 mm，可首先尝试正向途径。

2. 对于无明显残端的 CTO 病变，如闭塞近端存在合适的分支血管，建议通过 IVUS 成像来指导近端纤维帽穿刺。可首先使用中等程度穿透力导引钢丝，如失败则建议使用高穿透力导引钢丝。高穿透力导引钢丝通过近段纤维帽后，如果闭塞段较长或行走路径不清时，可将其更换为中等程度穿透力导引钢丝（Step down），部分病例当导引钢丝在进入远端纤维帽时，需使用操控性能较佳的高穿透力导引钢丝（Step up）。

3. 采用 7F 以上指引导管有助于 IVUS 实时指引下进行导丝穿刺。

4. 正向 Knuckle 技术有助于正向导丝进入内膜下间隙。Knuckle 导丝选择：首选聚合物护套导丝，Fielder XT 或 Pilot 系列等。

5. 可使用 AGT 技术来易化逆向导丝进入正向指引导管。

（宋亚楠　戴宇翔）

病例 35　经静脉桥血管使用反向 CART 技术开通右冠闭塞病变

日期：2016 年 11 月 4 日

· 病史基本资料 ·

· 患者男性，61 岁。

· 主诉：冠状动脉旁路移植术后 11 年，再发胸痛 2 个月。

· 简要病史：患者 2005 年因急性心肌梗死行 CABG 治疗，术后规则服用抗血小板及调脂药物。2016 年 8 月再发活动后胸痛。2016 年 8 月 18 日于我院行冠状动脉造影：左主干开口完全闭塞；右冠近段狭窄 40%，近中段起完全闭塞，可见自身桥侧支至右冠远段少许显影。桥血管造影见主动脉-静脉桥-后降支的桥血管中段序贯至回旋支处狭窄 90%，远段狭窄 60% 伴夹层征象；LIMA-前降支的动脉桥血管管腔通畅，吻合口未见明显狭窄。尝试右冠介入治疗失败。

· 既往史：高血压、糖尿病、吸烟史。

· 辅助检查

心脏超声：左心室多壁段收缩活动异常；左心房增大；主动脉瓣钙化；LVEF 61%。

实验室检查：LDL-C 4.87 mmol/L，cTnT 0.032 ng/ml，NT-proBNP 190.2 pg/ml。

· 药物治疗方案：阿司匹林、氯吡格雷、瑞舒伐他汀、依折麦布、美托洛尔、培哚普利、单硝酸异山梨酯、瑞格列奈、阿卡波糖。

· 冠状动脉造影 ·

结合上次造影右冠近中段起完全闭塞，可见自身桥侧支至右冠远段少许显影（图 23-35-1）。桥血管造影见主动脉-静脉桥-后降支的桥血管中段序贯至回旋支处狭窄 90%，远段完全闭塞（图 23-35-2）。

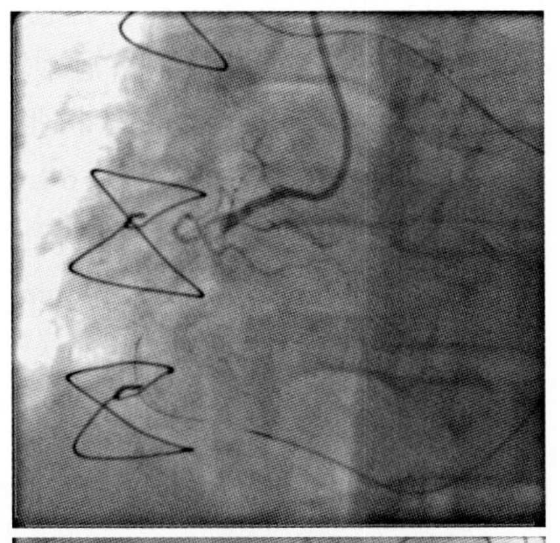

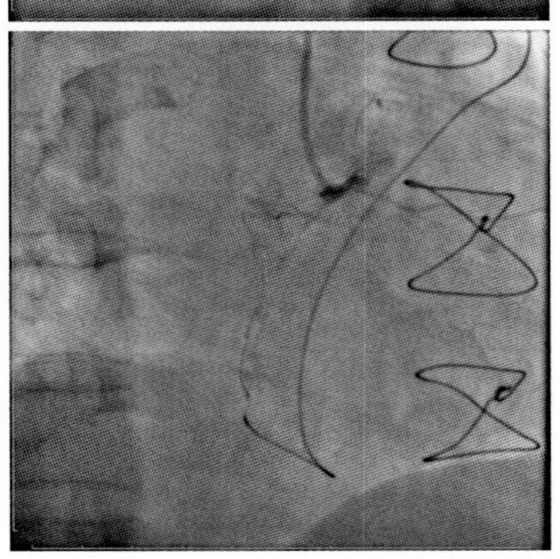

图 23-35-1　右冠造影

· 治疗策略 ·

由于前次正向尝试失败，直接选择逆向途径，且选择主动脉-静脉桥-后降支的桥血管作为逆向通路，采用反向 CART 技术，选择合适的近段导丝交汇处是逆向成功的关键；若该策略不成功，可以选择

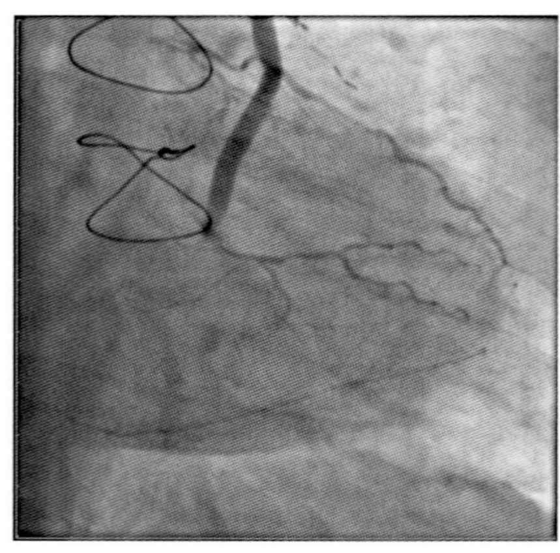
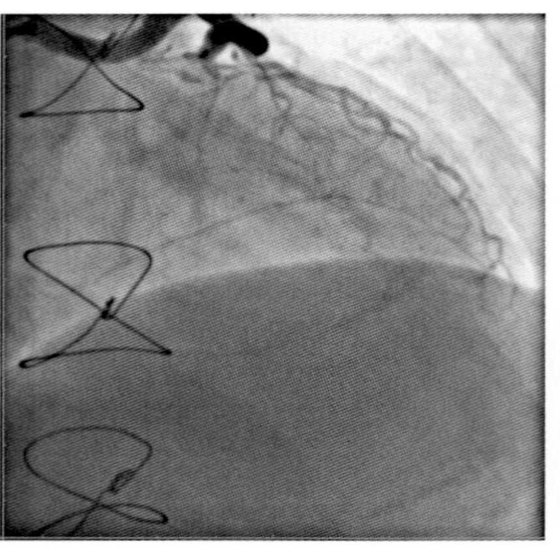

图 23-35-2 桥血管造影

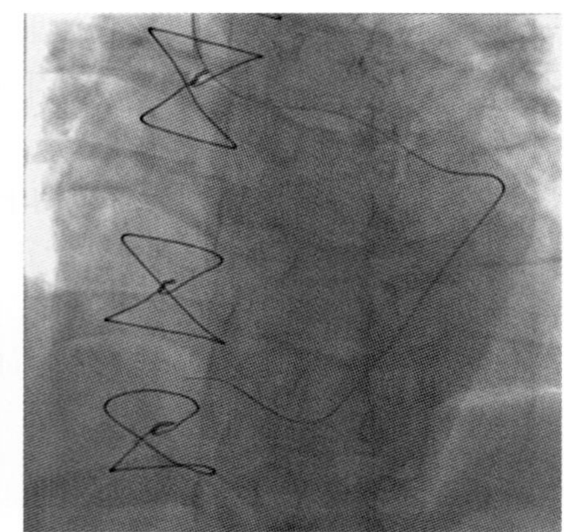

图 23-35-3 Fielder FC 导丝逆行送至右冠远段

正向 ADR 技术，选择闭塞远段的登陆点是关键。

· 器械准备 ·

1. 穿刺准备：左、右侧桡动脉。
2. 指引导管选择：6F AL 1.0，AL 0.75。

· 手术过程 ·

1. 采用逆向技术，Fielder FC 导丝联合 150 cm Corsair 微导管经静脉桥血管-后降支逆行送至右冠远段（图 23-35-3），先后交换 GAIA Second、Ultimate Bro 3 未能逆向通过右冠中段闭塞病变处（图 23-35-4）。

2. 0.014″ Runthrough 导丝联合 Finecross 微导管送至右冠近段闭塞病变处，GAIA Second 导丝在 Finecross 微导管支撑下送至右冠中段闭塞病变处（图 23-35-5）。

3. 送入 Guidezilla 至右冠中段，采用反向 CART 技术，取 Tazuna 2.0 mm × 20 mm 球囊于右冠近中段病变处（10～14）atm × 10 s 扩张，先后逆向尝试 Pilot 150 和 Conquest Pro 导丝成功通过闭塞病变处送至对侧指引导管内（图 23-35-6），逆向推送 Corsair 微导管至右冠指引导管内。送入 RG 3 导丝完成体外化后，正向送入血管内超声导管检查（图 23-35-7）。

4. 取 Tazuna 2.0 mm × 20 mm 球囊于右冠病变处以（10～14）atm × 10 s 扩张（图 23-35-8），取 Filer FC 导丝经右冠指引导管送至左室后支，退出 RG 3 导丝，交换 Runthrough 导丝至后降支开口处保护后降支开口，沿正向 Fielder FC 导丝由右冠远端至开口串联植入 Promus Premier 2.25 mm × 24 mm、

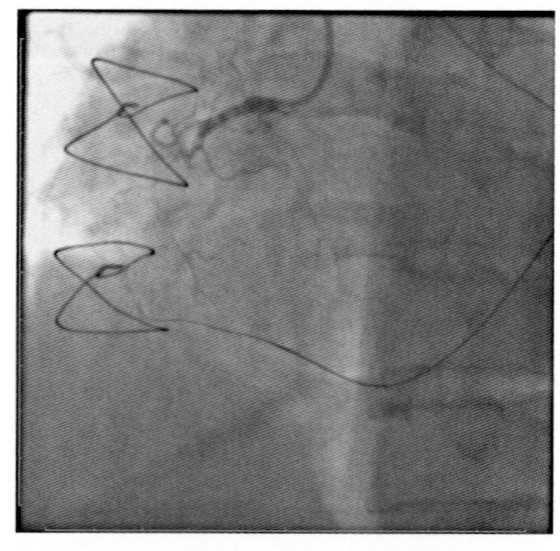

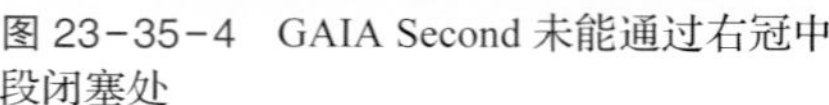

图 23-35-4 GAIA Second 未能通过右冠中段闭塞处

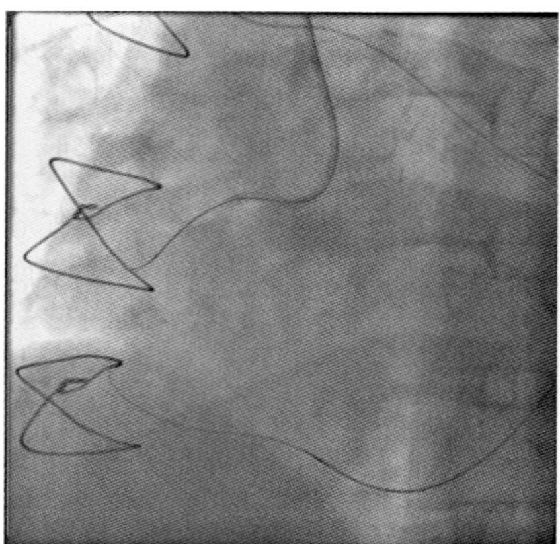
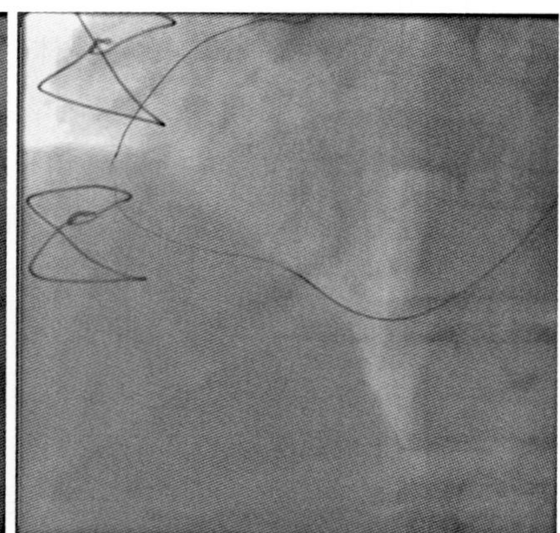

图 23-35-5 GAIA Second 在微导管支撑下送至右冠中段

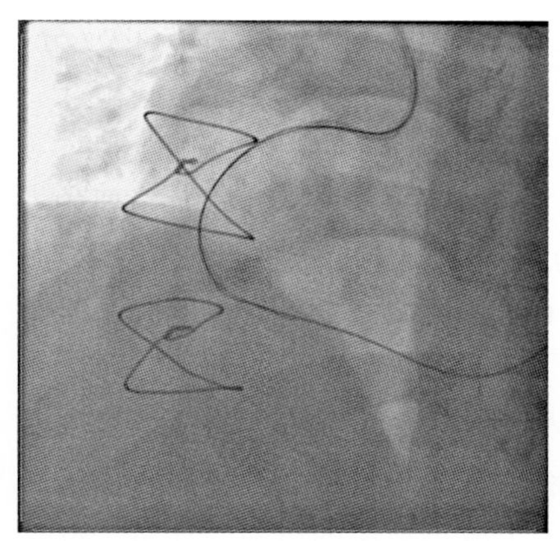

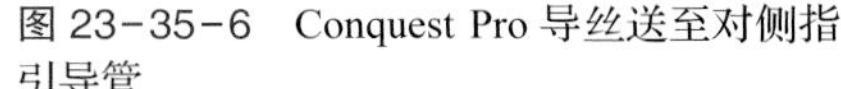

图 23-35-6　Conquest Pro 导丝送至对侧指引导管

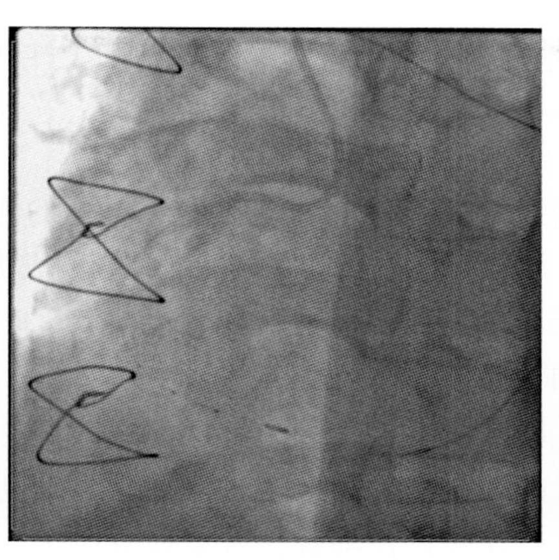

图 23-35-7　血管内超声检查

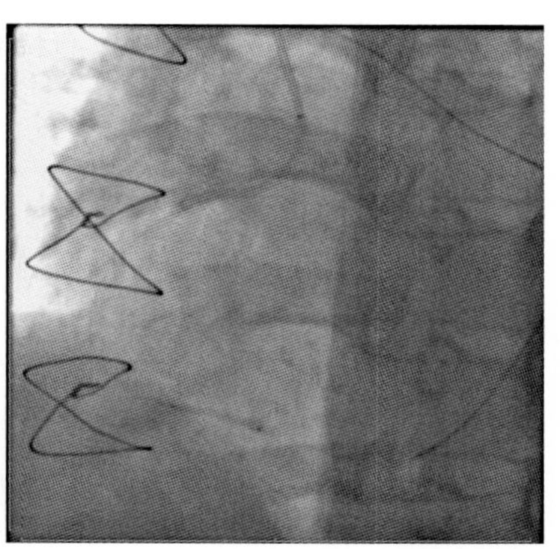

图 23-35-8　球囊扩张

2.5 mm × 38 mm、2.75 mm × 38 mm、3.5 mm × 24 mm 药物洗脱支架分别以（10～14）atm × 10 s 扩张释放（图 23-35-9）。

5. 再正向送入 Runthrough 导丝至后降支，分别取 Tazuna 2.0 mm × 20 mm 及 Quantum 2.75 mm × 15 mm 球囊于后降支左室后支分别以（12～14）atm × 10 s 对吻扩张塑形（图 23-35-10）。取 Quantum 3.5 mm × 15 mm 后扩球囊于支架及支架连接处以（10～24）atm × 10 s 扩张塑形，复查造影见支架扩张满意，无残余狭窄，血流 TIMI 3 级。左室后支见弥漫性狭窄，最重约 80%，取 Tazuna 2.0 mm × 20 mm 球囊给予（12～14）atm × 10 s 扩张，复查造影示扩张满意，无残余狭窄，血流 TIMI 3 级。退出逆向微导管，复查造影桥血管无损伤，手术成功（图 23-35-11～图 23-35-13）。

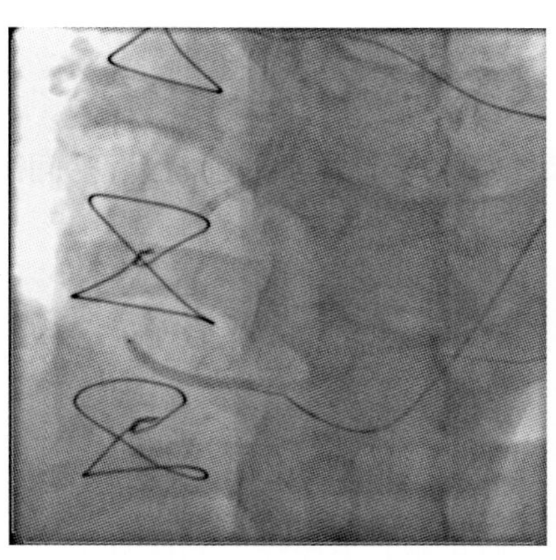

图 23-35-9　植入支架

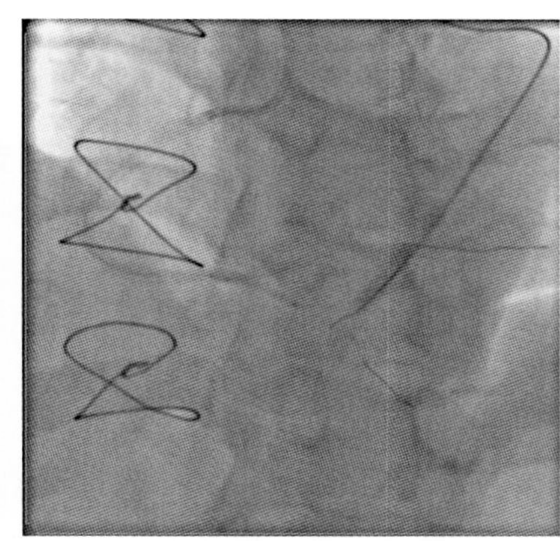

图 23-35-10　球囊对吻

• 术后结果 •

1. 即刻结果：手术成功，造影示支架扩张满意，无残余狭窄，血流 TIMI 3 级，桥血管无损伤。

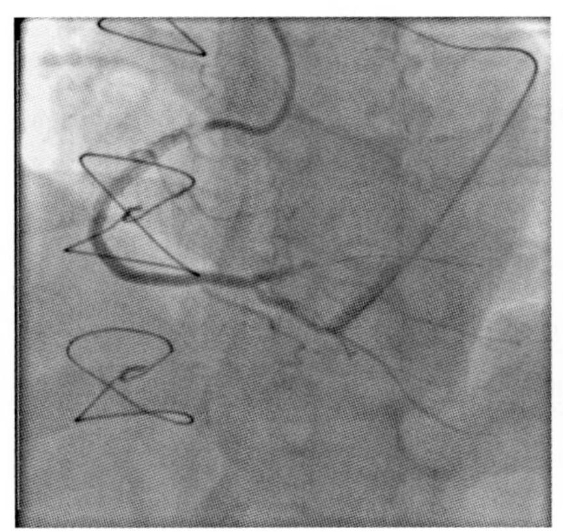

图 23-35-11　术后造影（一）

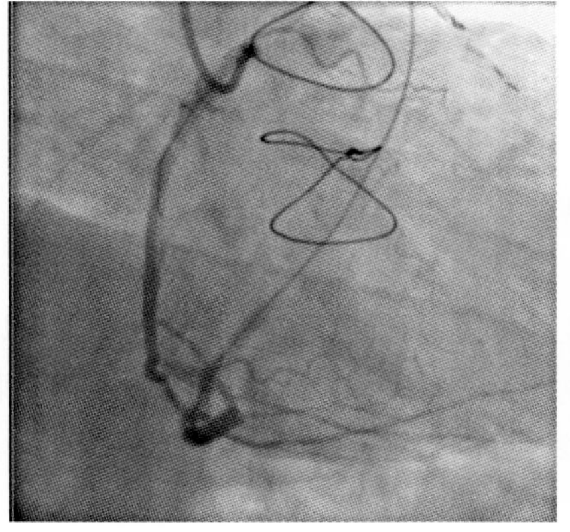

图 23-35-12　术后造影（二）

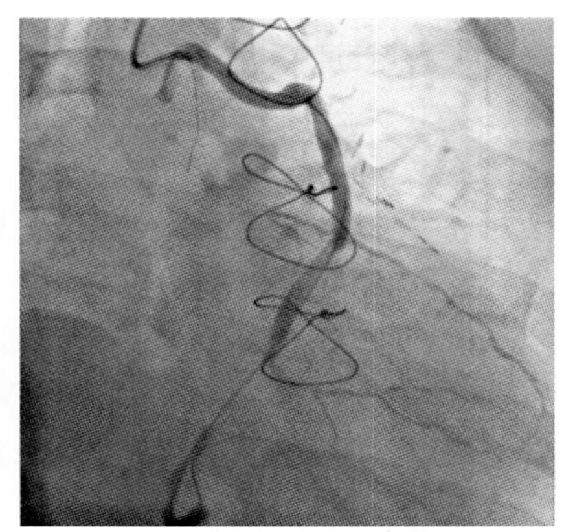

图 23-35-13　术后桥血管造影

2. 术后观察和看护：拔右桡动脉鞘，保留左侧桡动脉鞘，术终血压 124/70 mmHg、心率 56 次 / 分，患者无不适主诉。

· 小结 ·

1. 器械通过侧支通道是逆向开通 CTO 成功的关键，选择最佳的侧支通道是逆向介入中至关重要的一环。该患者没有良好的自身血管侧支作为逆向通路，此时桥血管可成为逆向介入治疗的良好通路。

2. 主动迎接技术（AGT）是指将子母导管或延长导管深插和反向 CART 技术或逆向导丝通过技术结合的技术，有利于逆向导丝进入正向指引导管，并实现导丝体外化。

3. 使用 AGT 技术时，操纵逆向导丝之前子母导管的头端应该进入反向 CART 技术所造成的腔内或接近近端入口。若子母导管只到达口部或近端，AGT 技术的有效性则会受限。延长导管深插过程中，可以使用锚定技术增加支撑力。但是要注意操作细致，避免管壁损伤。为了减小夹层的风险，在将子母导管前送过程中推荐沿球囊杆推送，而非单纯沿导丝推送。

（宋亚楠　戴宇翔）

病例 36　逆向介入侧支血管损伤后 IVUS 指导下前向技术开通前降支闭塞病变

日期：2016 年 11 月 4 日

· 病史基本资料 ·

· 患者男性，50 岁。

· 主诉：反复右上腹痛 1 年半。

· 简要病史：患者于 2015 年初反复出现右上腹痛。2016 年 8 月再次因右上腹痛，入住外院普外科预行胆囊切除术，术前心电图检查提示异常（具体不详），故转入心内科。于 2016 年 8 月 17 日行冠状动脉造影术提示：LM、LCX 正常，LAD 近段完全闭塞，RCA 开口向下，远段血流 TIMI 3 级，可见 RCA 向 LAD 提供侧支循环。开通 LAD 失败。

· 既往史：高血压、肾功能不全，偶有吸烟。

· 辅助检查

心脏超声：左心室多壁段收缩活动异常；室间隔基底段稍增厚；LVEF 65%。

实验室检查：LDL-C 2.04 mmol/L。心肌肌钙蛋白 T 0.024 ng/ml；氨基末端利钠肽前体 175.9 pg/ml。

· 药物治疗方案：阿司匹林、氯吡格雷、阿托伐他汀、美托洛尔、氨氯地平、缬沙坦。

· 冠状动脉造影 ·

左主干未见明显狭窄；左前降支近段完全闭塞，第一对角支未见明显狭窄；左回旋支近段狭窄 30%，钝缘支未见狭窄。右冠开口畸形，近段管壁不规则，未见明显狭窄，左室后支及后降支未见明显狭窄，右冠远段向前降支远段提供侧支显影（图 23-36-1、图 23-36-2）。

· 治疗策略 ·

由于前次正向尝试失败，首选逆向技术，寻找合适的侧支通路以及合适的近段导丝交汇处是成功的关键；若该策略不成功，可尝试 IVUS 引导下正向闭塞近段纤维帽穿刺技术，IVUS 引导下寻找闭塞段的开口是关键。由于闭塞段以远有较多重要分支，ADR 不是很好的选择。

· 器械准备 ·

1. 穿刺准备：左、右侧股动脉。

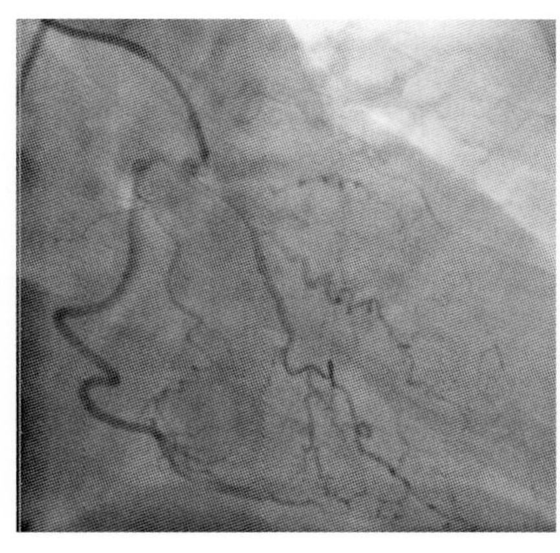
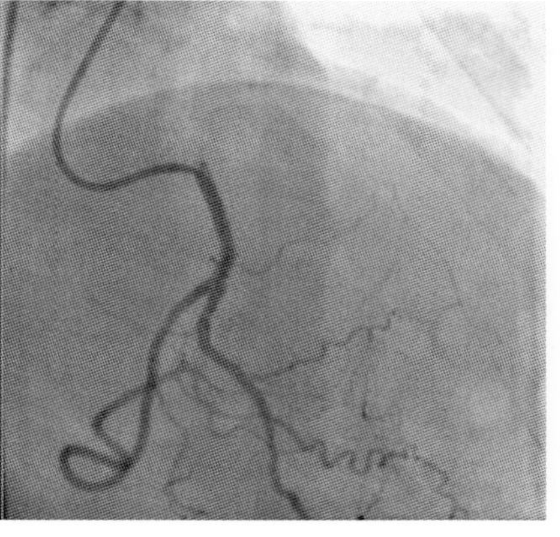

图 23-36-1 冠状动脉造影

图 23-36-3 反复尝试未能将导丝通过侧支

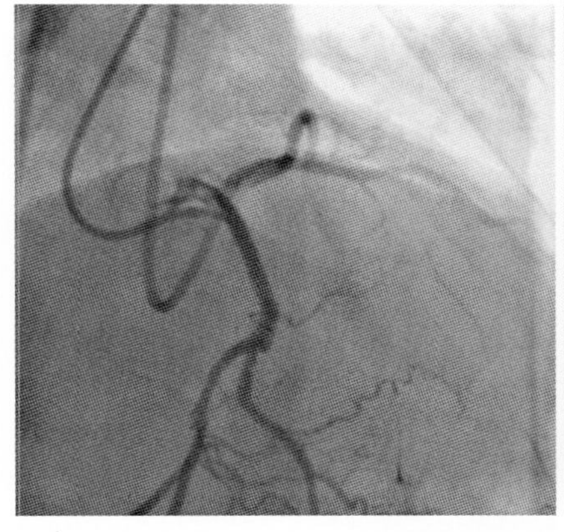
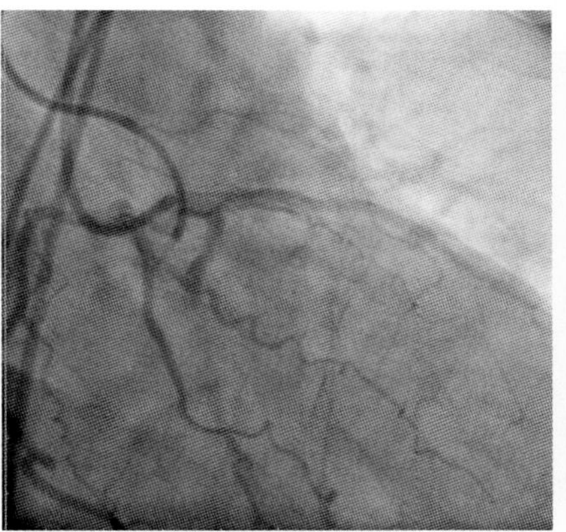
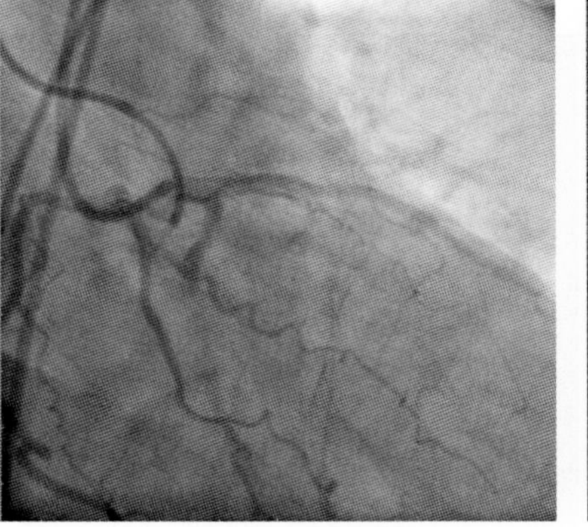

图 23-36-2 双侧造影

图 23-36-4 造影提示侧支少量造影剂外渗

2. 指引导管选择：7F XB 4、6F AL 1.0。

· 手术过程 ·

1. 0.014″ Runthrough 导丝在 Finecross 微导管支撑下送至侧支血管近段，经微导管先后尝试 2 根 Suoh 03 导丝及另一根 Runthrough 导丝反复尝试未能将导丝通过侧支（图 23-36-3），微导管造影示侧支有少量造影剂外渗（图 23-36-4），经微导管送入 2 枚 Cook 弹簧圈（图 23-36-5、图 23-36-6）。

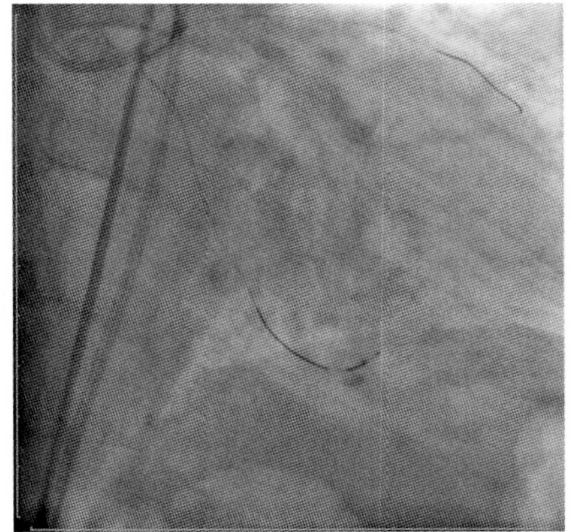

图 23-36-5 经微导管送入 Cook 弹簧圈

2. 遂尝试正向通路。Runthrough 导丝送至对角支远段，另一根 Runthrough 导丝送至间隔支远段，先后将 Opticross 血管内超声导管送至对角支及间隔支中段回撤行 IVUS 检查，前降支发出间隔支后完全闭塞。先后尝试 Fielder XT-R、Conquest Pro 及 GAIA Third 导丝在 Caravel 微导管支撑下反复尝试通过前降支闭塞病变处送至远段（图 23-36-7、图 23-36-8），经微导管交换 Runthrough 导丝送至前降支远段，血管内超声证实导丝位于血管真腔（图 23-36-9）。

3. Tazuna 2.0 mm × 15 mm 球囊于前降支近中段病变处（8～12）atm × 10 s 扩张（图 23-36-10），于前降支近中段植入 Firehawk 2.5 mm × 33 mm 雷帕霉素药物支架，12 atm × 10 s 扩张释放（图 23-36-11），再取 Hiryu 3.5 mm × 10 mm 球囊于支架内以（6～16）atm × 10 s 后扩张塑形，复查 IVUS 示前降支支架贴壁满意，支架边缘未见夹层（图 23-36-12）。复查造影示前降支支架扩张满意，无残余狭窄，血流 TIMI 3 级（图 23-36-13）。

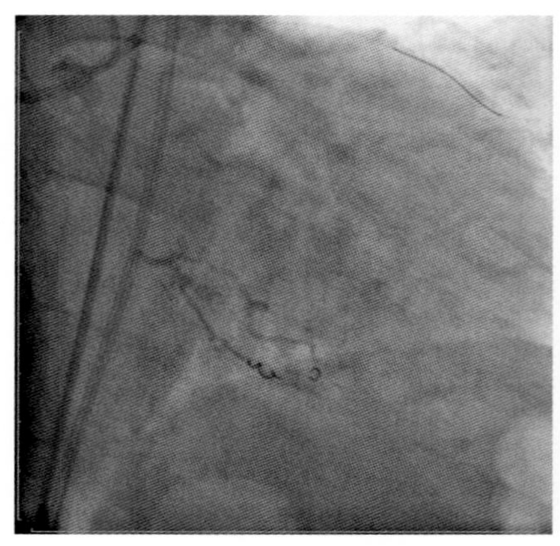

图 23-36-6　弹簧圈封堵后

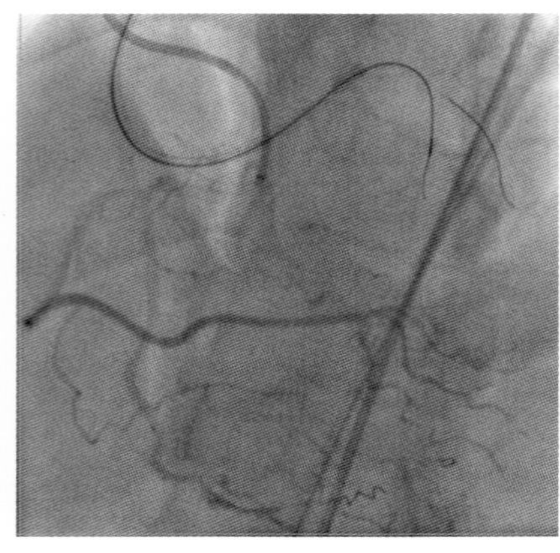

图 23-36-7　Conquest Pro 尝试正向通过 LAD 闭塞病变

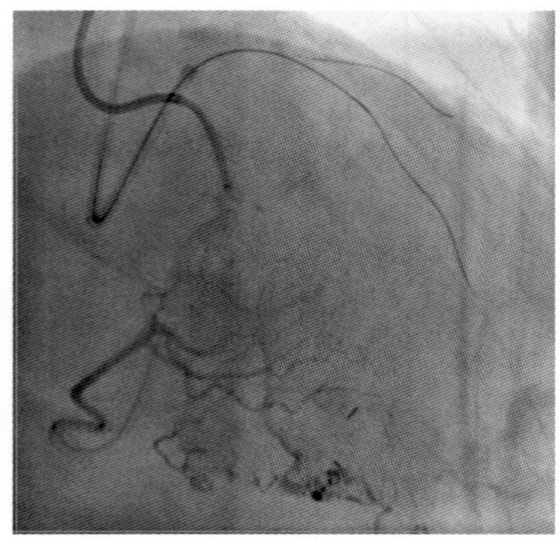

图 23-36-8　GAIA Third 通过 LAD 闭塞病变

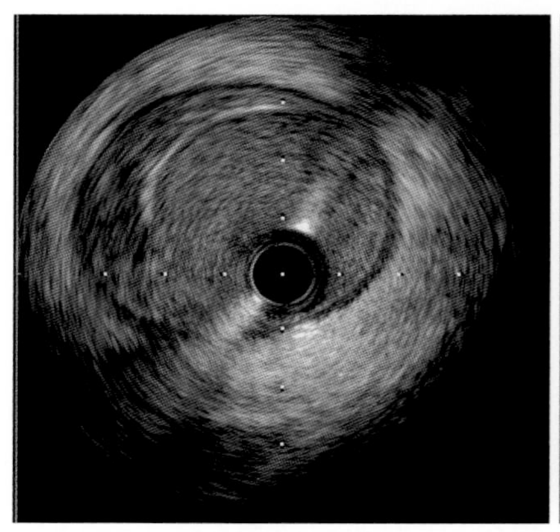

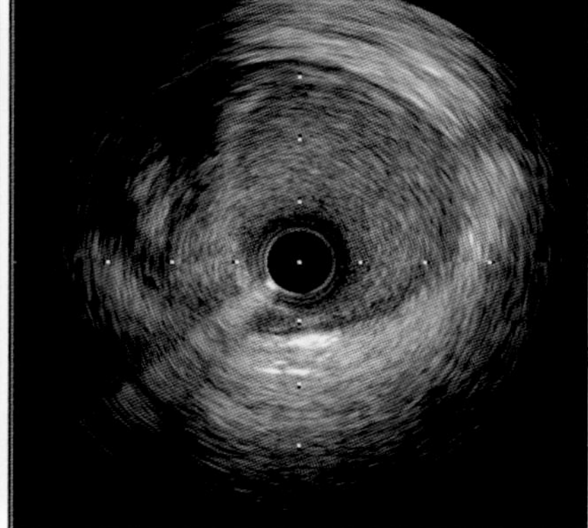

图 23-36-9　IVUS 证实导丝位于血管真腔

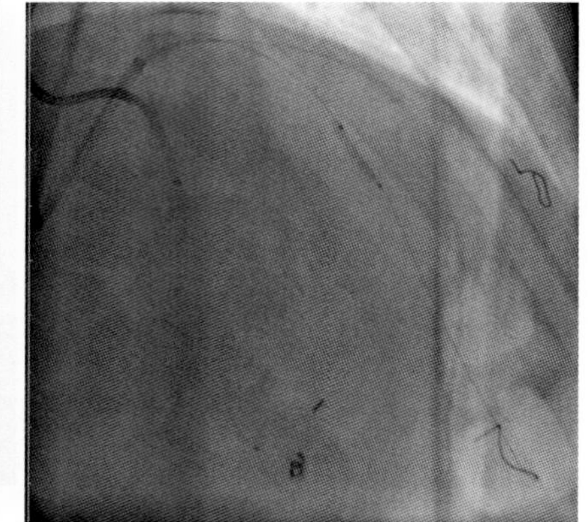

图 23-36-10　球囊扩张

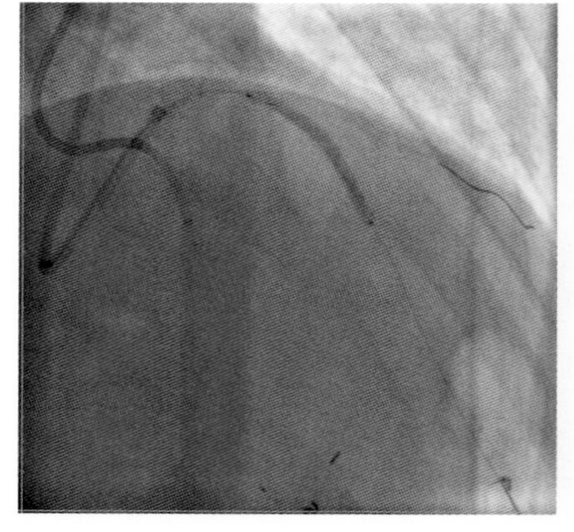

图 23-36-11　支架植入

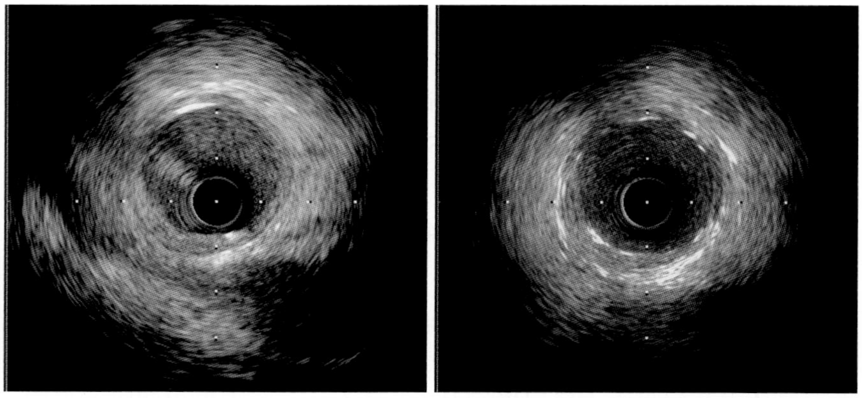

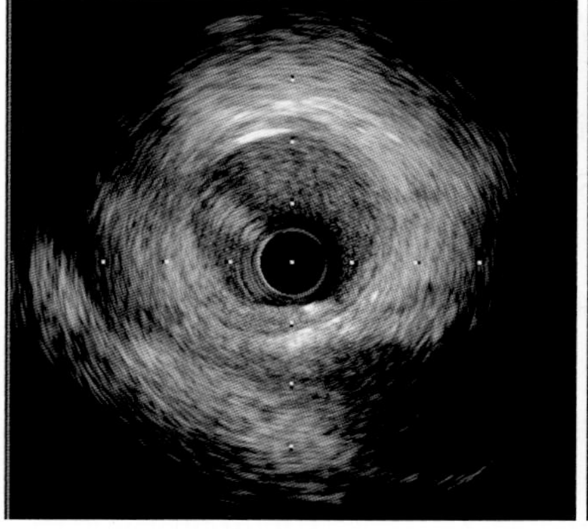

图 23-36-12　IVUS 示支架贴壁满意

· 术后结果 ·

1. 即刻结果：手术成功，复查 IVUS 示前降支支架贴壁满意，支架边缘未见夹层；复查造影示前降支支架扩张满意，无残余狭窄，血流 TIMI 3 级。

2. 术后观察和看护：8F Angio-seal 血管闭合器封闭双侧股动脉穿刺部位。术终血压 120/70 mmHg，心率 78 次 / 分，患者无不适主诉。术后右下肢制动 10～12 h，左下肢制动 24 h。

· 小结 ·

1. 由于前次正向尝试失败，故首选逆向技术；该病例逆向介入治疗时发生侧支穿孔，故重新改为正向途径。

2. 该患者发出间隔支后 LAD 闭塞，因而通过 IVUS 成像来指导近端纤维帽穿刺。首先使用中等程度穿透力导引钢丝，如失败则建议使用高穿透力导引钢丝。高穿透力导引钢丝通过近段纤维帽后，如果闭塞段较长或者行走路径不清时，可将其更换为中等程度穿透力导引钢丝（Step-down），部分病例当导引钢丝在进入远端纤维帽时，需使用操控性能较佳的高穿透力导引钢丝（Step-up）。

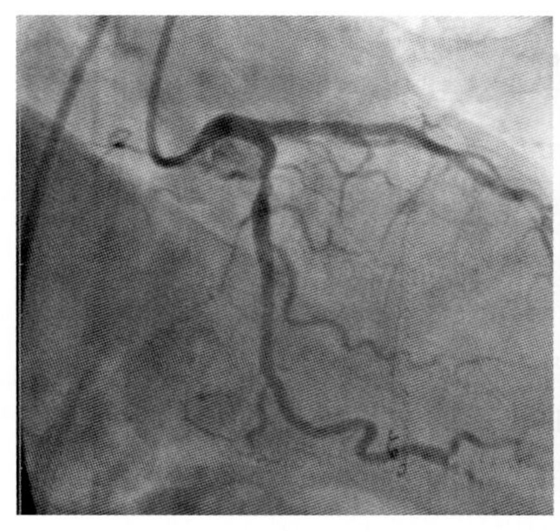
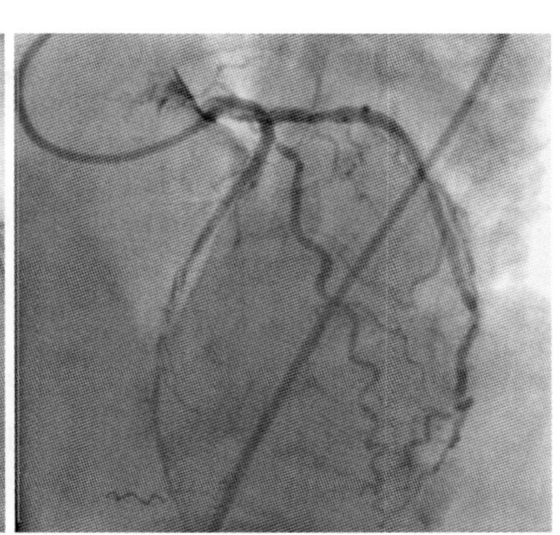

图 23-36-13 术后造影

3. 采用 7F 以上指引导管有助于 IVUS 实时指引下进行导丝穿刺。

（宋亚楠 戴宇翔）

病例 37 双向 Knuckle 技术开通右冠近段闭塞病变

日期：2016 年 11 月 4 日

• 病史基本资料 •

• 患者男性，66 岁。

• 主诉：反复胸闷 1 年余。

• 简要病史：2015 年患者无明显诱因出现发作性胸闷，呈压迫感，位于心前区，休息后缓解，遂 2016 年 9 月 25 日于外院行冠状动脉造影：左主干无明显狭窄，左前降支中段长病变，狭窄 80%～95%，左回旋支管壁不规则，钝缘支起始处始长病变，狭窄约 70%；右冠近段始完全闭塞，桥侧支供应远端血管。10 日前患者活动后再次出现胸闷。

• 既往史：高血压、糖尿病、吸烟史。

• 辅助检查

心脏超声：左心房增大；升主动脉增宽，主动脉瓣钙化；LVEF 62%。

实验室检查：心肌肌钙蛋白 T 0.015 ng/ml；氨基末端利钠肽前体 55.4 pg/ml。

• 药物治疗方案：阿司匹林、氯吡格雷、美托洛尔、阿托伐他汀、贝那普利、二甲双胍、阿卡波糖。

• 冠状动脉造影 •

左主干未见明显狭窄；左前降支近中段狭窄 85%，第一对角支近段管壁不规则，左回旋支管壁不规则，钝缘支近段狭窄 60%～70%，可见左冠向右冠远段提供侧支循环；右冠近段完全闭塞，近段桥侧支供应远段（图 23-37-1、图 23-37-2）。

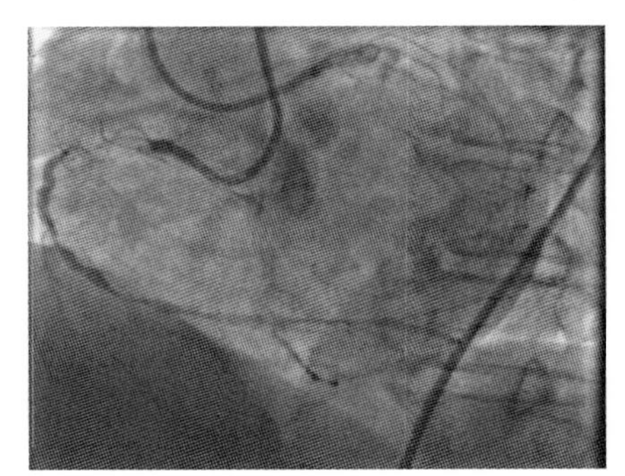

图 23-37-1 双侧造影

• 治疗策略 •

由于闭塞段不长，可以首选正向途径，若该策略不成功，可选择逆向技术，寻找合适的侧支通路以及合适的近段导丝交汇处是成功的关键。该病例由于远段血管弥漫性病变，ADR 不是很好的选择。

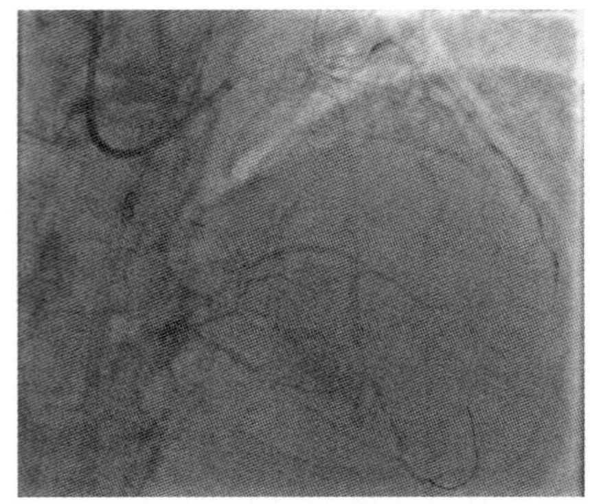

图 23-37-2　对侧造影

· 器械准备 ·

1. 穿刺准备：右侧桡动脉，右侧股动脉。
2. 指引导管选择：7F AL 0.75、7F EBU 3.5。

· 手术过程 ·

1. 首先选择前向介入治疗。经 0.014″ Sion 导丝将 135 cm Corsair 送至右冠开口，先后换用 Fielder XT、Pilot 200、GAIA Third、Conquest Pro 导丝反复尝试，无法前向通过闭塞病变。换用 Pilot 200 导丝，采用 Knuckle 技术反复尝试，仍无法送至闭塞病变远段（图 23-37-3）。

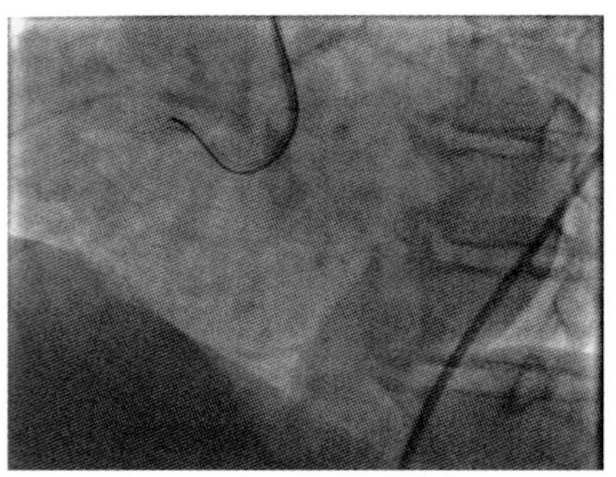

图 23-37-3　尝试正向技术

2. 遂行逆向介入。取 0.014″ Sion 导丝经间隔支侧支送至后降支远段，反复尝试后送入 150 cm Corsair 至右冠远段，再逆向送至右冠闭塞病变远段，逆向换入 GAIA Third、Conquest Pro 导丝反复尝试，无法通过闭塞病变（图 23-37-4）。换入 Pilot 200 行逆向 Knuckle，将导丝送入闭塞病变远段（图 23-37-5），同时前向 Pilot 200 行 Knuckle 送入闭塞病变远段。再采用反向 CART 技术，正向球囊无法通过闭塞病变，送入 Guidezilla 导管至右冠近段，先后送入 Tazuna 2.5 mm × 15 mm、Quantum 3.0 mm × 12 mm、Empira NC 3.5 mm × 15 mm、Quantum 4.0 mm × 12 mm、4.5 mm × 15 mm 反复行反向 CART（图 23-37-6）后，逆向导丝通过病变送至正向指引导管。前送 Corsair 微导管至正向指引导管内，换入 RG 3 完成导丝体外化。

3. 前向送入 Sequent 3.0 mm × 15 mm 球囊反复扩张右冠病变（图 23-37-7），于右冠远段至开口串联植入 Promous Premier 3.0 mm × 38 mm、3.5 mm × 38 mm、3.5 mm × 32 mm 依维莫司药物支架，分别以（16～18）atm × 10 s 扩张释放（图 23-37-8）。复查造影示右冠支架扩张满意，血流 TIMI 3 级，后降支血流缓慢（图 23-37-9）。送入 Tazuna 2.5 mm × 15 mm 球囊扩张后降支开口，复查造影示后降支血流恢复，残余狭窄 60%（图 23-37-10）。

4. 左冠复查造影示前降支近中段病变不稳定征象（图 23-37-11），于前降支近中段支架植入 Resolute 2.75 mm × 24 mm 佐他莫司药物支架，12 atm × 10 s 扩张释放。复查造影示支架扩张满意，无残余狭窄，远段血流 TIMI 3 级（图 23-37-12）。

· 术后结果 ·

1. 即刻结果：手术成功，复查造影支架扩张满意，无残余狭窄，远段血流 TIMI 3 级。

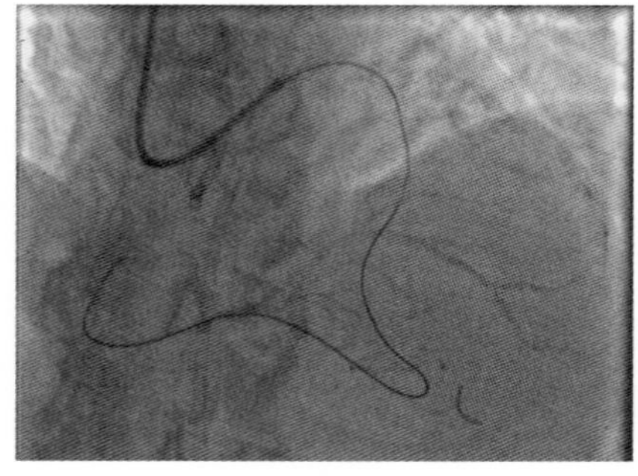

图 23-37-4　导丝尝试逆向通过右冠闭塞处

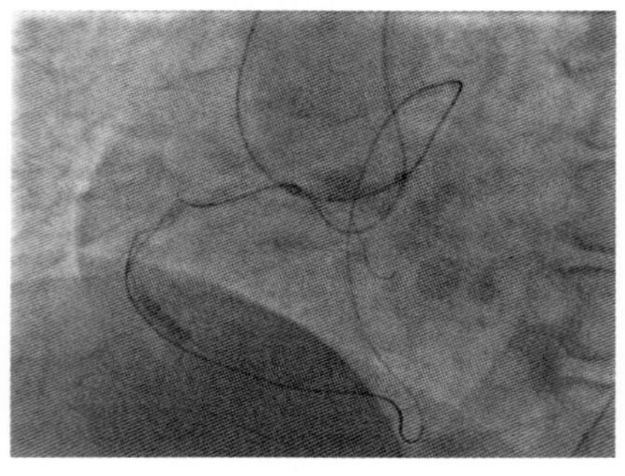

图 23-37-5　Pilot 200 导丝逆向行 Knuckle

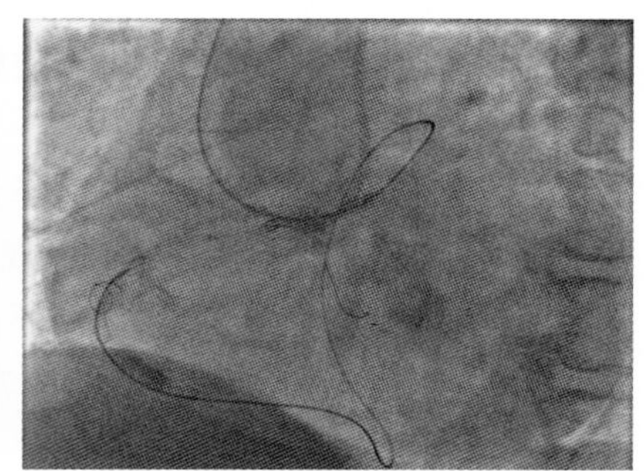

图 23-37-6　在 Guidezilla 支撑下行球囊扩张

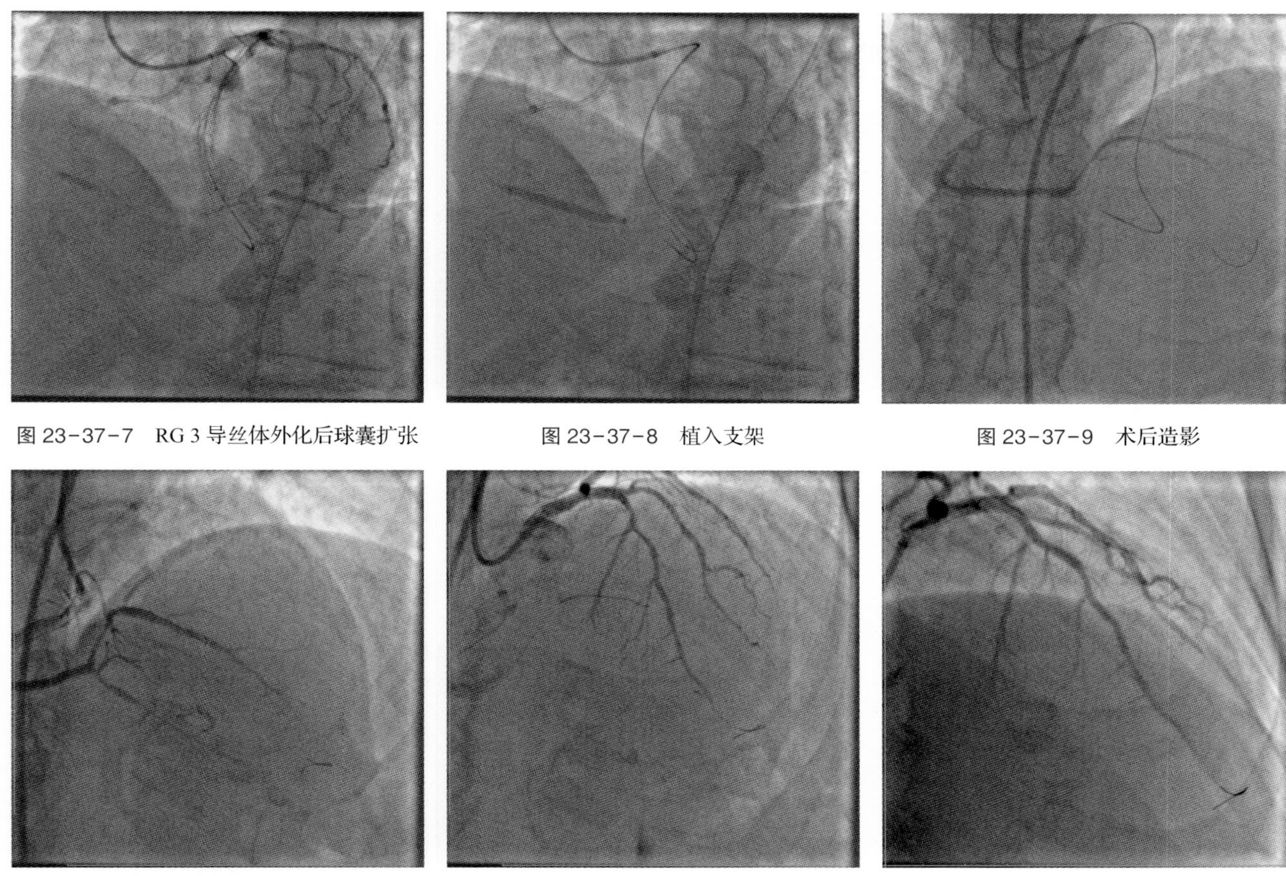

图 23-37-7　RG 3 导丝体外化后球囊扩张

图 23-37-8　植入支架

图 23-37-9　术后造影

图 23-37-10　扩张后降支后复查造影

图 23-37-11　左冠造影

图 23-37-12　左冠支架植入后造影

2. 术后观察和看护：以 TR-Band 桡动脉压迫器封闭桡动脉穿刺部位，8F Angioseal 封闭股动脉穿刺处，术终血压 120/70 mmHg、心率 76 次 / 分，患者无不适主诉。右下肢制动 18～20 h，术后水化 12 h。

· 小结 ·

严重扭曲的 CTO 段，利用逆向 Knuckle 导丝强大的通过能力，可能比精细操作逆向导丝更能高效、安全通过 CTO 病变段。Knuckle 导丝选择：首选聚合物护套导丝 Fielder XT 或 Pilot 系列等。

（宋亚楠　戴宇翔）

病例 38　反向 CART 技术开通右冠近段闭塞病变

日期：2016 年 11 月 4 日

· 病史基本资料 ·

· 患者男性，66 岁。

· 主诉：反复胸闷 10 年，加重半年余。

· 简要病史：患者 2006 年开始反复于活动后出现心慌、胸闷不适。2011 年 8 月亚急性下壁心肌梗死于外院行冠状动脉造影 +PCI 术：右冠近段闭塞，余血管未见明狭窄，于病变处植入 1 枚 3.0 mm × 29 mm 支架。术后规律服用双联抗血小板、调脂等药物治疗。2016 年 4 月前患者无明显诱因下反复出现心慌、胸闷不适，症状可持续数分钟至数小时。2016年5月27日当地医院复查冠状动脉造影：右冠近段完全闭塞，多次尝试导丝未通过闭塞病变。2016年7月至上海市同济医院再次行冠状动脉造影尝试开通右冠闭塞病变未成功。

• 既往史：高血压、心房颤动、吸烟史（戒烟5年）。

• 辅助检查

心脏超声：左心室下壁、后壁收缩活动减弱至消失；左心房增大；主动脉瓣钙化伴轻度反流，LVEF 50%。

心肌肌钙蛋白 T 0.009 ng/ml；氨基末端利钠肽前体 294.1 pg/ml。

• 药物治疗方案：阿司匹林、替格瑞洛、阿托伐他汀、索他洛尔、贝那普利。

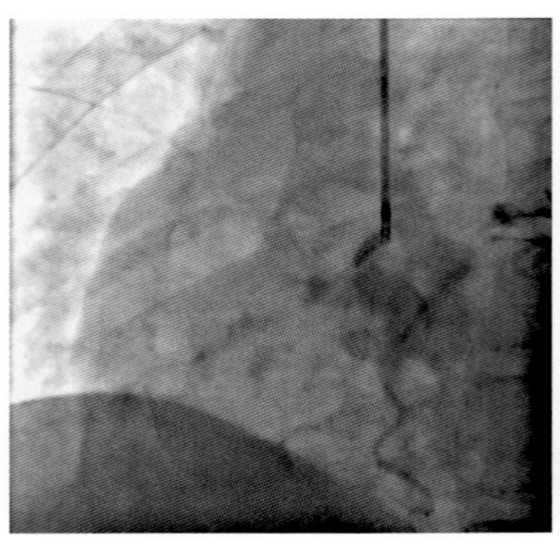
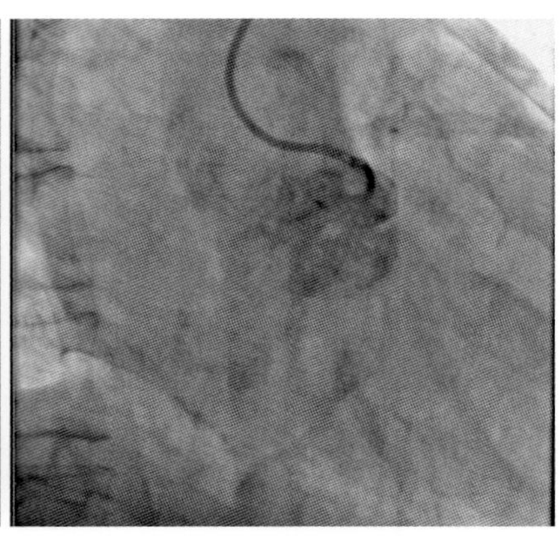

图 23-38-1　右冠造影

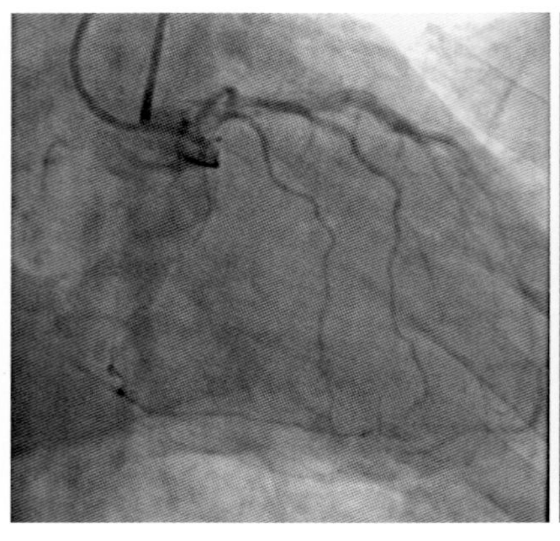
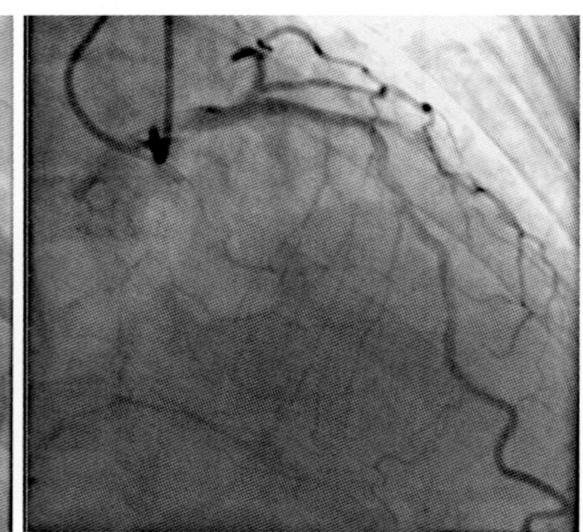

图 23-38-2　对侧造影

• 冠状动脉造影 •

右冠开口于左冠窦，近段起完全闭塞，近中段可见一支架影（图 23-38-1）。左主干未见明显狭窄；左前降支近中段管壁不规则，第一对角支未见明显狭窄；左回旋支近段狭窄 50%，钝缘支细小，管壁不规则；可见左冠向右冠中远段提供侧支循环（图 23-38-2）。

• 治疗策略 •

首选正向途径，若该策略不成功，可选择逆向技术，寻找合适的侧支通路以及合适的近段导丝交汇处是成功的关键。

• 器械准备 •

1. 穿刺准备：左、右侧桡动脉。
2. 指引导管选择：6F EBU 3.5、AL 0.75。

• 手术过程 •

1. 0.014″ Runthrough 导丝联合 Finecross 微导管送至右冠近段闭塞病变处，在 Finecross 微导管支撑下先后反复尝试 Fielder XT、GAIA Second、Conquest Pro 和 Ultimate Bro 3 导丝未能通过病变处送至远段真腔（图 23-38-3）。

2. 遂改行逆向技术。150 cm Corsair 联合 Runthrough 导丝送至前降支中远第三间隔支近段，交换 Sion 导丝至间隔支侧支并成功送至右冠闭塞病变远段，逆向推送 Corsair 微导管至右冠中段（图 23-38-4），反复尝试 Sion 导丝无法通过右冠中段一狭窄病变处，先后换用 Conquest Pro 和 Ultimate Bro 3 导丝成功通过中段病变处（图 23-38-5）。

3. 继续推送 Corsair 右冠近段病变远端，先后尝试 Fielder XT、GAIA Second、Conquest Pro、Ultimate Bro 3、Pilot 200 和 Crosswire NT 导丝未能逆行通过右冠近段闭塞病变处（图 23-38-6）。患者诉头晕、

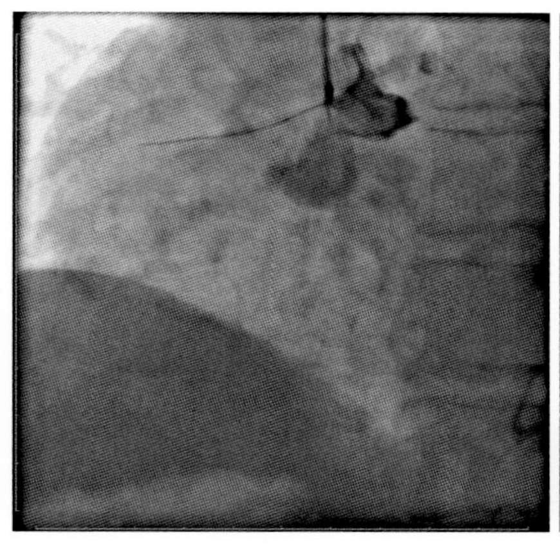
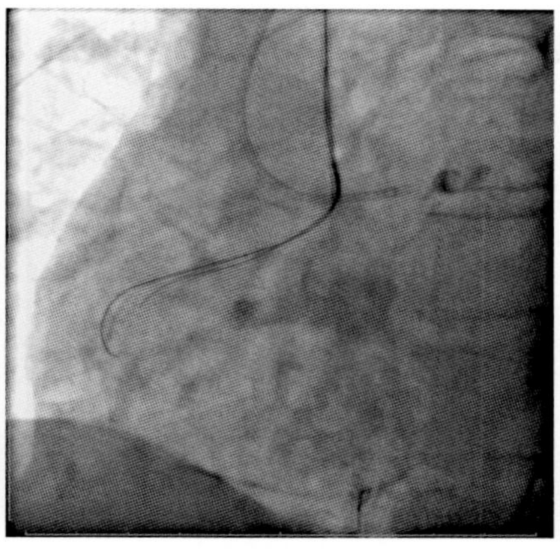

图 23-38-3　反复尝试正向技术，导丝未能通过病变

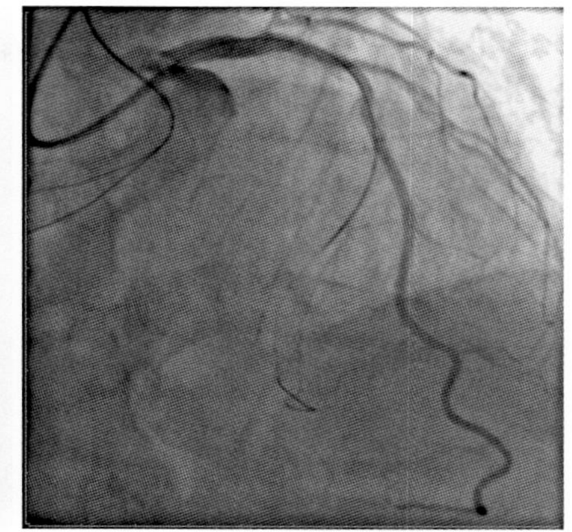

图 23-38-4　逆向导丝通过侧支

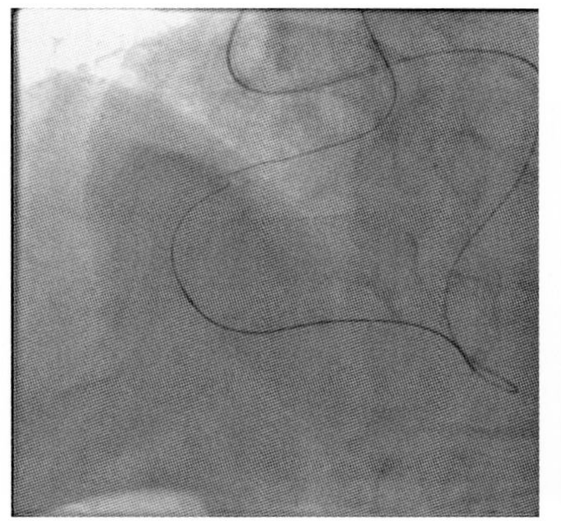

图 23-38-5　Ultimate Bro 3 导丝逆向通过右冠中段病变

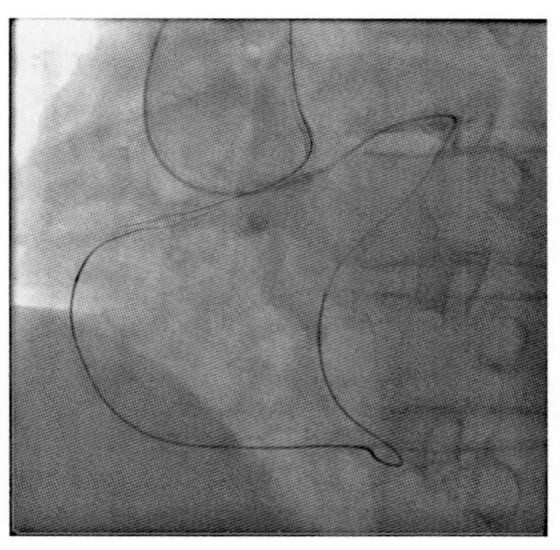

图 23-38-6　导丝未能逆向通过右冠近段闭塞病变

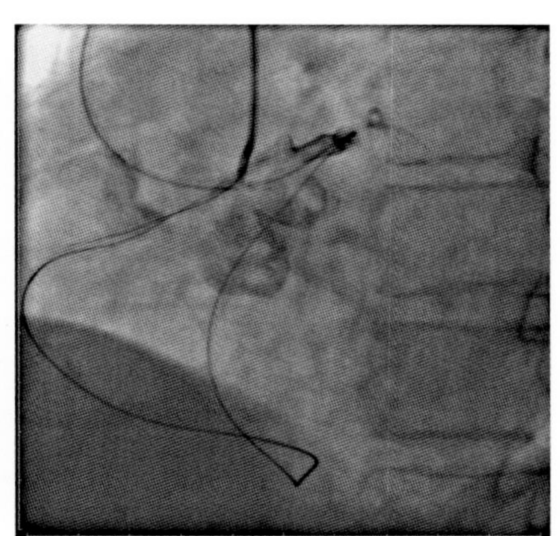

图 23-38-7　造影剂外渗

出汗，伴血压渐下降至 80/40 mmHg，行右冠造影近右冠近段造影剂外渗（图 23-38-7）。行床旁心脏超声提示心包积液，急性心包穿刺抽出血性心包积液约 180 ml 后患者血压渐升至 150/90 mmHg。

4. 采用反向 CART 技术，送入 Guidezilla 至右冠近段加强支撑。先后予 Tazuna 1.5 mm × 15 mm 和 Tazuna 2.0 mm × 15 mm 球囊于右冠近段闭塞病变处（10 ～ 16）atm × 10 s 扩张，再次逆向尝试 Conquest Pro 成功通过右冠近段病变处送至对侧指引导管内（图 23-38-8）。逆向推送 Corsair 微导管至右侧指引导管内，送入 RG 3 导丝完成导丝体外化。

5. 先后予 Tazuna 1.5 mm × 15 mm 和 Tazuna 2.0 mm × 15 mm 球囊于右冠中远段至近段病变处（12 ～ 16）atm × 10 s 扩张（图 23-38-9）。复查造影时右冠恢复前向血流，近段至中远段弥漫性病变，多处狭窄 70%～90%。于右冠中远段至开口依次串联植入 Nano 2.5 mm × 36 mm、Nano 2.5 mm × 29 mm、Nano 3.0 mm × 29 mm 和 Nano 3.5 mm × 15 mm 药物支架（图 23-38-10），先后以（10 ～ 14）atm × 10 s 扩张释放，再先后取 Hiryu 2.75 mm × 10 mm 和 Quantum 3.0 mm × 15 mm 高压球囊于支架内及支架连接处（16 ～ 24）atm × 10 s 后扩张塑形。复查造影及血管内超声示支架扩张充分，贴壁满意，无残余狭窄，支架两端无夹层征象，血流 TIMI 3 级（图 23-38-11），侧支无损伤（图 23-38-12）。

· 术后结果 ·

1. 即刻结果：手术成功，复查造影及血管内超声示支架扩张充分，贴壁满意，无残余狭窄，支架两端无夹层征象，血流 TIMI 3 级。

2. 术后观察和看护：术终血压 130/70 mmHg，心率 70 次 / 分，患者无不适主诉，术终复查心脏超声

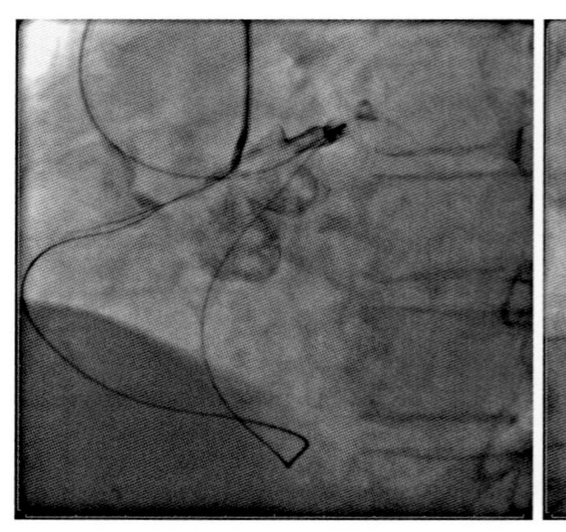

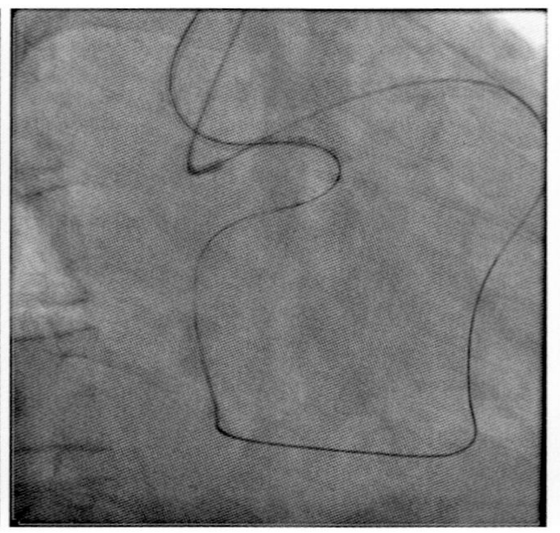

图 23-38-8 逆行尝试 Conquest Pro 成功通过右冠近段病变处送至对侧指引导管内

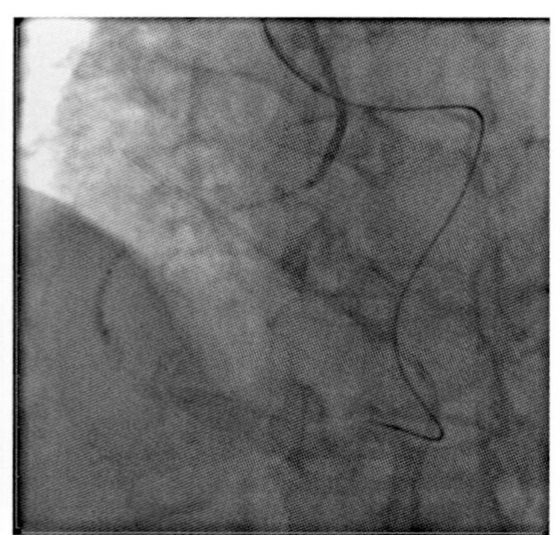

图 23-38-9 球囊扩张

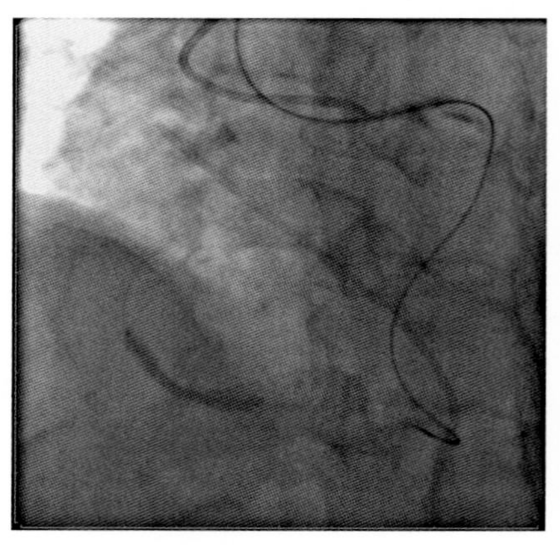

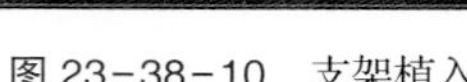

图 23-38-10 支架植入

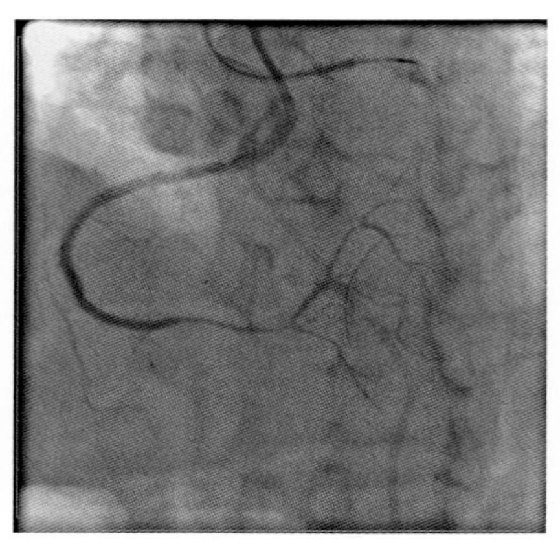

图 23-38-11 术后造影

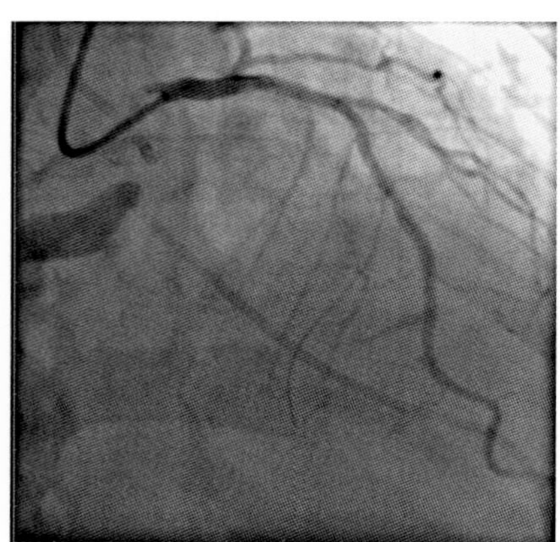

图 23-38-12 侧支确认

未见明显心包积液。术后复查心脏超声：心包少量积液。

· 小结 ·

1. 对于靶血管开口异常的 CTO，选择合适的指引导管提供良好的支撑力是完成后续操作的最根本条件，此外在选择合适的指引导管之外，延长导管可以有效增强支撑力。

2. 器械通过侧支通道是逆向开通 CTO 成功的关键，选择最佳的侧支通道是逆向介入中至关重要的一环。

3. 对于患者术中出现的血压、心率等生命体征变化，需要快速分析原因，如出现心脏压塞，紧急心包穿刺是保证手术继续的前提。

（宋亚楠 戴宇翔）

病例 39 ADR 失败后利用反向 CART 技术开通右冠闭塞病变

日期：2016 年 11 月 4 日

· 病史基本资料 ·

· 患者男性，66 岁。

· 主诉：CABG 术后 16 年，PCI 术后 2 个月，拟再次 PCI。

· 简要病史：患者 2000 年因胸痛不适，诊断为冠心病，并行“冠状动脉搭桥术”，平时规律药物治疗。2016 年 6 月患者因背部疼痛就诊于我院，并行冠状动脉造影检查，提示左主干远段狭窄 90%，左前降支开口起始完全闭塞，左回旋支开口狭窄 90%，近中段狭窄 70%～80%，钝缘支粗大，开口及近段狭窄 70%，可见回旋支远段提供侧支循环至右冠中远段；右冠近段起完全闭塞，远段经自身桥侧支部分显影，桥血管造影示主动脉至钝缘支的静脉桥血管中段长病变，最狭窄 90%，远段吻合口未见狭窄，主动脉至右冠的静脉桥血管开口起完全闭塞，左侧内乳动脉至前降支的桥血管通畅，吻合口未见狭窄。术中行右冠闭塞介入治疗失败，遂行钝缘支静脉桥血管介入治疗，于桥血管中段植入支架 1 枚，术中可见桥血管血流逆向灌注回旋支，并经回旋支提供右冠中远段侧支循环。

• 既往史：高血压。

• 辅助检查

心脏超声：左心房增大；二尖瓣后叶瓣环及主动脉瓣钙化；LVEF 63%。

心肌肌钙蛋白 T 0.011 ng/ml；氨基末端利钠肽前体 100.9 pg/ml。

• 药物治疗方案：阿司匹林、替格瑞洛、瑞舒伐他汀、厄贝沙坦、比索洛尔、氨氯地平、单硝酸异山梨酯。

• 冠状动脉造影 •

右冠近段起完全闭塞，远段经自身桥侧支部分显影（图 23-39-1）。左主干远段狭窄 85%；左前降支开口起完全闭塞，远端血流 TIMI 0 级，高位对角支细小，开口狭窄 90%；左回旋支开口狭窄 85%，近中段狭窄 70%，中远段血管相对细小，钝缘支粗大，开口及近段狭窄 70%；可见回旋支远段提供部分侧支至右冠中远段（图 23-39-2）。

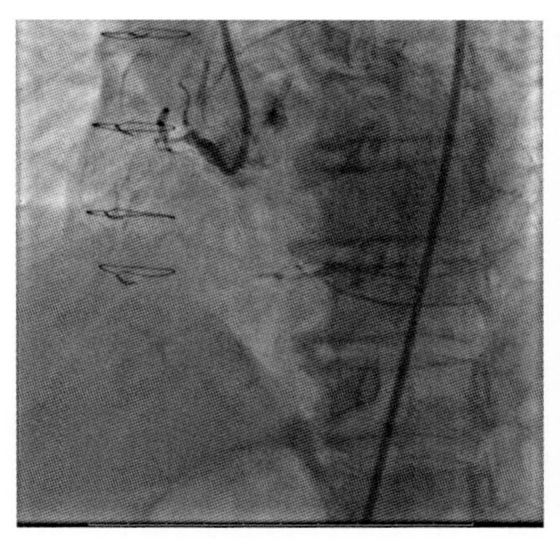

图 23-39-1 双侧造影

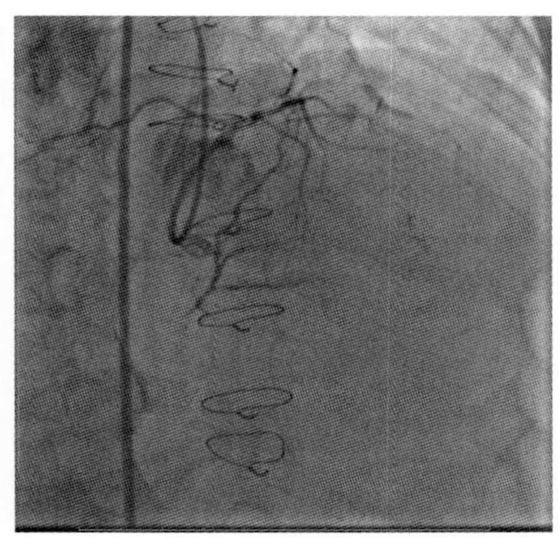

图 23-39-2 对侧造影

• 治疗策略 •

由于 LIMA 桥血管通畅，因而前降支 CTO 无须开通，靶血管为右冠状动脉。首选正向途径及 ADR 技术，选择合适的登陆点是关键；若该策略不成功，则进行逆向技术，选择合适的近段导丝交汇处是逆向成功的关键。

• 器械准备 •

1. 穿刺准备：右侧桡动脉，右侧股动脉。

2. 指引导管选择：6F EBU 3.5、8F AL 1.0-SH。

• 手术过程 •

1. 经 Pilot 200 导丝置 150 cm Corsair 微导管于右冠近段，先后反复尝试 Pilot 200、Miracle 12 导丝均无法到达远段真腔（图 23-39-3）。遂取 Sprinter 1.5 mm × 15 mm 球囊于右冠近中段以 16 atm × 10 s 多次扩张，送入 Stingray 球囊导管于右冠中段（图 23-39-4），以 4 atm 扩张，送入专用穿刺导丝穿刺血管内膜，换用 Pilot 200 导丝反复尝试仍无法到达右冠远段血管真腔。

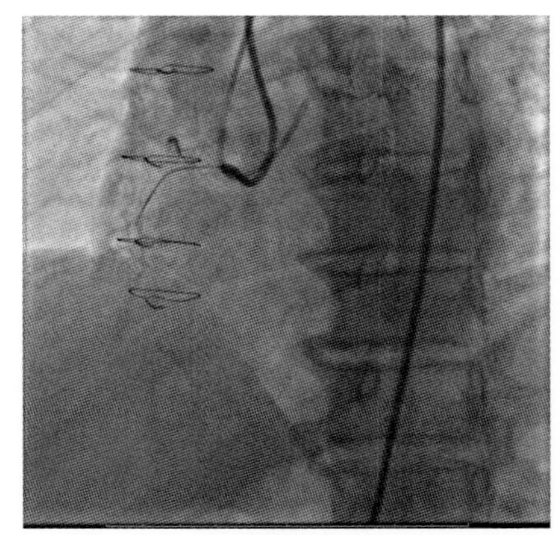

图 23-39-3 反复尝试正向技术，导丝未能通过病变

2. 遂改为逆向策略。在 150 cm Corsair 微导管辅助下送入 Sion

导丝，结合微导管选择性造影（图 23-39-5），通过回旋支远段侧支血管成功送至右冠中段（图 23-39-6）。遂换用 GAIA Third 导丝穿刺远端纤维帽，送至右冠近段，采用反向 CART 技术，取 Empira 3.0 mm × 15 mm 球囊于右冠近段以 16 atm × 10 s 扩张（图 23-39-7）。推送逆向 GAIA Third 导丝至送入右冠近段真腔，前送逆向微导管至右冠近段，换用 Sion 导丝成功送至右侧指引导管内，并前送 Corsair 微导管至右侧指引导管，换用 RG 3 导丝完成体外化（图 23-39-8）。

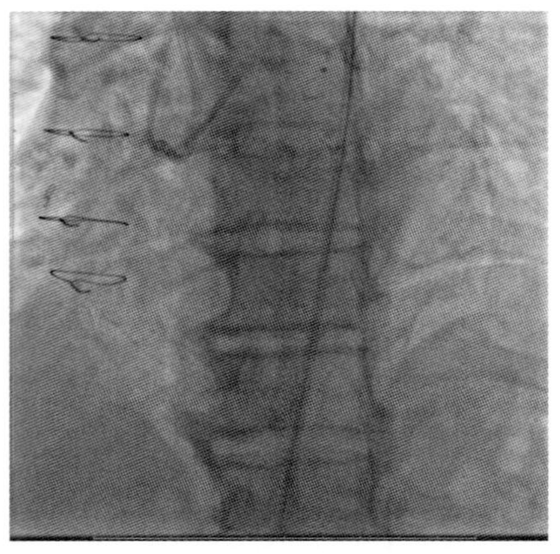

图 23-39-4　送入 Stingray 球囊导管于右冠中段

3. Empira 3.0 mm × 15 mm 球囊于右冠近中段以 16 atm × 10 s 多次扩张，Atlantis SR 血管内超声导管送至右冠中远段连续回撤，显示右冠近中段全程纤维粥样硬化斑块形成伴轻度钙化，结合对侧造影于远段-近段依次串联植入 Promus Prime 3.5 mm × 38 mm、Promus Prime 3.5 mm × 38 mm 依维莫司药物支架，分别以 10 atm × 10 s、16 atm × 10 s 扩张释放（图 23-39-9）。复查造影示右冠远段恢复正向血流，弥漫性长病变，多处狭窄 40%～50%，支架扩张欠满意。遂取 Quantum Maverick 2 4.0 mm × 15 mm 非顺应性球囊于支架内及支架连接处以（16～20）atm × 10 s 多次扩张塑形。复查造影支架扩张满意，未见残余狭窄及血管夹层征象，远段血流 TIMI 3 级，侧支血管未见损伤（图 23-39-10）。

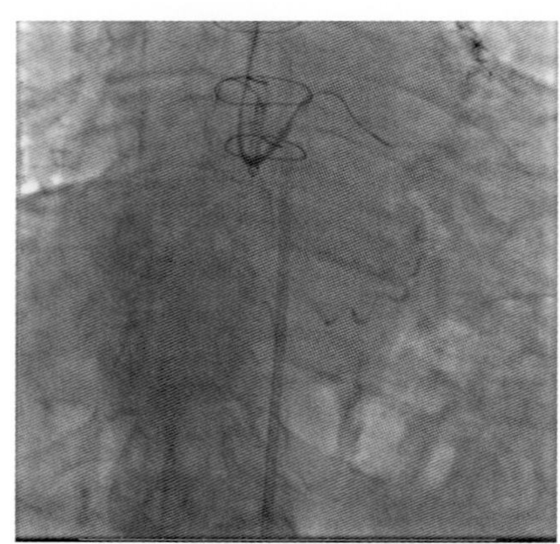

图 23-39-5　微导管选择性造影

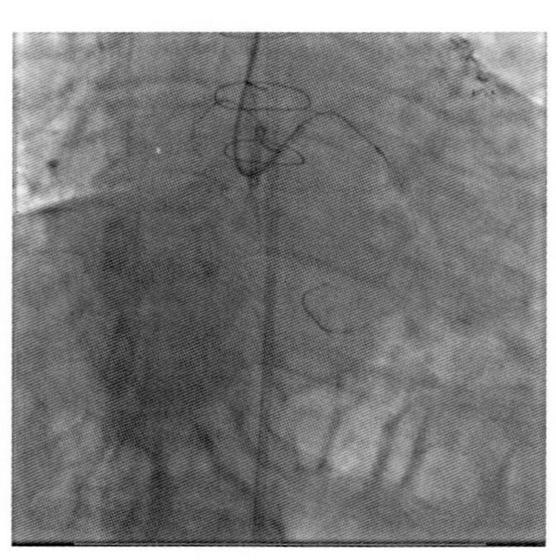

图 23-39-6　Sion 导丝通过侧支送至右冠中段

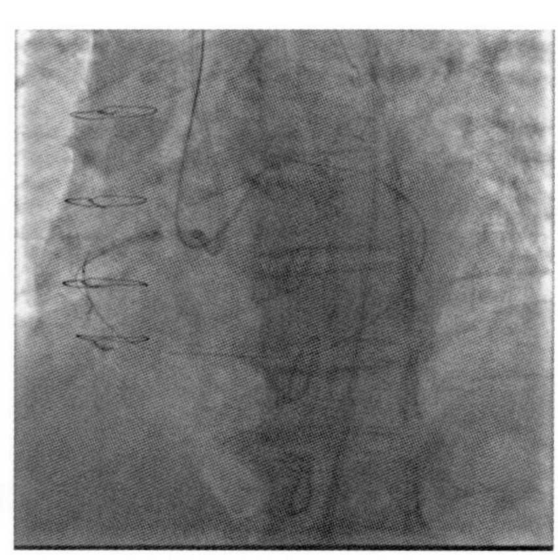

图 23-39-7　Empira 3.0 mm × 15 mm 球囊扩张

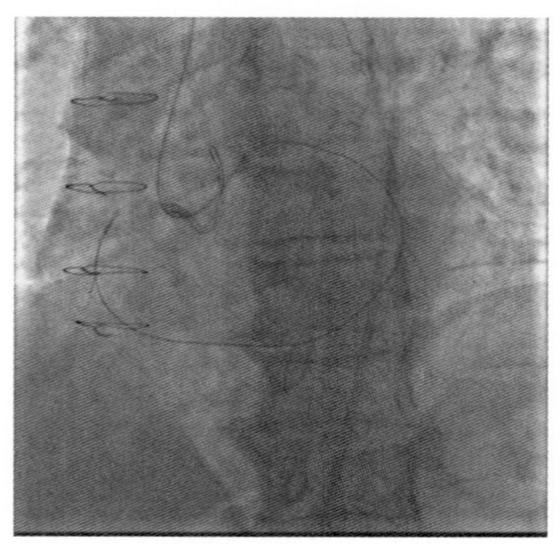

图 23-39-8　导丝送至正向指引导管内

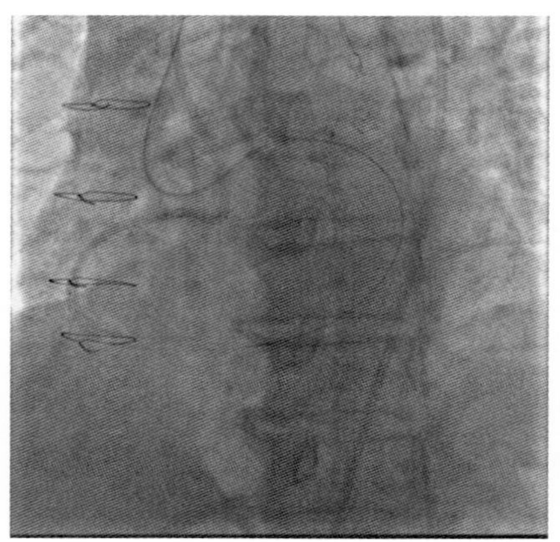

图 23-39-9　支架植入

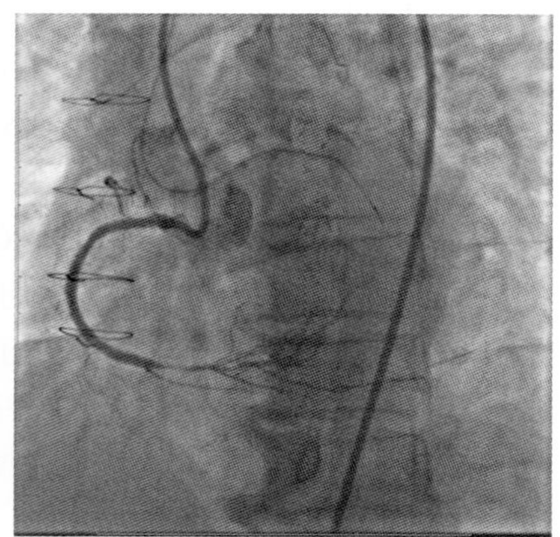

图 23-39-10　术后造影

· **术后结果** ·

1. 即刻结果：手术成功，复查造影支架扩张满意，未见残余狭窄及血管夹层征象，远段血流 TIMI 3 级，侧支血管未见损伤。

2. 术后观察和看护：以 TR-Band 桡动脉压迫器封闭动脉穿刺部，8F Angioseal 血管缝合器缝合右侧股动脉穿刺部位。术终血压 140/80 mmHg、心率 70 次 / 分，患者无不适主诉，右下肢制动 8～12 h。

· **小结** ·

1. 闭塞段以远血管无严重弥漫性病变且着陆区未累及较大分支血管的 CTO 病变，如果闭塞段长度 <20 mm，推荐正向介入治疗中首先尝试导丝更替技术。如导丝更替技术未获成功，可尝试行 ADR 技术开通病变。

2. 正向技术失败时需及早转换策略。

（宋亚楠　戴宇翔）

2017 年

病例 40　反向 CART 之困境

日期：2017 年 10 月 19 日

· **病史基本资料** ·

· 患者男性，48 岁。

· 主诉：胸闷、心悸 3 年。

· 简要病史：患者 3 年来反复出现间断性胸闷、心悸，活动后加重，休息后缓解，1 年前因“心肌梗死”就诊于外院，行冠状动脉造影提示右冠 CTO，尝试行介入治疗未能成功。

· 既往史：高血压（+），糖尿病（-），高胆固醇血症（-），吸烟（+），家族史（-）。

· 辅助检查

实验室检查：CK 176 U/L，CK-MB 26/U，cTnT 0.011 ng/L，NT-proBNP 353.9 pg/L，LDL-C 0.82 mmol/L。

心脏超声：左心室多壁段收缩活动减弱，LVEF 50%；左心房增大。

· 药物治疗方案：阿司匹林、氯吡格雷、瑞舒伐他汀、缬沙坦、美托洛尔。

· **冠状动脉造影** ·

冠状动脉造影：左主干未见明显狭窄；左前降支近段狭窄 50%～70%，第一对角支未见狭窄；左回旋支中段闭塞，可见左前降支向回旋支远段提供侧支循环，前降支通过间隔支向后降支及右冠远段提供侧支循环。右冠近段完全闭塞，右冠近段通过自身侧支向右冠远段提供侧支循环（图 23-40-1～图 23-40-3）。

· **治疗策略** ·

该病例为右冠开口完全闭塞病变，1 年前外院曾尝试开通未成功，闭塞时间较长且从双侧造影证实闭塞段很长，闭塞部位有较多的细小分支，正向开通难度较大，而逆向有良好的间隔支侧支，因此可首先考虑逆向治疗；若逆向治疗失败，可尝试正向导丝技术；若正向治疗仍未成功，可考虑反向 CART 或 ADR 技术。

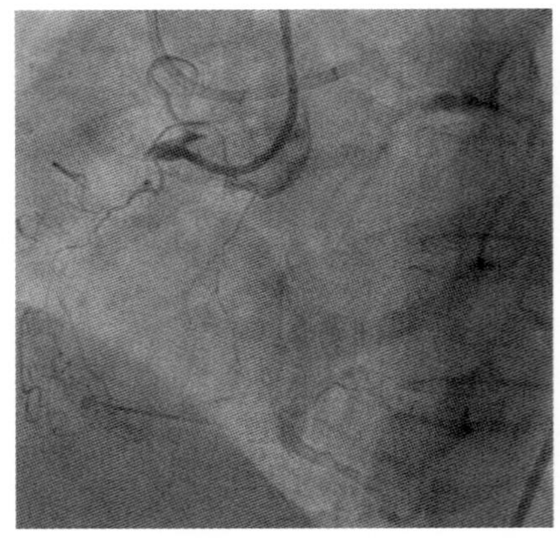

图 23-40-1 右冠造影提示右冠近段完全闭塞

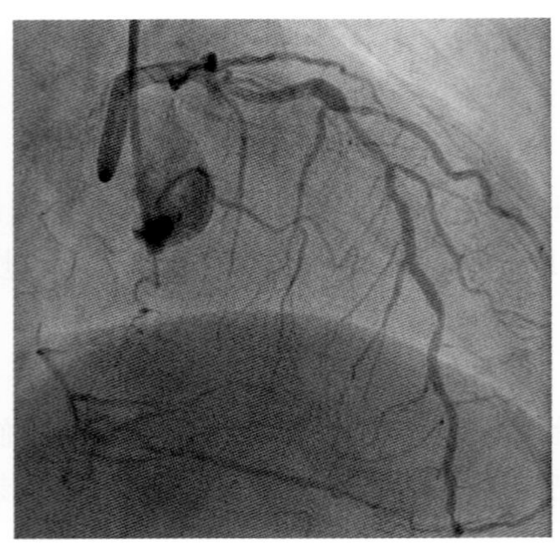

图 23-40-2 左冠造影提示左冠通过间隔支向右冠提供侧支循环

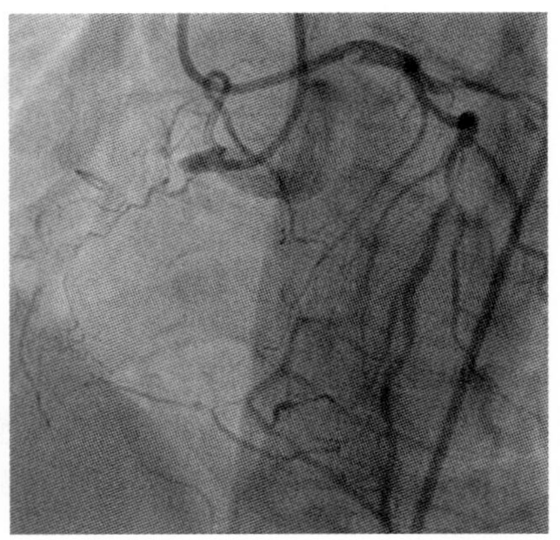

图 23-40-3 双侧造影提示右冠近中段闭塞段很长，右冠自身侧支循环及前降支提供的侧支循环使右冠远段显影

器械准备

1. 路径选择：右侧桡动脉和股动脉，分别置入 6F 和 7F 鞘管。

2. 指引导管选择：6F SAL 1 送至右冠，7F EBU 3.5 送至左冠。

3. 其他器械准备：135 cm 和 150 cm Corsair 微导管、2.1F Tornus、Guidezilla、IVUS。

手术过程

1. 首先尝试逆向途径，0.014″ Sion 导丝在 150 cm Corsair 微导管支撑下，反复尝试成功通过第三间隔支侧支进入右冠远段（图 23-40-4、图 23-40-5）。缓慢推送 Corsair 微导管进入右冠远段，交换 Fielder XT-R 导丝无法通过远段闭塞段。

2. 尝试正向途径，在 135 cm Corsair 微导管支撑下，先后尝试 Fielder XT-R、Ultimate Bro 3 导丝无法通过右冠闭塞病变，换用 Conquest Pro 导丝成功穿刺近段纤维帽，交换 Ultimate Bro 3 导丝通过闭塞病变进入右冠中段（图 23-40-6）。Corsair 无法前送，先后换用 Tazuna 1.25 mm × 10 mm、Boomed 1.0 mm × 15 mm 球囊均难以通过右冠近段闭塞部位，尝试应用球囊爆破技术，球囊仍无法通过。试图采用平行导丝技术，再次送入 Conquest Pro 导丝至右冠中段，球囊仍无法通过闭塞段。

3. 换用 2.1F Tornus 旋转通过闭塞部位后，在 Guidezilla 支撑下采用反向 CART 技术（图 23-40-7），操作逆向 GAIA Third 导丝定向穿刺，进入正向 Guidezilla 和 SAL 1.0 指引导管（图 23-40-8）。锚定逆向

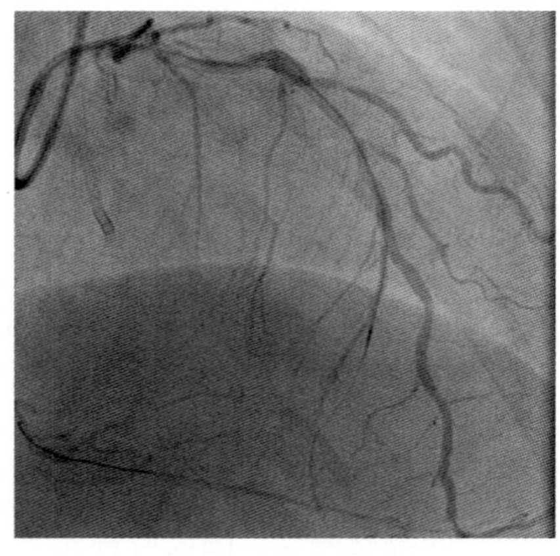

图 23-40-4 Sion 导丝在 150 cm Corsair 微导管支撑下通过第三间隔支侧支进入右冠远段

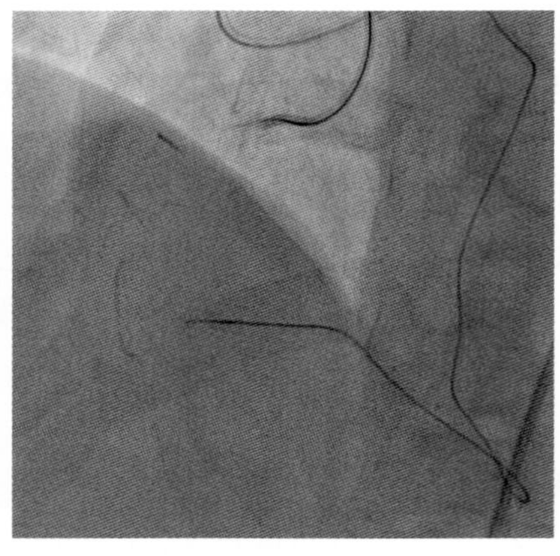

图 23-40-5 Fielder XT-R 导丝无法通过右冠远段闭塞段

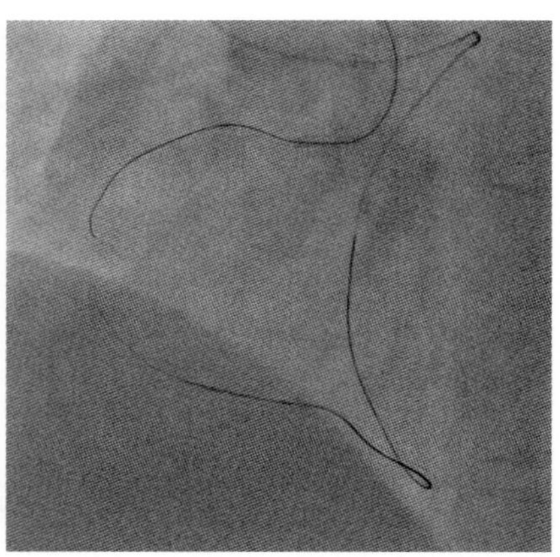

图 23-40-6 Ultimate Bro 3 导丝通过闭塞病变进入右冠中段

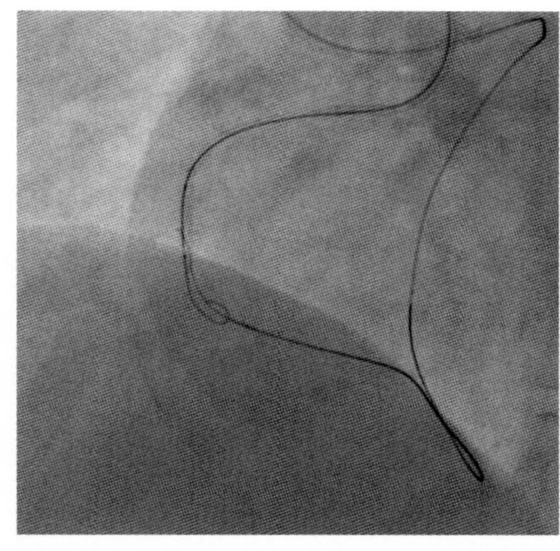

图 23-40-7 采用 Tazuna 1.25 mm × 15 mm 球囊扩张闭塞段

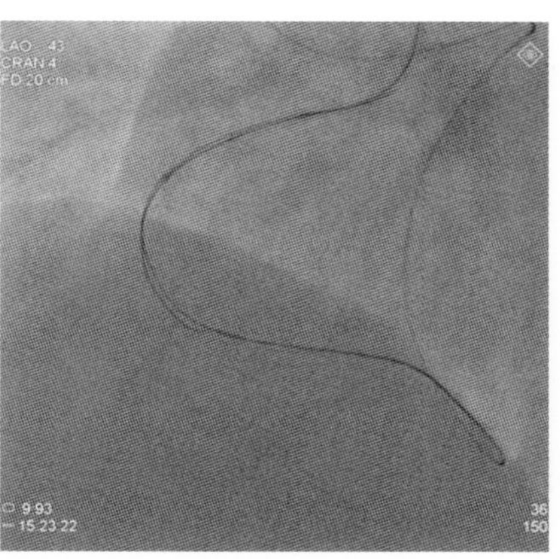

图 23-40-8 操作逆向 GAIA Third 导丝进入正向 Guidezilla 和 SAL 1.0 指引导管

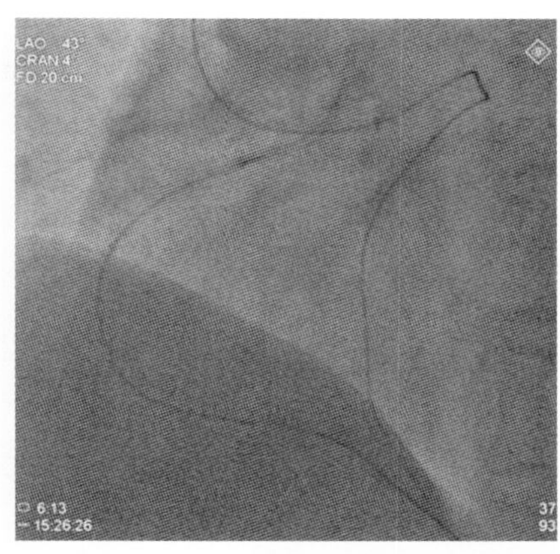

图 23-40-9 推送 Corsair 微导管进入 SAL 1.0 指引导管

导丝推送 Corsair 微导管进入 SAL 1.0 指引导管（图 23-40-9）。

4. 换用 RG 3 完成体外化，Tazuna 2.5 mm × 15 mm 球囊扩张右冠病变处（图 23-40-10），交换 0.014″ Sion 导丝正向至后降支，送入 Opticross IVUS 导管至左室后支连续回撤显示：导丝于右冠中段局部位于血管假腔，局部可见内膜下血肿及夹层征象（图 23-40-11）。左冠造影示隔支未见损伤及造影剂外渗征象（图 23-40-12）。

5. 在 Guidezilla 延长导管辅助下，自左室后支至右冠开口依次植入 Firebird 2 2.75 mm × 33 mm、Promus Premier 3.0 mm × 38 mm、Promus Premier 4.0 mm × 38 mm 和 Promus Premier 40 mm × 12 mm 支架，以（10 ～ 12）atm × 10 s 释放（图 23-40-13）。

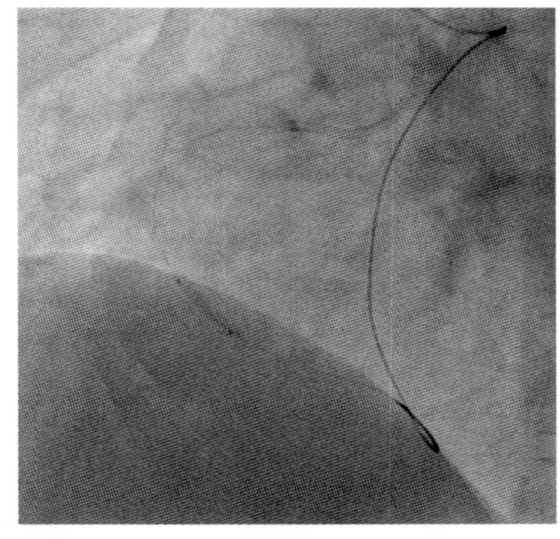

图 23-40-10 通过 RG3 导丝，以 Tazuna 2.5 mm × 15 mm 球囊扩张右冠病变处

· 术后结果 ·

1. 术后即刻冠状动脉造影（图 23-40-14）。

2. 术后观察和看护：术后回心内科普通病房，予以常规护理，术后第 3 日顺利出院。

· 小结 ·

本例为右冠开口闭塞病变，闭塞时间长且闭塞段较长，手术难度较大，在尝试了逆向、正向后最终利用反向 CART 技术完成手术。

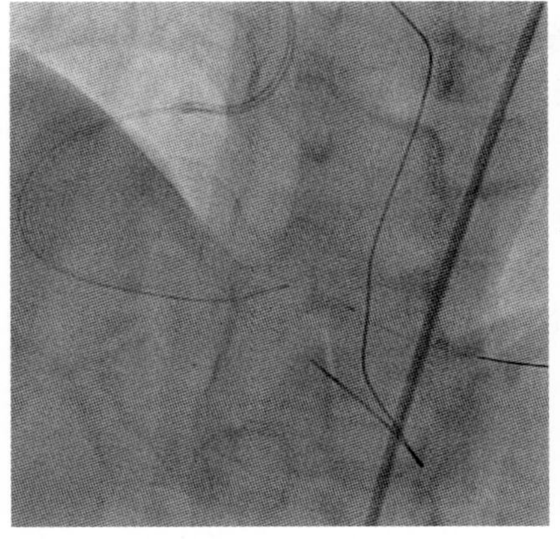

图 23-40-11 交换 Sion 导丝后行 IVUS 检查

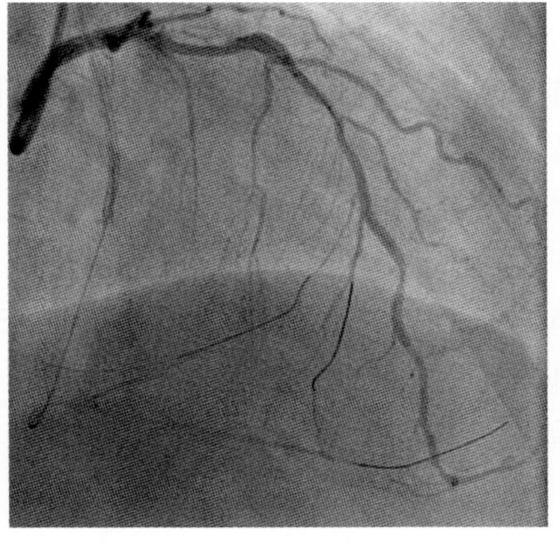

图 23-40-12 左冠造影示间隔支未见损伤及造影剂外渗征象

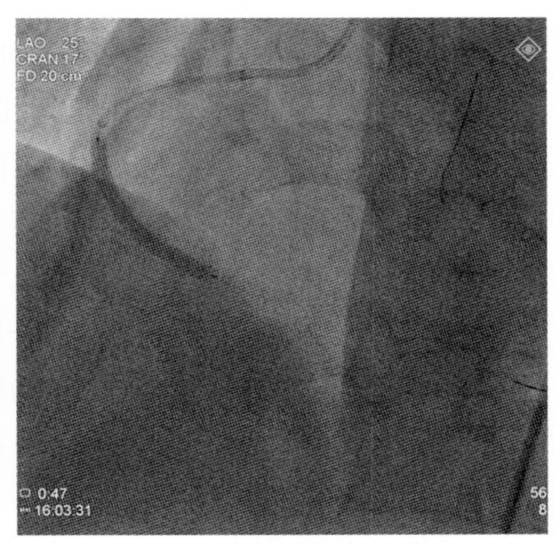

图 23-40-13 右冠串联置入 3 枚支架

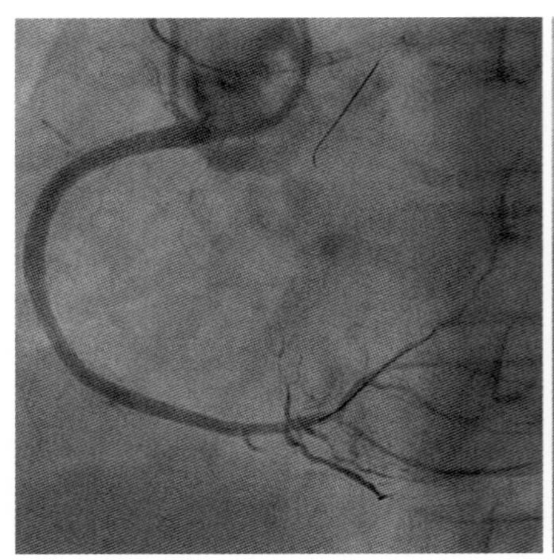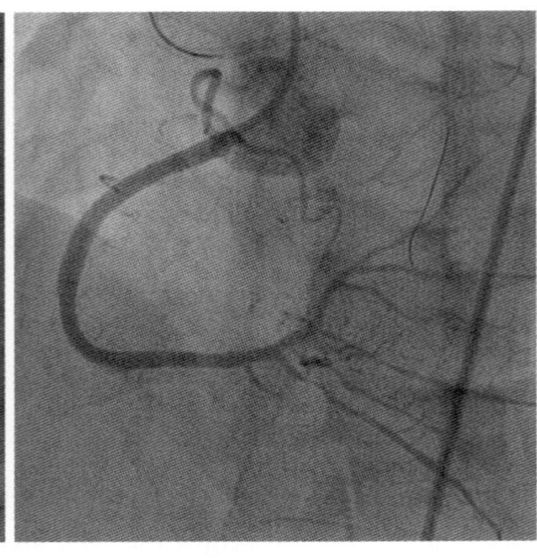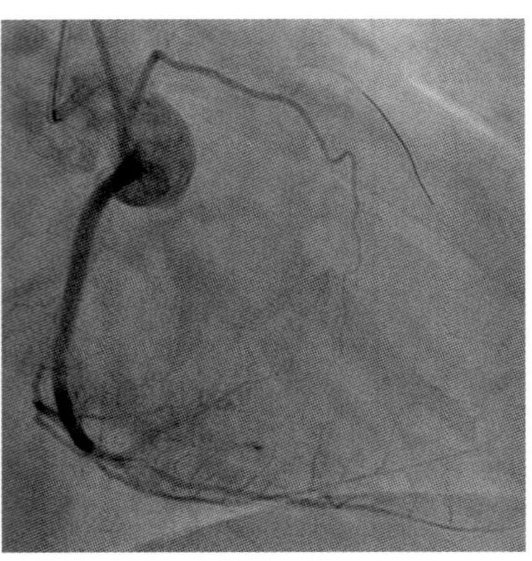

图 23-40-14 术后冠状动脉造影提示支架贴壁良好，未见明显夹层和残余狭窄，远段血流 TIMI 3 级

1. 在存在良好逆向侧支的情况下，直接逆向是很好的选择。

2. 球囊无法通过闭塞病变是 CTO 病变介入治疗失败的重要原因之一，尽管近年来球囊的直径以及通过性都在不断地改进，但仍然有部分病例球囊无法通过，针对该病例可合并使用 Tornus、旋磨及小球囊爆破技术、新兴的激光销蚀技术。

3. 近年来 ADR 技术迅速发展，对于右冠近中段闭塞病变，如不合并较大分支，ADR 技术不失为良好的选择。

（高 徽 李晨光）

病例 41 CrossBoss 治疗 ISR-CTO

日期：2017 年 10 月 19 日

· 病史基本资料 ·

· 患者男性，62 岁。

· 主诉：反复胸闷 18 年，加重半年。

· 简要病史：患者 18 年前出现活动后憋闷，休息可缓解，曾外院就诊，心电图未见明显异常，予以药物治疗。11 年前上述症状较前加重，外院行冠状动脉造影后前降支置入 3 枚支架，右冠置入 2 枚支架。7 年前造影提示右冠支架内闭塞，前降支支架内狭窄并前降支瘤样扩张，行冠状动脉旁路移植术。3 个月前外院行冠状动脉造影，家属述前降支桥血管正常，右冠桥血管闭塞，回旋支桥血管吻合口斑块形成。

· 既往史：高血压（+），糖尿病（+），高胆固醇血症（−），吸烟（−），家族史（−）。

· 辅助检查

实验室检查：CK 42 U/L，CK-MB 12 U，cTnT 0.009 ng/L，NT-proBNP 347 pg/L，LDL-C 1.92 mmol/L。

心脏超声：左心房增大；主动脉瓣钙化；EF 65%。

· 药物治疗方案：阿司匹林、氯吡格雷、阿托伐他汀、美托洛尔、单硝酸异山梨酯。

· 冠状动脉造影 ·

冠状动脉造影：左主干原植入支架末端再狭窄 60%，累及回旋支开口狭窄 95%，前降支开口起完全闭塞；左回旋支近中段狭窄 85% 伴扭曲，钝缘支未见狭窄，回旋支提供侧支供应右冠远段。右冠近

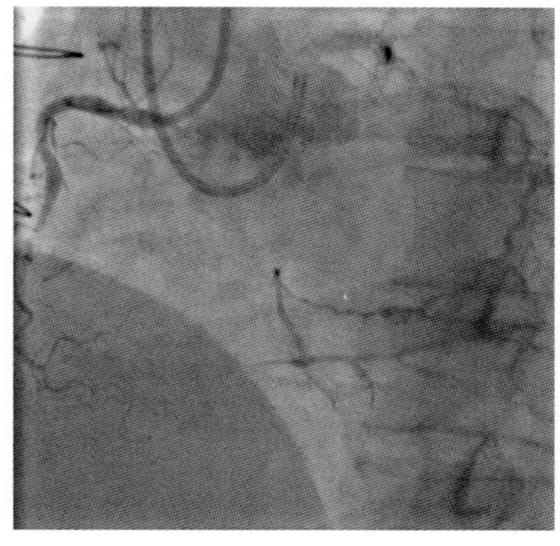

图 23-41-1 右冠造影提示中段完全闭塞

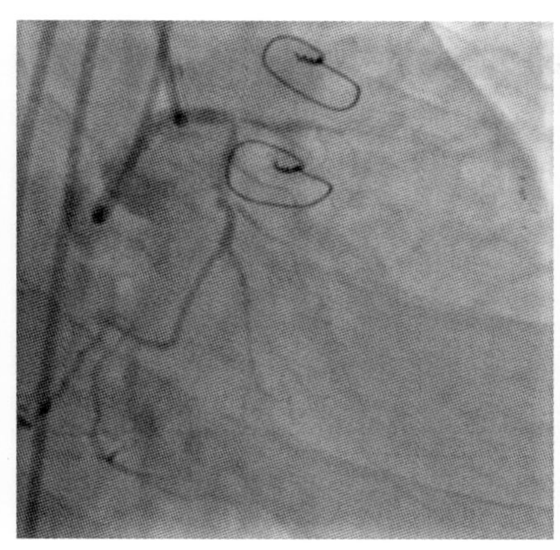

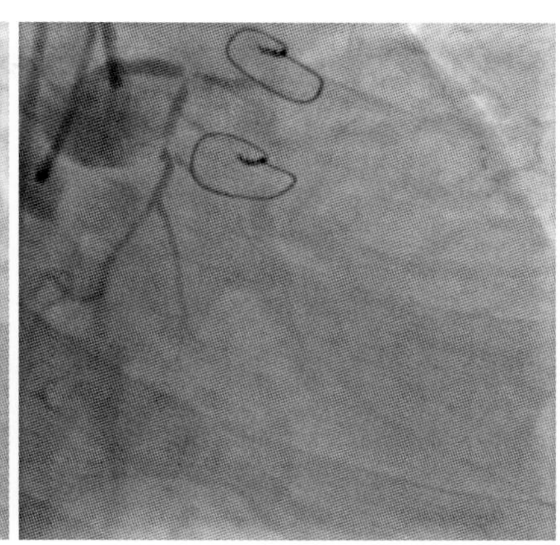

图 23-41-2 左冠造影提示回旋支提供侧支循环供应右冠远段

中段起弥漫性长病变狭窄 60%～90% 伴扭曲，右冠中段-远段原植入支架完全闭塞（图 23-41-1、图 23-41-2）。

· 治疗策略 ·

该病例为支架内闭塞病例，既往有冠状动脉旁路移植术史，前降支及右冠均为支架内闭塞，外院造影提示动脉桥血管正常，右冠桥血管闭塞，回旋支桥血管斑块形成，造影提示回旋支开口重度狭窄，且回旋支为右冠提供侧支血供，为开通右冠 CTO，可考虑先处理回旋支病变；右冠闭塞病变可考虑先尝试正向治疗，若正向治疗不成功，可考虑经回旋支逆向治疗，但回旋支主要侧支为心外膜侧支，通过难度较大，且容易造成侧支损伤。

· 器械准备 ·

1. 路径选择：双侧股动脉，分别置入 7F 动脉鞘。
2. 指引导管选择：7F EBU3.5 至左冠，7F SAL 1.0 至右冠。
3. 其他器械准备：Guidezilla、Finecross、CrossBoss。

· 手术过程 ·

1. 在 Guidezilla 延长导管支撑下，左主干末端-回旋支近中段先后串联植入 Promus Premier 2.5 mm × 12 mm 及 Promus Premier 2.5 mm × 16 mm 依维莫司药物支架（图 23-41-3、图 23-41-4）。

2. 处理右冠 CTO 病变，首先采用正向途径。在 Sion、Pilot 50 导丝引导下，CrossBoss 导管送至右冠中远段支架闭塞段中段（图 23-41-5）。

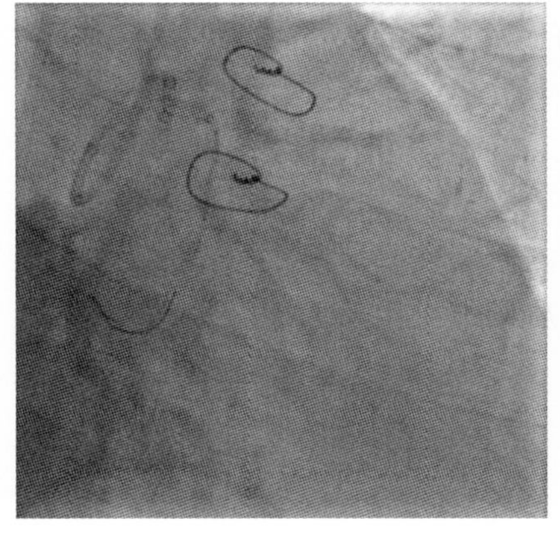

图 23-41-3 回旋支近中段支架定位

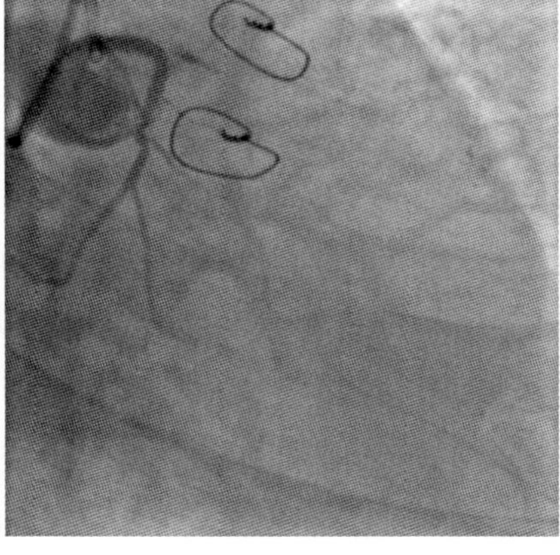

图 23-41-4 左主干-回旋支 2 枚支架置入后造影提示支架贴壁良好

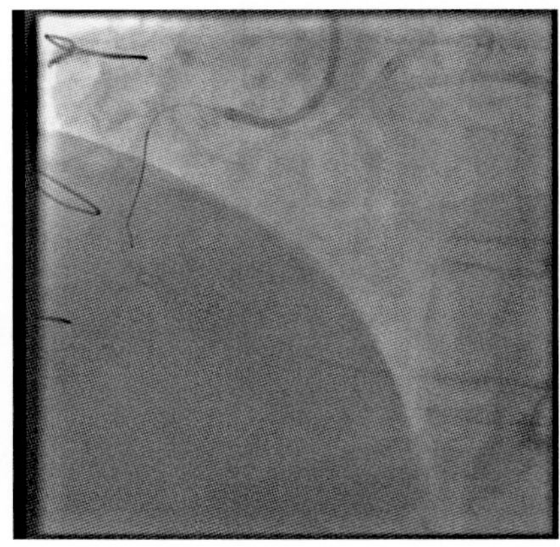

图 23-41-5 将 CrossBoss 导管送至右冠中远段支架闭塞段中段

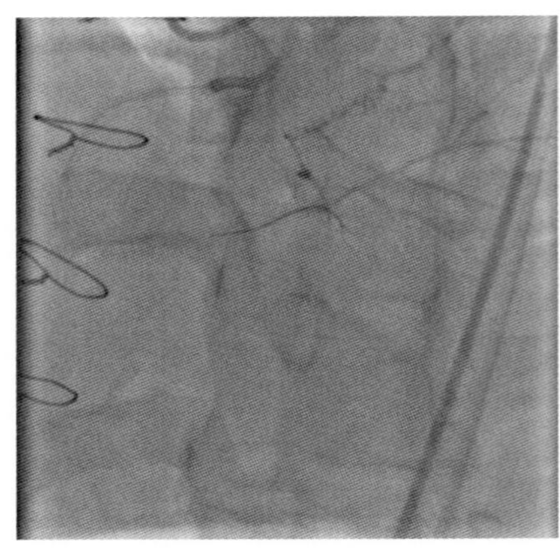

图 23-41-6　成功将导丝送至右冠远段，对策造影证实导丝位于血管真腔

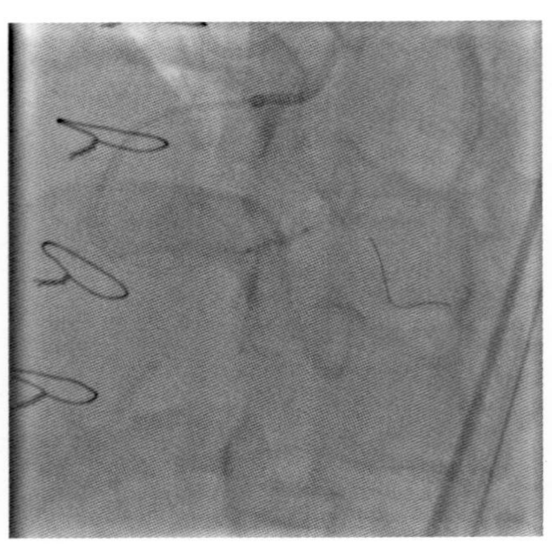

图 23-41-7　预扩球囊于右冠病变处扩张处理

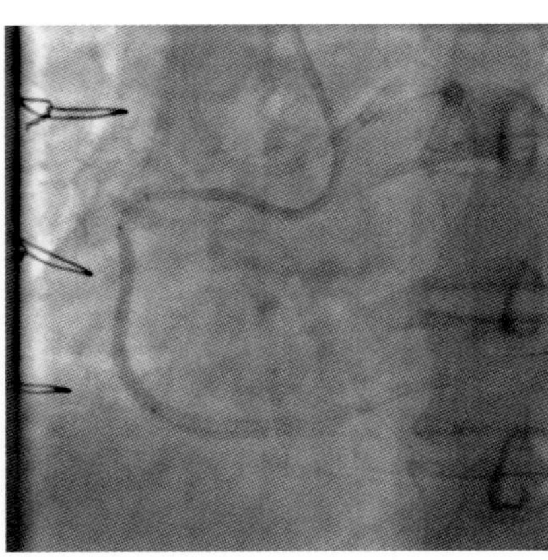

图 23-41-8　右冠串联置入 3 枚支架

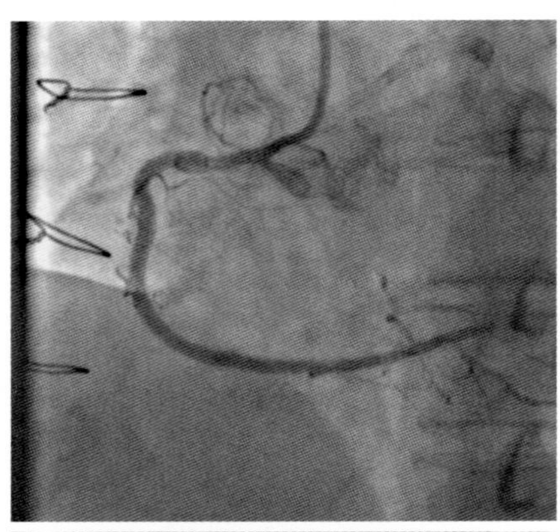

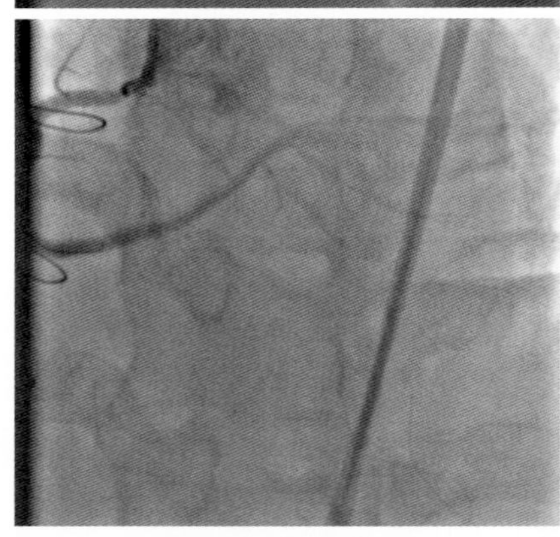

图 23-41-9　术后冠状动脉造影提示支架贴壁良好，未见明显夹层和残余狭窄，远段血流 TIMI 3 级

3. 在 Guidezilla 延长导管及 Finecross 微导管支撑下，GAIA Second、GAIA Third、Crosswire NT 导丝通过支架闭塞段送至后降支，并经对侧造影提示导丝位于血管真腔（图 23-41-6）。交换导丝后，取 Sprinter 2.0 mm × 15 mm 及 2.5 mm × 20 mm 球囊于闭塞病变及左室后支病变处（8～14）am ×（10～15）s 预扩张（图 23-41-7）。

4. 沿导丝送入血管内超声导管自右冠远段回撤，见右冠远程弥漫性纤维斑块形成，导丝位于血管真腔。遂自左室后支中段至右冠近段依次串联植入 Promus Premier 2.5 mm × 38 mm、Promus Premier 3.0 mm × 38 mm 及 Promus Premier 3.5 mm × 38 mm 依维莫司药物支架（图 23-41-8），（10～14）atm × 10 s 扩张释放，Quantum 3.0 mm × 15 mm 球囊及支架球囊于支架内及支架连接处（14～20）atm × 10 s 扩张塑形。复查造影示支架扩张满意，无残余狭窄，远段血流 TIMI 3 级。

· 术后结果 ·

1. 术后即刻冠状动脉造影（图 23-41-9）。

2. 术后观察和看护：术后随访心电图及心肌酶正常，第 3 日出院。

· 小结 ·

1. 双侧造影是慢性闭塞病变介入治疗的关键，可提供更多的病变信息。

2. 部分支架内闭塞病变使用 CrossBoss 等器械可提高手术成功率及手术效率。

3. CTO 合并提供侧支血供的非 CTO 病变时可根据患者的临床状态以及病变情况来制订手术策略，首先处理非 CTO 病变血管可在一定程度上提高患者对于手术的耐受以及为逆向治疗提供径路，但选择该类治疗策略须十分谨慎。

（高　微　李晨光）

病例 42　多种技术手段结合开通前降支起始部完全闭塞

日期：2017 年 10 月 20 日

• 病史基本资料 •

• 患者男性，46 岁。

• 主诉：发作性胸闷、气促 2 年入院。

• 简要病史：患者 2 年前无明显诱因下出现胸闷、气促，伴发作性胸部针刺痛及不适感，休息后缓解，患者于 2013 年当地医院查冠状动脉 CTA 示冠状动脉血管狭窄（具体不详），近 2 年来患者症状无明显变化，未服药物治疗。1 个月前外院造影提示前降支开口完全闭塞，未行介入治疗。

• 既往史：高血压（−），糖尿病（−），高胆固醇血症（−），吸烟（+），家族史（−）。

• 辅助检查

实验室检查：CK 109 U/L，CK−MB 14 U/L，cTnT 0.007 ng/L，NT−proBNP 30.6 pg/L，LDL−C 1.63 mmol/L。

心脏超声：静息状态下超声心动图未见异常，EF 66%。

• 药物治疗方案：阿司匹林、氯吡格雷、瑞舒伐他汀、美托洛尔、单硝酸异山梨酯。

• 冠状动脉造影 •

冠状动脉造影：左主干中段狭窄 30%；左前降支自开口完全闭塞；中间支未见明显狭窄；左回旋支粗大，优势型，管腔未见明显狭窄，钝缘支未见明显狭窄。右冠相对细小，管腔未见明显狭窄（图 23−42−1、图 23−42−2）。

• 治疗策略 •

该病例为前降支开口闭塞病变，侧支供应来自右冠近端的圆锥支及锐缘支，以及远端的心外膜侧支，冠状动脉影像读片提示前降支可能存在两处闭塞病变，可考虑 IVUS 指引下的正向导引钢丝穿刺技术，也可以考虑直接性逆向导丝技术，但合适的侧支选择是病例成功的关键。

• 器械准备 •

1. 路径选择：双侧股动脉，分别置入 7F 动脉鞘。
2. 指引导管选择：7F EBU 3.5 至左冠，7F JR 4 至右冠。
3. 其他器械准备：Finecross、Corsair、KDL、IVUS。

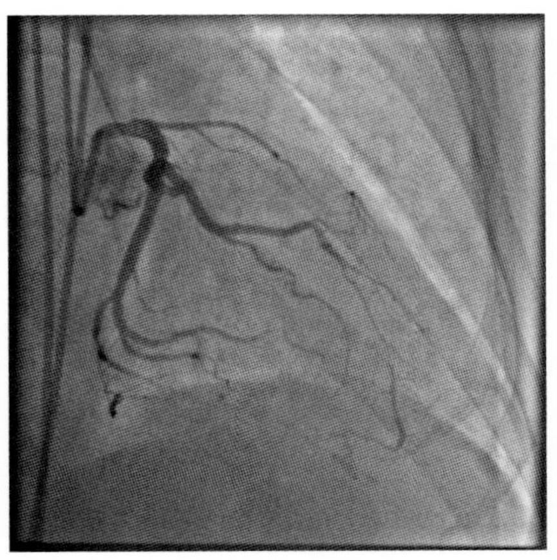

图 23−42−1　左冠造影提示前降支完全闭塞

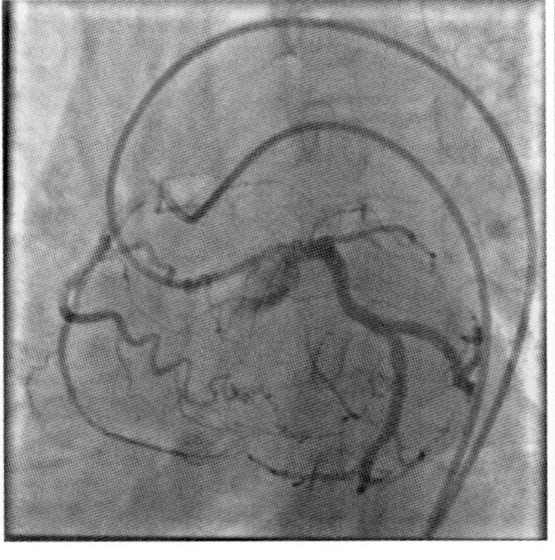

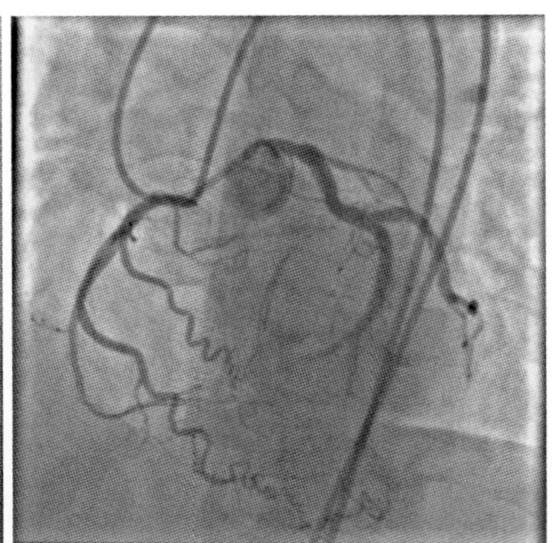

图 23−42−2　双侧造影提示前降支自开口齐头闭塞，右冠通过圆锥支、锐缘支及远端的心外膜侧支供应前降支远段

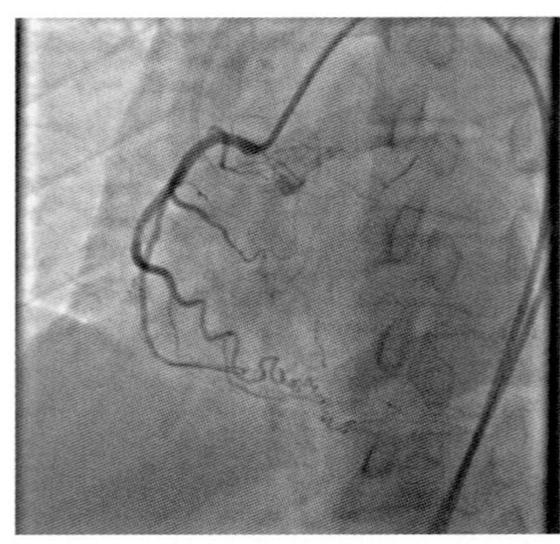

图 23-42-3　尝试将导丝通过锐缘支

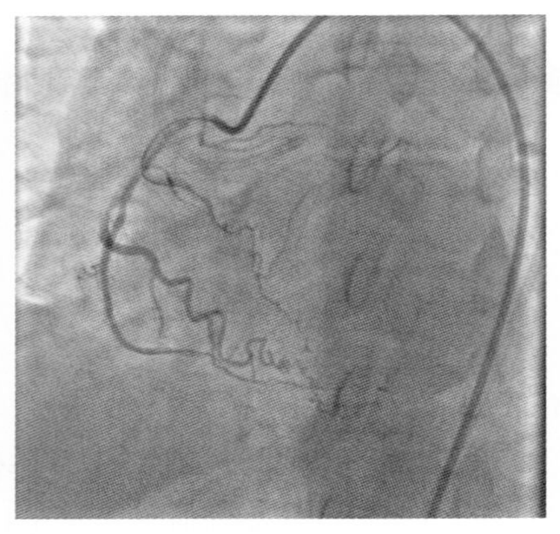

图 23-42-4　导丝无法通过锐缘支远段细小迂曲的血管

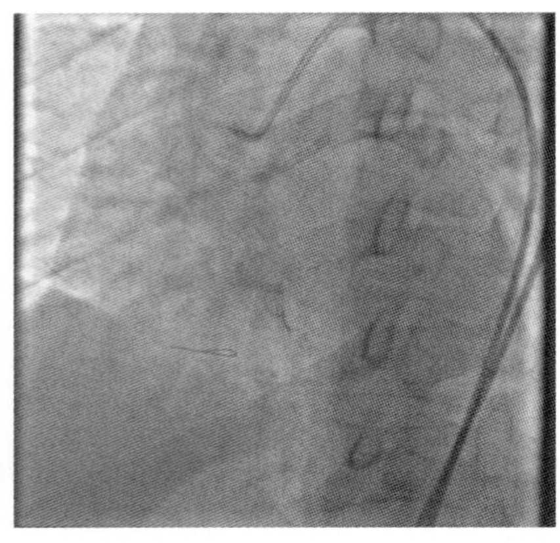

图 23-42-5　微导管高选择造影提示侧支循环走行模糊，少许可疑造影剂外渗，遂放弃该侧支循环

· 手术过程 ·

1. 首先尝试逆向途径。右冠送入 Sion 导丝至第一锐缘支，送入 150 cm Finecross 微导管后先后尝试 Sion Black、Fielder XT-R、Sion 导丝，无法逆向通过锐缘支侧支（图 23-42-3～图 23-42-5）。

2. 遂将 Sion 导丝调整至右冠圆锥支，在 Finecross 微导管支撑下以 Sion 导丝通过圆锥支侧支至前降支近段，前送微导管后，换入 GAIA Second 导丝送至前降支近段（图 23-42-6、图 23-42-7）。

3. 正向沿中间支导丝送入 IVUS 导管明确前降支开口后（图 23-42-8），在 135 cm Corsair 微导管支撑下 Conquest Pro 9 穿刺前降支近段纤维帽，后换用 GAIA Second、Ultimate Bro 3、GAIA Third 导丝反复尝试，将 GAIA Third 导丝送入对角支（图 23-42-9）。

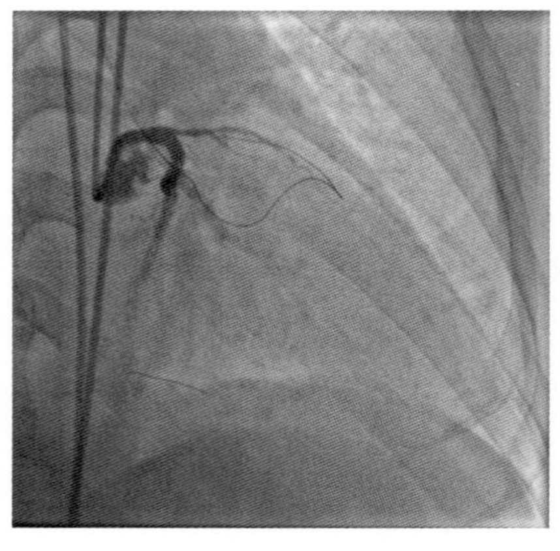

图 23-42-6　换用圆锥支侧支循环，在微导管支撑下，将 GAIA Second 导丝送至前降支近段

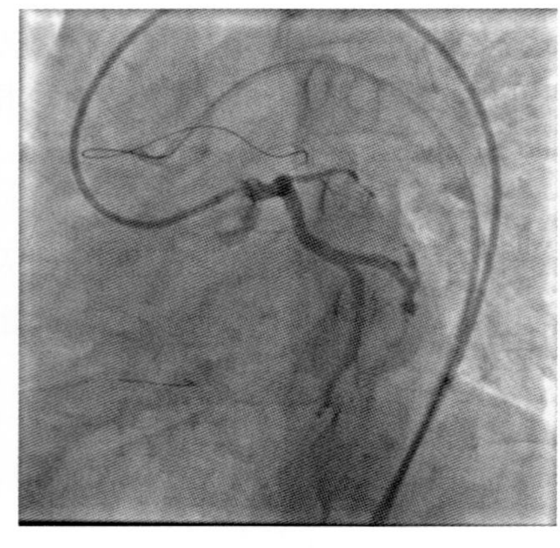

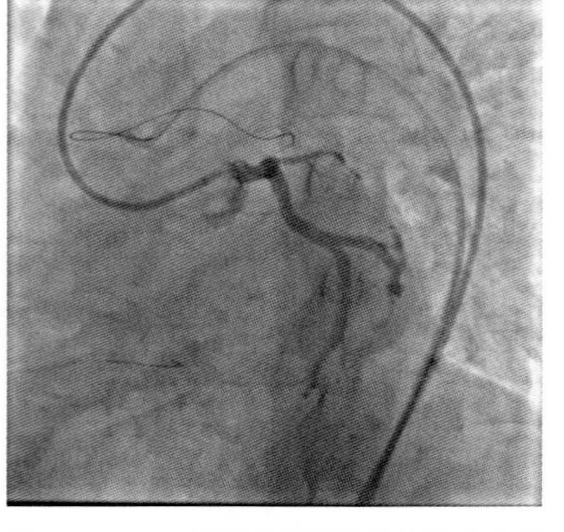

图 23-42-7　将导丝调整前进至前降支闭塞段近端

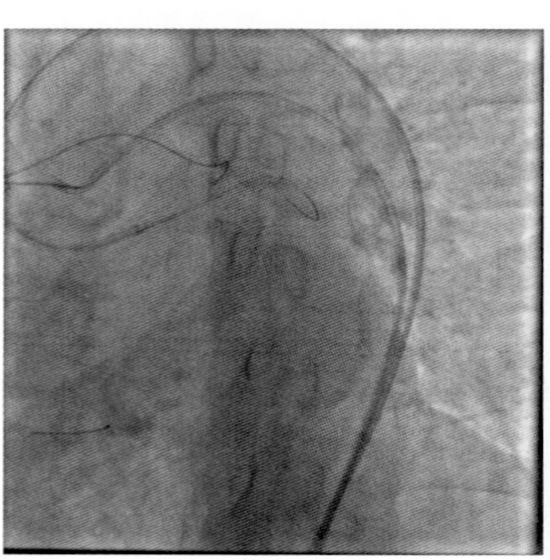

图 23-42-8　沿中间支进行 IVUS 检查寻找前降支开口

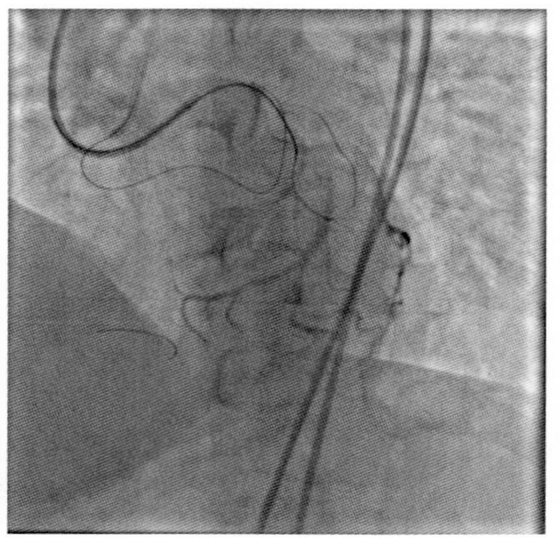

图 23-42-9　反复尝试多根导丝后，将 GAIA Third 导丝通过前降支闭塞段送入对角支

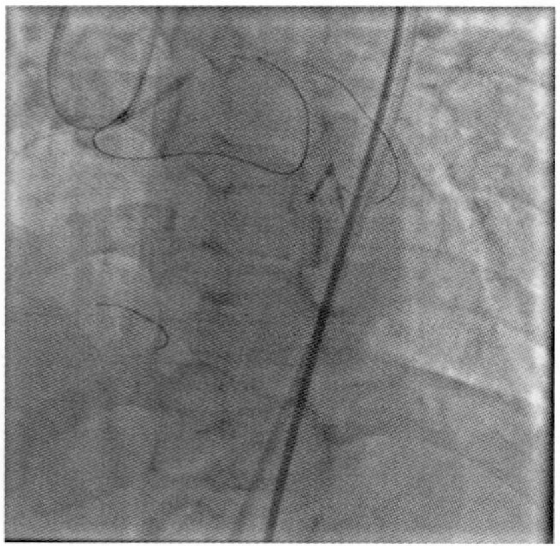

图 23-42-10　换入 KDL 导管至对角支行高选择造影明确前降支中段走形

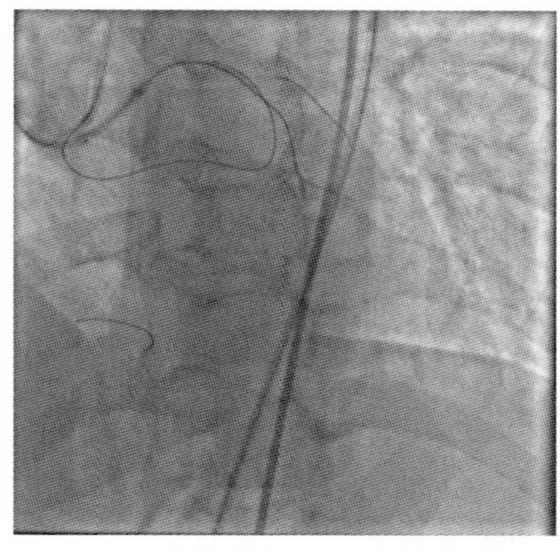

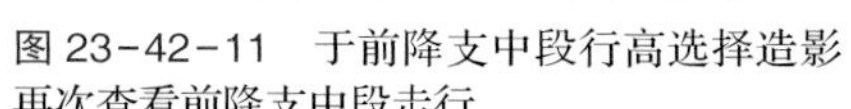

图 23-42-11　于前降支中段行高选择造影再次查看前降支中段走行

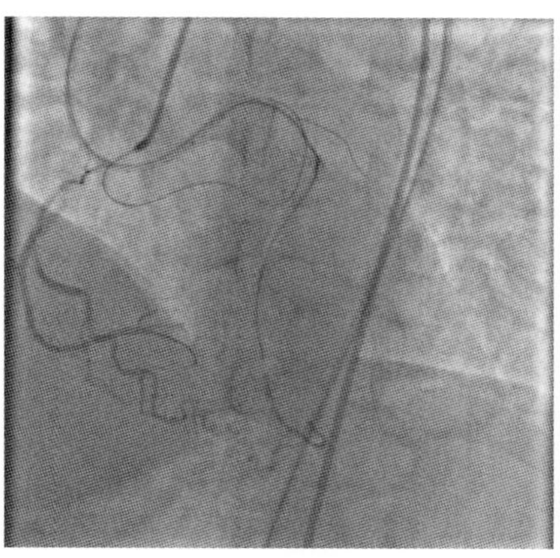

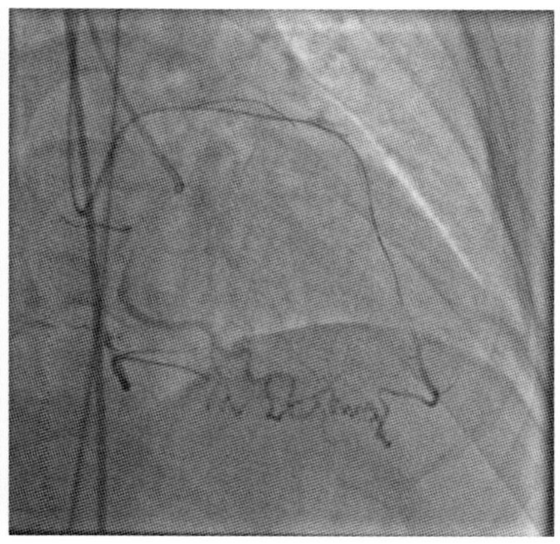

图 23-42-12　导丝成功通过闭塞段至远段后，多体位对侧造影提示导丝位于真腔

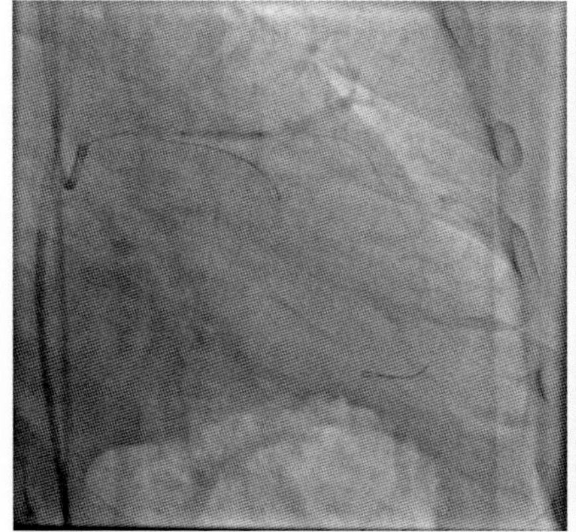

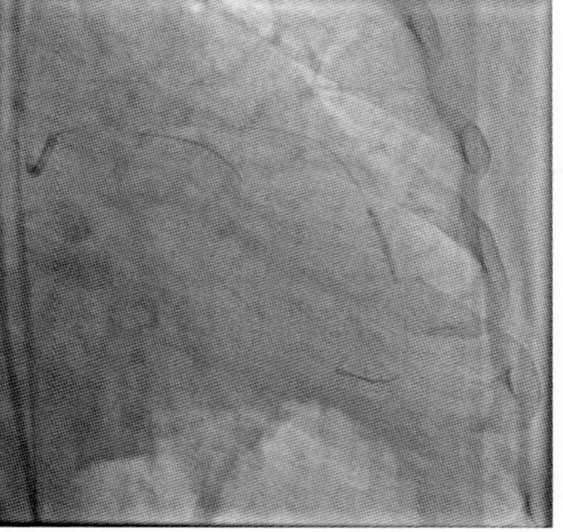

图 23-42-13　以球囊于前降支全程多次预扩张

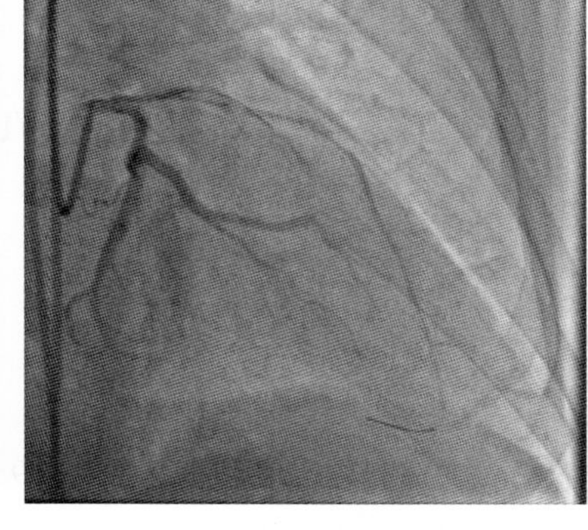

图 23-42-14　远段置入支架后复查造影提示前降支近中段弥漫性病变伴夹层，继续串联置入支架

4. Tazuna 2.5 mm × 20 mm 球囊锚定后换入 KDL 导管至对角支，连续回撤 KDL 导管行高选择造影（图 23-42-10、图 23-42-11）。

5. 以 Carlino 技术明确前降支中段走形，再次换入 Corsair 导管及 GAIA Third 导丝，成功通过病变将导丝送入前降支远段真腔（图 23-42-12）。

6. 正向送入 Tazuma 1.5 mm × 15 mm、Tazuna 2.5 mm × 20 mm 球囊以（6～10）atm × 5 s 扩张（图 23-42-13）。

7. 复查造影后（图 23-42-14），于前降支远段至近段串联植入 Helios 2.75 mm × 38 mm、Helios 3.0 mm × 38 mm、Helios 30 mm × 38 mm、Helios 3.5 mm × 24 mm 雷帕霉素药物支架，12 atm × 10 s 扩张释放，再取支架球囊以（8～14）atm × 5 s 后扩张塑形。复查造影及血管内超声检查示支架扩张贴壁满意，无残余狭窄，血流 TIMI 3 级。

· 术后结果 ·

1. 术后即刻造影（图 23-42-15）。

2. 术后观察和看护：术后回心内科普通病房，予以常规护理，术后第 2 日顺利出院。

· 小结 ·

1. 双侧造影是慢性闭塞病变介入治疗的关键，可获取更多的病变信息；而高选择造影在逆向侧支寻找和证实方面更是有独特作用。

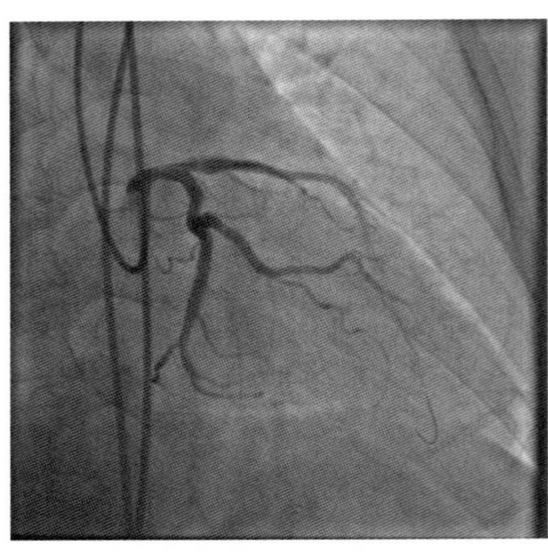
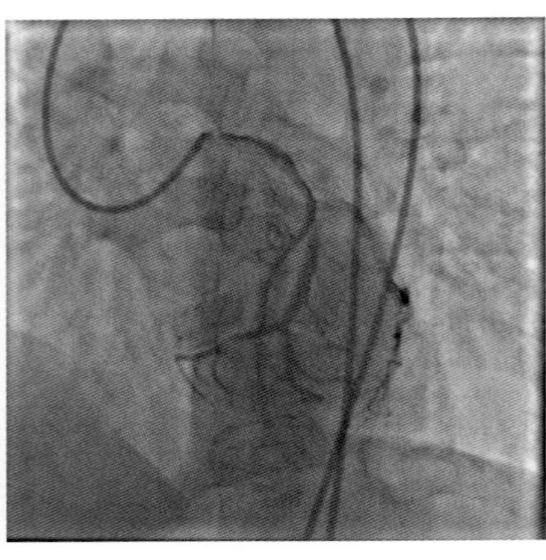

图 23-42-15　术后冠状动脉造影提示支架贴壁良好，未见明显夹层和残余狭窄，远段血流 TIMI 3 级

2. Carlino 技术（微注射）是一种有用的能帮助导丝高效地通过 CTO 病变的补充策略；在许多情况下都有很好的适应证（正、逆向治疗时都可以采用），其目的在于通过注射造影剂让闭塞段内的疏松组织变得更软，从而改良斑块的依从性。应用该策略的另一个目的在于帮助识别“指引导丝或微导管”尖端的确切位置，以及它们与血管结构的关系。

（高　微　李晨光）

病例 43　IVUS 指导下前降支起始部完全闭塞病变介入治疗

日期：2017 年 10 月 20 日

· 病史基本资料 ·

· 患者男性，68 岁。

· 主诉：因反复活动后胸闷 19 年，加重半年入院。

· 简要病史：患者诉 1998 年开始反复出现活动后左侧胸前区胸闷，伴左上肢酸胀感，当地医院考虑“冠心病”，予以阿司匹林、地奥心血康、丹参滴丸等治疗，患者诉症状好转，遂停用，间断服用丹参滴丸治疗。1 个月前患者再发胸痛，于我院行冠状动脉造影检查见：左前降支近段起完全闭塞，左回旋支近中段狭窄 80%，右冠粗大优势型，中段最狭窄 99% 伴不稳定征象，行右冠介入治疗。

· 既往史：高血压（+），糖尿病（−），高胆固醇血症（−），吸烟（+），家族史（+）。

· 辅助检查

实验室检查：CK 70 U/L，CK-MB 13 U/L，cTnT 0.004 ng/L，NT-proBNP 62.9 pg/L，LDL-C 1.62 mmol/L。

心电图：正常心电图。

心脏超声：静息状态下超声心动图未见异常，EF 65%。

· 药物治疗方案：阿司匹林、氯吡格雷、瑞舒伐他汀、阿罗洛尔（阿尔马尔）、单硝酸异山梨酯、氨氯地平。

· 冠状动脉造影 ·

冠状动脉造影：左主干未见明显狭窄；左前降支开口完全闭塞；左回旋支近中段长病变，狭窄 80%，钝缘支未见明显狭窄。右冠近段狭窄 40%，中段原支架通畅，未见内膜增生，左室后支及后降支未见明显狭窄（图 23-43-1）。

· 治疗策略 ·

患者为前降支开口部闭塞，无明显残端，闭塞段较长，可考虑 IVUS 指引下寻找前降支开口闭塞部位或行逆向导丝技术；正向穿刺的难点在于开口的定位，而逆向导丝技术则存在逆向导丝导致假腔血肿影响回旋支的可能。

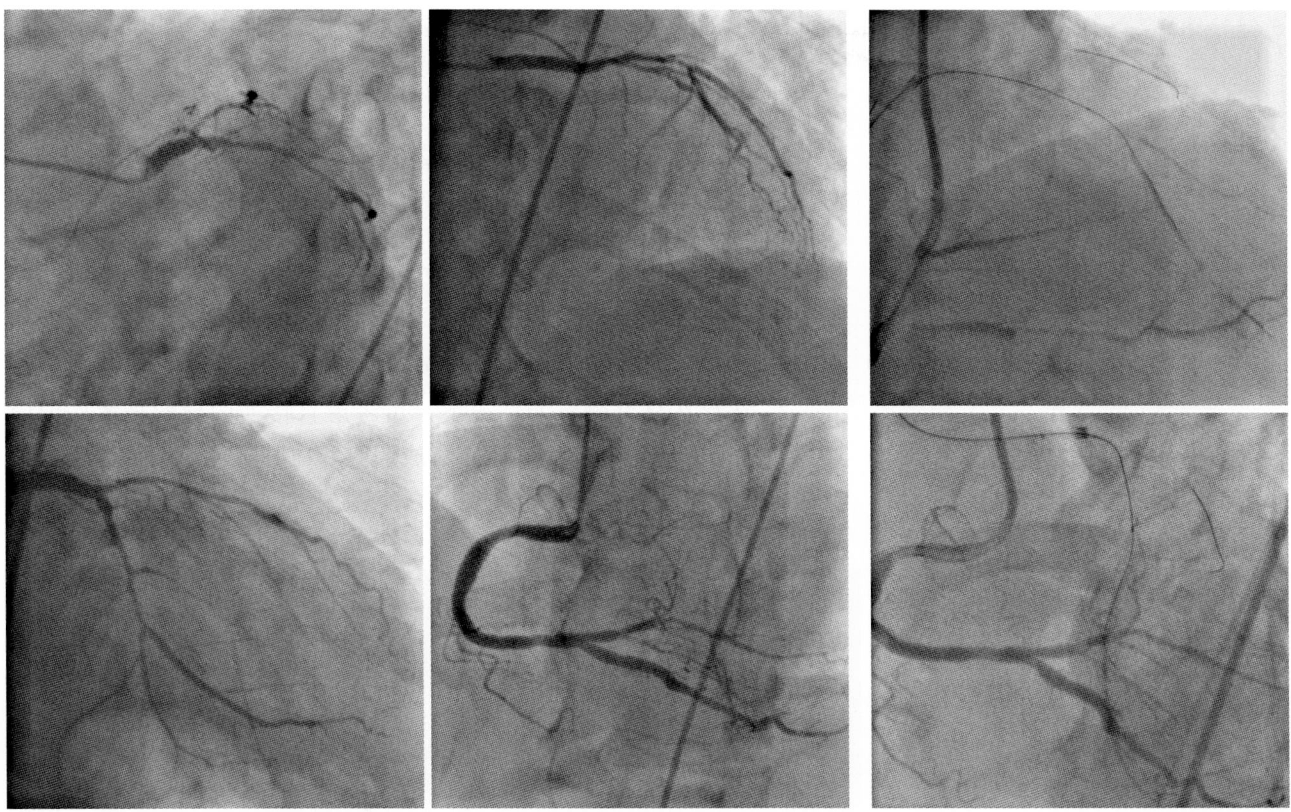

图 23-43-1 前降支起始部完全闭塞，右冠远段向前降支提供侧支循环

图 23-43-2 多体位对侧造影提示导丝位于真腔

· **器械准备** ·

1. 路径选择：双侧股动脉，分别置入 8F 动脉鞘。
2. 指引导管选择：8F SPB 4.0 SH 至左冠，8F SAL 1.0 SH 至右冠。
3. 其他器械准备：Finecross、KDL 双腔微导管、IVUS。

· **手术过程** ·

1. Sion Blue 导丝送至钝缘支远端，IVUS 导管送至钝缘支近段连续回撤确定前降支开口，在 130 cm Finecross 微导管支撑下，Fielder XT-R 导丝未能通过近段闭塞处，换用 GAIA First、Ultimate Bro 3 导丝通过闭塞段，更换 Fielder XT-R 导丝通过闭塞病变处至中远段，对侧造影示导丝位于血管真腔内（图 23-43-2）。

2. 交换 Sion 导丝后以 Tazuna 2.0 mm × 15 mm 球囊于前降支近中段病变处（8～10）atm × 10 s 扩张，IVUS 送至前降支检查示前降支弥漫性纤维斑块形成伴中段局部假腔。于前降支中段至开口串联植入 Promus Premier 2.5 mm × 28 mm、2.75 mm × 28 mm 依维莫司药物支架（8～10）atm ×（10～20）s 扩张（图 23-43-3、图 23-43-4），再取 Sapphire NC 3.0 mm × 15 mm 高压球囊于支架内（10～18）atm × 10 s 扩张塑形，复查造影及 IVUS 示支架扩张尚满意，无边缘夹层，远端血流 TIMI 3 级。

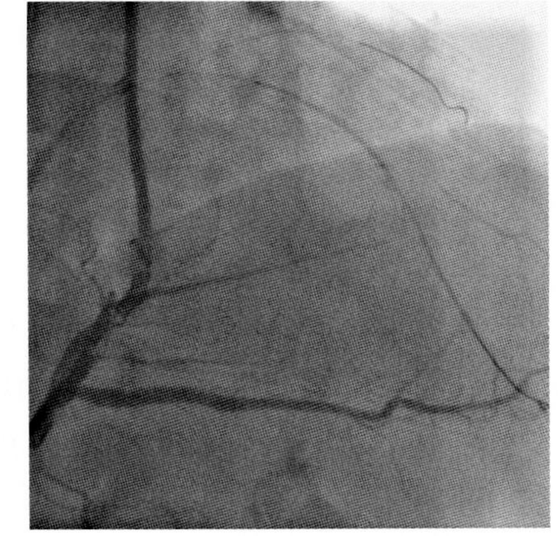

图 23-43-3 前降支中段置入 Promus Premier 2.5 mm × 28 mm 依维莫司药物支架

· **术后结果** ·

1. 术后即刻冠状动脉造影（图 23-43-5）。

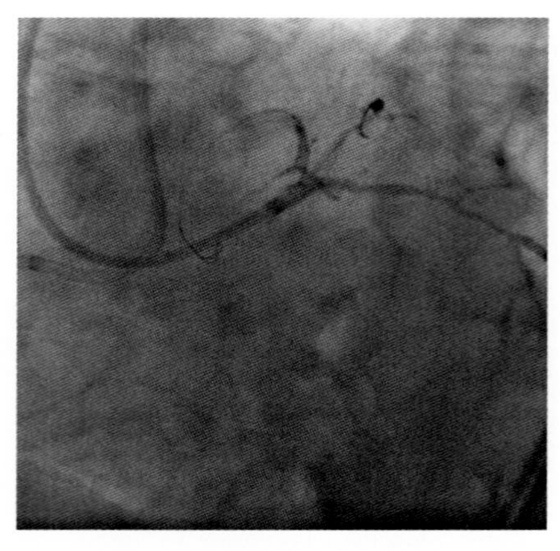

图 23-43-4 前降支近段置入 Promus Premier 2.75 mm × 28 mm 依维莫司药物支架，精确定位于开口

2. 术后观察和看护：术后回心内科普通病房，予以常规护理，术后第 3 日顺利出院。

• 小结 •

1. 对于开口部位闭塞且闭塞起始部位不明确的 CTO 病变，IVUS 对于明确闭塞部位、定位近端纤维帽具有重要的作用，在逆向导丝技术中也可以利用 IVUS 来实时指导导丝的操控；拟行 IVUS 指引时建议使用 7F 以上内径的指引导管。

2. 对于左主干和前三叉部分的 CTO 病变，在术中要始终注意对前降支或回旋支的保护，以防局部血肿导致前降支 / 回旋支的急性闭塞。

3. 在存在良好侧支的情况下，可考虑直接逆向导丝技术，但应注意避免逆向导丝在近端穿刺时形成假腔和血肿，从而造成分支血管的丢失。

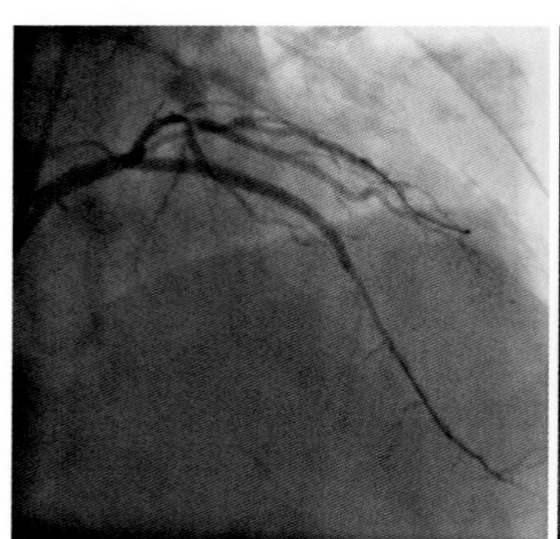

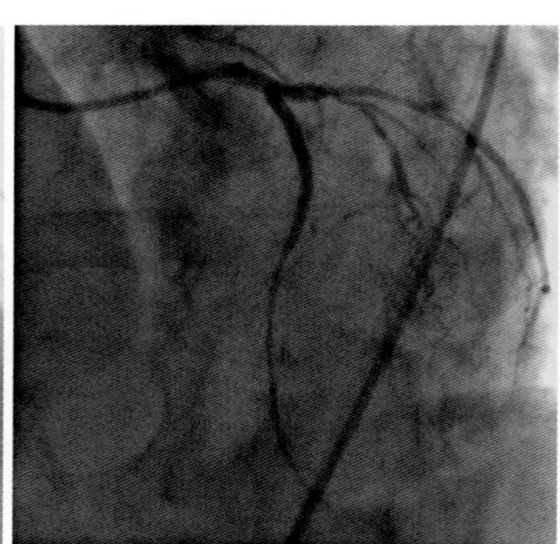

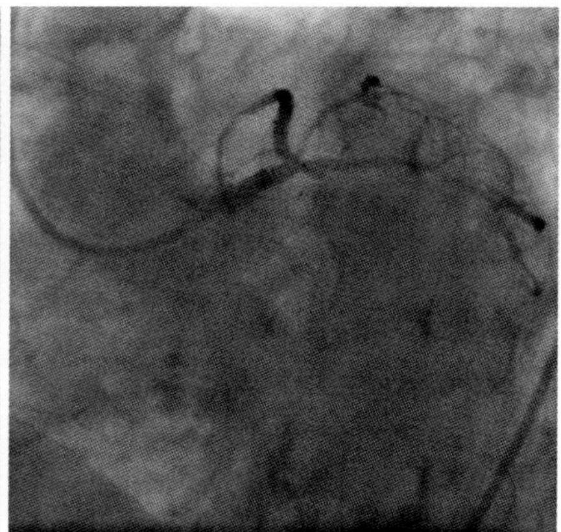

图 23-43-5 术后冠状动脉造影提示支架贴壁良好，未见明显夹层和残余狭窄，远段血流 TIMI 3 级

（高 微 李晨光）

病例 44 反向 CART 技术开通前降支起始部完全闭塞

日期：2017 年 10 月 20 日

• 病史基本资料 •

• 患者男性，73 岁。

• 主诉：因反复胸闷、胸痛 6 年入院。

• 简要病史：患者 6 年前活动后胸痛，休息后好转，每年出现数次，未就诊治疗。半年前症状再发，至外院诊断为急性右心室、下壁心肌梗死，行冠状动脉造影术，见左主干正常，前降支近段闭塞；回旋支轻度狭窄，第一钝缘支近段狭窄 90%，右冠状动脉近段闭塞。行右冠介入治疗。1 个月前外院行回旋支-钝缘支介入治疗，尝试行前降支正向开通 CTO 未能成功。

• 既往史：高血压（+），糖尿病（−），高胆固醇血症（−），吸烟（−），家族史（−）。

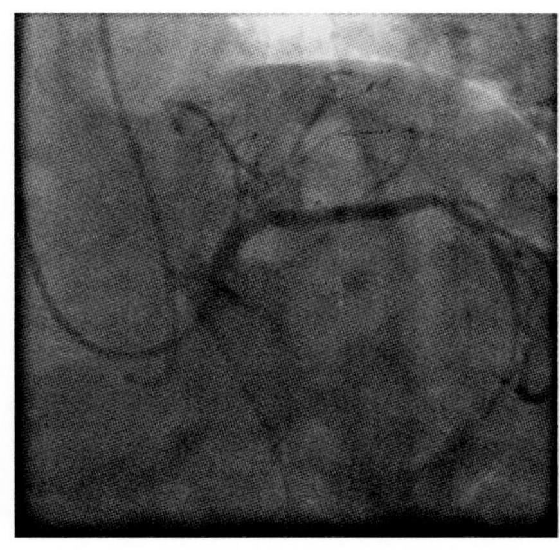
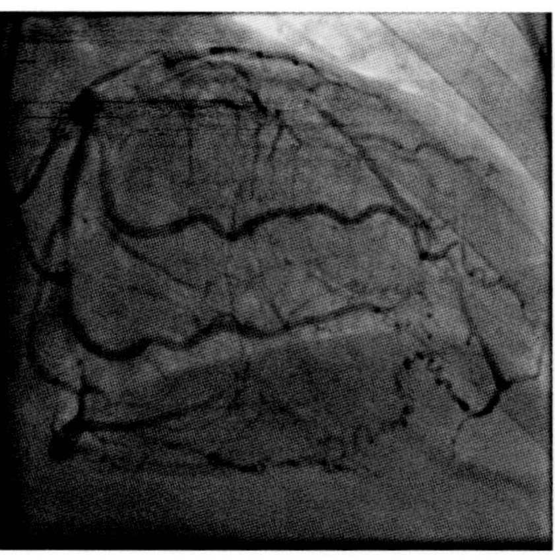
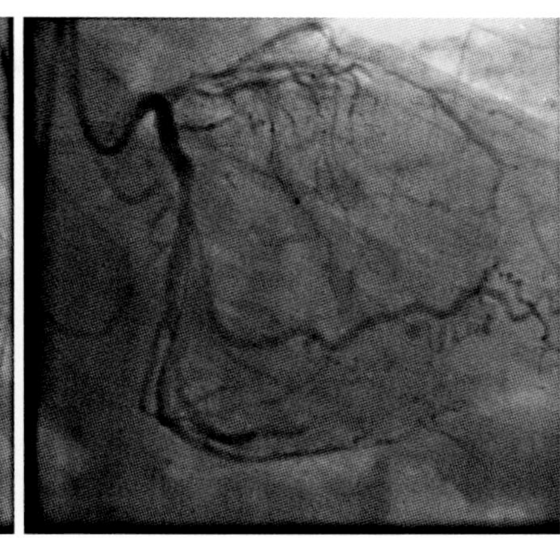

图 23-44-1　左冠造影提示前降支近端齐头闭塞，双侧造影提示右冠通过间隔支及心外膜支向左前降支远端逆向供血

• 辅助检查

实验室检查：CK 118 U/L，CK-MB 19 U/L，cTnT 0.052 ng/L，NT-proBNP 483.4 pg/L，LDL-C 0.96 mmol/L。

心脏超声：左心室下壁收缩活动减弱；主动脉瓣钙化；轻度二尖瓣反流；EF 60%。

• 药物治疗方案：阿司匹林、氯吡格雷、阿托伐他汀、贝那普利、美托洛尔、氨氯地平。

• 冠状动脉造影 •

冠状动脉造影：左主干正常，左前降支近端齐头闭塞，左回旋支粗大，未见明显狭窄，钝缘支正常。右冠原支架通畅，未见内膜增生，左室后支正常，后降支正常。右冠通过间隔支及心外膜支向左前降支远端逆向供血（图 23-44-1）。

• 治疗策略 •

病例为前降支近端闭塞，J-CTO 评分 4 分，手术难度较高，正向导丝技术存在难度，双侧造影提示逆向侧支有来自间隔支和心外膜侧支的两种径路，在正常穿刺失败后可考虑行逆向导丝技术。

• 器械准备 •

1. 路径选择：右侧桡动脉和右侧股动脉，分别置入 6F 和 8F 鞘。
2. 指引导管选择：6F EBU 3.5 至左冠，7F AL 0.75 至右冠。
3. 其他器械：Corsair、Sasuke 双腔微导管、IVUS。

• 手术过程 •

1. 首先尝试正向途径。0.014″ Runthrough 送入左回旋支，Pilot 150 在 135 cm Corsair 支撑下未能通过前降支闭塞段（图 23-44-2）。

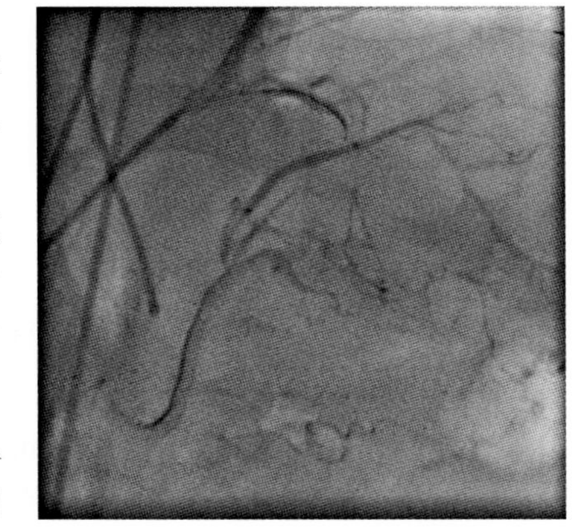

图 23-44-2　Pilot 150 导丝无法通过闭塞段

2. 然后尝试逆向途径，在 150 cm Corsair 支撑下将 Sion 导丝经后降支侧支循环送至前降支闭塞病变远段；换入 Pilot 150，未能进入前向导引导管，考虑导丝位于内膜下（图 23-44-3）。

3. 采用反向 CART 技术，成功将逆向导丝和 Corsair 送入正向指引导管（图 23-44-4 和图 23-44-5）。撤出逆向导丝，正向 Runthrough 经逆向 Corsair 送入间隔支（图 23-44-6）。尝试将正向 Runthrough 导丝送入前降支远段未能成功（图 23-44-7）。

4. 遂送入 Sasuke 双腔微导管，先后使用 Fielder XT、GAIA Second、GAIA Third 及 Conquest 导丝未能进入前降支远端真腔（图 23-44-8）。最后使用 Conquest Pro12 成功穿刺，进入前降支远段，多

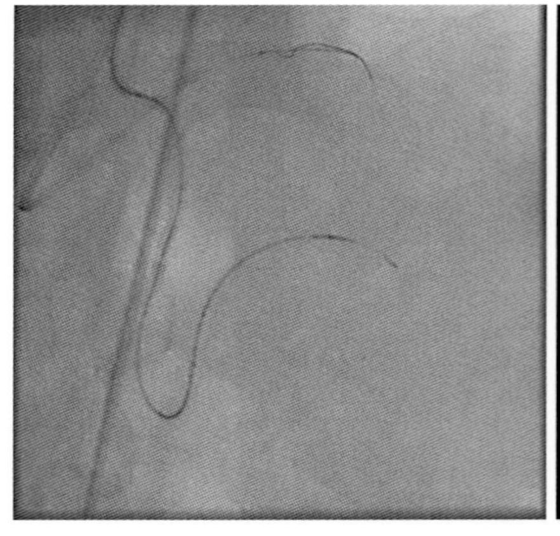

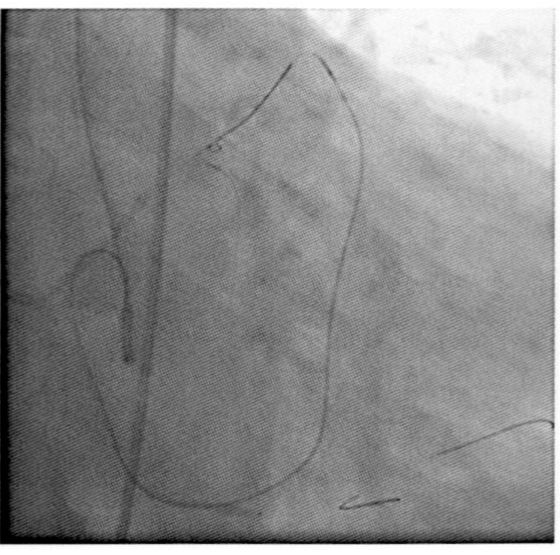

图 23-44-3　Pilot 150 通过逆向途径至前降支近段，但无法进入前向导引导管，考虑导丝位于内膜下

图 23-44-4　采用反向 CART 技术将逆向导丝送入正向指引导管

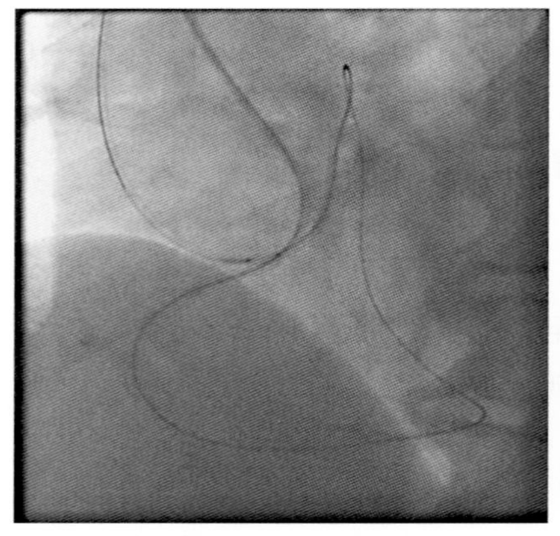

图 23-44-5　将逆向微导管送入正向指引导管

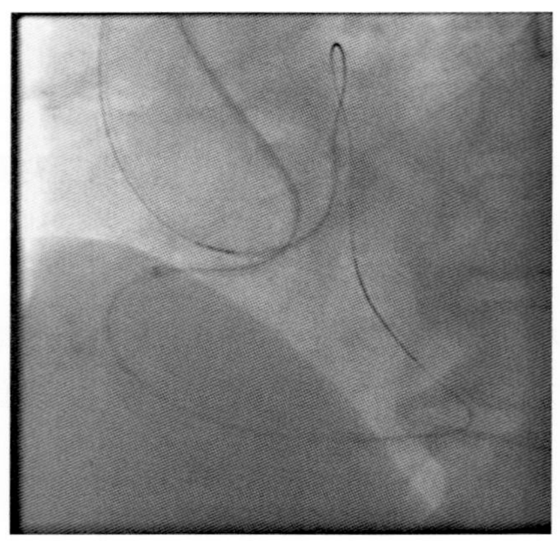

图 23-44-6　通过逆向微导管将导丝正向送入间隔支

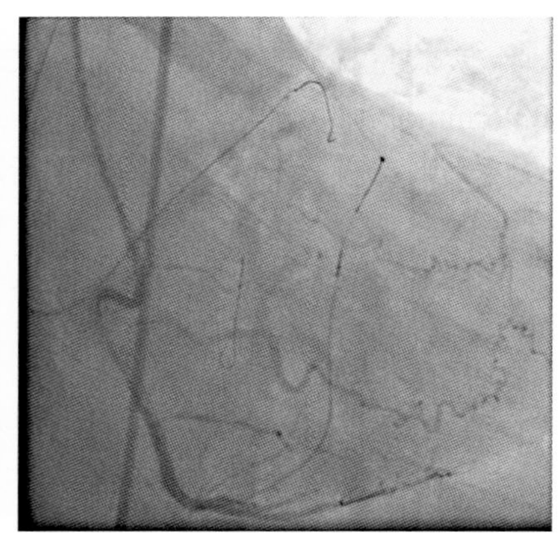

图 23-44-7　调整导丝尝试正向送入前降支，未能成功

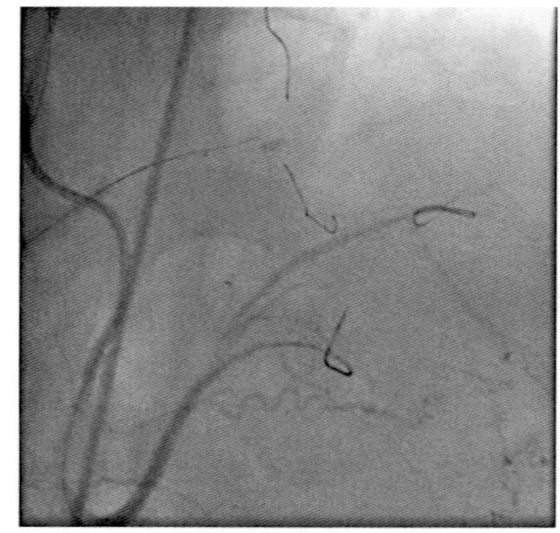

图 23-44-8　换用多个导丝仍无法进行前降支远段

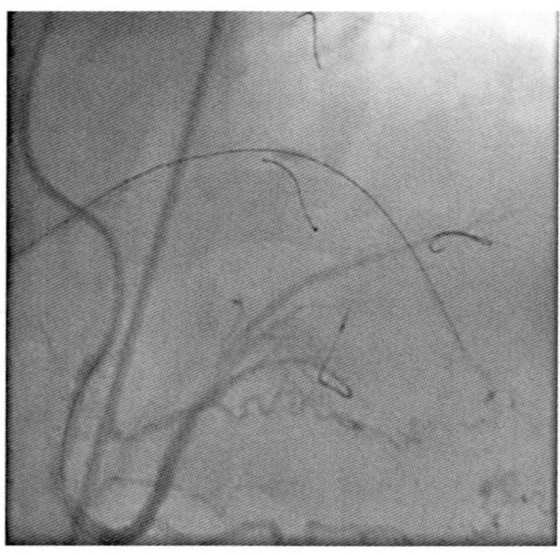

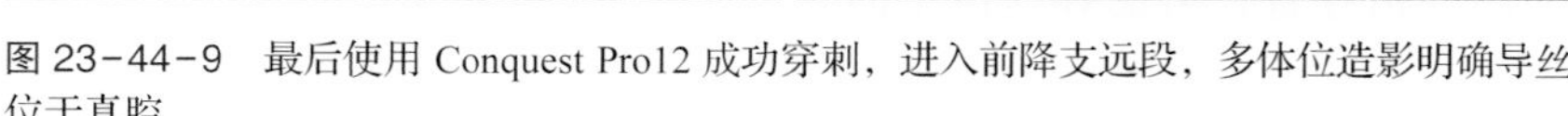

图 23-44-9　最后使用 Conquest Pro12 成功穿刺，进入前降支远段，多体位造影明确导丝位于真腔

体位造影明确导丝位于真腔（图 23-44-9）。推送 Corsair 通过闭塞病变后，换用 Runthrough 导丝送入血管远端（图 23-44-10），IVUS 检查显示导丝全程位于真腔。

5. 使用 Sprinter Legend 2.0 mm × 20 mm 及 Quantum Maverick 2.5 mm × 15 mm 球囊于闭塞病变处 16 atm × 10 s 扩张，由远及近串联植入 2.5 mm × 38 mm 及 3.0 mm × 38 mm Xience Xpedition 支架，10 atm × 10 s 扩张释放。IVUS 检查示支架近端平 LCX 支下缘，管腔贴壁不良。再使用 Quantum Maverick 3.5 mm ×

15 mm 后扩球囊于支架近端 20 atm × 10 s 后扩张，复查造影示支架扩张满意，无残余狭窄，血流 TIMI 3 级。

· **术后结果** ·

1. 术后即刻冠状动脉造影（图 23-44-11）。

2. 术后观察和看护：术后回普通病房，常规护理，术后第 4 日顺利出院。

· **小结** ·

1. 对于闭塞端合并较多分支的 CTO 病变，正向导丝技术存在较大的难度，术前评估逆向导丝技术的可能性。

2. 逆向导丝技术无法进入真腔时可联合使用反向 CART 技术或 IVUS 指引下实时调整导丝。

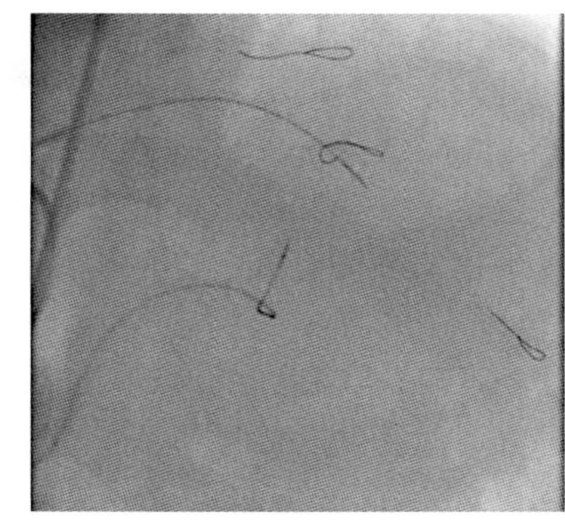

图 23-44-10 换入工作导丝后行 IVUS 检查明确导丝位于血管真腔

3. 该病例正向导丝在前降支中远段无法进入真腔，使用 Conquest 导丝穿刺进入真腔，是 ADR 技术的灵活应用。

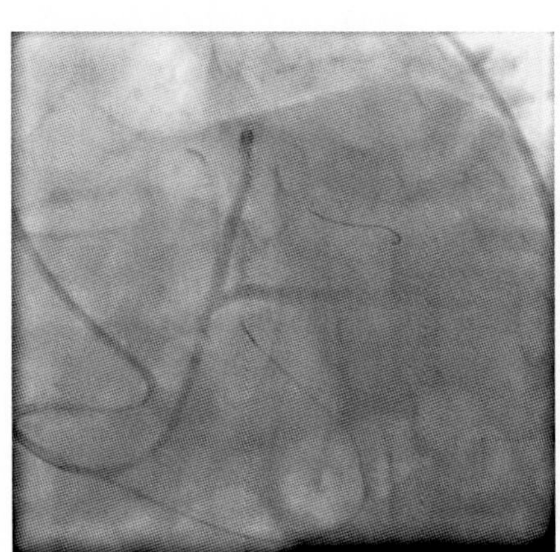
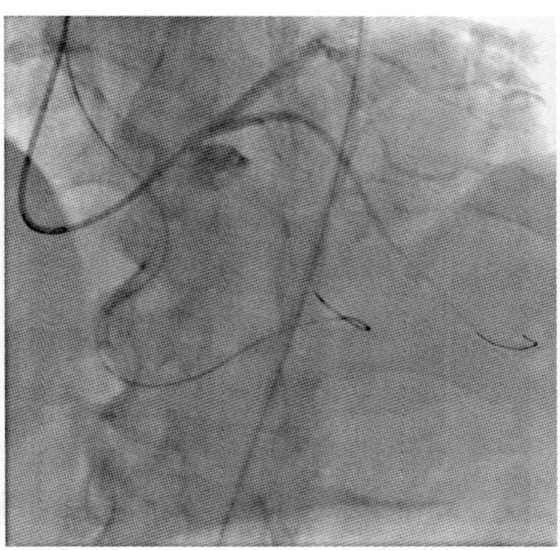
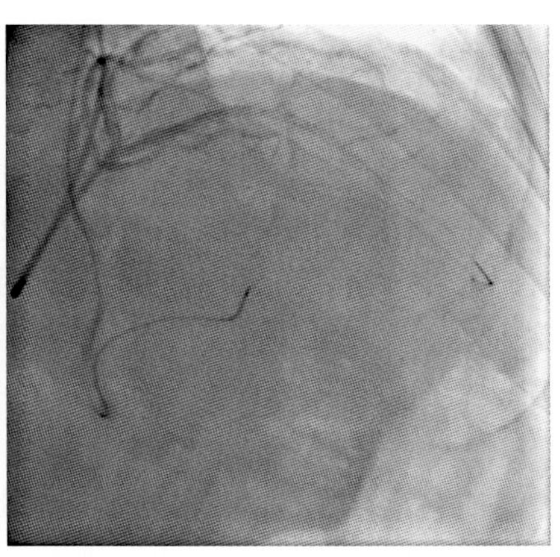

图 23-44-11 术后冠状动脉造影提示支架贴壁良好，未见明显夹层和残余狭窄，远段血流 TIMI 3 级

（高 徽 李晨光）

2018 年

病例 45 Hybrid 策略开通右冠 CTO

日期：2018 年 10 月 19 日

· **病史基本资料** ·

· 患者男性，54 岁。

· 主诉：胸闷 1 月余。

· 简要病史：1 个多月前起患者反复出现胸闷，位于胸骨后，范围约手掌大小，活动后加重，可自行缓解。2018 年 7 月 19 日于我院冠状动脉造影示左主干中远段狭窄 30%；左前降支开口至近段弥漫性长病变，狭窄 80%，发出第一对角支处完全闭塞，第一对角支开口狭窄 40%；左回旋支近段狭窄 50%，远段

次全闭塞，细小钝缘支未见明显狭窄，可见左冠提供侧支循环供应右冠远段血流；右冠近段起完全闭塞。于回旋支远段病变处植入 Xience Xpedition 2.5 mm × 38 mm 依维莫司药物支架，于左主干－前降支串联植入 Xience Xpedition 3.5 mm × 28 mm 依维莫司药物支架。2018 年 9 月 13 日我院尝试右冠介入治疗，正向导丝不能通过闭塞段，逆向导丝亦不能通过闭塞段，采用逆向导丝 Knuckle 技术通过闭塞段送至右冠近段，但无法完成导丝交汇，手术失败。

• 既往史：高血压（+），糖尿病（－），高胆固醇血症（－）。吸烟史 30 年，30 支 / 日。

• 辅助检查

实验室检查：CK 125 U/L、CK－MB 20 U/L；cTnT 0.052 ng/L；NT－proBNP 154.1 pg/ml；LDL 3.01 mmol/L。

心脏彩超：左心房增大；主动脉瓣钙化；LVEF 65%。

• 药物治疗方案：阿司匹林、氯吡格雷、阿托伐他汀钙片、福辛普利。

• 冠状动脉造影 •

造影结果：左主干－前降支近中段原植入支架管腔通畅，未见明显内膜增生及再狭窄；第一对角支开口狭窄 40%；左回旋支近段狭窄 50%，中远段原植入支架在位通畅，未见明显内膜增生及管腔再狭窄，细小钝缘支未见明显狭窄病变；左冠提供侧支循环供应右冠远段。右冠近段完全闭塞（图 23－45－1）。

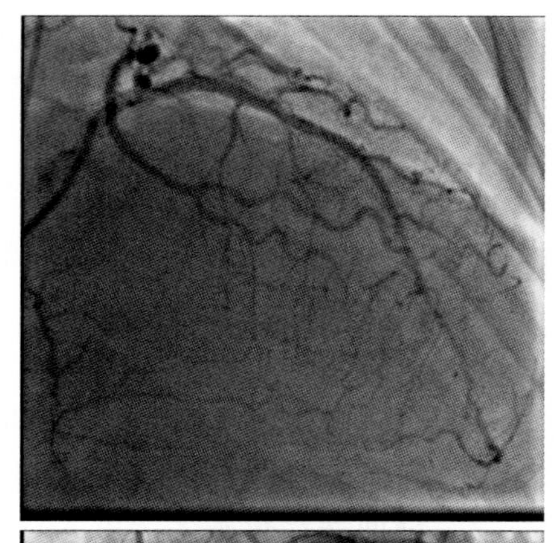

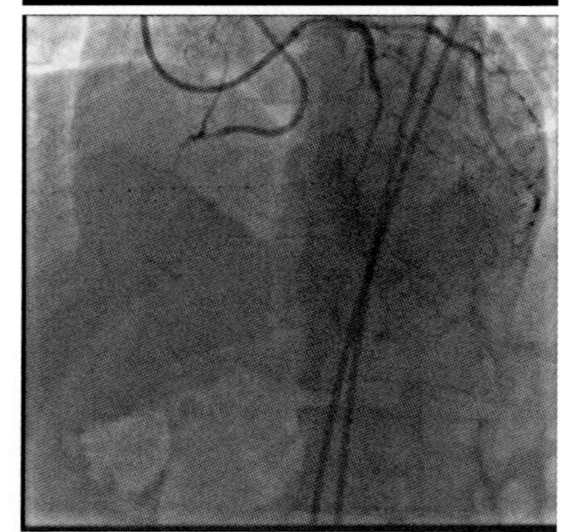

图 23－45－1 右冠近段完全闭塞

• 治疗策略 •

1. 首选正向 ADR 技术，若不能成功可改用逆向技术，选择合适的近段导丝交汇处是逆向成功的关键。

2. 夹层尚未愈合，再次进入夹层的可能性较大，注意穿孔和冠状动脉破裂。

3. 该患者 1 个月前尝试右冠介入治疗，正向导丝不能通过闭塞段，逆向导丝亦不能通过闭塞段，逆向导丝 Knuckle 技术通过闭塞段后，在近段不能交汇，遗留夹层尚未愈合，因此不首选逆向技术。

• 器械准备 •

1. 穿刺准备：左、右侧股动脉，置入 7F 动脉鞘。

2. 指引导管选择：7F EBU 4.0、7F AL 1.0 导管。

3. 其他器械准备：靶血管：RCA CTO；导丝：Fielder XT、Conquest Pro 12、Pilot 200、Sion、Sion Blue 及 Sion Black；微导管：135 cm Corsair 微导管、150 cm Corsair；APT 微导管；球囊：Stingray 球囊，TREK 1.5 mm × 15 mm、2.5 mm × 20 mm，Sequent 3.0 mm × 15 mm 球囊，Quantum 3.0 mm × 15 mm 球囊，Flextome 2.5 mm × 10 mm 切割球囊。

• 手术过程 •

靶血管：RCA CTO。

1. 首先尝试正向技术，Fielder XT 导丝在 135 cm Corsair 导管支撑下采用 Knuckle 技术送至右冠远段，对侧造影证实导丝位于内膜下，采用 ADR 技术，经 TREK 2.5 mm × 15 mm 球囊锚定交换出 Corsair 微导管，换入 Stingray 球囊至右冠远段，换用 Conquest Pro 12 导丝穿刺送至右冠远段，换入 Pilot 200 导丝至左室后支远段，对侧造影无法证实导丝位于血管真腔，撤出 Stingray 球囊，送入 Corsair 微导管交换 Sion 导丝至右冠远段，但仍无法确认导线位于真腔（图 23－45－2），遂尝试逆向技术。

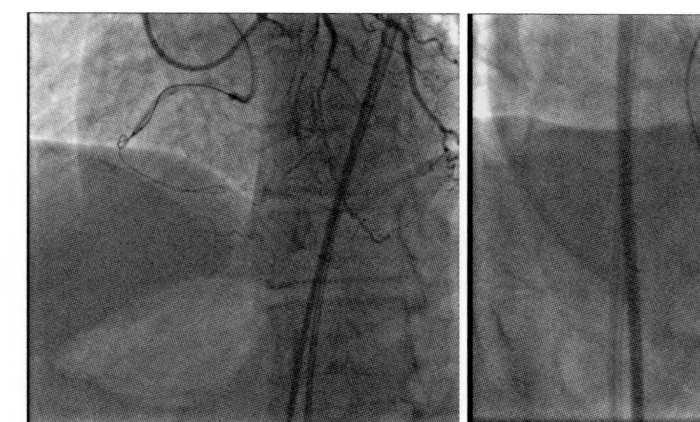
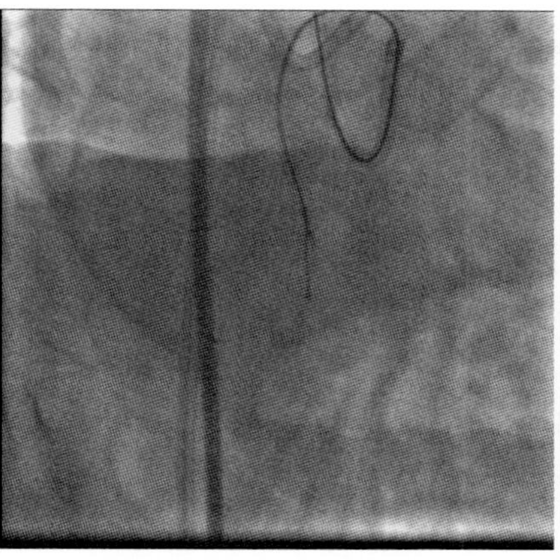
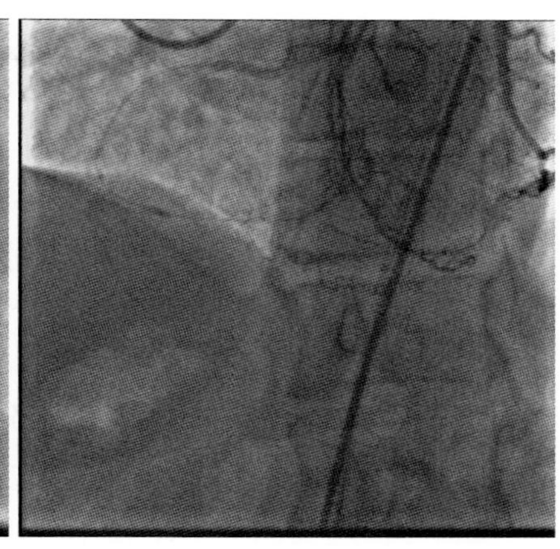

图 23-45-2 Fielder XT 导丝 Knuckle 技术送至右冠远段，Stingray 球囊-ADR 技术前向送入 Sion 导丝至右冠远段，但无法确认是否位于血管真腔

2. 尝试逆向技术，Sion、Sion Blue、Sion Black 导丝在 150 cm Corsair 导管支撑下成功通过间隔支侧支送至右冠中远段，推送逆向 Corsair 导管至右冠远段，正向送入 TREK 1.5 mm × 15 mm、2.5 mm × 20 mm、Sequent 3.0 mm × 15 mm 球囊于近中段 14～16 atm 扩张后，送入 Guidezilla 导管至右冠中远段行反向 CART 技术（图 23-45-3）。

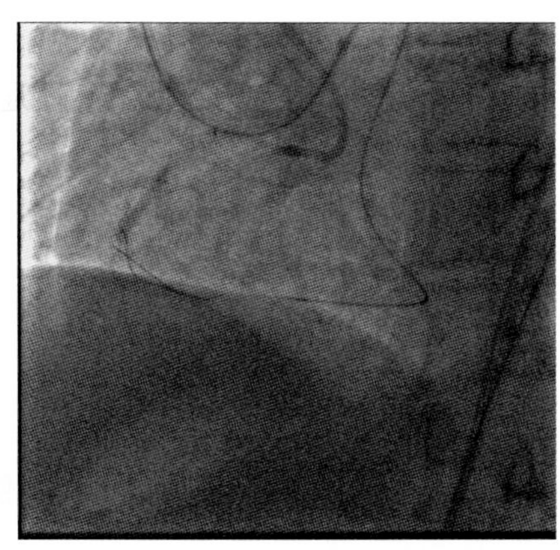

图 23-45-3 Guidezilla 反向 CART 技术

3. 逆向使用 Pilot 200、Conquest Pro 导丝成功送入正向指引导管内，推送逆向 Corsair 导管至正向指引导管内，换入 RG 3 导丝完成体外化，先后以 Emerge 2.0 mm × 15 mm、2.5 mm × 20 mm 球囊于右冠病变处扩张。行 IVUS 检查示：右冠远段导丝位于真腔，中段位于内膜下，近段位于真腔（图 23-45-4）。于右冠远段至近段串联植入 Synergy 2.5 mm × 38 mm、3.0 mm × 38 mm 及 3.5 mm × 12 mm 药物支架，再以 Quantum 3.0 mm × 15 mm 球囊于支架内（14～20）atm × 10 s 扩张塑形。复查造影示支架远段可见壁内血肿，取 2.5 mm × 10 mm 切割球囊于支架边缘 10 atm × 10 s 扩张，支架扩张满意，无残余狭窄，血流 TIMI 3 级，右冠远段可见夹层（图 23-45-5）。

· 术后结果 ·

1. 即刻结果：支架扩张满意，无残余狭窄，血流 TIMI 3 级，右冠远段可见夹层。

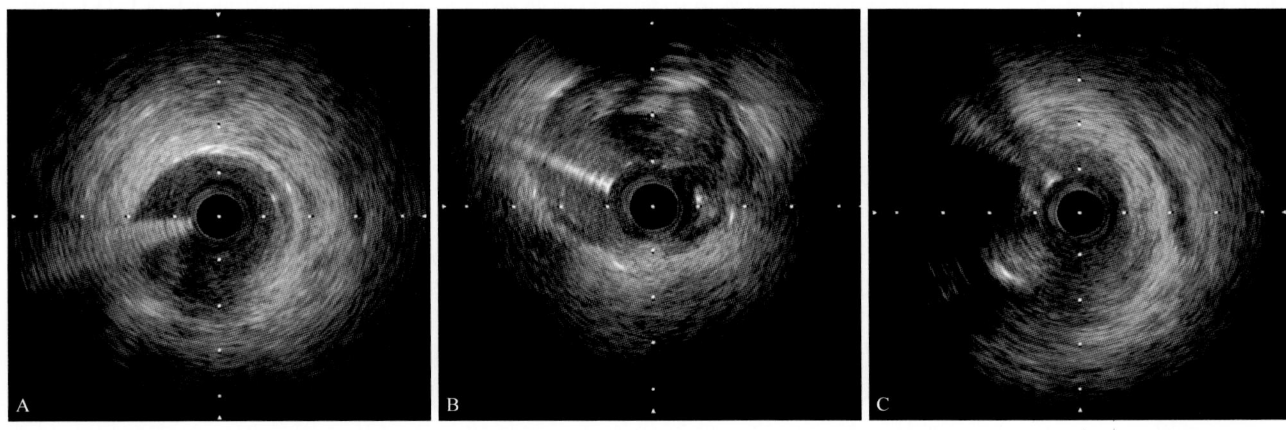

图 23-45-4 血管内超声检查：右冠状动脉远段导引钢丝位于真腔，中段位于内膜下，近段位于血管真腔（A、B、C 分别为右冠状动脉远段、中段、近段）

2. 术后观察和看护：生命体征平稳，无胸闷、胸痛等不适症状。术后双联抗血小板：阿司匹林 + 替格瑞洛。

3. 远期结果：未有心脑血管不良事件发生。

• **小结** •

1. 既往逆向技术失败，仔细分析尝试失败的原因，逆向导丝通过闭塞段后未能和正向导丝交汇，在右冠近段选择反向 CART 技术，逆向导丝进入真腔是成功的关键。

2. 可首选逆向技术，尽管上次逆向失败，但当时逆向导丝已经通过闭塞，选择近段部位进行导丝交汇是成功的关键。

3. 可首选反向 CART 技术。正向 Knuckle 技术导丝通过闭塞段后不宜过于向远端走行，保证左室后支不丢失。

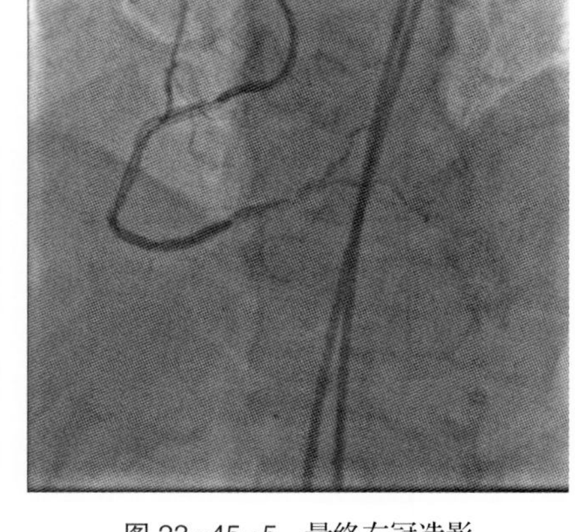

图 23-45-5　最终右冠造影

4. 体外化后可尝试双腔微导管再次寻找左室后支真腔。

5. 该患者的再次介入的时机偏短，3 个月后再次尝试可能更合适。

6. 该患者正向介入时导丝通过闭塞段进入左室后支内膜下造成夹层，最终成功后未能成功开通左室后支遗留夹层。尽管切割球囊扩张，远端血流仍未完全恢复，长时间后有再次闭塞可能。因此，该情况下正向导丝需慎重前进，以免造成巨大夹层，此外亦可尝试双腔微导管再次寻找左室后支真腔。

（吴宏宪　常书福）

病例 46　当微导管无法通过侧支血管时

日期：2018 年 10 月 19 日

• **病史基本资料** •

• 患者男性，65 岁。

• 主诉：活动后胸闷、气促 4 年余。

• 简要病史：患者 4 年来反复出现活动后胸闷、气促，休息后好转，无明显胸痛，伴咽部紧缩感，未予重视。2018 年 5 月 7 日至外院行冠状动脉造影提示右冠状动脉完全闭塞，尝试开通 RCA CTO 失败。术后服用拜阿司匹林、氯吡格雷、瑞舒伐他汀、美托洛尔缓释片。

• 既往史：高血压（+），糖尿病（−），高脂血症（−）；吸烟史 50 年，20 支 / 日。

• 辅助检查

实验室检查：CK 363 U/L、CK−MB 47 U/L；cTnT 0.494 ng/L；NT−proBNP 1 514 pg/ml，LDL 0.65 mmol/L。

心电图：窦性心律 ST 段改变（ST 段在 Ⅰ、Ⅱ、V_3～V_6 导联呈水平型压低 0.5～2 mm），T 波改变（T 波在 Ⅰ、Ⅱ、aVL、V_3～V_6 导联双相、倒置≤ 6 mm）。

心脏彩超：肥厚型心肌病（静息状态下左心室流出道未见梗阻征象）；左心房增大；主动脉瓣钙化；LVEF 68%。

• 药物治疗方案：阿司匹林、替格瑞洛、瑞舒伐他汀、美托洛尔缓释片、缬沙坦、单硝酸异山梨酯缓释片。

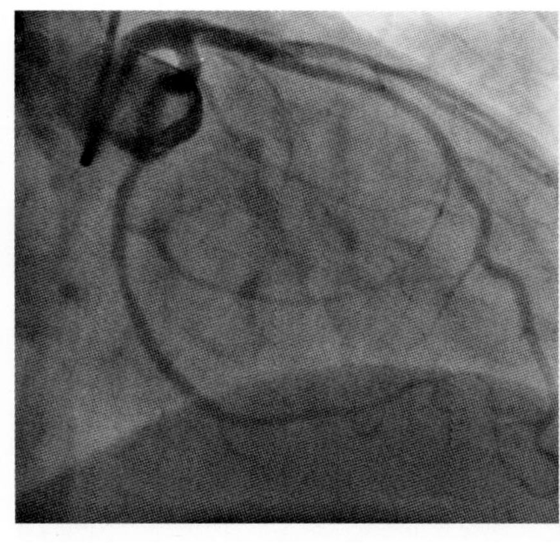
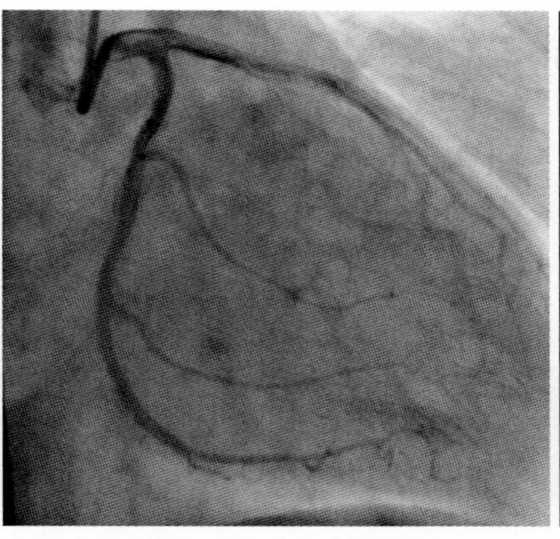
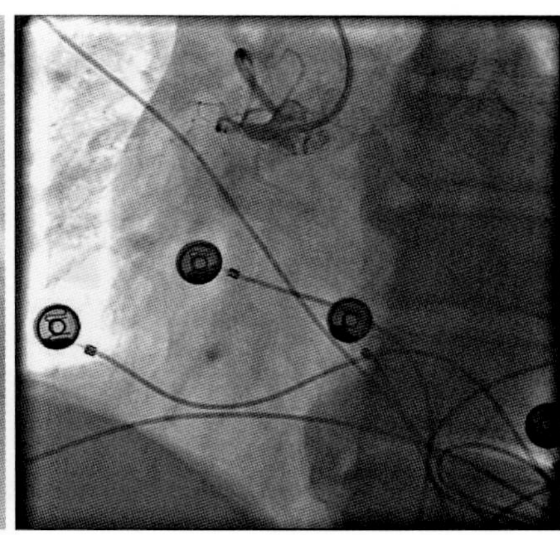

图 23-46-1　右冠近段完全闭塞

• **冠状动脉造影** •

左主干未见明显狭窄；左前降支及第一对角支未见明显狭窄；左回旋支及钝缘支未见明显狭窄；左冠提供少许侧支供应右冠显影。右冠近段完全闭塞（图 23-46-1）。

• **治疗策略** •

1. 结合前次冠状动脉介入的手术过程，闭塞段长，正向尝试失败，侧支良好，因此首选逆向技术，若失败可前向 ADR 技术，逆向介入治疗中微导管通过侧支是关键。

2. 预防侧支损伤，若发生可选择弹簧圈封堵侧支血管。

3. 考虑到前次正向技术失败，且侧支良好，不首选正向技术。

• **器械准备** •

1. 穿刺准备：左、右侧股动脉，置入 8F 和 7F 动脉鞘。

2. 指引导管选择：8F EBU 3.5、8F EBU 3.75、7F SAL 0.75SH 导管。

• **手术过程** •

1. 逆向技术：0.014″ Sion 导丝引导下将 Caravel 微导管送至间隔支近段，换用 Suoh 03 导丝反复尝试通过侧支送至右冠中远段，先后尝试 Caravel、Corsair 微导管均未能通过侧支送至右冠远段（图 23-46-2）。

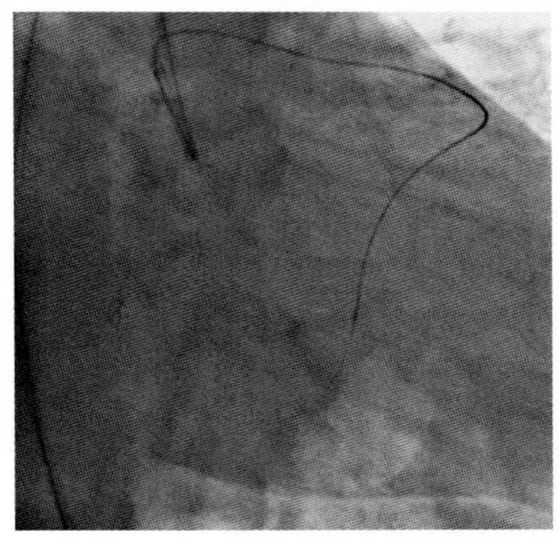

图 23-46-2　Caravel 微导管不能通过侧支血管

Sion 导丝送至前降支远段，取 Hiryu 3.0 mm × 15 mm 球囊送至前降支中段锚定，微导管仍无法通过，换用 8F EBU 3.75 指引导管送至左冠口，在 Guidezilla 延长导管支撑下，微导管仍无法通过，先后取 Sapphire Ⅱ 1.0 mm × 10 mm 和 Tazuna 1.25 mm × 10 mm 球囊 2～4 atm 扩张侧支（图 23-46-3）。

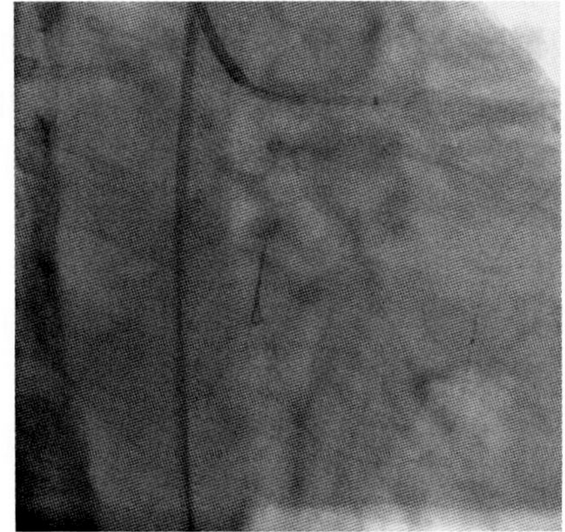

图 23-46-3　Guidezilla 支撑下 Tazuna 球囊扩张侧支

再次尝试将 Caravel 微导管通过侧支送至右冠中段（图 23-46-4），Fielder XT-R 反复尝试未能逆向通过闭塞病变处。

2. 反向 CART 技术：正向 GAIA First 导丝反复尝试送至闭塞段，前向送入 Tazuna 2.5 mm × 15 mm 球囊至闭塞段，14 atm 扩张，进行反向 CART 技术。先后尝试 GAIA First、Ultimate Bro 3、GAIA Second 和 GAIA Third 导丝，最终导引钢丝逆向通过右冠近中段闭塞病变处至正向指引导管内（图 23-46-5）。

Hiryu 3.0 mm × 15 mm 球囊锚定导丝后，将 Caravel 微导管逆向送

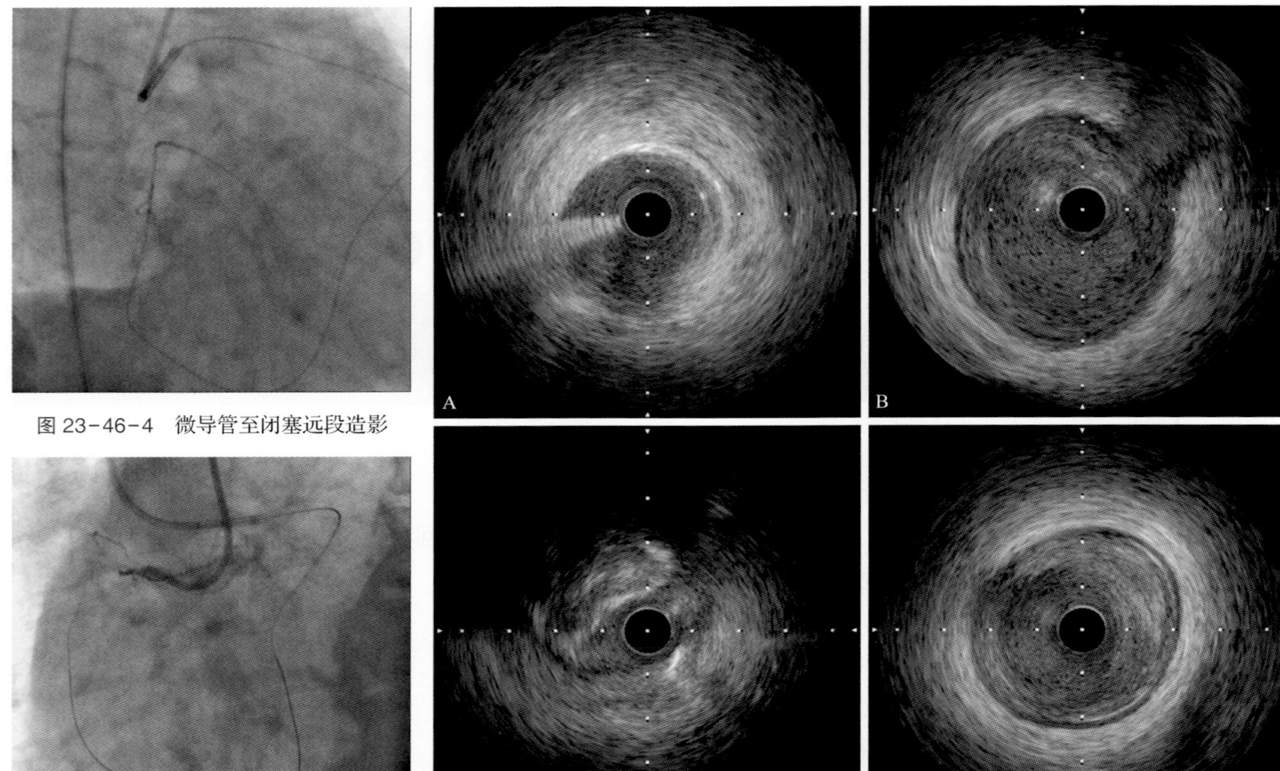

图 23-46-4 微导管至闭塞远段造影

图 23-46-5 导引钢丝反复尝试逆向通过右冠近中段闭塞病变处

图 23-46-6 血管内超声检查：右冠状动脉远段导引钢丝位于真腔，中段位于内膜下，近段位于血管真腔（A、D 分别为右冠状动脉远段和近段，B、C 为中段）

至正向指引导管内，换用 RG 3 导丝完成体外化，Tazuna 2.0 mm × 15 mm 球囊于右冠闭塞病变处（12～16）atm × 10 s 扩张。Opticross 血管内超声导管送至右冠远段连续回撤行 IVUS 检查，示右冠远段至开口弥漫性纤维钙化斑块形成，右冠近段和这段导引钢丝位于血管真腔，但右冠近中段处导引钢丝位于内膜下（图 23-46-6）。于右冠串联植入 Xience Xpedition 3.5 mm × 38 mm、Xience Xpedition 3.5 mm × 38 mm 和 Xience Xpedition 4.0 mm × 23 mm 依维莫司药物支架，先后以 12 atm × 15 s 扩张释放。复查 IVUS 检查示右冠支架扩张、贴壁满意，复查造影示右冠支架扩张满意，无残余狭窄，血流 TIMI 3 级。撤出 Caravel 微导管后行选择性造影示侧支未见损伤，最终结果见图 23-46-6。

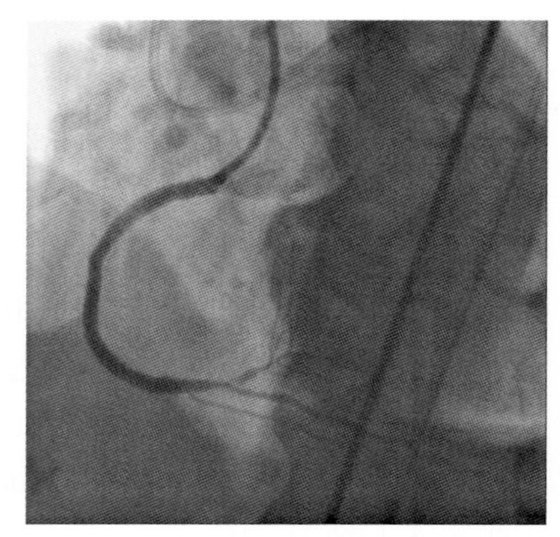

图 23-46-7 右冠最终造影

· 术后结果 ·

1. 即刻结果：复查 IVUS 检查及造影示右冠支架扩张满意、贴壁良好，无残余狭窄，血流 TIMI 3 级。

2. 术后观察和看护：生命体征平稳，无胸闷、胸痛等不适症状。术后双联抗血小板：阿司匹林 + 替格瑞洛。

3. 远期结果：无心脑血管不良事件。

· 小结 ·

1. 微导管不能通过时，通过换用强支撑导管、使用延长导管、换用其他类型微导管、小球囊扩张侧支血管（心外膜侧支血管禁忌扩张），最终通过侧支。

2. 该病例展示了微导管不能通过侧支时的处理方法，根据目前的经验有多种方法处理，但需小心操作，以防侧支损伤。

（吴宏宪 常书福）

病例 47 Stingray-ADR 技术开通右冠 CTO

日期：2018 年 10 月 18 日

· 病史基本资料 ·

· 患者男性，41 岁。

· 主诉：胸闷、胸痛 1 年，加重 2 个月。

· 简要病史：2018 年 7 月 27 日急性非 ST 段抬高型心肌梗死。冠状动脉造影：LAD 全程弥漫性狭窄 70%～99%，D1 开口狭窄 60%～70%，LCX 近段完全闭塞，可见至 RCA 侧支，TIMI 0 级，RCA 近段 CTO。回旋支植入 Promus Premier 4.0 mm × 20 mm 支架一枚。2018 年 9 月 18 日拟行 RCA CTO 介入治疗，逆向导丝不能通过侧支，正向导丝不能通过闭塞段，手术失败。

· 既往史：高血压（+），糖尿病（−），高脂血症（+），吸烟。

· 辅助检查

实验室检查：CK 105 U/L，CK-MB 22 U/L；cTnT 0.058 ng/L；LDL 1.45 mmol/L。肌酐 116 μmol/L。

心脏超声：静息状态下超声心动图未见异常，LVEF 62%。

· 药物治疗方案：阿司匹林、氯吡格雷、阿托伐他汀钙片、氯沙坦、苯磺酸氨氯地平、美托洛尔缓释片。

· 冠状动脉造影 ·

双侧造影见右冠近左主干未见明显狭窄，前降支近段狭窄 50%，中段狭窄 90%，第一对角支近段狭窄 60%；回旋支近段狭窄 30%，中段支架未见内膜增生，远段狭窄 30%，钝缘支近段狭窄 50%，左冠提供侧支循环供应右冠远段，右冠近段完全闭塞（图 23-47-1）。

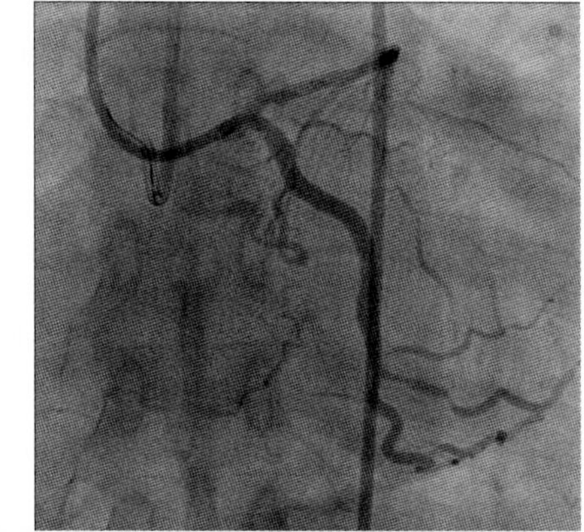

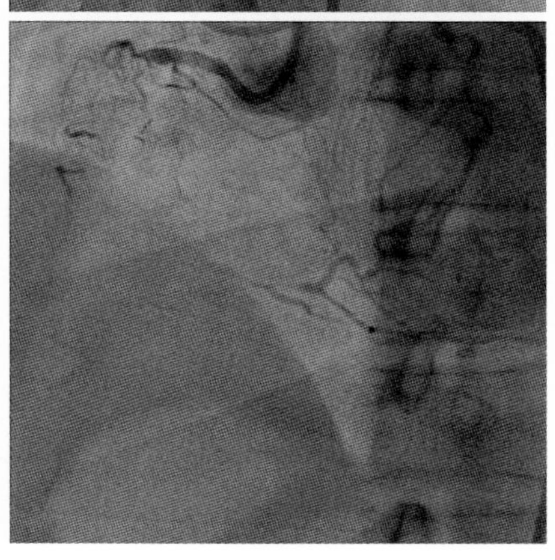

图 23-47-1 右冠近段完全闭塞，左冠提供侧支循环供应右冠远段

· 治疗策略 ·

1. 首选正向技术，平行导丝或 ADR 技术，若失败，则尝试逆向技术，逆向成功的关键是导丝通过侧支。

2. 风险预判与应对：闭塞段穿孔、破裂，仔细观察和处理。

· 器械准备 ·

1. 穿刺准备：右侧股和桡动脉，分别置入 7F 动脉鞘。

2. 指引导管选择：6F EBU 3.5、6F SAL 1.0 导管。

· 手术过程 ·

1. 正向技术：0.014″ Runthrough 导丝送至右冠近段，送入双腔微导管，反复尝试 GAIA Third、Conquest 导丝，均无法通过闭塞病变。换用 Fielder XT 导丝，在 135 cm Corsair 微导管支撑下，反复尝试，仍无法通过（图 23-47-2）。

2. Knuckle 技术：采用 Knuckle 技术，将 Fielder XT 导丝送至右

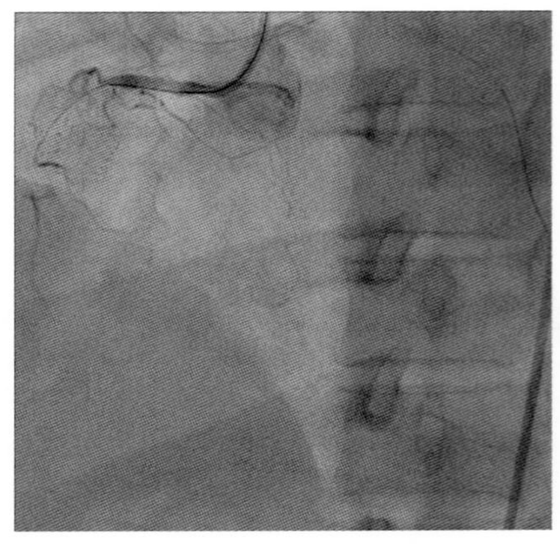
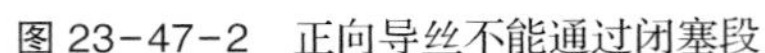

图 23-47-2 正向导丝不能通过闭塞段

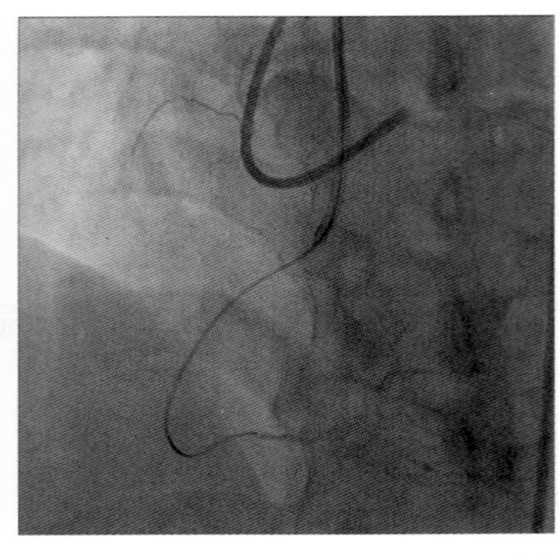

图 23-47-3 正向 Fielder XT Knuckle 技术至远段内膜下

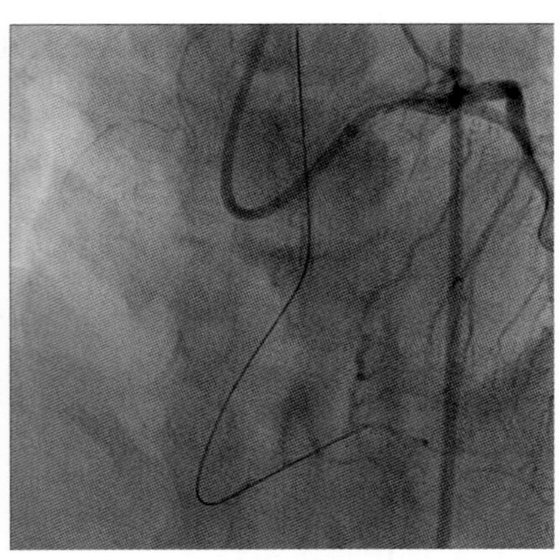

图 23-47-4 Stingray 球囊-ADR 技术

冠远段，对侧造影提示导丝位于远段假腔（图 23-47-3）。

3. 送入 Stingray 球囊至右冠远段（图 23-47-4）。

4. 先后采用 Conquest Pro 12 和 Conquest Pro 导丝均无法穿入远段真腔，换用 Conquest 8～20 导丝反复尝试，最终穿入右冠远段送至左室后支。对侧多体位造影提示导丝位于远段真腔内，前送 Corsair 微导管，换入 Sion 导丝至右冠远段，先后采用 Sprinter 2.0 mm × 15 mm、2.5 mm × 20 mm 球囊，于右冠远段至近段病变处（12～18）atm × 10 s 反复扩张。送入血管内超声导管见右冠远段导丝位于真腔，中远段弥漫性混合斑块及血肿形成，中段导丝位于内膜下，近段导丝位于真腔（图 23-47-5）。于右冠远段至开口串联植入 Synergy 2.75 mm × 38 mm、3.0 mm × 38 mm、3.5 mm × 32 mm 依维莫司药物支架，以（16～18）atm × 10 s 扩张释放，将支架球囊分别置于支架交界处和右冠开口 18 atm × 10 s 扩张塑形。复查造影示支架扩张满意，无残余狭窄，血流 TIMI 3 级。复查血管内超声，支架贴壁良好，无残余狭窄。手术成功（图 23-47-6）。

· 术后结果 ·

1. 即刻结果：复查 IVUS 检查及造影示右冠支架扩张满意、贴壁良好，无残余狭窄，血流 TIMI 3 级。

2. 术后观察和看护：生命体征平稳，无胸闷、胸痛等不适症状。术后双联抗血小板：阿司匹林 + 替格瑞洛。

3. 远期结果：无心脑血管不良事件。

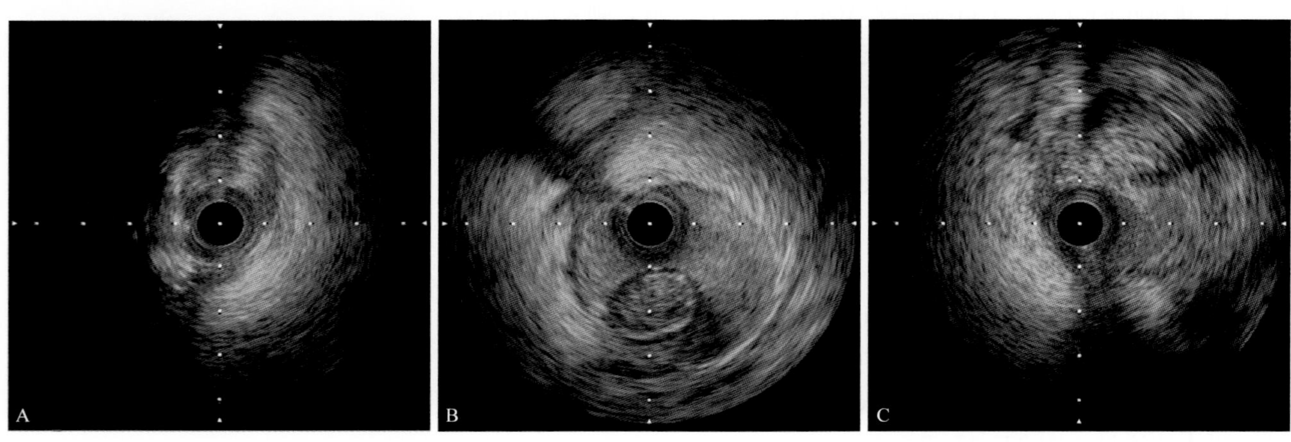

图 23-47-5 血管内超声检查：右冠远段导丝位于真腔，中段导丝位于内膜下

A. 右冠状动脉远段；B、C. 右冠状动脉中段

• **小结** •

1. 从病例中获得的经验为何：当逆向没有条件时，可尝试正向 ADR 技术，特别是使用 Stingray 球囊。

2. 如果重新做一次这个病例，应对方式方法是否有任何改变：正向技术困难时，可考虑再次尝试逆向技术，尝试心外膜侧支。

3. 如何评估预先制订的策略，是否有任何补充：可及早尝试逆向技术。

4. 是否需要更多的辅助手段：可使用 CrossBoss。

5. 是否有其他需要进一步讨论的问题：在逆向技术无用武之地时，正向技术是唯一的选择，此时平行导丝技术、ADR 技术是成功的希望，熟练使用 CrossBoss 和 Stingray 球囊可提高成功率。

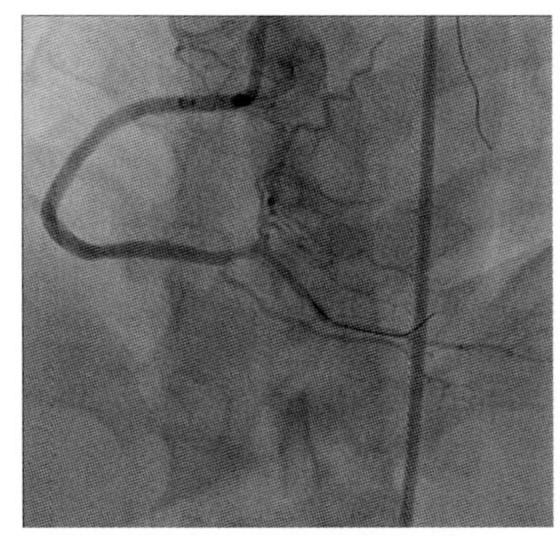

图 23-47-6　右冠最终造影

（吴宏宪　常书福）

病例 48　反向 CART 技术及 AGT 技术开通前降支 CTO

日期：2018 年 10 月 19 日

• **病史基本资料** •

• 患者男性，47 岁。

• 主诉：反复胸闷 2 年余，心悸 1 年余。

• 简要病史：2018 年 8 月 1 日外院行冠状动脉造影术，术中示左主干正常，前降支近段闭塞，回旋支中段闭塞，右冠状动脉中段 95% 局限性狭窄，远端 90% 狭窄，可见 LCX 边支远端向主支发出侧支循环，于右冠植入 Synergy 3.0 mm × 24 mm 和 Endeavor Resolute 3.5 mm × 30 mm 2 枚。2018 年 9 月 26 日外院尝试正向技术及逆向技术开通 LAD 闭塞段失败。

• 既往史：危险因素：高血压（+），糖尿病（+），高胆固醇血症（−）。

• 辅助检查

实验室检查：CK 160 U/L，CK −MB 20 U/L；cTnT 0.015 ng/L；NT−prpBNP 133.5 pg/ml；LDL 2.38 mmol/L。

心脏彩超：左心室多壁段厚度及收缩活动异常。LVEF 58%。

• 药物治疗方案：阿司匹林、氯吡格雷、阿托伐他汀钙片、奥美沙坦、硝苯地平控释片、阿罗洛尔、单硝酸异山梨酯缓释片。

• **冠状动脉造影** •

左主干未见狭窄，左前降支近段完全闭塞，少量桥侧支供应前降支中段，左回旋支近段狭窄 60%，中段完全闭塞，自身桥侧支形成供应远端，粗大钝缘支近段狭窄 80%；右冠远段原支架管腔通畅，未见再狭窄，可见后降支向前降支中远段提供侧支循环（图 23-48-1）。

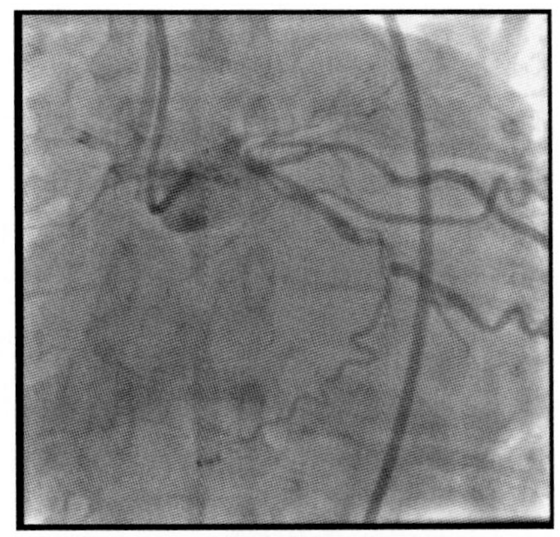

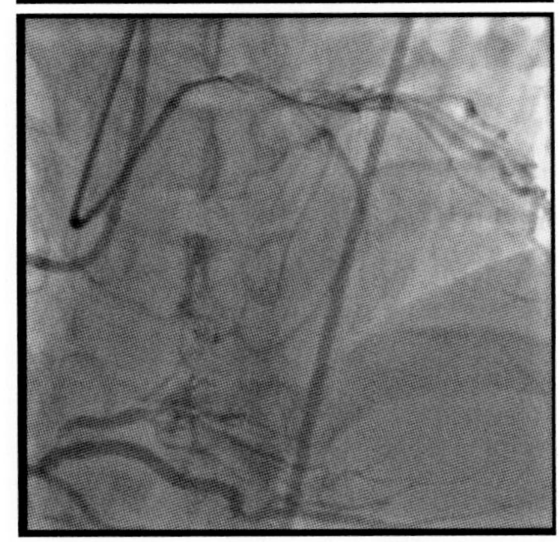

图 23-48-1　左前降支近段完全闭塞，右冠后降支向前降支中远段提供侧支循环

· 治疗策略 ·

首先尝试正向技术，若失败及早改用逆向技术。

· 器械准备 ·

1. 穿刺准备：右侧股动脉和右侧桡动脉，分别置入 7F 和 6F 动脉鞘。

2. 指引导管选择：7F JR4、6F EBU 3.5 指引导管。

· 手术过程 ·

1. 靶血管：LCX 中段。送 Runthrough 导丝至回旋支钝缘支远端，Trek 2.5 mm × 15 mm 球囊以 8 atm 扩张回旋支中段病变处，植入 Xience Xpedition 2.75 mm × 18 mm 依维莫司药物支架，于回旋支中段－钝缘支病变处以 12 atm × 10 s 扩张释放。

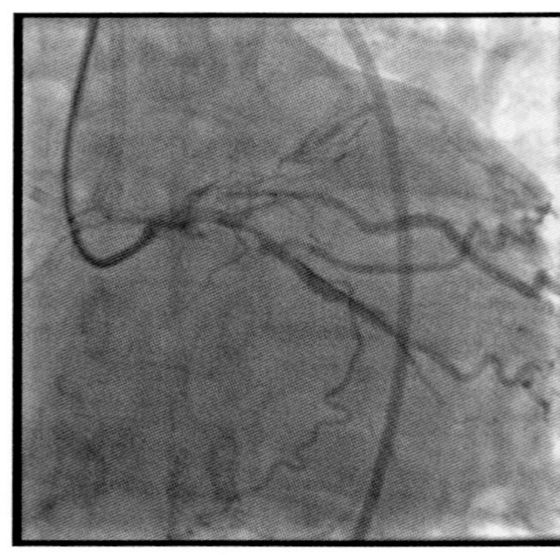

图 23-48-2 回旋支介入术后前降支前向导丝进入闭塞段内膜下

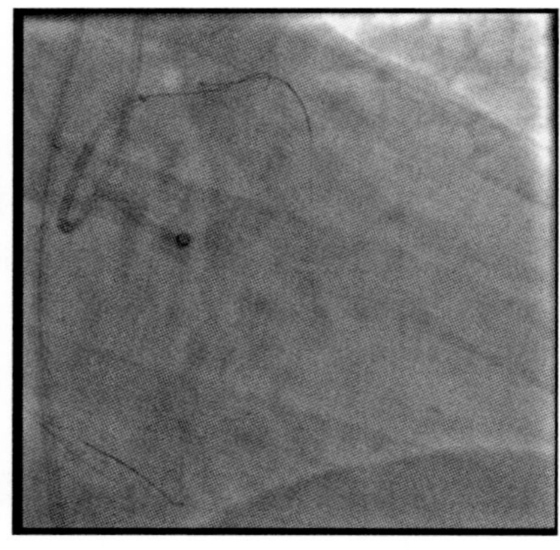

图 23-48-3 主动迎接技术（AGT）

2. 靶血管：LAD CTO。

（1）正向技术：在 Finecross 微导管支撑下先后使用 Fielder XT-R 和 GAIA Second 导丝，但均进入前降支闭塞处假腔（图 23-48-2），遂转为逆向介入治疗。

（2）逆向技术：在 150 cm Corsair 微导管支撑下成功送 Sion 导丝经后降支－间隔支侧支至前降支近段，Corsair 微导管无法通过。送 Runthrough 导丝至右冠左室后支，Trek 2.5 mm × 15 mm 球囊以 8 atm 扩张锚定增加支撑力，成功送 Finecross 微导管至闭塞远端，先后以 Pilot 150、GAIA Third、Ultimate Bro 3 导丝通过闭塞处至前降支近端。采用反向 CART 技术正向先后以 Tazuna 1.25 mm × 10 mm 和 Trek 2.5 mm × 15 mm 球囊以 10～16 atm 扩张，采用主动迎接技术（AGT）正向送入 Guidezilla 微导管至前降支闭塞处（图 23-48-3）。

（3）逆向采用 Sion Black 导丝通过闭塞处送至正向指引导管内，球囊锚定导丝后送逆向 Finecross 微导管通过闭塞处送至正向指引导管内，采用 Rendezvous 技术正向送 Runthrough 导丝至逆向微导管内，退出逆向微导管后正向送 KDL 双腔微导管，成功送 Sion 导丝至前降支远端，Trek 2.5 mm × 15 mm 球囊以 8～14 atm 扩张。行 IVUS 检查示正向导丝均位于真腔，局部夹层伴血肿形成（图 23-48-4）。于前降支近

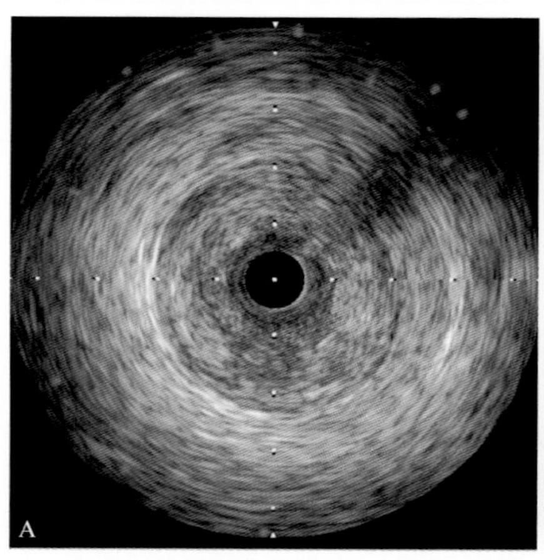

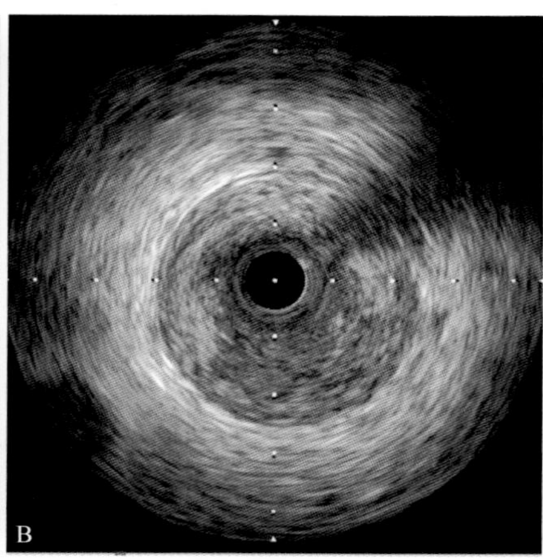

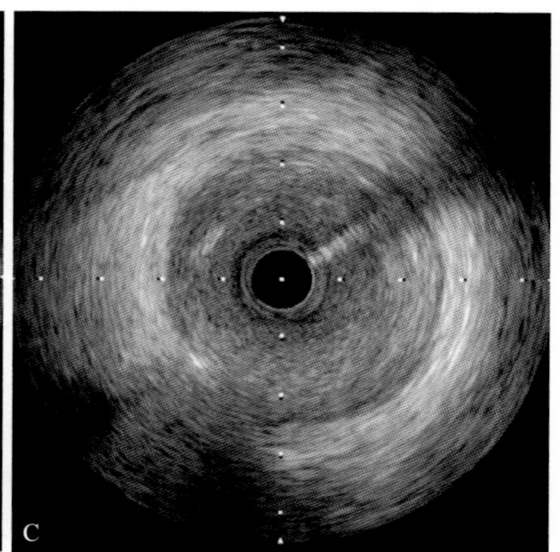

图 23-48-4 血管内超声检查行 IVUS 检查示正向导丝均位于真腔，局部夹层伴血肿形成。A、B、C 分别为右冠状动脉远段、中段、近段

中段串联植入 Xience Xpedition 2.75 mm × 18 mm 和 3.0 mm × 38 mm 依维莫司药物支架分别以 12 atm × 10 s 扩张释放，再以 Hiryu 3.25 mm × 10 mm 和 4.0 mm × 10 mm 高压球囊于支架内以（16～18）atm × 10 s 扩张塑形。复查造影示支架扩张满意，无残余狭窄，血流 TIMI 3 级。复查血管内超声示支架扩张贴壁满意（图 23-48-5）。

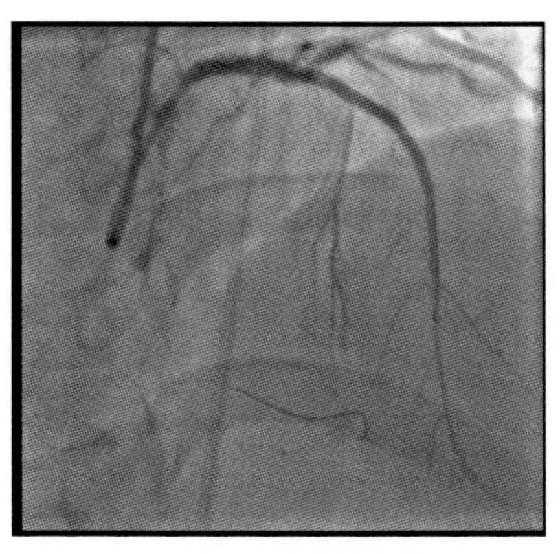

图 23-48-5　最终结果

· 术后结果 ·

1. 即刻结果：复查造影示支架扩张满意，无残余狭窄，TIMI 血流 3 级。
2. 术后观察和看护：生命体征平稳。
3. 远期结果：无心脑血管不良事件。

· 小结 ·

1. 从病例中获得的经验为何：正向技术失败时需及早转换策略，使用 AGT 技术有助于缩短手术时间。
2. 遇到的问题，是否有其他解决方案：微导管支撑力差，可更换其他微导管或使用延长导管。
3. AGT 技术有利于逆向导丝进入正向指引导管，缩短手术时间。
4. Rendezvous 技术将正向导丝送入逆向微导管，省去了长导丝体外化，缩短了手术时间。

（吴宏宪　常书福）

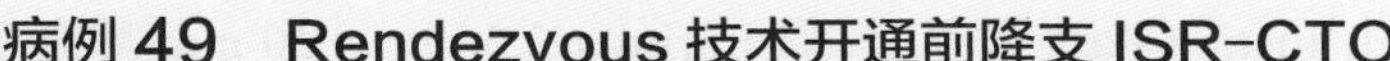

病例 49　Rendezvous 技术开通前降支 ISR-CTO

日期：2018 年 10 月 19 日

· 病史基本资料 ·

· 患者男性，35 岁。

· 主诉：胸闷、胸痛 4 年。

· 简要病史：2014 年 9 月 11 日外院行冠状动脉造影术及 PCI 术：LAD 自近段闭塞，LAD 中段植入乐普支架 1 枚（3.5 mm × 29 mm），LAD 近段植入乐普支支架 1 枚（4 mm × 18 mm）。2018 年 8 月 6 日冠状动脉 CTA：左前降支支架内膜增生伴闭塞。

· 既往史：高血压（–），糖尿病（–），高胆固醇血症（+），吸烟 14 年，20 支 / 日。

· 辅助检查

实验室检查：CK 92 U/L，CK-MB 18 U/L；cTnT 0.006 ng/L；NT-proBNP 70 pg/ml；LDL 1.10 mmol/L。

心电图：窦性心律，53 次 / 分；V_1～V_3 导联病理性 Q 波，ST 段异常。

心脏彩超：左心室增大伴左心室多壁段厚度及收缩活动异常，LVEF 45%。

· 药物治疗方案：阿司匹林、氯吡格雷、阿托伐他汀钙片、美托洛尔缓释片、沙库巴曲 / 缬沙坦片。

· 冠状动脉造影 ·

左主干未见明显狭窄；左前降支近段狭窄 70%，近中段原支架内完全闭塞，第一对角支开口狭窄 80%；左回旋支粗大，优势型，未见明显狭窄，远段通过心外膜提供侧支循环供应前降支中远段，钝缘支未见明显狭窄。右冠细小，未见明显狭窄，血流 TIMI 3 级（图 23-49-1）。

· 治疗策略 ·

1. 首先尝试正向技术，如不成功，及早转为逆向技术。

2. 风险预判与应对：心外膜侧支穿孔、破裂，弹簧圈封堵。

· 器械准备 ·

1. 穿刺准备：右侧桡动脉，置入 7F 动脉鞘。

2. 指引导管选择：7F EBU 3.5 指引导管。

· 手术过程 ·

靶血管：LAD ISR−CTO。

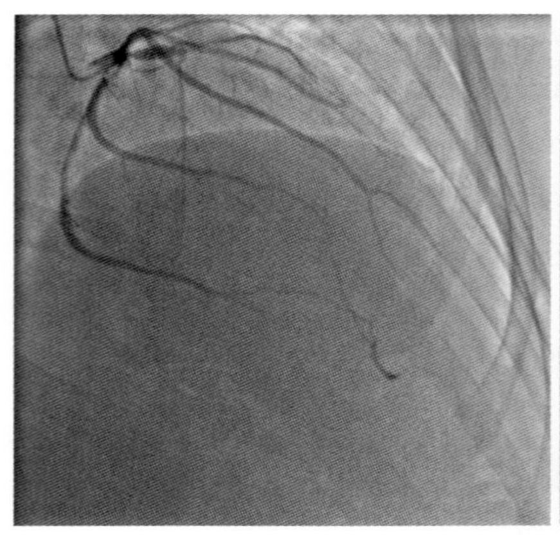
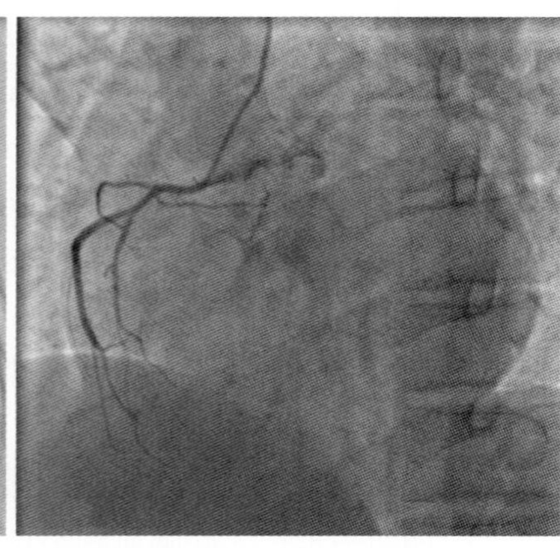

图 23−49−1 左前降支近中段原支架内完全闭塞

1. 正向技术：取 0.014″ Sion 导丝联合 130 cm 1.9F Instant Pass 微导管送至前降支闭塞近段，于微导管支撑下 0.014″ Ultimate Bro 3 导丝成功穿刺近段闭塞段并送至前降支中远段，多体位造影提示导丝位于血管内膜下（图 23−49−2）。

2. 逆向技术：Sion 导丝联合 150 cm Corsair 微导管通过回旋支心外膜侧支送至前降支中段，逆向导引钢丝穿刺前降支远段纤维帽，进入前降支近段原支架内，但无法顺利前送（图 23−49−3）。

3. 通过正向 Instantpass 微导管送入 0.014″ Ultimate Bro 3 导丝，反复调整送至中段原支架内，多体位造影显示正逆向导丝无法交汇，遂将 Ultimate Bro 3 导丝稍退回到逆向微导管内，调整正向 Ultimate Bro 3 导丝，成功进入逆向微导管内（Rendezvous 技术，图 23−49−4）。

4. 通过延长导丝退出 Instant Pass 微导管，取 Sprinter 2.5 mm × 20 mm 球囊于闭塞病变处以 12 atm × 10 s 多次扩张，交换 Sion 导丝送至前降支远段。送入 Opticross 血管内超声导管送至前降支中远段连续回撤，示前降支中段支架外纤维粥样斑块形成伴少许壁内血肿征象，导丝于原支架远段少许部位位于支架外，原支架内重度纤维粥样硬化斑块形成（图 23−49−5）。遂于前降支近中段串联植入 Integrity 2.75 mm × 30 mm、Synergy 3.5 mm × 38 mm、Synergy 4.0 mm × 16 mm 药物支架，分别以（10 ～ 12）atm × 10 s 扩张释放。复查造影近中段支架扩张满意，支架远段血流 TIMI 0 级。通过 Opticross 血管内超声注射异搏定 100 μg，复查造影，前降支远段恢复前向血流，送入 Opticross 血管内超声导管至前降支远段连续回撤示远段支架外血管夹层征象，近中段支架贴壁良好，无膨胀不全征象。Sprinter 2.5 mm × 20 mm 球囊于远段支架外以 6 amt × 10 s 扩张，并植入 Synergy 2.25 mm × 24 mm 药物支架，以 12 atm × 10 s 扩张释放，并回撤支架球囊于支架交界处以 16 atm × 10 s 扩张塑形。复查造影支架扩张满意，心外膜侧支完好无夹层

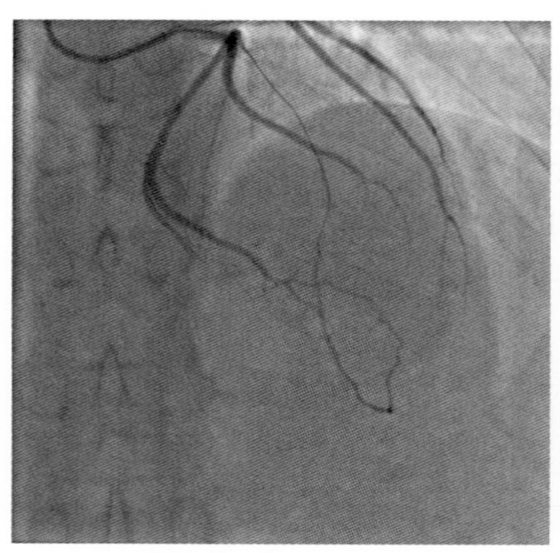

图 23−49−2 正向导丝进入闭塞段内膜下

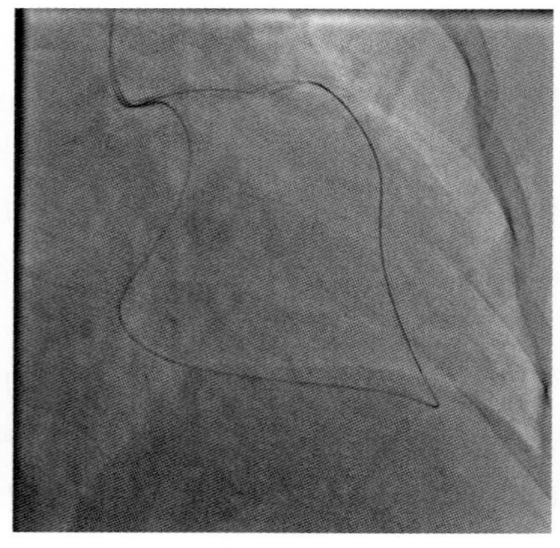

图 23−49−3 逆向导丝进入闭塞段

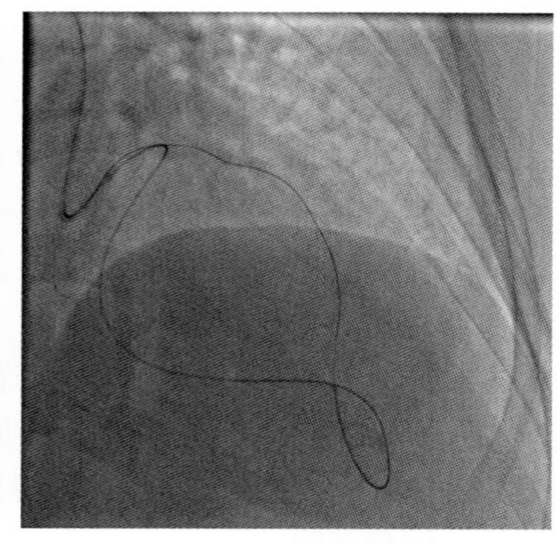

图 23−49−4 正向导丝送入逆向微导管内（Rendezvous 技术）

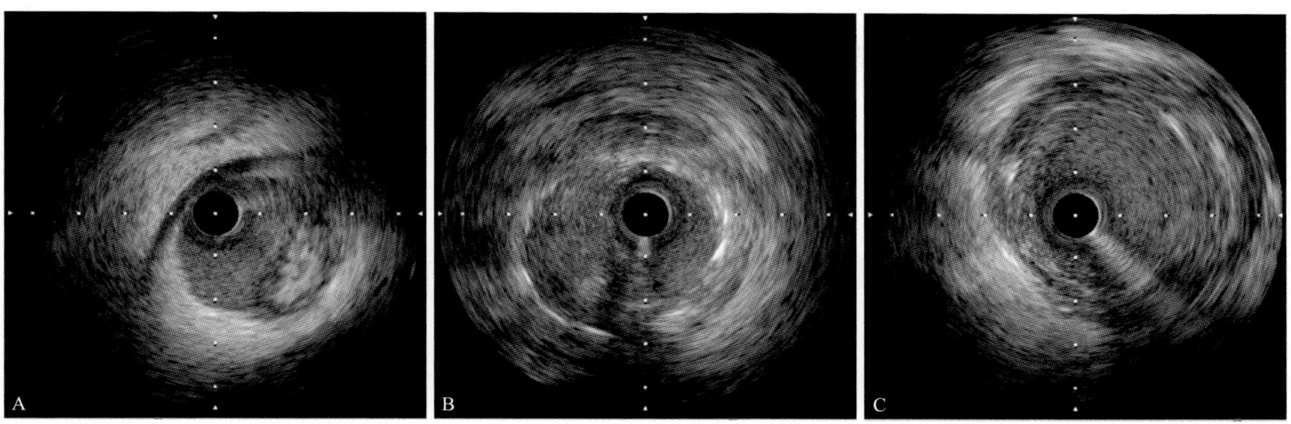

图 23-49-5 血管内超声检查：前降支中段支架外纤维粥样斑块形成伴少许壁内血肿征象，导丝于原支架远段少许部位位于支架外，原支架内重度纤维粥样硬化斑块形成。A、B、C 分别为右冠状动脉远段、中段、近段

及穿孔征象，前降支血流 TIMI 3 级（图 23-49-6）。

· **术后结果** ·

1. 即刻结果：复查造影支架扩张满意，心外膜侧支完好无夹层及穿孔征象，前降支血流 TIMI 3 级。

2. 术后观察和看护：生命体征平稳。

3. 远期结果：无心脑血管不良事件。

· **小结** ·

1. 当正向介入治疗失败时，应及早转为逆向技术。

2. 如果重新做一次这个病例，可采用正向 CrossBoss 辅助下的 ADR 技术。

3. 当正逆向导丝不能交汇时，可采用 Guidezilla 反向 CART 技术。

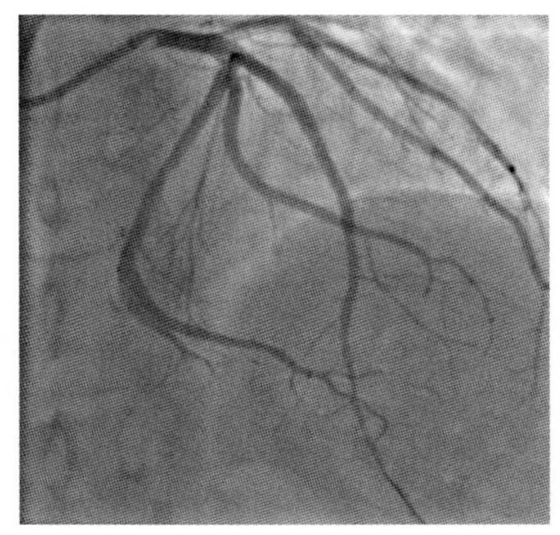

图 23-49-6 左冠最终造影

4. 支架内 CTO 病变，当正向导丝更替技术失败时，可采用平行导丝技术、CrossBoss 辅助下的 ADR 技术，如存在可利用的侧支血管时，也可以进行逆向介入治疗。

（吴宏宪 常书福）

第24章
CTOCC 会员病例精选

正向介入治疗

病例 1　应用 Investment 技术处理 LAD CTO

术者：窦克非　　医院：中国医学科学院阜外医院

· 病史基本资料 ·

· 患者男性，48 岁。

· 主诉：反复胸痛 2 年。

· 既往史：有高血压、高脂血症、吸烟等冠心病危险因素。

· 简要病史：患者 2 年前出现活动时胸痛。1 年前因急性前壁心肌梗死在外院急诊行冠状动脉造影，见左前降支（LAD）中段完全闭塞，D2 重度狭窄 90%。同期行介入治疗，导丝通过 LAD 困难后在 D2 植入 1 枚支架，之后再次尝试 LAD 病变导丝未能确认进入真腔（具体细节情况不详）（图 24-1-1）。因术后 1 年来仍有反复胸痛，转至我院拟行 LAD CTO 介入治疗。

· 基线冠状动脉造影 ·

我院造影提示 LAD 在发出大间隔支后完全闭塞，闭塞段不长，J-CTO 评分 0 分，但远端血管影像呈岛状分布，病变弥漫。未见到 RCA 或 LCX 提供的侧支循环（图 24-1-2）。

· 治疗策略 ·

根据 J-CTO 评分，单纯正向导丝通过应该不难，可能遇到的问题是远端血管病变过于弥漫，应警惕

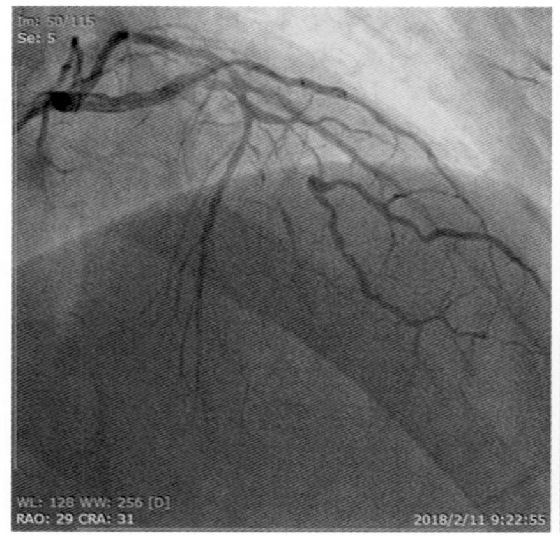

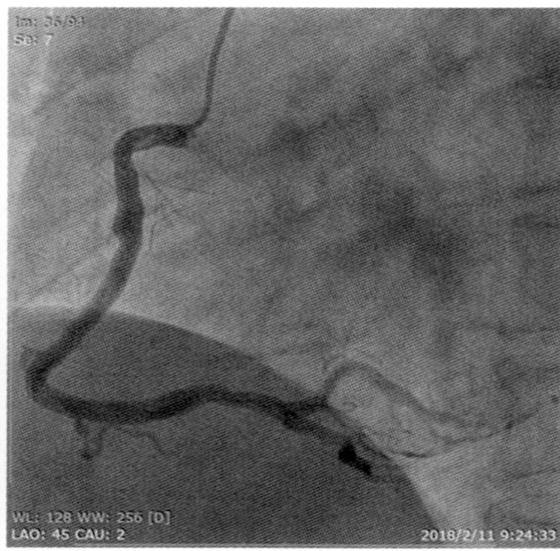

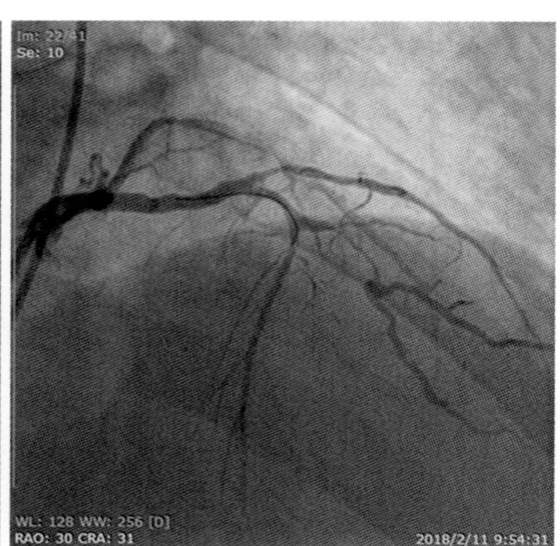

图 24-1-1　LAD 中段完全闭塞，D2 重度狭窄 90%。同期行介入治疗，导丝通过 LAD 困难后在 D2 植入 1 枚支架之后再次尝试 LAD 病变导丝未能确认进入真腔（续后）

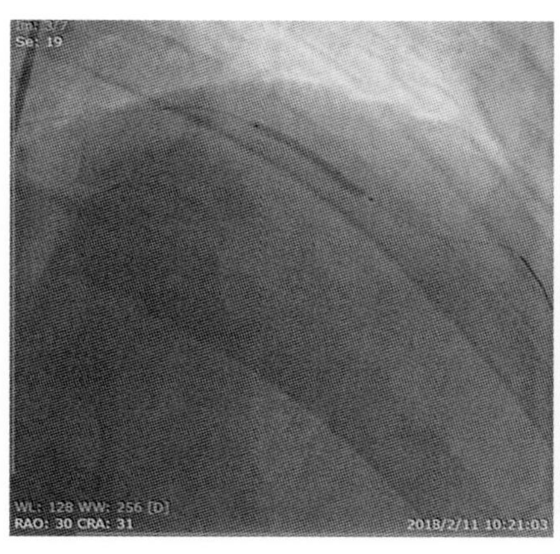
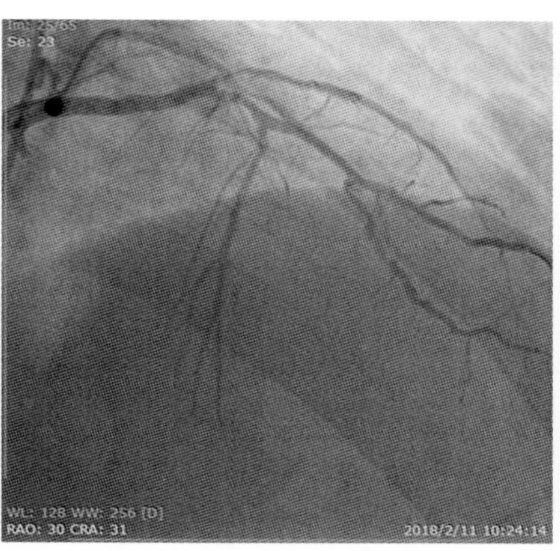
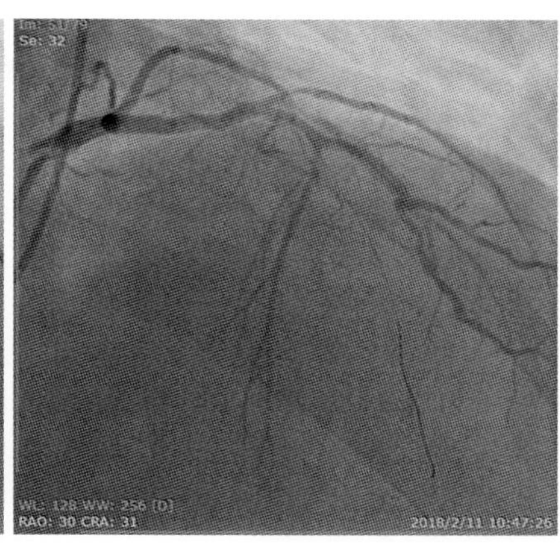

（图 24-1-1 续图）

导丝进入内膜下的风险。

· 器械选择及详细手术经过 ·

经右桡置入 7F EBU 3.5 指引导管，在 Corsair 微导管的辅助下，先后以 Fielder XT-R、GAIA First 以及 Pilot 200 导丝通过闭塞段，正向推注少量造影剂证实导丝远端位于真腔。因推送 Corsair 困难，放置 Guidezilla 后顺利将微导管送至远端并交换为工作导丝。以 2.0 球囊扩张后行 IVUS 检查，可见导丝远端位于真腔，但闭塞血管存在弥漫的负性重构，闭塞段导丝小范围行走于内膜下。反复以非顺应性球囊扩张，多次推注硝酸甘油后造影，前向血流 TIMI 3 级，但管腔纤细，没有可供植入支架的着陆区（图 24-1-3）。建议 6 周后返院复查造影再评估支架植入适应证。

6 周后患者如期返院，造影如图 24-1-4，可见 LAD 闭塞段以远管腔恢复理想，较上次介入治疗即刻影像已有明显改善。因原闭塞段处仍有重度狭窄存在，植入 2.75 mm × 23 mm 支架 1 枚，术后影像满意（图 24-1-4）。

· 小结 ·

本例患者闭塞血管病变弥漫，导丝通过闭塞段时局限走行于内膜下，伴有不同程度的夹层及血肿。而远端血管长期缺少正向灌注，出现明显的负性重构。在恢复有效正向血流的前提下，我们选择了延期 6 周后进行血运重建，即所谓的 Investment 技术。经过 6 周时间，斑块重新分布，夹层及血肿得以愈合，为优化植入支架提供了更好的前提和基础。

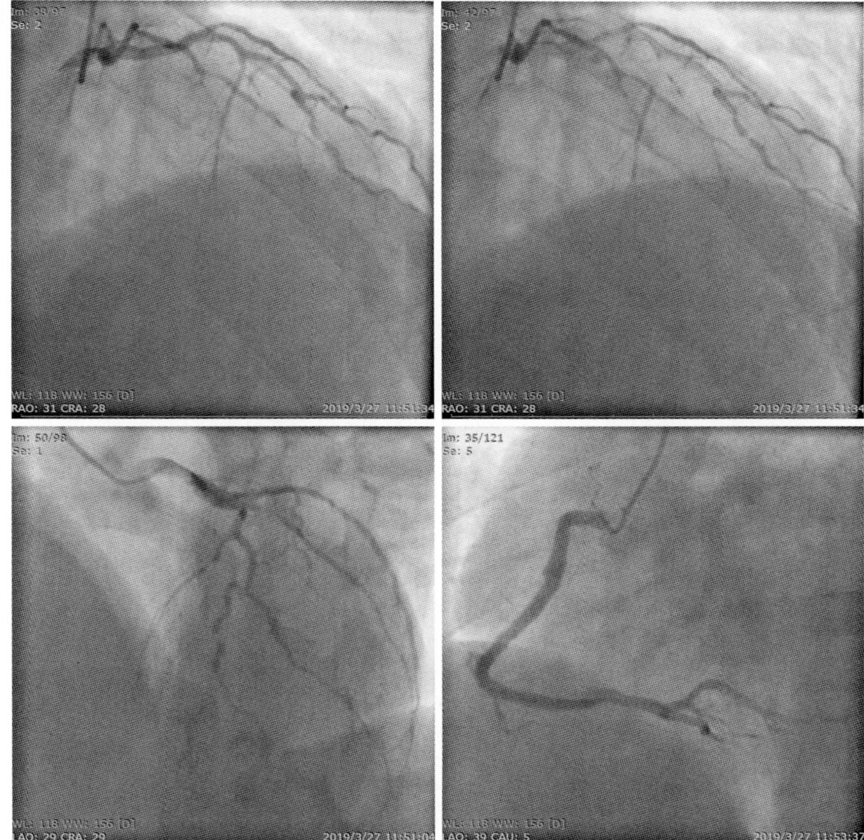

图 24-1-2　LAD 在发出大间间隔支后完全闭塞，远端血管影像呈岛状分布，病变弥漫未见到 RCA 或 LCX 提供的侧支循环，对角支架通畅

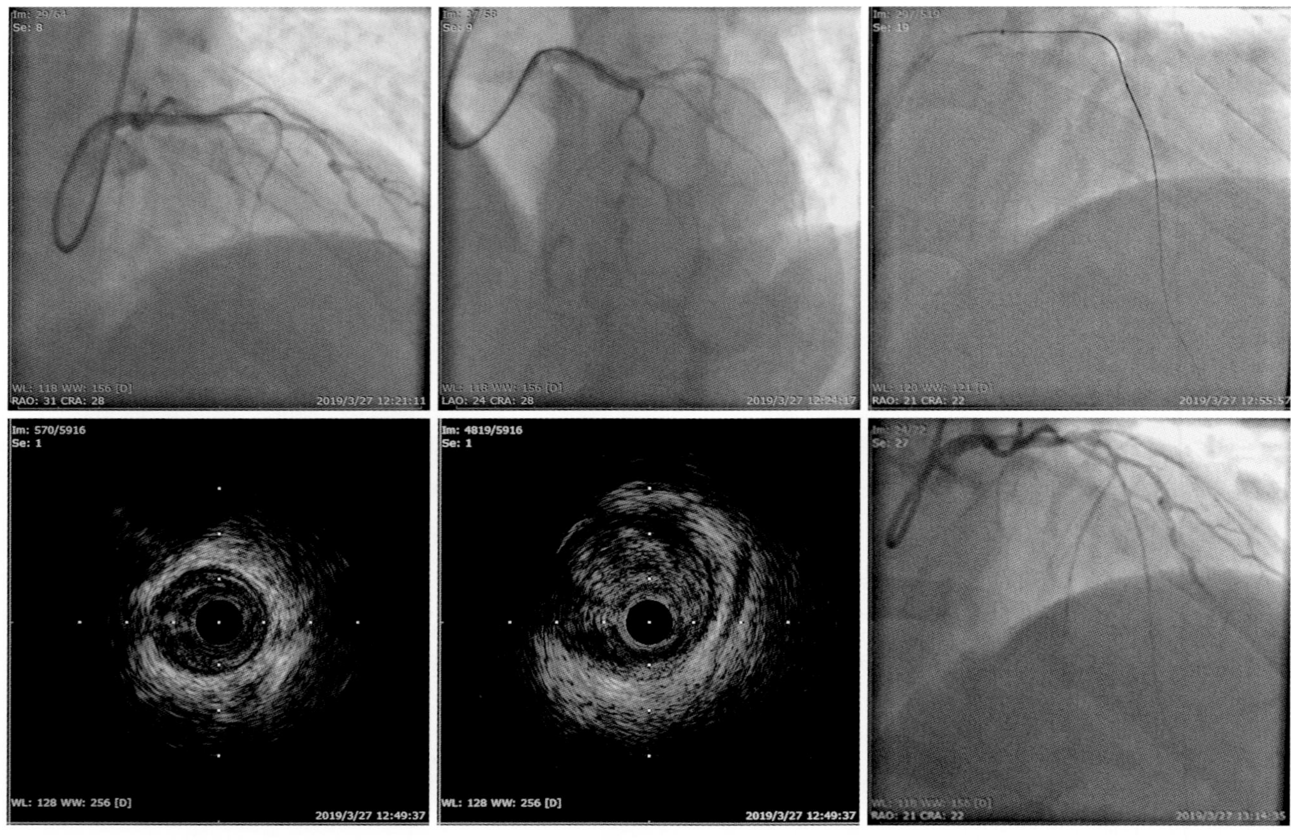

图 24-1-3 手术过程

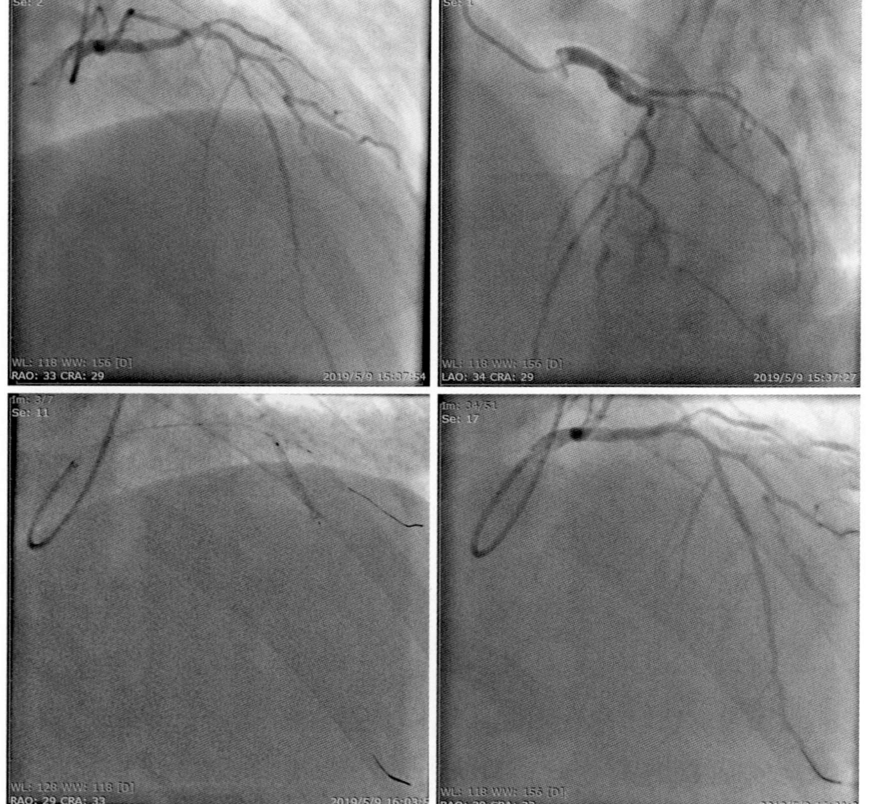

图 24-1-4
6 周后造影见 LAD 闭塞段以远管腔恢复理想，原闭塞段处仍有重度狭窄存在，植入 2.75 mm × 23 mm 支架 1 枚

病例 2 联合应用 3 种微导管处理 LAD CTO

术者：窦克非 医院：中国医学科学院阜外医院

· **病史基本资料** ·

· 患者男性，38 岁。

· 主诉：体检发现冠状动脉闭塞 2 周。

· 简要病史：患者 2 周前体检时行冠状动脉 CTA 提示冠状动脉闭塞，否认平素活动时胸闷、胸痛等不适。

· 既往史：既往体健。吸烟，无其他冠心病高危因素。

· 辅助检查：入院体检及 UCG 未见异常。

· **基线冠状动脉造影** ·

经双股动脉分别在 RCA 及 LCA 放置 5F JR 3.5 造影管及 7F EBU 3.5 指引导管，行双向造影结果如图 24-2-1。闭塞段位于 LAD 中段，闭塞残端入口位置不甚清晰，双向造影时似可见微通道存在。

· **治疗策略及器械选择** ·

经双向造影证实闭塞段不长，LAD 自发出对角支后闭塞，有可疑的微通道存在，拟首选策略为正向导丝升级。若以软导丝无法进入闭塞段，则在对角支放置 IVUS 导管协助确定闭塞残端入口位置及其组织特点。Fielder XT-R 导丝具有优秀的操控性及通过性，是通过微通道的首选导丝。Corsair 微导管通过性好，支撑力强，是此次治疗的首选微导管。

· **手术过程** ·

首先在 Corsair 微导管辅助下尝试以 Fielder XT-R 进入微通道，操作中 Fielder XT-R 可部分进入闭塞段，但由于闭塞段与 LAD 近端血管明显成角，导丝无法进一步前进。换用 Fielder XT-A 及 GAIA First 试图将导丝送远均未成功。因导丝前向支撑不足，数次推送 Corsair 拟增强导丝支撑均以微导管脱位进入对角支而告终（图 24-2-2）。

闭塞残端位于分支发出后是非常多见的情况，当闭塞段与近段血管成角或近段纤维帽较硬时，双腔微导管的结构能给导丝提供更好的支撑和操控。经对角支导丝送入 KDL 双腔微导管后，GAIA First 导丝经 OTW 腔顺利进入闭塞段。但当导丝在闭塞段继续前行的过程中 KDL 无法提供进一步的支撑，GAIA First 的操控及前进受阻（图 24-2-3）。

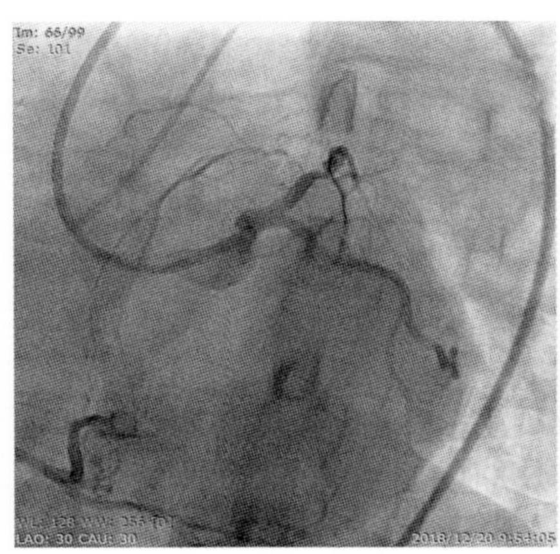

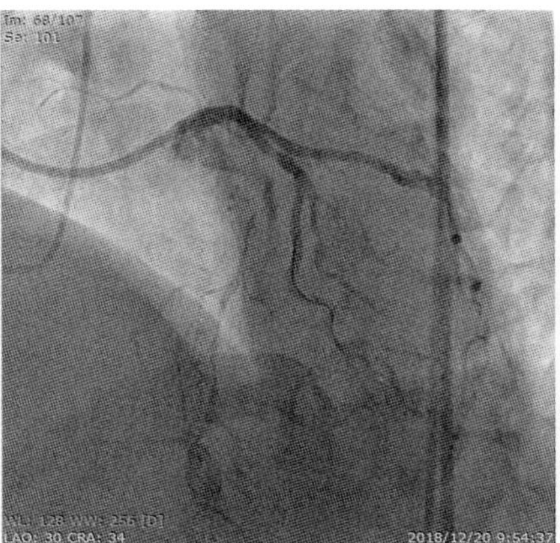

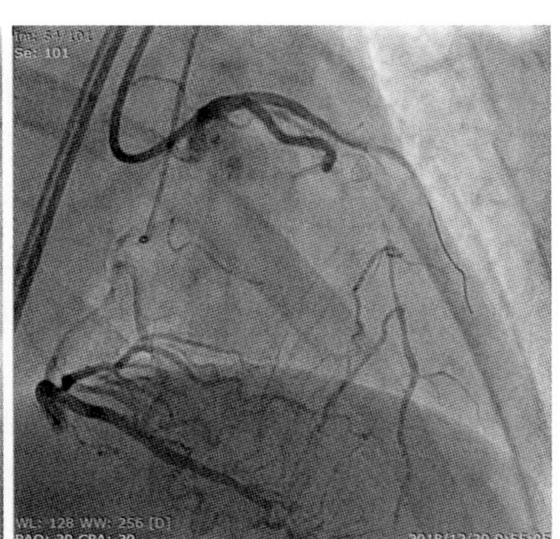

图 24-2-1 前降支中段完全闭塞，闭塞残端入口位置不清，右冠发出侧支血管供应前降支中远段

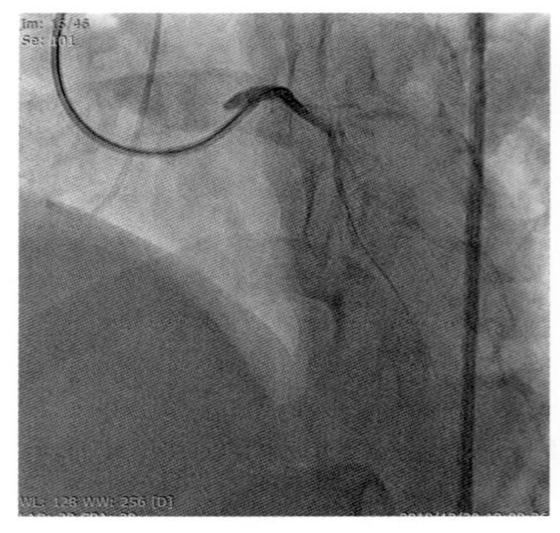

图 24-2-2　手术过程 1

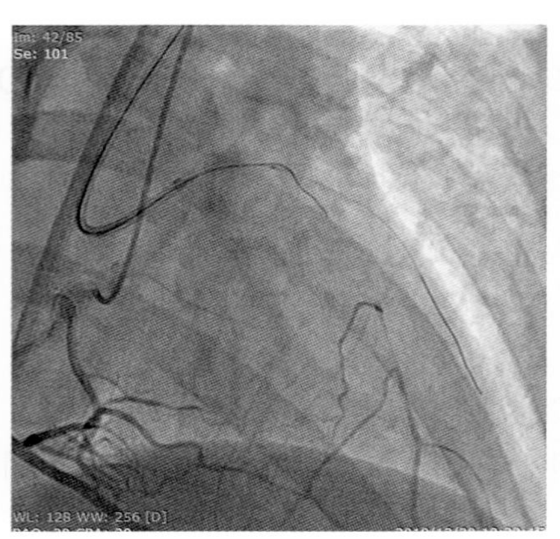
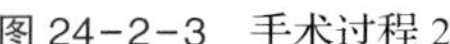
图 24-2-3　手术过程 2

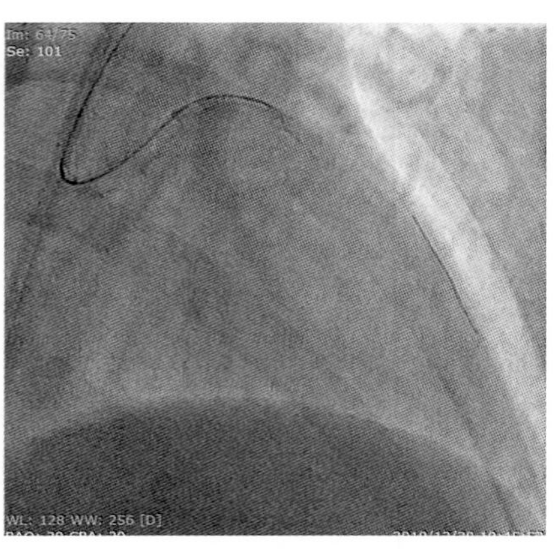
图 24-2-4　手术过程 3

以锚定法将 KDL 换为 Corsair 微导管以提供导丝继续前行的支撑力，但因 Corsair 微导管本身的张力无法进入成角的闭塞段，导致微导管及导丝脱位（图 24-2-4）。

与 Corsair 相比，Finecross 微导管的柔顺性更为出色，在扭曲成角病变的处理中有不可替代的优势。重新应用 KDL 微导管将 GAIA First 再次送入闭塞段后，以锚定法将微导管交换为 Finecross MG 微导管，后者出色的柔顺性使其顺利进入闭塞段。在 Finecross 微导管的辅助下，GAIA First 导丝顺利通过闭塞段送至远端真腔。但在随后的微导管推送过程中，Finecross 在闭塞段内受阻，无法通过闭塞段（图 24-2-5）。

与 Finecross 的相比，Corsair 的头端为亲水的渐细结构，与 0.014″ 导丝紧密贴合，更易钻入闭塞段，具有非常出色的通过性。而且较粗的外径使其一旦通过病变可获得与 1.5 球囊近似的预扩效果。于是再以锚定法将 Finecross 换回 Corsair，边旋转边推送，使其顺利通过闭塞段并沿其将 GAIA First 交换为工作导丝（图 24-2-6）。

退出微导管后沿工作导丝顺利预处理病变并植入 1 枚支架，最后造影结果如图 24-2-7。

· 小结 ·

微导管的应用可以明显改善各种专用导丝的操控性，增加导丝的穿刺力，保证近端血管的安全，便于导丝的交换，在 CTO 介入治疗中有着举足轻重的作用。

Corsair 微导管的头端为亲水渐细结构，与 0.014″ 导丝完美过渡，有利于进入闭塞段。其较粗的外径以及更强的抗折性，可以在病变近端起到类似锚定和扩张的作用，给远端导丝的操控提供理想的支撑，这一优势在逆向过间隔支侧支循环时更为明显。但从另一方面看，更大的外径及更强的刚性使其在通过迂曲血管时难以贴合原有血管走行，在这一领域受到一定的限制。本例患者在导丝进入成角闭塞段时，数次因这一问题造成器械脱位。

Finecross 微导管外径较细，可在 6F 指引导管内锚定交换，应用范围最为广泛。Finecross 的柔顺性出色，在闭塞段与近端血管成角或近端血管扭曲时非常适用。但其头端非渐细结构，且结构的柔软造成支撑性和通过性稍逊于 Corsair。本例治疗中，Finecross 在导丝进入闭塞段而 Corsair 跟进困难时起到了重要作用，但也因通过性欠佳在之后不得不换回 Corsair。除此以外，当 CTO 介入过程中出现血管穿孔时，Finecross 微导管由于其较大的内径和较细的外径，经常被用来对穿孔部位进行栓塞处理。

以 KDL 为代表的双腔微导管，在分支发出后闭塞的这种 CTO 病变处理上有着非常独特的优势。由于快速交换腔的存在，微导管被分支导丝牢牢固定，额外的支撑可以保证导丝的穿刺力量。调整 OTW 腔出口位置与闭塞残端的距离，配合导丝的塑形可以个体化地调整导丝的穿刺角度。上述这些优势在分支发出后闭塞这一常见 CTO 场景中显得尤其重要。但结构的特点也限制了其只能在导丝进入闭塞残端时提供出色的帮助，但在接下来的导丝前行过程中无法提供进一步的支撑。

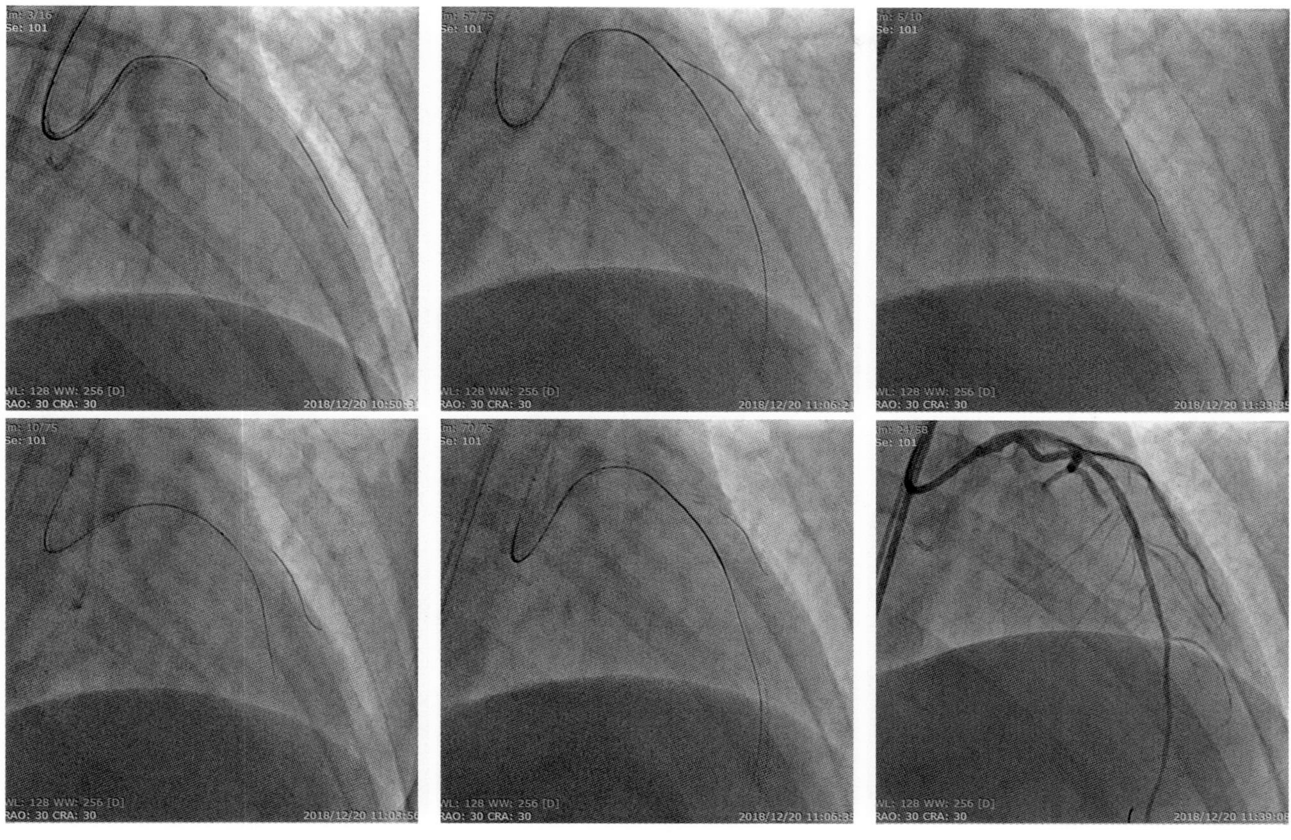

图 24-2-5　手术过程 4　　图 24-2-6　手术过程 5　　图 24-2-7　最终结果

十八般武艺各有长段，这个病例同时应用了 3 种临床常用的微导管，场景各个不同。具体到个体化的病例中，我们应该根据 CTO 病变的解剖特点以及导丝操控所处的进程，个体化地选择应用微导管。

病例 3　RCA 近段 CTO 残端模糊 Slipstream 技术正向完成介入治疗

术者：黄河，范永臻　　医院：湘潭市中心医院心内科

· 病史基本资料 ·

- 患者男性，66 岁。
- 主诉：反复胸痛 20 年，阵发性心悸 2 个月。
- 既往史：有高血压病史。曾吸烟 20 余年，现已戒烟 20 年。
- 简要病史：5 年前 LAD-PCI 介入治疗。
- 辅助检查

心脏彩超：左心房扩大，左心室舒张功能减退。B 型利尿钠肽及肌钙蛋白均正常。

实验室检查：肌酐 77 μmol/L，肝功能正常。

心电图提示窦性心律，Ⅰ、aVL 呈 qR、qr 型。

· 冠状动脉造影 ·

右冠优势型，左主干正常，LAD 中段支架内弥漫性狭窄，最重 80%，D1 开口狭窄 60%～70%。

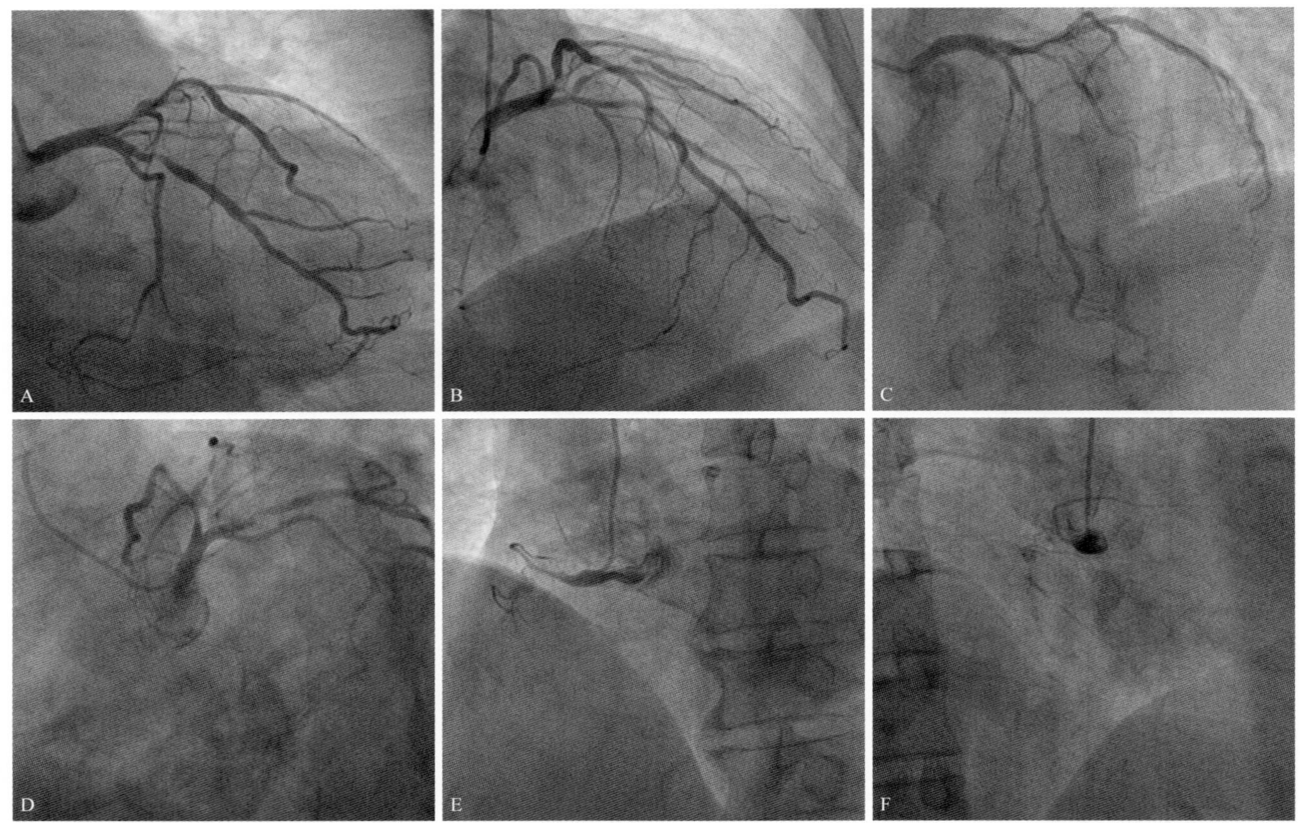

图 24-3-1 RCA 近段完全闭塞，残端不清晰，同侧及对侧侧支血管供应 RCA 远段

LCX 近段狭窄 80%～90%，中段狭窄 20%～30%，远段狭窄 30%～40%，RCA 近段完全闭塞。RCA CTO 存在同侧侧支，对侧 LAD 第 3 间隔支提供 CC 2 级轻度迂曲侧支至 PDA，LCX 心房支提供 CC 1 级迂曲侧支至 PLV（图 24-3-1）。

· 病变分析及策略选择 ·

RCA 近段闭塞残端模糊，闭塞长度 <20 mm 伴钙化，迂曲，J-CTO 评分 2～3 分。有同侧及对侧侧支供应，第三间隔支适宜逆向介入治疗。

首先正向介入治疗。CTO 残端模糊，可见钙化影，残端处可见圆锥支。可采用增强微导管支撑力同时 IVUS 指导实时穿刺的 Slipstream 技术。若正向失败，及时转逆向介入治疗。同时处理 LAD/LCX 病变。

· 手术过程 ·

1. 分别穿刺右股动脉和右桡动脉，置入 7F 血管鞘。选择 7F EBU 3.5 指引导管和 8F SAL 1.0 指引导管。

2. 经 8F SAL1.0 指引导管送入 Runthrough 导丝和 IVUS 导管（Opticross Boston Scientific Corporation，Fremont，CA，USA），寻找近端纤维帽和闭塞残端点。可见近端纤维帽为混合钙化病变（图 24-3-2）。

3. Slipstream 技术：保留 IVUS 导管在近端纤维帽处，沿送 IVUS 导管的同一根 Runthrough 导丝送 KDL 双腔微导管（KANEKA，Osaka，Japan）前行，尽量靠近 IVUS 超声探头。图 24-3-3 A 为 IVUS 探头，B 为 KDL 远端标志物。经双腔微导管送入 GAIA Second 指引导丝，在 IVUS 实时指导下成功穿刺近端纤维帽。正向造影确定 GAIA Second 导丝方向后继续前行 10 mm。锚定球囊锚定退双腔微导管和 IVUS 导管，沿 GAIA Second 导丝送 Corsair 微导管进入闭塞段。

4. 通过 Corsair 微导交换为 Fielder XT-A 导丝，前行通过闭塞段，经对侧造影证实导丝远端在血管真腔内，推送 Corsair 微导管到达病变远端，通过微导管交换为 VersaTurn 指引导丝。2.0 mm × 15 mm 半顺应球囊（6～10 atm）预扩张右冠病变处，送 Runthrough 指引导丝至右冠第四左室后支远端保护边支。IVUS 检查后沿 VersaTurn 导丝在第四后降支近端至右冠近段病变段由远至近依次植入 2.5 mm × 23 mm Firebird 2 药物支架（9 atm 释放）、2.75 mm × 33 mm Firebird 2 药物支架（10 atm 释放）及 3.5 mm × 29 mm Firebird 2 药物支架（10 atm 释放）。重复 IVUS

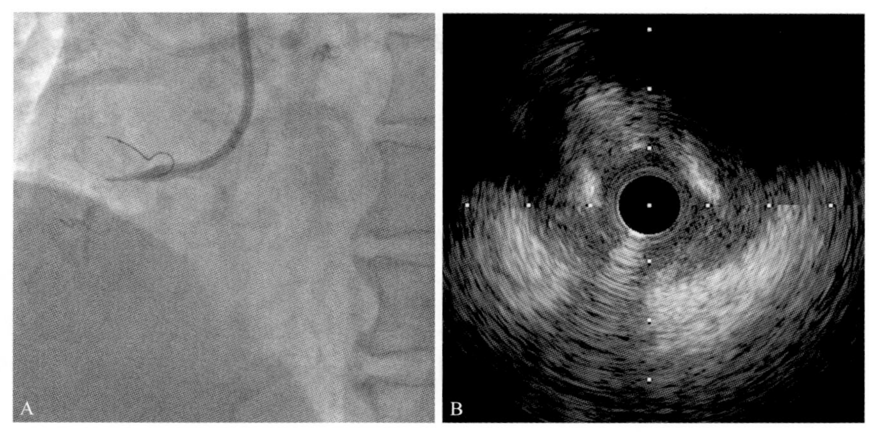

图 24-3-2 IVUS 寻找闭塞残端

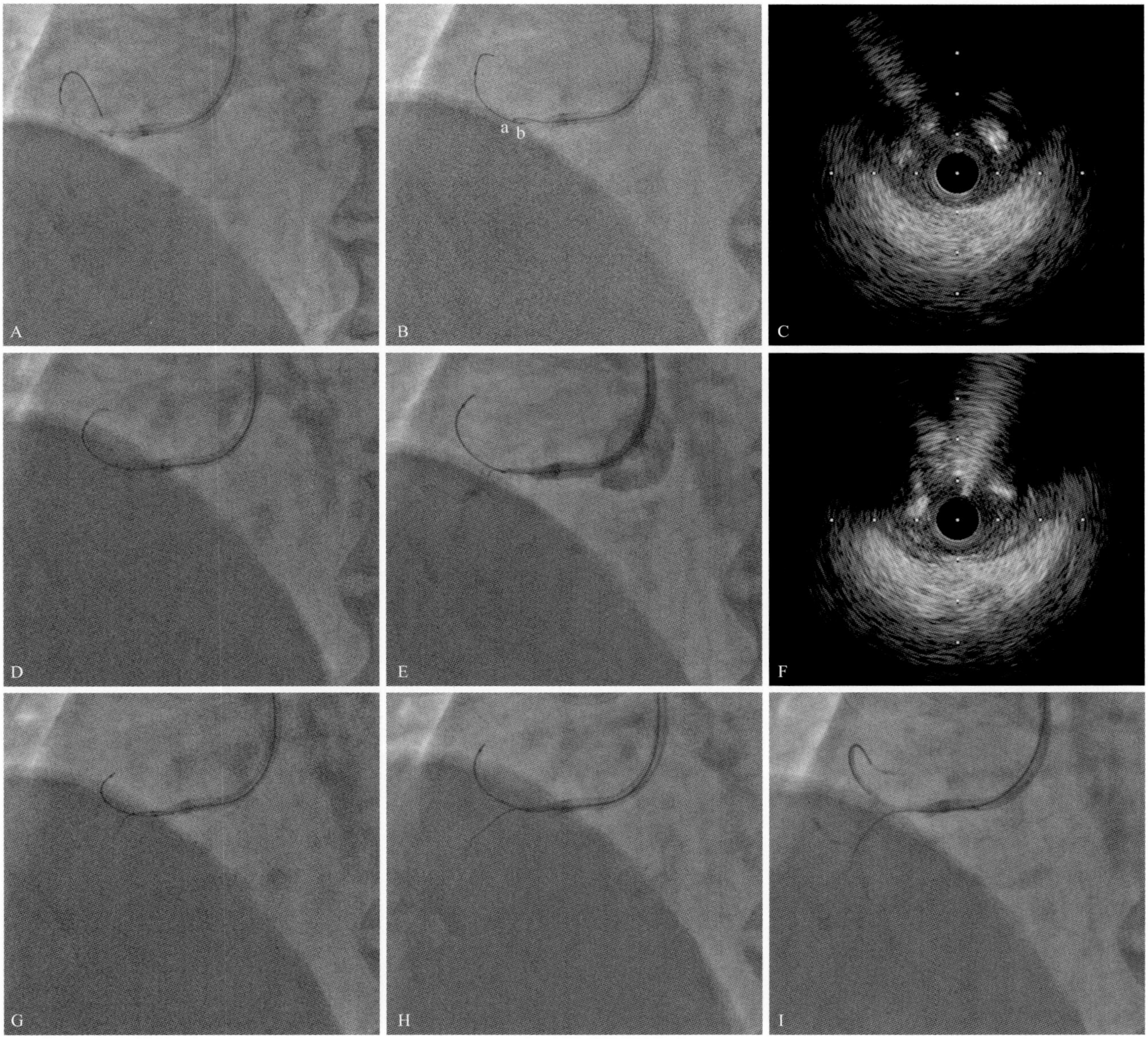

图 24-3-3 Slipstream 技术

检查。以 3.5 mm × 12 mm 非顺应性球囊扩张近段支架内（10～24 atm），复查造影提示支架内无残余狭窄，边支无受累，远端血流 TIMI 3 级。退 RCA 导丝、导管。沿 EBU 指引导管行 LCX 及 LAD-PCI 治疗。术中共用造影剂 300 ml，肝素 11 000U，术毕血压 104/70 mmHg，心率 67 次 / 分。术中及术后无并发症发生（图 24-3-4）。

· 小结 ·

残端模糊 CTO 病变经 IVUS 确认闭塞残端后，导丝的穿透力是术者随后要考虑的问题。而导丝的穿透力除与选择的导丝的类型有关外，同时依赖微导管的支撑力和稳定性。常规操作选择双腔微导管。若需要 IVUS 实时指导导丝穿刺残端，一般需要一根导丝进入 IVUS 导管，另一根导丝进入双腔微导管。这种方式的操作一方面增加操作时间，另一方面当导丝出现缠绕或微导管支撑力不够等因素影响时，指导

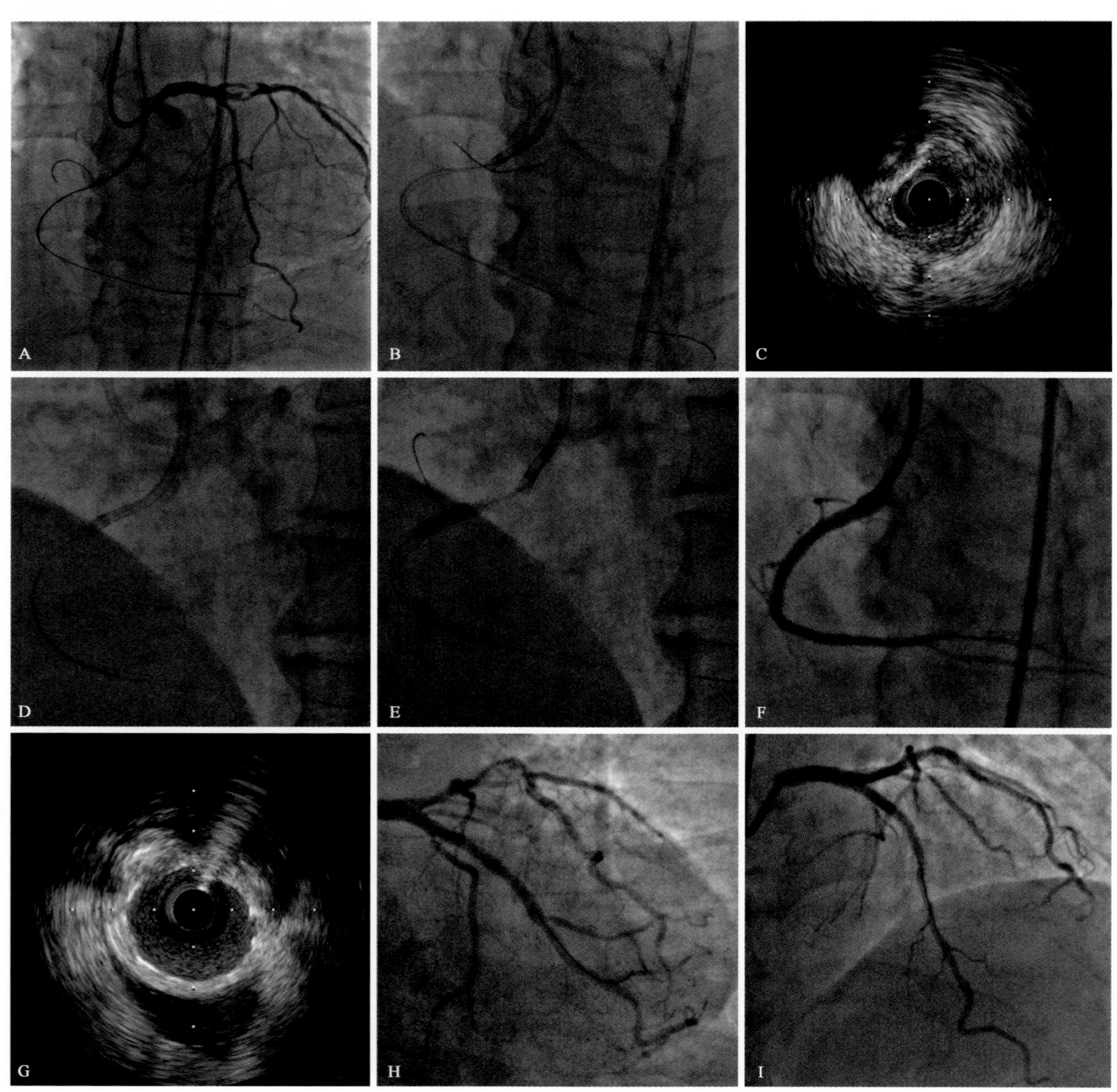

图 24-3-4 支架植入

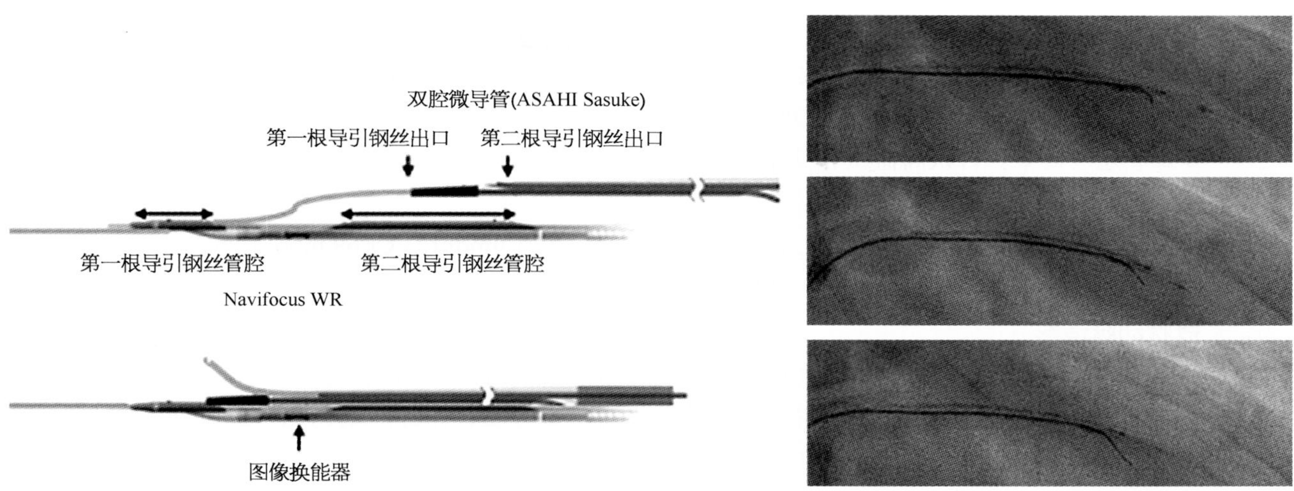

图 24-3-5 Slipstream 技术完成导丝内膜下重返真腔
（Sasuke 是 ASAHI 公司双腔微导管，Navifocus WR 是泰尔茂公司 IVUS 导管）

穿刺的性能会大打折扣。

日本 Yoshihisa Kinoshita 等提出了一种 Slipstream 技术解决上述 IVUS 实时指导技术存在的弊端。沿第一根导丝送入 IVUS 导管进入残端旁的分支，寻找闭塞残端。然后沿着同一根导丝送入双腔微导管，并且将微导管送到 IVUS 导管的顶端。由于 IVUS 导管和双腔微导管均在同一根导丝内，这样就增加了双腔微导管的支撑力。随后，第二根 CTO 导丝从双腔微导管内穿出，并且接近 IVUS 探头，这样 IVUS 便能顺利指导第二根导丝穿刺。笔者认为，使用该方法，由于第一根导丝的锚定作用，双腔微导管更稳定，同时从双腔微导管侧孔穿出的导丝能保持在血管的中心区域进行旋转。但其他方法的微导管却不能使导丝在血管的中心区域旋转。使用该技术 IVUS 导管的选择以 Navifocus WR（Terumo Corp.，Tokyo Japan）为佳，Opticross（Boston Scientific Corporation，Fremont，CA，USA）或 Eagle Eye（Volcano Corporation，San Diego，CA，USA）也可以用于该技术。微导管可以选择 Sasuke 或 KDL（KANEKA，Osaka，Japan），以前者为佳。除了 Opticross 和 Sasuke 组合可以使用 7F 指引导管外，使用 KDL 与 IVUS 组合必须使用 8F 指引导管。

该技术除了可以用于残端模糊 CTO 病变的 IVUS 实时指导闭塞残端穿刺外，也可以用于 IVUS 实时指导导丝内膜下重返真腔（图 24-3-5）。本病例利用 Slipstream 技术正向成功完成 RCA 残端模糊 CTO 病变的介入治疗。

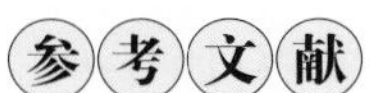

Yoshihisa Kinoshita, Hitoshi Fujiwara, Takahiko Suzuki. Slipstream technique — New concept of intravascular ultrasound guided wiring technique with double lumen catheter in the treatment of coronary total occlusions. Journal of Cardiology Cases, 2017, 16: 52-55.

病例 4 应用 IVUS 指导及旋磨技术开通前降支严重钙化伴近端纤维帽模糊 CTO

术者：蒋峻 医院：浙江大学医学院附属第二医院

• **病史基本资料** •

• 患者男性，76 岁。

• 主诉：反复胸闷伴呼吸困难 5 年，加重半个月。

• 简要病史：5 年前 RCA 植入 2 枚支架，此次当地医院造影提示 RCA 80% 支架内再狭窄（ISR），LAD CTO 尝试开通未成功，本次入院处理 LAD CTO。

• 心血管危险因素：否认高血压和糖尿病。

• 辅助检查

实验室检查：TnT 0.061 ng/ml，LDL 1.35 mmol/L，Hcy 16.1 μmol/L，Cr 69 μmol/L。

超声心动图：LA 轻度增大 38.6 mm，LV 61.2 mm，EF 33%，LV 下间隔及后壁变薄及运动减弱。

• 冠状动脉造影 •

右侧桡动脉入路，造影发现：右冠优势，RCA 弥漫性病变，近段 80% 狭窄，PD、PL 也有 80%～90% 狭窄，LAD 近段 CTO，病变近端纤维帽模糊合并近段对角支分支，体部严重钙化，远段细小合并分叉，没有好的可供介入治疗侧支（图 24-4-1）。

• 病例初始策略选择及 PCI 过程 •

本例患者前降支齐头 CTO，外院尝试失败，没有理想可供介入治疗侧支，因此采用正向策略，6F EBU 3.5 指引导管到位，Corsair 微导管下先后尝试 Fielder XT 导丝及 GAIA Second 导丝，但病变近端纤维帽坚硬，前送导丝进入内膜下（图 24-4-2）。重新降级为 Fielder XT 导丝，前送导丝先进入近段对角支分支（图 24-4-3）。微导管跟进后交换为 Sion 导丝，因为当时导管室已无双腔微导管，沿对角支导丝先后尝试 GAIA Second、GAIA First、GAIA Third 导丝均进入内膜下（图 24-4-4）。

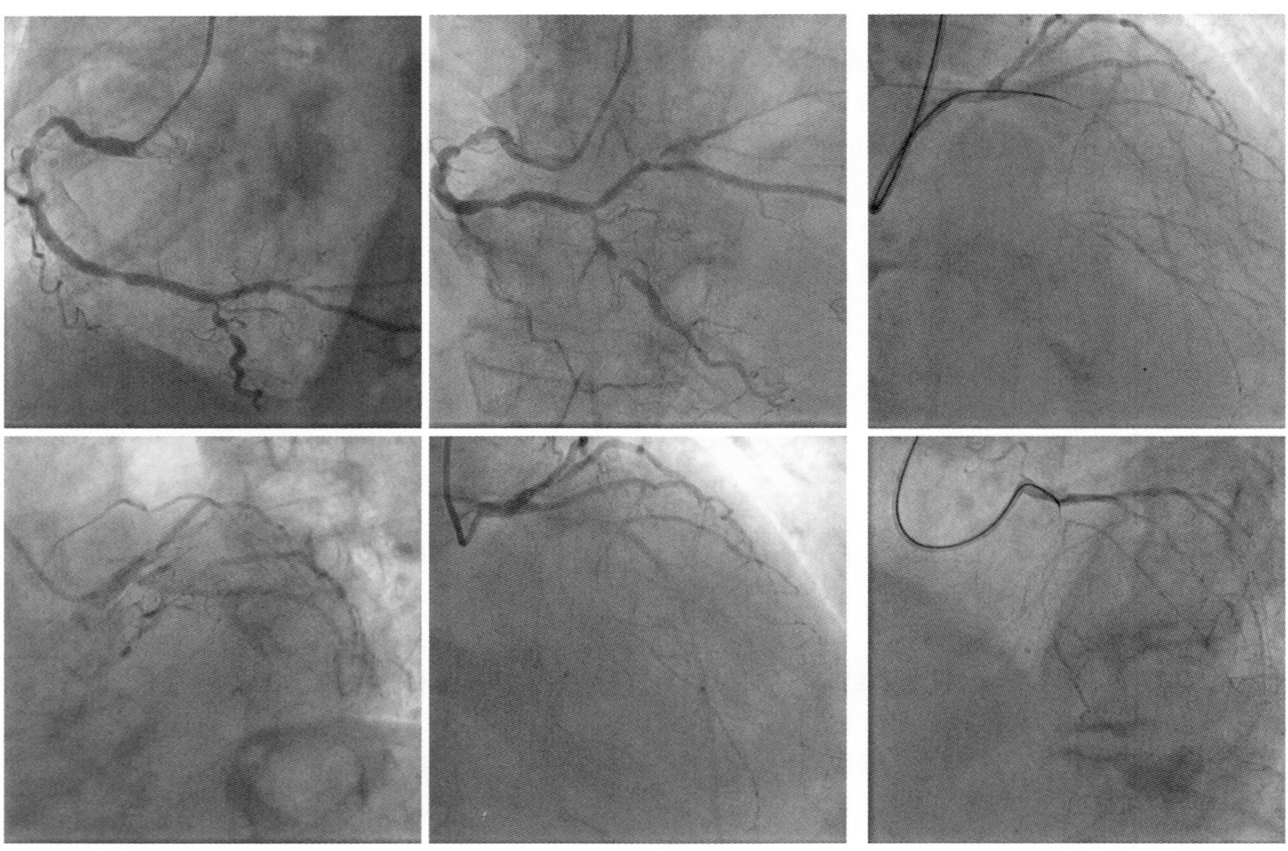

图 24-4-1 RCA 近段 80% 狭窄，PD、PL 80%～90% 狭窄，LAD 近段 CTO，无残端且合并对角支分支，体部严重钙化，远段细小合并分叉，无可供介入治疗侧支血管

图 24-4-2 先后尝试 Fielder XT 导丝及 GAIA Second 导丝，正向导丝进入内膜下

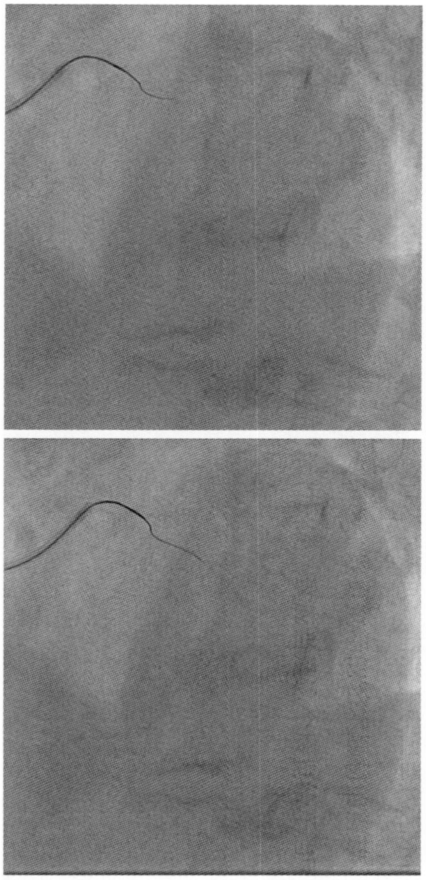

图 24-4-3　再次降级为 Fielder XT 导丝，前送导丝进入近段对角支分支

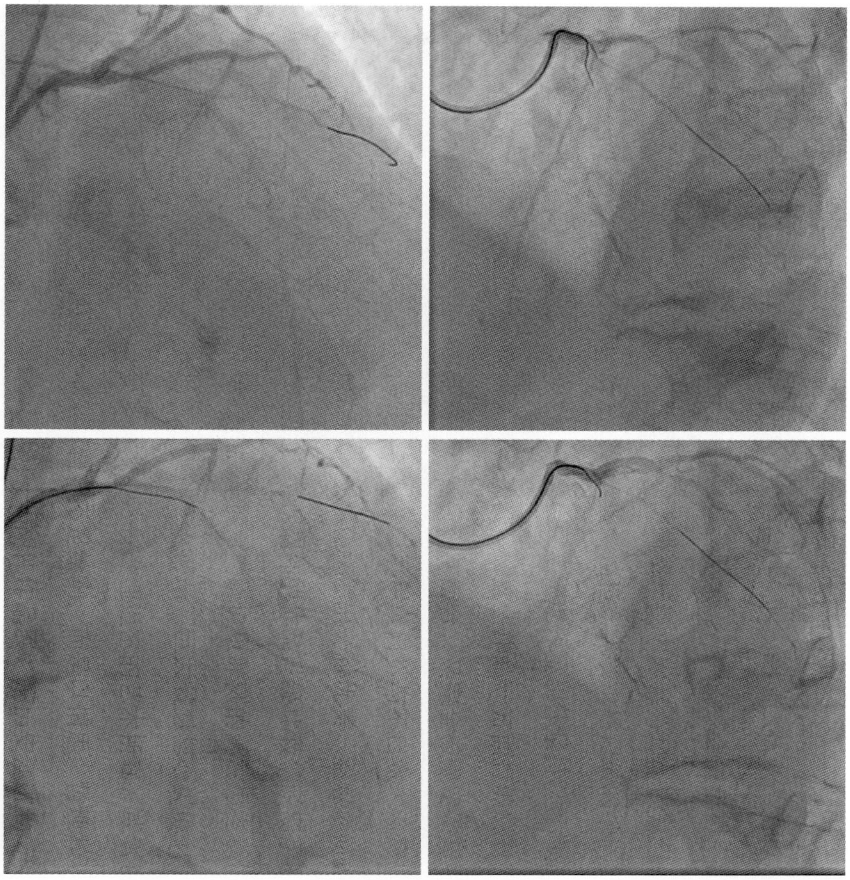

图 24-4-4　沿对角支导丝先后尝试 GAIA Second、GAIA First、GAIA Third 导丝均进入内膜下

此时考虑在 IVUS 指导下前向穿刺或逆向导丝技术，因没有好的侧支，决定在 IVUS 指导下正向穿刺，对角支 IVUS 回撤检查提示 LAD 导丝位于内膜下，真腔有明显钙化斑块阻碍了导丝进入 LAD 主支真腔，远段对角支导丝位于真腔（图 24-4-5）。尝试 Conquest Pro 导丝在近段纤维帽重新穿刺，锚定导丝退出微导管，IVUS 确认导丝扎入斑块（图 24-4-6）。重新送入微导管，导丝发力突破进入远段对角支（图 24-4-7）。不断调整尝试成功进入 LAD 真腔并通过病变（图 24-4-8）。

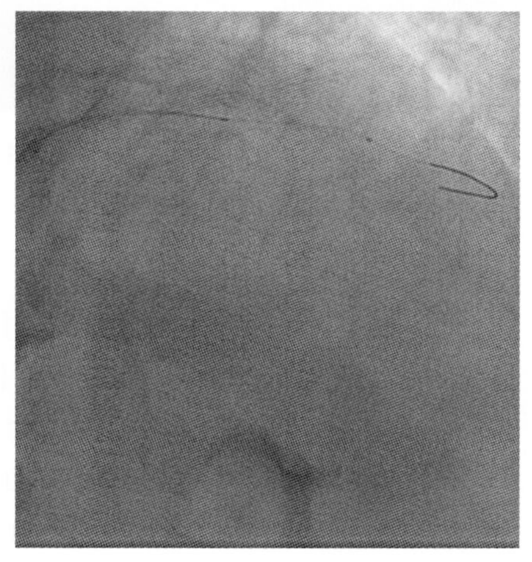

图 24-4-5　IVUS 指导下正向穿刺，IVUS 回撤检查提示 LAD 导丝位于内膜下假腔，真腔有明显钙化斑块阻碍了导丝进入 LAD 主支真腔，远段对角支导丝位于真腔（续后）

通过病变导丝送至远段后，用 Tazuna 1.25 mm 的球囊不能进入病变，后又尝试推进 Corsair、Tornus 微导管，甚至用 Guidezilla 延伸导管技术都未能成功通过及打开坚硬的病变（图 24-4-9）。最后决定用 1.25 mm 的磨头进行旋磨（图 24-4-10），旋磨后换用 Quantum 2.25 mm 球囊成功通过并扩张病变。植入 Promus Element 2.5 mm × 38 mm 和 3.5 mm × 28 mm 2 枚 DES 支架（图 24-4-11）。

· 小结 ·

CTO 患者中有部分病变近端纤维帽模糊，为前向穿刺带来困难，对于这类病变我们在常规尝试前向入路不成功时可以考虑在 IVUS 指导下穿刺或改用逆向方案。该病例因没有很好的侧支，因

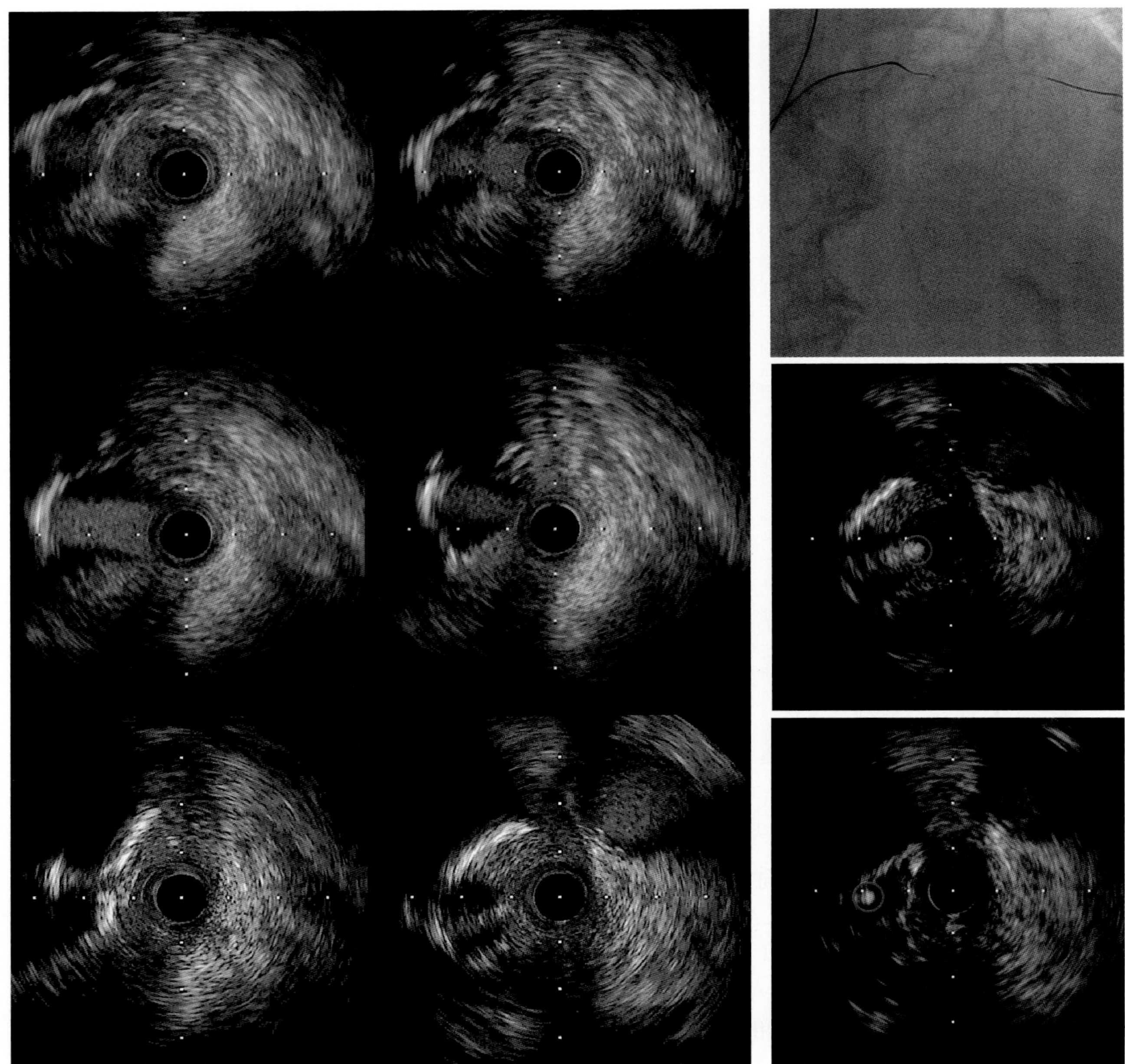

（图 24-4-5 续图）

图 24-4-6 尝试 Conquest Pro 导丝在近端纤维帽重新穿刺，IVUS 确认导丝扎入斑块

此应用逆向穿刺有较大难度，利用 IVUS 技术指导后成功前向穿刺成功。重新穿刺位置一般建议从近端纤维帽开始尝试，因导丝在 CTO 体部进入内膜下空间后从松软的内膜下空间扎回硬的斑块存在挑战，若有 Stingray 球囊辅助可提高成功率。

对于坚硬难以通过的纤维帽和病变，我们可以通过增强指引导管支撑（如延伸导管、球囊锚定等技术），应用穿透微导管（Corsair、Tornus 等），对于钙化严重的病变还可以用旋磨、激光等技术预处理病变来使得器械通过变得容易。

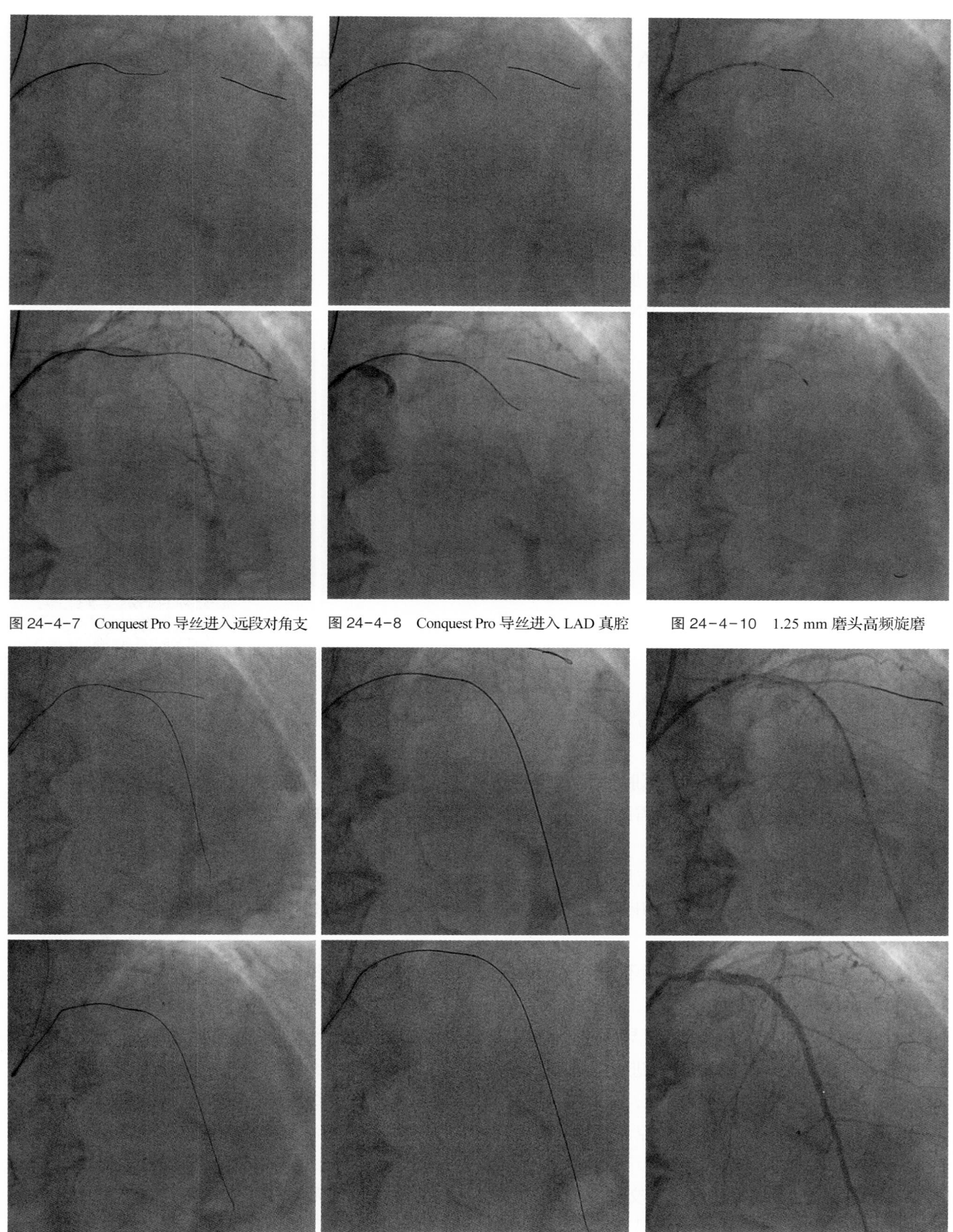

图 24-4-7　Conquest Pro 导丝进入远段对角支

图 24-4-8　Conquest Pro 导丝进入 LAD 真腔

图 24-4-10　1.25 mm 磨头高频旋磨

图 24-4-9　球囊无法通过病变，先后尝试推进 Corsair、Tornus 导管、Guidezilla 延伸导管都未能成功

图 24-4-11　最终结果

病例 5　RCA CTO 合并严重钙化旋磨导丝无法通过后的处理

术者：金叔宣　　医院：上海交通大学医学院附属仁济医院心内科

· 病史基本资料 ·

- 患者女性，79 岁。
- 既往史：高血压、糖尿病、尿毒症（血透史）。
- 主诉：活动后气促伴胸闷，加剧半年。
- 辅助检查：CK TnI 阴性，BNP 增高，LVEF 45%。

· 冠状动脉造影 ·

2018 年 4 月 10 日造影结果（图 24-5-1）提示全冠状动脉严重钙化，前降支及回旋支弥漫性狭窄 70%～80%，右冠中段次全闭塞，第二转折后完全闭塞，侧支来自 LCX-房室沟侧支血管-右冠左心室后侧支及 OM-PDA，扭曲。

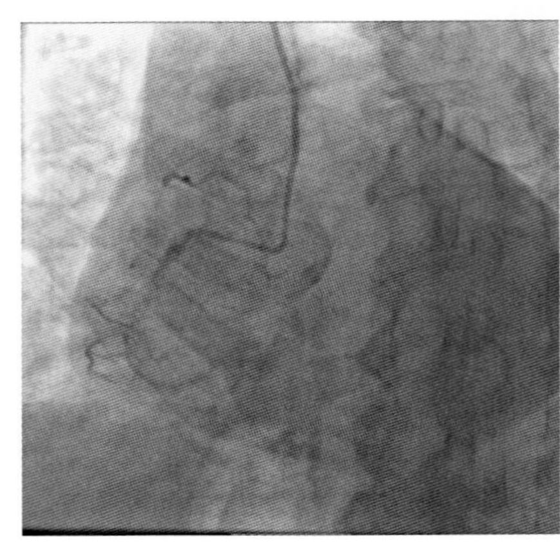
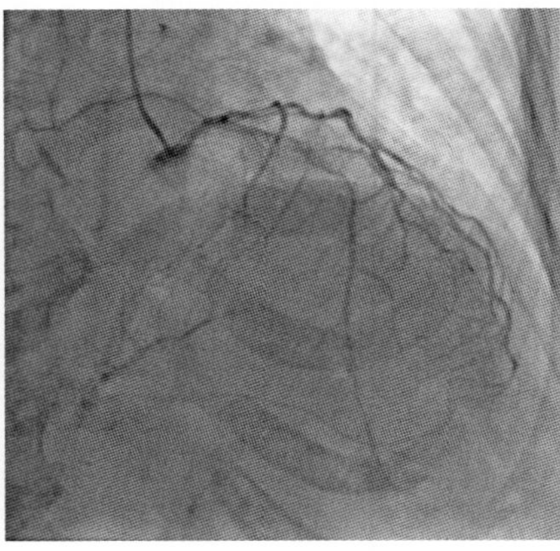

图 24-5-1　右冠中段次全闭塞，中远段完全闭塞，回旋支发出侧支血管供应右冠左心室后侧支

· 治疗策略 ·

1. 尿毒症患者往往伴严重钙化，心功能不全，合并 CTO 病变时介入治疗存在挑战。

2. 此例患者 RCA CTO，存在严重钙化，闭塞段在第二转折后，首选正向介入治疗，在对侧造影下，结合血管钙化影调整导丝。

3. 若正向导丝无法进入远段真腔，可以考虑选择房室沟侧支血管-右冠左心室后侧支及 OM-PDA 的心外膜侧支，但因心功能低下，术中需严密观测血流动力学变化，备好 IABP 等支持设备。

· 器械准备 ·

1. 合并严重钙化病变，首选应加强指引导管的支撑，股动脉入路 7F AL 或 SAL 指引导管，导丝选择以 Fielder XT-R 尝试后，宜快速升级至 GAIA Third、Conquest Pro 系列导丝或 Pilot 200 导丝，在微导管支撑下交替前行。

2. 若导丝通过，微导管 / 球囊不能通过，可以尝试交换为旋磨导丝，进行旋磨。

· 手术过程 ·

1. 右股动脉 7F SAL 1.0 指引导管，右桡动脉 6F JL 4.0 指引导管，双侧造影明确 CTO 路径，跟进 Finecross 至 RCA 中段行超选造影进一步明确近端纤维帽形态（图 24-5-2）。

2. 以 Fielder XT-R 稍做尝试，发现导丝近段扭起无法前行，升级为 Pilot 200（图 24-5-3），对侧造影下顺利调整导丝进入远段真腔，但微导管卡在中段次全闭塞处无法下行，尝试交换为旋磨导丝失败（图 24-5-4）。

3. 尝试以 1.2 和 2.0 的小球囊交替抵近扩张，1.2 小球囊爆破，仍无法前送微导管（图 24-5-5）。

4. 尝试沿 Pilot 200 边缘送入另一根 Conquest Pro 导丝至第二转折后，送入 1.2 mm 小球囊，以双导丝及小球囊掘进亦告失败，择期再次尝试（图 24-5-6）。

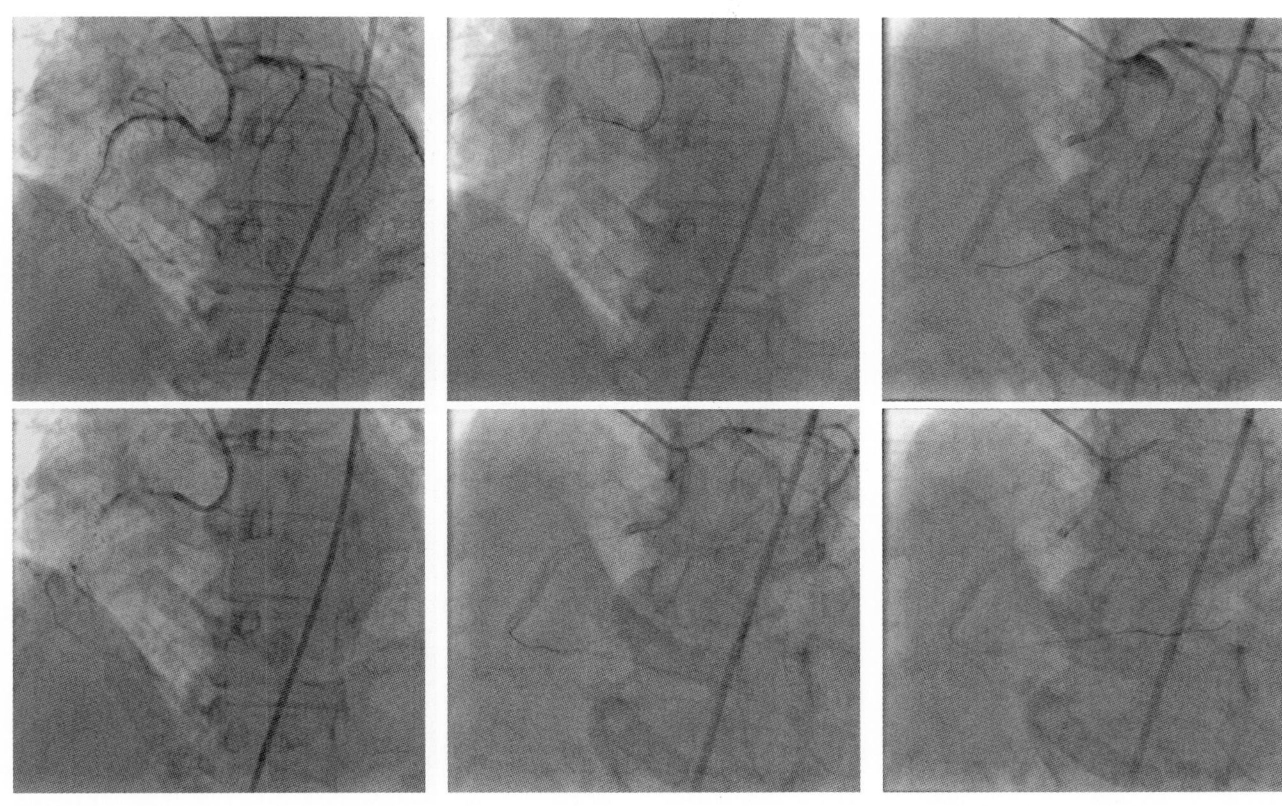

图 24-5-2　双侧造影及微导管超选造影明确 CTO 路径及近端纤维帽形态

图 24-5-3　Fielder XT-R 无法前行，升级为 Pilot 200

图 24-5-4　导引钢丝进入远段真腔，尝试交换旋磨导丝失败

2018 年 5 月 31 日第二次手术，预先准备 Tornus 导管。

1. 进路及指导导管同前，对侧造影下调整 Pilot 200 顺利进入远段真腔，送入 Tornus 导管旋转前行，虽不能通过闭塞全段，但较前次进步，通过中段扭曲处（图 24-5-7）。

2. 更换为旋磨导丝后，耐心调整送至远段真腔，以 1.25 mm 磨头高速 20 万转 / 分段旋磨（图 24-5-8）。

3. 升级磨头为 1.5 mm 磨头，再次高速分段旋磨（图 24-5-9）。

· 术后结果 ·

依次以 2.0 mm 及 2.5 mm 非顺应性球囊全程高压扩张；于第二转弯处以近串联植入 2 枚支架，高压后扩后，远段血管细小，以

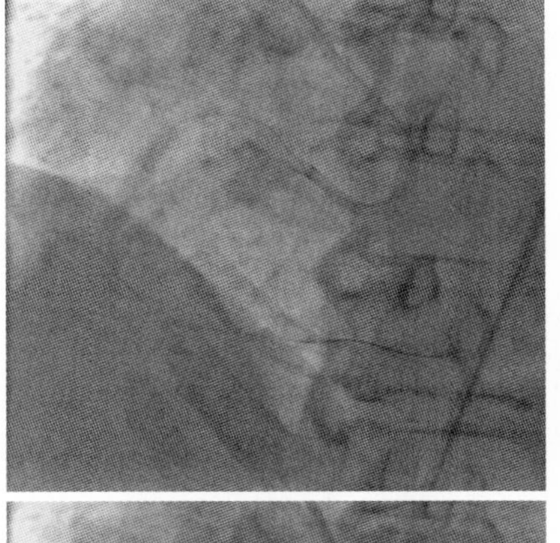

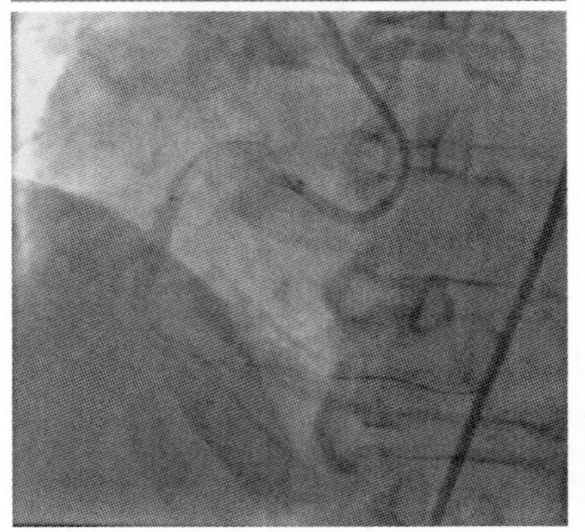

图 24-5-5　尝试小球囊扩张及球囊爆破，仍无法前送微导管

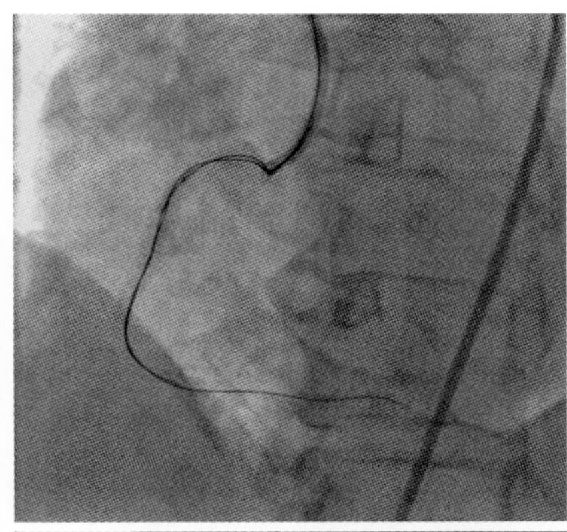

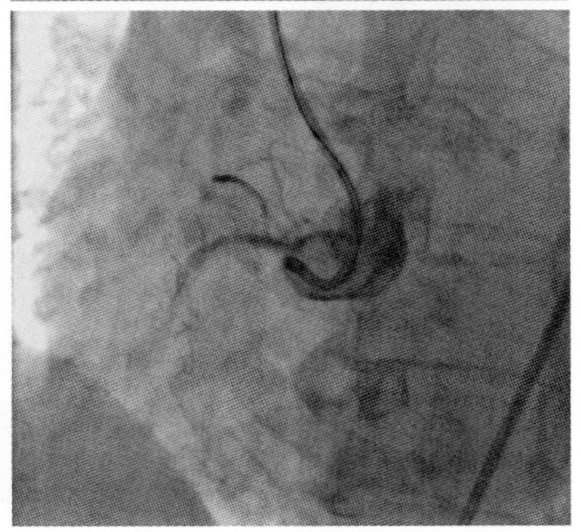

图 24-5-6　双导丝及小球囊掘进失败，终止手术

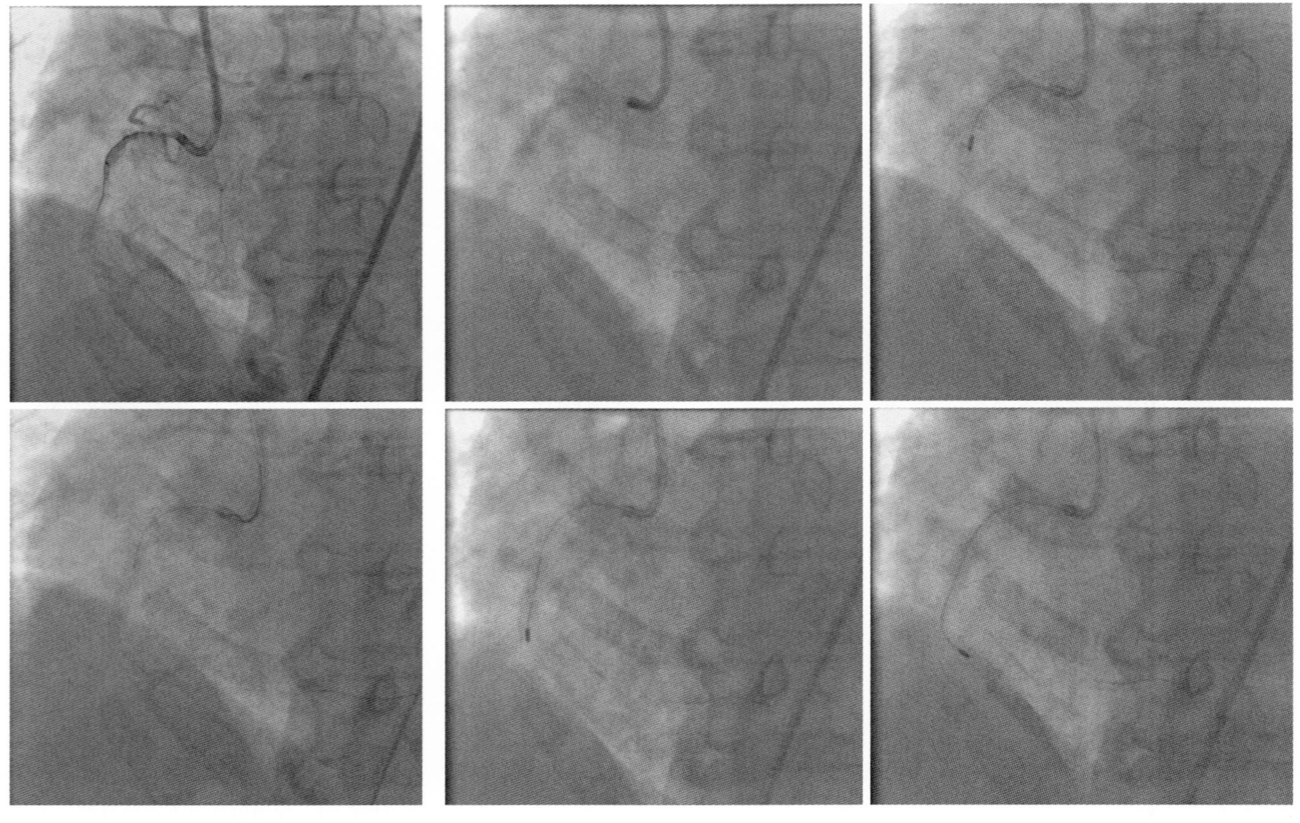

图 24-5-7 Tornus 导管通过中段扭曲处

图 24-5-8 更换为旋磨导丝后，1.25 mm 磨头高速 20 万转 / 分分段旋磨

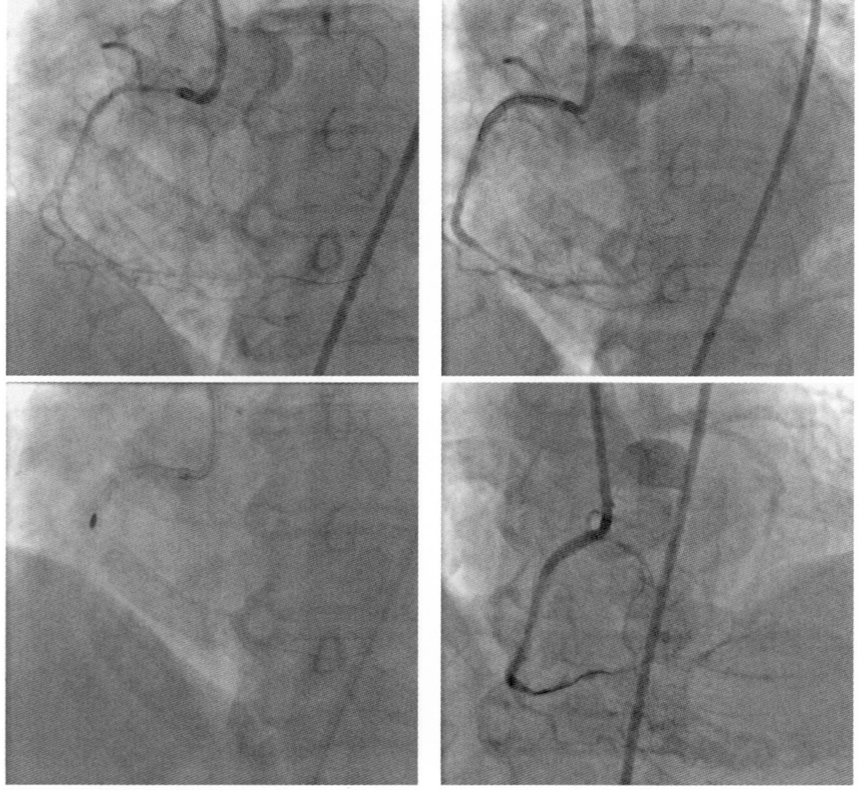

图 24-5-9 1.5 mm 磨头，再次高速分段旋磨

图 24-5-10 置入支架后最终结果

1.5 mm 小球囊行 PTCA；最终恢复血流 TIMI 3 级，结果满意（图 24-5-10）。

· 小结 ·

1. CTO 高阻力病变，导丝通过后微导管 / 球囊无法通过，大多可以通过将旋磨导丝头端做一小弯塑型通过病变后旋磨解决。

2. 少见的旋磨导丝无法通过时，可通过大小球囊交替高压爆破，或沿原导丝送入另一根硬导丝，以双导丝及小球囊掘进多能成功。

3. 此例尿毒症血透患者，内外膜均严重钙化，上述方法均失败后，1 个月后择期尝试 Tornus 导管，虽未能通过病变全程，但起到了易化的作用，可以通过旋磨导丝，是手术成功的关键。

· 讨论 ·

1. 总结此例患者，在旋磨时如果结合 IVUS 影像评判旋磨终点或更佳，但考虑经济因素未行，此为缺点之一。

2. 除旋磨外，激光对于此类严重钙化病变是否是另一种解决方法？限于术者手术经验有限，不能明确。

病例 6　LAD 无残端 CTO 前向 IVUS 未能发现入口时的处理

术者：金叔宣　　医院：上海交通大学医学院附属仁济医院心内科　　日期：2017 年 5 月 12 日

· 病史基本资料 ·

· 患者男性，51 岁。

· 主诉：活动后胸痛伴气促 1 个月。

· 既往史：高血压。

· 简要病史：外院造影提示右冠及前降支闭塞，回旋支严重狭窄，建议搭桥，拒绝外科手术转入我院。

· 辅助检查：CK、TnI、BNP 阴性，LVEF 55%。

· 既往治疗：2016 年 3 月 23 日行 RCA 及 LCX 介入治疗；2016 年 8 月 3 日未成功开通 LAD CTO（逆向导丝无法通过间隔支及右室支-LAD 心外膜侧支，正向 IVUS 回撤未发现闭塞的纤维帽入口，经验性穿刺进入内膜下，无法调整入远段真腔）。

· 冠状动脉造影 ·

2017 年 5 月 9 日造影结果示 RCA 及 LCX 支架通畅，前降支在对角支和第二间隔支处闭塞，无残端，闭塞段不长，远段真腔侧支来自第二间隔支桥侧支，间隔支，以及右室支的心外膜侧支（图 24-6-1）。

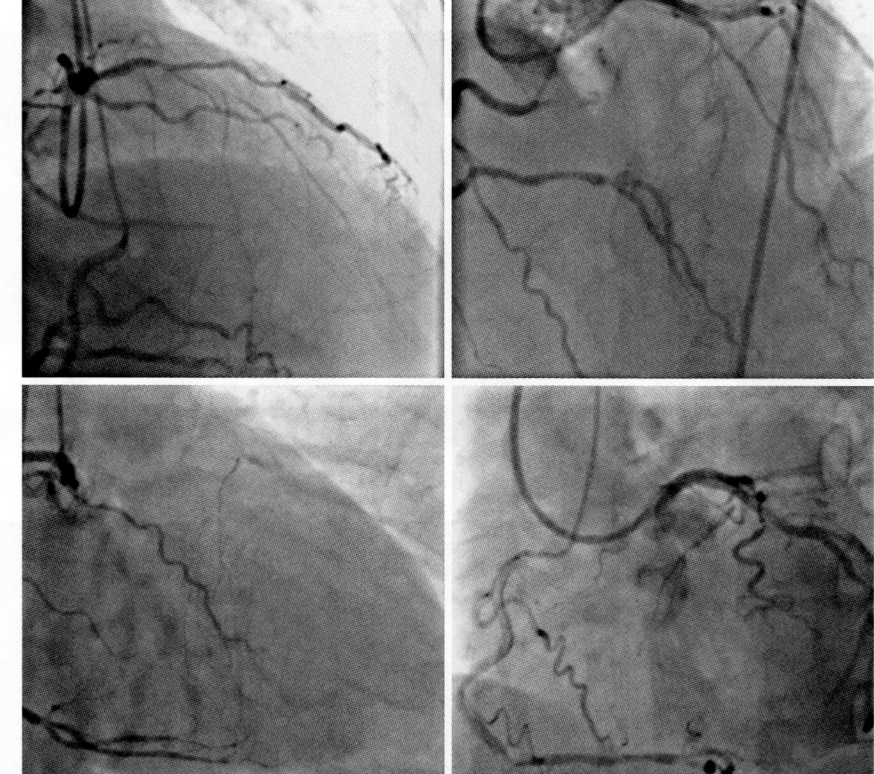

图 24-6-1　前降支近中段完全闭塞，无残端，有自身侧支及右冠侧支血管供应前降支中远段

· 治疗策略 ·

1. 此例患者为前降支近中段无残端 CTO，入口不清，前次失败的原因是正向 IVUS 回撤过程中未发现入口，逆向未能通过间隔支侧支，正向经验性于第一间隔支发出后的血管变细处穿刺进入内膜下，无法调整回真腔而失败（图 24-6-2）。

2. 再次手术做了比较充分的准备，首先完善了 CTA 检查，

CTA 虽不能显示入口的位置信息，但提示在闭塞段存在钙化（图 24-6-3）。

3. 鉴于当时术者的 IVUS 读图经验不足，是否漏了可能的“残端”，故协调厂家调来一名有丰富经验的工程师协助。

4. 若顺向进入内膜下，考虑首选间隔支，次选右室支心外膜侧支尝试。

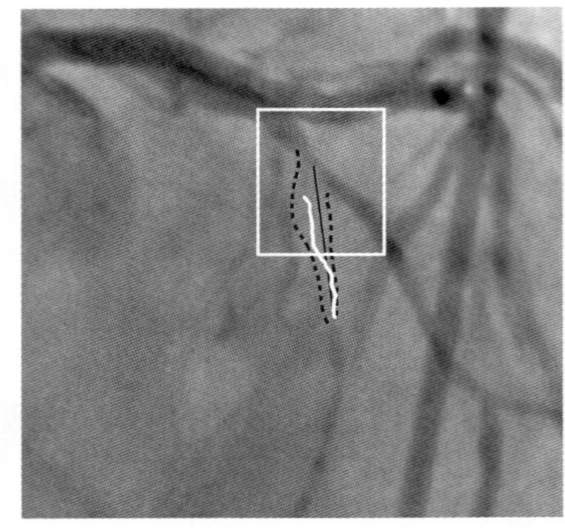
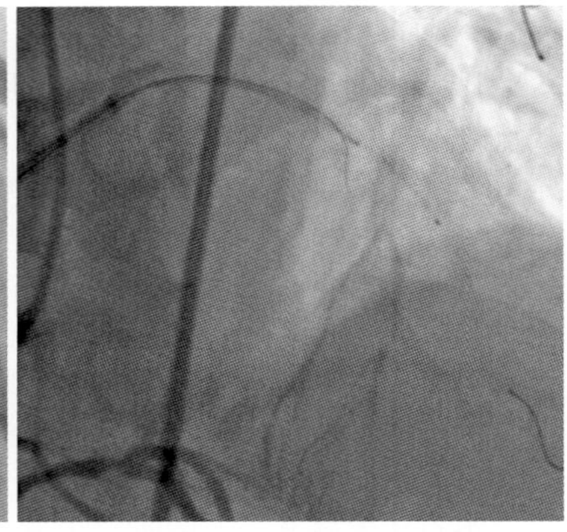

图 24-6-2 前降支近中段无残端 CTO，正向尝试失败

• **器械准备** •

1. 右股动脉 7F EBU 3.5 指引导管，右桡动脉 6F SAL1.0 指引导管。

2. IVUS、Finecross、Corsair 微导管及各型专用导丝。

• **手术过程** •

1. 实际操作流程一：送入导丝至对角支，IVUS 自动回撤至主干后，反复分析图像，除两个间隔支及回旋支外，未能发现“闭塞残端”（图 24-6-4），是隐藏在钙化之后还是其他原因？故停止正向介入治疗尝试，改为逆向介入治疗。

2. 实际操作流程二：先后尝试多条间隔支和右室支心外膜侧支，均因侧支扭曲伴分支而失败（图 24-6-5）。

3. 实际操作流程三：暂停手术，再次回顾 IVUS 图像，确认未发现遗漏入口；结合前次

扫码看彩图

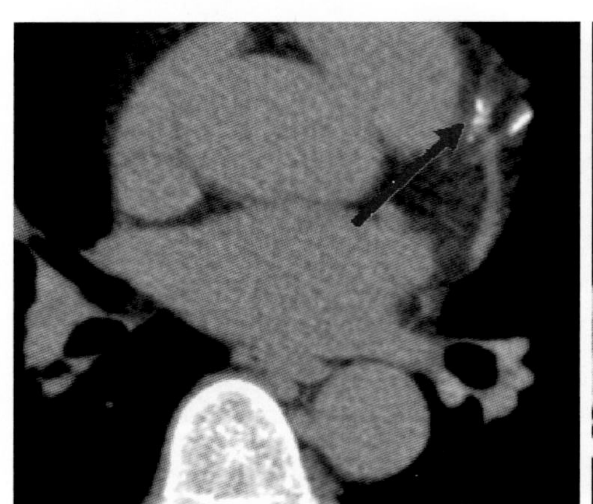
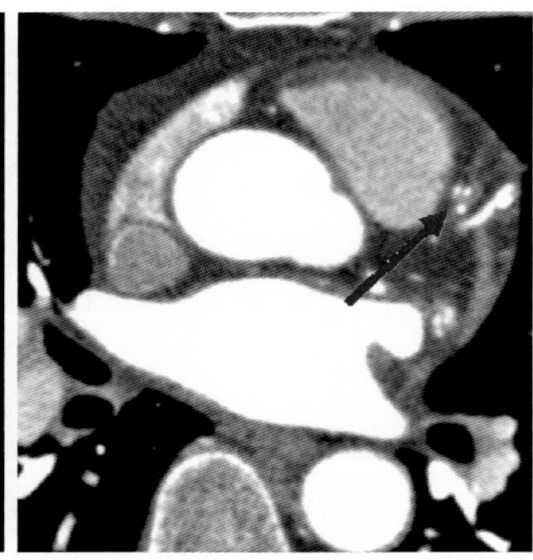
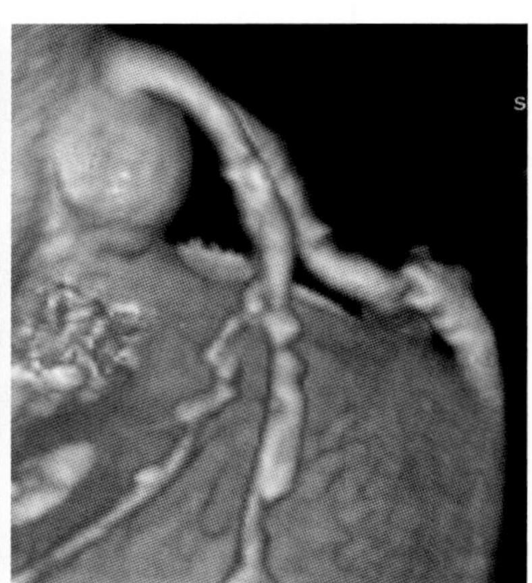

图 24-6-3 冠状动脉 CT 未提示前降支闭塞残端

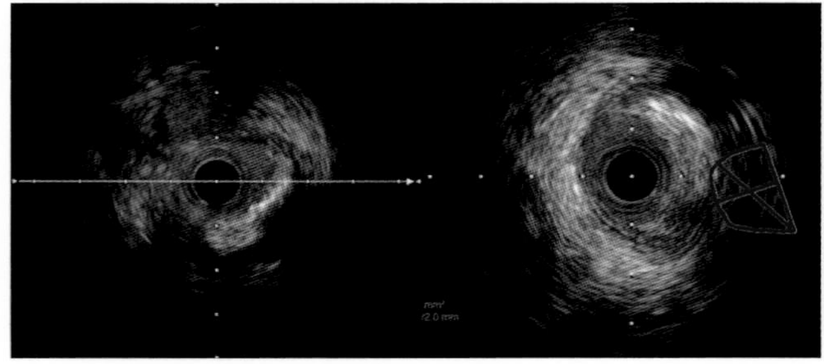
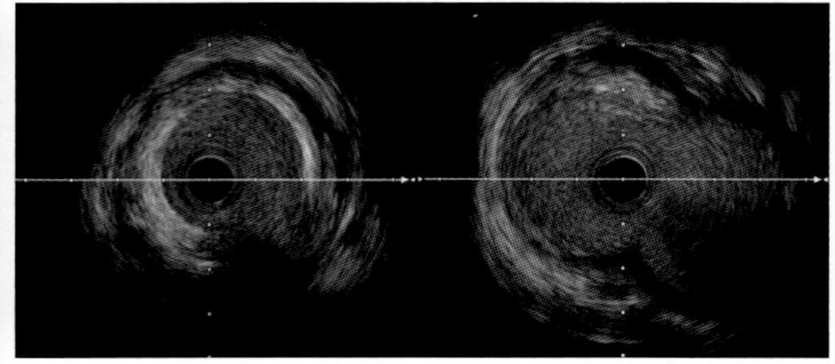

图 24-6-4 IVUS 未发现前降支闭塞残端（续后）

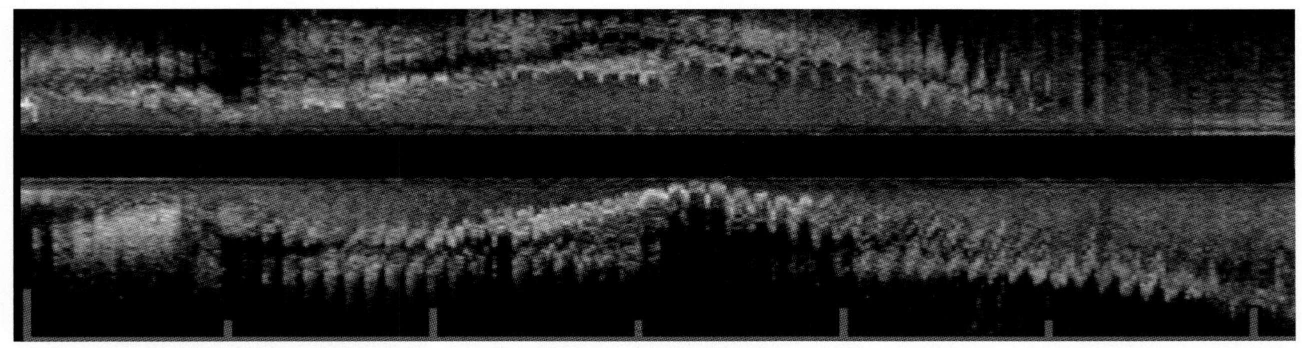

（图 24-6-4 续图）

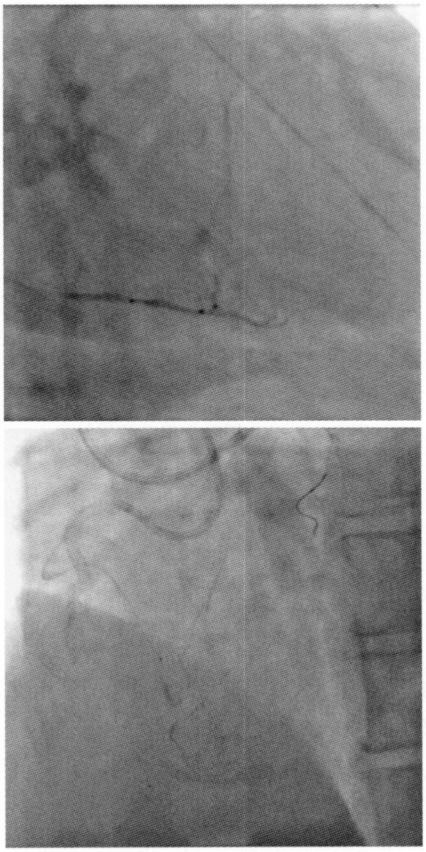

图 24-6-5　导引钢丝无法通过侧支血管

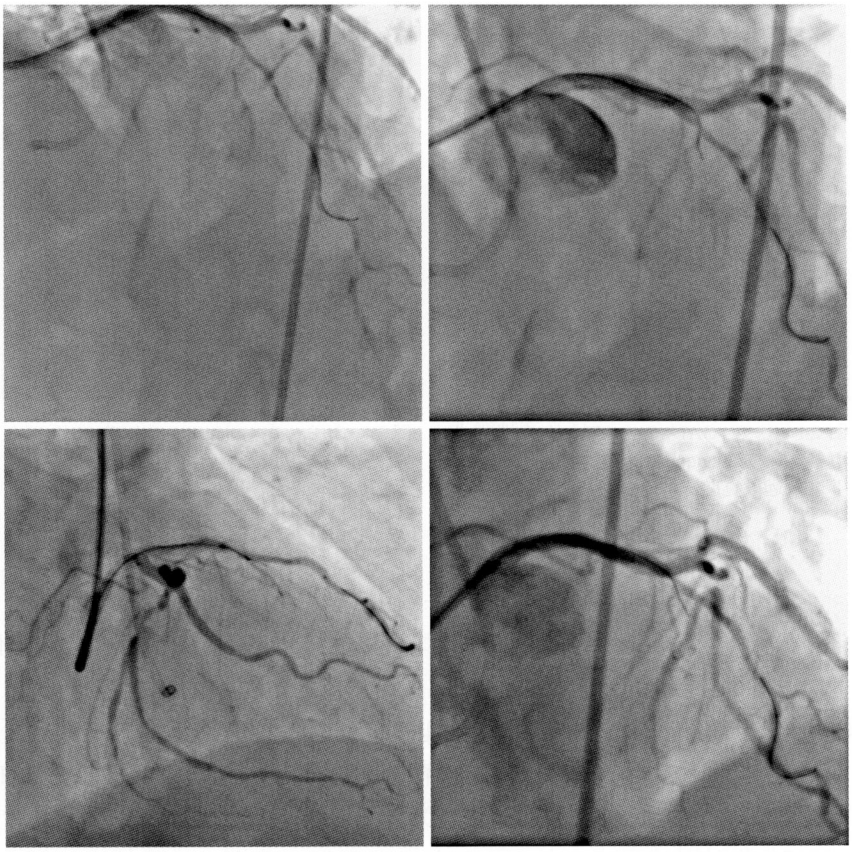

图 24-6-6　GAIA Second 导丝至第二间隔支自身襻侧支转折处扎入

手术是从第一间隔支附近扎入而失败，会不会第二间隔支在自身桥侧支前处为主支送入 GAIA Second 导丝至第二间隔支自身襻侧支转折处扎入；多体位对侧造影观察导丝与远段真腔的位置关系（图 24-6-6）。

4. 实际操作流程四：确认导丝头端方向与远段真腔一致后，继续前送 GAIA Second，非常困难，GAIA Second 导丝头端发生解螺旋，结合术前 CTA 提示此处有严重钙化，更加坚定之前的判断；前送微导管少许，更换导丝为 Conquest Pro 多体位下对侧造影下顺利进入远段真腔（图 24-6-7）。

5. 实际操作流程五：推送微导管无法通过，在 Guidezilla 导管支撑下送入 1.2 mm 球囊扩张后，送入微导管，更换为工作导丝；以 2.5 mm 球囊预扩张（图 24-6-8）。

· 术后结果 ·

植入 2 枚支架并后扩的最终结果（图 24-6-9）。

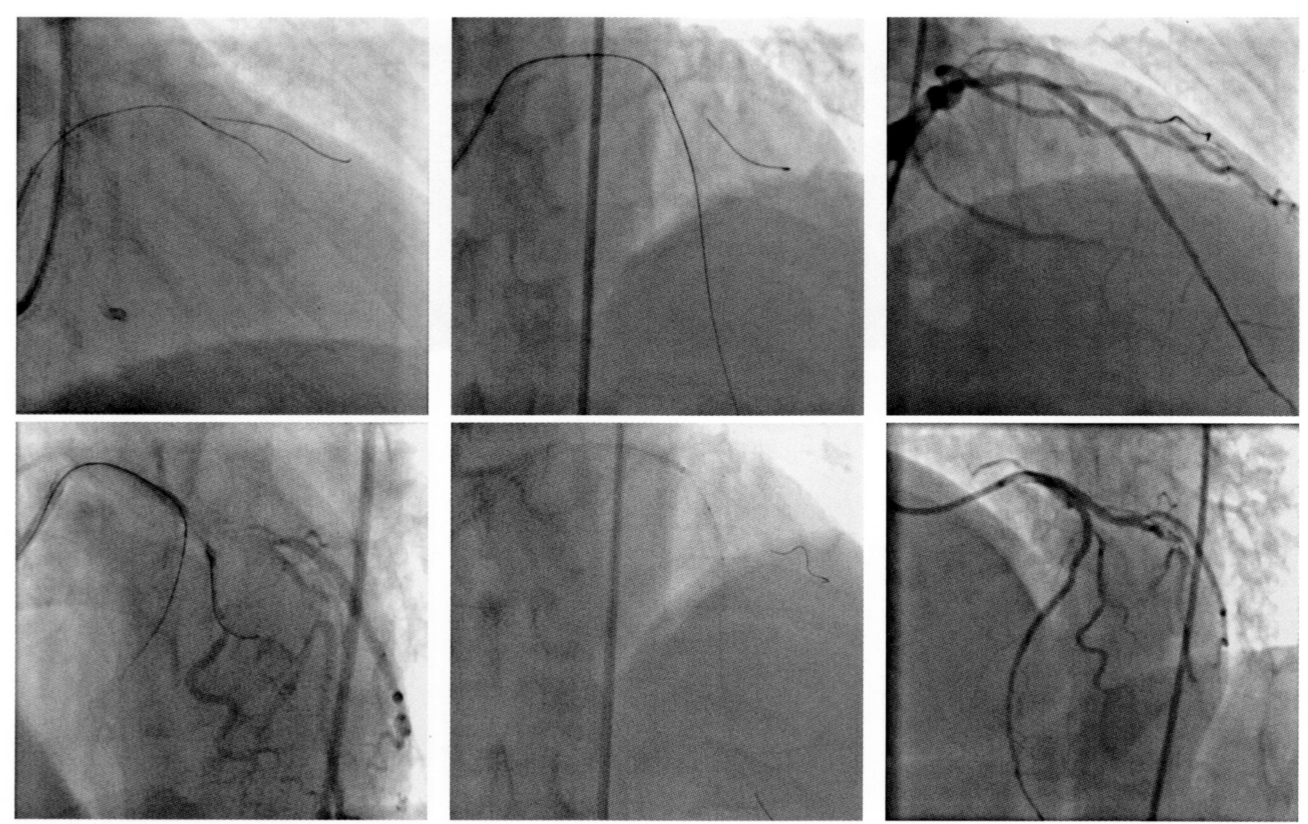

图 24-6-7 GAIA Second 导丝头端毁损，更换导丝为 Conquest Pro，多体位对侧造影下进入远段真腔

图 24-6-8 在 Guidezilla 导管支撑下送入 1.2 mm 球囊扩张，之后再以 2.5 mm 球囊预扩

图 24-6-9 置入支架后最终结果

· 小结 ·

1. IVUS 在无残端 CTO PCI 手术中有重要作用，尤其对于前降支的齐头闭塞，无论是前向指导穿刺，还是逆向导丝穿刺时的位置评估都非常重要。但有时 IVUS 也会发现不了残端，一般有两种原因：一是血管太大而距离超出超声的范围（如从 LCX 回撤无法发现 LAD 入口），此时应从更小的、更靠近的小分支（如小的中间支）回撤超声导管才能发现；另一种原因是在分叉闭塞处存在钙化墙。

2. 本例是一个比较有趣的前降支近中段无头 CTO，两次手术中 IVUS 均未发现残端，以上所列两种原因都不存在，而逆向失败，使手术走入困局。

3. 此时退位思考，从 IVUS 上未发现闭塞残端，排除技术原因和上述两个因素外，另一种可能就是闭塞残端并不从 LAD-D1 上发出，或者说是从次级的 S1 或成襻状自身侧支 S2 上某一点发出。基于这个思路，术者重新调整导丝进行 S2，在其发出侧支的拐角进行穿刺，多角度下验证，所幸闭塞段短，顺利完成手术；而其间 GAIA Second 导丝前进时解螺旋，印证了 CTA 的信息，更加坚定了术者的信心。

· 讨论 ·

1. 对于术者自己二次手术的 CTO 病变，收集更多的信息是非常重要的。前次手术失败的原因，哪些是器械因素，哪些是技术因素，哪些是策略上或认识上的误区，都要通过反复读图去获取，用心分析，才能战胜自己。

2. 二次手术的 CTO，除了反复复盘外，CTA 和 IVUS 的信息是非常重要的，前者对于钙化及走行不确定的 CTO 有很大帮助，IVUS 在 CTO PCI 中的重要性更无需赘述，利用好这两只“天眼”，等于开了脑洞，大有助益。

3. 任何器械、技术都有其局限性，对于 CTA 和 IVUS，我们一方面要在手术中尽量多地使用，从而提高对它们的熟悉掌握程度，另一方面也应注意到其局限性。

病例 7　搭桥术后 RCA CTO 前向开通时 Micro Carlino 技术的应用

术者：金叔宣　　医院：上海交通大学医学院附属仁济医院心内科　　日期：2019 年 4 月 28 日

• 病史基本资料 •

- 患者女性，66 岁。
- 主诉：搭桥术后 8 年，活动后胸痛、气促 1 年余。
- 既往史：高血压、糖尿病史，8 年前 CABG：LIMA-LAD，SVG/AO-D1-OM，SVG/AO-PDA。
- 辅助检查：CK、TnI 阴性，BNP 升高，LVEF 42%。

• 冠状动脉造影 •

冠状动脉造影提示左主干远段 50%～60%；前降支近段弥漫性 60%～70%，中段闭塞；回旋支中段长段严重狭窄；右冠近中段多处严重狭窄，第二弯后完全闭塞，闭塞节段内包括后降支可见明显钙化，远段左室后侧支来自 LCX，扭曲；LIMA-LAD 通畅。右冠桥闭塞（CTA 证实）（图 24-7-1）。

• 治疗策略 •

1. 根据造影结果，自身右冠及桥均闭塞，故首选开通自身右冠。

2. CABG 术后自身血管闭塞，往往伴有严重钙化，是 CTO PCI 术中的挑战。此例患者右冠远段闭塞，左室后侧支由对侧心外膜逆供，侧支细小扭曲，现有器械条件下，只能作为造影提示，故此例以正向术式为主。

3. 术中钙化严重是导丝走行的难点，但有时也是调整方向时的指示。

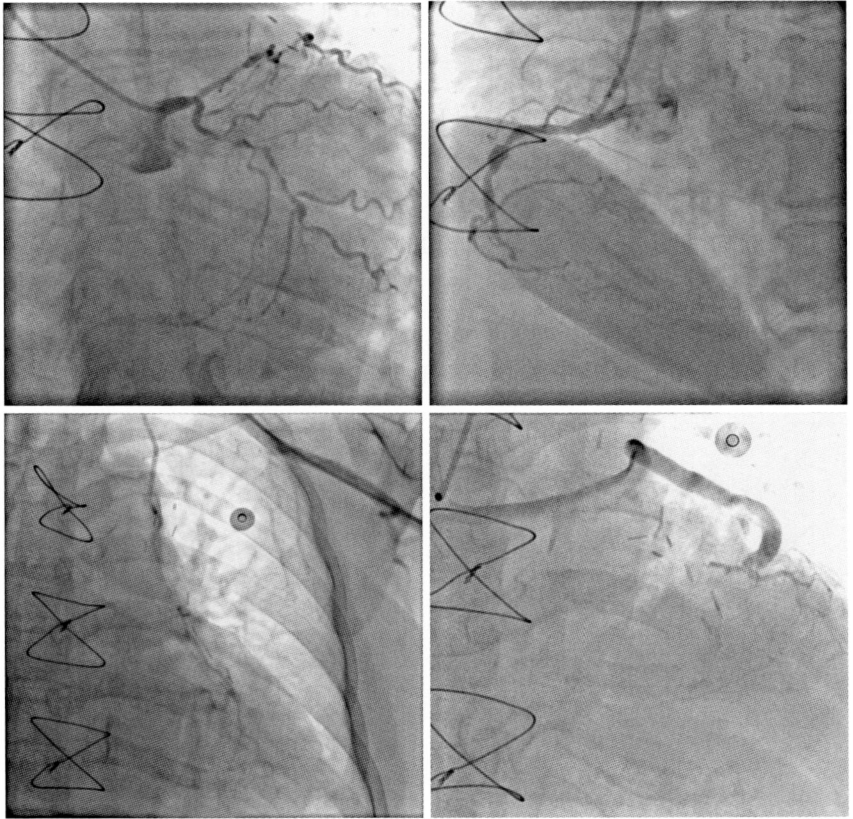

图 24-7-1　前降支中段完全闭塞，右冠中远段完全闭塞

• 器械准备 •

1. 右桡动脉 6F JL 4 造影导管，右股动脉 7F AL 0.75 指引导管。

2. Corsair 微导管，除工作导丝外，术者在合并严重钙化时偏好使用 GAIA Third、Conquest Pro，以及 Pilot 200 导丝。

3. 因缺乏 CABG 术前造影的资料，闭塞节段较长，应结合多角度造影、钙化影，导丝的触觉

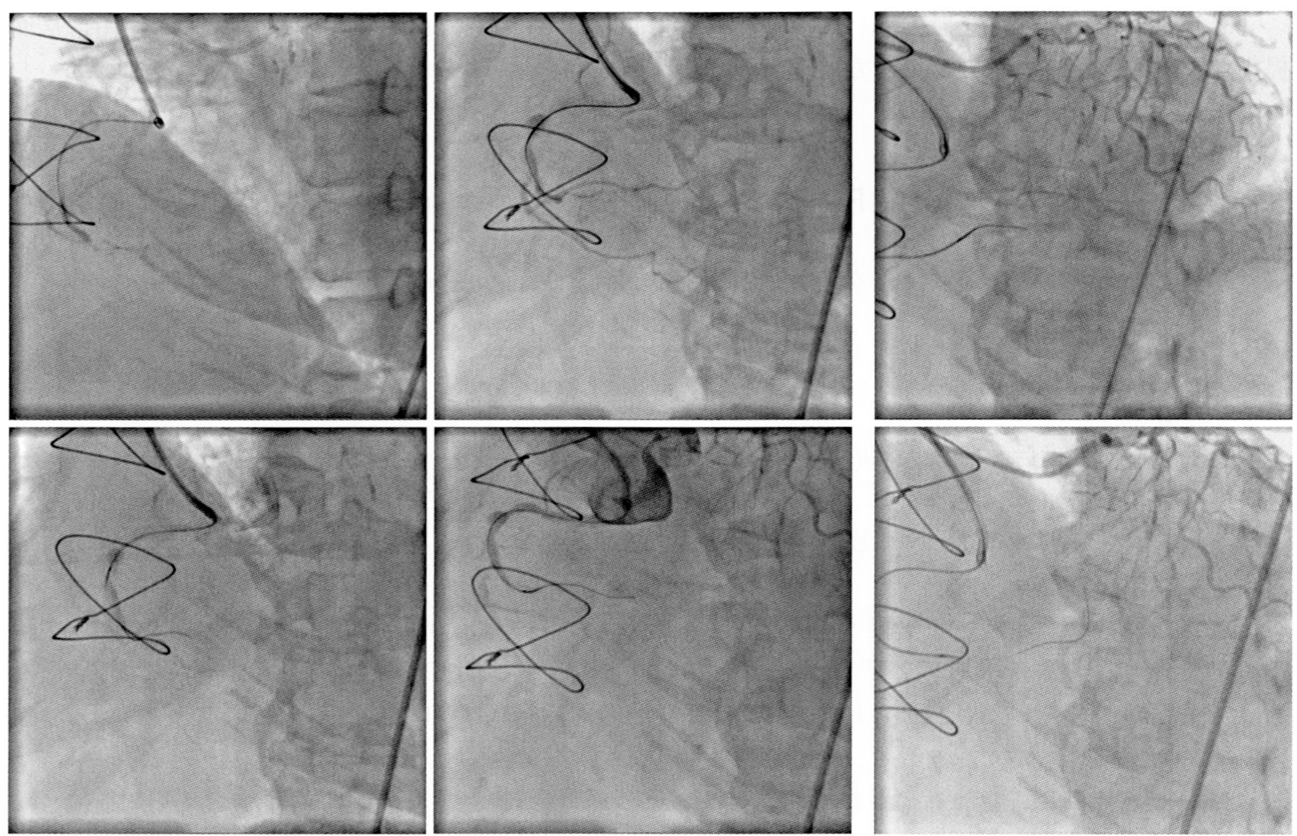

图 24-7-2 导引钢丝升级技术（Fielder XT-R—Pilot 200—GAIA Third）

图 24-7-3 交替使用 Pilot 200 和 GAIA Third，调整导丝进入后降支结构内，但无法进入左心室后侧支

反馈，进入内膜下则必要时应用 Knuckle 或 Carlino 等技术，或结合 IVUS 结果尝试重回真腔。

• 手术过程 •

1. 实际操作流程一：送入工作导丝，引导 Corsair 至闭塞前，行超选造影明确近端纤维帽形态，Fielder XT-R 略作尝试不能通过，升级为 Pilot 200，走行一小段后无法前行，更换为 GAIA Third（图 24-7-2）。

2. 实际操作流程二：多角度、对侧造影下交替使用 Pilot 200 和 GAIA Third，调整导丝进入后降支的钙化影（结构内），并跟进 Corsair，但无法调整导丝从后降支方向转向左心室后侧支（图 24-7-3）。

3. 实际操作流程三：多次调整导丝未果，因远段血管径较细，Knuckle 导丝技术不合适，只能跟进 Corsair，注入少量造影剂以明确血管走行路径（micro Carlino）、后降支，以及左心室后侧支的轮廓在造影剂注射过程中完整显示，送入 Pilot 200，沿着尚未消散的轮廓进入右冠远段血管（图 24-7-4）。

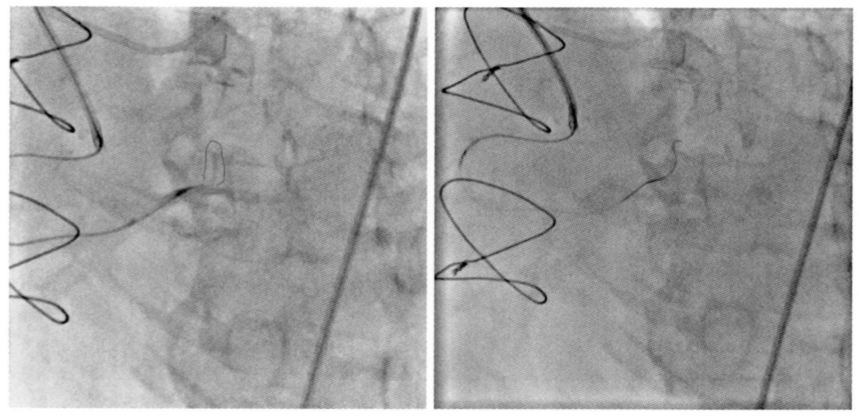

图 24-7-4 micro Carlino 技术显示右冠远段血管，Pilot 200 导引钢丝进入后侧支

4. 实际操作流程四：退出 Corsair，以 2.0 mm 球囊扩张后，送入剪短头端的 IVUS 导管检查（图 24-7-5）；IVUS 检查的结果

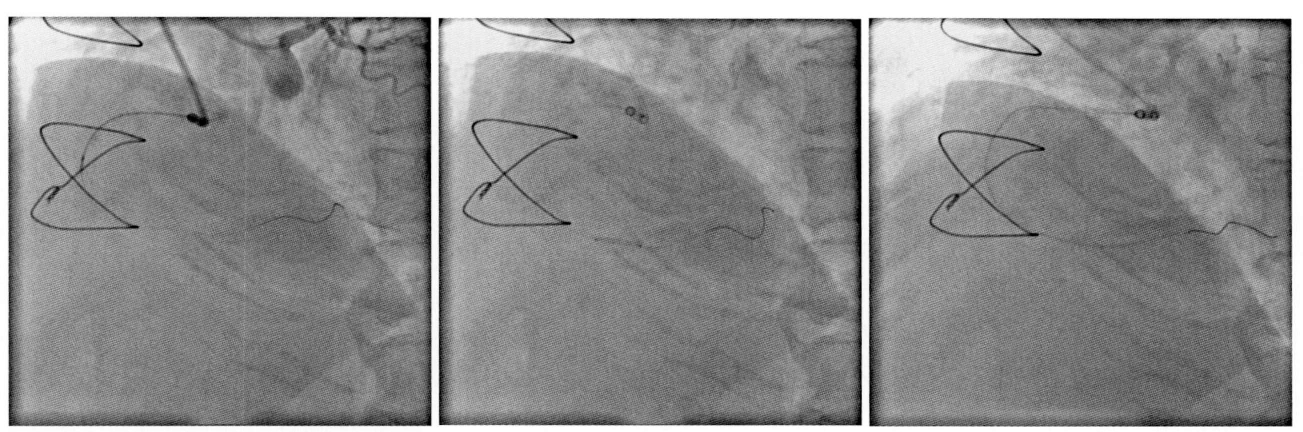

图 24-7-5　球囊扩张后送入剪短头端的 IVUS 导管至右冠远段

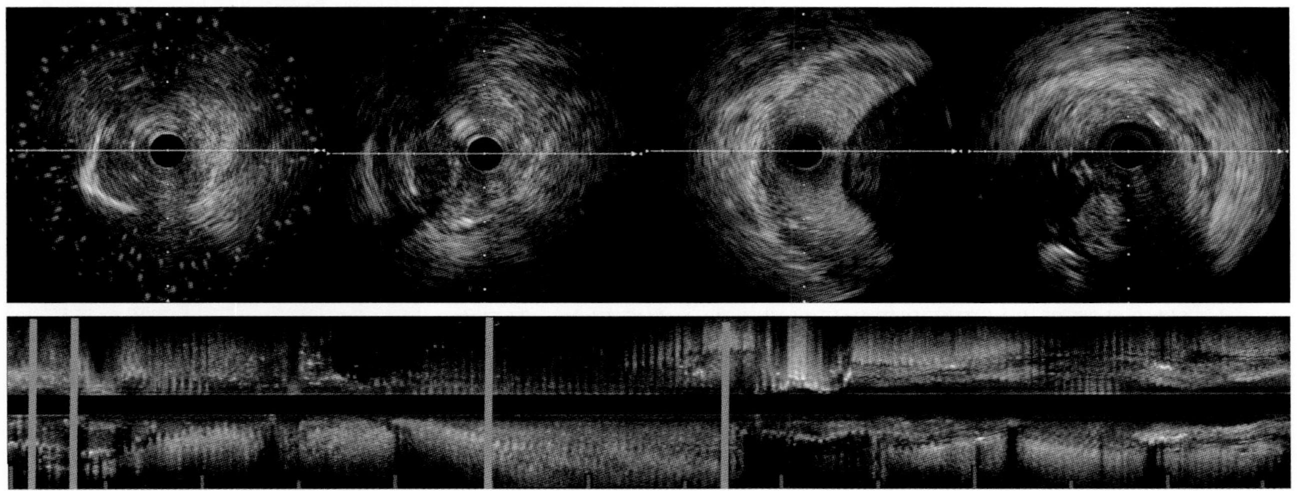

图 24-7-6　IVUS 显示导引钢丝远端位于血管真腔，中段位于内膜下

显示远端在斑块内，中段位于内膜下（图 24-7-6）。

5. 实际操作流程五：重新送入 Corsair，以压力泵负压抽吸 2 min 后，送入 GAIA Third 导丝，在对侧造影下顺利调整进入远段左心室后侧支真腔；退出 Corsair 后以 1.5 mm 小球囊依次由远至近扩张（图 24-7-7）。

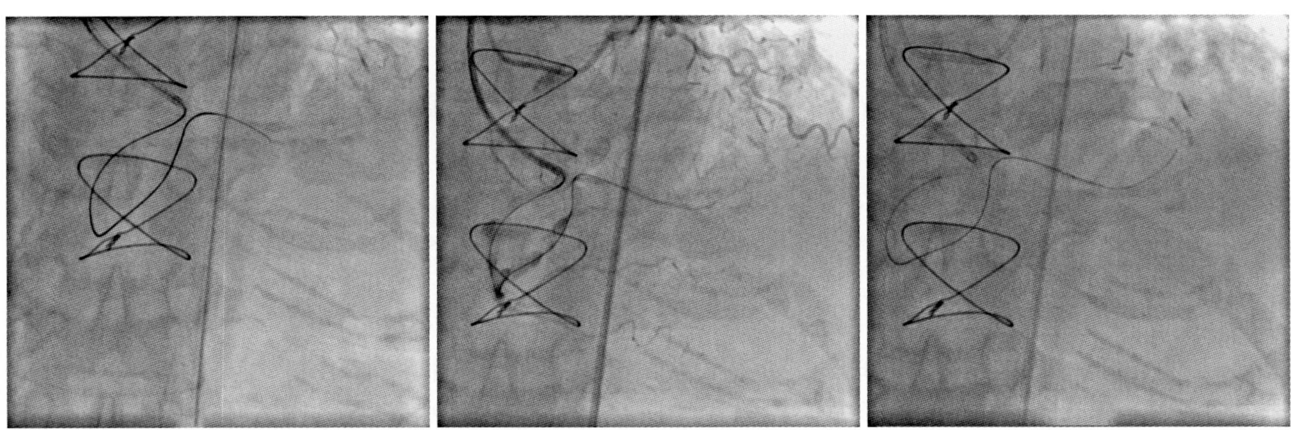

图 24-7-7　GAIA Third 导引钢丝进入右冠左心室后侧支血管真腔

• **术后结果** •

扩张后恢复前向 3 级血流，但因远段血管直径太小，内膜下血肿较明显，且只有一个出口，故未植入支架（图 24-7-8），拟 3 个月后择期再次手术。

• **小结** •

1. CTO PCI 失败的主要解剖因素是钙化和扭曲，对于闭塞节段较长，闭塞体部走行不清者，常规导丝操作方法易于进入内膜下。

2. Knuckle 技术对于远段血管床较大者比较合适，Micro Carlino 如能在斑块内注射适量造影剂能显示血管轮廓，在其他方法失败时可以考虑使用。

3. 上述两种源自欧美流派的方法都存在着血肿控制的问题，术中借用同样来源的 STRAW 技术控制内膜下血肿是最后穿刺成功的关键。

4. IVUS 在此例中的作用也颇重要，其结果显示了远端在斑块内，而非结构外，故才有后续的穿刺操作。

5. 对于 Carlino 技术，术者个人经验有限，体会是在含钙化的闭塞段进行这种操作内膜下血肿比较好控制。

6. 此例患者最终未植入支架，3 个月后血肿消退，即使再次闭塞，也可结合本次手术过程顺利操作导丝进入左心室后侧支，但只有一个出口，支架植入后闭塞发生率很高，下次手术可考虑在静脉桥对侧造影下开通第二后降支后植入支架方为理想结果。

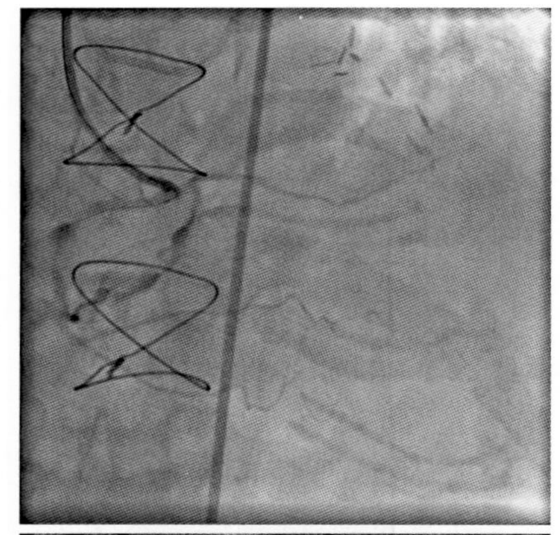

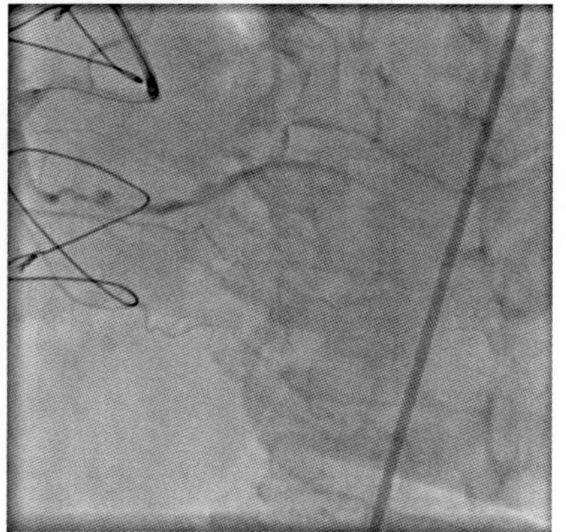

图 24-7-8 最终结果

7. 此例患者，如果有 Suoh 03 和 Caravel，从逆向扭曲的心外膜侧支过来，是另一种选择。

病例 8 平行导丝技术通过前降支 CTO 首次 PCI 失败致长段夹层

术者：李浪，孙羽涵　　医院：广西医科大学第一附属医院

• **病史及入院情况** •

• 患者男性，50 岁。

• 简要病史：反复胸闷痛 1 年余。

• 既往史：吸烟 30 年（1～2 包 / 日），高血压，高血脂，陈旧性脑梗死。

• 辅助检查

入院检查：血压 140/95 mmHg，心脏查体：无阳性体征。

实验室检查：CK 107 U/L，CK-MB 12.9 U/L，cTnI 0.008 ng/ml，TC 4.59 mmol/L，LDL-C 2.590 mmol/L。

心电图：一度房室传导阻滞。

心脏彩超：LVEF 63%，LVED 49 mm。

• 药物治疗：阿司匹林、替格瑞洛、阿托伐他汀、美托洛尔缓释片、培哚普利。

• 既往治疗：1 年前外院造影提示 LAD 中段闭塞，LCX 近段急性闭塞，RCA 中段闭塞，同期行 LCX-PCI 并植入支架 1 枚。半年前首次尝试开通 LAD 失败。

· 冠状动脉造影及介入治疗 ·

1. 半年前冠状动脉造影（图 24-8-1）。

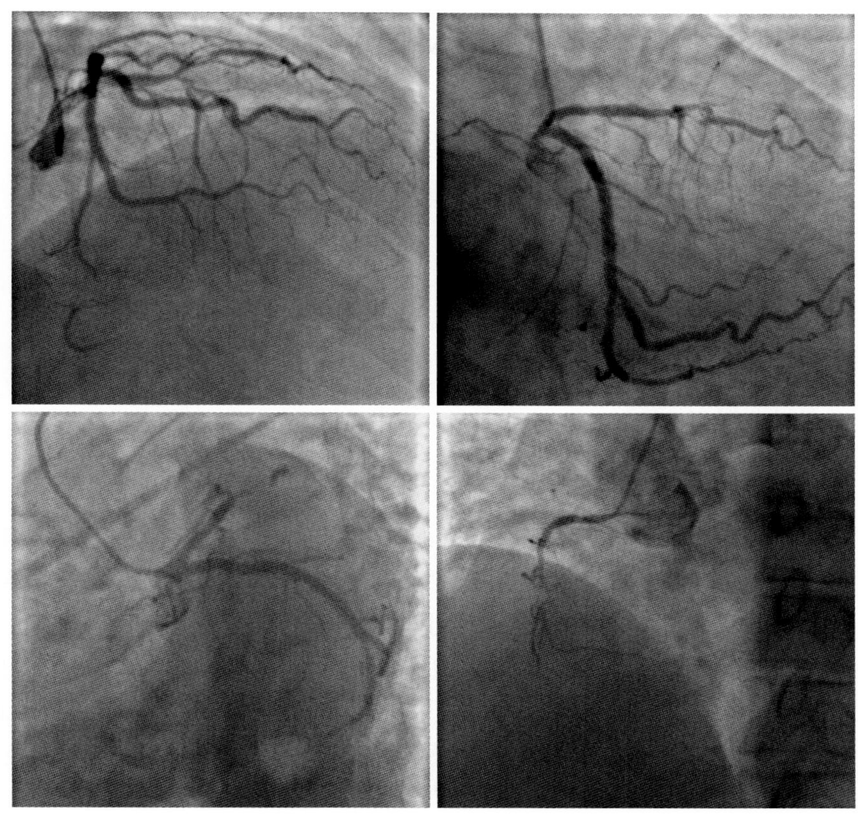

图 24-8-1 半年前造影

2. 首次 PCI 治疗（失败）。

Runthough 导丝在 Corsair 微导管支撑下送至闭塞近端，经微导管先后尝试 Fielder XT-A、Pilot 150 及 GAIA Third 导丝，多次进入内膜下，反复尝试重回闭塞远端真腔失败，即中止手术。

3. 首次 PCI 失败的讨论。

分析首次 PCI 存在以下不足：① 造影角度较差，未能充分暴露 LAD 闭塞段的近、远端情况及闭塞段走行；② 缺乏对病变难度的充分评估；③ 导丝偏离后未采取有效的技术手段应对。

半年后第二次 PCI，冠状动脉造影见图 24-8-2。

· 病变分析及策略选择 ·

J-CTO 评分：闭塞近端残端不清晰（1 分），病变 >20 mm（1 分），既往 PCI 失败（1 分），评分 3 分。正向 / 逆向选择：该患者闭塞段较平直无大角度弯曲，且仅见同侧回旋支经心外膜 0～1 级侧支循环，故逆向条件差，正向条件相对好，本次选择正向开通。

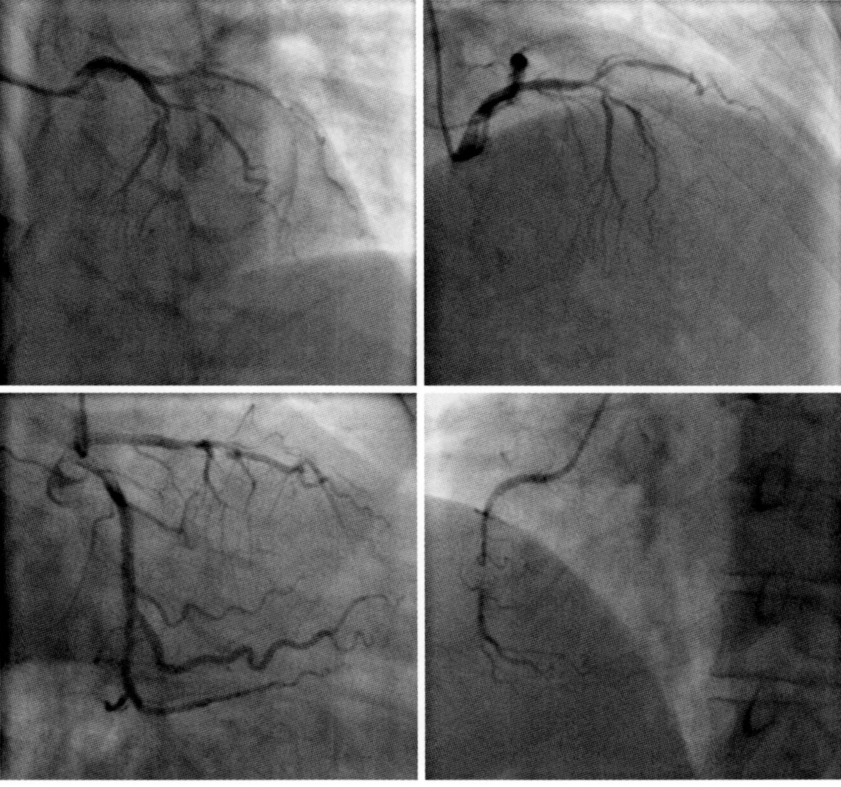

图 24-8-2 前降支中段完全闭塞，无清晰残端，病变较长，逆向侧支条件不佳

· 手术过程 ·

6F EBU 3.5 指引导管至左冠，因该患者为同侧冠状动脉提供侧支，故不需双侧造影。分析该患者导丝通过全程需尽量减少造影次数，且造影手法要轻柔（图 24-8-3）。

指引导管到位后经指引导管造影可清晰见到闭塞段远段部分仍残存夹层未愈合，本次 PCI 导丝需注意尽量避开原有假腔，但仍有较高概率经原失败路径再次

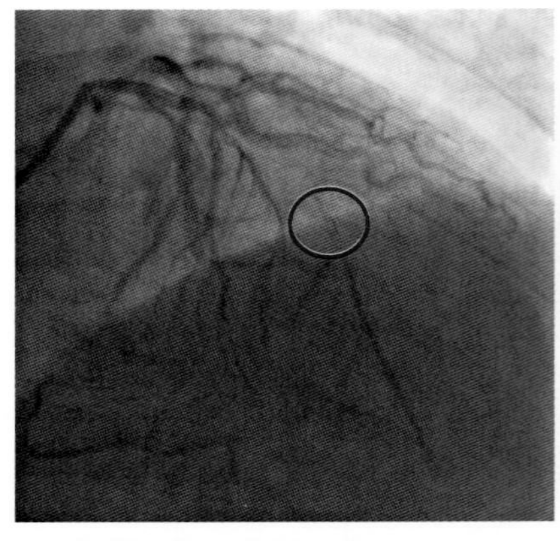

图 24-8-3 手术过程 1

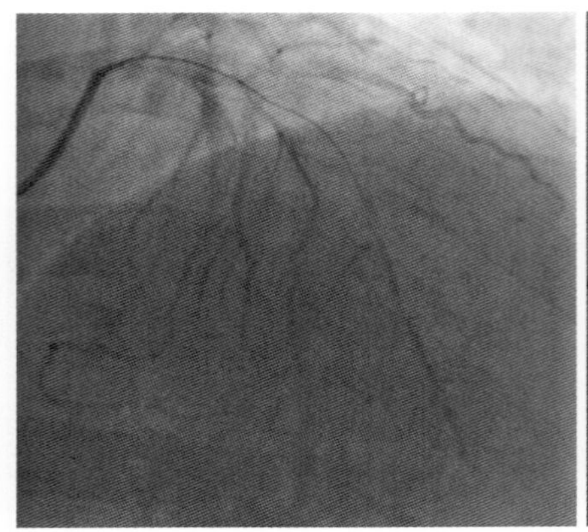

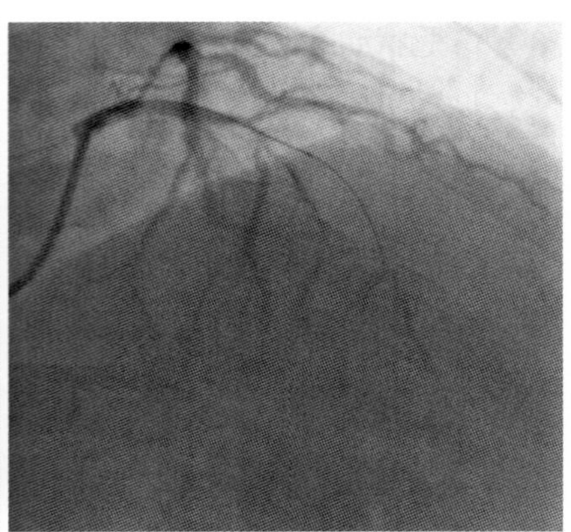

图 24-8-4 手术过程 2

错入内膜下（图 24-8-4）。

Finecross 微导管支撑下送 Fielder XT-A 导丝推送至闭塞远段，但进入内膜下（图 24-8-5）。

保持原导丝位置不动，作为“路标”，再送入另一条 Pilot 150 导丝，在原导丝偏离血管管腔方向位置有意识调整新导丝方向，避免同样路径。经调整，Pilot 150 导丝可越过 Fielder XT-A 进入的假腔，但在更远端再次进入原手术内膜下假腔，尝试穿刺回真腔失败。保持 2 条导丝“路标”，再送入另一条 Pilot 150 导丝，并避开原导丝误入内膜下的入口进行精细调控，并于闭塞远端穿刺纤维帽进入 LAD 远段，造影证实导丝在血管真腔。退出内膜下导丝，推送微导管过病变后交换成 Runthrough NS 导丝送至 LAD 远端建立轨道（图 24-8-6）。行分支保护后，以 1.5 mm × 15 mm、2.5 mm × 15 mm 顺应性球囊逐级预扩张病变（图 24-8-7）。串联植入 2.5 mm × 35 mm、2.75 mm × 35 mm 药物支架，3.0 mm × 15 mm NC 球囊后

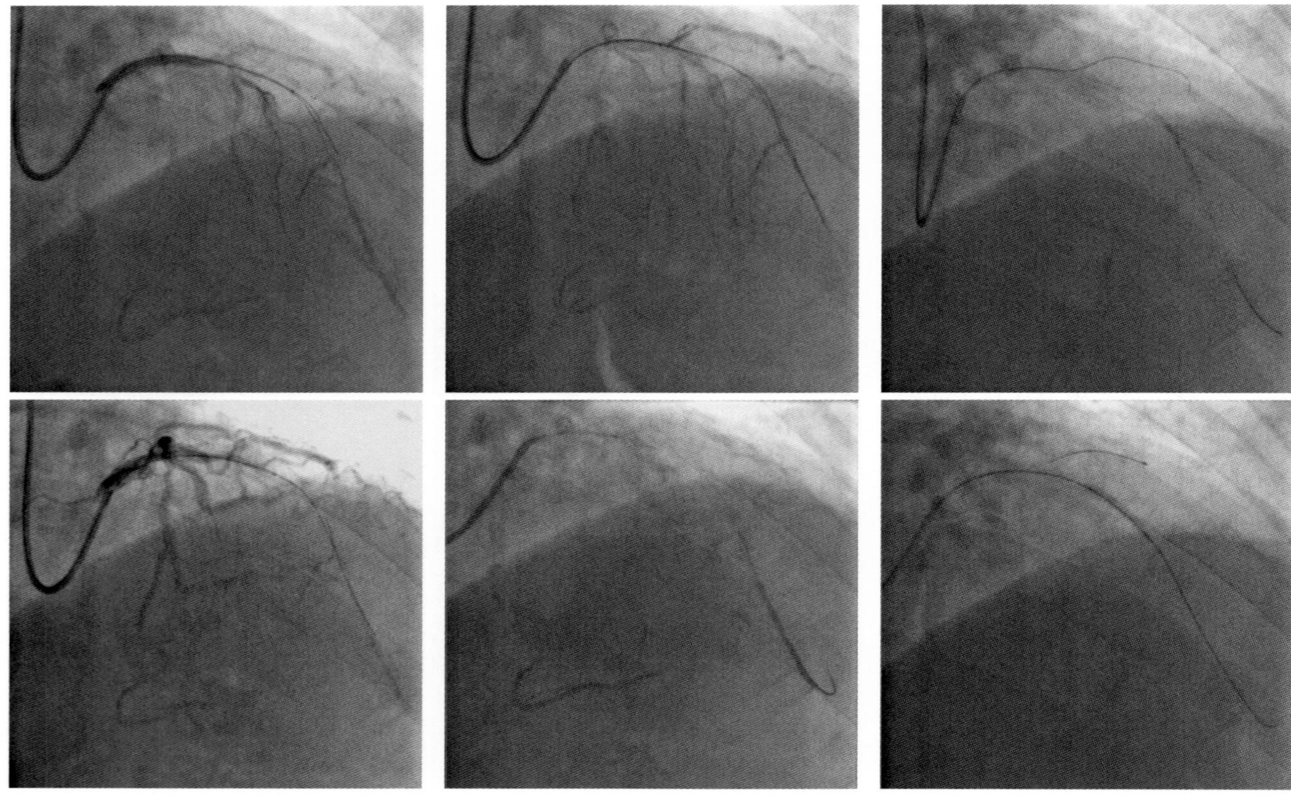

图 24-8-5 手术过程 3　　图 24-8-6 手术过程 4　　图 24-8-7 手术过程 5

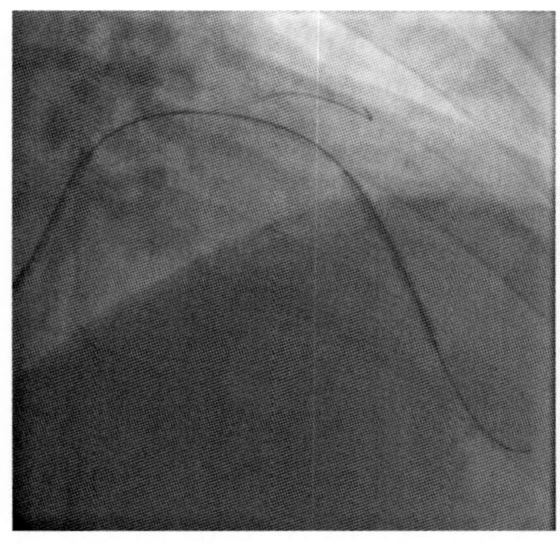
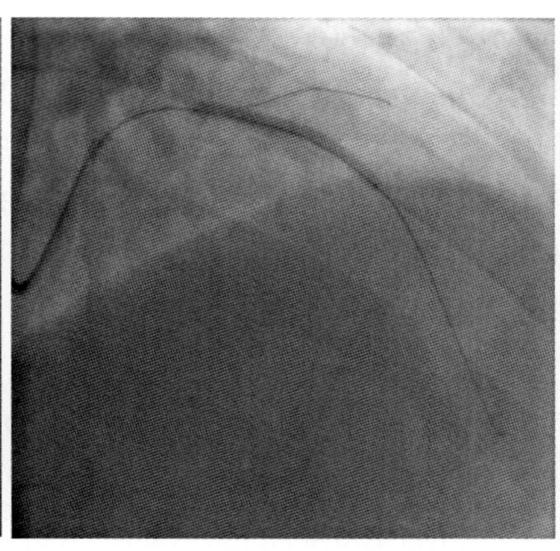
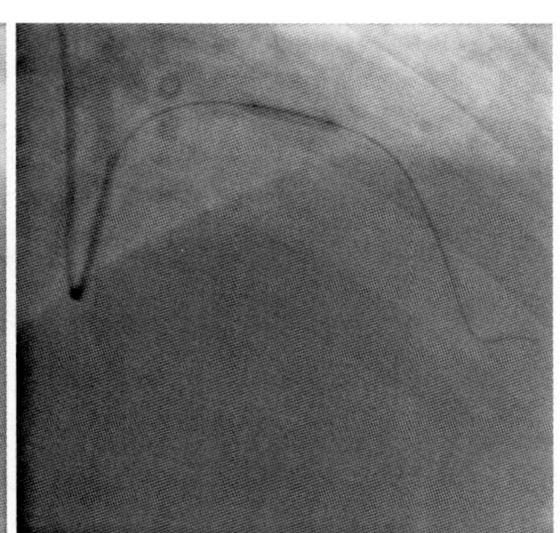

图 24-8-8　手术过程 6

扩张（图 24-8-8）。

最后结果见图 24-8-9。

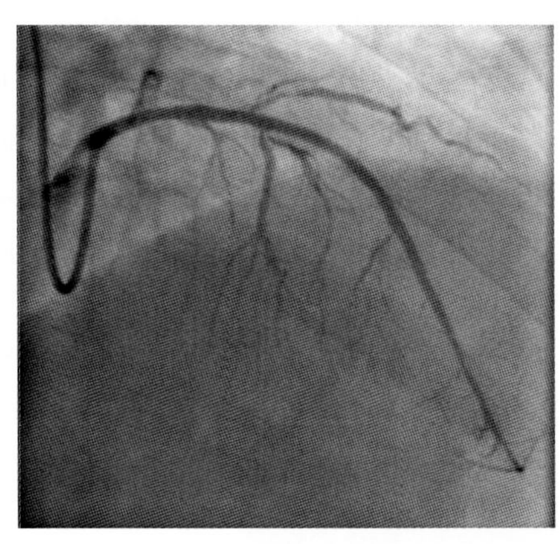

图 24-8-9　最终结果

• 小结 •

1. CTO 正向策略尤其二次手术亦需要全面评估病变，熟悉病变近、远端情况，以及病变可能的走行和斑块特征是手术成功的第一步，要求以尽量“舒展”目标病变段的投影体位进行手术，术前充分阅读造影结果，必要时行冠状动脉 CT，以做到对闭塞段解剖结构“心中有数”。

2. 同侧血管提供侧支时，正向推注造影剂容易在导丝误入假腔或造成夹层时扩大假腔甚至形成血肿，故导丝通过全程均需注意尽量减少造影次数，且每次造影手法要轻柔。

3. 当导丝偏离真腔指向或偏离血管结构时，可考虑平行导丝技术或 See-saw 技术，以内膜下导丝为参照寻找新的路径和突破点，但需注意避免盲目和暴力推送，以避免扩大夹层、形成血肿或使病变复杂化。

病例 9　IVUS 指引下识别意料之外的小血管前降支无残端 CTO 病变

术者：李妍，刘丽媛　　医院：空军军医大学西京医院

• 病史基本资料 •

• 患者男性，55 岁。

• 主诉：发作性胸闷气短 5 年，肩背部疼痛 10 月余。

• 入院诊断：冠心病、不稳定型心绞痛、PCI 术后、心功能Ⅱ级；2 型糖尿病；慢性胃溃疡。

• 既往史：心血管病危险因素：2 型糖尿病，慢性胃溃疡，吸烟（20 支 / 日，25 年）。

• 辅助检查

心电图：窦性心律，ST-T 改变，V_1～V_4 病理性 Q 波。

心脏彩超：室间隔及左心室壁运动搏幅普遍减低；左心室大，左心室舒张、收缩功能减低，LVEF 36%。

• 当地医院冠状动脉造影及介入处理 •

2018 年 9 月 2 日外院行冠状动脉造影示：3 支病变，LAD 50%～90% 狭窄，LAD 100% 闭塞；LCX

70%～80%狭窄，LCX 100%闭塞，OM1 70%～80%狭窄，OM2 80%～90%狭窄，RCA 40%～50%狭窄，后降支中段99%狭窄。于LCX病变处植入Firehawk 2.25 mm×23 mm，Nano 2.5 mm×24 mm 2枚支架。

2019年5月10日患者再次感胸闷，外院行冠状动脉造影示3支病变：LM末端40%狭窄，LAD近段60%～70%狭窄，LAD发出D后100%闭塞，D1 90%狭窄，D2 70%～80%狭窄、LCX 50%～60%狭窄、LCX支架内增生40%～50%狭窄，OM1 70%～80%狭窄、OM2 90%～95%狭窄、RCA 95%狭窄，PDA 100%闭塞，LCX-RCA侧支形成，RCA-LAD侧支形成。

· 冠状动脉造影 ·

由当地医院转入我院，造影结果显示：LM末段40%狭窄，LAD近段60%～70%狭窄，LAD中段95%，发出对角支后100%闭塞，LCX近端50%～60%狭窄、LCX中远段支架内增生40%～50%狭窄，OM 90%～95%狭窄。RCA 95%狭窄，PDA 100%闭塞，LCX-RCA侧支形成，RCA-LAD侧支形成（图24-9-1）。

· 病例分析及初始策略选择 ·

1. 患者以缺血性心肌病表现入院，心功能差，EF 36%，不耐受大量造影剂及长时间操作。应尽可能缩短手术时间及造影剂用量。必要时给予IABP辅助循环支持。

2. 冠状动脉造影结果评价：LAD近中段伴有弥漫病变，LAD中段以远闭塞无明确残端，RCA经后降支-间隔支给LAD远段提供逆向灌注，CC 0-1级。LAD闭塞无残端，闭塞段长度约20 mm，J-CTO评分2分。此病例另外一个难点在于LAD远段血管床小，造影显示直径仅为2.5 mm，正向导丝操作一旦进入内膜下，血肿稍有扩大，会导致远端重回真腔困难，因此精准识别入口及导丝精细操作至关重要。PCI初始策略首选IVUS指引下正向开通技术，一旦失败，应迅速启动逆向途径。

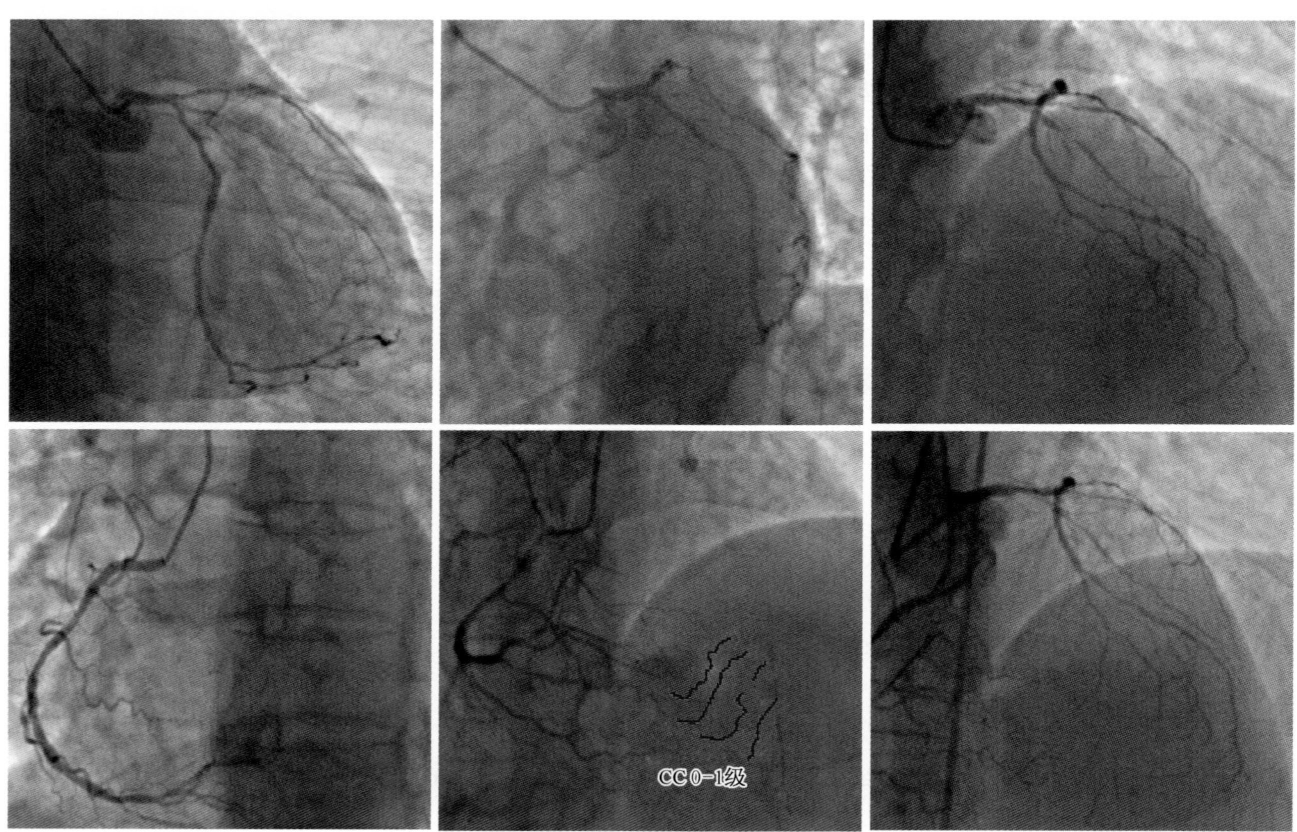

图24-9-1 我院造影结果

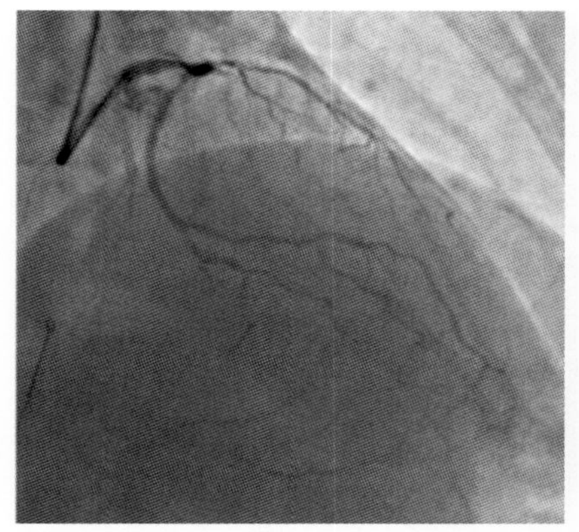
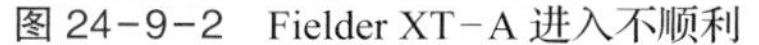

图 24-9-2 Fielder XT-A 进入不顺利

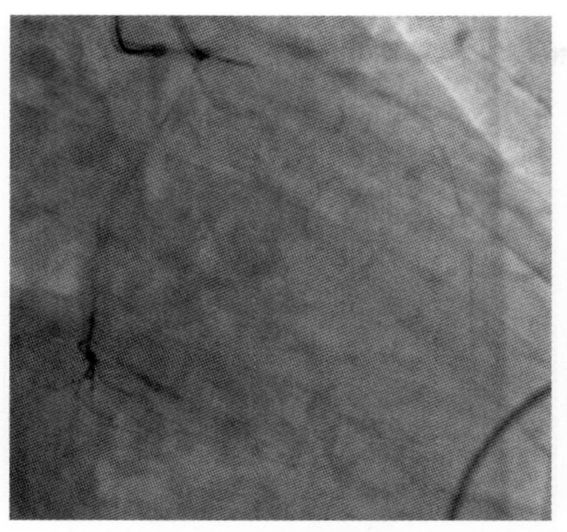

图 24-9-3 逆向造影未能清楚显示对角支走行

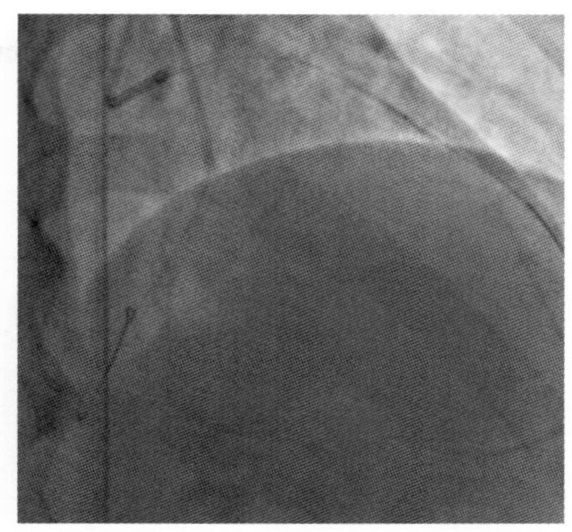

图 24-9-4 Sion 导丝进入，球囊扩张近段重度狭窄

· 手术过程 ·

1. 经右股动脉 7F EBU 3.5 指引导管，经右桡动脉 6F AL 0.75 指引导管。首先在 Corsair 微导管支撑下，计划送入 Fielder XT-R 导丝进入对角支，但通过最狭窄处不顺利，远段正向血流减弱（图 24-9-2）。遂行逆向造影，但无法看到对角支走行，后正向仔细调整进入对角支，更换 Sion 导丝，扩张近段重度狭窄（图 24-9-3、图 24-9-4）。

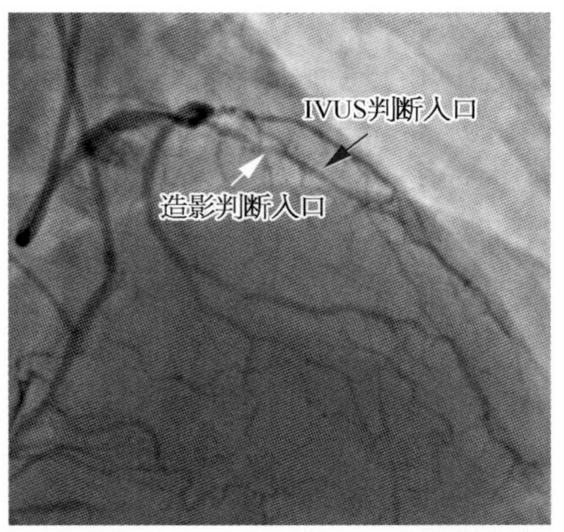

图 24-9-5 前降支闭塞残端可能位于间隔支附近

2. 从造影影像看，LAD 入口似乎应该在穿隔支附近，似乎有很细小的残端尖端，之后血管直径变细，应为对角支（图 24-9-5）。

3. IVUS 送入对角支，从远端开始回撤。但因 LAD 入口存在钙化且病变严重，LAD 闭塞段入口在 IVUS 影像一闪而过，不易察觉。再次回放 IVUS 查看，并根据 IVUS 下对角支血管直径的变化，发现在造影看似细小的对角支中段，存在明显的直径变化。据此信息，在显著直径变化处，10 点钟方向，疑似 LAD 闭塞入口（图 24-9-6～图 24-9-8）。

4. 根据 IVUS 图像，送入双腔微导管 KDL，先后尝试 GAIA Second 及 GAIA 尝试穿刺，最终 GAIA Third 进入远端，经逆向造影证实进入远端真腔（图 24-9-9）。

撤出双腔微导管 KDL，送入 Corsair 微导管，更换 Sion 导丝，2.0 mm × 20 mm 球囊预扩张后，再

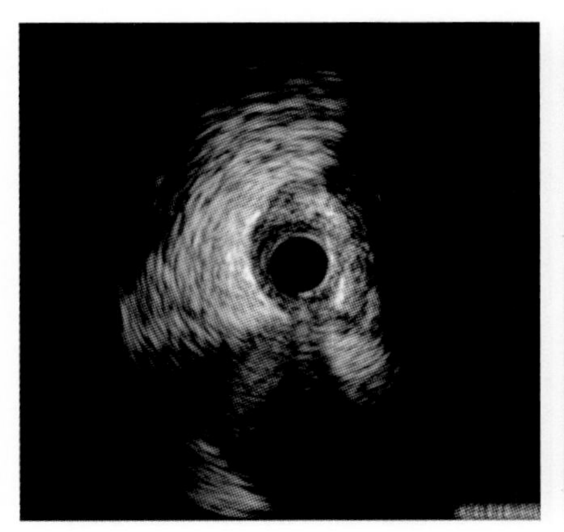

图 24-9-6 对角支远端

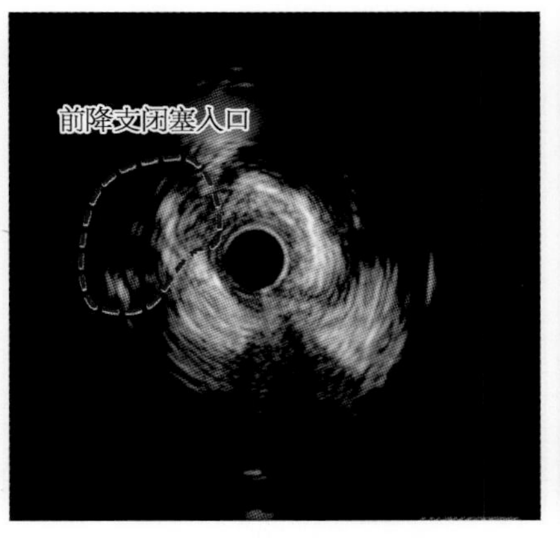

图 24-9-7 9～10 点前降支闭塞入口

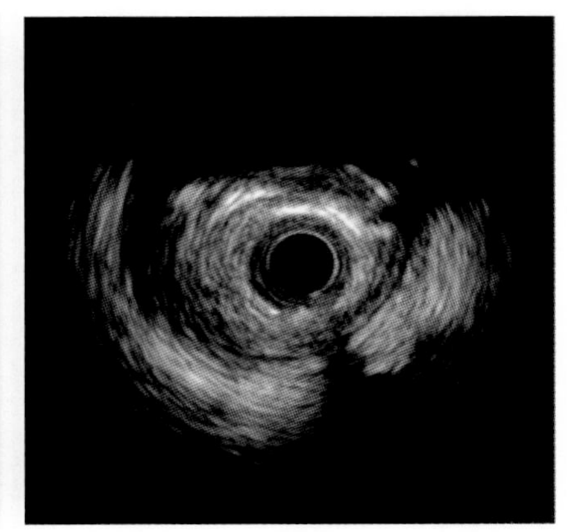

图 24-9-8 近端直径显著增大

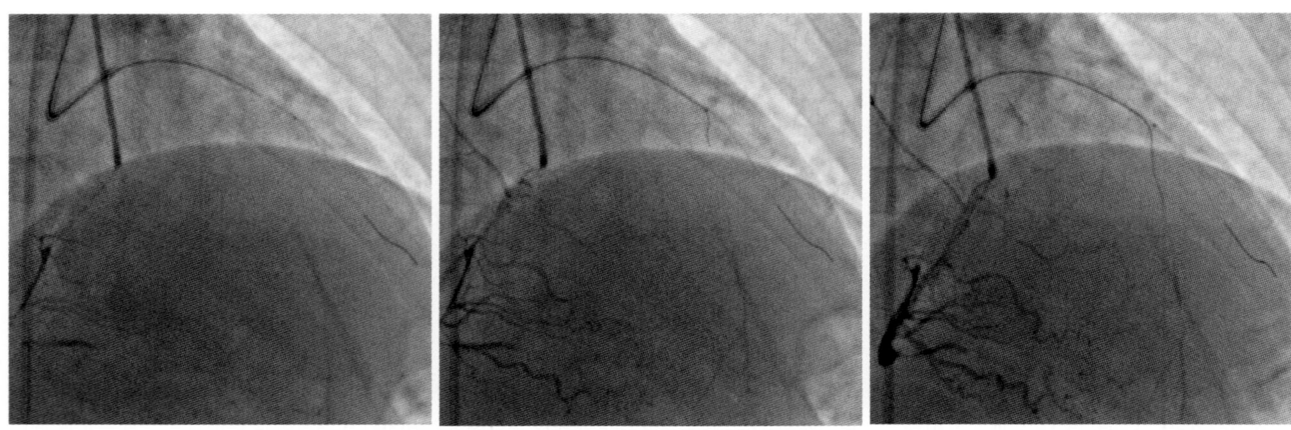

图 24-9-9 进入远端真腔

次 IVUS 检查（图 24-9-10～图 24-9-12）。首先植入 2.5 mm × 18 mm Excel 支架（图 24-9-13）。

5. IVUS 评估 LCX 远端既往植入支架偏小，支架内增生（图 24-9-14），LCX 开口斑块负荷重，MLA 1.95 mm^2（图 24-9-15），LM 末端斑块负荷重，MLA 2.25 mm^2（图 24-9-16）。故计划双支架技术处理 LM 分叉病变。分别于 LM-LAD 植入 3.0 mm × 33 mm Excel 支架，LM-LCX 3.5 mm × 29 mm。

· 术后结果 ·

最后造影结果见图 24-9-17。

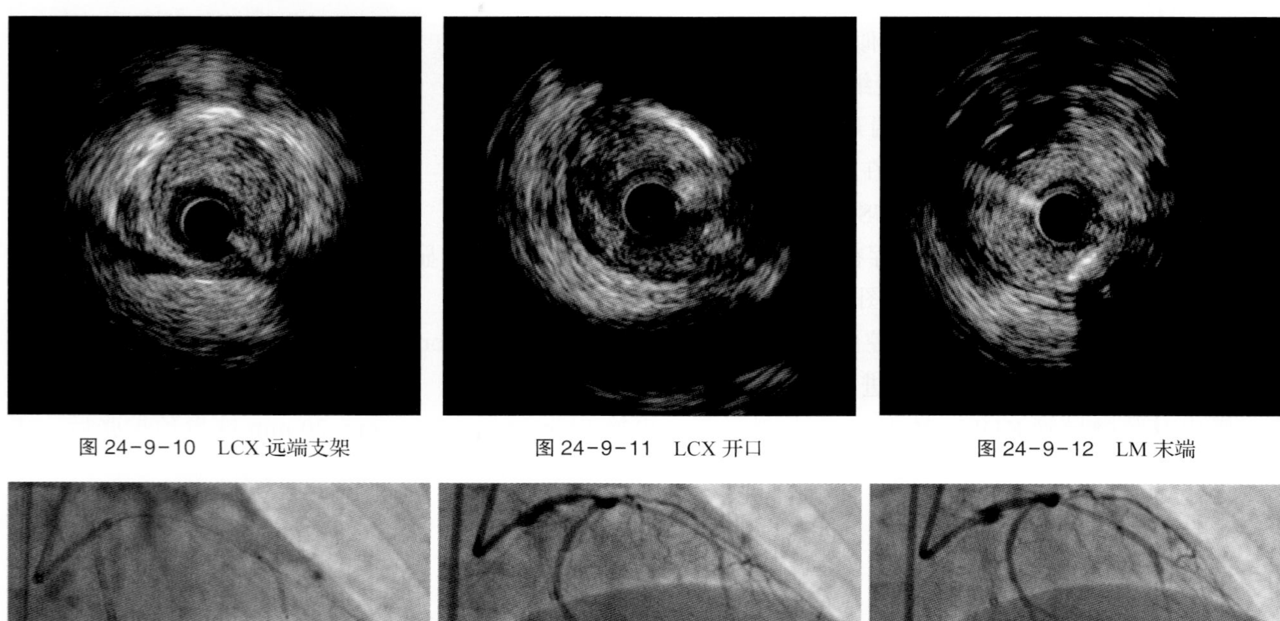

图 24-9-10 LCX 远端支架

图 24-9-11 LCX 开口

图 24-9-12 LM 末端

图 24-9-13 植入支架

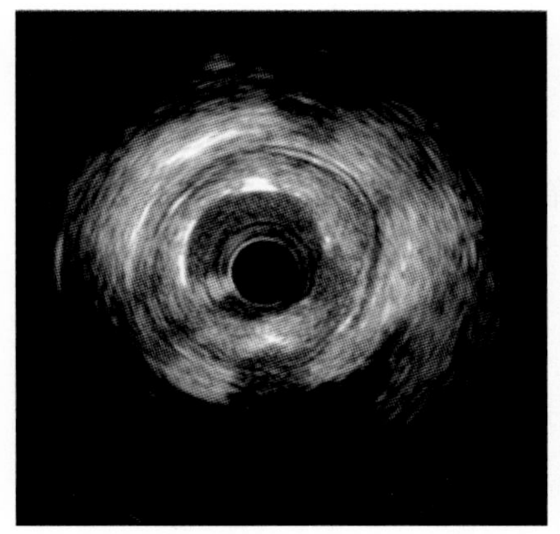
图 24-9-14　既往 LCX 支架偏小

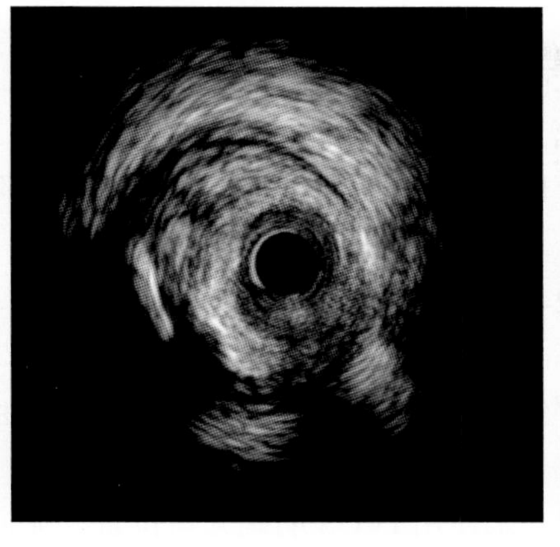
图 24-9-15　LCX 开口斑块负荷重 MLA 1.95 mm^2

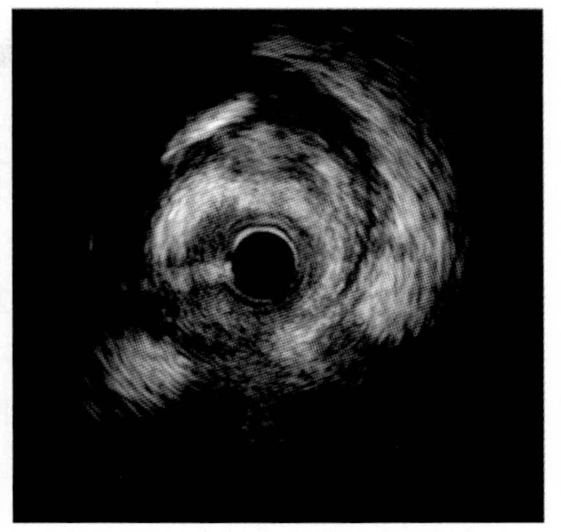
图 24-9-16　LM 末端斑块负荷重 MLA 2.25 mm^2

· 小结 ·

1. 本例为小血管 CTO 病变，LAD 中段以远闭塞，无明确残端，尽管 J-CTO 评分 2 分并不是太高，但正向攻击的难点在于 LAD 远端血管床小，且 RCA 经后降支-间隔支给 LAD 远段提供逆向灌注，CC 0-1 级，逆向条件不理想。因此，正向精准识别入口及导丝精细操作至关重要，也是成功的关键。

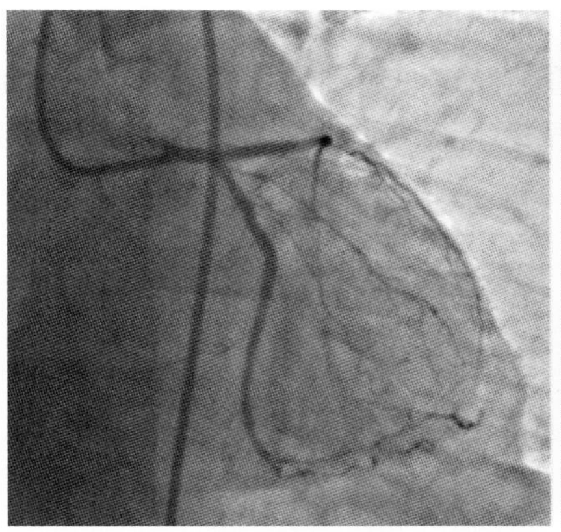
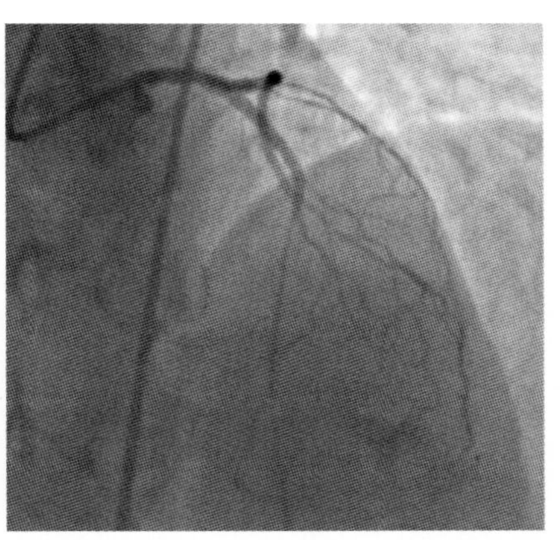
图 24-9-17　最终结果

2. PCI 初始策略是首选 IVUS 指引下正向开通技术，IVUS 寻找入口往往受到分支角度、入口钙化程度等因素的影响，有时不易发现分支入口。本例从对角支回撤时，LAD 入口存在钙化，干扰了入口的清晰识别。后根据对角支直径的变化，在大小直径变化的位置仔细寻找，发现 LAD 入口。与造影所判断的可能的入口有较大差距。因此，IVUS 在此例病例的开通中扮演了重要角色，导丝入口准确是保证顺利开通的重要前提，此外精细化的导丝，避免反复操作引起正向血肿扩大，都是成功的重要因素。

病例 10　正向开通近端纤维帽解剖结构不清的前降支近段 CTO

术者：李宇　　医院：首都医科大学附属北京安贞医院

· 病史基本资料 ·

- 患者男性，65 岁。
- 简要病史：反复活动后胸闷痛 5 年。
- 既往史：吸烟 30 余年（1～2 包 / 日），高血压（+），糖尿病（+），高胆固醇血症（+）。
- 辅助检查

实验室检查：肌酐 115 mmol/L；CK-MB 12 U/L；cTnI 0.01 ng/L；LDL 4.1 mmol/L。

心电图：V_1～V_6 ST－T 改变。

心脏彩超：LVED 55 mm，EF 50.5%，前壁室壁运动减弱。

• 药物治疗方案：双抗类、他汀类、ACEI 和联合改善缺血治疗。

• 既往诊疗：2017 年 12 月 17 日于外院行第一次正向尝试开通前降支 CTO 失败。

• 双侧冠状动脉造影 •

双侧造影见图 24－10－1～图 24－10－7。

• 开通 CTO 策略选择分析 •

1. 第一次外院失败的原因：评估 CTO 时无双侧造影，缺乏对病变近端纤维帽、闭塞长度、闭塞处分支分布等情况进行全面系统评估。

CTO 近端纤维帽解剖结构不清，未使用 IVUS 明确开口位置，无逆向策略。

CTO 开通策略单一，只采用正向导丝技术，进入内膜下后放弃手术。

2. 我的策略：读图 LAD 近段 J－CTO 评分高分（近端纤维帽解剖结构不清、长度 15～20 mm、钙化、曾经尝试失败），RCA－LAD 心外膜侧支，根据流程图推荐首选正向 IVUS 寻找开口。若有条件可使用 IVUS 实时指引 KDL 双腔微导管辅助正向穿刺增加突破坚韧纤维帽的机会，若正向导丝进入内膜下，可使用 KDL 双腔微导管进行平行导丝技术、ADR 策略。侧支都为心外膜，细且迂曲，微导管通过不易，可谨慎尝试。

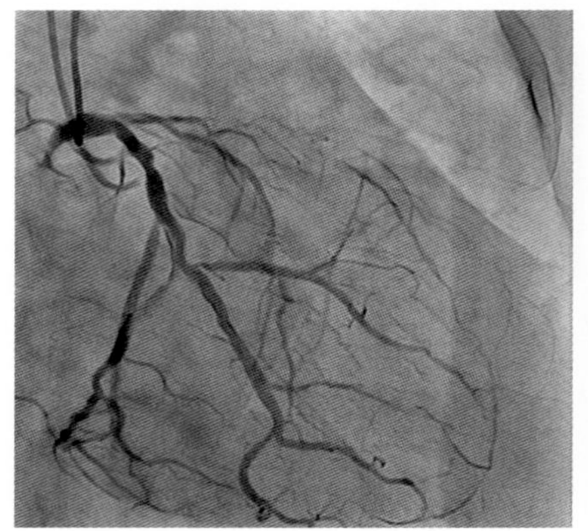

图 24－10－1　右足位：LAD 闭塞段 >20 mm

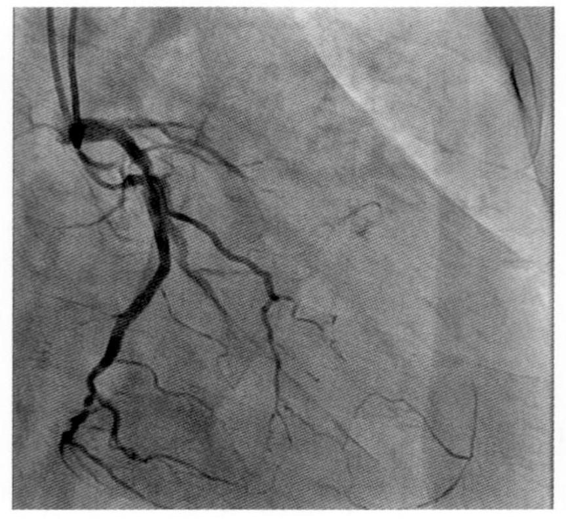

图 24－10－2　右足位：RCA－LAD 心外膜侧支

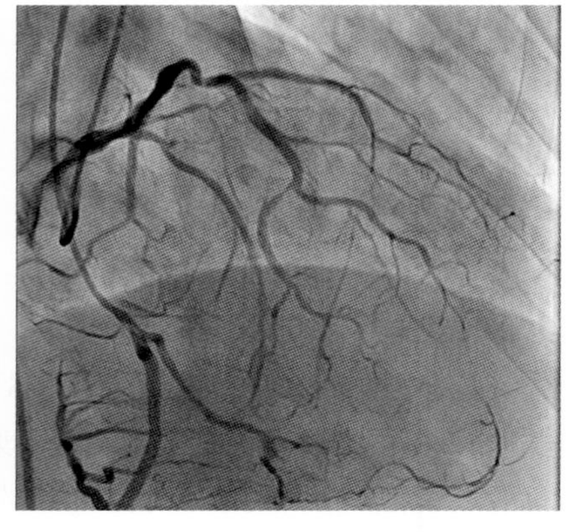

图 24－10－3　右头位：闭塞段近端纤维帽解剖结构不清，可见锐缘支－LAD 远段心外膜侧支

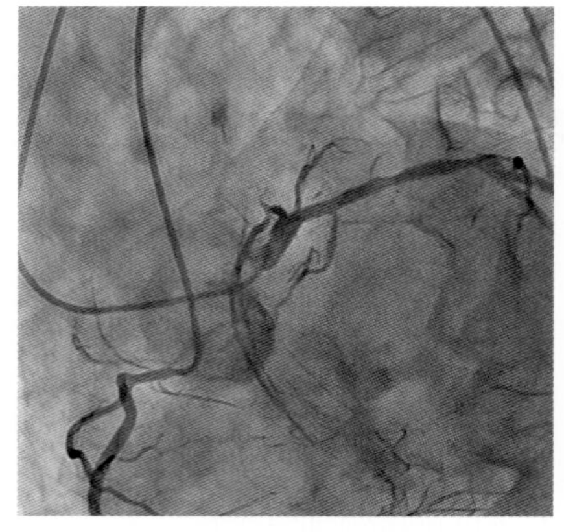

图 24－10－4　蜘蛛位：闭塞段近端纤维帽解剖结构不清

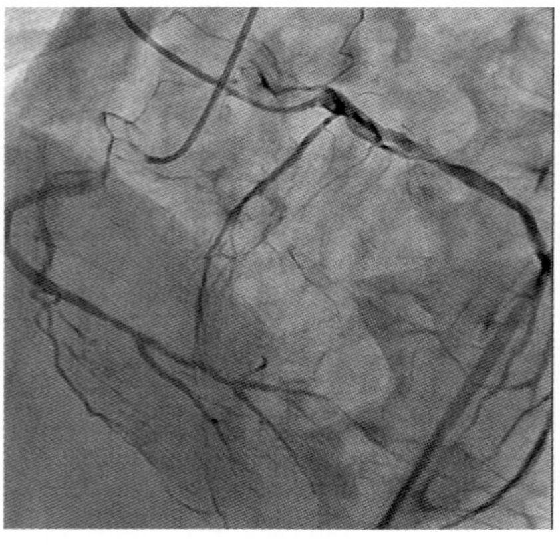

图 24－10－5　左头位：闭塞段近段纤维帽解剖结构不清，可见锐缘支－LAD 远段心外膜侧支

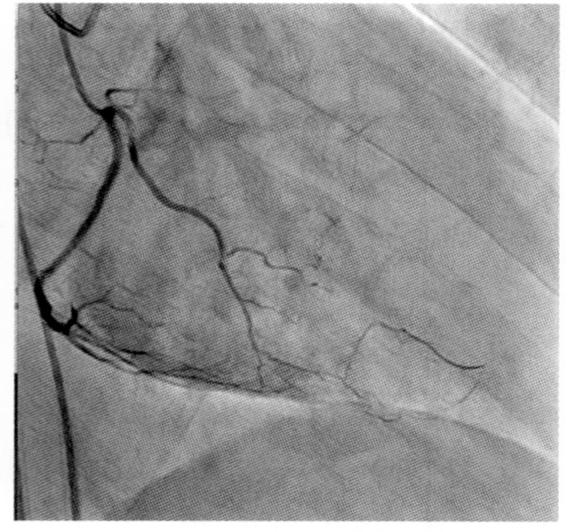

图 24－10－6　右前斜位：RCA 正常，可见锐缘支－LAD 远段心外膜侧支

· 手术过程 ·

7F EBU 3.5 至 LM，Sion Blue 进入第一间隔支，IVUS 寻找开口（图 24-10-8）。

明确闭塞段开口后，KDL 双腔微导管辅助 GAIA Second 进行正向穿刺，但是导丝未能进入远段真腔（图 24-10-9）。

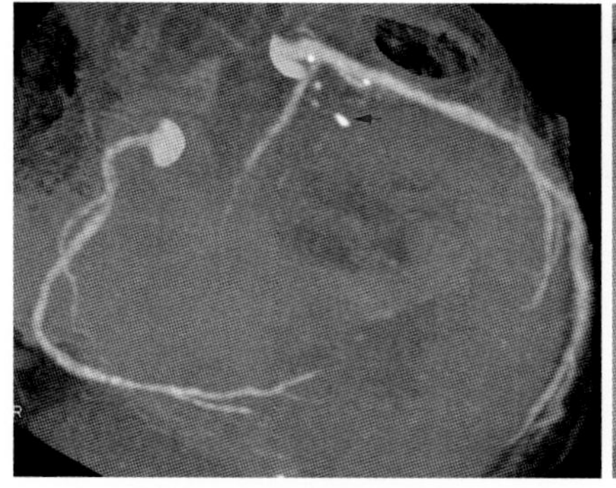

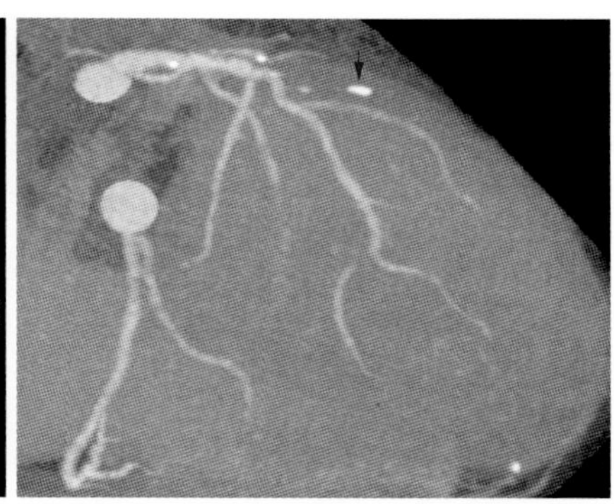

图 24-10-7　冠状动脉 CTA：闭塞段近端纤维帽解剖结构不清，可见 LAD 钙化

1.5 mm 球囊扩张近端纤维帽后，行 KDL 双腔微导管辅助正向平行导丝技术，考虑有钙化，使用 GAIA Third 和 Conquest Pro 平行。对侧造影和多体位验证，但是平行导丝技术未能成功（图 24-10-10）。

正向导丝技术受阻，更换 RCA 指引导管为 7F AL 0.75 SH，Sion 通过心外膜侧支到达 LAD 远段，但在 RCA 主支球囊锚定下 Corsair、Finecross 都不能通过侧支（图 24-10-11）。

逆向微导管不能到达闭塞段远端，此时以位于 LAD 闭塞段远端的逆向导丝作为路标，尝试正向导引钢丝对吻技术。正向更换 KDL 双腔微导管为 Corsair 微导管，导丝升级为 Conquest Pro 12（对于钙化病变，术者慎用 Corsair+GAIA 系列导丝）（图 24-10-12）。

正向导引钢丝对吻技术成功，推送 Corsair 通过闭塞段，交换 Sion Blue，球囊扩张，植入 EES 支架 2

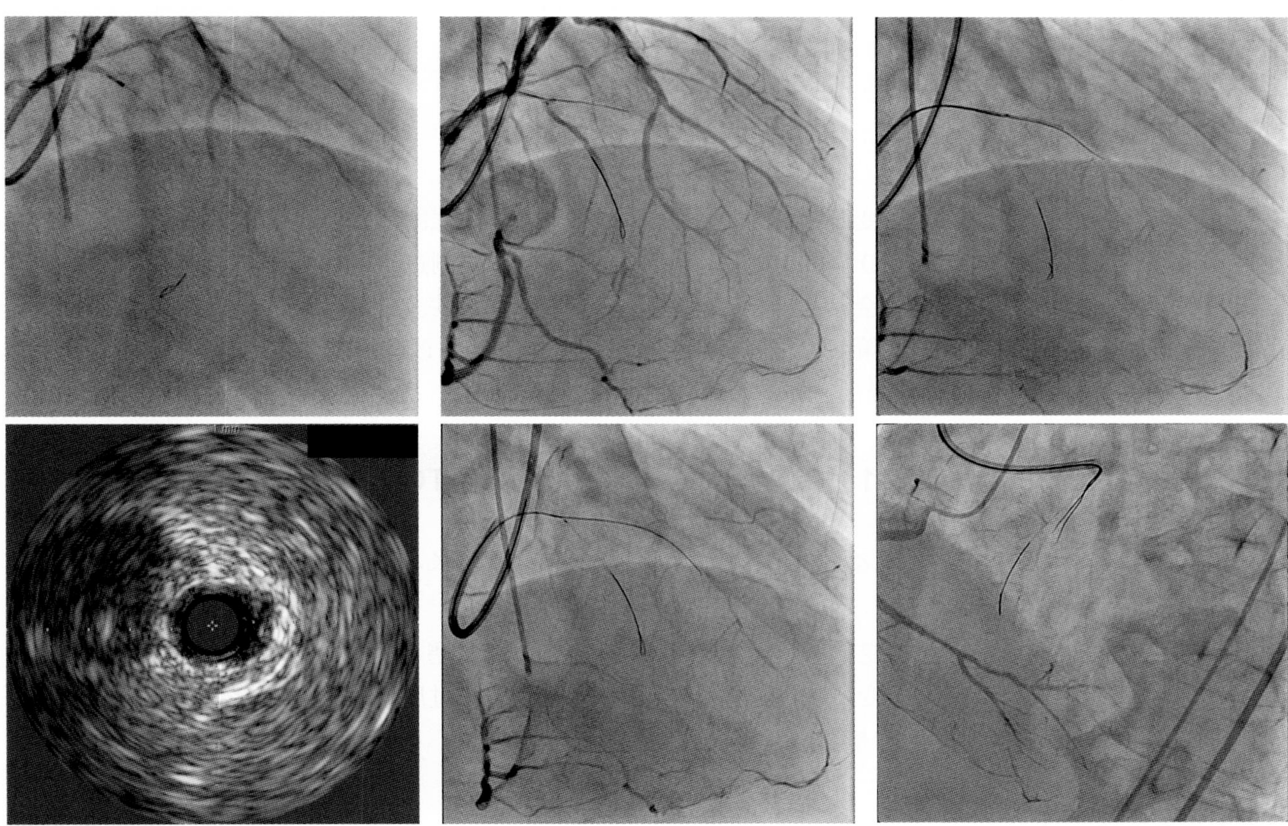

图 24-10-8　Sion Blue 进入第一间隔支，IVUS 寻找开口

图 24-10-9　KDL 双腔微导管辅助 GAIA Second 进行正向穿刺，但是导丝未能进入远段真腔

图 24-10-10　KDL 双腔微导管辅助正向平行导丝技术

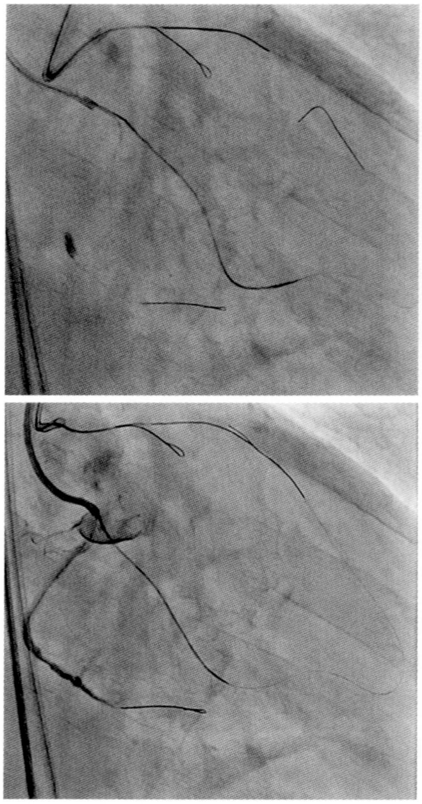

图 24-10-11 RCA 主支球囊锚定下 Corsair、Finecross 都不能通过侧支

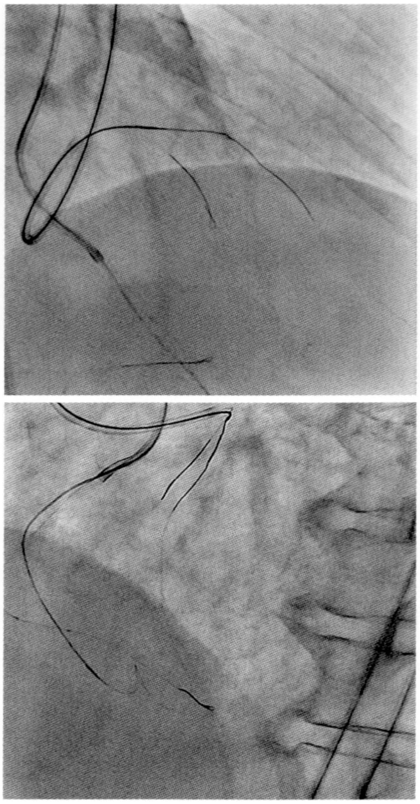

图 24-10-12 导引钢丝对吻技术

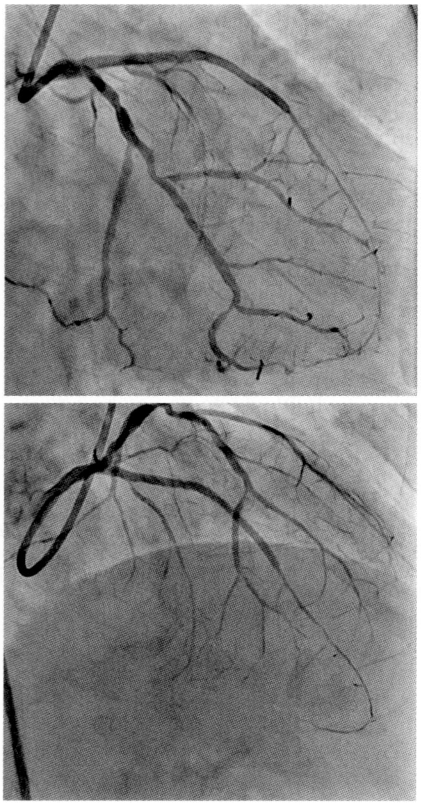

图 24-10-13 置入支架

枚，结果见图 24-10-13。

· 小结 ·

中青年介入医师遇到 CTO 病变时，首先建议仔细读盘，根据流程图和导管室所具备的条件进行手术准备和策略制订。若决定开通 CTO 病变，无论正逆向策略，推荐双侧造影全面评估病变；若存在近端纤维帽解剖结构不清的情况，IVUS 会帮助我们提高正向成功率和安全性。若逆向策略失败，可及时转换思路，进行再次正向尝试或者 ADR 策略，以此更好地开通患者的血管，改善患者的预后。

病例 11　旋磨处理 LAD 近段高阻力 CTO 病变

术者：梁春　　医院：海军军医大学附属长征医院

本例患者为冠状动脉多支病变，右冠严重狭窄，回旋支近段闭塞，首次手术处理右冠及回旋支后，第二次手术处理前降支的 CTO 病变，LAD 闭塞处钙化严重，导丝通过后微导管及球囊不能通过病变，后采用冠状动脉旋磨技术开通血管并植入支架。

· 病史基本资料 ·

· 患者男性，75 岁。

· 简要病史：反复胸闷气促 3 年余。

· 既往史：危险因素：吸烟史（+），高血压（+），糖尿病（+），高脂血症（+）。

• 辅助检查

实验室检查：心肌标志物（−），cTnI<0.01 ng/ml，LDL 4.31 mmol/L；Scr 103 μmol/L。

心电图：窦性心律，$V_1 \sim V_6$ 导联 ST 段压低伴 T 波倒置。

心脏超声：左心房内径 41 mm，左心室舒张末期内径 58 mm，左心室收缩末期内径 45 mm，轻度主动脉瓣及二尖瓣反流，LVEF 58%。

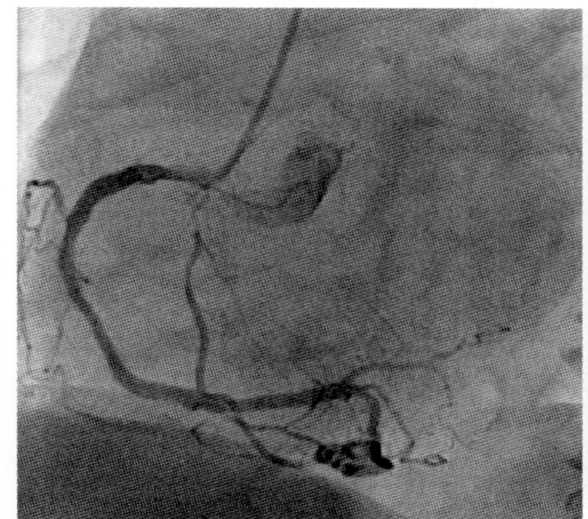
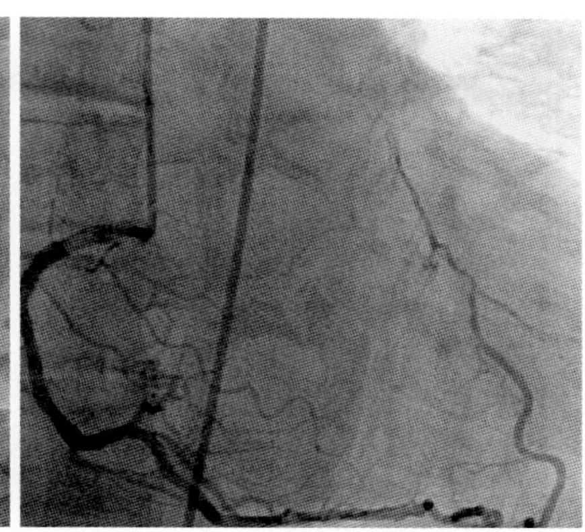

图 24-11-1　前降支近段完全闭塞

• **冠状动脉造影** •

右桡动脉途径造影。左主干轻度狭窄，前降支近段完全闭塞，闭塞处钙化明显，分支较多；右冠逆向灌注至前降支近中段，逆向侧支发育良好。右冠支架通畅，回旋支支架通畅（图 24-11-1）。

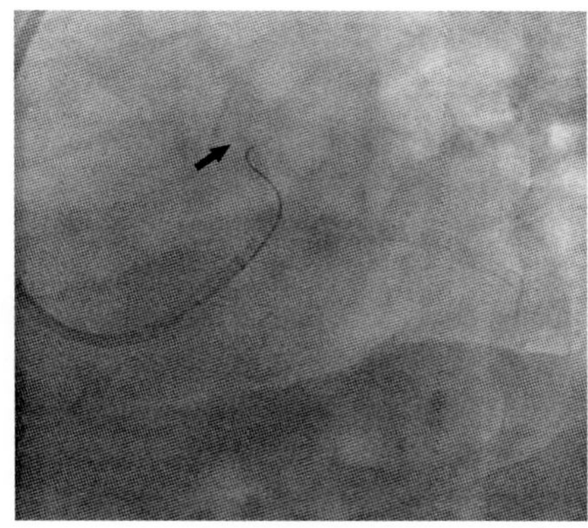
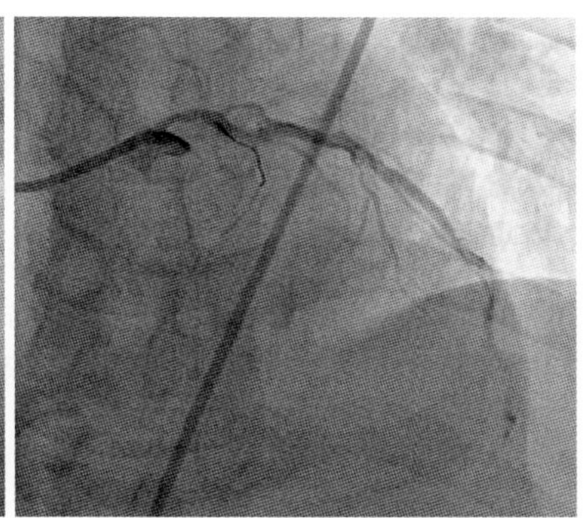

图 24-11-2　尝试将 Sion 导丝钢丝送至前降支远段血管

• PCI 图像：患者多支病变，前一次手术已经处理右冠及回旋支，此次处理前降支闭塞病变。病变特点是闭塞时间长，闭塞处钙化明显，分支较多。因为闭塞段较短，首先选择尝试正向开通。送入 Medtronic 7F EBU 3.5 指引导管至 LM 开口，在 Finecross 130 cm 微导管支持下将 BMW 导丝送至闭塞处，未能成功，后更换 Sion 导丝，多次尝试后进入远段（箭头所示为前降支闭塞处钙化病变）（图 24-11-2）。

继续推送微导管失败，推送 Tazuna 1.5 mm × 10 mm 球囊至闭塞处失败。重新送入微导管至闭塞处，改送入旋磨导丝操作异常困难，反复尝试后通过闭塞处，但始终无法送至 LAD 远段，只能勉强通过闭塞处进入间隔支（图 24-11-3）。

沿旋磨导丝送入 1.5 mm 磨头，以 160 000 转 / 分 × 15 s × 3 次旋磨病变，最终通过病变，撤出磨头。

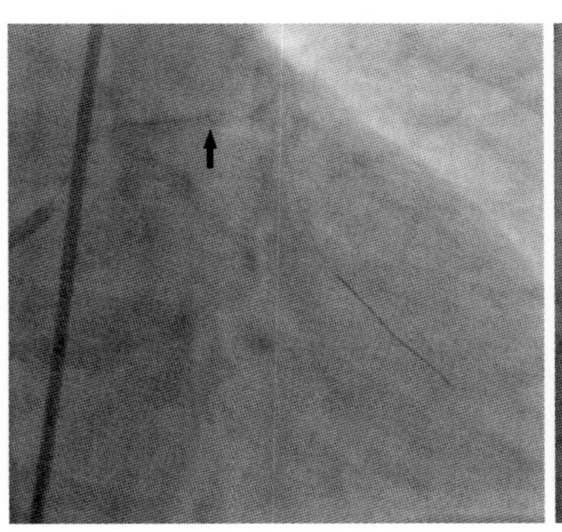
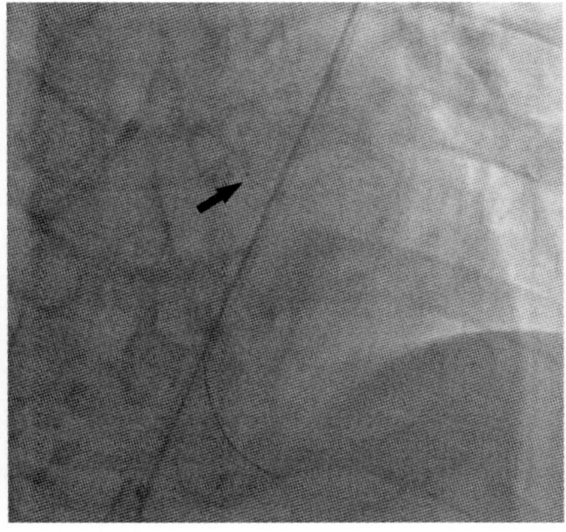
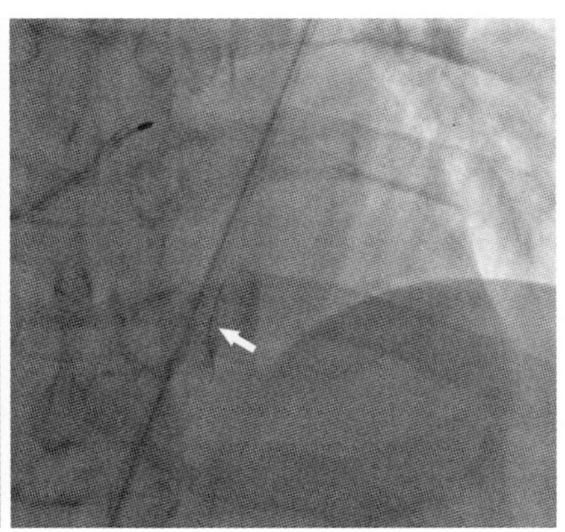

图 24-11-3　微导管及球囊无法通过闭塞病变，旋磨导引钢丝送至间隔支（黑色箭头所示为微导管及球囊不能通过处，白色箭头所示为旋磨导丝位于间隔支）

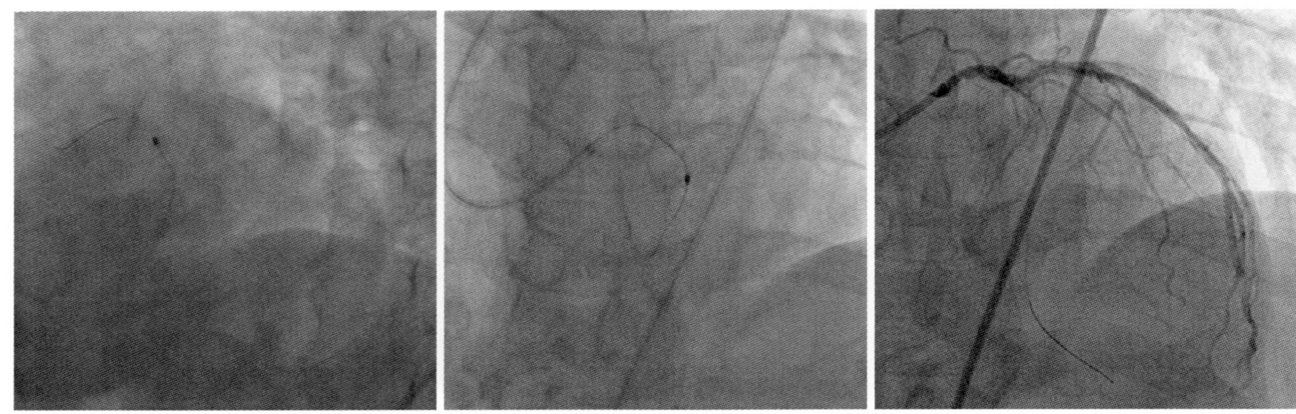

图 24-11-4 高频旋磨后，前降支未恢复前向血流

推送微导管至 LAD 内，更换 Runthrough NS 导丝，推注造影剂未见前向血流（图 24-11-4）。

沿导丝送入 Marverick 2.5 mm × 15 mm 球囊至 LAD 近中段病变，以 8 atm 扩张。扩张后造影仍未见前向血流，并可见局部血管夹层（图 24-11-5）。

前向血流未恢复考虑为中段夹层，在中段植入 BuMA 2.5 mm × 15 mm 支架，近中段植入 BuMA 3.0 mm × 30 mm 支架，支架植入后前向血流仍未完全恢复。重新调整导丝至远段分支，沿导丝送入 Medtronic NCSP 2.0 mm × 20 mm 至前降支中远段以 8～12 atm 再次扩张，再次造影见前向血流部分恢复（图 24-11-6）。

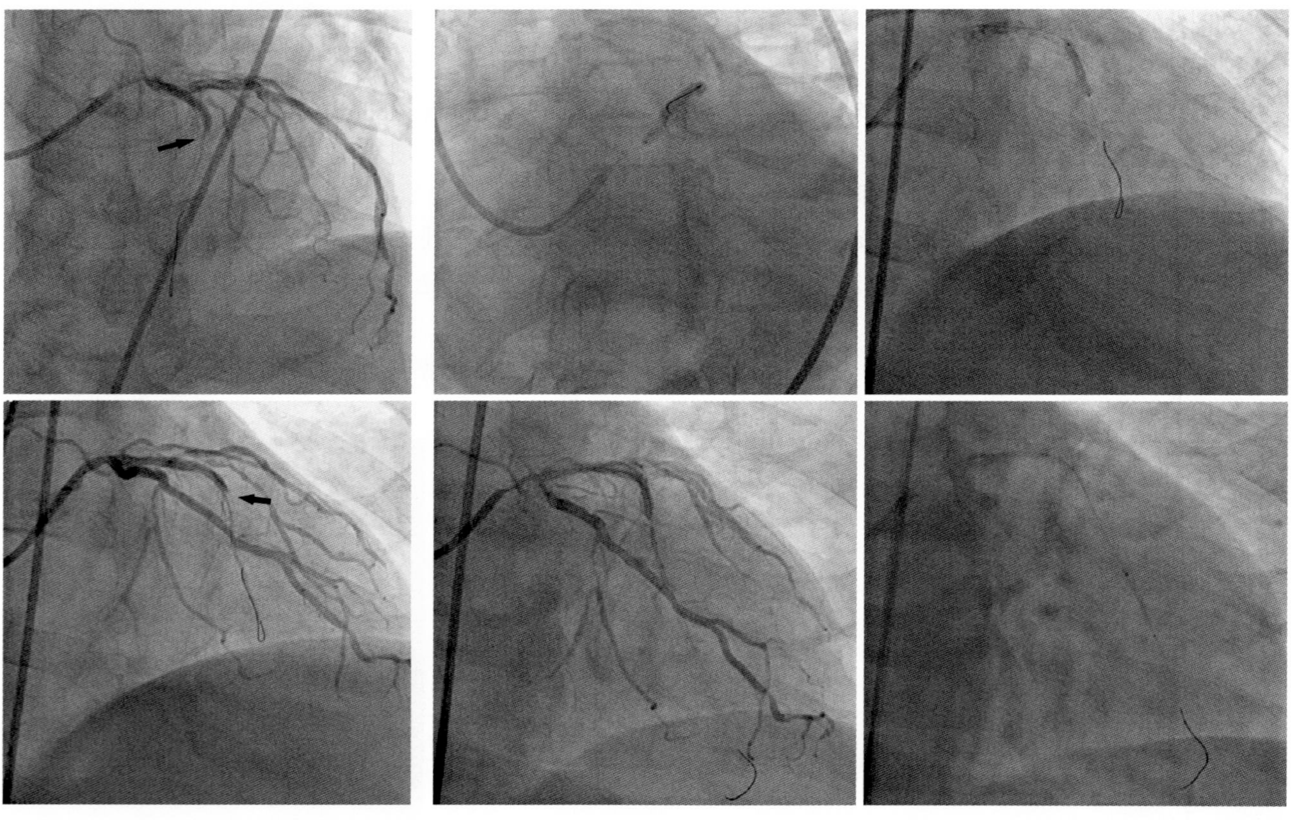

图 24-11-5 Marverick 2.5 mm × 15 mm 球囊至 LAD 近中段病变扩张后造影仍未见前向血流，见局部血管夹层

图 24-11-6 最终结果（续后）

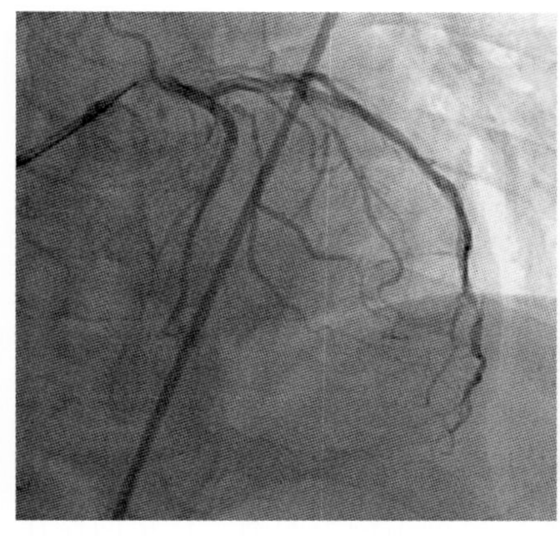
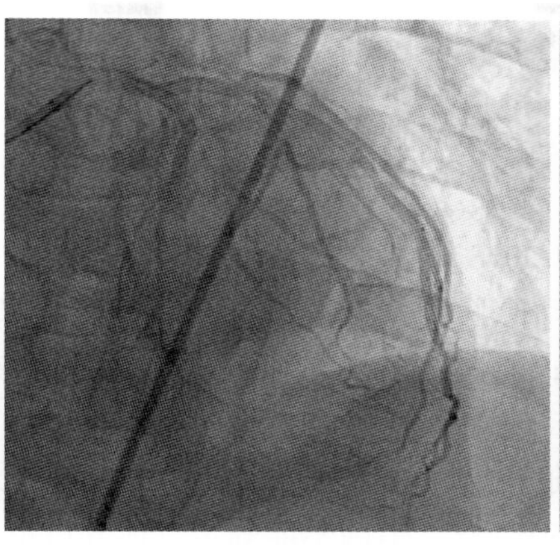
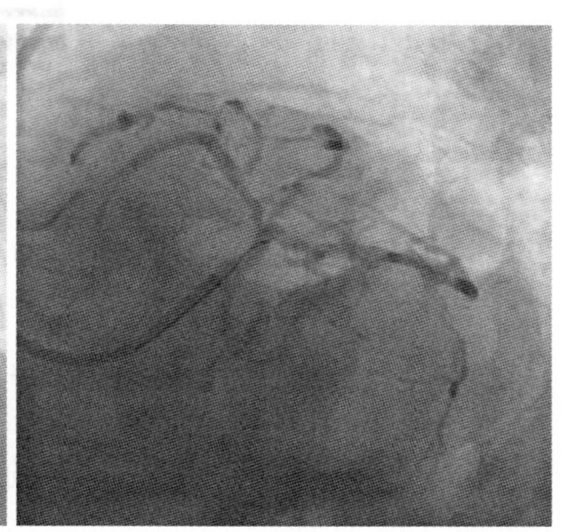

（图 24-11-6 续图）

· 小结 ·

1. 导丝通过 CTO 病变后，球囊不能通过高阻力病变是 CTO 介入失败的常见原因。临床常用的方法有两种：一种是增加输送系统支持力，比如球囊锚定、导管深插、采用延长导管及特殊微导管。另一种是改变斑块性质，比如采用直径小长度较长的小球囊，导丝挤压以斑块切割等技术。旋磨对于高阻力 CTO 病变来说，并不是一线治疗方法。此病例首次手术时发现 LAD 闭塞处伴严重钙化，因此第二次手术时考虑旋磨。旋磨应用于 CTO 病变的主要不足是导丝的通过性。旋磨需要更换专用的旋磨导丝，此时往往是微导管无法推送过病变处至远端。需要将微导管推送至不能前进处，撤出原导丝，更换为旋磨导丝，旋磨导丝较长，设计及材质与 CTO 导丝存在较大差异，增加了操作难度，导丝往往不能通过病变。

2. 此病例中，在旋磨扩张后前向血流未见恢复，主要原因可能是导丝在闭塞处反复尝试，造成局部夹层、壁内血肿。再者更换旋磨导丝时，旋磨导丝未能进入远段分支，勉强进入近段间隔支，不能确保旋磨头一定位于真腔内，因此旋磨后前向血流一直未见恢复也可能与此有关。血管可见明显夹层，虽然支架已覆盖夹层两端，但是并不能排除壁内血肿可能。因此，未进一步植入支架，待随访一段时间后复查造影明确病变情况。此外，旋磨过程中斑块成分的脱落阻塞远段小血管也是前向慢血流的常见原因。

病例 12　IVUS 指导下开口不明的 CTO 介入治疗

术者：梁春　　医院：海军军医大学附属长征医院　　日期：2018 年 5 月

· 病例概况 ·

前降支闭塞行冠状动脉旁路移植术后。因前降支不能确定闭塞处开口位置，外院尝试正向开通，多次尝试未能进入真腔。在尝试桥血管治疗失败后，在 IVUS 影像学指导下成功开通血管。

· 病史基本资料 ·

- 患者男性，57 岁。
- 简要病史：反复胸痛 10 年，冠状动脉旁路移植术后 5 年，胸痛再发 2 个月。
- 既往史：吸烟史 600 年支，高血压（−），糖尿病史 5 年，高脂血症（−）。
- 辅助检查

实验室检查：心肌标志物（−），cTnI<0.01 ng/ml；LDL 2.65 mmol/L；Scr 77 μmol/L；HGB 132 g/L；

PLT 220×10^9/L；糖化血红蛋白 7.2%。

心电图：窦性心动过缓。

心脏超声：静息状态下超声心动图未见明显异常，LVEF 75%。

· 冠状动脉造影 ·

首次冠状动脉造影 +PCI 图像（2018 年 4 月）：

• 首次冠状动脉造影：右桡动脉途径造影，显示左主干近分叉处轻度狭窄；前降支在分出对角支后完全闭塞，但开口位置不明；对角支近段 70%；回旋支开口狭窄 50%；右冠状动脉近中段狭窄 50%～70%，右冠向前降支远段供应少量侧支循环（图 24-12-1）。

• 首次 PCI 图像：根据病史前降支应闭塞至少 5 年，外院尝试正向开通，手术记录显示先后采用 Fielder XT、GAIA Second、Pilot 150 导丝。但因不能确定具体开口位置，解剖结构不明晰，在正向操作过程中信心不足，导丝始终未能进入真腔（图 24-12-2 箭头所示为导丝位于前降支闭塞口附近）。

· 策略制订 ·

入院后策略选择。

1. 患者冠状动脉旁路移植术后再次出现胸痛，首先怀疑桥血管或者吻合口狭窄，应先明确桥血管（左侧胸廓内动脉）情况，如出现动脉桥血管明确病变，可考虑处理动脉桥血管。

2. 患者前降支闭塞时间较长，开口位置不明，手术难度较大，距离第一次手术时间较短，前降支开口处前一次手术可能造成开口附近夹层，进一步增加手术难度。

3. 逆向通路选择，右冠至前降支间隔支侧支显示良好，可作为逆向通路备选。患者冠状动脉旁路移植术后，左侧胸廓内动脉也可作为备选通路。

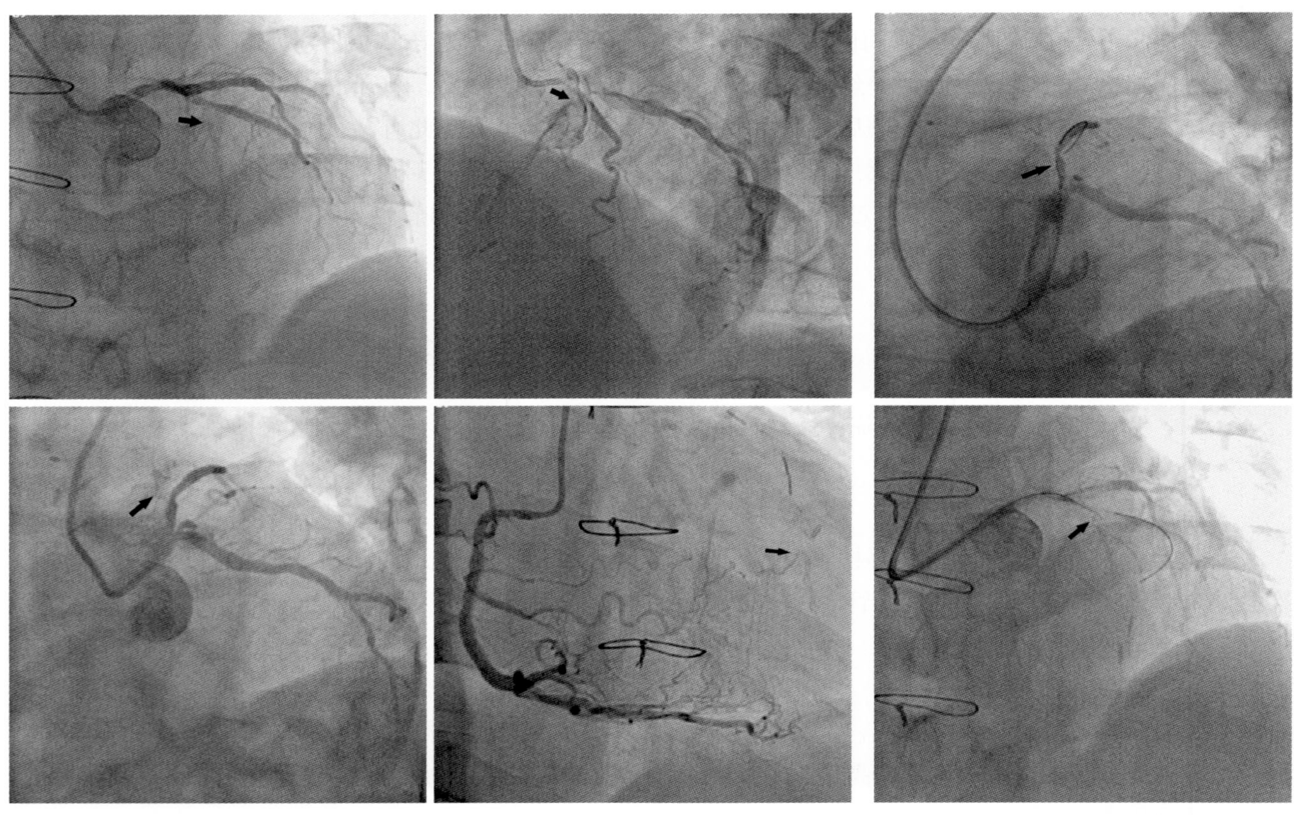

图 24-12-1 前降支在分出对角支后完全闭塞，开口位置不明；右冠向前降支远段供应少量侧支循环（箭头所示为前降支残端）

图 24-12-2 既往正向介入治疗尝试失败

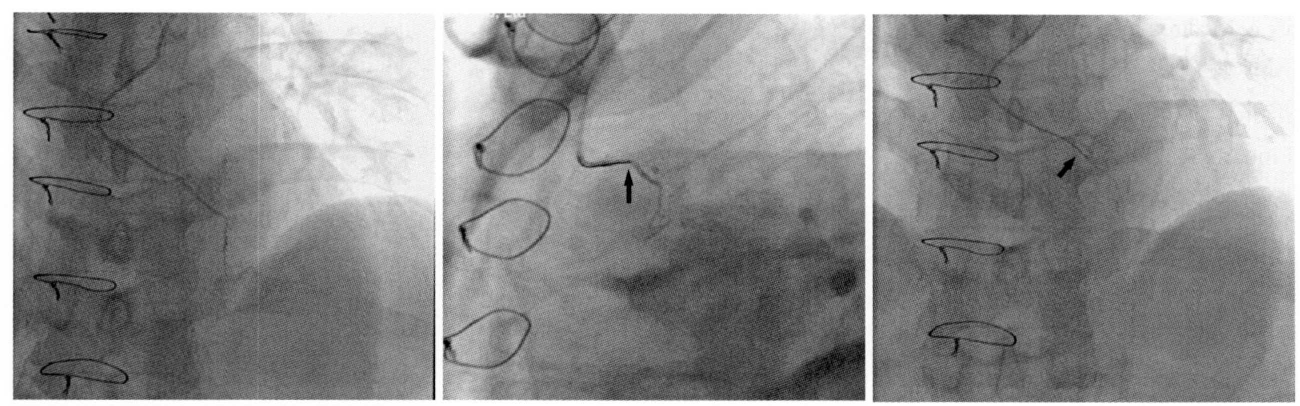

图 24-12-3　拟经过左内乳动脉行逆向介入治疗，因患者胸痛明显，遂放弃经该桥血管逆向操作的尝试（箭头所示为导丝位于胸廓内动脉）

• 手术过程 •

1. JR 4 导管造影左胸廓内动脉远段至前降支血流较慢，远段直径较小，前降支显示不清，考虑桥血管吻合口狭窄。送入 Runthrough NS 导丝，尝试在左侧胸廓内动脉内推送至前降支，操作过程中推注造影剂发现前向血流减慢，患者诉胸痛明显，遂放弃桥血管操作以及作为逆向操作的备用通路（图 24-12-3 箭头所示为导丝位于胸廓内动脉）。

2. 重新尝试正向开通。

（1）经双侧绕动脉途径，选择 EBU 3.5 指引导管送至 LM，择 TIG 造影管送至右冠口，双侧造影。造影显示右冠逆向侧支供应较上次改善。前降闭塞口仍显示不清，闭塞段远段显示清晰。

（2）前一次手术失败，很大程度上是因为未能确定前降支开口位置。

因此，首先考虑通过 IVUS 腔内影像学手段明确 LAD 开口位置，经超声证实真正开口位于前次手术入点以远位置（图 24-12-4 箭头所示为 IVUS 探头，血管内超声显示 10～12 点方向为前降支开口）。

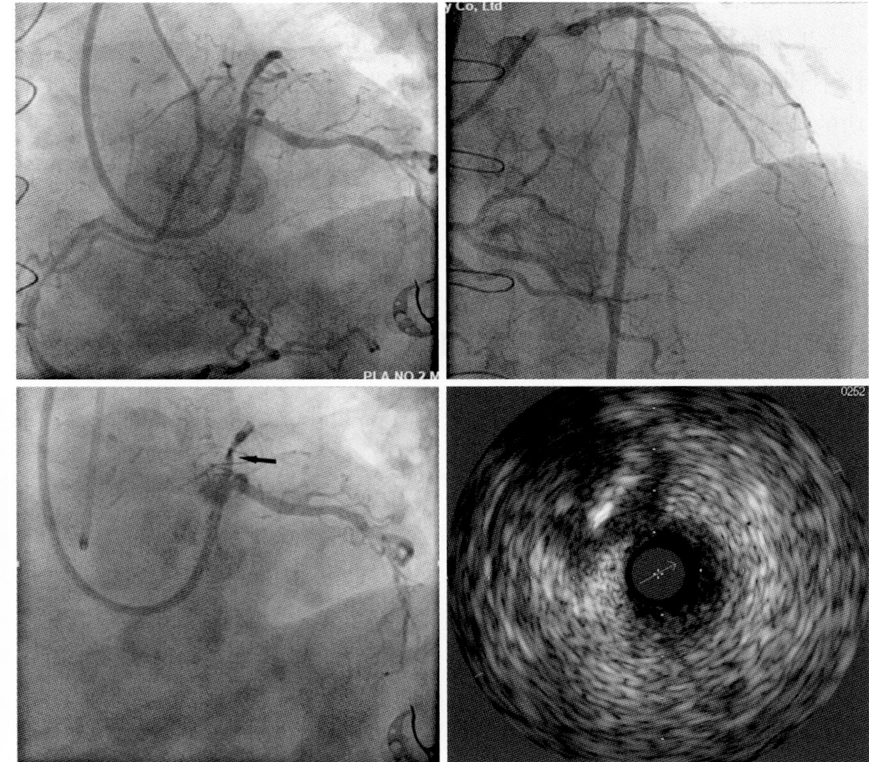

图 24-12-4　正向介入治疗：对侧冠状动脉造影及 IVUS 检查发现前降支闭塞残端（箭头所示为 IVUS 等探头、血管内超声显示 10 点至 12 点方向为前降支入口）

3. 继续手术过程

（1）送入 Runthrough NS 导丝至对角支，在 KDL 双腔微导管支撑下，尝试 Sion 导丝进入 LAD 开口处，未能成功。改送入 Miracle 6 导丝，反复尝试进入前降支开口内，造影显示导丝未能进入真腔。经过反复调整，导丝进入 LAD 中段真腔。再次送入 IVUS 证实导丝位于真腔（4～6 点方向）（图 24-12-5）。

（2）证实导丝位于真腔后，撤出 KDL 微导管，沿前降支导丝送入 Medtronic SPL 2.5 mm × 20 mm 预扩张球囊至 LAD 近段闭塞处扩张。扩张完成后沿导丝送入 Finecross 微导管至 LAD 内更换导丝。扩张后见近段显影，远段仍未显影（经前期 IVUS 及后续造影确认位于真腔，因此考虑为扩张后夹层，而非假腔），再次扩张，远段显影良好（图 24-12-6）。

（3）扩张完成后支架植入采用 Culotte 技术。先植入前降支中段支架，而后植入对角支-前降支支架。对吻扩张后再行近段优化（图 24-12-7）。

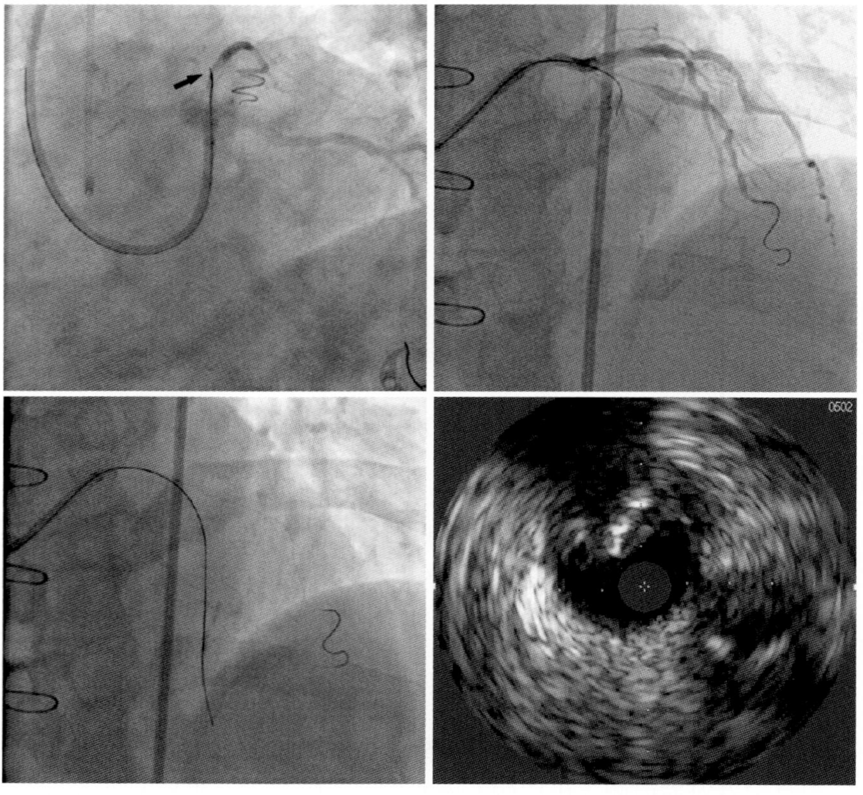

图 24-12-5　Miracle 6 导丝进入 LAD 中远段。再次送入 IVUS 证实导丝位于真腔（4～6 点方向）

· 术后结果 ·

术后即刻造影结果良好，IVUS 检查支架膨胀和贴壁良好，LAD 中段支架节段以远血管偏细小。术后常规双抗阿司匹林 + 氯吡格雷及他汀等治疗（图 24-12-8）。

· 小结 ·

1. 确认可能的介入路径是 CTO 介入治疗的第一步。本例患者前降支齐对角支开口处完全闭塞，完全找不到残端，同时远段闭塞段仍有较长距离，很难依照远段形态推测近段病变开口，第一次手术未能成功的重要原因即在于此。术者未能明确开口位置，即采用多种导丝进行操作，虽然也突破 LAD 近段血管壁，但始终不能确认是否为真腔入口（对比 IVUS 结果，真开口位于第一次操作点以远），后期操作一方面信心不足，另一方面也很难将突破的导丝调整至远段真腔内。对于此类入口不明的病变，利用邻近血管同时采用腔内影像学手段确认开口位置是较为常用的手段。对探查确切介入位置保证后期治疗成功具有重要意义。本病例推送 IVUS 导管至对角支内，超声影像发现开口后推注造影剂记录位置，而后撤出 IVUS 导管再行介入治疗。但也可不撤出 IVUS 导管，在 IVUS 导管“实时监控”下进行操作。但是 CTO

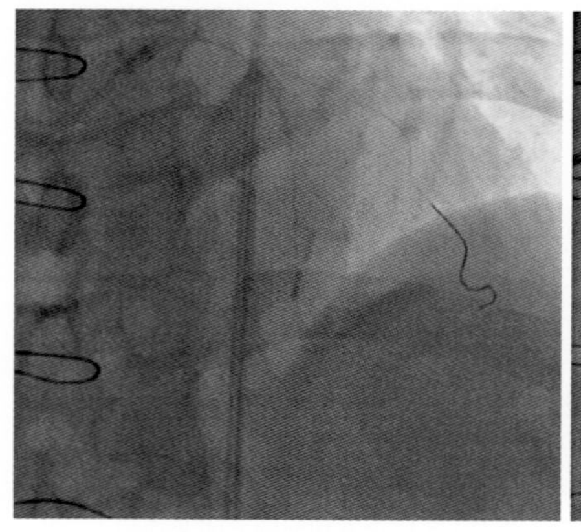
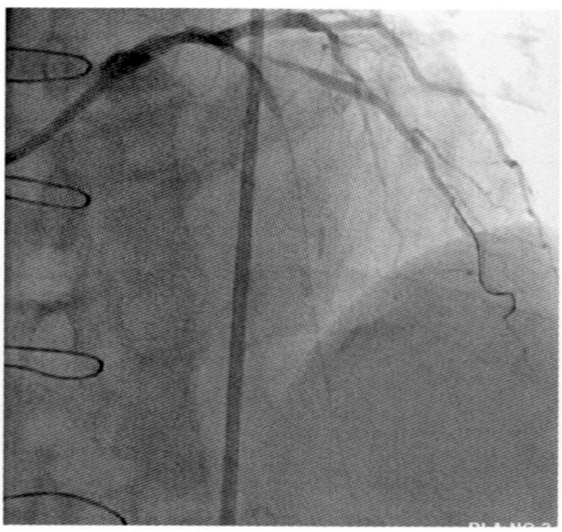
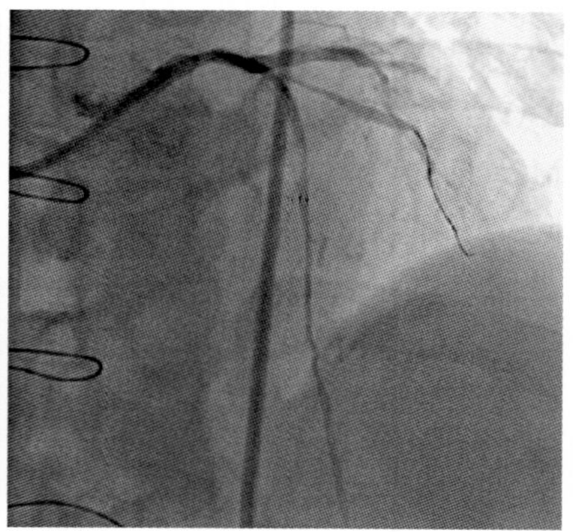

图 24-12-6　续贯扩张前降支

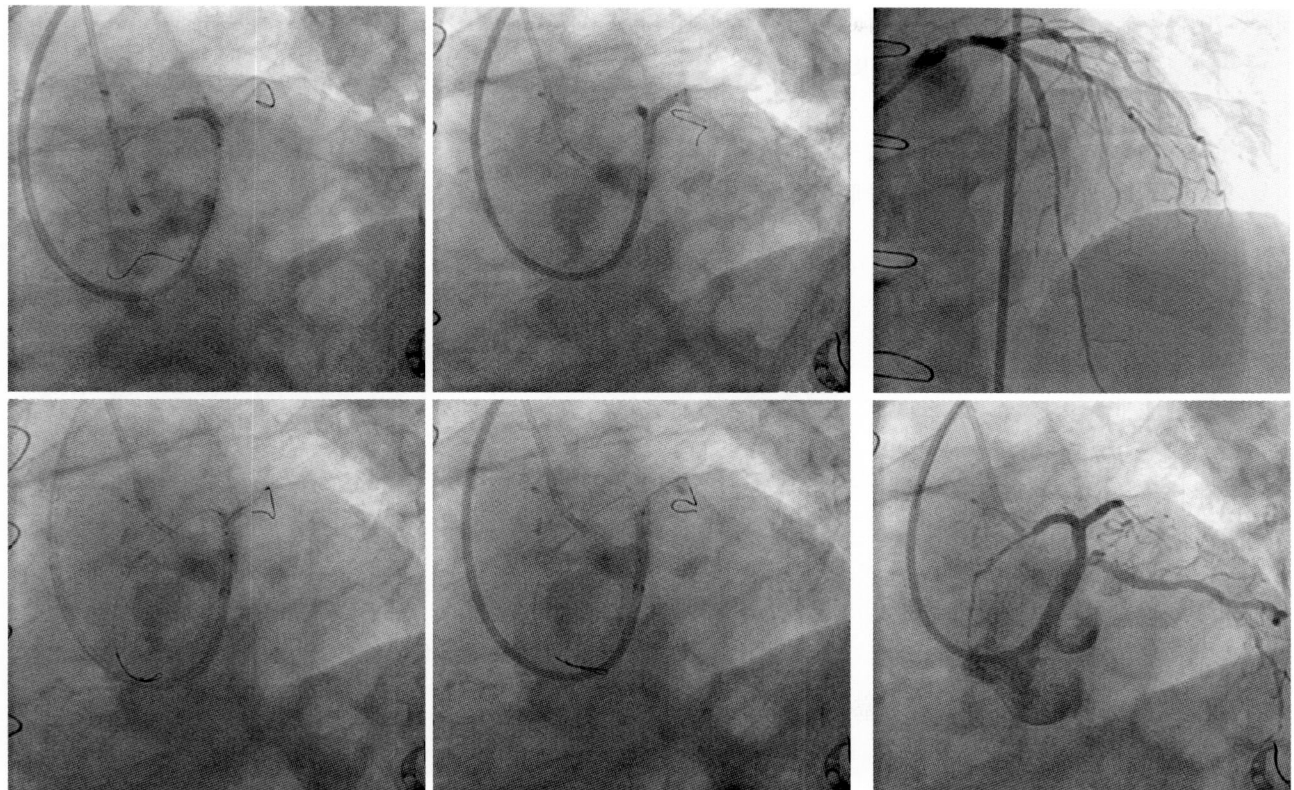

图 24-12-7 采用 Culotte 技术于前降支中段、对角支近段置入支架。对吻扩张后再行近段优化

图 24-12-8 最终结果

一般需用到微导管，导管内同时送入微导管及 IVUS 操作较为困难。本例患者采用 KDL 双腔微导管，更无法同时送入 IVUS 导管。

2. 需要植入支架的部位为前降支中段、对角支、前降支近段至左主干。此病例在操作过程中先植入前降支中段支架，将新开通部分血管作为传统分叉病变中“分支”进行处理，而后采用 Culotte 技术，支架自对角支近段延伸至前降支近段内。如此操作的考虑一方面是因为前降支为慢性闭塞病变新开通血管，同时有桥血管部分血流以及右冠侧支循环供应，此时应首先考虑保持对角支的通畅。这是将对角支作为“主干”的重要原因。此外，这样操作的另一好处是节省支架。如按一般分叉病变操作，在对角支前降支中段及近段均应植入支架，这样一来就需要 3 枚支架。此例患者在前降支中段植入支架 1 枚，第二枚支架直接从对角支至左主干内，只需 2 枚支架。

病例 13 正向开通 LAD 齐头闭塞 CTO 病变——IVUS 指导和技巧

术者：刘学波 医院：同济大学附属同济医院

• 病史基本资料 •

• 患者女性，70 岁。

• 主诉：反复胸闷、痛 1 月余。

• 简要病史：1 个月前曾因 ACS 来院行 CAG 检查提示 LAD 开口后完全闭塞，LCX 次全闭塞，RCA

近段 70% 狭窄，PDA 近段 80% 局限狭窄，当时建议行 CABG 治疗，家属拒绝，故予以处理 LCX 病变。

• 既往史：高血压、糖尿病病史多年。

• 辅助检查

实验室检查：BNP、cTnI、CK-MB 未及异常。

心电图：Ⅰ、aVL、V_2～V_5 导联 T 波低平。

• 药物治疗方案：抗血小板聚集（阿司匹林、替格瑞洛），降脂、稳定斑块（阿托伐他汀），控制血糖（二甲双胍）、控制血压（左旋氨氯地平）。

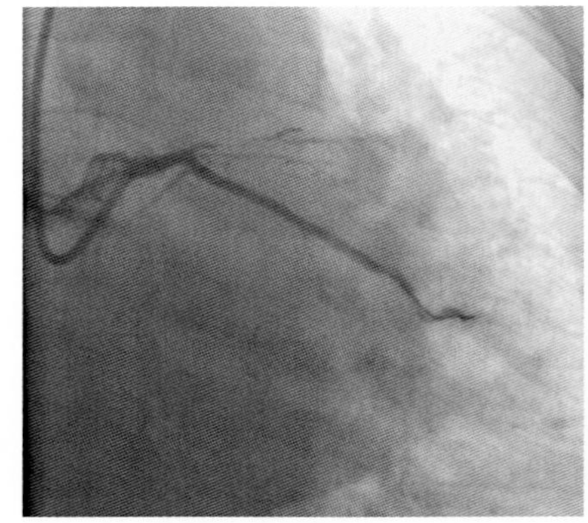
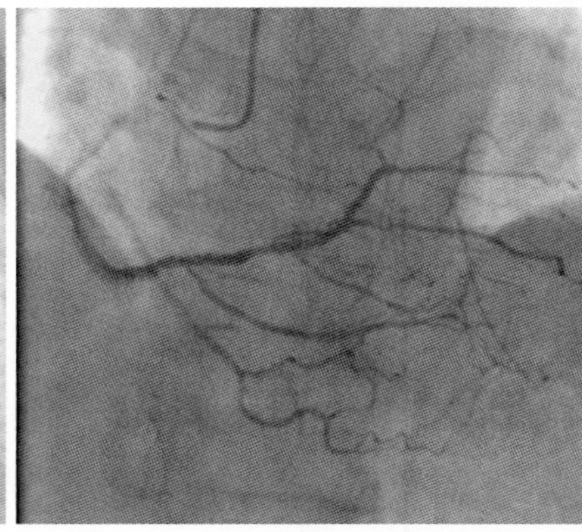

图 24-13-1 左前降支自开口处完全闭塞，钝头样残端，无可利用的侧支血管

• **冠状动脉造影** •

见图 24-13-1。

• **病变分析及策略制订** •

1. 右冠全程弥漫病变，近中段 70%～80% 狭窄，PDA 近段 80% 局限狭窄。

2. 左前降支自开口处完全闭塞。

（1）齐头闭塞、钝头样残端。

（2）闭塞段显影不清晰。

（3）缺少可供操作的侧支血管。

3. 邻近闭塞处有较大分支，尝试采用 IVUS 找闭塞端开口。

• **手术过程** •

• 入路及导管选择

正向：右股动脉；7F 动脉鞘；7F EBU 3.5。

对侧：右桡动脉；6F 动脉鞘；6F XB RCA。

1. 双侧造影发现闭塞段不长，闭塞以远血管合并重度狭窄（图 24-13-2）。

2. IVUS 指导开口位置寻找。

（1）Sion 导丝达中间支，以 1.5 mm × 15 mm Sprinter 球囊低压力扩张后，送入 IVUS（图 24-13-3）。

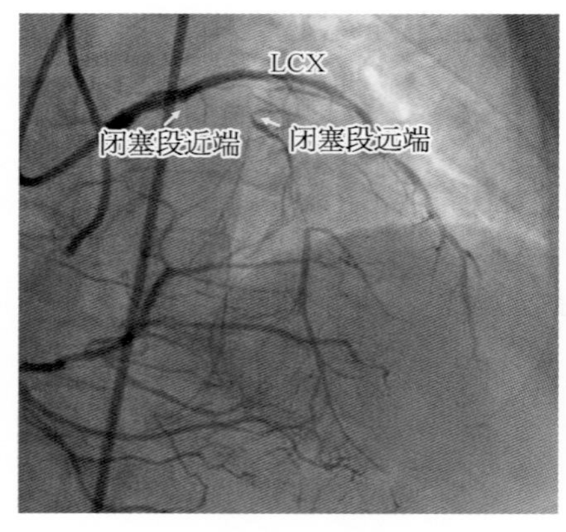

图 24-13-2 闭塞段不长，闭塞以远血管重度狭窄

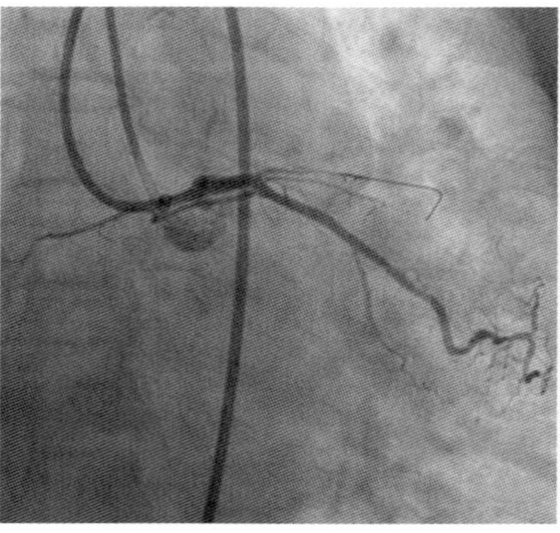
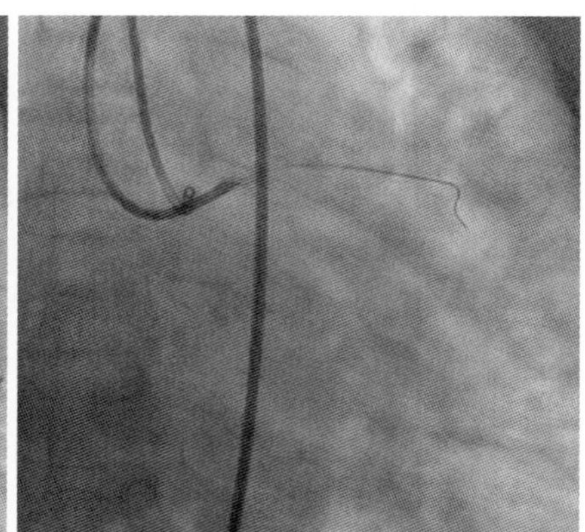

图 24-13-3 手术过程 1

（2）自中间支回撤图像发现 LCX 开口先于 LAD 出现（图 24-13-4）。

（3）结合两者间出现间隔帧数及 IVUS 走速（帧数之差 / 30 mm × 0.5 mm）、血管直径（3～4 mm），估算出 LAD 起始部位置（图 24-13-5）。

3. 依据病变特征选择导丝及导丝特殊塑型。

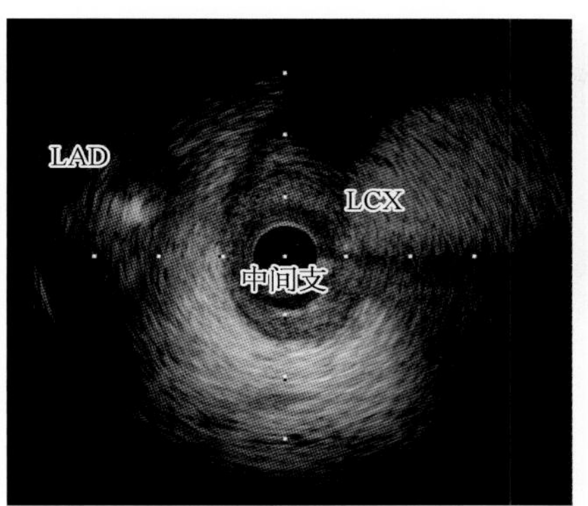

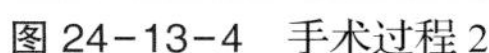
图 24-13-4　手术过程 2

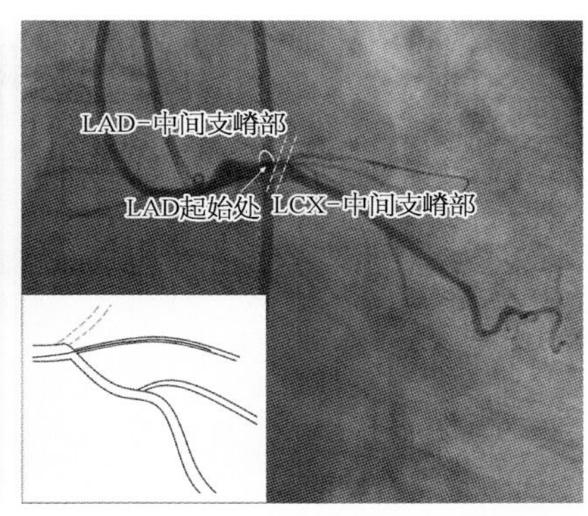

图 24-13-5　手术过程 3

（1）选择 Conquest Pro 作为穿刺导丝，结合主干血管尺寸及成角塑型第二弯（图 24-13-6）。

（2）IVUS 证实导丝穿刺位置可（图 24-13-7）。

4. 导丝通过闭塞节段。

（1）微导管的“微顶入技术”，即借助特殊塑型导丝将 Corsair 微导管稍推入闭塞近段，立即交换常规塑型导丝，且后续可逐渐降级导丝，以便增加对走行于病变中的导丝的操控（图 24-13-8）。

（2）GAIA Second 导丝至 LAD 中段，对侧造影证实导丝位于真腔，推送 Corsair 微导管至中段，而后交换 Runthrough 导丝顺利到达 LAD 远段（图 24-13-9）。

5. 植入支架。

（1）IVUS 证实导丝全程位于真腔。

（2）于 LAD-LM 串联植入 2.5 mm × 28 mm Hilious 支架、3.0 mm × 33 mm Excel 支架（图 24-13-11）。

· 术后结果 ·

IVUS 证实支架扩张、贴壁良好，边缘无夹层（图 24-13-12）。

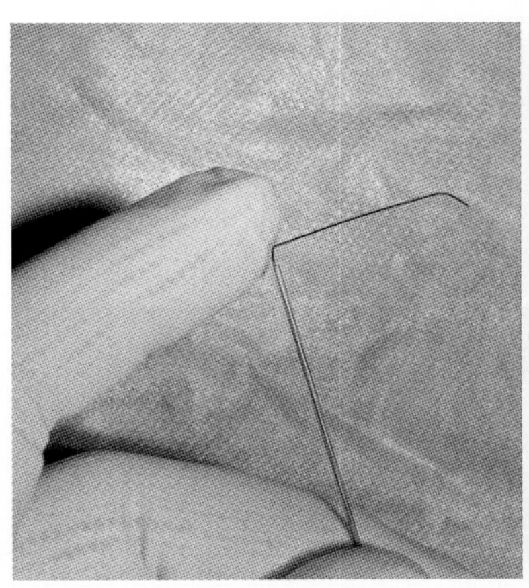

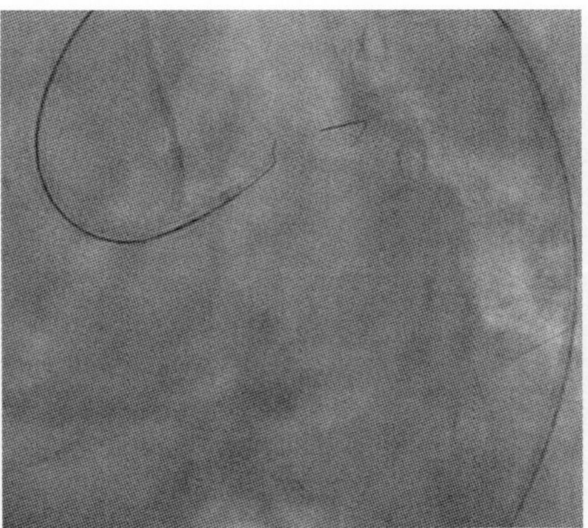

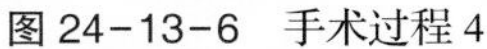
图 24-13-6　手术过程 4

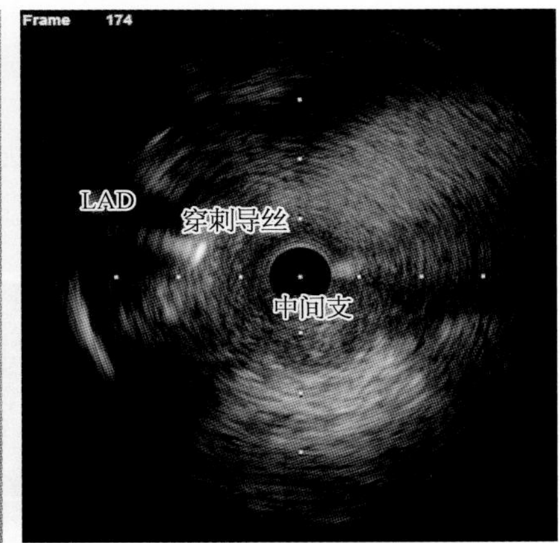

图 24-13-7　手术过程 5

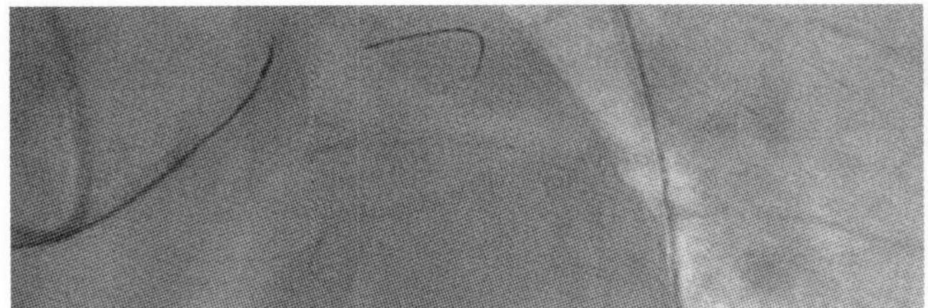

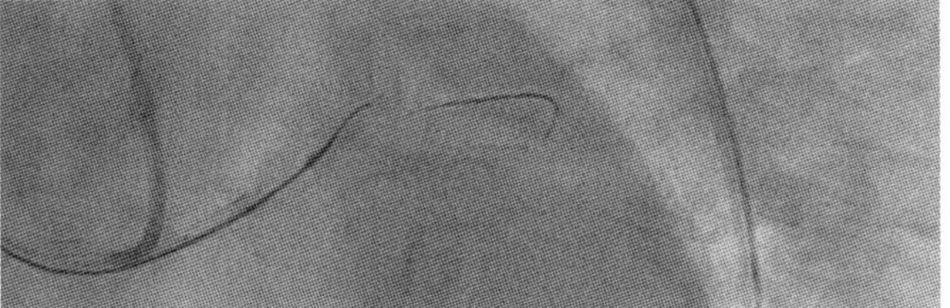

图 24-13-8　手术过程 6

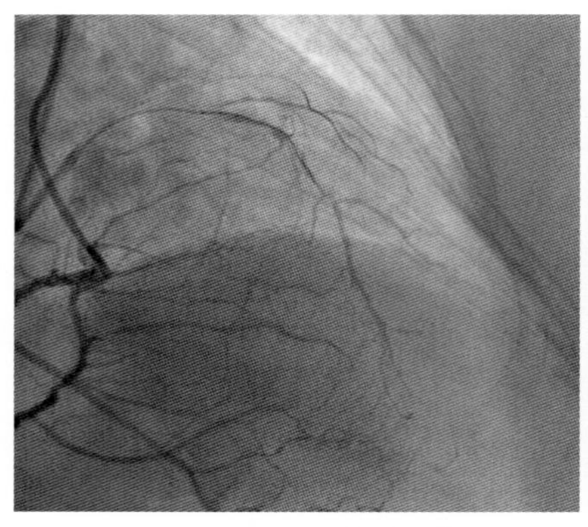
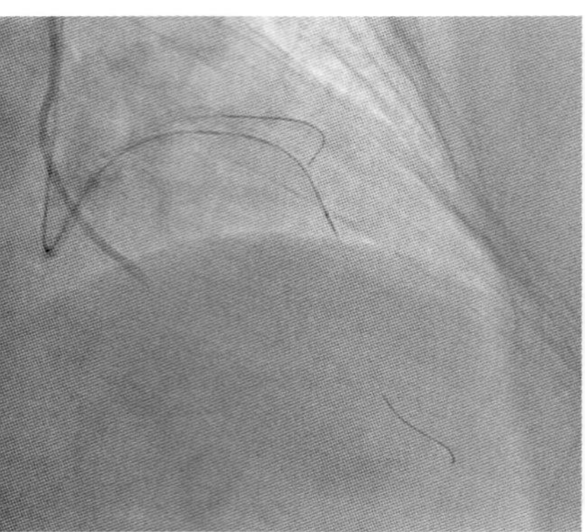

图 24-13-9 手术过程 7

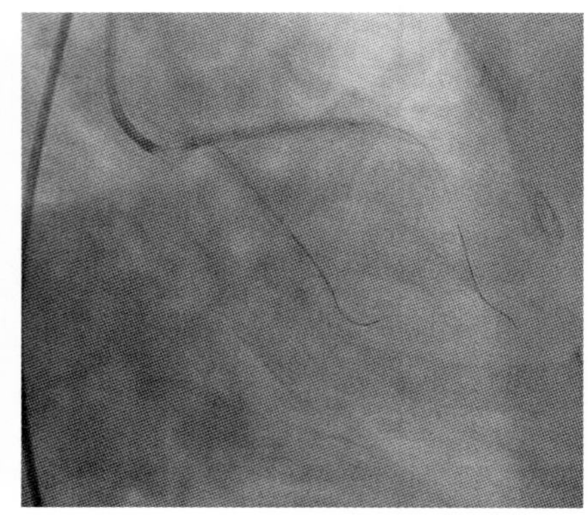

图 24-13-11 手术过程 9

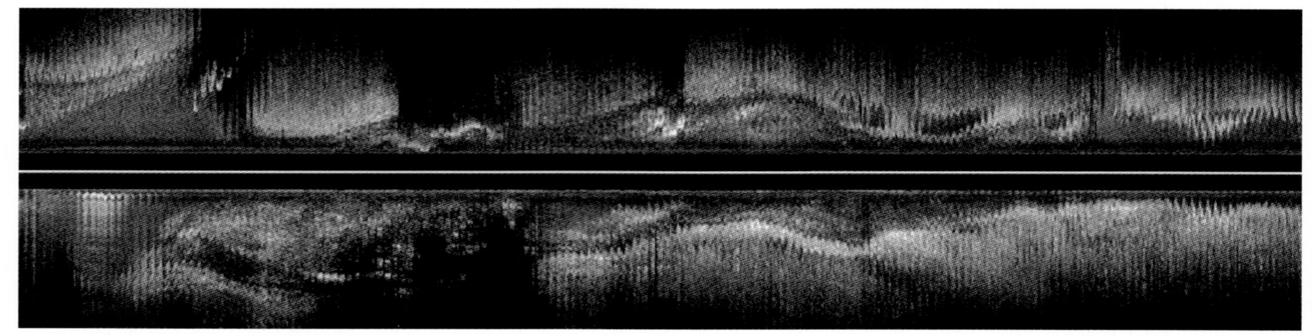

图 24-13-10 手术过程 8

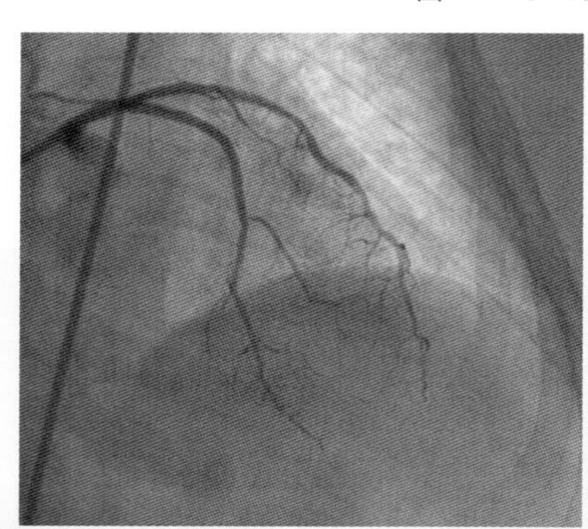
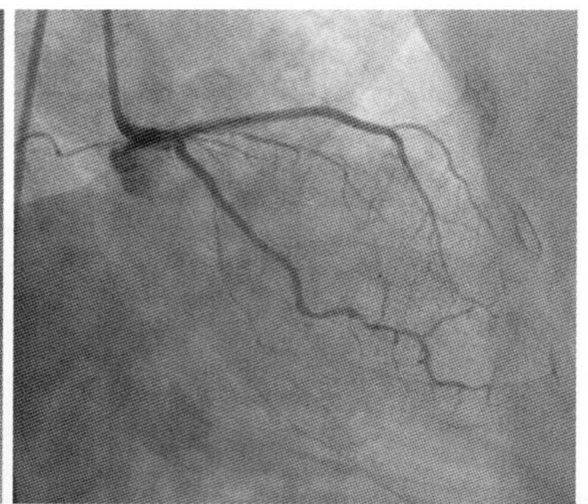
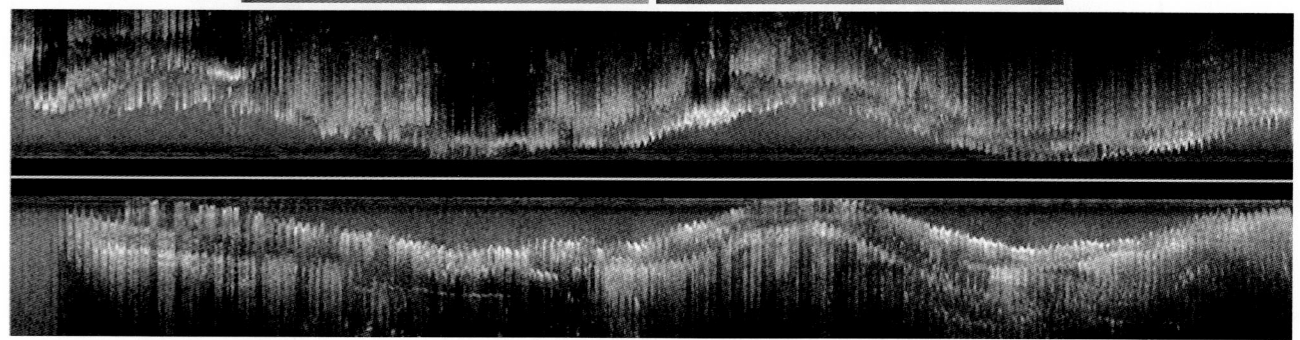

图 24-13-12 最终结果

· 小结 ·

IVUS 在齐头闭塞的 CTO 病变中，灵活利用邻近分支及机械物理数据可获得相对精准的闭塞起始位置。

结合 IVUS 与造影图像形成空间立体定位，指导穿刺导丝塑型。

灵活升级 / 降级导丝硬度，利于对导丝的操控。

一旦 IVUS 可以证实良好的导丝穿刺位置，即可结合微导管的“微顶入技术”，提高手术成功率。

病例 14　IVUS 辅助“精准平行导丝技术”正向开通齐头前降支中段 CTO

术者：刘学波　　医院：同济大学附属同济医院

· 病史基本资料 ·

· 患者男性，64 岁；因“双下肢水肿 2 个月，胸闷 1 月余”入院；既往合并长期高血压、糖尿病及慢性肾功能不全［eGFR 42 ml/（1.73 m^2 · min），CKD 3 期］。

· 心电图：窦性心律，V_2 ～ V_5 T 波倒置。

· 心脏超声：左心室壁节段性收缩活动异常（LVEF 58%）。

· 冠状动脉造影 ·

见图 24-14-1。

· 病变分析及策略选择 ·

1. 右冠中段 50% 狭窄，后分叉前 80% 狭窄，可见右冠向 LAD 近中段提供侧支循环。
2. 回旋支中段发出 OM 支后完全闭塞。
3. 前降支近段发出粗大间隔支及对角支后完全闭塞。

（1）闭塞段为锥形残端，闭塞处有 2 根较大分支发出。

（2）对侧造影见闭塞段较短。

（3）患者既往合并慢性肾功能不全。

4. 从解剖分布及开通获益上，决定开通 LAD-CTO 病变，且以正向开通为主要手段。

· 手术过程 ·

· 入路及导管选择

正向：右股动脉；7F 动脉鞘；7F EBU 3.5。

对侧：右桡动脉；6F 动脉鞘；6F JR 4.0。

1. 对侧造影确认前降支走行（图 24-14-2）。

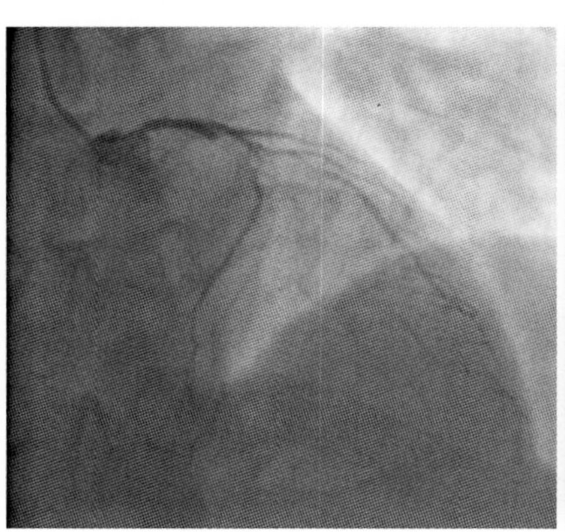

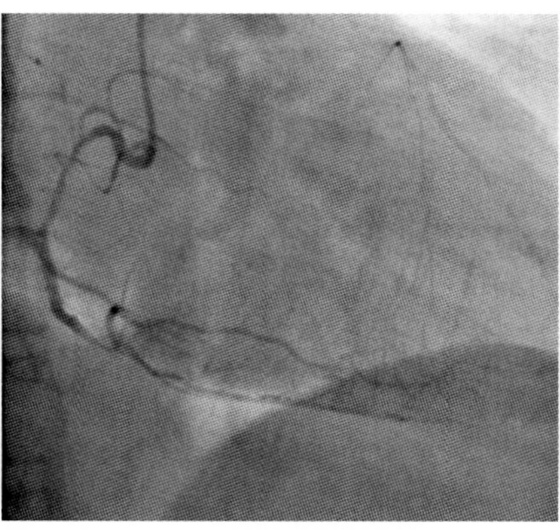

图 24-14-1　前降支近段发生间隔支及对角支后完全闭塞，闭塞段较短

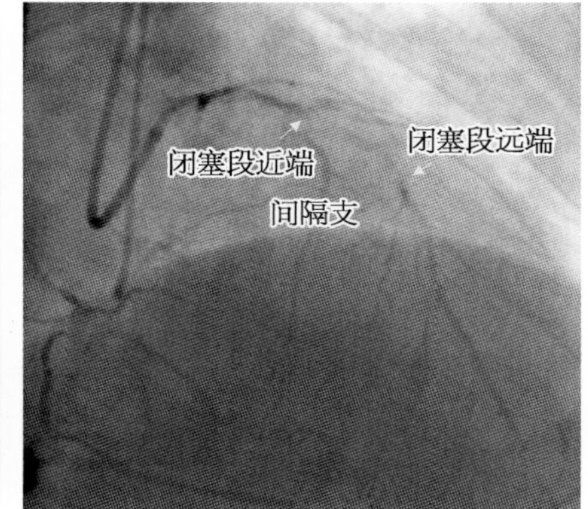

图 24-14-2　手术过程 1

2. Fielder XT 尝试正向进入病变失败，在 Corsair 支撑下仍未能进入闭塞段，换用 GAIA Second、Conquest Pro 仍未成功（图 24-14-3）。

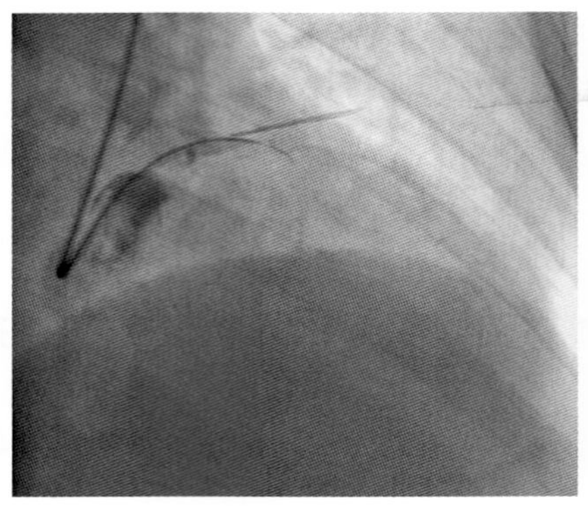

图 24-14-3　手术过程 2

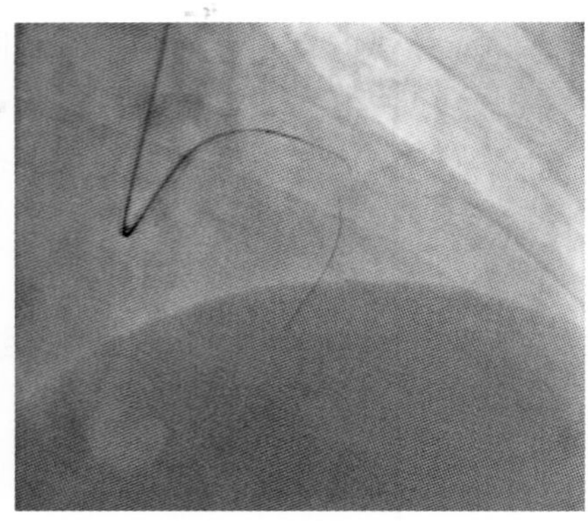

图 24-14-4　手术过程 3

3. IVUS 确认正向导丝位置。

（1）送 Runthrough 入间隔支，行 IVUS 检查观察主支导丝位置（图 24-14-4）。

（2）IVUS 图像所示，LAD 主支导丝（Conquest Pro）位置过于贴近分叉嵴部，考虑其为首次尝试失败的原因（图 24-14-5）。

4.“精准平行导丝技术”穿刺近端纤维帽。

（1）使用右肩位，第二根 Conquest Pro 导丝进入 LAD 主支，以第一根 Conquest Pro 为标志，向“上”偏离 1～2 mm 作为穿刺点，成功进入病变（图 24-14-6）。

（2）但至远端时导丝前送困难，对侧造影证实第二根 Conquest Pro 虽较前接近血管走行，但远端仍未进入真腔（图 24-14-7）。

（3）再次经间隔支行 IVUS 检查，确认第二根 Conquest Pro 导丝进入病变处为闭塞中心部位（图 24-14-8）。

（4）送 Corsair 微导管通过近端纤维帽，降级导丝支 GAIA Second（图 24-14-9）。

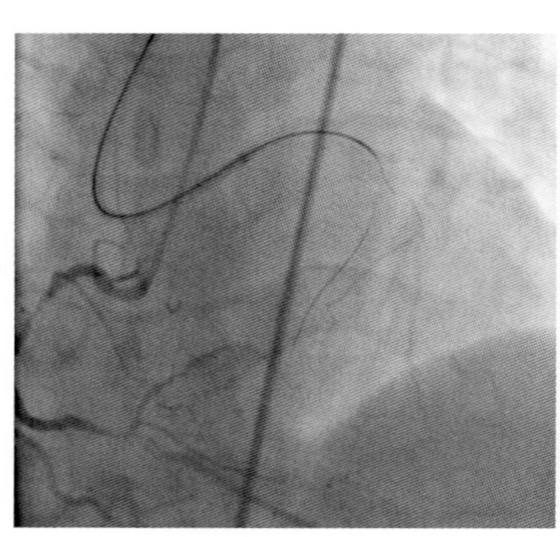

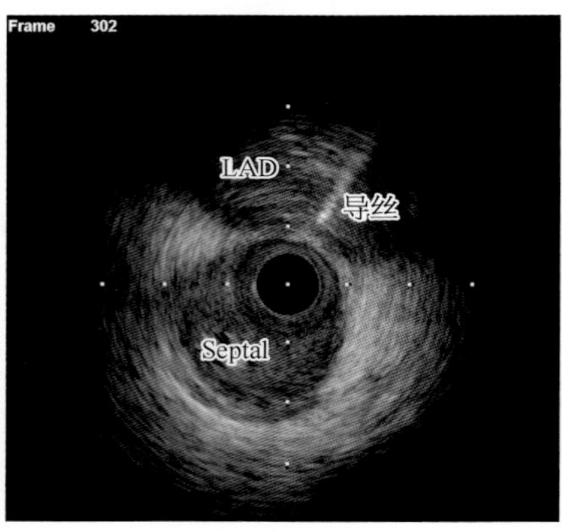

图 24-14-5　手术过程 4

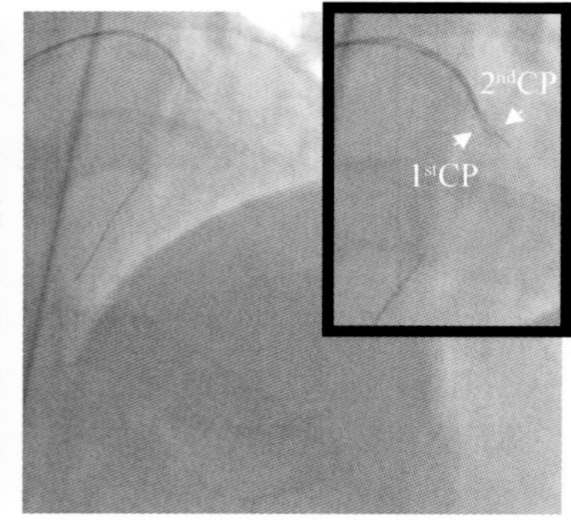

图 24-14-6　手术过程 5

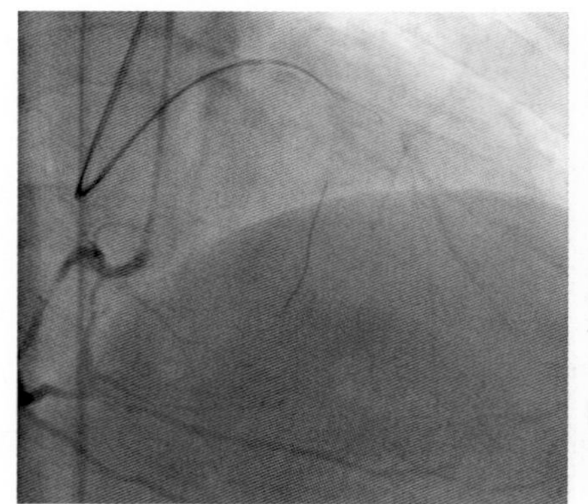

图 24-14-7　手术过程 6

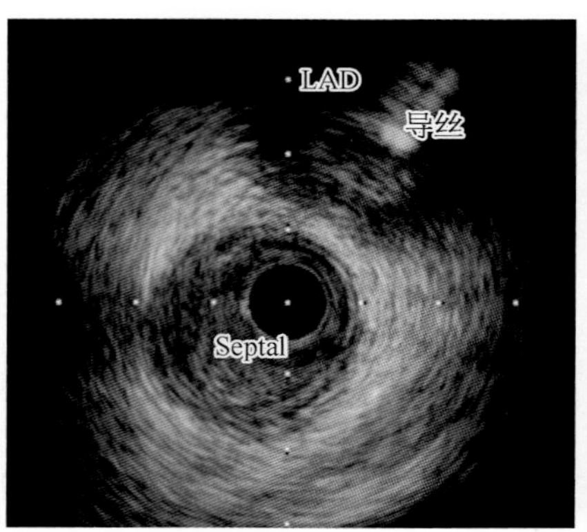

图 24-14-8　手术过程 7

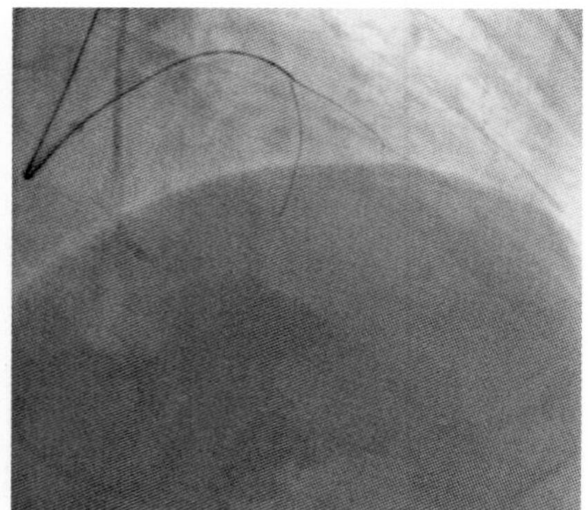

图 24-14-9　手术过程 8

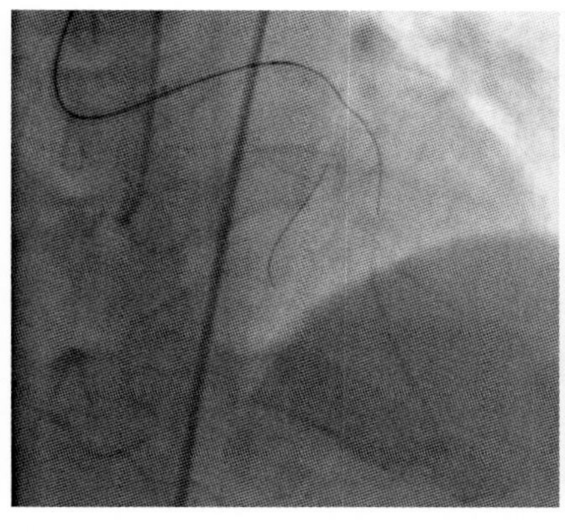
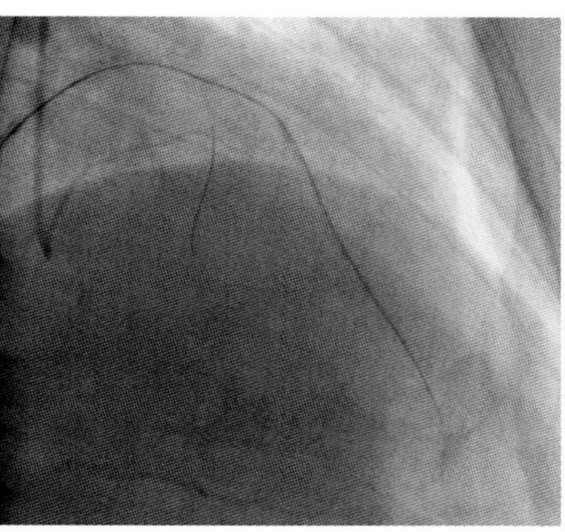

图 24-14-10　手术过程 9

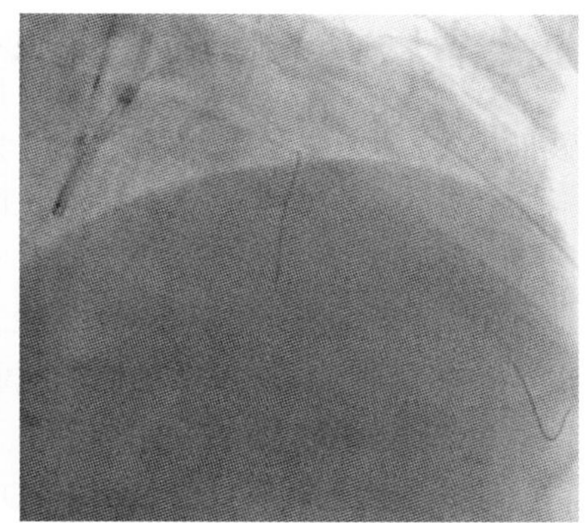

图 24-14-11　手术过程 10

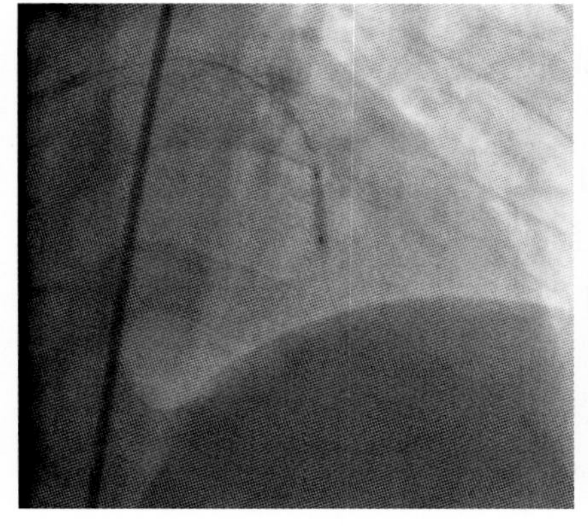

图 24-14-12　串联植入 2.5 mm × 36 mm、2.75 mm × 28 mm 及 3.5 mm × 18 mm Excel 支架

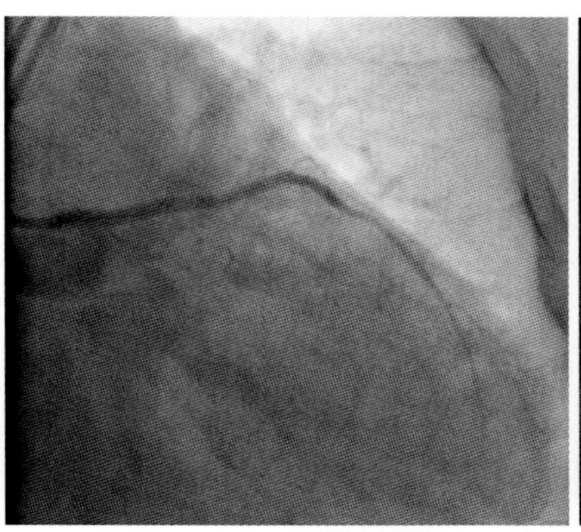
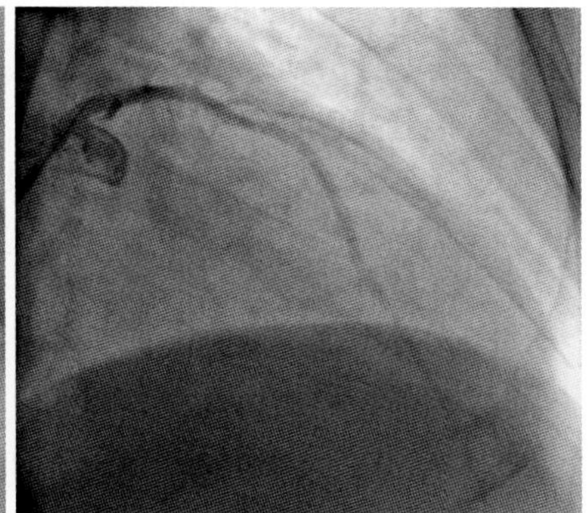

图 24-14-13　最终结果

5. 反复确保近端自病变中心进入后，选择左肩位，调整导丝“左右”位置，顺利通过病变，对侧造影证实导丝进入远段真腔（图 24-14-10）。

6. 交换 Sion 导丝达 LAD 远段（图 24-14-11）。

7. 植入支架（图 24-14-12）。

· 术后结果 ·

见图 24-14-13。

· 小结 ·

1. 患者合并肾功能不全时，应尽量采用正向术式，充分利用 IVUS 辅助，减少造影剂用量。

2. IVUS 指导平行导丝技术，应充分结合 CAG 的二维图像形成空间概念，精准调整导丝进入病变位置。

3. 利用能充分分开分支血管的角度。

病例 15　IVUS 指引下前降支 CTO 再入真腔

术者：陆浩　　医院：复旦大学附属中山医院　　日期：2019 年 7 月 1 日

· 病史基本资料 ·

· 患者男性，44 岁。

• 主诉：反复胸闷气短 3 月余。

• 简要病史：3 个月前因急性下壁心肌梗死外院行急诊 PCI，于右冠植入支架，造影提示前降支中段及回旋支远段 CTO。2 个月前外院尝试前降支 CTO 介入治疗未成功，此次拟再次左冠介入治疗入院。

危险因素：吸烟 20 余年，每日 20 余支。无高血压，无糖尿病史。

• 辅助检查

实验室检查：NT-proBNP 412.8 pg/ml，肝肾功能正常。

心脏超声：多节段收缩活动减弱，以下壁、前间隔、心尖部尤为明显，LVEF 40%。

• 冠状动脉造影 •

造影显示前降支 2 个月前 CTO 介入失败，此次造影无明显夹层和血肿，前降支中段分出间隔支完全闭塞，没有明显残端，闭塞段较长，闭塞远段血管存在弥漫性病变（图 24-15-1）。右冠原支架通常，双侧造影可见较多的间隔支侧支血管至前降支远段（图 24-15-2）。

回旋支分出钝缘支后完全闭塞，但可见微通道，CTO 介入治疗的成功率较高（图 24-15-1）。

• 治疗策略 •

此例患者前降支的 CTO 为钝头闭塞、闭塞节段 >20 mm、既往 PCI 治疗失败，J-CTO 评分为 3 分。

根据此次造影结果，前向介入治疗成功率并不高，此例患者右冠至前降支的间隔支侧支血管较为丰富，因此可以尝试正向介入治疗，若正向失败，及时转换策略行逆向介入策略。

• 器械准备 •

1. 穿刺准备：双侧桡动脉。
2. 指引导管：右桡动脉 7F 鞘，7F EBU 3.5 指引导管，左桡动脉，6F 鞘，6F SAL 1.0SH 指引导管。
3. 其他器械准备：正向 135 cm Corsair 微导管。

• 手术过程 •

首先正向尝试，Sion 导丝引导 135 cm Corsair 微导管至前降支中段，Sion 导丝即没有任何阻力地进入前降支闭塞段，但导丝进入前降支中段后，Sion 导丝前送有阻力，换入 Fielder XT-R 导丝前送稍仍有阻力，此时换入 Ultimate Bro 3 导丝则可以轻易送至前降支远段，此时对侧造影前降支显影不佳，但正向导丝方向与前降支走行基本一致，基于前降支进入闭塞段导丝没有阻力，考虑开始导丝位于真腔，推送 Corsair 至前降支中段，换入 Sion 导丝，Sion 导丝非常容易且没有阻力地就送到了前降支远段，但对侧造影前降支远段显影更加不好，无法判断导丝在真腔，且导丝不能调整至任何分支，考虑导丝位于内膜下（图 24-15-3A～D）。正向导丝这么容易就进入内膜下，考虑原因可能是前次介入治疗导致的夹层并没有

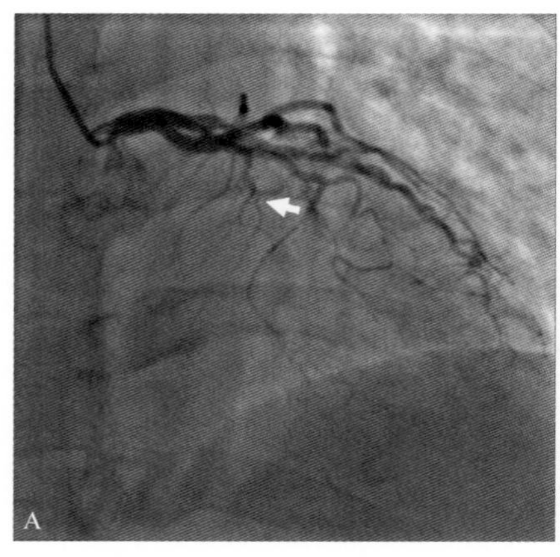

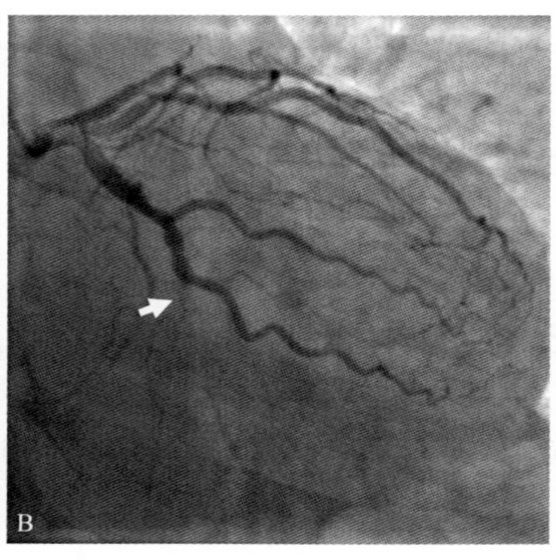

图 24-15-1 A 图显示前降支分出间隔支后完全闭塞，无明显残端（白色箭头处），B 图显示回旋支分出钝缘支闭塞，可见微通道（白色箭头处）

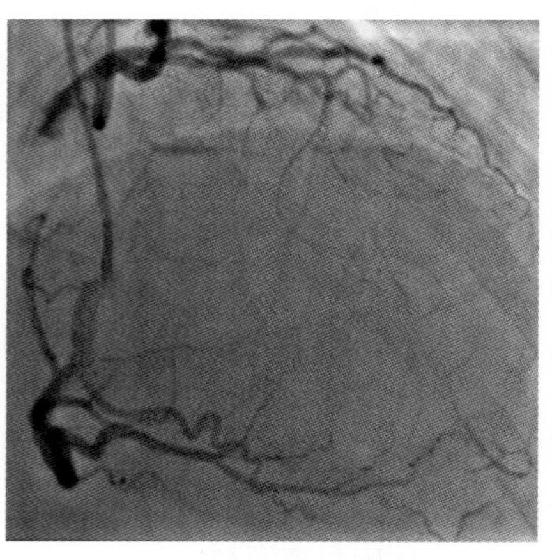

图 24-15-2 双侧造影显示间隔支侧支较多，前降支中远段血管存在弥漫性病变

完全愈合，所以开始时 Sion 导丝就可以轻易地进入内膜下，导致正向介入治疗失败。

由于此时对侧造影前降支显影不好，无法准确判断前降支的走行，所以正向 ADR 并不合适，此患者逆向侧支从造影上看为 CC 1 级的血管，因此可按预先的策略进行逆向介入治疗。但后降支至前降支的间隔支侧支虽然都是连续的，但尝试了 4 个间隔支侧支，先后应用了多根 Sion、Sion Black 及 Fielder XT-R 导丝均未能通过，通过超选择造影提示间隔支侧支血管均有较大的迂曲成角，部分侧支转角处有细小分支，导致导丝无法通过，反复尝试多次均无法通过侧支血管（图 24-15-4）。

此时正向及逆向均遇到了困难，且不具有很好的 ADR 条件，结合目前的介入情况，可以选择血管内超声正向指引下导丝再入真腔。选择了 Opti-Cross 超声（选择 Volcano 超声会更好，一方面避免 Opti-Cross 超声导管前端进入前降支闭塞段导致假腔扩大，另一方面避免两根导丝在超声下的干扰），超声显示导丝过了间隔支即进入内膜下，出口是错误的（图 24-15-5）。在超声实时指引下，操控 GAIA Second 导丝成功穿刺进入前降支闭塞段内膜下，超声证实了 GAIA Second 导丝的位置（图 24-15-6），前送导丝至前降支远段，并经微导管换入 Sion 导丝至前降支远段，对侧造影也证实了导丝位于真腔（图 24-15-7）。沿 Sion 导丝送入血管内超声导管检查显示导丝全程位于血管真腔，近中段可见夹

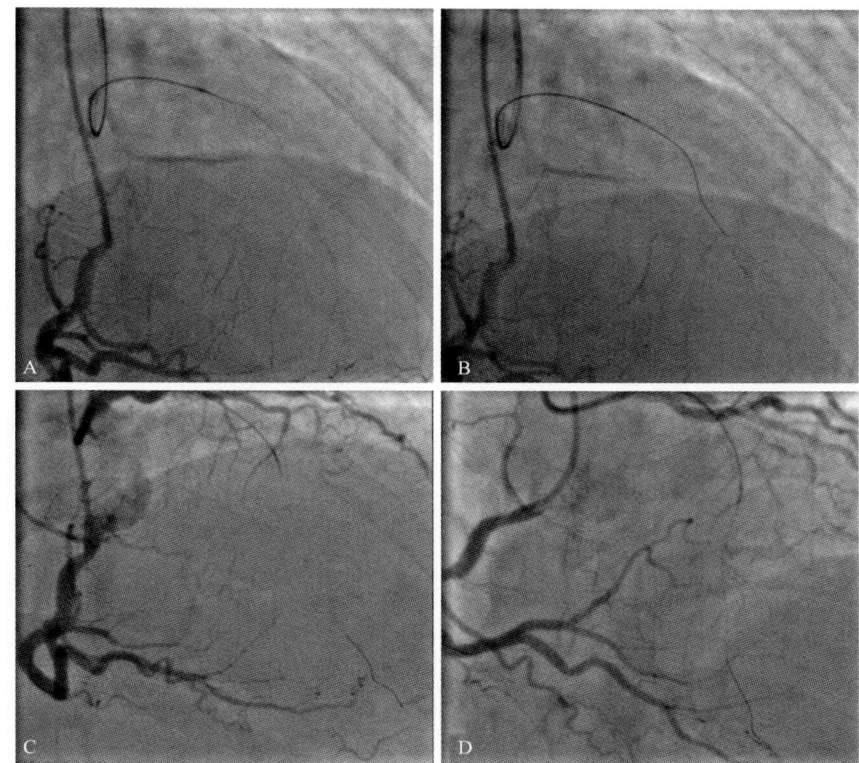

图 24-15-3 正向操作过程，A 图为 Sion 导丝，B 图为 Ultimate Bro3 导丝，C、D 图为 Sion 导丝，对侧造影证实导丝位于内膜下

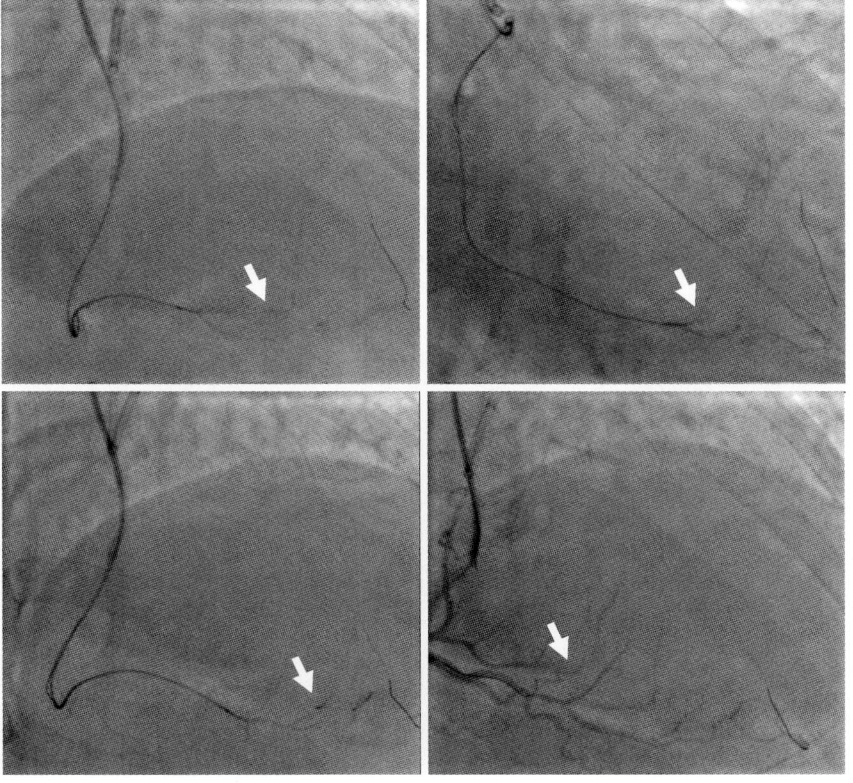
图 24-15-4 间隔支侧支均明显迂曲，导丝无法通过侧支血管，白色箭头处为侧支血管迂曲，导丝难以通过处

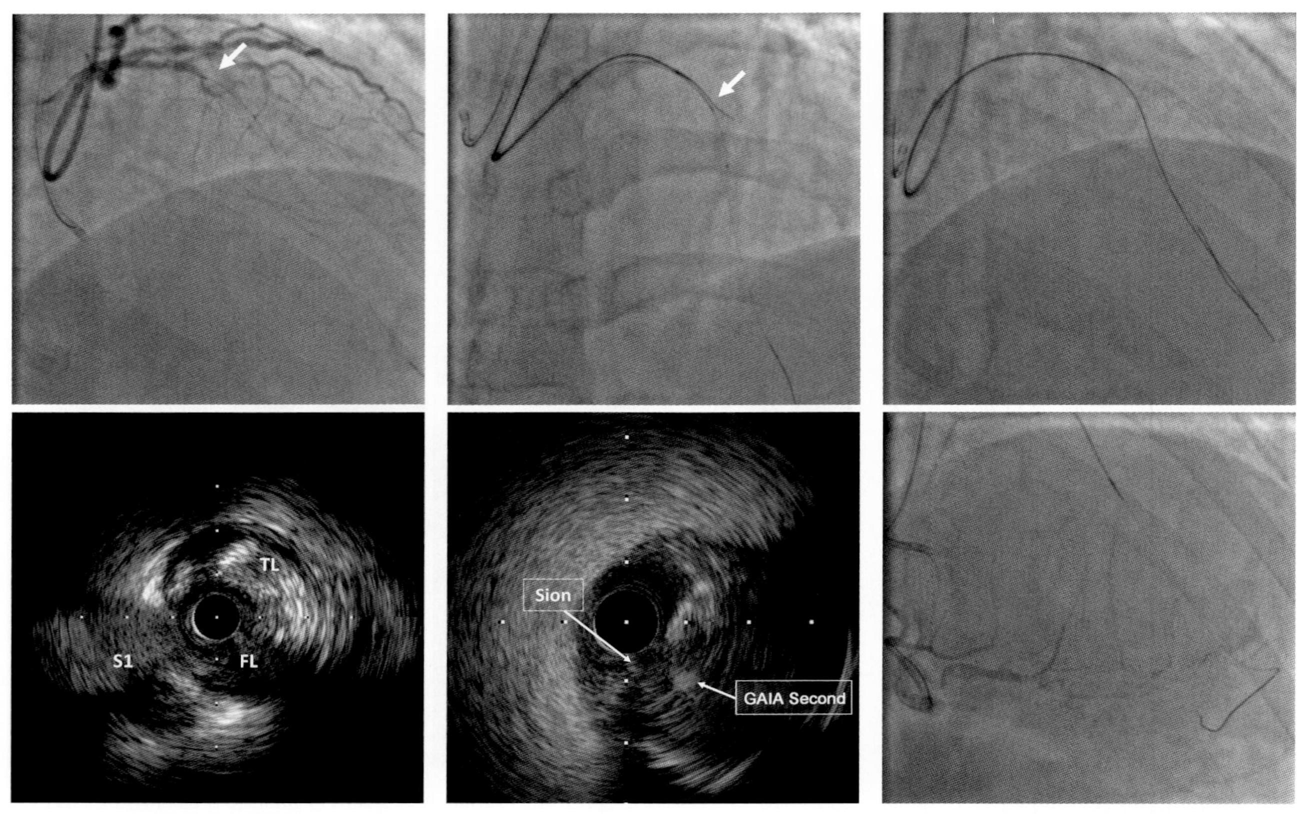

图 24-15-5 前降支闭塞起始处导丝即进入内膜下（白色箭头处），血管内超声显示导丝位于内膜下

TL：true lumen 真腔；FL：false lumen 假腔，S1：第一间隔支

图 24-15-6 在血管内超声实时指引下，操控 GAIA Second 导丝穿刺进入血管真腔（白色箭头处），血管内超声显示导丝位置，Sion 导丝位于内膜下，GAIA Second 导丝在真腔

图 24-15-7 对侧造影证实导丝位于血管真腔

层和壁内血肿（图 24-15-8）。在血管内超声和对侧造影指导下，植入 3 枚支架，完成前降支的介入治疗（图 24-15-9）。

回旋支 CTO 介入治疗相对简单，Sion 导丝送至钝缘支远段，送入 KDL（Crusade）双腔微导管，操控 GAIA Second 导丝成功通过回旋支闭塞段，进入回旋支远段真腔，最终完成回旋支介入治疗（图 24-15-10）。

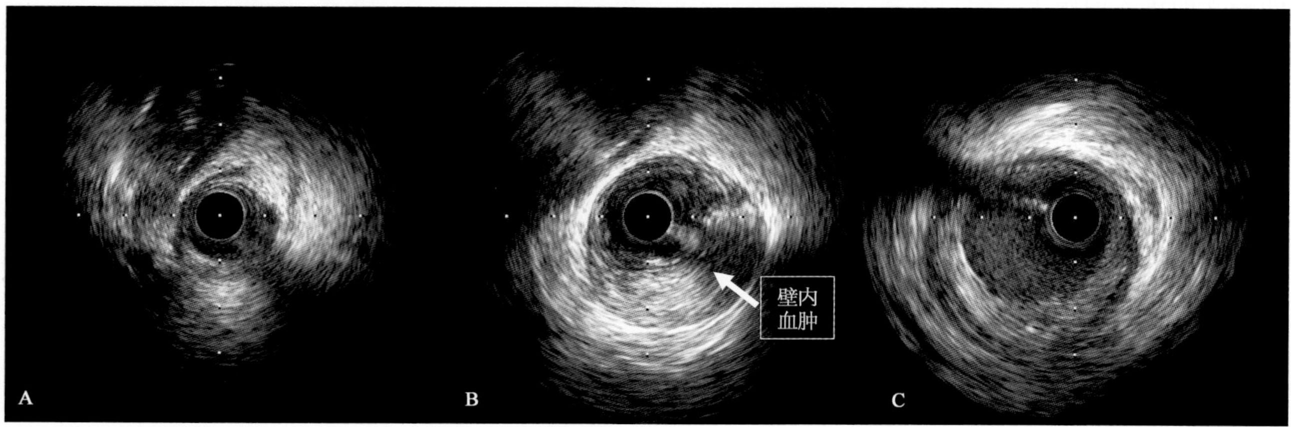

图 24-15-8 血管内超声显示导丝位于血管真腔，A 图显示前降支远段导丝位于血管真腔，B 图显示前降支中段导丝位于血管真腔，可见明显壁内血肿征象，C 图显示前降支近段

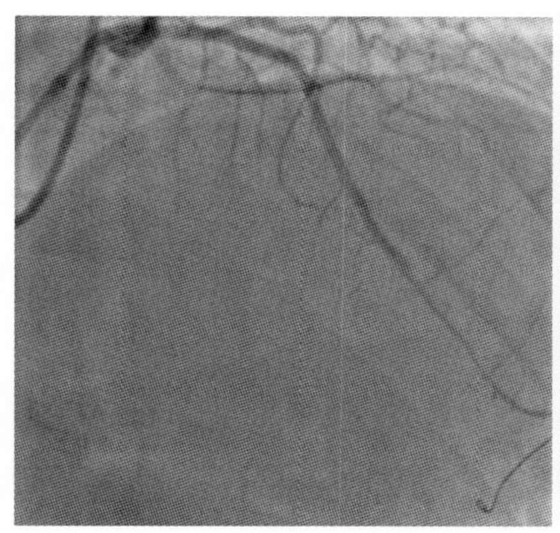
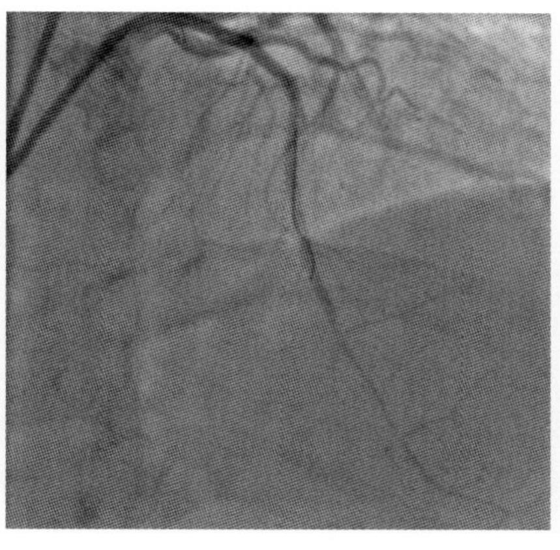

图 24-15-9　前降支植入支架后造影结果

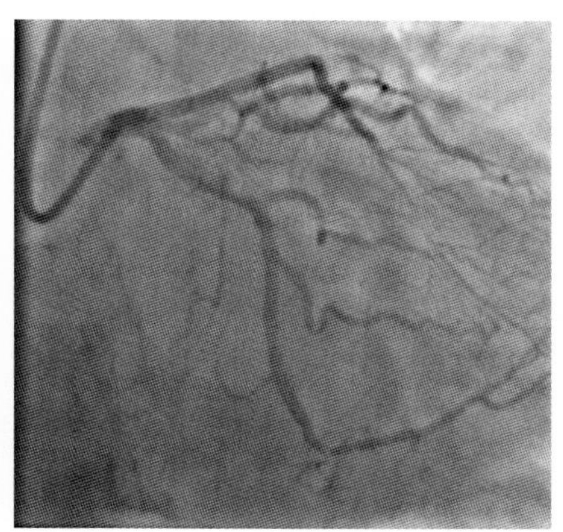

图 24-15-10　回旋支支架植入后造影

· 小结 ·

此例患者前降支 CTO 的介入治疗需要吸取的经验教训是，不能过度相信所谓的软导丝或者工作导丝，此类导丝即使无阻力地进入闭塞节段，也不能完全相信导丝位于血管真腔，尤其是有过介入治疗的病变，可能存在造影上不能显示的夹层，导丝易进入内膜下。在不能确定导丝位于真腔的情况下，不能盲目推送导丝，此例患者导丝推送过远在一定程度上导致了夹层的扩大。

但 CTO 的介入治疗过程会存在很多不确定因素，在 PCI 过程中需要及时的策略转换，以解决术中遇到的问题。此例患者正向介入遇到困难，根据术前的制订的策略，及时转为逆向介入治疗，但此时又遇到了意料之外的困难，间隔支侧支血管虽然看上去很"好"，但是均存在较大的迂曲成角和细小分支，先后使用 Sion、Sion Black、Fielder XT-R 导丝均无法通过（也许 Suoh 03 导丝有通过的可能性，但没有相关器械），此时需再次策略转换，改为正向技术。因正向导丝导致前降支血肿向远段延展明显，逆向造影无法显示前降支，因此器械辅助 ADR 技术可行性不大，平行导丝由于不能确定进入内膜下的位置，操控平行导丝可能导致假腔扩大，此时 IVUS 指引下再入真腔是可行的治疗方案，最终在 IVUS 定向实时指引下，成功将导丝送入血管真腔。

综上，根据术中出现的困难，及时的策略转换，可以寻求跟多解决 CTO 介入治疗中的难题。

· 讨论 ·

1. IVUS 指导再入真腔的启动时机如何把握？

2. 再入真腔的穿刺导丝如何选择？导丝操作时有哪些技巧和需要注意的事项？是否有其他需要进一步讨论的问题？

病例 16　失败乃成功之母

术者：马登峰　　医院：太原市中心医院　　日期：2019 年 6 月 22 日

· 病史基本资料 ·

- 患者男性，76 岁。
- 主诉：间断胸部憋痛 8 年，加重 1 周。
- 简要病史：5 年前于外院行冠状动脉造影提示 3 支病变，行 CABG 术，术后规律冠心病二级预防。
- 既往史：糖尿病 10 年余，高血压 10 年余。吸烟史 50 年，20 支 / 日。

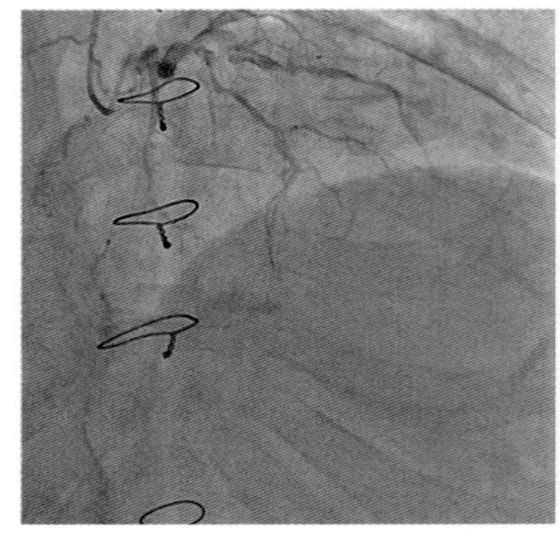
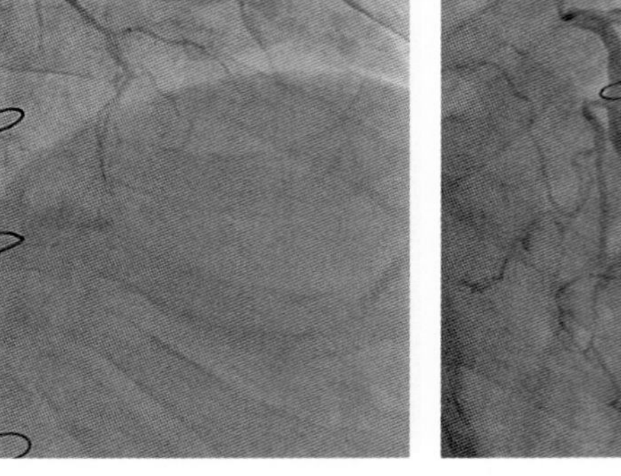

图 24-16-1 左冠头位（CRA）30°

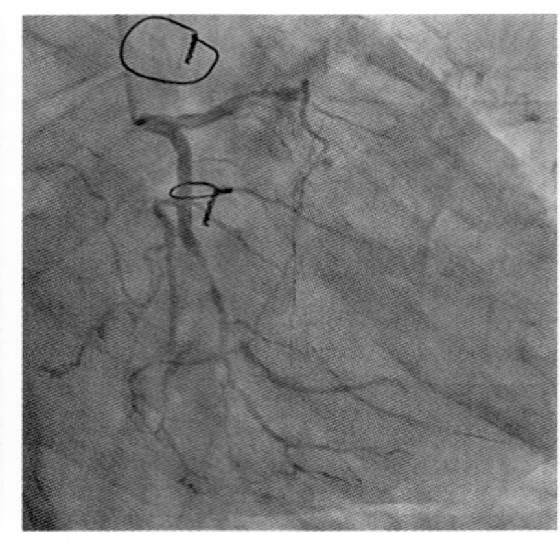

图 24-16-2 左冠右前斜（RAO）30°+ 足位（CAU）30°

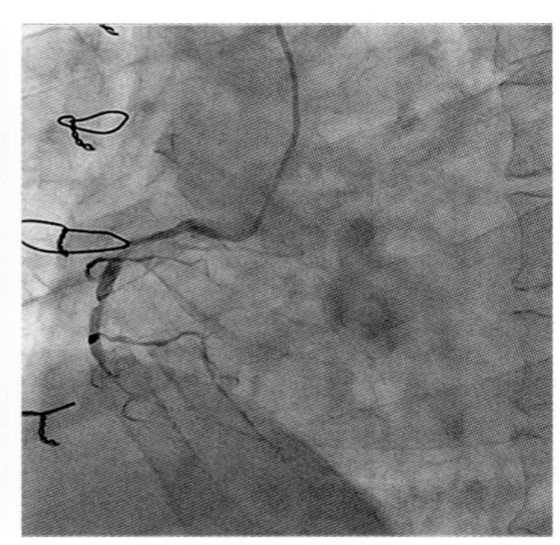

图 24-16-3 右冠左前斜（LAO）45°

· 冠状动脉造影 ·

3 支血管病变，右冠中远段完全闭塞，大隐静脉桥-LAD 通畅见图 24-16-1～图 24-16-4。

· 治疗策略 ·

1. 患者 CABG 术后，间隔支至 RCA 侧支循环血管迂曲，首选正向治疗策略，对侧造影引导，正向导丝选择由软到硬逐步升级，如导丝偏离，拟采用平行导丝技术调整至血管真腔，如果正向无法通过，再尝试逆向。

2. 术前认真评估患者的身体一般状况、年龄、体格、心功能、肝肾功能、无合并其他慢性基础疾病，能否耐受手术。

· 器械准备 ·

1. 穿刺准备：正向选择右股动脉血管入路，逆向选择右桡动脉血管入路。

2. 指引导管选择：正向选择 6F XB RCA，逆向选择 6F EBU 3.5。

3. 其他器械准备：微导管 Corsair、CTO 导丝、球囊、支架。

· 手术过程 ·

1. 双侧造影观察病变特征，闭塞段较长（图 24-16-5）。

2. 先正向：135 cm Corsair 微导管支撑，导丝逐步升级，先后尝试 Fielder XT-R、GAIA First、Ultimate Bro 3 导丝，对侧造影显示导丝均未能到达远段真腔（图 24-16-6）。

3. 决定转为逆向，Corsair 微导管支撑，尝试送 Sion 导丝通过第一间隔支-RCA 侧支血管未成功

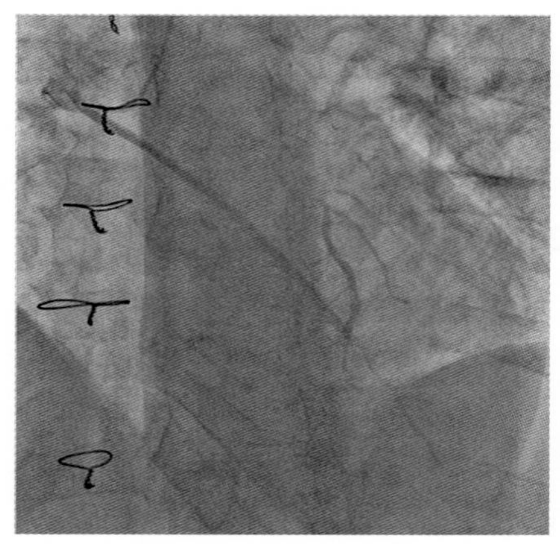
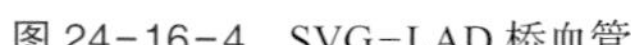

图 24-16-4 SVG-LAD 桥血管

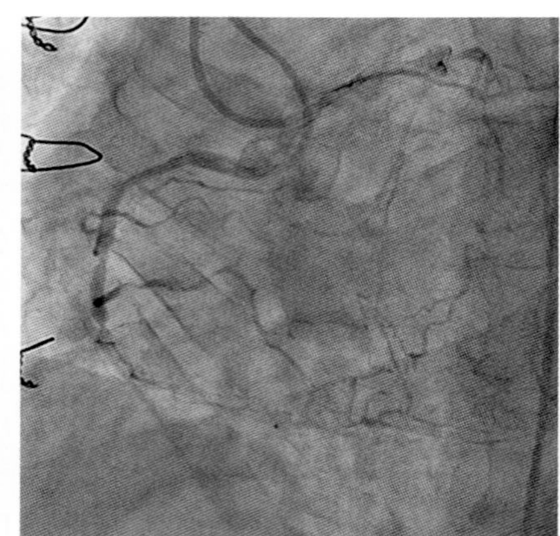
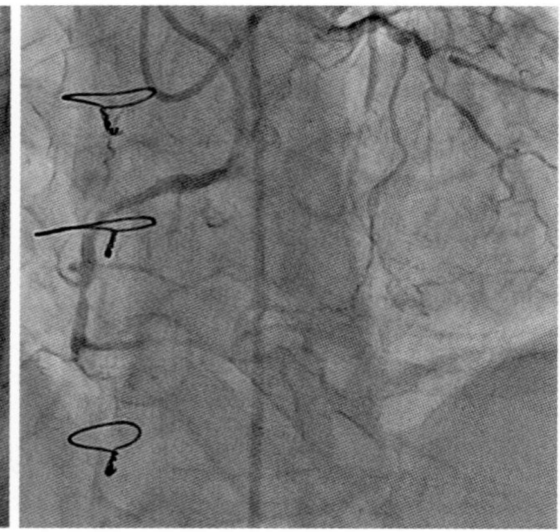

图 24-16-5 手术过程 1

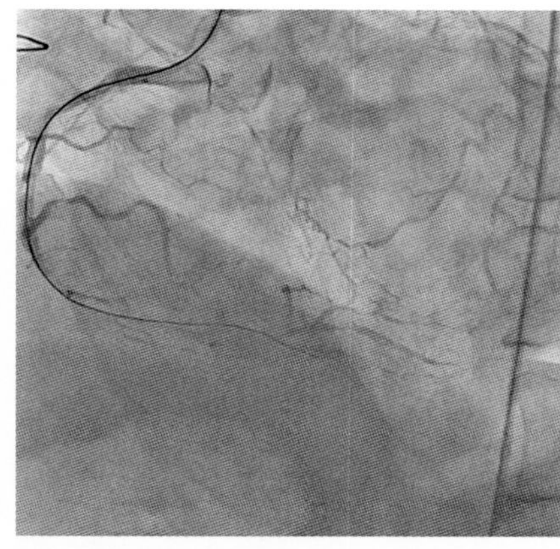
图 24-16-6 手术过程 2

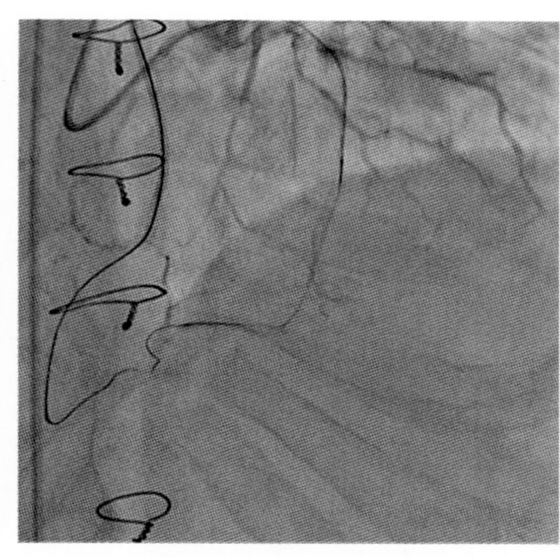
图 24-16-7 手术过程 3

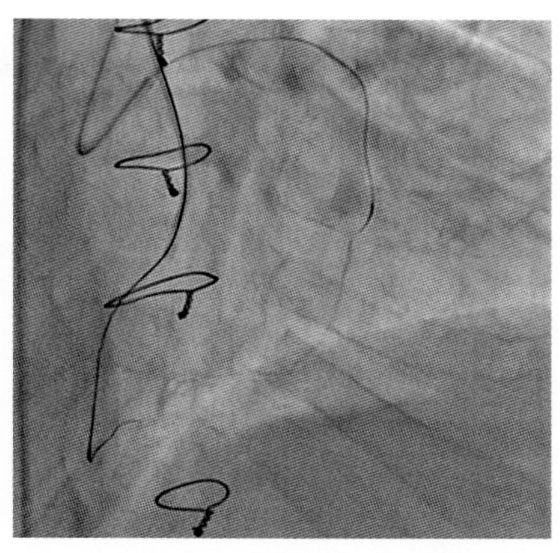
图 24-16-8 手术过程 4：高选择造影观察侧支血管

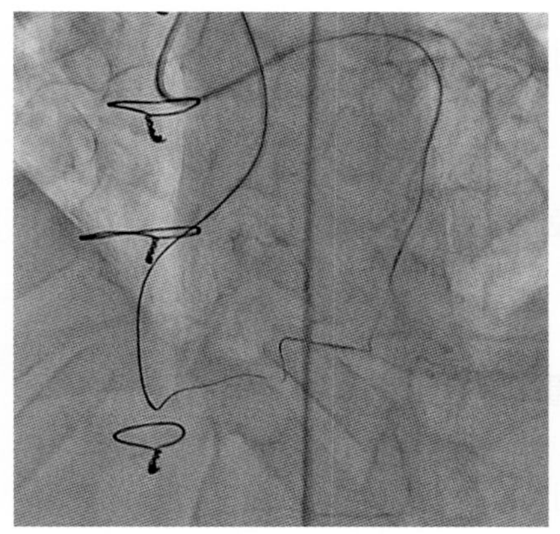
图 24-16-9 手术过程 5

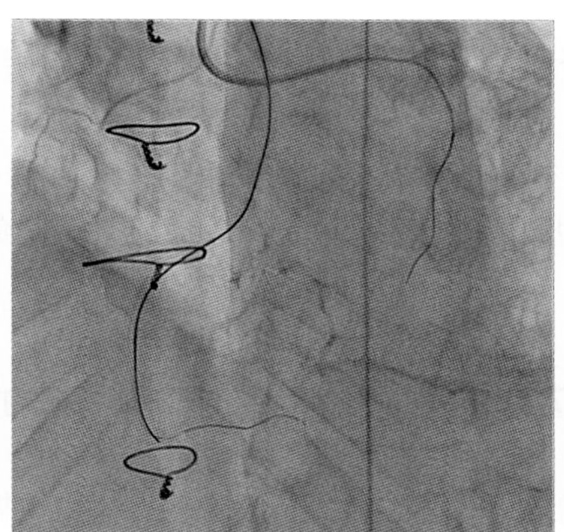
图 24-16-10 手术过程 6

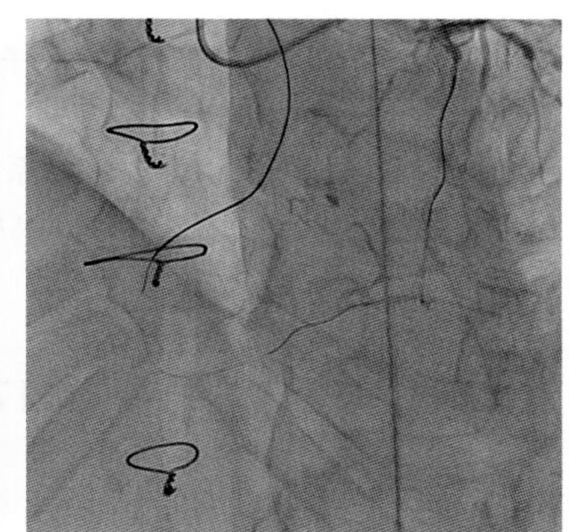
图 24-16-11 手术过程 7

（图 24-16-7）。

4. 微导管选择性造影观察侧支血管（图 24-16-8）。

5. 再次尝试送 Sion 导丝通过第一间隔支-RCA 侧支血管未成功（图 24-16-9）。

6. 放弃逆向，再次仔细观察病变，长段闭塞，重新转为正向，尝试 Pilot 200 及 Ultimate Bro 3 双导丝平行（图 24-16-10）。

7. 对侧造影证实 Pilot 200 导丝远端位于血管真腔（图 24-16-11）。

8. 微导管前送困难，尝试送 1.25 mm × 15 mm、1.2 mm × 8 mm 小球囊无法通过（图 24-12-12）。

9. 尝试送 Pilot 150 导丝通过病变，松解斑块，1.25 mm × 15 mm、1.2 mm × 8 mm 双球囊交替扩张，但是 Guilding 导管腔小，双球囊操作困难，Pilot 200 脱出，再次尝试通过闭塞段，没有成功，考虑造影剂使用量过大（600 ml）及射线暴露时间过长等因素，遂终止手术（图 24-16-13）。

• 术后结果 •

即刻结果见图 24-16-14。

患者术后无明显胸憋症状，术后复查心电图无明显变化，血压、心率正常，复查血肌酐及心肌酶正常。术后强化药物治疗，建议择期再次尝试。

• 小结 •

1. 此例病变在 Guilding 导管选择上为最终失败埋下了伏笔，6F XB RCA 内腔太小，器械多时很难操作，应该选择 7F 指引导管可能会增加成功率。

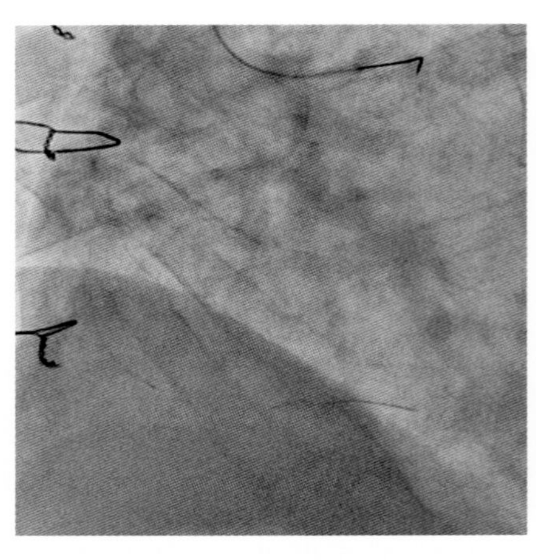
图 24-16-12　手术过程 8

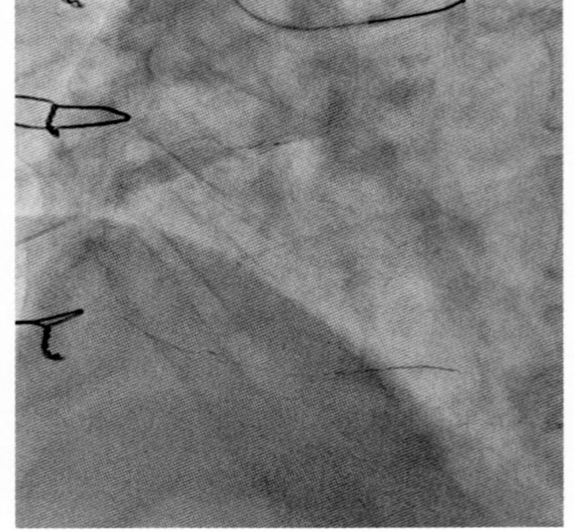
图 24-16-13　手术过程 9

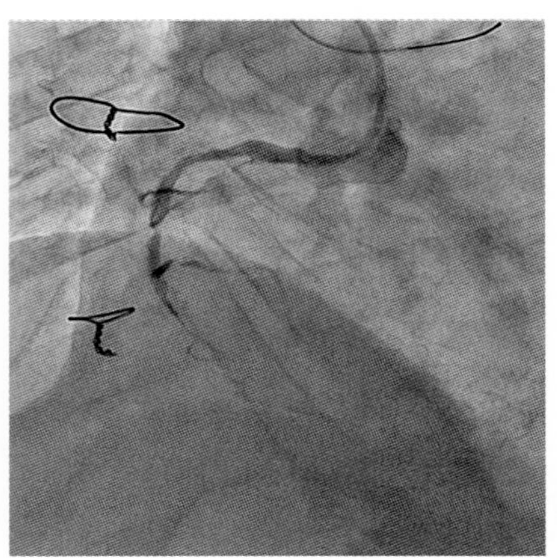
图 24-16-14　最终结果

2. 术前阅读冠状动脉造影不仔细，没有仔细观察到侧支循环的走行，导致术中花了太多的精力寻找侧支。

3. 对于长段闭塞病变，Pilot 系列导丝具有一定的优势。

4. 术中要保持平和的心态及高度的专注度，一定要保住成果，避免走回头路。

病例 17　开通 CTO 病变时双侧造影的重要性

术者：马礼坤，华景胜　　医院：安徽省立医院　　日期：2019 年 6 月 30 日

· 病史基本资料 ·

· 患者女性，78 岁。

· 主诉：反复心悸、胸闷 1 年，加重 1 日。

· 简要病史：20 年前因车祸左下肢截肢术。

· 辅助检查

实验室检查：CK-MB 22 IU/L。

心电图：窦性心律，阵发性心房颤动伴差异性传导。

心脏彩超：左心室舒张末期内径 61 mm，EF 31%。

· 冠状动脉造影 ·

选用右侧桡动脉路径，6F 血管鞘。造影发现：冠状动脉钙化明显，左干末端狭窄 30%，前降支近段狭窄 50%，中段第一对角支发出后完全闭塞；回旋支近段弥漫性狭窄 80%；右冠全程不同程度狭窄，最重处位于右冠远段，狭窄 50%，可见右冠经间隔支向前降支提供侧支（图 24-17-1 ～ 图 24-17-6）。

· 病例分析及初始策略选择 ·

患者为 3 支病变，其中前降支闭塞及回旋支严重狭窄，患者拒绝行 CABG。首先考虑处理前降支闭塞病变，需要双侧造影。手术的难点之一是前降支完全闭塞，患者心功能不全，术中需要控制造影剂的用量，并注意心功能的变化。技术上的难点是前降支钙化，病变可能需要旋磨。从造影形态分析，前向看闭塞端存在鼠尾残端，从逆向看右冠侧支循环连续，前降支闭塞段较短，初步策略计划正向导丝技术，采取聚合物护套亲水涂层导丝通过，如果失败改为逆向途径。

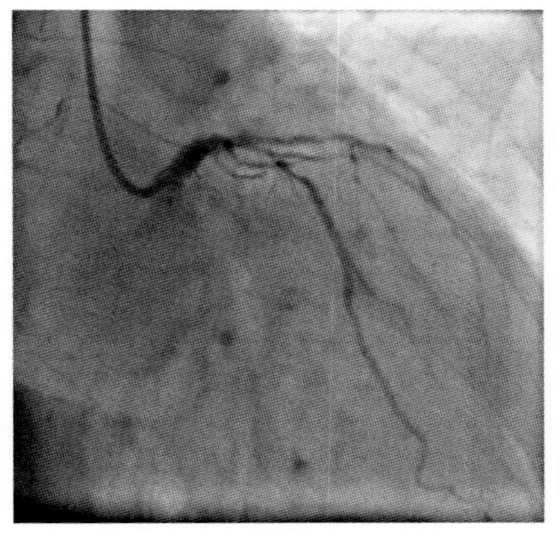

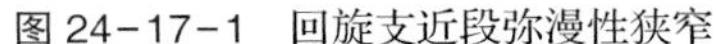
图 24-17-1 回旋支近段弥漫性狭窄

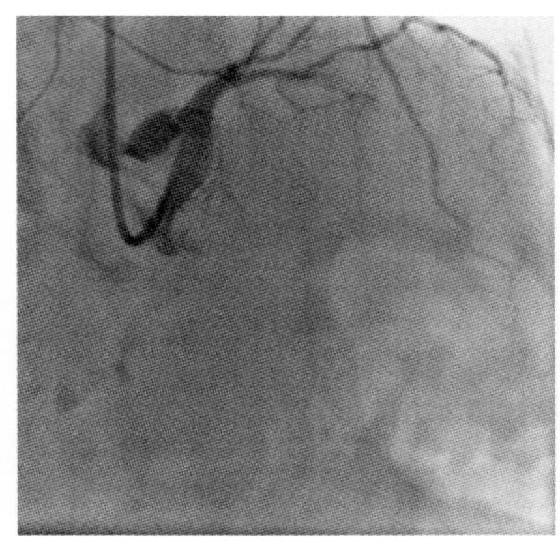
图 24-17-2 前降支中段闭塞

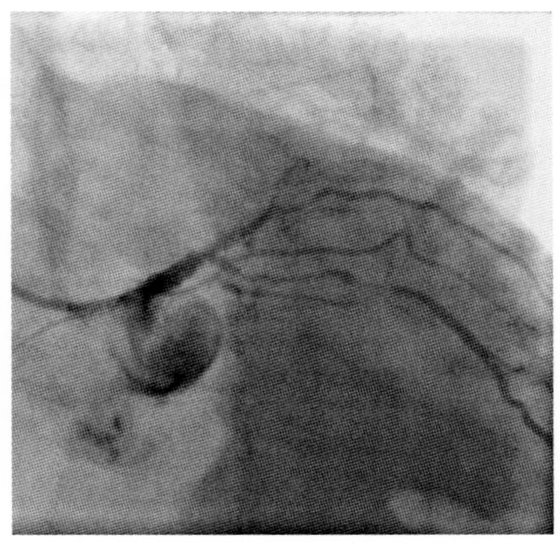
图 24-17-3 左冠蜘蛛位造影

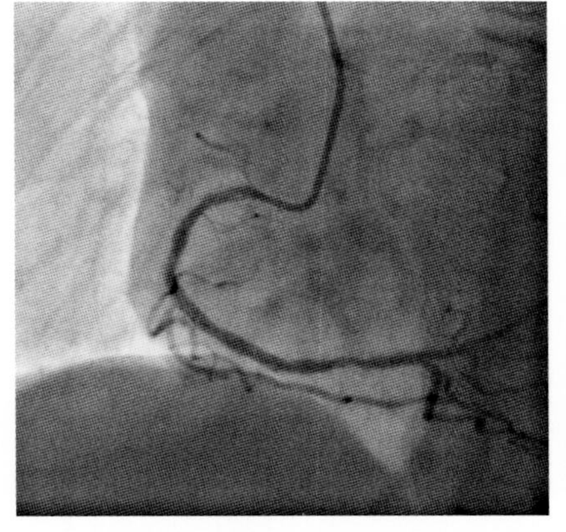
图 24-17-4 右冠全程不同程度狭窄

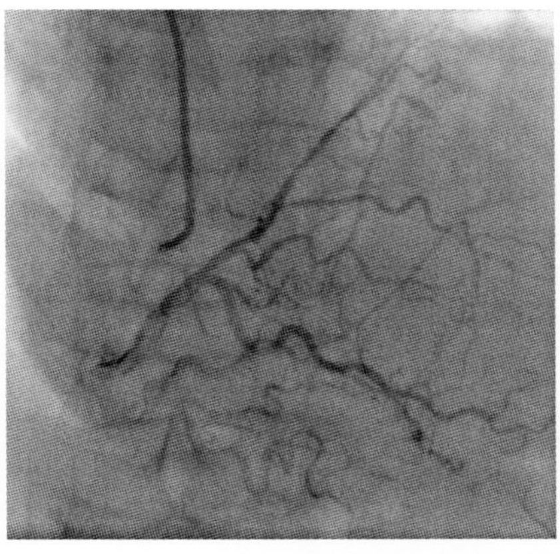
图 24-17-5 右冠通过侧支循环使前降支中远段显影

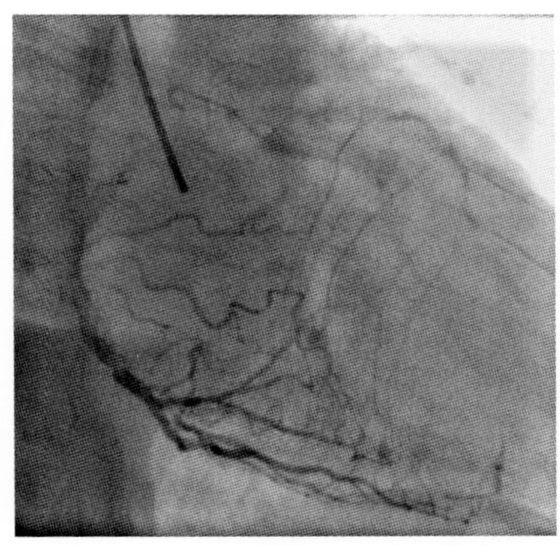
图 24-17-6 右冠通过侧支循环使前降支中远段显影

· 手术过程 ·

穿刺左桡动脉，桡动脉扭曲，造影管难以通过（图 24-17-7），暂时放弃对侧造影。选择 6F EBU 3.75 指引导管至左冠口，130 cm Finecross 支撑下 Pilot 50 导丝稍有阻力通过前降支“闭塞段”，导丝至“间隔支”（图 24-17-8），Finecorss 微导管难以通过闭塞段。回撤微导管，改换 Sprinter 1.5 mm × 15 mm 球囊，拟球囊预扩，Sprinter 1.5 mm × 15 mm 球囊难以通过“闭塞段”，在 Guidezilla 导管支撑下 Sprinter 1.5 mm × 15 mm 球囊扩张“闭塞段”（图 24-17-9），回撤球囊造影发现穿孔，立即 Sprinter 2.5 mm × 15 mm 球囊 8 atm 封堵前降支近段，造影证实无造影剂外渗（图 24-17-10），同时做好心包穿刺及弹簧圈封堵准备。穿刺左肱动脉，对侧造影了解前降支导丝情况，确定 Piolot 50 导丝位于假腔（图 24-17-11）。球囊封堵 20 min，患者无胸痛不适，血压及心电稳定，回撤球囊，再次造影了解有无造影剂外渗及外渗部位，证实无造影剂外渗（图

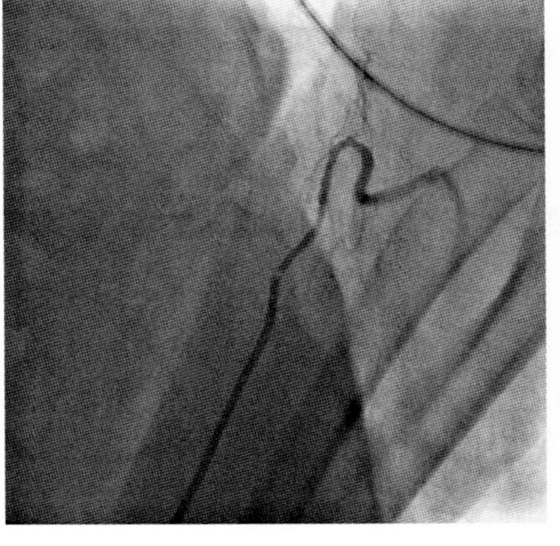
图 24-17-7 左桡动脉扭曲

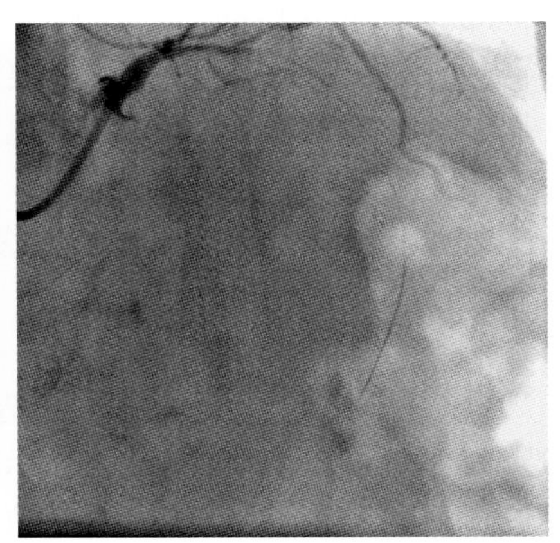
图 24-17-8 Pilot 50 导丝至“间隔支”

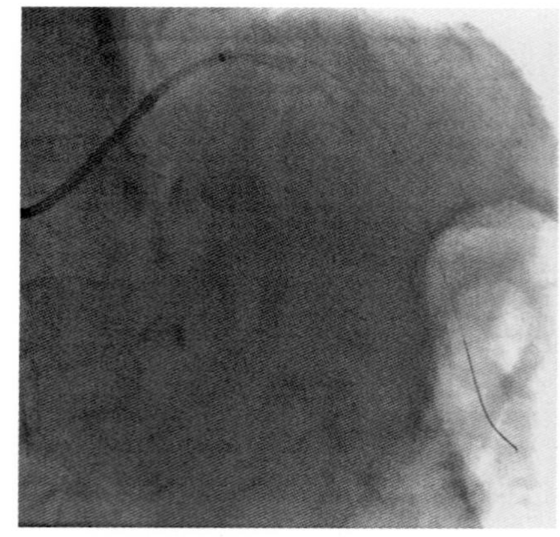
图 24-17-9 Sprinter 1.5 mm × 15 mm 球囊扩张“闭塞段”

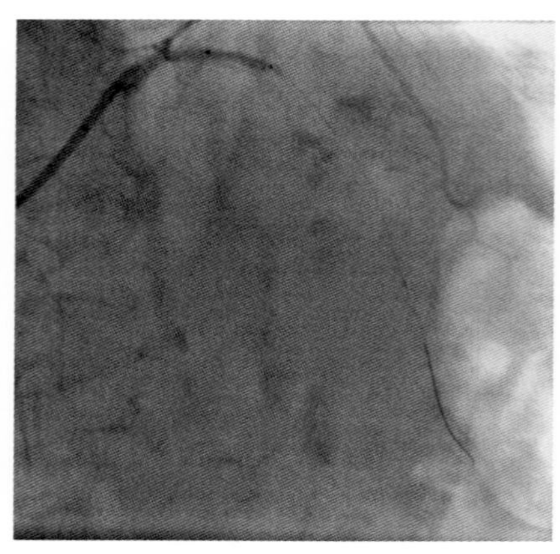
图 24-17-10 2.5 mm × 15 mm 球囊封堵前降支近段

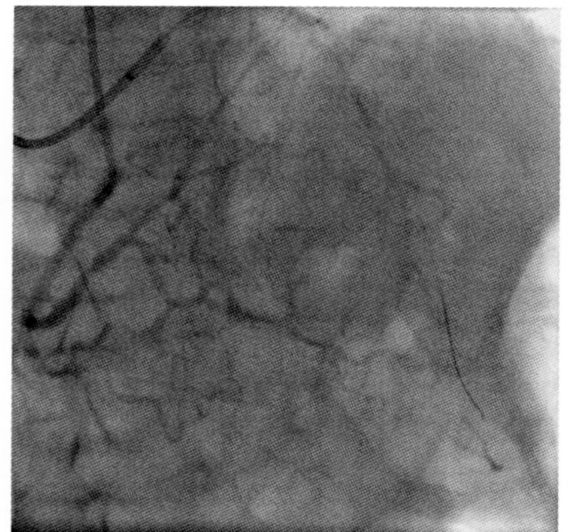
图 24-17-11 封堵同时对侧造影

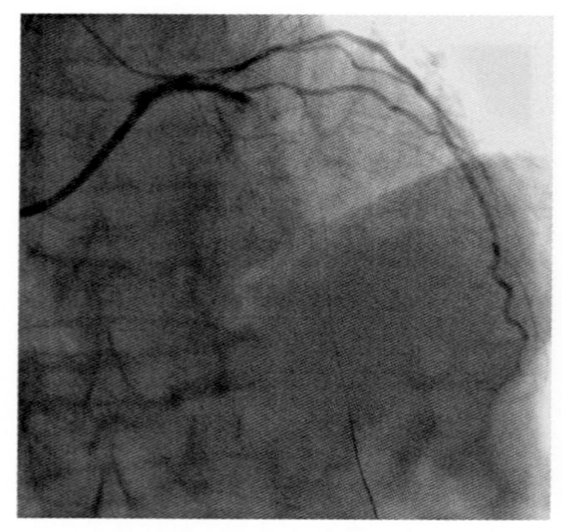
图 24-17-12 封堵后回撤球囊，证实无造影剂外渗

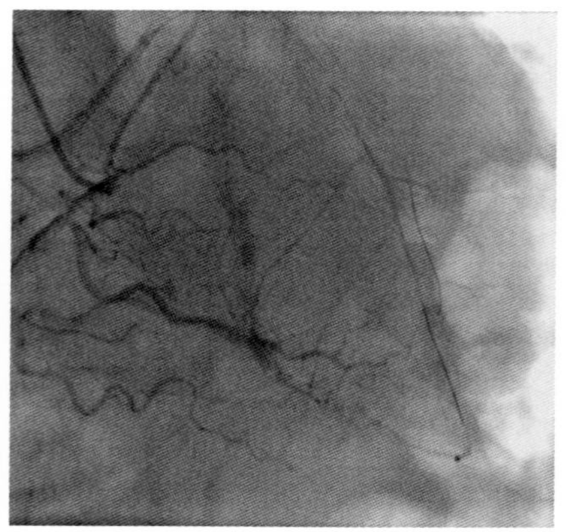
图 24-17-13 右肩位证实 Pilot 150 位于真腔

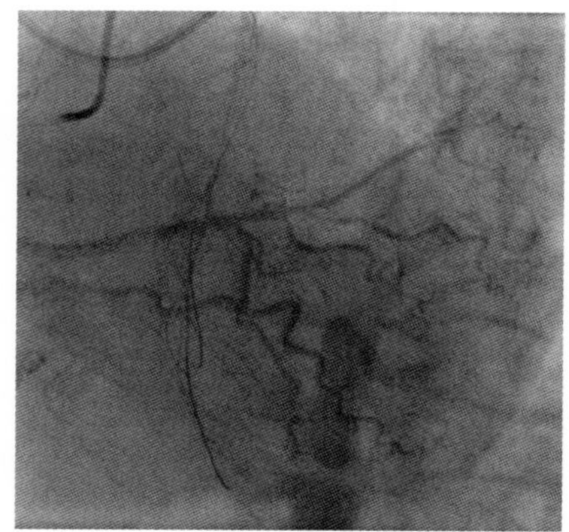
图 24-17-14 左肩位证实 Pilot 150 位于真腔

24-17-12）。考虑无造影剂外渗，生命体征平稳，保留 Pilot 50 导丝，选取 Pilot 150 导丝，采取平行导丝技术仔细调整导丝，Pilot 150 导丝至前降支远段，多体位对侧造影证实其在血管真腔（图 24-17-13、图 24-17-14）。

回撤 Pilot 50 导丝，先后 1.5 mm × 15 mm 及 2.5 mm × 15 mm Sprinter 球囊小心对病变预扩张（图 24-17-15），正向造影再次证实无造影剂外渗（图 24-17-16）。

中段至前降支开口精确定位串联植入 2 枚药物涂层支架（Firebird 2 2.5 mm × 33 mm 10 atm；Excel 3.0 mm × 33 mm 12 atm）（图 24-17-17、图 24-17-18）。并以 3.0 mm × 15 mm 球囊对支架重叠处至前降支开口进行顺次高压后扩张，复查造影无支架残余狭窄（图 24-17-19）。左侧位造影证实无心包积液（图 24-17-20）。择期处理回旋支。

· 术后结果 ·

患者生命体征平稳，术后 4 h 复查超声无明显心包积液。术后观察 3 日，无胸闷，小便量正常，出院门诊随访。

· 小结 ·

1. CTO 病变介入过程中双侧造影：CTO 病变介入过程中从术前至术中，对侧造影特别是规范的双侧造影至关重要。本例右冠造影提示侧支循环良好，术前准备对侧造影，因桡动脉路径扭曲放弃经左桡动脉对侧造影。因该患者左下肢截肢，穿刺右股动脉需卧床制动，患者难以耐受，故未经右股动脉行对侧造影。经该病例发现，高质量的影像结果有助于介入治疗策略的选择且能避免并发症的发生。

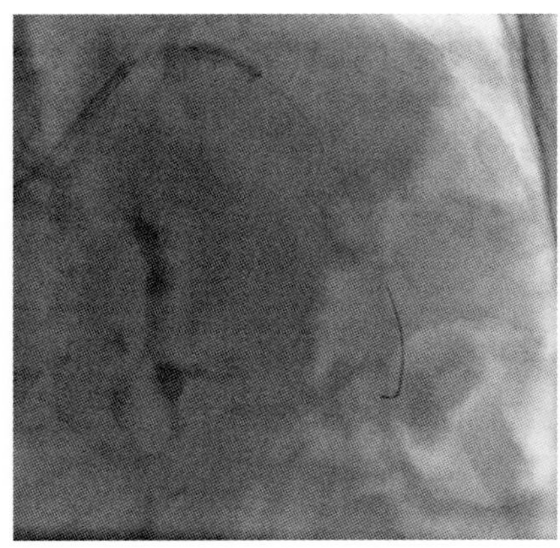
图 24－17－15 2.5 mm × 15 mm Sprinter 球囊预扩张

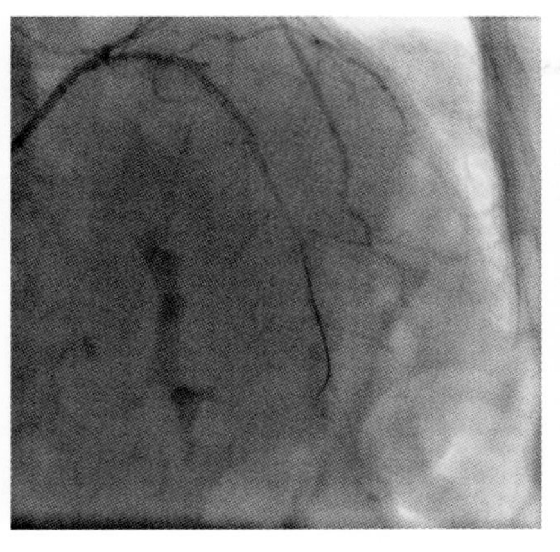
图 24－17－16 正向造影无造影剂外渗

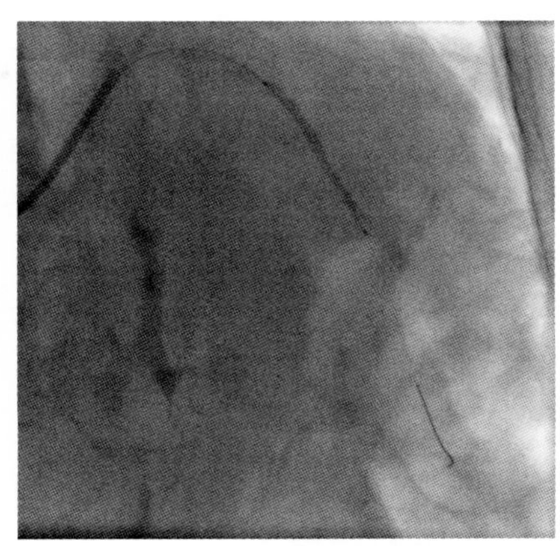
图 24－17－17 自前降支中段开始植入支架

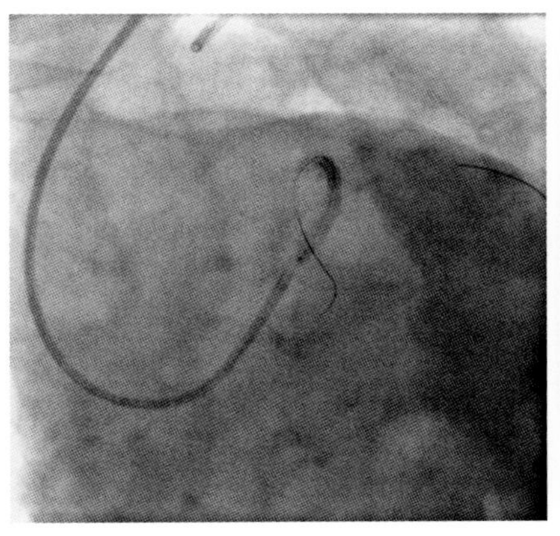
图 24－17－18 前降支开口精确定位植入支架

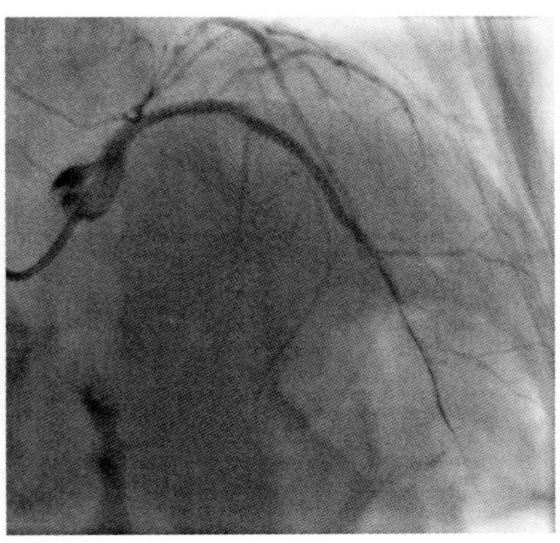
图 24－17－19 造影无支架残余狭窄及造影外渗

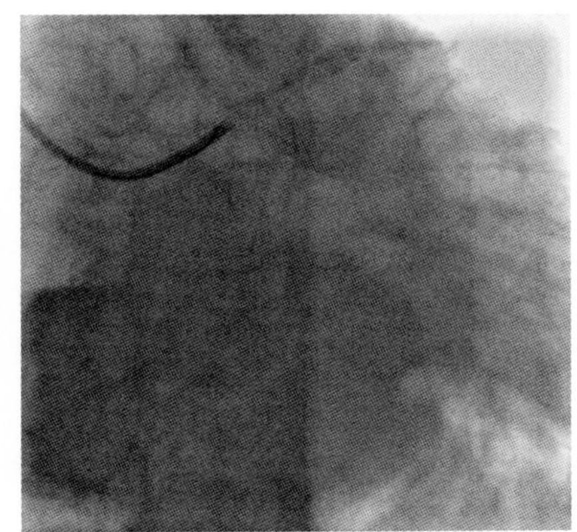
图 24－17－20 造影确认无心包积液

2. 冠状动脉穿孔：导丝通过 CTO 闭塞端后仅凭手感或导丝进入所谓的分支，武断判定导丝位于真腔，盲目地采取球囊扩张是导致本例术中冠状动脉穿孔的原因。因此，在无对侧造影证实导丝位于远段血管真腔的情况下，绝对不能轻易采取球囊扩张，尤其小球囊在强支撑的情况下不容易通过闭塞段时需要想到导丝穿出血管外的可能性。球囊扩张闭塞段后即刻造影非常重要，本例小球囊预扩后发现造影剂外渗，即刻采取球囊封堵后使穿孔封闭，才未导致严重的后果。

· 讨论 ·

1. 行 CTO 病变 PCI 术中发生导丝穿孔的风险评估与处理方法。
2. 在 CTO 病变 PCI 术中无对侧造影情况下，哪些证据可以帮助判断导丝位于血管真腔？

病例 18 Investment 策略治疗右冠 ISR CTO

术者：潘宏伟 医院：湖南省人民医院 日期：2019 年 4 月 2 日

· 病史基本资料 ·

· 患者男性，55 岁。
· 主诉：反复胸痛 4 个月。

• 既往史：高血压 10 年，2 型糖尿病 2 年。

• 简要病史：6 年前在外院植入右冠 4 枚支架，1 个月前在前降支近段植入支架 1 枚。

• 辅助检查：心脏超声示左室舒张末期内径 51 mm，LVEF 64%。

• 冠状动脉造影 •

见图 24-18-1。

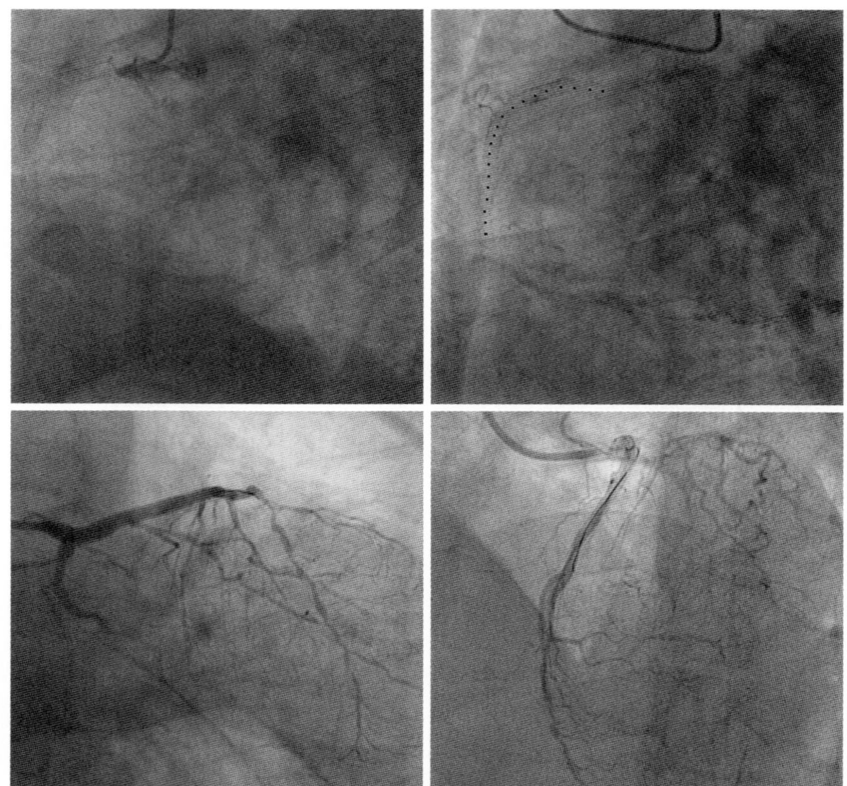

图 24-18-1　右冠近中段支架内完全闭塞，闭塞长度 > 20 mm，明显成角，左冠状动脉系统提供侧支血管供应右冠

• 治疗策略 •

右冠 CTO，根据 J-CTO 评分，闭塞长度 >20 mm，有明显成角，评分为 2 分，病变有以下特点。

1. CTO 入口有明确残端，但右冠开口后闭塞，分析闭塞时间可能较长，病变以致密纤维斑块为主的可能性大，指引导管选择需要有较强的支撑力或术中使用增加支撑力的方法。

2. 间隔支侧支为 CC 0 级，导丝及微导管通过困难，回旋支侧支 CC 2 级（较迂曲）。

3. 支架内长段闭塞，闭塞段入口及出口均在支架内，有明确的指向。软导丝若不能顺利通过支架内闭塞，需升级导丝，硬导丝在支架转弯处容易走行至支架外。

手术策略：由于闭塞段入口及出口均在支架内，导丝走行有明确的方向指引，完成手术的关键是导丝始终保持在支架内。该患者为支架内闭塞，若不能确定闭塞时间，宜首选强支撑指引导管或联合使用其他增加支撑力的方法。此患者因指引导管不能深插，可采用球囊锚定近段分支血管，以稳定指引导管并增加支撑力。导丝首选穿透力强的超滑导丝，如 Pilot 200 导丝，在平直段也可采用操控性好的穿刺导丝，如 GAIA Third、Conquest Pro 等。支架内 Knuckle 技术可能安全快速地通过闭塞段，并使导丝很高概率地走行在支架内，Knuckle 导丝每走行一段便进行多体位投照，证实导丝走行在支架内，跟进微导管，直至微导管接近支架内出口，再交换为合适硬度及头端塑形的导丝突破远段闭塞处，必要时使用 Carlino 技术。因支架内闭塞病变往往较坚硬，微导管选择有一定穿通能力的 Corsair 微导管。对于支架内再狭窄，推荐使用腔内影像学，如 IVUS，有助于寻找支架内闭塞原因。

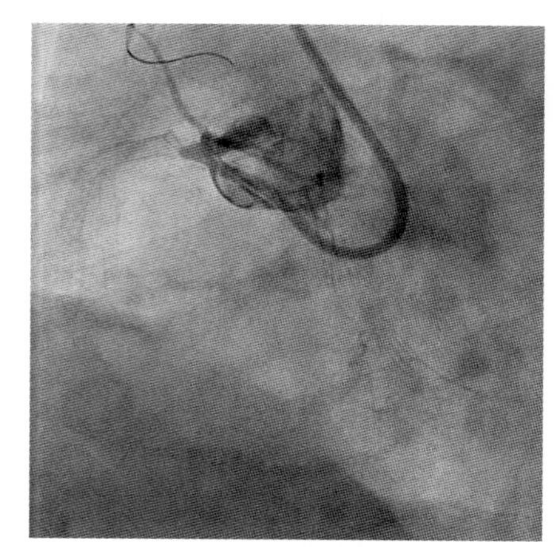

图 24-18-2　7F AL 1.0 指引导管，圆锥支 Sion 导丝锚定

• 器械准备 •

右桡动脉 7F AL 1.0 指引导管，左桡动脉 5F TIG 造影管。

• 手术过程 •

见图 24-18-2～图 24-18-20。

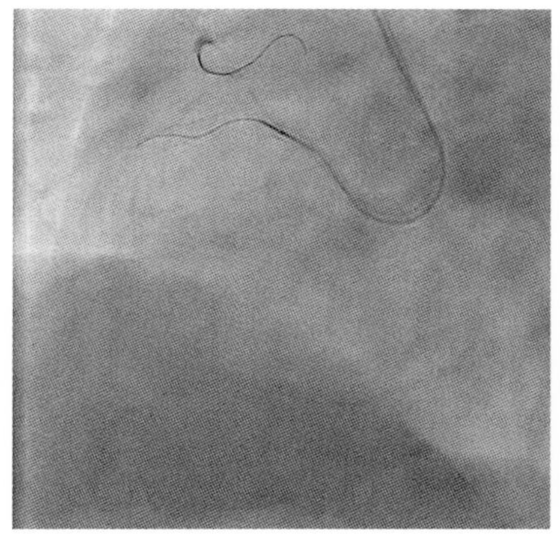
图 24-18-3 135 cm Corsair 导管，Pilot 200 导丝

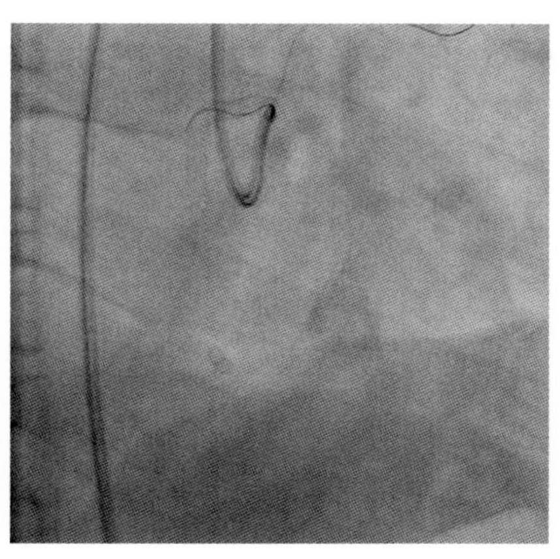
图 24-18-4 多角度投照显示 Pilot 200 导丝走行支架外

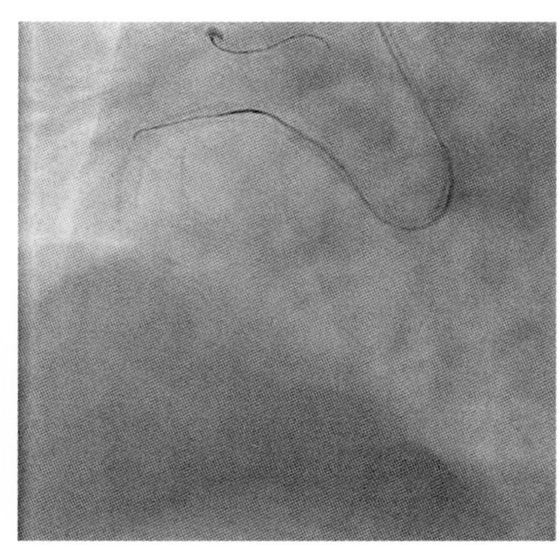
图 24-18-5 反复尝试，Pilot 200 导丝仍在转弯处穿出支架

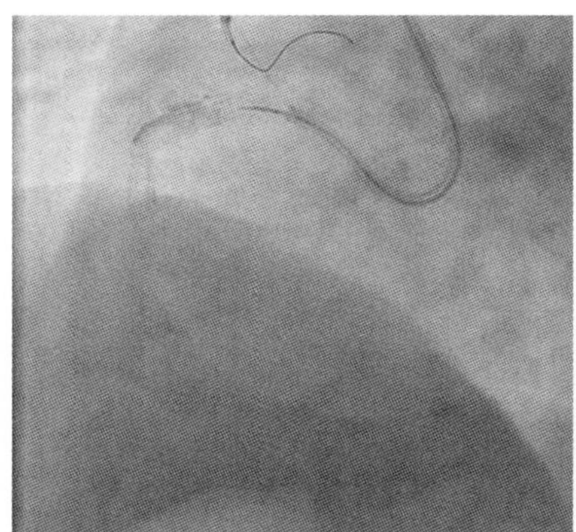
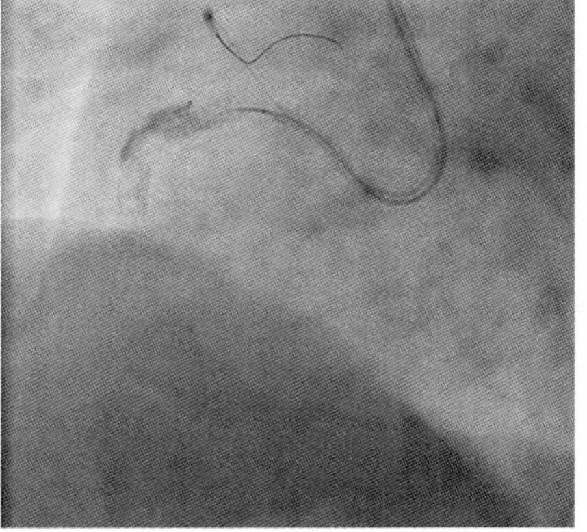
图 24-18-6 Carlino 技术：经 Corsair 导管，缓慢推注造影剂，“松解”病变

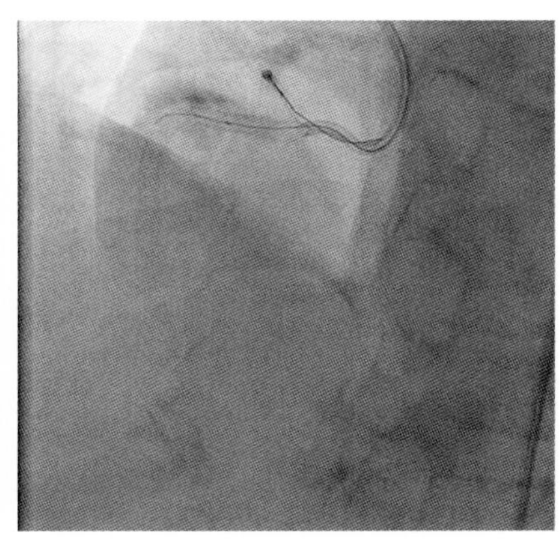
图 24-18-8 1.0 mm 及 1.5 mm 球囊扩张右冠近段支架

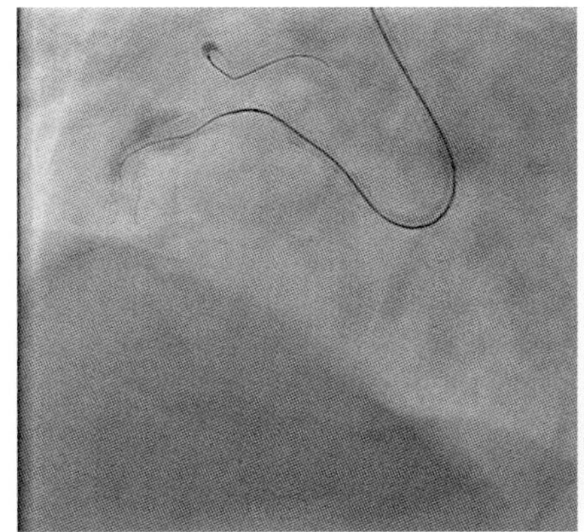
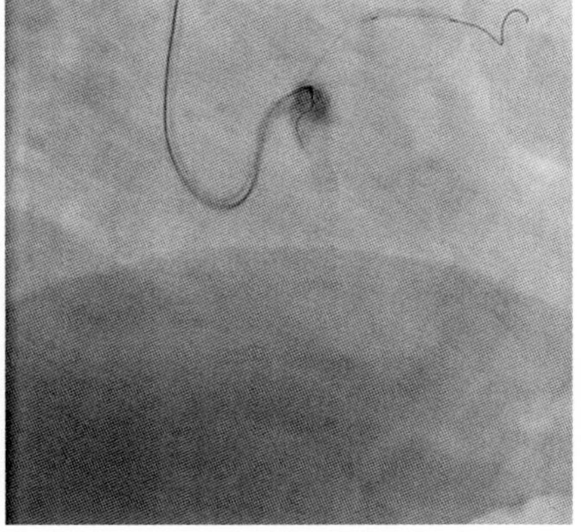
图 24-18-7 反复尝试 GAIA Third、Conquest Pro 导丝仍在第一转弯处穿出支架

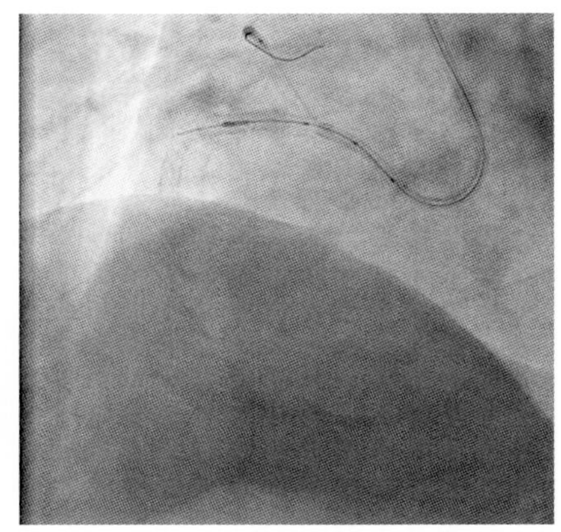
图 24-18-9 IVUS 检查证实近段导丝在支架真腔

· 术后结果 ·

1. 术后患者胸痛症状明显缓解，坚持药物治疗。
2. 2 个月复查冠状动脉造影，右冠全程严重狭窄，植入支架（图 24-18-21、图 24-18-22）。

· 小结 ·

1. 该手术在 CTO 的入口和出口的操作相对顺利，难点主要在 CTO 闭塞段内的操作，每前进一步都

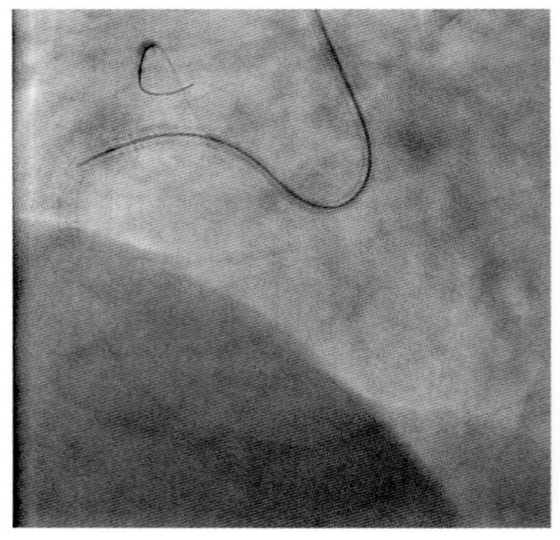
图 24-18-10 推送 Corsair 导管至右冠第一转弯处

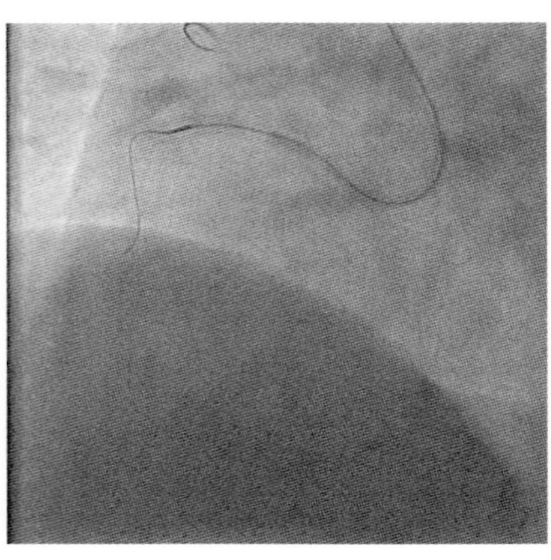
图 24-18-11 反复调整 Conquest Pro 导丝

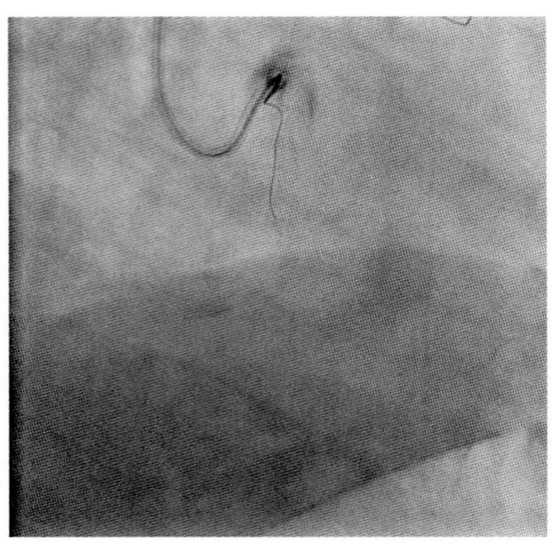
图 24-18-12 多角度投照显示导丝走行支架外

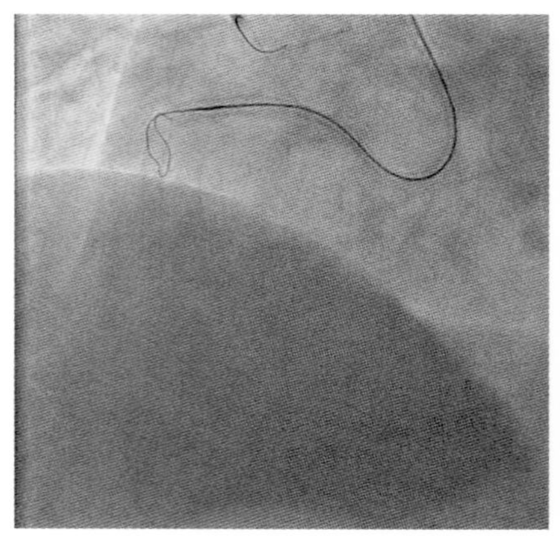
图 24-18-13 Fielder XT-R 导丝使用 Knuckle 技术

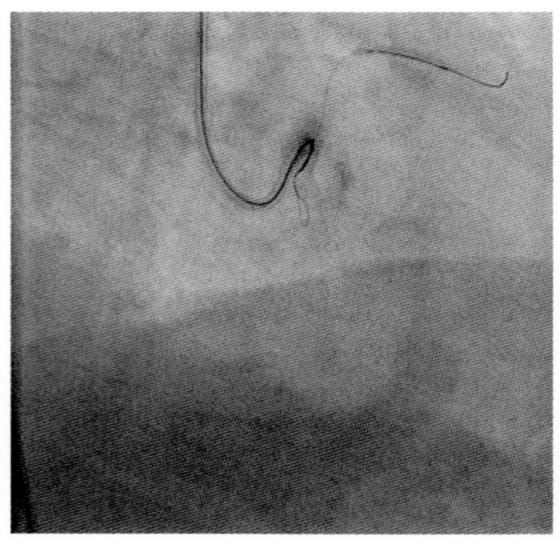
图 24-18-14 Knuckle 导丝环走行在支架外

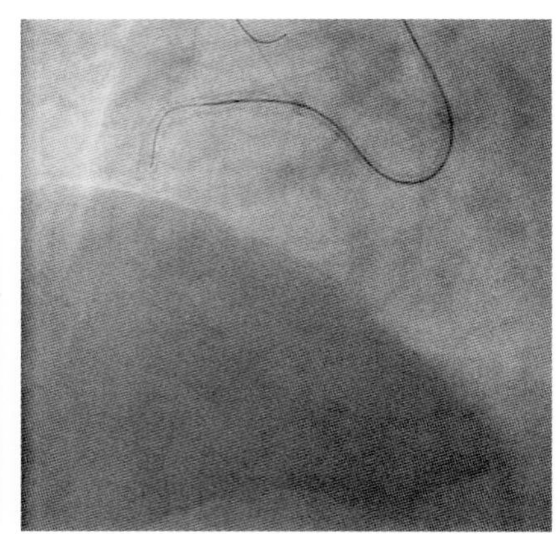
图 24-18-15 GAIA Next 3 导丝塑双弯，通过右冠第一弯

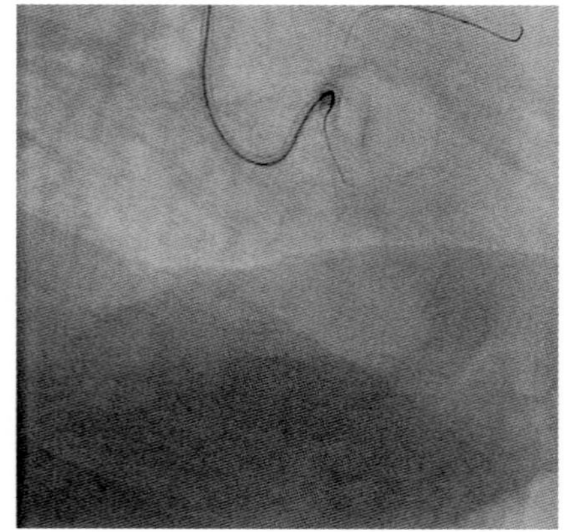
图 24-18-16 多角度投照显示 GAIA Next 3 导丝走行支架真腔

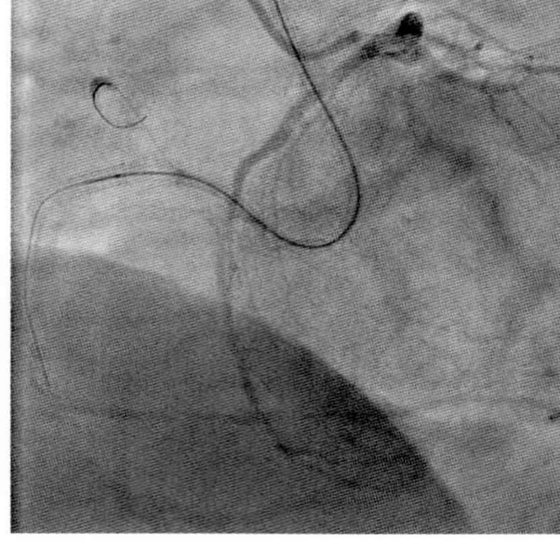
图 24-18-17 逆向造影示 GAIA Next 3 导丝通过闭塞段后走行在内膜下

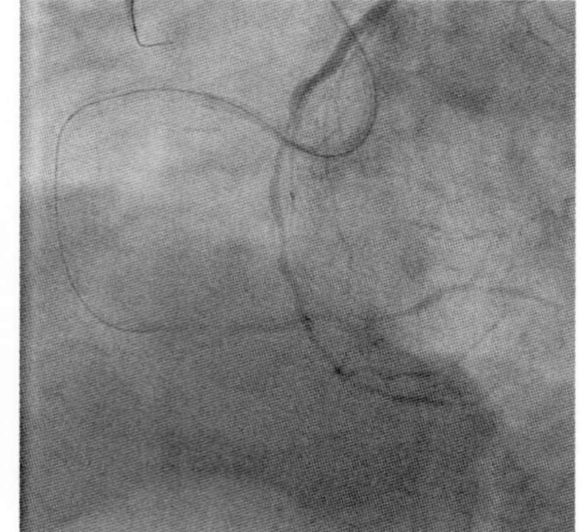
图 24-18-18 调整导丝走行，多角度投照显示 GAIA Next 3 导丝走行支架真腔

大费周折。导丝反复走在支架外，主要原因是闭塞段病变质地坚硬，并且有大角度转弯。手术成功的原因是通过 IVUS 验证，确保导丝在支架真腔的前提下，逐步推进微导管，使阵地前移。

2. 本病例采用了 Carlino 技术，该技术用微导管在斑块内注射造影剂，造影剂进入斑块内会对斑块起到“松解”作用，有利于导丝走行，对于非支架内闭塞，还能起到明确血管走行的作用，其技术关键点在于确定微导管头端在血管结构内，推荐使用小容量螺口注射器推注，造影剂注射量需少（约 1 ml），必

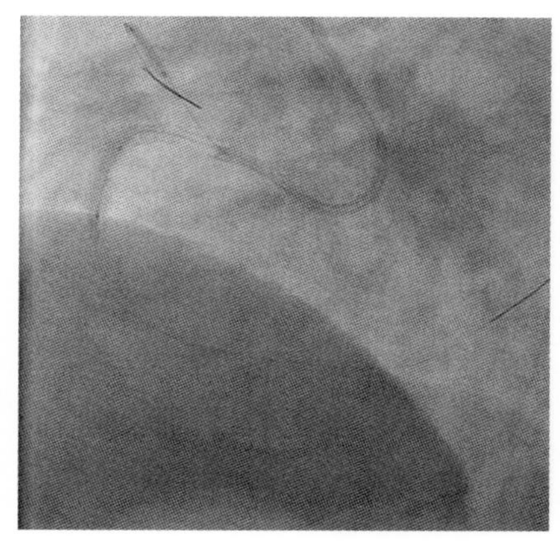

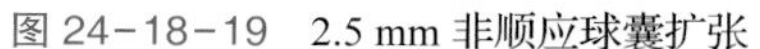

图 24-18-19 2.5 mm 非顺应球囊扩张

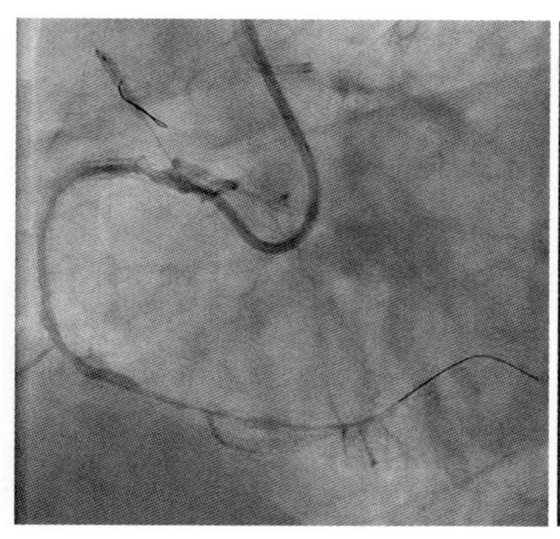

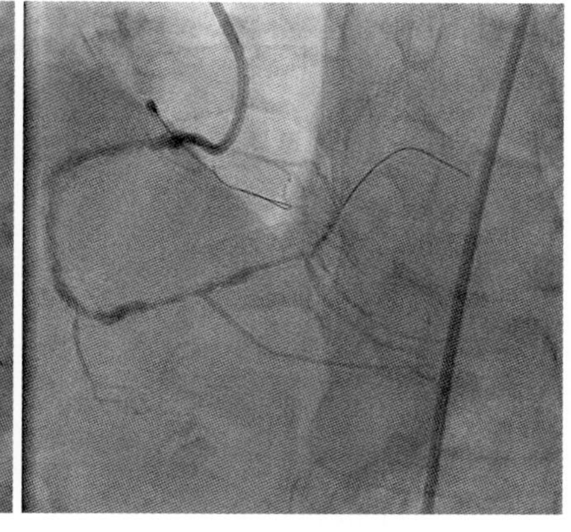

图 24-18-20 右冠全程弥漫狭窄，未植入支架，计划 2 个月后复查造影再决定手术方式

要时可重复使用。笔者使用压力泵代替注射器，对于造影剂进入速度和量更具有可控性。

3. Knuckle 技术将导丝头端以襻环的形状推进，可使其非常高概率走行在血管结构内，对于支架内闭塞，可使其高概率走行在支架内。但本例术中 Knuckle 导丝多次走出支架，可能与 Fielder XT-R 导丝头端细软形成的襻环小、支架内病变坚硬以及血管转弯有关，换用其他头端较硬的聚合物护套导丝，如 Pilot 150、Pilot 200 可能效果更好。

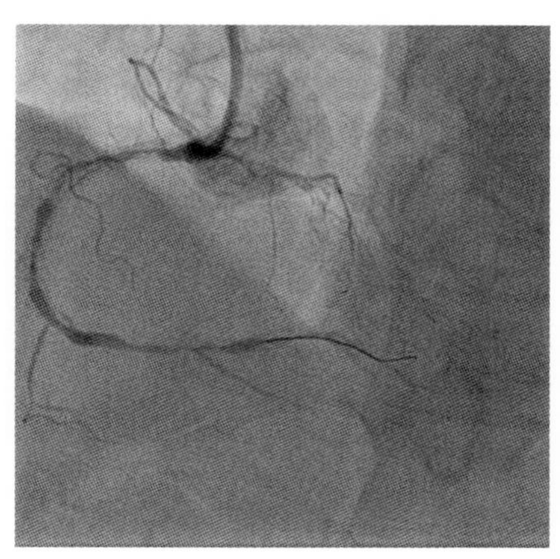

图 24-18-21 右冠近段支架内狭窄加重

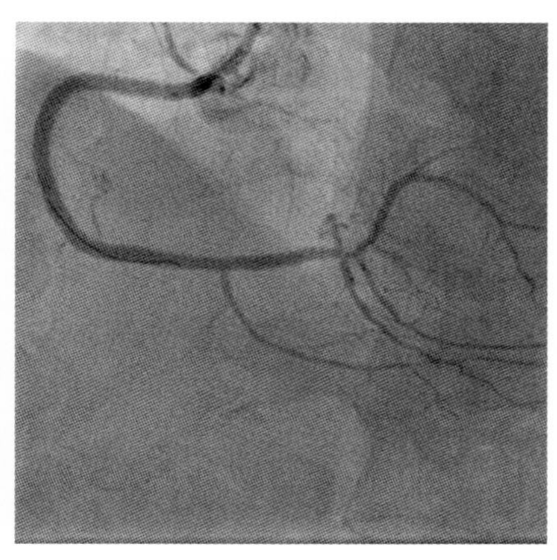

图 24-18-22 2.5 mm × 35 mm，3.0 mm × 35 mm，3.5 mm × 35 mm DES

病例 19 常规器械不能通过的前降支 CTO

术者：宋耀明　　医院：陆军军医大学新桥医院

• 病史基本资料 •

• 患者女性，69 岁。

• 主诉：发作性胸闷 2 年余，加重 2 个月。有 2 年胸闷不适，未规范诊治；2 个月前胸闷加重，伴活动胸痛，偶有头痛、头晕等不适。

• 既往史：1 个月前血压 170/80 mmHg，未处理，自诉血压恢复正常；否认糖尿病病史。无吸烟、嗜酒史。家族史：无特殊。

• 辅助检查

查体：呼吸 20 次 / 分，脉搏 89 次 / 分，血压 155/74 mmHg，身高 145 cm，体重 45 kg。心律齐，未闻及杂音。两肺未闻及干湿啰音，双下肢无水肿。

实验室检查：肝肾功能、血常规、电解质未见明显异常；LDL-C 4.82 mmol/L；心衰、心肌损伤标志物正常。

正常心电图。

心脏彩超：各腔室大小正常，主动脉瓣轻度狭窄，EF 74%。胸片未见明显异常。

· 诊断

1. 冠状动脉粥样硬化性心脏病：不稳定型心绞痛、心功能Ⅱ级。

2. 老年退行性心瓣膜病：主动脉瓣轻度狭窄。

3. 高血压 2 级（很高危）。

4. 高脂血症。

· 冠状动脉造影 ·

前降支近段闭塞，右冠近段闭塞，锐缘支心外膜侧支供血至间隔支，CC 2 级（图 24-19-1）。

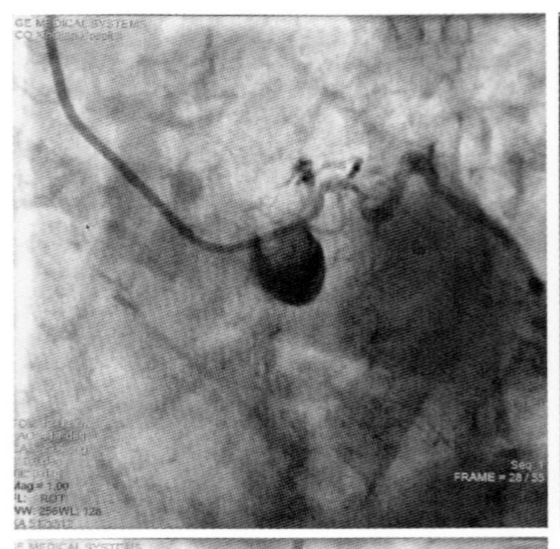

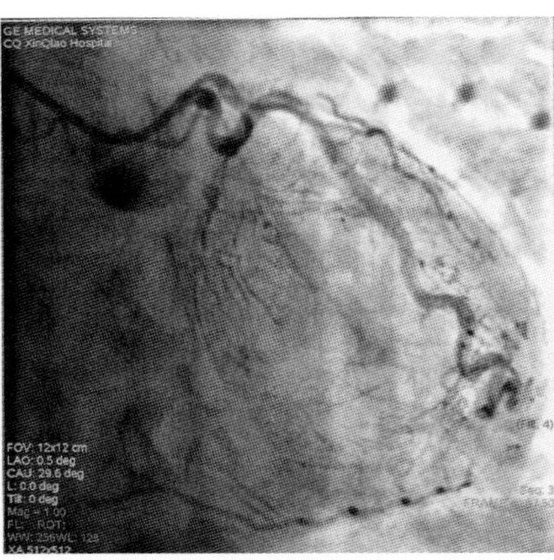

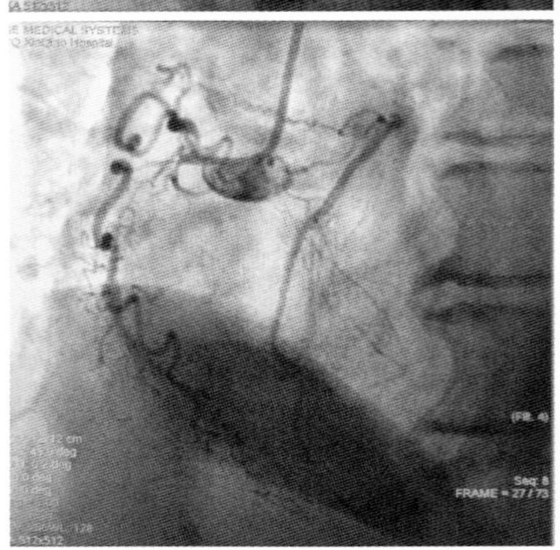

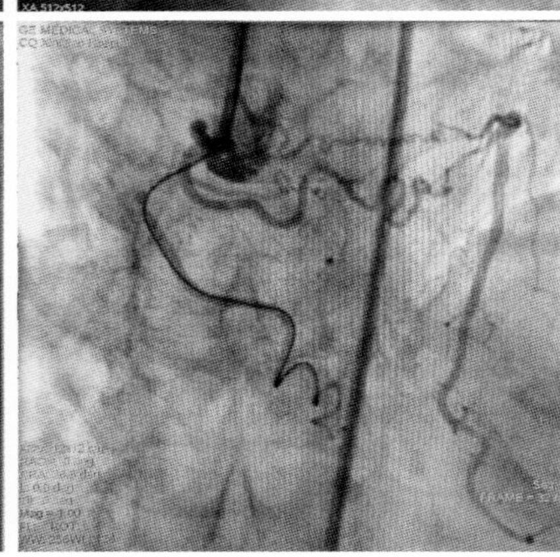

图 24-19-1 前降支近段完全闭塞

· 治疗策略 ·

前降支近段闭塞，钝头残端，闭塞段有钙化影，闭塞长度 20 mm 左右，J-CTO 评分 3 分。右冠近段发出一支钝缘支心外膜侧支供血至间隔支，CC 2 级。远端纤维帽也是钝头，有较大分支，提示远端纤维帽较硬。右冠近段闭塞，锐缘支代偿增粗，有左冠向后降支的侧支循环形成，但未见明显优势的间隔支或心外膜侧支逆向通道。考虑前降支对患者心功能恢复更为重要，且前降支有正逆向条件可用，计划首先开通前降支。

策略 1：正向导丝技术。中等或高穿透力导丝完成近端纤维帽穿刺，然后降级导丝，在对侧造影引导下斑块内寻径或内膜下寻径通过 CTO 体部。如果导丝成功进入对角支或间隔支，可用跟进微导管钝性扩张病变，然后更替导丝或平行导丝技术，完成远端纤维帽突破进入真腔。本例病变前降支近段着陆区条件较好，如果导丝进入内膜下，可用考虑尽早启动 ADR，避免导丝反复重回扩大血肿。

策略 2：逆向导丝技术。本例右冠虽然也是闭塞病变，但还是有近段发出锐缘支逆灌至对角支，必要时可以作为逆向通道使用。但使用该通道有一定的风险，一是优势侧支循环阻塞，可能加重患者前降支缺血症状；二是心外膜侧支穿孔风险较高。如果逆向导丝顺利通过到达远端纤维帽，可用逆向微导管更换高穿透力导丝通过远端纤维帽，尽量不刻意追求逆向导丝直接通过，避免导丝造成左主干损伤。首选反向 CART，在发出对角支以近 CTO 体部扩张，避免丢失对角支。

· 器械准备 ·

1. 穿刺准备：股动脉入路，可提供更强大的支撑，用于放置左冠指引导管。桡动脉入路用于放置右冠指引导管。

2. 指引导管选择：股动脉入路首选 7F XB 或 EBU 指引导管，如果需要用到 IVUS 实时指导双腔微导管穿刺，再更换为 8F 指引导管。桡动脉入路如果可行，首选 7F 指引导管，如桡动脉管径不允许，可考虑 6F AL 或 JR 指引导管结合边支血管锚定技术。

3. 其他器械准备：IVUS、冠状动脉旋磨、Guidezilla、双腔微导管、Corsair 微导管、Finecross 微导管、导丝等。

· 手术过程 ·

右股动脉入路 7F XB 3.5 指引导管、135 cm Corsair 微导管。右桡动脉 6F JR 4.0 指引导管，Sion 导丝锚定，锐缘支 150 cm Finecross 微导管提供逆向造影。正向 135 cm Corsair 微导管，Fielder XT-A 导丝未能进入近端纤维帽，换 GAIA Second 导丝进入 CTO 体部后进入假腔，换 Pilot 200 进入对角支，无法调整至前降支，最终 Conquest Pro 导丝突破远端纤维帽到达远段真腔（图 24-19-2）。

Corsair 微导管、1.2 mm、1.25 mm 球囊均不能通过，2.0 mm × 20 mm 球囊边支锚定，1.2 mm 球囊仍不能通过（图 24-19-3）。

旋磨导丝沿 Conquest Pro 导丝无法通过，撤出 Conquest Pro 导丝，调整旋磨导丝由 Conquest Pro 导丝产生的通路送至前降支远段，1.25 mm 旋磨头 22 万转 / 分，15 s × 3 次通过；换 1.5 mm 旋磨头，22 万转 / 分，15 s × 2 次。3.0 mm × 6 mm 切割球囊、3.0 mm × 12 mm 后扩球囊扩张后 IVUS 查看，植入 3.0 mm × 22 mm 支架（图 24-19-4）。

· 术后结果 ·

前降支完全血运重建，右冠锐缘支侧支通道未受损，IVUS 查看支架贴壁良好。术后患者无不适。随访 3 个月，未再发心绞痛，无严重心脏不良事件。拟再次 PCI 开通右冠，患者因个人原因拒绝。

· 小结 ·

1. 本例为前降支、右冠双 CTO 病变，两支血管互为供血-受血血管。我们的策略是首先开通功能重要的及容易开通的闭塞病变，故首选开通前降支。

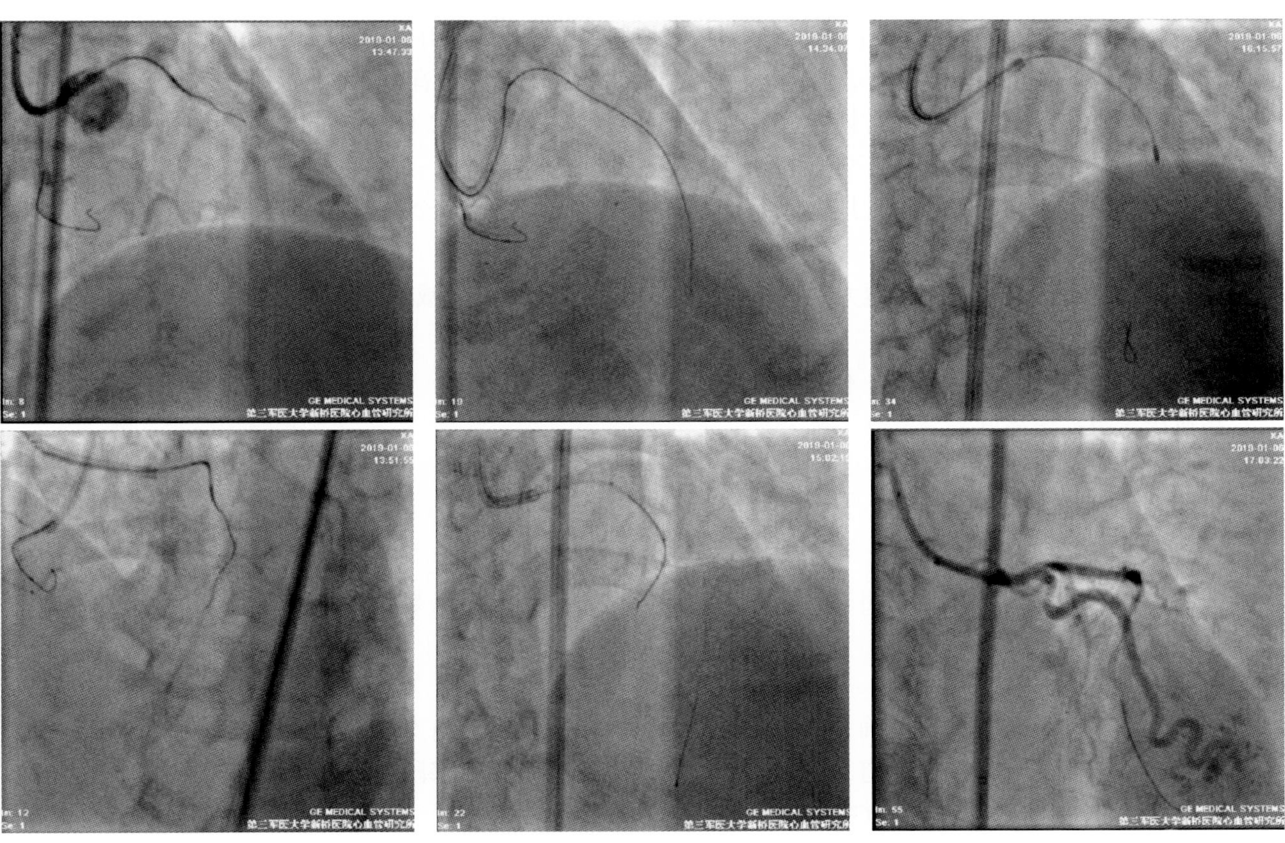

图 24-19-2　正向导引钢丝更替　　图 24-19-3　球囊无法通过闭塞病变　　图 24-19-4　高频旋磨

2. 对侧造影在开通 CTO 过程中至关重要，其重要性受到术者的重视，但对侧造影并发症的预防还有待术者进一步重视，本例采用超选优势侧支对侧造影，即减少了右冠损伤风险，也控制了造影剂用量，有一定的推广价值。

3. 术中使用 1.25 mm 旋磨头通过后，继续使用了 1.5 mm 旋磨头旋磨，即便如此，还需要切割球囊和非顺应性球囊扩张才能充分预处理病变。对于重度钙化病变，从小的旋磨头开始旋磨是好的选择，但是要结合病变特征或腔内影像学证据，决定是否要更大的旋磨头进一步处理，否则盲目送入支架还是有进退两难的风险。

病例 20　边支旋磨开通前降支重度钙化 CTO

术者：宋耀明　　医院：陆军军医大学新桥医院

· 病史基本资料 ·

· 患者男性，69 岁。

· 主诉：胸闷、胸痛 5 年，加重 4 个月。

· 简要病史：5 年前出现活动时胸闷、胸痛，就诊于当地医院，临床诊断冠心病，药物治疗缓解。4 个月前加重，外院药物治疗效果不佳，未行 PCI 治疗，遂就诊于我科。

· 既往史：高血压 8 年，药物治疗，自诉血压控制可；糖尿病 8 年，药物治疗，自诉血糖控制可。

个人史：吸烟 800 年支，否认嗜酒史。家族史：无特殊。

· 辅助检查：体温 36.5℃，呼吸 20 次 / 分，脉搏 85 次 / 分，血压 108/73 mmHg，体重 70 kg。双肺呼吸音稍粗，双下肺可闻及湿啰音，心率 85 次 / 分，律齐，未闻及杂音。双下肢无水肿。

实验室检查：肝肾功能、血常规、电解质未见明显异常。LDL-C 1.90 mmol/L，糖化血红蛋白 7.2%，BNP 188 pg/ml，心肌损伤标志物正常。

心电图：窦性心律；频发房性期前收缩；偶发室性期前收缩；完全性右束支传导阻滞；V_2～V_4 导联异常 Q 波，陈旧性前壁心肌梗死。

心脏彩超：左心房、左心室增大；室间隔增厚；左心室下壁动度减弱；LV EF 57%，舒张功能减退。

· 入院诊断

冠状动脉粥样硬化性心脏病：不稳定型心绞痛、心功能Ⅲ级。

高血压 3 级：很高危。

高血压性心脏病。

2 型糖尿病。

· 冠状动脉造影 ·

前降支发出优势间隔支后闭塞，无残端，远段可见同侧逆供显影，未见右向左侧支通道（图 24-20-1）。

· 治疗策略 ·

前降支中段闭塞，残端不明确，在发出优势间隔支后，发出对角支前有一个疑似残端，前降支远段可见同侧逆供显影，似乎有微通道，但没有相连。前降支近段和闭塞段均可见明显钙化影，有一定的角度，闭塞段长度目测 >20 mm，J-CTO 评分 4 分。

策略 1：正向介入治疗可以尝试 Fielder XT-A 导丝探的策略，如果能成功，可以最大可能地保证导

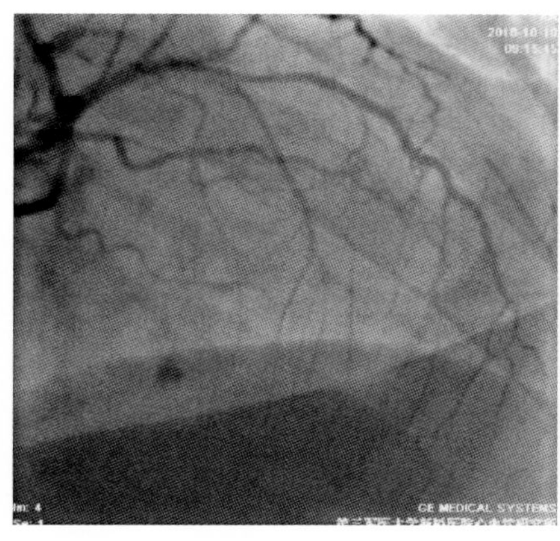
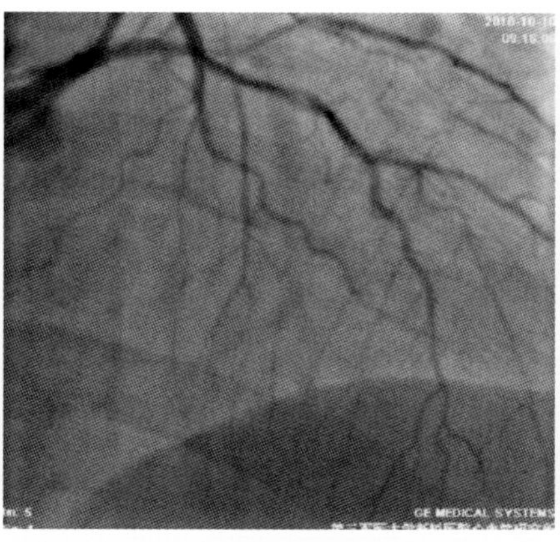
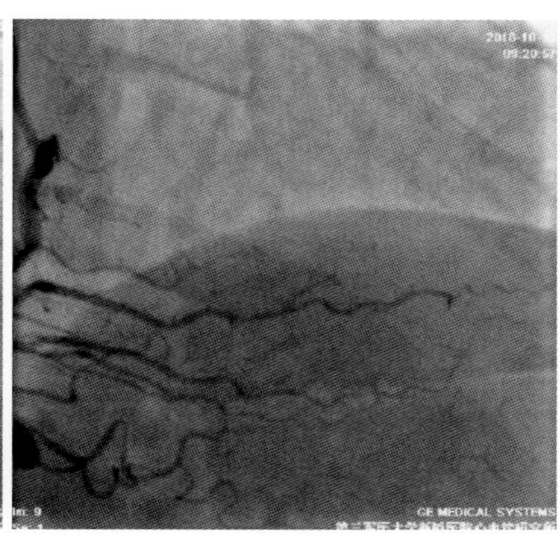

图 24-20-1 前降支中段完全闭塞

丝在真腔，节约手术时间和长期获益。但是 Fielder XT-A 穿透力和操控性均有限，可能无法通过近端纤维帽，或者在 CTO 体部遇到硬斑块会行进困难。如果遇到上述困难，不要强求，应及时转换策略。成功的关键：取决于病变，有微通道可以允许导丝通过。

策略 2：IVUS 指导下穿刺。用 IVUS 导管寻找闭塞段入口，然后用中等或高穿透力的导丝进入 CTO 体部，进入后可视情况降级导丝或原导丝通过 CTO 体部，斑块内寻径或内膜下寻径，平行导丝等技术，最后通过远端纤维帽进入远段真腔。成功的关键：IVUS 导管能通过，进入对角支；进入近端纤维帽的导丝能成功穿刺，并能提供一定支撑供微导管跟进。

策略 3：ADR。长段闭塞，钙化，走入内膜下的可能性比较大，如果斑块内寻径无法成功，平行导丝、See-saw 技术等方法无法操控导丝到达远段真腔，可考虑启动 ADR。但这个患者远段着陆区条件不是特别好，即便是有 Stingray 球囊，重回的难度也比较大。成功的关键：Stingray 球囊通过。

上述策略中可能存在的风险预判与应对。血管穿孔：穿刺近端纤维帽进入点偏差，或者导丝走行在内膜下、小分支，微导管等器械跟进时，均有穿孔风险。出现冠状动脉穿孔均应在第一时间球囊近段封堵，为下一步操作赢得时间，如果穿孔在分支可考虑血栓、明胶海绵、弹簧圈等封堵，如果穿孔在主支血管需要带膜支架。无复流：本例病变钙化重，很可能会使用旋磨，需要注意旋磨并发症的预防，特别是无复流的预防，注意 ACT 达标，旋磨液的合理使用。重要分支受累：本例病变优势间隔支实际发挥部分前降支功能，在处理前降支过程中有分支闭塞或加重狭窄风险，需要对该分支足够重视，充分保护，必要时双支架治疗。

为什么不采取逆向导丝技术。右冠未见明显病变，但右向左没有明显的侧支循环。同侧由间隔支提供侧支循环至前降支远段，但血管细小、角度极大，为不可用的侧支通道，故不考虑逆向技术。

• 器械准备 •

1. 穿刺准备：股动脉入路，可提供更强大的支撑，术中如果需要 IVUS 实时指导，可能需要 8F 的指引导管，桡动脉入路无法实现。右冠未见向左冠状动脉提供侧支血供，故没有使用双侧造影。

2. 指引导管选择：首选 7F 指引导管，如果需要用到 IVUS 实时指导双腔微导管穿刺，再更换为 8F 指引导管。指引导管类型首选可以提供主动支撑力的 XB 或 EBU。

3. 其他器械准备：IVUS、冠状动脉旋磨、Guidezilla、双腔微导管、Corsair 微导管、导丝等。

• 手术过程 •

右股动脉入路 7F XB 3.5 指引导管，IVUS 导管无法通过，1.2 mm 球囊扩张后，送入当前位置，可见血管几乎环状内膜钙化，Corsair 微导管无法通过，启动旋磨，1.25 mm 旋磨头 18 万转 / 分旋磨后，环状钙化打开（图 24-20-2、图 24-20-3）。

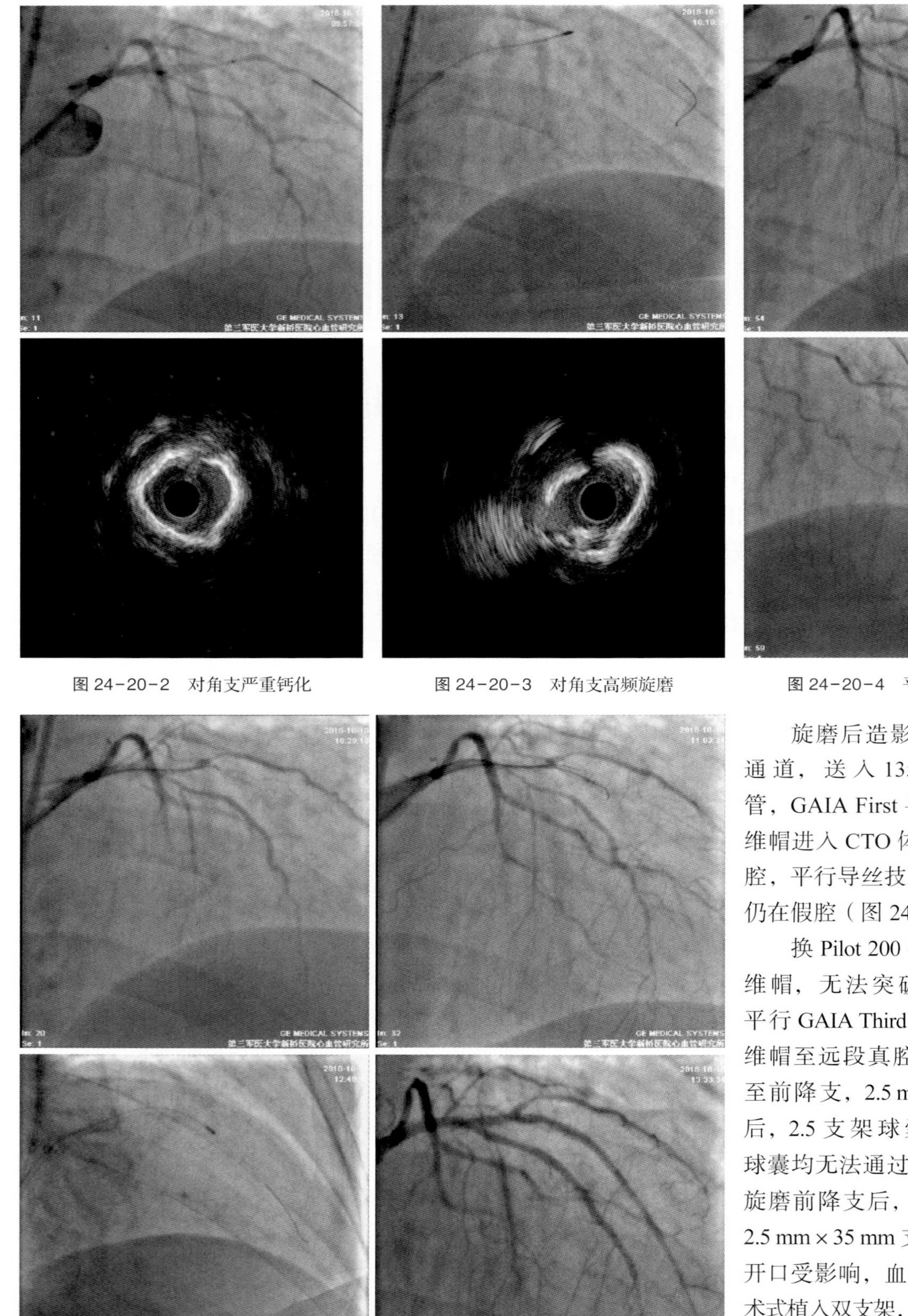

图 24-20-2 对角支严重钙化

图 24-20-3 对角支高频旋磨

图 24-20-4 平行导引钢丝技术

图 24-20-5 前降支旋磨后置入支架

旋磨后造影可见残端及前向通道，送入 135 cm Corsair 微导管，GAIA First 导丝通过近端纤维帽进入 CTO 体部，考虑进入假腔，平行导丝技术，GAIA Second 仍在假腔（图 24-20-4）。

换 Pilot 200 导丝接近远端纤维帽，无法突破，走入间隔支，平行 GAIA Third 导丝通过远端纤维帽至远段真腔。交换工作导丝至前降支，2.5 mm 预扩球囊扩张后，2.5 支架球囊及 2.5 mm 切割球囊均无法通过，1.25 mm 旋磨头旋磨前降支后，前降支远段植入 2.5 mm × 35 mm 支架。优势间隔支开口受影响，血流差，mini-Crush 术式植入双支架，间隔支 2.75 mm × 24 mm 支架，前降支中段 3.0 mm × 35 mm 支架，非顺应性球囊完成对吻（图 24-20-5）。

• **术后结果** •

前降支完全血运重建，优势间隔支血流没有影响，IVUS 查看支架贴壁良好。术后患者无不适主诉，复查心脏彩超未见积液。随访 3 个月，未再发心绞痛，无严重心脏不良事件。

• **小结** •

本例旋磨的初衷是修饰近段血管，为进攻 CTO 的器械提供通道，但在旋磨后意外的发现原本显示不清的残端和微通道在旋磨后显影更加清晰，最后成为本例病变正向成功的重要因素之一。提示沿边支血管径路冠状动脉旋磨修饰、松解钙化斑块，在无残端 CTO 中可能会改变近端纤维帽的形态，出现新的机会，这是 IVUS 指导穿刺技术或 IVUS 实时指导穿刺技术的重要补充。

病例 21　IVUS 指导 LAD CTO 平行导丝

术者：修建成，梁鸿彬　　医院：南方医科大学南方医院

• **病史基本资料** •

• 患者男性，47 岁。

• 主诉：胸痛 2 个月。

• 危险因素：高血压（+），糖尿病（+），无吸烟史。

• 既往史：2 个月前因下壁、后壁 STEMI（ST 段抬高心肌梗死）于我院行 PCI 术，于 RCA 及 LCX 各植入 1 枚支架，术后规律冠心病二级药物预防。

• 辅助检查

实验室检查：cTnI、MYO、CK－MB（－），LDL－C 2.63 mmol/L，HbA1c 7.5%。

心电图：窦性心律，Ⅱ、Ⅲ、aVF 导联异常 Q 波。

心脏彩超：EF 54%，符合冠心病下壁心肌梗死。

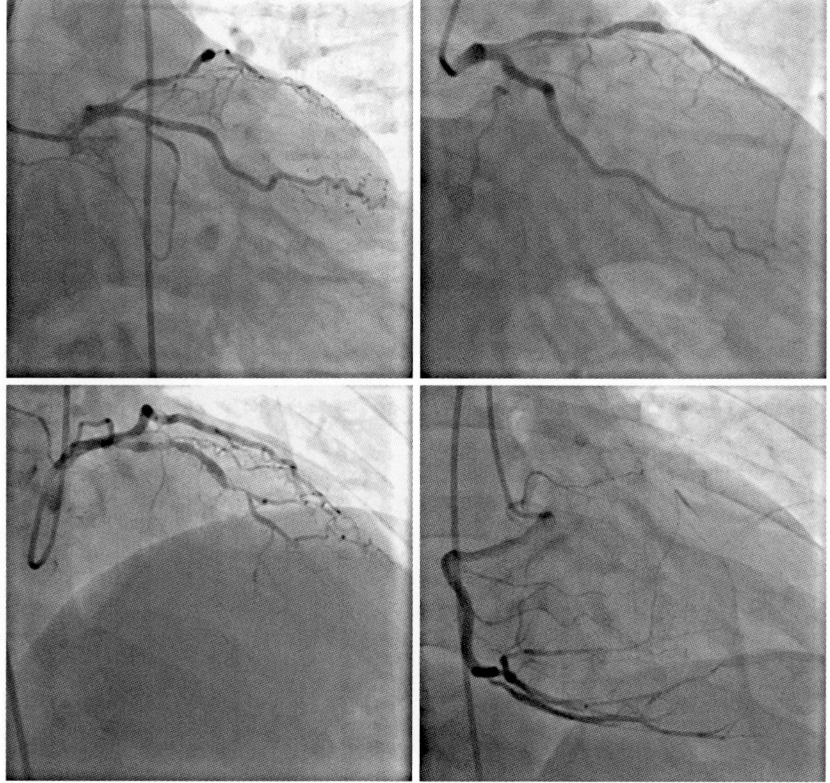

图 24-21-1　前降支中段发出对角支后完全闭塞

• **基线造影** •

1. 基线造影：LM 未见明显狭窄；LAD 开口 60% 狭窄，近段 80%～90% 狭窄，中段发出对角支后完全闭塞，血流 TIMI 0 级，对角支向 LAD 远段提供自身侧支循环；LCX 近段支架无再狭窄，血流 TIMI 3 级；RCA 中段支架无再狭窄，远段通过间隔支向 LAD 中远段提供 3 级侧支循环（图 24-21-1）。

2. LAD CTO 特点：LAD 近中段有严重狭窄，CTO 入口无明显

锥形残端，入口不明确，入口处有较大对角支发出；闭塞段 >20 mm，未见明显钙化及血管迂曲；闭塞段以远血管健康，血管直径 2～2.5 mm；自身逆向条件差，RCA 经间隔支右向左逆向侧支循环条件一般（近段间隔支相对平直，但距离 CTO 出口距离太近，不利于逆向导丝进攻；远段间隔支血管细小、迂曲）。

· 治疗策略 ·

1. 正向 IVUS 指导下寻找 LAD 入口，尝试寻径导丝从正确的入口进入病变（对角支与 LAD 角度不大，可作为 IVUS 寻找 LAD 入口的分支血管）。

2. 正向寻径导丝进入 CTO 段后可尝试单导丝直接通过，如失败，可依据具体情况进行导丝升级或平行导丝技术。

3. 逆向条件一般，如正向导丝失败，可启动右向左间隔支逆向通路。如逆向通路建立失败，最后正向尝试 IVUS 指导。

· 器械选择 ·

1. 血管入路：右股动脉 7F 鞘管。

2. 指引导管：7F EBU 3.5 指引导管。

3. 微导管：130 cm Finecross。

4. IVUS 导管：Opticross 血管内超声导管。

· 手术过程 ·

1. IVUS 导管放置于对角支内，寻找 LAD CTO 入口（IVUS 非实时指导，IVUS 静态图可见 LAD 入口位于对角支 3～6 点方向，LAD 汇入口未见明显钙化或纤维硬斑块，故考虑使用 Fielder XT-R 等软导丝进入 CTO 段）（图 24-21-2、图 24-21-3）。

2. Fielder XT-R、Fielder XT-A 导丝无法进入 CTO 近端纤维帽，升级为 GAIA First 导丝突破近端纤维帽（图 24-21-4）。

3. GAIA First 导丝，导丝在 CTO 体部前行，感觉进入内膜下（图 24-21-5）。

4. 调整 GAIA First 导丝后进入间隔支，送 Finecross 微导管进入间隔支，回抽微导管未见回血，送 IVUS 超声导管探头进入间隔支，行 IVUS 检查（图 24-21-6）。

5. 间隔支 IVUS 回撤发现，导丝位于间隔支进入内膜下，在 LAD 入口处偏向对角支和 LAD 嵴部（9 点钟方向为对角支汇入，2～5 点钟方向为 LAD 真腔汇入），提示导丝偏向嵴部（图 24-21-7）。

6. 送另一根导丝至对角支，对角支再次 IVUS 检查：IVUS 进一步确认间隔支导丝在偏心肌侧

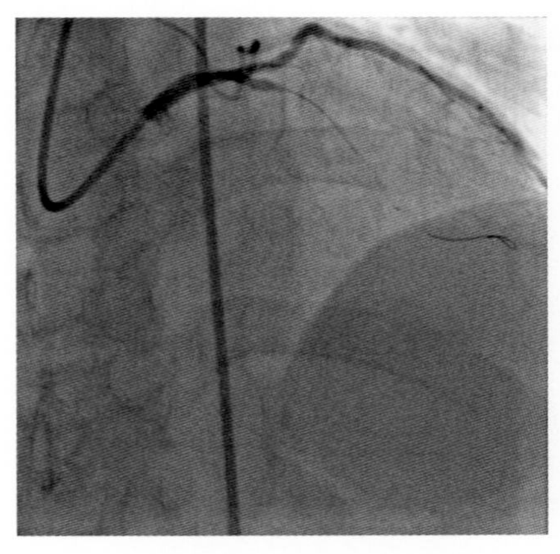
图 24-21-2 IVUS 导管置于对角支寻找 LAD 入口

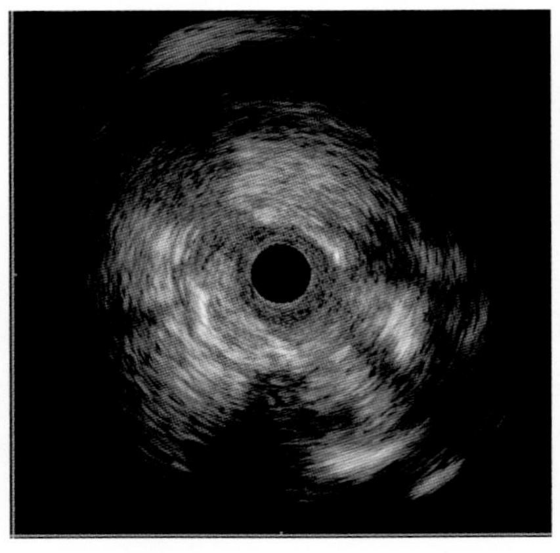
图 24-21-3 3～6 点方向可见血管结构汇入

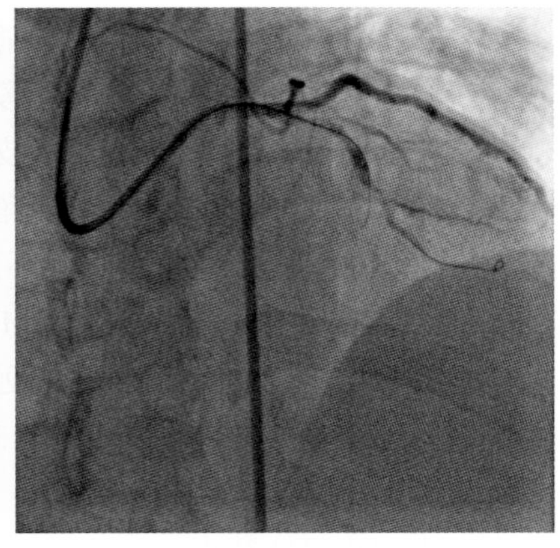
图 24-21-4 Fielder XT-R、Fielder XT-A 无法进入 CTO 近段纤维帽

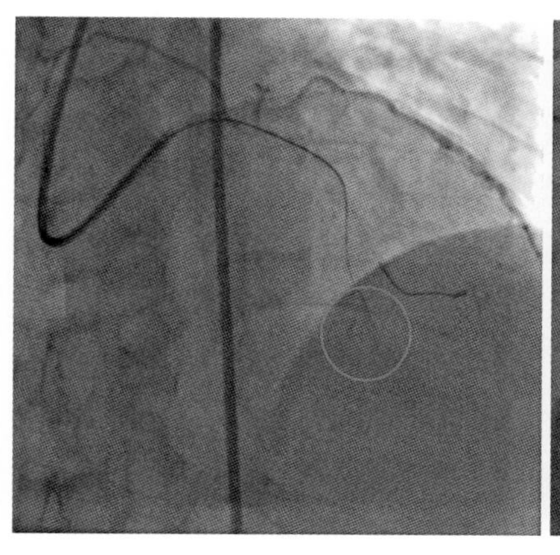

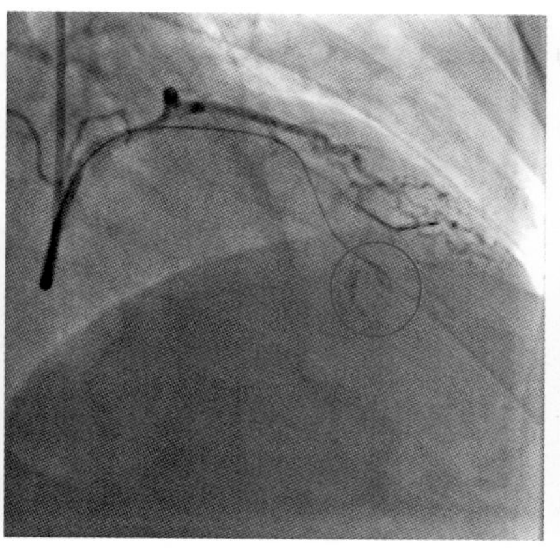

图 24-21-5　GAIA First 导丝钢丝进入内膜下

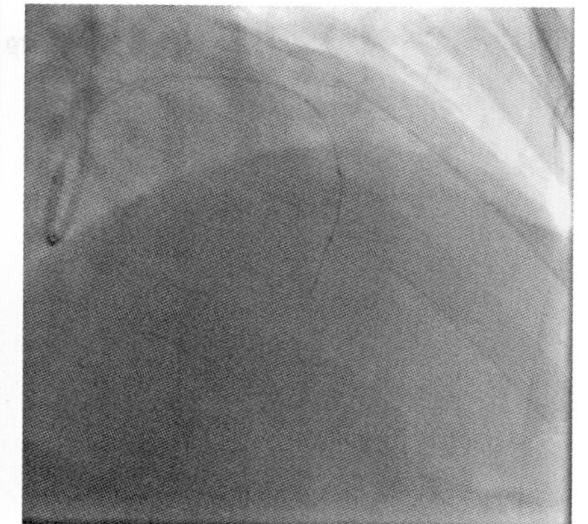

图 24-21-6　IVUS 超声导管探头进入间隔支

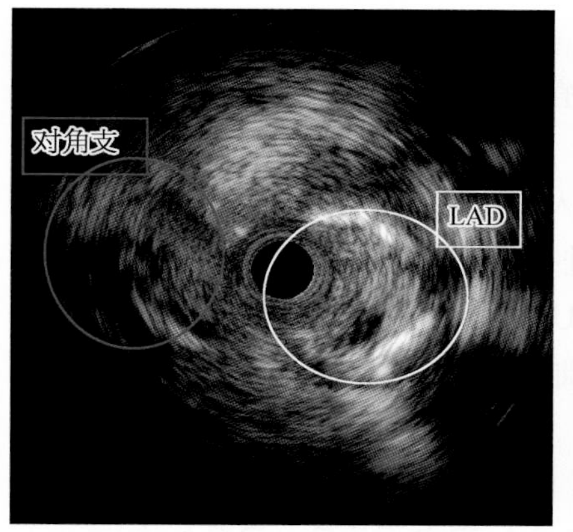

图 24-21-7　导丝位于间隔支进入内膜下，偏向嵴部

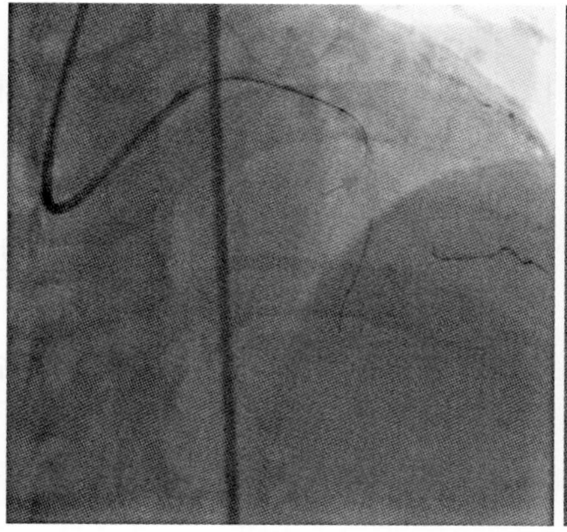

图 24-21-9　平行导丝穿刺过程

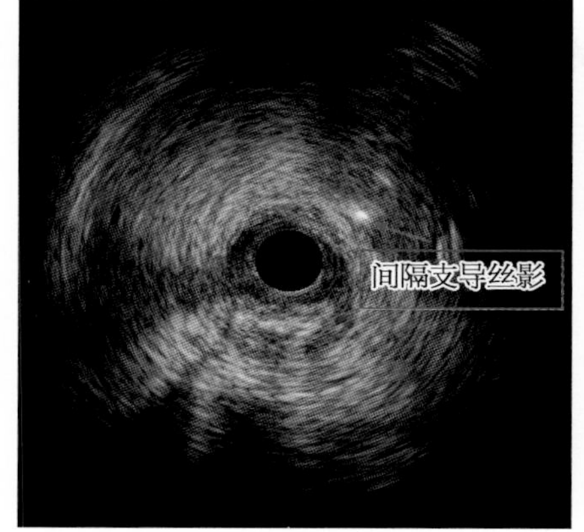

图 24-21-8　导丝在偏心肌侧进入内膜下

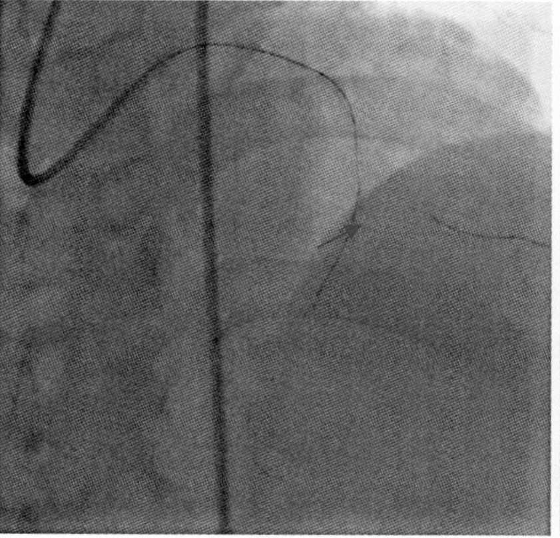

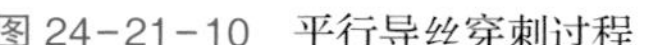

图 24-21-10　平行导丝穿刺过程

进入内膜下（提示下一步如采取平行导丝技术，平行导丝应在入口处偏向心包侧进行穿刺平行）（图 24-21-8）。

7. 经 IVUS 确认后，用 Conquest Pro 导丝塑 2 mm 第一弯，在 LAD 入口处进行平行导丝技术，Conquest Pro 导丝以间隔支导丝为参照，向其间隔方向略偏心包侧的 CTO 入口处进行穿刺，采用平行导丝技术顺利进入血管真腔，对侧造影证实并送至 LAD 远段（图 24-21-9、图 24-21-10）。

8. 微导管跟进回抽血液确认真腔，换用工作导丝并送至远段（图 24-21-11）。

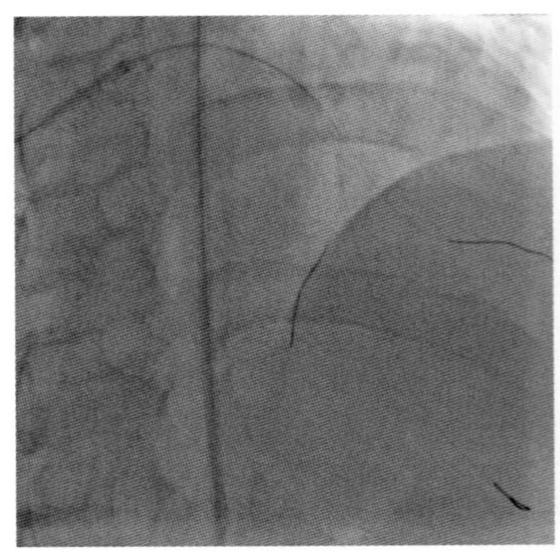

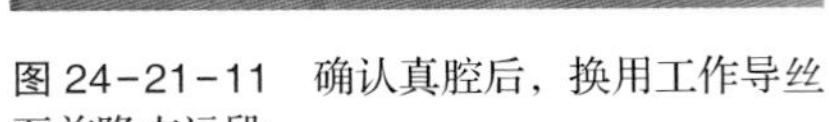

图 24-21-11 确认真腔后，换用工作导丝至前降支远段

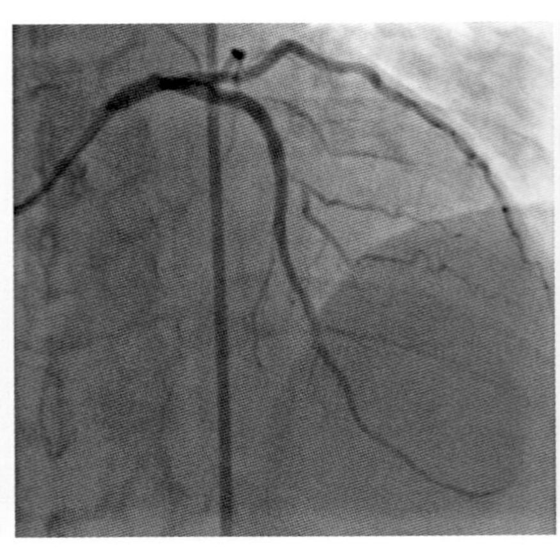

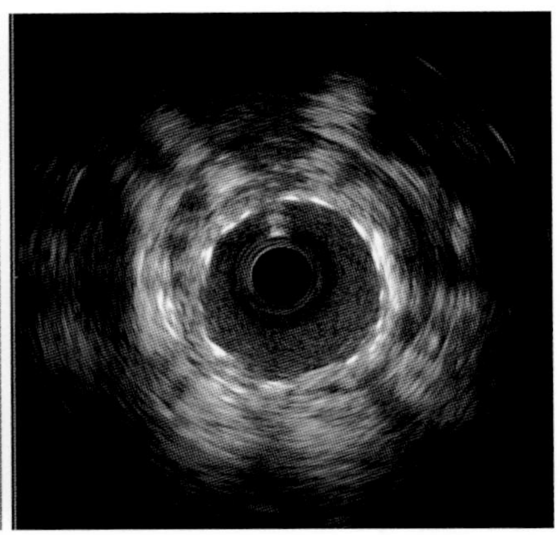

图 24-21-12 IVUS 指导下植入支架

9. IVUS 指导下支架植入并优化（LAD 中段至 LM 开口顺序串联植入 2 枚支架）（图 24-21-12）。

· 小结 ·

IVUS 在入口不明的 CTO 病变中，可以帮助判断入口位置、判断入口斑块性质以便选择合适的导丝；在正向导丝通过失败后，IVUS 可以明确导丝失败的原因，辅助指导进一步导丝平行启动位置、导丝头端塑形乃至导丝穿刺方向，提高平行导丝成功率；如何把造影影像与 IVUS 影像有机结合、利用不同分支相对位置关系把握导丝平行位置及导丝操作方向，需要反复大量阅图基础。

病例 22 “屋漏偏逢连夜雨，柳暗花明又一村”——LAD、RCA 双支 CTO，RCA 逆向失败并发冠状动脉穿孔，二次择期 IVUS 指导下正向开通 RCA CTO

术者：张励庭　　医院：中山大学附属中山医院，广东中山市人民医院

· 病史基本资料 ·

· 患者男性，63 岁。

· 主诉：反复发作性胸闷、气促 2 年，加重 2 个月。

· 既往史：高血压病史 10 余年，吸烟史 40 余年，无糖尿病史。

· 辅助检查

心电图：窦性心律，Ⅱ、Ⅲ、aVF、$V_2 \sim V_6$ T 波低平或倒置。

心脏彩超：左心室室壁运动普遍减弱，LVEF 42%。

实验室检查：BNP 轻度升高、cTnT、CK-MB 未见异常。

· 药物治疗方案：抗血小板聚集（阿司匹林、氯吡格雷）；降脂（阿托伐他汀）；控制血压（缬沙坦 + 美托洛尔）。

· 冠状动脉造影 ·

左前降支（LAD）开口 CTO，右冠状动脉（RCA）近段 CTO（图 24-22-1）。

· 病变分析及策略选择 ·

1. 左主干末端狭窄 50%，左前降支（LAD）开口 CTO，左回旋支（LCX）近段轻度狭窄，右冠状动脉（RCA）近段 CTO。

2. 左前降支开口 CTO。

（1）开口处闭塞，入口不清晰。

（2）闭塞段较长（>20 mm）。

（3）可见 LCX 向 LAD 提供侧支循环。

3. 右冠近段 CTO。

（1）闭塞段为钝形残端。

（2）闭塞段较长（>20 mm）。

（3）LCX 经房室沟心外侧支向右冠提供侧支循环，走行相对清晰，但近段较迂曲。

4. LAD、RCA 双支 CTO，患者及家属拒绝外科 CABG，要求介入治疗。RCA CTO 相对于 LAD CTO 开通的可能性大，先处理 RCA CTO，先尝试正向开通，正向失败，转逆向（使用 LCX 心外膜侧支）。

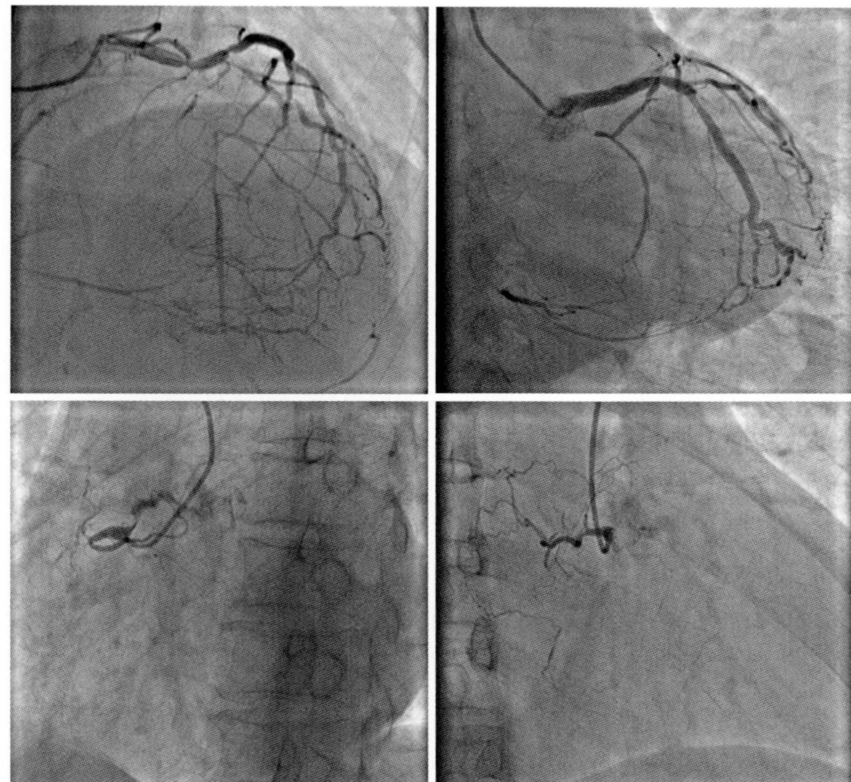

图 24-22-1 LAD 开口 CTO，RCA 近段 CTO

• 手术过程 •

（一）第一次手术

• 入路及指引导管选择

➤ 正向：右桡动脉 6F 动脉鞘；6F AL 1。

➤ 逆向：左桡动脉 6F 动脉鞘；6F EBU 3.75。

• 处理 RCA CTO 病变

1. 正逆向双侧造影（图 24-22-2）。

2. 先尝试正向，使用 130 cm Finecross 微导管，先使用 Fielder XT 导丝，然后依次升级导丝 GAIA Second、GAIA Third、Conquest Pro，对侧造影证实导丝进入内膜下假腔，反复调整导丝，仍未能进入远段真腔（图 24-22-3）。

3. 及时转变策略，改为逆向术式，选用 LCX 心外膜侧支为逆向通路，使用 150 cm Corsair 微导管，

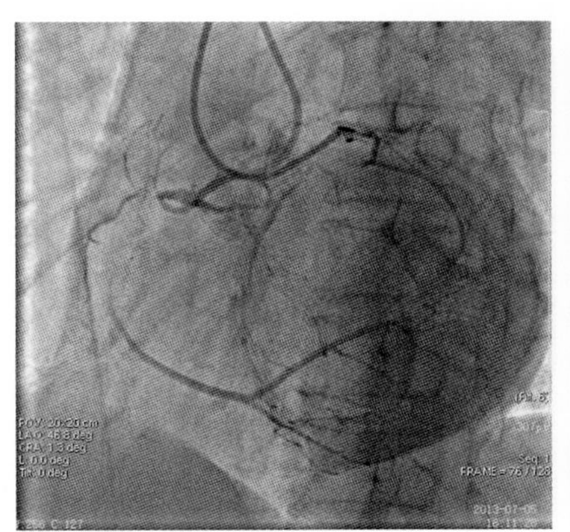

图 24-22-2 对侧冠状动脉造影

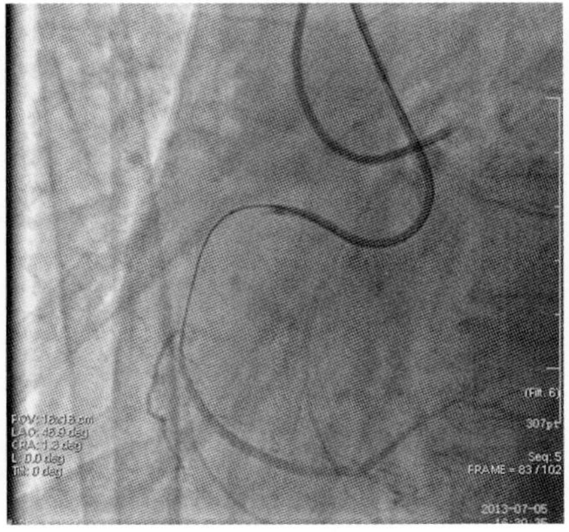

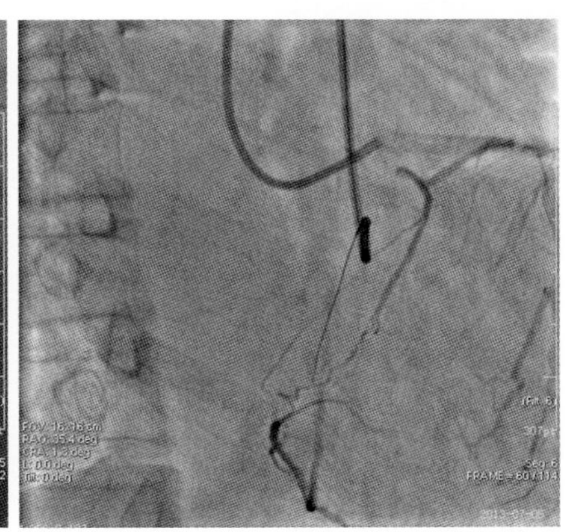

图 24-22-3 正向导引钢丝未能进入血管真腔

Runthrough NS 导丝将微导管引导进侧支，换用 Sion 导丝，进入侧支后未能顺利通过，高选择造影提示远段逆向通路迂曲，反复操作仍未能通过逆向侧支（图 24-22-4）。

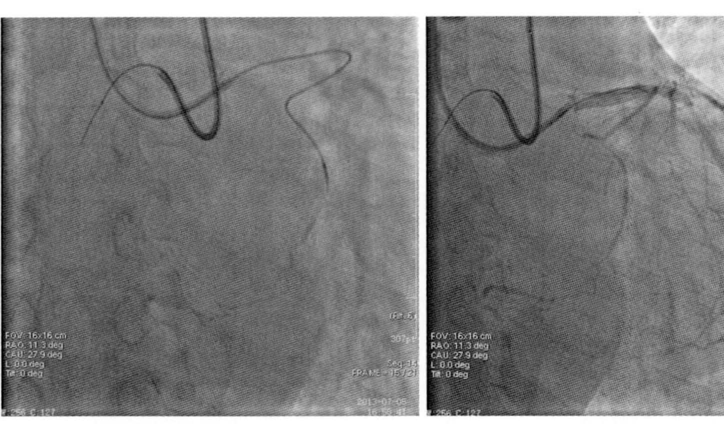

图 24-22-4 Sion 导丝未能通过迂曲的侧支血管

4. 考虑选用 LCX 远端侧支通路，通过后，左前斜位投照提示并非进入 RCA 远端血管（图 24-22-5）。

5. 正、逆向尝试均失败，准备结束手术，结束前造影发现 OM 支分支血管穿孔，造影剂外渗，考虑在寻找逆向通路时导丝及微导管穿出所致（图 24-22-6）。

6. 处理冠状动脉穿孔并发症，使用 Finecross 微导管进入穿孔的分支血管，超选择行造影明确穿孔部位为分支血管末端，非侧支供血血管！经微导管注射明胶海绵颗粒，成功将穿孔的分支血管封堵，无造影剂外渗。心包穿刺置入猪尾导管行心包引流（图 24-22-7）。术中心电、血压稳定，术后安全返回 CCU。

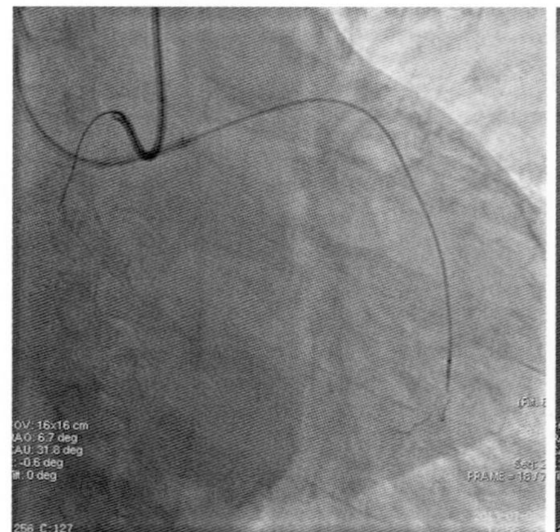

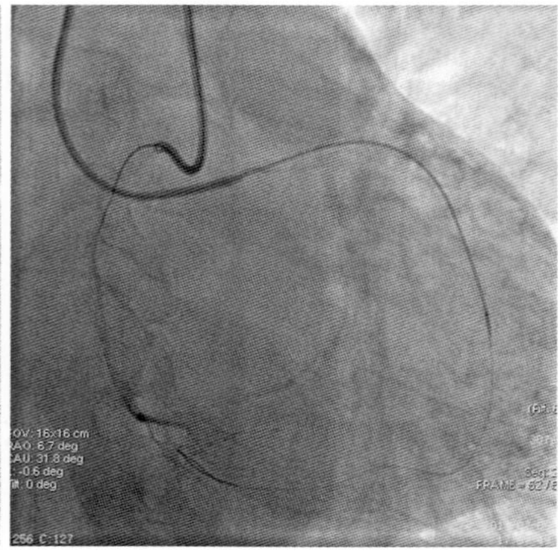

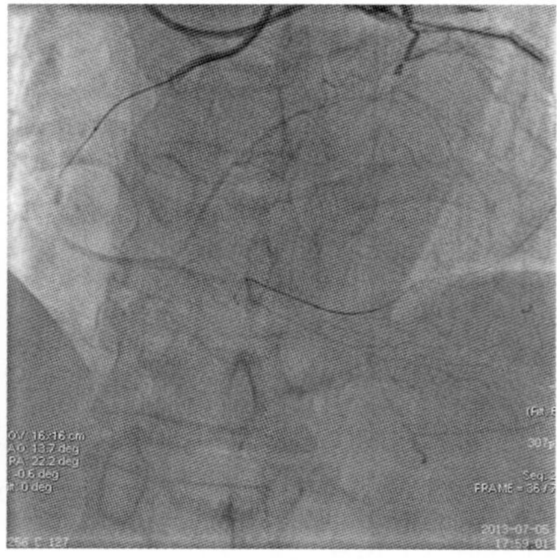

图 24-22-5 导引钢丝通过 LCX 远端侧支通路，但并非进入 RCA 远端血管

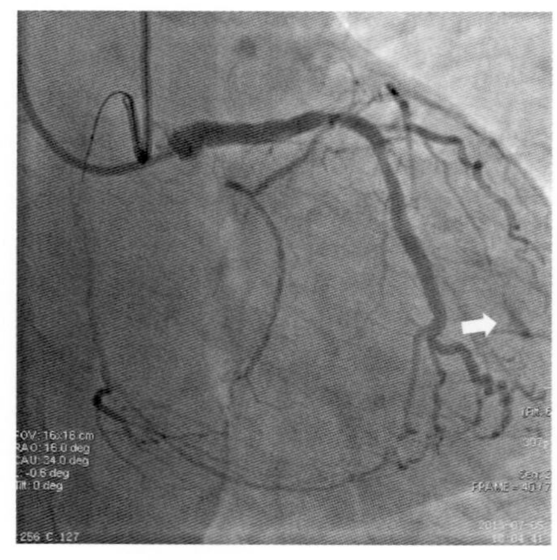

图 24-22-6 侧支血管穿孔

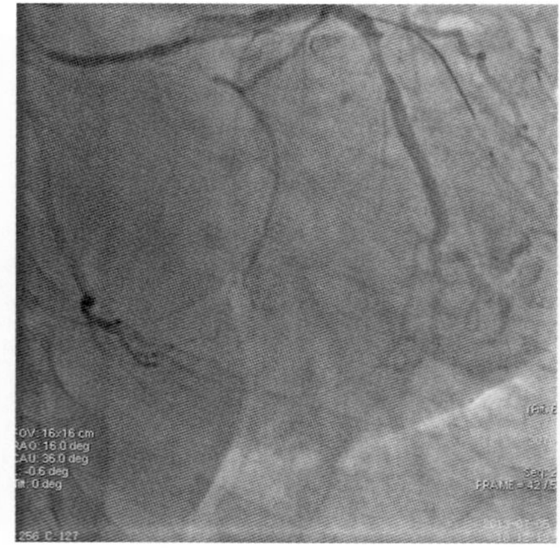

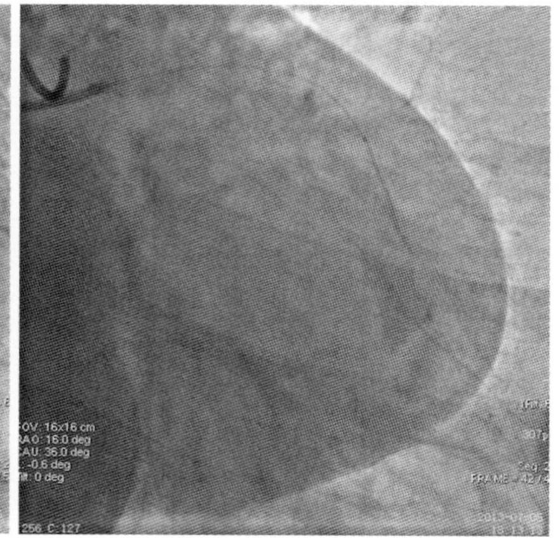

图 24-22-7 经微导管注射明胶海绵颗粒，成功封堵穿孔的分支血管（续后）

（二）第二次手术

患者术后心电、血压稳定，但仍反复有胸痛发作，家属要求再次手术。1 周后，再次尝试开通 RCA CTO。

手术策略：再次尝试正向，使用 IVUS 引导下闭塞入口穿刺。

• 入路及指引导管选择

➢ 正向：右股动脉 7F 动脉鞘；7F AL 1。

1. Runthrough 导丝进入闭塞处分支血管，IVUS 回撤寻找 RCA 闭塞段入口，使用 GAIA Second 导丝在 IVUS 指引下穿刺入口（图 24-22-8）。

2. 在 IVUS 指引下，GAIA Second 导丝成功穿刺 RCA 闭塞处入口，IVUS 证实导丝在血管真腔（斑块内）（图 24-22-9）。

3. 正向在 Corsair 微导管支撑下，GAIA Second 导丝成功穿刺进入闭塞血管段，操作导丝，多角度投照下操控导丝通过闭塞段进入血管远端，对侧造影证实导丝进入远段血管真腔（图 24-22-10）。

4. 交换工作导丝，使用 2.5 mm × 15 mm 球囊扩张后，IVUS 检查证实导丝走行在血管真腔；植入支架，成功开通 RCA CTO 病变，造影提示 RCA 开通后，经间隔支侧支供血 LAD，为 LAD 开通提供了逆向条件（图 24-22-11）。

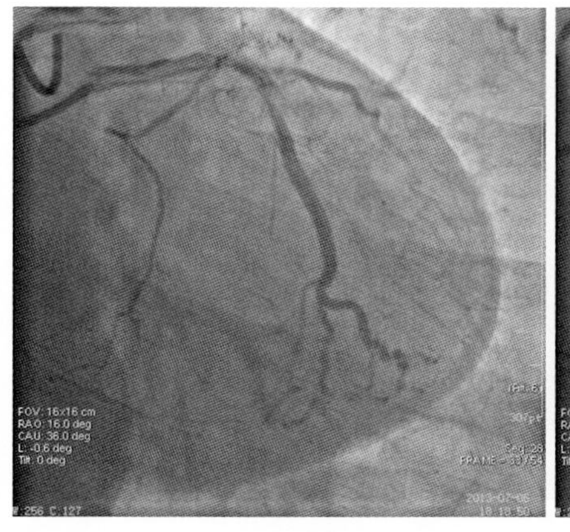

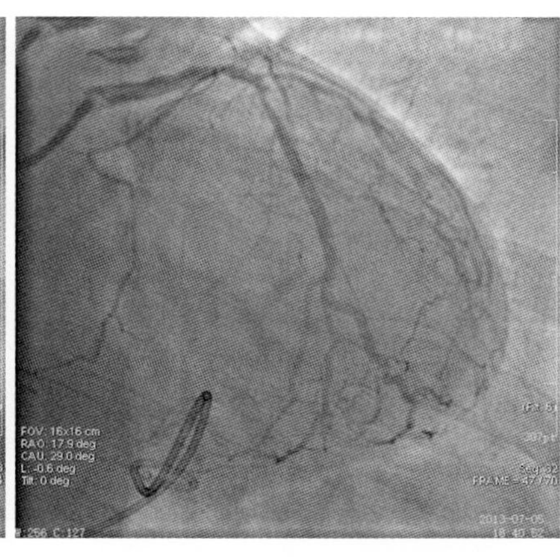

（图 24-22-7 续图）

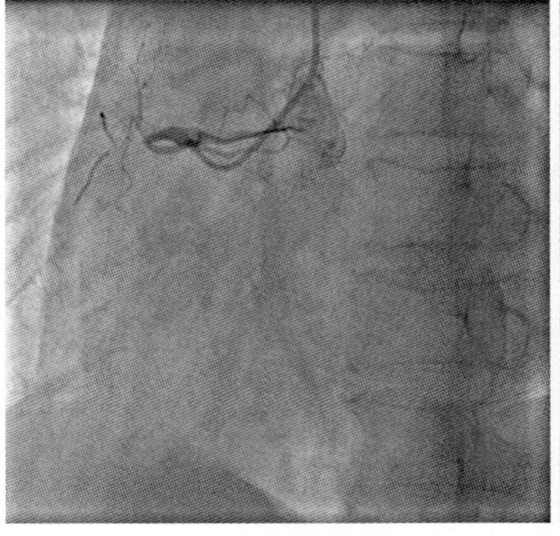

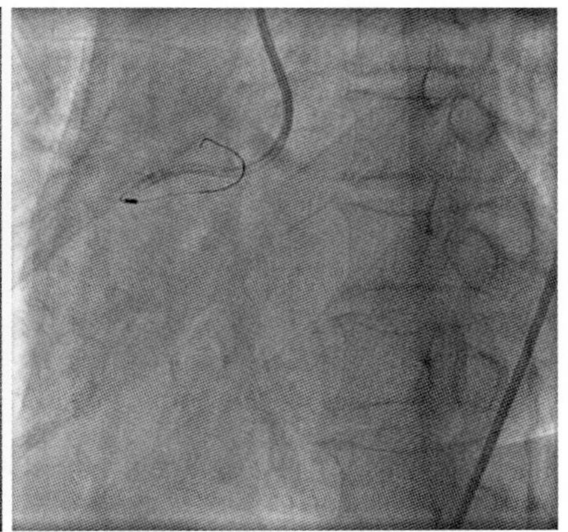

图 24-22-8　GAIA Second 导丝在 IVUS 指引下穿刺入口

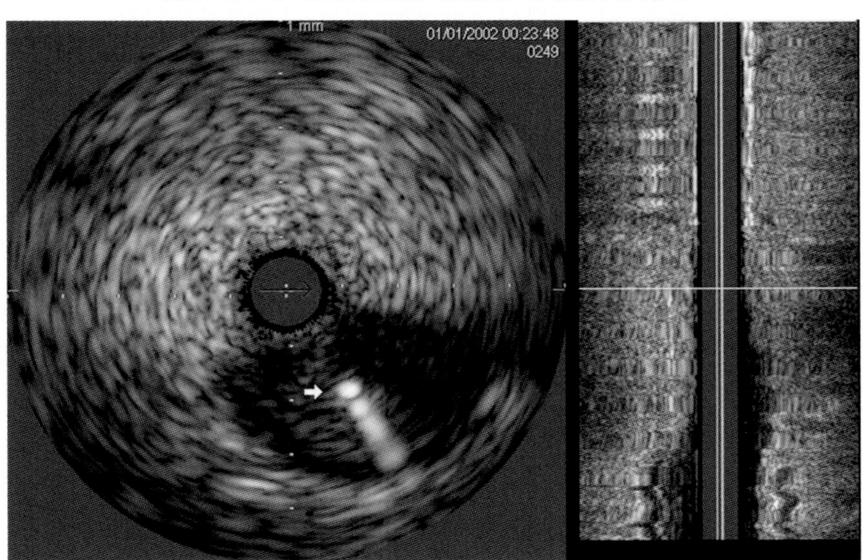

图 24-22-9　IVUS 证实 GAIA Second 导丝成功穿刺 RCA 闭塞处入口

• **术后结果** •

RCA CTO 成功开通，远段血流 TIMI 3 级，IVUS 检查提示支架充分膨胀，贴壁良好。

• **小结** •

1. 双支 CTO 病变通常选择相对较易开通的一支首选尝试开通。

2. 合理选择操作侧支，选择心外膜侧支要注意小心操作，结束手术前一定要注意复查造影明确有无

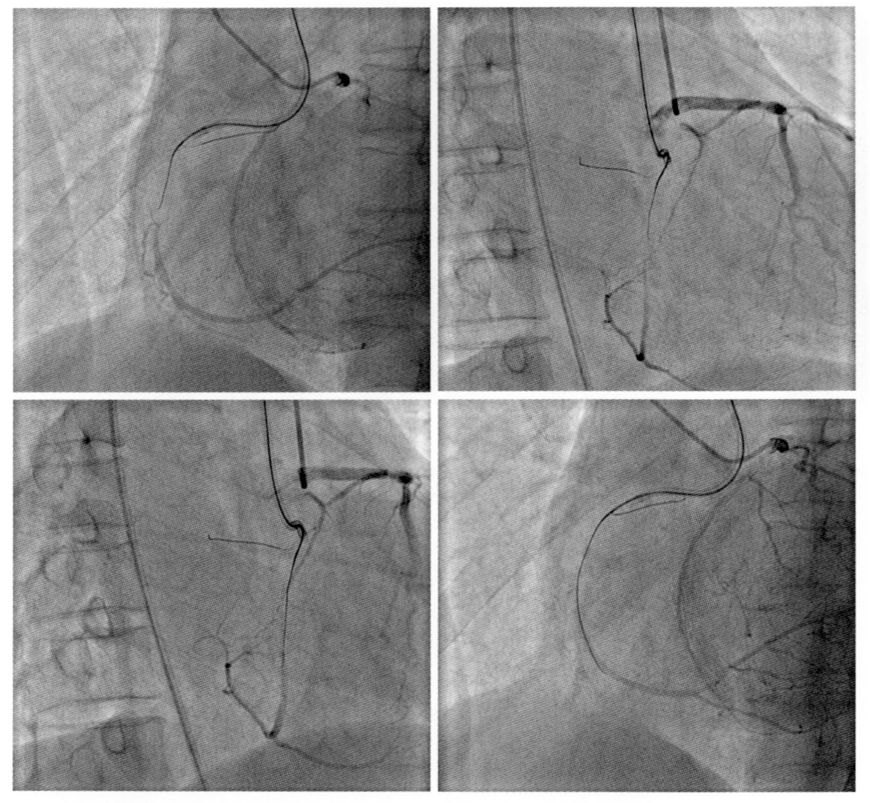

图 24-22-10　GAIA Second 导丝通过闭塞血管段进入远段血管真腔

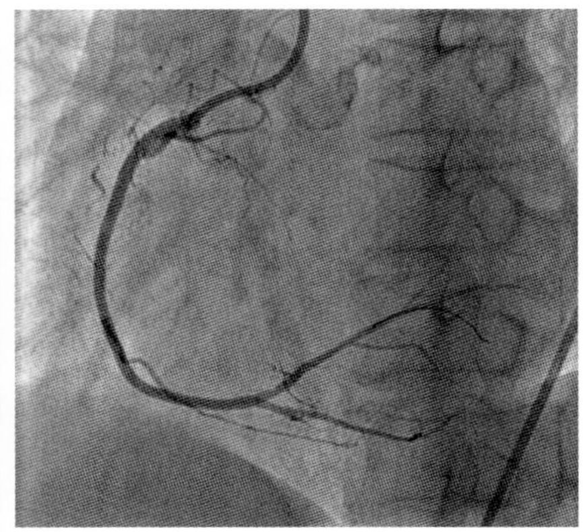

图 24-22-11　置入支架最终结果

发生冠状动脉穿孔。

3. 冠状动脉穿孔的处理，可使用弹簧圈、明胶海绵等，使用明胶海绵一定要注意无重大血管分支，无侧支供血血管，注射时注意力度，防止向近端血管，尤其是主支血管反流。

4. 对于入口不清晰的 CTO，如闭塞入口处有可用的分支，可考虑使用 IVUS 指引下进行入口穿刺，提高正向成功率。

5. 操作导丝通过闭塞段进入远段血管时，注意要在不同投照角度下对侧造影，明确导丝是否在真腔内。

病例 23　内膜下斑块修饰及延期支架植入

术者：张奇　　医院：同济大学附属东方医院

• 病史基本资料 •

• 患者男性，57 岁。间断性胸闷、胸痛 5 年，加重 10 日入院。5 年前外院诊断心肌梗死，药物保守治疗。

• 既往史：否认高血压、糖尿病、高血脂。

• 辅助检查：入院心电图检查提示Ⅲ、aVF、V_1～V_4 导联异常 Q 波，ST-T 变化；心脏超声检查提示 LVEF 55%、室间隔中下段及心尖部运动减低。

• 冠状动脉造影 •

入院药物治疗后于 2018 年 10 月 11 日行冠状动脉造影检查，结果提示冠状动脉左优势型，回旋支远段约 90% 狭窄，钝圆支（OM）完全闭塞；前降支（LAD）近段完全闭塞，桥侧支血管供血闭塞后对角支；右冠状动脉（RCA）中段临界病变，未见明显侧支血管供血 LAD；遂再次行左冠造影，延长造影时间后可见 LAD 远段近心尖部血管接受同侧侧支供血显影（图 24-23-1）。

• 介入治疗 •

确定 LAD 为首要干预血管。

（一）第一次介入治疗

1. 首先正向尝试：6F EBU 3.5 指引导管，130 cm Finecross 微导管及 Pilot 50 导丝前行进入内膜下；随后平行导丝（GAIA First）技术、对侧造影（右股动脉入径，6F SAL 1.0 指引导管）无法证实导丝进入 LAD 远段真腔，同时导丝前行感觉受阻，考虑仍为内膜下位置（图 24-23-2）。

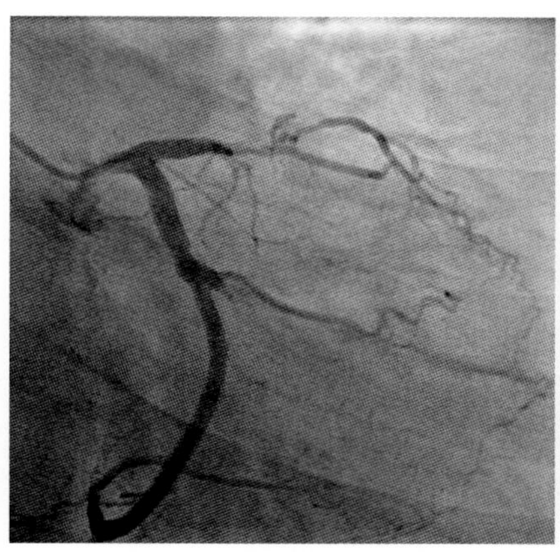
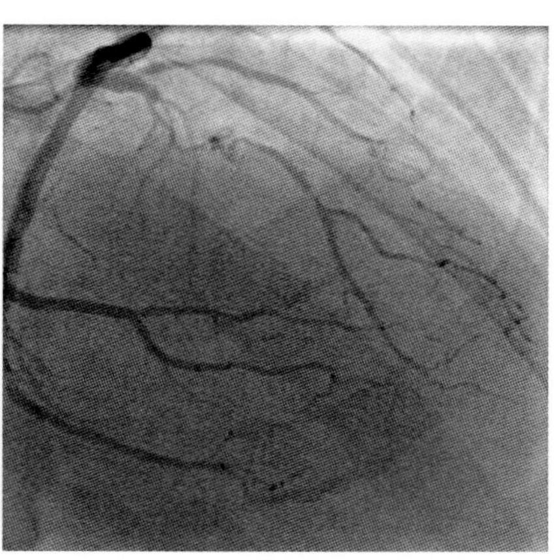

图 24-23-1　前降支近段完全闭塞，同侧侧支血管供应前降支远段

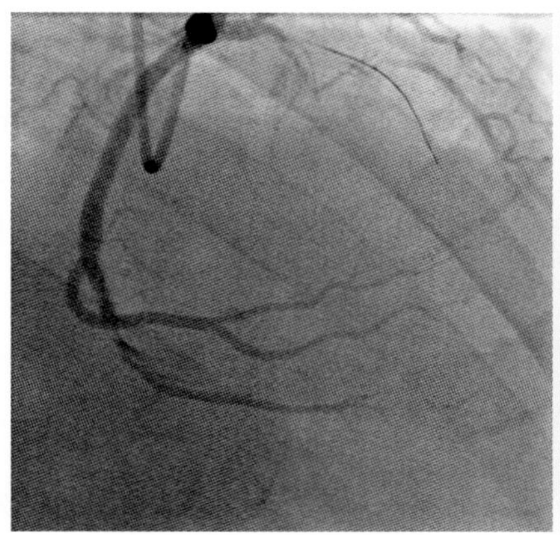
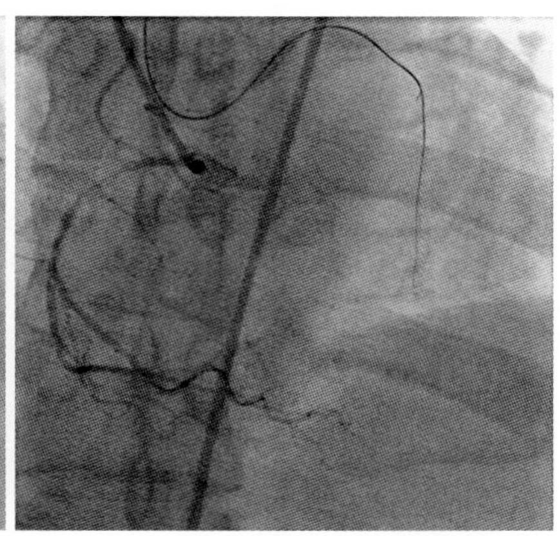

图 24-23-2　正向介入治疗失败

2. 转换逆向策略：150 cm Finecross 微导管及 Sion 导丝“冲浪”技术到达 LAD 闭塞远段区域（图 24-23-3），但微导管无法直接通过间隔支侧支，按逆向导丝位置可明显判断正向导丝位于 LAD 血管管腔外（图 24-23-4）。推送逆向微导管过程中患者出现胸痛，血压下降，造影提示 RCA 血流减慢，考虑右冠中段临界病变斑块不稳定，遂撤出逆向微导管后在右冠近中段病变处先植入支架，患者症状缓解。支架植入后 Guidezilla（GZ）导管辅助下逆向微导管（旋转 + 推送）通过间隔支侧支血管，到达 LAD 闭塞远段出口位置，调整 Sion 导丝上行逆向通过闭塞段受阻（图 24-23-5）。正向进入 1.5 mm 球囊扩张，逆向 Sion 导丝通过闭塞病变到达 LAD 近段并进入正向指引导管，微导管跟进至 LAD 近段后交换 330 cm RG 3 导丝体外化后 1.5 mm 球囊扩张闭塞段，考虑逆向导丝为靠近 LAD 闭塞段出口处间隔支进入，球囊未进入过深进行扩张（图 24-23-6）。正向进入 Runthrough 导丝，到达 LAD 远

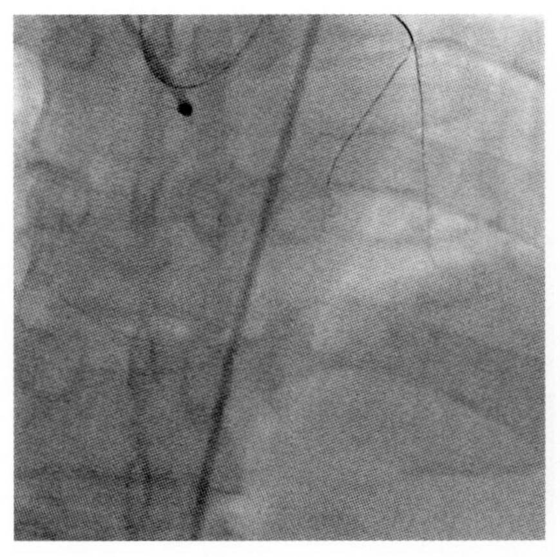

图 24-23-3　逆向 Sion 导丝通过间隔支

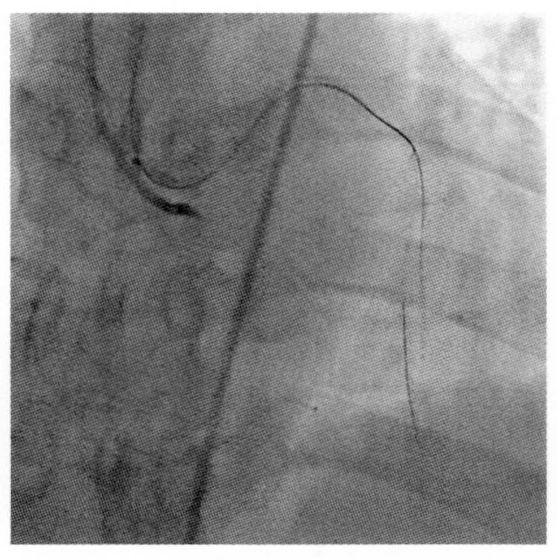

图 24-23-4　微导管无法通过，正、逆向导丝间距大

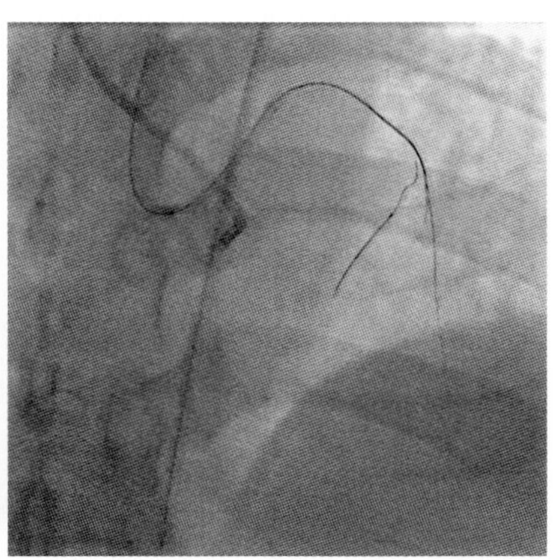

图 24-23-5　Guidezilla 导管支撑下逆向微导管通过间隔支到达闭塞远段出口处，Sion 导丝上行受阻

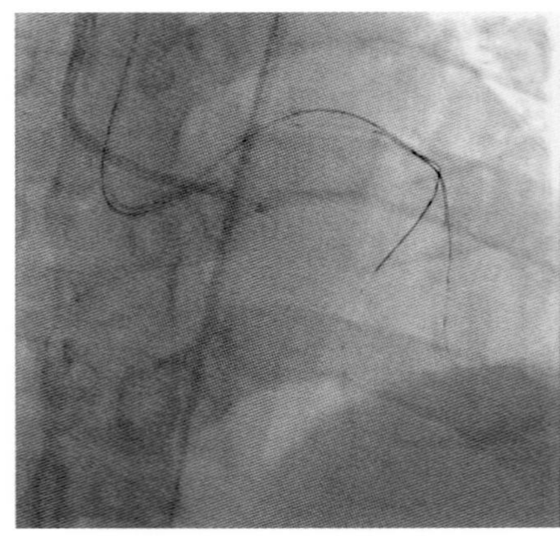
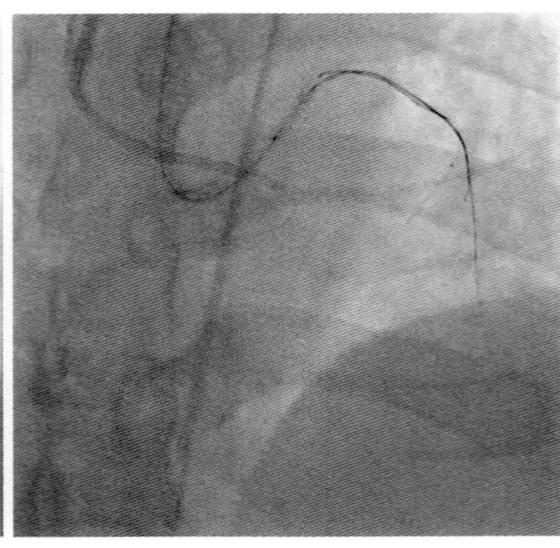
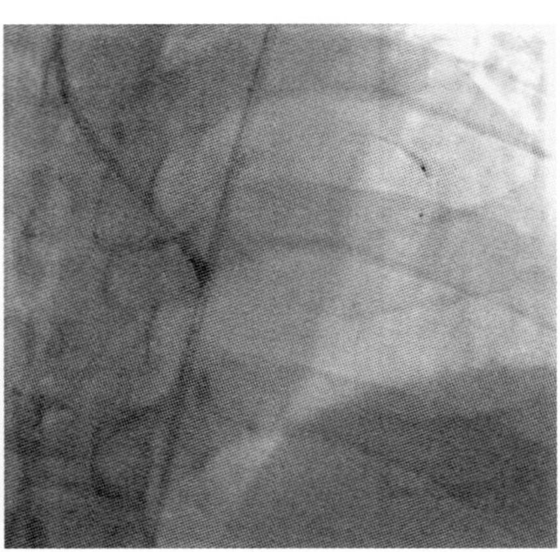

图 24-23-6 正向 1.5 mm 球囊扩张（反向 CART），330 cm RG3 体外化后 1.5 mm 球囊扩张

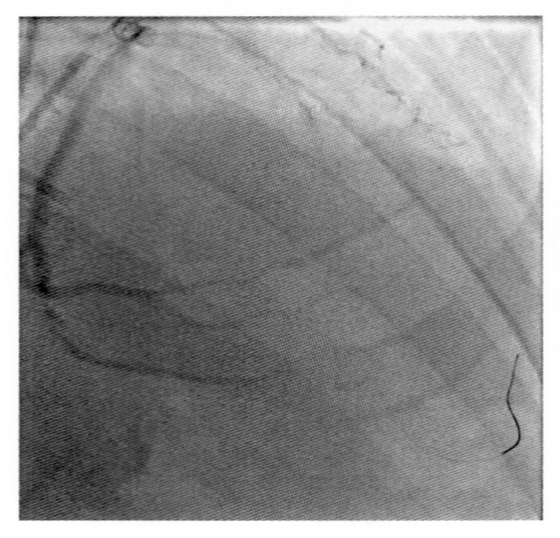

图 24-23-7 正向送入 Runthrough 导丝到 LAD 远段

段（图 24-23-7）。随后检查逆向通道，确认无问题后撤除逆向系统。保护分支后 2.0 mm × 20 mm 球囊扩张，随后造影提示 LAD 血流恢复，但长段撕裂，撤出导丝后再次造影，提示 LAD 血流恢复 TIMI 2～3 级，闭塞段以后严重撕裂（图 24-23-8）。遂决定终止当日操作，择期再次干预。

手术时间 150 min，造影剂用量 300 ml，手术终止时患者无不适，血压心率稳定。

（二）第二次介入治疗

患者出院后应用阿司匹林及替格瑞洛双重抗血小板治疗及其他冠心病二级预防药物，症状改善、运动耐量提高，1 个多月后再入院，LVEF 66%。于 2018 年 11 月 20 日接受造影复查，右桡动脉入径，结果提示 LAD 血流通畅（TIMI 3 级），中段可见夹层撕裂片及血肿压迫迹象（图 24-23-9），回旋支造影与前一致，右冠状动脉支架良好。按计划行 LAD 干预。

6F EBU 3.5 指引导管，Fielder XT 导丝前行受阻，考虑进入假腔中；换用 GAIA First 导丝在初次闭塞点重新寻找真腔入口，操控 GAIA 导丝在无阻力的状态下前行，可见 GAIA 导丝行进方向与造影显影管腔远离，显影的管腔实为假腔，继续前行 GAIA 导丝，寻找方向继续保持其前行无阻力状态并符合 LAD 走行解剖，在中远段部位 GAIA 导丝重新汇入造影剂显影的管腔内。变换造影体位再次证实 GAIA First

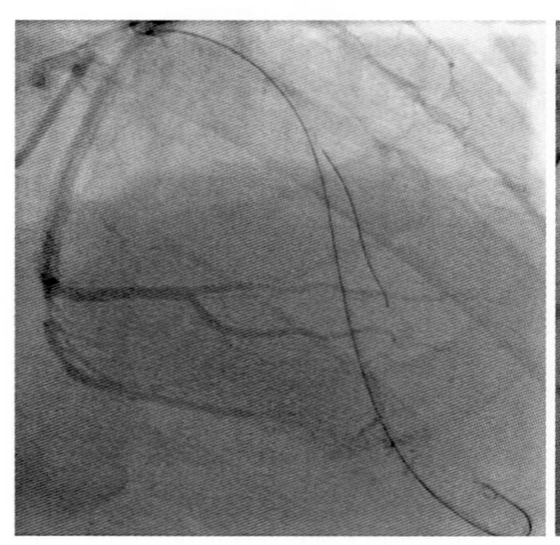
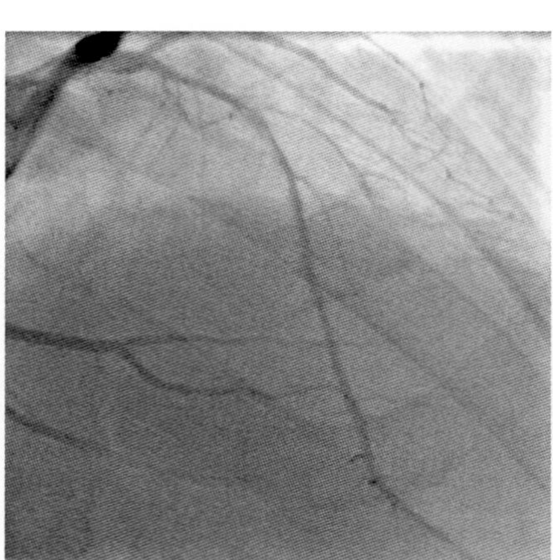
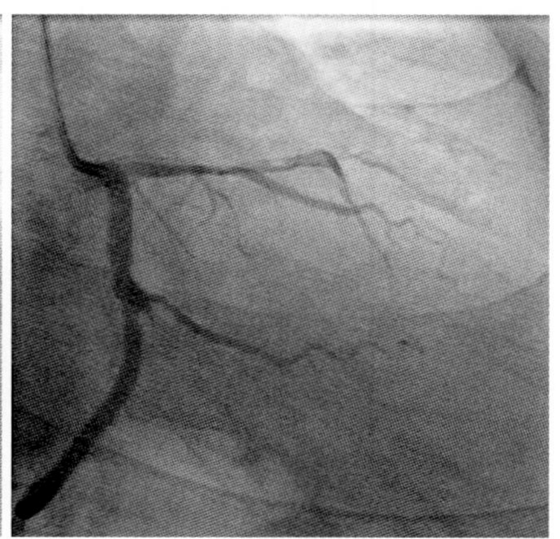

图 24-23-8 造影提示 LAD 血流恢复，但长段撕裂，撤出导丝后造影可见夹层撕裂片

导丝在 LAD 中远段位于造影显影管腔内（图 24-23-10），中间显影的管腔为上次干预时导丝造成的假腔显影，由此推断上次最终正向置入的导丝其实也未从血管真腔或斑块内进入到达远端，仍为血管结构内或内膜下进入到达了 LAD 远段。随后撤出 Fielder XT 导丝，应用 Pilot 50 导丝进入角支血管（图 24-23-11）。

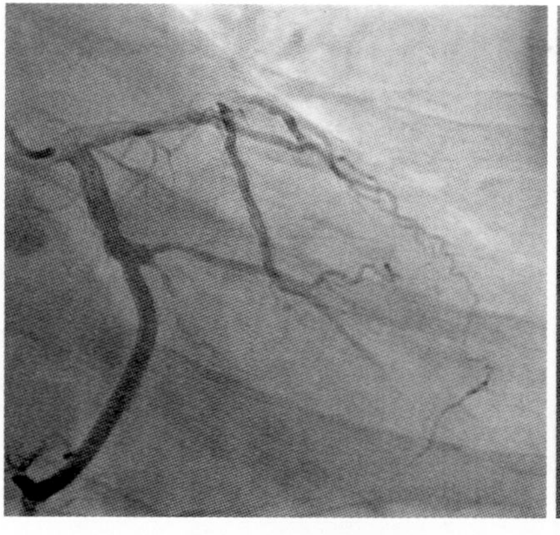
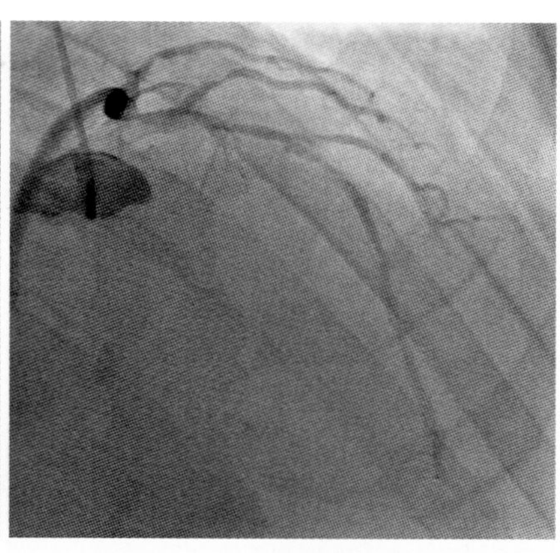

图 24-23-9　LAD 血流通畅（TIMI 3 级），中段可见夹层撕裂片及血肿压迫迹象

2.0 mm × 20 mm 球囊扩张 LAD，1.5 mm 球囊扩张角支开口并进行球囊对吻，造影提示 LAD 真腔血管显影，假腔缩小（图 24-23-12）。随后进行血管内超声（IVUS）检查，结果提示导丝位于真腔内、LAD 中段长程内膜撕裂、中远段心肌桥且肌桥段血管内也存在内膜撕裂、近中段可见巨大血肿压迫及严重斑块负荷（图 24-23-13）。

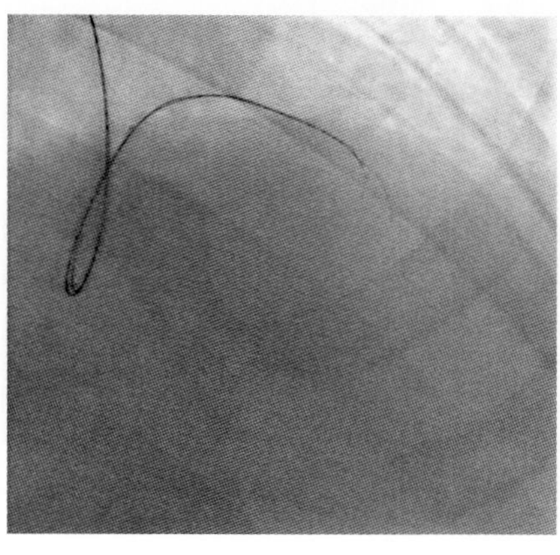
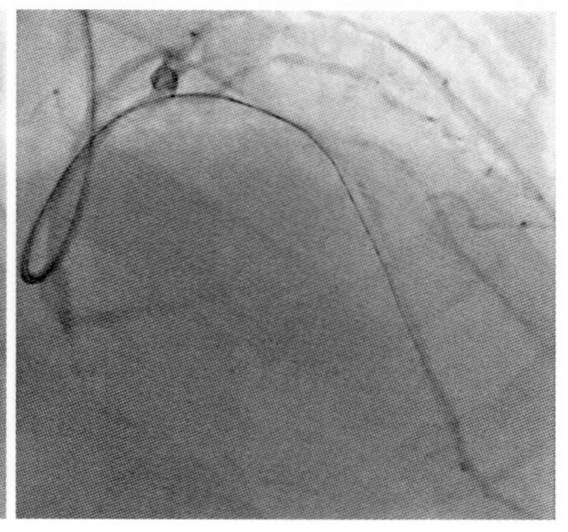

图 24-23-10　以 Fielder XT 导丝作为参考，GAIA First 导丝 LAD 中远段区域重回显影管腔内（近段显影的管腔为上次干预导丝造成的假腔，后者在远段部分与真腔联通，供血 LAD 远段）

根据 IVUS 结果拟对 LAD 植入支架，同时考虑对角支供血范围及开口病变程度，拟双支架技术处理 LAD/ 对角支分叉病变。T 支架术式，先在对角支植入 2.5 mm × 33 mm 支架，随后在 LAD 主支植入 3.0 mm × 38 mm 支架，完成导丝交换、对吻扩张。支架植入后 IVUS 检查提示支架覆盖血肿部位、支架膨胀良好、近段贴壁不良。遂应用 3.5 mm × 12 mm 高压球囊进行近段优化扩张（POT）。最终造影提示 LAD/ 对角支血流恢复 TIMI 3 级，支架段血管无明显残余狭窄，支架远端、LAD 中段可见明显心肌桥压迫，LAD 远段造影下仍可见非血流限制性片状撕裂（图 24-23-14）。

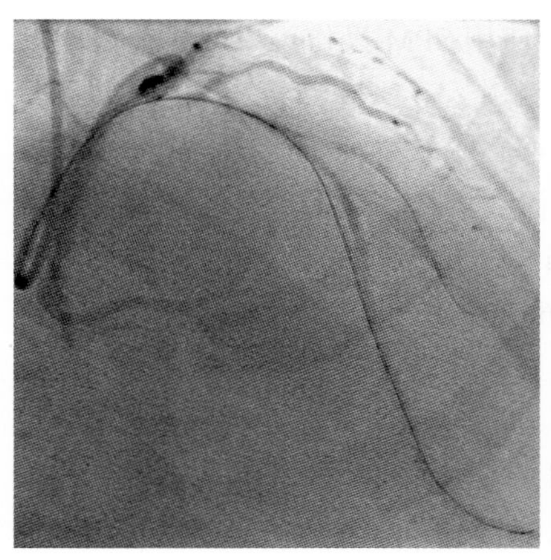

图 24-23-11　Pilot 50 导丝进入角支

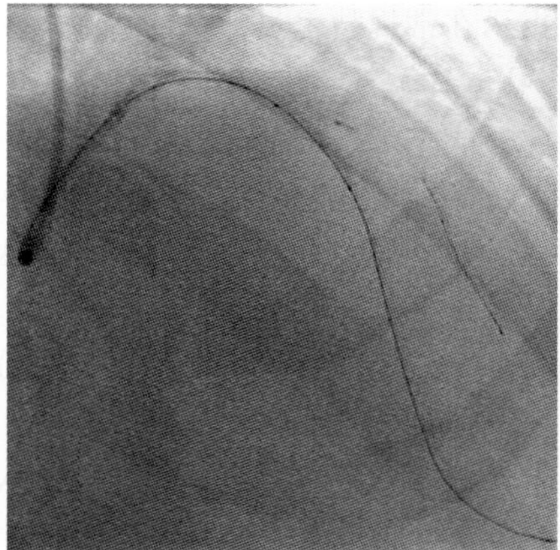
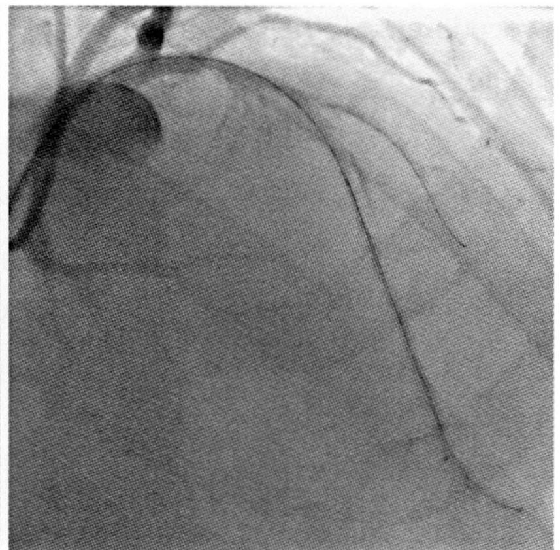

图 24-23-12　LAD/ 角支球囊扩张，LAD 真腔显影，假腔缩小

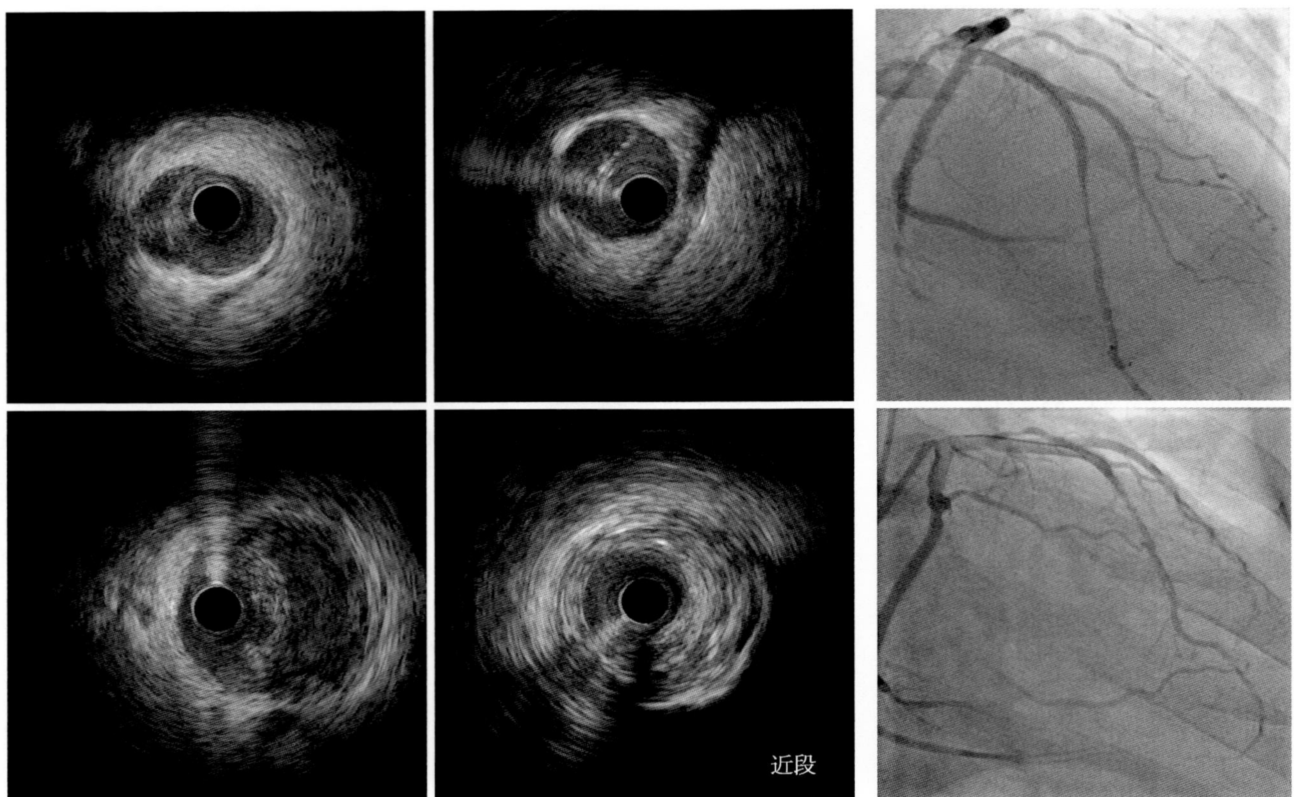

图 24-23-13 IVUS 显示导引钢丝位于血管真腔，可见内膜撕裂及血肿，前降支中段心肌桥，近段严重斑块负荷

图 24-23-14 支架植入后造影，LAD/ 角支血流 TIMI 3 级，LAD 中段心肌桥压迫（收缩期），LAD 远段仍可见非血流限制性片状撕裂

同期完成 LCX 远段高度狭窄病变处支架植入。总体手术时间 90 min，造影剂用量 100 ml，未处理 OM 病变。

• 小结 •

CTO 病变导丝在闭塞段血管内膜下通过，但远端导丝没有进入血管真腔或仅在极远端的位置或分支内进入真腔，在没有其他选择的情况下，球囊扩张内膜下血管节段，撕裂血管、通过假腔供血恢复或部分恢复远端血流，这种即刻不植入支架的 STAR（subintimal tracking and reentry）技术又被称为“内膜下斑块修饰”（subintimal plaque modification, SPM）、“预成形”（preplasty）或“投资操作”（investment procedure）。OPEN-CTO 注册研究提示在常规技术失败的 CTO 患者中使用 SPM 操作可以改善患者生活质量。

另外，SPM 并非治疗终点，通过一段时间的等待（通常为 1.5～4 个月），血管撕裂片可部分愈合、血管前向血流仍能维持甚至进一步改善。此时针对残留病变继续介入治疗操作相对简单，需要植入支架的血管节段往往更短，分支丢失等不良事件的发生率也更低。Goleski 等人回顾性分析了 32 例应用单腔微导管联合 Fileder XT 导丝行 STAR 操作但未立刻植入支架的患者，66% 的患者初次术后即刻获得血流 TIMI 3 级、2.4 个月（中位数）后造影提示 63% 的血管仍通畅，且分支血管血流改善，再次介入治疗成功率 88%。

本文介绍的 1 例患者应用了“内膜下修饰及延期支架植入”（SPM and Delayed Stenting）这种治疗策略。首次介入治疗再尝试其他 CTO 技术无望或无法使用其他技术时，针对 CTO 血管进行类似于 STAR 的操作，即导丝在远端进入血管真腔后小球囊进行内膜下扩张，造成假腔供血 CTO 远段血管，择期再次干预并植入支架，这例患者的再择期造影中还发现 LAD 原闭塞节段中严重心肌桥，这在初次手术时往往较难在造影下被发现，容易疏忽，若植入支架的话可能发生穿孔等严重不良事件。使用 SPM 操作造成假腔供血闭塞远段血管真腔时非常重要的一点是保证导丝在血管内膜下，至少在血管结构内，离斑块或血管真腔的距离越短越好。双侧造影、多体位证实、扭曲钙化血管使用 Knuckle 导丝技术，均可最大限度确认导丝位于血管结构内。

参考文献

[1] Michael TT, Papayannis AC, Banerjee S, et al. Subintimal dissection/reentry strategies in coronary chronic total occlusion interventions. Circ Cardiovasc Interv, 2012, 5: 729−738.

[2] Hirai T, Grantham JA, Sapontis J, et al. Impact of subintimal plaque modification procedures on health status after unsuccessful chronic total occlusion angioplasty. Catheter Cardiovasc Interv, 2018, 91: 1035−1042.

[3] Goleski PJ, Nakamura K, Liebeskind E, et al. Revascularization of coronary chronic total occlusions with subintimal tracking and reentry followed by deferred stenting: Experience from a high-volume referral center. Catheter Cardiovasc Interv, 2019, 93: 191−198.

病例 24　IVUS 实时引导下精确穿刺开通前降支慢性闭塞病变

术者：赵仙先，张必利　　医院：海军军医大学附属长海医院

· 病史基本资料 ·

· 患者男性，78 岁。

· 主诉：反复活动后胸闷 1 周。

· 简要病史：手术史：3 个月前右冠植入支架。

· 心血管病危险因素：高血压。

· 辅助检查

心电图：窦性心律，前壁导联 ST−T 改变。

心脏超声心动图：EF 58%，左心室舒张末期内径 46 mm。

· 冠状动脉造影 ·

选择右侧桡动脉径路完成冠状动脉造影，6F 桡动脉鞘，5F TIG 造影导管。造影结果显示：冠状动脉分布呈均衡型，左主干未见明显狭窄，LAD 近段重度狭窄约 95%，中段分出第一对角支及间隔支后完全闭塞，前向血流 TIMI 0 级，远段无明显自身侧支循环供应，LCX 发育细小、无狭窄，高位钝缘支粗大，近段狭窄 50%，右冠无明显狭窄（图 24−24−1～图 24−24−5）。

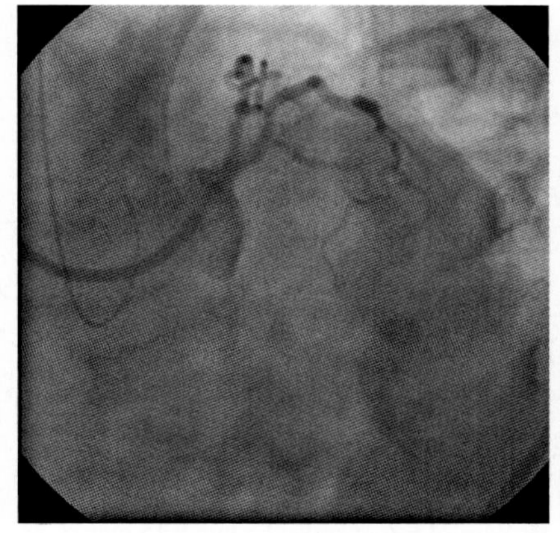

图 24−24−1　左冠蜘蛛位造影

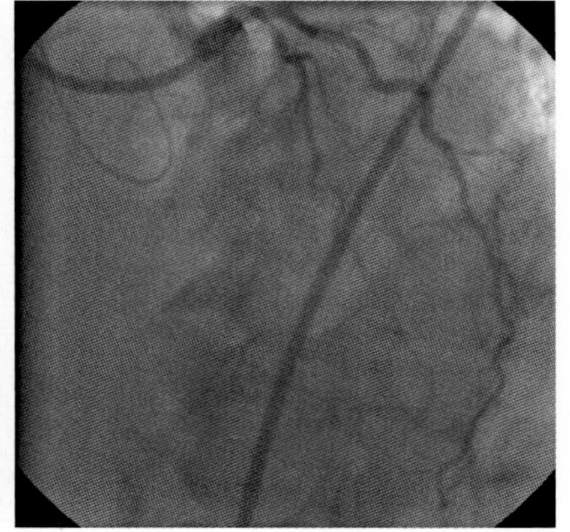

图 24−24−2　左冠左肩位造影

· 治疗策略 ·

单侧冠状动脉造影显示 CTO 入口不清，闭塞段长度、远段出口均不明确，因此应先获得高质量的双侧冠状动脉造影结果。

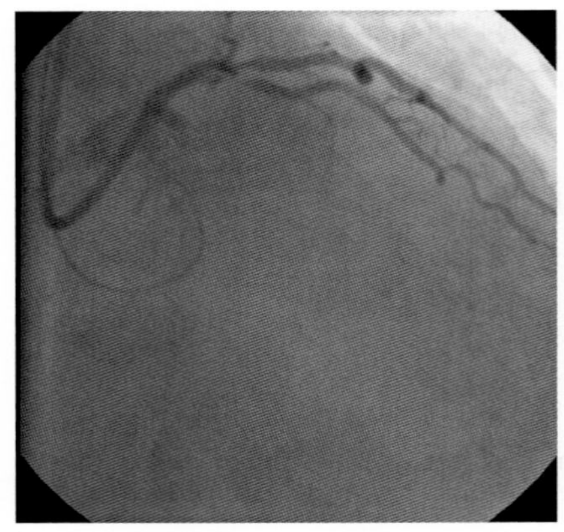

图 24-24-3 左冠右肩位造影

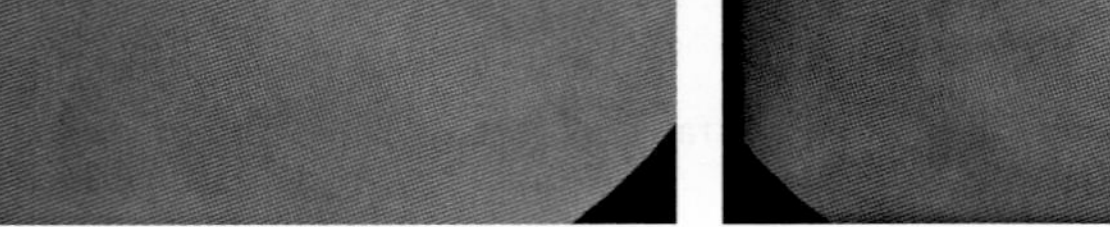

图 24-24-4 左冠肝位造影

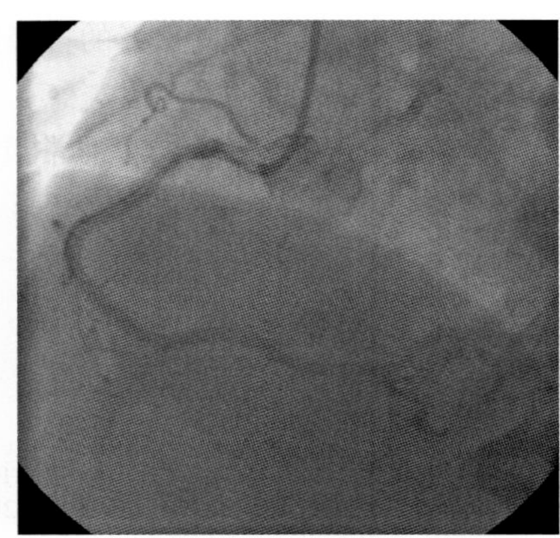

图 24-24-5 右冠造影

LAD CTO 近段闭塞处有一个较大的对角支及较细小的间隔支，PCI 策略选择宜首选 IVUS 实时引导，精确穿刺进入 CTO 闭塞段内，再导丝升级或导丝降级通过闭塞段；如果正向策略失败，再尝试逆向策略。

· 器械选择 ·

术中可能用到的器械包括 IVUS、指引导管 8F EBU 3.5、KDL 双腔微导管、Corsair 微导管、Finecross 微导管、导丝包括 Runthrough、Sion、GAIA Second、GAIA Third、Conquest Pro、Conquest Pro 12、球囊及支架。

· 手术过程 ·

PCI 过程：右侧桡动脉及右侧股动脉径路。更换 6F 桡动脉鞘为 7F 鞘管，穿刺右侧股动脉置入 8F 股动脉鞘，分别置入 7F JR 3.5 指引导管至右冠口，8F EBU 3.5 指引导管至左冠口，使用指引导管行双侧造影，获得高质量造影结果（图 24-24-6）。首先送入 Runthrough 导丝至第一对角支，使用 2.0 mm 球囊扩张 LAD 近段狭窄处（图 24-24-7），沿此导丝送入 IVUS 超声导管至 D1 内自动回撤，IVUS 检查显示 LAD CTO 近段闭塞处明显钙化，再改手动模式，操作 IVUS 超声导管实时显示 LAD CTO 闭塞近段入口位于 6 点钟位置，闭塞段钙化明显（图 24-24-8、图 24-24-9）。再沿 Runthrough 导丝送入 KDL 双腔微导管至 LAD 内接近 IVUS 超声导管处，在 IVUS 实时指引下，首先选择 GAIA Third 导丝穿刺，因近段纤维帽钙化、较硬，GAIA Third 导丝不能进入闭塞段内，很容易滑入对角支内（图 24-24-10），遂升级穿刺导丝为 Conquest Pro 12，导丝头端 1 mm 做 70° 弯，离头端 3～5 mm 处做第二弯约 30°，在 IVUS 实时指引下成功将 Conquest Pro 12 导丝指向 CTO 近段闭塞处，穿刺进入 CTO 闭塞段内，手动操作 IVUS 确认 Conquest Pro 12 导丝进入闭塞近段入口正确（图 24-24-11、图 24-24-12），继续前送 Conquest Pro 12 导丝，对侧造影显示导丝进入假腔（图 24-24-13），送入 2.5 mm 球囊至指引导管内使用锚定技术，退出 KDL 双腔微导管、IVUS 超声导管，再沿 Conquest Pro 12 导丝送入 1.8F Finecross 单腔微导管至 CTO 近段闭塞段内，退出 Conquest Pro 12 导丝，更换 GAIA Third 导丝反复操作仍进入假腔，退出 Finecross 单腔微导管，沿 GAIA Third 导丝送入 KDL

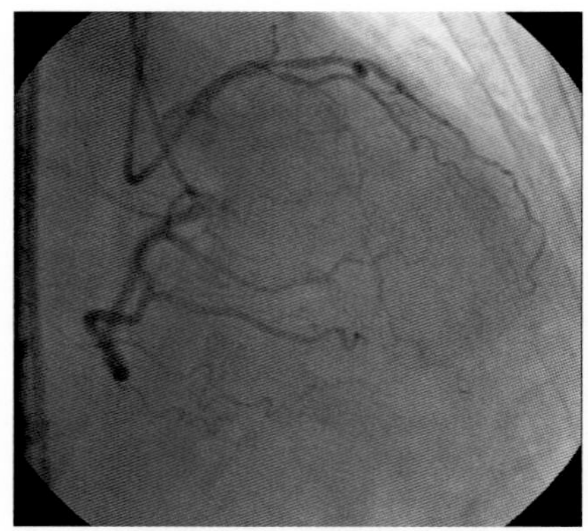

图 24-24-6 双侧造影显示 LAD CTO 在发出对角支后齐头闭塞

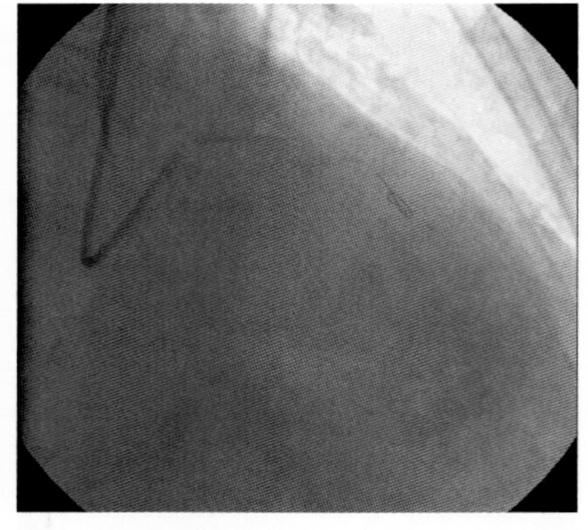

图 24-24-7 Cordis 2.5 mm × 15 mm 球囊扩张 LAD 近段狭窄处

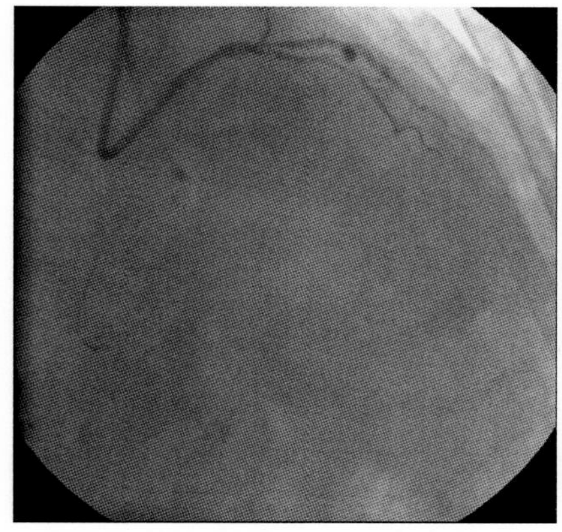

图 24-24-8 IVUS 超声探头位于 CTO 病变近段闭塞处

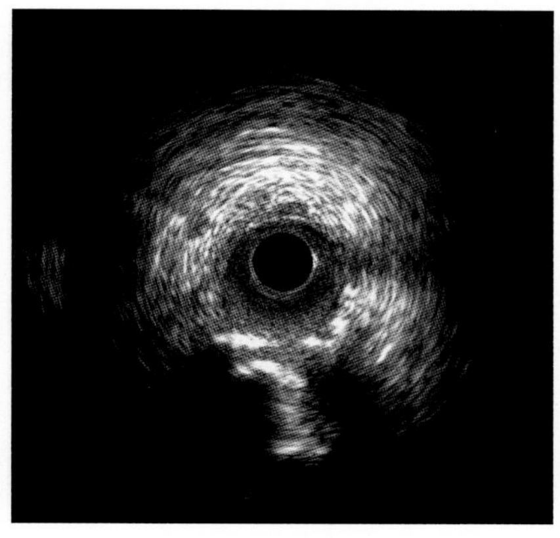

图 24-24-9 从对角支回撤 IVUS 导管，显示 CTO 近段闭塞位于 6 点位置

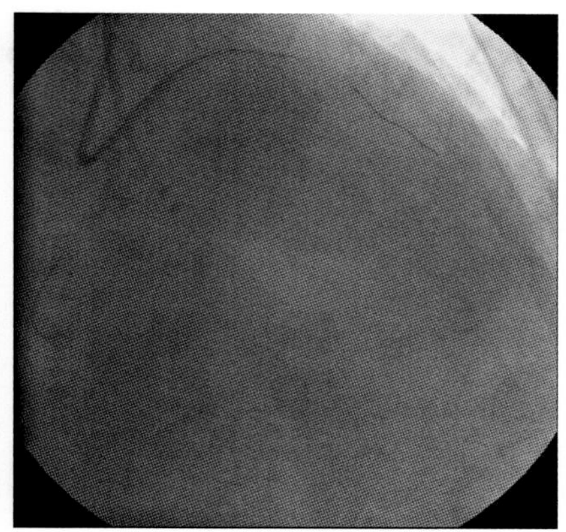

图 24-24-10 GAIA Third 导丝穿刺不能进入闭塞段，容易滑向对角支内

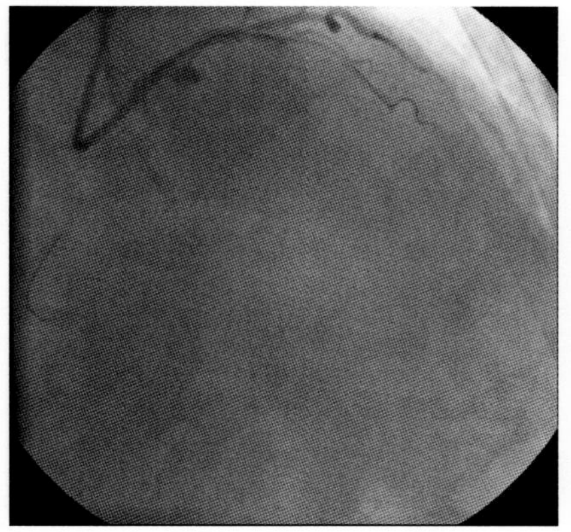

图 24-24-11 Conquest Pro 12 导丝穿刺进入近段闭塞内

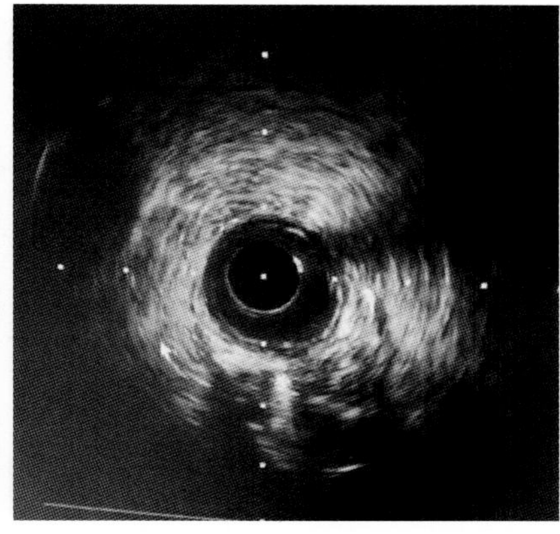

图 24-24-12 IVUS 实时显示 Conquest Pro12 导丝穿刺进入 LAD CTO 内（6 点钟位置）

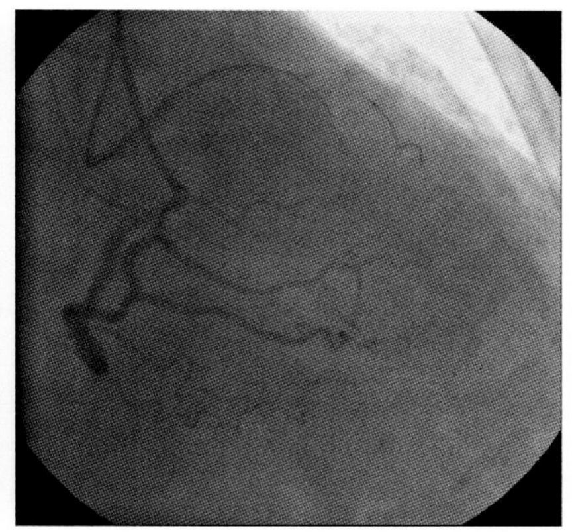

图 24-24-13 对侧造影提示 Conquest Pro 12 导丝在闭塞段内进入假腔

双腔微导管，再送入第二根 GAIA Third 导丝，使用平行导丝技术寻找真腔，成功将第二根 GAIA Third 导丝送入 LAD 远段真腔，右肩位、左肩位两个体位对侧造影证实导丝位于真腔内（图 24-24-14、图 24-24-15），使用球囊锚定技术退出双腔微导管，送入 Finecross 单腔微导管至 LAD 远段真腔内，退出 GAIA Third 导丝，送入 Sion 导丝至 LAD 远段，使用 TREK 2.0 mm × 15 mm 球囊扩张 LAD 闭塞处，造影显示前向血流恢复，再行 IVUS 检查显示导丝在 CTO 段内局部走在假腔内，其余全程在真腔内，在 LAD 中段植入 Xinence Xpedition 2.75 mm × 33 mm 支架（图 24-24-16、图 24-24-17），近段植入 Xinence Xpedition 3.0 mm × 28 mm 支架，再以 NC TREK 2.75 mm × 15 mm、3.0 mm × 15 mm 高压球囊充分后扩张，复查造影及 IVUS 检查见支架膨胀良好，无残余狭窄、内膜撕裂、夹层形成，血流 TIMI 3 级（图 24-24-18、图 24-24-19）。撤出导丝、导管，手术结束。

· 小结 ·

1. 本例 LAD CTO 特点是发出较大对角支及较小间隔支后齐头闭塞，闭塞近段不清楚，入口有 2 个分支，双侧造影显示右冠给 LAD 远段供血，但是无合适的逆向侧支通道，逆向策略难度会比较大，成功率较低。如果选择正向策略，根据经验进行导丝穿刺的话，导丝容易进入 2 个分支和假腔，成功率也较低，因此本例治疗策略首选正向，IVUS 实时引导下导丝穿刺技术。

2. 采用 IVUS 实时引导技术关键点在于发现 CTO 近段闭塞的残端，我们的经验是先自动回撤 IVUS 超声导管，对分支-主支血管内腔有个整体的认识，同时发现 CTO 近段闭塞点，然后再改手动模式，精确定位 IVUS 超声导管，实时显示 CTO 近段闭塞处。

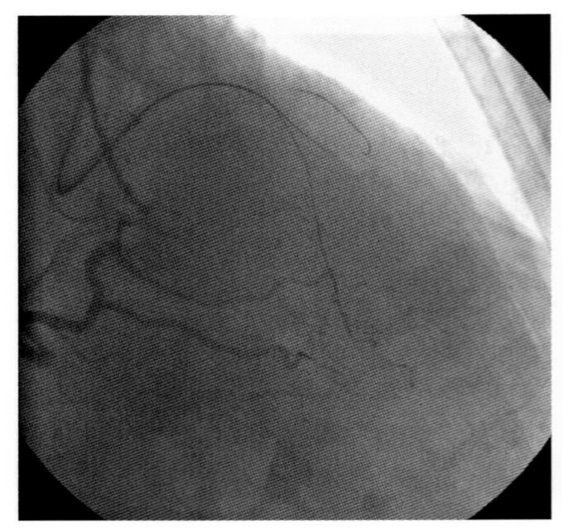
图 24-24-14 对侧造影显示 GAIA Third 导丝进入 LAD 远段真腔（右肩位）

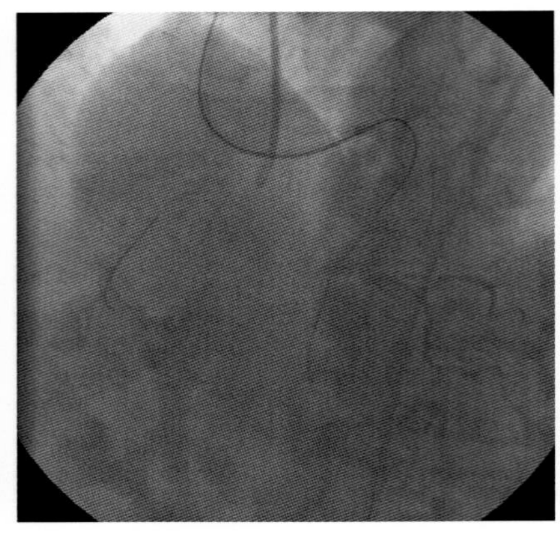
图 24-24-15 对侧造影显示 GAIA Third 导丝进入 LAD 远段真腔（左肩位）

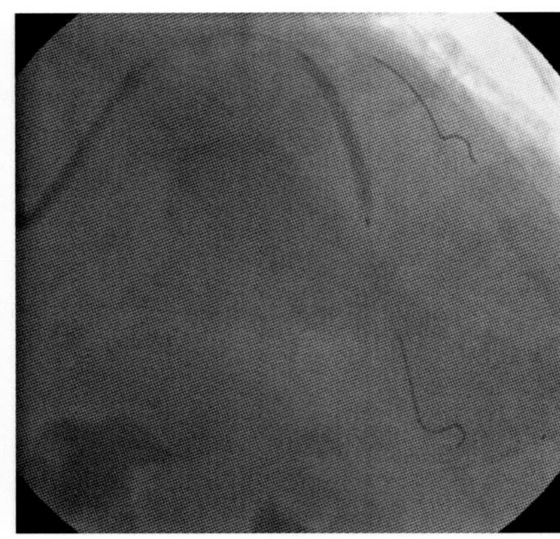
图 24-24-16 在前降支中段植入 Xinence Xpedition 2.75 mm × 33 mm 支架

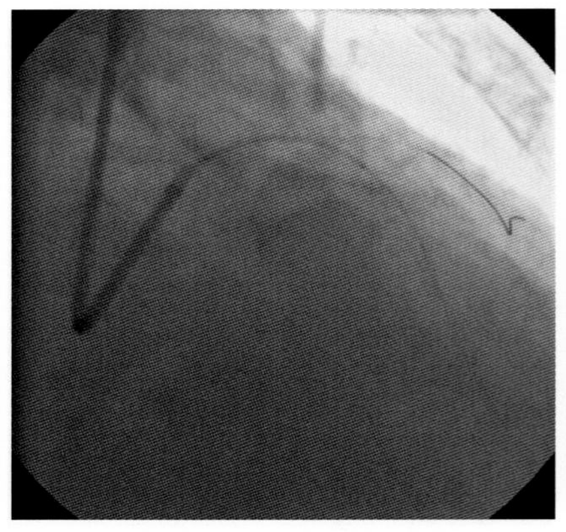
图 24-24-17 在前降支近段植入 Xinence Xpedition 3.0 mm × 28 mm 支架

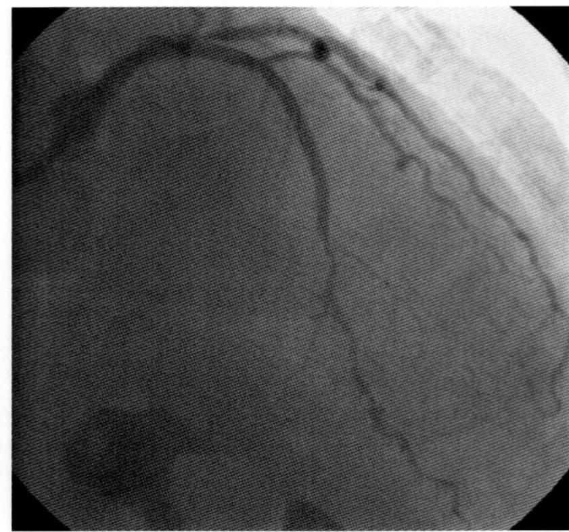
图 24-24-18 右肩位造影最终结果

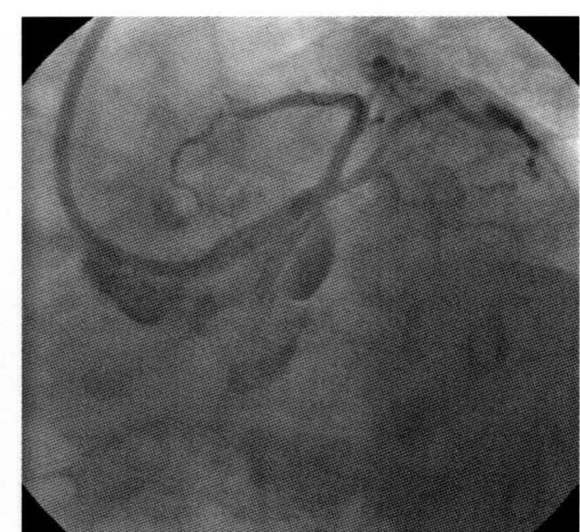
图 24-24-19 蜘蛛位造影最终结果

3. 本例 LAD CTO 近段闭塞纤维帽钙化明显，增加了穿刺难度，GAIA Third 导丝难以进入，升级 Conquest Pro 12 导丝，头端塑型 2 个弯，实现成功穿刺。

4. Conquest Pro 12 导丝穿刺进入 CTO 闭塞段内，因前面有 2 个弯，不适合在 CTO 闭塞段内前行，此时应及时更换单腔微导管，采取更替导丝技术通过 CTO 段。

病例 25 IVUS 指导正向开通前降支 CTO

术者：郑金刚　　医院：中日友好医院

• 病史基本资料 •

• 患者男性，83 岁。

• 主诉：发现节段性室壁运动异常 10 日。

• 既往史：合并长期高血压、白内障、椎间盘突出病史。

• 辅助检查

心电图：窦性心律，Ⅰ、aVL、V_1～V_4 T 波倒置。

心脏超声：左心室节段性室壁运动异常，LVEF 43%。

· 冠状动脉造影 ·

前降支完全闭塞，闭塞段近段残端不明，可见血管 1 向对角支方向提供少量侧支（图 24-25-1）。

· 病变分析及策略选择 ·

1. RCA 粗大，未见明显狭窄，未见 RCA 向 LAD 远端提供侧支循环。
2. LCX 细小，散在斑块。
3. LAD 完全闭塞，但前降支开口位置、闭塞段近段残端不明，可见血管 1 向对角支方向提供少量侧支。
4. LAD 是否自血管 1 近段区域内闭塞？
5. 血管 2 是 LAD 主支还是仅仅是一支间隔支？
6. 从解剖分布及开通获益上，决定开通 LADCTO 病变，且以正向 IVUS 指导下开通为主要手段。

· 手术过程 ·

· 入路及导管选择

正向：右股动脉；7F 动脉鞘；7F EBU 3.5。

1. IVUS 置于血管 1 内，自血管 1 中段回退至开口，未发现闭塞血管结构，从而证实血管 1 仅仅是中间支，而血管 2 则是 LAD 主支，但 LAD 残端仍不明（图 24-25-2）。

2. IVUS 置于间隔支内寻找血管结构，寻找 LAD 残端，明确导丝入口（图 24-25-3）。

3. 根据 IVUS 结果进行正向尝试，在 Corsair 微导管辅助下，先后使用 Fielder XT-R、Ultimate Bro 3 等导丝进行尝试（图 24-25-4）。

4. 最终 Ultimate Bro 3 调整进入 LAD 中段间隔支，进而调整到达 LAD 血管远端，因无逆向侧支用以造影，故无法确认导丝是否在真腔。将微导管头端送至 LAD 远端，尾端接注射器，回抽可见血液，之后轻柔

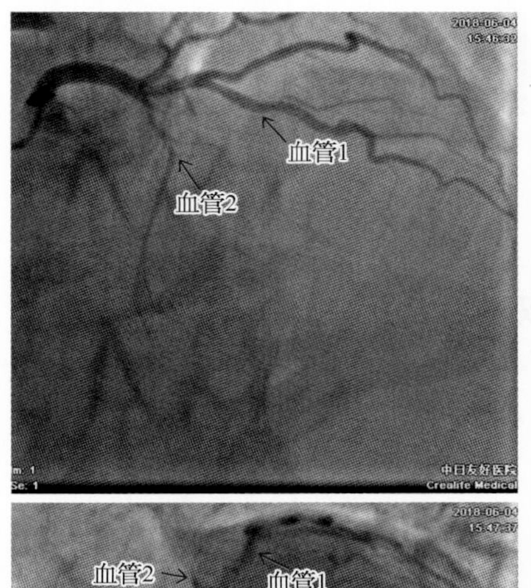

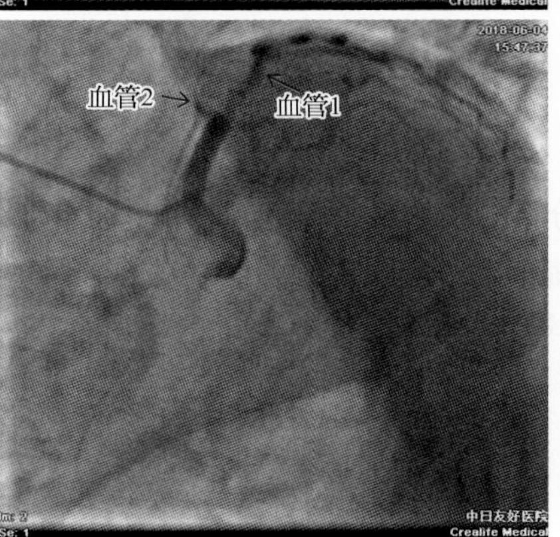

图 24-25-1 前降支近段完全闭塞

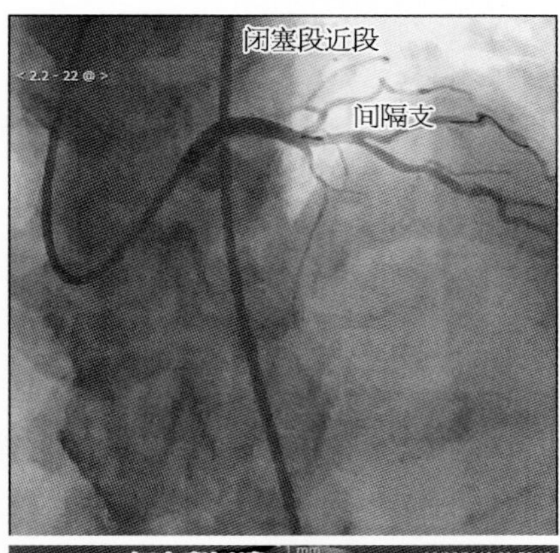

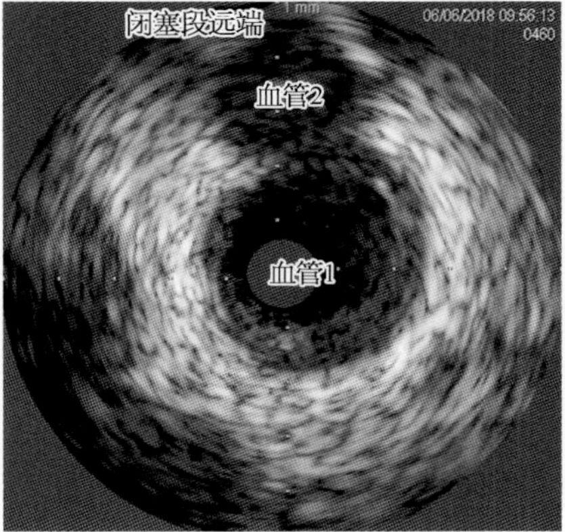

图 24-25-2 IVUS 检查提示血管 1 为中间支，血管 2 为前降支主支

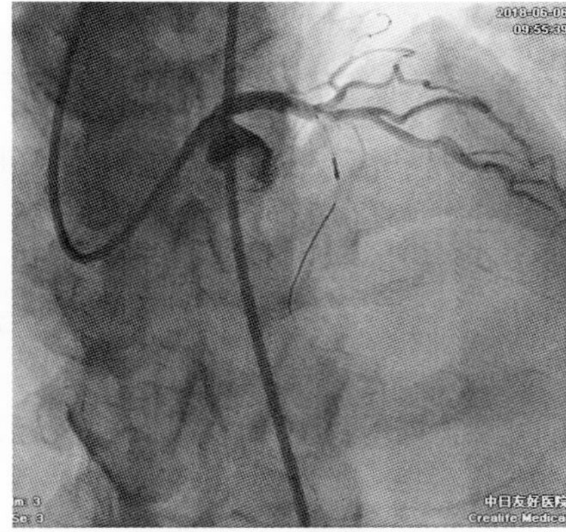

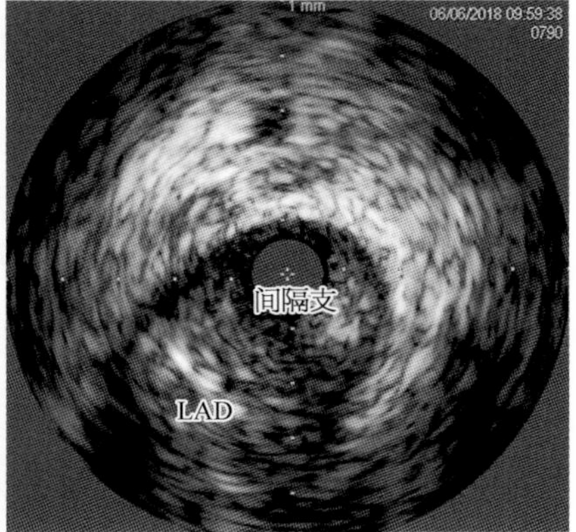

图 24-25-3 IVUS 置于间隔支内，寻找前降支闭塞残端

地通过微导管正向造影，证实远端为 LAD 血管真腔（图 24-25-5）。

• 术后结果 •

术后结果见图 24-25-6。

• 小结 •

• 正向操作时若为齐头闭塞病变或入路不明，应使用 IVUS 指导，避免盲目穿刺。

• 无逆向侧支、闭塞血管远端不显影时，在微导管回抽出血液后，可考虑轻柔地使用微导管正向造影。

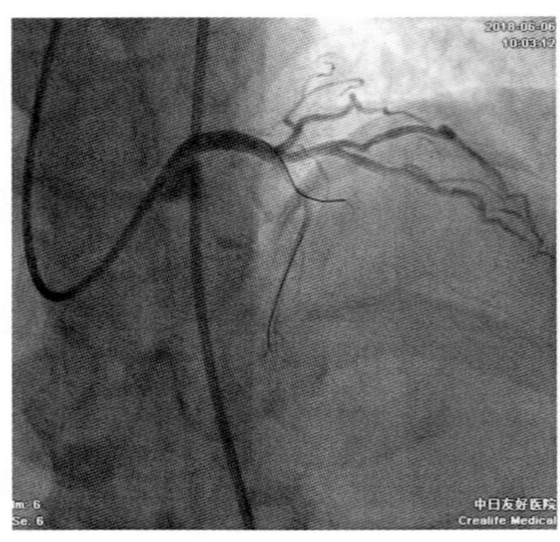
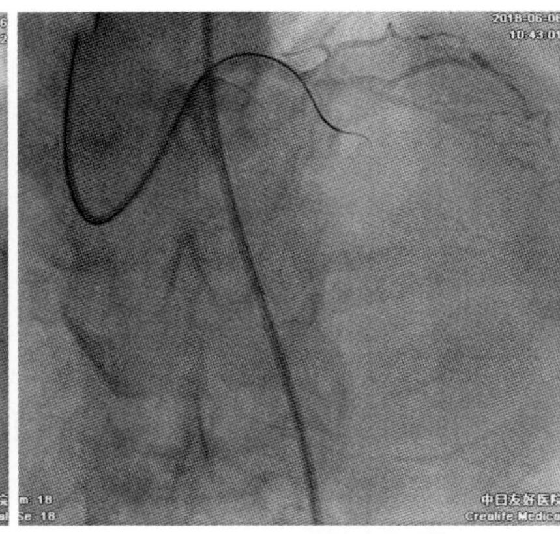

图 24-25-4　根据 IVUS 检查结果，先后使用 Fielder XF-R、Ultimate Bro 3 导丝进行正向尝试

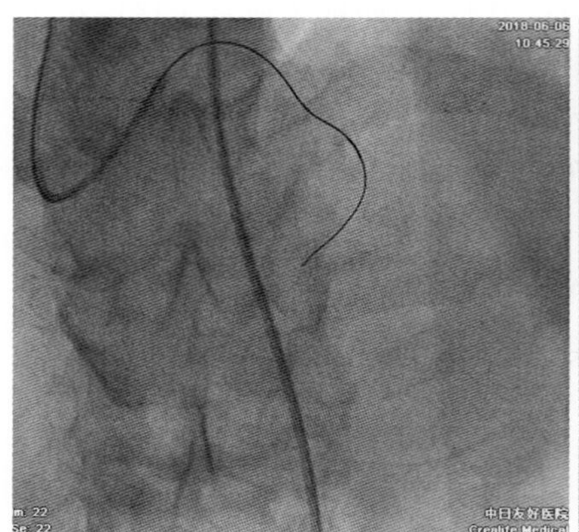
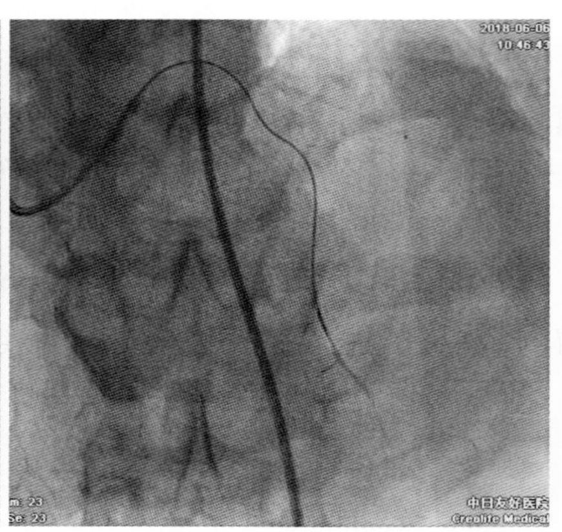
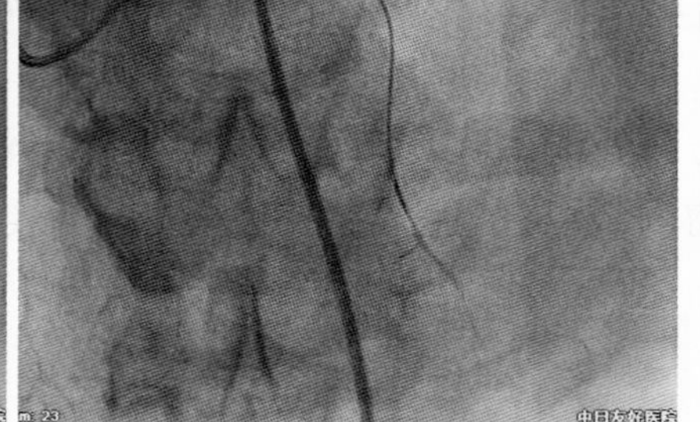

图 24-25-5　Ultimate Bro 3 进入前降支远段，微导管造影确认位于真腔

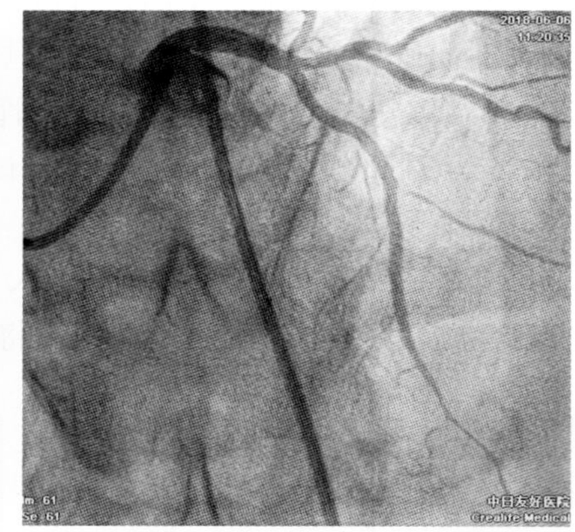

图 24-25-6　置入支架最终结果

病例 26　右冠分叉病变合并左室后支 CTO 双分支旋磨

术者：赵仙先，陆阳　　医院：海军军医大学附属长海医院

• 病史基本资料 •

• 患者男性，47 岁。

• 主诉：反复胸闷、心悸 3 月余。

• 简要病史：患者于 3 个月前开始出现活动后胸闷伴心悸，持续数分钟，休息后可缓解，就诊于当地医院，行冠状动脉造影检查提示多支病变，给予抗血小板、调脂、扩冠等对症治疗。现为进一步治疗前来我院。

• 既往史：高血压病史半年，不规律服用降压药。2 型糖尿病史半年，目前服用二甲双胍、瑞格列奈降糖，血糖控制可。否认吸烟史。否认脑梗死及外周血管病史。

• 辅助检查

心电图：窦性心律，ST-T 改变。

UCG：心脏各房室大小正常；二、三尖瓣少量反流；左心室收缩功能正常（EF 70%）。

• 入院诊断：冠心病：不稳定型心绞痛。高血压 3 级（很高危）。2 型糖尿病。

· **基线冠状动脉造影** ·

冠状动脉造影提示 LAD 近段及中段重度狭窄，右冠中段次全闭塞，左心室后侧支完全闭塞。回旋支至左心室后侧支心外膜侧支极度迂曲。双侧造影显示闭塞段较短，闭塞段出口位于分叉处（图 24-26-1）。

· **治疗策略及器械选择** ·

该患者 CTO 病变特点为：无残端、钙化，J-CTO 评分 2 分。双侧造影上显示闭塞段不长，正向导丝通过可能性较大，但 CTO 远段血管弥漫性病变，且出口位于分叉处，因此需使用 IVUS 指导正向导引钢丝操作，确保导丝进入 CTO 开口位置正确，以提高正向导丝通过成功率。回旋支发出的心外膜侧支极度迂曲，使用时存在较大的风险，逆向介入治疗仅在前向失败后考虑。鉴于右冠近段存在病变，并且前向操作时使用 IVUS 指导，可能配合使用平行导丝或 See-saw 技术等，选择右侧桡动脉入路，指引导管为 7F XB RCA。该患者逆向条件较差，因此对侧仅考虑单纯造影，选择左侧桡动脉入路，6F JL 3.5 造影导管。

· **手术过程** ·

首先使用 Sion 导丝拟送入后降支，但导丝在右冠中段受阻，无法前行。后送入 130 cm Finecross 微导管，使用 Fielder XT-R 顺利到达后降支，微导管无法跟进。锚定右心室支后，沿 Fielder XT-R 导丝先后送入 TAZUNA 1.25 mm × 10 mm 及 EMERGE 1.2 mm × 8 mm 球囊无法通过病变。尝试使用 135 cm Corsair 微导管仍无法通过病变，将 Corsair 微导管送入病变内，缓慢操控旋磨导丝到达后降支（图 24-26-2），退出微导管，使用 1.25 mm 旋磨头以 200 000 转 / 分，缓慢推进旋磨头，先后旋磨 5 次，最终旋磨头通过病变，造影提示血流良好。再次送入 EMERGE 1.2 mm × 8 mm 球囊，在锚定右心室支后将球囊送入病

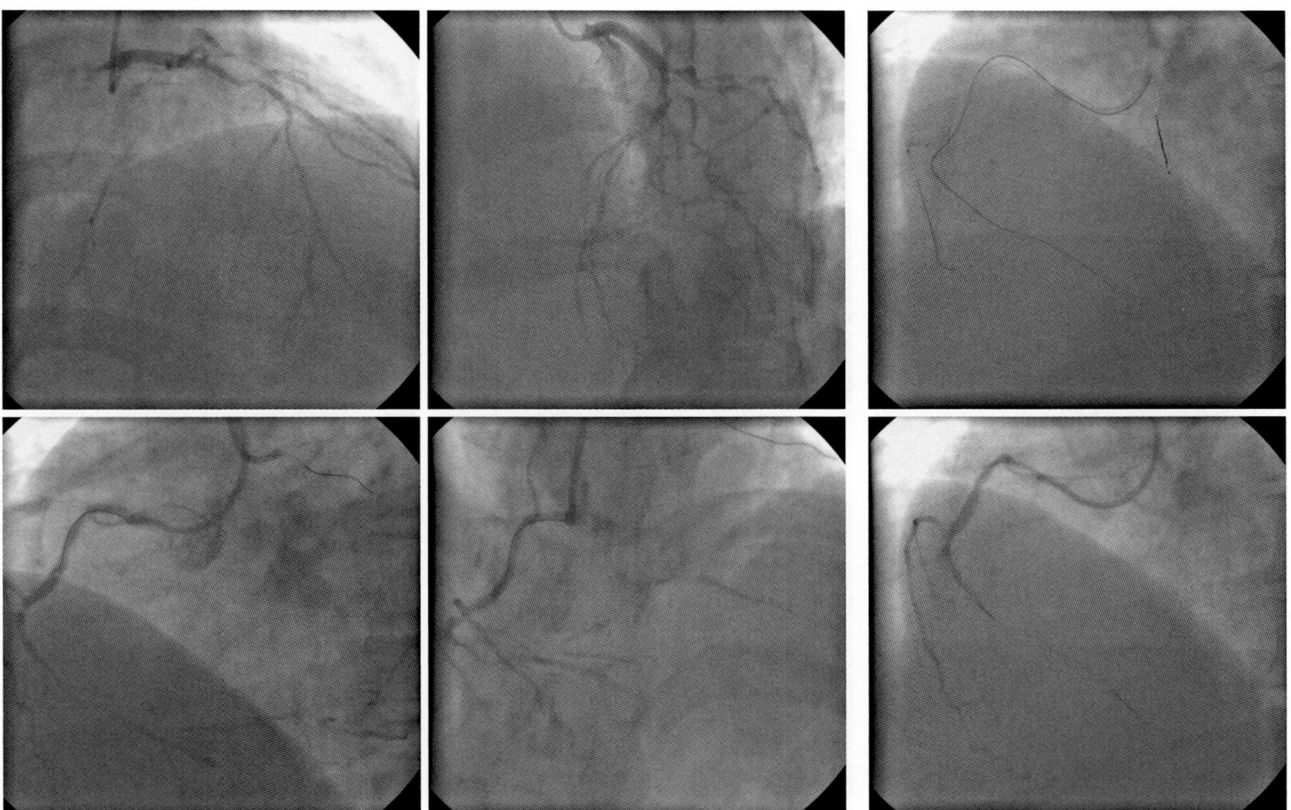

图 24-26-1 右冠中段次全闭塞，RCA-PL 完全闭塞，回旋支至 PL 侧支极度迂曲

图 24-26-2 右心室支锚定后，球囊无法通过病变，经 Corsair 导管送入旋磨导丝至后降支

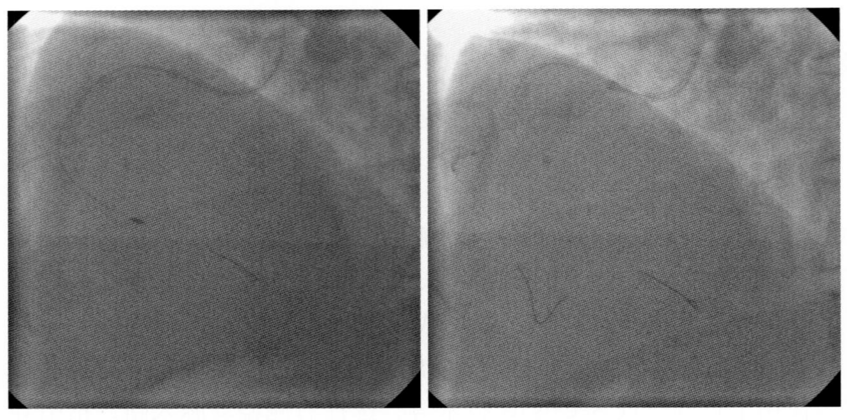

图 24-26-3 1.25 mm 旋磨头 200 000 转 / 分通过病变，右心室支锚定后，球囊扩张病变

变内进行扩张，更换 EMERGE 2.0 mm × 15 mm 球囊再次扩张病变（图 24-26-3）。送入 IVUS 可见右冠内膜钙化结节，并利用 IVUS 定位左心室后侧支开口，确定穿刺部位（图 24-26-4）。退出 IVUS，在 KDL 双腔微导管辅助下使用 GAIA Third 进行穿刺，穿刺成功后导丝无法前行，更换 Corsair 微导管（图 24-26-5）。先后更换 Ultimate Bro 3、GAIA Next 1 及 GAIA Third 导丝未通过，后更换 Conquest Pro 导丝成功通过闭塞段进入远段真腔，但微导管无法跟进。锚定后降支后，先后送入 TAZUNA 1.25 mm × 10 mm、EMERGE 1.2 mm × 8 mm、Goodman 1.3 mm × 10 mm 球囊均无法通过（图 24-26-6）。再次将 Corsair 微导管送至闭塞处，更换旋磨导丝至左心室后侧支远段，对侧造影证实导丝位于真腔。退出微导管，使用 1.25 mm 旋磨头以 200 000 转 / 分，缓慢推进旋磨头，旋磨 5 次，未能通过病变。更换新的 1.25 mm 旋磨头再次以 200 000 转 / 分缓慢推进磨头，最终旋磨头通过病变（图 24-26-7）。经 Corsair 交换 Sion Blue 导丝至左心室后侧支远段，沿该导丝先后送入 Emerge 2.0 mm × 15 mm 球囊及 NSE 2.5 mm × 13 mm 棘突球囊，分别以 14～16 atm 扩张病变。IVUS 提示闭塞段内可见内膜钙化结节，导丝全程位于血管真腔（图 24-26-8）。此后沿该导丝植入 Firebird 2

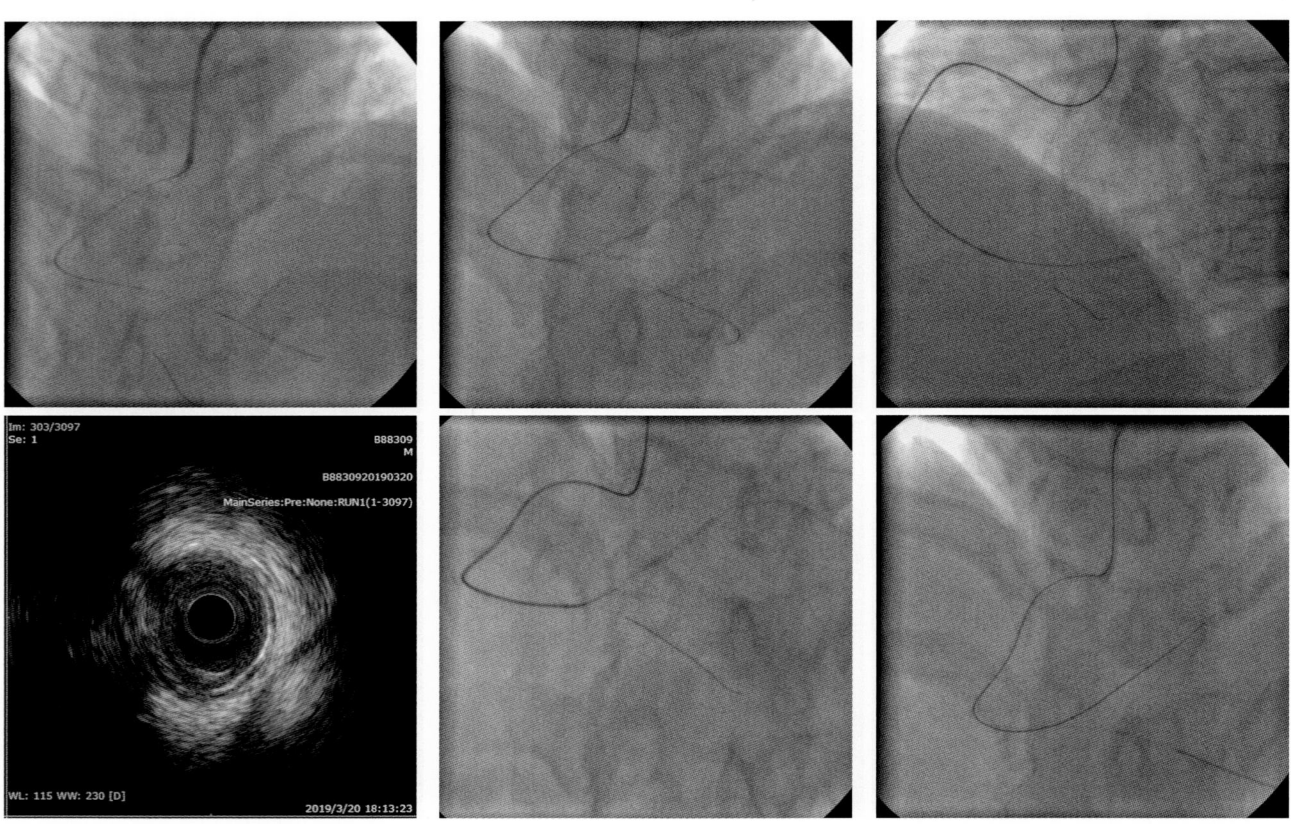

图 24-26-4 利用 IVUS 定位 CTO 开口穿刺点，IVUS 定位 CTO 开口穿刺点

图 24-26-5 经 KDL 使用 GAIA Third 进行穿刺，穿刺成功后更换 Corsair 微导管

图 24-26-6 Conquest Pro 成功通过闭塞段，锚定后降支后，尝试多个球囊无法通过

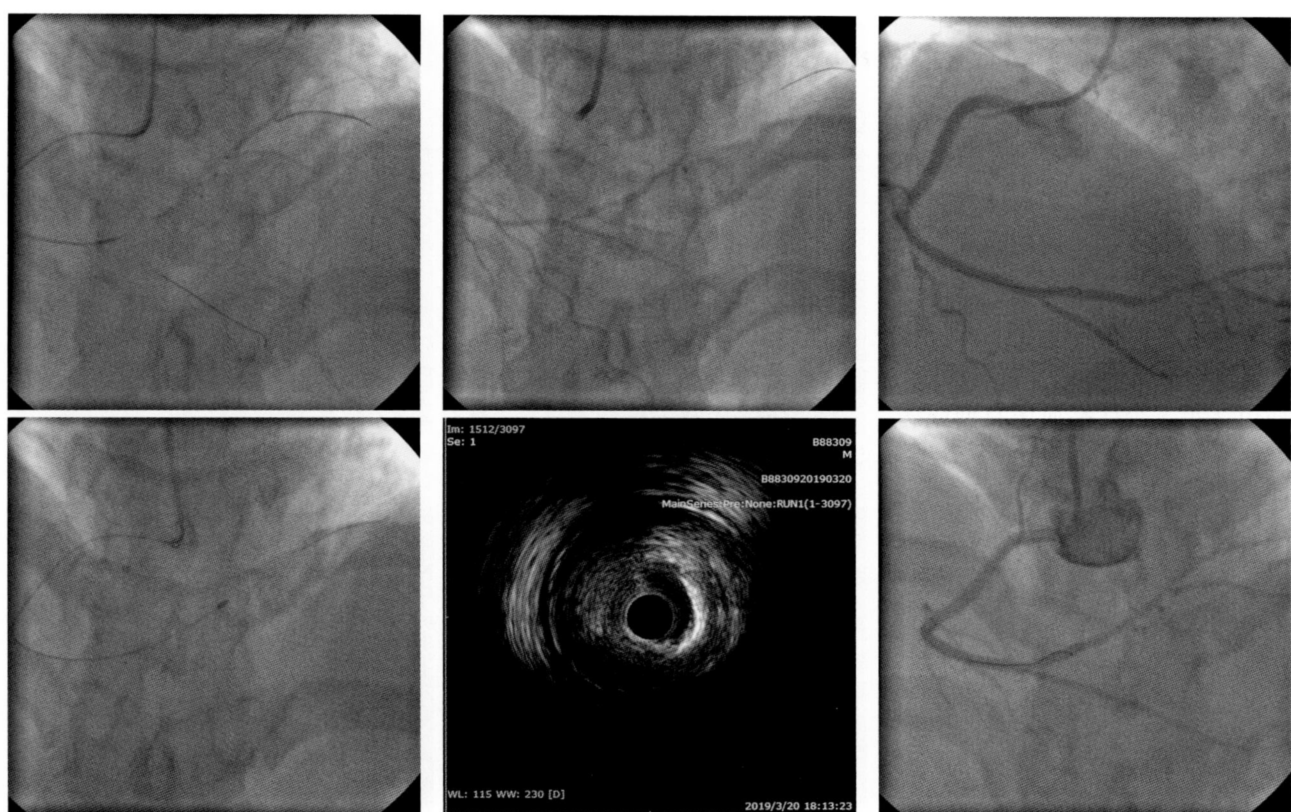

图 24-26-7　再次经 Corsair 送入旋磨导丝至左心室后侧支，1.25 mm 旋磨头以 200 000 转 / 分通过

图 24-26-8　旋磨后即刻造影，血流良好，IVUS 提示内膜钙化结节

图 24-26-9　置入支架后最终结果

2.5 mm × 33 mm、Firebird 2 3.0 mm × 33 mm、Firebird 2 3.5 mm × 33 mm 及 Firebird 2 4.0 mm × 18 mm 支架。最终 IVUS 显示支架贴壁及膨胀良好，造影显示右冠血流良好（图 24-26-9）。

· 小结 ·

该患者闭塞段较短，逆向侧支条件差，正向导丝需细致操作并确保入口准确，避免导丝进入内膜下行走是手术成功的关键。由于冠状动脉内膜钙化严重，导丝通过后球囊无法通过，通常情况下，可以联合边支锚定、使用延长导管、使用 Corsair 或 Tornus 微导管、小球囊爆破或球囊辅助微夹层技术（BAM）、双导丝挤压等方法。除此以外，旋磨 CTO 病变也是非常有效的手段。能否交换旋磨导丝是手术成功的关键，在操作时要有足够的耐心，同时左手控制导丝进退，右手缓慢旋转扭控器，避免一味推送旋磨导丝导致其出现打折现象，绝大部分情况下，旋磨导丝可以被送至闭塞段远段管腔内。在旋磨时尽量选择小磨头，缓慢推进，转速大多在 150 000～200 000 转 / 分，旋磨后需要进行 IVUS 评估，确定是否更换较大磨头。

病例 27　IVUS 指导 ADR 开通 RCA CTO

术者：周斌全　　医院：浙江大学医学院附属邵逸夫医院

· 病史基本资料 ·

· 患者女性，69 岁。

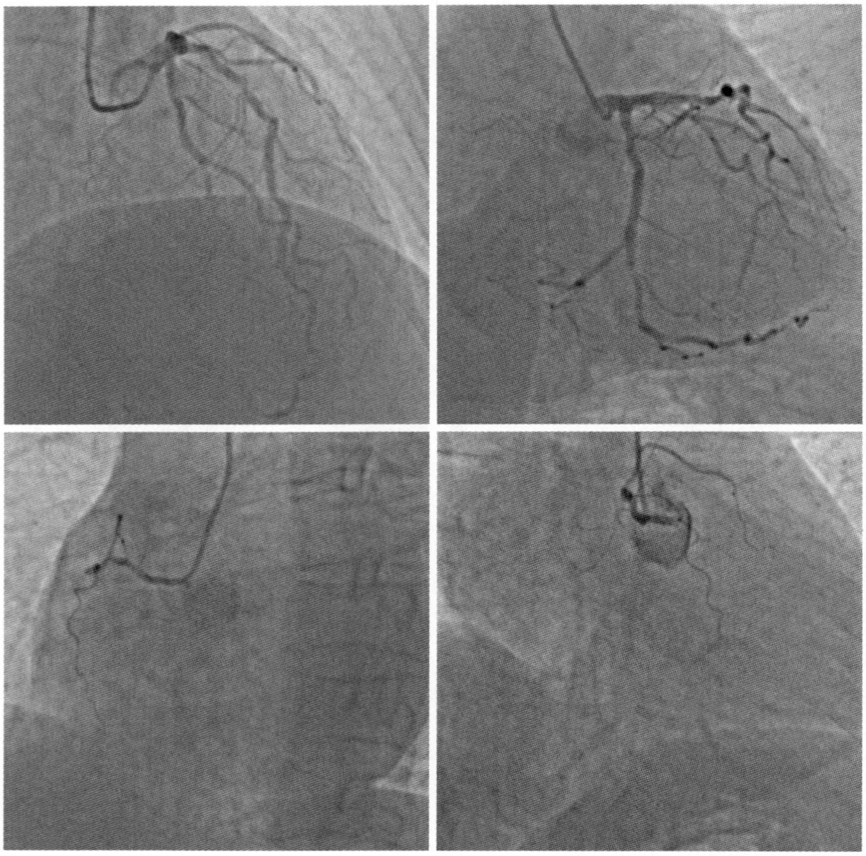

• 主诉：发作性胸闷 1 年。

• 简要病史：患者 1 年前无明显诱因下出现胸骨后胸闷不适，多于活动后出现，休息数分钟后缓解。近 1 年来上述症状反复发作，性质基本同前。既往造影提示右冠近段闭塞，曾尝试开通右冠 CTO 未成功。

• 既往史：自诉既往脑梗死病史 2 年，否认高血压及糖尿病病史。

• 辅助检查：入院时查体无殊，肌钙蛋白及心肌酶谱阴性。肌酐 59.8 μmol/L，LDL-C 2.21 mmol/L。

• 冠状动脉造影 •

左主干无明显狭窄，前降支近段 90% 狭窄，远段 50% 狭窄。回旋支多发斑块，未见明显狭窄，右冠近段慢性闭塞（图 24-27-1）。

图 24-27-1　右冠近段慢性闭塞

• 治疗策略 •

1. 直接正向开通：患者右冠近段至中段 CTO 病变，闭塞处钝性残端，未见明显钙化，长度 >20 mm，且既往尝试开通失败，J-CTO 评分 3 分，可首先尝试直接正向开通。但是患者闭塞段走向不明，导丝可能会进入内膜下，因此直接正向开通有一定难度，需要血管内超声明确闭塞段开口。

2. 正向内膜下重回真腔技术（ADR）：患者为右冠近中段的 CTO，分支相对较少，闭塞远段血管条件良好，如果正向导丝进入内膜下，直接开通失败，则考虑使用 ADR 技术开通 CTO 病变。

风险预判与应对：由于闭塞近段走向不明，故导丝进入穿刺点困难。操作过程中尽量避免导丝穿出分支血管导致渗出及心脏压塞，必要时可在 IVUS 指导下选择导丝穿刺点。此外，如果正向导丝难以直接通过病变，则考虑行 ADR 技术开通闭塞血管。此时，需要先形成内膜下假腔后送入 Stingray 球囊。尤其需要注意的是，在导丝 Knuckle 或 CrossBoss 形成内膜下假腔后，应避免前向造影，否则会引起假腔及血肿扩大，并导致 Stingray 穿刺导丝穿刺重回真腔困难。此时应该选择对侧造影以判断 Stingray 最佳投照体位以及后续支架定位。

不优先考虑的策略：本例患者双侧造影证实回旋支至右冠心外膜侧支扭曲，而间隔支侧支 CC 分级为 0 级，侧支条件欠佳。同时前降支近段严重狭窄，因此不考虑首选行逆向开通。

• 器械准备 •

患者双侧桡动脉条件良好，Allen 试验阴性。选择穿刺双侧桡动脉，以减少患者卧床时间及穿刺并发症。为加强支撑，同时考虑到可能行 ADR 操作，故右侧桡动脉植入 7F 薄壁鞘管，同时选择 7F AL 0.75 指引导管经右侧桡动脉途径到右冠开口，并将 Sion 导丝送入圆锥支以稳定系统。选择 6F EBU 3.5 指引导管经左侧 6F 桡动脉鞘管到达左冠开口，行对侧造影。

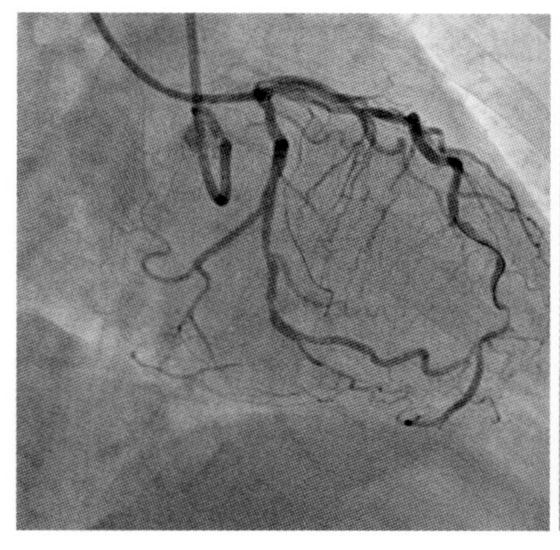
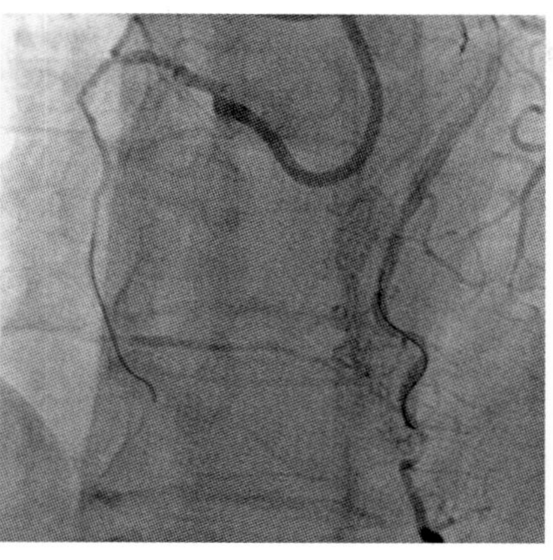

图 24-27-2　对侧冠状动脉造影示左冠状动脉提供侧支血管供应右冠状动脉远段

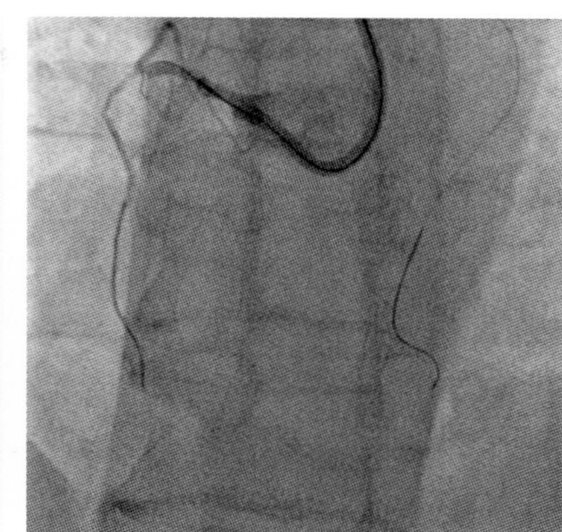

图 24-27-3　正向导引钢丝难以通过闭塞病变

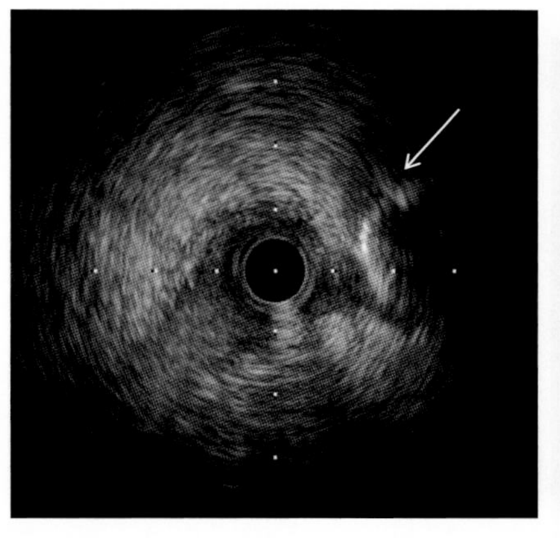

图 24-27-4　闭塞开口于 2～3 点钟方向（白色箭头）

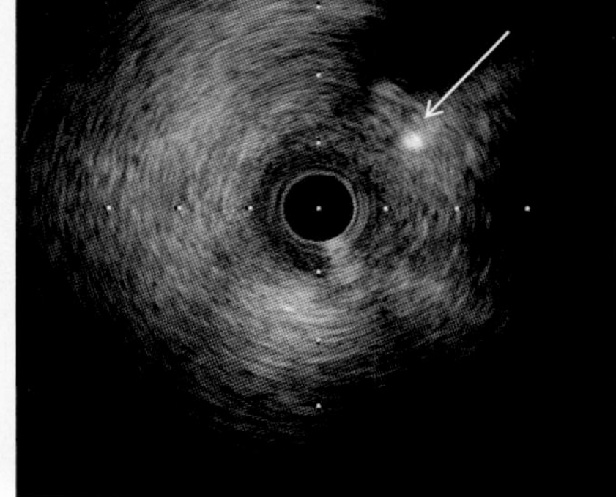

图 24-27-5　在 IVUS 引导下 GAIA Third 导丝（白色箭头）进入闭塞近段真腔

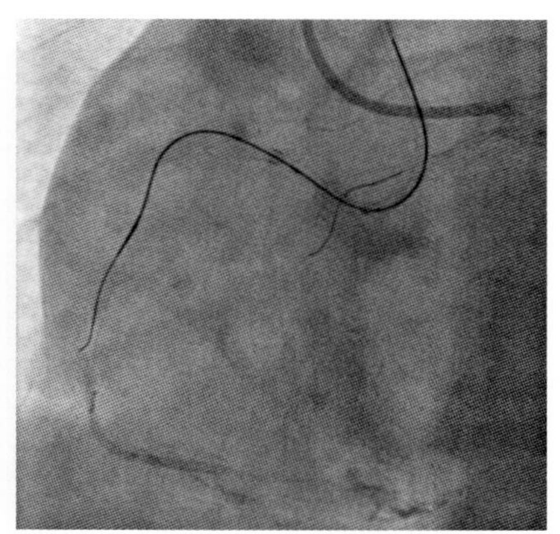

图 24-27-6　GAIA Third 导丝难以进入远段真腔

· 手术过程 ·

双侧造影可见间隔支向右冠远段 CC 0 级侧支循环，回旋支至右冠远段心外膜侧支迂曲（图 24-27-2）。

先后选用 Fielder XT-R、GAIA First 导丝在 135 cm Corsair 微导管辅助下难以进入闭塞病变近段。后将 IVUS 送入圆锥支，寻找闭塞病变开口。IVUS 检测提示闭塞开口于 2～3 点钟方向（白色箭头示），在 IVUS 引导下 GAIA Third 导丝（白色箭头）进入闭塞近段真腔（图 24-27-3～图 24-27-5）。

GAIA Third 导丝成功进入闭塞病变，但反复调整导丝方向，均难以到达闭塞远段真腔（图 24-27-6）。

拟行 ADR 技术开通右冠闭塞病变。将 Fielder XT-R 导丝 Knuckle 至闭塞远段，形成内膜下假腔（图 24-27-7）。

利用 Corsair 微导管，交换 Fielder XT-R 导丝为 Mircale 12 导丝，并沿导丝送入 Stingray 导管，多角度投照，选择最佳体位。选用 Stingray 导丝穿刺，经内膜下假腔重回闭塞远段血管真腔，并经对侧造影证实（图 24-27-8～图 24-27-10）。

经微导管将 Stingray 导丝交换为 Sion Blue 导丝到达右冠远段。选用 Maverick 2.0 mm × 15 mm 球囊 8～12 atm 逐段预扩。右冠串联植入 Promus Element 2.25 mm × 28 mm、Promus Element Plus 2.75 mm × 38 mm 支架 2 枚，分别以 12 atm 释放。选择 Quantum 2.5 mm × 15 mm 球囊、Quantum 3.0 mm × 12 mm 球囊分别以 20 atm 逐段后扩张。

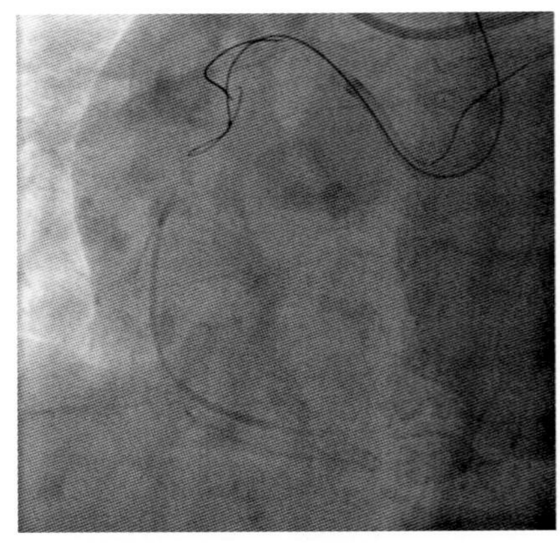

图 24-27-7　Fielder XT-R 导丝 Knuckle 至右冠远段

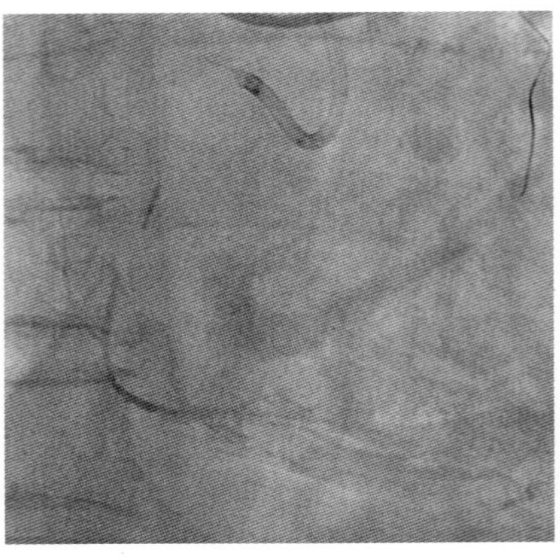

图 24-27-8　Stingray 球囊呈“单轨征”

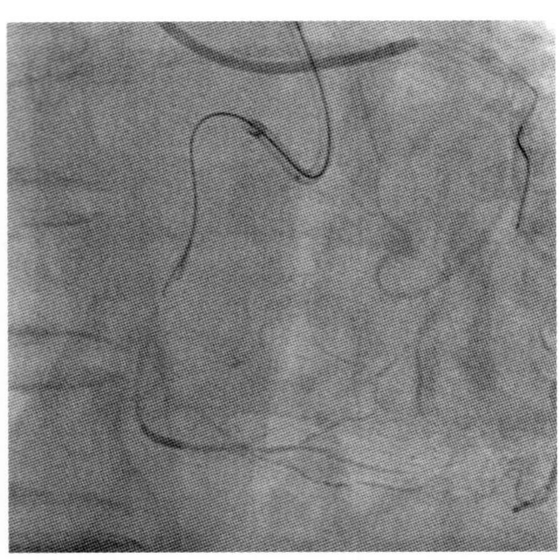

图 24-27-9　经 Stingray 球囊进行穿刺

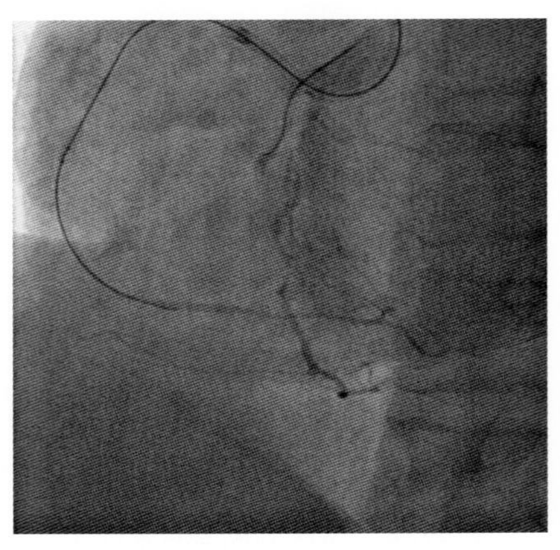

图 24-27-10　对侧造影提示导引钢丝位于远段血管真腔

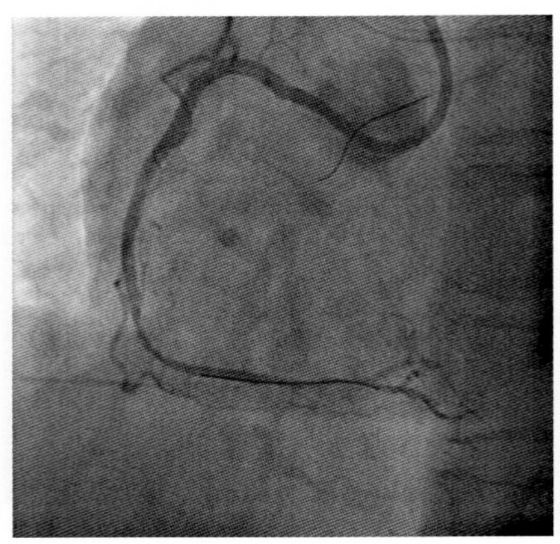

图 24-27-11　最终结果

· **术后结果** ·

术后即刻造影显示支架贴壁良好，血流通畅，远段血流 TIMI 3 级，未见夹层及残余狭窄（图 24-27-11）。

· **小结** ·

该患者为右冠近段 CTO，闭塞起始处钝性残端，走向不明，闭塞长度 >20mm，且既往开通失败，J-CTO 评分 3 分。正向开通可以尝试，但难度较大，主要因素就是导丝难以进入闭塞段起始部真腔，且容易进入近段分支，实际操作过程也确实如此。在此情况下，将 IVUS 送入闭塞近端分支寻找闭塞开口有助于导丝进入真腔。但是由于血管走行不清，导丝在进入闭塞开口后缺乏方向，尝试后难以通过闭塞病变，故及时转换手术策略，启用 Knuckle 技术通过闭塞段，送入 Stingray 球囊后导丝成功重入真腔。由于第一次开通失败，如能在术前完成冠状动脉 CTA 就能更好地明确右冠的血管解剖情况，加快手术进程。

· **讨论** ·

1. CTO 闭塞起始处走行不明时该如何操作？

2. 根据 CTOCC 发布的《中国冠状动脉慢性完全闭塞病变介入治疗推荐路径》，ADR 技术主要适用于哪些类型的 CTO 病变？

3. ADR 操作中的技术要点及注意事项。

正向假腔再入真腔（ADR）治疗篇

病例 28　右冠 ADR 假腔血肿延展处置

术者：曹宇　　医院：中南大学湘雅三医院　　日期：2019 年 6 月 29 日

• 病史基本资料 •

• 患者男性，62 岁。

• 主诉：反复胸闷、气促 10 年，加重 2 月余。

• 既往史：外院曾尝试开通右冠慢性闭塞病变，但未成功；有高血压病史 3 年，规律服用降压药，血压未监测；有慢性阻塞性肺疾病史 10 余年。个人史：吸烟 40 余年，每日 1 包。婚育史无特殊，家族史不详。

• 辅助检查：脉搏 70 次 / 分，血压 134/73 mmHg。颈静脉无怒张，双肺呼吸音粗，未闻及明显干湿啰音。心率 70 次 / 分，律齐，无杂音。

实验室检查：肌钙蛋白 I（－）；白细胞未见明显异常；大便 OB（－）；肝肾功能、血脂、电解质及空腹血糖未见明显异常；NT－proBNP：1 574.21 pg/ml。

心电图：窦性心律，T 波改变（Ⅱ、Ⅲ、AVF，V_5～V_6）。

心脏彩超：左心房 37 mm，左心室 LV 59，EF 48%；左心增大，左心室肥厚，二尖瓣、主动脉瓣轻度反流，左心室收缩与舒张功能下降。

• 入院诊断

冠心病（缺血性心肌病）不稳定型心绞痛、双支病变。

高血压（3 级，极高危）。

慢性阻塞性肺疾病。

• 冠状动脉造影（外院 2019 年 5 月 22 日）•

右冠近段完全闭塞，外院尝试开通右冠未成功（图 24-28-1）。

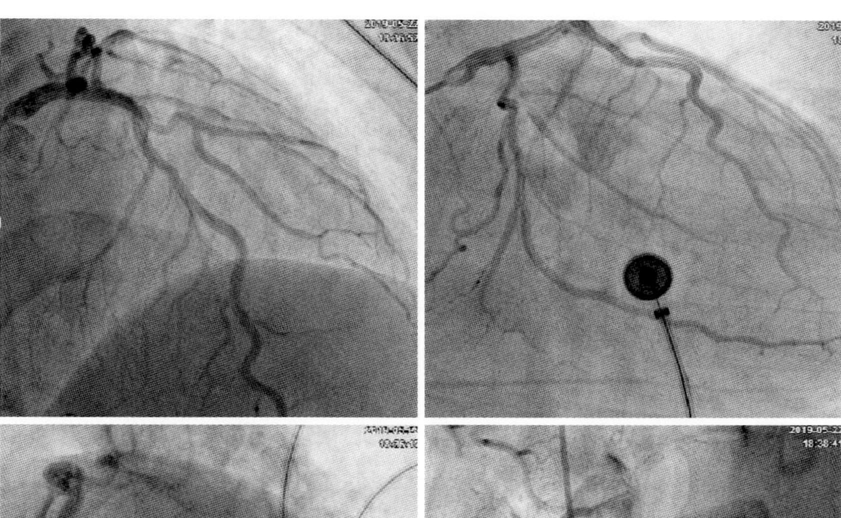

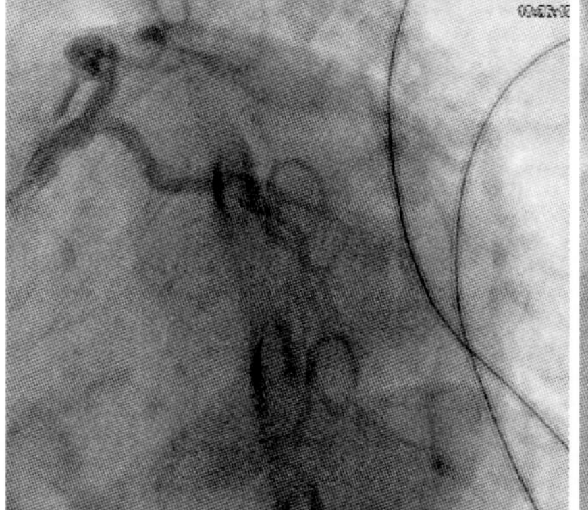

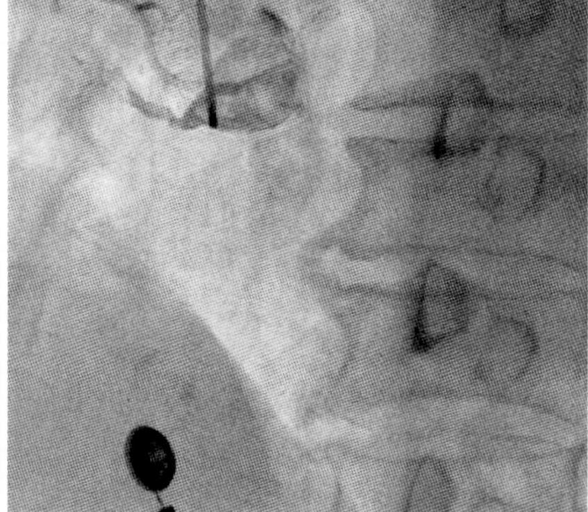

图 24-28-1　右冠近段完全闭塞，无明显残端，伴有严重钙化和迂曲，闭塞段长度超过 20 mm

• 治疗策略 •

右冠近段闭塞段钝头无明显入口、闭塞段超过 20 mm、存在明显钙化和扭曲，以及曾于外院尝试开通未成功，J-CTO 评分 5 分，属于前向开通困难病变。主动脉明显扭曲增宽，右冠开口位于右窦底部，左冠开口位于左冠顶部，左冠指引导管强支撑指引 EBU 3.75 和 JL 5 进入左冠窦困难，改 JL 3.5 深插抬头到位，考虑逆向指引导管支撑力不够，结合闭塞段长而且钙化严重和扭曲，提示逆向可能开通困难。所以优先考虑正向开通，ADR 器械辅助开通右冠 CTO 策略。正向不成功，再考虑逆向技术。

· 器械准备 ·

穿刺准备：双侧桡动脉，行双侧造影，必要时考虑逆向开通。指引导管选择：主动脉明显扭曲增宽，右冠开口位于右窦底部，需要强支撑导管，7F AL 1.0 无法坐入右窦，无法同轴进入右冠开口，改选择 7F MAC 3.5；左冠开口位于左冠顶部，先后使用 EBU 3.75 和 JL 5 进入左冠窦困难无法到达左冠开口，改 JL 3.5 深插抬头到左冠开口，但支撑力较弱。

其他器械准备：ADR 器械（Corsair 微导管、Stingary 球囊），通用导丝，CTO 导丝等。

· 手术过程 ·

主动脉明显扭曲增宽，右冠开口位于右窦底部，需要强支撑导管，7F AL 1.0 无法坐入右窦，无法同轴进入右冠开口，改选择 7F MAC 3.5；左冠开口位于左冠顶部，先后使用 EBU 3.75 和 JL 5 进入左冠窦困难无法到达左冠开口，改 JL 3.5 深插抬头到左冠开口，但支撑力较弱。在微导管 Corsair 支撑下，先尝试 Pilot 150 导丝无法进入病变，升级导丝 Pilot 200 仍无法进入闭塞段。送入 Hiryu 球囊 3.0 mm × 10 mm 高压球囊于右冠近段采用 BASE 技术球囊扩张，并采用球囊锚定微导管进入和 Knuckle 均未成功。右冠造影了解病变导丝方向时意外 Carlino 显示右冠近中段轮廓。再次尝试 Pilot 200 在微导管 Corsair 支撑下 Knuckle 进入闭塞段内膜下（图 24-28-2）。

Corsair 微导管跟进支撑，Pilot 200 导丝 Knuckle 通过弥漫性钙化扭曲段到右冠中远段（图 24-28-3）。

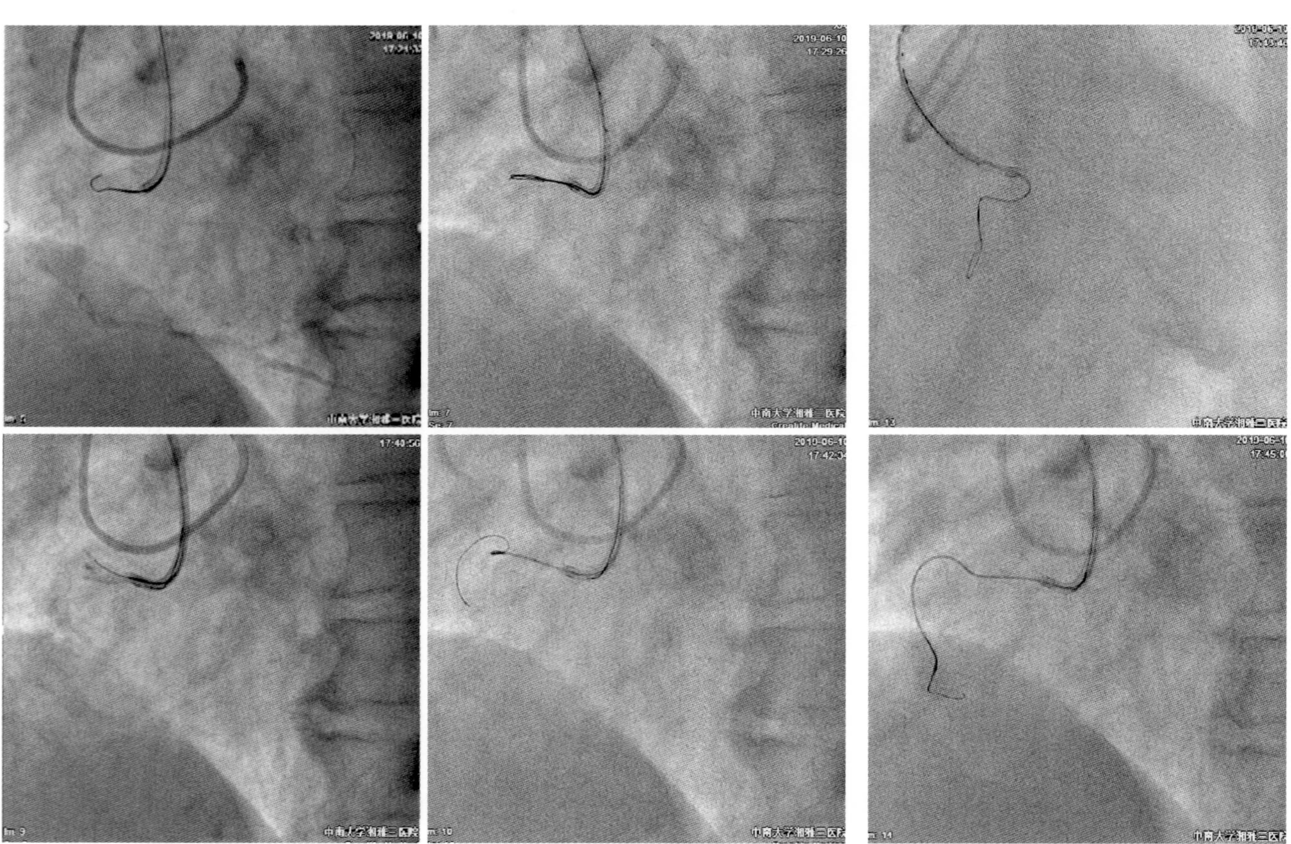

图 24-28-2　Pilot 150、Pilot 200 无法进入右冠闭塞近段，先后尝试 BASE 技术，强力 Knuckle 技术、Carlino 技术，Pilot 200 Knuckle 后进入闭塞段内膜下

图 24-28-3　Pilot 200 通过 Knuckle 技术至右冠中远段

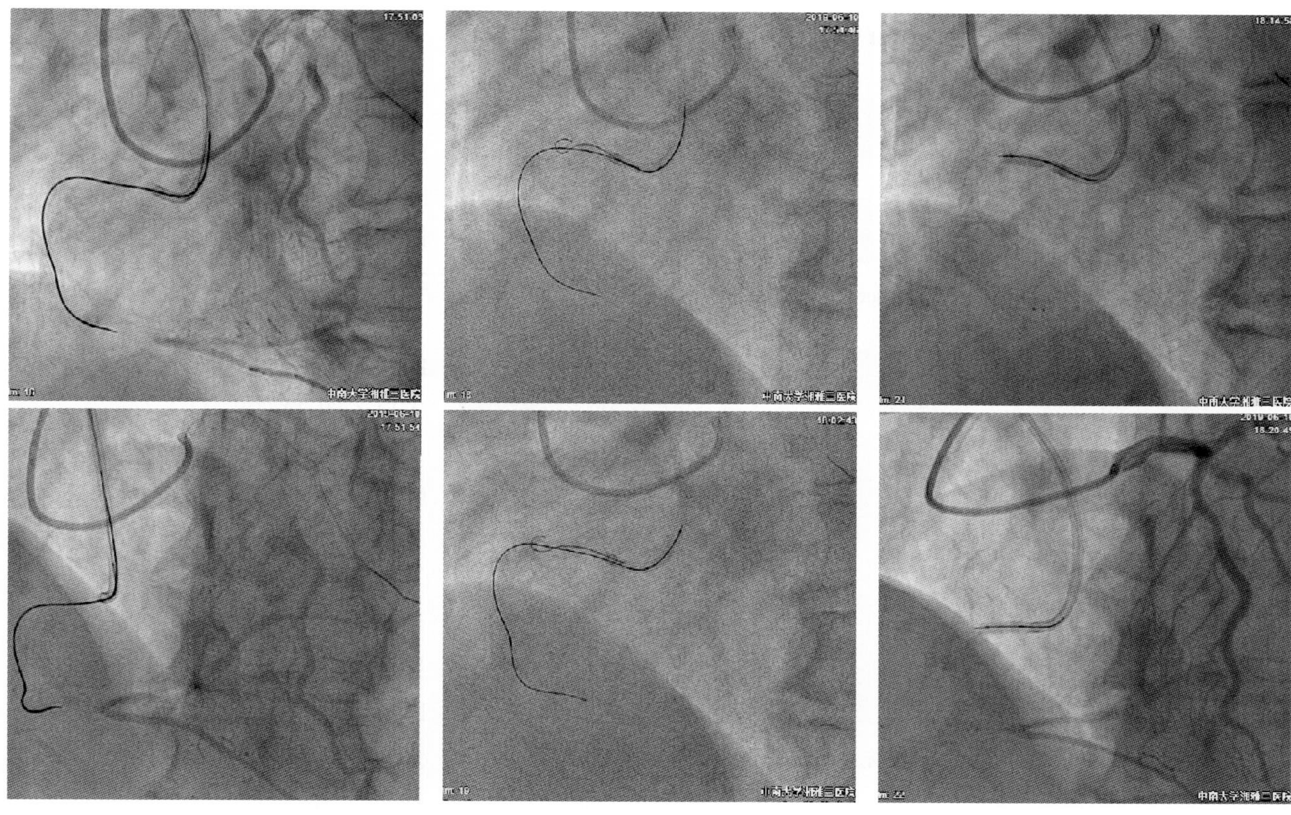

图 24-28-4 Corsair 微导管至右冠远段，血肿向远端弥散

图 24-28-5 送入 Stingray 球囊

图 24-28-6 3.0 mm 球囊封闭右冠近段，持续抽吸

Corsair 微导管跟进到右冠中远段，但逆向造影显示血肿较大，向远端延展至右冠后三叉前（图 24-28-4）。

指引导管内球囊锚定，换入 Miracle 12 加强支撑，再换入 Stingray 球囊于右冠远端分叉前水平穿刺区（图 24-28-5）。

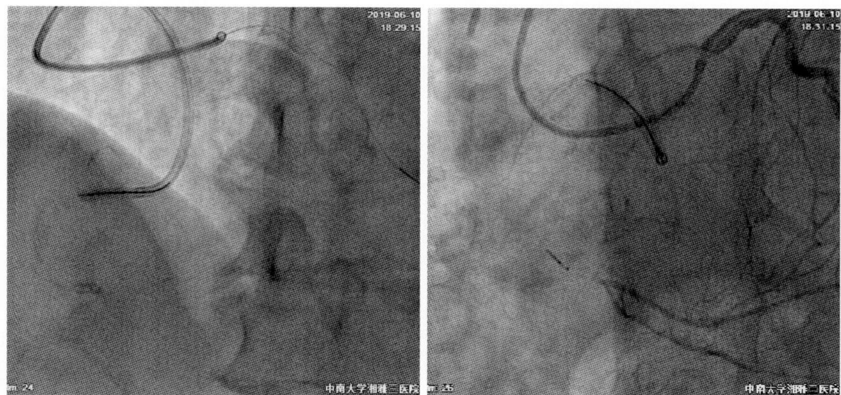

图 24-28-7 Stingray 球囊呈“单轨征”

考虑血肿较大可能与 Carlino 和 Knuckle 有关，送入 Hiryu 球囊 3.0 mm × 10 mm 扩张封闭右冠近段，于闭塞段病变处用 Stingray 球囊持续抽吸 35 ml 血液，复查对侧造影显示血肿较前稍减小（图 24-28-6）。

用纯造影剂 4 atm 扩张 Stingray 球囊呈：“双轨征”，调整体位变为“单轨征”，准备进行 ADR（图 24-28-7）。

由于血肿向远端延展，逆向造影不能显示穿刺点真腔位置，采用 Conquest Pro 12 盲穿尝试，第三次扎有明显突破感，扎入真腔（图 24-28-8）。

导丝进入后降支真腔，逆向造影可见血肿延展到后降支近段和左心室后侧支中段。跟进 Corsair 导管，微导管造影确定远段进入真腔（图 24-28-9）。

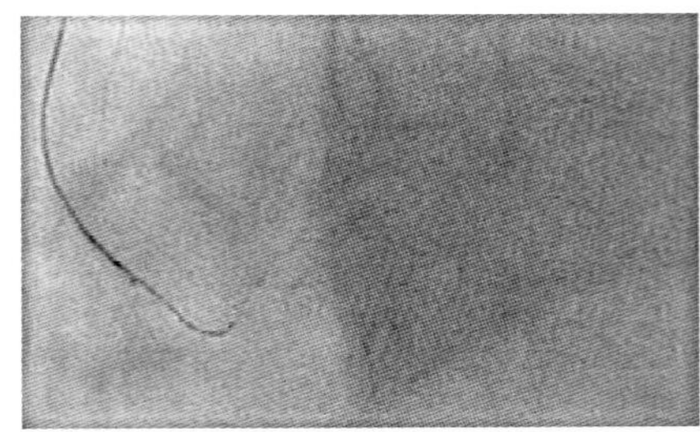
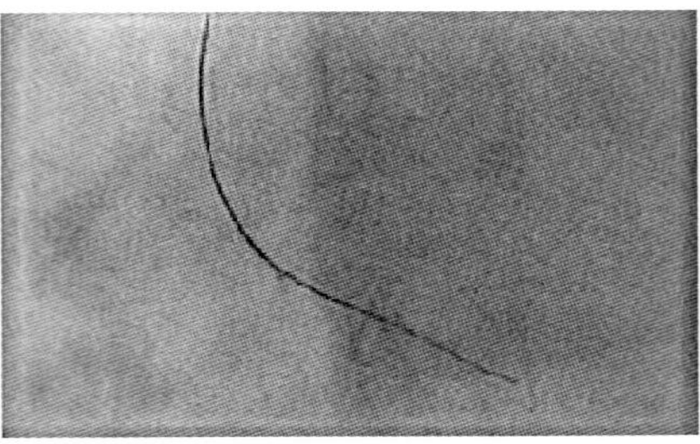

图 24-28-8 Conquest Pro 12 双侧盲穿

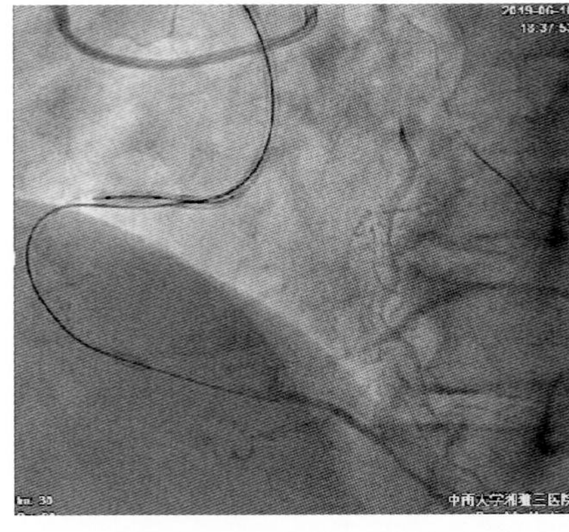
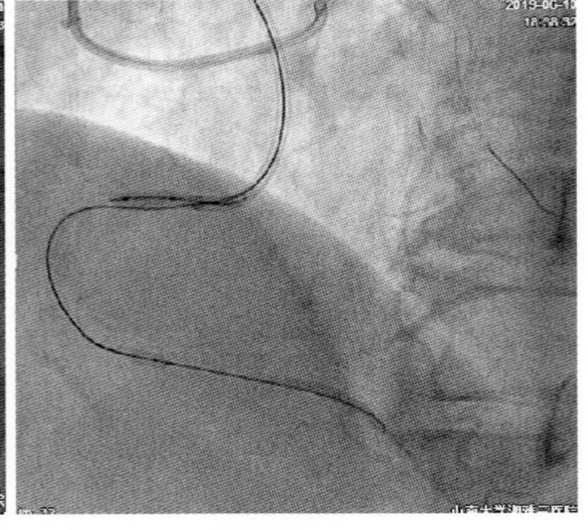

图 24-28-9 对侧造影提示导丝进入后降支血管真腔

换入 Runthrough Extra Floopy 导丝，送入 3.0 mm × 10 mm 球囊于右冠近中段闭塞段反复扩张。行 IVUS 检查确认 ADR 假腔进入真腔位置位于右冠后三叉分叉前，后侧支近段闭塞为血肿压迫所致（图 24-28-10）。

使用双腔微导管，再送入 Runthrough 导丝寻找左心室后侧支入口（图 24-28-11）。

逆向造影显示导丝仍进入假腔，再次 IVUS 检查确认导丝在左心室后侧支开口进入夹层血肿内（图 24-28-12）。

在 IVUS 引导及 Corsair 微导管支撑下，采取平行导丝技术 Pilot 150 导丝成功进入左心室后侧支真腔（蓝色箭头），白色箭头为

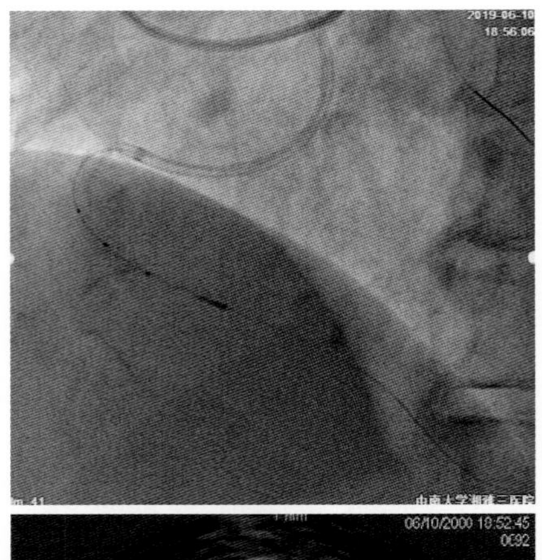
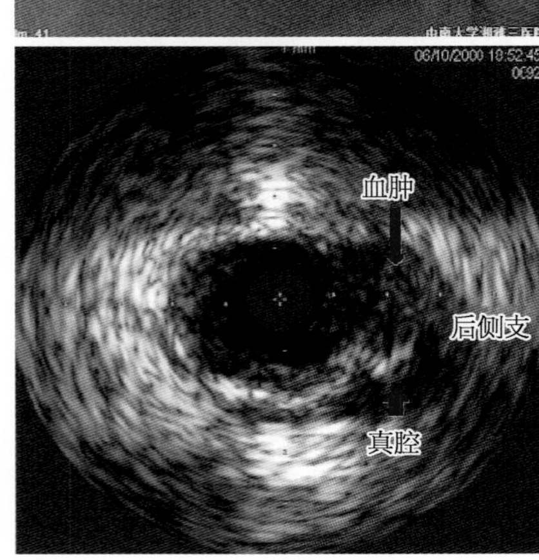

图 24-28-10 IVUS 检查提示 ADR 穿刺部位位于右冠远端分叉前，左心室后侧支闭塞为血肿压迫所致

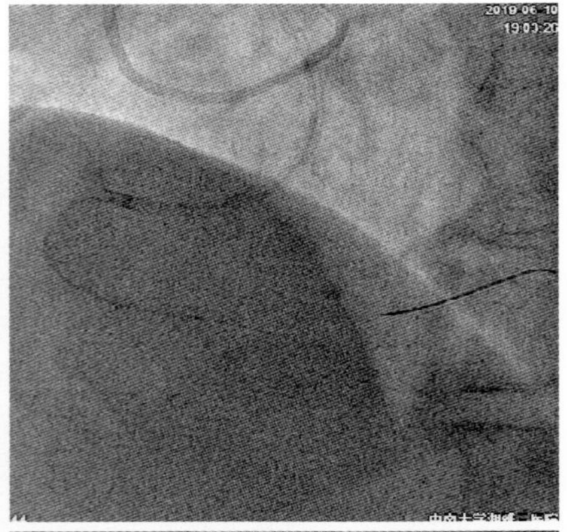
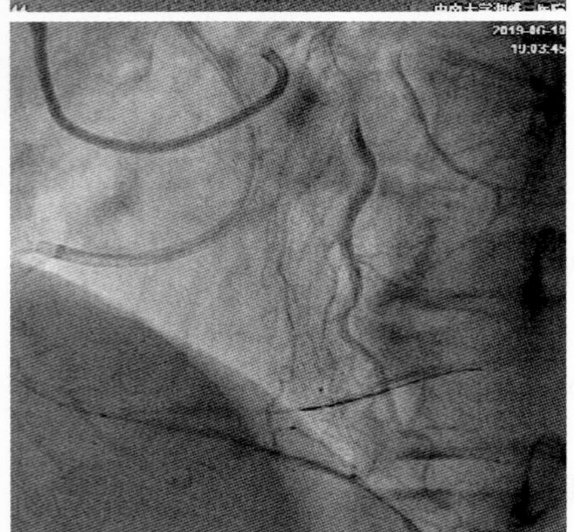

图 24-28-11 通过双腔微导管，送入 Runthrough 导丝寻找左心室后侧支口

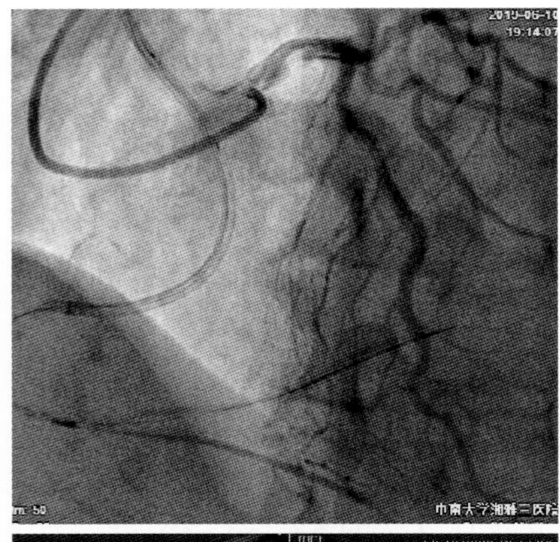
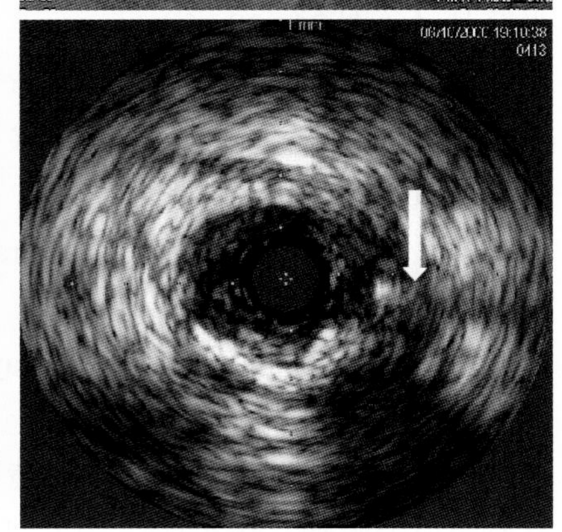

图 24-28-12 IVUS 检查示导丝在左心室后侧支入口处进入夹层血肿内

原进入血肿夹层内的 Runthrough 导丝（图 24-28-13）。

送入 Corsair 微导管左心室后侧支远段造影提示真腔，同时确认血肿累及范围（图 24-28-14）。

考虑血肿较远，采用切割球囊于左心室后侧支和后降支近段、右冠中段锐缘支处反复 6～8 atm 切割扩张（图 24-28-15）。

再送入 Hiryu 3.0 mm × 10 mm 高压球囊于右冠中远段至近段预扩张（图 24-28-16）。

采用 mini-Crush 双支架策略处理后三叉，在左心室后侧支开口至近中段植入 2.5 mm × 33 mm 支架，

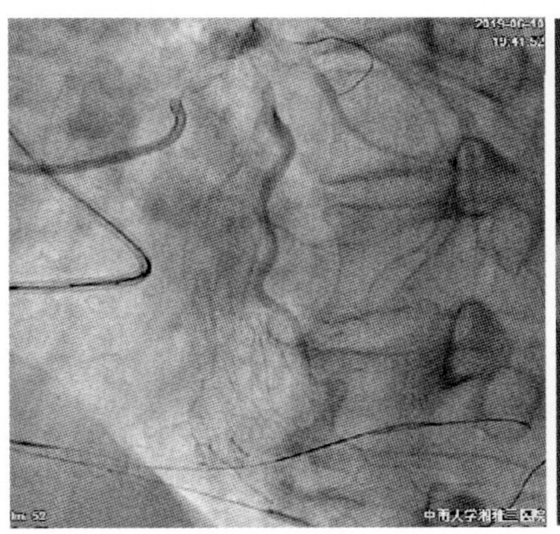

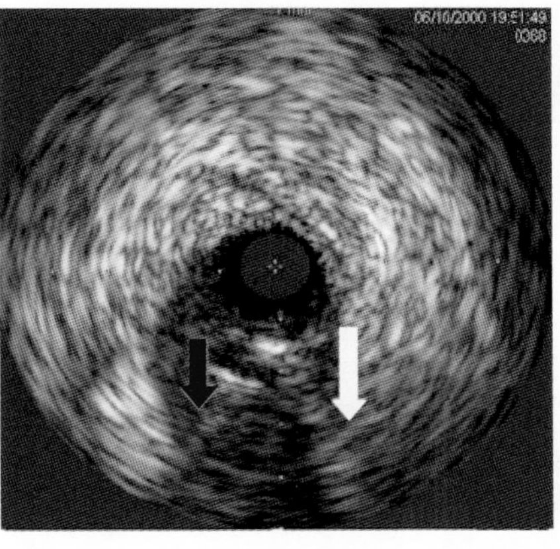

图 24-28-13 IVUS 指导下，采用平行导引钢丝技术，Pilot 150 成功进入左心室后侧支真腔（蓝色箭头），白色箭头为原进入夹层内的导丝

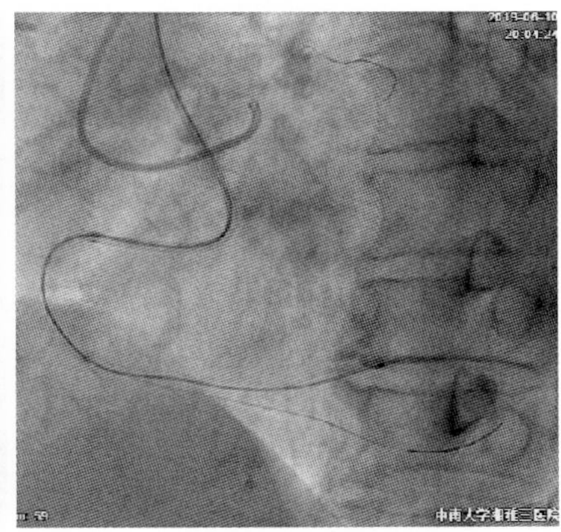

图 24-28-14 对侧造影证实导引钢丝位于血管真腔

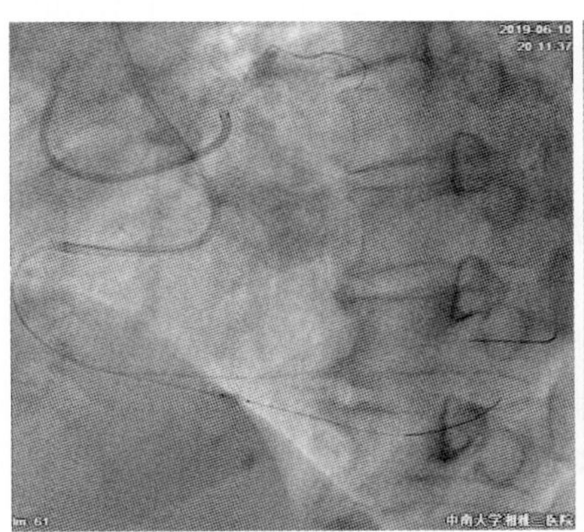

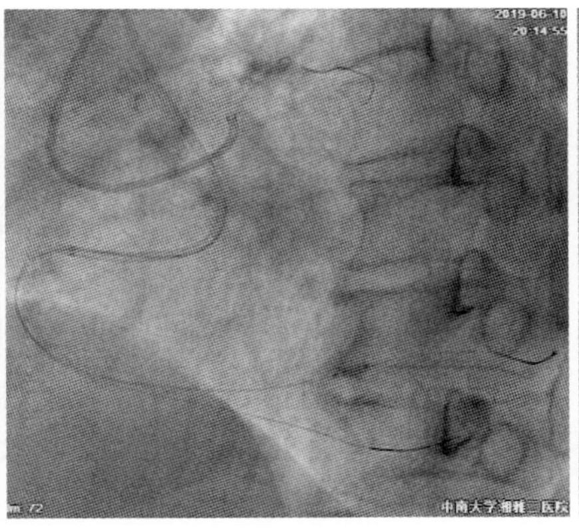

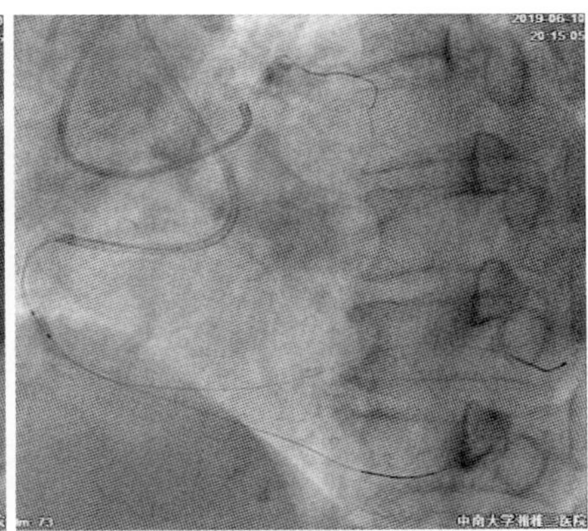

图 24-28-15 切割球囊于右冠中远段进行扩张

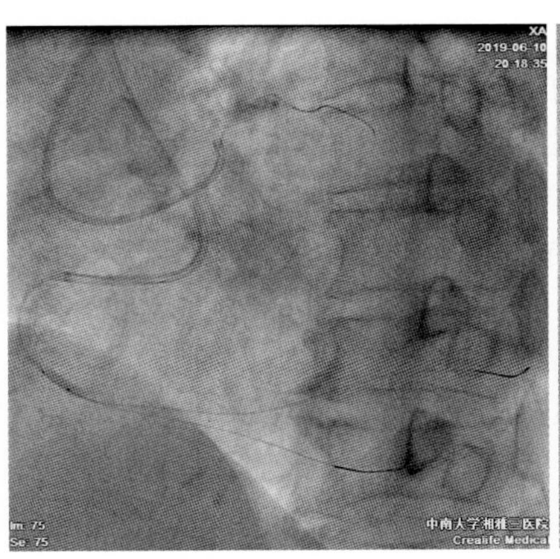

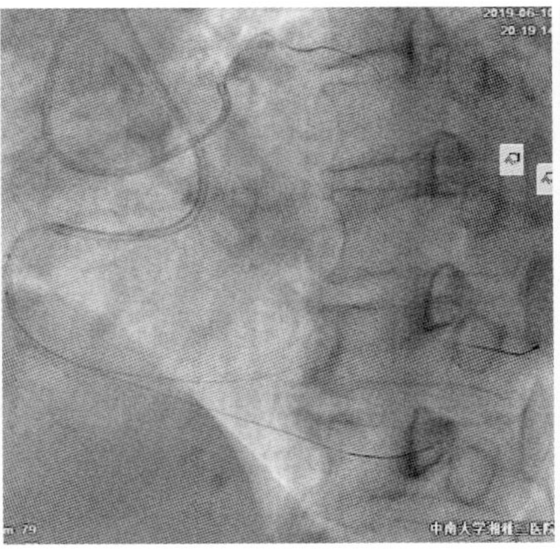

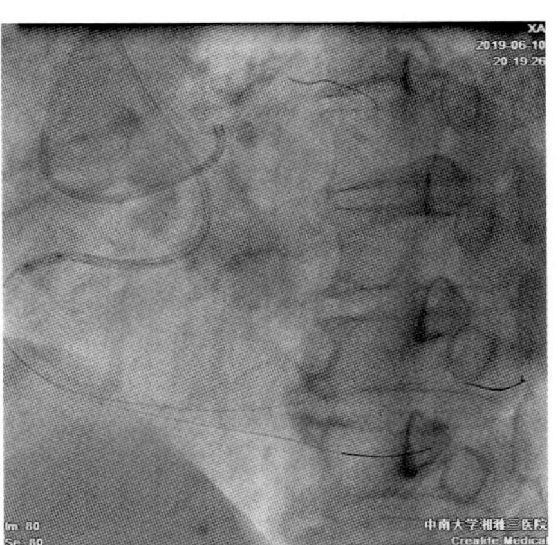

图 24-28-16 Hiryu 3.0 非顺应性球囊扩张

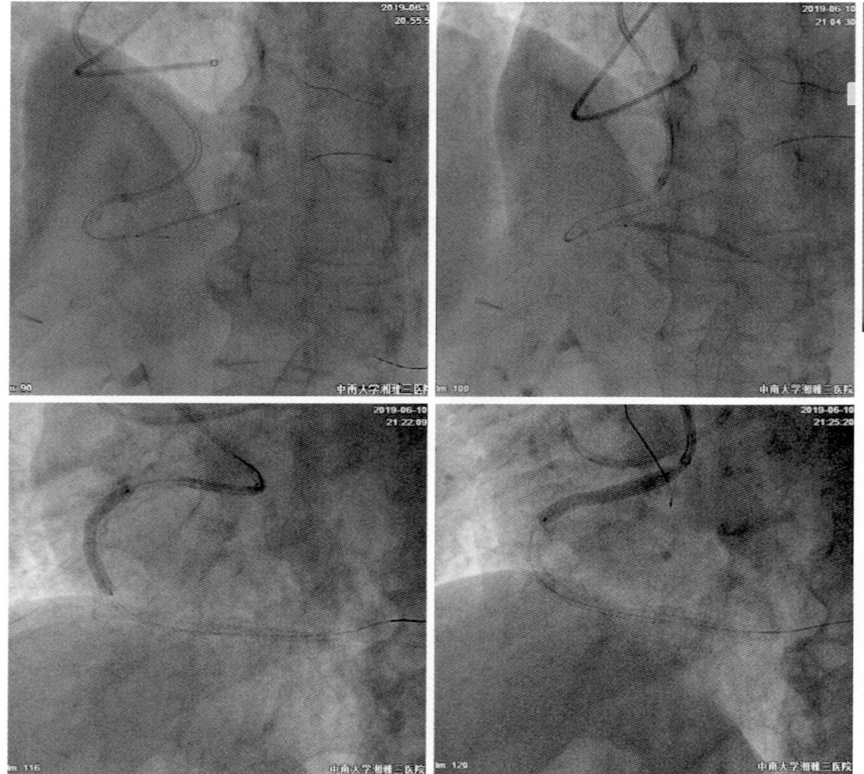

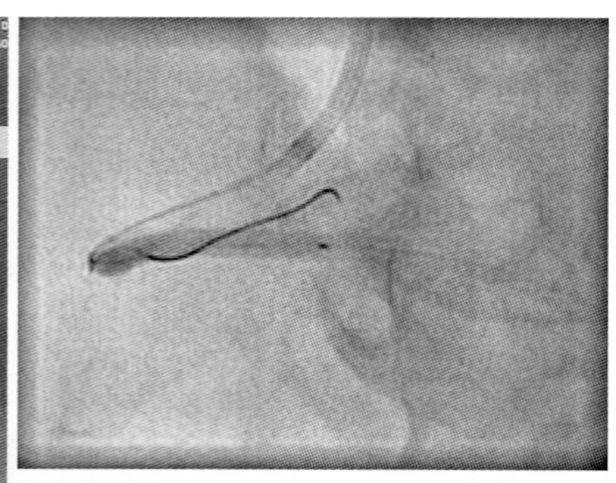

图 24-28-17 植入支架

Hiryu 球囊 3.0 mm × 10 mm 挤压后侧支支架。再分别于后降支至右冠开口植入支架 2.5 mm × 36 mm、3.0 mm × 36 mm、3.5 mm × 29 mm 和 4.0 mm × 29 mm（图 24-28-17）。

最后高压球囊序贯扩张并完成对吻扩张，复查造影：巨大右冠、锐缘支、左心室后侧支和后降支血流通畅（图 24-18-18），手术结束。

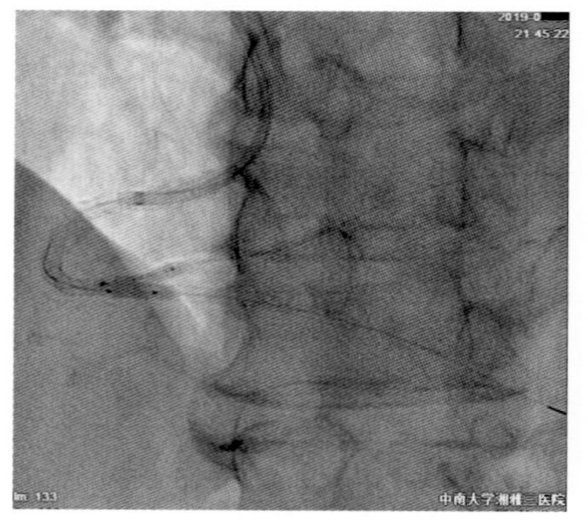

图 24-28-18 最终球囊对吻

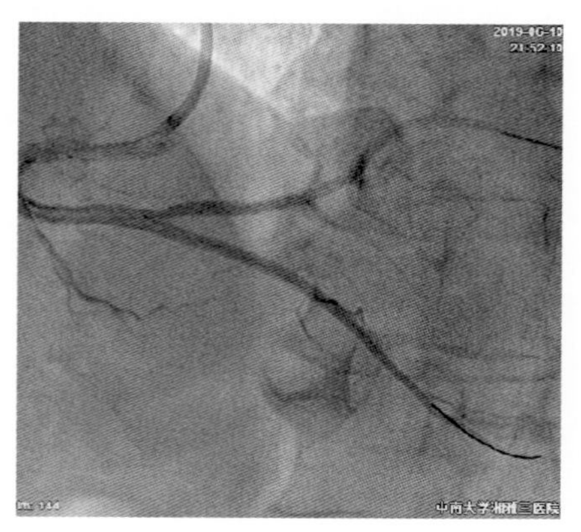

图 24-28-19 最终结果

· 术后结果 ·

见图 24-28-19。

· 小结 ·

1. 近端纤维帽坚硬，导丝无法扎入，可采用增加指引导管支撑力（强有力被动支撑的指引导管，球囊分支锚定加强支撑，延伸导管深插），升级导丝，球囊辅助的内膜进入（balloon assisted sub-intimal Entry，BASE）技术，球囊锚定微导管扎入（Power Puncture），球囊锚定微导管 Knuckle（Power Knuckle），双腔微导管支撑扎入，边支球囊辅助的内膜进入（side-balloon assisted sub-intimal entry，side-BASE）技术，Scratch and Go，Carlino 技术可帮助扎入或者进入内膜下。

2. 当拟行 Stingray 球囊辅助行 ADR 时要注意血肿形成大小，本例血肿较大向远段延展考虑与右冠指引导管 Carlino 时范围不可控有关，尽量采用微导管 Carlino。当血肿形成较大，右冠近段球囊封闭基础上，可利用 Stingray 球囊负压抽吸减小血肿有利于 ADR 穿刺成功。

3. 穿刺后降支成功，IVUS 确认左心室后侧支夹层血肿形成，撤出 IVUS 后，沿双腔微导管送入导丝寻找左心室后侧支可减少再次通过闭塞段时进入夹层血肿内。

4. 沿双腔微导管导丝反复进入左心室后侧支假腔，撤出双腔微导管，改为 IVUS 引导下左心室后侧支开口寻找真腔。

5. 在逆向造影不能显示右冠远段，前向不能造影情况下，导丝尝试能进不同分支，微导管跟进远段回抽见血，微导管造影确认在真腔并了解血肿范围。

6. 对于血肿病变采用切割球囊切割后置入支架，减少血肿向远段挤压延展。锐缘支开口位于右冠中段假腔处，采用切割球囊切割局部，术后结果示锐缘支保留血供，这对于保护 ADR 假腔内的重要分支有一定帮助。

· 讨论 ·

1. Carlino 技术应用时如何控制血肿范围？

2. ADR 成功后出现血肿延展，在造影不能明确假腔入真腔位置是否在三叉前或是在后降支内，是否考虑尽早启动逆向，必要时应用位于后三叉前的反向 CART 或 AGT 技术确保左心室后侧支？还是 IVUS 确认左心室后侧支开口情况，必要时 IVUS 引导下假腔再入真腔找回左心室后侧支？

3. 在双腔微导管送导丝再入左心室后侧支假腔，是否也可考虑送入第二个 Stingray 球囊再次 ADR 找回左心室后侧支？

病例 29　ADR 开通右冠 CTO 逆向介入治疗开通回旋支 CTO

术者：仇兴标　　医院：上海市胸科医院　　日期：2019 年 4 月 17 日

· 病史基本资料 ·

· 患者男性，41 岁。

· 简要病史：劳力性心绞痛半年。

· 既往史：无高血压、糖尿病史，无吸烟史，无 CAD 家族史。

· 入院体检：无特殊发现。

· 辅助检查

心电图：窦性心律，ST-T 改变。

UCG：下后壁运动减弱，LVEF 65%。肾功能正常。

· 冠状动脉造影 ·

2019 年 4 月 17 日 CAG：LM 未见明显狭窄，LAD 未见明显狭窄，近中段 95% 狭窄，LCX 中段闭塞，侧支源于自身右心房支，RCA 开口狭窄 90% 伴压力嵌顿，中段闭塞，侧支源于 LCX 房室沟动脉，右冠优势型（图 24-29-1）。

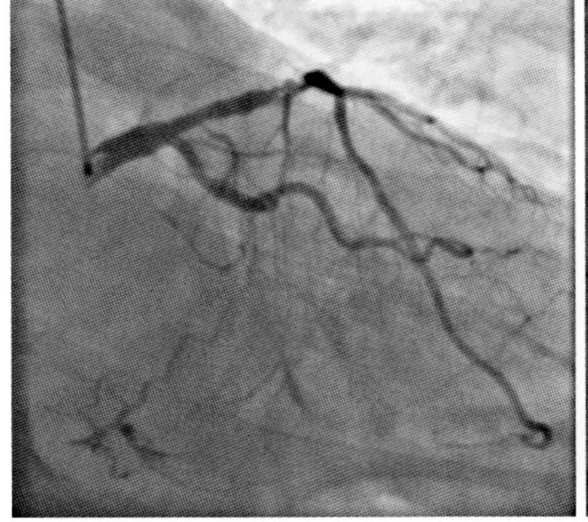

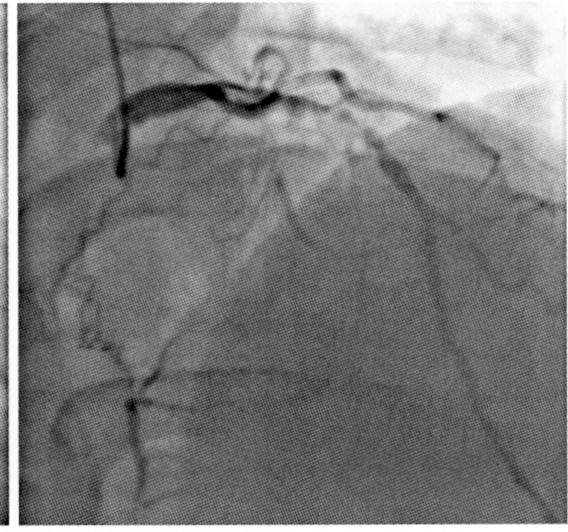

图 24-29-1　LCX 中段完全闭塞，RCA 中段完全闭塞（续后）

· 治疗策略 ·

患者年纪较轻，3 支病变合并 CTO，Syntax 评分 21.5 分，患者倾向介入治疗，故决定行分期介入。先行干预 LAD，于 LAD 中段成功置入 Firehawk 3.5 mm × 29 mm 支架。RCA CTO 病变较长，累及 RCA 中段，J-CTO 评分 2 分，远段后分叉前有相对较好的着陆区，侧支来源于心外

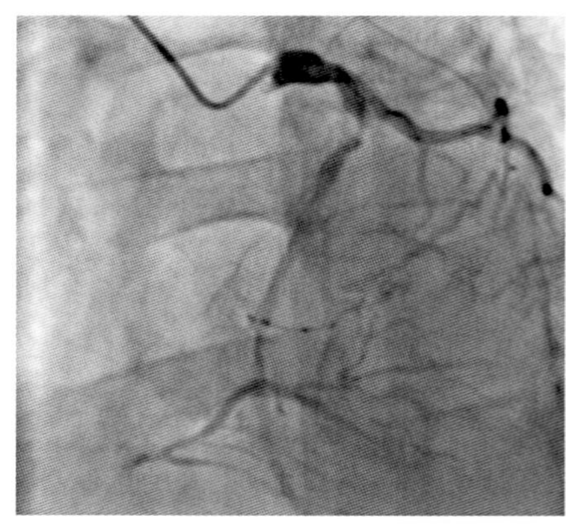
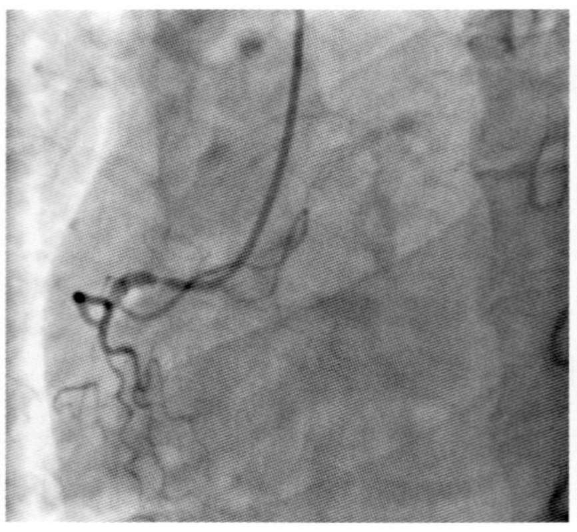
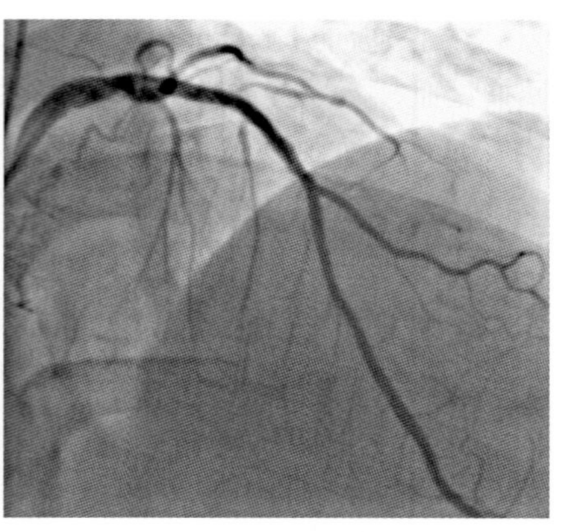

（图 24-29-1 续图）

膜房室沟侧支，极度扭曲，估计通过该侧支对术者有相当难度，故该患者的 RCA 干预策略主要是正向途径，主要采用正向导丝升降级或平行导丝技术，如果不能通过的话，不排除 ADR 技术，逆向途径为最后考虑。LCX CTO 病变起始不清，J-CTO 评分 1 分，计划在 IVUS 指导下寻找病变入口，万一进入内膜下也可以考虑 ADR，自身侧支虽然较细，但中度扭曲，应该有成功通过的可能，必要时可以考虑同侧逆向。

· 器械准备 ·

常规的正逆向器械准备及 ADR 相关器械。

· 手术过程 ·

择期于 2019 年 5 月 14 日行 RCA CTO 介入，穿刺右桡股动脉，置入 7F 鞘管。7F SAL 1.0，6F JL 4 行双侧冠状动脉造影。7F SAL 1.0，Runthrogh 导丝锚定分支，135 cm Corsair 微导管支持下，Fielder XT-R 进入病变但位于管腔外，尝试 Fielder XT-A 平行导丝技术未成功，遂启动 ADR，分支球囊锚定支持下，跟进至 CTO 病变远段，Miracle 12 过渡交换准备后的 Stingray 球囊到位，6atm 充盈，STRAW 未抽出回血，先后尝试 GAIA Third（2 次）、Conquest Pro（3 次）穿刺未成功，最后应用 Conquest Pro 8-20 成功穿刺进入真腔，经 135 cm Corsair 微导管交换 Runthrough 导丝，KDL 辅助下，Sion 导丝保护右冠后降支，病变经 Goodman 2.0 mm × 15 mm 球囊 12 ～ 16 atm 预扩张后，IVUS 指导下，于右冠左心室后侧支至右冠开口串联置入 Nano 2.75 mm × 36 mm、Nano 3.0 mm × 36 mm 及 Nano 3.5 mm × 36 mm 支架 8 ～ 16 atm 释放，双导丝技术辅助下，支架内 Quantum 3.5 mm × 15 mm 球囊 10 ～ 24 atm 后扩张，无显著残余狭窄及夹层，血流 TIMI 3 级（图 24-29-2）。术中肝素 9 000 IU，对比剂 260 ml。血压 120/80 mmHg，心率 70 次 / 分。射线剂量 3 161 mGy，透视时间 50 min，手术时间 122 min。

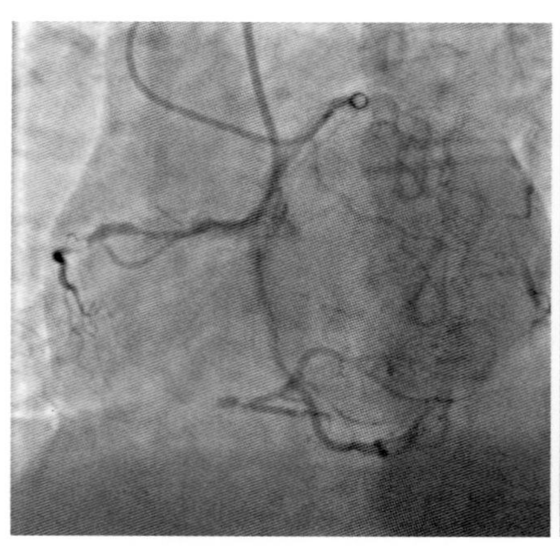
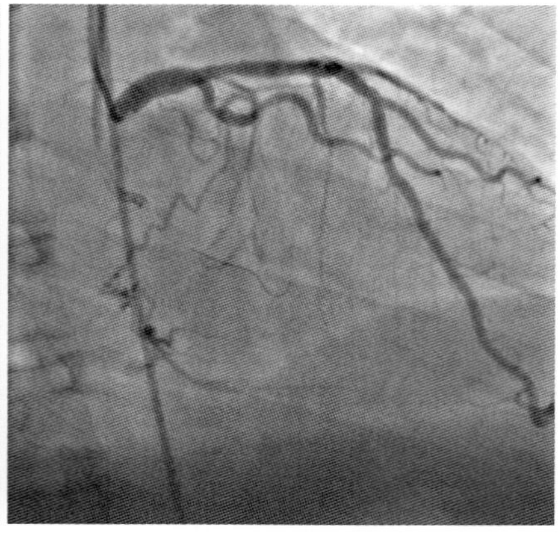

图 24-29-2 手术过程 1（续后）

择期于 2019 年 6 月 11 日行 LCX 介入：穿刺右桡动脉成功，置入交换 8F 鞘管。正向：8F EBU 3.5，导丝分别位于 OM1 及右心房支，IVUS 寻找闭塞入口未成功，KDL 支持下尝试 Fielder XT-A 及 GAIA First 探查入口未成功。遂启动逆向：150 cm Finecross 支持下 Sion 导丝通过右心房支侧支位于闭塞段远端，但 150 cm Finecross 跟进失败，

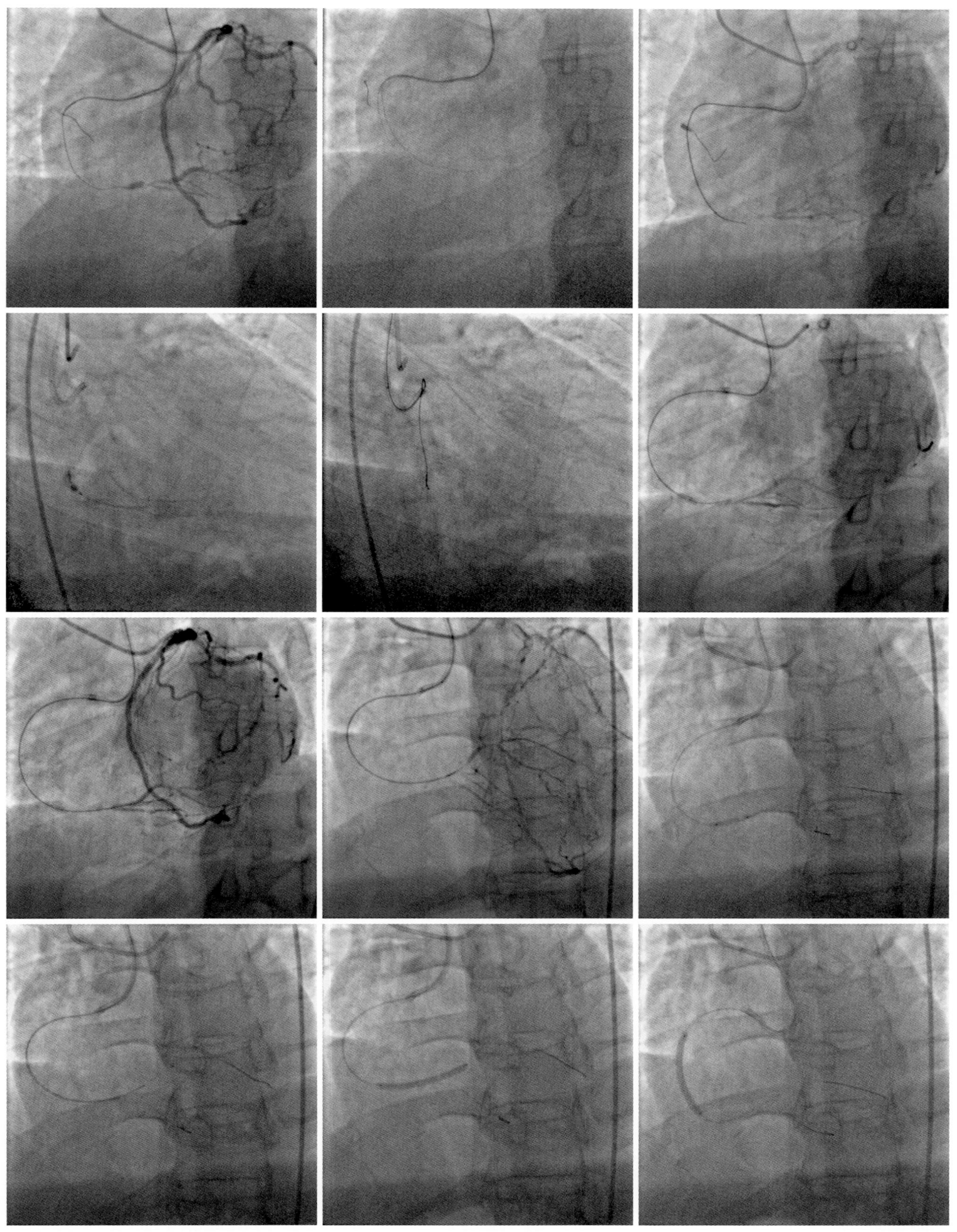

（图 24-29-2 续图）

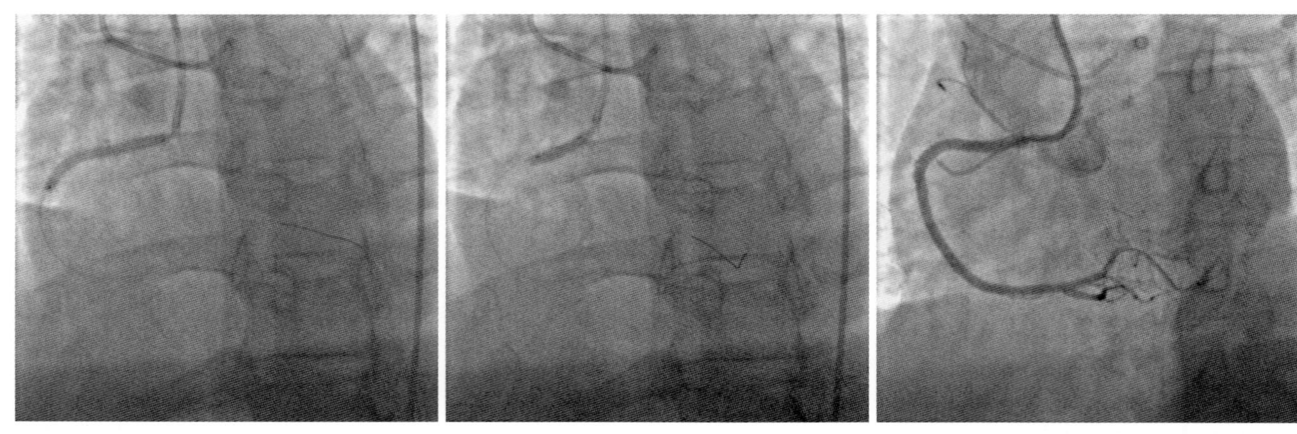

（图 24-29-2 续图）

交换 150 cm Corsair－135 cm Corsair－150 cm Finecross 最终成功通过侧支，逆向先后应用 Sion－Fielder XT－A－Ultimate Bro 3－GAIA Third 尝试逆向导引钢丝通过技术（RWC）失败，正向 135 cm Corsair 支持下 Conquest Pro 导丝参照逆向导丝进入病变段，交换 Fielder XT－A 导丝位于病变段，反向 CART 技术，Goodman 2.0 mm × 15 mm 球囊 16 atm 准备后，Guidezilla AGT 技术辅助下逆向 GAIA Third 进入正向 6F EBU 3.5 指引导管（乒乓技术，6F LFA），球囊锚定技术逆向 150 cm Finecross 跟进，RG 3 体外化，病变经 Goodman 2.0 mm × 15 mm 球囊 12～16 atm 预扩张后，KDL 辅助下正向 Sion Blue 导丝进入 LCX 远段，IVUS 指导下，于 LCX 远段至近段置入 Synergy 2.25 mm × 32 mm 及 Synergy 2.5 mm × 32 mm 支架 8～14 atm 释放，支架内 Quantum 2.75 mm × 15 mm 球囊 8～16 atm 后扩张，无显著残余狭窄及夹层，血流 TIMI 3 级（图 24-29-3）。术中肝素 14 000 IU，对比剂 260 ml。血压 120/80 mmHg，心率 82 次 / 分。射线剂量 2 233 mGy，透视时间 84 min，手术时间 200 min。

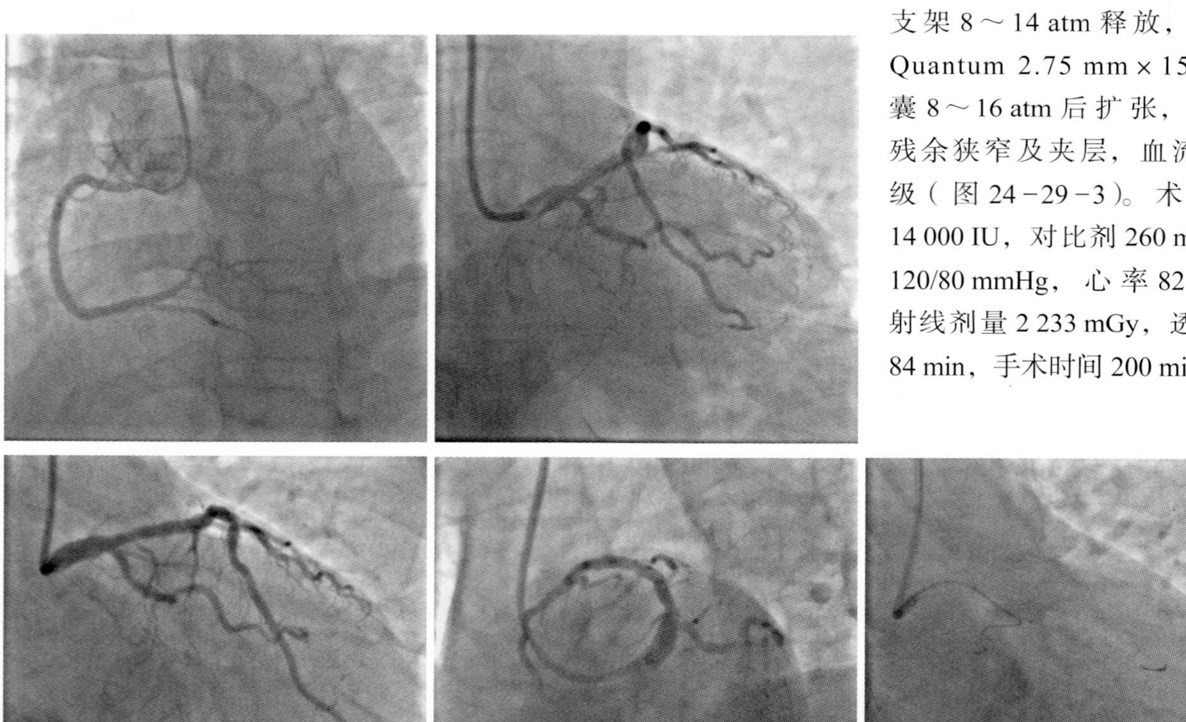

图 24-29-3　手术过程 2（续后）

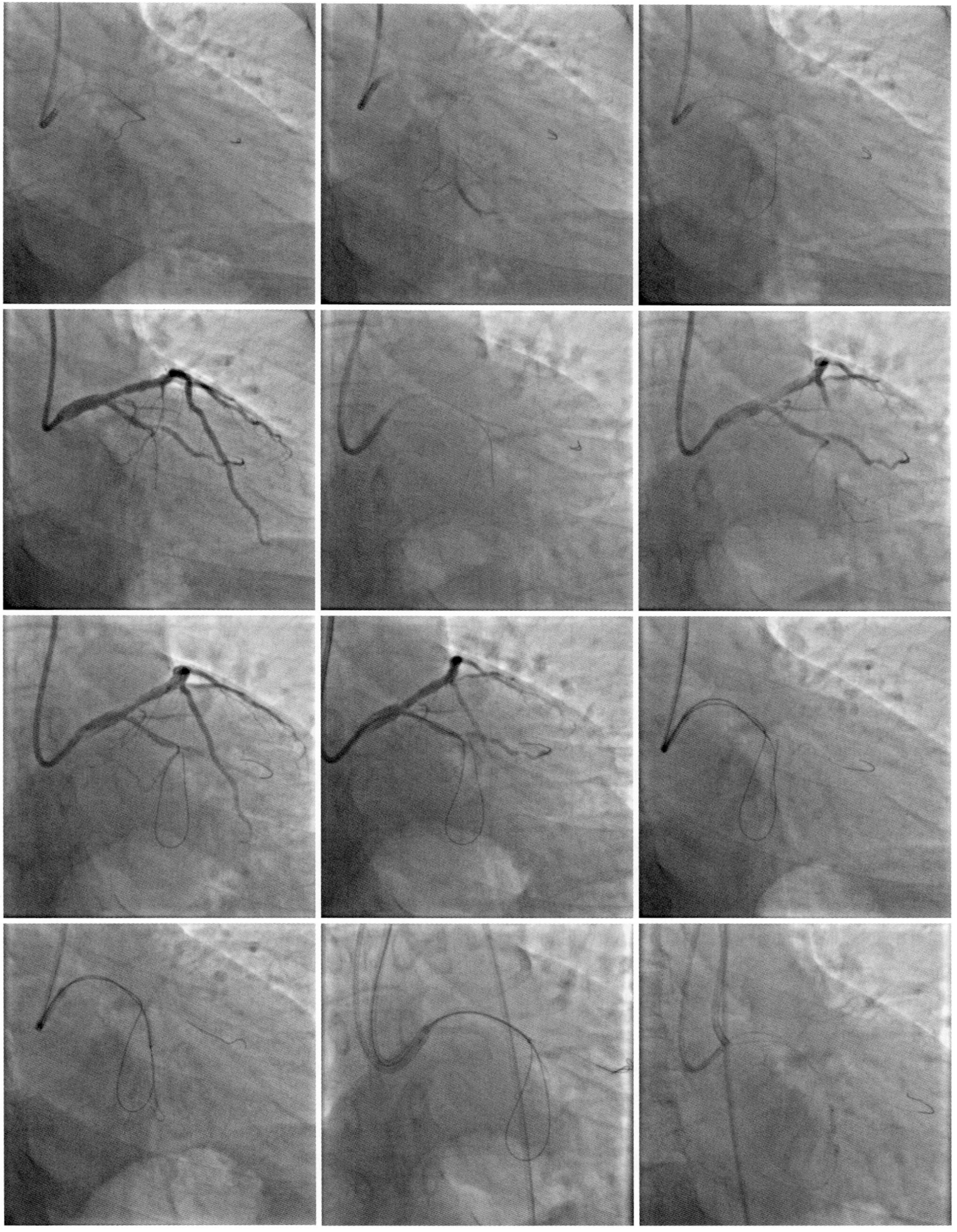

（图 24-29-3 续图）

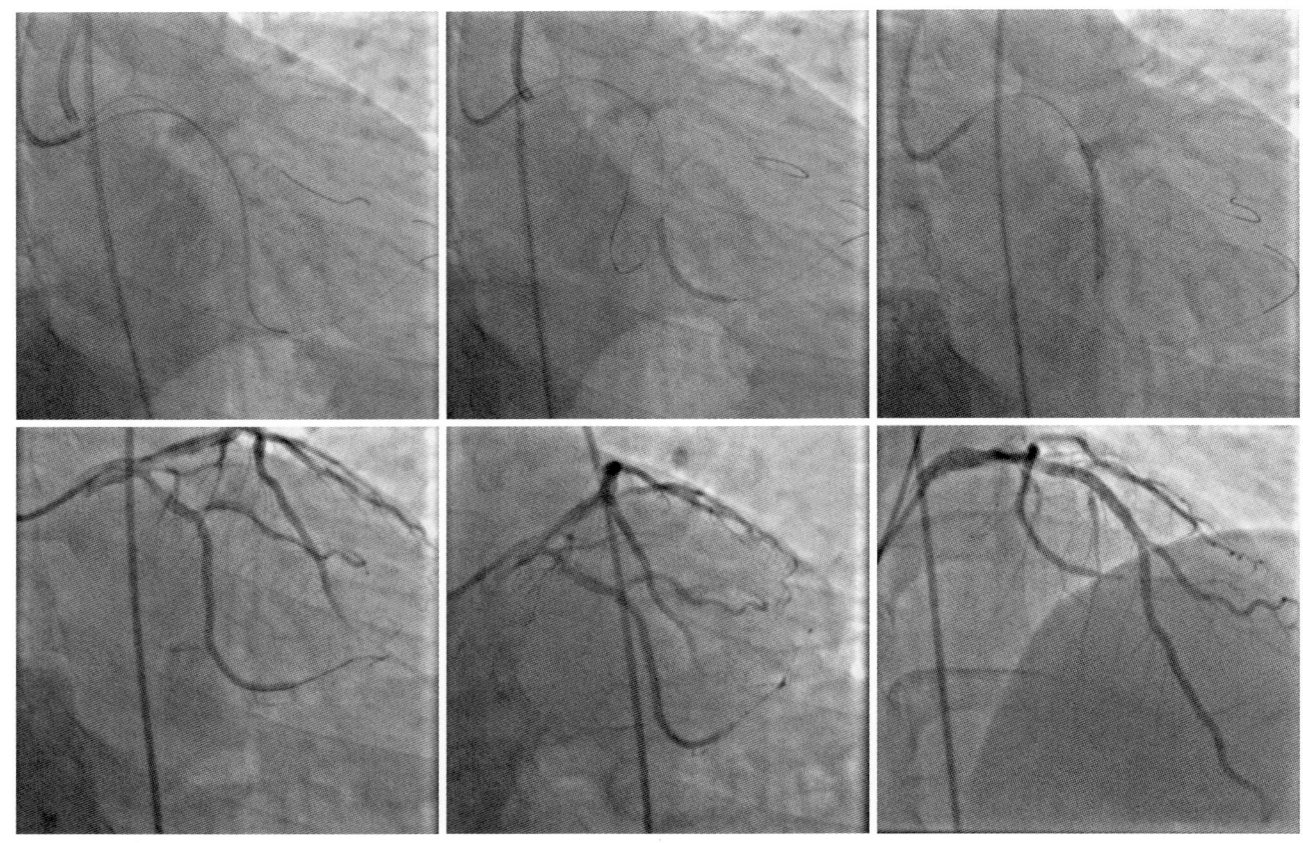

（图 24-29-3 续图）

· **术后结果** ·

即刻影像学结果满意，临床症状完全消失。

· **讨论** ·

RCA CTO 如果计划 ADR 的话，应注意避免血肿及保护远段着陆区，因此正向导丝不应做剧烈的操控。

CTO 入口不清时，理论上应该首选 IVUS 指导下的正向穿刺，但部分病例即使使用 IVUS 仍然不能发现 CTO 病变入口，如本例的 LCX CTO 病变。

本例术前策略拟在 IVUS 实时指导下行 LCX CTO 入口穿刺，因此选择了 8F 指引导管，OM 导丝上依次串联 IVUS、KDL 双腔微导管，在此基础上加强了穿刺导丝的支撑性，同时提供了 IVUS 实时影像。提示少数男性患者经桡动脉途径植入 8F 鞘管也是可行的。

本例患者为了让波科的超声探头到达目标血管段，剪掉了前端约 2/3 的导丝腔段，这样可以让 IVUS 探头走得更远，但会影响通过性。

本例 LCX CTO 入口不清的情况下，启动同侧逆向，但 150 cm Finecross 跟进困难，先后换用 150 cm Corsair 及 135 cm Corsair 尝试扩张侧支，最后 150 cm Finecross 成功通过有一定的幸运因素。逆向导丝首先尝试 Sion 就进入了内膜下，换用 Fielder XT-A-Ultimate Bro 3-GAIA Third 导丝尝试逆向导引钢丝通过技术均失败，但间接提示了 CTO 的入口段轮廓，为正向 Conquest Pro 成功穿刺进入病变提供了条件。

病例 30　ADR 技术处理前降支 CTO

术者：贺勇　　医院：四川大学华西医院

· 病史基本资料 ·

· 患者女性，70 岁。

· 简要病史：反复活动后胸闷痛 2 年。

· 既往史：有高血压病史。

· 辅助检查：心电图提示胸前导联 T 波低平，心脏彩超提示左心室射血分数 50%，肌钙蛋白正常范围内。

· 基线冠状动脉造影 ·

基线冠状动脉造影如图 24-30-1～图 24-30-5：左冠造影提示前降支近段起闭塞、闭塞起始处有较大的对角支，无明显残端，病变长度 >20 mm，CTO 远段血管通过右向左侧支循环显影，但显影效果欠佳，初步估计血管较细小；右冠中段狭窄约 50%，可见右向左的侧支循环，侧支循环起始处较扭曲。

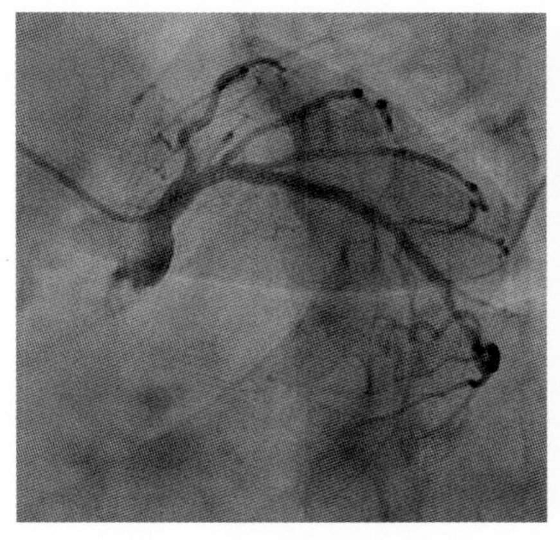

图 24-30-1　左冠蜘蛛位

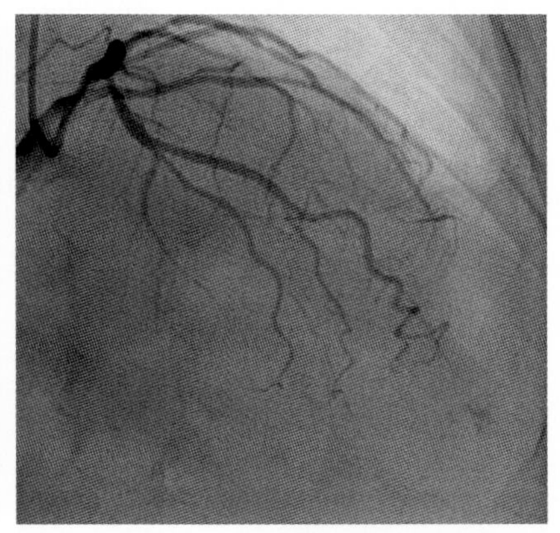

图 24-30-2　左冠右头位

· 治疗策略及器械选择 ·

根据患者造影情况，对于无残端 CTO，考虑行 IVUS 评估前降支闭塞段入口并在 IVUS 指导下穿刺纤维帽进入 CTO 节段；但闭塞段远端血管条件较差，加之无残端纤维帽，正向成功的概率下降，极有可能需要逆向途径。但其数支可利用的间隔侧支在右冠起始处均较扭曲或入口呈反向角度，逆向导丝通过可能会遇到困难，所以 ADR 技术应作为后备策略。

· 手术过程 ·

见图 24-30-6～图 24-30-16。

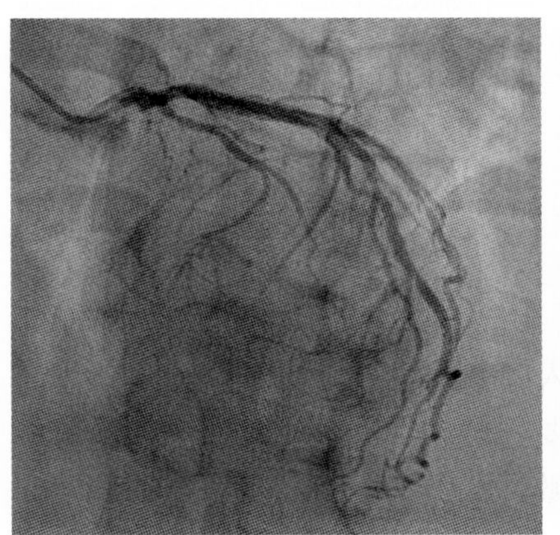

图 24-30-3　左冠左头位

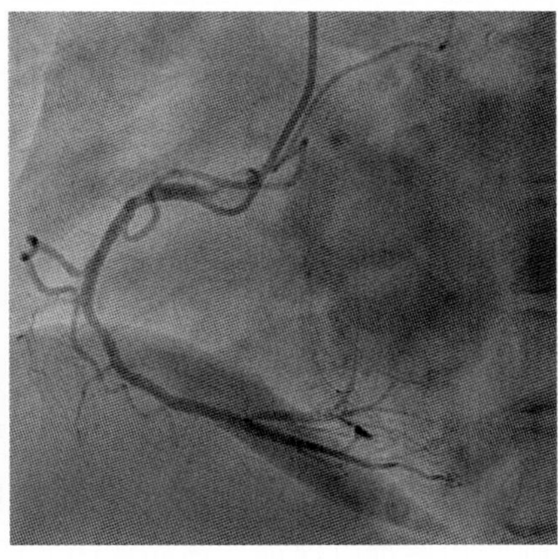

图 24-30-4　右冠造影

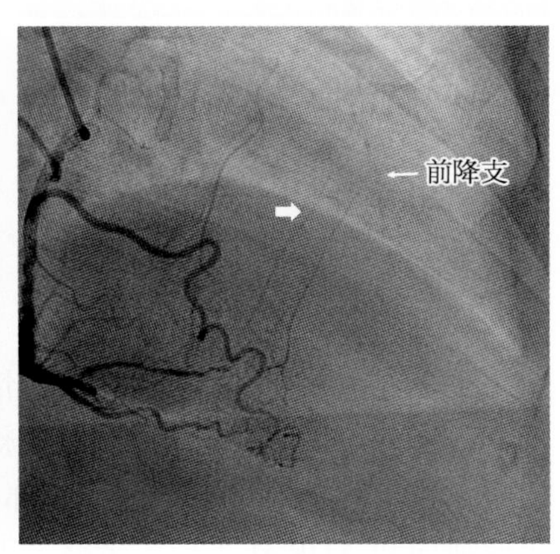

图 24-30-5　右向左侧支循环

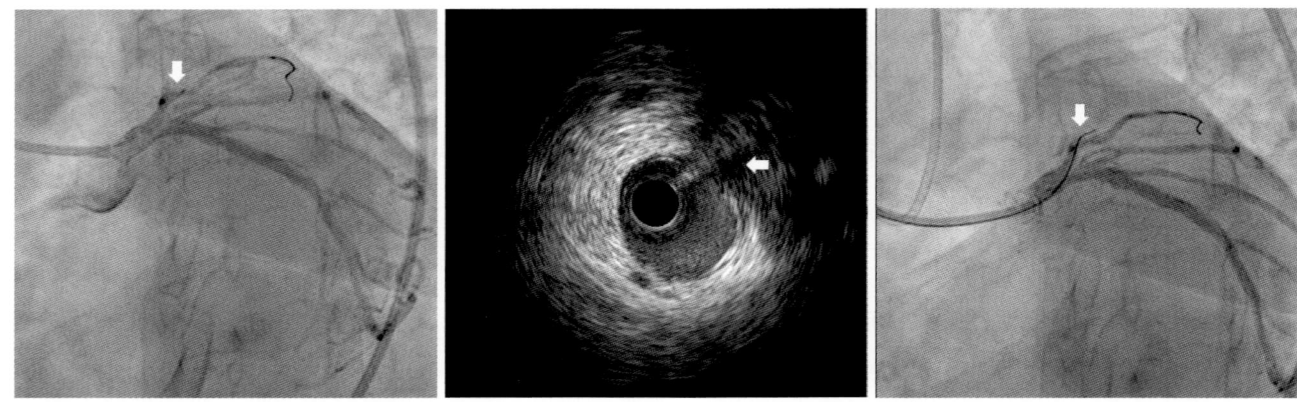

图 24-30-6 左图为 IVUS 回撤过程显示闭塞段入口时的造影图（白色箭头提示闭塞段入口处），中图为 IVUS 提示的闭塞段入口（白色箭头处），右图为 GAIA Second 导丝进入闭塞段后的造影（白色箭头提示闭塞入口）；左右图对照提示导丝进入闭塞的前降支结构内

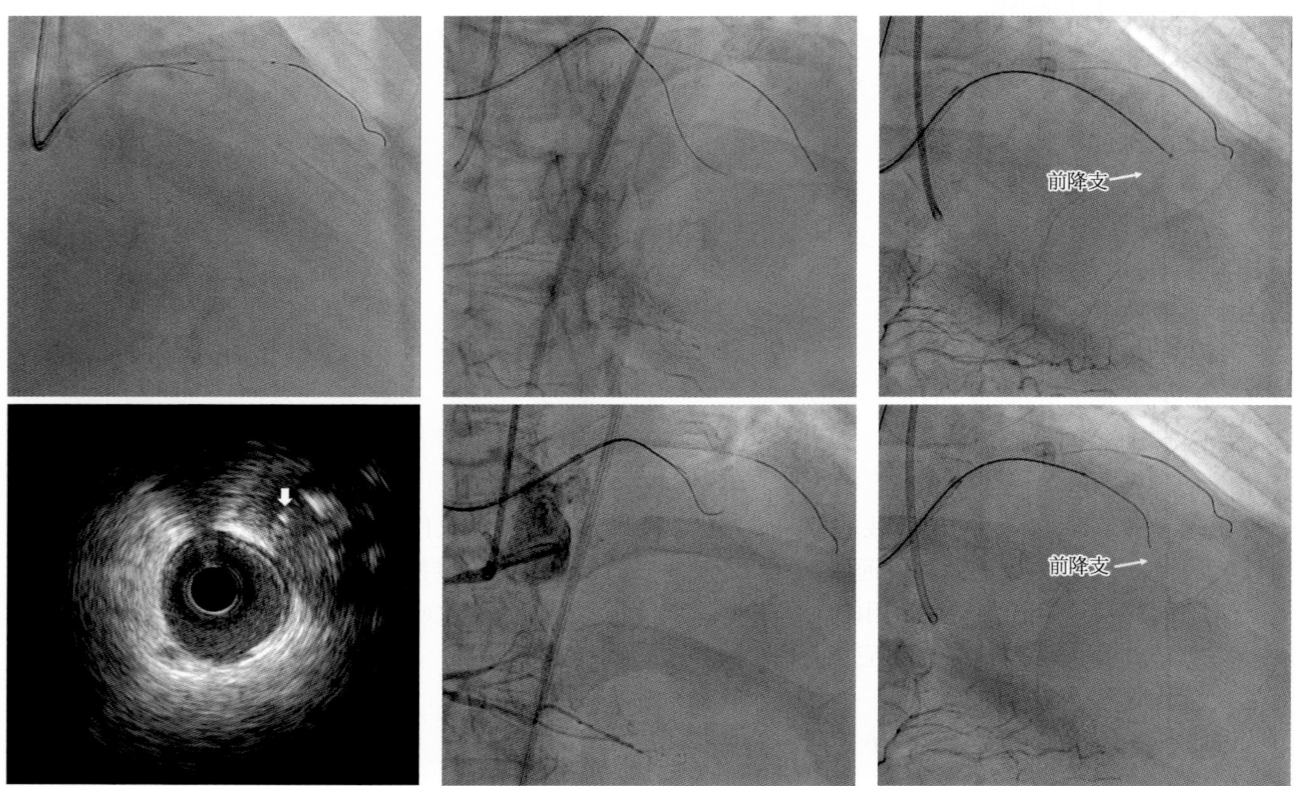

图 24-30-7 使用 IVSU 评估导丝进入口是否正确；右图白色箭头提示闭塞段内导丝，入口正确

图 24-30-8 闭塞段入口正确，但正向导丝明显进入内膜下，遂改为平行导丝技术（右图），使用 GAIA Third 与 GAIA Second 平行

图 24-30-9 平行导丝技术失败，迅速启动逆行，但由于侧支循环扭曲，逆行导丝未能通过，预定策略未能实现，遂启动备选方案 ADR 技术，但 CrossBoss 反复进入分支（左图），遂使用 GAIA Third 导丝引导 CrossBoss 方向（右图）

· 小结 ·

无残端 CTO 是较困难的一种情形，导丝及器械要突破纤维帽进入闭塞节段必须经过影像学的仔细确认。良好的双侧造影，冠状动脉 CT 以及 IVUS 都是确定残端的主要方法。但不管残端的位置是否能确定，在这种情况下，正向导丝都极易进入内膜下，造成前向尝试失败，所以对于无残端的 CTO，常常需要逆向和 ADR 作为后备策略，否则成功率难以保证。该病例闭塞段的近端入口在 IVUS 指引下可以确认，导丝在 IVUS 的指导下也进入闭塞段，但是仍然在内膜下。同时闭塞段远端着陆区血管条件较差，平

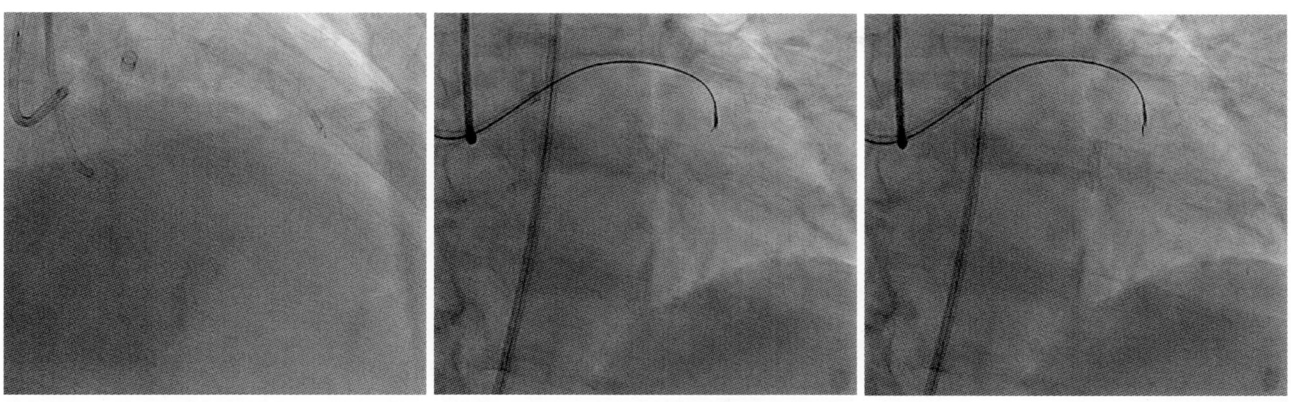

图 24-30-10　CrossBoss 进入前降支主支内膜下后采用 Miracle 12 导丝交换 Stingray 球囊（左图）；找到 Stingray 球囊呈现出一个球囊形态的投照体位，确定血管在球囊左侧后进行穿刺，Stingray 导丝先向左侧穿刺（中图），有明显突破落空感后顺势向前推送（右图）

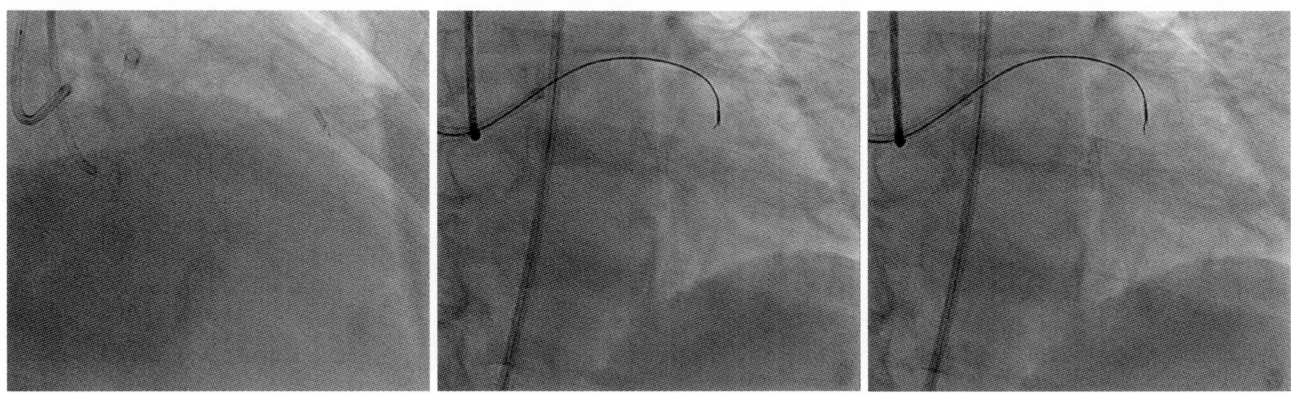

图 24-30-11　穿刺成功后，Stingray 导丝顺利前送，多角度造影提示在真腔

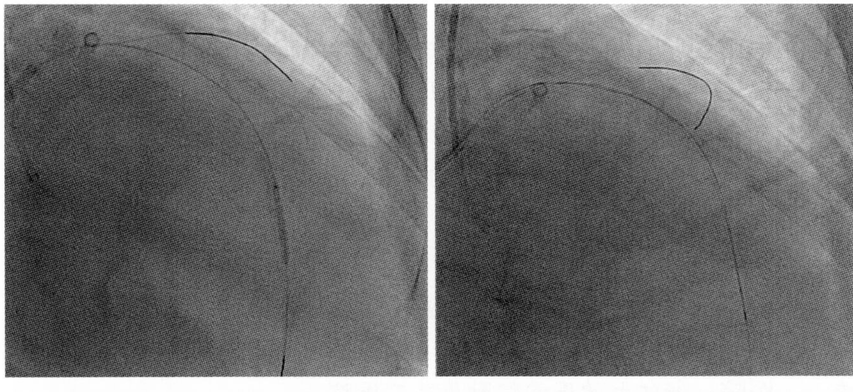

图 24-30-12
更换工作导丝后进行球囊扩张及 IVUS 评估血管情况

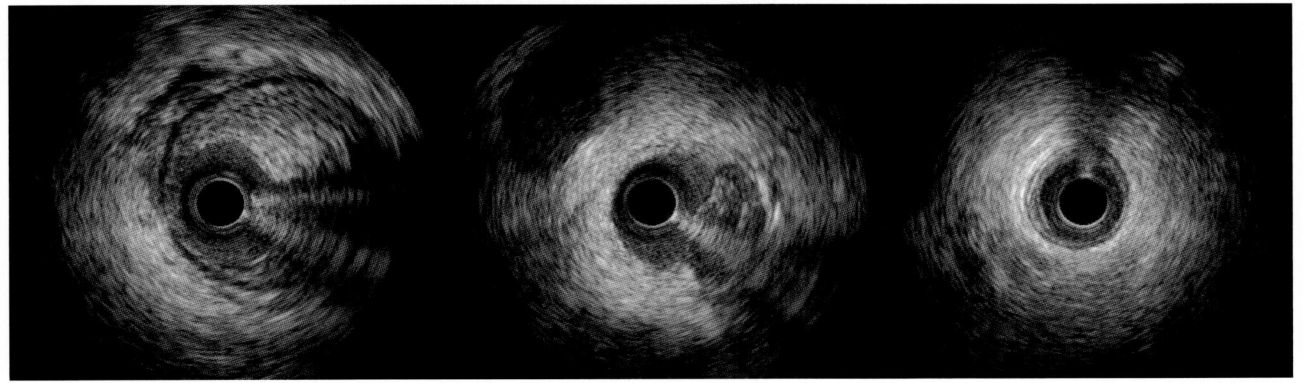

图 24-30-13　IVUS 提示前降支远段较细（右图），中段处于内膜下（中图），近段斑块负荷重（左图）

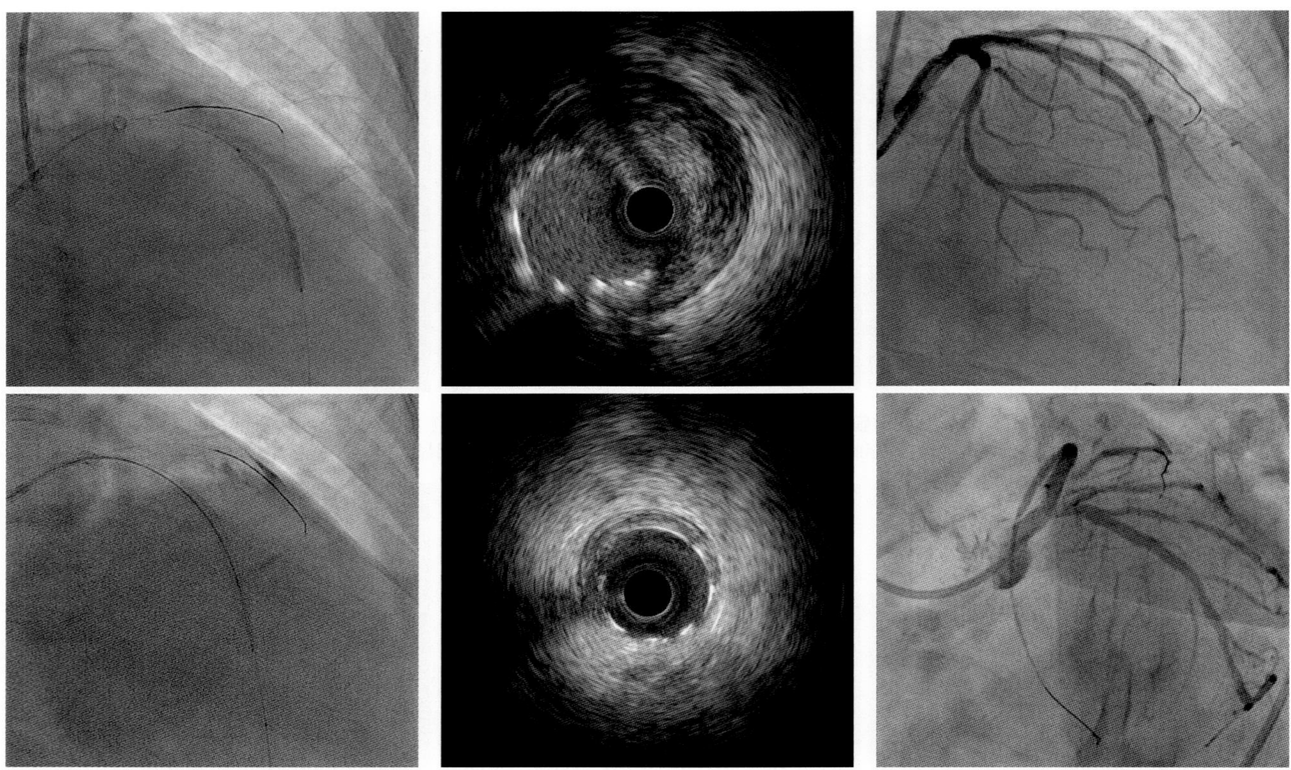

图 24-30-14　根据 IVUS 结果选择支架并从远段至近段释放（左图），术后进行 IVUS 评估（右图）

图 24-30-15　IVUS 提示远段支架膨胀充分、贴壁良好、未见边缘夹层血肿等（右图）；近段支架膨胀充分、贴壁良好、未见边缘夹层血肿，支架略突入回旋支口（左图）

图 24-30-16　手术最后效果

行导丝技术也不易成功。按照流程，应转为逆向策略，但患者侧支起始段极为扭曲，逆向策略没有成功。遂迅速使用 CrossBoss-Stingray 系统启动正向夹层再入真腔技术（ADR）。在使用 CrossBoss 的过程中，CrossBoss 反复进入分支，这时需要使用穿透力和操控性较好的导丝局部引导方向，避免在分支内造成冠状动脉穿孔；最后，在 IVUS 指导下，优化支架的植入对这类弥漫性的病变特别有意义。

病例 31　ADR 技术开通 RCA 迂曲无残端 CTO

术者：蒋峻　　医院：浙江大学医学院附属第二医院

• 病史基本资料 •

• 患者男性，77 岁。

• 简要病史：反复胸闷胸痛 20 年，加重 1 年，20 年前诊断为劳力性心绞痛，药物保守治疗，曾行运动平板阳性试验，结果为 1 年胸闷加重，外院冠状动脉造影提示右冠（RCA）、前降支（LAD）CTO，左主干末端 30% 狭窄，回旋支 90% 狭窄，回旋支植入支架，尝试前降支 CTO PCI 失败，后转入我院双腔微导管支撑下平行导丝技术开通前降支。9 个月前 RCA CTO PCI 时正向导丝进入内膜下，逆向导丝未能通过间隔侧支、通过房室沟动脉后汇入右冠成角大，导丝未能进入右冠近段，手术失败（图 24-31-1）。

• 既往史：心血管危险因素：高血压病史 10 余年；吸烟 15 支/日，已戒 6 年。

• 辅助检查

实验室检查：Cr 76 μmol/L，TnT 0.009 ng/ml。

心电图：窦性心律，下壁导联可见小 q 波（图 24-31-2），前壁 R 波递增不良。超声心动图：左心房 37 mm，LVEDD 47 mm，室间隔心尖段、左心室心尖部、左心室下壁心尖段心肌局灶性变薄，活动减弱，余心肌厚度及活动正常，LVEF 54%。

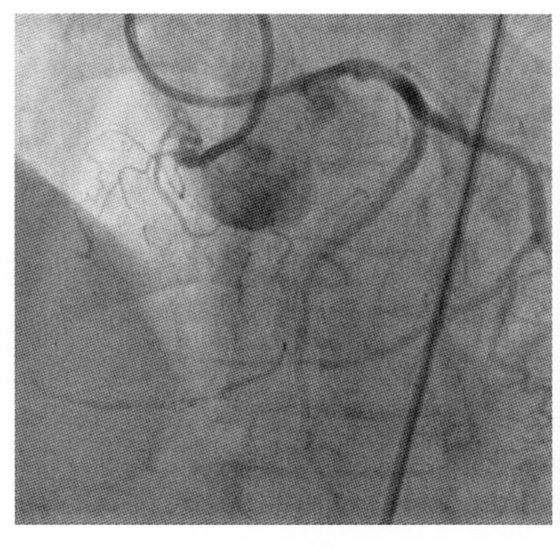
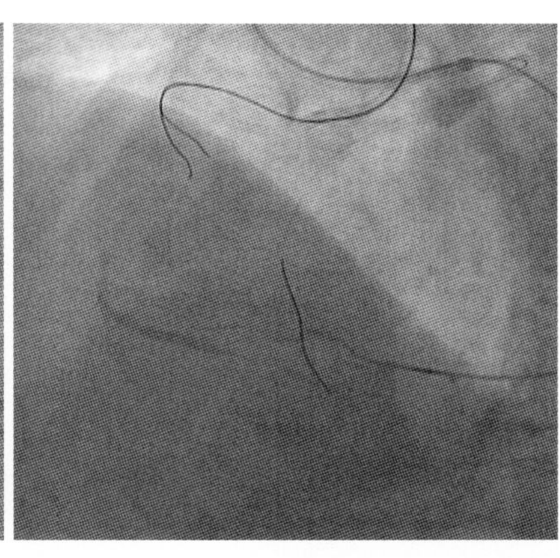

图 24-31-1　RCA CTO 第一次 PCI 失败

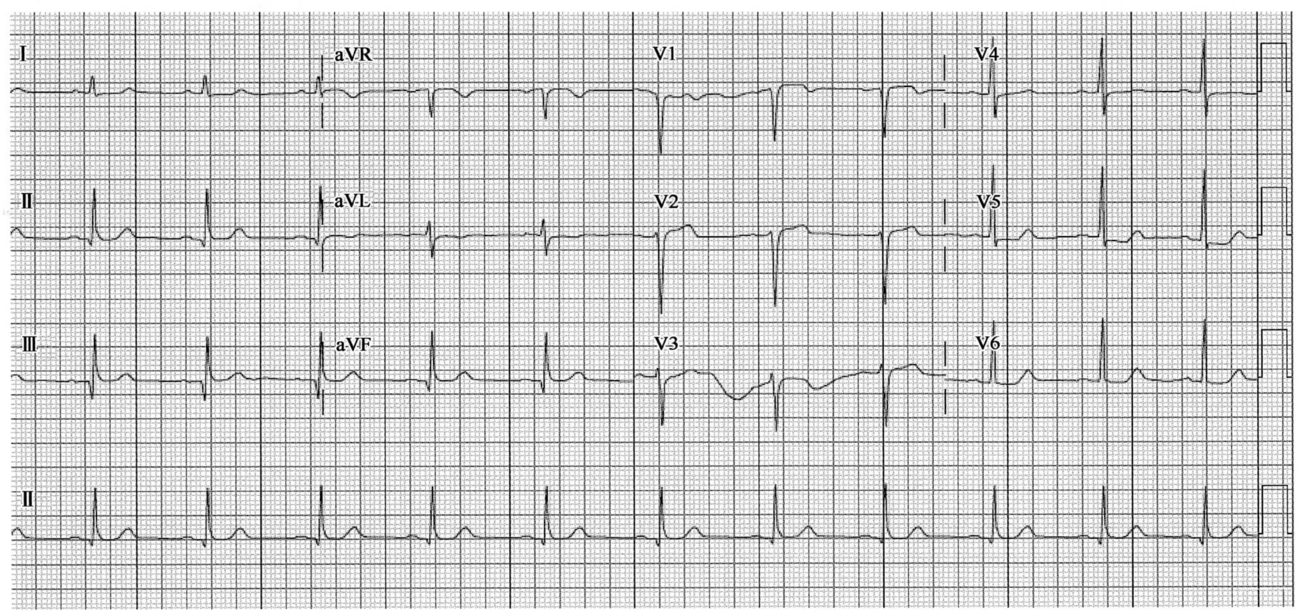

图 24-31-2　心电图

• **冠状动脉造影** •

选用右侧桡动脉、股动脉入路，7F 血管鞘。复查造影发现：RCA 近段完全闭塞，无残端伴小分支，圆锥支给 RCA 远段提供同侧侧支，左主干轻度狭窄，前降支及回旋支支架通畅，似有间隔支供应右冠（图 24-31-3）。

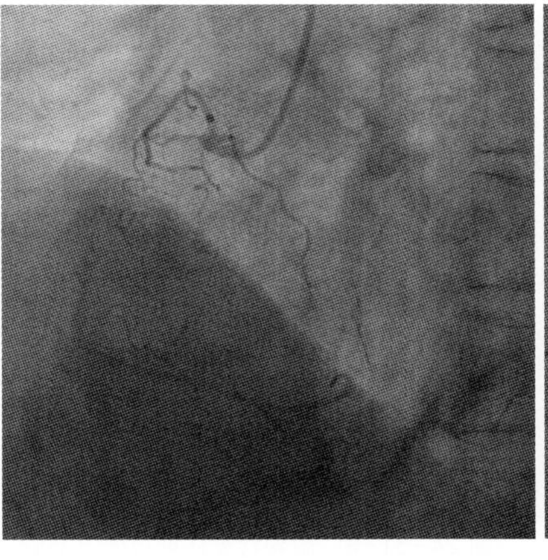
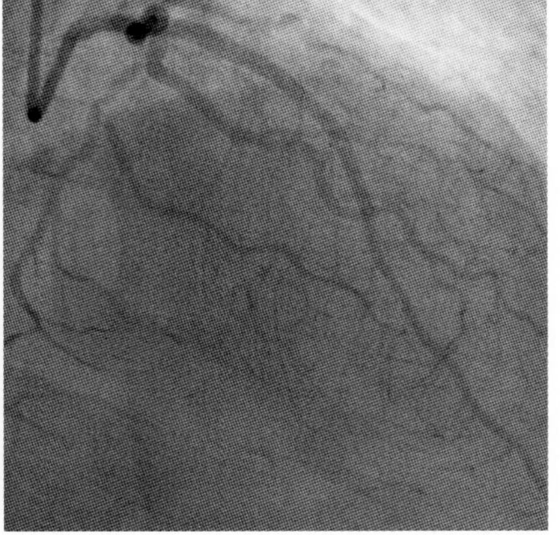

图 24-31-3　右冠近段完全闭塞

• **病例初始策略选择** •

该患者 RCA 齐头 CTO，近段走行不明确，前一次有经验术

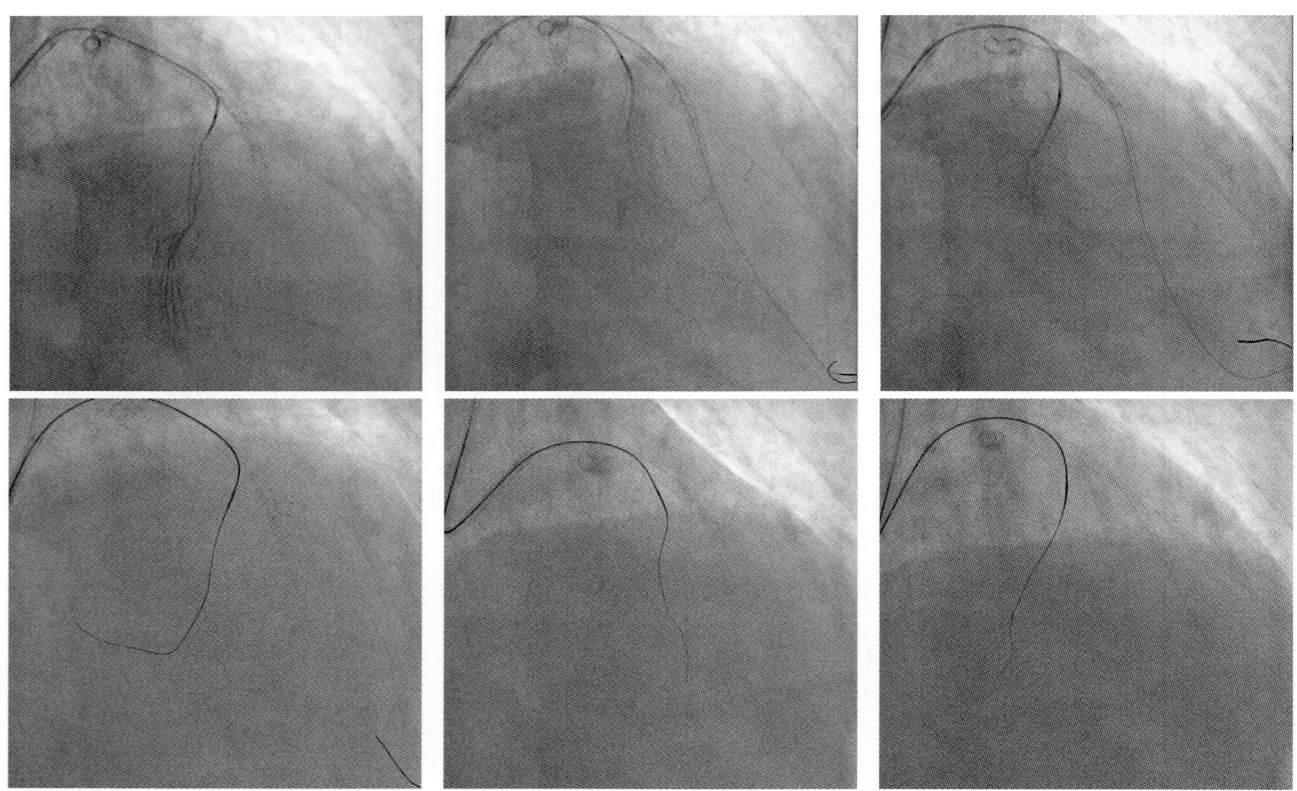

图 24-31-4 Fielder XT-R 未能通过第三间隔支侧支血管

图 24-31-5 Fielder XT-R 未能通过第二间隔支侧支血管

图 24-31-6 Fielder XT-R 尝试通过第一间隔支侧支血管

者长时间尝试了正向及逆向均未成功，J-CTO 评分 4 分，为非常复杂 CTO，本次造影似有细小间隔支提供右冠侧支循环，计划先尝试用 Fielder XT-R 导丝通过侧支循环，若失败准备 ADR。

· 手术过程 ·

使用 7F AL 1.0 及 EBU 3.5 指引导管，第三间隔支 Corsair 微导管选择性造影未见与右冠远段相连，尝试 Fielder XT-R 导丝未能通过（图 24-31-4），第二间隔支同样失败（图 24-31-5），第一间隔支选择性造影隐约见后降支显影，Fielder XT-R 导丝小心操作通过侧支循环至右冠中段（图 24-31-6、图 24-31-7），Corsair 及 1.7F APT 微导管未能通过间隔侧支（图 24-31-8）。

保留逆向 Fielder XT-R 导丝作为路标，启动正向操作（图 24-31-9），Pilot 200 导丝突破近端纤维

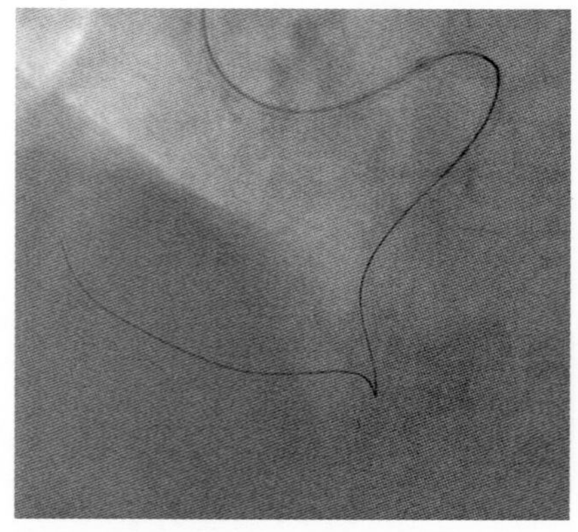

图 24-31-7 Fielder XT-R 通过第一间隔支侧支血管

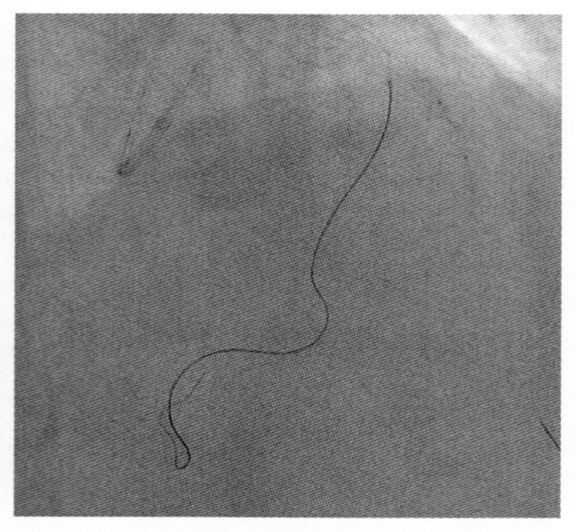

图 24-31-8 微导管无法通过侧支血管

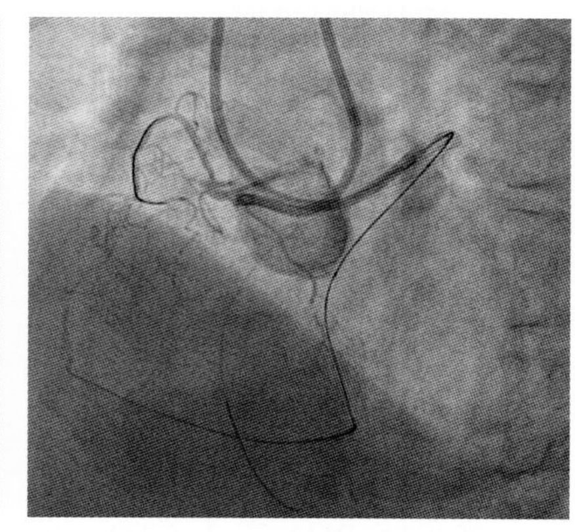

图 24-31-9 逆向导引钢丝的指引下，进行正向尝试

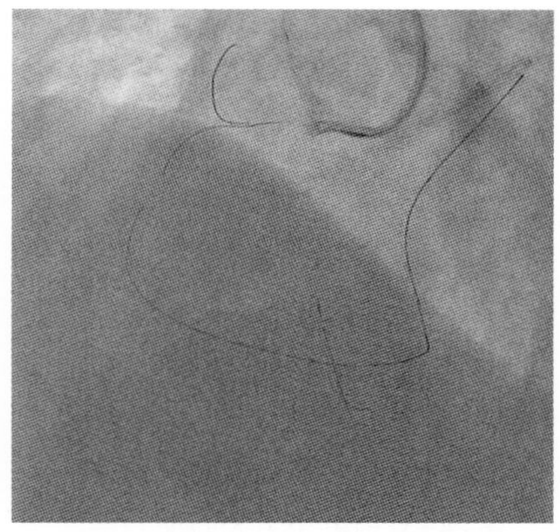

图 24-31-10 在逆向导引钢丝指引下，Pilot 200 突破远端纤维帽

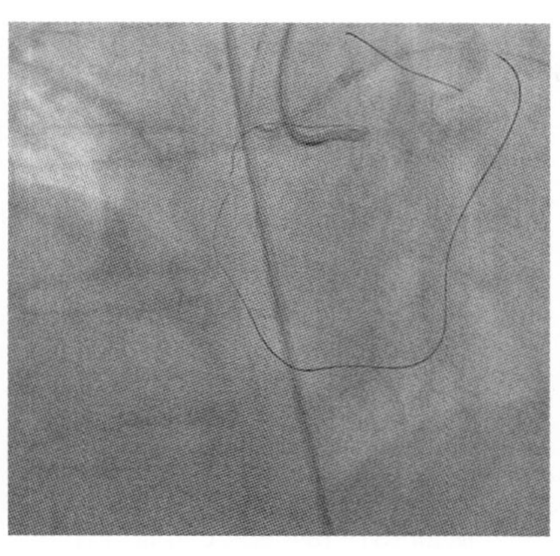

图 24-31-11 多体位投照证实正向导引钢丝与逆向导引钢丝摆动一致，提示正向导引钢丝位于血管结构内

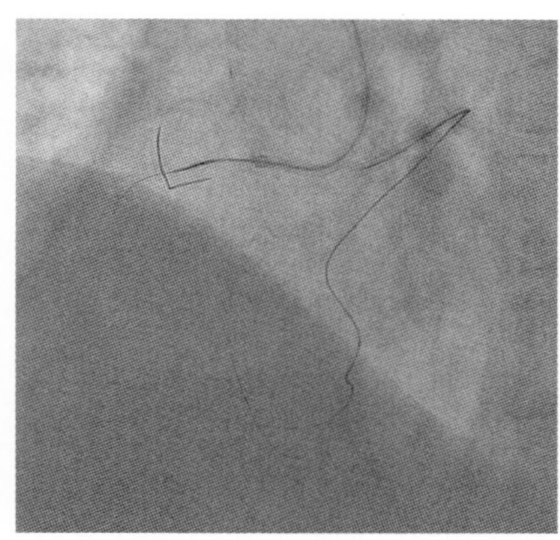

图 24-31-12 Corsair 导管跟进

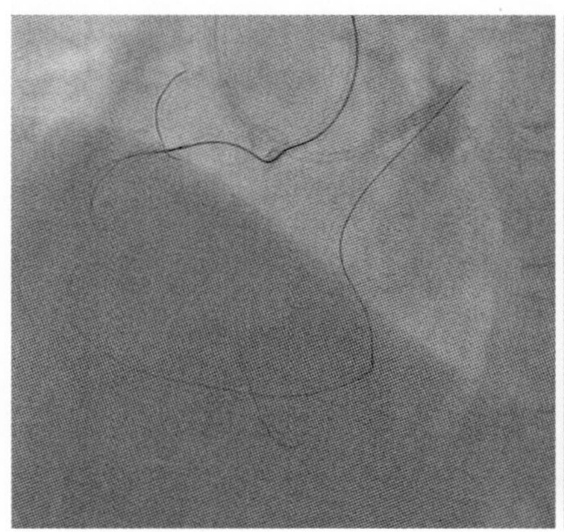

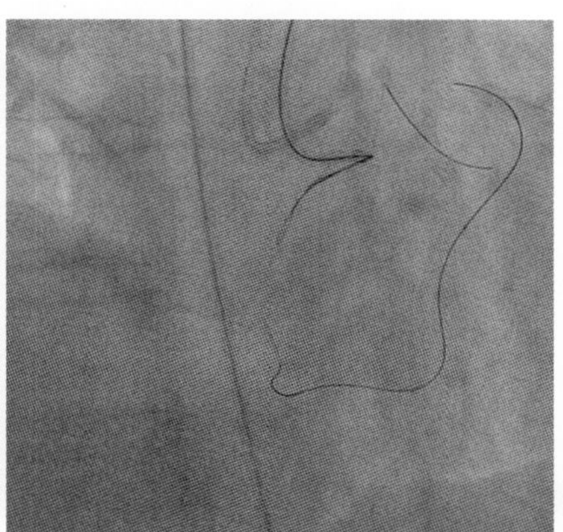

图 24-31-13 Fielder XT 导丝 Knuckle

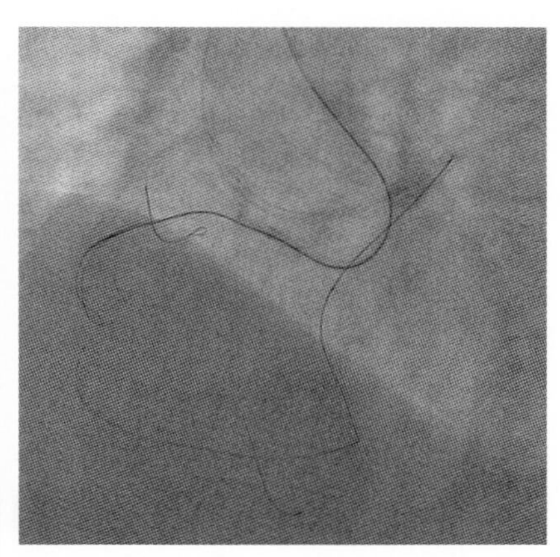

图 24-31-14 Power Knuckle

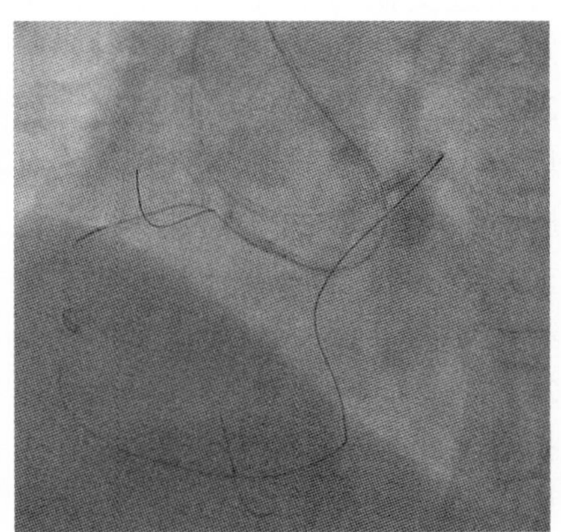

图 24-31-15 尝试 Pilot 200 Knuckle

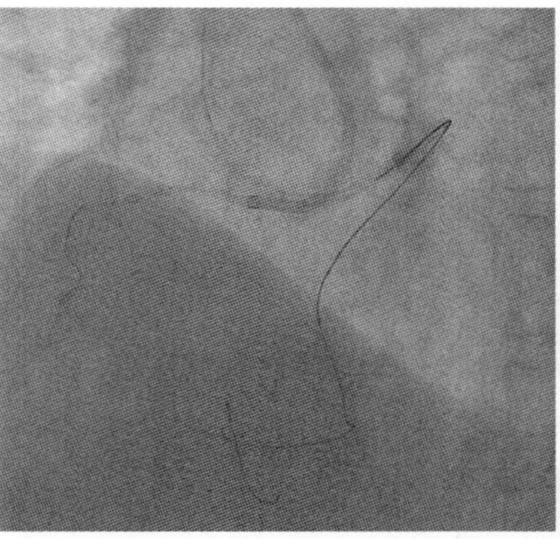

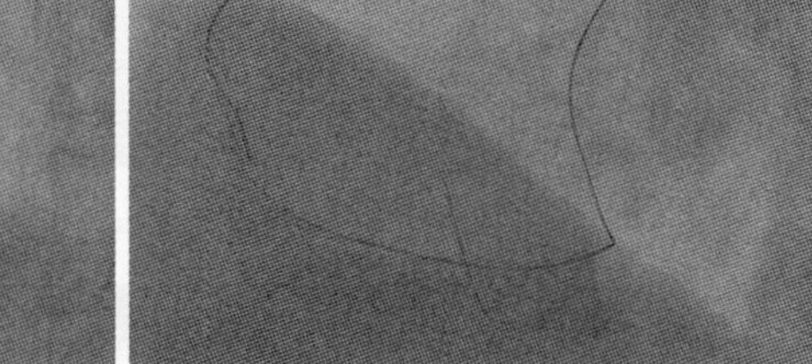

图 24-31-16 送入 Guidezilla、Fielder XT 导丝 Knuckle

帽，多体位证实与逆向导丝摆动一致（图 24-31-10、图 24-31-11），Corsair 微导管突破近端纤维帽跟进（图 24-31-12），Fielder XT 导丝 Knuckle 至中段阻力大（图 24-31-13），圆锥支置入 1.5 mm 球囊锚定进行 Power Knuckle 仍未能突破中段（图 24-31-14），改用 Pilot 200 也失败（图 24-31-15）。

球囊辅助下送入 Guidezilla 加强支撑，Fielder XT 导丝 Knuckle 通过中段转折处（图 24-31-16），右前斜位证实正逆向导丝重叠良好（图 24-31-17），送入 Corsair 微导管（图 24-31-18），交换入 Miracle 12 导丝（图 24-31-19），送 Stingray 球囊到位（图 24-31-20）。Conquest 12 导丝第二次扎入远段真

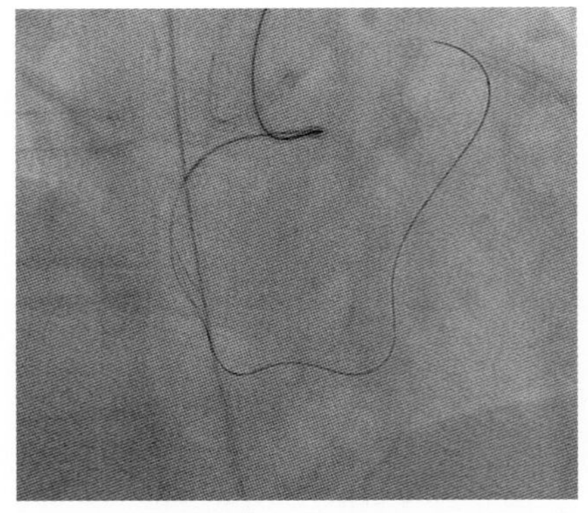

图 24-31-17 正向、逆向导引钢丝重叠良好

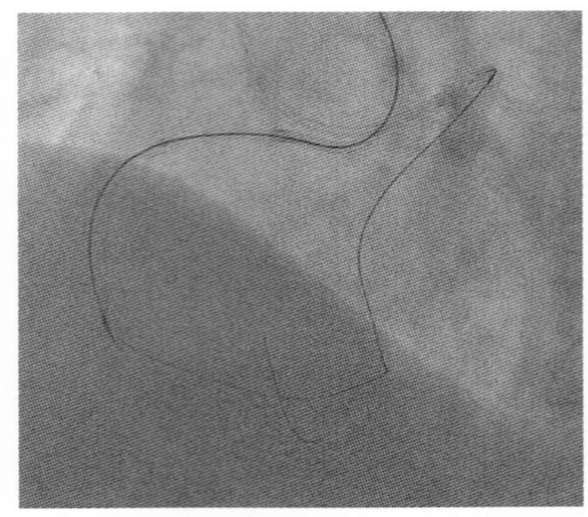

图 24-31-18 送入 Corsair 导管

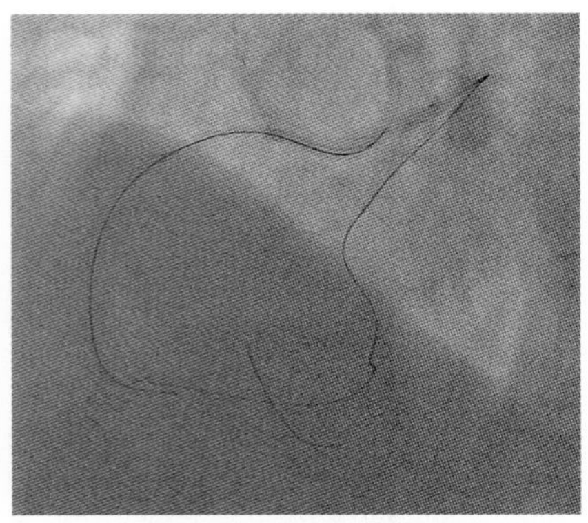

图 24-31-19 送入 Miracle 12 导丝

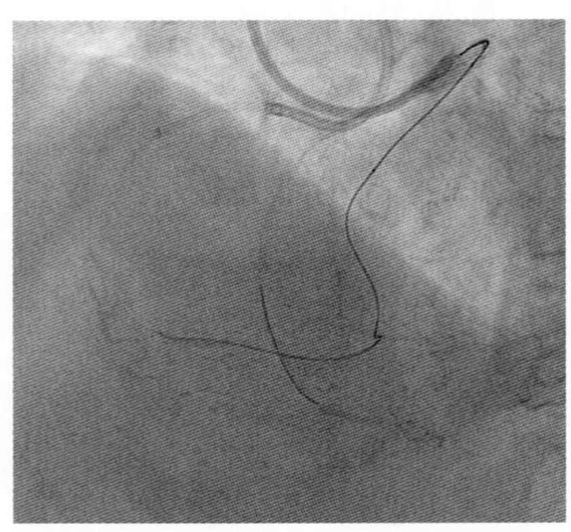

图 24-31-20 送入 Stingray 球囊

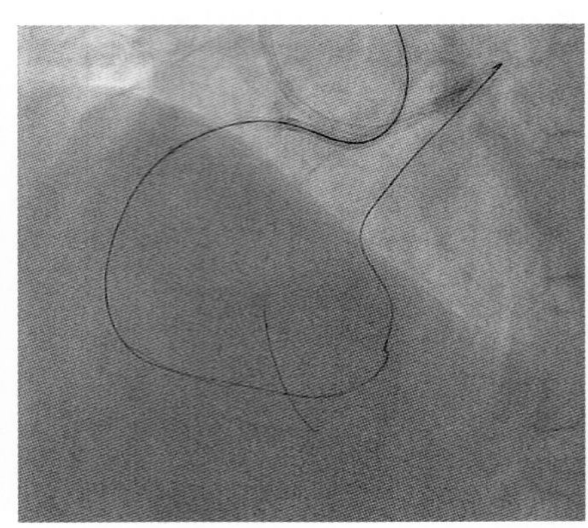

图 24-31-21 Conquest 12 导引钢丝进行穿刺进入真腔

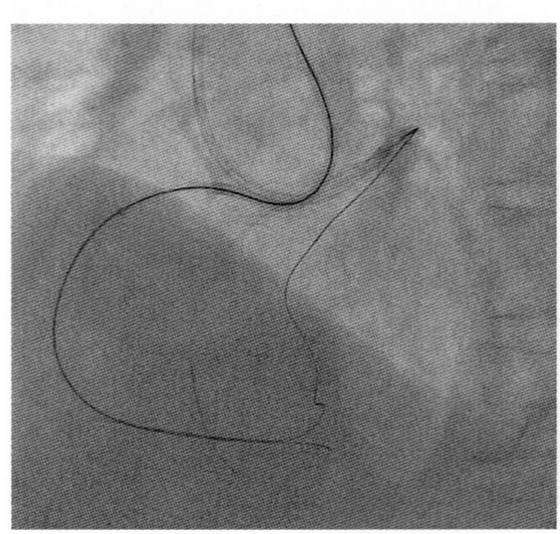

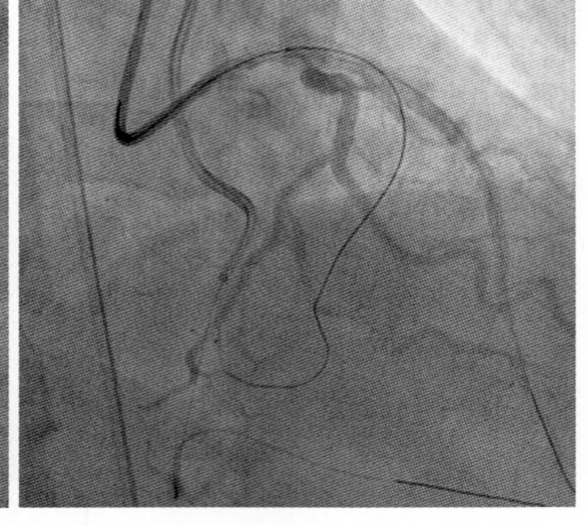

图 24-31-22 将 Conquest 12 导丝更换为工作导丝

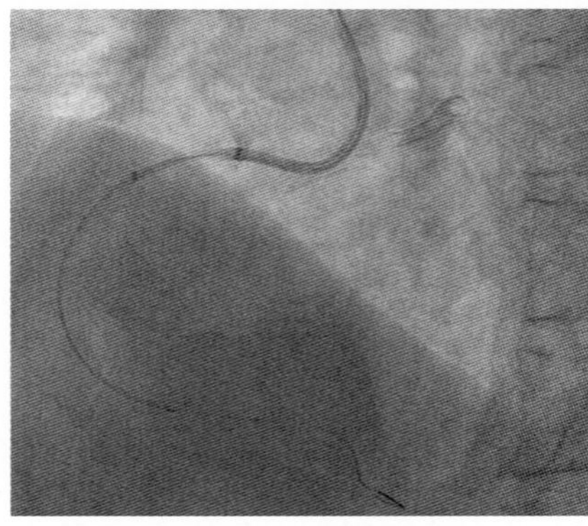

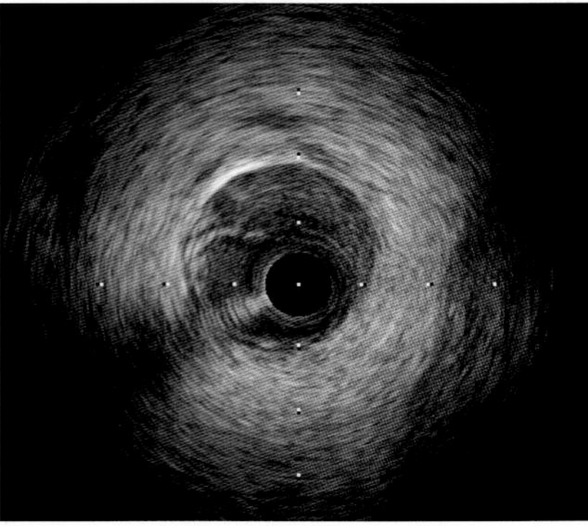

图 24-31-23 右冠远段可见血肿形成

腔（图 24-31-21），Corsair 微导管跟进交换为常规工作导丝，左冠造影侧支循环未见损伤（图 24-31-22）。行 IVUS 检查找到远段支架落脚点，RCA 远段可见血肿（图 24-31-23），并见真假腔交汇点（图 24-31-24），中段右心室支汇入处导丝位于内膜下（图 24-31-25，支架后分支闭塞），转折处 Knuckle 导丝难以突破处可见钙化斑块（图 24-31-26），依次植入支架 3 枚及最后结果（图 24-31-27）。

· 小结 ·

对于血管走行不明确的闭塞血管，Knuckle 导丝较常规导丝技术更为安全高效，但 Knuckle 导丝前进时也要反复多体位投照确认导丝位置以减少并发症，使用如

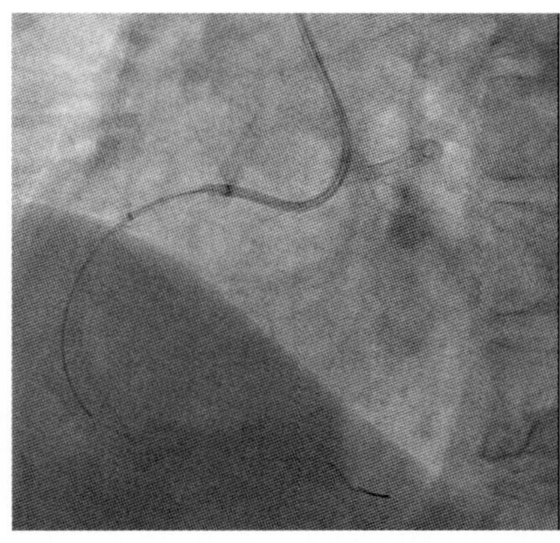
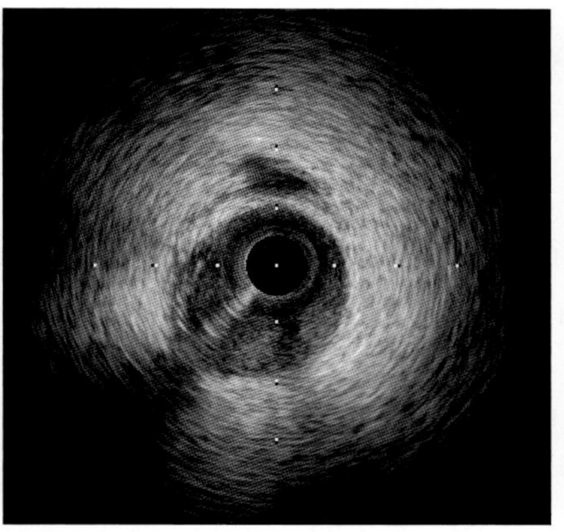

图 24-31-24 真假腔交汇处

图 24-31-25 中段右心室支汇入处，导丝位于内膜下

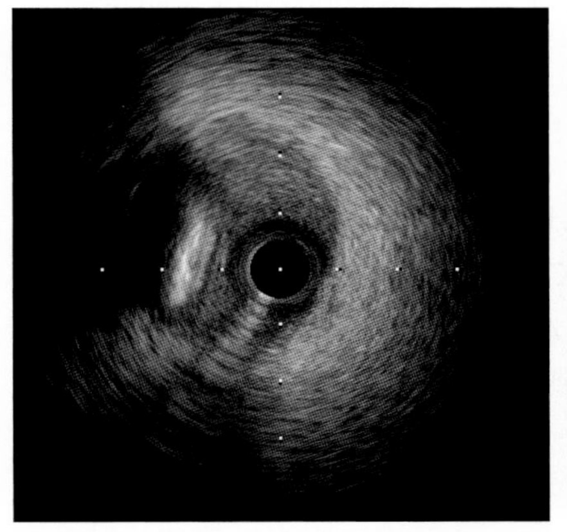
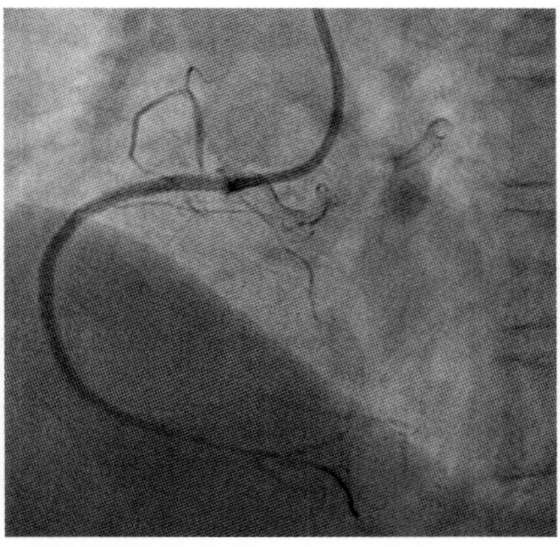

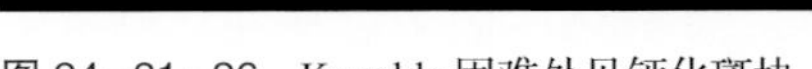
图 24-31-26 Knuckle 困难处见钙化斑块

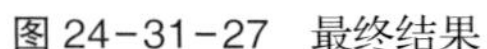
图 24-31-27 最终结果

Fielder XT、Sion Black、Pilot 等多聚物涂层的导丝更为安全，先从 Fielder XT 开始，如到远段 Knuckle 环细小提示导丝可能进入真腔，如果 Fielder XT 导丝 Knuckle 通过困难可及时跟进微导管加强支撑，然后导丝升级为 Pilot 200，如果还是不能突破可使用 Power Knuckle 或者 Guidezilla 深插加强支撑。

对于逆向导丝或微导管无法通过侧支循环及无可用介入侧支循环的 CTO 患者 ADR 技术可进一步提高手术成功率。ADR 技术操作时非常重要的一点是血肿控制，一旦血肿过大压迫远段真腔会给后面导丝穿刺进入真腔带来极大困难，可以通过子母导管深插或者在病变近端球囊扩张阻断主动脉正向高压血流进入内膜下空间。Stingray 球囊到位后可行血肿抽吸，导丝通过后不能正向造影，尽量使用 IVUS 指导选择支架落脚点及尺寸。

病例 32　Stingray 辅助下 ADR 的应用指征和技巧示例：逢山开路，遇水搭桥

术者：李成祥　　医院：空军军医大学西京医院

正向内膜下重入真腔（antegrade dissection reentry，ADR）技术由来已久，在 CTO PCI 的早期经常应用，通常是使用单导丝技术或平行导丝技术时，调整导丝方向有意从内膜下刺回远处真腔，俗称手工 ADR（Wire Base & Reentry）。手工 ADR 成功率低，难以复制，更难以传教。数年前发明的 Stingray 辅助

的 ADR（Stingray Base & Reentry），成功率达到 80%，可以重复且易于传教。

• **病史基本资料** •

• 患者男性，70 岁。

• 主诉：间断胸闷、气短 17 年，加重 1 个月。

• 简要病史：12 年前因冠心病行 CABG 术，5 年前因急性非 ST 段抬高型心肌梗死行 PCI：LIMA 通畅，主动脉-大隐静脉-对角支 70% 狭窄，主动脉-大隐静脉-后降支、大隐静脉-钝缘支 100% 狭窄，于右冠静脉桥植入支架 2 枚。

• 既往史：高血压 20 余年，高脂血症 10 余年。

• 查体：无阳性体征。

• 辅助检查：cTnI 0.048 ng/ml；LDL-C 1.93 mmol/L；NT-proBNP 707.80 pg/ml；心脏超声：EF 28%，室间隔及左心室壁搏幅普遍减低；左心房、左心室大；左心室舒张、收缩功能减低；冠状动脉 CTA：LIMA 通畅，主动脉-大隐静脉-对角支、主动脉-大隐静脉-后降支、大隐静脉-钝缘支闭塞。

• **冠状动脉造影** •

见图 24-32-1。

• **手术过程** •

1. LAD CTO 正向尝试导丝升级及平行导丝技术导丝始终不能进入远段血管腔内（图 24-32-2）。

2. 调整策略，试图尝试进入第一或第二间隔支亦失败。Fielder XT-A 导丝通过前降支 CTO 节段到达远处内膜下，Corsair 微导管随之跟进到达着陆区，撤回 Fielder XT-A 更换 Miracle12, 再退出 Corsair 微导管，沿 Miracle 12 送入 Stingray 球囊，4 atm 扩张 Stingray 球囊，找到“单轨征”投照体位，使用 GAIA

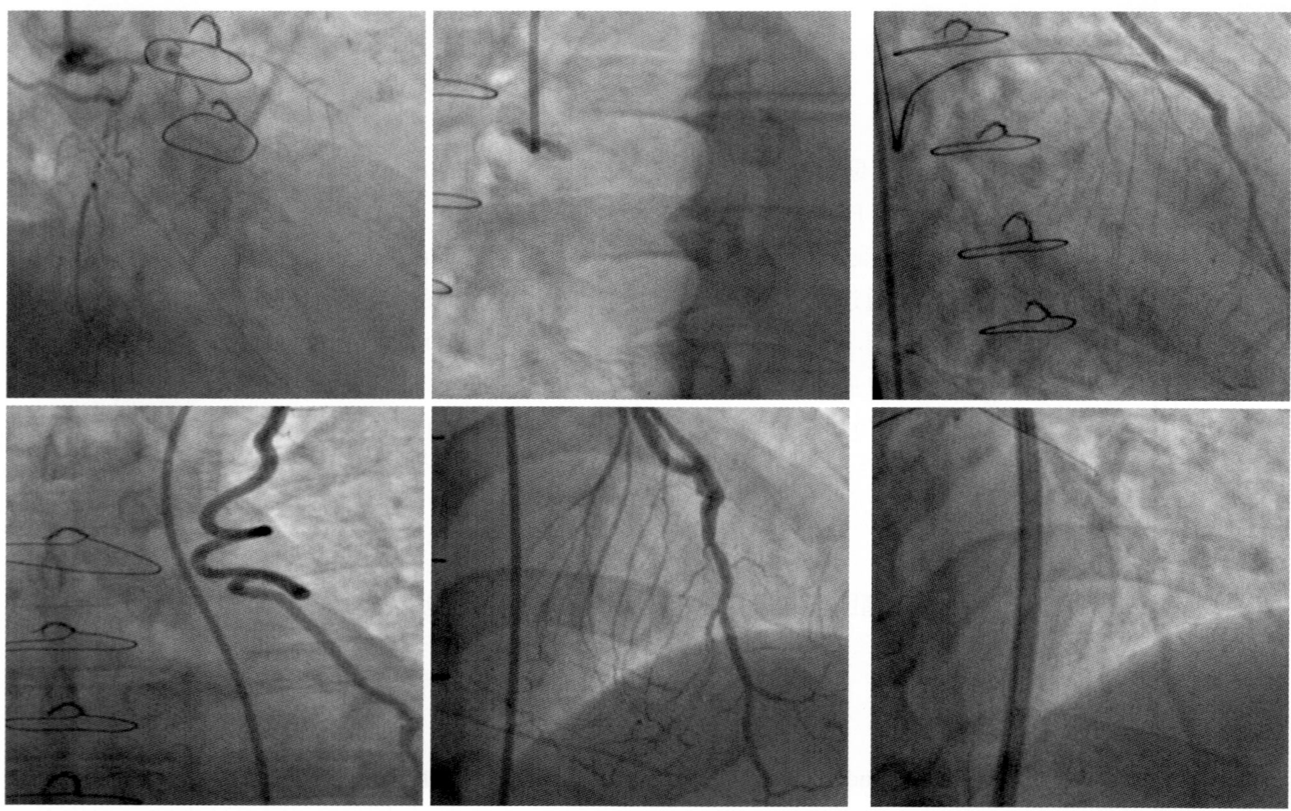

图 24-32-1 右冠近段完全闭塞，LIMA 桥血管通畅，见间隔支侧支血管供应右冠远段

图 24-32-2 正向导引钢丝升级及平行导引钢丝技术失败

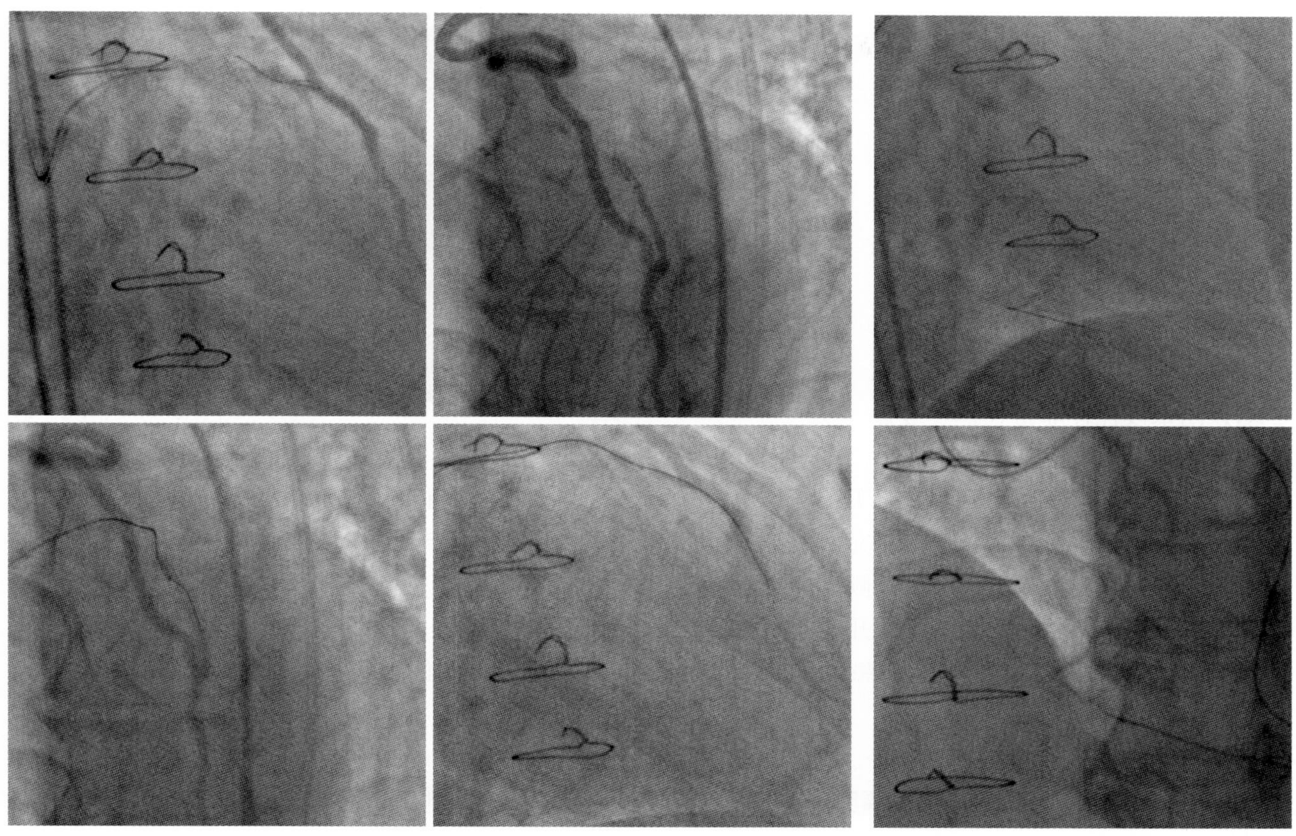

图 24-32-3 通过 LIMA 桥血管造影，行前降支 ADR 技术

图 24-32-4 Sion 导丝通过第三间隔支侧支血管至右冠远段，高选择造影提示闭塞远段终止于后三叉处

Third 导丝从侧孔穿入远端真腔，以上过程在 LIMA 桥造影指导下进行（图 24-32-3）。

3. 退出 Stingray 球囊，沿 GAIA Third 送入 Corsair 微导管到达远端真腔，交换 Sion 导丝通过第 3 间隔支抵达 CTO 远端，高选择造影显示 RCA 闭塞段远端恰好位于后三叉（图 24-32-4）。

4. 双向 Knuckle 导丝，2.0 mm × 20 mm 球囊反向 CART，正向 Guidezilla 迎接逆向导丝与逆向 Corsair 微导管，成功完成 RG 3 体外化（图 24-32-5）。

5. 双腔微导管辅助下送 Sion Blue 导丝进入左心室后侧支，IVUS 检查明确管腔直径（图 24-32-6）。

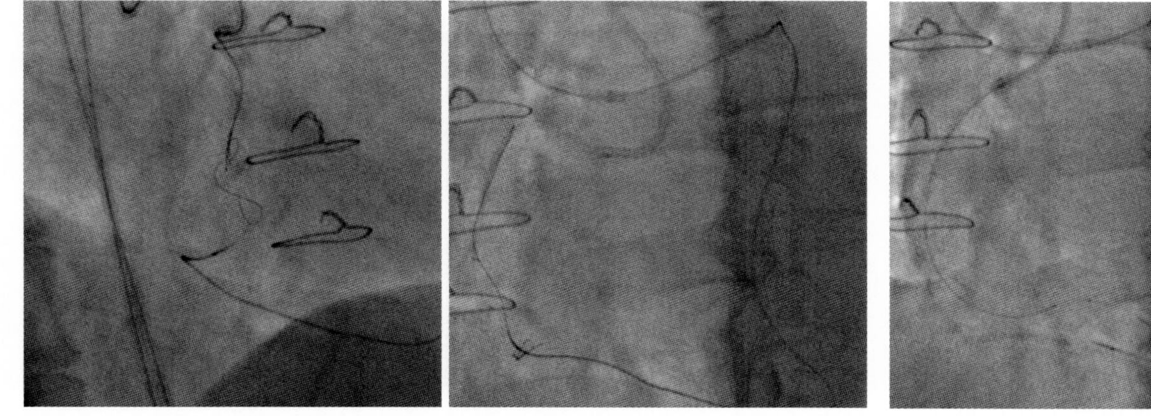

图 24-32-5 反向 CART 技术

图 24-32-6 双腔微导管送入 Sion Blue 至右心室后侧支

6. 植入支架，最终造影显示远端无分支血管丢失（图 24-32-7）。

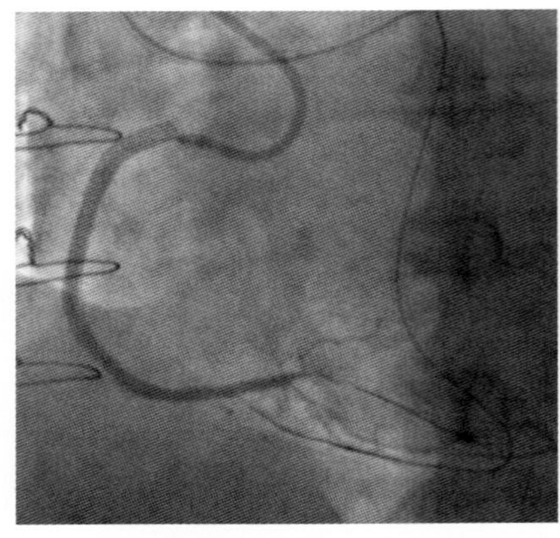
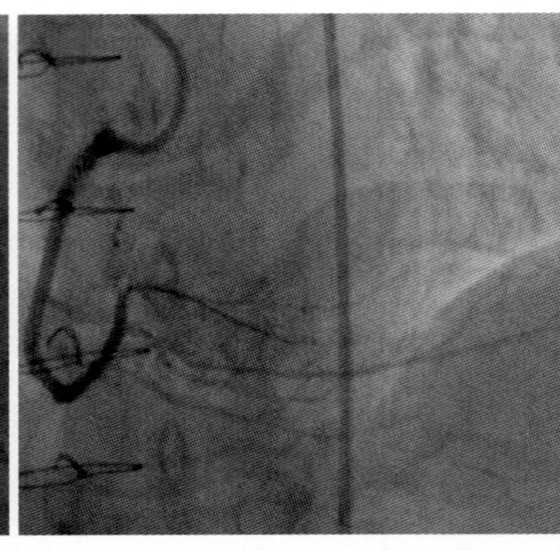

图 24-32-7　植入支架，最终结果

· 小结 ·

患者系 CABG 术后，3 支桥血管仅 LIMA 通畅，且 LIMA 通过 LAD 有丰富的间隔支侧支供应 RCA 血流，RCA 开口即闭塞，LCX 发育细小，因此靶血管选择开通 RCA CTO；CABG 术后 RCA CTO，闭塞段往往非常长，一般伴有严重硬化，单靠正向操作往往不能成功，而闭塞远端恰在后三叉开口处，Stingray 辅助的 ADR 亦不能应用，因而必须要进行双向准备；LIMA 是患者"硕果仅存"的一支完好血管，走行非常迂曲，不能用作开通 RCA CTO 的逆向通道。闭塞远处的 LAD 提供非常好的室间隔侧支连接后降支，选择 ADR 技术让逆向器械通过 LAD CTO 进入并通过室间隔支从而完成 RCA CTO 的开通，而 LAD CTO 自身不必开通是本例的手术亮点。本例提示对于类似的 CABG 术后的多支血管 CTO 患者，可以应用 ADR 技术借道闭塞血管开通对侧 CTO。

病例 33　Stingray 辅助下 ADR 的应用指征和技巧示例：精准穿刺，完整无缺

术者：李成祥　　医院：空军军医大学西京医院

· 病史基本资料 ·

• 患者男性，59 岁。

• 主诉：间断胸闷 7 年，加重 1 个月。

• 简要病史：4 年前外院 CAG 提示 LAD 闭塞，尝试开通血管失败；1 年前外院尝试仍未能开通血管。

• 既往史：高血压 20 年。

• 查体：无阳性体征。

• 辅助检查：心脏超声：EF 55%，腱索水平以下前间隔、左心室前壁室壁变薄（7 mm），回声增强，搏幅减低；左心室舒张功能减低，收缩功能正常。

· 冠状动脉造影 ·

患者的冠状动脉造影见图 24-33-1。

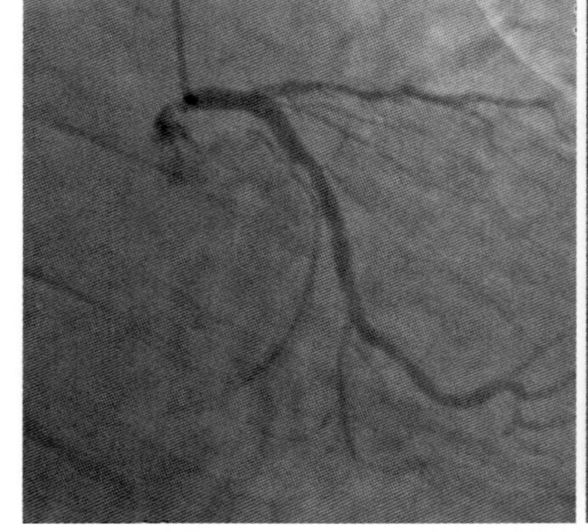
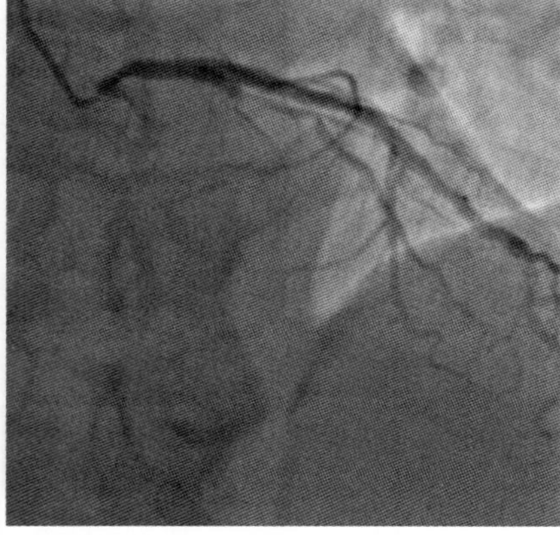

图 24-33-1　前降支近中段完全闭塞，逆向侧支条件不佳（续后）

· 手术过程 ·

1. 尝试正向导丝升级及平行导丝技术均进入内膜下而未获成功（图 24-33-2）。

2. 沿进入内膜下的导丝送入 Corsair 开辟通道，更换 Miracle

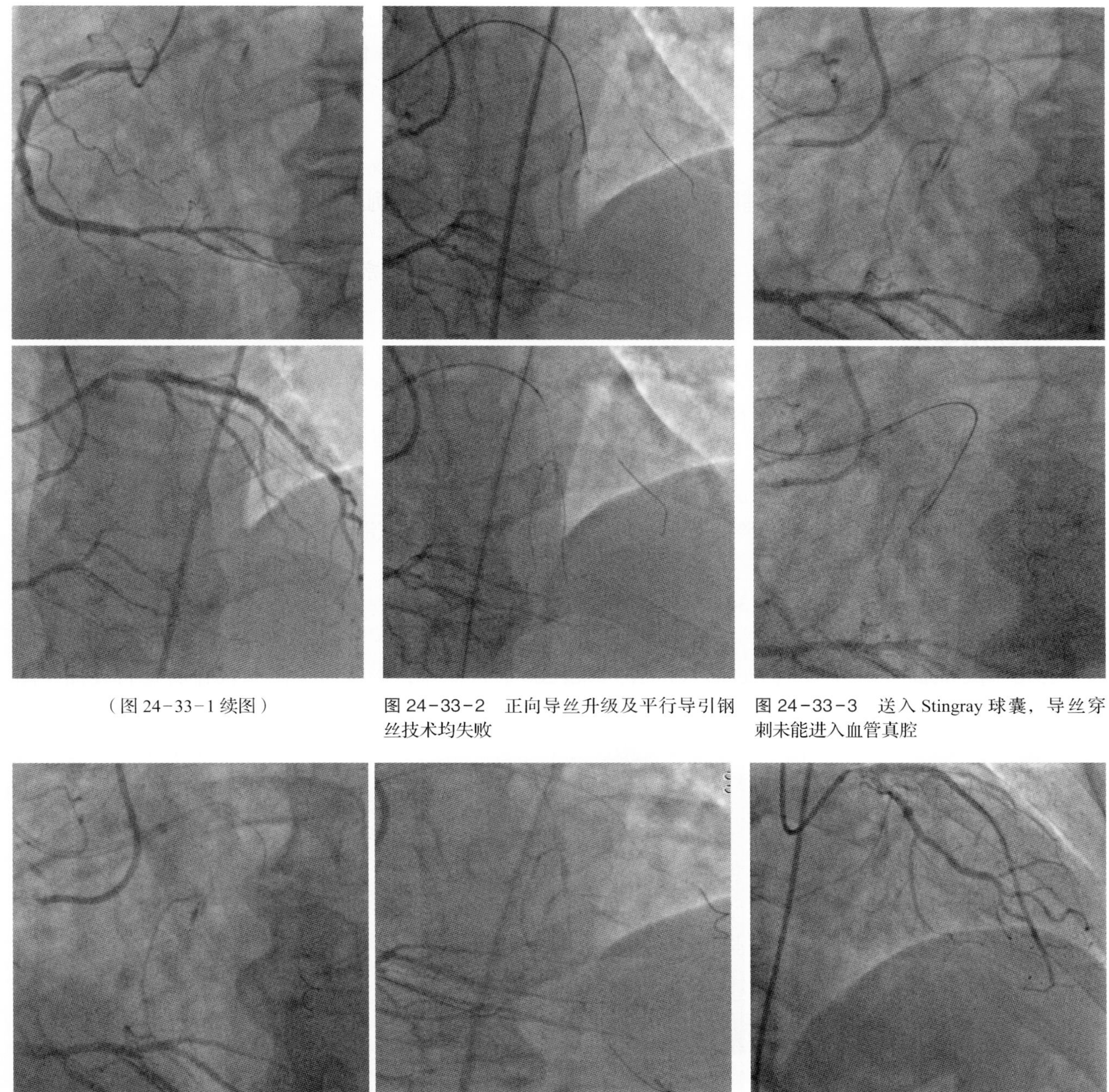

（图 24-33-1 续图）

图 24-33-2 正向导丝升级及平行导引钢丝技术均失败

图 24-33-3 送入 Stingray 球囊，导丝穿刺未能进入血管真腔

图 24-33-4 Stick-and-Swap 技术：Conquest 8-20 穿刺成功后，将其交换为 Pilot 200

图 24-33-5 植入支架，最终结果

12 导丝，退出 Corsair，送 Stingray 球囊至着陆区，4 atm 扩张，找到显示其“单轨征”的体位，逐渐升级穿刺导丝（GAIA Third、Conquest Pro 12、Conquest 8-20）均不能进入血管腔内（图 24-33-3）。

3. 更换着陆点——后退 Stingray 球囊，直接使用 Conquest 8-20 穿刺成功，但在相对粗大节段之后有严重狭窄故直接交换 Pilot 200 导丝进入 LAD 远段（图 24-33-4）。

4. 行 IVUS 检查后，植入支架，最终造影显示对角支及间隔支等分支血管无丢失（图 24-33-5）。

• 小结 •

CTO 出口远端通常存在节段性严重狭窄，在最近处相对粗大区定点着陆使得此例患者的边支血管得以保全。S-ADR 导丝穿刺入真腔时，如内膜下与真腔之间的隔膜坚韧，可以依照 GAIA Third、Conquest

Pro 12、Conquest 8–20 的次序逐渐升级导丝，当 Conquest 8–20 有力穿刺仍无法穿透时，应考虑更换登陆点，在相对粗大的着陆区成功进入真腔后，若远处血管严重狭窄如本例，或者存在扭曲、成角时应适时交换（SWAP）为 Pilot 系列导丝，而不建议以硬导丝 Stick & Drive。

病例 34 Stingray 辅助下 ADR 的应用指征和技巧示例：委曲求全，顺势而为

术者：李成祥　　医院：空军军医大学西京医院

病史基本资料

- 患者男性，60 岁。
- 主诉：间断胸痛 8 年，加重伴气短 10 余日。
- 既往史：高血压 10 余年。
- 体格检查：无明显阳性体征。
- 辅助检查：心脏超声：EF 55%，左心室后下壁搏幅减低；左心室舒张迟缓功能减低，收缩功能正常。

冠状动脉造影

患者的冠状动脉造影见图 24–34–1。

手术过程

1. 正向 Corsair 支持下使用 Fielder XT–A、Pilot 200 前进困难，影像可见闭塞段血管走行迂曲（图 24–34–2）。

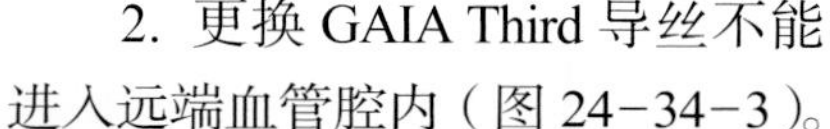

2. 更换 GAIA Third 导丝不能进入远端血管腔内（图 24–34–3）。

3. 采用与前同样的方式送入 Stingray 球囊，尝试升级穿刺导丝（GAIA Third、Conquest Pro 12、Conquest 8–20）并试图交换 Pilot 200 均未成功，更换着陆区后如前操作仍然失败。术中可见穿刺

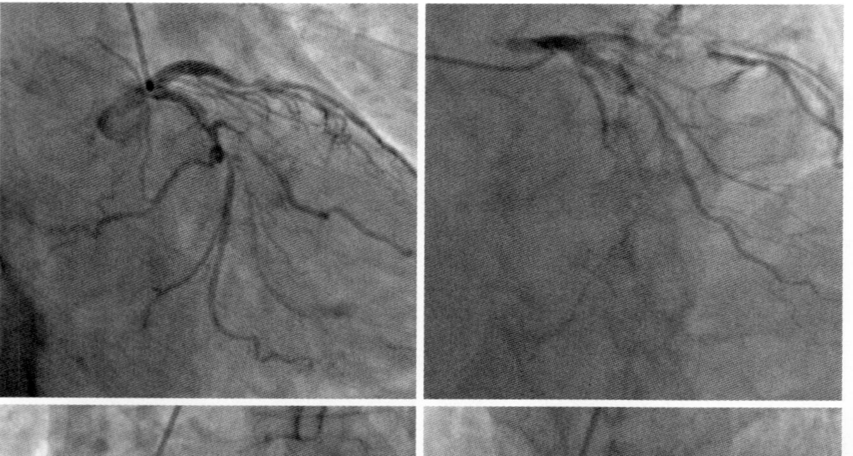

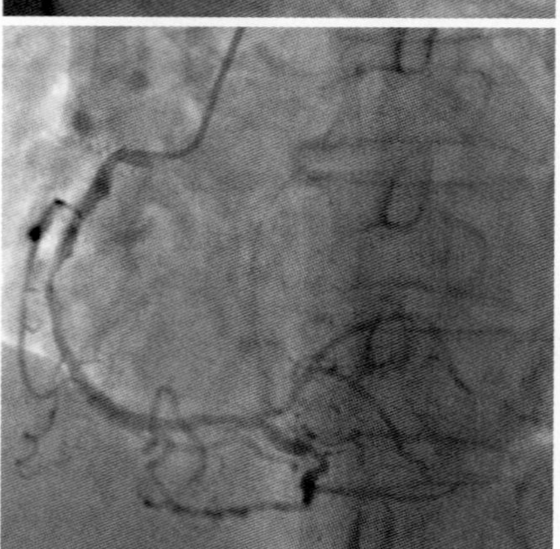

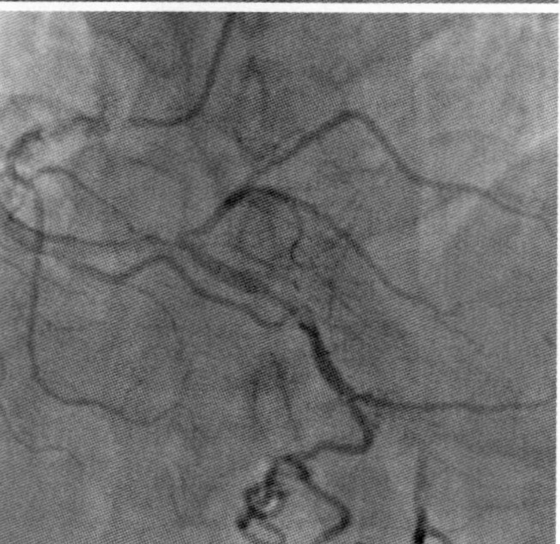

图 24–34–1　前降支近中段完全闭塞，闭塞段内血管走行迂曲，右冠位后降支–心尖部侧支血管供应前降支远段，侧支血管严重迂曲

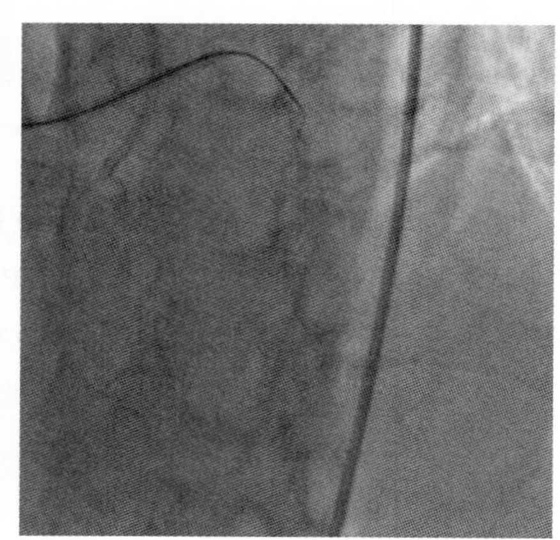

图 24–34–2　正向尝试 Fielder XT–A、Pilot 200 无法通过闭塞段

导丝看似穿过血管真腔进入对侧管壁，但交换为 Pilot 200 后仍然在内膜下（图 24-34-4）。

4. 放弃 Stingray ADR，在进入内膜下的导丝基础上使用双腔微导管支持下平行导丝技术，此时 Pilot 200 仍然走行迂曲且前进困难，沿头端迂曲的 Pilot 200 送入 Corsair，其头端刚刚绕过成角点，稍退 Pilot 200 再调整前送仍入内膜下。更换 Fielder XT-A 导丝，在 Corsair 支持下，导丝"顺"入对角支（图 24-34-5）。

5. Corsair 无法沿 Fielder XT-A 跟进，改以 1.25 mm 球囊扩张 CTO 节段后，沿之送入双腔微导管，Fielder XT-R 调入 LAD 远段（图 24-34-6）。

6. 植入支架，最终造影显示

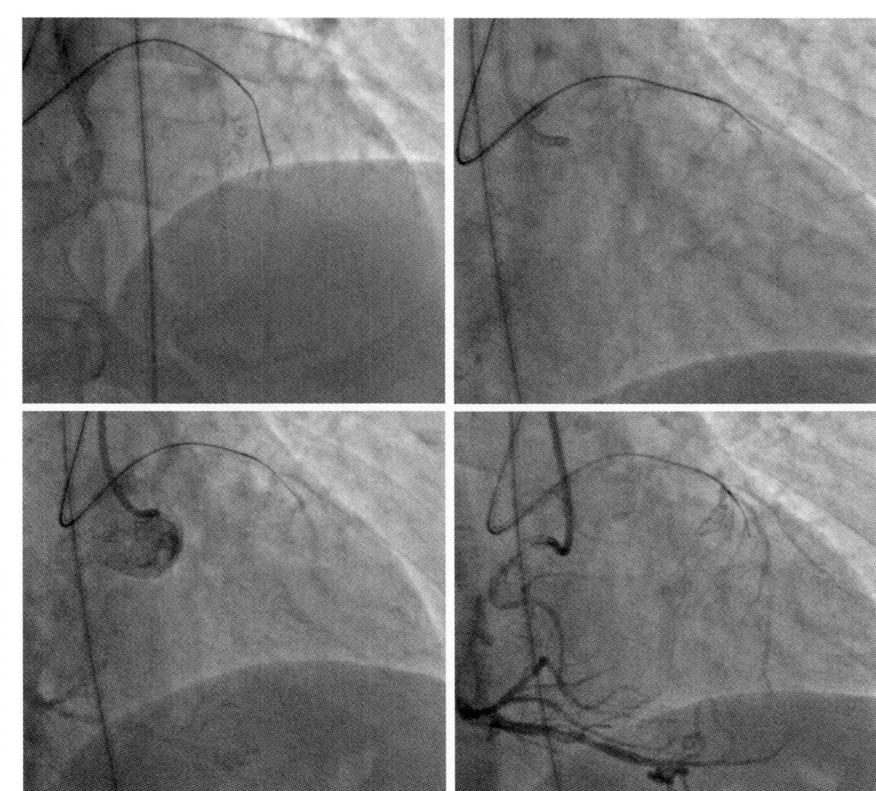

图 24-34-3 GAIA Third 未进入血管真腔

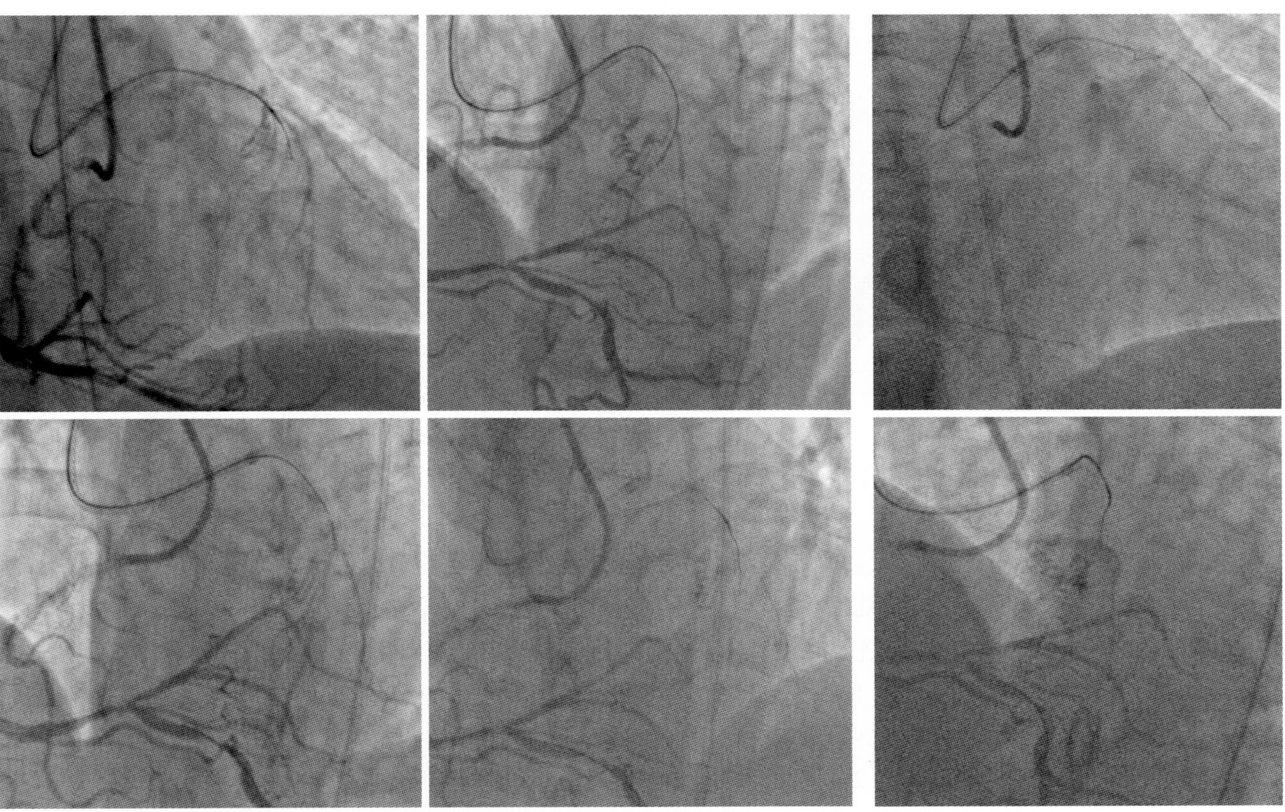

图 24-34-4 Stingray-ADR 技术

图 24-34-5 Fielder XT-A 进入对角支（续后）

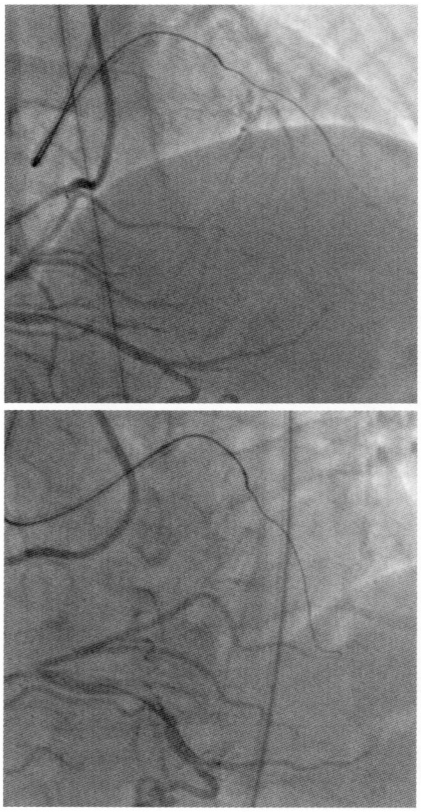

（图 24-34-5 续图）

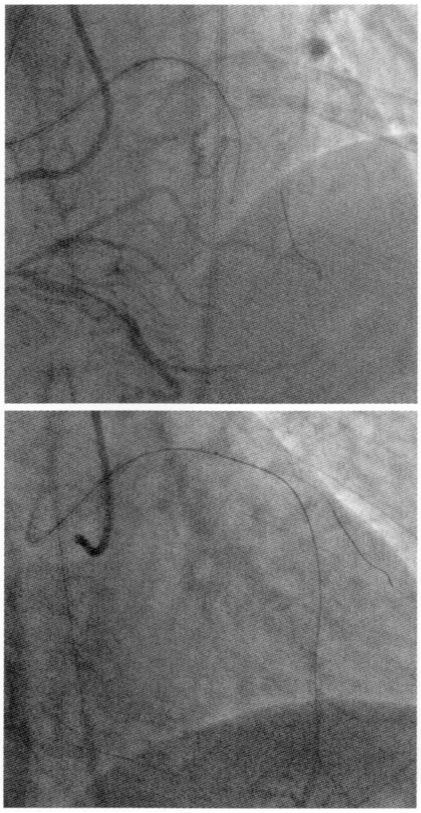

图 24-34-6　送入双腔微导管后，Fielder XT-R 进入前降支远段

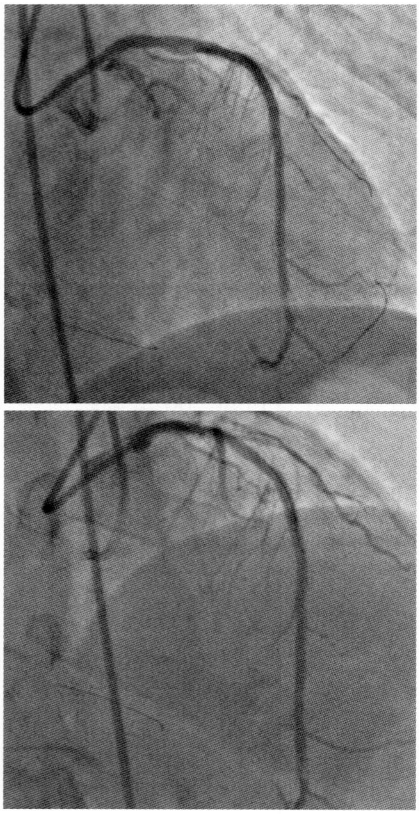

图 24-34-7　最终结果

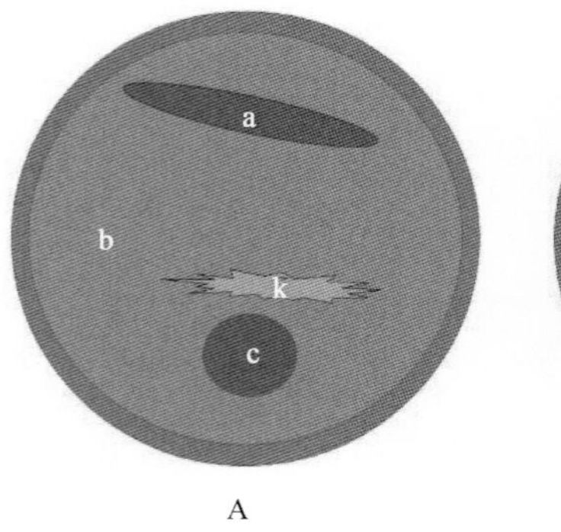

A

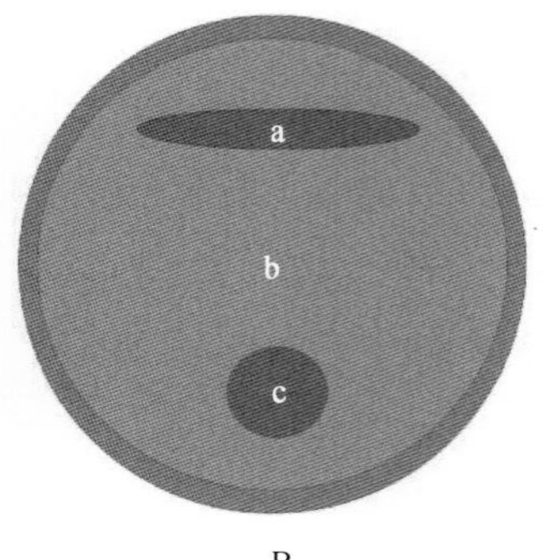

B

扫码看彩图

图 24-34-8　当着陆区的血管存在严重病变时，尤其是在有钙化干扰的情况下，此时 Stingry 辅助下 ADR 技术很难进入着陆区血管真腔（A）；但是如果没有钙化干扰，而球囊又恰好正面面对着陆区血管的管腔中心时（B），ADR 技术是有可能成功的

a：Stingray；b：内膜斑块；c：血管真腔；k：钙化结节

远段各分支血管无丢失（图 24-34-7）。

· 小结 ·

在拟行 Stingray 辅助的 ADR 技术时，选择健康或者轻度病变的血管段（血管腔较大且无明显钙化）作为着陆点成功率高；当着陆区的血管存在严重病变时，Stingray 必须正面面对着陆区血管的管腔中心（图 24-34-8），且在穿刺路径中无严重钙化干扰，方可能成功。此例登陆区有严重狭窄且明显钙化，即使应用最坚硬的 Conquest 8-20 导丝并更换着陆区，导丝在造影下看似越过血管真腔而刺入对侧管壁，但实际上是从管腔边缘区斑块内掠过，并未成功进入真腔，该 CTO 节段存在严重的扭曲、成角、钙化，借助超滑导丝如 Pilot 200 良好的追踪性能，让导丝自己在 CTO 节段内寻找走行路径，迂曲前进，顺势而为，Corsair 亦随之通过严重成角点后，Fielder XT-A 导丝自动找入对角支真腔，在 ADR 失败后正向导丝技术开通 CTO。

病例 35　ADR 正向开通前降支 CTO 并血肿处理

术者：李浪，孙羽涵　　医院：广西医科大学第一附属医院

• 病史基本资料 •

• 患者男性，53 岁。

• 简要病史：反复胸闷痛 1 年余，加重 5 个月。

• 危险因素：吸烟 30 年 1～2 包 / 日，高脂血症，高尿酸血症。

• 入院检查：血压 100/68 mmHg，心脏查体：心界向右扩大，未闻杂音。

实验室检查：CK 67 U/L，CK-MB 11 U/L，cTnI 0.014 ng/ml，TC 3.47 mmol/L，LDL-C 1.84 mmol/L。

心电图：陈旧下壁心肌梗死？心脏彩超：LVEF 74%，左心室舒张末期内径 51 mm。

• 药物治疗：阿司匹林、替格瑞洛、阿托伐他汀、美托洛尔缓释片、培哚普利、别嘌醇。

• 既往治疗：1 个月前外院造影提示 LAD 中段闭塞，RCA 中段闭塞。

• 冠状动脉造影 •

患者的冠状动脉造影见图 24-35-1。

冠状动脉造影可见 LAD 及 RCA 闭塞，并见中间支→ LAD 远段 0～1 级侧支，右冠开口→心房支→右冠远段→间隔支→ LAD 中、远段 1～2 级良好侧支；RCA 近中段弥漫狭窄，中段闭塞，见右冠开口→心房支→后降支侧支循环，可逆供至后三叉前方少许，另见中间支（高位钝缘支）→心外膜血管右后降

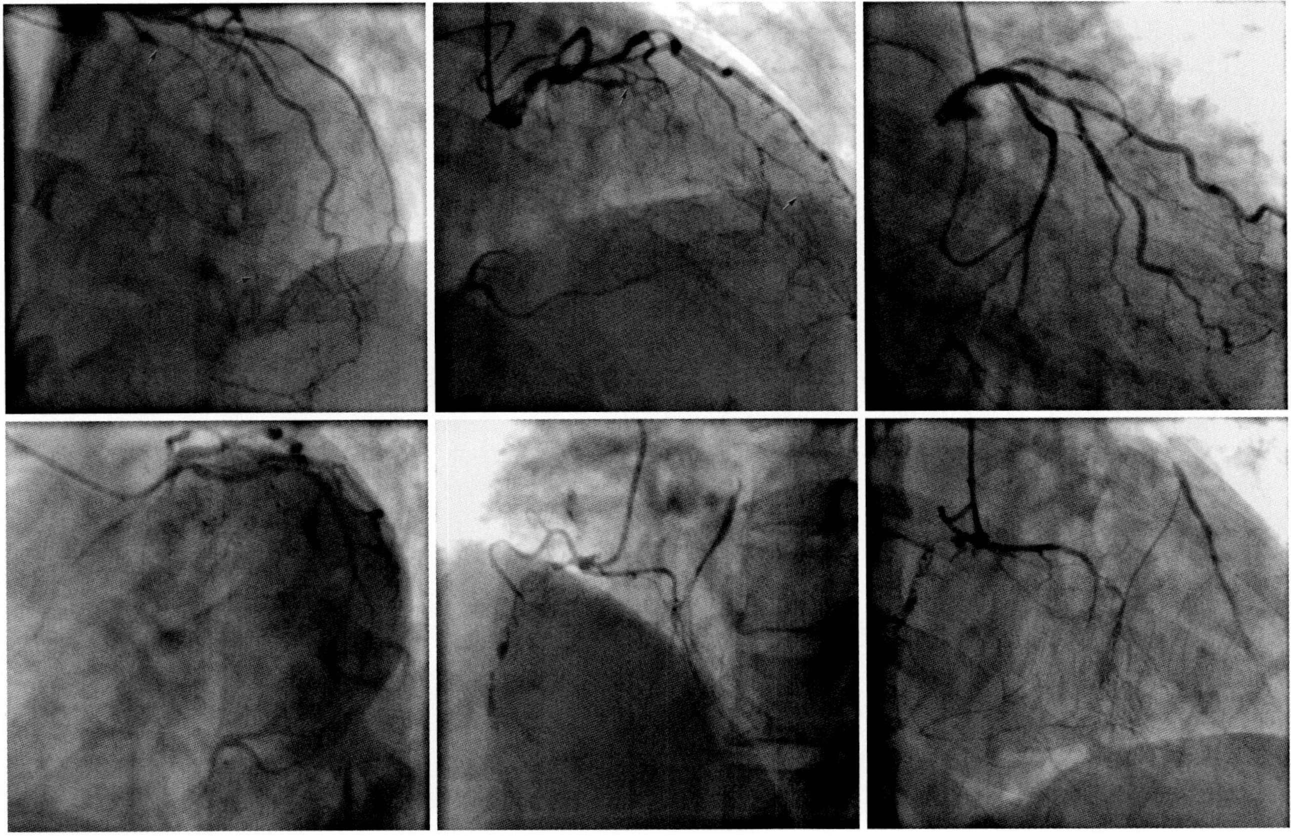

图 24-35-1　LAD 中段完全闭塞，RCA 中段完全闭塞

支 1 级侧支循环。

· 病变分析及策略选择 ·

J-CTO 评分：闭塞近段残端不清晰（1 分），病变 >20 mm（1 分），闭塞近段钙化影（1 分），评分 3 分。

策略选择：患者 Syntax 评分 33.5 分，首选 CABG，但患者外院已拒绝 CABG 经我院医师沟通仍坚持要求 PCI。

血管开通顺序选择：2 支 CTO，考虑手术时间、患者耐受性及造影剂用量，应考虑分次开通。该病例 RCA 近中段弥漫狭窄并闭塞，且有自身小侧支循环干扰，正向开通概率不大，经 LAD → RCA 逆向开通为首选策略；其 LAD 闭塞段相对平直且较右冠闭塞段短，正向开通成功率高，且逆向经心房支拐向间隔支转折角度 180° 导丝操控难度极大，导丝通过后微导管通过及提供支撑均相对困难。故选择本次先开通 LAD，首选正向，但做好逆向准备；择期开通 RCA。

· 手术过程 ·

7F EBU 3.5 指引导管至左冠，7F SAL 1.0 导管至右冠。因该患者为右冠口发出心房支，右冠指引导管应尽量避免深插。

双侧造影见图 24-35-2。

Finecross 微导管支撑下送 Fielder XT-A 导丝推送至闭塞中段前进困难，交换 GAIA First 导丝前向推送但进入内膜下（图 24-35-3）。

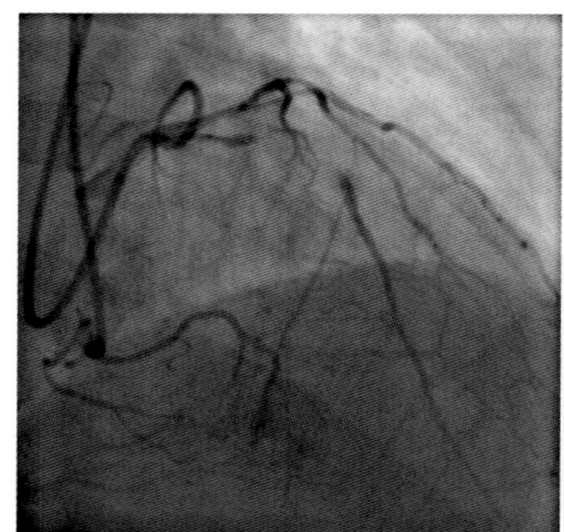
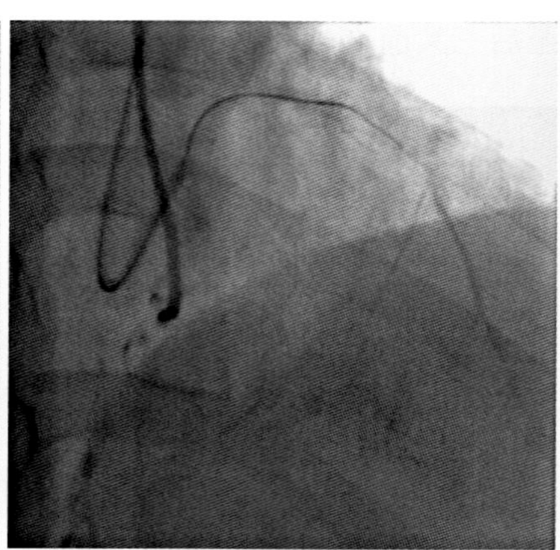
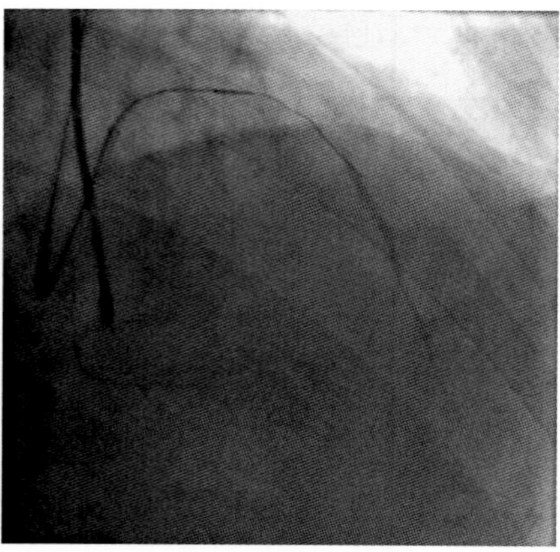

图 24-35-2 正向介入治疗：Fielder XT -A 在闭塞中段前进困难

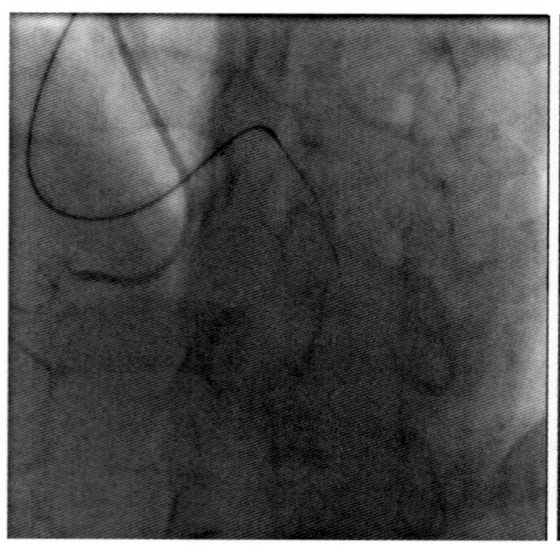
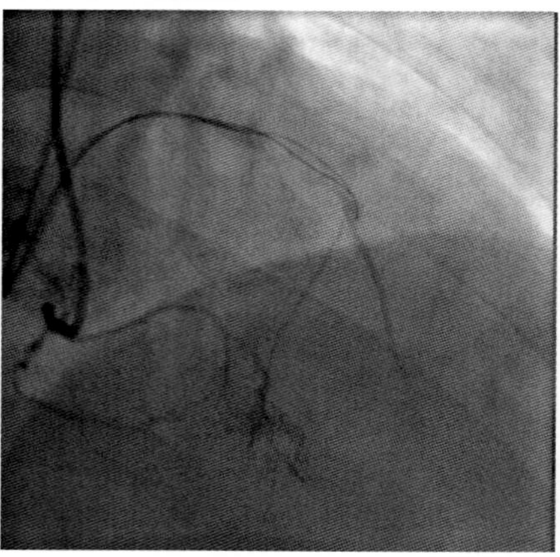
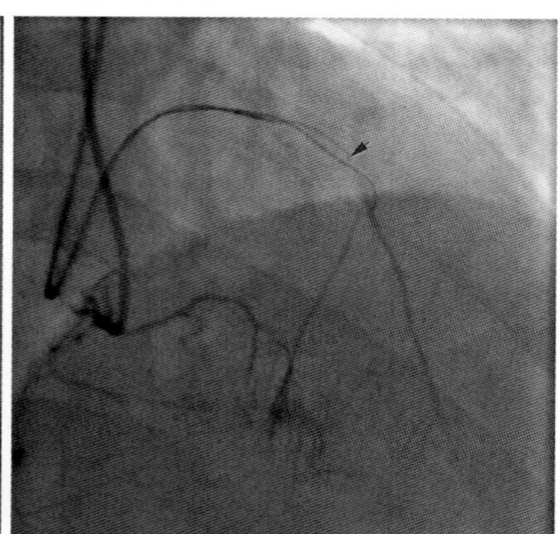

图 24-35-3 GAIA First 导丝进入内膜下

更换 GAIA Second 导丝，调整避开原路径推送，但仍进入内膜下，反复调整重回 LAD 真腔失败（左图）。保留该导丝，微导管支撑下以 Pilot 150 导丝以平行导丝技术再次穿刺斑块，仍进入另一个假腔（中图）。调整 Pilot 150 导丝于斑块内开通正对斑块出口的通道，交换未二次塑性的 GAIA Third 导丝，多体位投照正对斑块出口（右图），推送穿刺远端纤维帽，对侧造影明确进入 LAD 真腔（图 24-35-4）。

经微导管交换 Runthrough NS 导丝送至前降支远端建轨，1.5 mm 球囊小压力扩张闭塞段。造影示 LAD 闭塞段螺旋形夹层（图 24-34-5）。

于 LAD 中段至开口串联植入 2.75 mm × 30 mm、3.5 mm × 25 mm 药物支架（图 24-35-6）。

见前降支中段支架边缘局限性充盈缺损，硝酸甘油不能改善，考虑支架边缘血肿，迅速以 2.5 mm × 25 mm 药物支架覆盖。以相应非顺应性球囊后扩张支架段。

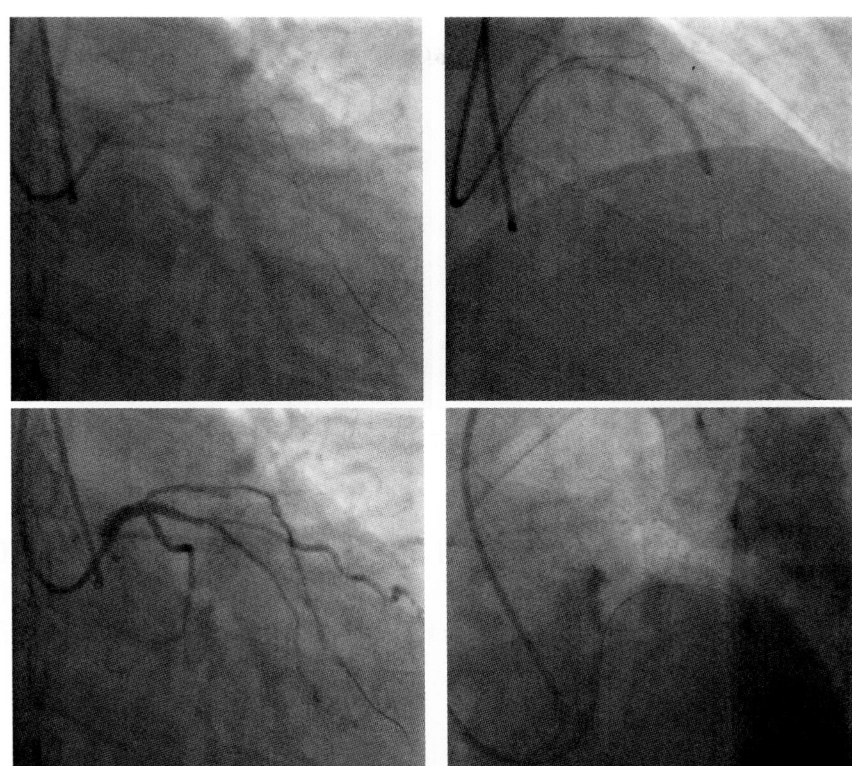

图 24-35-4　GAIA Third 穿刺进入 LAD 远段真腔

图 24-35-5　球囊扩张

• 最终结果 •

Finecross 微导管支撑下送 Fielder XT-A 导丝推送至闭塞远段，但进入内膜下（图 24-35-7）。

• 小结 •

正向导丝穿刺是许多 CTO 病变开通的“起手式”，故而正向内膜下重回真腔中的种种技术是 CTO 术者的必备技能，本例采用平行导丝失败后，改以类似 LAST 技术在斑块内开通较大的且远端正对真腔的通道，改换为穿刺型导丝重回真腔从而成功。

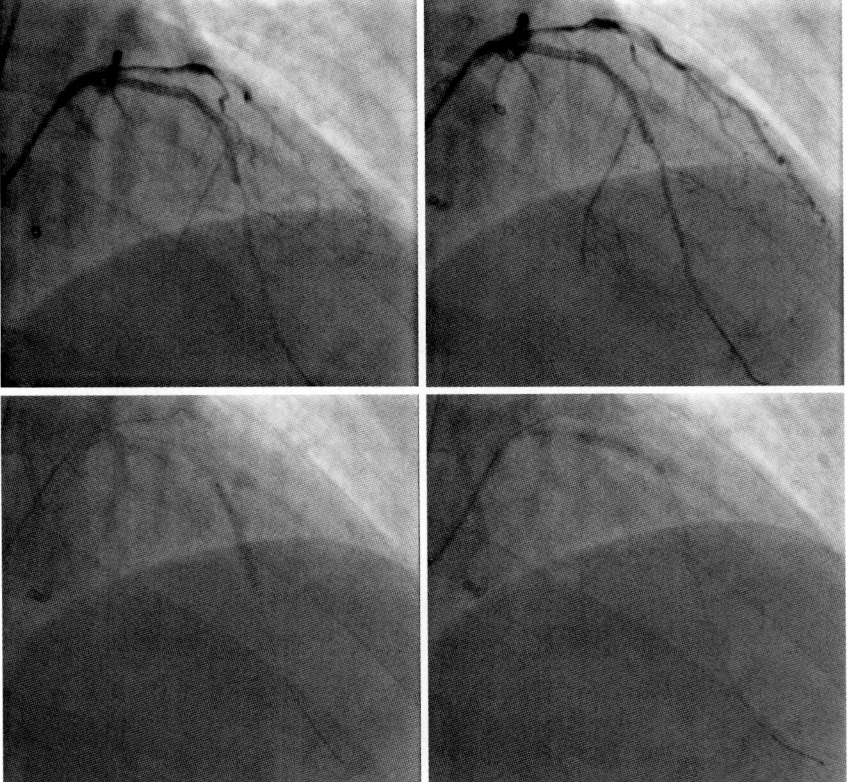

图 24-35-6　植入支架

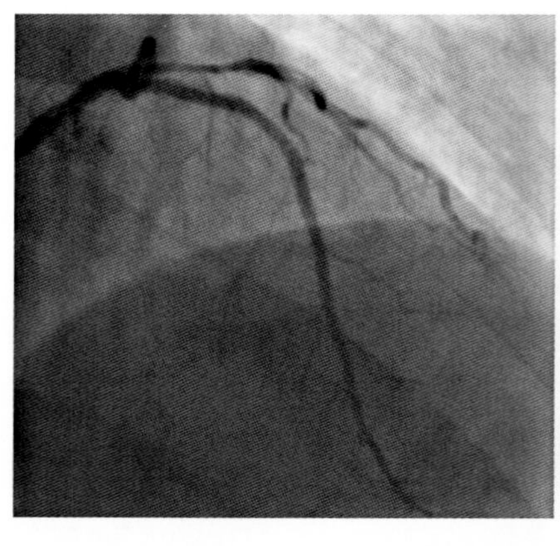
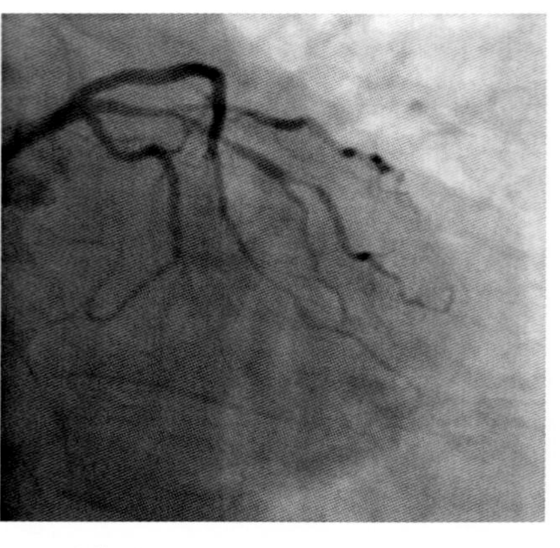

图 24-35-7 最终结果

发生血肿的原因可能为支架球囊扩张之后内膜发生撕裂或冠状动脉壁内滋养血管受挤压破裂，从而形成血肿。当血肿形成后，不可再反复、大力推注造影剂，避免注射造影的冲击扩大血肿，更忌球囊扩张，对于此类严重但局限性的血肿，应迅速支架覆盖，且支架边缘需超过血肿边缘 5～10 mm 以上。

病例 36 ADR 技术高效开通 RCA CTO

术者：李妍，刘丽媛 医院：空军军医大学西京医院

• 病史基本资料 •

• 患者男性，66 岁。

• 简要病史：发作性胸闷、气短 5 年，加重 9 个月。

• 入院诊断

冠心病：不稳定型心绞痛，心功能 Ⅱ 级。

高血压 2 级（极高危）。

• 既往史：心血管病危险因素：高血压。

• 辅助检查

心电图：窦性心律，电轴左偏，正常心电图。

超声心动图：EF 53%，前间隔、左心室下壁运动搏幅减低，左心室舒张功能减低，收缩功能正常。

实验室检查：LDL-C 2.14 mmol/L，血肌酐 86 μmol/L。

• 冠状动脉造影 •

2017 年 9 月 27 日行冠状动脉造影，结果示 RCA 近段 100% 闭塞，LM 50% 狭窄，LAD 近段 75% 狭窄，中段 70% 狭窄，D1 50% 狭窄，LCX 近段 100% 闭塞，OM1 80% 狭窄。

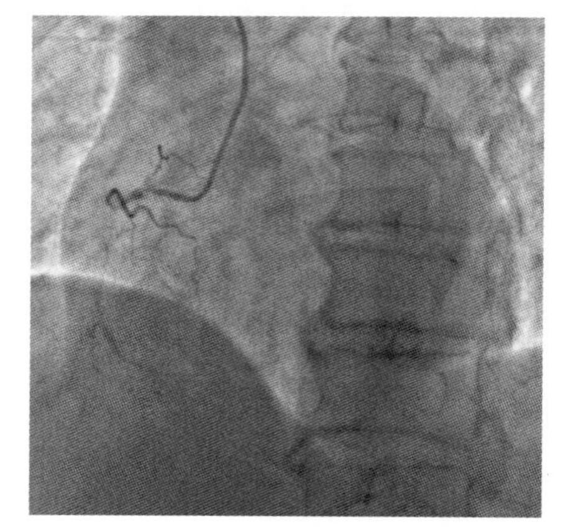

图 24-36-1 RCA 近段完全闭塞

• 病例分析及初始策略选择 •

1. 患者为老年男性，慢性病程，3 支病变，右冠闭塞。

2. 造影可见 RCA 闭塞段残端不清晰，伴海蛇头样桥侧支，闭塞段长，远端着陆区较理想，无大分支，首先尝试正向开通，若导丝下行困难则直接启动 ADR。由于该患者左冠供应的逆向侧支较为丰富（CC1 级以上的侧支），逆向开通血管也可作为备选。

• 手术过程 •

血管入路及导管：经右侧股动脉 7F 带侧孔 AL 1.0，经右桡动脉 6F EBU 3.5。

如图 24-36-5 所示，在正向 Corsair 微导管的辅助下，Fielder

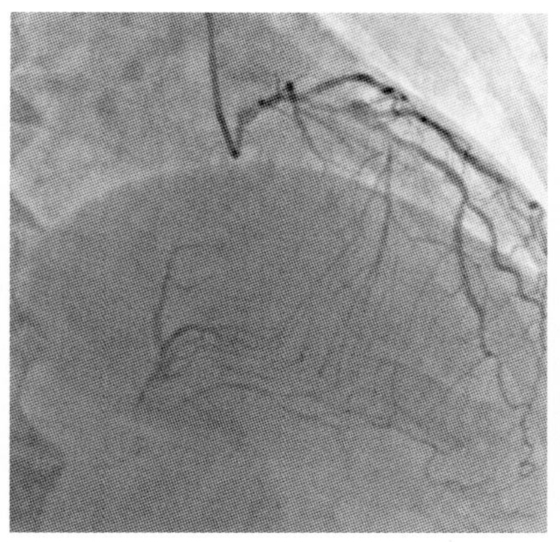

图 24-36-2 LAD 向 RCA 发出侧支循环

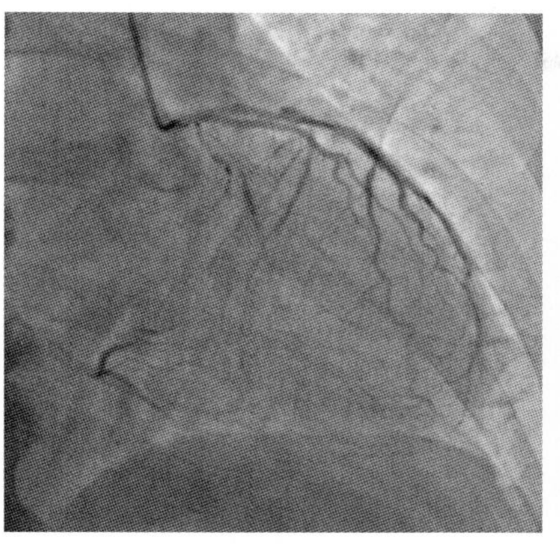

图 24-36-3 回旋支近段闭塞，自身侧支供应远段血管

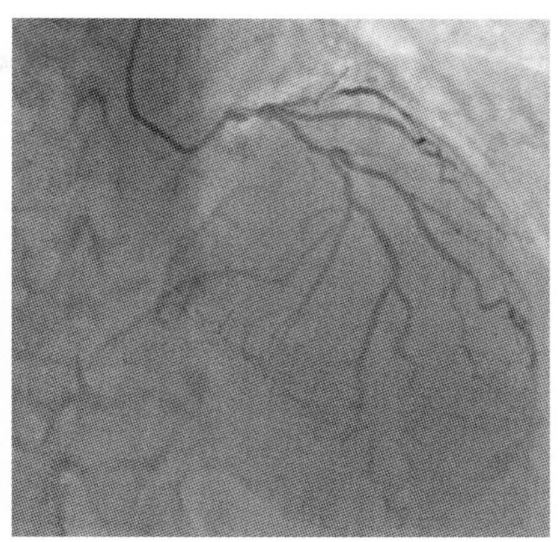

图 24-36-4 LAD 中段中-重度狭窄

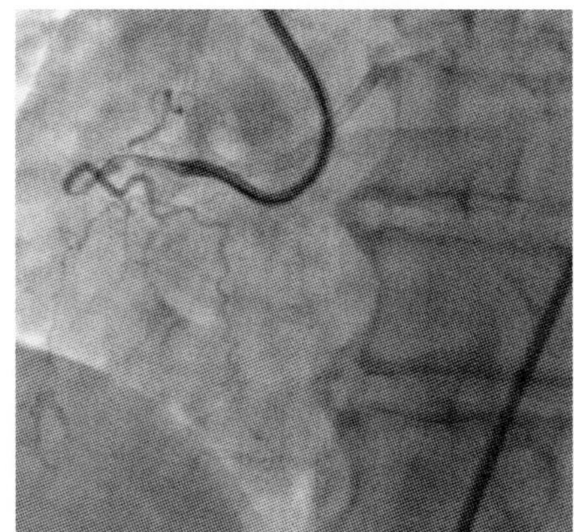

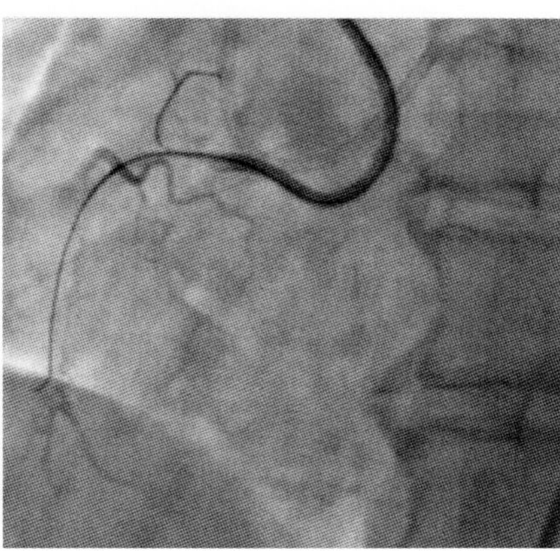

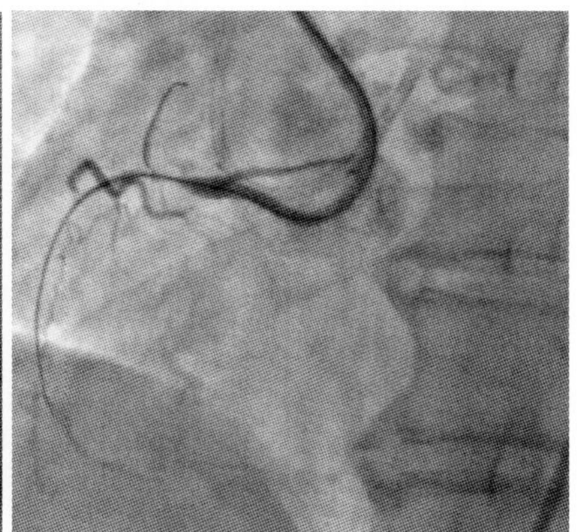

图 24-36-5 Corsair 微导管 +Fielder XT-A 导丝尝试正向，逐渐接近远端着陆区

XT-A 导丝尝试正向穿刺，希望突破远端的纤维帽进入血管远端，但反复尝试不能进入远端真腔。考虑到远端的着陆区理想，放弃平行导丝尝试，直接启动 ADR（图 24-36-6～图 24-36-12）。

启动 ADR，将 Stingray 球囊送至 RCA 中段内膜下，抽血肿，6 atm 扩张 Stingray 球囊，尝试使用 Conquest Pro 进行穿刺，之后更换为 Pilot 200 导丝重回远端血管真腔，通过锚定技术撤出 Stingray 球囊。交换工作导丝，球囊逐级扩张后，分别植入 Promus Element 2.5 mm × 38 mm、3.0 mm × 20 mm、3.5 mm × 24 mm 3 个支架。

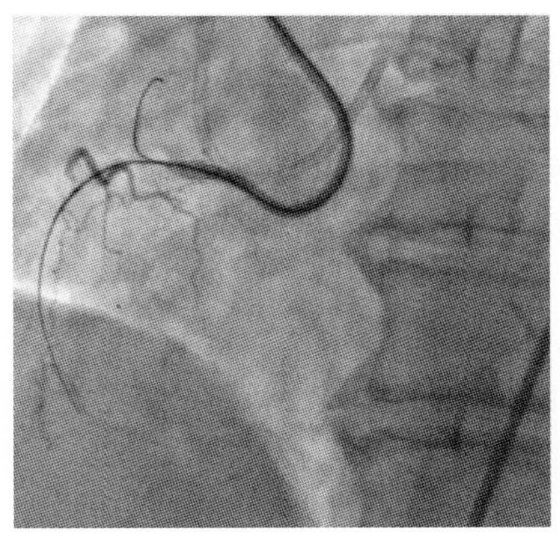

图 24-36-6 导丝接近远端着陆区

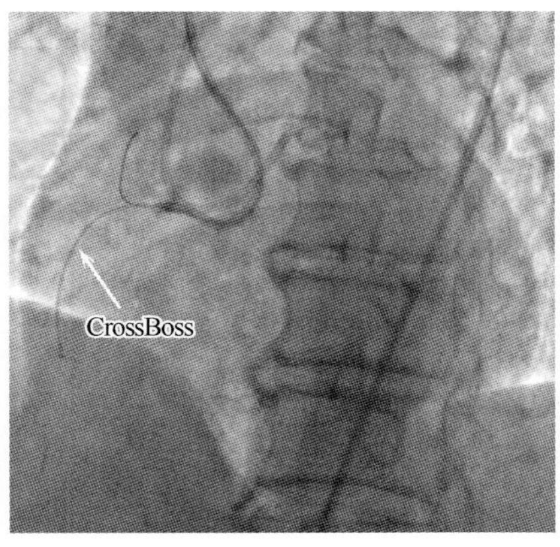

图 24-36-7 CrossBoss 进入目标区域

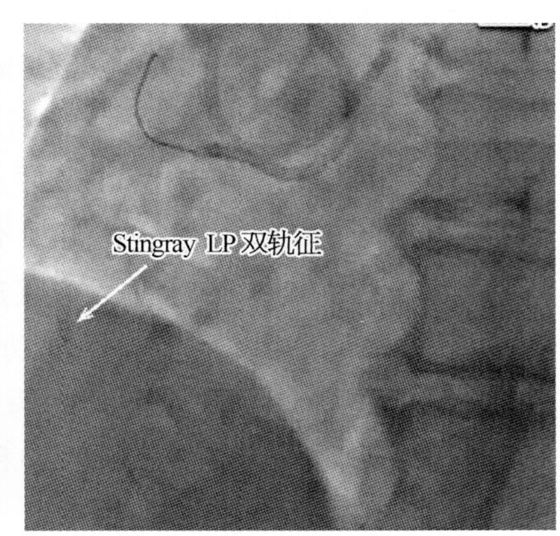

图 24-36-8 Stingray 球囊双轨征

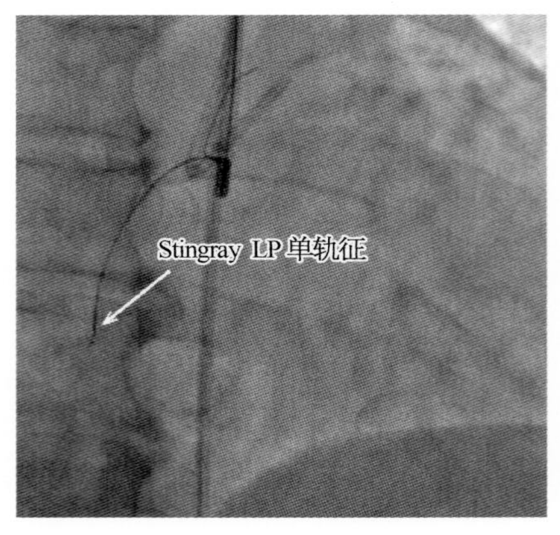

图 24-36-9 Stingray 球囊单轨征

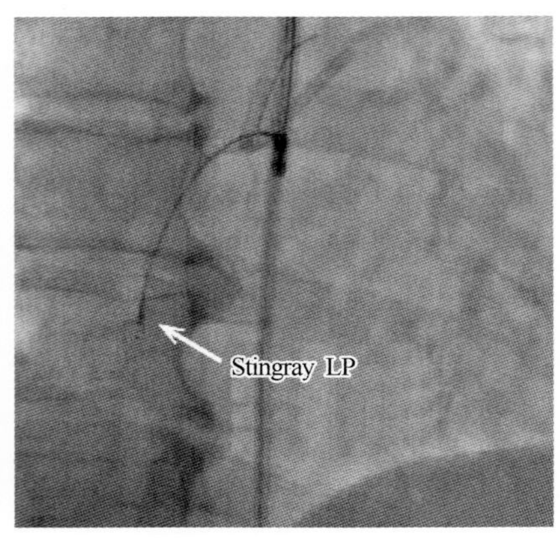

图 24-36-10 CP 导丝穿刺图

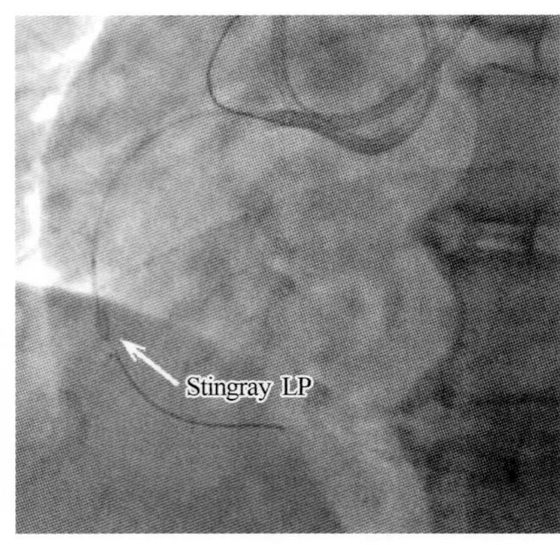

图 24-36-11 Pilot 200 导丝通过

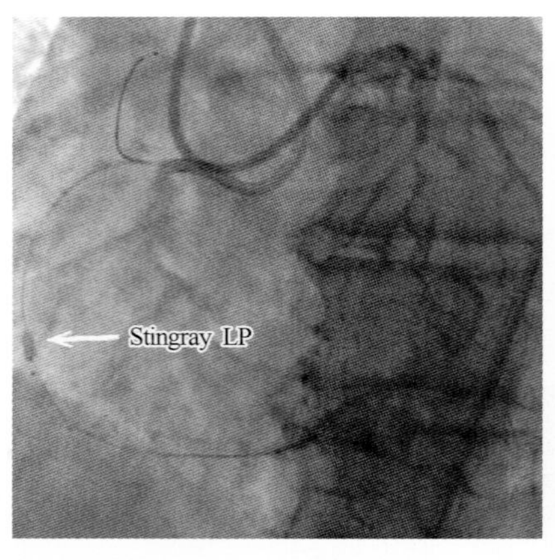

图 24-36-12 逆向造影证实 Pilot 200 导丝顺利进入血管远段

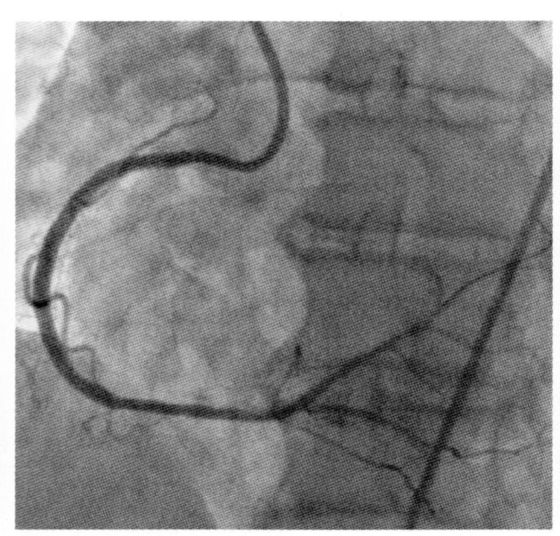

图 24-36-13 最终结果

下图为最终的造影结果。确认无血管并发症后撤出所有器械，结束手术。回旋支和前降支留下次手术处理。

· 小结 ·

1. 本病例是运用 ADR 技术正向开通血管的经典范例。应用 CrossBoss 和 Stingray 是前向开通 CTO 血管的重要补充和手段。此技术需要经一定的学习曲线，也有相应的适应证。

2. 选好适应证：本例 RCA 闭塞段残端不清晰，伴海蛇头样桥侧支，闭塞段长，远端着陆区较理想，无大分支，有左冠提供逆向灌注显影。

3. 由于 CrossBoss 和 Stingray 通常是内膜下操作，因此有别于单纯的导丝操作，它的技术要点可以归纳为 4S：① Stabilize（固定），这通常包括了两个部分，导丝以及 Stingray 球囊的固定；② Straw（回抽），Stingray 球囊；③ Stick（穿刺），Stingray 导丝；④ Swap（交换），Pilot 200/Fielder XT。但随着 ADR 技术的普及，也有很多病例不使用 SWAP 技术，而是直接使用穿刺导丝 Conquest Pro 或 Conquest Pro 12，Conquest 8-20 穿刺后直接进入远段真腔（Strick and drive）。

4. 再进入的穿刺点良好是成功的关键。一旦导丝远端接近着陆区，应尽量减少导丝反复操作，不要引起血肿扩大。看起来粗大且无病变的血管段相对较容易穿刺成功，细小、合并病变的远端着陆区也有机会穿刺成功，但需要丰富的经验和精湛的技术。

5. 确认穿刺点在血管结构内。无论是 Knuckle wire 还是 CrossBoss 自身，在推送过程中都有可能进入边支，而单一体位造影会出现误导的假象，因此使用多体位投照确认正确的路径是必要的。

6. 应用 ADR 技术开通血管的优势在于能够在较短时间内高效开通闭塞血管。该例患者从开始指引导管到位到手术结束仅耗时 50 min，完成所有操作。

病例 37　Double ADR 技术开通 RCA CTO

术者：李妍，刘丽媛　　医院：空军军医大学西京医院

• 病史基本资料 •

• 患者女性，68 岁。

• 主诉：间断胸闷 5 年，加重 2 月余。

• 入院诊断

冠心病：不稳定型心绞痛，PCI 术后，心功能Ⅱ级。

高血压病 3 级（很高危）。

• 既往史：心血管病危险因素：高血压。

• 辅助检查

心电图：窦性心动过速，rV_1～V_3 递增不良，T 波Ⅰ、aVL 倒置，左心室高电压。

心脏彩超：低位乳头肌水平以下前间隔、左心室前壁运动搏幅减低；左心室下壁、后下壁运动搏幅减低；室间隔膜部间隔瘤；左心室舒张功能减低，收缩功能正常；LVEF 57%。

• 冠状动脉造影 •

2019 年 3 月 8 日行冠状动脉造影检查，提示 RCA 近段 100% 闭塞；LAD 中段 80%～90% 狭窄（弥漫病变），远段 90% 狭窄，D1 为 90% 狭窄，D2 为 80% 狭窄；LCX 中段 95% 狭窄。行 PCI 术，用 2.5 mm × 30 mm 药物球囊处理 LCX-中段病变，于 LAD-远段、LAD-中段、LAD-近到中段病变处各植入支架 1 枚（图 24-37-1、图 24-37-2）。

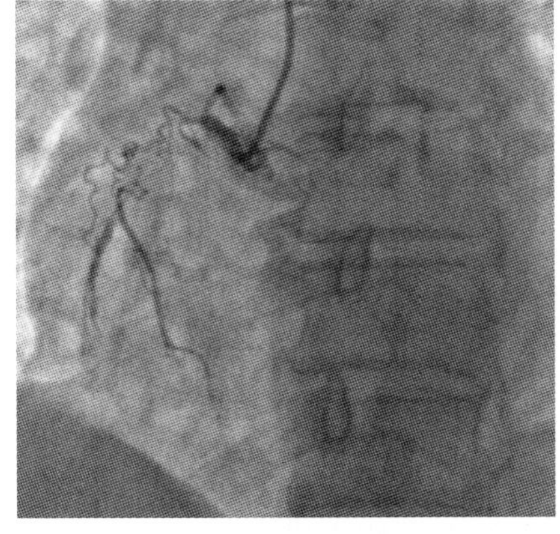

图 24-37-1　右冠近段闭塞，伴广泛桥侧支

分析既往冠状动脉造影发现左主干无显著狭窄；LCX 中段 95% 狭窄，前降支近中段弥漫性狭窄，经 1、2、3、4 穿隔支给 RCA 提供逆向灌注，发出第 2 和第 4 间隔支处 LAD 存在重度狭窄，达到 95%。穿隔支远段连续性不确定，第二穿隔支入口角度偏小，且开口存在病变。LCX 似乎存在心外膜侧支给 RCA-PL 支逆灌，但因 LCX 重度狭窄，显影不清晰（图 24-37-3）。

• J-CTO 评分及初始策略 •

J-CTO 评分：CTO 残端不清晰（1 分），闭塞长度 >20 mm（1 分）；CTO 段内钙化（1 分），共计 3 分（困难）。

初始策略如下。

1. 残端不清晰，伴海蛇头样桥侧支，无可行 IVUS 的分支。

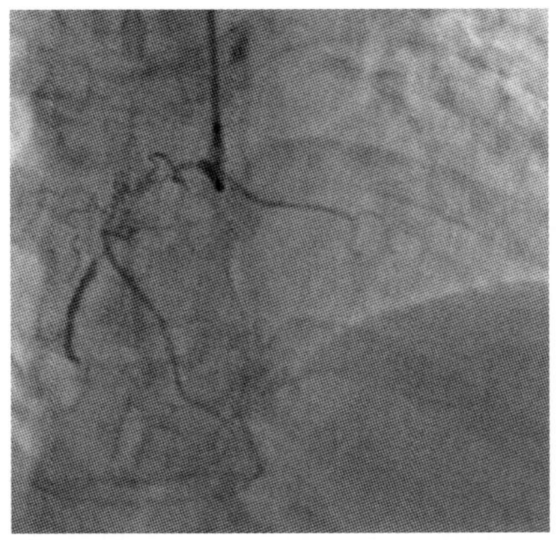

图 24-37-2　RCA 远段未见右心室支自身逆向灌注

2. 逆向条件不理想，穿隔支作为首选，但需要首先处理重度狭窄病变，且需要 Surfing 技术，尝试多个穿隔支。LCX 心外膜侧

支可作为第二备选，但需要首先处理 LCX 重度狭窄后再仔细评估。

3. CTO 长度 >20 mm，闭塞段相对平直，远端着陆区血管床可，符合 ADR 条件，若导丝进入位于内膜下，可启动 ADR，为更高效的方法。

4. 基于以上分析，考虑到 RCA 难度较大，需要做好正逆向准备，故首先处理左冠狭窄病变，择期二次开通 RCA 闭塞病变。

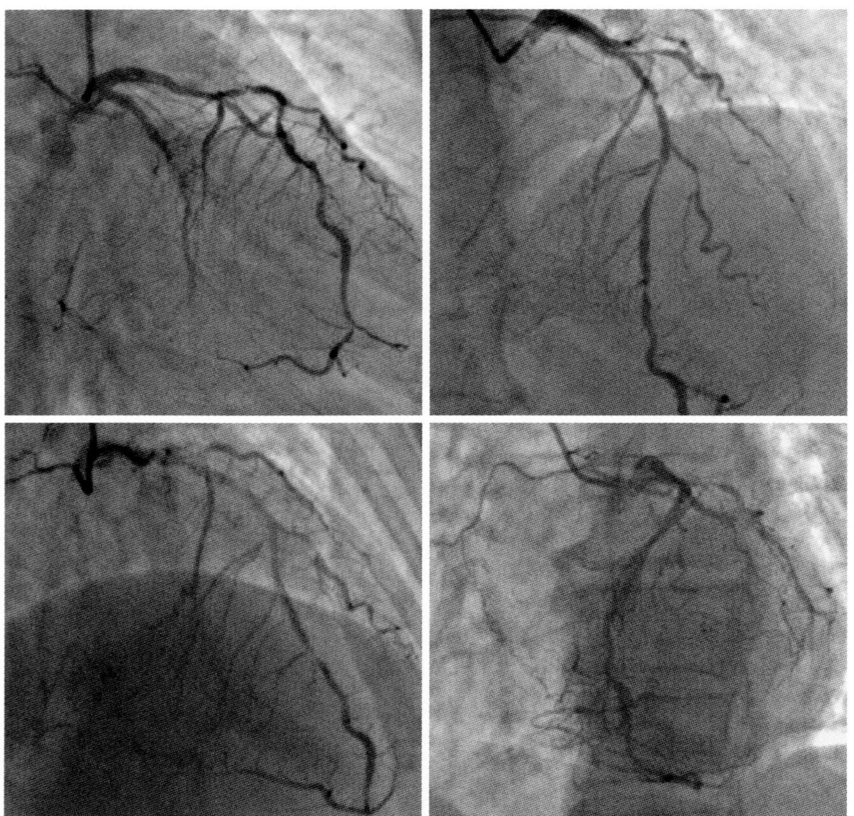

图 24-37-3　左冠肝位、头位、右肩位、左前斜

• 手术过程 •

（一）第一次 PCI（2019 年 3 月 8 日）

经桡动脉 6F EBU 3.5 指引导管，2.5 mm × 30 mm DCB 处理 LCX 重度狭窄病变，最大限度地减少对逆向心外膜侧支血流的影响。LAD 远段及近段分别植入 2.5 mm × 24 mm、3.5 mm × 38 mm 支架，术后血流良好（图 24-37-4、图 24-37-5）。

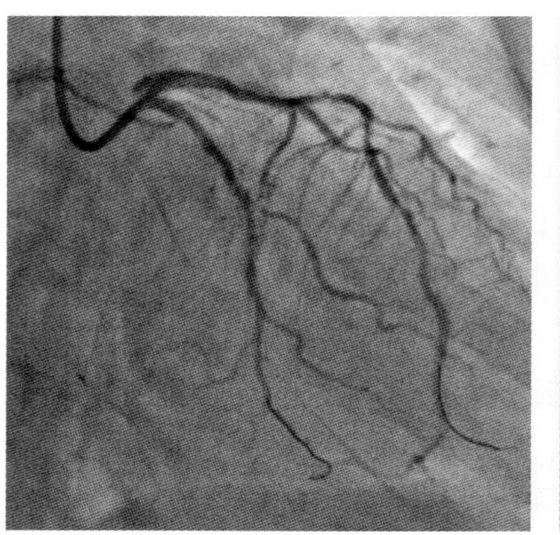

图 24-37-4　LCX 预扩张后 2.5 mm × 30 mm DCB 处理

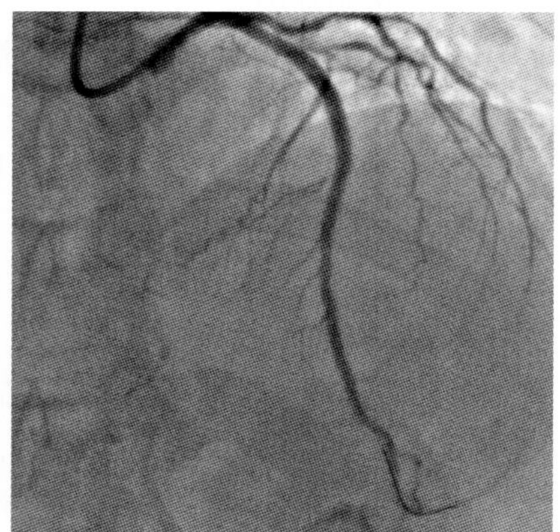

图 24-37-5　LAD 远段及近段分别植入 2.5 mm × 24 mm，3.5 mm × 38 mm DES，未串联

（二）第二次 PCI（2019 年 5 月 8 日）

右股 7F AL 1.0，右桡 6F EBU 3.5 经左冠侧支逆向血流改善，逆灌到 RCA 中远段，首先计划启动正向，做 ADR 准备。失败后转换逆向。Corsair 支撑下首先使用 GAIA Third 导丝进行近端纤维帽穿刺。

过程见图 24-37-6～图 24-37-15。

• 小结 •

1. 该 RCA CTO 病例为残端不清晰，病变长度 >20 mm，逆向条件不理想，根据 CTOCCC 流程，首选正向 ADR 技术。

2. 根据正向纤维帽形态及伴有海蛇头样桥侧血管，未使用 Fielder XT－A 作为首选导丝进行试探，直接选用 GAIA Third 穿透力强的导丝，导丝进入血管结构内，多角度确认走行良好，无限接近远段着陆区，尽早启动 ADR，避免了平行导丝反复尝试导致血肿扩大的弊端。

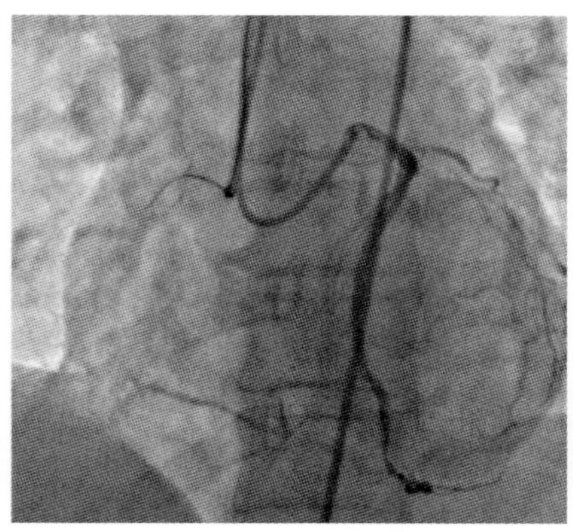

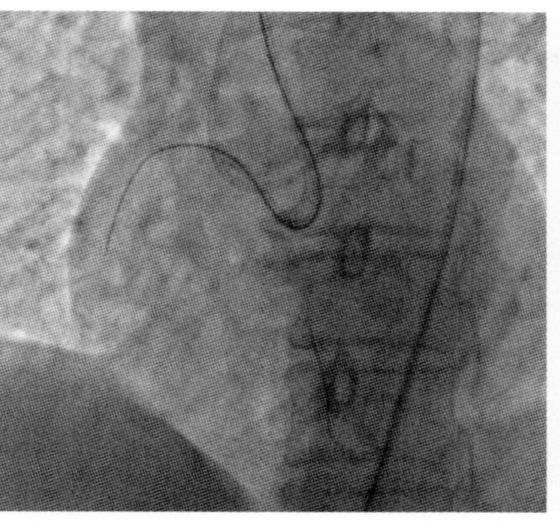

图 24-37-6 Corsair 辅助下 GAIA Third 小心调整进入 CTO 体部，逆向造影指引下推进至右冠中段，走入内膜下

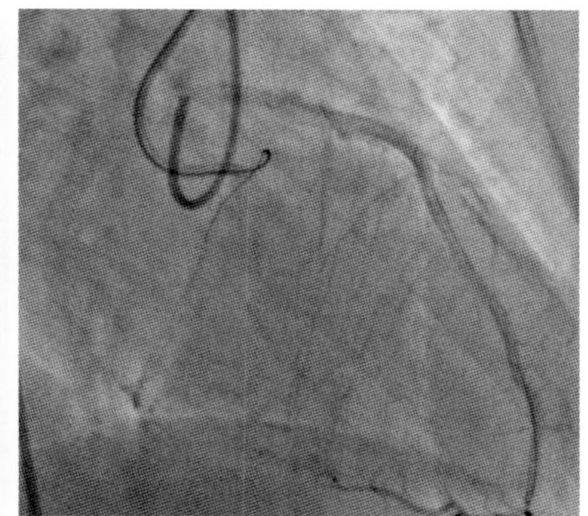

图 24-37-7 肝位逆向造影显示 GAIA Third 走在血管结构内，接近远端着陆区血管床

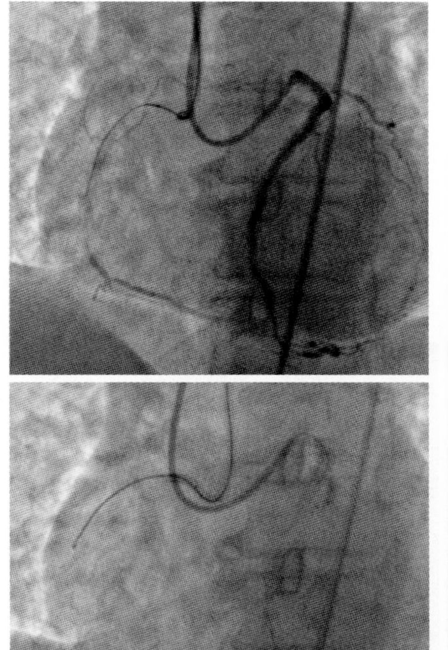

图 24-37-8 左前斜逆向造影显示 GAIA Third 走在血管结构内，无限接近远端，遂推进 CrossBoss 导管

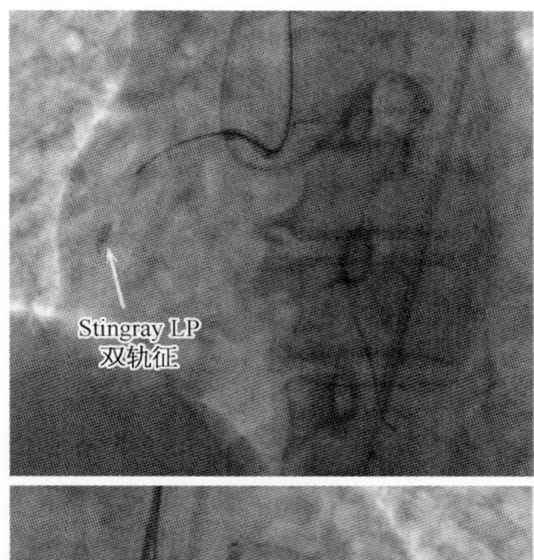

图 24-37-9 送入 Stingray 球囊，左前斜呈双轨征，换为右前斜 + 足位，呈切线位，逆向造影显示远端血管床在 Stingray 球囊右侧

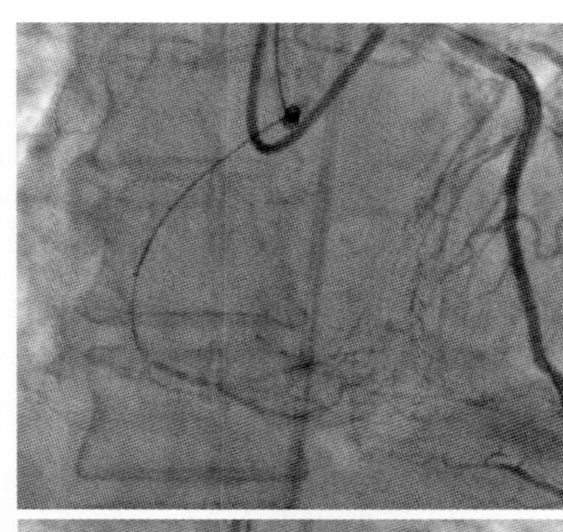

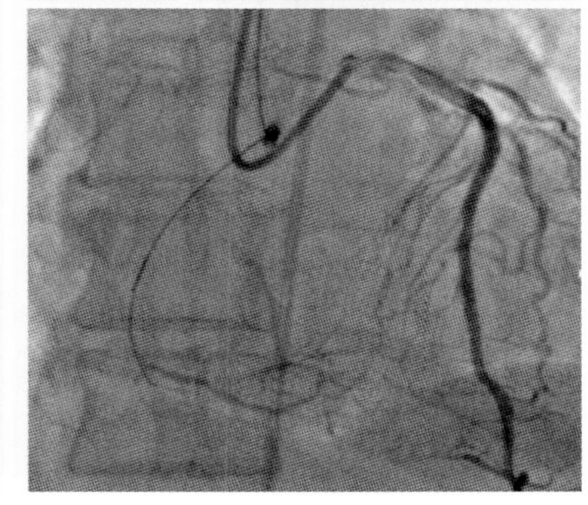

图 24-37-10 Conquest Pro 12 穿刺成功，直接采用 Strick-and-drive 技术进入远段分支

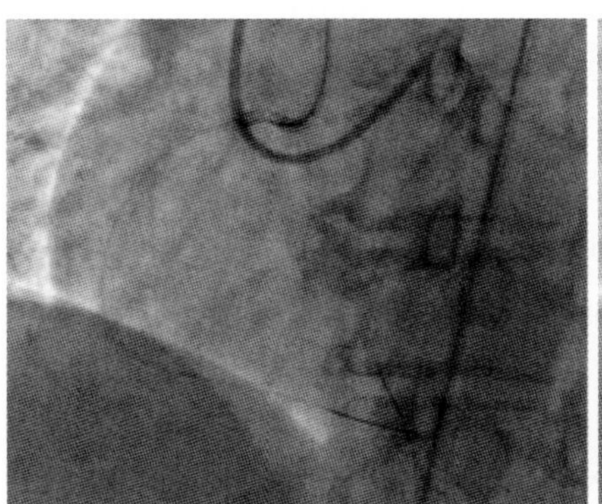

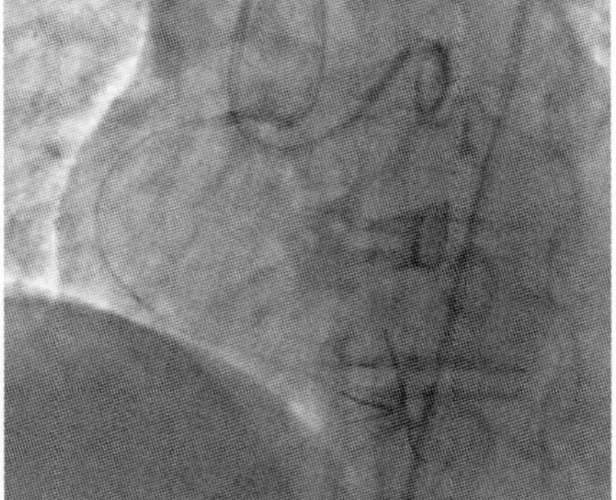

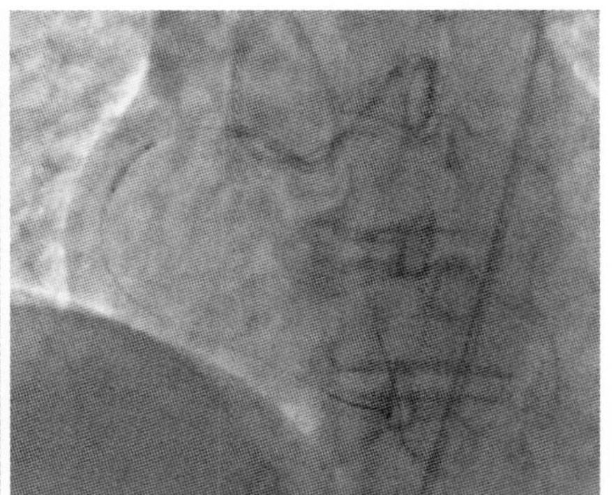

图 24-37-11 更换工作导丝 Sion，1.5 mm × 20 mm、2.0 mm × 20 mm 球囊预扩张

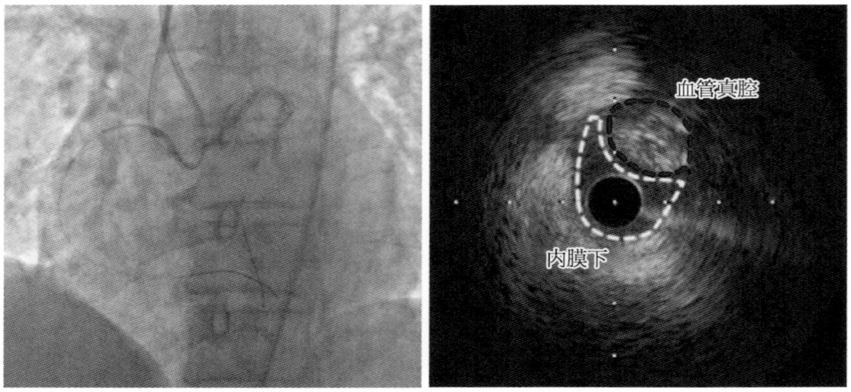

图 24-37-12
2.0 球囊退出时抱紧导丝，不慎将 Sion 导丝拽出，重新无阻力送入后降支后，IVUS 显示从远段开始均为内膜下

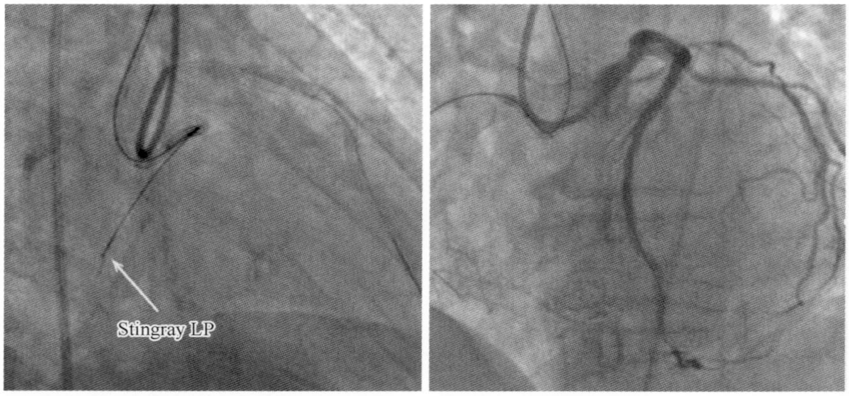

图 24-37-13
重新送入 Stingray 球囊，Conquest Pro 12 第二次切线位穿刺，成功进入远段分支

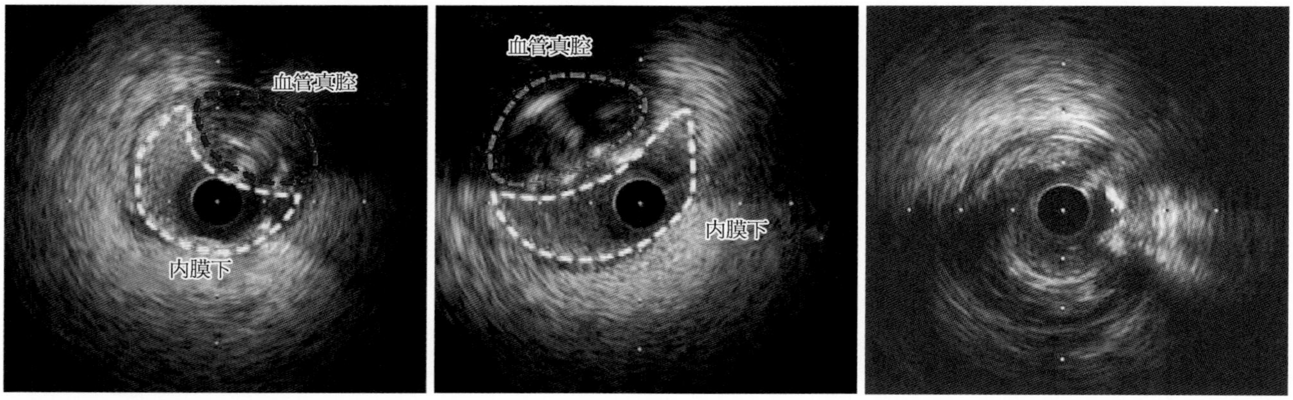

图 24-37-14 IVUS 提示中段以远为内膜下、中段内近中段为内膜下，近段重回真腔。同时提示进入内膜下处血管真腔斑块存在钙化，导致导丝不易进入真腔。IVUS 测量整个内膜下距离为 18 mm

3. 第一次抽吸内膜下基本无血肿，使用 Stingray LP 球囊辅助，Conquest Pro 12 导丝穿刺，迅速重入真腔，高效开通。

4. 此病例的教训是工作导丝交换后不慎被球囊抱死再次脱出，后重新送入经 IVUS 证实导丝全程在内膜下，此时实施导丝 ADR 重回真腔困难。果断再次实施 Stingray-ADR，能够有效辅助导丝重新找回真腔，二次 ADR 前应经 Stingray 球囊中心腔充分抽吸内膜下血肿后再行穿刺方能奏效。

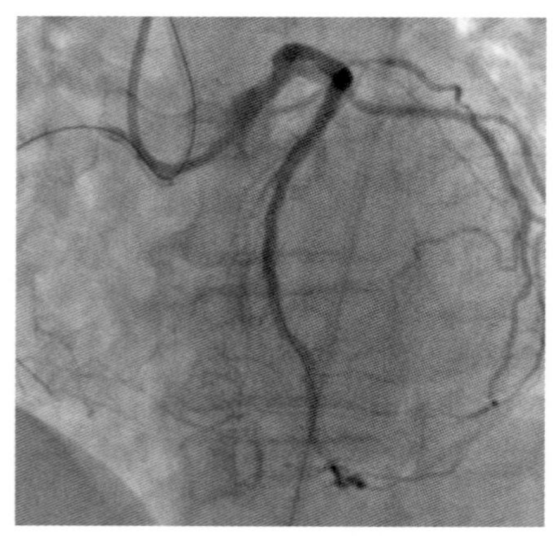

图 24-37-15 从 RCA 远段至近段串联植入 3 枚支架，最终造影结果，支架远段管腔经 IVUS 证实为血肿压迫，无边缘夹层。PL 支不大，开口处闭塞，未行开通

病例 38　KDLC 辅助技术及 ADR 技术分别开通 RCA CTO 及 LAD CTO 病变

术者：李妍，刘丽媛　　医院：空军军医大学西京医院

• 病史基本资料 •

• 患者男性，61 岁。

• 主诉：间断胸闷、气短 5 个月。

• 入院诊断

冠心病：不稳定型心绞痛、心功能Ⅱ级。

高血压 3 级（很高危）。2 型糖尿病。

• 既往史：心血管病危险因素：高血压、糖尿病、吸烟史（10 支 / 日，40 年）。

• 辅助检查

心电图：窦性心律，V_1 ～ V_3 ST 段抬高 0.05 ～ 0.10 mV。

心脏彩超：瓣口至低位乳头肌水平左心室下壁回声增强，搏幅减低；全心扩大，以双心房为著；左心室舒张功能减低，LVEF 56%。

• 冠状动脉造影 •

LM 基本正常，LCX 远段 80% 狭窄，LAD 中段完全闭塞，RCA 中段以远完全闭塞，经 LCX 心外膜侧支给后降支提供逆向灌注（图 24-38-1）。

• 病例分析及 PCI 初始策略选择 •

1. 患者为多支病变，全心扩大，左心室收缩功能尚在正常范围，既往无急性心肌梗死病史，均为存活心肌，开通 CTO 获益大。

2. 冠状动脉造影结果评价：右冠中段以远完全闭塞，残端为锥形，残端伴细小分支。闭塞段长度≈ 20 mm，闭塞段存在迂曲

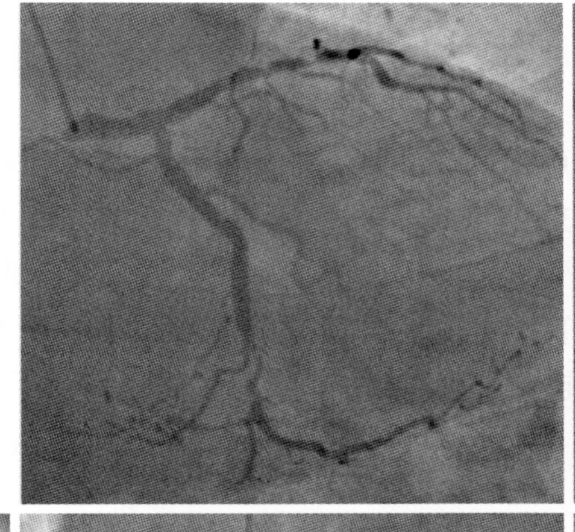
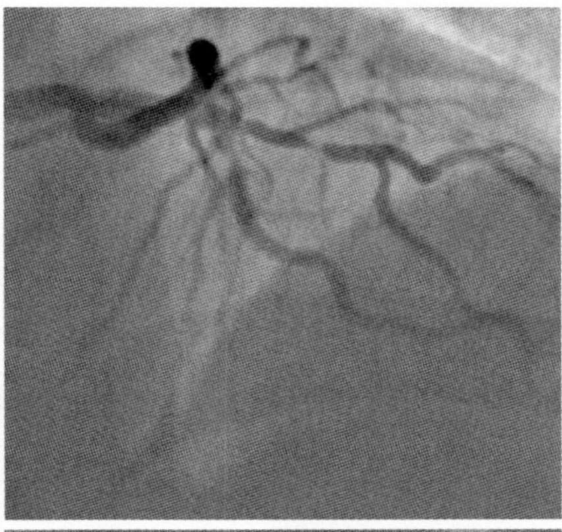
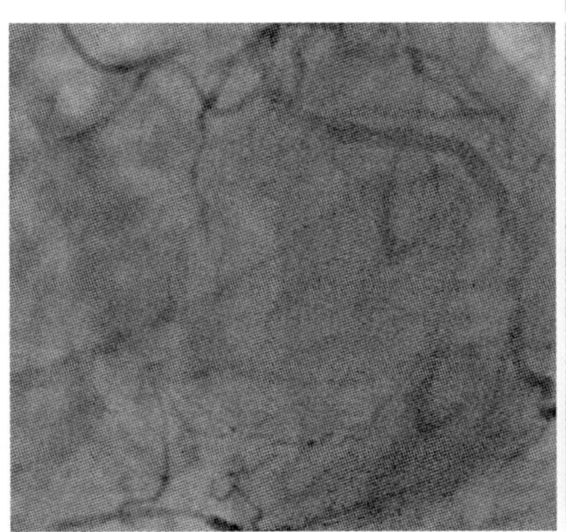
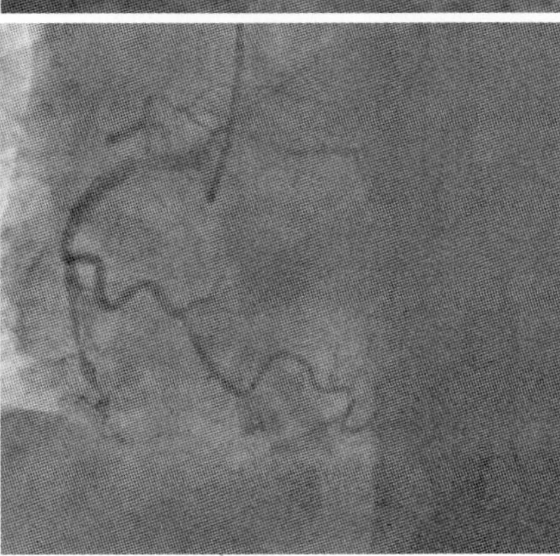
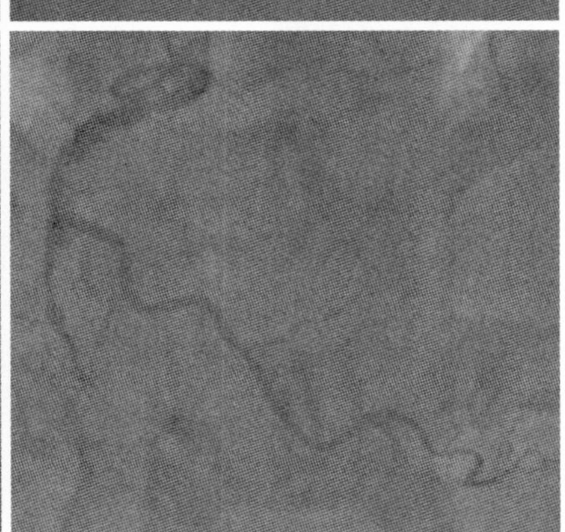

图 24-38-1　LCA 肝位，右肩位、左前斜位造影结果 LAD 中段完全闭塞；RCA 左前斜及头位，中段末完全闭塞

钙化，J-CTO 评分 2 分。回旋支远段 80% 狭窄，同时经迂曲心外膜侧支给右冠提供逆向侧支，右冠 PCI 初始策略首选正向开通策略。LAD 在对角支分叉之上为 99% 重度狭窄，分叉之下呈直角拐角，之后远段闭塞，呈锥形头端，正向似有微通道，逆向灌注不明显，J-CTO 0 分。故计划首先开通 LAD CTO，二次再开通 RCA CTO。

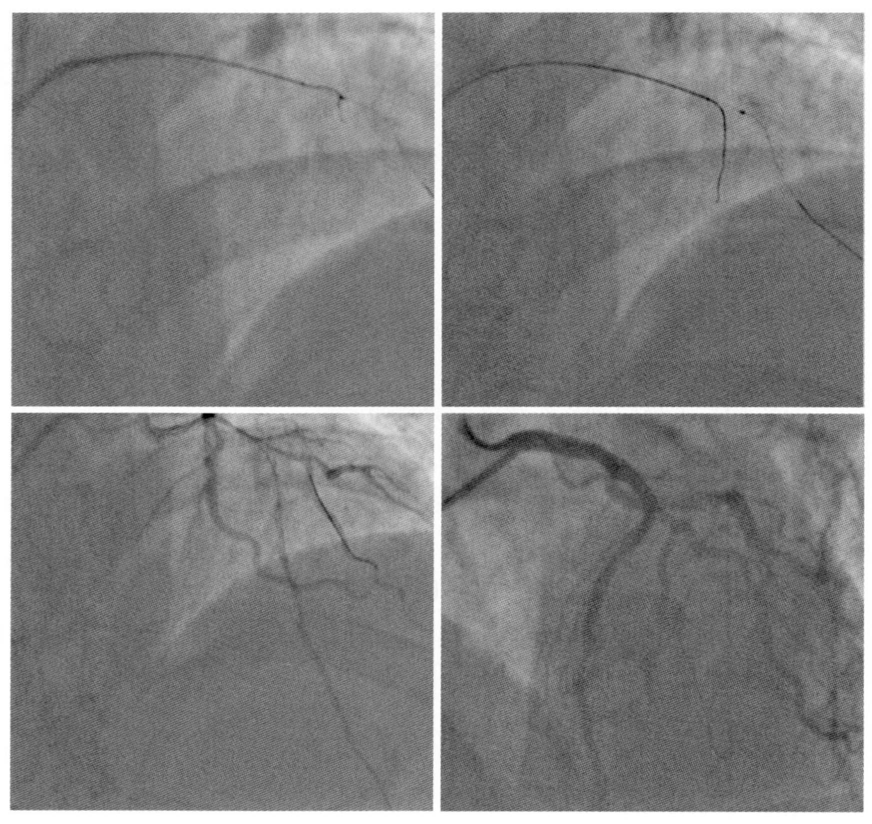

图 24-38-2 KDL 辅助下 GAIA Second 导丝进入；KDL 辅助下 GAIA Second 导丝进入 LAD 远段；更换工作导丝预扩张后；植入支架后

· 手术过程 ·

（一）LAD CTO 开通

经右桡动脉入路，6F EBU 3.5。难点在于如何经过直角弯进入 LAD 远段。首先送 Sion 导丝进入对角支，送入双腔微导管 KDL，首选 Fielder XT-A 导丝，反复尝试无法进入 LAD 远段，遂升级至 GAIA Second，反复尝试，导丝头端损毁，最后第三根 GAIA Second 进入远端。顺利开通 LAD CTO，IVUS 证实全程真腔，对角支开口无斑块负荷（图 24-38-2）。

（二）RCA CTO 开通

1. 经右股动脉入路，7F AL 1.0 指引导管，经右桡动脉入路，行双侧造影。Corsair 微导管 + Fielder XT-A 导丝正向进攻（图 24-38-3）。Fielder XT-A 不易前行，升级为 GAIA Third，双体位投照，谨慎前进，最终艰难前行至接近远端纤维帽处，反复尝试无法进入真腔（图 24-38-4）。

2. 换用 Fielder XT-A 在微导管 Corsair 支撑下 Knuckle 技术推进，仍无法前行或进入远端真腔，分析与此处钙化严重有关，导丝很难跨越钙化重回真腔。此时逆向灌注显示远端血管压缩，正向血肿扩大，遂放弃平行导丝技术，准备启动 ADR（图 24-38-5）。撤出 Fielder XT-A，经 Corsair 送入导丝 Miracle 12。

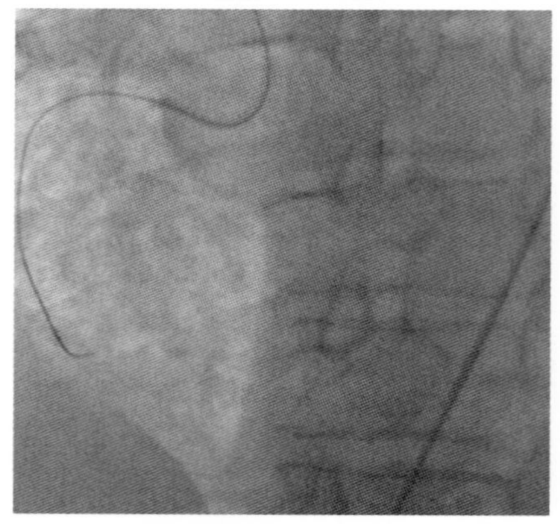

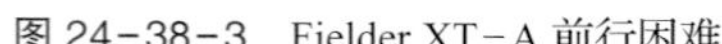

图 24-38-3 Fielder XT-A 前行困难

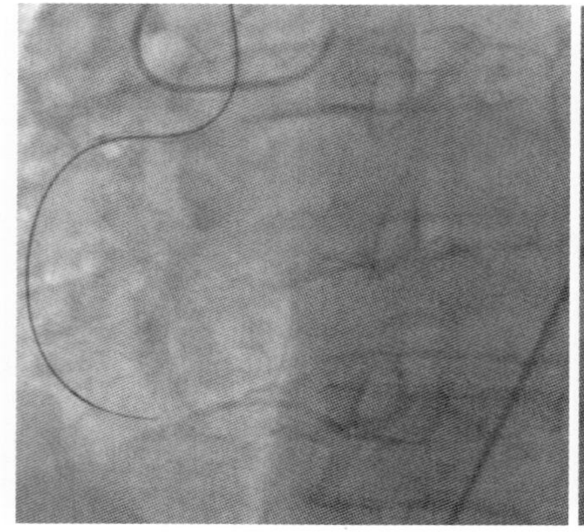

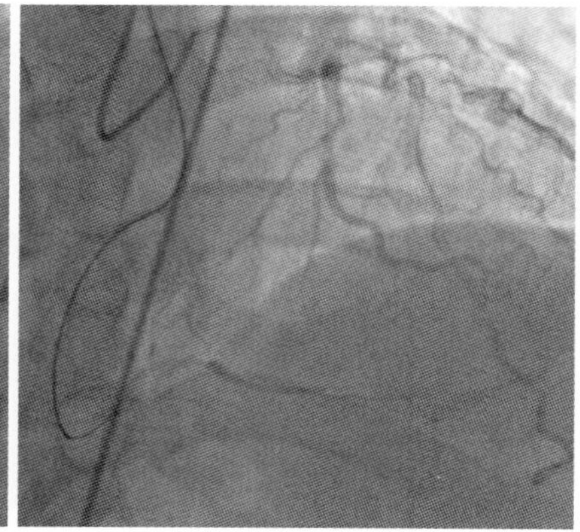

图 24-38-4 导丝升级为 GAIA Third，反复尝试后无法进入真腔

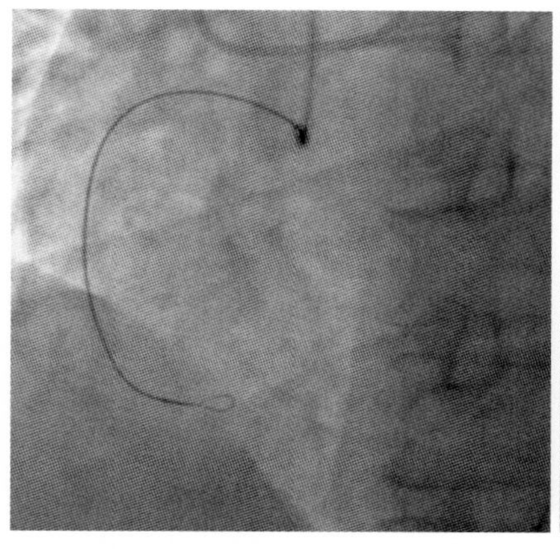

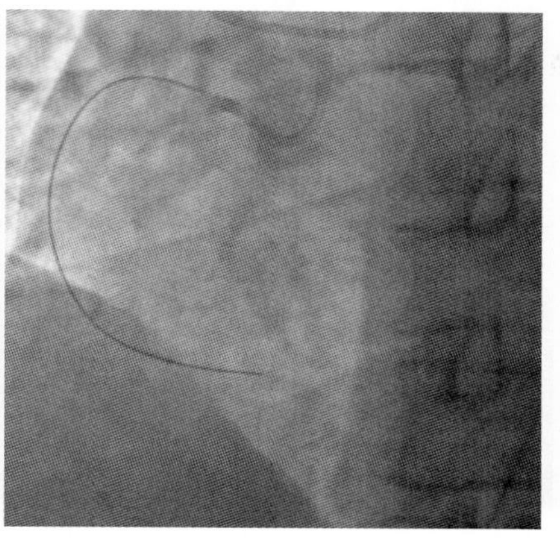

图 24-38-5 Fielder XT-A 正向 Knuckle 后，经 Corsair 送入 Miracle 12

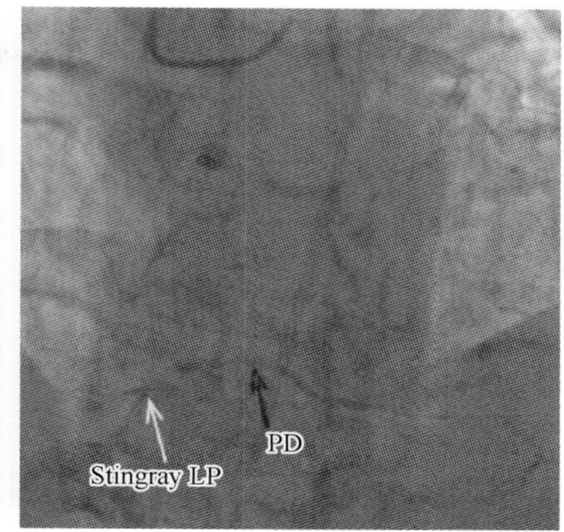

图 24-38-6 Stingray 球囊呈“单轨征”

3. 由于 Corsair 进入顺利，故未使用 CrossBoss 导管，直接送入体外预先准备好的 Stingray LP 球囊。扩张球囊至 4 atm，左前斜头位显示 Stingray 球囊为“单轨征”。但逆向造影显示球囊远端与远端纤维帽仍有一定距离，位于 CTO 体部的远端，并未达到理想着陆区（图 24-38-6）。经球囊尾部端孔充分回抽后（无明显回血提示血肿不大），将 Conquest Pro 12 头端 1.5 mm 塑型为 40° 弯，在对侧逆向造影的指引下，从球囊侧孔向右上方穿刺（图 24-38-7），最终 Conquest Pro 12 直接穿刺后进入远端分支真腔（图 24-38-8）。

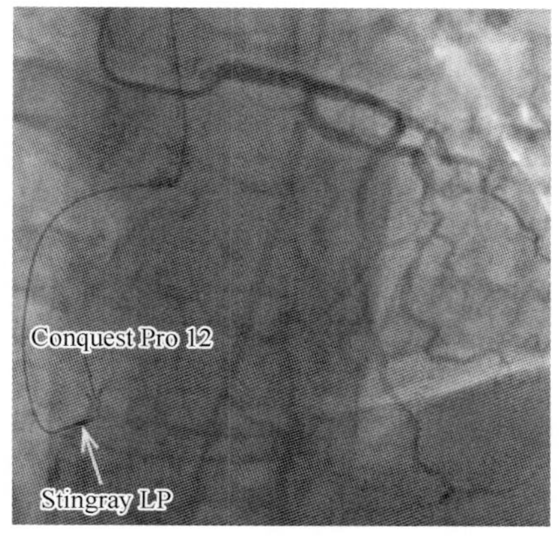

图 24-38-7 Conquest Pro 12 穿刺

4. 调整 Conquest Pro 12，最终进入 PD 远端（图 24-38-9），更换 Sion 导丝进入远端。

5. IVUS 结果提示，导丝全程真腔，在 Stingray LP 球囊位置，存在严重的钙化斑块，导致单纯导丝不易重回真腔。全程球囊扩张后，支架仍难以推送，在 Guidezilla 辅助下，分别送入 2.5 mm × 28 mm DES、3.0 mm × 38 mm 及 3.5 mm × 38 mm DES，并予以高压球囊后扩张（图 24-38-10）。

• 最终结果 •

见图 24-38-11。

• 小结 •

1. 此病例为双支闭塞，从形态及评分看 LAD 闭塞病变更容易开通，故首先开通 LAD。其技术难点在

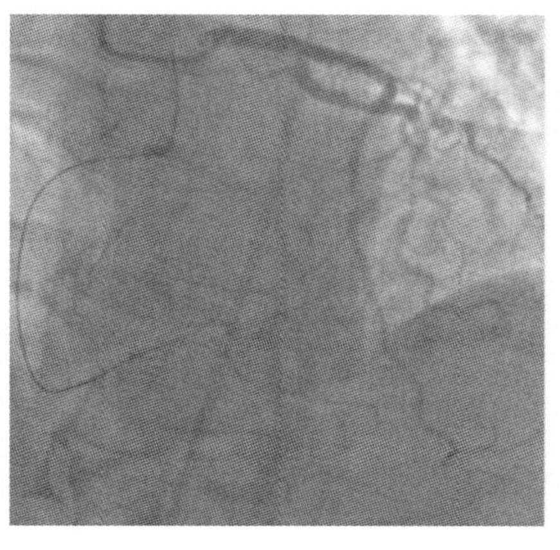

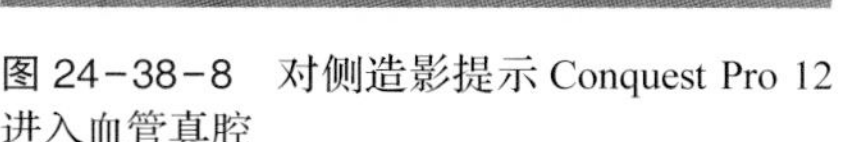

图 24-38-8 对侧造影提示 Conquest Pro 12 进入血管真腔

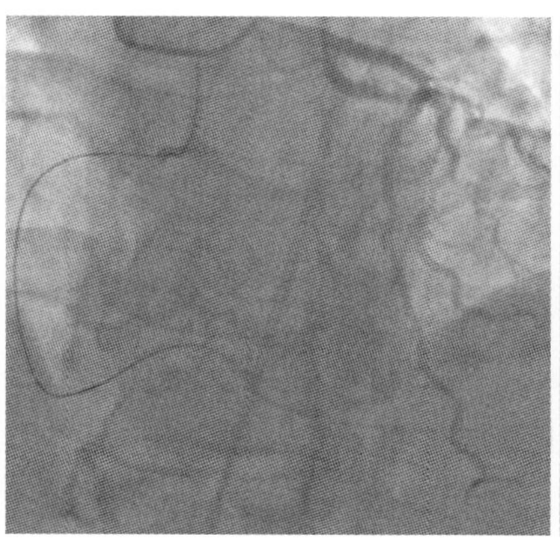

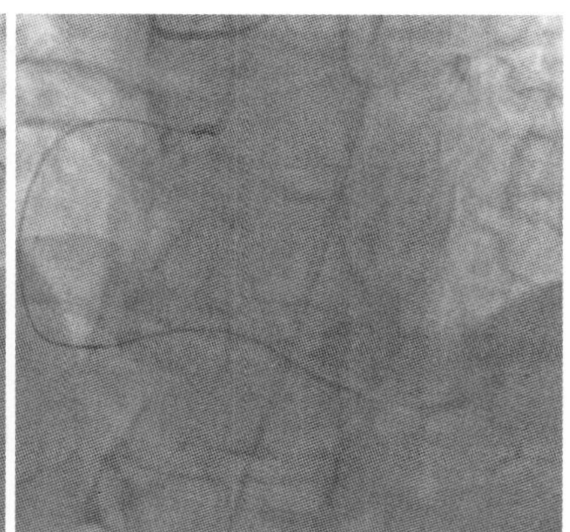

图 24-38-9 Conquest Pro 12 进入后降支远端

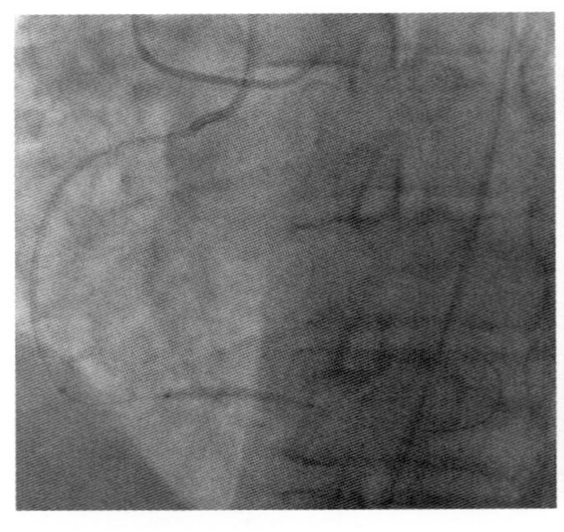
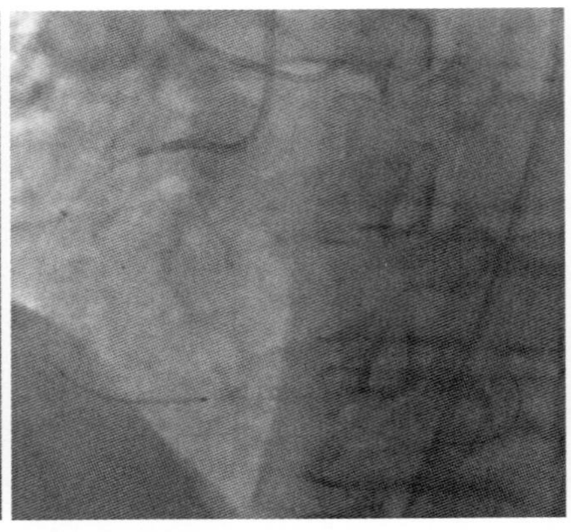
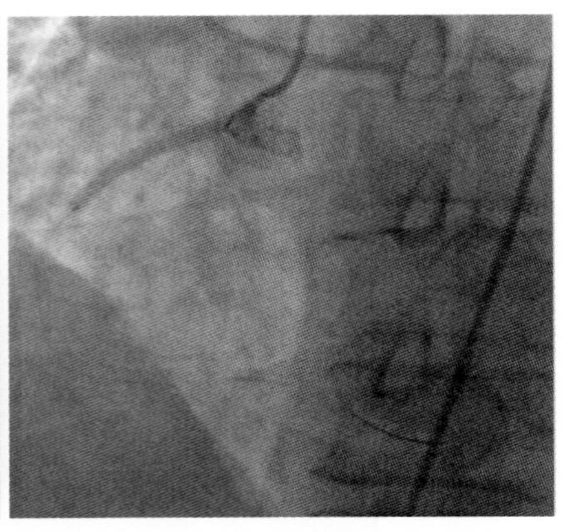

图 24-38-10　植入支架

于，LAD 近中段 99% 狭窄，之后呈直角弯下行并合并远段闭塞（实则为次全闭塞），因此导丝选择上应既有柔软度又有一定穿透力。此外，需要选择双腔微导管给予强大支撑，这使得低穿透力和指向性好的导丝 GAIA First，既保持导丝稳固又增强穿透力 1.5 倍以上，最后精准穿刺进入远段。

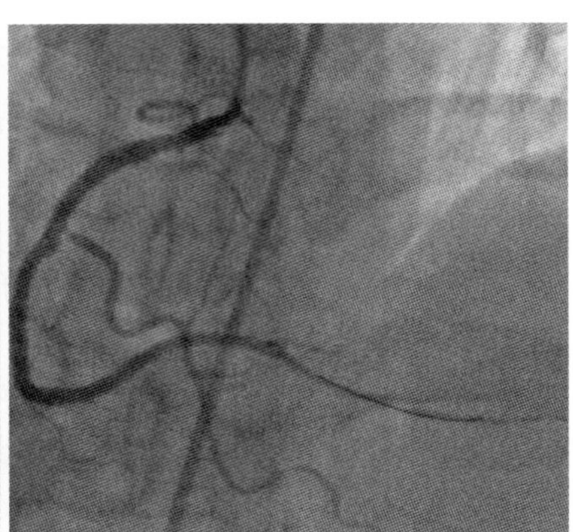

图 24-38-11　最终结果

2. 本病例 RCA CTO 具备 ADR 技术正向开通的适应证。

（1）逆向条件不佳。

（2）远段血管床良好，有合适的着陆区域。

（3）远段着陆区不是终止于分叉，且无重要分支。

（4）闭塞段迂曲钙化严重。

（5）闭塞长度约 20 mm。

3. ADR 技术多用于辅助导丝从内膜下重回真腔，本病例因远段斑块钙化严重，单纯导丝技术无法进入远段真腔，常规处理方法有：① 使用 IVUS 指引下导丝重回真腔；② 平行导丝或导丝绕行钙化斑块技术。本例巧妙使用 Stingray LP 辅助，给予更强的支撑力以及良好的定向穿刺方向，辅助硬导丝在斑块内重回真腔，可以作为解决这类问题的一种高效方法。对于 CTO 病变内斑块钙化分层，导丝不易绕行或前行时，可通过 Stingray 球囊辅助导丝重回远段真腔。

病例 39　ADR 带来的思考

术者：李悦，薛竞宜　　医院：哈尔滨医科大学附属第一医院　　日期：2019 年 6 月 28 日

· 病史基本资料 ·

· 患者女性，70 岁。

- 主诉：阵发性胸闷半年。
- 既往史：高血压病史 10 年，糖尿病病史 20 年。
- 辅助检查

心脏彩超：LVEDD 50 mm，EF 59%，无明显室壁运动异常，左心室舒张功能减低。

实验室检查：血胆固醇 3.25 mmol/L，LDL 1.95 mmol/L；TnT、CK－MB 在正常值范围。

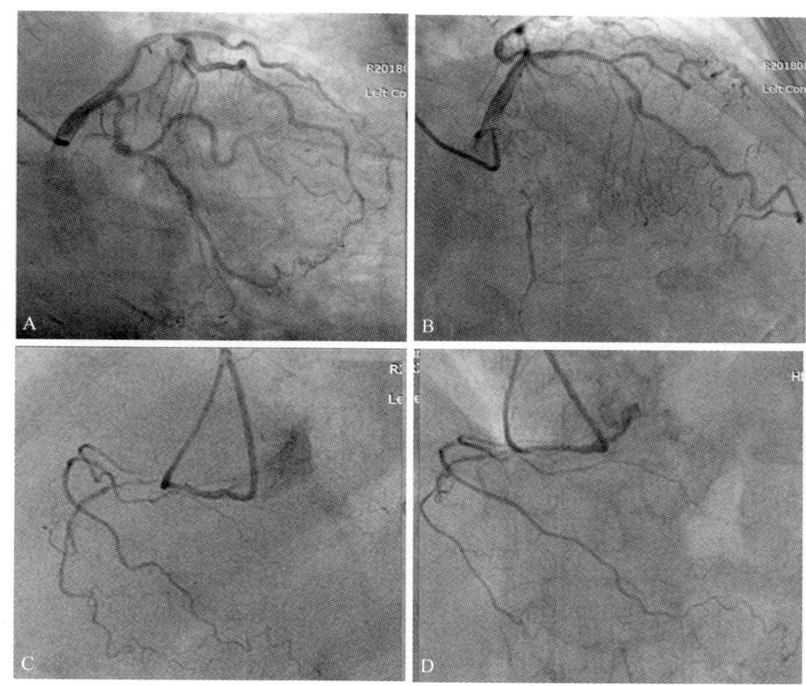

图 24-39-1　A、B. LAD 近段中度狭窄病变伴钙化；C、D. RCA 近段弥漫病变，中段闭塞，闭塞处发出小分支

· 冠状动脉造影 ·

1. 外院首次造影（图 24-39-1）。
2. 外院首次 PCI 过程（图 24-39-2）。
3. 2 个月后于我院行冠状动脉造影（图 24-39-3）。

· 策略制订 ·

由于第一、第二间隔支起始部呈锐角发出，远段未见清晰连续的间隔侧支，心房支侧支又极度迂曲，逆向侧支条件欠佳，而本次造影见 RCA 已恢复部分前向血流，因此首选正向 PCI 策略。

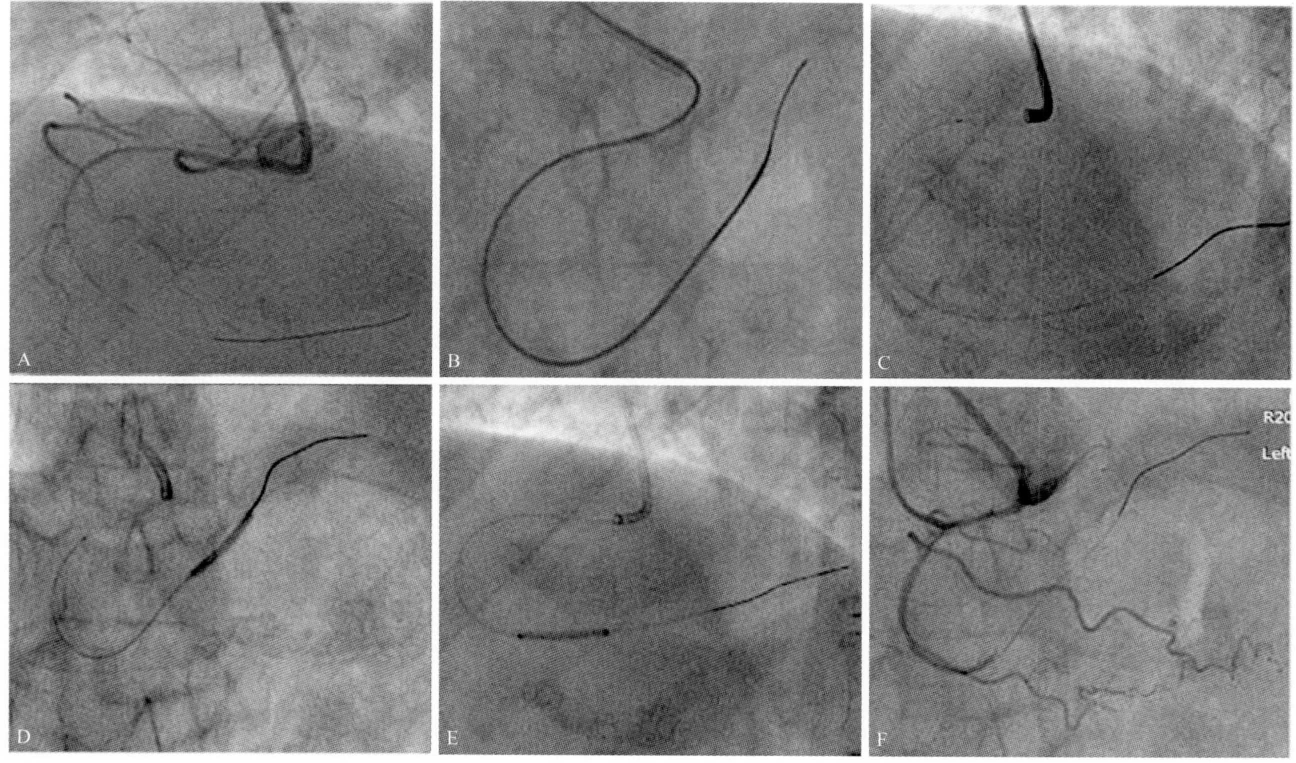

图 24-39-2　A. 未做对侧造影直接尝试正向技术，导丝进入内膜下；B. 盲目跟进 Corsair 微导管；C、D、E. 更换导丝后，行球囊扩张；F. 最终正向造影结果

首选锥形头端聚合物护套Fielder系列导丝尝试正向通过微孔道，如不能通过病变，采用导丝升级策略。

如导丝进入内膜下，升级操作不宜过多，以免假腔扩大，宜尽早启动ADR技术。

如ADR技术失败，尝试逆向PCI。

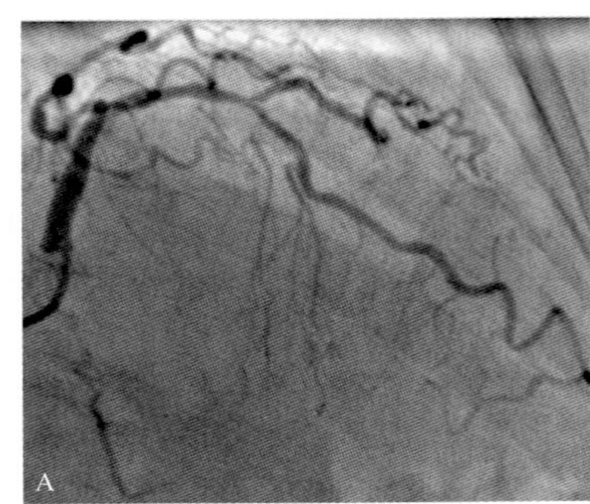

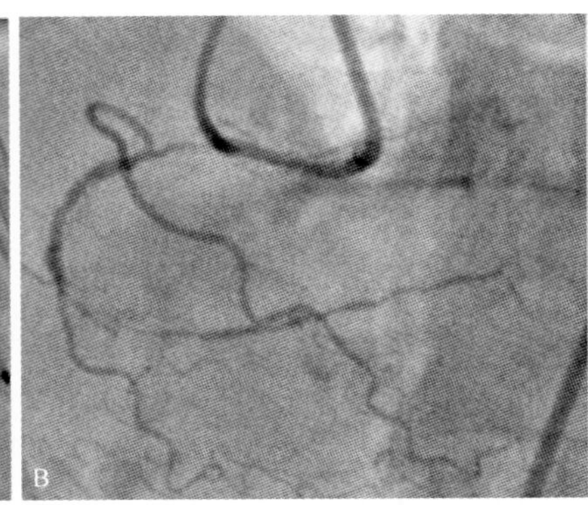

图 24-39-3　A. LAD近段中度狭窄病变，第一、第二间隔支起始部呈锐角发出，未见清晰连续的间隔侧支，心房支侧支迂曲；B. RCA见正向血流，血流TIMI 1级

• 器械准备 •

• 穿刺准备：双侧股动脉入路。

• 指引导管选择：7F JR4.0 SH、7F JL4.0（Cordis）指引导管。

• 其他器械准备：150 cm Corsair微导管、Fielder XT-R、Sion、GAIA和Pilot 200导丝，Stingray球囊。

• 手术过程 •

1. 实际操作流程：见图 24-39-4。
2. 实际操作流程：见图 24-39-5。

• 术后结果 •

术后患者症状明显缓解，直至术后6个月才复查造影，显示RCA完全开通，前向血流TIMI 3级（图

图 24-39-4　A. Sion导丝送入锐缘支，Corsair辅助Fielder XT-R不能通过RCA闭塞病变；B. 更换GAIA Second导丝，但导丝进入内膜下；C、D. 跟进Corsair微导管后，撤出Corsair，直接送入Stingray LP球囊；E. 采用Stick-and-swap技术，Pilot 200导丝不能进入远段血管真腔；F、G. 向远段推送Stingray球囊在多个部位尝试使用Stick-and-swap技术，并配合STRAW技术，最终Stingray球囊于RCA后三叉前，Pilot 200成功进入PDA远段血管真腔；H、I. 应用直径2.0 mm球囊由远至近扩张（续后）

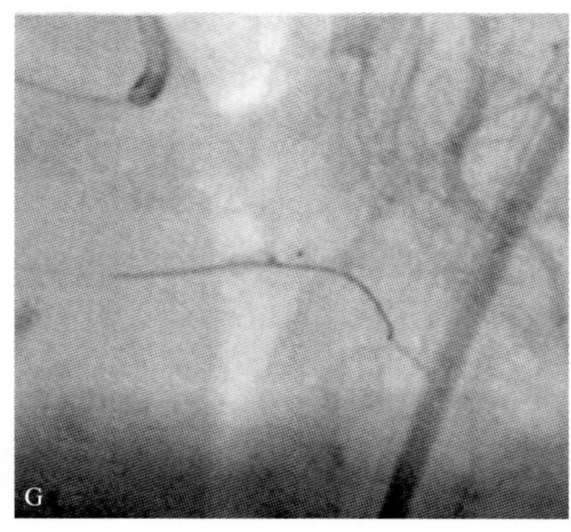

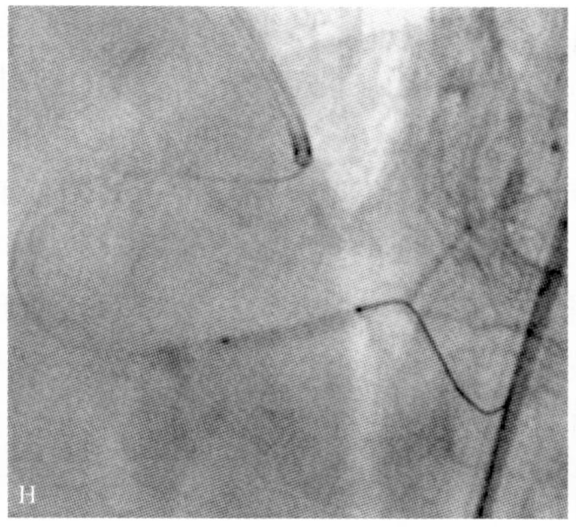

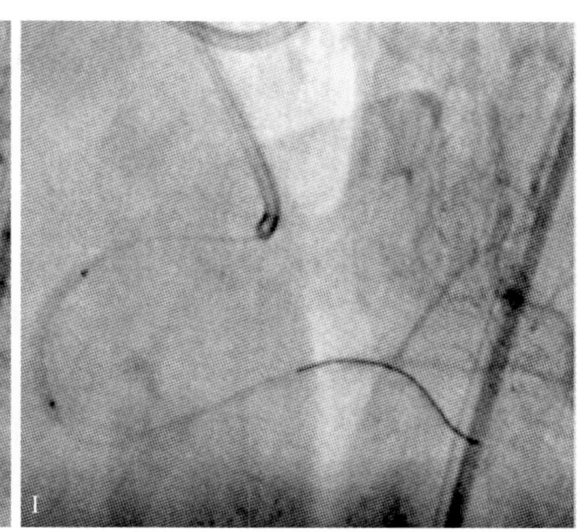

（图 24-39-4 续图）

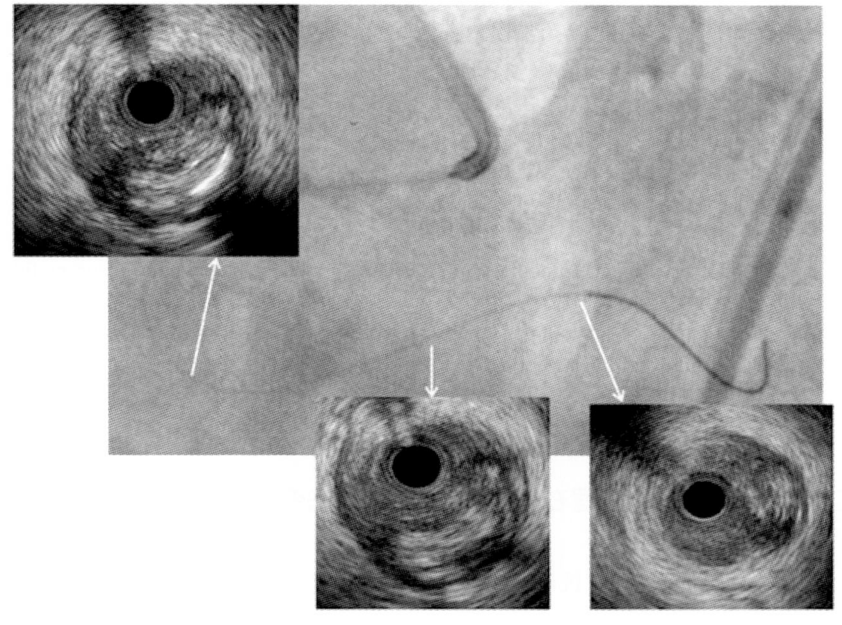

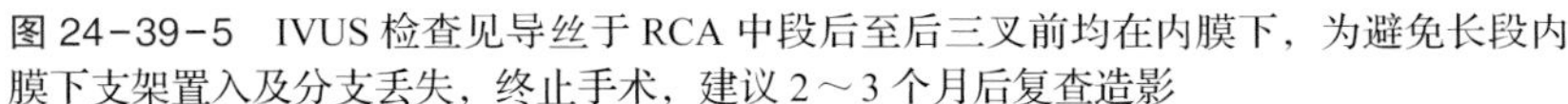

图 24-39-5 IVUS 检查见导丝于 RCA 中段后至后三叉前均在内膜下，为避免长段内膜下支架置入及分支丢失，终止手术，建议 2～3 个月后复查造影

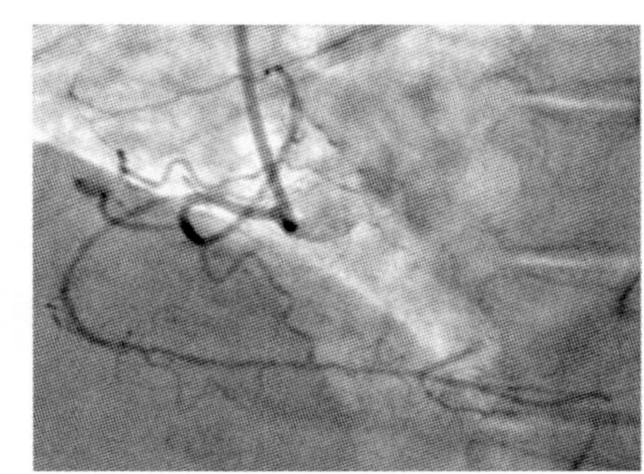

图 24-39-6 6 个月复查冠状动脉造影示 RCA 完全开通，但全程弥漫病变，前向血流 TIMI 3 级

24-39-6）。由于 RCA 为非优势血管且全程弥漫病变，并考虑患者及家属要求，未再植入支架，强化药物治疗。

· 小结 ·

随着新技术和新器械的应用，许多经验丰富的术者 CTO PCI 成功率甚至已达 95% 左右，但仍有一小部分 CTO 病变不能开通。对于这些介入治疗失败的 CTO 患者，能否采取进一步措施改善患者预后并提高再次 PCI 成功率，是我们一直思考的问题。

2016 年 Wilson 等提出 Investment procedures（Lesion modification）的概念，即对 PCI 失败的 CTO 患者术中行斑块修饰或近端纤维帽球囊成形术，能够提高再次 PCI 成功率。2018 年 Hirai 等开展的多中心注册研究结果显示，对于 PCI 失败的 CTO 患者，应用 Subintimal plaque modification（SPM）技术能够改善这些患者近期的临床症状，并提高再次 PCI 成功率。SPM 技术包括两种操作：① 如正向导丝未能进入闭塞段远端血管真腔，但在血管结构内，于 CTO 节段内采用直径 >2.0 mm 的球囊扩张，扩张范围 >50% 闭塞段长度。② 正向导丝成功进入闭塞段远端血管真腔，但导丝长段位于内膜下，应用球囊行单纯 PTCA，不植入支架，2～4 个月后复查造影。2019 年发表的联治疗流程图（Hybrid algorithm 2.0）CTO PCI 路径流程推荐对于介入治疗失败的 CTO 患者，可采用 SPM 策略，并择期造影复查再决定下一步治疗策略。

该患于外院首次行右冠 CTO 介入治疗术中犯原则错误，即未做对侧造影情况下行 PCI，导丝进入内膜下并盲目跟进微导管，行球囊扩张。虽然是错误操作，但无意中实施了上述第一种 SPM 策略。2 个月后于我院造影见 RCA 恢复部分前向血流，血流 TIMI 1 级。在我院行 PCI 过程中，虽采用 ADR 技术将正向导丝送入闭塞段远端血管真腔，但 IVUS 检测见导丝长段位于内膜下，为避免长段内膜下支架置入或分支丢失，决定采取第二种 SPM 策略。建议患者 2～3 个月后造影复查，但患者症状明显改善，直至 6 个月后才重新复查造影，见 RCA 完全开通，前向血流 TIMI 3 级。考虑 RCA 为非优势血管且全程弥漫病变，同时尊重患者及家属意见，未再植入支架，强化药物治疗。

• 讨论 •

随着内膜下夹层再入真腔技术的应用，许多 CTO 病变虽然成功开通，但导丝可能长段位于内膜下，如果即刻植入支架，可能需要置入多枚支架，并面临分支闭塞导致围手术期心肌梗死，恶化患者预后的风险。因此，在 CTO 病变开通后，应使用 IVUS 明确导丝位置及病变分布情况，制订最有助于改善患者预后的策略。

参考文献

[1] Wilson WM, Walsh SJ, Yan AT, et al. Hybrid approach improves success of chronic total occlusion angioplasty. Heart, 2016, 102 (18): 1486-1493.

[2] Hirai T, Grantham JA, Sapontis J, et al. Impact of subintimal plaque modification procedures on health status after unsuccessful chronic total occlusion angioplasty. Catheter Cardiovasc Interv, 2018, 91(6): 1035-1042.

[3] Allison B. Hall, Emmanouil S. Brilakis. Hybrid 2.0: Subintimal plaque modification for facilitation of future success in chronic total occlusion percutaneous coronary intervention. Catheter Cardiovasc Interv, 2019, 93(2): 199-201.

病例 40　手工 ADR 技术成功处理右冠中段完全闭塞病变

术者：刘映峰　　医院：南方医科大学珠江医院

• 病史基本资料 •

• 患者男性，60 岁。

• 主诉：反复活动后胸痛 6 年余。

• 既往史：心血管病危险因素：吸烟史 40 余年（20 支 / 日），高血压、2 型糖尿病，吸烟史 20 余年，30 支 / 日。

• 简要病史：5 年前因急性心肌梗死在左旋支植入支架 1 枚，当时造影发现右冠闭塞。4 年前曾尝试开通右冠失败。

• 辅助检查

心电图：窦性心律。

心脏超声心动图：LVEDD 43 mm，LVEF 69%。

• 冠状动脉造影 •

造影结果，选用右侧桡动脉，6F 血管鞘。左冠造影：左主干异常，左旋支原支架通畅，远段有一弥漫性狭窄（图 24-40-1），最重约 70%，前降支近段可见轻度狭窄（图 24-40-2）；远端及间隔支未与右冠形成侧支循环；房室结支与右冠左室后支有侧支循环形成（图 24-40-3），但连接部位极度迂曲，在头位可见右冠几乎全程钙化影（图 24–40–4）。右冠造影：第一段和第二段交界部位完全闭塞，闭塞部位远端通过海蜇头样侧支供血，闭塞段入口相对清晰且呈锥形，但有侧支血管在入口部位干扰，出口部位清晰（图 24–40–5），多体位投照，闭塞部位存在迂曲，长度>20 mm；J–CTO 评分 3～4 分。

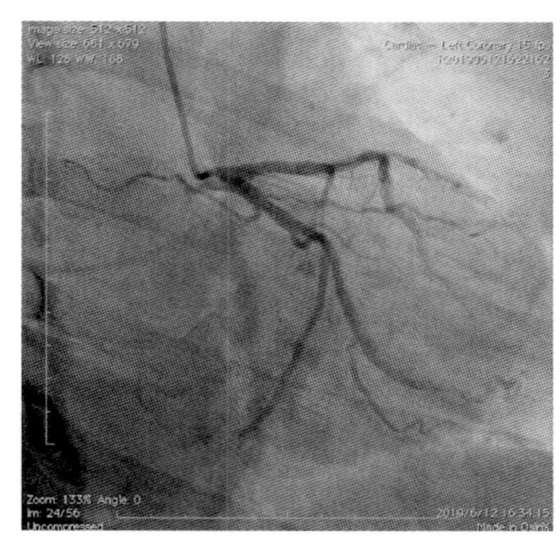

图 24–40–1　左旋支

· 病例分析及初始策略选择 ·

冠状动脉造影结果同前，患者右冠近段闭塞，中远段为同侧桥侧支供血，左冠与右冠几乎没有可以利用的侧支循环，右冠 PCI 处理只有正向途径，经典的正向平行导丝技术作为首选，一旦失败远段血管床从同侧侧支供血显示相对较粗，可使用 ADR 技术，但右冠全程钙化明显，增加了 ADR 的难度。

· 手术过程 ·

右冠 PCI：7F 股动脉鞘置入，7F AL 1 至右冠，在 135 cm Corsair 微导管的辅助下，依次使用 Fielder XT–R、GAIA First 和 Second 导丝均无法穿过闭塞部位（图 24–40–6），换用 Conquest Pro 9 导丝缓慢通过闭塞段到达右冠中段，造影证实导丝位于血管腔内，但导丝无法进一步前行，考虑闭塞部位钙化较重，导丝前行的阻力来自闭塞部位极度狭窄和钙化病变（图 24–40–7），尝试在 Guidezilla 支持下推进微导管和小球囊均无法通过病变部位，于是保留 Conquest Pro 导丝，撤出微导管；随后 Fielder XT–R 在 135 cm Corsair 微导管的辅助下采用 Knuckle 技术在内膜下通过闭塞部位（图 24–40–8），此时 Corsair 较容易通过闭塞

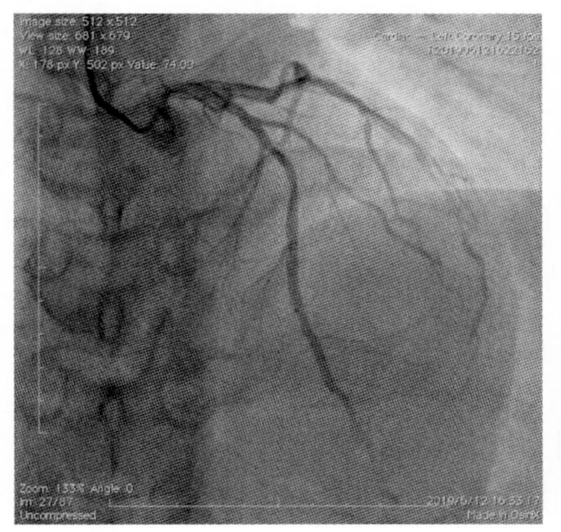

图 24–40–2　前降支与右冠无侧支

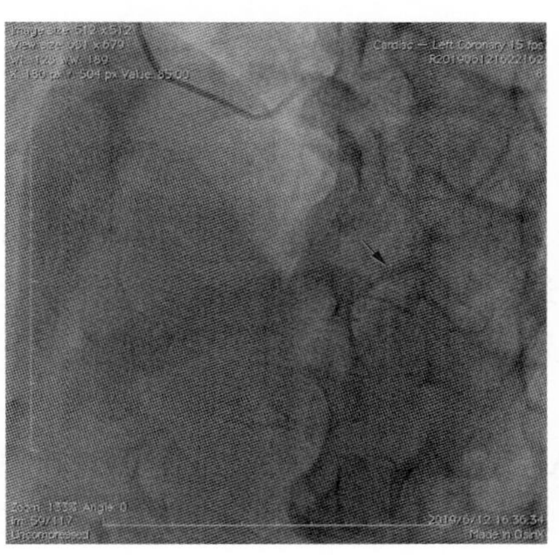

图 24–40–3　左旋支与右冠侧支

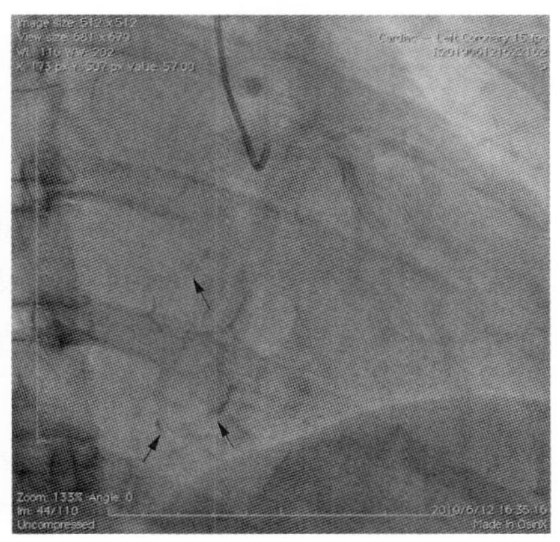

图 24–40–4　右冠钙化严重

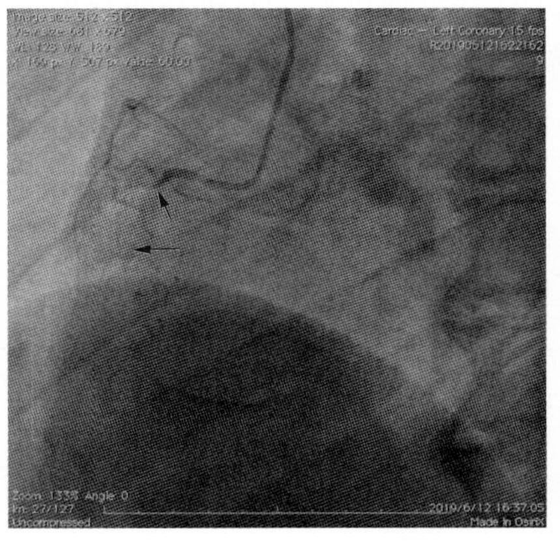

图 24–40–5　右冠闭塞部位

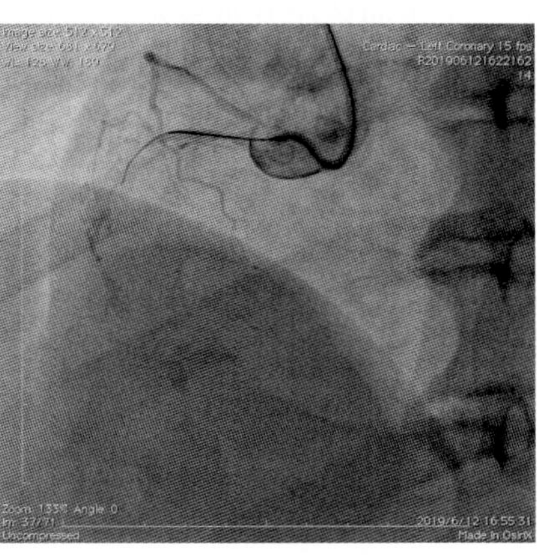

图 24–40–6　导丝依次升级

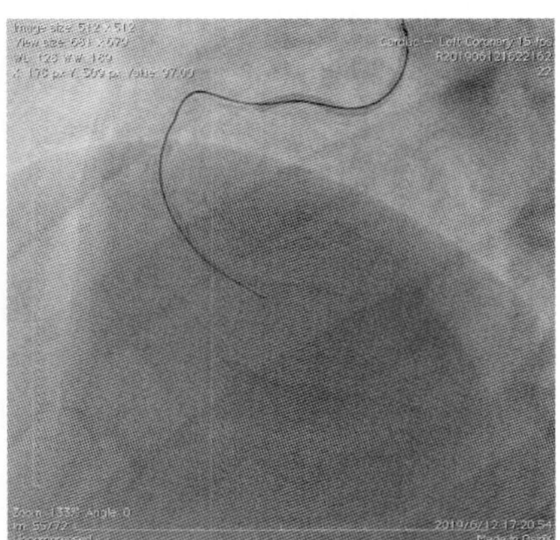

图 24–40–7　Conquest 导丝

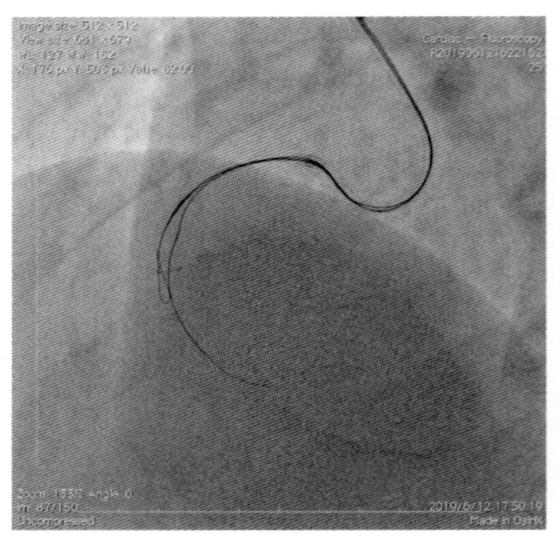

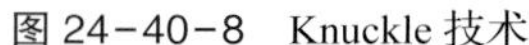

图 24-40-8　Knuckle 技术

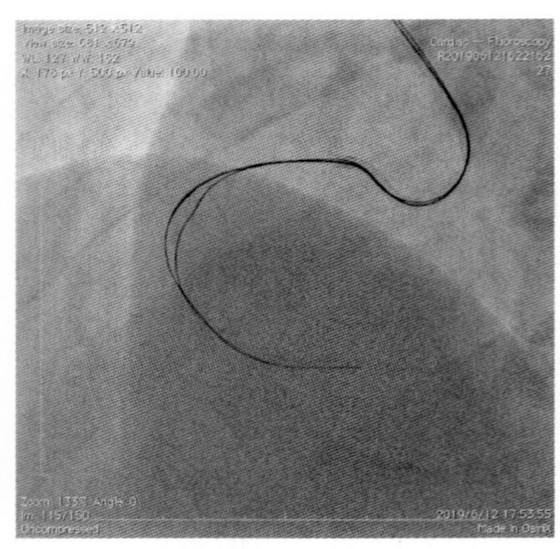

图 24-40-9　重回真腔

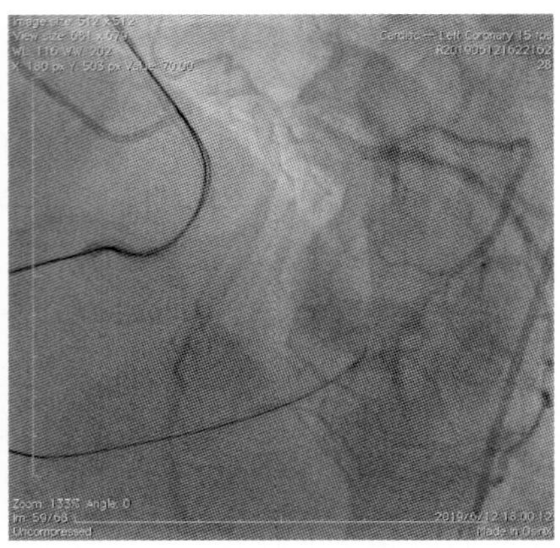

图 24-40-10　对侧造影证实

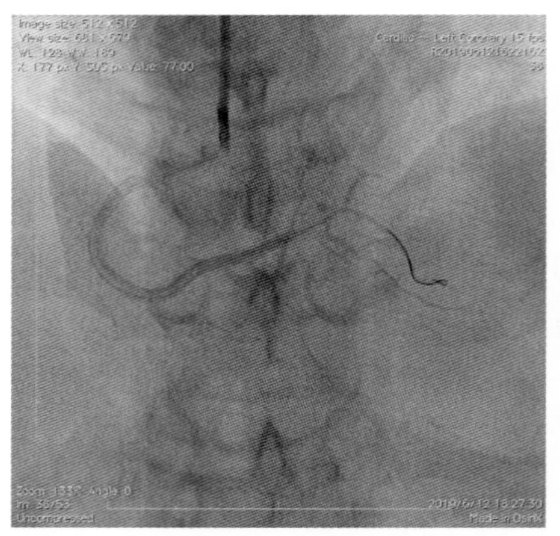

图 24-40-11　交换工作导丝

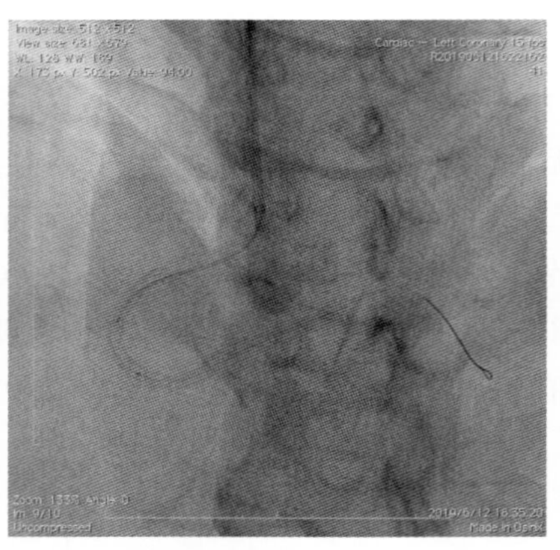

图 24-40-12　IVUS

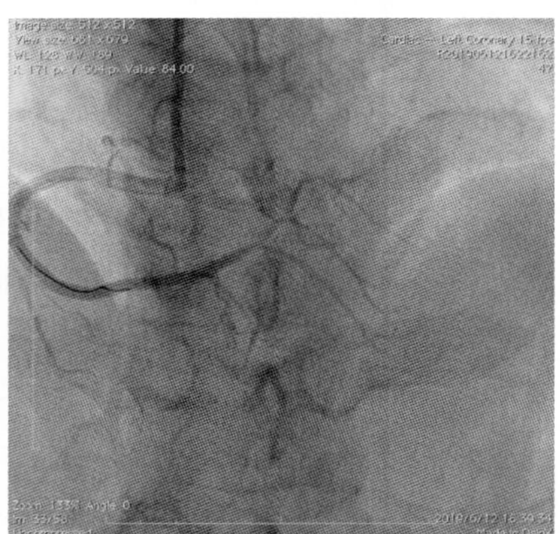

图 24-40-13　最后结果

部位至右冠中段，遂交换 Conquest Pro 12 在右冠远段穿刺重回真腔（图 24-40-9）。对侧造影证实在血管腔内（图 24-40-10），微导管跟进至左室后支交换 Sion 的工作导丝后（图 24-40-11），依次置入 4 枚支架（图 24-40-12），最后造影结果（图 24-40-13）。

· 小结 ·

1. 该患者 5 年前造影发现 RCA 为完全闭塞病变，由于远段对侧侧支循环血管条件较差，有术者尝试正向开通失败。本次造影结果同上，闭塞远段的侧支主要来自桥侧支供血，故在处理该闭塞病变时没有逆向导丝技术使用的条件，所以只有采取正向导丝技术。

2. 在仔细的阅片和充分准备的基础上正向依次升级导丝，当 Conquest 导丝通过后，后续器械在增加支撑的基础上仍无法通过，考虑钙化明显，遂采用 Knuckle 技术使导丝在相对疏松的内膜下通过闭塞段，避免内膜侧严重钙化对器械通过的影响，随后采用硬导丝穿刺在后三叉前重回真腔，完成手工 ADR。

病例 41　ADR 技术开通前降支 CTO

术者：陆浩　　医院：复旦大学附属中山医院　　日期：2019 年 7 月 1 日

· 病史基本资料 ·

· 患者男性，63 岁。

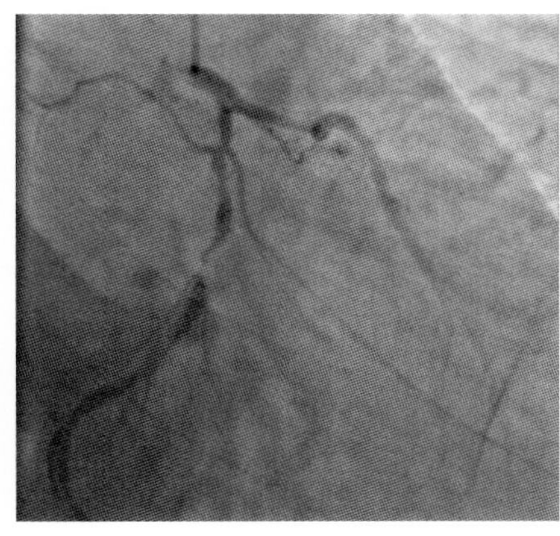
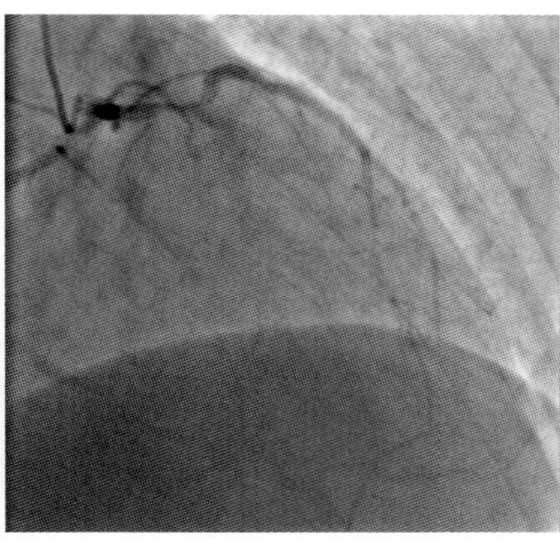
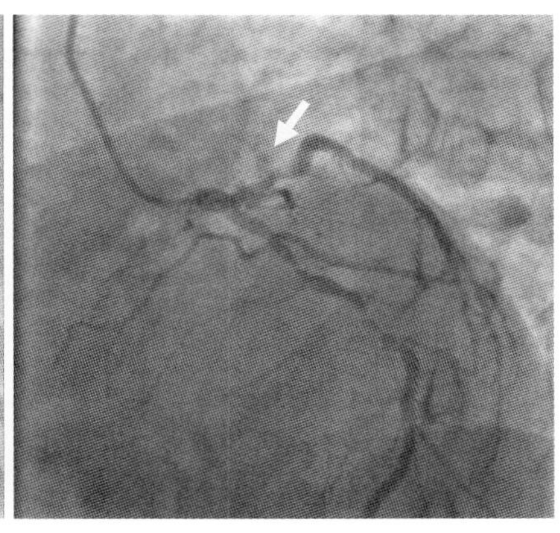

图 24-41-1　左冠造影结果，箭头处为前降支闭塞处钙化影

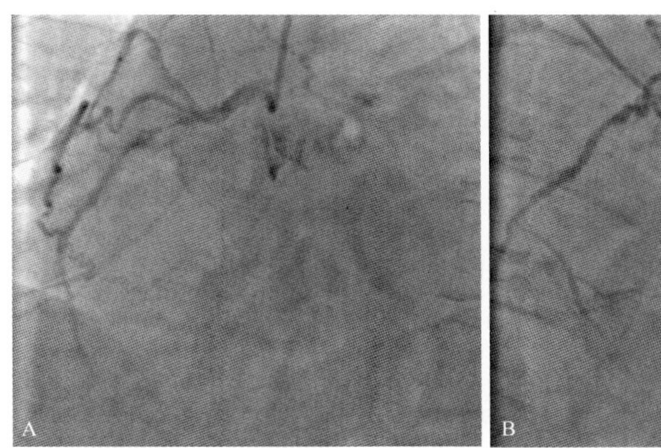

图 24-41-2　右冠造影结果，B 图可见心外膜侧枝极度迂曲

• 主诉：活动后胸闷气促半年，外院诊断为缺血性心肌病。

• 简要病史：2019 年 4 月外院行冠状动脉造影，显示前降支中段完全闭塞，回旋支近中段长病变，狭窄 95%，右冠近段狭窄 90%。建议外科搭桥，但心外科因患者心功能较差，拒绝手术。

• 既往史：危险因素：高血压，吸烟。

• 辅助检查：cTnT 0.023 ng/ml，NT-proBNP 1 352 pg/ml。

心脏超声：左心室多壁段收缩活动减弱，以前壁和室间隔为甚，心尖部局部变薄，收缩活动消失，LVEF 29%，左心室舒张末期内径 78 mm。

心脏核素检查：左心室室腔扩大，左心室心尖部、间隔心尖部、前间隔中部、广泛下壁、下侧壁中部和基底部心肌血流灌注减低，占左心室总面积的 27%，其中 99% 具有糖代谢，提示大部分心肌存活。左心室 EF 值为 26%，左心室同步性差，明显低于正常范围。

• 冠状动脉造影 •

造影显示左冠优势型，前降支分出对角支后可见闭塞残端，前降支闭塞段可见钙化影，回旋支粗大，近段及中段存在严重狭窄（图 24-41-1），右冠开口于左冠窦，相对细小，近段狭窄 95%。右冠锐缘支提供了心外膜侧支血管供应前降支，侧支血管极度迂曲（图 24-41-2）。

• 治疗策略 •

此患者为缺血性心脏病患者，心功能较差，心脏外科拒绝手术治疗，而心脏核素检查提示患者缺血心肌占左心室总面积的 27%，大部分为存活心肌，因此属于高危复杂（CHIP）患者，具有介入治疗的适应证，血运重建可以改善患者的症状及临床预后。

由于患者心功能较差，介入治疗策略上应该先处理回旋支，因为回旋支是此患者的“生命线”，先行回旋支介入治疗可以提供患者介入治疗的耐受性，保障术中患者血流动力学的稳定。

对于前降支 CTO 的介入治疗策略，从造影上看前降支闭塞处可见锥形残端，难点在于闭塞段钙化严重，给正向介入治疗带来一定的困难，但此患者侧支主要来源于右冠锐缘支，该心外膜侧支极度迂曲，不是逆向介

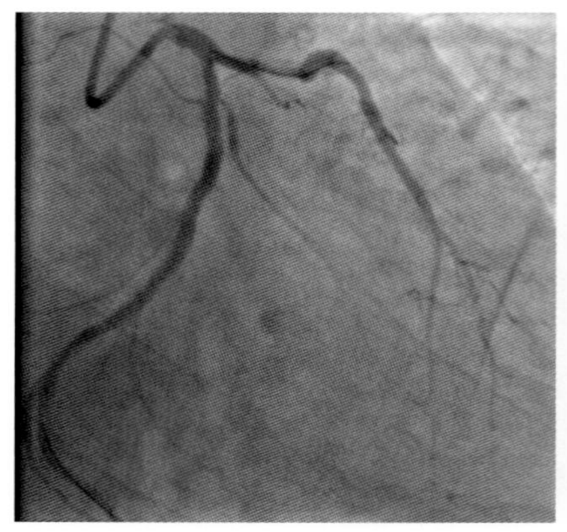
图 24-41-3 回旋支植入支架后造影结果

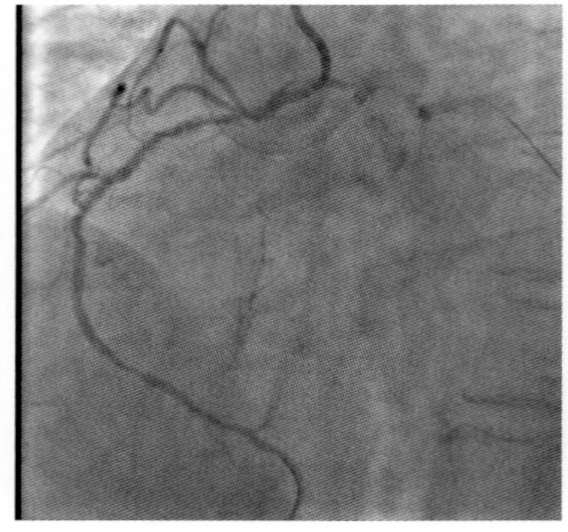
图 24-41-4 右冠扩张后造影结果

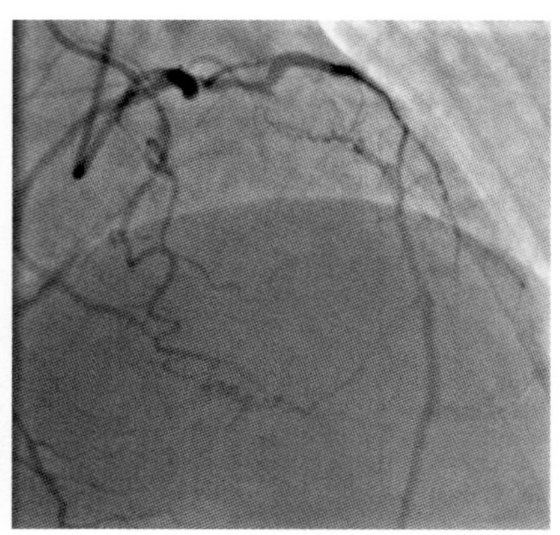
图 24-41-5 双侧造影结果

入治疗理想的侧支血管，操作较为复杂，且患者临床心功能较差，不能耐受长时间复杂的手术操作。因此，术前制订该患者的策略为正向介入策略，如果导进入内膜下，可以尝试平行导丝技术、器械辅助的 ADR 技术等。

• 器械准备 •

• 穿刺准备：双侧桡动脉。

• 指引导管：右桡动脉 7F 鞘，7F EBU 3.5 指引导管，左桡动脉 6F 鞘，右冠开口畸形，先后尝试了 6F SAL 1.0、6F JR 4 等无法到位，6F AL 0.75 指引导管到位，并送入 Guidezilla 导管至右冠近段固定指引导管。

• 其他器械准备：正向 135 cm Corsair 微导管。

• 手术过程 •

首先进行回旋支的介入治疗，球囊扩张后，植入 2 枚 3.0 mm × 33 mm 支架，并予以 3.0～3.5 非顺应性球囊后扩张（图 24-41-3）。然后从左桡动脉送入右冠指引导管，拟行双侧造影，但因为右冠开口畸形，6F SAL 1、6F JR 4 等无法到位，6F AL 0.75 指引导管到位，送入导丝沿导丝送入 Guidezilla 导管至右冠近段固定指引导管，因导丝通过后右冠血流缓慢，右冠近中段进行球囊扩张（图 24-41-4），后行双侧造影，双侧造影显示闭塞段并不是特别长，约 20 mm，尝试正向技术（图 24-41-5）。

正向使用 135 cm Corsair 微导管，先后尝试 Fielder XT-R、Ultimate Bro 3、GAIA Second 导丝，但均无法通过，在前降支中段均偏出较多，且无法明确导丝是否位于血管结构之内，此时换用 Pilot 150 导丝，反复尝试，虽然导丝仍无法进入前降支远段真腔，从不同体位可以明确导丝位于前降支血管结构之内（图 24-41-6），前降支中远段着陆区血管条件很好，且没有较大的分支血管，因此可以启动器械辅助的 ADR 技术，提高手术效率。经 Pilot 50 导丝推送 Corsair 导管至前降支中段（前降支闭塞远端纤维帽附近），送入 Miracle 12 导丝，撤出 Corsair 导管，沿 Miracle 12 导丝送入 Stingray 球囊至前降支中段，6 atm 扩张后，调整体位找到球囊“单轨征”的位置，对侧造影明确球囊与血管真腔的位置（图 24-41-7），选用 GAIA Third 导丝进行穿刺，成功穿刺进入前降支远段（图 24-41-8），对侧造影证实导丝位

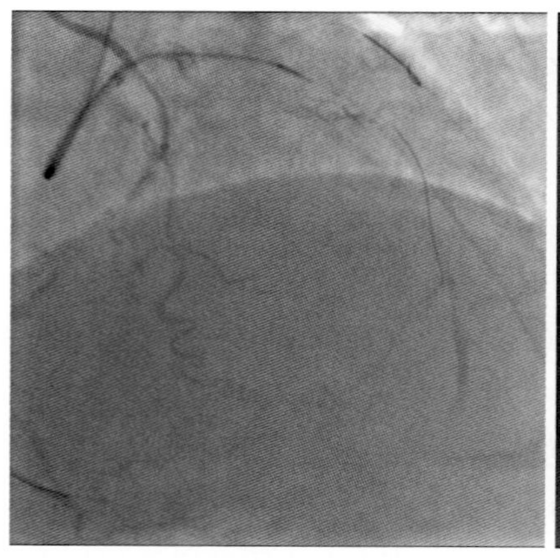

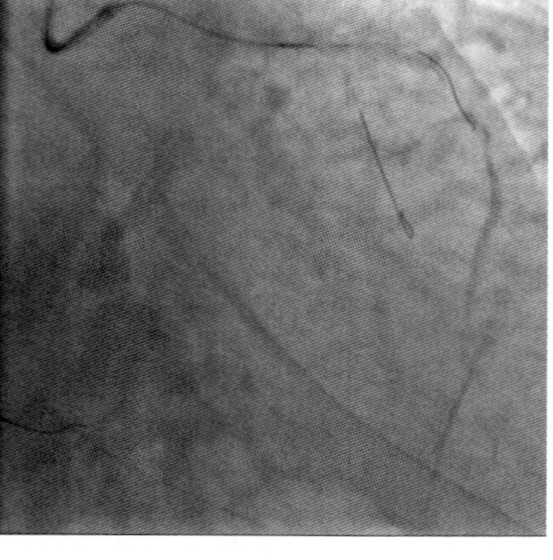
图 24-41-6 正向先后尝试 Fielder XT-R、Ultimate Bro 3、GAIA Second 及 Pilot 150 导丝，正向导丝位于内膜下

于血管真腔（图 24-41-9），撤出 Stingray 球囊，使用 Corsair 微导管换入 Sion 导丝至前降支远段，2.0 mm 球囊扩张后行血管内超声检查。

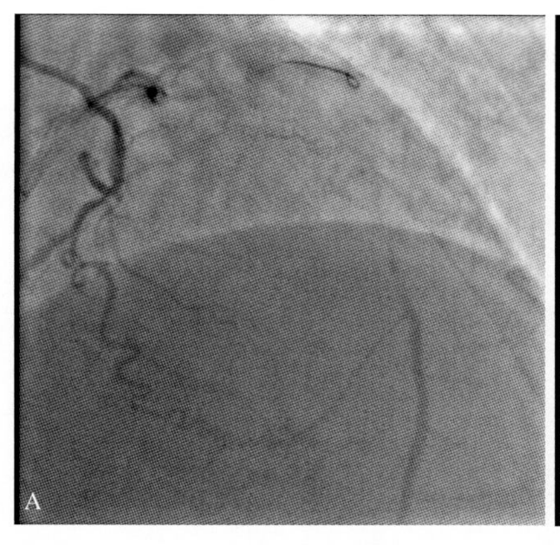

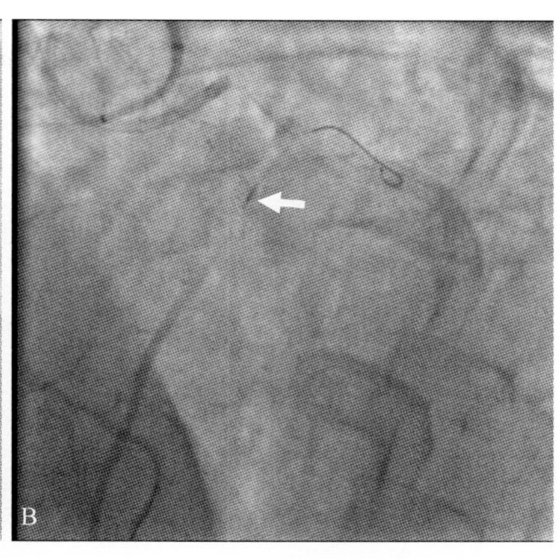

图 24-41-7　多角度投射，找到 Stingray 球囊“单轨征”体位，对侧造影明确真腔与球囊位置，B 图可以看到真腔位于球囊右侧

血管内超声显示导丝在第一对角支开口处位于真腔，从第一对角支分出后即进入内膜下，超声可以看到前降支闭塞的起始处有钙化斑块，因此导丝不易穿透钙化斑块，易进入内膜下，导致正向导丝操控无法进入前降支真腔。前降支中段从 Stingray 球囊辅助导丝穿刺处进入血管真腔（图 24-41-10）。从前降支中段至近段串联植入 3 枚支架，对角支行球囊拘禁保护，支架植入后造影显示对角支开口有所受累，血流仍为 TIMI 3 级。重置对角支导丝，并行球囊对吻，超声检查对角支开口最小管腔面积 3.29 mm^2（图 24-41-11），因此未进一步处理第一对角支，完成前降支介入治疗（图 24-41-12）。

· 小结 ·

这是一个典型的 CHIP 患者，不能耐受过长时间的 PCI 治疗，需要提高手术效率。从造影看前降支闭塞的难点是闭塞段的钙化，通过血管内超声检查也可明确，正是钙化斑块影响了正向导丝的通过，导致导丝进入内膜下。在没有逆向治疗条件的情况下，按照 CTOCC 推荐流程，主要有平行导丝、IVUS 指导下再入真腔和器械辅助下 ADR 技术可供选择，由于正向导丝距离血管真腔有一定距离，平行导丝成功率不高，而 IVUS 指引下探寻真腔并不能保证成功率。而此例患者闭塞远段血管着陆区（landing zone）相对健康，没有较大的分支血管，正向导丝明确在血管结构之内，血肿相对较小，未向远段延展，因此适合 ADR 技术。因此，ADR 技术是 CTO 病变 PCI 治疗的有效手段之一，把握好 ADR 的应用指征及时机，往往能达到事半功倍的效果。

· 讨论 ·

· 如何把握器械辅助 ADR 的适应证?

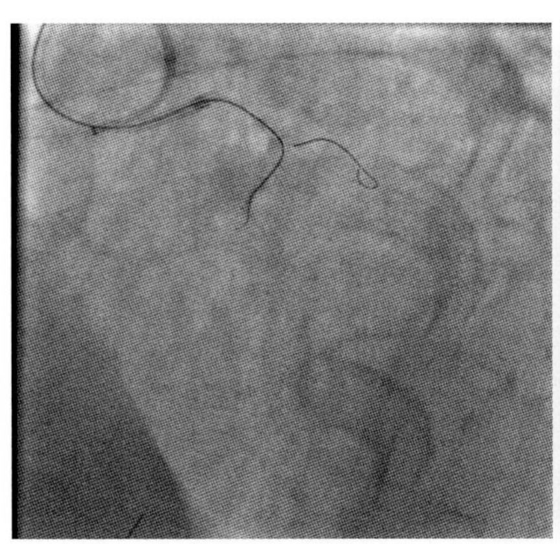
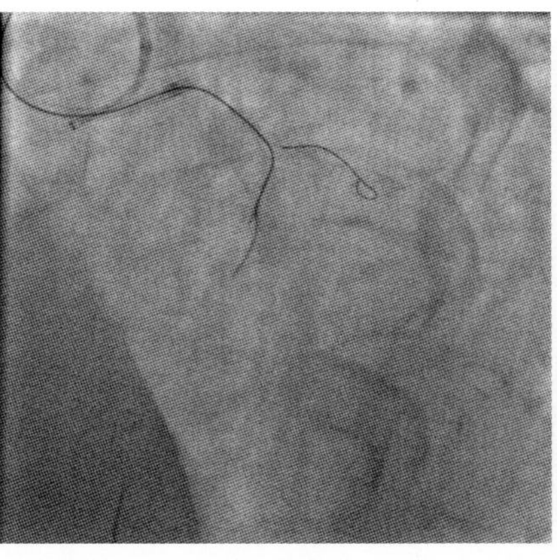
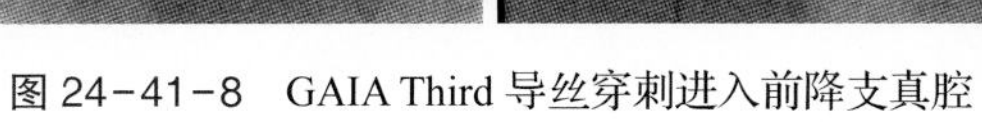

图 24-41-8　GAIA Third 导丝穿刺进入前降支真腔

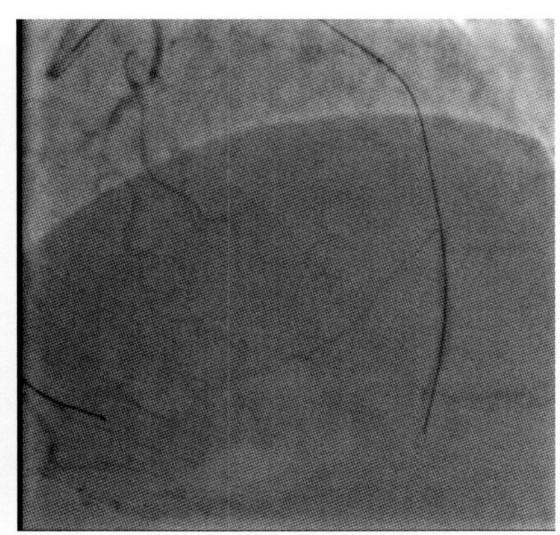

图 24-41-9　GAIA Third 导丝穿刺并前送（Stick-and-drive），对侧造影证实导丝位于真腔

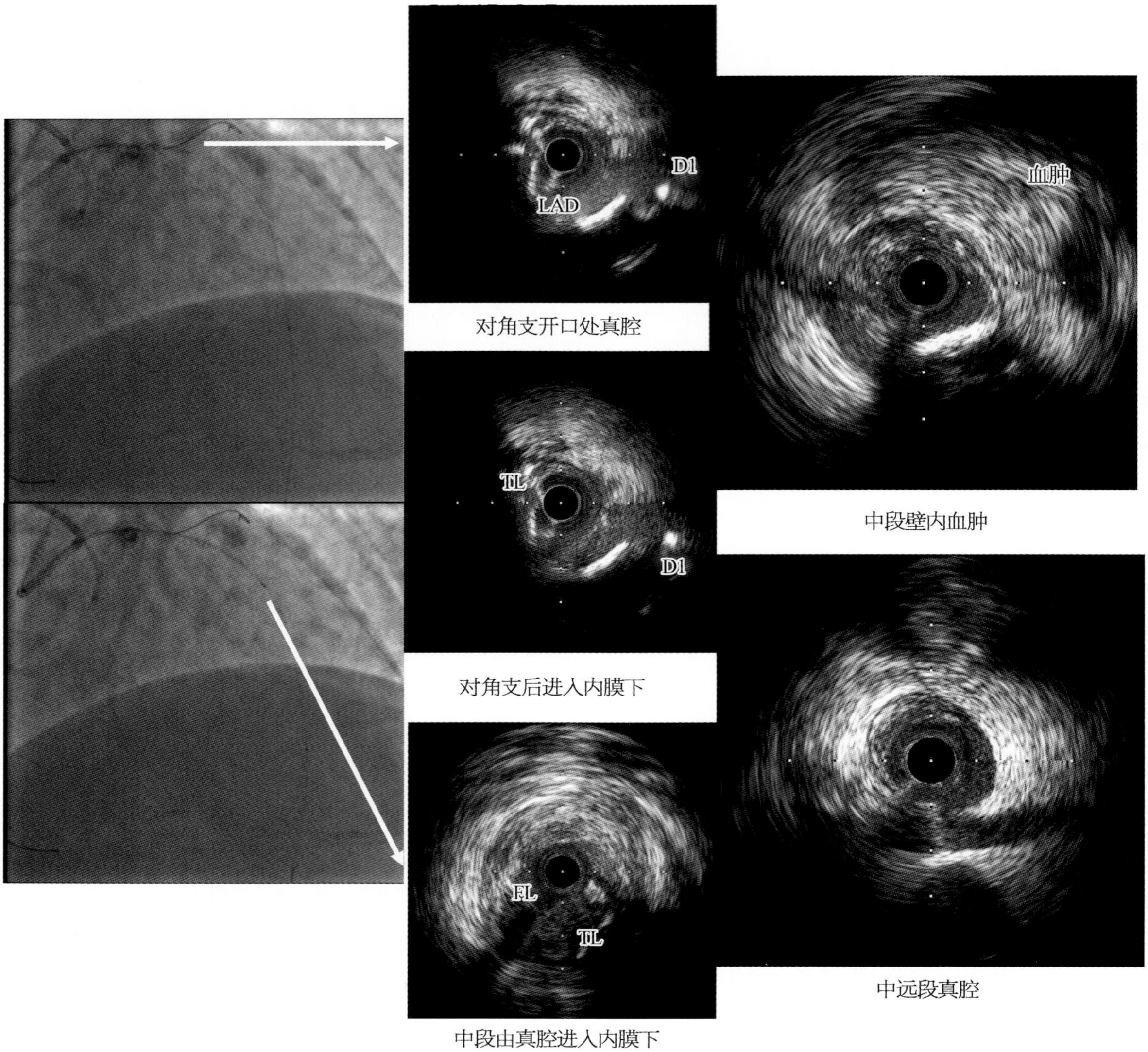

D1
LAD
对角支开口处真腔

血肿
中段壁内血肿

TL
D1
对角支后进入内膜下

中远段真腔

FL
TL
中段由真腔进入内膜下

图 24-41-10 血管内超声检查

LAD：前降支，D1：第一对角支，TL：真腔，FL：假腔

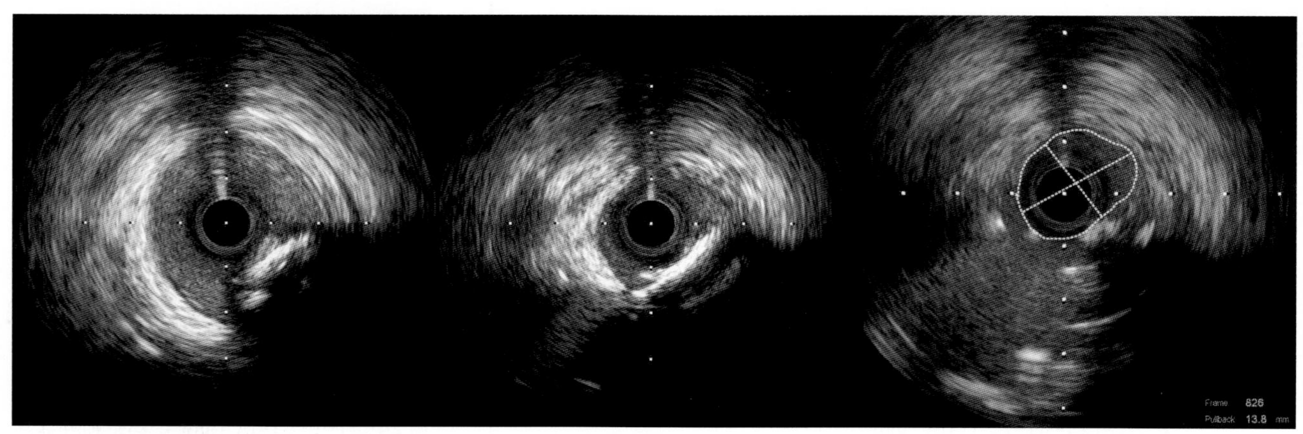

对角支中段　　对角支近段　　对角支开口MLA3.29 mm²

图 24-41-11 前降支植入支架后对角支血管内超声检查结果

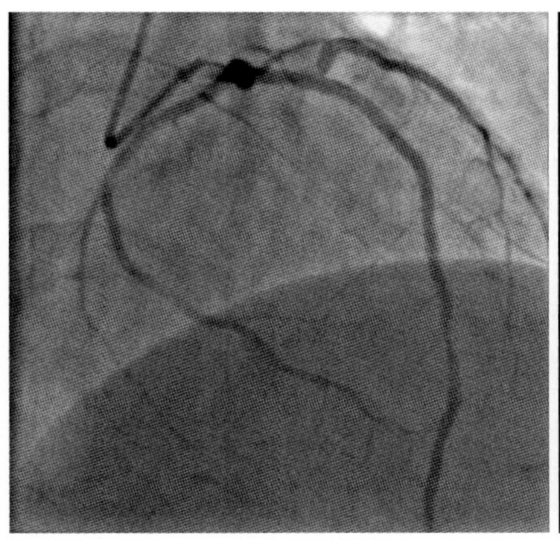
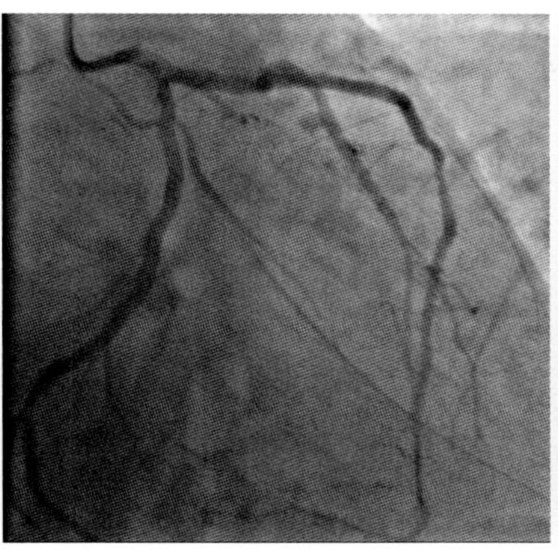
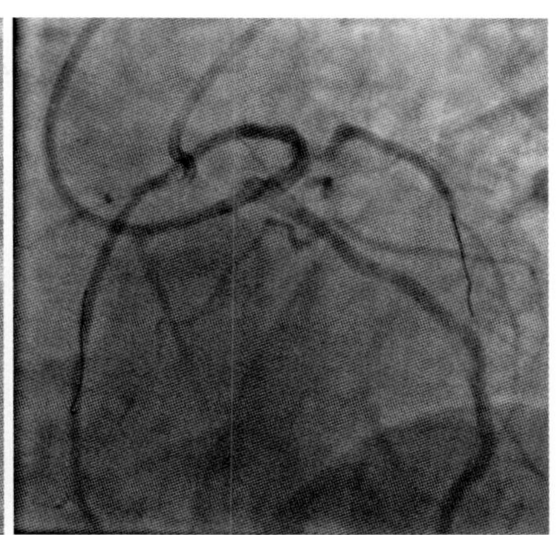

图 24-41-12　最终结果

- 如何确定导丝位于血管结构之内？在不能确定导丝位于血管结构之内，决不能盲目尝试 ADR 技术。
- ADR 穿刺导丝如何选择？

病例 42　ADR 技术开通右冠 CTO

术者：马根山，陈立娟，王斌　　医院：东南大学附属中大医院

• 病史基本资料 •

- 患者男性，67 岁。
- 主诉：反复胸闷 2 年，再发加重 20 日。
- 既往史：心血管病危险因素：高血压，吸烟（20 支 / 日，30 年）。
- 辅助检查

心电图：窦性心律，室性期前收缩，ST-T 改变。

心脏彩超：左心房扩大，左心室壁增厚，左心室舒张功能减低，LVEF 60%。

实验室检查：肌钙蛋白阴性，B 型钠尿肽测定：287 pg/ml；Ccr 70.45 ml/min。

- 入院诊断：冠心病、心绞痛、室性期前收缩、心功能Ⅱ级；高血压 3 级（很高危）。

• 冠状动脉造影 •

左主干斑块浸润，体部 40% 狭窄；左前降支全程斑块浸润，近段 70% 狭窄，伴钙化，第二对角支及间隔支管壁规则，未见明显狭窄，前降支至右冠状动脉远段有 1～2 级的侧支循环，左回旋支斑块浸润，第一、二钝缘支管壁规则，未见明显狭窄，右冠状动脉近段完全闭塞，钙化，可见桥侧支（图 24-42-1）。

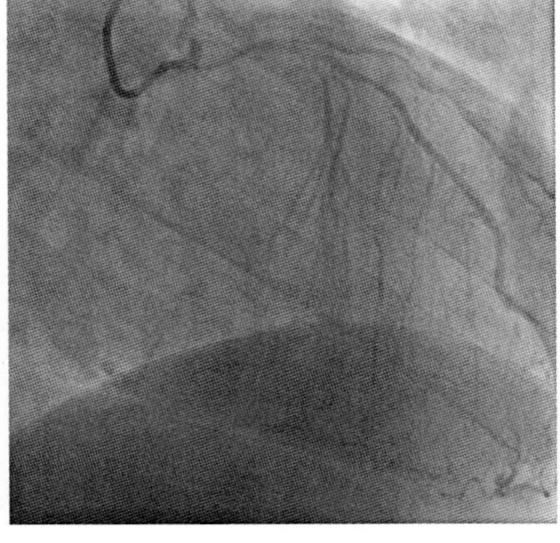
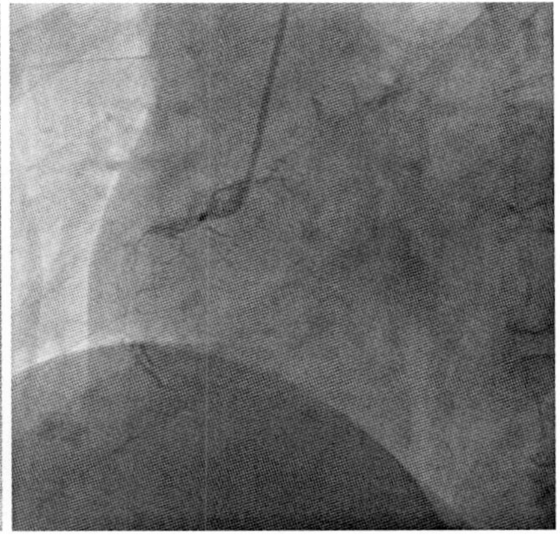

图 24-42-1　右冠近段完全闭塞

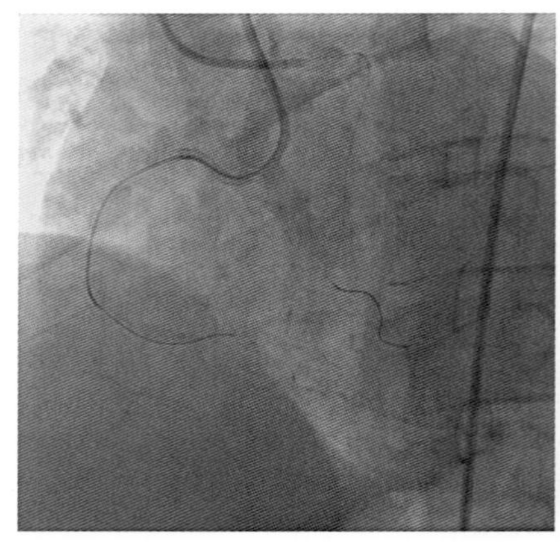
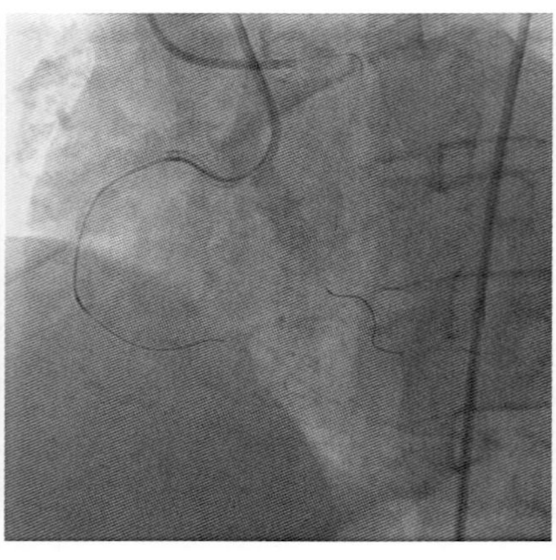

图 24-42-2 正向导引钢丝无法进入远段血管真腔

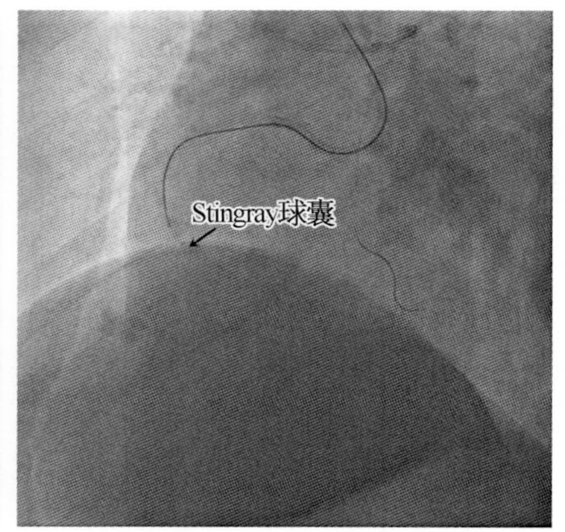

图 24-42-3 沿 Miracle 12 导丝推进 Stingray 球囊至指定位置

· 病例分析及初始策略选择 ·

冠状动脉造影结果评价：右冠近段完全闭塞，可见桥侧支，远段高度钙化；左冠导管易嵌顿，LAD 弥漫性病变，左向右无可利用的侧支循环，回旋支细小。尽管右冠近端纤维帽模糊不清，钙化，成角，闭塞段 >20 mm，J-CTO 评分 4 分，但逆向条件更差，故 PCI 初始策略首选正向开通技术。

· 手术过程 ·

1. 6F EBU 3.5（右桡动脉入路）、7F AL 0.75 指引导管（右股动脉入路）行双侧造影，135 cm Corsair 微导管及 Fielder XT 导丝正向进攻，FielderXT 导丝不能进入真腔，换用 Pilot 150 及 Pilot 200 导丝，逆向造影证实 Pilot 200 导丝无法进入真腔（图 24-42-2）。导丝虽在内膜下，但从血管轮廓看非常接近真腔，逆向条件太差，估计逆向成功机会低，故决定行 ADR 技术。

2. 退回 Pilot 200 导丝，换用 Miracle 12 导丝，撤出 Corsair 微导管，体外准备好 Stingray 球囊，沿 Miracle 12 导丝推进 Stingray 球囊至指定位置（图 24-42-3）。

3. 撤出 Miracle 12，改用 GAIA Third 导丝拟经 Stingray 球囊边孔穿刺内膜片；操控 GAIA Third 导丝从近段侧孔穿刺内膜片，导丝前进阻力大，提示未能入真腔。退回 GAIA Third 导丝，重新调整前进方向，顺利进入真腔（图 24-42-4）。

经 Fielder XT-R 导丝行 IVUS 检查：穿刺点前后 5 mm 左右在内膜下（图 24-42-5）。

最终结果：球囊预扩，根据 IVUS 结果判断血管直径，序贯植入支架 2.5 mm × 33 mm、2.5 mm × 36 mm、3.0 mm × 38 mm，并予以高压球囊后扩张（图 24-42-6）。

· 小结 ·

1. 在常规冠状动脉造影基础上，对有对侧侧支循环的 CTO 患者行双侧同时造影，并对上述造影结果反复仔细研读评价，有助于 CTO 治疗策略的抉择。

2. 本病例是运用 ADR 技术正向开通 CTO 的经典病例，具备以下适应证：① 逆向条件不佳；② 远端血管床良好，有合

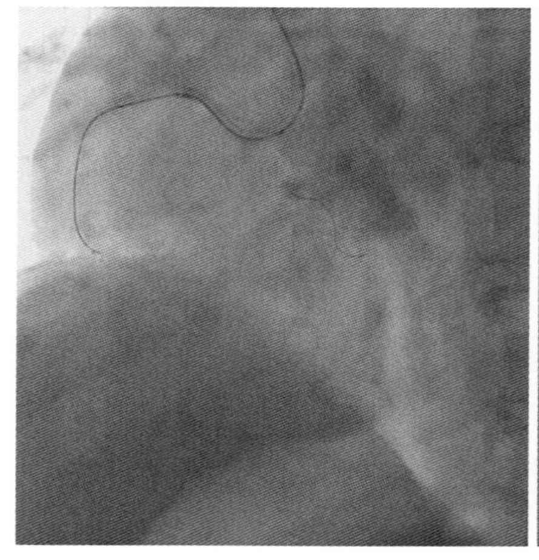
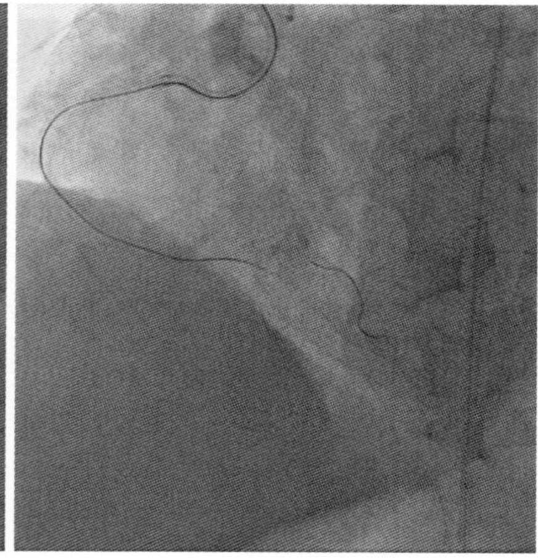

图 24-42-4 GAIA Third Stick-and-Drive 进入远段血管真腔

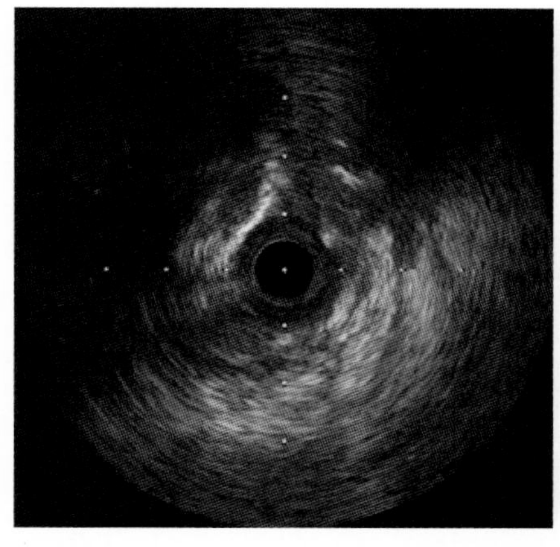
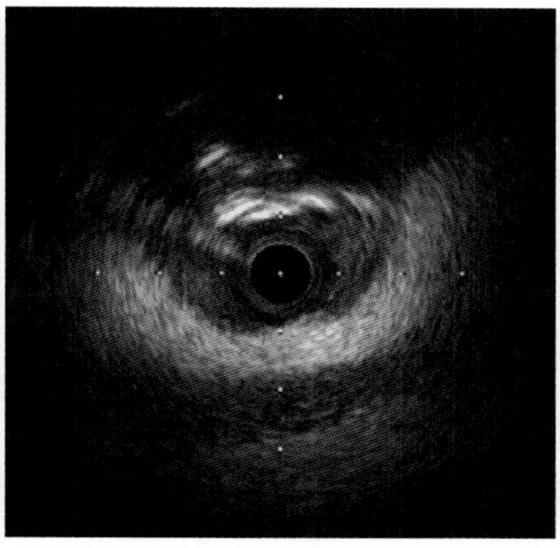
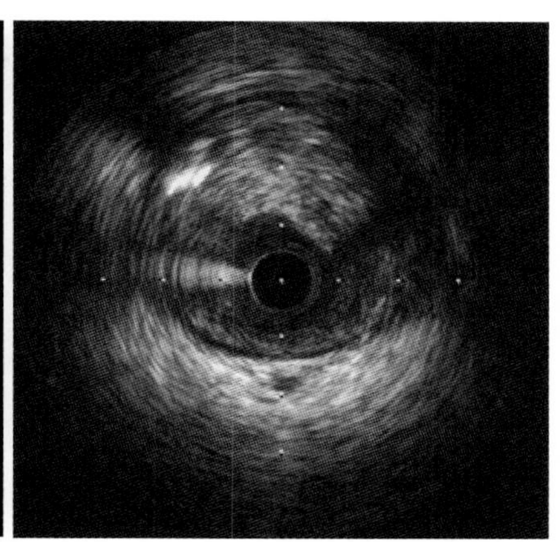

图 24-42-5　IVUS 检查见穿刺部位附近导引钢丝位于内膜下

适的着陆区域；③ 远端着陆区不是终止于分叉，且无重要分支；④ 闭塞段迂曲、模糊、钙化严重；⑤ 闭塞长度≥ 20 mm。

3. Miracle 12 及 GAIA Third 导丝有助于严重钙化病变的血管再入远段血管真腔。

4. 基于 CrossBoss/Stingray 系统的 ADR 技术明显优于基于导丝的 ADR 技术，具有较高的成功率及效率。

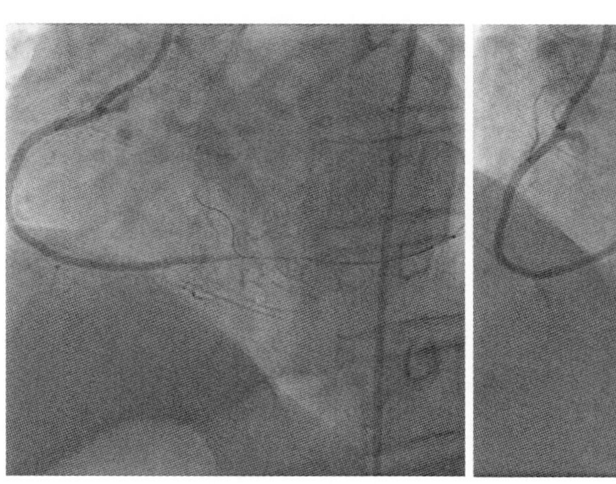
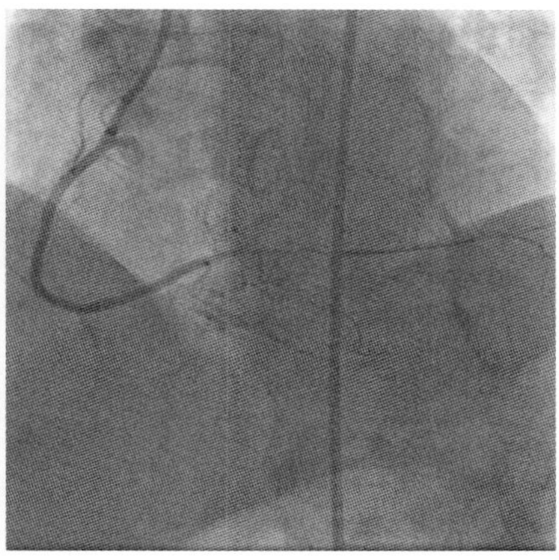

图 24-42-6　置入支架后最终结果

病例 43　正逆向失败后 ADR 成功开通前降支 CTO 病例

术者：修建成，韩渊　　医院：南方医科大学南方医院

· 病史基本资料 ·

· 患者男性，76 岁。

· 简要病史：发作性胸痛 3 年，加重 2 个月，再发 10 日入我科，2017 年我院曾行冠状动脉造影检查提示 LAD 近段 70% 狭窄，中远段完全闭塞，LCX 开口 60% 狭窄，RCA 近中远段弥漫病变，最终 95% 狭窄，于 RCA 近中段植入支架 3 枚。

· 既往史：高血压，糖尿病，高脂血症。

· 辅助检查：超声心动图左心室舒张末期内径 44 mm，EF 58.6%，无室壁运动异常；肌酐 93.2 μmol/L。

· 入院诊断：冠心病，不稳定型心绞痛，高血压 3 级（很高危），糖尿病。

· 冠状动脉造影 ·

本次入院造影（图 24-43-1）：右优势型，LM 末端 80% 狭窄，LCX 相对细小，LAD 近中段重度狭窄，发出粗大对角支后中远段完全闭塞，对角支开口严重狭窄，RCA 近中远支架通畅，轻度内膜增生，左心室后侧支和后降支开口重度狭窄，99% 次全闭塞，后降支向 LAD 远段发出Ⅲ级心外膜侧支。

· 治疗策略 ·

病变特点：① 根据患者病史，LAD CTO 闭塞时间至少 2 年。② 闭塞近段存在严重狭窄病变，闭塞入口呈钝形头端，存在大分支血管（第二对角支），造影似乎难以确认导丝进入闭塞起始点。③ 双侧造影评估闭塞长度大约 20 mm，可见少许钙化，闭塞段远端血管相对细小。④ 后降支向 LAD 提供良好的心外膜侧支循环，但后降支开口部严重成角且重度狭窄。J-CTO 评分 2～3 分。

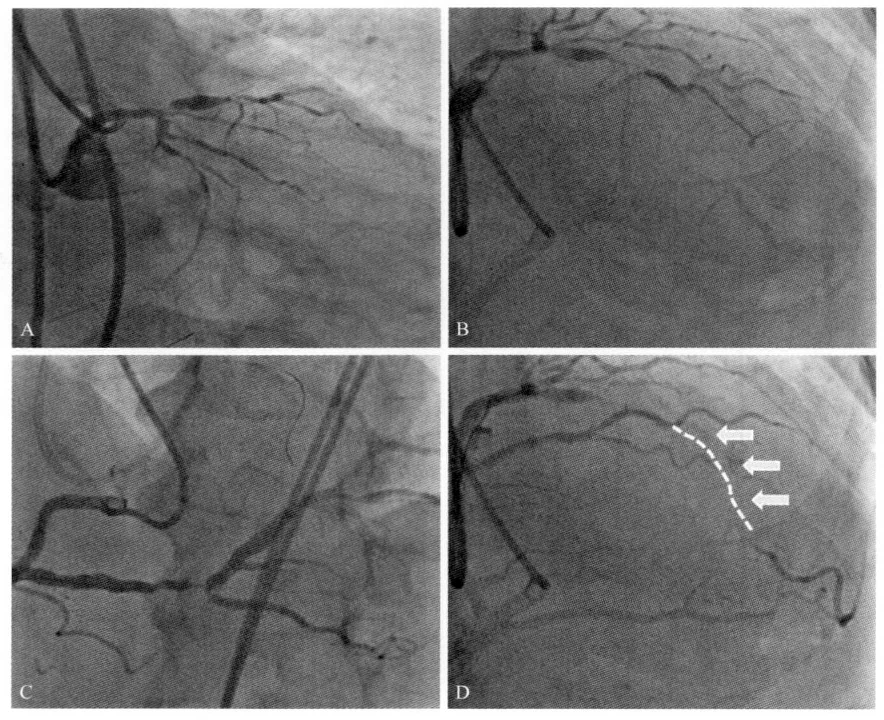

图 24-43-1 基线冠状动脉造影图像

策略制订：该患者 LM-LAD 近段重度狭窄病变，首先尝试正向导丝技术，需要注意微导管致 LM 及 LAD 血流受限，导致患者血流动力学不稳定；另外闭塞处影像形态不明确，难以确定闭塞入口部位且闭塞段内存在钙化，正向导丝存在一定盲目性，另外闭塞开口部位附近存在对角支，可以考虑采用 IVUS 寻找闭塞入口或验证导丝进入点，困难点在于闭塞近段存在严重狭窄病变，IVUS 导管通过困难，球囊扩张容易出现夹层血肿，同时入口存在大的分支血管且成角，正向导丝攻击点不理想。而该患者逆向条存在较好的心外膜侧支循环，预期逆向导丝进入 LAD 并从闭塞近段穿出，确定近段穿刺点，再次采用正向导丝技术，闭塞段内行反向 CART 技术完成导丝体外化，而逆向技术难点在于后降支和左心室后侧支开口斑块负荷重，后降支开口严重成角，导丝进入可能存在一定困难，球囊辅助和 KDL 辅助导丝通过存在后降支急性闭塞风险。该患者远端着陆区理想，不存在大的分支血管，ADR 技术也是一个很好的选择。

· 器械准备 ·

1. 手术入路：双侧股动脉 7F。

2. 指引导管选择：7F AL 1.0 至 RCA，7F XB 3.5 至左冠。

3. 其他器械准备：IABP，CrossBoss 导管 +Stingray 球囊备用。

· 手术过程 ·

1. 首先尝试逆向介入治疗（图 24-43-2A、B），推送 Runthrough 导丝至左心室后侧支远端，同时尝试推送 Sion 导丝至后降支困难，在 Finecross

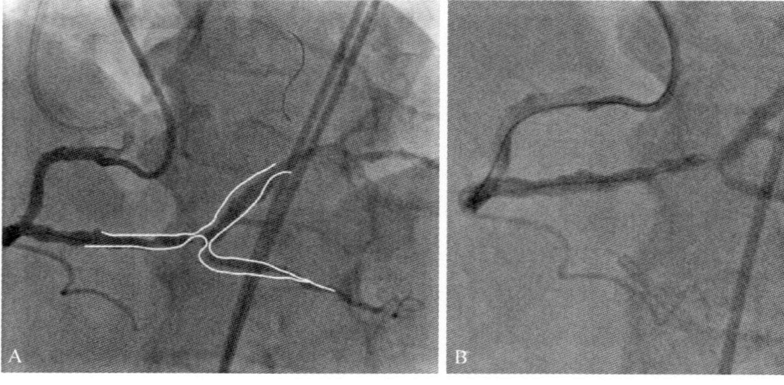

图 24-43-2 尝试逆向介入治疗导丝通过后降支失败（A、B）；LM-LAD 近中段植入 2 枚支架（C、D）（续后）

150 cm 微导管的支撑下分别尝试推送 Fielder XT -R、Fielder XT -A、Sion Black 导丝均失败；考虑后降支开口存在反折角度，在 KDL 支持下采用反转导丝技术仍无法进入后降支。由于反复尝试，患者出现心绞痛症状，决定转换策略行前向介入治疗。首先处理 LM 和 LAD 近段狭窄病变，推送 Sion 导丝至第二对角支，预扩张后依次植入 2.75 mm × 33 mm、3.5 mm × 23 mm 两枚支架，造影见 LM-LAD 近中段狭窄减轻，前向血流恢复 TIMI 3 级（图 24-43-2C、D）。

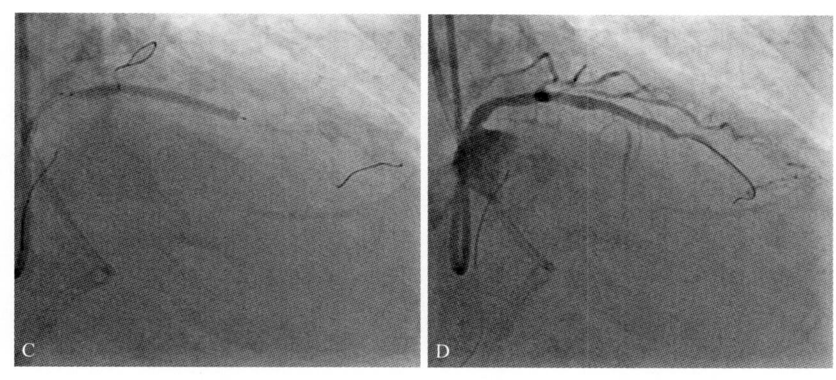

（图 24-43-2 续图）

2. 在 135 cm Corsair 微导管的支撑下首先尝试 Fielder XT-R 导丝无法进入闭塞病变入口，升级 GAIA First 导丝，反复调整进入闭塞病变入口，造影确认导丝位置正确，跟进微导管，继续前进困难，升级导丝 GAIA Second，在对侧造影的指导下，导丝进入 CTO 中段，右肩位造影确认导丝走行理想，蜘蛛位造影确认导丝偏离血管结构（图 24-43-3A ～ C），保留该导丝，再次推送 GAIA Third 导丝，采用平行导丝技术，在不同透照位反复调整，导丝位置仍不在远端血管结构内（图 24-43-3D ～ F）。

3. 决定启动 ADR。为确保导丝进入血管结构内，采用 Knuckle 导丝技术，更换 Fielder XT 导丝在

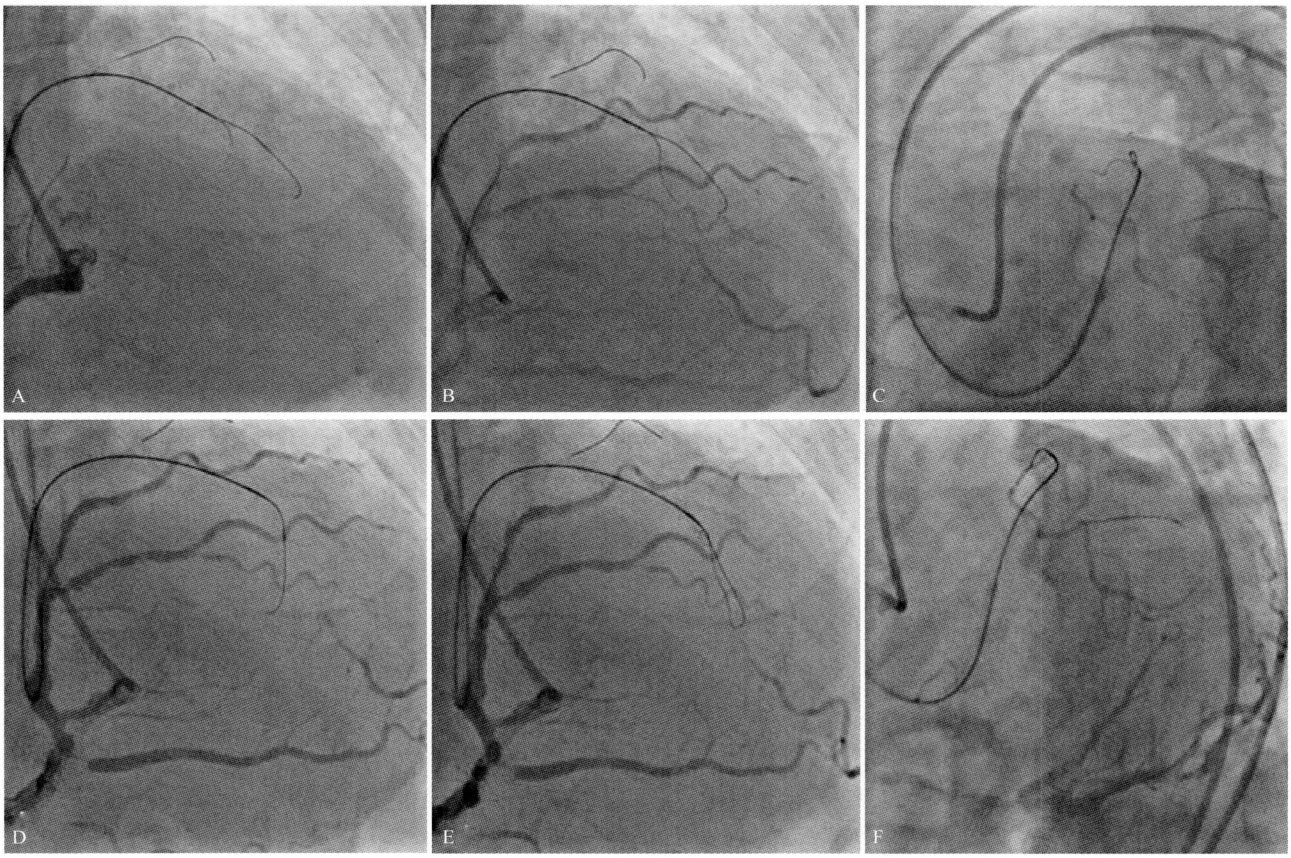

图 24-43-3　正向尝试开通前降支 CTO 过程

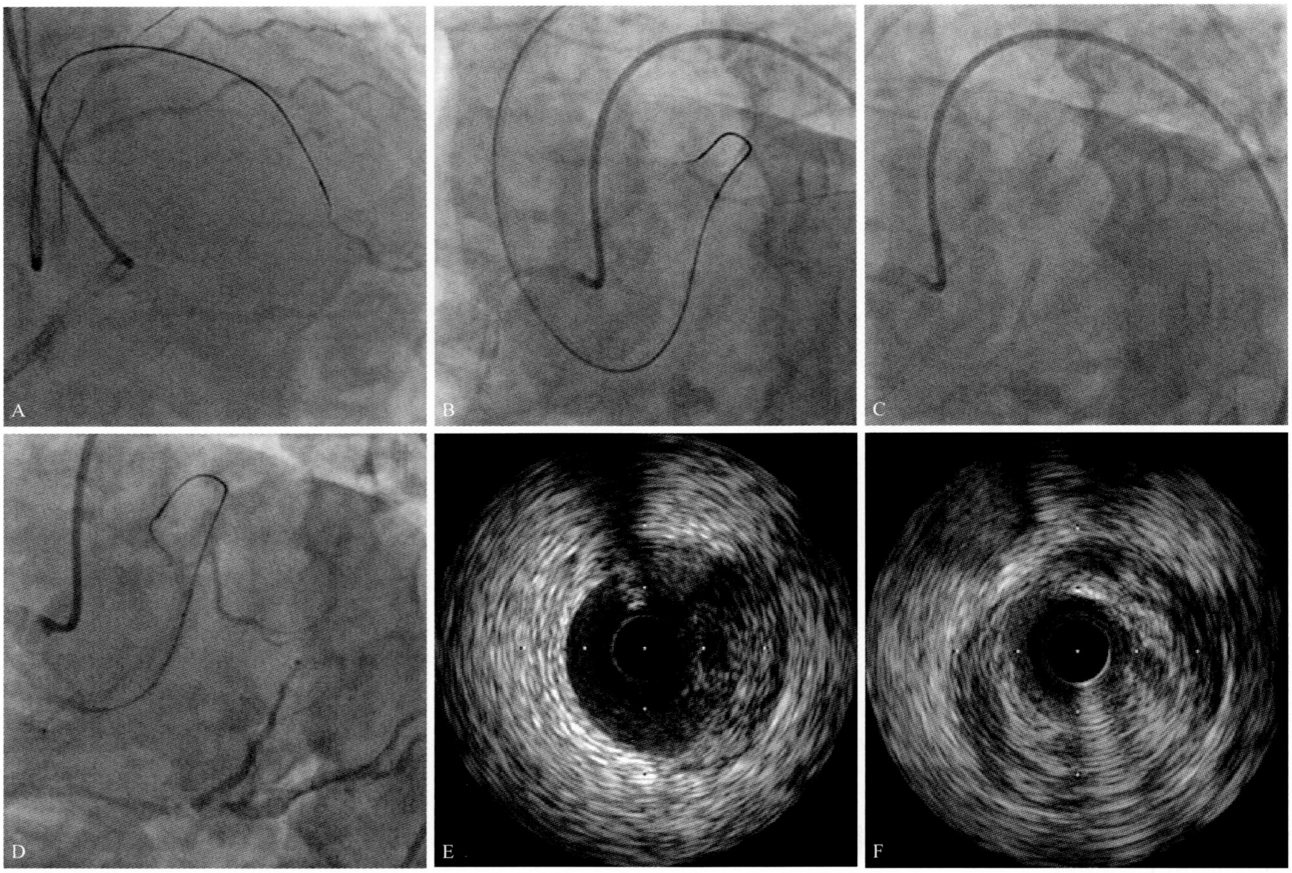

图 24-43-4 正向尝试开通前降支 CTO 过程。A、B. 交换 Miracle 12 导丝确认位于血管结构内。C. 蜘蛛位确认 Stingray 球囊呈单轨征。D. GAIA Third 导丝成功穿刺进入真腔。E、F. LAD 中远段 IVUS 图像，其中 E 图表示导丝部位走行于内膜下。F 图表示闭塞入口位于血管斑块内

闭塞入口约 2 mm 处采用 Knuckle 技术至闭塞病变远端，右肩位和蜘蛛位造影确认 Knuckle 环位于血管结构内，跟进 Corsair 微导管至闭塞病变远端，更换 Miracle 12 导丝调整至闭塞远端血管内膜下，采用锚定技术退出微导管，经 Miracle 12 导丝推送 Stingray 球囊至远端着陆区，调整透照位使 Stingray 球囊呈单轨征象。选择 GAIA Third 导丝，在对侧造影的指导下成功穿刺进入远端血管真腔（图 24-43-4C、D）。退出 Stingray 球囊，交换 Runthrough 导丝至 LAD 远端，IVUS 检查提示导丝入口位于闭塞病变斑块内，闭塞中段存在严重钙化，部分走行于血管内膜下，可见壁内血肿（图 24-43-4E、F）。

· 术后结果 ·

根据 IVUS 结果，由 LAD 远段至中段依次植入 2.25 mm × 23 mm、2.75 mm × 23 mm 支架 2 枚。IVUS 检查 LM-LAD 支架贴壁良好，血流 TIMI 3 级，成功开通前降支 CTO 病变。由于 LAD 闭塞病变已经开通，3 日后于 RCA-左心室后侧支植入支架 1 枚，后降支出现竞争血流（图 24-43-5A ～ D）。术后患者症状明显改善，住院期间无相关并发症发生。

· 小结 ·

此例患者 3 支血管病变合并 CTO，手术风险高，难度高，合理的策略是手术成功的关键，首先处理了相对简单的右冠病变，择期处理 CTO 病变，一方面让患者充分的心脏功能恢复，提高下次手术耐受力，同时也为开通 CTO 病变逆向介入治疗提供条件。术前仔细冠状动脉造影图像分析、手术策略的制订以及术中快速的策略转换，是影响 CTO 成功率的重要因素，本病例根据 CTOCC 推荐流程图，在逆向尝试失败后迅速启动正向介入治疗，正向导丝升级或平行导丝技术均无法进入血管结构内时，快速

调整方案，启动 ADR 技术，一方面可以减少前向血肿的形成，明显的提高手术的效率。术中也需要关注一些细节，本病例 LM 存在严重狭窄，正向操控导丝时需首先处理该病变，确保手术的安全性。

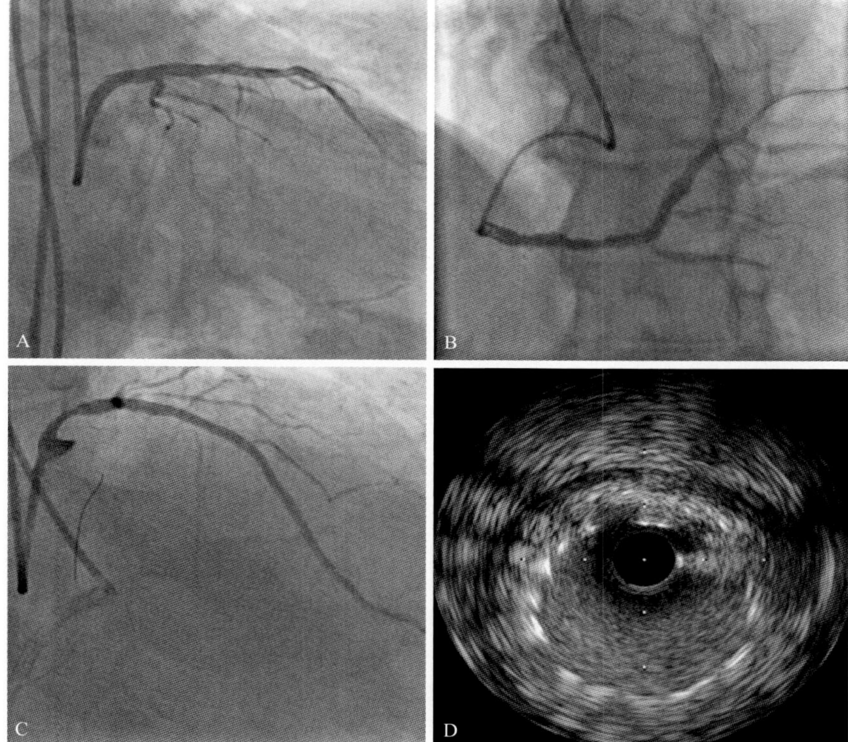

图 24-43-5　A. 于 LM-LAD 植入支架后足位造影结果。B. 3 日后 RCA-PL 植入支架结果。C. LAD 中远段支架植入后头位造影结果。D. LM-LAD 支架后扩张后 IVUS 图像，支架贴壁良好

· 讨论 ·

1. 本病例在逆向介入治疗失败后，迅速转向前向策略，早期启动 ADR 是否可以进一步提高手术效率?

2. 对于这种近段闭塞入口不清晰，近段存在大的分支血管，IVUS 指导可以进一步明确闭塞入口的位置，指引导丝穿刺近端纤维帽，那么对于穿刺导丝选择方面需要考虑哪些因素? 导丝头端塑性需注意哪些要点?

3. 血管结构内是正逆向导丝技术的前提，对于导丝无法进入血管结构内的 CTO 病变，常见有哪些处理策略?

4. 对于多支血管病变合并 CTO 病变，手术策略制订需要考虑哪些因素? 如何权衡患者的手术风险和获益?

病例 44　ADR 技术开通右冠无头 CTO

术者：姚康　　医院：复旦大学附属中山医院，上海市心血管病研究所

· 病史基本资料 ·

· 患者男性，65 岁。

· 主诉：反复胸闷、胸痛 10 日。

· 既往史：高血压、糖尿病病史 10 年，否认高脂血症，吸烟 30 年，1 包 / 日，戒烟 6 年。

· 入院检查：cTnT 1.23 ng/ml，NT-proBNP 2 161 pg/ml。

· 辅助检查：心脏超声示左心房增大伴左心室多壁段收缩活动异常，轻中度二尖瓣反流，LVEF 48%。

· 冠状动脉造影 ·

左主干狭窄 30%，前降支近中段弥漫性长病变，狭窄最重 80%，第一对角支狭窄 80%，左回旋支近段狭窄 50%，中远段次全闭塞，可见左冠提供少许侧支循环供应右冠；右冠近段完全闭塞，可见自身桥侧支提供右冠远段血流（图 24-44-1）。

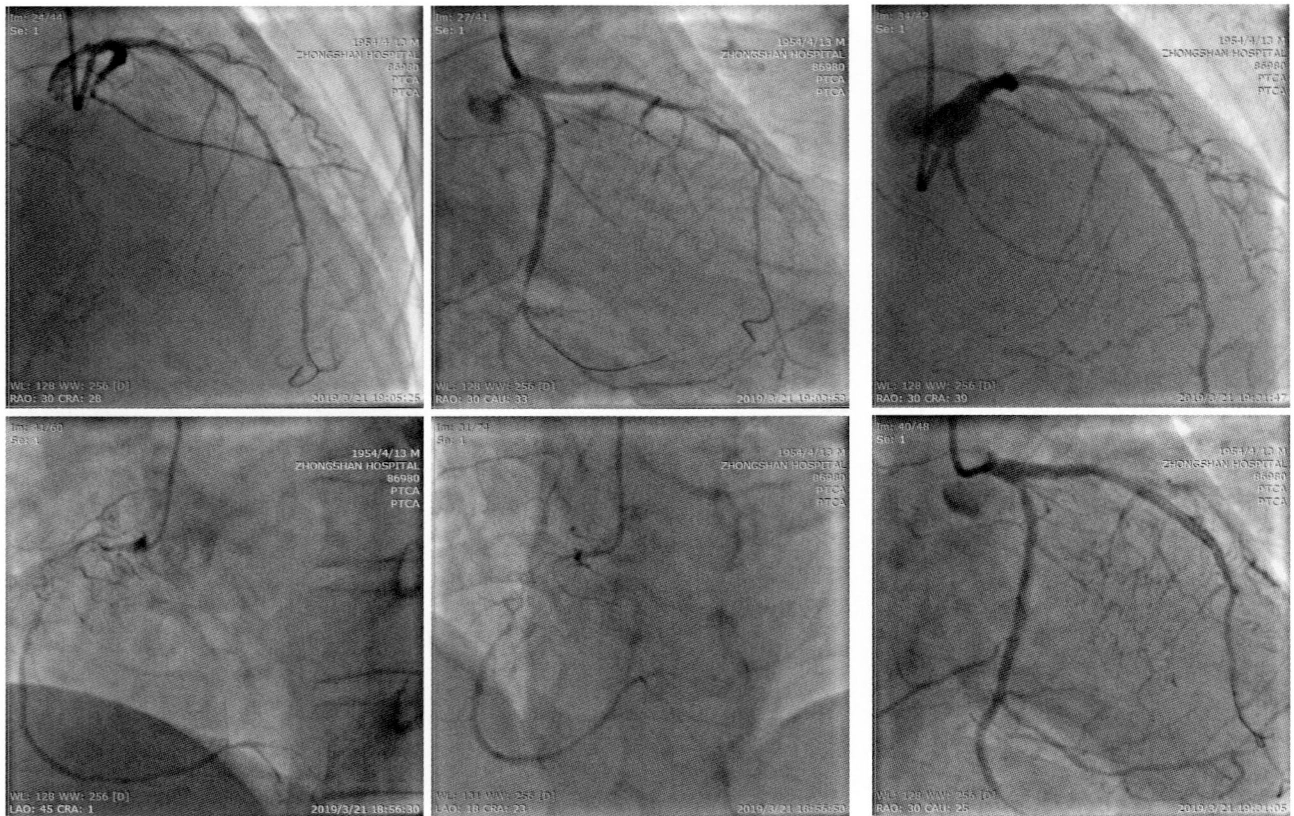

图 24-44-1 右冠近段完全闭塞，可见自身桥侧支提供右冠远段血流

图 24-44-2 左冠介入治疗

· 手术过程 ·

（一）第一次介入治疗

0.014″ Runthrough、Sion 导丝分别送至前降支、回旋支远段，Sprinter 2.0 mm × 2.0 mm、Woten 2.5 mm × 20 mm 球囊于病变预扩张，于回旋支中远段植入 Xience Xpedition 2.5 mm × 38 mm 依维莫司药物洗脱支架，于左主干–前降支植入 Resolute Integrity 4.0 mm × 18 mm、3.5 mm × 30 mm 佐他莫司药物洗脱支架（图 24-44-2）。

（二）第二次介入治疗

双侧造影见图 24-44-3。

1. 病变分析及策略选择。

J-CTO 评分 3 分（病变长度 >20 mm：1 分；入口残端呈钝头：1 分；CTO 远段锥形且有多个细小侧支：1 分）。左冠侧支循环少，逆向介入治疗难度大，故首先尝试正向介入治疗，如导丝无法通过闭塞段送至远段血管真腔，则采用 ADR 技术开通 CTO 血管。

2. 正向介入治疗。

器械：7F AL 0.75 指引导管，0.014″ Runthrough 导丝至右冠近段，135 cm Corsair 微导管，首先使用 Fielder XT-A 导丝尝试正向开通，对侧造影显示导丝位于内膜下，遂升级 GAIA Second、GAIA Third 导丝反复尝试，多体位造影显示导丝均位于内膜下（图 24-44-4）。

3. 转换 ADR 策略。

推送 Stingray 球囊到达目标节段后，以 4 atm 充盈 Stingray 球囊，选择合适的投照体位，LAO 45° 显示双轨征，RAO 30°+CRA 30° 体位显示单轨征（图 24-44-5）。

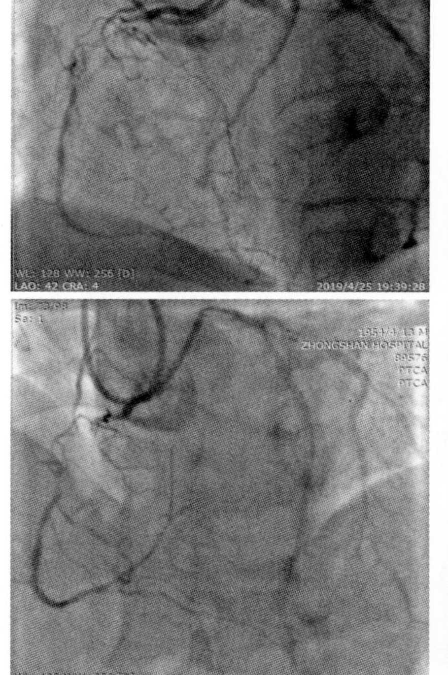

图 24-44-3 双侧冠状动脉造影

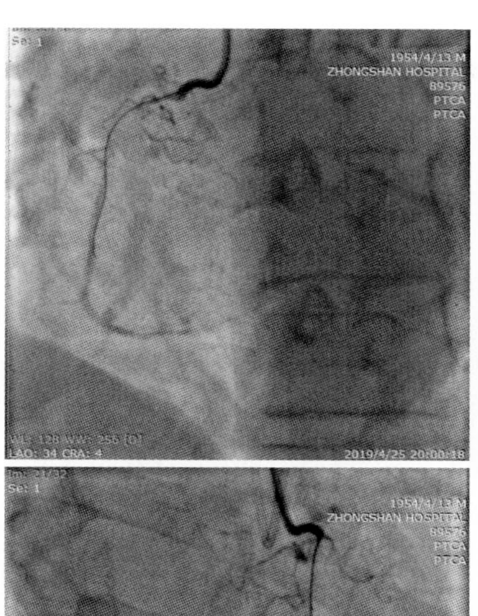

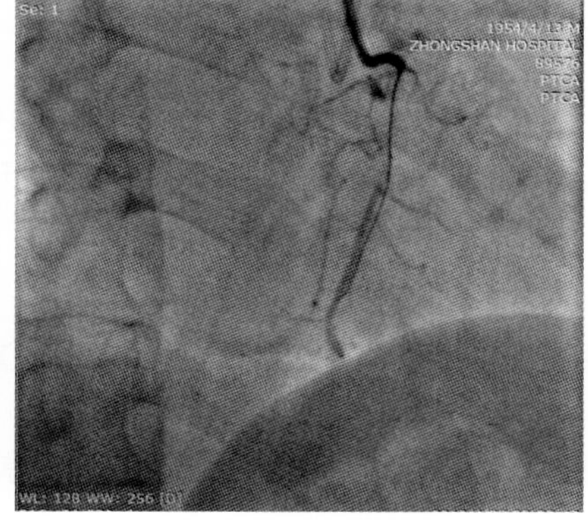

图 24-44-4 导引钢丝位于内膜下

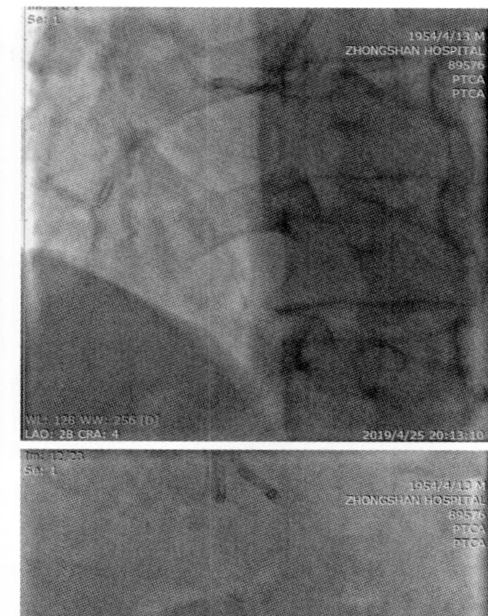

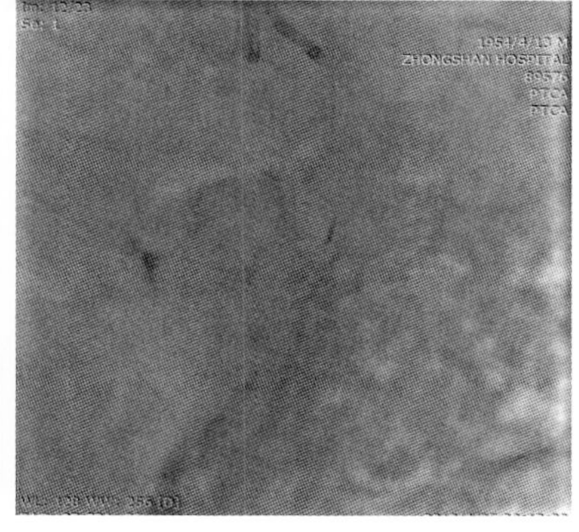

图 24-44-5 LAO 45° 显示双轨征，RAO 30°+CRA 30° 体位显示单轨征

在对侧造影的指引下，根据球囊上的 2 个标记点和血管真腔的关系，先后使用 GAIA Third 及 Conquest Pro 导丝穿刺，确保只推送不旋转，穿刺成功后，对侧造影确认导丝位于远段血管真腔，将导丝送至右冠远段（图 24-44-6）。

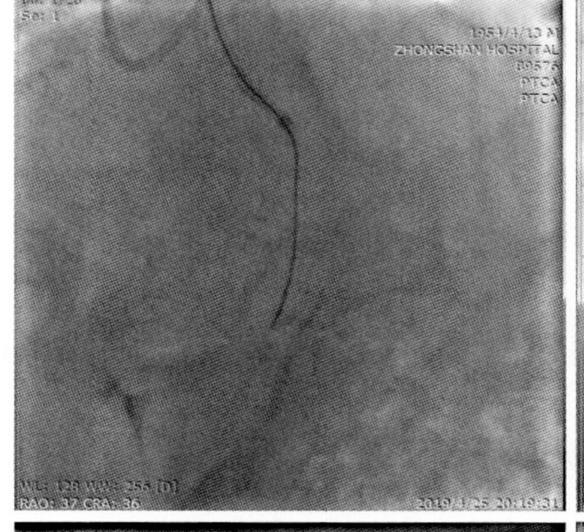

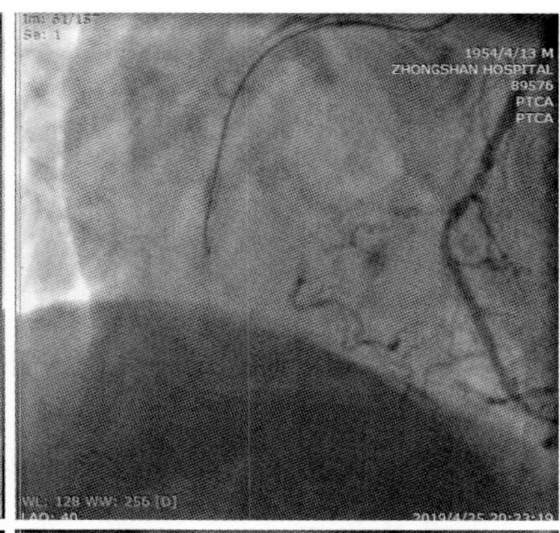

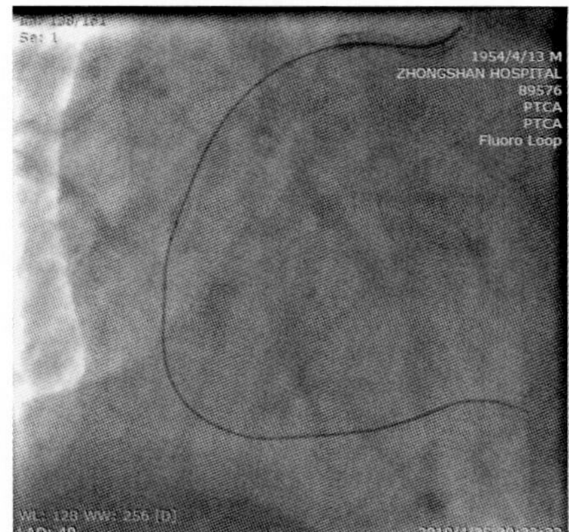

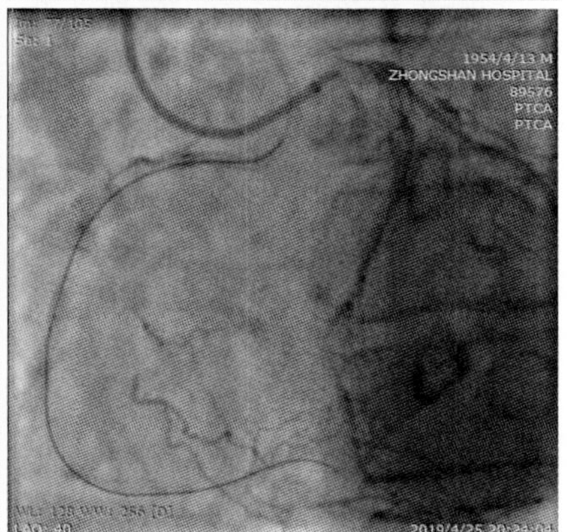

图 24-44-6 先后使用 GAIA Third 及 Conquest Pro 导丝穿刺

交换 Runthrough 导丝，IVUS 确认远段血管位于真腔，Tazuna 2.5 mm × 15 mm 球囊于闭塞段（8～12）atm × 10 s 预扩张，于右冠串联植入 Synergy 2.75 mm × 32 mm、3.0 mm × 32 mm、3.5 mm × 24 mm 依维莫司药物洗脱支架。复查造影显示支架扩张满意，无残余狭窄，血流 TIMI 3 级（图 24-44-7）。

· 小结 ·

1. 绝大多数 CTO 可以通过

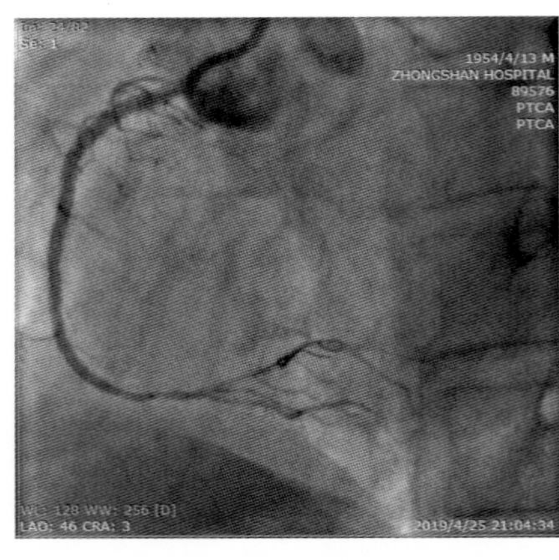

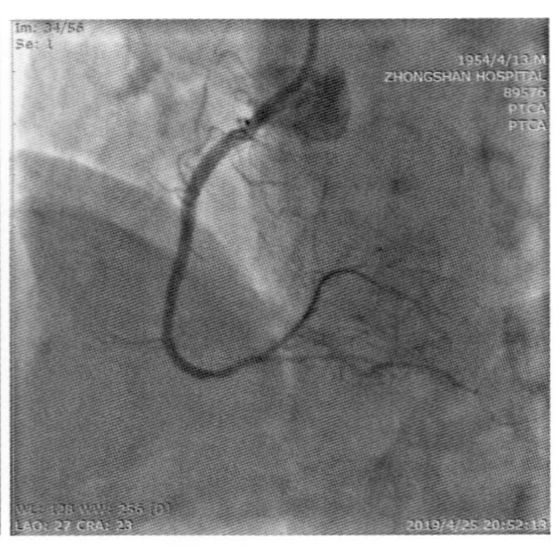

图 24-44-7 置入支架后最终结果

多角度双侧造影来甄别闭塞段的可能路径、是否有良好的侧支循环可供逆向技术以及判断导丝与血管真腔的关系。

2. 该病例缺乏良好的左冠侧支循环可供逆向导丝技术开通 CTO，正向技术通过反复升级导丝，均显示导丝位于内膜下，ADR 技术为正向开通 CTO 提供了新方法，是正向开通 CTO 的重要补充和手段；在 FAST-CTO 研究中，进行 ADR 治疗的患者中，71% 为右冠病变。因此，该病例中，术者果断采用 Stingray 系统，极大地缩短了导丝通过 CTO 的时间，减少 X 线曝光时间，提供了 CTO 开通效率。

病例 45 ADR 开通 RCA CTO

术者：赵林　　医院：首都医科大学附属北京安贞医院

• 病史基本资料 •

• 患者男性，63 岁。

• 主诉：反复胸闷 4 年，加重半年。

• 简要病史：患者曾于 2 个月前在外院行造影发现，LAD 60%～70% 弥漫性病变，近中段 RCA CTO 开通未成功。

• 既往史：高血压、糖尿病病史多年。

• 辅助检查

实验室检查：cTnI、CK-MB 未见异常，HbA1c 7.0%，Cr 89.6 mmol/L，eGFR 69.6 ml/（1.73 m^2 · min）。

超声心动图：LVEDD 67 mm，LVEF 34%。

心电图：Ⅰ、aVL，V_4～V_6 导联 ST-T 改变，Ⅱ、Ⅲ、aVF 病理性 Q 波。

• 药物治疗方案：抗血小板聚集（阿司匹林、替格瑞洛），降脂、稳定斑块（阿托伐他汀），控制血糖（格华止）、控制血压（依那普利）。

• 冠状动脉造影 •

RCA 近段完全闭塞，左前降支全程弥漫病变，近中段 60%～70% 狭窄，可见左冠状动脉向右冠状动脉提供侧支血管（图 24-45-1）。

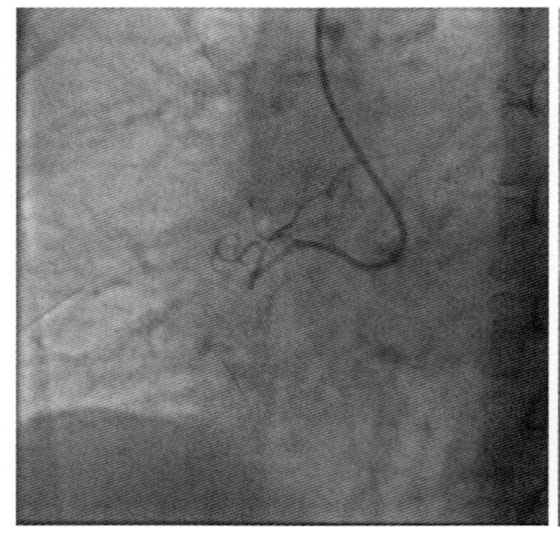

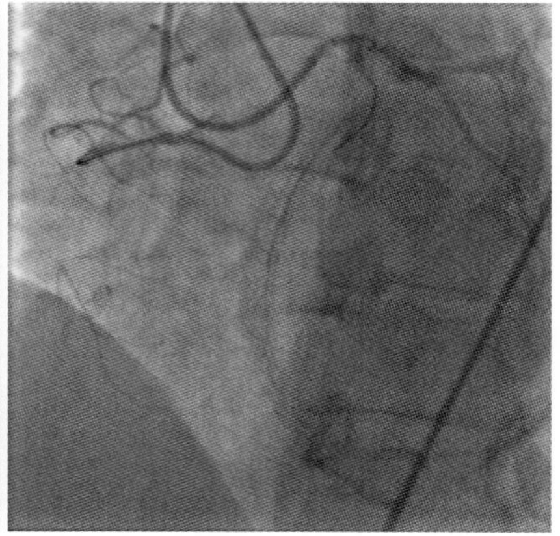

图 24-45-1 RCA 近段完全闭塞

· 病变分析及策略选择 ·

1. 左前降支全程弥漫病变，近中段 60%～70% 狭窄，可见左冠状动脉向右冠状动脉提供侧支血管，多条可介入侧支。

2. RCA 近段完全闭塞。

（1）钝头样残端，闭塞段近端有小分支。

（2）闭塞段长度 30 mm，有中度钙化，中度迂曲。

（3）远端血管弥漫性病变。

3. 因患者心功能差，首选正向介入治疗，尽快启动 ADR。

· 手术过程 ·

· 入路及导管选择

正向：右股动脉；7F 动脉鞘；7F AL 1.0。

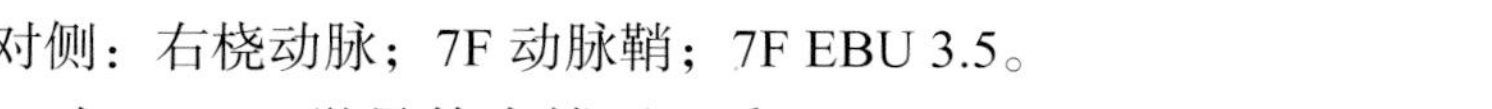

对侧：右桡动脉；7F 动脉鞘；7F EBU 3.5。

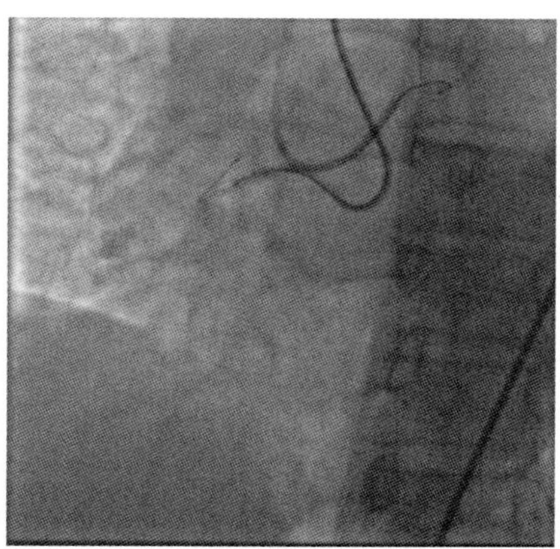

图 24-45-2　Corsair 微导管支撑下，正向导引钢丝不能进入闭塞病变内，采用 Power-Knuckle 也未能成功

1. 在 Corsair 微导管支撑下，采用 Fielder XT-A、GAIA Third、Conquest Pro 不能进入闭塞病变内，采用 Power-Knuckle 也未能成功（图 24-45-2）。

2. 采用 Carlino 技术发现了血管的大体走行（图 24-45-3），将 Fielder XT-A 导丝送至闭塞段以远，并顺利将微导管带入 RCA 远端着陆区。

3. 立即启动 ADR，在 Miracle 12 导丝支撑下将 Stingray 球囊送达着陆区。寻找切线位，仔细、耐心抽吸（Straw）后，对侧造影显示血管真腔在 Stingray 球囊上方（图 24-45-4）。

4. 采用 Conquest Pro 12 导丝进行穿刺，顺利到达远段血管真腔内（图 24-45-5）。

5. 更换工作导丝，球囊扩张，植入 2.75 mm × 35 mm、3.0 mm × 35 mm、3.5 mm × 30 mm 易生支架（图 24-45-6）。

· 最终结果 ·

见图 24-45-6。

· 小结 ·

1. 该手术在 40 min 内完成，造影剂使用约 40 ml，射线剂量约 200 mGy，体现了 ADR 高效和有效性。

2. 该患者心功能差，双侧造影后就出现房颤、心功能不全症状，不能耐受逆行介入治疗，正向介入治疗，必要时 ADR 是这类患者的首选介入方法。

3. 克服近端坚硬纤维帽的办法有锥形头端的硬导丝穿刺、Scratch & Go、Knuckle、Power-Knuckle、

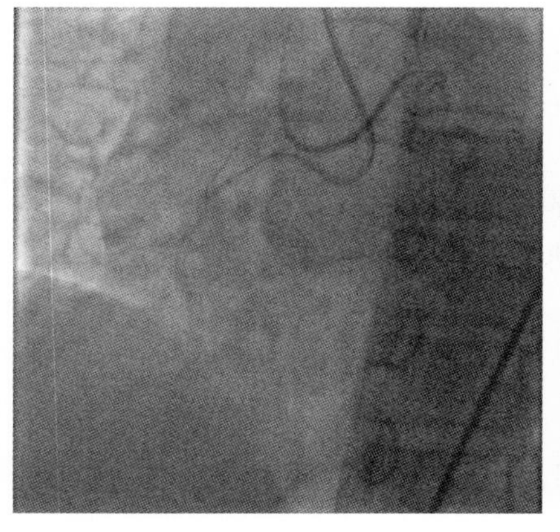

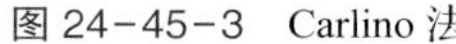

图 24-45-3　Carlino 法

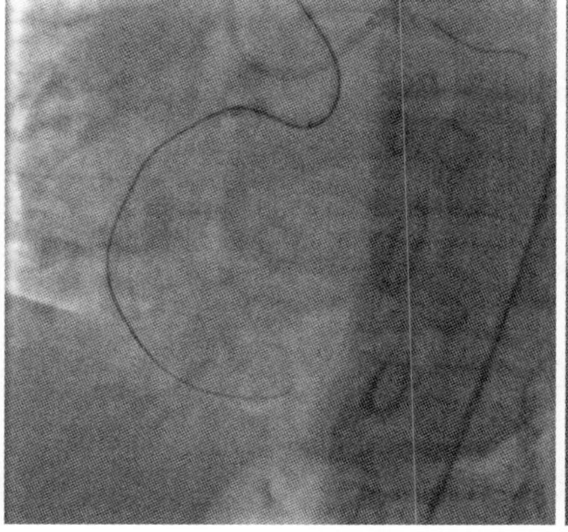

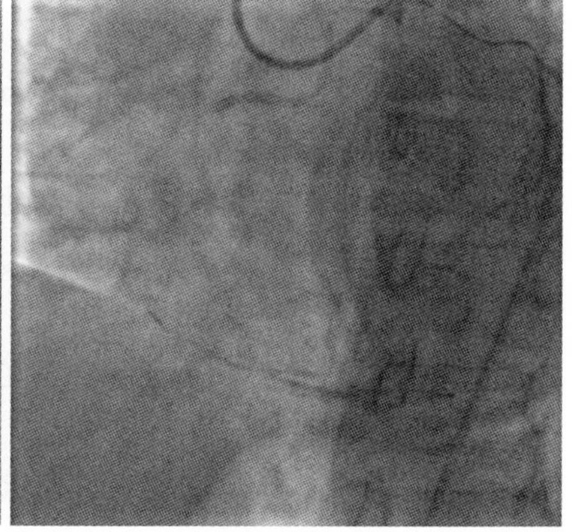

图 24-45-4　Miracle 12 到达右冠远段着陆区，送入 Stingray 球囊，对侧造影显示血管真腔在 Stingray 球囊上方

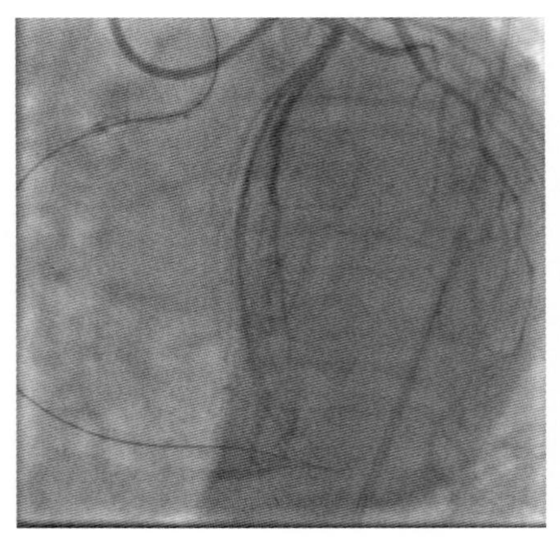

图 24-45-5 Conquest Pro 12 穿刺成功

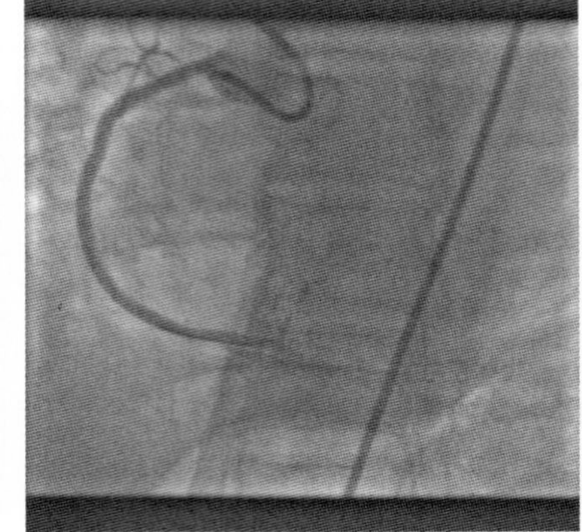

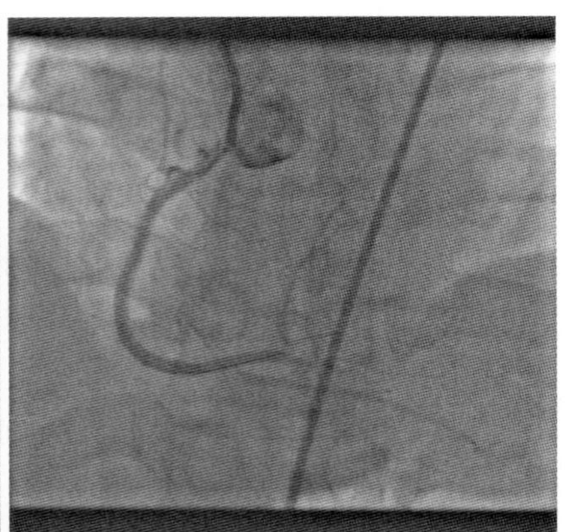

图 24-45-6 置入支架后最终结果

BASE、Carlino 等。

4. 尽早启动 ADR、预防和控制血肿是 ADR 成功的关键。

5. 在远端存在病变的着陆区进行穿刺时，建议使用 Conquest Pro 系列导丝。

逆向介入治疗篇

病例 46 IVUS 指引下逆向导引钢丝通过技术开通前降支起始部 CTO

术者：安健，魏首栋　　医院：山西省心血管病医院　　日期：2017 年 12 月

· 病史基本资料 ·

· 患者男性，51 岁。

· 主诉：发作性胸憋痛 6 年余，加重 3 日。

· 既往史：高血压病史 10 余年，血压最高达 160/110 mmHg。

· 简要病史：目前服“苯磺酸氨氯地平、替米沙坦”降压治疗，血压控制尚可。

· 辅助检查

实验室检查：血糖 5.3 mmol/L；LDL-C 2.7 mmol/L；肌酐 95 μmol/L；TnI 0.2 μg/L。

入院心电图：窦性心律，Ⅲ、aVF、V_3～V_6 导联 T 波倒置。

心脏彩超：左心房 35 mm；左心室 53 mm；EF 55%。二尖瓣、三尖瓣关闭不全（轻度）及主动脉瓣关闭不全（轻度）。

· 入院诊断：冠心病：急性冠状动脉综合征；高血压病 3 级（很高危组）。入院后第 2 日出现持续胸痛，心电图提示Ⅱ、Ⅲ、aVF、V_{3R}～V_{5R} 导联 ST 段抬高，急诊冠状动脉介入治疗于右冠状动脉植入 2 枚支架。

术后心脏彩超示 EF 55%，左心室下后壁节段性运动减弱。

· 冠状动脉造影 ·

1. 急诊冠状动脉造影。冠状动脉造影可见前降支开口 100% 闭塞，右冠脉近段狭窄约 90%，结合心电图改变，急诊于右冠状动脉植入 2 枚支架。

2. 术后多体位造影观察前降支侧支循环。前降支开口 100% 闭塞，右冠支架通畅，侧支循环：后降

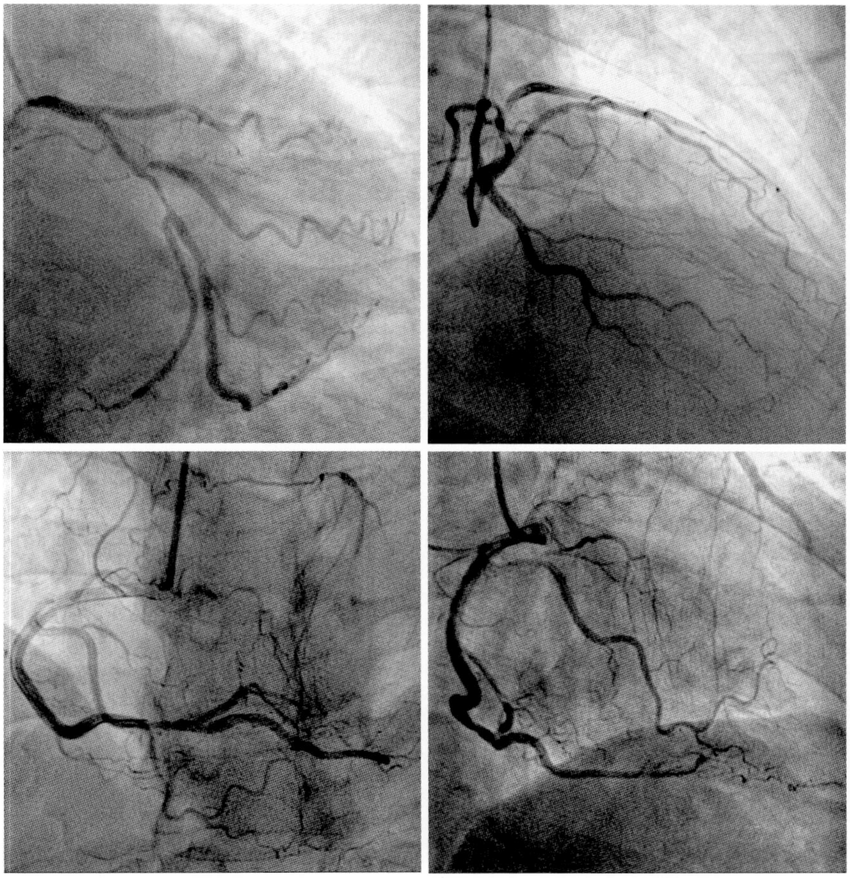

图 24-46-1　前降支开口 100% 闭塞，右冠支架通畅，有右冠至左冠侧支血管

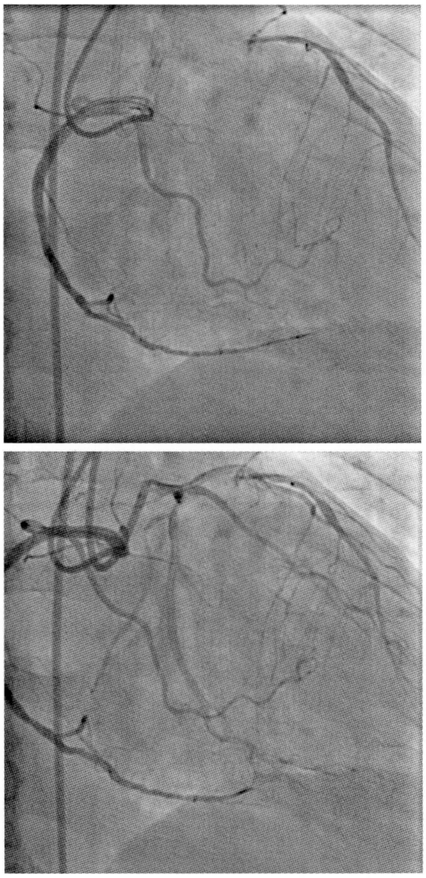

图 24-46-2　前降支开口 100% 闭塞，钝头残端，后降支及锐缘支向前降支提供侧支循环

支经间隔支至前降支，锐缘支至前降支（图 24-46-1）。

3. 前降支 CTO 介入治疗术前行双侧造影（图 24-46-2）。

· 治疗策略 ·

1. 患者冠状动脉造影提示前降支开口 100% 闭塞，钝头残端（J-CTO 评分 1 分），闭塞段长度 <20 mm，依据 CTO CC 介入治疗推荐路径，可先行尝试在对侧造影或 IVUS 指导下导丝穿刺 LAD 近端纤维帽；若正向穿刺困难考虑到双侧造影可见 RCA-LAD 丰富侧支循环，可即刻转为逆向介入治疗。

2. 冠状动脉造影可见后降支及锐缘支向前降支提供侧支循环，首选间隔支侧支循环通路，次选锐缘支侧支循环通路。

· 器械准备 ·

1. 穿刺路径：右侧肱动脉（急诊术后留置鞘管致右侧桡动脉搏动减弱）及右侧股动脉。

2. 指引导管：6F AL 1.0、7F EBU 3.5。

3. IVUS。

· 手术过程 ·

1. 启动正向介入治疗。

（1）双侧造影（图 24-46-3）。

（2）在对侧造影指导下反复尝试导丝穿刺 LAD 近端纤维帽并进

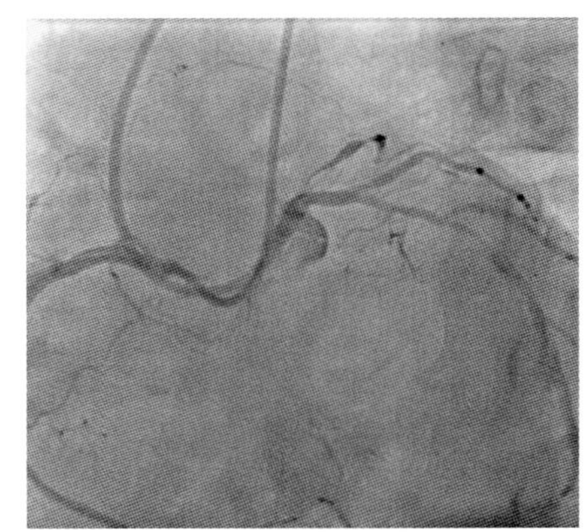

图 24-46-3　双侧造影

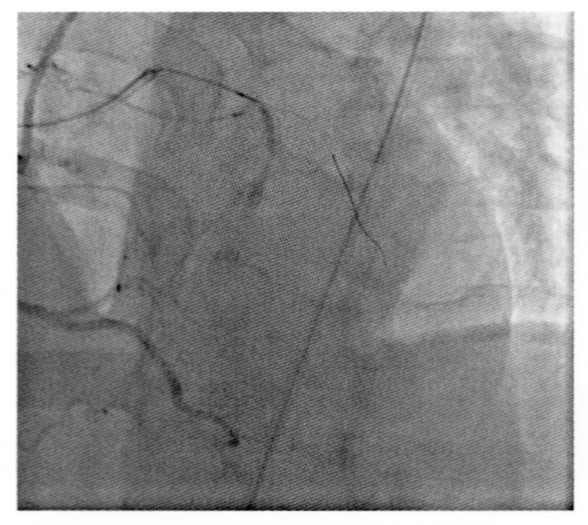
图 24-46-4 对侧造影指引下，尝试正向介入治疗

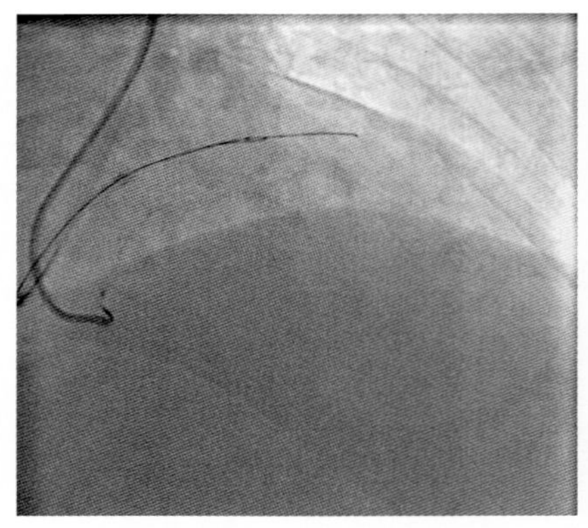
图 24-46-5 正向介入治疗失败

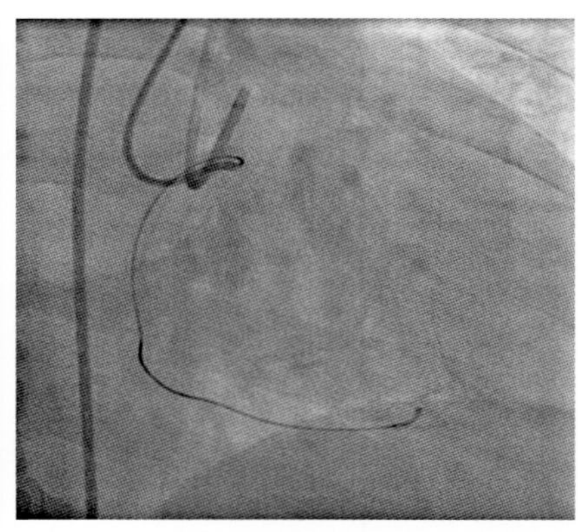
图 24-46-6 微导管高选择造影

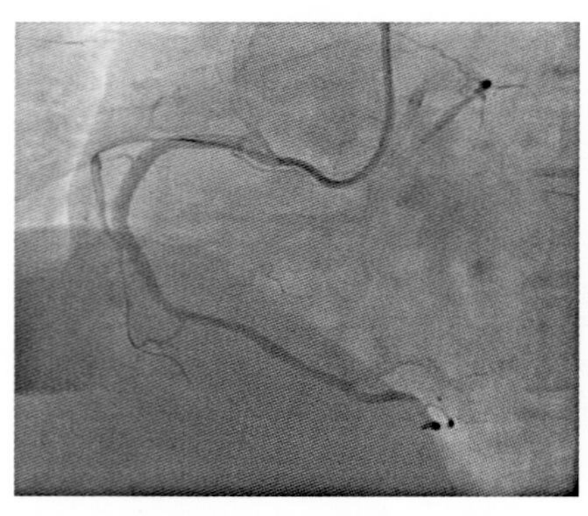
图 24-46-7 尝试导引钢丝通过心外膜侧支血管

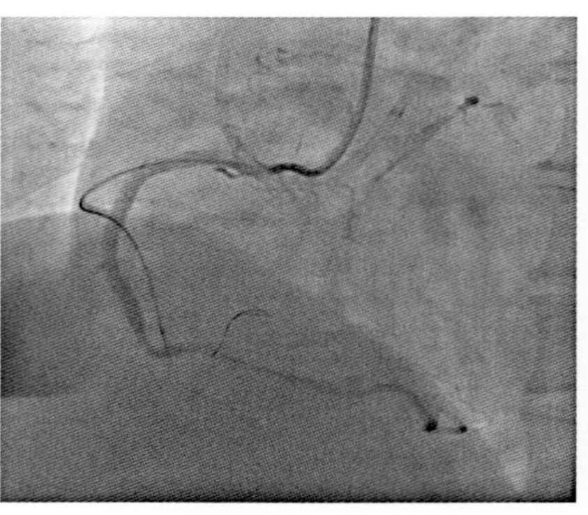
图 24-46-8 微导管无法跟进

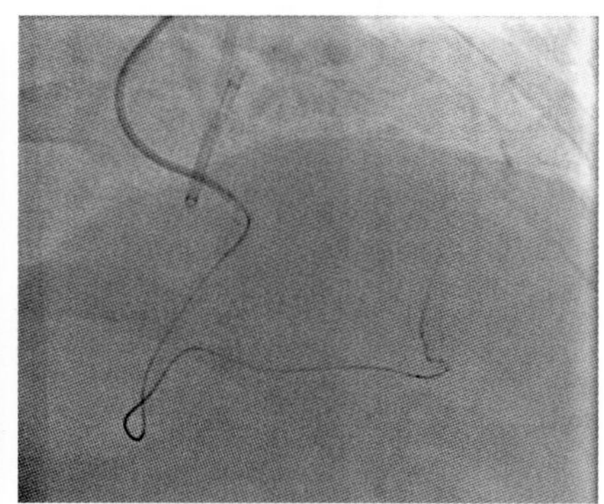
图 24-46-9 微导管无法通过侧支血管

入对角支（导丝：Fielder XT-A、Miracle 12）（图 24-46-4）。

（3）导丝于双腔微导管辅助下尝试到达前降支真腔未成功（导丝依次：Fielder XT-R、GAIA Second、GAIA Third、Conquest Pro）（图 24-46-5）。

2. 逆向介入治疗。

（1）Sion 导丝、Fielder XT-R 导丝于微导管 Corsair 辅助下反复尝试均未通过间隔支侧支循环（图为微导管造影）（图 24-46-6）。

（2）启动锐缘支至前降支侧支循环（Sion 导丝、Fielder XT-R、微导管 Finecross），导丝反复尝试后通过侧支循环通路，但微导管不能跟进（图 24-46-7～图 24-46-9）。

3. 再次尝试间隔支侧支循环介入治疗。

（1）重塑 Sion 导丝头端后再次尝试后降支远段间隔支侧支通道并成功通过侧支循环至前降支（图 24-46-10）。

（2）跟进微导管，并交换导丝，在 IVUS 超声引导下穿刺 LAD 远端纤维帽（导丝：GAIA Second）（图 24-46-11）。

（3）导丝顺利通过闭塞段至指引导管内（图 24-46-12）。

（4）完成体外化（RG 3）（图 24-46-13）。

（5）微导管辅助下送入正向导丝（Runthrough），IVUS 观察导丝位于腔内情况，指导支架植入（图 24-46-14）。

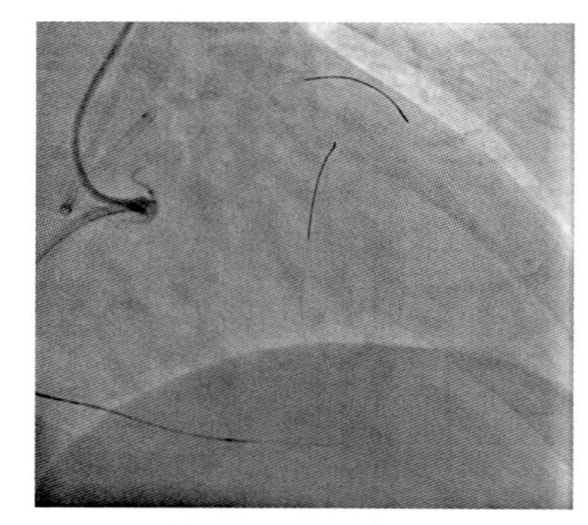
图 24-46-10 Sion 导丝通过后降支-间隔支侧支血管

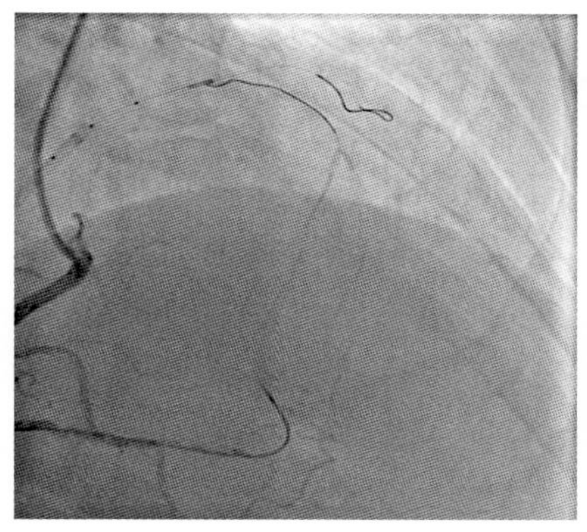
图 24-46-11　IVUS 指导下，逆向导丝穿刺远端纤维帽

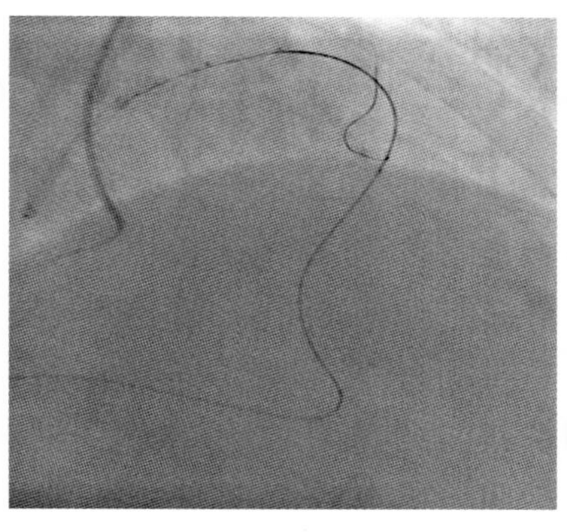
图 24-46-12　逆向导引钢丝送至正向指引导管内

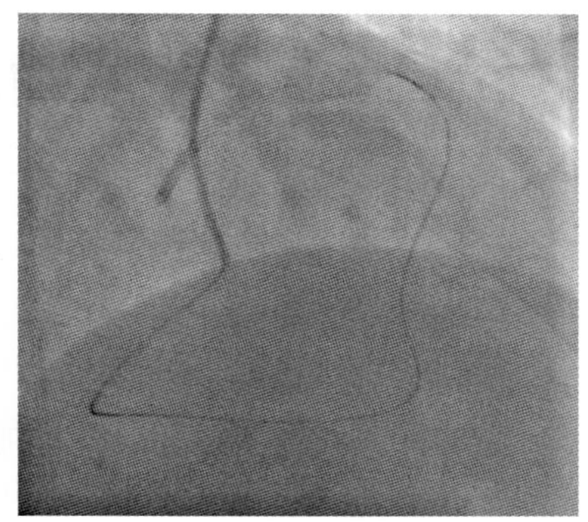
图 24-46-13　330 cm RG 3 完成体外化

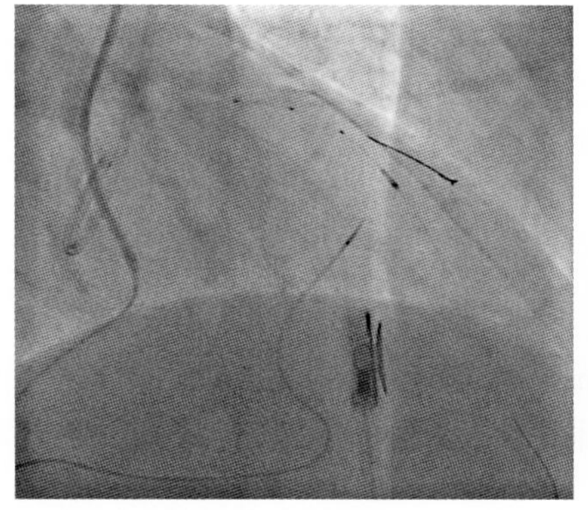
图 24-46-14　通过微导管送入前向导丝至前降支远端，行 IVUS 检查

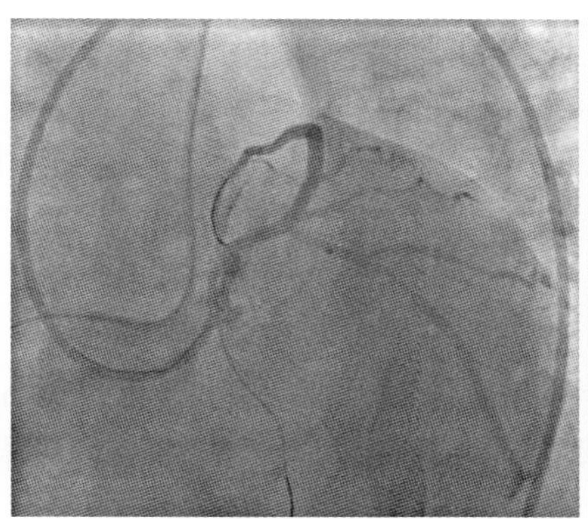
图 24-46-15　最终结果

（6）支架植入最后结果（图 24-46-15）。

· 小结 ·

1. 第一次尝试逆向治疗过程中，导丝均未能通过侧支循环，考虑失败原因可能与侧支循环选择有关。理想的逆向侧支血管具有以下特点：入口角度大（>90°）；侧支血管连接清晰；侧支血管粗大；侧支无扭曲；侧支血管本身无分支血管；出口角度大（>90°）；出口后闭塞靶血管存在一定距离的上行节段（无分叉）。CTO 逆向 PCI 治疗的侧支选择需要综合考虑解剖、技术和器械三方面的因素。解剖因素包括：侧支入口、体位、出口；分析侧支连续性、螺旋、急性成角、分支；闭塞血管远端与侧支出口血管的关系，有无分支存在。技术因素包括：选取最能暴露侧支行径的体位进行评估；选择性造影、间隔支冲浪、旋转（多体位）造影；缓慢操控导丝 / 微导管，跟随心跳节奏（舒张期推送）；扭曲节段适当旋转导丝。器械因素包括微导管（Corsair、Finecross、Corsair Pro、Caravel）和导丝（Sion、Fielder XT-R、Suoh 03）的选择。

2. 在选择锐缘支侧支循环时微导管不能跟进。常用的使微导管跟进的方法有：换一个新的或不同类型（缠绕和编织）的微导管，逆向小球囊通过或扩张侧支循环通道和 CTO 部位（心外膜侧支血管、禁忌使用球囊扩张）。

3. LAD 开口 CTO 病变逆向导丝通过后一定要在 IVUS 指导下确定导丝位于左主干管腔内，避免 LCX 丢失造成严重的后果。

· 讨论 ·

急性心肌梗死后间隔多长时间后可行“非罪犯血管”的 CTO 介入治疗，如何制订介入治疗策略，需要考量哪些影响因素？

病例 47　反向 CART 技术开通右冠 CTO

术者：安健，暴清波　　医院：山西省心血管病医院　　日期：2017 年 11 月

• 病史基本资料 •

• 患者男性，53 岁。

• 主诉：发作性胸闷 14 年，加重 20 日。

• 既往史：高血压病史 10 余年，血压最高达 160/120 mmHg。

• 辅助检查

实验室检查：血糖 5.8 mmol/L，LDL-C 2.16 mmol/L，肌酐：77.7 μmol/L。

入院心电图：窦性心律，Ⅱ、Ⅲ、aVF、V_4～V_9 导联 T 波倒置。

心脏彩超：左心房 38 mm，左心室 5.0 mm，EF 71%，二尖瓣、三尖瓣关闭不全（轻度）。

• 入院诊断：冠心病：陈旧性下后壁心肌梗死；高血压病 3 级（很高危）。

• 冠状动脉造影 •

见图 24-47-1。

• 治疗策略 •

1. J-CTO 评分 3 分（分叉后钝头残端、成角、闭塞段长度 >20 mm）。

2. 冠状动脉造影可见右冠中段完全闭塞，有前降支及右冠状动脉同侧侧支循环，手术策略先行正向介入治疗，但其右冠状动脉闭塞段长且是分叉后钝头残端，增加正向介入治疗难度，可适时转为逆向介入治疗。冠状动脉造影可见良好同侧侧支循环，但间隔支侧支循环 CC 0 级，同侧侧支循环 CC 1 级且相对较直迂曲少，逆向治疗可首选同侧逆向介入治疗。

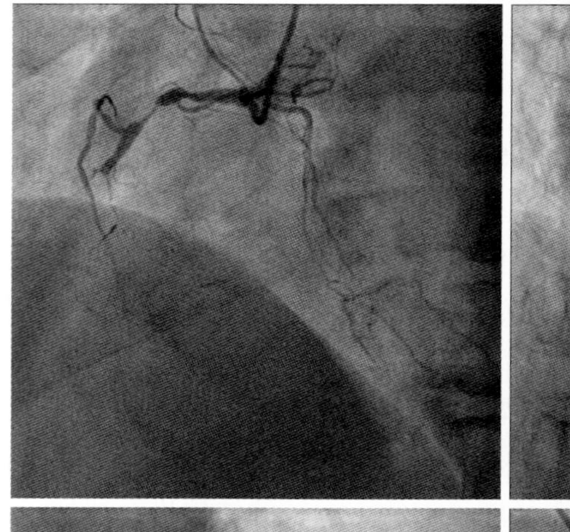
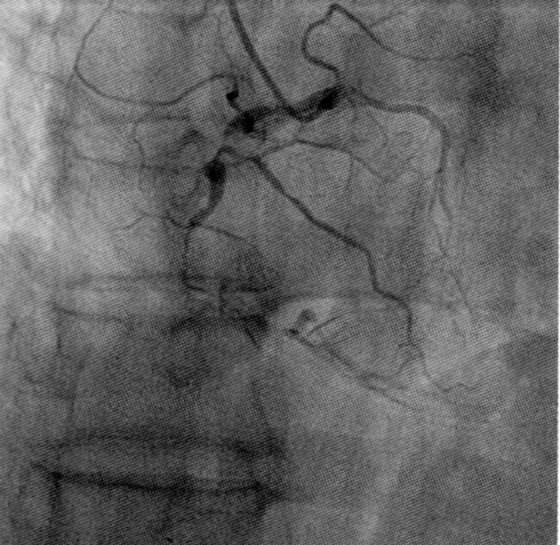
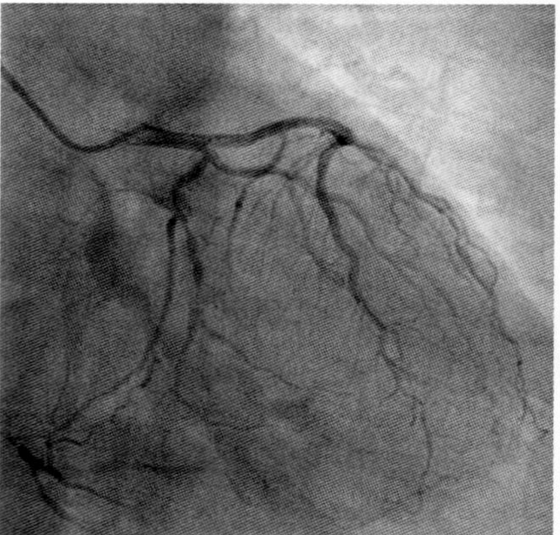
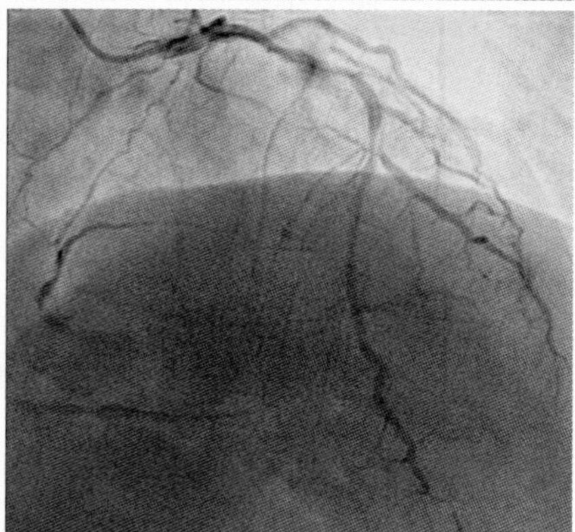

图 24-47-1　右冠中段完全闭塞，有同侧侧支血供及来源于左冠的侧支血管

• 器械准备 •

穿刺路径：右、左桡动脉。

指引导管：6F SAL 0.75、6F JR 3.5。

• 手术过程 •

1. 正向介入治疗：依次选择 Fielder XT、Fielder XT-A、GAIA Second 导丝在 Corsair 微导管辅助下反复尝试均未到达右冠状动脉远段真腔内（图 24-47-2）。

2. 启动同侧侧支循环逆向治疗（Sion Blue 导丝、微导管 150 cm Finecross）。

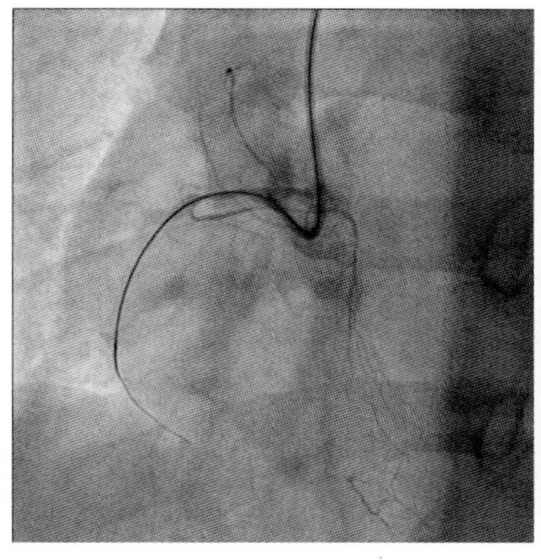
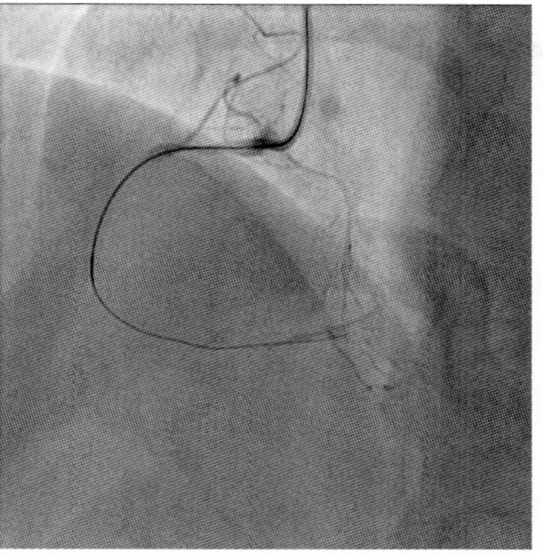

图 24-47-2　正向介入治疗尝试失败

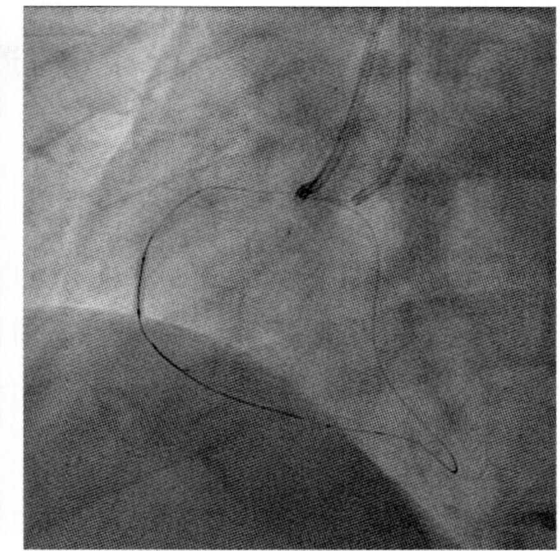

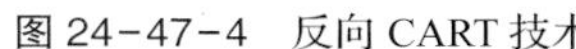

图 24-47-4　反向 CART 技术

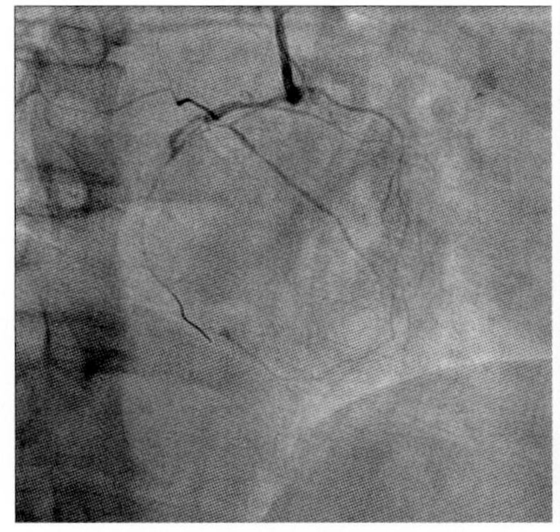
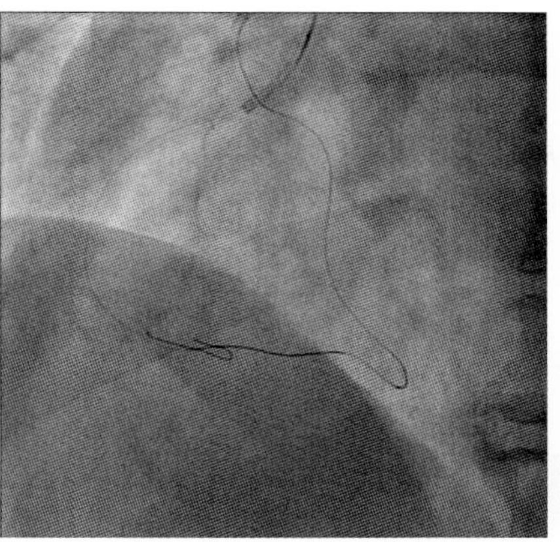
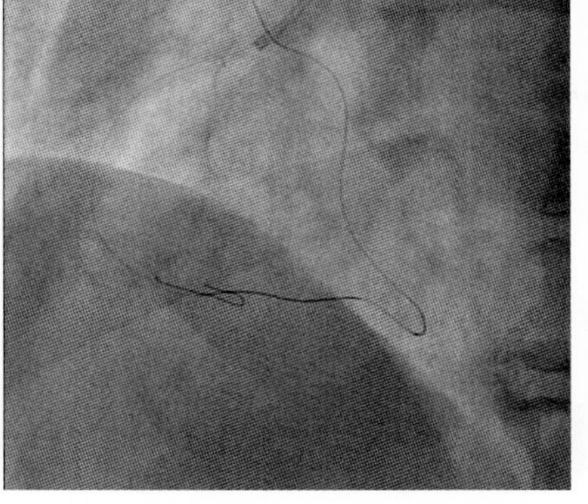

图 24-47-3　“乒乓”指引导管技术行逆向介入治疗

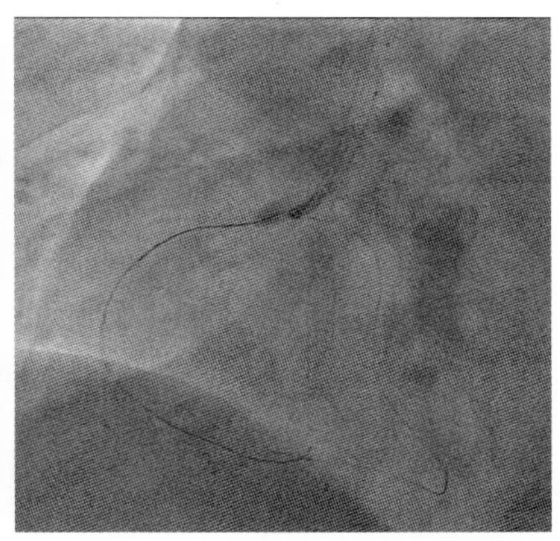

图 24-47-5　逆向导丝及正向指引导管内

（1）穿刺左侧桡动脉，送入 6F JR 3.5 指引导管，采用“乒乓”指引导管技术，前向送入 Sion Blue 导丝在微导管 150 cm Finecross 辅助下并借助正向导丝 Knuckle 技术反复尝试后通过锐缘支至右冠状动脉远段侧支通路到达右状动冠状动脉中段（图 24-47-3）。

（2）反向 CART 技术（图 24-47-4）。

（3）逆向导丝顺利至指引导管内（导丝：Pilot 50）（图 24-47-5）。

（4）顺利完成体外化（RG 3），更换导丝（Runthrough）至右冠状动脉远段，行球囊预扩张，依次植入 4 枚支架后的最后结果（图 24-47-6）。

图 24-47-6　最终结果

· 小结 ·

1. 该病例首选策略为正向介入治疗，由于考虑有同侧侧支循环并未采取对侧造影指导，以致同侧造影时可能造成前向夹层及壁内血肿扩大风险；本病例在尝试正向策略时可以选择同侧侧支循环内送入微导管选择性造影下辅助正向导丝前行。

2. 该患者闭塞段以远无严重弥漫性病变且着陆区未累及较大分支血管，依据 CTO CC 介入治疗推荐路径，为提高介入效率，正向介入尝试失败后时也可首先选择 ADR 技术。

3. 该病例逆向导丝通过侧支循环通路进入闭塞段后，可选择 AGT 技术主动迎接逆向导丝尽早进入正向导管内，以提高手术效率。

病例 48　逆向开通“海蜇头样”CTO 病变的 IVUS 发现与介入启示

术者：卜军　　医院：上海交通大学医学院附属仁济医院　　日期：2018 年 8 月

本例为右冠海蜇头样 CTO 病变，前向操作困难而转换为逆向介入，术中发现在 CTO 病变的近段，导丝易于穿出血管外造成造影剂滞留，IVUS 发现，海蜇头样 CTO 病变的桥血管主要密集分布在闭塞近段，直接与外膜血管相通，提示导丝在闭塞近段宜小心操控避免穿孔。

病史基本资料

- 患者男性，45 岁。
- 主诉：反复胸闷半年余。
- 既往史：危险因素：吸烟史（+），有高血压、高脂血症，否认糖尿病史。
- 辅助检查

实验室检查：心肌标志物（−），cTnI 0.03 ng/ml；CK−MB 1.4 ng/ml；LDL 3.48 mmol/L；Scr 82 μmol/L。

心电图：Ⅱ、Ⅲ、aVF、V_6 导联见病理性 Q 波；Ⅰ、aVL、V_1～V_3 导联 ST 段改变。

心脏超声：左心房、室内径增大，左心室整体收缩活动普遍减弱，LVEF 46%；乳头肌功能不全，伴轻中度二尖瓣反流。

冠状动脉造影

1. 首次造影 PCI 图像（2017 年 12 月）（图 24−48−1）。

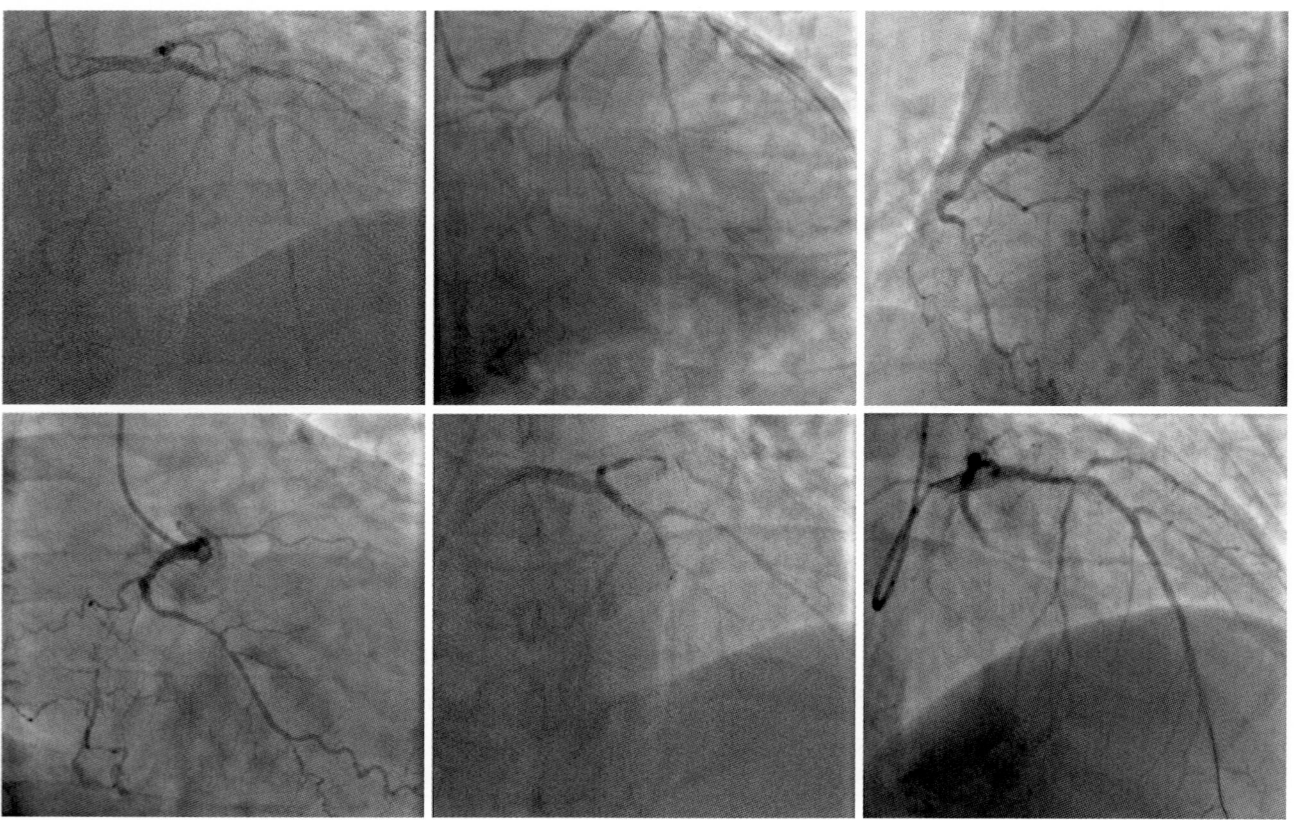

图 24−48−1　右冠状动脉近段发出锐缘支后完全闭塞，可见自身侧支循环及左冠状动脉向右冠状动脉侧支血供。已于 LAD 及 LCX 植入支架（续后）

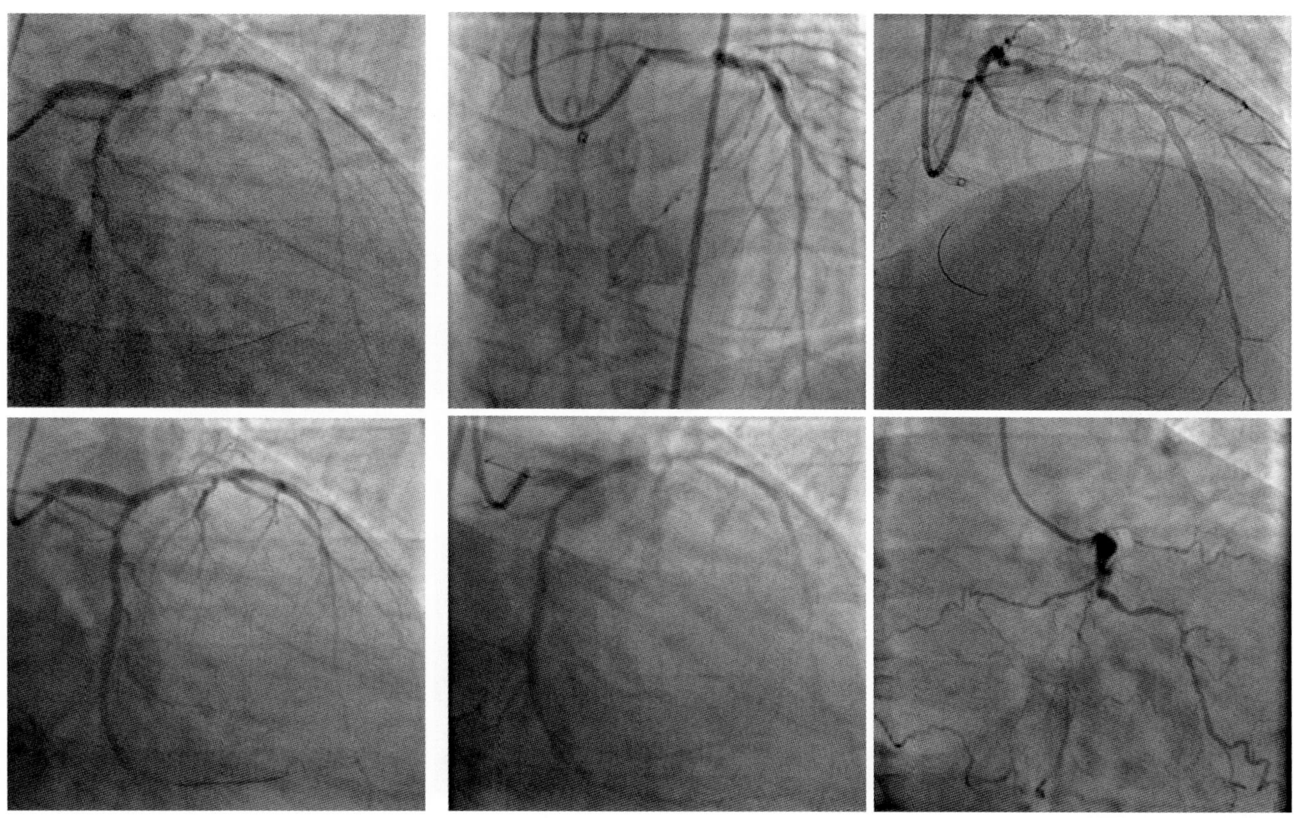

（图 24-48-1 续图）

图 24-48-2 右冠状动脉近段完全闭塞，呈钝头闭塞，伴有分支，钝化，闭塞长度超过 20 mm。LAD 及 LCX 支架通畅，无再狭窄

2017 年 12 月冠状动脉造影提示前降支全程弥漫性病变，最重位于中段狭窄约 90%；回旋支全程弥漫性病变，最重狭窄 80%；右冠状动脉近段发出锐缘支后闭塞，可见自身侧支循环，锐缘支近段病变最重狭窄 90%，可见左冠向右冠侧支循环，首次介入治疗 LAD 和 LCX。

2. 本次造影图像（2018 年 8 月）（图 24-48-2）。

· 治疗策略 ·

J-CTO 评分 4 分。依据患者靶血管 RCA 的解剖特点：① 血管断端为钝头并在入口伴有分支；② 病变钙化伴长度≥ 20 mm；③ 海蜇头样桥血管密集；④ 右冠前向介入尝试失败史，选择以下策略：先短暂尝试前向，在入口分支处置入 IVUS 引导下尝试穿刺近端纤维帽，如正向介入治疗困难，由于 LAD 间隔支侧支通路良好，应及时转换逆向介入策略（图 24-48-2）。

· 手术过程 ·

1. 术前评估逆向途径较正向途径开通成功率大，故选择桡动脉及股动脉途径，6F SAL 0.75 指引导管于右冠，7F EBU 3.5 指引导管于左冠。首先尝试正向途径，将 IVUS 置入断端分支血管，指导正向导丝穿刺；先后选择 Fielder XT、GAIA First、GAIA Second、GAIA Third 导丝等，小心操控导丝前向穿刺，但在导丝穿刺时易于进入桥侧支，加之闭塞头端钙化，无法成功操作（图 24-48-3）。

2. 及时转换到逆向，在 150 cm Corsair 支撑下，送入 Sion 导丝经 LAD 间隔支侧支至右冠后降支远段，跟进 Corsair 时发现在侧支急弯处不能跟进，遂换用 150 cm Finecross 顺利跟进，并到达 CTO 闭塞远端纤维帽（图 24-48-4）。

3. 先后更换 Fielder XT-A、GAIA Second 导丝，穿刺远端纤维帽成功后，跟进 150 cm Finecross，在 CTO 闭塞段的逆向起始段寻径较为顺利，但当到达 CTO 闭塞段的前向起始段时，操控逆向导丝时极

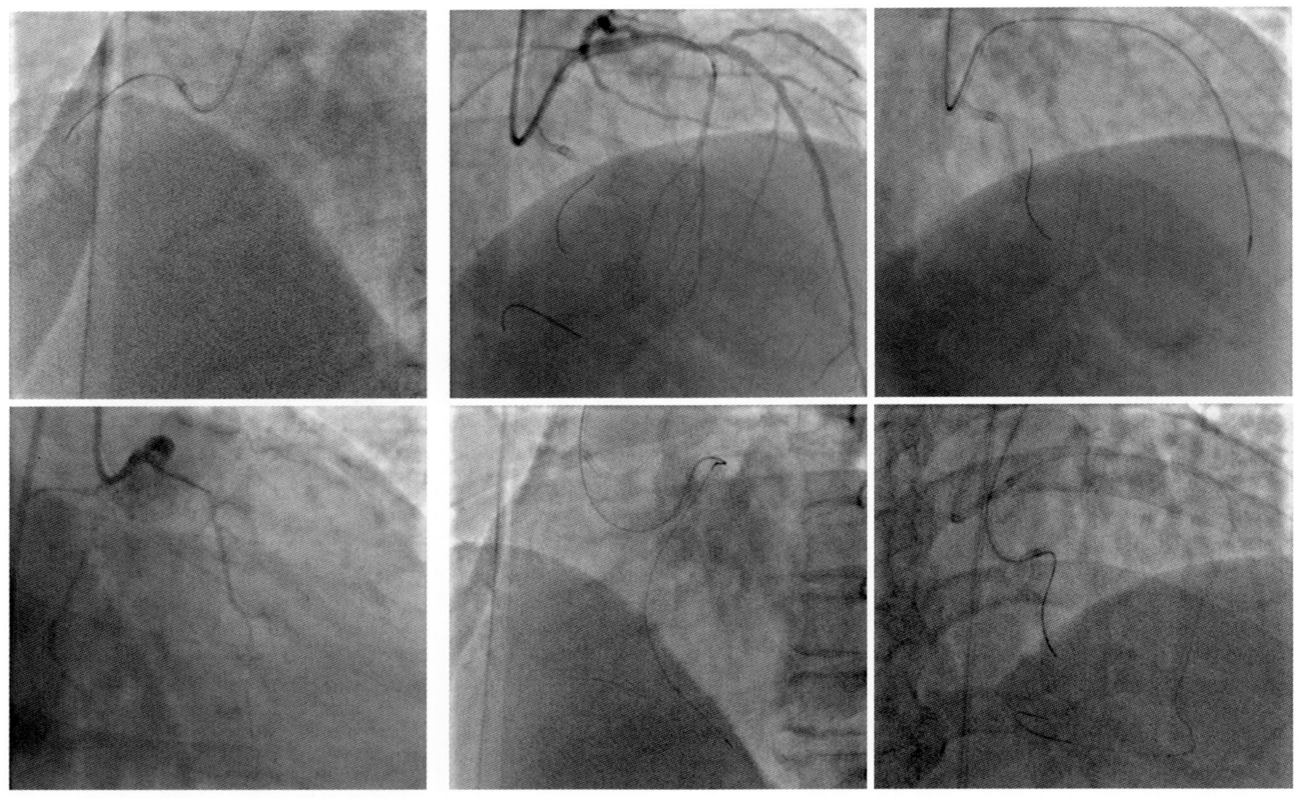

图 24-48-3　正向介入治疗尝试失败

图 24-48-4　逆向介入治疗

易于穿出血管至外膜，造影时可见造影剂滞留（图 24-48-5）。

4. 此时应用 Knuckle 技术，越过造影剂滞留段后，逆向换用 GAIA Third 以反向 CART 重回 RCA 近段真腔，由于 150 cm Finecross 在闭塞段不能跟进，再次更换新的 150 cm Finecross（图 24-48-6）。

5. 送入 SPL 2.5 mm × 15 mm 球囊在指引导管内锚定逆向导丝，送入逆向 Finecross 至右冠指引导管内，RG 3 完成体外化（图 24-48-7）。

6. 以 SPL 1.5 mm × 6 mm、SPL 1.5 mm × 6 mm、SPL 2.5 mm × 15 mm 预扩球囊正向送入右冠，由远及近预扩张后，送入 IVUS 检查。IVUS 发现海蜇头样 CTO 病变的特殊解剖学表现：IVUS 显示，海蜇头样 CTO 病变有众多新生血管直接通向外膜，并且这种外膜连接通道主要分布在 CTO 近段，是该类型 CTO 病变易于发生穿孔的病理学基础（图 24-48-8）。

7. 根据 IVUS 结果选择支架的尺寸和着陆点，在 Guidezilla 的支撑下，相继送入 Helicos 3.0 mm × 38 mm、Partner 3.5 mm × 36 mm、Partner 3.5 mm × 18 mm 支架串联重叠，14～16 atm 扩张释放，并用 Quantum 3.5 mm × 15 mm 后扩张球囊高压后扩。

· 术后结果 ·

即刻结果：造影结果良好，IVUS 检查支架贴壁良好，同时发现开通后桥侧支即刻关闭，提示海蜇头样 CTO 虽有前向血流，但功能上是远不能达到正常前向血流，CTO 开通后心肌血供获益应更大（图 24-48-9）。

· 小结 ·

1. 海蜇头样 CTO 是 CTO 病变中的一种特殊类型，在 CTO 闭塞段周围存在丰富的桥侧支血管，这些桥血管结构发育脆弱，CTO 导丝寻径时易穿破造成穿孔，在前向 CTO 介入时代时，多个研究发现海蜇头样桥血管是介入失败的最强独立预测因素。尸检发现，当 CTO 内新生血管无法与远段管腔连接时，它们

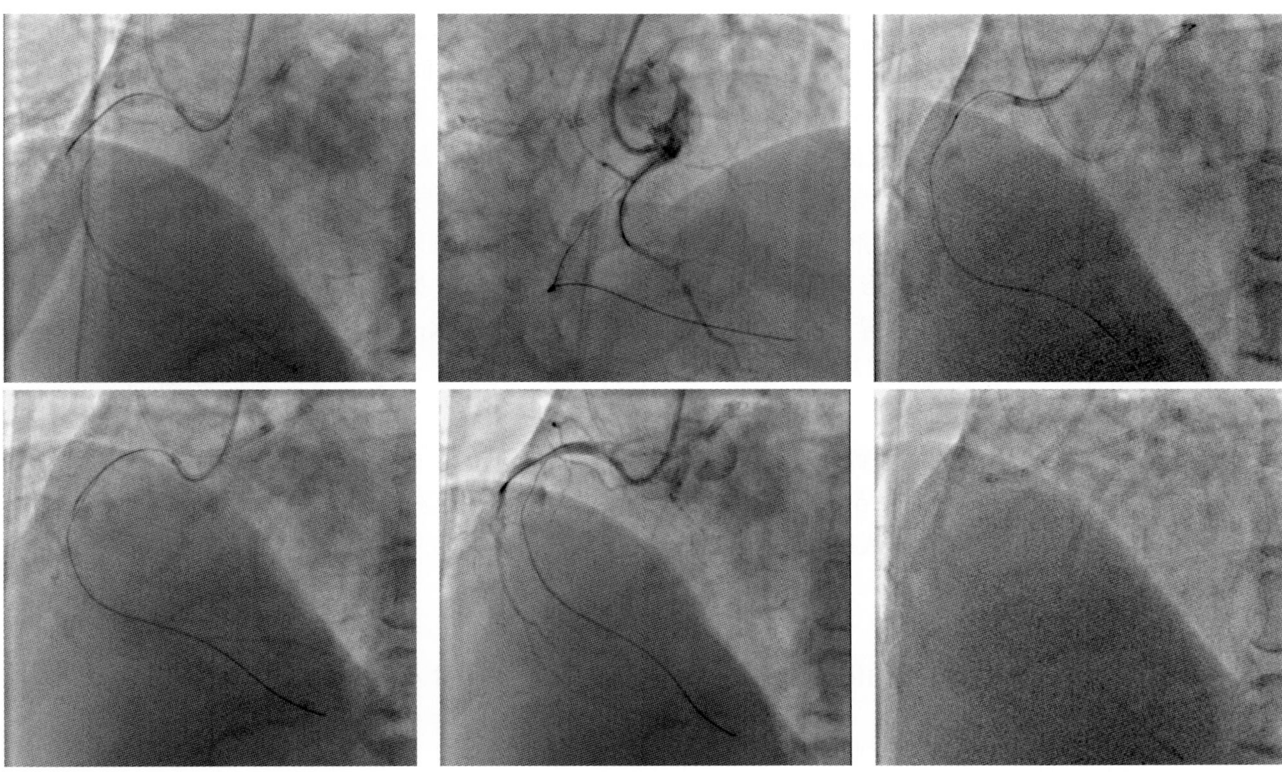

图 24-48-5　逆向导丝易穿出血管，局部可见造影剂滞留

图 24-48-6　应用 Knuckle 技术逆向导丝越过造影剂滞留区，反向 CART 技术后，GAIA Third 进入 RCA 近段真腔

图 24-48-7　330 cm RG 3 完成体外化

通常与血管外膜结缔组织的滋养血管相连接；可能由于血流动力学，这些桥血管更易在 CTO 近段连接到血管外膜滋养血管。临床观察海蜇头样 CTO 通常形成于右冠或回旋支，前降支极少，这可能与前降支本身有众多间隔支和对角支有关。本例患者 IVUS 超声清晰显示出海蜇头样 CTO 特异征象：众多新生血管直接通向外膜，并且这种通道主要分布在 CTO 近段，可能是该种类型病变易于发生穿孔的病理学基础，启示我们对于这种类型 CTO 在寻径时，尤其在闭塞近段操作要仔细避免穿孔，同时由于近段有更多的新生血管通向外膜，提示前向开通容易进入解剖结构以外，逆向介入可能是合理的方法。

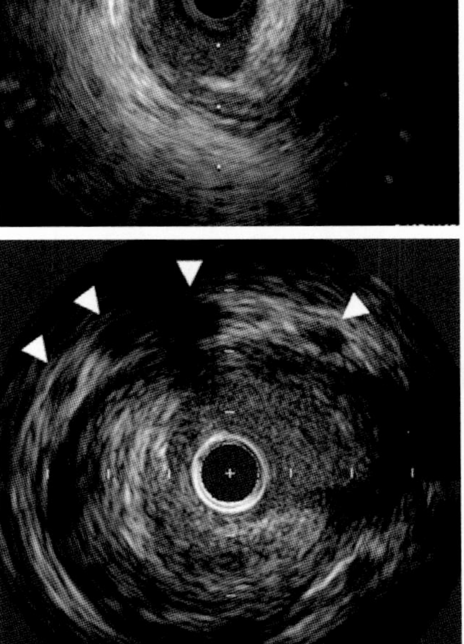

图 24-48-8　IVUS 显示"海蜇头"样新生血管直接通向外膜

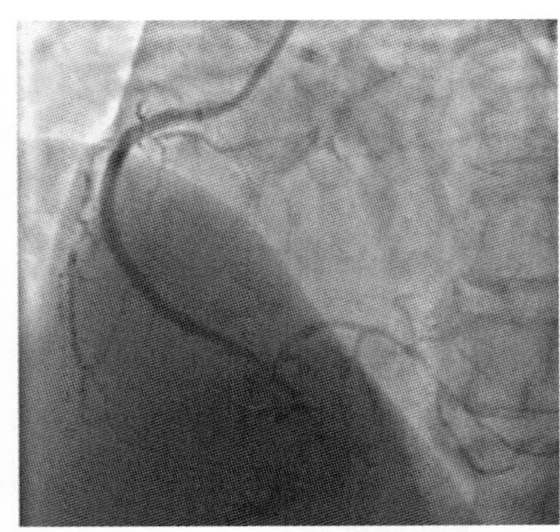

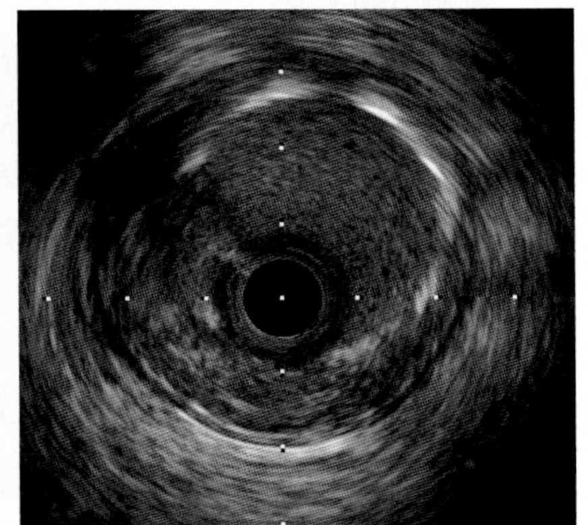

图 24-48-9　术后结果

2. 欧洲 CTO 俱乐部 2019 专家共识中，重申 CTO 的定义不仅仅是指前向血流 0 级及闭塞时间超过 3 个月的病变，存在同侧侧支血管或桥侧支血管的病变，尽管出现前向血流，仍应视为 CTO，而不是功能性闭塞。本例血管开通后，IVUS 检查发现开通后桥侧支即刻关闭，提示海蜇头样 CTO 虽有前向血流，但功能上是远不能达到正常前向血流，CTO 开通后心肌血供获益应更大。

3. 本例患者在逆向介入时，导丝走到近端时发生造影剂滞留。导丝走出血管结构后，可以有两种走向：① 走向心肌内，形成造影剂滞留，实质是心肌内损伤或血肿形成；② 走向血管外膜，如果局限在外膜结缔组织内，亦可形成造影剂滞留，实质是外膜外血肿形成，如果进一步穿出外膜结缔组织则造成心包积液。本例患者逆向导丝寻径造成近端造影剂滞留后，应用 Knuckle 技术越过该段后，采用反向 CART 技术重回真腔，成功完成介入。

· 讨论 ·

1. 海蜇头样 CTO 形成的病理解剖特征及其对介入的启示?
2. CTO 操作过程中发生血管结构外造影剂滞留，应如何考虑和应对?
3. “海蜇头”样 CTO 应如何选择导丝和治疗策略?

病例 49 严重钙化成角 CTO 病变的处理：逆向介入治疗及高频旋磨

术者：曹宇　　医院：中南大学湘雅三医院　　日期：2019 年 6 月 29 日

· 病史基本资料 ·

· 主诉：胸痛、气促 2 年，加重 1 个月。

· 既往史：长期抽烟，无高血压、糖尿病病史；1 个月前因急性心肌梗死在我院行 PCI 术。

· 体格检查：血压 110/66 mmHg，心率 60 次/分，律齐，心音稍低，无杂音。

· 入院诊断：冠心病（缺血性心肌病），陈旧性下壁心肌梗死，心功能Ⅲ级，PCI 术后。

· 冠状动脉造影 ·

见图 24-49-1。

· 治疗策略 ·

患者 3 支病变，前降支 CTO，SYNTAX 评分高，建议冠状动脉搭桥，外科会诊认为靶血管条件欠佳，且心、肺功能差，手术风险高，同时患者家属强烈拒绝外科搭桥手术，遂行 PCI 术。

策略分析：

1. 前降支 CTO 病变入口为发出间隔支后钝头样残端，闭塞段较长（>20 mm），造影可见严重钙化及成角，J-CTO 评分 4 分，单纯前向开通非常困难；同时前降支闭塞段以远存在弥漫性狭窄，分支血管较多，同样不适合采用 ADR 技术，因此必要时可启动逆向。

2. 考虑到右冠近中段严重狭窄，且为下壁心肌梗死犯罪血管，一期处理右冠，同时也为逆向开通前降支 CTO 创造条件。

3. 造影显示前降支钙化严重，即使顺利开通血管，仍可能导致球囊或支架无法顺利通过及充分扩张，必要时可考虑旋磨，充分消减钙化斑块。

· 器械准备 ·

1. 穿刺准备：穿刺双侧桡动脉，右侧置入 7F 薄壁鞘，左侧置入 6F 桡动脉鞘。
2. 指引导管：采用强支撑指引导管，左冠放置 7F EBU3.5，右冠放置 6F JL 3.5。

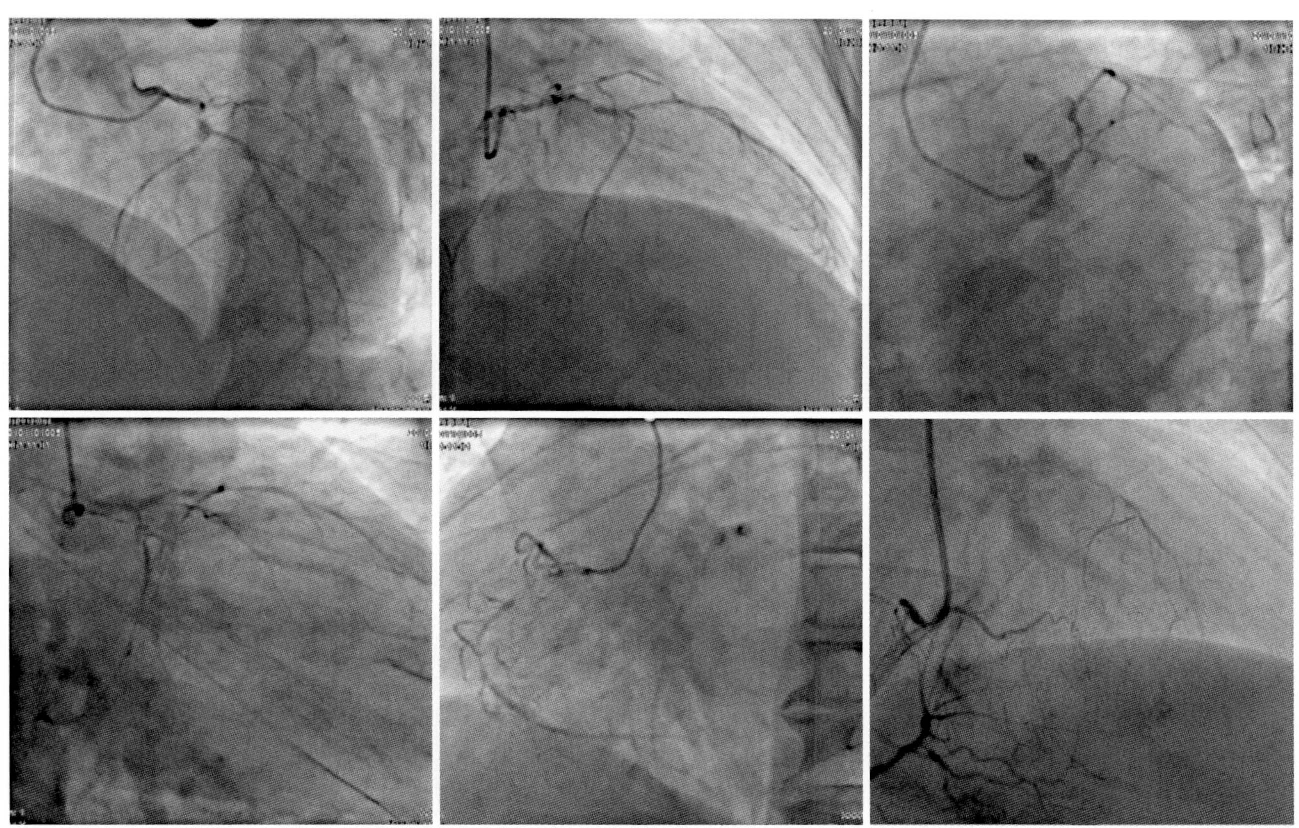

图 24-49-1 冠状动脉 3 支病变，前降支中段完全闭塞，呈钝头闭塞，闭塞段较长，伴钙化及成角，右冠提供侧支血管供应前降支

3. 其他器械：IABP、旋磨仪、IVUS。

· 手术过程 ·

（一）一期手术

一期处理右冠，采用 6F JL 3.5，使用 Fielder XT-R 在微导管 130 cm Finecross 的支撑下通过近中段病变，于近中段植入 Excel 3.5 mm × 36 mm、4.0 mm × 36 mm 两枚支架（图 24-49-2）。

（二）二期手术

1. 首选 Fielder XT-A 在 Finecross 微导管的支撑下尝试，但闭塞段近段纤维帽合并钙化较硬，导丝未能进入病变（图 24-49-3）。

2. 升级导丝 Pilot 200，在微导管支撑下进入闭塞段内，但逆向造影确认进入内膜下（图 24-49-4）。

3. 送入采用前向平行导丝策略，再送入 Conquest Pro 导丝进行 See-saw，反复尝试仍无法进入远端真腔（图 24-49-5）。

4. 决定启动逆向，但右冠造影侧支血管显示并不十分明确（图 24-49-6）。

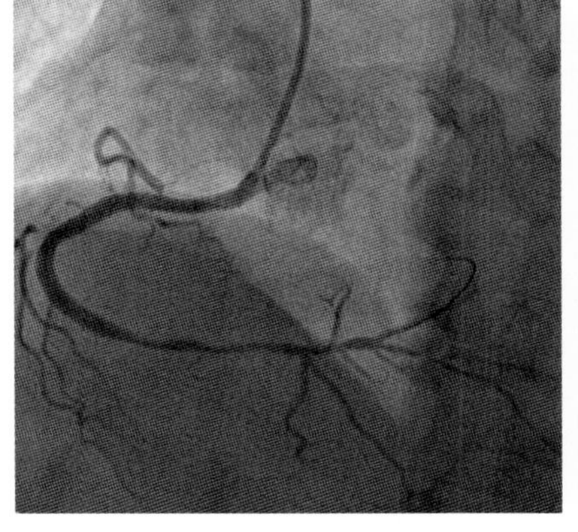

图 24-49-2 一期手术处理

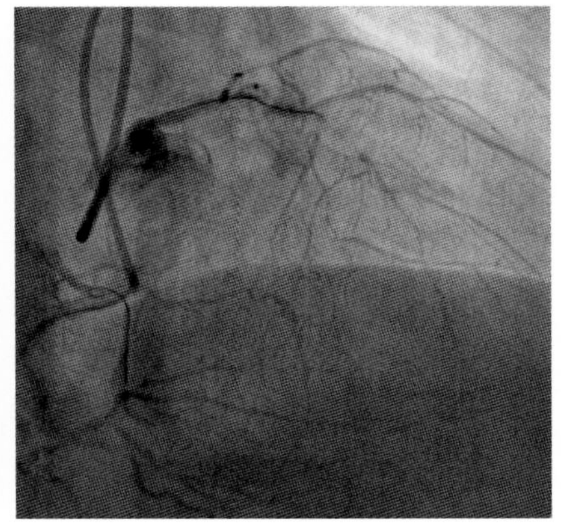

图 24-49-3 Fielder XT-A 导丝未能进入闭塞病变

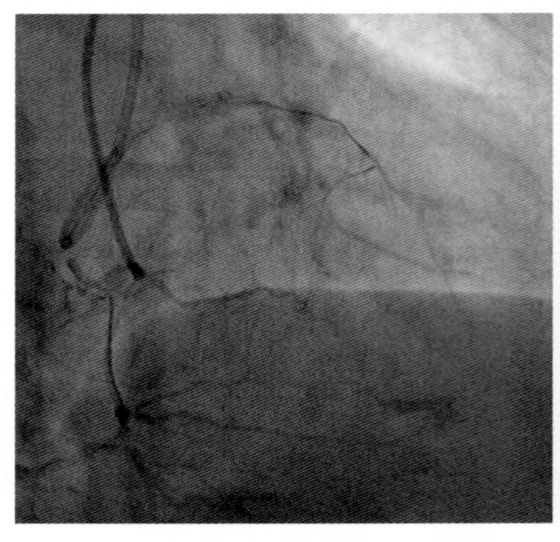
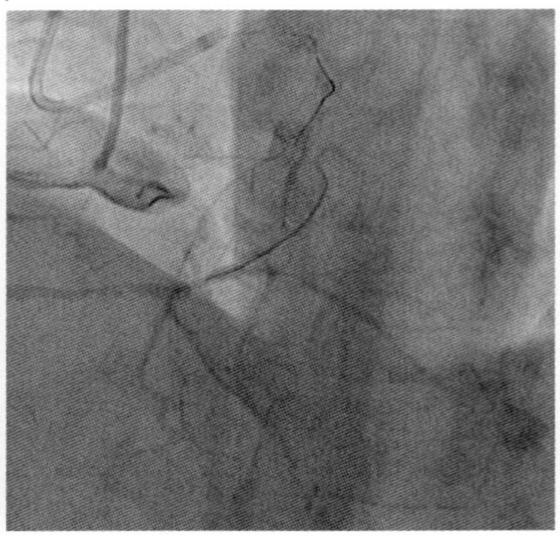

图 24-49-4　Pilot 200 进入内膜下

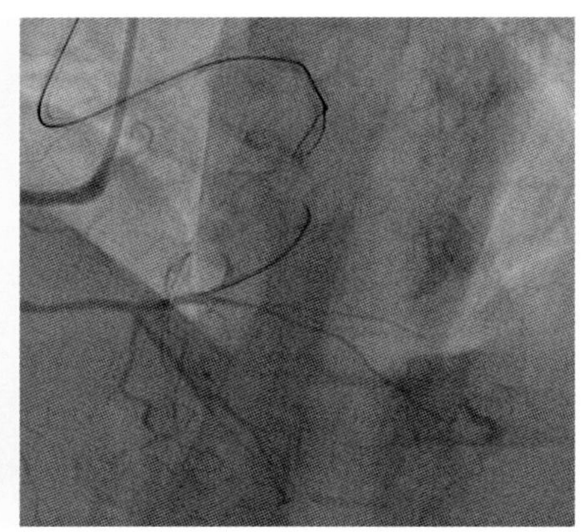

图 24-49-5　平行导引钢丝技术

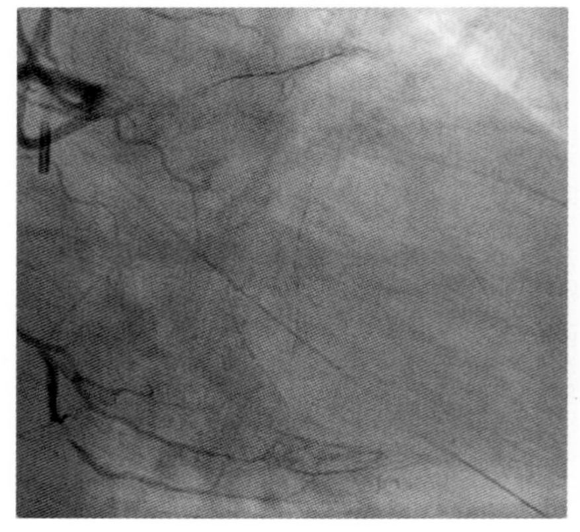
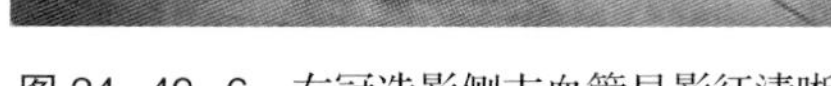

图 24-49-6　右冠造影侧支血管显影征清晰

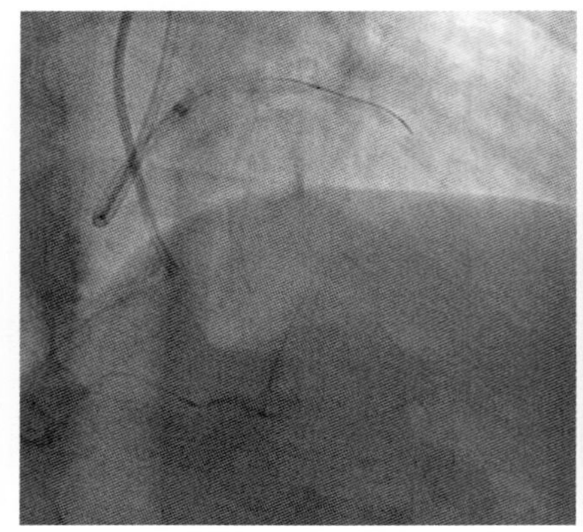
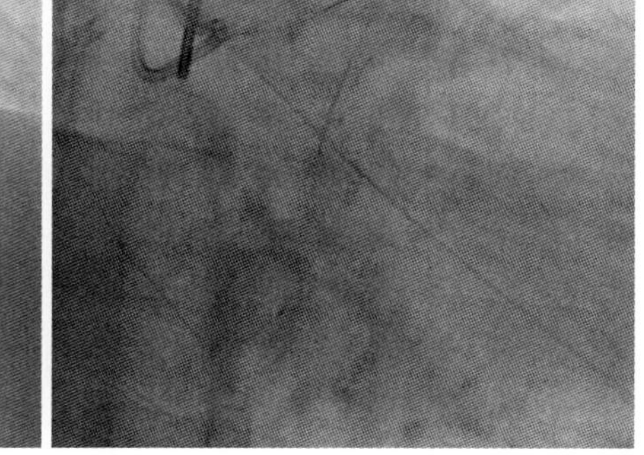

图 24-49-7　高选择造影

5. 将微导管送至右冠远端，采用高选择造影明确仅有的间隔支侧支血管（图 24-49-7）。

6. 采用 Suoh 03 导丝顺利通过该间隔支侧支到达前降支闭塞段远端真腔，但距离闭塞段远端很近而且呈回头弯，逆向攻击角度较差（图 24-49-8）。

7. 在逆向导丝的指引下，尝试前向送 Conquest Pro 导丝进入闭塞段远端真腔，但未能成功（图 24-49-9）。

8. 逆向采用 Conquest Pro 进攻远端纤维帽，但仍然进入前降支近段假腔，头端损坏（图 24-49-10）。

9. 再次换入 GAIA Second，逆向采用导引钢丝对吻技术反复尝试后通过闭塞段进入正向指引导管内

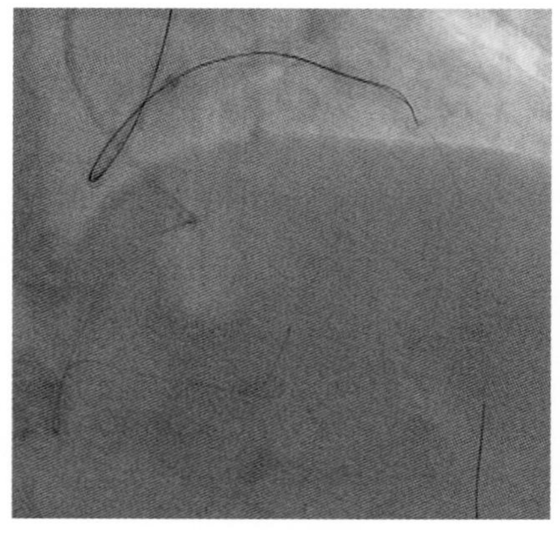

图 24-49-8　Suoh 03 通过间隔支侧支到达闭塞段远端

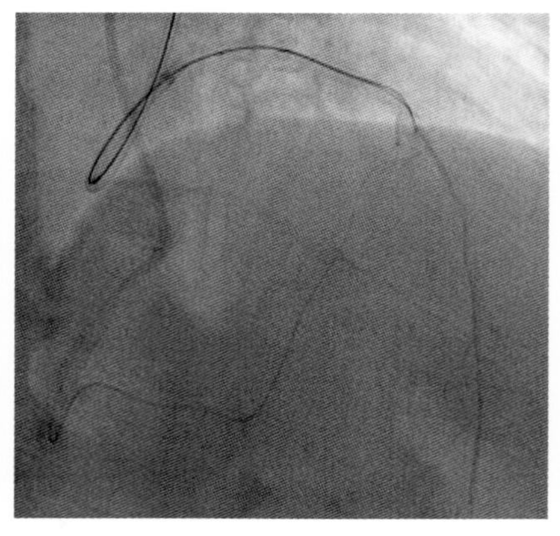

图 24-49-9　导引钢丝对吻技术失败

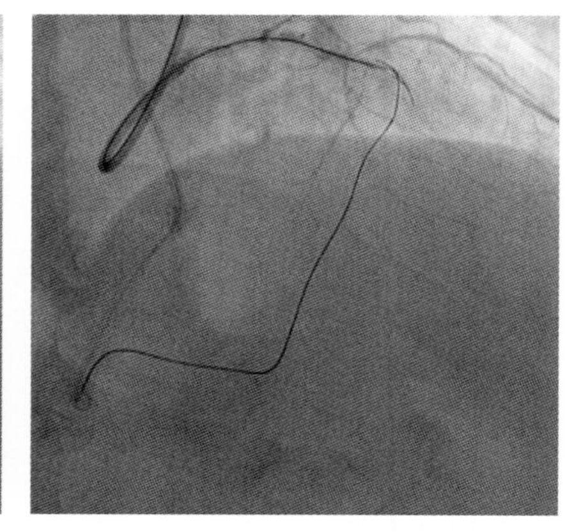

图 24-49-10　Conquest Pro 导丝尝试逆向导丝通过技术

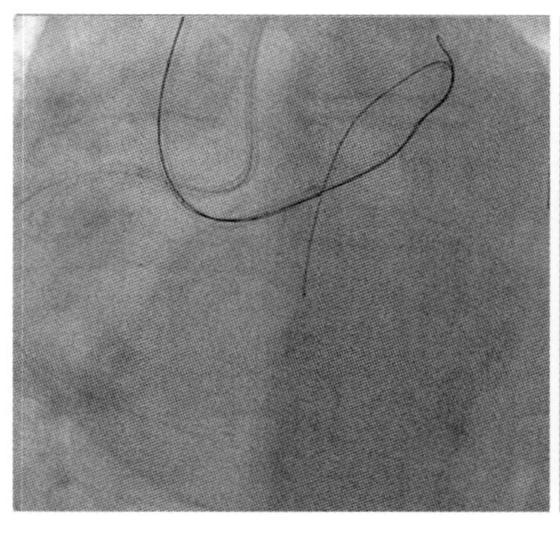

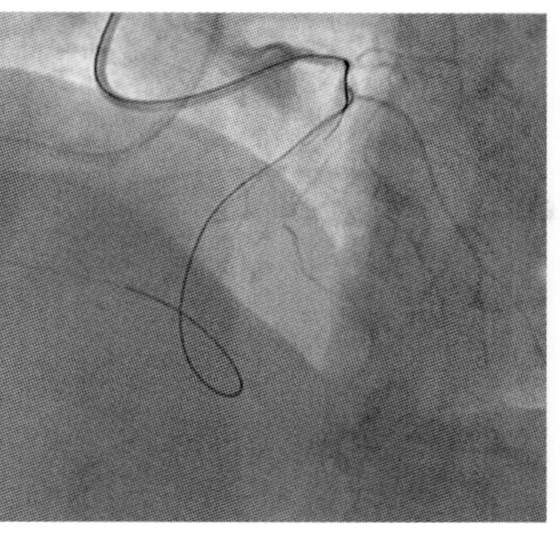

图 24-49-11　逆向导引钢丝在正向导丝的指引下，通过闭塞病变，进入正向指引导管内

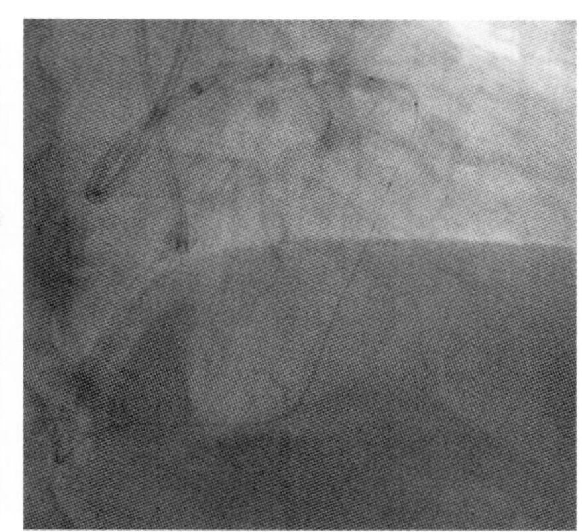

图 24-49-12　RG 3 完成体外化

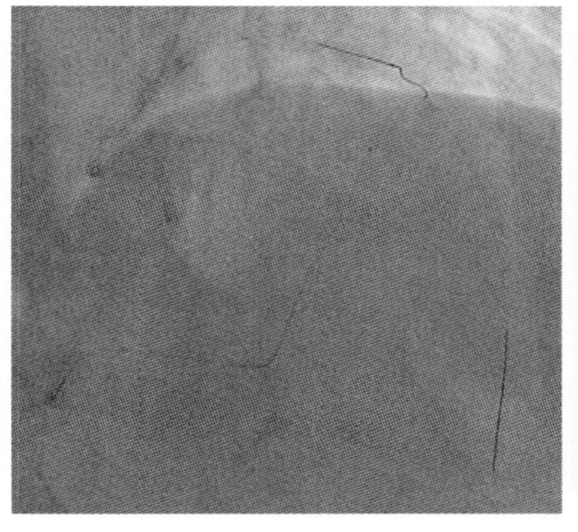

图 24-49-13　正向导丝无法通过前降支近中段严重扭曲处

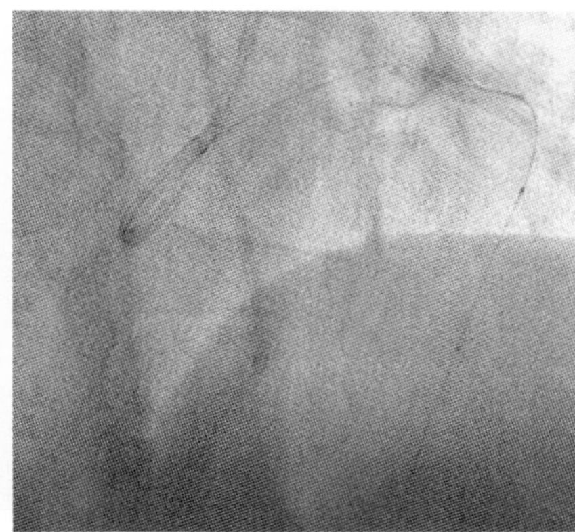

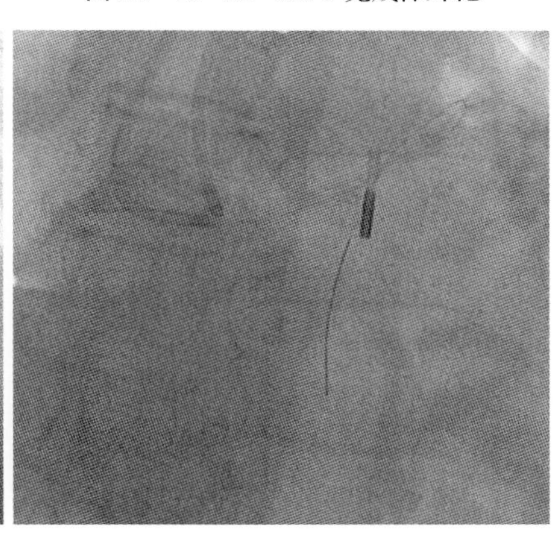

图 24-49-14　Rendezvous 技术

（图 24-49-11）。

10. 继续跟进微导管至正向指引导管内，换入 RG 3 导丝完成体外化；沿 RG 3 导丝送入 Tazuna 2.0 mm × 15 mm 球囊于前降支近段进行反复预扩张（图 24-49-12）。

11. 但是正向导丝仍无法通过前降支近中段严重扭曲成角病变到达前降支远段（图 24-49-13）。

12. 只好再次将逆向导丝及微导管送入正向指引导管内，采用 Rendezvous 技术将正向导丝送至间隔支（图 24-49-14）。

13. 沿正向导丝送入 Kaneka 双腔微导管（KDL），采用反转导丝技术顺利将 Fielder XT-A 送至前降支远段（图 24-49-15）。

14. 送入 Tazuna 2.0 mm × 15 mm 球囊以 16 atm 试探性预扩张，发现球囊膨胀不全，“狗骨头”现象明显（图 24-49-16）。

15. 造影示前降支钙化严重，拟进行 IVUS 评估钙化负荷，但 IVUS 导管无法顺利通过，遂首先采用旋磨充分消减钙化斑块，微导管更换旋磨导丝，根据前降支近中段管径，首先采用 1.5 mm 旋

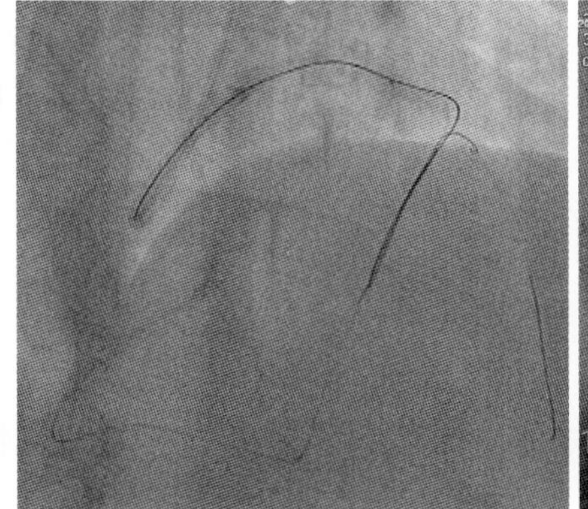

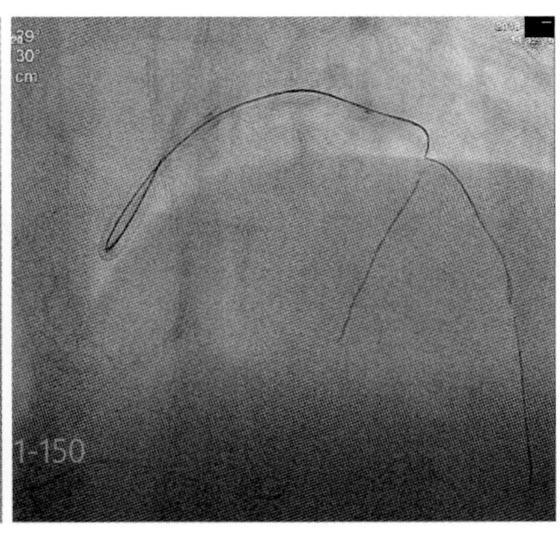

图 24-49-15　通过 KDL 双腔微导管进行反转导丝技术，将 Fielder XT-A 送至 LAD 远段

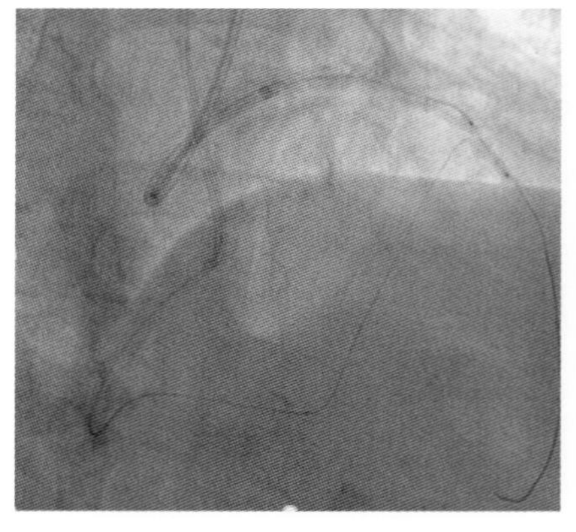

图 24-49-16 球囊扩张

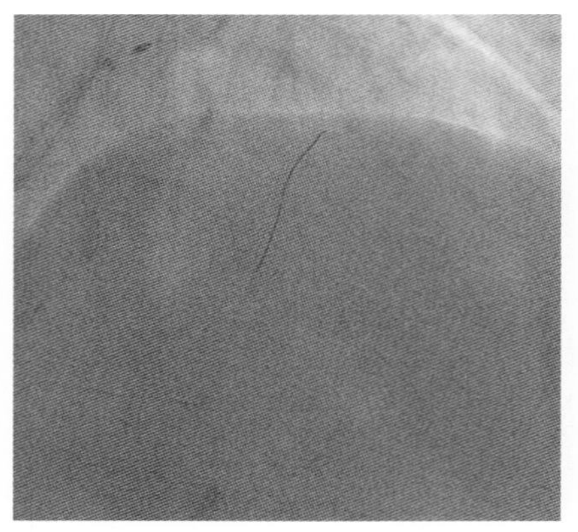

图 24-49-17 1.5 mm 旋磨高频旋磨

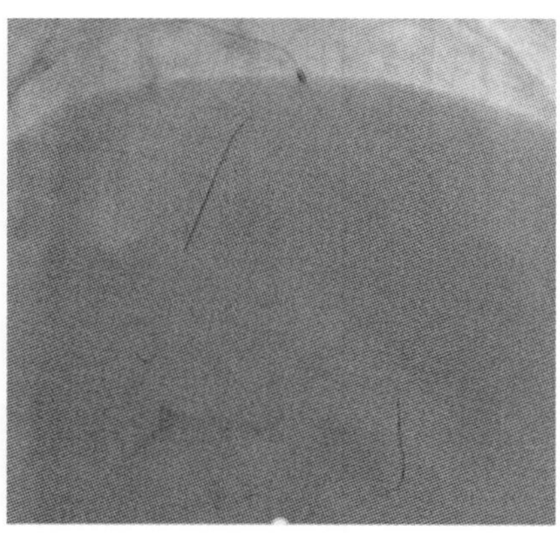

图 24-49-18 前降支分段旋磨

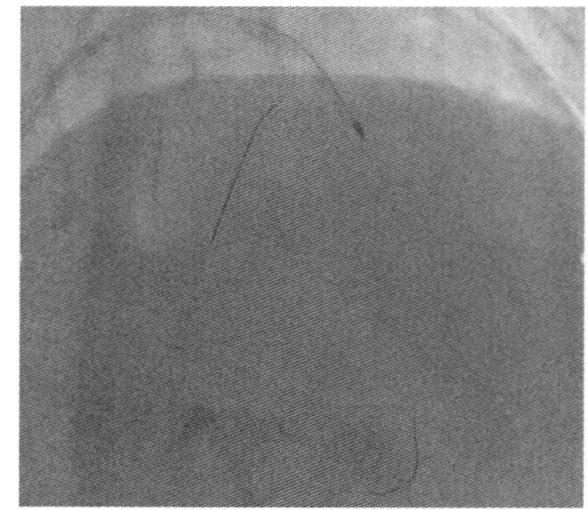

图 24-49-19 前降支分段旋磨

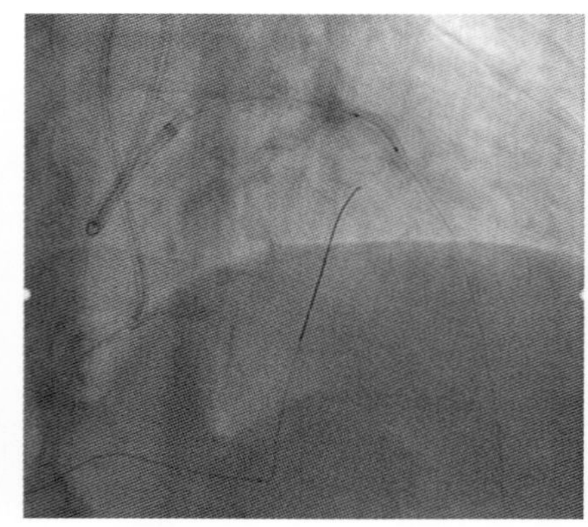

图 24-49-20 球囊扩张

磨头，转速为 150 000 转 / 分（图 24-49-17）。

16. 先撤回逆向导丝至间隔支侧支内。考虑钙化段较长，且前降支中段存在扭曲成角，遂采用分段旋磨的方式，首先反复旋磨前降支近段及成角病变处的入口平台（图 24-49-18）。

17. 通过前降支近中段成角病变后继续旋磨前降支中段钙化斑块（图 24-49-19）。

18. 待充分旋磨后，继续采用 Tzuna 球囊 2.0 mm × 15 mm 以 16 atm 压力进行预扩张，此时球囊膨胀良好，“狗骨头”现象消失；继续采用 Hiryu 高压球囊 3.0 mm × 10 mm 以 16～24 atm 充分预扩张（图 24-49-20）。

19. 进行 IVUS 检查，可以看到钙化环被打断，钙化斑块得到显著消减；同时采用 IVUS 寻找远段锚定点，指导支架置入（图 24-49-21）。

20. 于前降支中远段置入 Firebird 支架 2.5 mm × 33 mm，以 8 atm 释放，10 atm 后扩张；中段接 Excel 支架 2.75 mm × 36 mm，以 14 atm 释放，支架间 8 atm 后扩张，支架近段 16 atm 后扩张；近中段置入 Excel 支架 3.0 mm × 36 mm，以 12 atm 释放，支架间 16 atm 后扩张，同时采用 JBT 技术保护第一对角支（图 24-49-22）。

21. 最后在左主干-前降支放入 Excel 支架 3.5 mm × 28 mm，以 16 atm 释放，支架间 14 atm 后扩张，开口 20 atm 后扩张（图 24-49-23）。

· 术后结果 ·

结果见图 24-49-24。

术后患者症状消失，无其他并发症，顺利出院；1、3 个月随访无特殊不适。

· 小结 ·

1. 弥漫性钙化 CTO 病变，往往闭塞近端纤维帽坚硬，采用硬导丝穿刺则容易进入内膜下，平行导丝

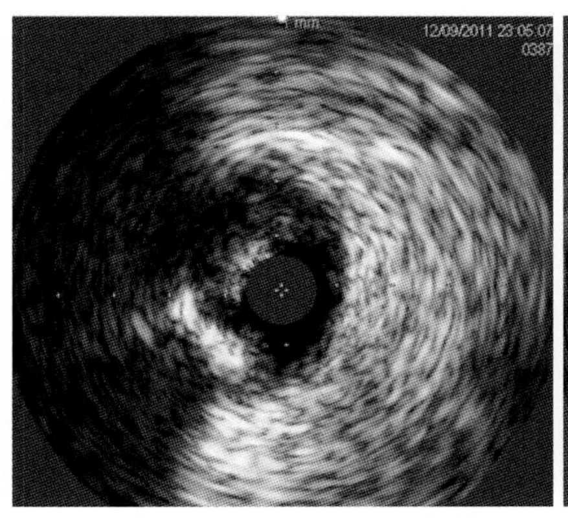
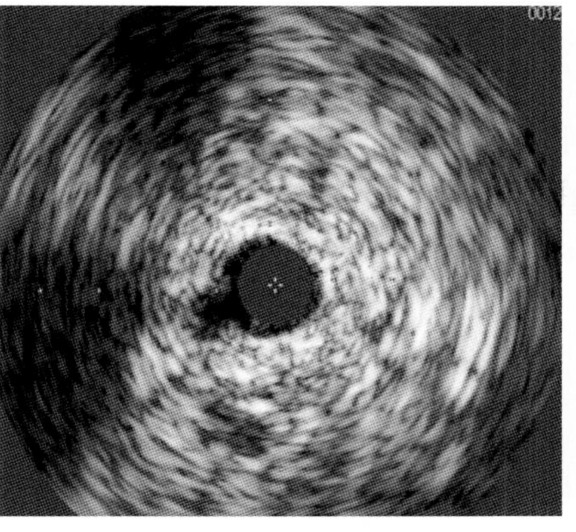

图 24-49-21　IVUS 检查

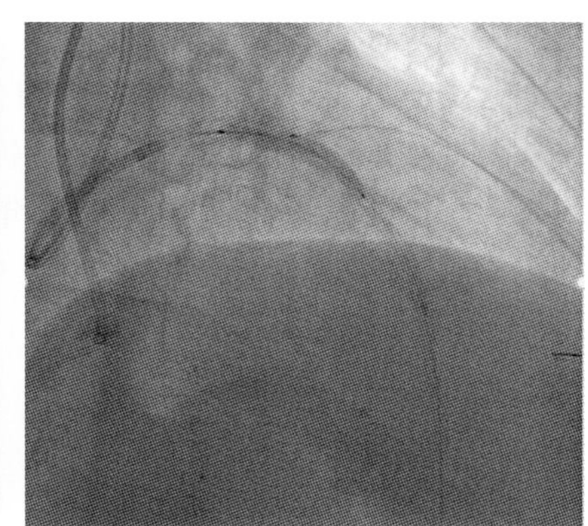

图 24-49-22　植入支架

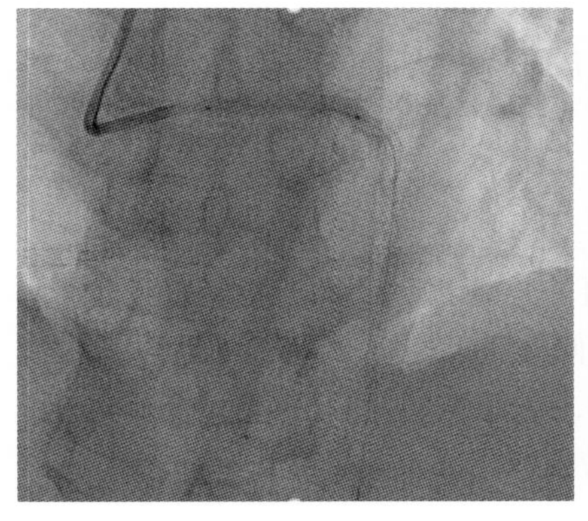

图 24-49-23　左主干-前降支植入支架

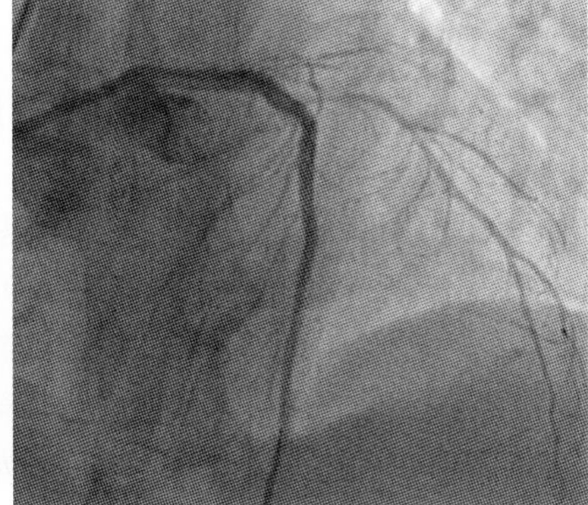
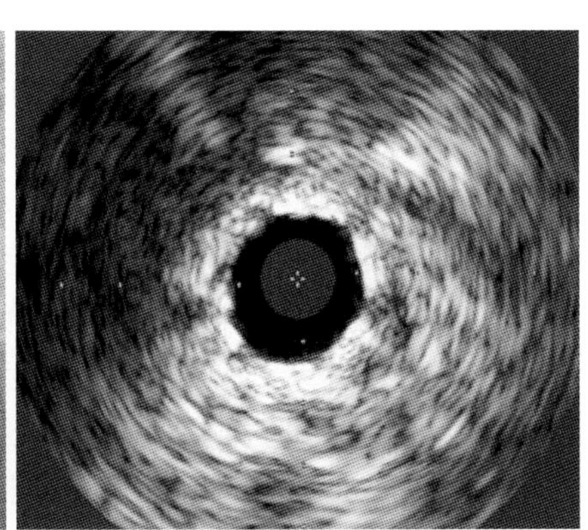

图 24-49-24　最终结果

技术不成功，宜尽早启动逆向策略。

2. 逆向侧支太靠近闭塞段远端导致逆向进攻角度差，如有更合适较远端侧支宜换用。逆向建轨成功球囊扩张后，正向送入导丝困难时，可考虑双腔微导管辅助的反转导丝技术到达远端。

3. 成角病变旋磨时，应充分打磨病变入口处旋磨平台，以减少冠状动脉穿孔等并发症的发生。

· 讨论 ·

1. IVUS 不能通过的钙化病变时，还有哪些方法可以对病变钙化情况进行评估了解来确定下一步处理手术策略？

2. 对于严重钙化 CTO 病变，若术前采用冠状动脉 CTA 检查可能对 CTO 病变段内钙化斑块分布，是否存在钙化内微通道会有更多提示和信息。

3. 对于长段弥漫性钙化成角 CTO 病变已经 RG 3 体外化，但微导管不能通过，不能交换旋磨导丝时，可否考虑 RG3 导丝旋磨？

病例 50　通过极度扭曲心外膜侧支微导管 AGT 处置

术者：曹宇　　医院：中南大学湘雅三医院　　日期：2019 年 6 月 29 日

· 病史基本资料 ·

· 患者男性，54 岁。

• 主诉：胸痛 1 月余。

• 简要病史：患者 1 个月前因急性心肌梗死于我院行急诊 PCI 术，术后坚持规律服药，间断有胸痛发作，多于活动后出现，持续数分钟，遂来院行二期 PCI 术。

• 既往史：患有糖尿病 10 余年，坚持服药，自诉血糖控制尚可；患有高血压病 5 年，间断服药治疗，未监测血压。长期抽烟，20～30 支/日。

• 冠状动脉造影 •

见图 24-50-1～图 24-50-3。

• 治疗策略 •

患者 J-CTO 评分 3～4 分（闭塞近端无鼠尾征、闭塞段超过 20 mm、闭塞段可见钙化及左心室后侧支与右冠远段夹角可能超过 45°），属于困难的 CTO 策略，可能需要多种策略及技术的联合使用。

首先考虑前向策略，但是患者闭塞近端弥漫性病变且血管扭曲，首选导丝考虑使用超滑导丝以方便通过近端病变攻击闭塞近端纤维帽。如果第一根导丝进入内膜下，可考虑采用平行导丝或者 See-saw 技术。如果前向困难或者失败，可启动逆向策略。

逆向通路可选择间隔支或回旋支的心外膜侧支。一般来讲，间隔支侧支为首选逆向通路，但是该患者间隔支侧支供应后降支，且后降支相对较小，一旦进入内膜下，可能导致粗大的左心室后侧支丢失。因此，从保障患者远期预后的角度出发，我们考虑选择回旋支心外膜侧支进行逆向手术。由于为心外膜侧支，因此导丝通过时须分外小心，避免暴力推送，应顺着心跳节奏，在舒张期导丝前行。通过逆向侧支导丝首选 Suoh 03，但是国内并未上市，可以考虑采用 Sion 导丝作为替代，必要时可采用多根导丝接力通过的方式来通过逆向侧支。

由于患者右冠远端着陆区条件差，因此不考虑采用 ADR 技术。

• 器械准备 •

1. 入路选择：双侧桡动脉。由于 7F 薄壁桡动脉鞘的出现，已经常规可以通过桡动脉植入 7F 指引导管，故选择双侧桡动脉入路以减少入路血管并发症。

2. 指引导管选择：前向 7F JL 3.5（右冠开口接近窦底，AL 指引导管不易到位；但开口为牧羊钩型，JL 3.5 同轴较好，亦能够提供不错的支撑力，必要时还能够采用深插技术以加强主动支撑）；逆向 7F EBU 3.5。

3. 其他器械准备：首选导丝 Pilot 150；正向微导管：130 cm Finecross；逆向微导管：1.7F 150 mm 艾普特微导管。

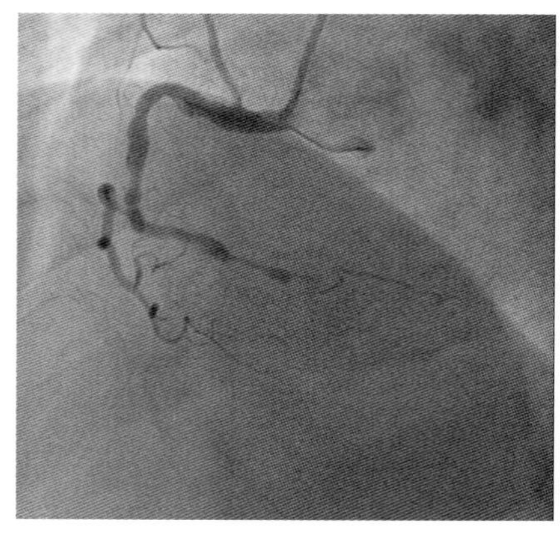

图 24-50-1 右冠造影

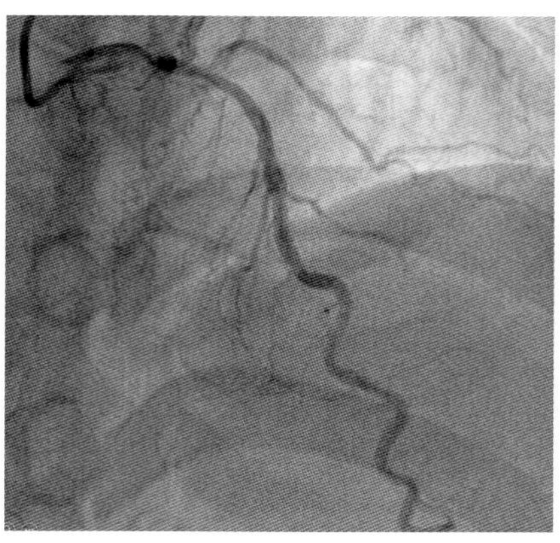

图 24-50-2 左冠正头位造影

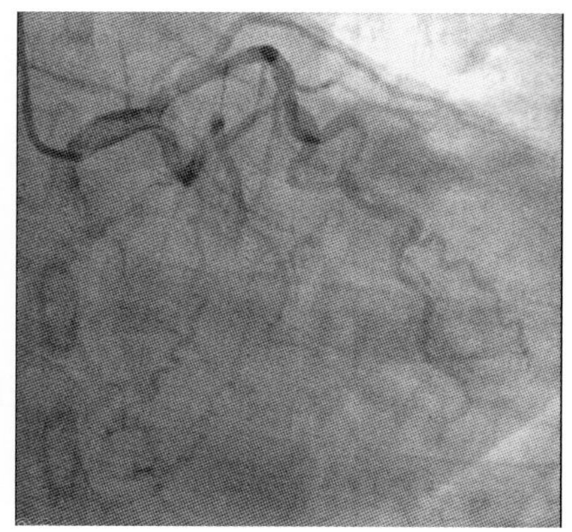

图 24-50-3 左冠正足位造影

· 手术过程 ·

见图 24-50-4～图 24-50-24。

· 术后结果 ·

沿逆向微导管送入 RG 3 导丝进行体外化后撤出逆向微导管，2.0 mm × 15 mm 及 2.5 mm × 15 mm 球囊

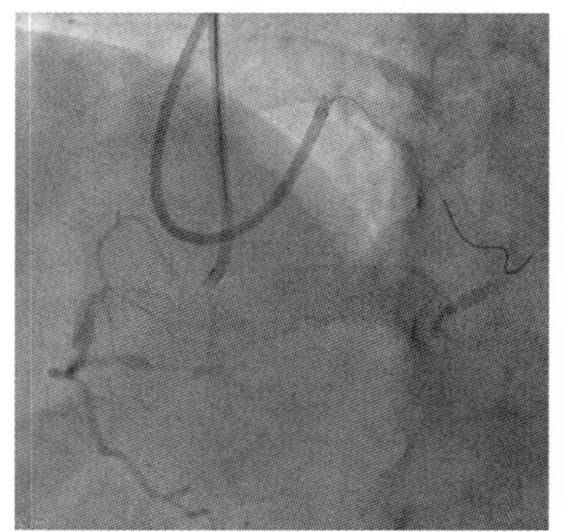

图 24-50-4　双侧造影

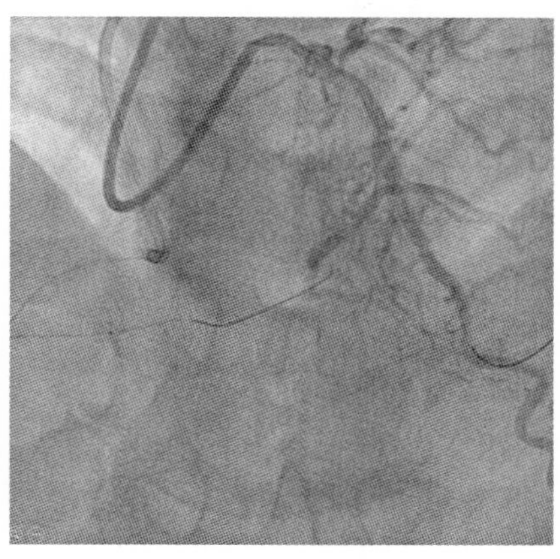

图 24-50-5　Pilot 150 前进困难，换用 Pilot 200 无法进入远端真腔

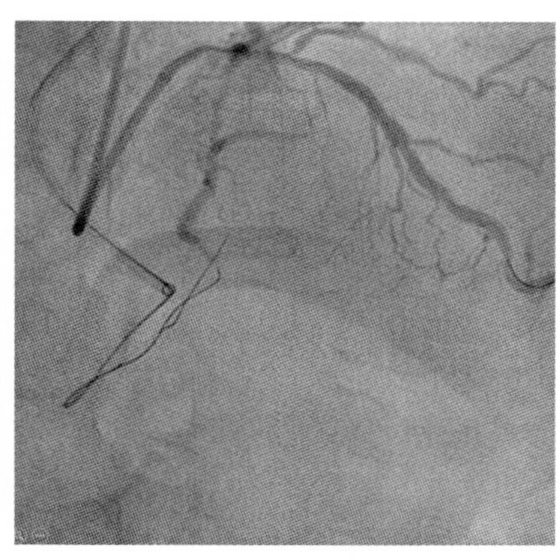

图 24-50-6　送入 GAIA Third 进行平行导丝及 See-saw，仍不能进入远端真腔，遂考虑逆向策略

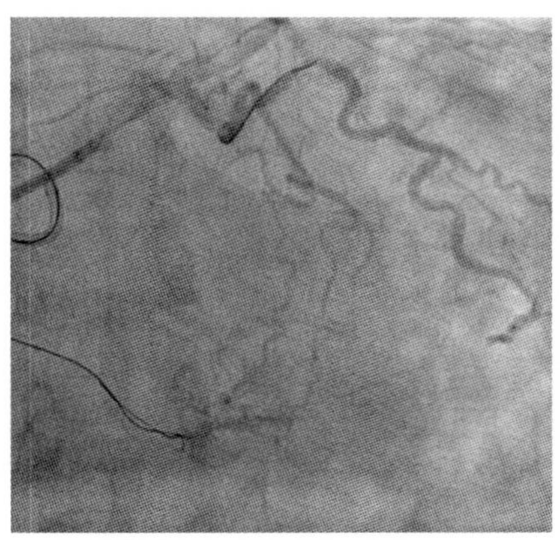

图 24-50-7　对侧造影提示回旋支心外膜侧支异常扭曲

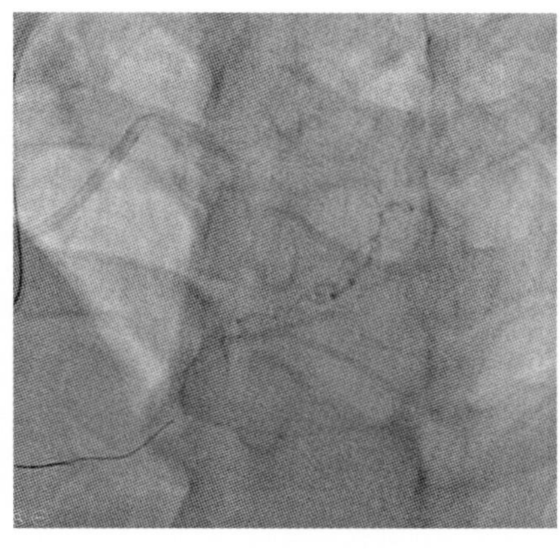

图 24-50-8　高选择造影清楚展示扭曲的回旋支心外膜侧支

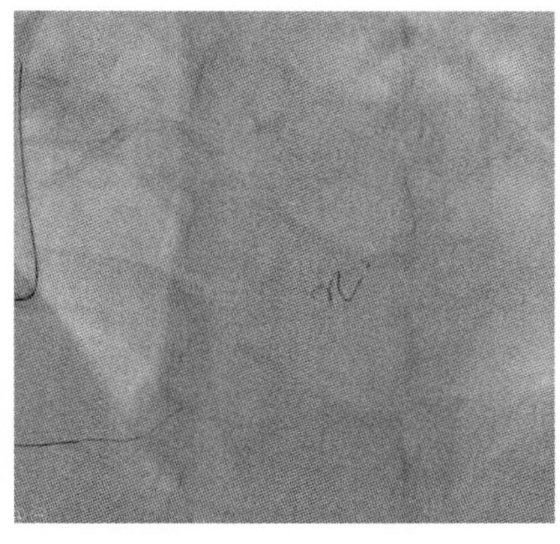

图 24-50-9　Sion 导丝通过近段心外膜侧支，中段无法通过扭曲的心外膜侧支

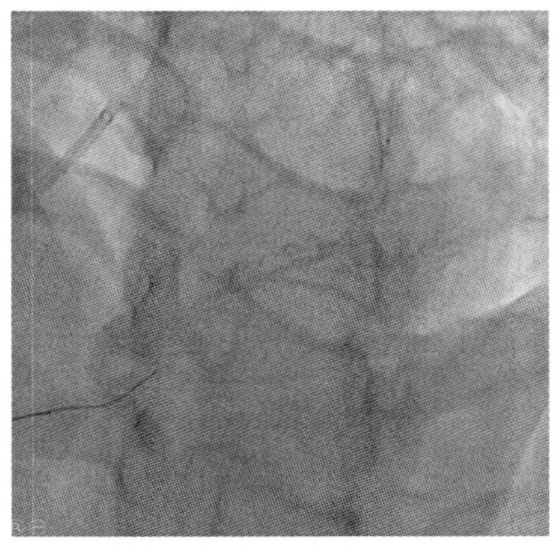

图 24-50-10　再次高选择造影，反复确认逆向侧支的走行及扭曲段

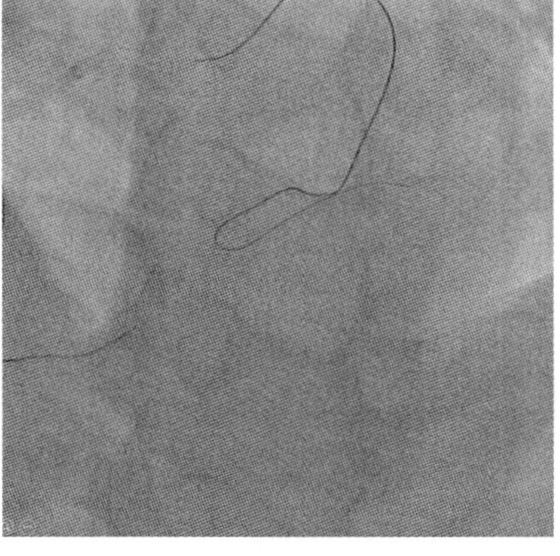

图 24-50-11　再换用 Fielder XT-R，顺着舒张期缓慢前行导丝，顺利到达左心室后侧支远端

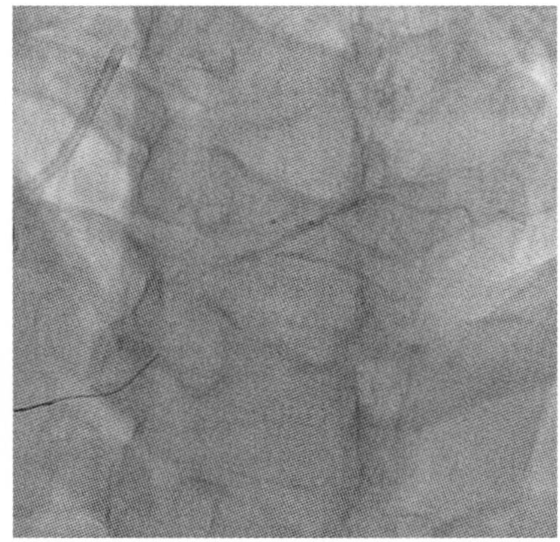

图 24-50-12　跟进微导管造影确认通过回旋支侧支到达左心室后侧支远端真腔

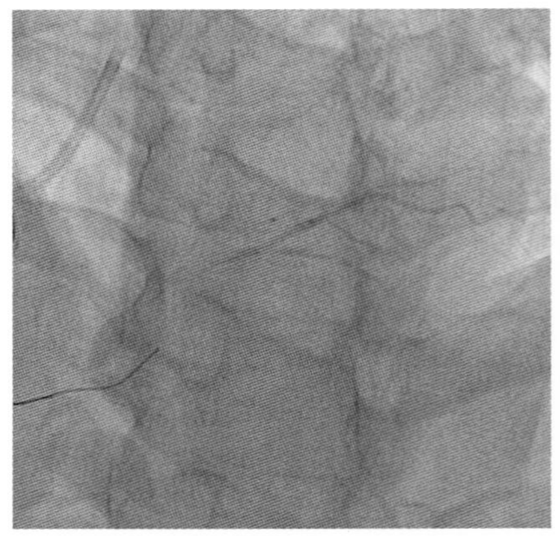

图 24-50-13 再换入 Sion 导丝，顺利到达闭塞远端纤维帽处，并跟进逆向微导管

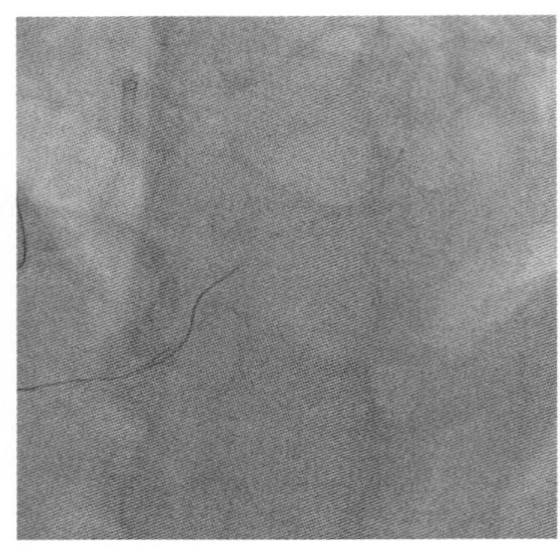

图 24-50-14 逆向送入 Pilot 200 攻击闭塞远端纤维帽，前行困难

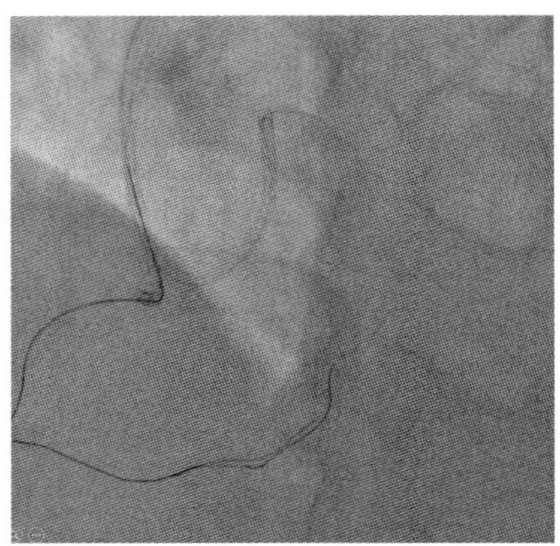

图 24-50-15 换用 Conquest Pro 导丝攻击远端纤维帽，但是无法进入右冠远段真腔

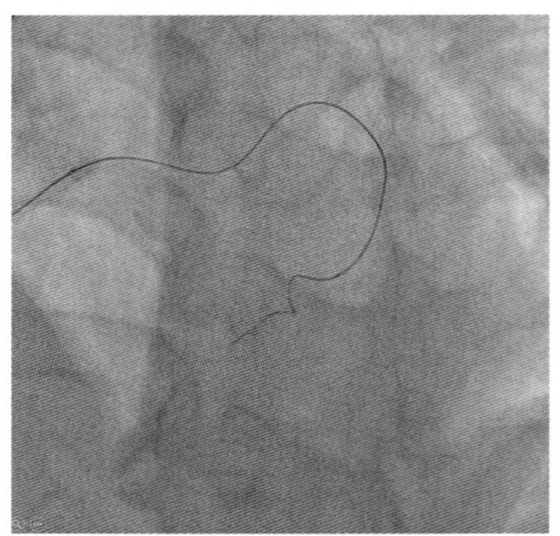

图 24-50-16 逆向攻击过程中，阻力较大，逆向导丝及微导管飞出，只能从头再来

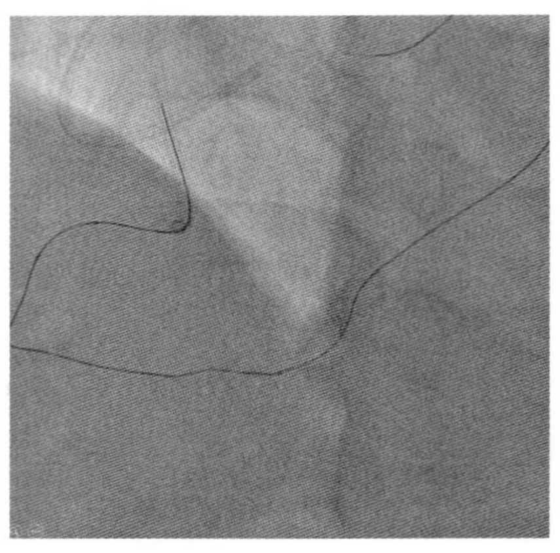

图 24-50-17 继续使用 Conquest Pro 导丝攻击，但仍无法进入右冠远段真腔，遂准备采用反向 CART 技术

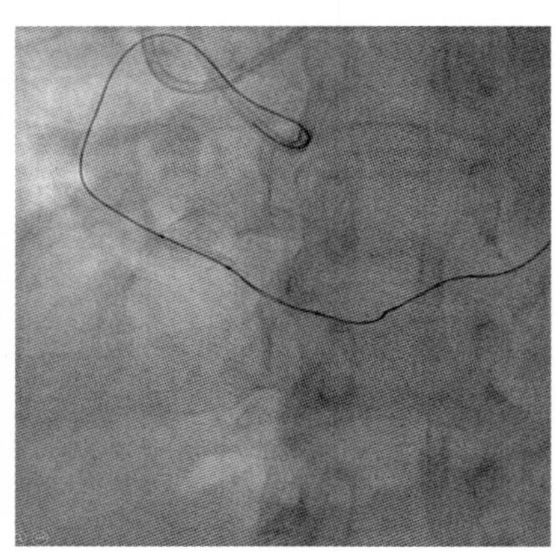

图 24-50-18 采用 2.0 mm × 15 mm 球囊进行多次反向 CART，均未成功

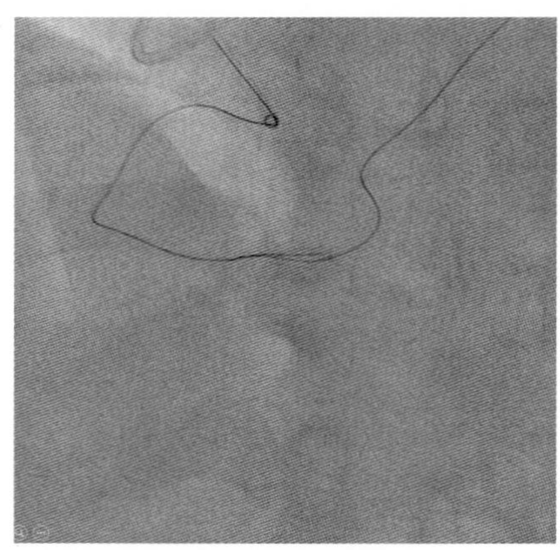

图 24-50-19 多角度旋转电影，发现正向、逆向导丝在闭塞段某一小段交汇

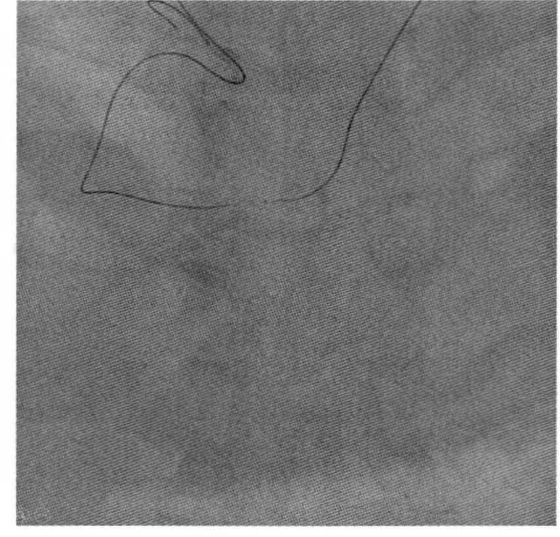

图 24-50-20 将正向微导管及逆向微导管均送入闭塞病变内，试图采用将正向导丝穿入逆向微导管，但是未能成功

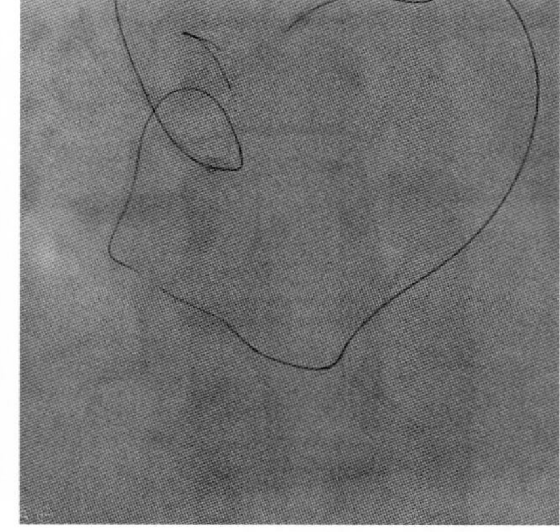

图 24-50-21 遂采用微导管闭塞段内 AGT 技术，反复尝试将逆向导丝穿入前向微导管内

进行预扩张，由远及近依次植入 2.5 mm × 36 mm、3.0 mm × 36 mm、3.5 mm × 36 mm 和 4.0 mm × 28 mm 4 枚支架，3.5 mm × 9 mm 非顺应性球囊于右冠远段局部后扩张（图 24-50-23）。

左冠造影显示心外膜旁路未见损伤（图 24-50-24）。

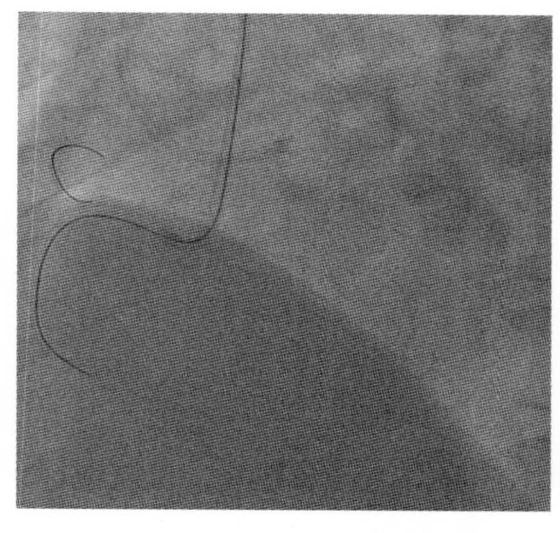

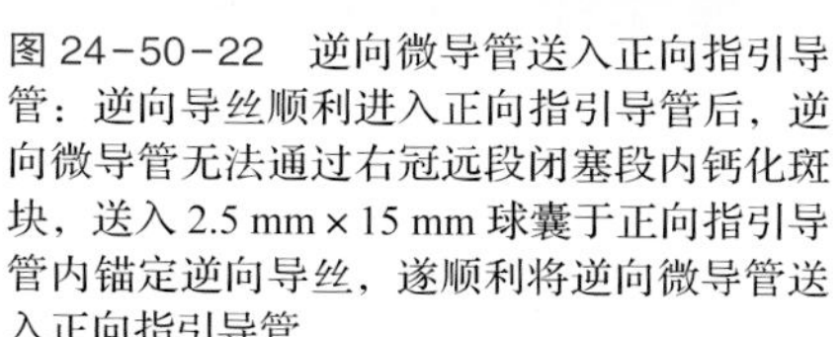

图 24-50-22 逆向微导管送入正向指引导管：逆向导丝顺利进入正向指引导管后，逆向微导管无法通过右冠远段闭塞段内钙化斑块，送入 2.5 mm × 15 mm 球囊于正向指引导管内锚定逆向导丝，遂顺利将逆向微导管送入正向指引导管

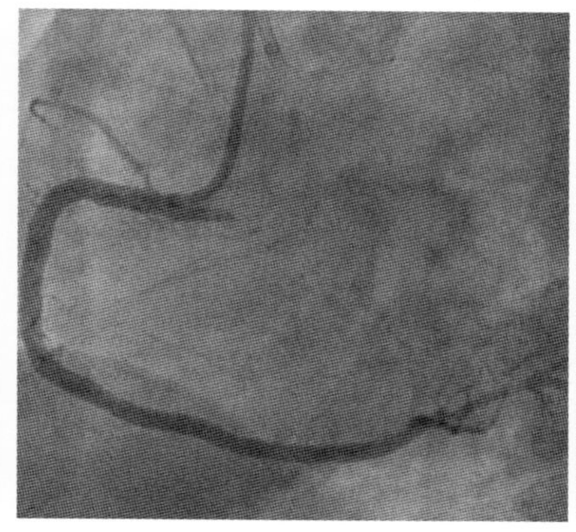

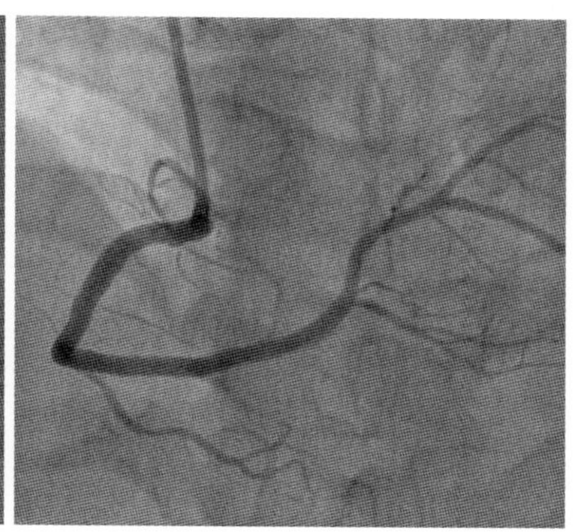

图 24-50-23 植入支架，最终结果

• 小结 •

1. 扭曲的心外膜侧支并非逆向策略的禁忌，选择头端较软的导丝，多次造影（包括高选择造影）充分了解逆向侧支的走行、舒张期小心前行导丝及必要时导丝接力技术是导丝通过并降低并发症风险的有效办法，切忌暴力推送导丝。

2. 通过扭曲心外膜旁路时，导丝头端塑形宜小半径（0.5 mm 左右）和大角度（>60°，甚至可接近 90°），反复尝试不能通过可考虑导丝头端塑 3D 弯提高通过机会。

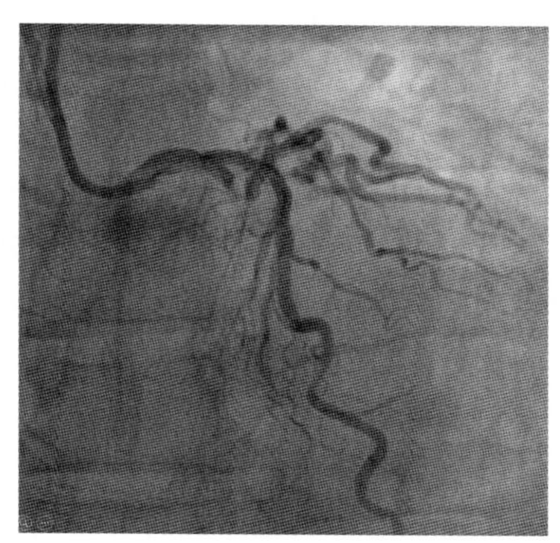

图 24-50-24 心外膜侧支血管未见损伤

3. 如果正向导丝闭塞段远端进入假腔，而逆向导丝在闭塞段近段进入假腔，反向 CART 不成功时，可以考虑使用延伸导管进行 AGT，但对于远端病变，如果延伸导管不能到位，此时可以通过对吻技术多体位投照确认正逆向导引钢丝的位置，若正逆向导引钢丝部分重合在一个腔内，可尝试双向微导管在闭塞段，可以正向导丝穿逆向微导管，也可以类似微导管 AGT 技术，逆向微导管穿正向微导管，完成导丝体外化。

4. 患者术前可进行冠状动脉 CTA 检查，有利于术中通过 CTA 影像指导正向及逆向导丝前行方向。

• 讨论 •

1. 尝试心外膜侧支逆向通过时，除了微导管造影显示清楚侧支血管走行外还需要注意什么？

2. 反向 CART 不能成功，逆向导丝不能到正向指引导管内，延伸导管 AGT 是非常高效的办法，但对于延伸导管不能到位的远段病变还有哪些办法可以完成导丝体外化？

病例 51 右冠超长段钙化 CTO IVUS 指导的 AGT 战场转换

术者：曹宇 医院：中南大学湘雅三医院 日期：2019 年 6 月 29 日

• 病史基本资料 •

• 患者男性，56 岁。

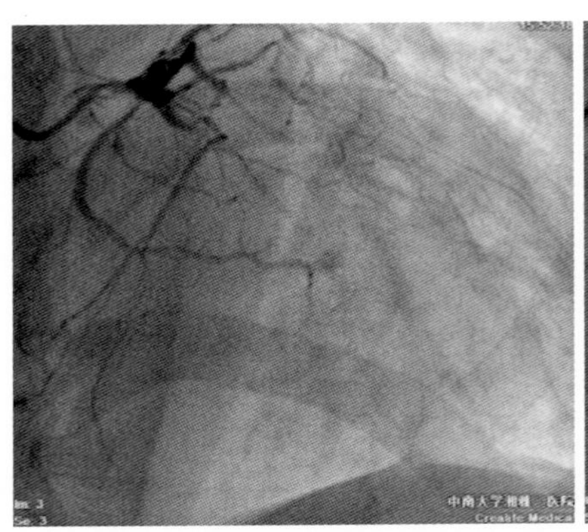
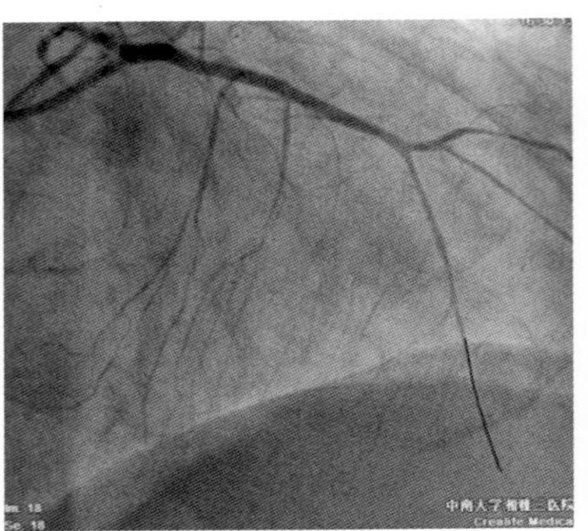

图 24-51-1 前降支急诊 PCI 术后

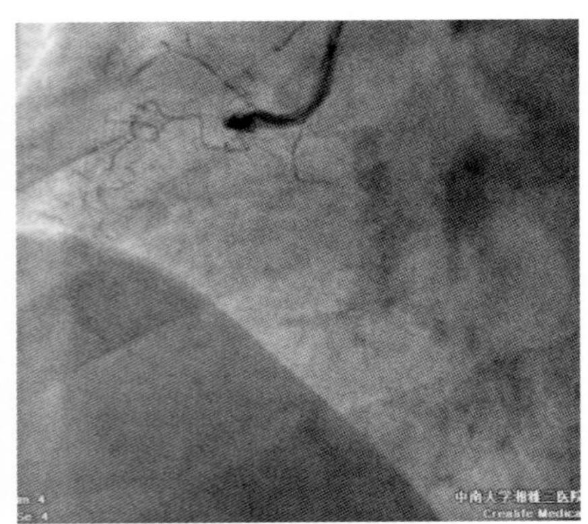

图 24-51-2 右冠近段完全闭塞

• 主诉：胸痛 12 h。

• 简要病史：患者自诉 12 h 前无明显诱因出现胸痛不适，为心前区压榨样疼痛，伴肩背部放射痛。

• 既往史：高血压 10 余年，无糖尿病。吸烟 30 年。

• 辅助检查

实验室检查：肌钙蛋白 8.0 ng/ml；BNP 2 810 ng/L；CK-MB 167 U/L。

心电图：V_1～V_4 ST 段抬高，急性前壁心肌梗死。

• 既往治疗方案：

于 2019 年 3 月 8 日行急诊前降支 PCI 术。康复出院。

患者再于 2019 年 4 月 8 日来院行择期右冠 CTO PCI 术。

• 冠状动脉造影 •

见图 24-51-1、图 24-51-2。

• 治疗策略 •

患者第一次犯罪血管考虑为前降支，故第一次行前降支 PCI 术；1 个月后目标血管为右冠 CTO 病变，闭塞钝头无明显残端，闭塞段超长（约 10 cm），闭塞段严重钙化，J-CTO 评分 3 分。单纯正向导丝通过成功率低，有可能造成远端血管损伤。宜采用逆向加正向确保远段后三叉安全，提高效率。若导丝在闭塞段无法前行，可尝试 Knuckle 技术及反向 CART。行逆向介入治疗时需注意避免交通支损伤，避免 CTO 导丝穿孔。

闭塞段远端位于后三叉位置，不能采用 ADR 技术，避免后三叉分支血管丢失。

• 器械准备 •

1. 穿刺准备：右侧 7F 桡动脉鞘，左侧 6F 桡动脉鞘（原因：股动脉入路并发症高、患者制动时间长）。

2. 指引导管选择：右冠 PCI：右冠 7F AL 1.0，左冠 6F EBU 3.5。

3. 其他器械准备：IVUS、CTO 导丝。

• 手术过程 •

见图 24-51-3～图 24-51-13。

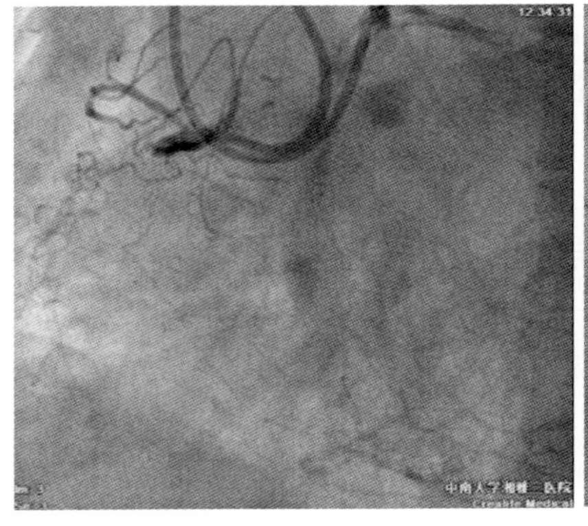
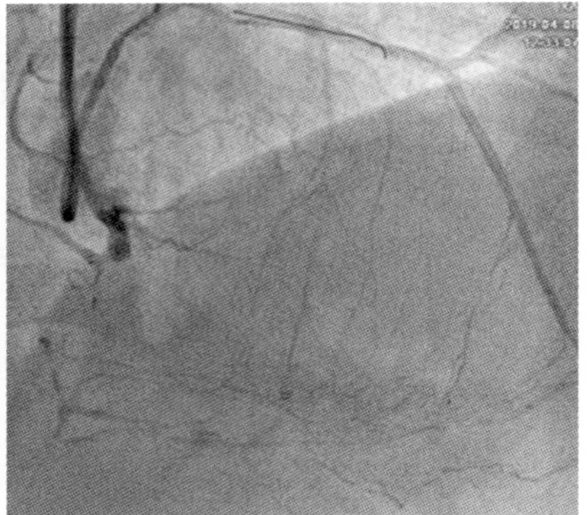

图 24-51-3 对侧冠状动脉造影

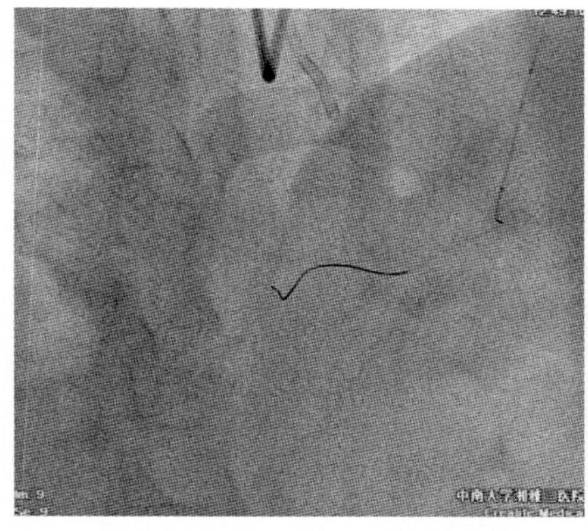

图 24-51-4　高选择造影后，Sion 导引钢丝通过间隔支侧支：Pilot 200 无法通过钙化闭塞段，启动前向尝试。前向尝试 IVUS 寻找入口失败

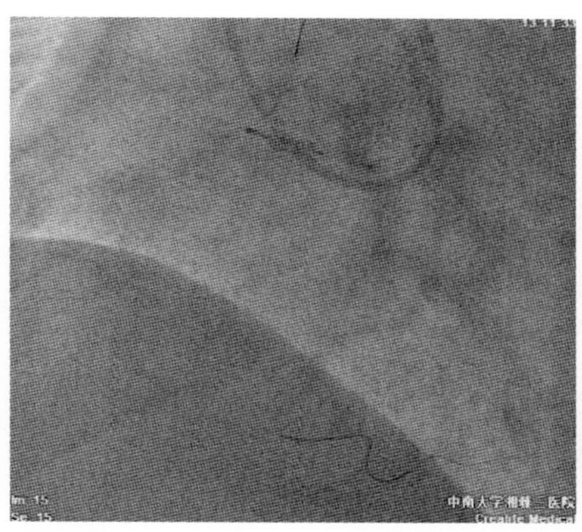

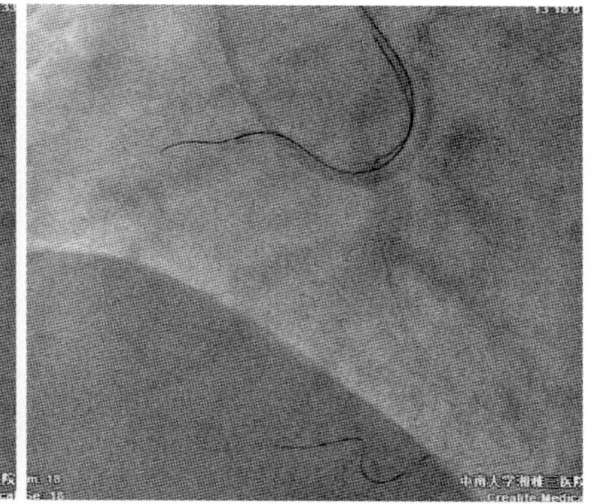

图 24-51-5　正向介入治疗：GAIA Second 尝试前向进攻失败；Pilot 200 平行导丝顺利到达右冠中段，但无法通过右冠中远段钙化闭塞段

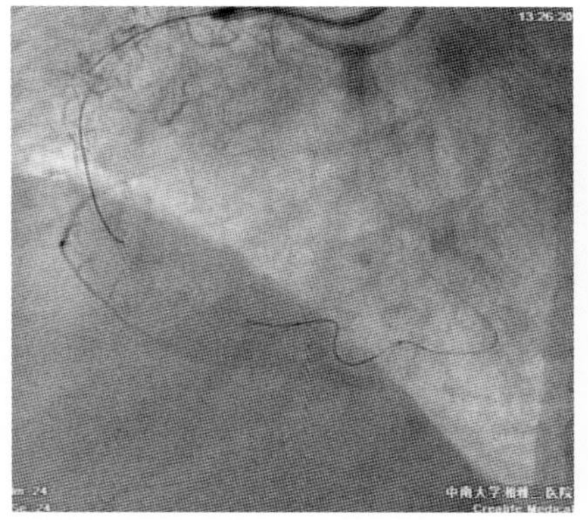

图 24-51-6　导引钢丝对吻技术失败：换用 Conquest Pro 接近逆向导丝，但 2 根导丝无法交汇，导引钢丝对吻技术失败

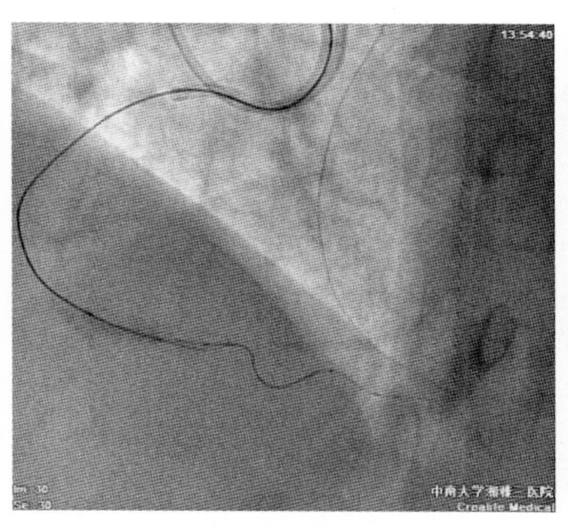

图 24-51-7　反向 CART 技术：2.0 mm 球囊，逆向更换 Conquest Pro 穿刺，但失败

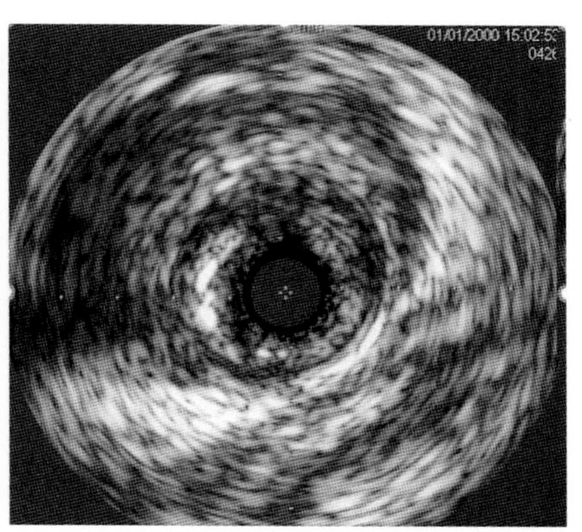

图 24-51-8　IVUS 提示正向导引钢丝行走于血管真腔，逆向导丝行走在钙化斑块之内

· 术后结果 ·

见图 24-51-14。

· 小结 ·

1. 当逆向微导管无法通过闭塞段时，除更换微导管外，需注意是否有导丝损坏（特别是聚合物涂层导丝）。

2. 超长段钙化闭塞病变，导丝操控通过较导丝 Knuckle 通过有较多机会在真腔，但 Knuckle 能大大缩短通过闭塞段的时间。

3. 当长段闭塞段合并有严重钙化时，反向 CART 不能成功时，可以考虑 IVUS 指引逆向导丝和正向导引钢丝靠近，战场前移或后撤、绕开钙化段，有条件

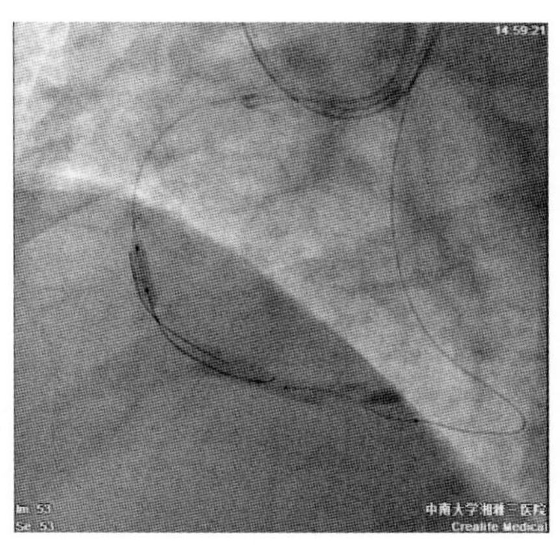

图 24-51-9　3.0 球囊反向 CART，并绕行钙化，战场前移至右冠中段

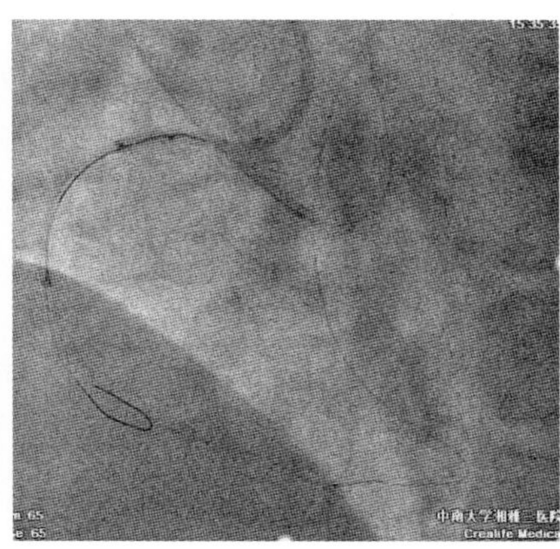

图 24-51-10　AGT 技术：送入 Guidezilla 延伸导管采用 AGT 技术迎接逆向 Pilot 200，逆向导丝顺利穿入正向延伸导管内。在正向指引导管内球囊锚定逆向导丝，推送逆向微导管困难。由于送和回撤导丝都很困难，考虑 Pilot 200 在反复尝试过程中涂层损坏可能，困难回撤导丝更换新的 Pilot 200，再次 AGT 成功，逆向导丝顺利再次进入正向指引导管内

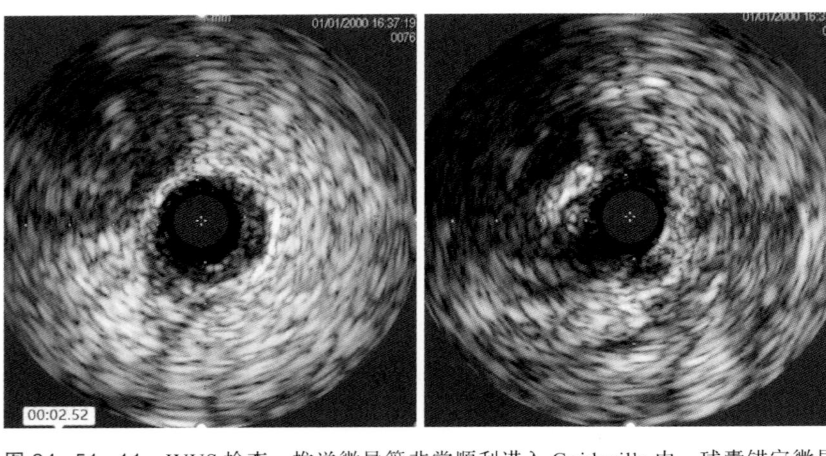

图 24-51-11 IVUS 检查：推送微导管非常顺利进入 Guidezilla 内，球囊锚定微导管，RG 3 体外化后 2.0 球囊扩张，IVUS 提示后降支斑块负荷重，左心室后侧支开口狭窄轻，故从后降支近段植入支架。右冠中远段可见较短节段导丝行走在内膜下，其他均在真腔

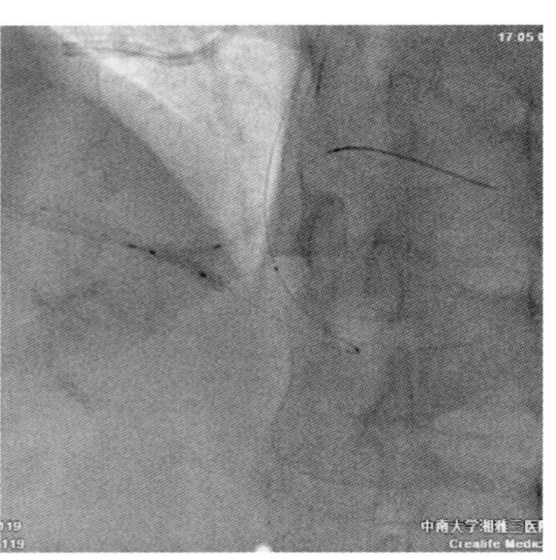

图 24-51-13 最终球囊对吻技术

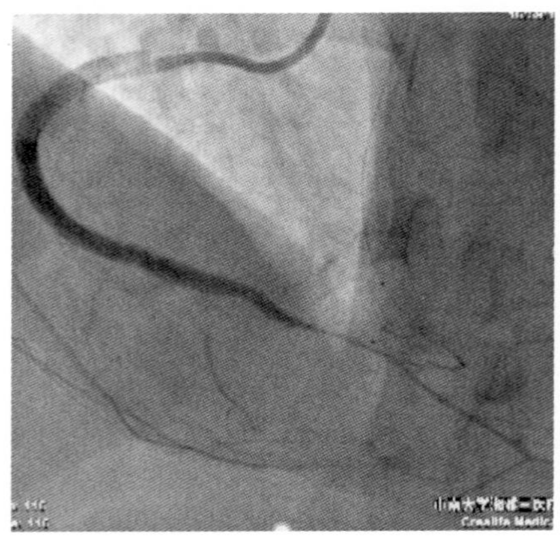

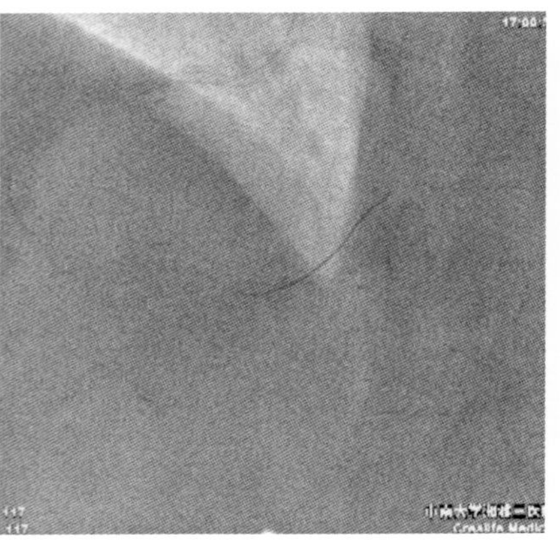

图 24-51-12 Sion Black 穿支架网眼：右冠串联置入支架后，造影提示左心室后侧支狭窄加重，Sion Black 穿支架网眼

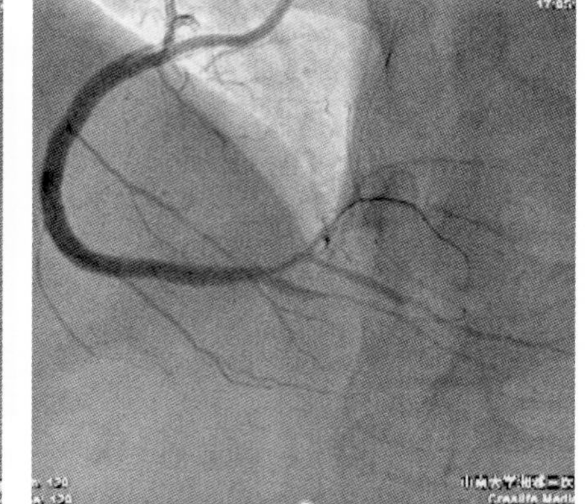

图 24-51-14 最终结果

可使用 AGT 技术高效完成导丝体外化。

4. IVUS 在 CTO 病变 PCI 中应贯穿整个 PCI 手术。帮助前向寻找入口，反向 CART 或 AGT 时寻找合适穿刺战场，开通后评估病变段选择合适支架落脚点，根据 IVUS 结果选择合适支架大小和长度，评估支架后效果。

· 讨论 ·

1. 超长钙化闭塞病变，逆向导丝已经进入正向指引导管内，但微导管不能通过有哪些可能的原因？
2. 在应用 Guidezilla 延伸导管行 AGT 技术时如何将延伸导管送入病变处？

病例 52 经同侧侧支逆向开通前降支 CTO

术者：范林　　指导：陈良龙教授

· 病史基本资料 ·

· 患者男性，61 岁。

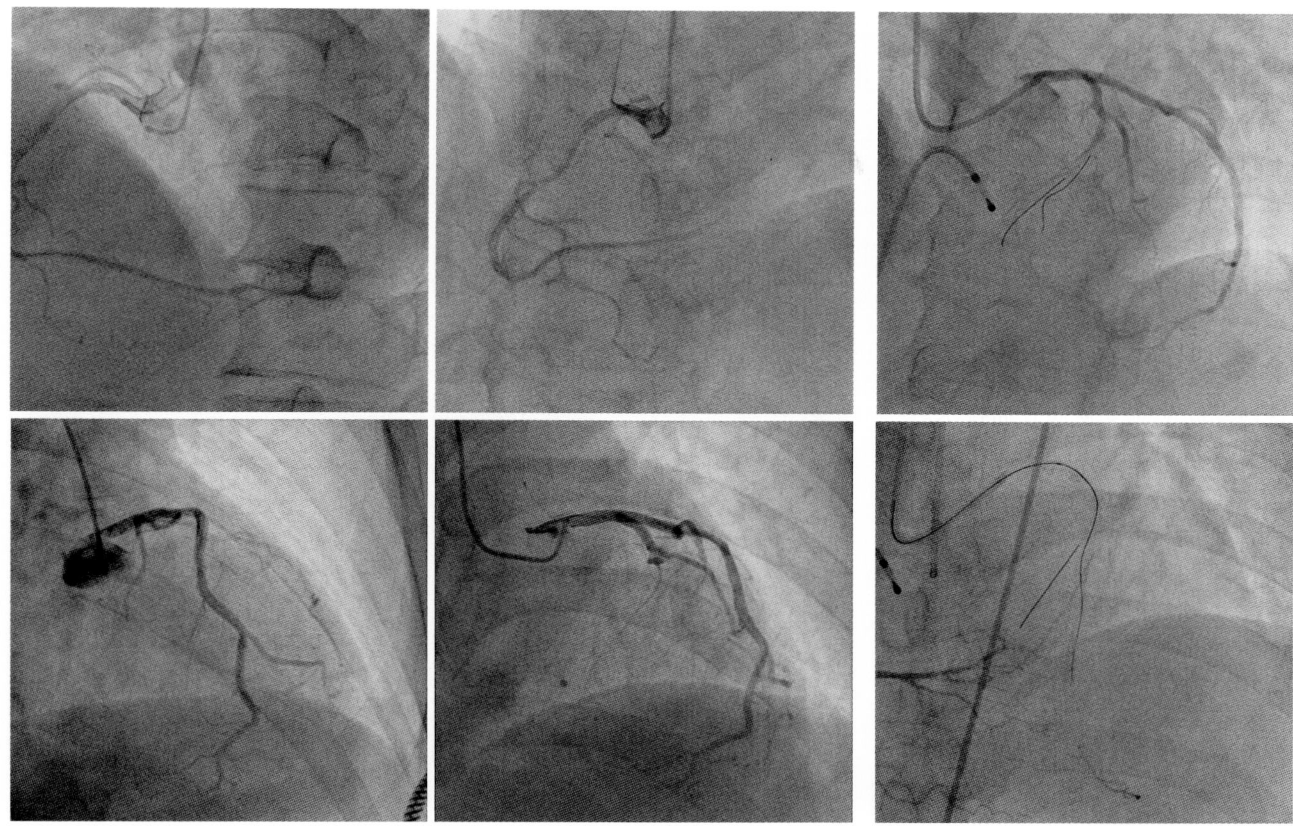

图 24-52-1　前降支完全闭塞

图 24-52-2　第一次介入治疗
Runthough 导丝在 Apex 2.0 mm × 12 mm 球囊支持下进入闭塞段后间隔支，Sion 导丝无法通过闭塞段，换用 GAIA 系列导丝在球囊支持下进入内膜下，反复尝试进入前降支远段真腔失败，即中止手术

- 简要病史：反复活动后胸闷痛 2 年，加重 5 个月。
- 既往史：危险因素：吸烟 20 余年，1～2 包 / 日，高血压（+），糖尿病（−），高胆固醇血症（+）。
- 辅助检查

实验室检查：CK 76 U/L，CK−MB 12 U/L，cTnI 0.01 ng/ml，LDL 4.2 mmol/L。

心电图：未见明显 ST−T 改变。

心脏彩超：左心室舒张末期内径 52 mm，EF 54.5%。

- 药物治疗方案：阿司匹林、氯吡格雷、阿托伐他汀钙片、福辛普利。
- 既往诊疗：2018 年 11 月 28 日于外院行第一次尝试开通前降支 CTO 失败。

· 冠状动脉造影（外院）·

见图 24−52−1、图 24−52−2。

· 治疗策略 ·

第一次介入失败思考：策略选择：未在一开始即采用双侧造影，缺乏对病变近端纤维帽、闭塞长度、闭塞处分支分布等情况进行全面系统评估；未使用 CTO 专用微导管，难以精确操控 CTO 导丝，后来即使进行对侧造影确认导丝未进入闭塞远端真腔，但仍未及时更换器械和改变手术策略，导致导丝始终行走于内膜下。

6 日后行第二次介入病变分析和策略选择：J−CTO 评分 2 分（既往 PCI 失败 1 分；近端纤维帽不清晰 1 分）。因两次手术间隔时间短，第一次夹腔愈合可能性小，再次正向导丝容易沿第一次假腔路径再次进入内膜下并造成血肿扩大的风险。遂此次直接采用逆向介入的方式；在侧支选择上，心外膜侧支直径小且极度扭曲，不考虑作为此次逆向通道，首选后降支间隔支侧支，但超选择造影显示未与前降支相连，遂放弃对侧侧支通道；考虑间隔支粗大，可能存在间隔-间隔的同侧侧支，超选择造影证实该侧支相连，遂启动同侧侧支逆向开通技术。

· 手术过程 ·

见图 24-52-3～图 24-52-8。

· 术后结果 ·

见图 24-52-9。

· 小结 ·

CTO 病变无论正逆向策略，强烈推荐双侧造影全面评估病变；仔细评估并选择合适侧支是手术

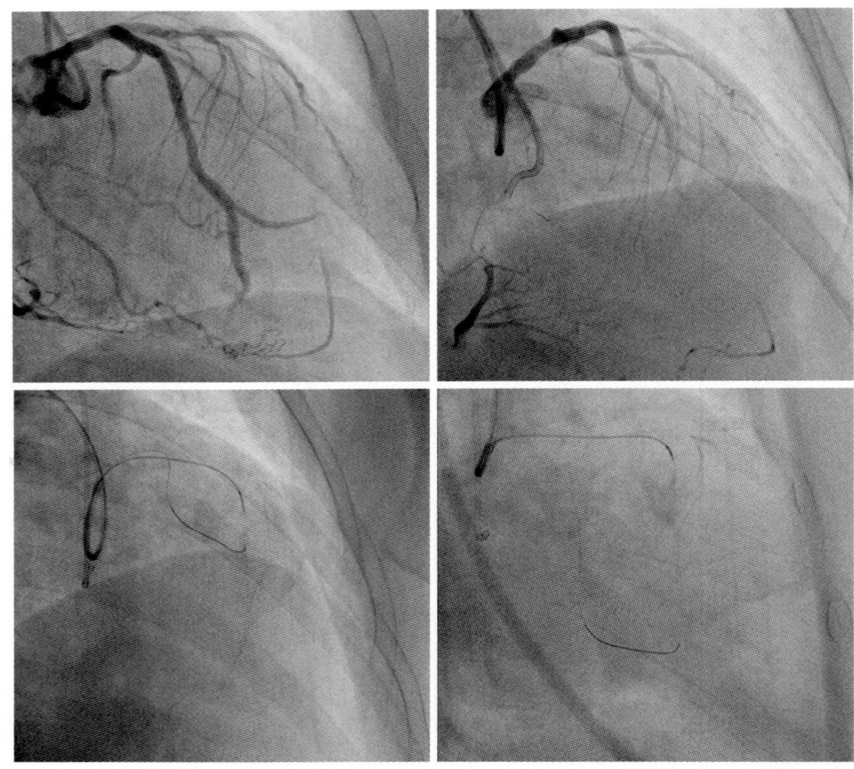

图 24-52-3 同侧侧支血管：第一间隔支超选择造影证实存在间隔支-间隔支的同侧侧支血管

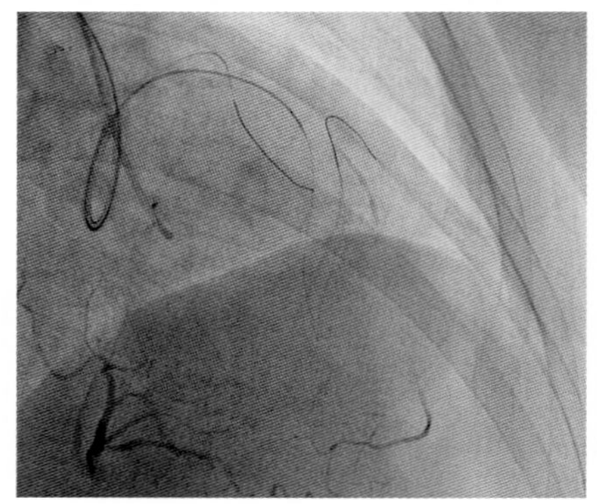

图 24-52-4 逆向导丝顺利通过侧支

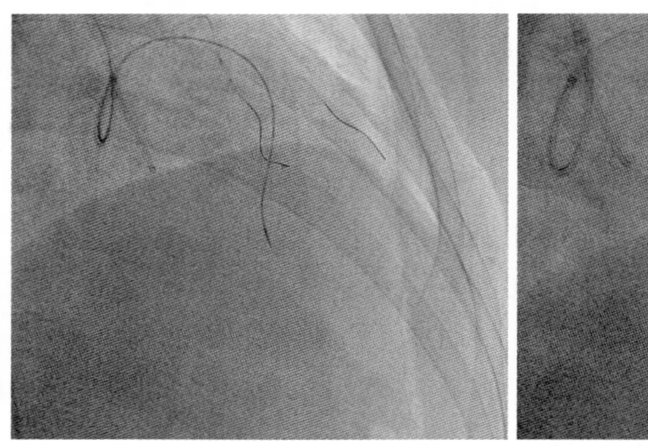

图 24-52-5 Corsair 导管无法通过侧支血管：球囊锚定推送 Corsair 导管无法通过侧支血管，更换 Finecross MG 微导管顺利送至闭塞远端

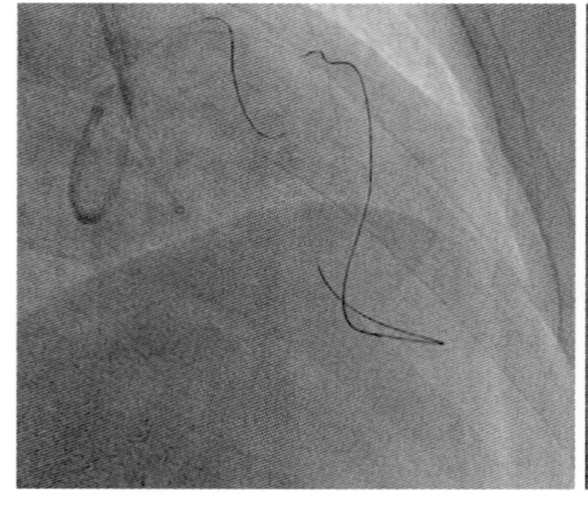

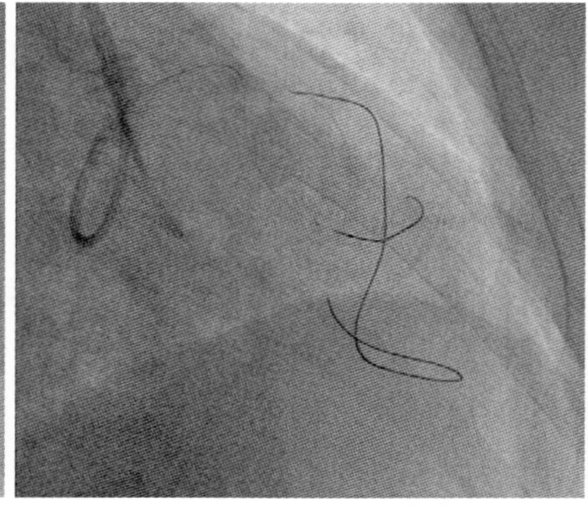

图 24-52-6 同时通过微导管和指引导管进行双侧造影：GAIA First 导丝未能通过病变，更换 GAIA Third 通过闭塞段

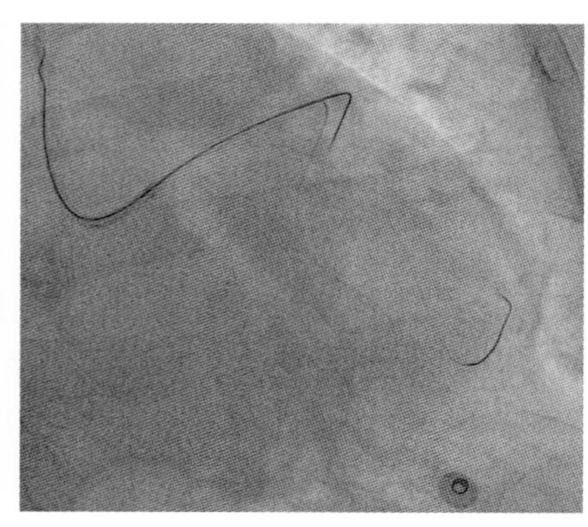

图 24-52-7 逆向导丝进入正向指引导管：于指引导管内锚定逆向导丝推送微导管至指引导管内

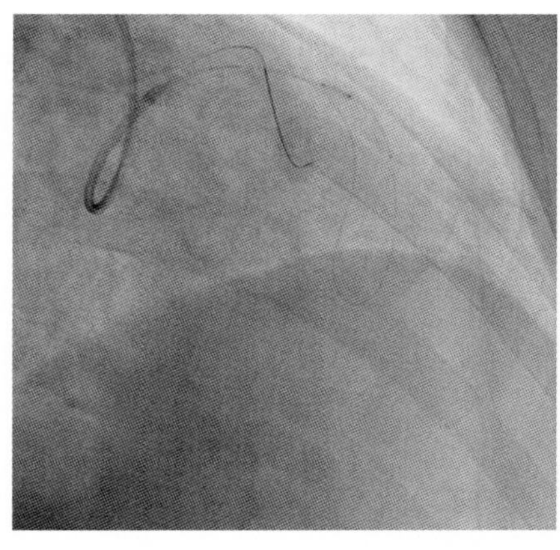
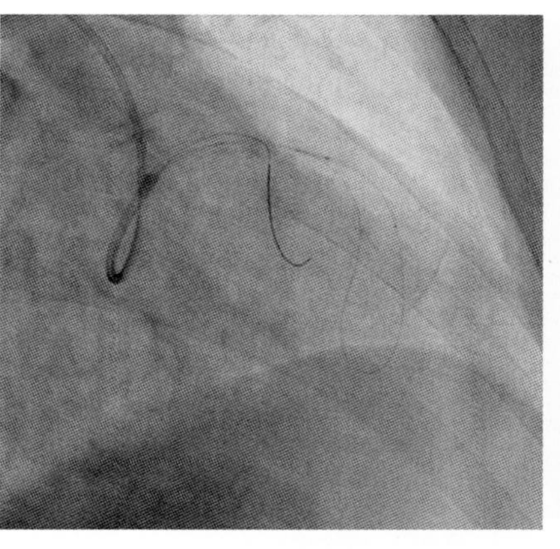

图 24-52-8　RG 3 完成体外化后 Apex 2.0 mm × 12 mm 球囊预扩张

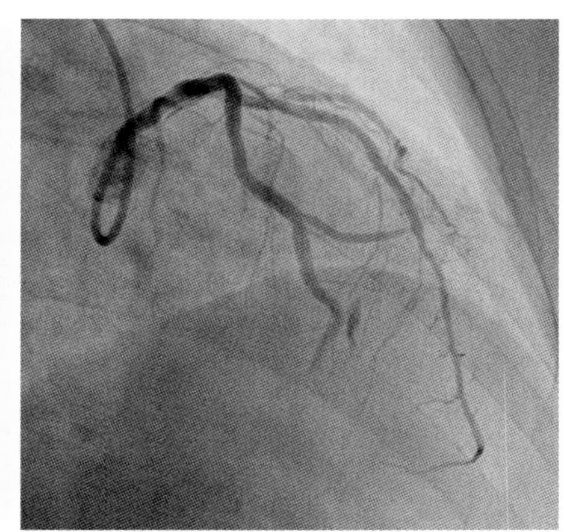

图 24-52-9　植入 2 枚支架后的最终结果

成功的第一步；Corsair 无法通过侧支时可更换为 Finecross，反之亦然。注意保护 CTO 邻近分支。

病例 53　前降支 CTO 经验教训

术者：陈炎，郭均和，陈海健　　医院：广东省台山市人民医院

· 病史基本资料 ·

· 患者男性，64 岁。

· 主诉：反复胸痛 2 年，再发 1 日。

· 既往史及高危因素：有糖尿病、多发腔隙性脑梗死病史，甘油三酯 13.79 mmol/L，胆固醇 8.41 mmol/L。

· 辅助检查

心电图：窦性心律，ST-T 改变。

心脏彩超：节段性室壁运动减弱，二尖瓣轻度关闭不全，主动脉瓣轻度关闭不全，EF 54%。

· 冠状动脉造影 ·

冠状动脉呈右优型分布，LM 未见狭窄，LAD 近段完全闭塞，闭塞端发出对角支、间隔支；LCX 中远段狭窄 40%～50%，血流 TIMI 3 级；RCA 远段狭窄 30%～40%，血流 TIMI 3 级，远段经间隔支侧支逆向供应 LAD 远段（图 24-53-1）。

· 影像分析及策略选择 ·

不利因素：LAD 闭塞入口纤维帽不清，有对角支、间隔支干扰，出口纤维帽不清，着陆区有多个分支干扰，闭塞后血管床弥漫性病变。

有利因素：右优型血管，右冠状动脉有多个经间隔支侧支供血 LAD 中远段，闭塞段长度 <20 mm。

策略制订：本病例入口纤维帽不清，有对角支、间隔支干扰，正向可在 IVUS 指导下明确闭塞入口，尝试让钢丝进入闭塞段内，但靶血管出口纤维帽不清，着陆区血管床弥漫性病变且有多个分支干扰，除非靶血管有微通道让软钢丝直接通过闭塞段到达远段真腔，否则前向钢丝进入内膜下的可能性极大；造影上可看到右冠状动脉有多个经间隔支可用侧支供血 LAD 中远段，且闭塞段长度 <20 mm，逆向钢丝通过侧支相对安全且难度不大，策略上应该先行正向尝试，不成功及时转为逆向技术协同处理，若逆向钢丝成功进入闭塞段内，可以应用 IVUS 正向迎接逆向钢丝进入闭塞段前血管，或在逆向钢丝指导下正向钢丝穿刺进入闭塞段内，在闭塞段内行反向 CART 开通闭塞段。手术策略：正向先尝试，正向失败快速转

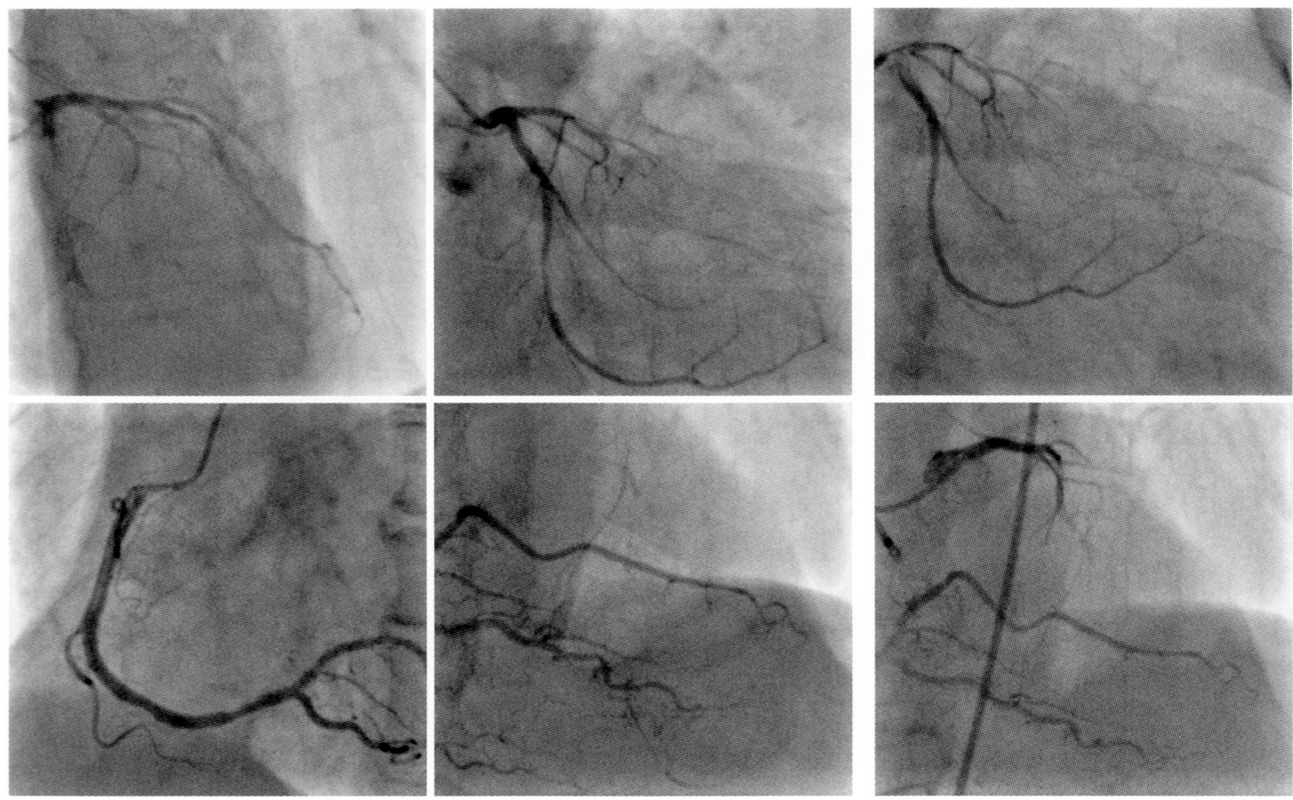

图 24-53-1　前降支远段完全闭塞，无残端且合并分支血管，见右冠远段发出侧支血管供应前降支远段

图 24-53-2　正向介入治疗尝试失败

向逆向准备，正逆向协同。

· 手术过程 ·

1. 150 cm Finecross 微导管支持下正向尝试 Fielder XT-R、Fielder XT-A，因多分支干扰而失败（图 24-53-2）。

2. Sion 成功经间隔支侧支到达 LAD（图 24-53-3）。

3. 逆向微导管联合正向指引导管行双侧造影明确闭塞段长度及走行（图 24-53-4）。

4. 逆向尝试 Fielder XT-A 直接进攻失败，转为 Fielder XT-A Knuckle 导引钢丝技术，并前送 150 cm Finecross 微导管接近正闭塞入口（图 24-53-5）。

5. 逆向尝试 GAIA Third 直接着陆，但导丝进入 LAD 近段内膜下并导致管壁血肿（图 24-53-6）。

6. 正向 IVUS 迎接逆向导丝失败，逆向 GAIA Third 越过闭塞入口进入近段管腔内膜下（图 24-53-7）。

7. 在逆向钢丝参照下正向 GAIA Third 导丝成功进入闭塞段内，调整正逆向导丝对吻（图 24-53-8）。

8. 送 2.0 mm × 15 mm 球囊行反向 CART，逆向 GAIA Third 钢丝成功进入 LAD 近段真腔，前送 Finecross 微导管并更换 Sion 导丝进入正向指引导管（图 24-53-9）。

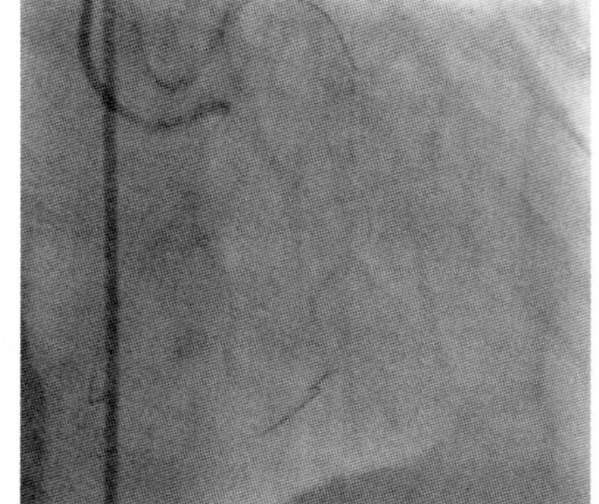

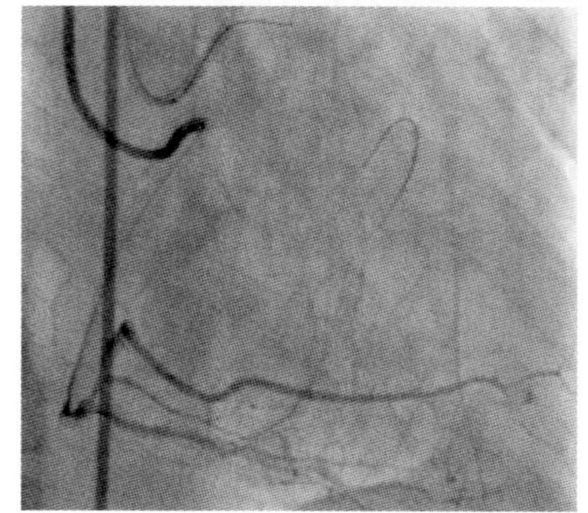

图 24-53-3　Sion 导丝经间隔支侧支到达前降支远段

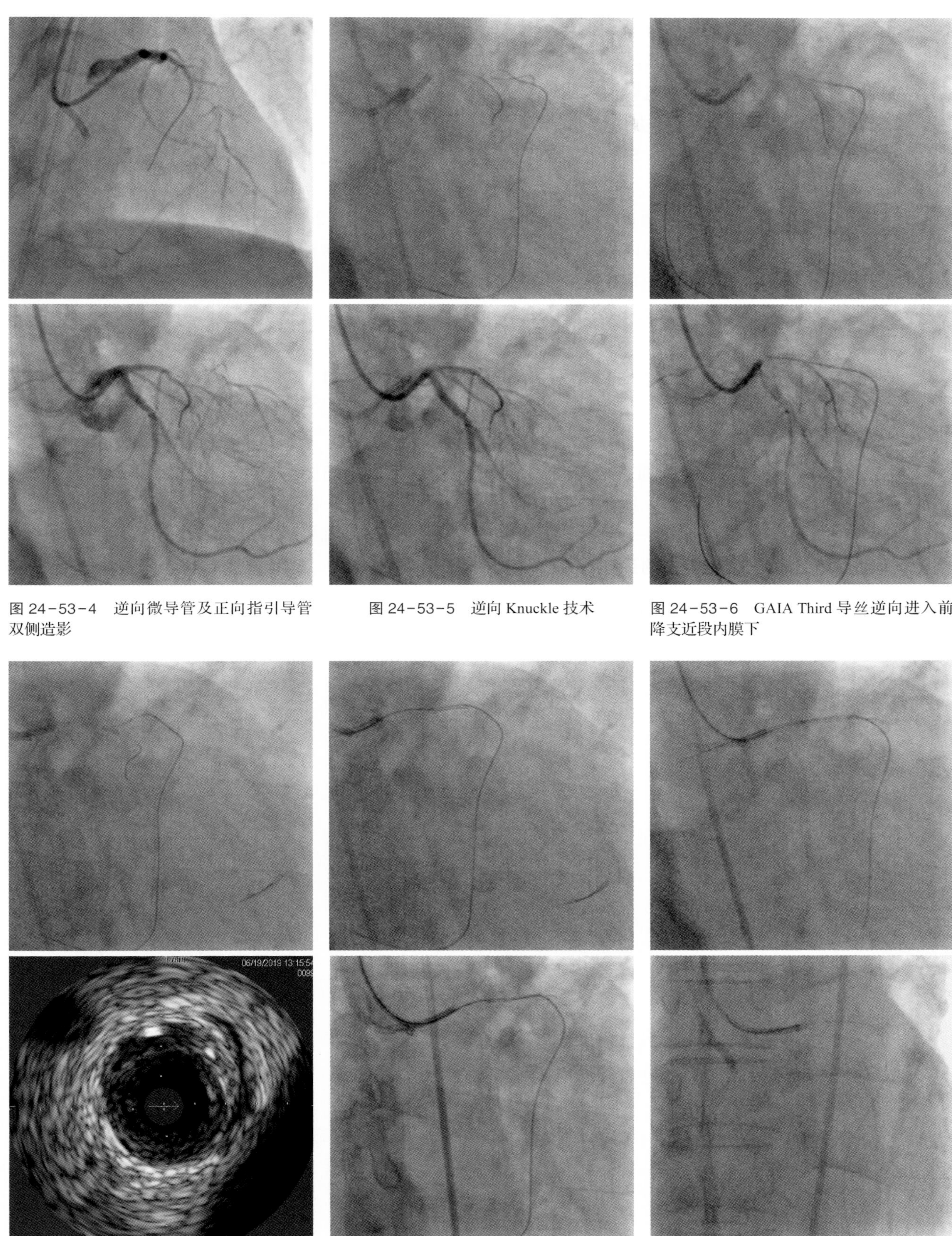

图 24-53-4　逆向微导管及正向指引导管双侧造影

图 24-53-5　逆向 Knuckle 技术

图 24-53-6　GAIA Third 导丝逆向进入前降支近段内膜下

图 24-53-7　IVUS 显示逆向导丝进入内膜下

图 24-53-8　导引钢丝对吻技术

图 24-53-9　反向 CART 技术

9. 正向 Sion 钢丝于指引导管内行 Rendezvous 技术经 Finecross 微导管引导至间隔支内，回撤 Sion 钢丝脱离逆向微导管尝试送至 LAD 远段，但失败（图 24-53-10）。

10. 间隔支 Finecross 微导管造影及对侧造影提示 LAD 中段血管内膜受损（图 24-53-11）。

11. 正向尝试 Pilot 50 导丝通过闭塞段失败（图 24-53-12）。

12. 逆向寻找低位侧支通道，Sion 成功通过另一间隔支通道到达 LAD 远段，引导逆向微导管进入 LAD（图 24-53-13）。

13. 逆向 Ultimate Bro 3 钢丝通过闭塞段，进入正向指引导管（图 24-53-14）。

14. 正向 Sion 钢丝于指引导管内行 Rendezvous 技术通过 Finecross 微导管引导至间隔支内，回撤微导管，调整 Sion 成功到达 LAD 远段（图 24-53-15）。

15. 球囊扩张后，IVUS 检查 LAD 中远段血管负性重构伴弥漫性血肿，原 LAD 闭塞入口段钢丝位于假腔（图 24-53-16）。

16. 指引导管撤出 LM，轻柔推注少许对比剂观察 LCX 血流 TIMI 3 级，结束手术，拟择期复查造影及支架植入（图 24-53-17）。

• 小结 •

1. 对闭塞无残端，入口位于血管夹角嵴部，因受到大分支干扰的病例，在进行介入治疗前，需要多角度高质量的双侧冠状动脉造影，明确血管闭塞段长度、走行方向、着陆区的血床特点，有条件时在正向钢丝准备前常规应用 IVUS，进一步获得闭塞入口的位置及入口纤维帽的特点、入口有无钙化及钙化斑位置等信息，对于正向钢丝类型的选择及是否容易进真腔非常有帮助。对于不适合正向介入治疗的 CTO

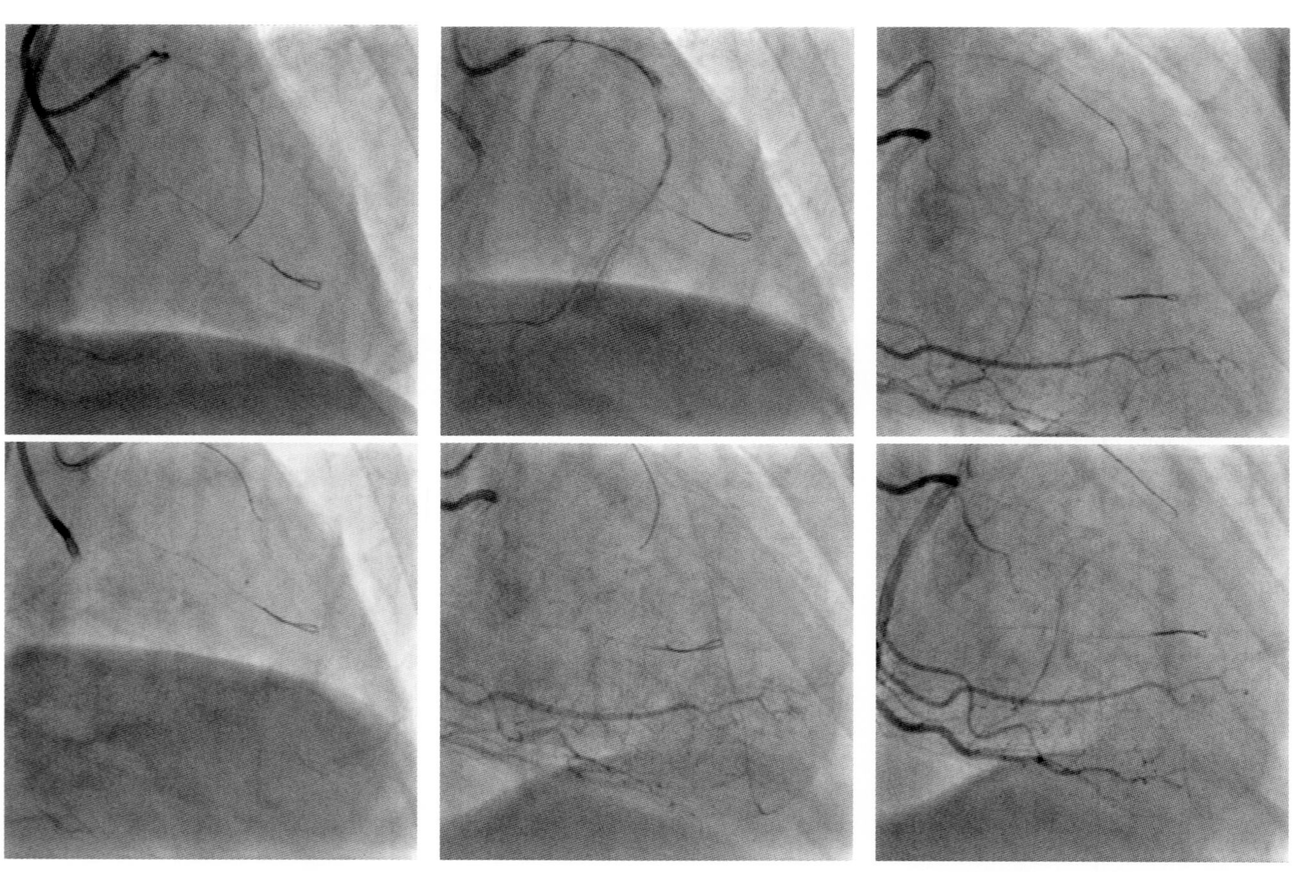

图 24-53-10　Sion 导丝通过 Rendezvous 技术送至间隔支内，但无法送至前降支远段

图 24-53-11　LAD 中段血管内膜受损

图 24-53-12　正向尝试 Pilot 50 通过闭塞段失败

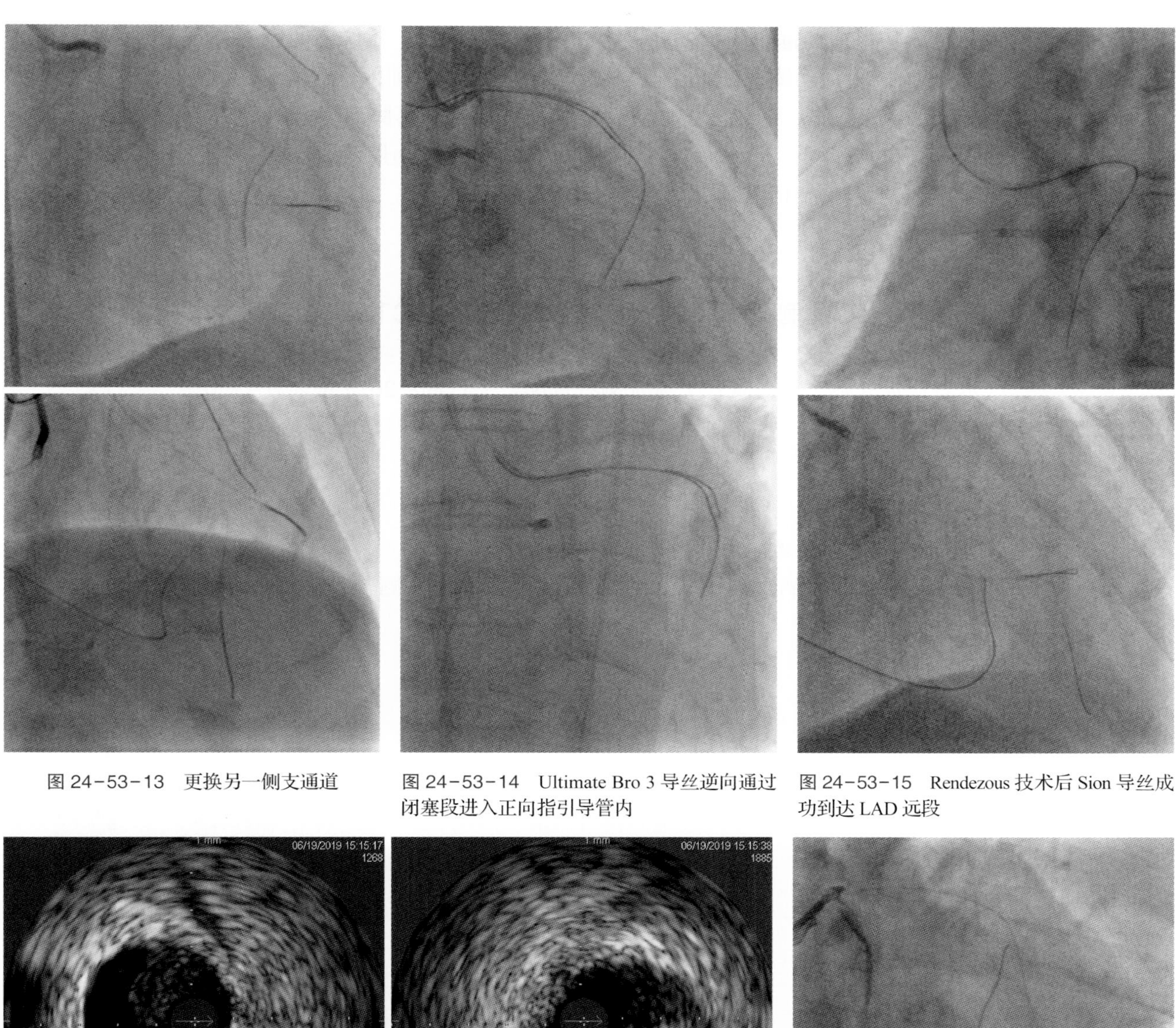

图 24-53-13 更换另一侧支通道

图 24-53-14 Ultimate Bro 3 导丝逆向通过闭塞段进入正向指引导管内

图 24-53-15 Rendezous 技术后 Sion 导丝成功到达 LAD 远段

图 24-53-16 IVUS 检查提示 LAD 闭塞入口段导丝位于假腔

图 24-53-17 最终结果

病变，如果存在可利用的侧支血管，可采用直接逆向介入治疗策略。

2. 逆向导丝 Knuckle 技术时尽可能局限于闭塞段内，钢丝襻不要过于接近入口，以免造成逆向血肿累及闭塞前血管。

3. 正向 IVUS 指导逆向钢丝穿刺重返真腔，看似可行，但因逆向导丝行程过长，操控性能下降，实际工作中逆向钢丝不易重返真腔，反复操作导致闭塞前管壁血肿风险大；逆向钢丝在接近闭塞入口时停止操作，转为正向钢丝以逆向钢丝作为参照进攻，在闭塞段内正逆向钢丝相互参照调整，多体位观察钢线“拥抱”良好后行反向 CART，更成熟高效。

4. 对于闭塞段以远血管存在严重弥漫性病变，无论是正向直接钢丝通过技术或平行导引钢丝技术或基于器械的 ADR 技术成功率往往都不高，如存在可利用的侧支血管，建议早期启动逆向介入治疗，但正逆向操作都应该更小心，以免损伤闭塞段以远血管床，给后面操作增加困难。

5. 在开通靶血管后，若操作已造成弥漫性管壁血肿及选择支架落脚点困难的病例，在没有其他并发症，在患者生命体征稳定的情况下，可考虑结束手术，待 6～8 周后血肿吸收及管壁修复再复查造影，了解更真实的血管床情况，延迟支架植入，以减少支架植入数量。

病例 54　经 SVG 逆向开通 LAD CTO

术者：仇兴标　　医院：上海市胸科医院　　日期：2019 年 3 月 21 日

• 病史基本资料 •

• 患者男性，74 岁。

• 主诉：CAGBG 术后 20 年，活动后胸闷痛气急 1 月余。

• 既往史：高血压，有糖尿病病史 5 年，现胰岛素治疗中，左侧肾切除术史，否认烟酒史，否认 CAD 家族史。

• 辅助检查

体格检查：无特殊发现。

UCG：LVEF 62%。

心电图：正常窦性心律。

血肌酐 81 μmol/L。

• 冠状动脉造影 •

2019 年 3 月 21 日造影发现：LM 近段闭塞伴显著钙化，RCA 近段闭塞，侧支源于 LCA 及自身桥侧支，SVG-LAD 远段吻口分叉狭窄 85%，SVG-中间支通畅，提供 LCX 供血，LCX 近段弥漫性狭窄 70%，右优势型（图 24-54-1）。

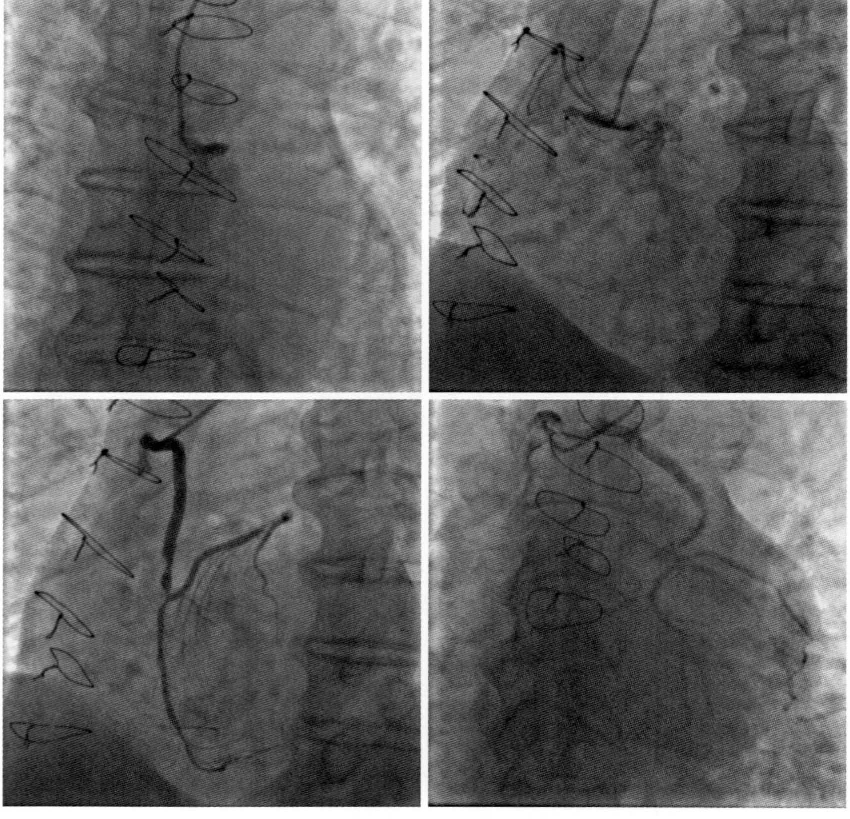

图 24-54-1　CABG 术后，LM 近段完全闭塞伴钙化，RCA 近段完全闭塞，SVG-LAD 远段吻合口狭窄，SVG-中间支通畅

• 治疗策略 •

患者 CABG 术后，自身血管全部闭塞，桥血管皆为静脉桥，且已历时 20 年，推测本次罪犯血管为 SVG-LAD 病变。病变在远端吻口部位，干预 SVG 有可能造成吻口以近的 LAD 受累，而且临床证据显示干预 SVG 相对于自身血管近期及远期不良事件明显升高。因此，该患者介入策略是首选开通 LM-LAD CTO 病变。病变较长，

明显钙化，J-CTO 评分 2 分，单纯正向导丝技术通过估计有困难，很可能需要正逆向联合策略。可供选择的 SVG 桥侧支本身有狭窄，在使用 SVG-LAD 时应小心可能诱发缺血，如果导丝或微导管通过吻口患者有症状或血流动力学不稳定，可在吻口狭窄部位先予以球囊扩张缓解狭窄，必要时 IABP 准备血流动力学支持。

· **器械准备** ·

选择右桡动脉及右股动脉入路，正向选用 7F EBU 3.5 以提供适当的正向支撑，逆向经 SVG 途径选用 6F JR 4，较易挂靠多个桥血管入口，支撑力不足时，可用 Guidezilla 弥补。其他常规正逆向器械准备。

· **手术过程** ·

2019 年 3 月 21 日同期行 LM 介入：正向途径：7F EBU 3.5，135 cm Corsair 微导管支持下，尝试 Fielder XT-A 不能进入 CTO 病变，换用 GAIA Third 成功进入病变但受阻于病变中不能前进，尝试导丝更替（Fielder XT-A 及 Conquest Pro 导丝）仍然受阻于病变段，且过程中导丝曾经进入心包（图 24-54-2）。

逆向介入治疗：6F JR 4 指引导管，Guidezilla 辅助下，Sion 导丝引导 150 cm Corsair 通过 SVG 至 LAD CTO 病变远端，尝试 Fielder XT-A 导丝不能逆向进入病变，换用 Ultimate Bro 3 导丝进入病变段，但发生导丝嵌顿，导丝不能前进或回撤，强行拔出。尝试逆向 Fielder XT-A 导丝 Knuckle 导丝技术在病变段有进展，换用新的 Fielder XT-A 导丝顺利调整 CTO 病变近段。正向交换 GAIA Third 导丝正逆向导丝相互参照重叠后，采用反向 CART 技术，正向经 Tazuna 1.25 mm × 15 mm 及 Tazuna 2.0 mm × 15 mm 球囊 12 ～ 16 atm 扩张准备后，逆向 Fielder XT-A 通过病变进入正向指引导管，球囊锚定辅助下逆向 150 cm Corsair 跟进，RG 3 体外化，病变经 Goodman Lacrosse 3.0 mm × 13 mm 球囊 12 ～ 16 atm 预扩张（破裂）及 Flextome 3.0 mm × 10 mm 球囊 12 ～ 16 atm 预扩张后，Guidezilla 辅助下于前降支中段、左主干近段串联置入 Firehawk 3.0 mm × 18 mm、Firehawk 3.0 mm × 29 mm 及 Firehawk 4.0 mm × 18 mm 支架 12 ～ 16 atm 释放，支架内 Quantum 3.5 mm × 15 mm 球囊 12 ～ 24 atm 后扩张，无显著残余狭窄及夹层，于前降支中段吻口病变段置入 Firehawk 2.75 mm × 18 mm 支架 16 atm 释放，无显著残余狭窄及夹层，血流 TIMI 3 级（图 24-54-3）。术中肝素 11 000 IU，对比剂 350 ml。

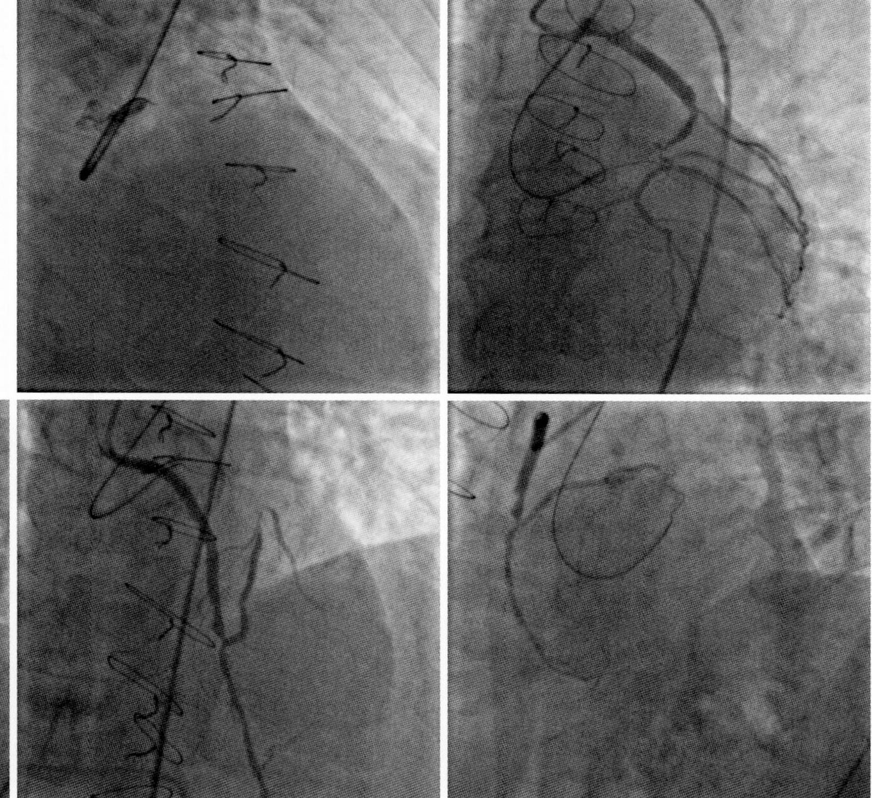

图 24-54-2　在桥血管造影指引下，尝试正向介入治疗

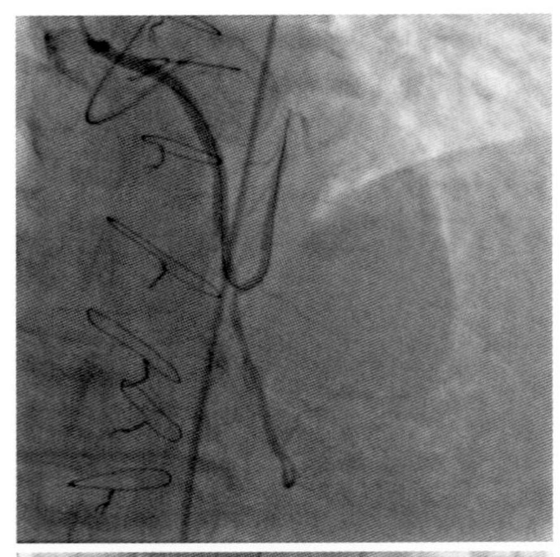

放射剂量 3 897 mGy，透视时间 93 min，手术时间 173 min。

· 术后结果 ·

术后即刻影像学结果满意（图 24-54-4），症状缓解。拟择期处理 RCA CTO 病变及复查 LAD 竞争血流情况，但患者费用原因未能如期进行，目前规律随访中。

· 小结 ·

本例患者 CTO 病变段钙化严重，正逆向导丝前进极其困难，逆向导丝前进受阻后，采用 Knuckle 导丝技术及换用新的亲水涂层导丝后，手术进程取得了进展，对本例手术成功起了关键作用。当然

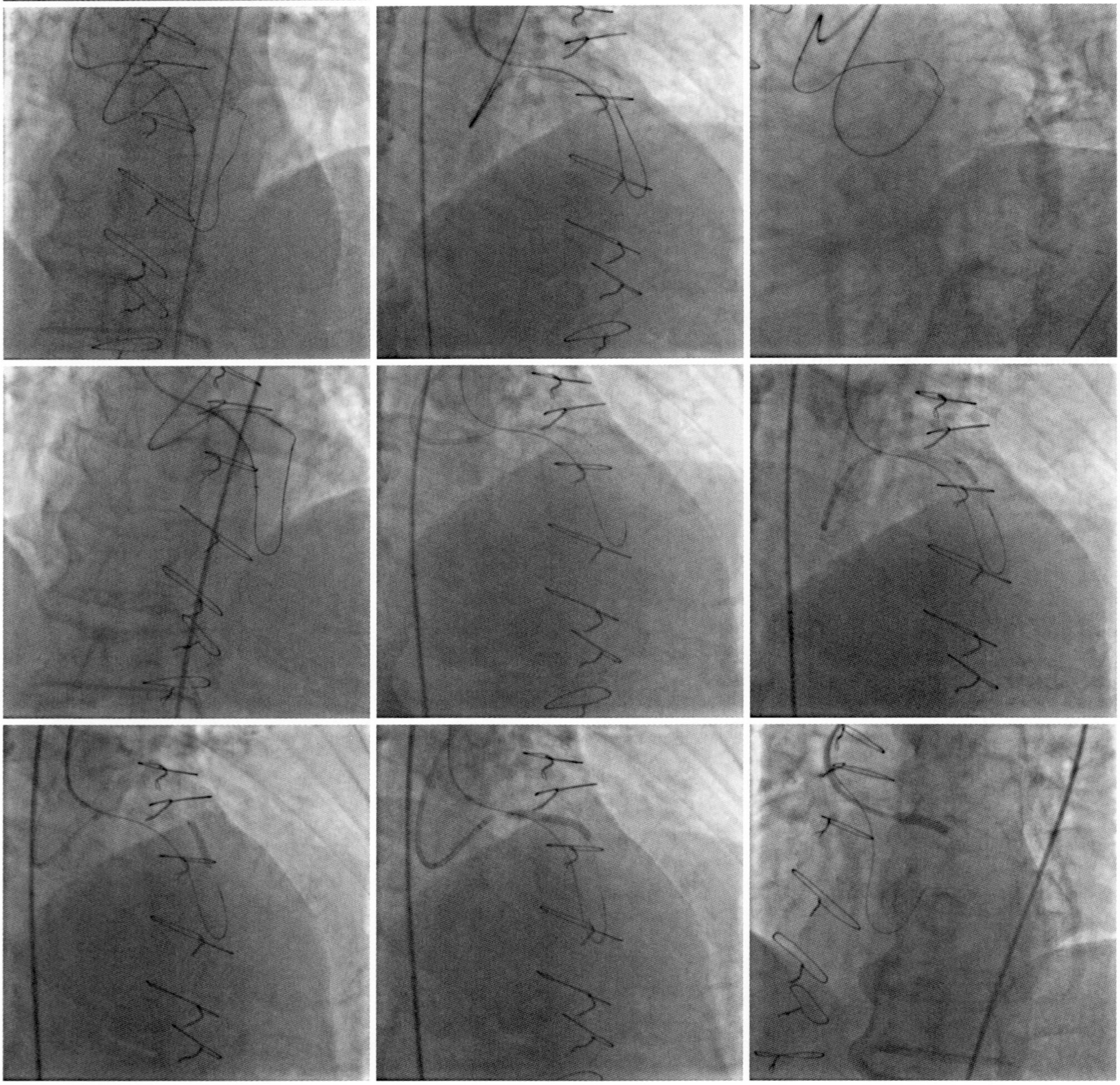

图 24-54-3 手术过程 2（续后）

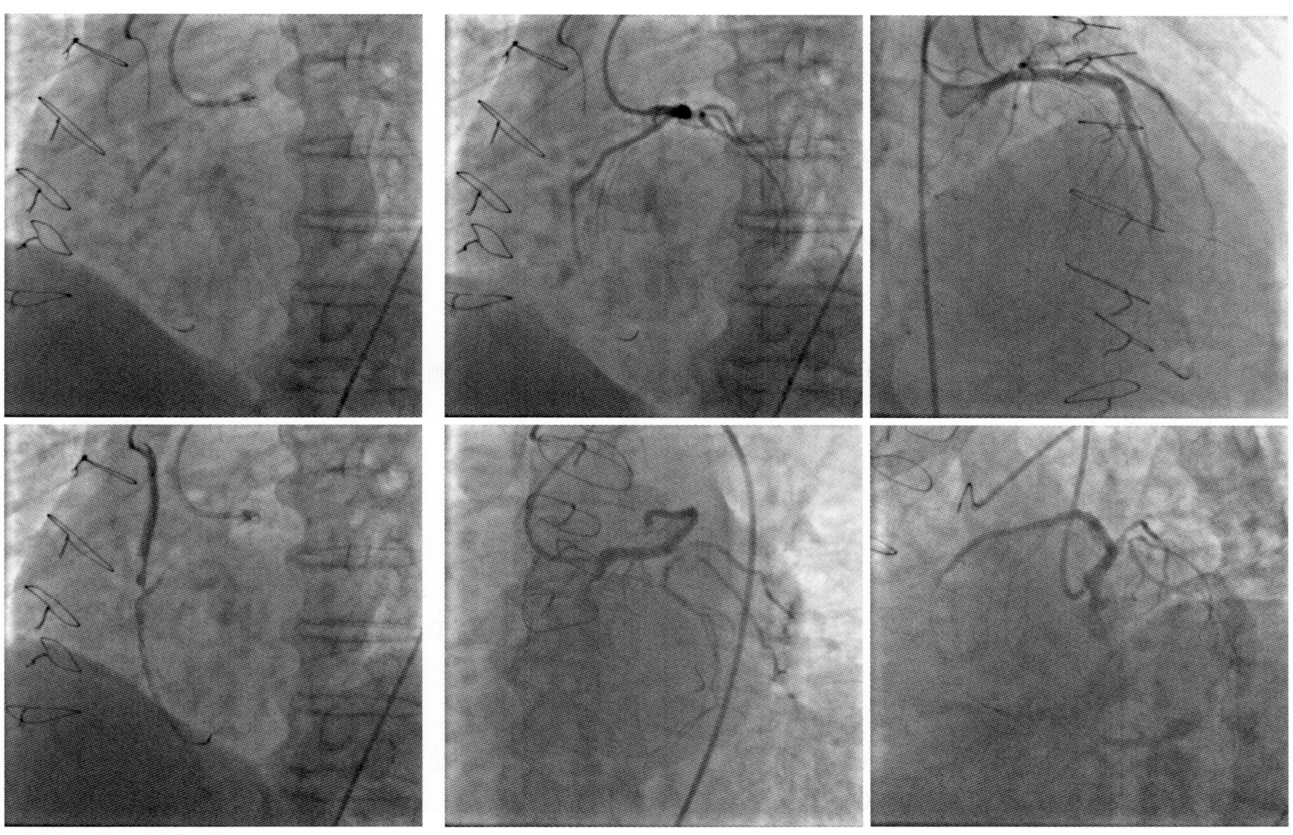

（图 24-54-3 续图）　　　　图 24-54-4　最终结果

也可以尝试 Carlino 技术以达到松解斑块的目的。明显钙化时操控穿刺导丝应注意导丝毁形、嵌顿及断裂，操作时应间断回撤导丝以了解导丝头端活动度，必要时及时撤出导丝以防断裂，换用亲水涂层导丝可能有一定优势。

桥血管远端吻口病变代表了一种特殊类型的分叉病变，单纯经桥血管干预分叉很可能造成分叉病变以近的自身血管受累甚至丢失。对此类分叉病变建议经自身血管干预，或者经桥血管干预时尽量避免置入支架，单纯切割球囊切割后 DCB 治疗。

术前担心的导丝及微导管通过 SVG 侧支后诱发心肌缺血的情况没有发生，整个手术过程平稳。

术后 LAD 有来自 SVG 的竞争血流，可能对 LAD 支架的长期通畅有不利影响，拟在择期复查后必要时对 SVG-LAD 进行堵闭。

CABG 术后患者合并症多，自身血管或桥血管病变解剖复杂，应该首选自身血管作为目标血管，病变 SVG 可作为 CTO 介入的逆向备选途径。

病例 55　逆向导引钢丝通过技术开通左主干开口完全闭塞病变

术者：仇兴标　　医院：上海交通大学附属胸科医院　　日期：2019 年 1 月 29 日

病史基本资料

• 患者男性，44 岁。

• 主诉：活动后胸闷气促 1 年余。

• 既往史：否认高血压，否认糖尿病，否认风湿关节疼痛，否认家族史，否认酗酒史。

• 辅助检查

血压 120/70 mmHg，神志清，精神可，口唇无发绀，颈静脉无怒张，双肺呼吸音清，未闻及明显干湿啰音，心率 70 次 / 分，律齐，无明显病理性杂音，腹软，无压痛及反跳痛，肝脾未及，双下肢不肿。NS（－）。

UCG：LVEF 38%，左心室整体收缩活动减弱。

实验室检查：血 Cr 86 μmol/L。BNP 3 662 pg/ml。梅毒抗体阳性。

• 冠状动脉造影 •

2019 年 1 月 29 日造影：LM 开口闭塞，无残端，LAD 及 LCX 侧支源于 RCA，RCA 正常，右优势型（图 24-55-1）。

• 治疗策略 •

Syntax 评分 50.5，理论上首选外科搭桥，但患者年纪轻，介入愿望强烈。尽管心功能较差，但经过药物调整后，症状平稳，应该能够耐受手术，但要做好 IABP 准备。患者的主要介入难点在 LM 开口闭塞，无残端，且左窦较浅，多体位非选择性造影均未提示 LM 入口。但逆向侧支丰富，RCA 向 LAD 和 LCX 均提供侧支，而且间接提示 CTO 病变段未累及 LM 分叉，J-CTO 评分 1 分。因此，该患者手术策略应该是首选逆向途径，病变较短，如果可能的话首先尝试逆向导丝通过技术，但逆向导丝通过后必须施行 IVUS 确认，务必使导丝在 LM 口部及 LM 分叉部走行在斑块内。侧支极其丰富，存在间隔支侧支、右心室支-心尖部侧支以及房室沟侧支，首选室间隔侧支，逆向导丝及微导管通过侧支时应该不会诱发缺血，但逆向过程中一定不能损伤 RCA，因此选择指引导管时要确保安全性兼顾支撑性，准备 IABP，一旦血流动力学不稳定则术中置入。

• 器械准备 •

正向：经右桡动脉，6F EBU 3.5 指引导管；逆向：经右股动脉，7F SAL 1.0SH 指引导管，IABP。常用的正逆向器械，150 cm Corsair 及 150 cm Finecross 等。

• 手术过程 •

同期 LM 介入：正向途径：桡动脉径路，6F EBU 3.5，多体位造影未发现 LM 开口残端。逆向：股动脉径路，7F SAL 1.0，采用“冲浪”技术，Sion 导丝引导 150 cm Corsair 经 RPDA 远段间隔支进入 LAD，但 150 cm Corsair 不能跟进，交换 150 cm Finecross 顺利通过间隔支进入 LAD，经微导管中心腔造影提示 LM 分叉无病变，且闭塞远端成锥形，多体位双侧造影仍未提示 LM 闭塞段入口。交换 Fielder XT-A 导

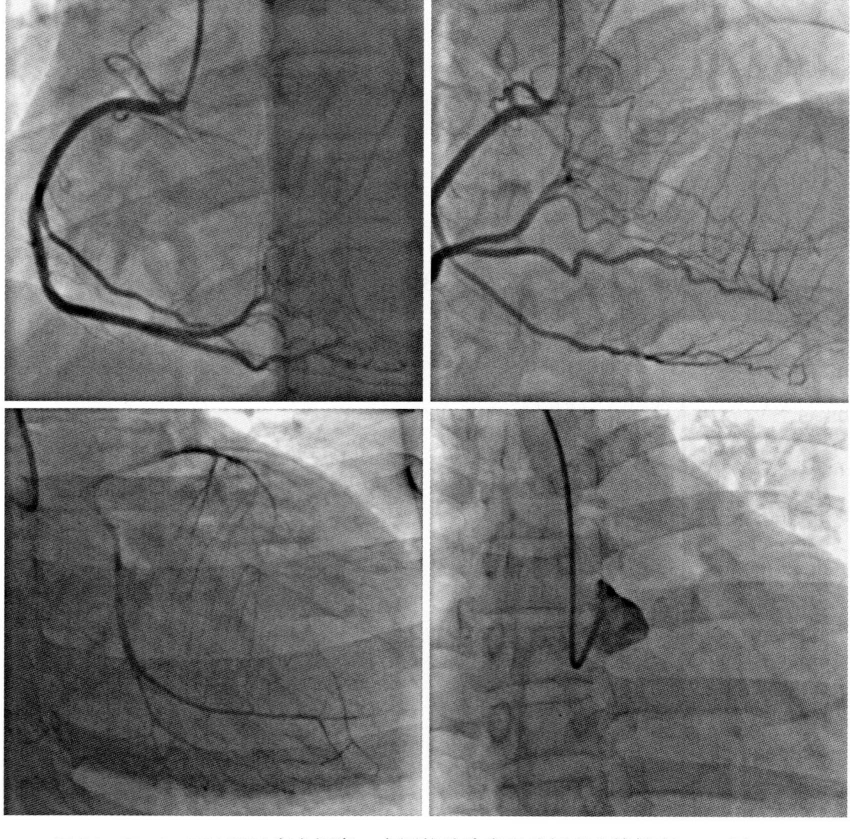

图 24-55-1 LM 开口完全闭塞，右冠状动脉发出的侧支血管供应 LAD 及 LCX

丝顺利通过闭塞段进入主动脉根部，但 150 cm Finecross 不够长不能继续跟进通过闭塞段，交换 RG 3 导丝顺利通过病变段进入主动脉根部，但左冠窦较浅及左主干开口无壶腹部，EBU 3.5 指引导管不能同轴，因此逆向 RG 3 不能主动进入正向指引导管，尝试在逆向导丝指引下正向 Fielder XT-A 导丝正向进入 LM 未果，因此改行经指引导管抓捕 RG 3 导丝体外化，病变经 Tazuna 2.0 mm × 15 mm 球囊 12 atm 预扩张后，IVUS 证实全程真腔，于 LAD-LM 置入 Resolute 3.5 mm × 24 mm 支架，8～16 atm 释放，支架内 Quantum 4.0 mm × 12 mm 球囊 10～24 atm 后扩张，无显著残余狭窄及夹层，血流 TIMI 3 级（图 24-55-2、图 24-55-3）。术中肝素 11 000 IU，对比剂 260 ml。血压 88/55 mmHg，心率 76 次 / 分。射线剂量 1 845 mGy，透视时间 42 min，手术时间 104 min。

· 术后结果 ·

术后即刻影像结果满意（图 24-55-3）。术后 TnI 0.53 ng/ml，Cr 65 μmol/L。临床随访心功能显著改善。

· 讨论和小结 ·

手术过程基本按照术前制订的策略进行，过程相对较顺利，没有发生血流动力学不稳定的情况。

过程中比较幸运的是实现了最理想的逆向导丝通过技术，如果逆向导丝通过不顺利的话，应

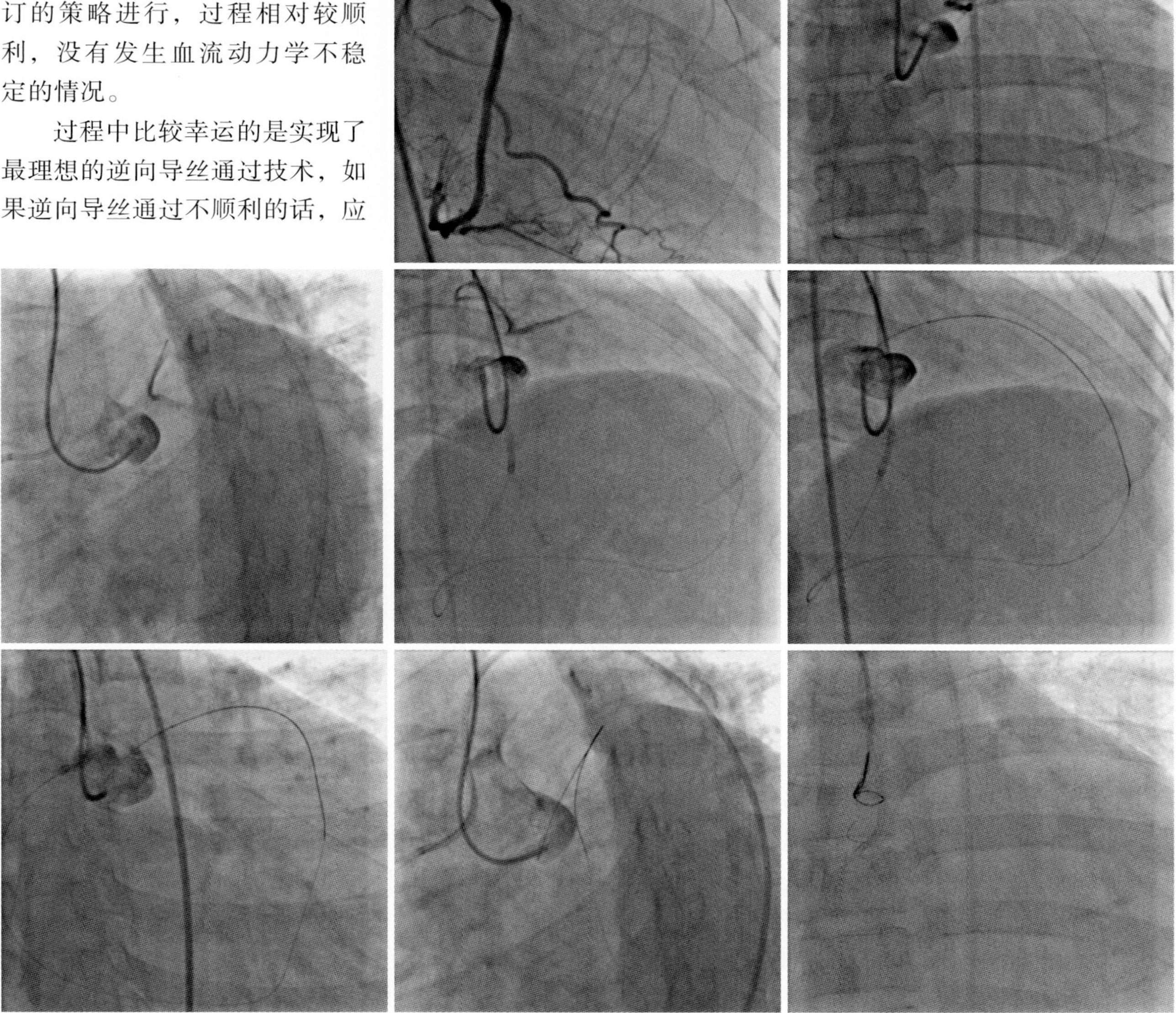

图 24-55-2　手术过程（续后）

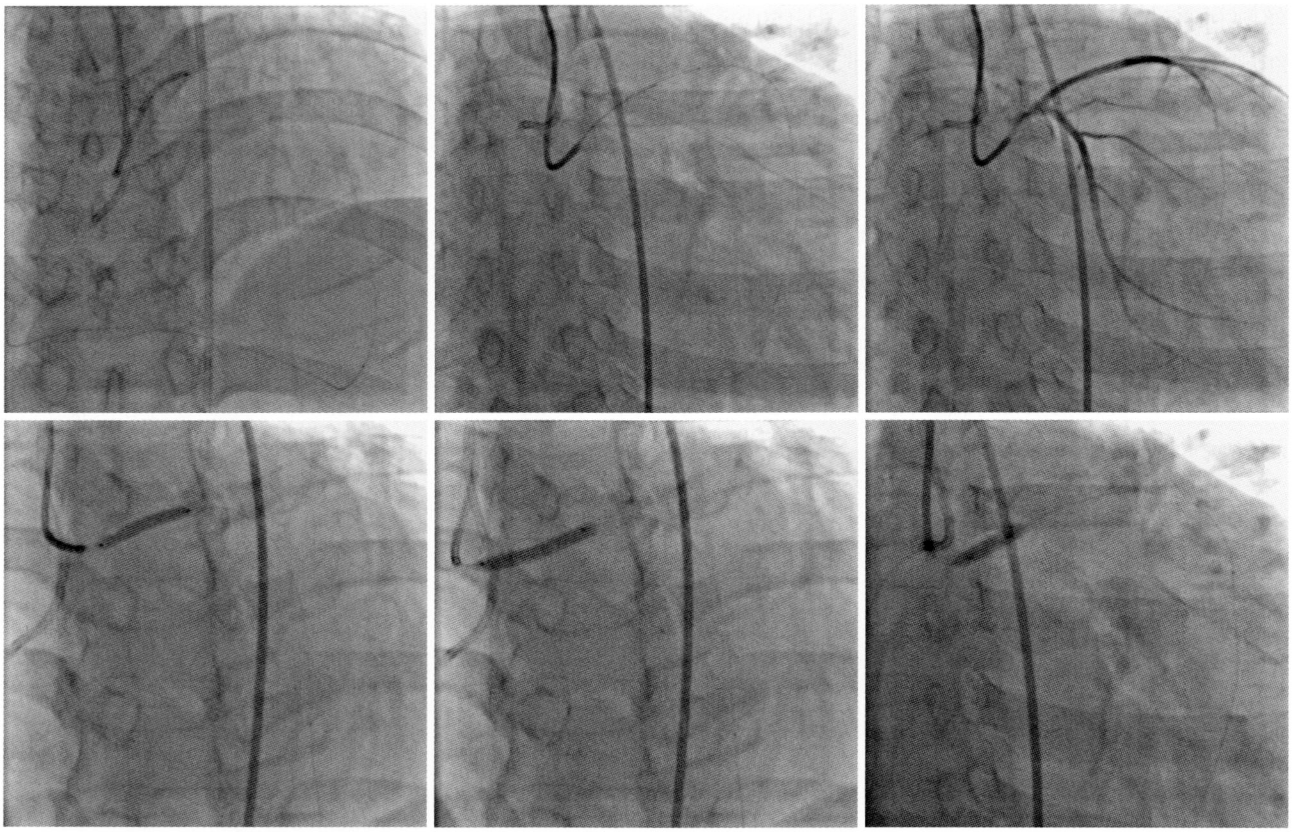

（图 24-55-2 续图）

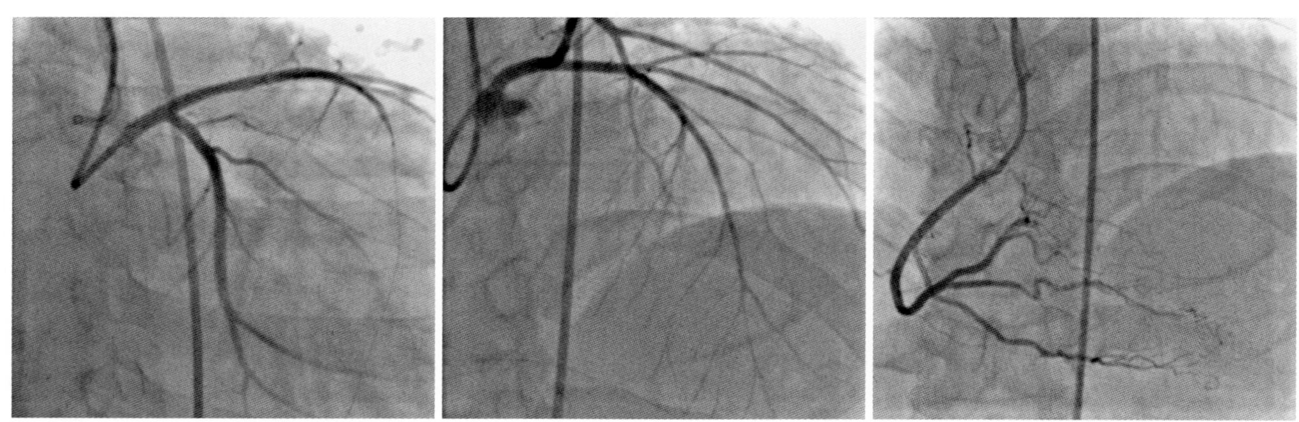

图 24-55-3 最终结果

该立即在逆向导丝指引下正逆向导丝参照进行导引钢丝对吻技术甚至反向 CART，但无论最终采用哪种方法，一定要 IVUS 确认 LM 口部及分叉部真腔。

手术过程中意料之外的问题是“冲浪”选择的间隔支侧支偏远端且较细，造成了微导管通过困难，更重要的是造成微导管不够长，以至于后来只能用 RG 3 来强行通过闭塞病变，为手术结果增加了不确定性，因此一开始应该有意选择较近段的间隔支作为逆向侧支。

此病例是临床实践中 CTO 病变入口不明的一种特例，即闭塞发生在冠状动脉主动脉入口部，且正向造影时没有任何入口线索，也不能借助 IVUS 探查入口，更困难的是指引导管无处安放，无的放矢。因此，逆向途径自然成为治疗此类 CTO 病变的唯一手段。相信随着腔内超声技术的发展，心腔内超声

（ICE）对提示入口或许会有帮助。

病例 56　联合 AGT 和反向 CART 技术开通右冠 CTO

术者：丁风华，王勇　　医院：上海交通大学医学院附属瑞金医院　　日期：2019 年 6 月 30 日

· 病史基本资料 ·

· 患者男性，52 岁。

· 主诉：活动后气促 2 个月。

· 简要病史：患者入院前 2 个月在活动过后出现气促症状，休息后症状可缓解，在外院就诊，心脏超声示：左心室扩大，左心房增大，左心室收缩舒张功能显著减退，EF 28%；左心室舒张内径 71 mm。冠状动脉造影示：右冠近段闭塞，左冠状动脉主干、前降支、回旋支未见狭窄，回旋支远段可见至右冠的侧支循环；尝试开通右冠未能成功。患者为开通右冠闭塞血管前来我院住院治疗。

· 既往史：高血压病史，服用洛汀新控制血压；否认糖尿病史；否认吸烟、饮酒史。

· 辅助检查

实验室检查：血常规：白细胞计数 8.20×10^9/L、中性粒细胞 63.0%、红细胞计数 4.32×10^{12}/L、血红蛋白 137 g/L、血小板计数 151×10^9/L。血糖：空腹血糖 4.80 mmol/L、糖化血红蛋白（HbA1c）5.6%。血脂：甘油三酯 1.53 mmol/L、总胆固醇 3.23 mmol/L、高密度脂蛋白胆固醇 0.97 mmol/L、低密度脂蛋白胆固醇 1.80 mmol/L。肝功能：丙氨酸氨基转移酶 22 IU/L、天门冬氨酸氨基转移酶 22 IU/L、碱性磷酸酶 71 IU/L、γ–谷氨酰基转移酶 45 IU/L、总胆红素 8.4 μmol/L、直接胆红素 1.9 μmol/L、总蛋白 67 g/L、白蛋白 38 g/L。肾功能：尿素 7.5 mmol/L、肌酐 76 μmol/L、尿酸 517 μmol/L、估算肾小球滤过率 99.7 ml/(min · 1.73 m^2)。电解质：钠 135 mmol/L、钾 4.41 mmol/L、氯 103 mmol/L、二氧化碳 22.0 mmol/L、钙 2.26 mmol/L、磷 1.23 mmol/L、镁 0.79 mmol/L。凝血功能：APTT 26.4 s、PT 11.0 s、INR 0.92、TT 17.30 s、Fg 3.5 g/L、纤维蛋白降解产物 1.3 mg/L、D–二聚体定量 0.27 mg/L。心肌损伤标志物全套：天门冬氨酸氨基转移酶 25 IU/L、乳酸脱氢酶 168 IU/L、肌酸激酶 83 IU/L、CK–MB 质量 2.3 ng/ml、肌红蛋白定量 29.5 ng/ml、肌钙蛋白 I 0.02 ng/ml。氨基末端 B 型利钠肽前体 350.1 pg/ml。

心电图：ST–T 改变，Ⅱ、Ⅲ、aVF 呈 qR 型（图 24–56–1）。

心脏超声：左心室壁不增厚，静息状态下左心室壁收缩活动减弱，欠协调，尤以后间隔、下壁基底部为甚，LVEF 降低。在心尖切面观中用改良 Simpson 法测得 LVEF 约 40%。

· 冠状动脉造影 ·

左冠状动脉未见明显狭窄；RCA 中段闭塞，侧支来自左冠状动脉（图 24–56–2）。

· 治疗策略 ·

此例 CTO，无锥形残端、闭塞长度超过 20 mm，曾经尝试失败，J–CTO 评分 3 分。首先尝试正向，如果正向失败，尽早转逆向策略。

· 手术过程 ·

分别穿刺双侧桡动脉，置入 6F 动脉鞘，右桡动脉进入 6F SAL 1.0 指引导管对位于右冠口，左桡动脉进入 6F EBU 3.75 指引导管对位于左冠口。Runthrough 导丝至 LAD 远段。在 130 cm Finecross MG 微导管支撑下，尝试 Fielder XT–R 和 Pilot 150 导丝未能通过病变到达 RCA 远段真腔（图 24–56–3、图 24–56–4）。

启动逆向途径，在 150 cm Finecross MG 微导管支撑下，反复尝试 Sion 导丝通过间隔支未成功

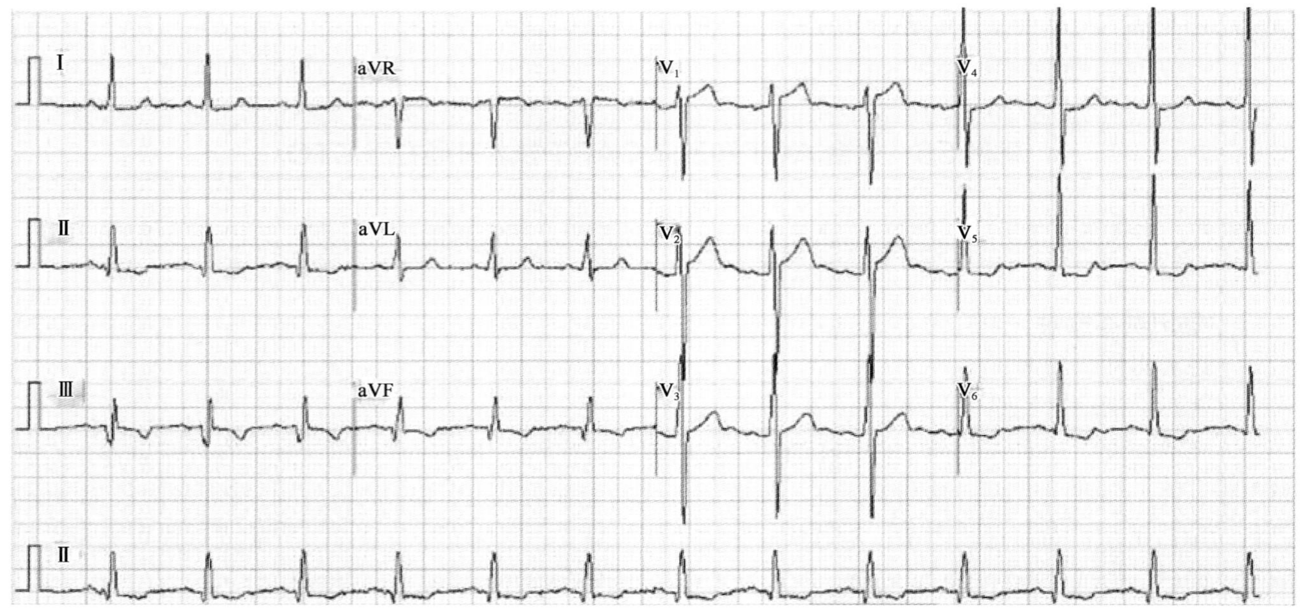

图 24-56-1　心电图

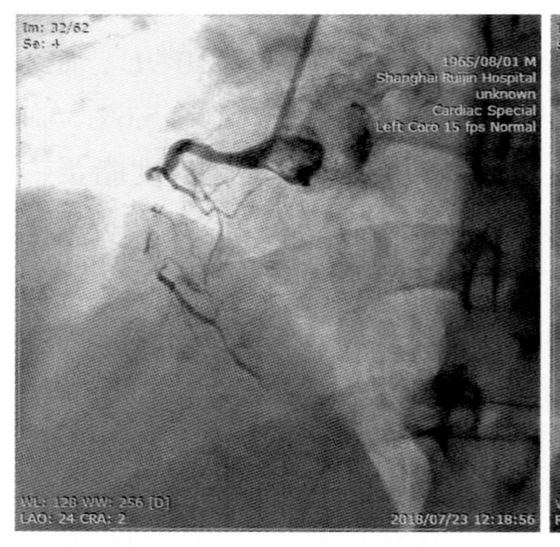

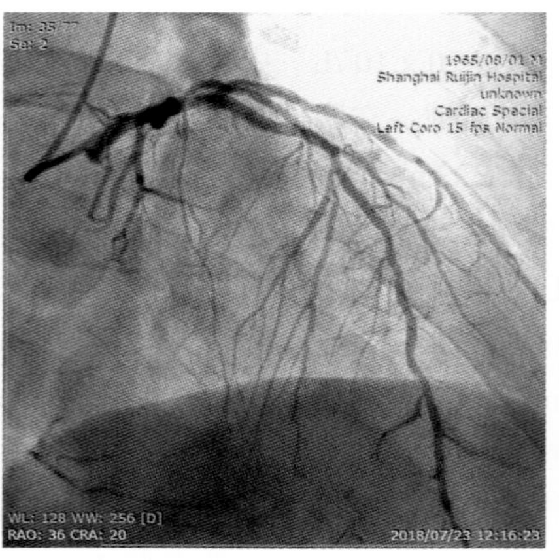

图 24-56-2　右冠状动脉中段完全闭塞，左冠状动脉发出侧支血管供应右冠状动脉

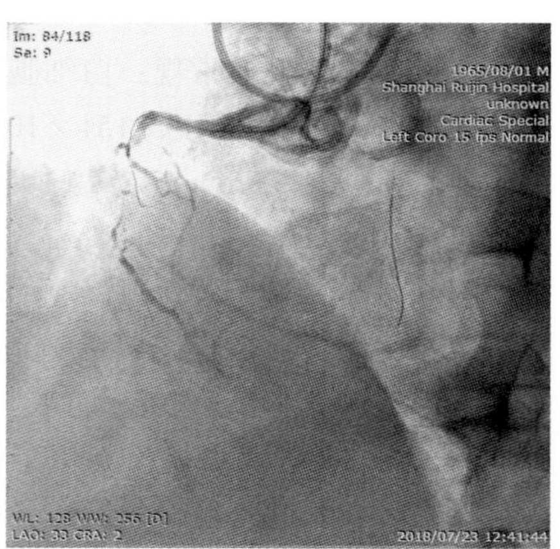

图 24-56-3　导丝未在真腔

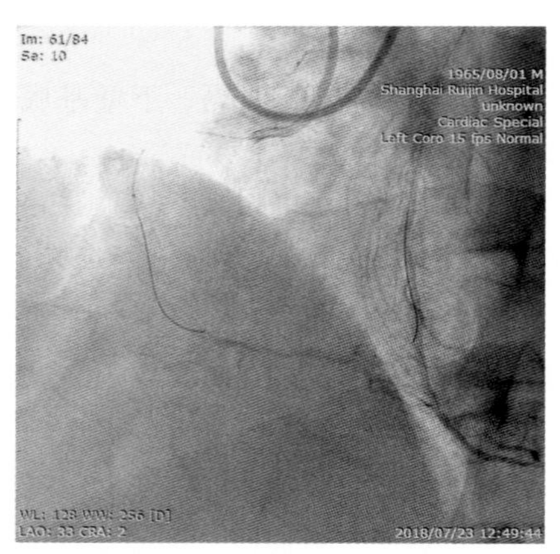

图 24-56-4　导丝未在真腔

（>60 min），再改为正向途径［按照现在的 CTOCC 流程图的推荐，应该启动正向内膜下重回真腔（antegrade dissection reentry，ADR）技术］，在 130 cm Finecross MG 微导管支撑下，GAIA First、Pilot 200 仍未通过阻塞段至 RCA 远段。再次改为逆向途径，150 cm Finecross MG 微导管支撑下、尝试 Fielder XT-R 导丝通过间隔支仍未成功，改用 Sion 导丝冲浪至 RCA 远段，推送 Finecross 困难，改 150 cm Corsair 微导管至 RCA 远段（图 24-56-5～图 24-56-10）。

曾用 Ultimate Bro 3 逆向 Knuckle 无法上行（图 24-56-11）。

交换 GAIA Third 调整使正逆向导丝尽量接近，调整正向 Pilot 200 后，两导丝接近，选用 Emerge 2.5 mm × 15 mm 球囊行反向控制性正向和逆向内膜下寻径（controlled antegrade and retrograde subintimal tracking，CART）未成功，此时应该用血管内超声（IVUS）鉴别导丝的位置（图 24-56-12、图 24-56-13）。

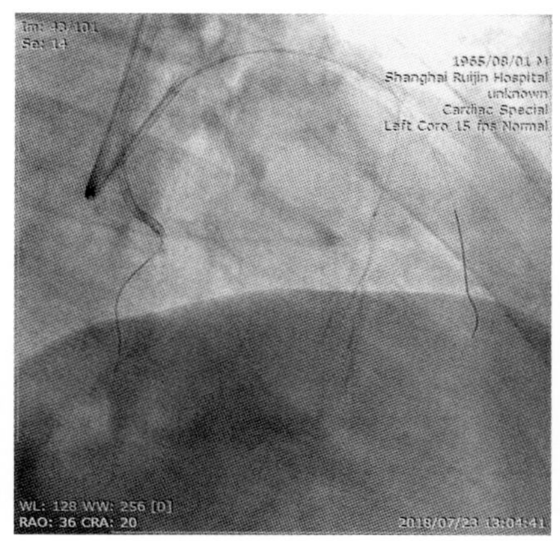
图 24-56-5　超选造影

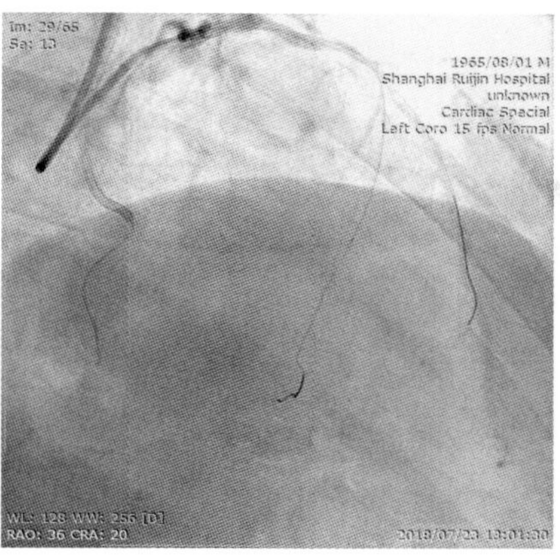
图 24-56-6　尝试通过穿隔支侧支

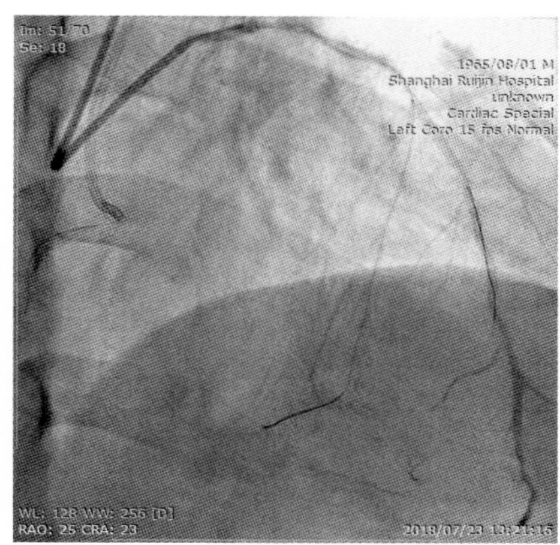
图 24-56-7　寻找合适的穿隔支

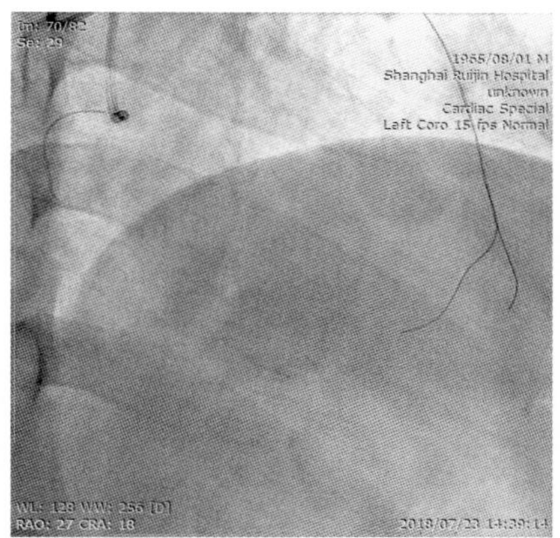
图 24-56-8　寻找合适的穿隔支

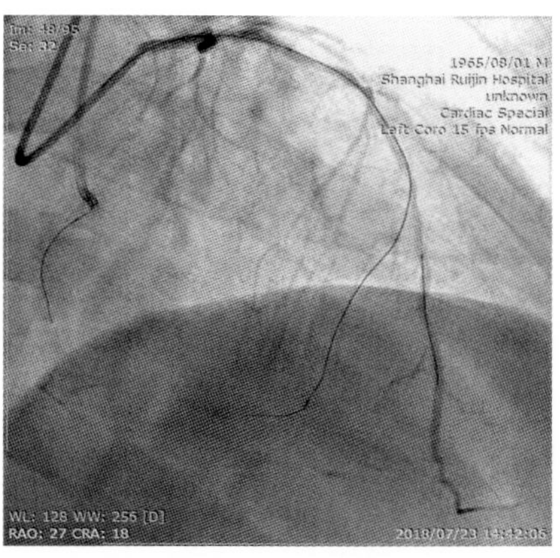
图 24-56-9　寻找合适的穿隔支

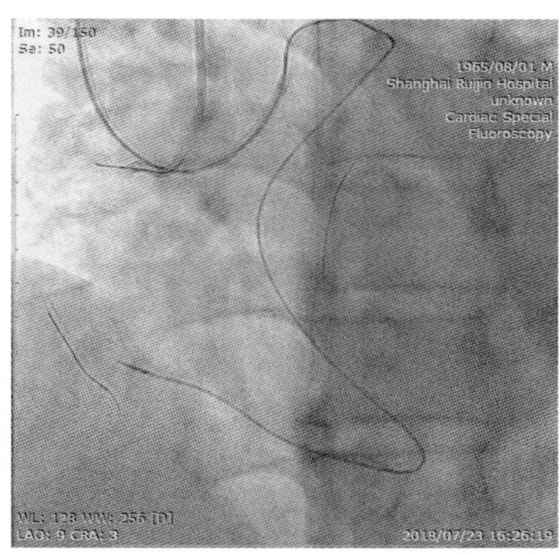
图 24-56-10　逆向 Corsair 准备完毕

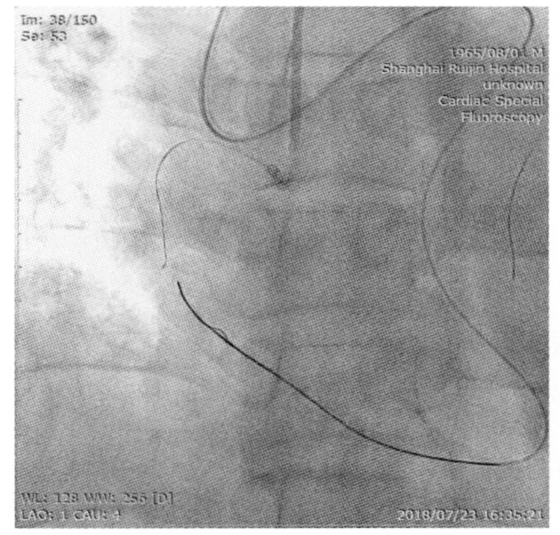
图 24-56-11　Ultimate Bro 3 逆向 Knuckle

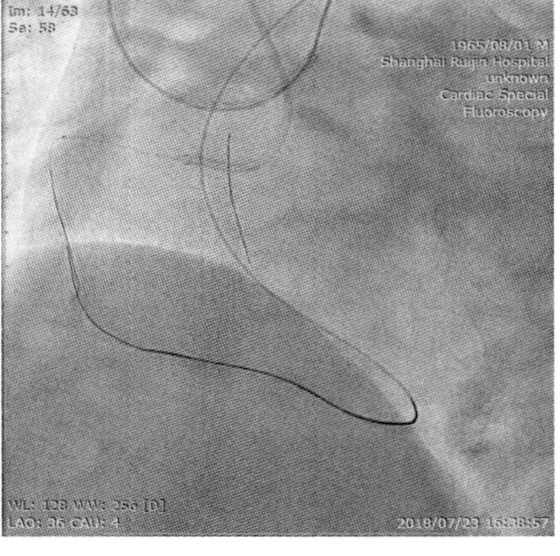
图 24-56-12　正逆向导丝接近

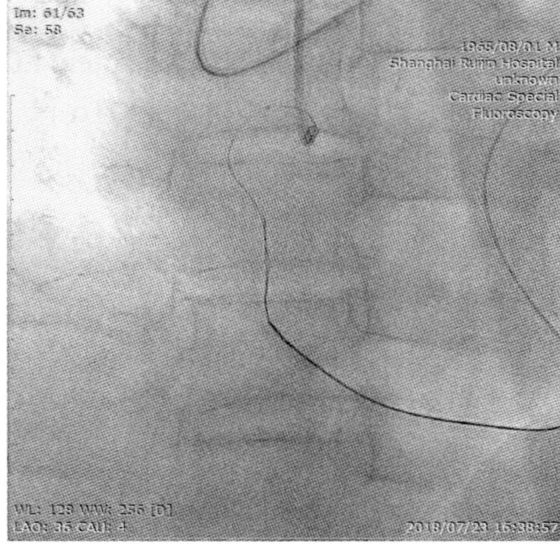
图 24-56-13　正逆向导丝接近

加用 Guidezilla 采用 AGT，将反向 CART 的位置略向远段推移。Ultimate Bro 3 进入正向 Guidezilla，球囊锚定后推送逆向 Corsair 进入正向 Guidezilla，RG 3 体外化（图 24-56-14～图 24-56-16）。

体外化后，Emerge 2.5 mm × 15 mm 球囊扩张后，经 KDL 双腔微导管，Sion Blue 至左心室后侧支，再行 IVUS，远段弥漫性病变，约 2.0 mm 血管直径（图 24-56-17、图 24-56-18）。

经 Finecross 和 Corsair 交汇，撤出 RG 3，交换为 Runthrough。自左心室后侧支置入 Xience Xpedition 2.5 mm × 38 mm 支架，随后选用 NC Emerge 3.0 mm × 15 mm 非顺应性球囊于支架内扩张，随后置入 Xience Xpedition 3.0 mm × 38 mm 和 Xience Xpedition 4.0 mm × 28 mm 支架，再予 NC Sprinter

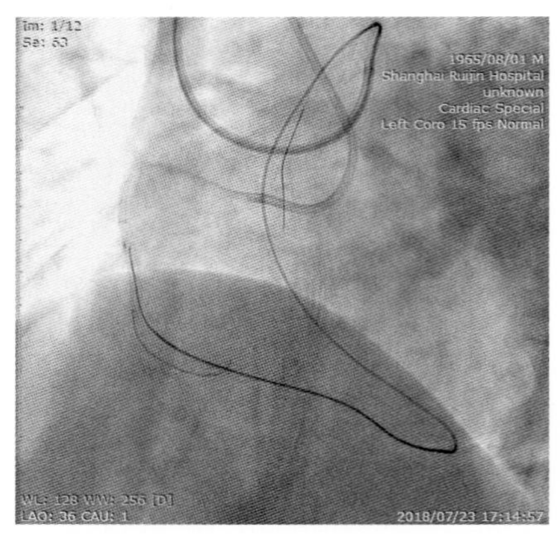

图 24-56-14 AGT 辅助的反向 CART

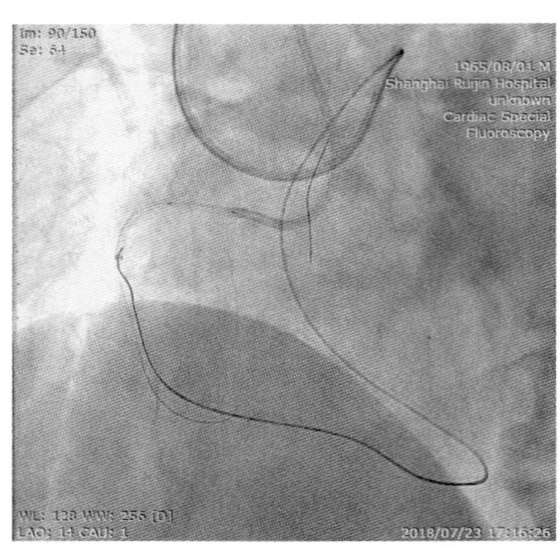

图 24-56-15 Ultimate Bro 3 进入正向 Guidezilla

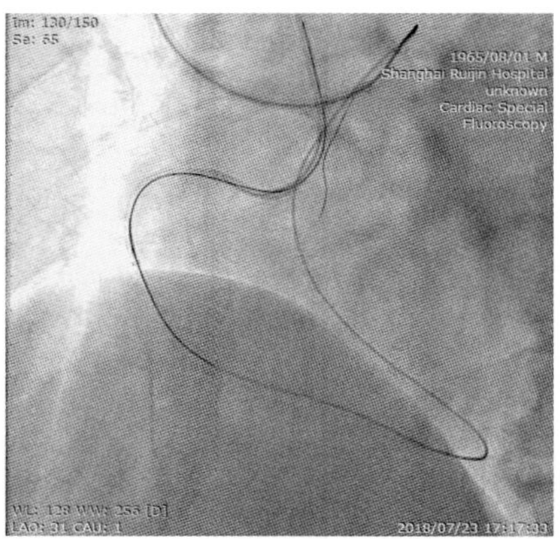

图 24-56-16 逆向微导管进入正向指引导管内

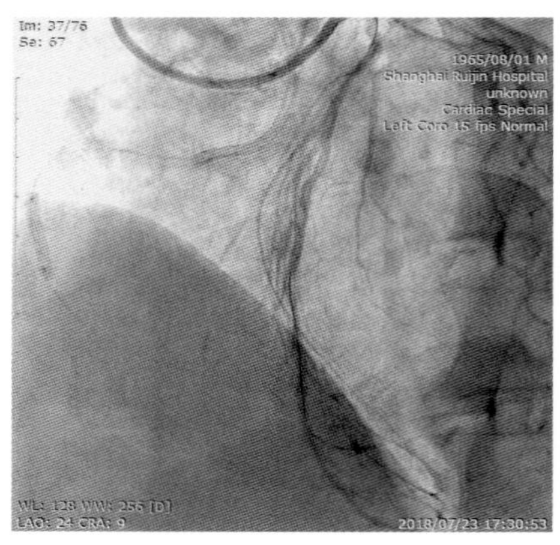

图 24-56-17 球囊预扩

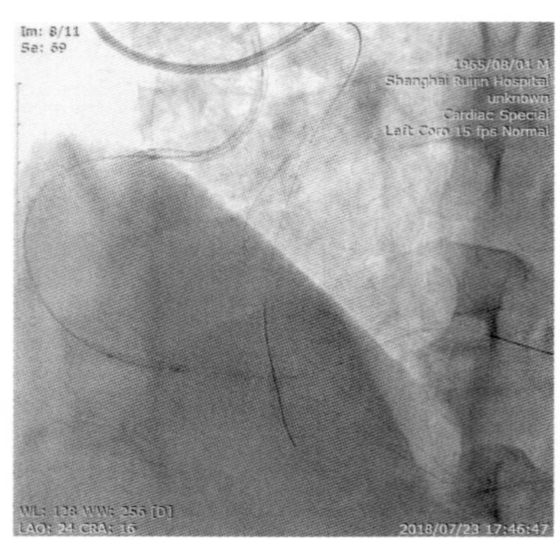

图 24-56-18 导丝进入 PLV，球囊预扩

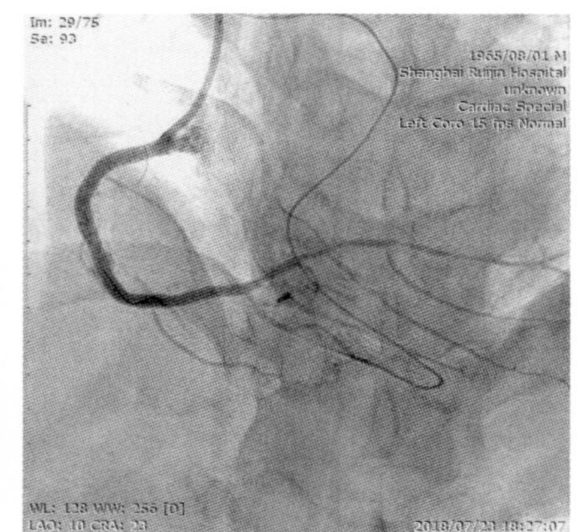

图 24-56-19 RCA 最后结果

3.5 mm × 15 mm 和 NC Sprinter 4.0 mm × 15 mm 非顺应性球囊于支架内充分扩张，最后造影无残余狭窄，血流 TIMI 3 级（图 24-56-19）。

· 小结 ·

1. 正向失败的病例，从造影情况来看，阻塞远段血管条件非常好，此例可以首先选择 ADR 策略。可能开通效率会更高一些。

2. 当反向 CART 不成功时，应选择 IVUS 来指导逆向导丝位置和球囊大小选择。

3. 当逆向导丝进入正向指引导管困难时，可采用 AGT 来提高导丝体外化效率。AGT 有以下优势：① 加强了同轴性，便于导丝进入正向指引导管，也有利于微导管进入正向指引导管；② 反向 CART 时球囊扩张后，血管壁不塌陷，有助于逆向导丝穿刺；③ 弥补逆向导丝长度不足；④ 5F 指引导管起到通道作用，减少逆向导丝攻击距离，提高导丝体外化效率。

病例 57 当 S-BASE 技术和 LAST 技术失败后

术者：丁风华，王勇　　医院：上海交通大学医学院附属瑞金医院　　日期：2019 年 6 月 30 日

· 病史基本资料 ·

• 患者男性，62 岁。

• 主诉：间断活动后胸闷 2 年。

• 既往史：无高血压、无糖尿病、有腔隙性脑梗死史。

• 辅助检查

实验室检查：谷丙转氨酶 28.6 U/L，谷草转氨酶 26.1 U/L，血清肌酐 72 μmol/L，血清尿酸 306.7 μmol/L，甘油三酯 1.11 mmol/L，总胆固醇 3.38 mmol/L，高密度脂蛋白胆固醇 0.82 mmol/L，低密度脂蛋白胆固醇 1.89 mmol/L，脑钠肽 1 250.5 pg/ml。

心电图：Ⅱ、Ⅲ、aVF 导联 ST 段压低 0.1 mV，V_5、V_6 导联 T 波倒置。

心脏超声：左心房增大（45 mm）、左心室舒张功能减退、二尖瓣、三尖瓣轻度反流、左心室射血分数 60%。

• **冠状动脉造影** •

LM 正常，LAD 近段偏心斑块约 50% 狭窄，LAD 中段 50% 狭窄，LCX 未见狭窄，RCA 中段发出较大锐缘支后闭塞（图 24-57-1～图 24-57-8）。

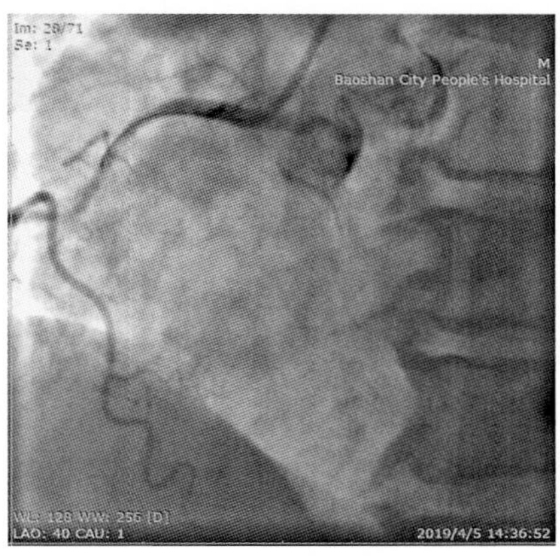

图 24-57-1 左前斜造影

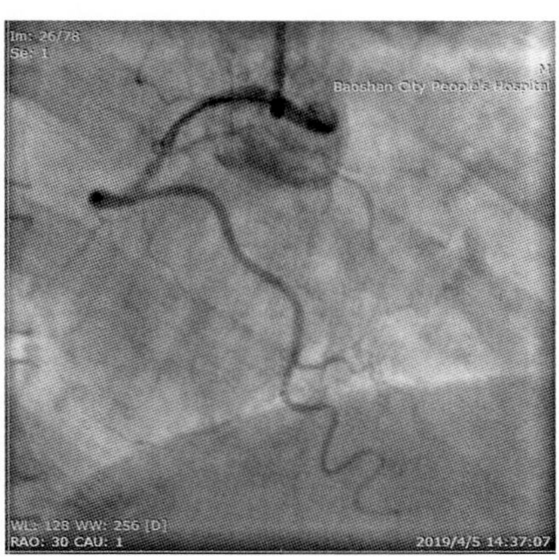

图 24-57-2 右前斜造影

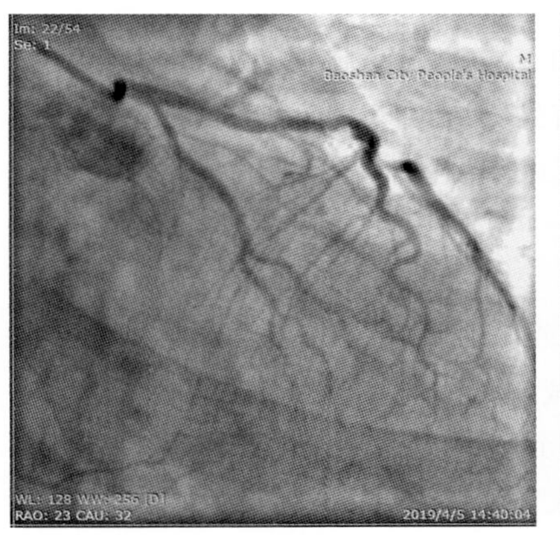

图 24-57-3 肝位造影

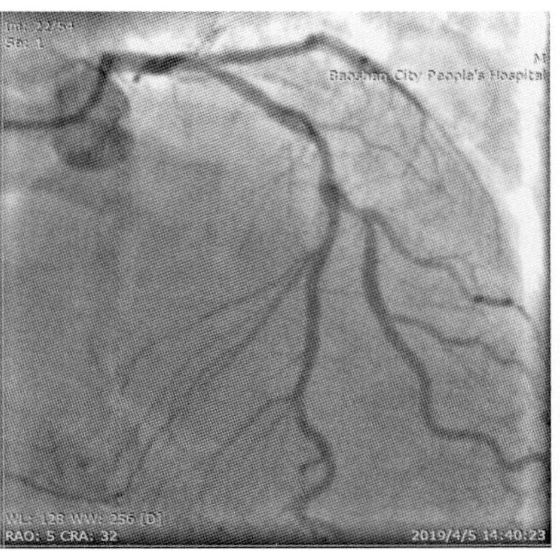

图 24-57-4 头位造影

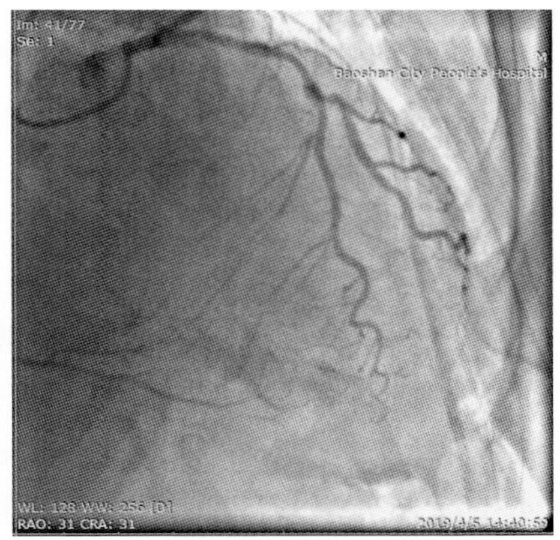

图 24-57-5 右头位造影

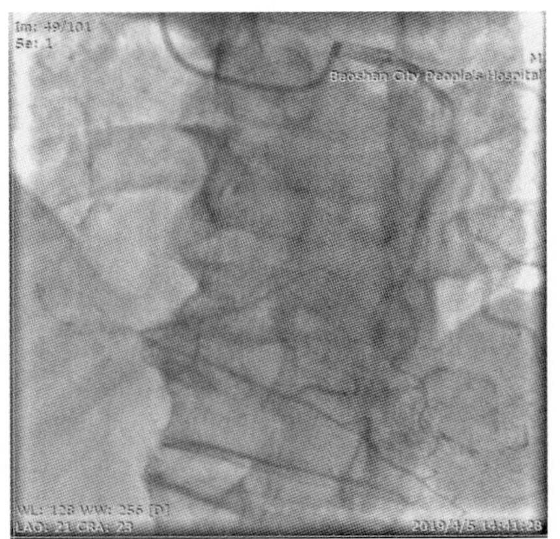

图 24-57-6 左头位造影

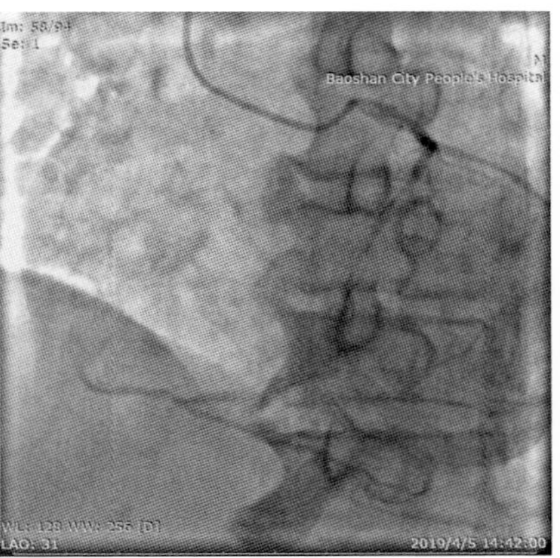

图 24-57-7 左前斜造影

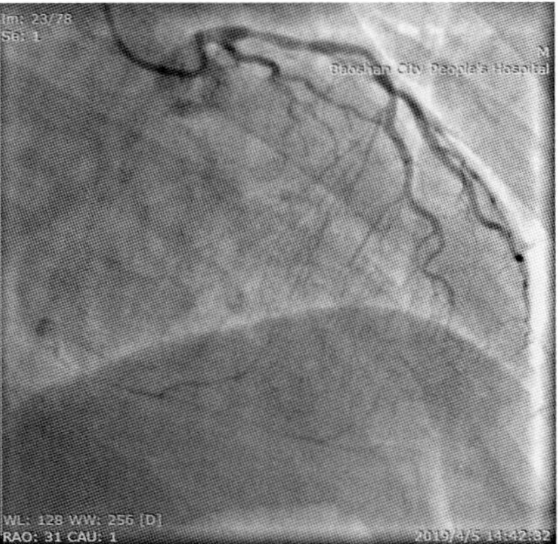

图 24-57-8 右前斜造影

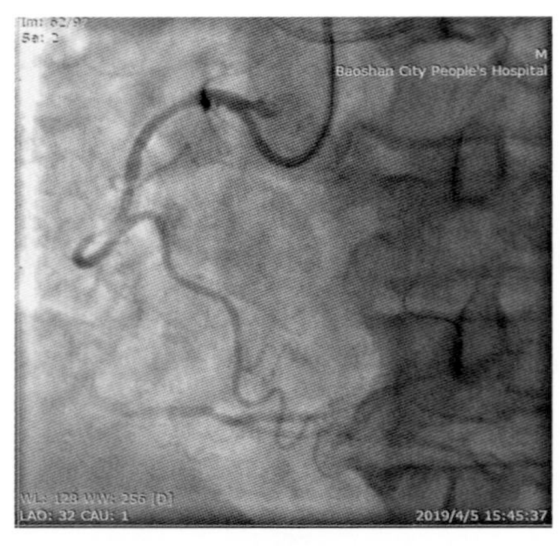

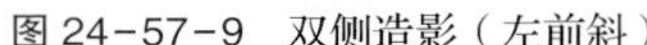
图 24-57-9　双侧造影（左前斜）

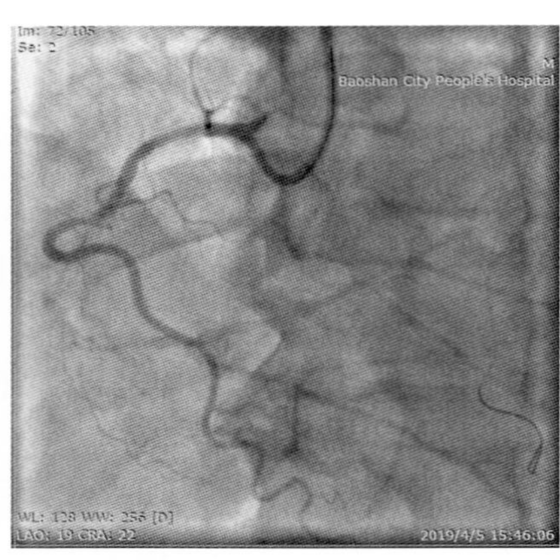

图 24-57-10　双侧造影（左头位）

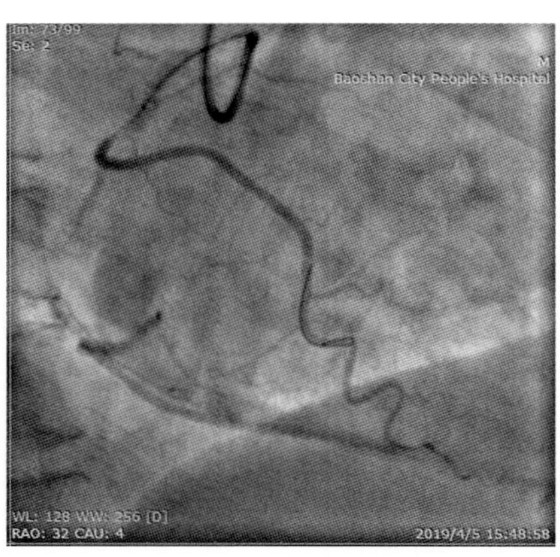

图 24-57-11　双侧造影（右前斜）

· 治疗策略 ·

从双侧造影分析，RCA 血管较直，伴有明显钙化，闭塞段长度 >20 mm，未见锥形残端，J-CTO 评分为 3 分（图 24-57-9～图 24-57-11）。

首先考虑正向策略，但是 RCA 阻塞段未见锥形残端，且锐缘支较大，导丝穿过近端纤维帽可能较为挑战，可考虑边支球囊辅助下内膜下进入（side branch balloon assisted subintimal entry，S-BASE）技术或 Power Knuckle 来绕过近端纤维帽，远段回真腔。如果不能进入远段真腔，则可启动反向控制性正向和逆向内膜下寻径（CART）技术来高效开通 RCA。也可正向内膜下重回真腔（ADR）技术开通 RCA。

· 手术过程 ·

穿刺双侧桡动脉，右侧进入 6F 动脉鞘，6F AL 1.0 对位于右冠口，左侧桡动脉置入 7F 动脉鞘，7F EBU 3.75 对位于左冠口。Sion 导丝至回旋支，BMW 至 LAD 远段。首先尝试正向策略。Sion 导丝至锐缘支，在 130 cm Finecross 微导管支撑下，尝试 Fielder XT-R 未能突破近端纤维帽。应用 S-BASE 技术，Pilot 150（图 24-57-12、图 24-57-13）和 GAIA Second（图 24-57-14）两次绕过近端纤维帽进入内膜下，但是经调整导丝未能进入远段真腔，且有血肿形成。

在这种情况下，继续依赖内膜下寻径及重回真腔（STAR）技术或限制性正向内膜下寻径（LAST）技术操控导丝重回真腔把握不大。病变适合 ADR，但当时无 ADR 器械。

启动逆向途径。在 150 cm Finecross 支撑下，Sion 导丝通过穿隔支到达 RCA 远段（图 24-57-15、图 24-57-16），交换 Fielder XT-R 通过病变至 RCA 近段，但是无法进入正向指引导管内（图 24-57-17）。

采用主动迎接技术（AGT），即将 Guidezilla 送至 RCA 中远段交界处，Fielder XT-R 非常容易进入正

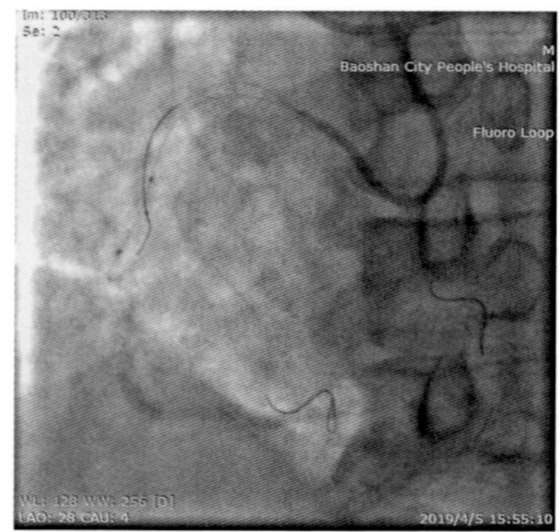

图 24-57-12　S-BASE 技术

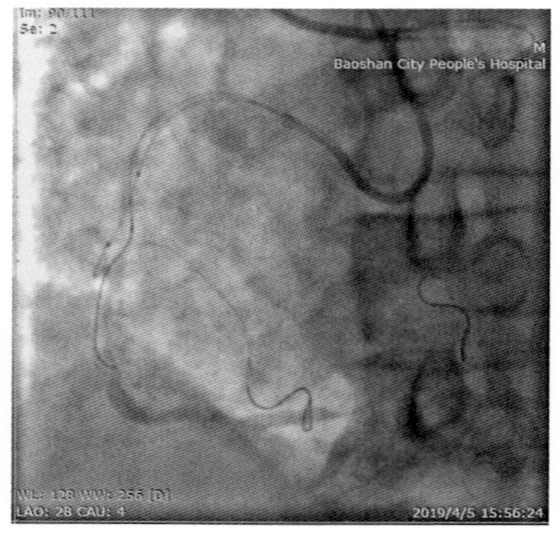

图 24-57-13　Pilot 150 在内膜下

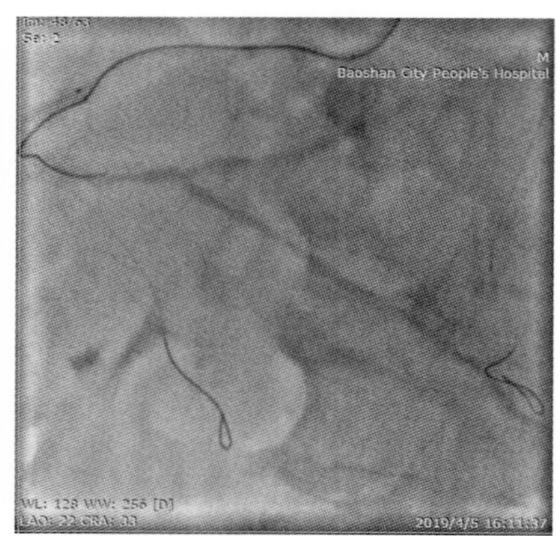

图 24-57-14　GAIA Second 似在内膜下

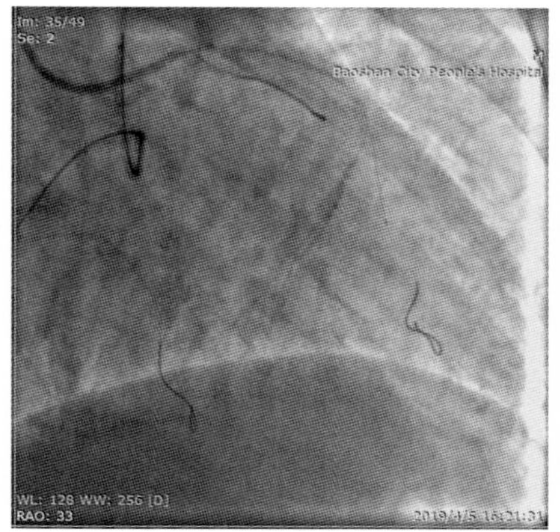

图 24-57-15　超选造影

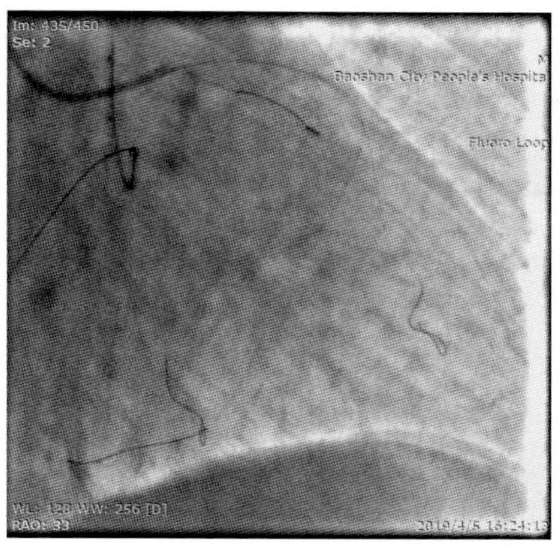

图 24-57-16　Sion 导丝过间隔支到达 RCA 远段

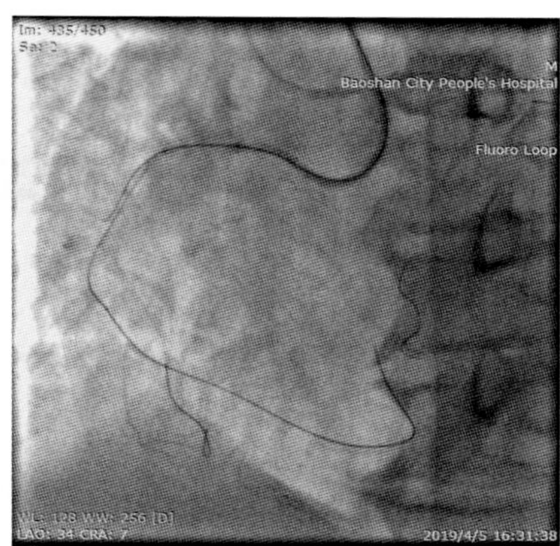

图 24-57-17　逆向 Fielder XT 直接通过阻塞段到达 RCA 近段

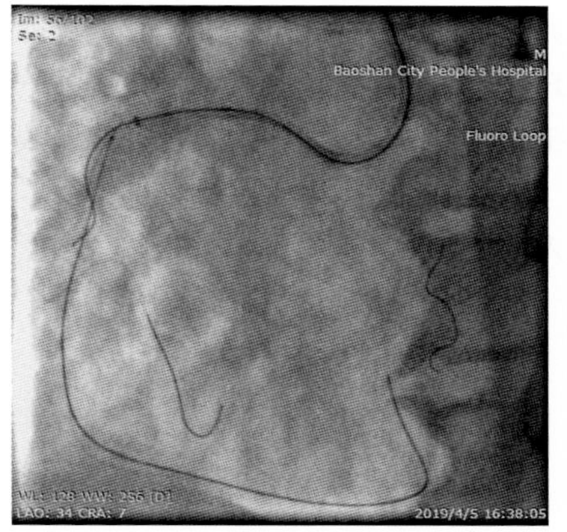

图 24-57-18　AGT

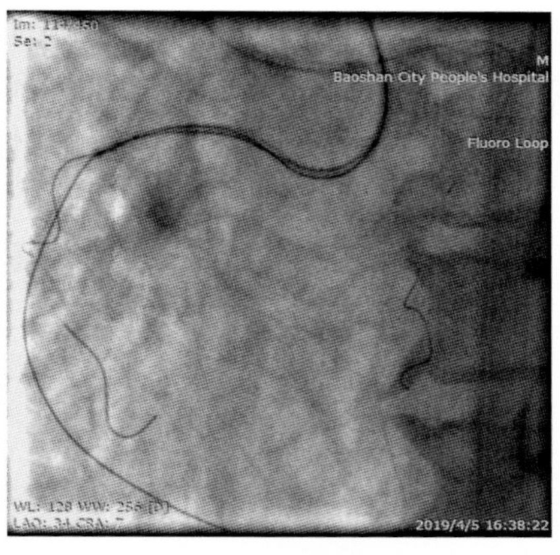

图 24-57-19　逆向微导管进入正向指引导管内

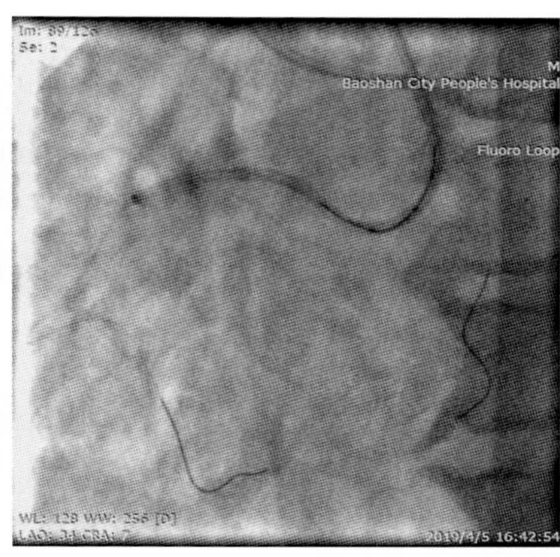

图 24-57-20　Rendezvous 技术

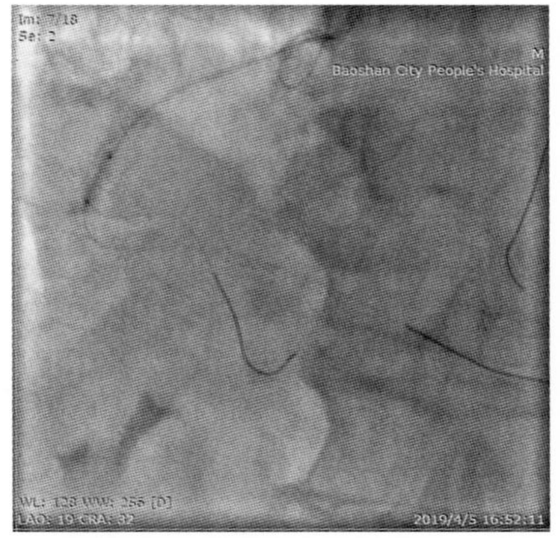

图 24-57-21　球囊扩张

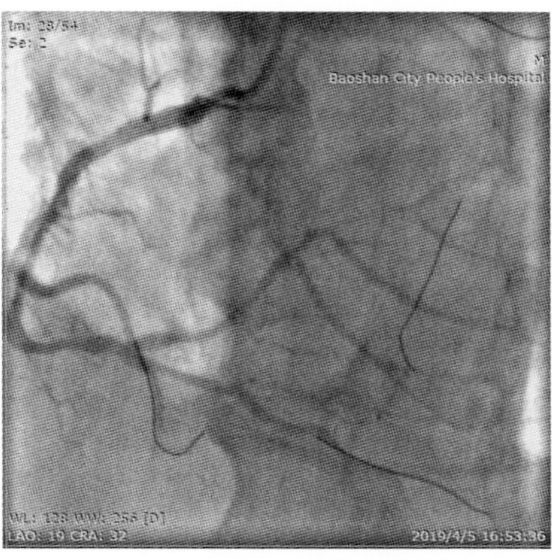

图 24-57-22　正向血流恢复

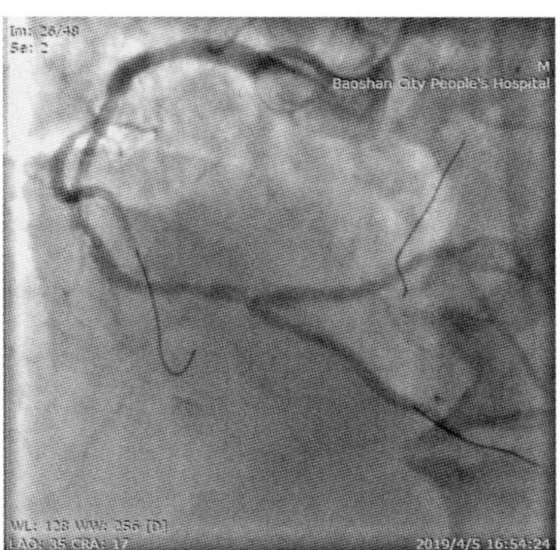

图 24-57-23　正向血流恢复

向指引导管内（图 24-57-18、图 24-57-19）。

Ryujin Plus 2.0 mm × 15 mm 球囊锚定 Fielder XT-R，推送逆向微导管至 Guidezilla 内。由于无 RG 3 或 Fielder FC 300 等长导丝，逆向微导管送至正向指引导管转弯处，正向 130 cm Finecross 辅助下，Sion Blue 顺利进入逆向微导管内（Rendezvous 技术）（图 24-57-20），并送至 RCA 远段。

随后予 Ryujin Plus 2.0 mm × 15 mm 球囊扩张后，前向血流恢复（图 24-57-21～图 24-57-23）。

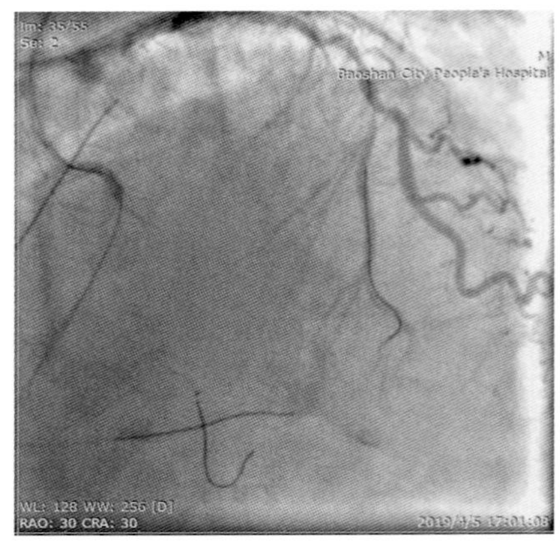

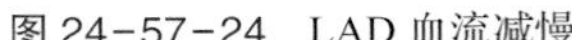

图 24-57-24　LAD 血流减慢

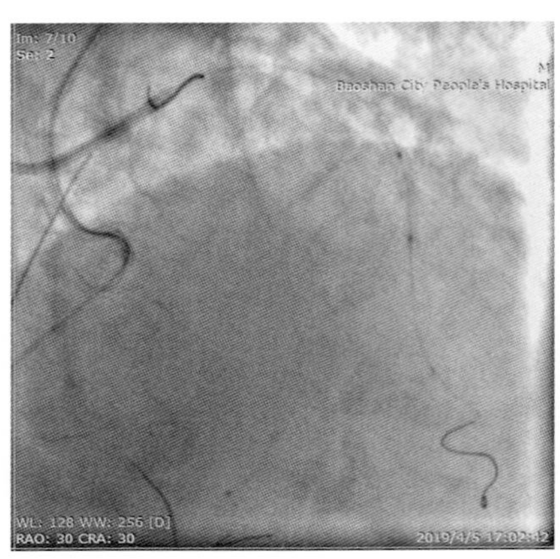

图 24-57-25　球囊预扩 LAD

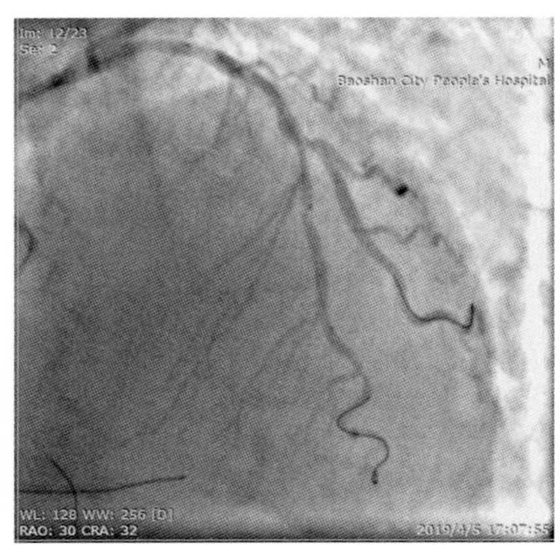

图 24-57-26　LAD 置入支架

此时，患者突然出现胸闷症状，左冠造影显示 LAD 分叉处血流明显减慢（图 24-57-24）。

考虑斑块破裂，遂予以前降支先置入 Firebird2 3.0 mm × 33 mm 和 Firebird2 3.5 mm × 18 mm 支架各一枚，随后选择 Hiryu 3.0 mm × 15 mm 和 Hiryu 3.5 mm × 15 mm 非顺应性球囊于支架内扩张，最后造影无残余狭窄，血流 TIMI 3 级（图 24-57-25～图 24-57-31）。

随后，继续对右冠行介入治疗，从左心室后侧支至 RCA 近段置入 Firebird 2 3.0 mm × 33 mm 支架、

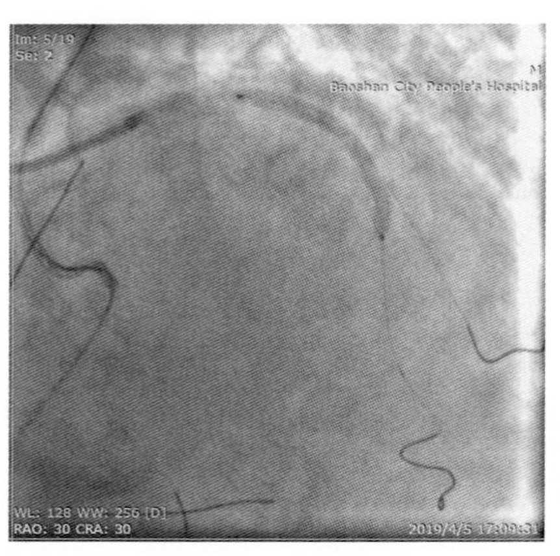

图 24-57-27　LAD 支架释放

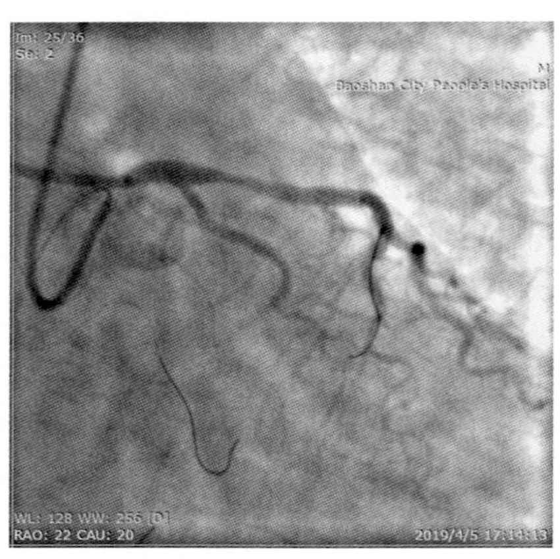

图 24-57-28　LAD 近段狭窄较重

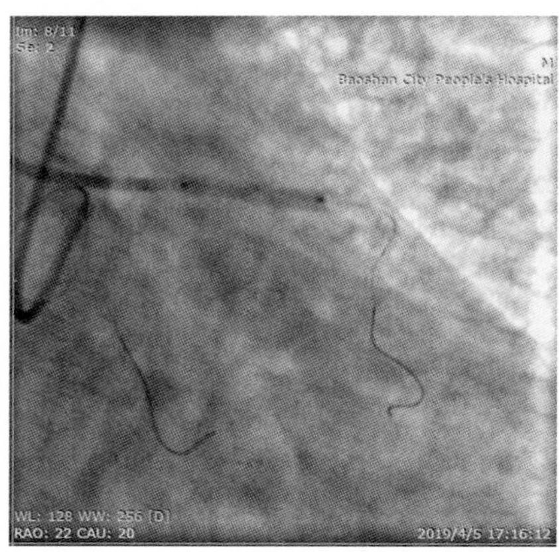

图 24-57-29　LAD 近段支架释放

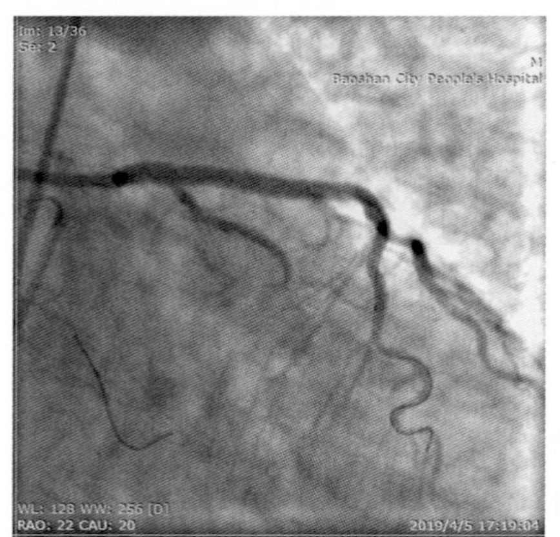

图 24-57-30　非顺应性球囊扩张后右足位造影

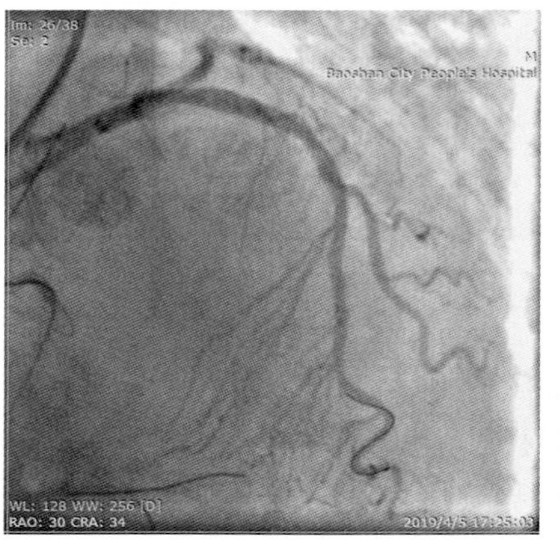

图 24-57-31　非顺应性球囊扩张后 LAD 右头位造影

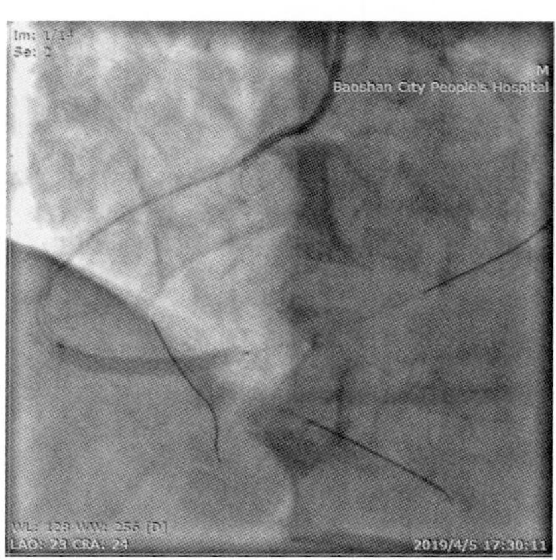

图 24-57-32　RCA 远段-左心室后侧支支架释放

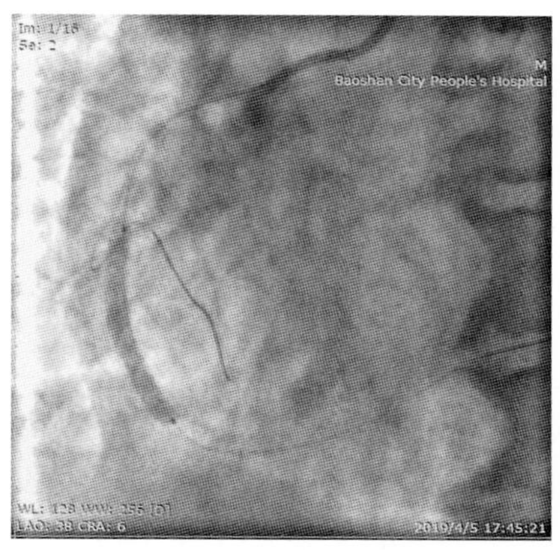

图 24-57-33 RCA 中段支架释放

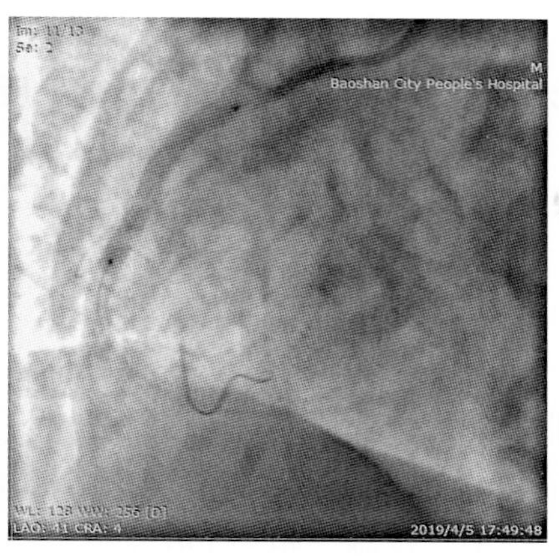

图 24-57-34 RCA 近段支架释放

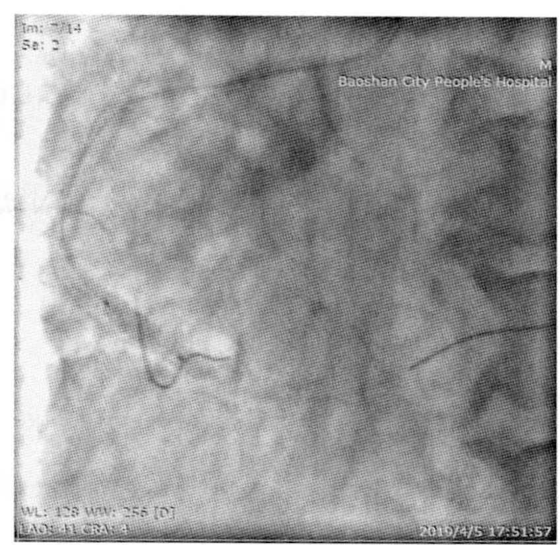

图 24-57-35 非顺应性球囊于支架内扩张

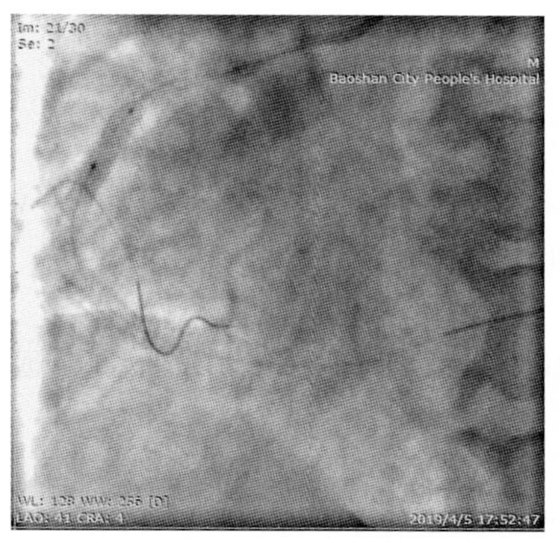

图 24-57-36 非顺应性球囊于 RCA 支架内扩张 1

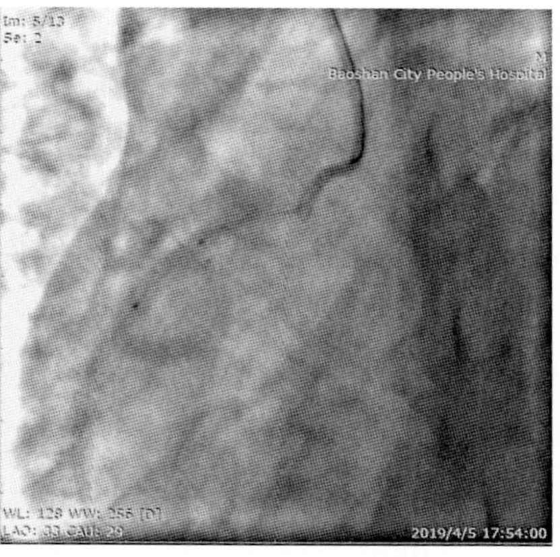

图 24-57-37 非顺应性球囊于 RCA 支架扩张 2

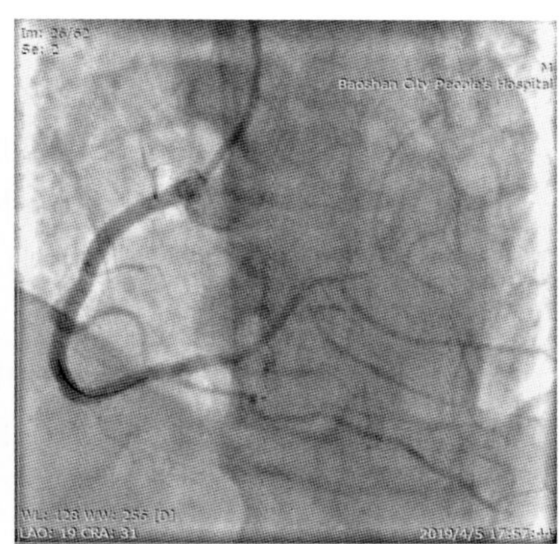

图 24-57-38 最后结果

Firebird 2 3.5 mm × 33 mm 及 Excel 3.5 mm × 36 mm 支架（图 24-57-32～图 24-57-34），随后予以 Hiryu 3.5 mm × 15 mm 及 Hiryu 4.0 mm × 15 mm 非顺应性球囊扩张（图 24-57-35～图 24-57-37），最后造影无残余狭窄，血流 TIMI 3 级（图 24-57-38）。

· 小结 ·

1. 此例患者为右冠完全堵塞，J-CTO 评分 3 分。正向开通有一定难度。按照 CTOCC 的流程图来逐步改变策略，最后完成介入治疗。关于正向开通有诸多方法，本例采用了 S-BASE 技术和 LAST 技术，导丝无法到达远段真腔。如果条件许可，还可以采用血管内超声（IVUS）指导下正向导丝穿刺通过正向纤维帽，但是当时没有该设备。启动逆向后，逆向导丝顺利通过病变到达 RCA 近段，如果逆向导丝进入内膜下，则应尽早实施反向 CART。

2. 当逆向导丝进入正向指引导管困难时，可采用 AGT 来提高导丝体外化效率。AGT 有以下优势：① 加强了同轴性，便于导丝进入正向指引导管，也有利于微导管进入正向指引导管；② 反向 CART 时球囊扩张后，血管壁不塌陷，有助于逆向导丝穿刺；③ 弥补逆向导丝长度不足；④ 5F 指引导管起到通道作用，减少逆向导丝攻击距离，提高导丝体外化效率。

3. 供血血管开口受损、夹层撕裂、血栓急性闭塞，会导致患者血流动力学不稳定，严重者会引起严重并发症，甚至危及生命。因此，在逆向介入治疗时，应密切关注供血血管的通畅和安全。

病例 58 正、逆向 Knuckle 导引钢丝技术、AGT 辅助反向 CART 开通右冠 CTO

术者：丁风华，王勇 医院：上海交通大学医学院附属瑞金医院 日期：2019 年 6 月 30 日

• 病史基本资料 •

• 患者男性，76 岁。

• 简要病史：1 年前因“急性非 ST 段抬高心肌梗死”行 PCI 术，造影示：LM 近段 50% 狭窄；LAD 中段 30% 狭窄；D1 开口 90% 狭窄；LCX 近段 90% 狭窄；远段 100% 闭塞；RCA 近段 80% 狭窄，中段闭塞，远段侧支来自 LAD。于 LCX－第二钝缘支植入 Firehawk 2.75 mm × 29 mm 支架，LCX 中段植入 Firehawk 2.5 mm × 33 mm 支架，术后规律口服冠心病二级预防药物治疗。此次为处理右冠闭塞再次住院。

• 既往史：高血压、慢性肾功能不全病史。

• 辅助检查

心电图：ST－T 改变，左心室肥厚（图 24－58－1）。

心脏超声：左心室壁增厚（除外左心室下后壁部分节段），静息状态下左心室下后壁收缩活动明显减弱，局部室壁变薄，回声略增强，余节段收缩活动偏弱。在心尖切面观中用双平面改良 Simpson 法测得 LVEF 约 30%。

• 冠状动脉造影 •

左主干体部 70% 狭窄，LAD 中段 30% 狭窄，LCX 管腔不规则，RCA 近段 80% 狭窄，中段闭塞，远段侧支来自 LAD（图 24－58－2 ～ 图 24－58－6）。

• 治疗策略 •

从双侧造影分析，右冠闭塞段超过 20 mm，入口模糊不清，曾经尝试介入治疗失败。J－CTO 评分 3 分，血管走行不明确，可能有较明显扭曲，所以正向途径开通 CTO 难度较大，LAD 经穿隔支到达 PDA 侧支较大较直，可早期转换为逆向策略。

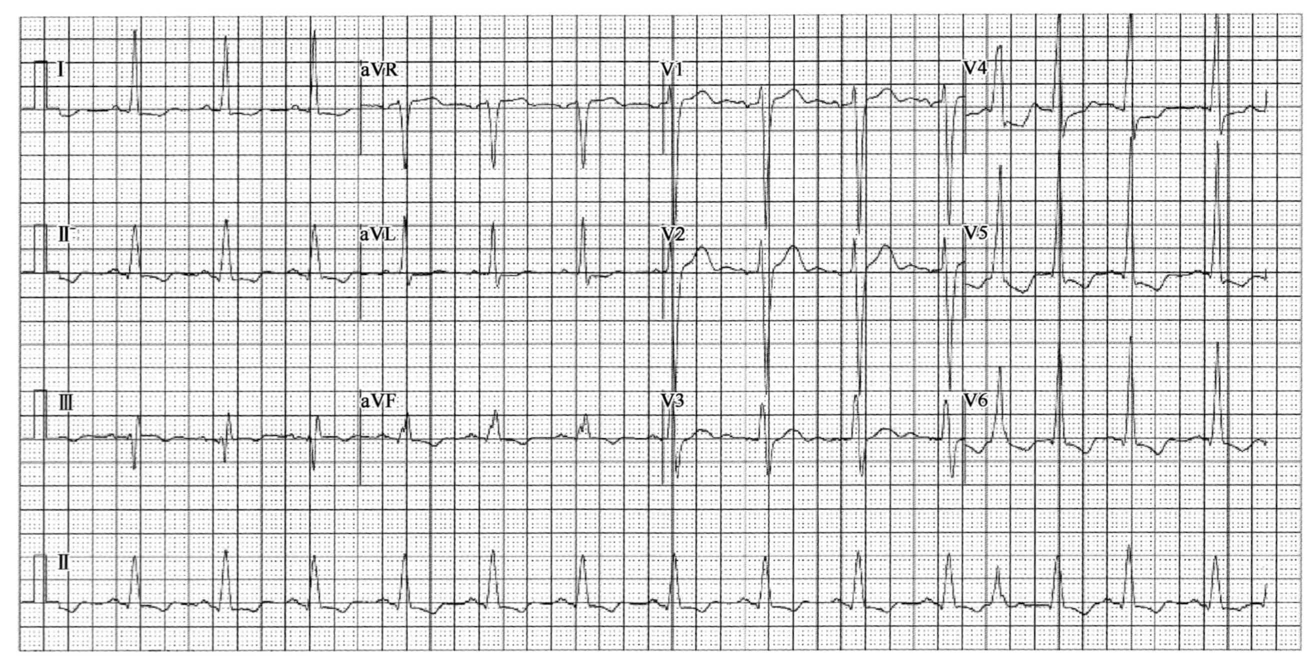

图 24－58－1 心电图

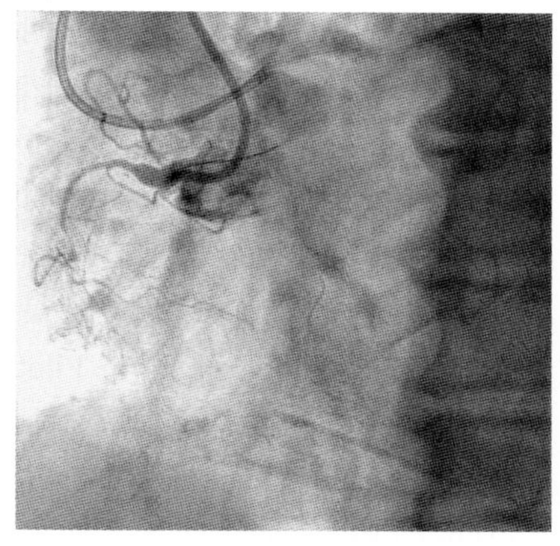

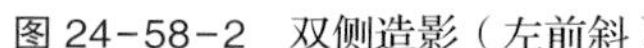

图 24-58-2　双侧造影（左前斜）

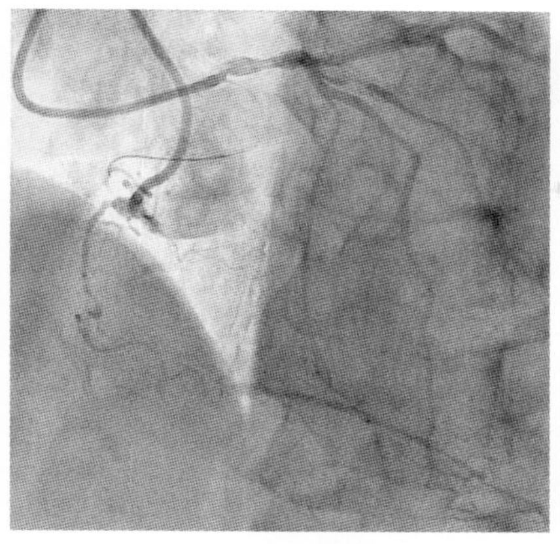

图 24-58-3　双侧造影（左头位）

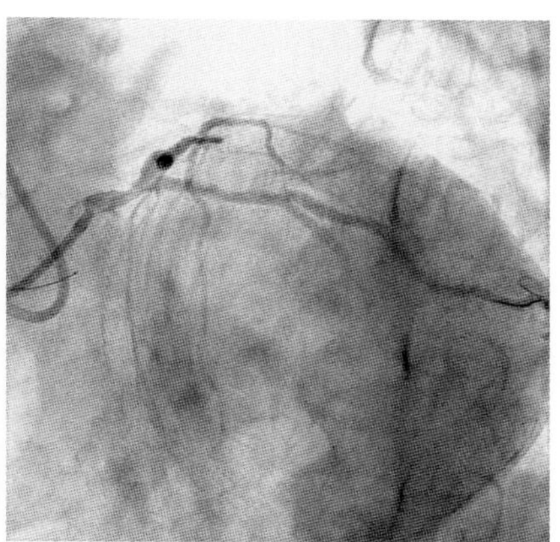

图 24-58-4　左足位造影

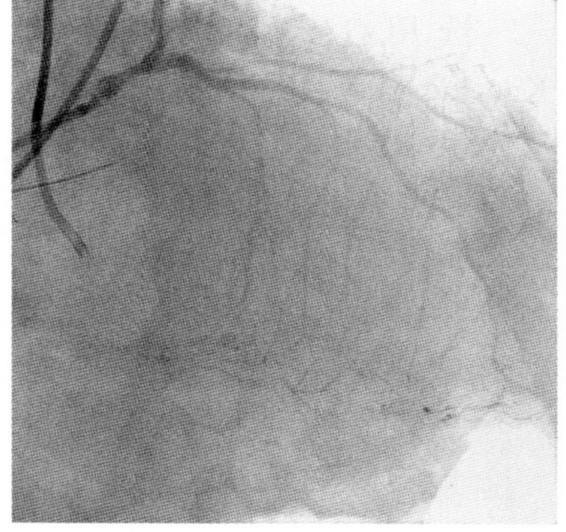

图 24-58-5　右头位造影

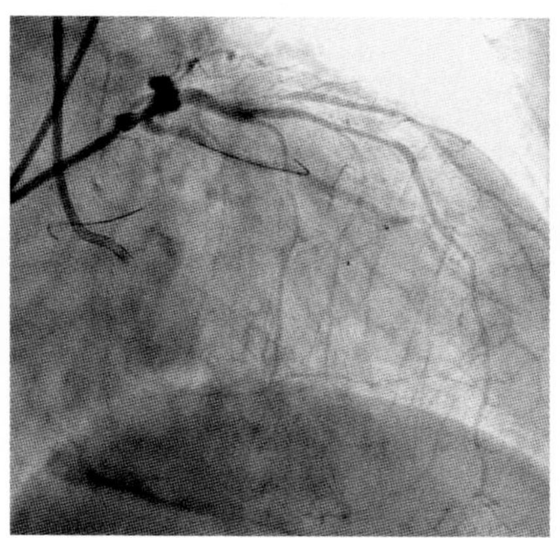

图 24-58-6　右前斜造影

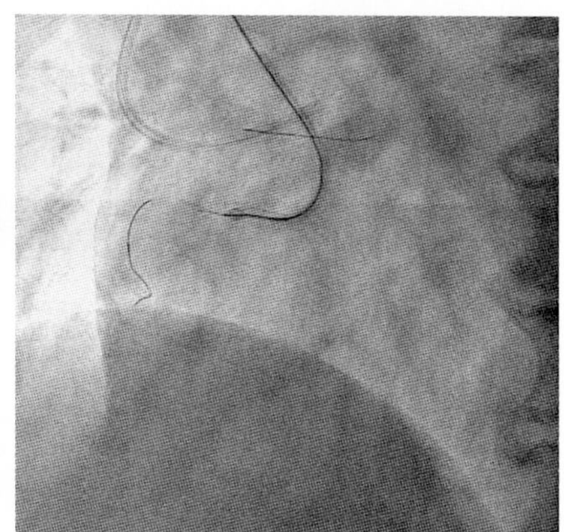

图 24-58-7　正向准备

• 手术过程 •

穿刺双侧桡动脉，置入 7F 动脉鞘。7F EBU 3.75 对位于左冠口，7F AL 0.75 对位于右冠口。在 130 cm Finecross 微导管支撑下，尝试 Fielder XT-R 和 Pilot 150 导丝均无法通过病变，启动逆向（图 24-58-7）。

在启动逆向之前，事先评估左主干病变情况。IVUS 检查显示，左主干体部面积狭窄 73%，最小管径 2.46 mm（图 24-58-8、图 24-58-9）。

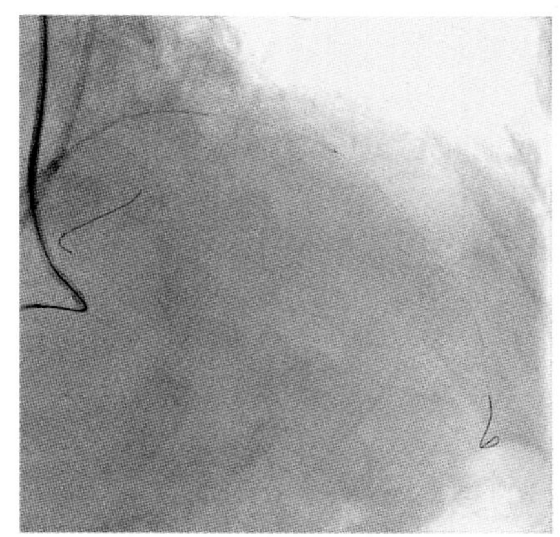

图 24-58-8　左主干 IVUS

如果要启动逆向途径，须对左主干行介入治疗，故于 LM-LAD 经 Tazuna 2.5 mm × 15 mm 球囊扩张后，置入 Firehawk 4.0 mm × 18 mm 支架，随后选择 NC Emerge 5.0 mm × 8 mm 非顺应性球囊扩张使支架贴壁（图 24-58-10～图 24-58-14）。

在 150 cm Corsair 微导管辅助下，Sion 导丝顺利到达后降支，但是 Corsair 跟进困难，边旋转边向前推送（图 24-58-15～图 24-58-17）。

微导管到达左心室后侧支和后降支分叉处，超选造影显示逆向残端不明显，左心室后侧支较小（图 24-58-18）。

首先选择的 Ultimate Bro 3 导丝无法突破逆向纤维帽，导丝总滑向左心室后侧支，换用 GAIA Second 和 GAIA Third 能进入纤维帽，但是通过 CTO 体部困难。换用 Conquest Pro 进入 CTO 体部，但是导丝走行偏离血管结构，退出导丝造影显示造影剂外渗（图 24-58-19、图 24-58-20）。

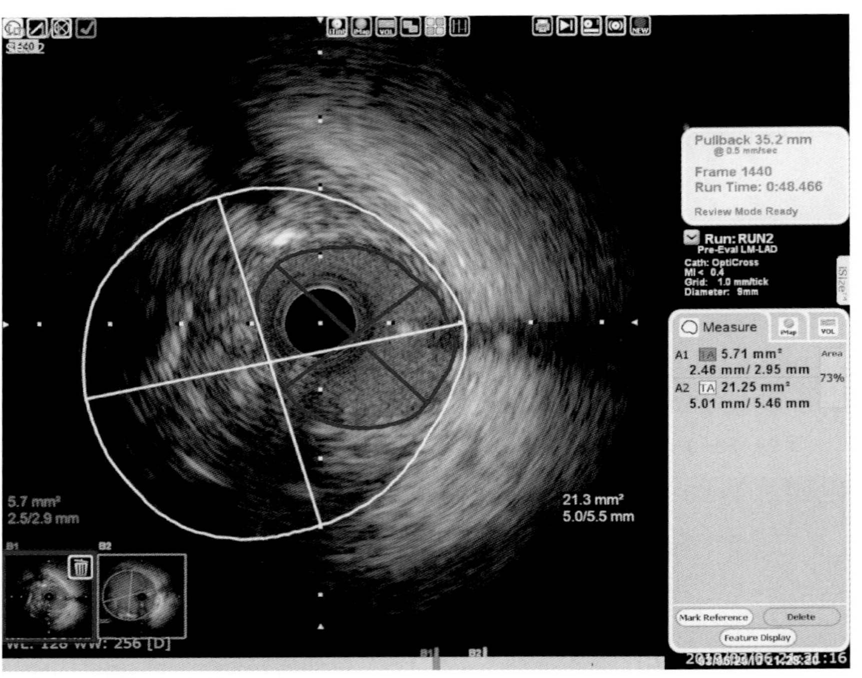

图 24-58-9　左主干 IVUS

换用 Pilot 200 尝试逆向 Knuckle，到达右冠第 3 段无法前行，回撤导丝也非常困难，考虑前期 Corsair 旋转过间隔支时打折，尝试加用延长导丝退出 Corsair 换用新的 Corsair，但是 Corsair 退出困难，被迫将 Pilot 200 强行拉出（阻力非常大），为了顺利交换 Corsair，通过 0.009 in 330 cm 的 RG 3 导丝重新交换另一 150 cm Corsair 至右冠远段。

选用 GAIA Second 逆向 Knuckle 至右冠中段，Pilot 200 正向 Knuckle 至右冠第 3 段。旋转造影显示正逆向导丝接近（图 24-58-21～图 24-58-23）。

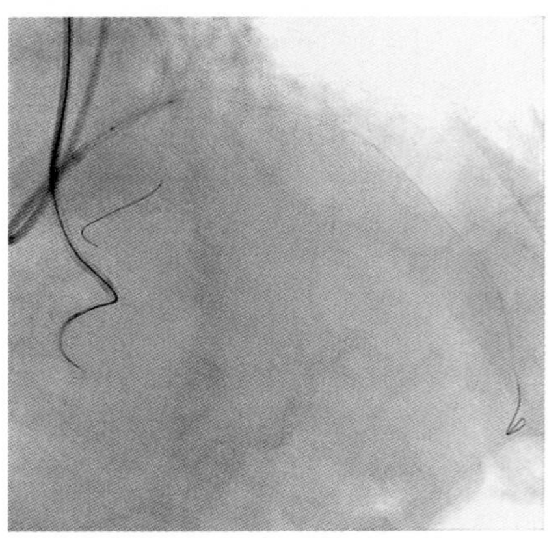

图 24-58-10　左主干球囊预扩

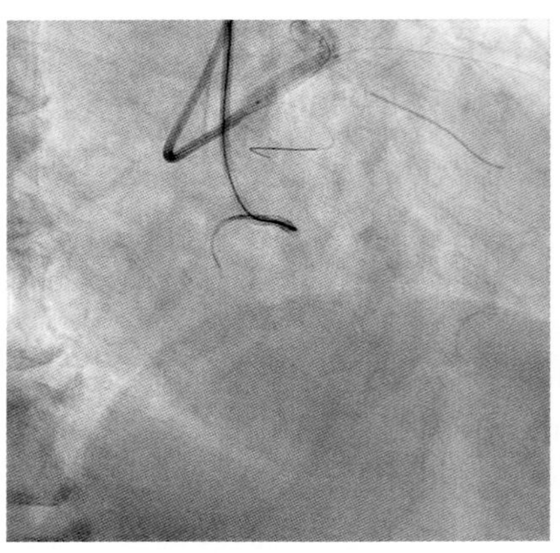

图 24-58-11　左主干支架释放

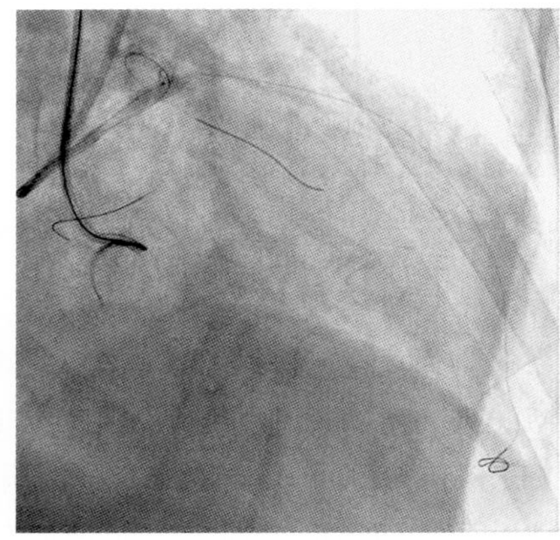

图 24-58-12　左主干支架内非顺应性球囊扩张 1

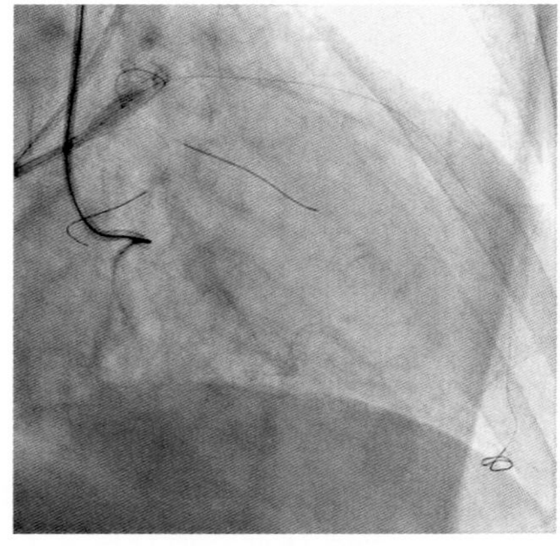

图 24-58-13　左主干支架内非顺应性球囊扩张 2

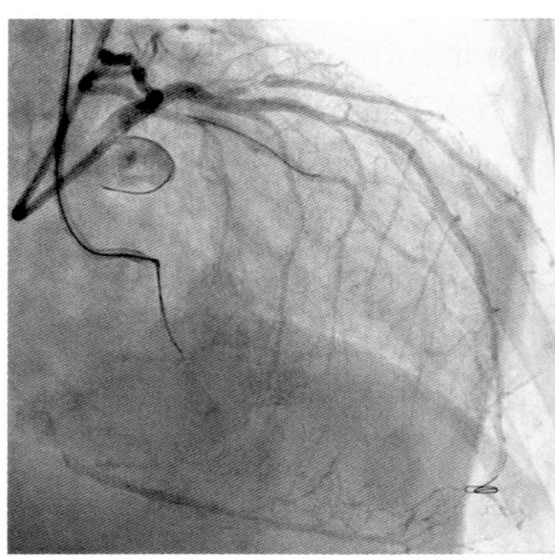

图 24-58-14　左主干支架后造影

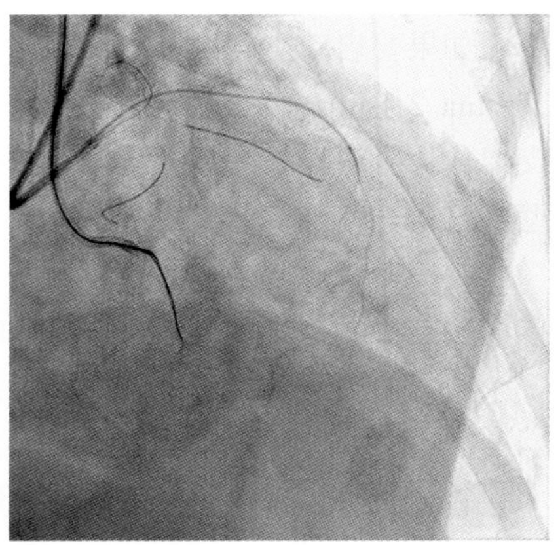

图 24-58-15　Corsair 超选造影 1

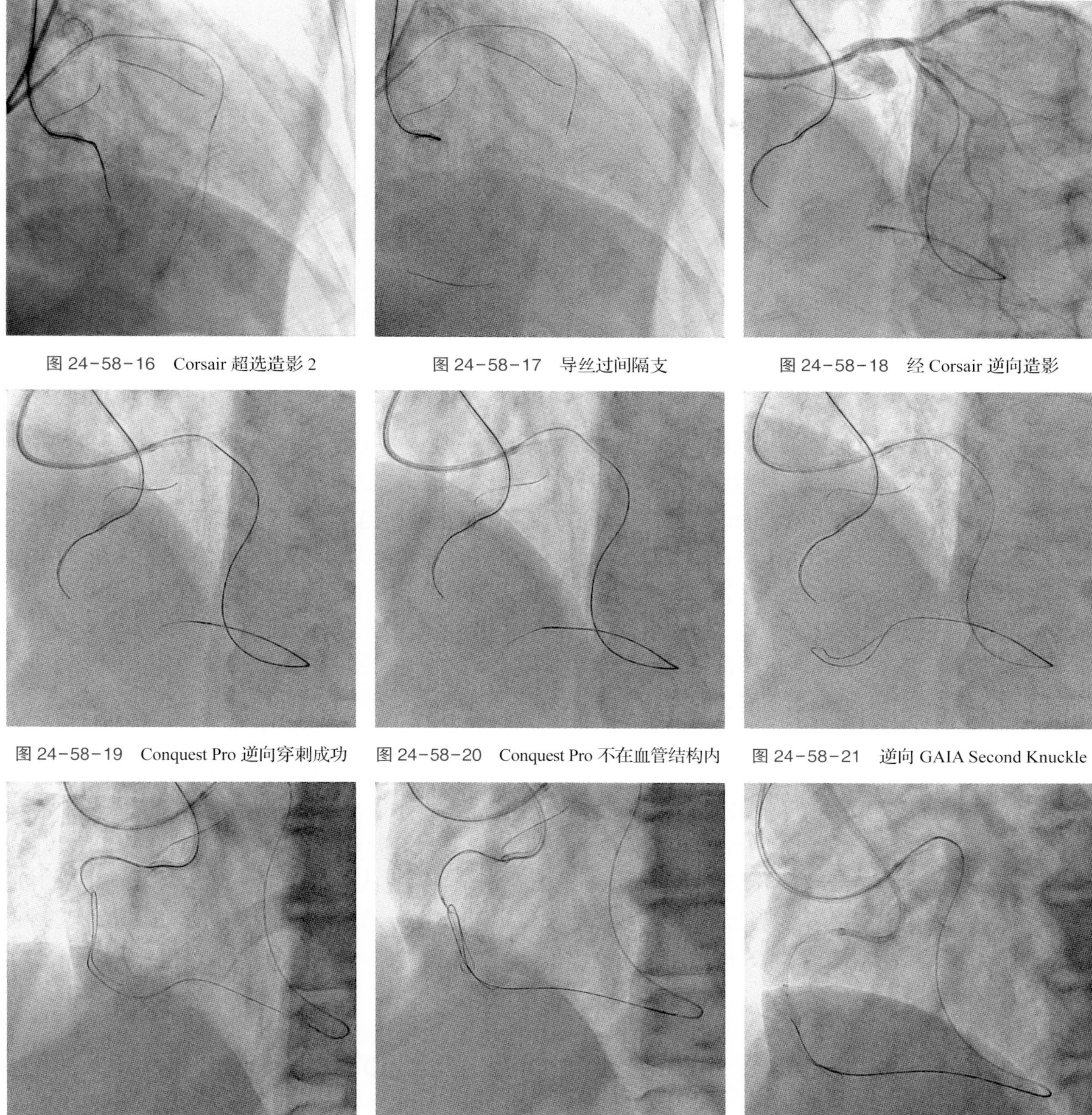

图 24-58-16 Corsair 超选造影 2

图 24-58-17 导丝过间隔支

图 24-58-18 经 Corsair 逆向造影

图 24-58-19 Conquest Pro 逆向穿刺成功

图 24-58-20 Conquest Pro 不在血管结构内

图 24-58-21 逆向 GAIA Second Knuckle

图 24-58-22 逆向 GAIA Second Knuckle

图 24-58-23 正向 Pilot 200 Knuckle

图 24-58-24 反向 CART

采用主动迎接技术（active greeting technique，AGT），在 Guidezilla 支撑下，选用 Tazuna 2.5 mm × 15 mm 球囊分别扩张右冠近中段，跟进 Guidezilla 至右冠中远段，于右冠中远段处行反向控制性正向和逆向内膜下寻径（CART），逆向 Ultimate Bro 3 导丝进入正向 Guidezilla。随后 2.5 mm 球囊扩张锚定导丝，推送逆向 Corsair 至正向 Guidezilla 内，交换 RG 3 导丝体外化（图 24-58-24、图 24-58-25）。

缓慢后退逆向 Corsair 至后降支远段，行 IVUS 检查，确认 RCA 远段参考血管直径约 2.5 mm，近段参考血管直径约 4.5 mm。沿 RG 3 导丝送入 130 cm Finecross 微导管与 Corsair 微导管对接，撤除 RG 3 导丝，沿正向微导管送入 Grandslam 导丝。在 Guidezilla 支撑下，在 RCA 远段至后降支段置入 Firehawk

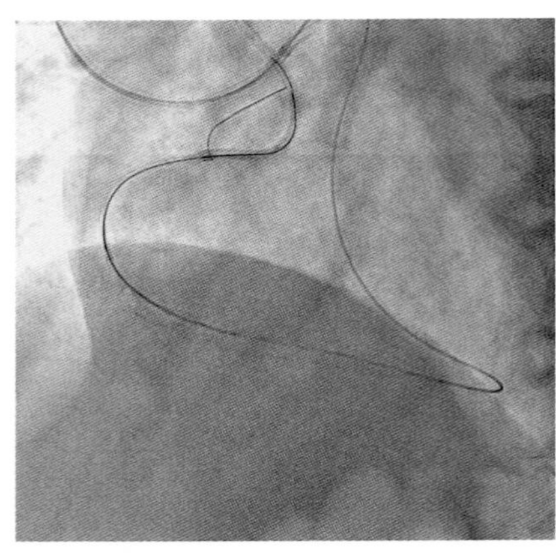

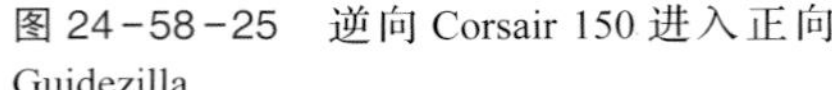

图 24-58-25　逆向 Corsair 150 进入正向 Guidezilla

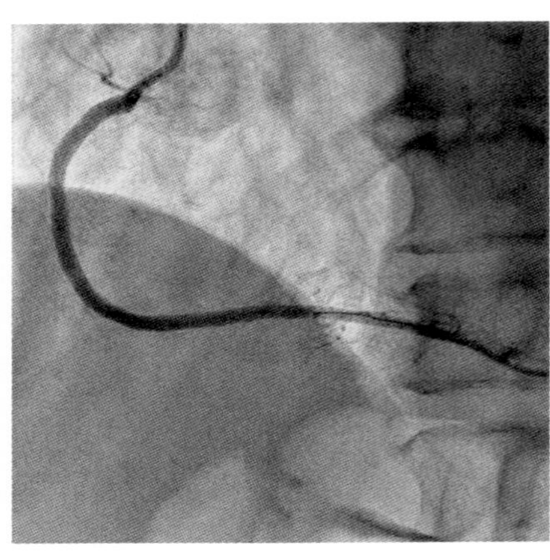

图 24-58-26　最后结果 1

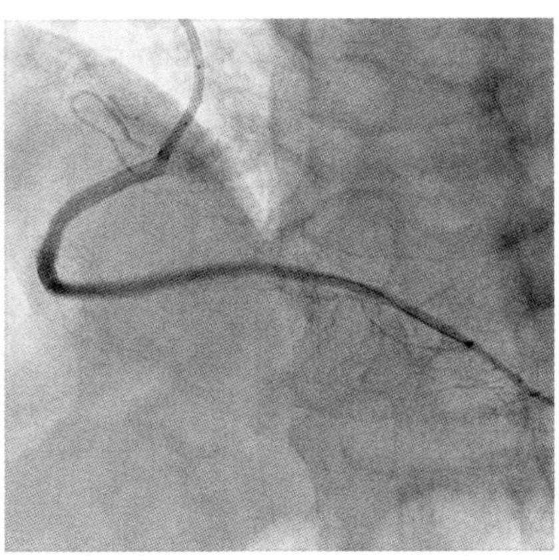

图 24-58-27　最后结果 2

2.5 mm × 33 mm 支架（8 atm），RCA 远段置入 3.0 mm × 38 mm 支架（10 atm），撤除 Guidezilla 后（3.5 mm 的支架无法通过 Guidezilla），在 RCA 中段和近段分别置入 Firehawk 3.5 mm × 38 mm、Firehawk 3.5 mm × 33 mm 及 Firehawk 4.0 mm × 18 mm 支架，所有支架相连。最后选择 NC Trek 2.5 mm × 15 mm、NC Emerge 3.5 mm × 15 mm 和 NC Emerge 4.5 mm × 8 mm 非顺应性球囊于支架内扩张，最后造影无残余狭窄，血流 TIMI 3 级（图 24-58-26、图 24-58-27）。

· 小结 ·

1. 此例患者右冠 CTO 入口不清晰，且血管扭曲病变较长，正向导丝技术难以成功。应尽早启动逆向。为了提高安全性，逆向操作前，须解决 LM 的严重狭窄。

2. 患者间隔支扭曲，Corsair 通过困难，边旋转边推送的方法是较有效的方法。但是过多的旋转会导致 Corsair 导管损毁，内腔变小抱死导丝，因此保留导丝退出 Corsair 困难。此时可考虑使用更细更长（0.009 in × 330 cm）的 RG 3 导丝来交换 Corsair。

3. 当逆向导丝进入正向指引导管困难时，可采用 AGT 来提高导丝体外化效率。AGT 有以下优势：① 加强了同轴性，便于导丝进入正向指引导管，也有利于微导管进入正向指引导管；② 反向 CART 时球囊扩张后，血管壁不塌陷，有助于逆向导丝穿刺；③ 弥补逆向导丝长度不足；④ 5F 指引导管起到通道作用，减少逆向导丝攻击距离，提高导丝体外化效率。

病例 59　IVUS 指导下逆向导丝开通 LAD 开口闭塞

术者：丁风华，王勇　　医院：上海交通大学医学院附属瑞金医院　　日期：2019 年 6 月 30 日

· 病史基本资料 ·

· 患者女性，67 岁。

· 既往史：无高血压、无糖尿病。

· 主诉：发作性胸痛 3 个月。

· 简要病史：心电图示窦性心律，轻度 ST-T 改变（Ⅰ、aVL）。冠状动脉 CTA：① 右侧冠状动脉近段轻微狭窄，远段局限性中度狭窄。② 左侧冠状动脉前降支近段重度狭窄，管腔次全闭塞，近中段心肌桥。③ 中间支近段重度狭窄，管腔次全闭塞。

患者为进一步治疗来我院。

• 辅助检查

实验室检查：血常规：白细胞计数 4.50 × 10^9/L、中性粒细胞 68.0%、红细胞计数 3.41 × 10^{12}/L、血红蛋白 110 g/L、血小板计数 122 × 10^9/L。血糖：空腹血糖 5.18 mmol/L、糖化血红蛋白（HbA1c）5.1%。血脂：甘油三酯 1.27 mmol/L、总胆固醇 3.70 mmol/L、高密度脂蛋白胆固醇 1.40 mmol/L、低密度脂蛋白胆固醇 1.86 mmol/L。肝功能：丙氨酸氨基转移酶 13 IU/L、天门冬氨酸氨基转移酶 20 IU/L、碱性磷酸酶 78 IU/L、γ-谷氨酰基转移酶 13 IU/L、总胆红素 13.4 μmol/L、直接胆红素 2.2 μmol/L、总蛋白 59 g/L、白蛋白 36 g/L。肾功能：尿素 7.1 mmol/L、肌酐 100 μmol/L、尿酸 297 μmol/L、估算肾小球滤过率 50.3 ml/（min · 1.73 m^2）。电解质：钠 144 mmol/L、钾 3.63 mmol/L、氯 106 mmol/L、二氧化碳 27.4 mmol/L、钙 2.25 mmol/L、磷 0.91 mmol/L、血清镁 0.83 mmol/L。凝血功能全套：APTT 26.6 s、PT 11.7 s、INR 0.99、TT 17.60 s、Fg 2.8 g/L、纤维蛋白降解产物 1.5 mg/L、D-二聚体定量 0.47 mg/L。心肌损伤标志物：天门冬氨酸氨基转移酶 18 IU/L、乳酸脱氢酶 144 IU/L、肌酸激酶 50 IU/L、CK-MB 质量 1.3 ng/ml、肌红蛋白定量 34.8 ng/ml、肌钙蛋白 I 0.01 ng/ml。高敏 C 反应蛋白（hsCRP）0.76 mg/L。

心电图：窦性心律，轻度 ST-T 改变（Ⅰ、aVL）。

• 冠状动脉造影 •

LM 正常，LAD 开口闭塞，似乎能见到微通道（双侧造影更为清楚），远段侧支循环来自右冠；LCX 近段在 OM 分叉处 90% 左右狭窄，RCA 轻度动脉粥样硬化（图 24-59-1 ～图 24-59-5）。

• 治疗策略 •

从双侧造影图像仔细分析，LAD 入口较清楚（似有前向血流），导丝进入 CTO 体部难度应该不大。因此，没有必要 IVUS 指导下穿刺近端纤维帽。虽然闭塞段 <20 mm，但入口血管非常扭曲（J-CTO 评分 2 分），正向技术的难点在于，血管走行扭曲，导丝通过 CTO 体部可能会有困难。逆向侧支较直且较粗大，如果正向导丝进入内膜下，应尽早转为逆向技术。

• 手术过程 •

分别穿刺左右桡动脉，置入 7F 动脉鞘，7F EBU 3.75 指引导管对位于左冠口，7F AL 0.75 指引导管对位于右冠口，Sion Blue 至钝缘支，Sion Blue 至左心室后侧支，BMW 游离于主动脉窦底保护右冠开口（图 24-59-1 ～图 24-59-5）。

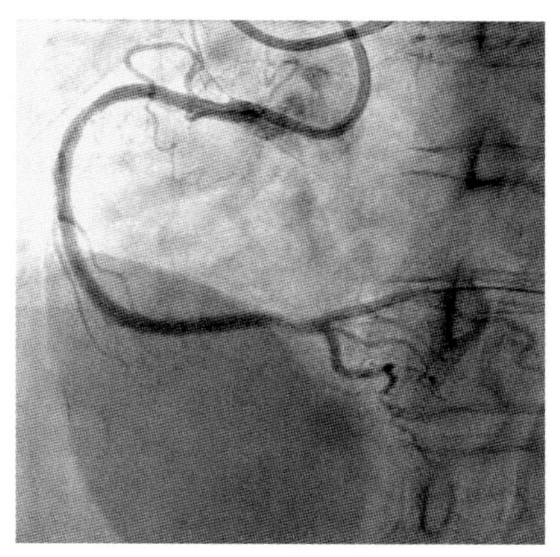

图 24-59-1　右冠造影

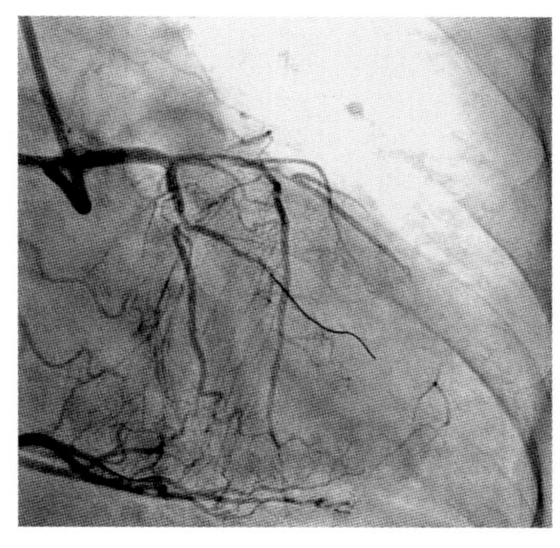

图 24-59-2　双侧造影（右足位）

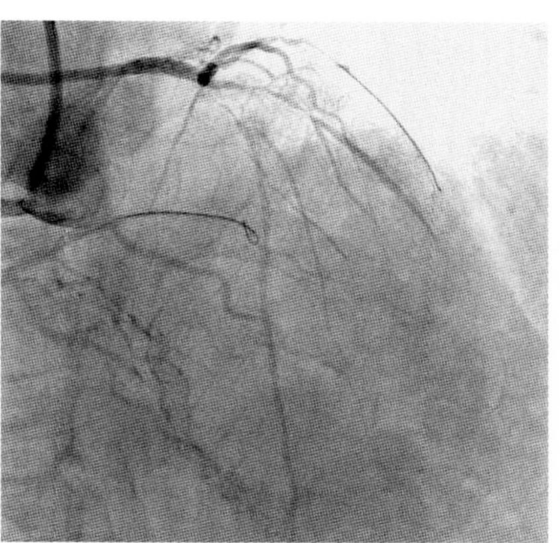

图 24-59-3　双侧造影（头位）

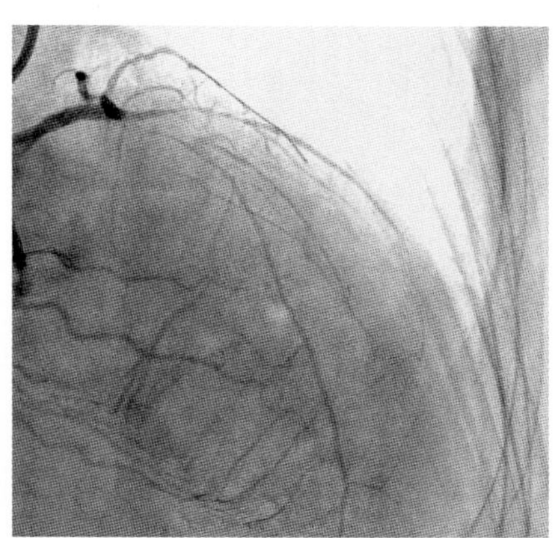

图 24-59-4　双侧造影（右头位）

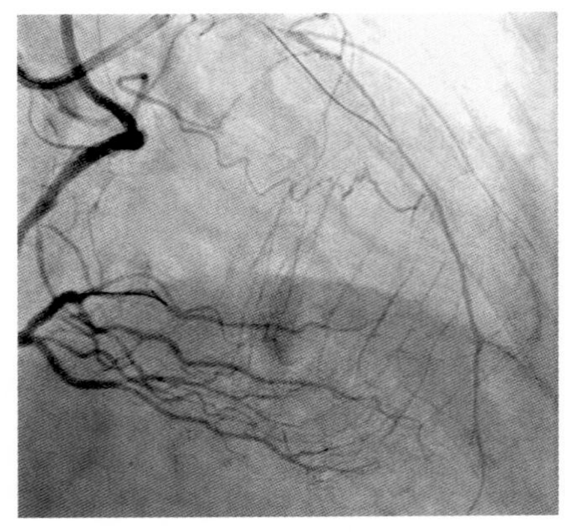
图 24-59-5 双侧造影（右前斜）

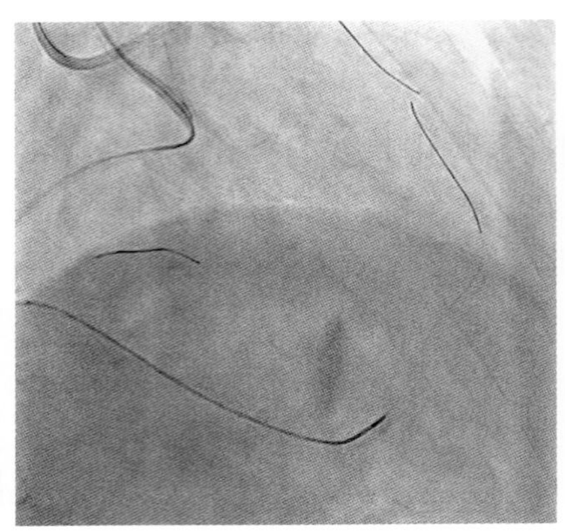
图 24-59-6 逆向导丝通过穿隔支到达 LAD 远段

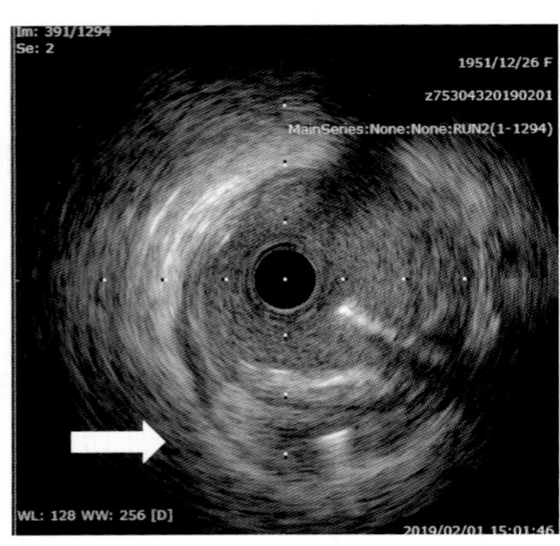

图 24-59-7 逆向导丝在左主干内膜下（6 点位置）

在 130 cm Finecross MG 微导管支撑下，分别尝试 Fielder XT-R、GAIA First 和 GAIA Second 导丝能够进入 LAD 开口，但是稍微操控导丝前行，导丝即滑向 D1，尝试使用双腔微导管支撑，也是同样的结果。此时可考虑用 IVUS 指引下，正向穿刺，一方面较大的 D1 近段有重度狭窄，不宜过多操作，而且并不是导丝不能进入 CTO 体部，是由于血管扭曲严重，稍微向前推送导丝，导丝即弹出 LAD；另一方面逆向条件非常好，故先转为逆向治疗。

在 150 cm Corsair 微导管支撑下，Sion 导丝通过后降支-穿隔支-LAD 远段，并沿 Sion 导丝逆向推送 Corsair 至 CTO 远段（LAD 中段）（图 24-59-6）。

交换 GAIA Second（助手错拿了 GAIA First）从逆向通过 CTO 体部，到达 LM 末端，术者感觉导丝反馈不好，从个人经验来判断，此时导丝应该在内膜下，不宜继续盲目推送逆向导丝。

行 IVUS 检查，发现逆向导丝在内膜下（6 点处进入左主干）（图 24-59-7）。

退出逆向导丝，选择 GAIA Second 通过 CTO 体部，图像上显示突破近端纤维帽，进入 LM，此次术者感觉导丝有落空感，导丝在管腔内摆动空间较大。再行 IVUS 确认导丝位于真腔（图 24-59-8）。

再次操作 GAIA Second 逆向上行，GAIA Second 进入正向指引导管内。需要说明的是，术者仅一次尝试，导丝就顺利进入正向指引导管内，所以未采用主动迎接技术（AGT）。再沿导丝推送 Corsair 微导管通过 CTO 体部顺利进入指引导管内（如果推送困难可加用 2.5 mm 球囊于指引导管内扩张固定逆向导丝来锚定）。随后交换 RG 3 导丝体外化（图 24-59-9、图 24-59-10）。

由于考虑到 LAD 开口置入支架会覆盖 LCX 开口，因此应该先对 LCX 完成介入治疗。选择 Sion 导

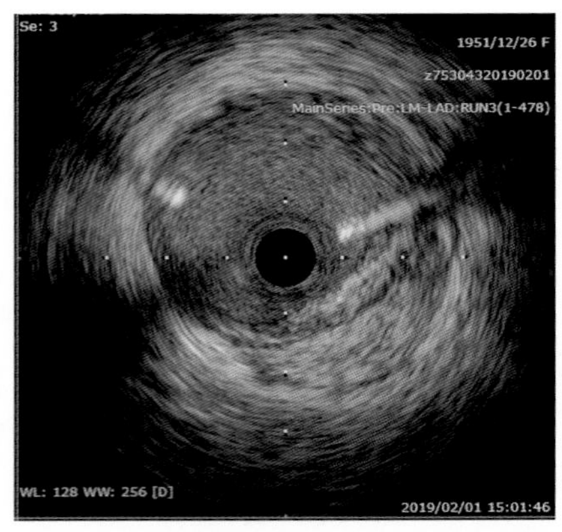

图 24-59-8 逆向导丝在左主干真腔内

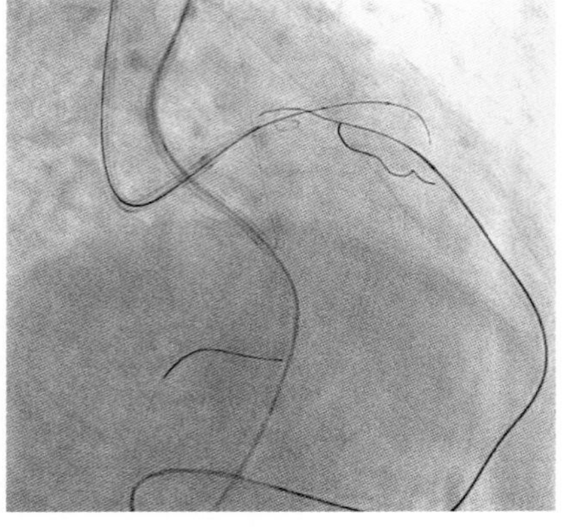
图 24-59-9 逆向 GAIA Second 导丝直接进入正向指引导管内

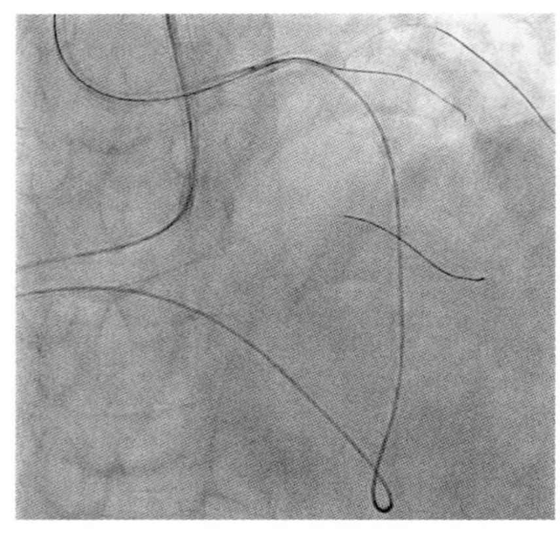
图 24-59-10 Corsair 进入正向指引导管内，导丝体外化

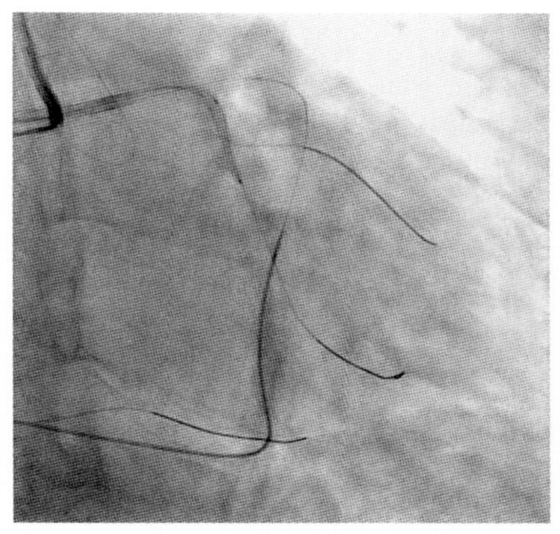
图 24-59-11　球囊扩张 LCX 近段病变

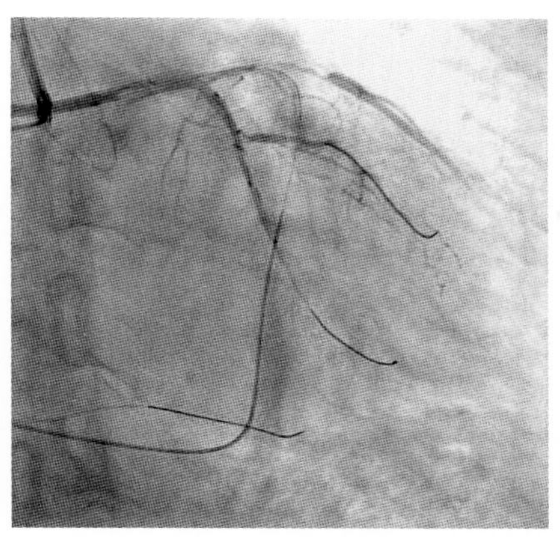
图 24-59-12　LCX 支架定位

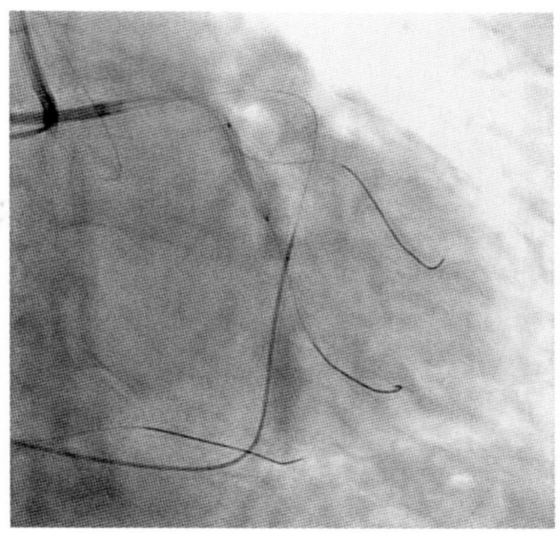
图 24-59-13　LCX 支架释放

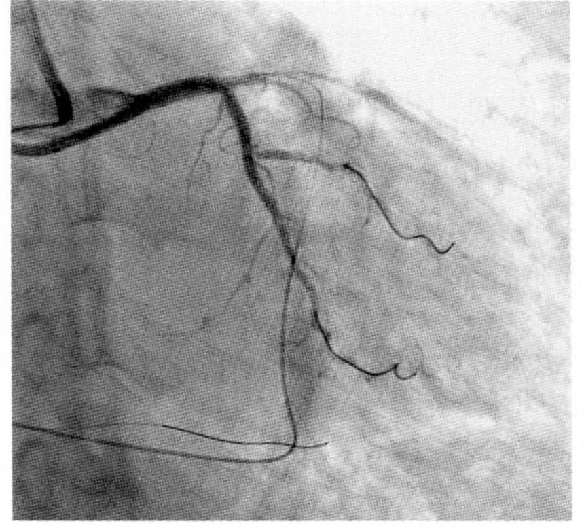
图 24-59-14　非顺应性球囊扩张后造影

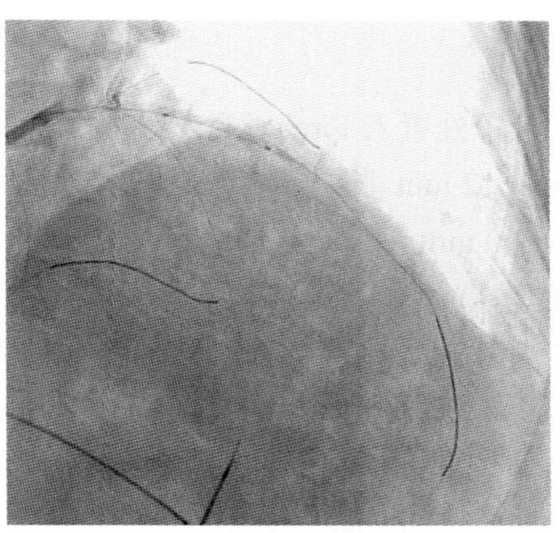
图 24-59-15　球囊扩张第一对角支

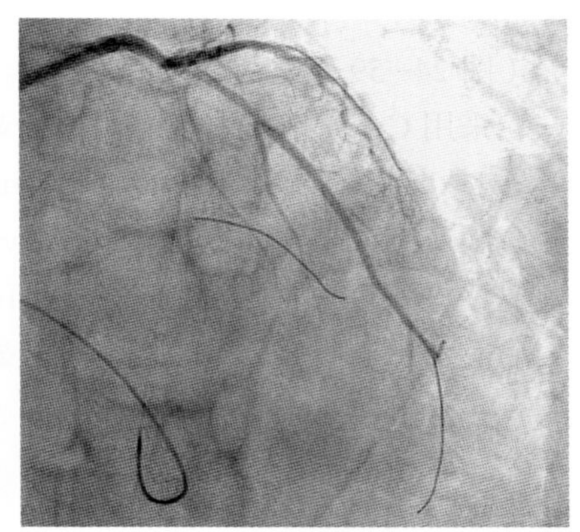
图 24-59-16　球囊扩张后第一对角支造影（左头位）

丝通过 LCX 近段病变处至 LCX 远段，Neich 2.0 mm × 20 mm 球囊扩张病变，于 LCX 近段置入 Tivoli 2.5 mm × 18 mm 支架，随后选择 Sapphire NC 2.5 mm × 12 mm 非顺应性球囊于支架内扩张 12～18 atm，造影无残余狭窄，血流 TIMI 3 级（图 24-59-11～图 24-59-14）。

交换 Sion 导丝至第一对角支，Neich 2.0 mm × 20 mm 球囊扩张，注射硝酸甘油后显示血管较大、供血范围较广，且血管狭窄明显，考虑采用双支架策略（图 24-59-15～图 24-59-17）。

选择 Neich 2.0 mm × 20 mm 于 LAD CTO 体部扩张至 10 atm，再造影血流 TIMI 0 级，可见近段血管夹层（图 24-59-18）。

血管内超声检查发现 LAD 中段血管负性重构，远段血管直径约 2 mm，近段夹层明显伴血肿形成，LAD 开口处血管直径约 3.5 mm。沿 RG 3 导丝送入 130 cm Finecross 微导管与 Corsair 对接，撤出 RG 3 导丝，略撤回 Finecross 导管回 LAD 主支，送入 Sion Blue 导丝至 LAD 远段，于 LAD 中远段先植入 Firehawk 2.5 mm × 33 mm 支架限制血肿扩

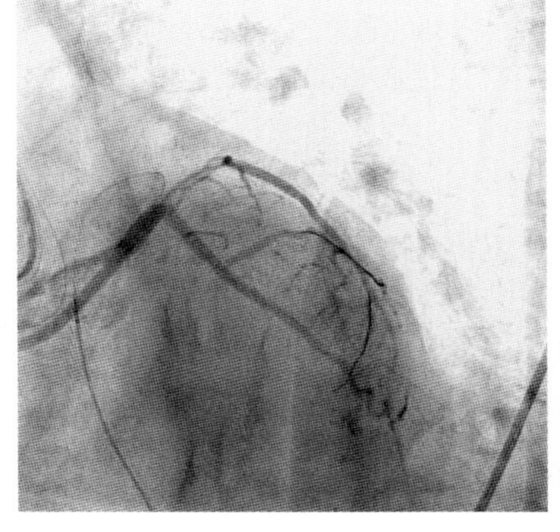
图 24-59-17　球囊扩张后第一对角支造影（左足位）

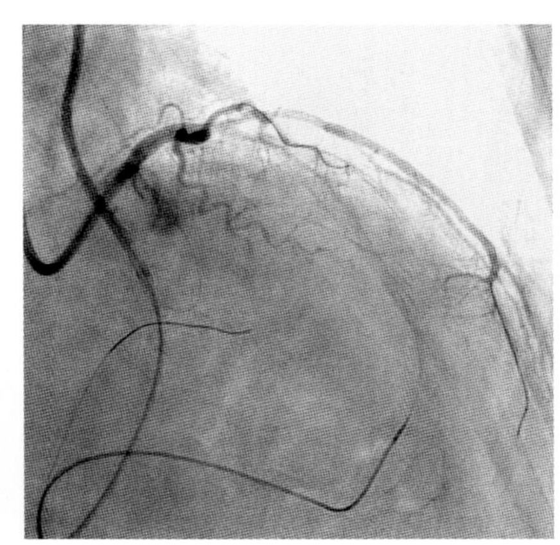
图 24-59-18　LAD 近段夹层撕裂，血流 TIMI 0 级

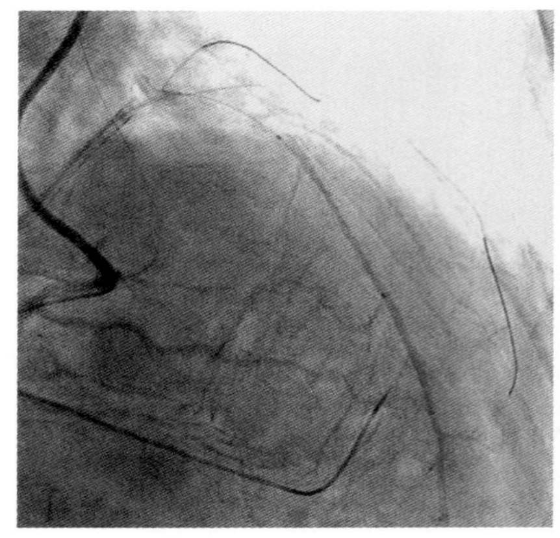

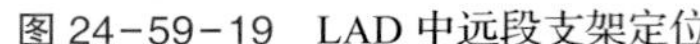

图 24-59-19 LAD 中远段支架定位

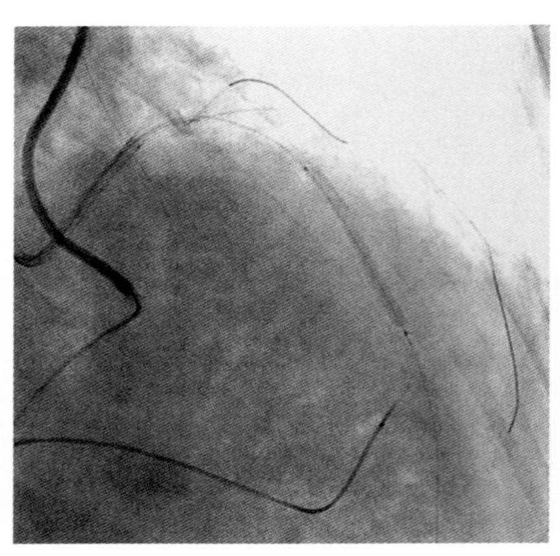

图 24-59-20 LAD 中远段支架释放

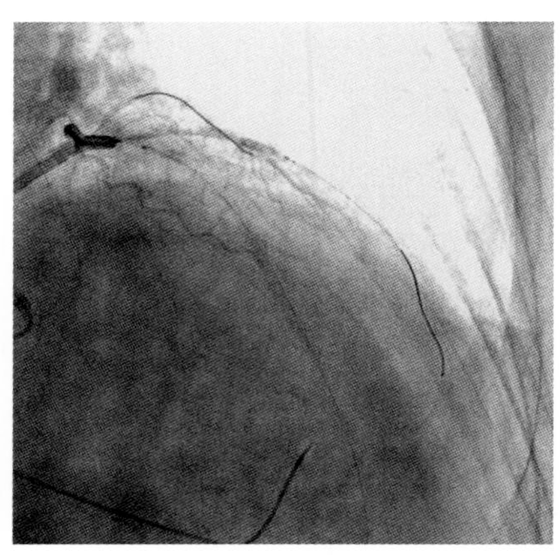

图 24-59-21 第一对角支支架定位（右头位）

展（图 24-59-19、图 24-59-20）。

采用 Crush 术式先于第一对角支开口处置入 Firehawk 2.5 mm × 29 mm 支架，撤出支架球囊后，扩张预埋于 LAD 开口的 Sapphire NC 3.0 mm × 12 mm 非顺应性球囊挤压支架（图 24-59-21～图 24-59-24）。

随后于 LAD 近段置入 Firehawk 3.0 mm × 23 mm 与远段支架相接，但未与第一对角支支架接触（此处建议支架重叠在角支以下，从而提高重置导丝和对吻扩张的成功率），随后于 LM-LAD 置入 Firehawk 3.5 mm × 23 mm 支架与 LAD 近段支架相接（图 24-59-25～图 24-59-28）。

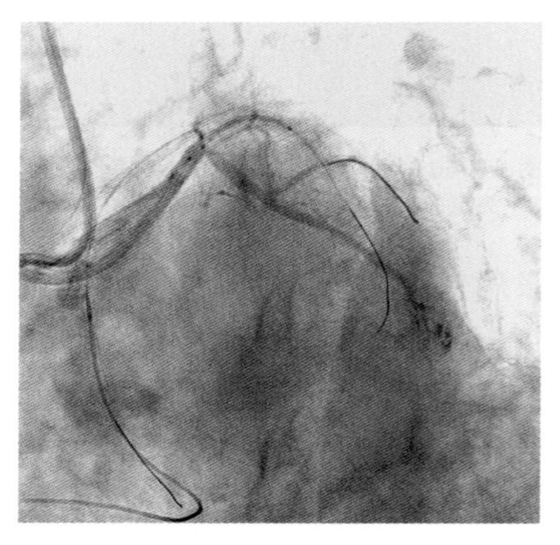

图 24-59-22 第一对角支支架定位（左足位）

选择 NC Emerge 4.5 mm × 8 mm 非顺应性球囊扩张左主干行近端优化治疗（POT），随后造影显示血流正常（图 24-59-29～图 24-59-33）。

撤出 D1 中导丝，尝试再次进入第一对角支困难，遂在 130 cm Finecross MG 微导管支撑下，Fielder XT-R 通过两层支架网孔到达第一对角支远段，尝试推送微导管至第一对角支远段但无法通过第一对角支开口支架网孔。经右冠造影确认侧支无损伤，撤出右冠微导管和指引导管（图 24-59-34）。

沿 Fielder XT-R 送入从右冠取出的 150 cm Corsair 微导管边旋转边推送通过第一对角支开口支架网孔至第一对角支远段，交换支撑优于 Sion 的 BMW 导丝（原保护于右冠开口）至第一对角支远

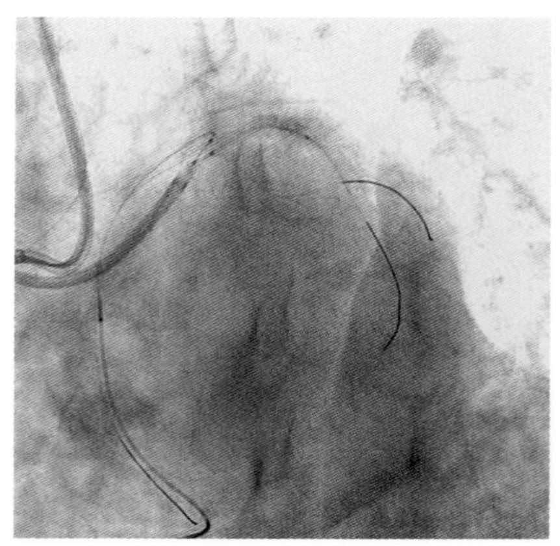

图 24-59-23 第一对角支支架释放

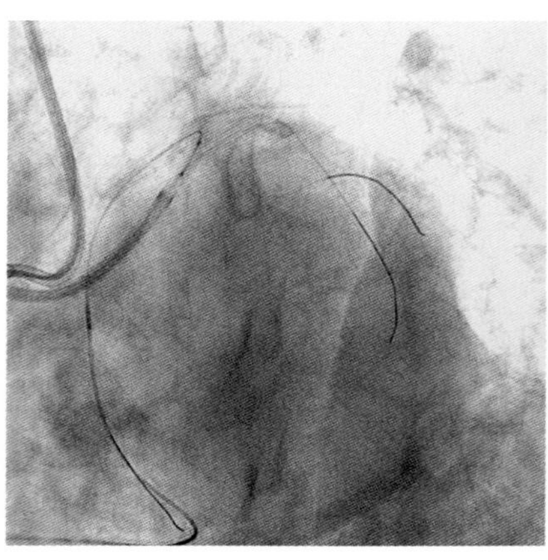

图 24-59-24 LAD 预埋 NC 球囊扩张挤压第一对角支支架

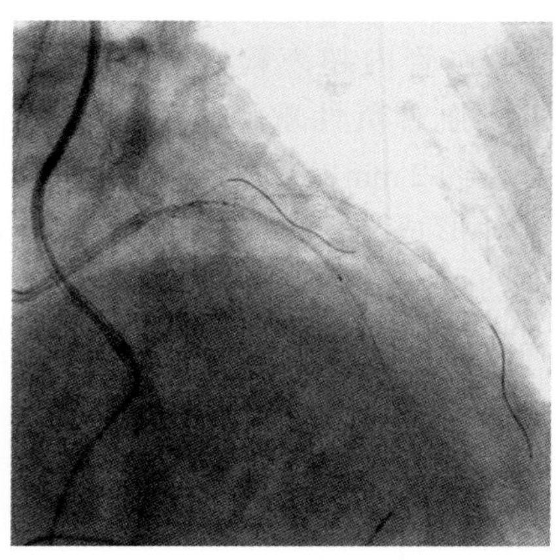

图 24-59-25 LAD 近段支架定位

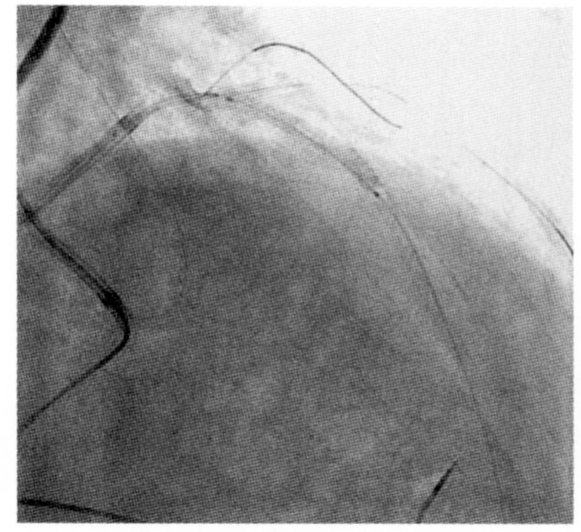

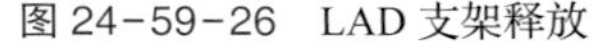
图 24-59-26　LAD 支架释放

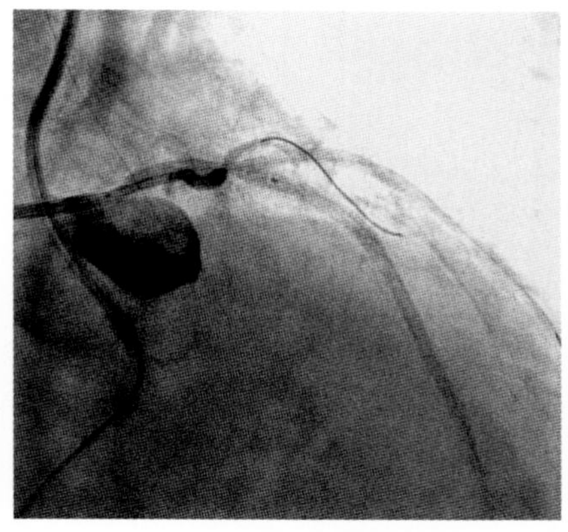
图 24-59-27　LM-LAD 支架定位

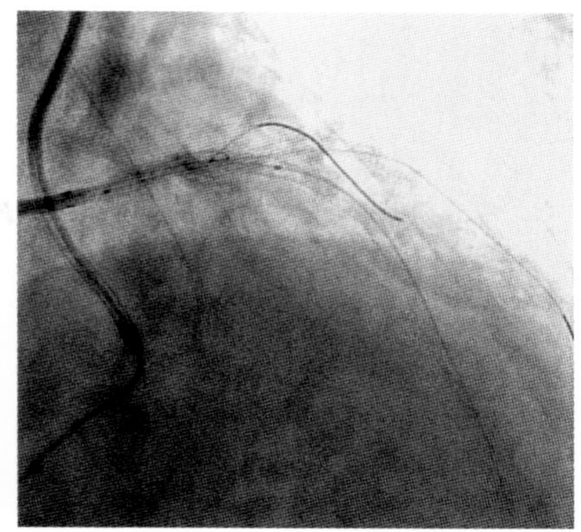
图 24-59-28　LM-LAD 支架释放

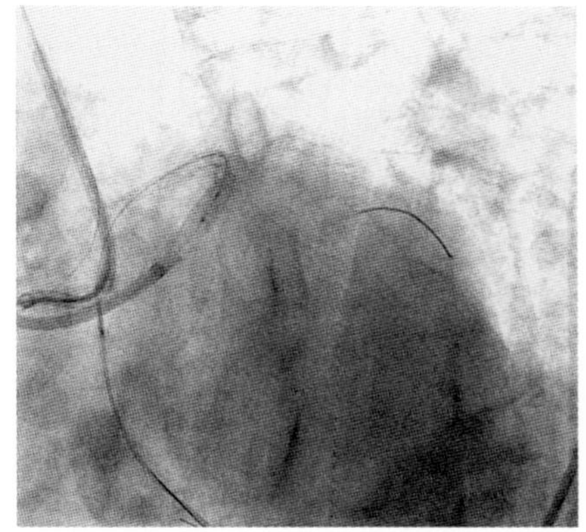
图 24-59-29　LM 支架内行近端优化治疗（POT）1

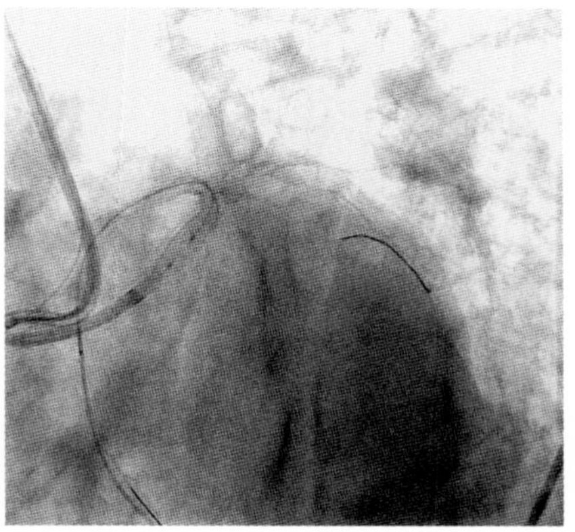
图 24-59-30　LM 支架内行近端优化治疗（POT）2

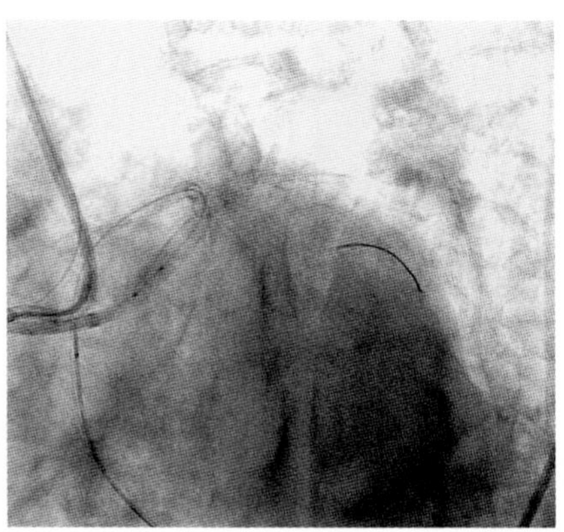
图 24-59-31　LM 支架内行近端优化技术

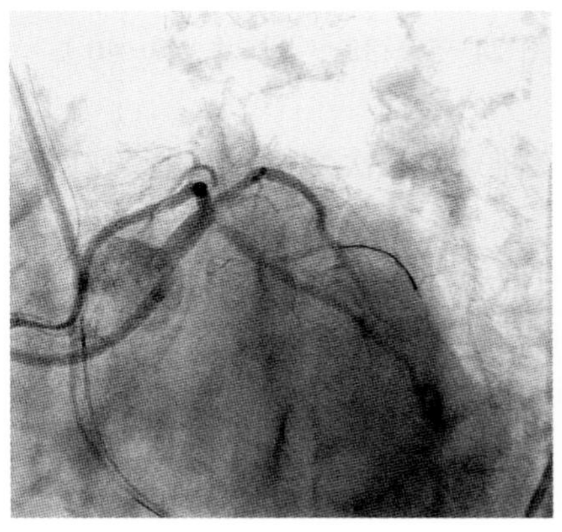
图 24-59-32　近端优化技术后行造影（左足位）

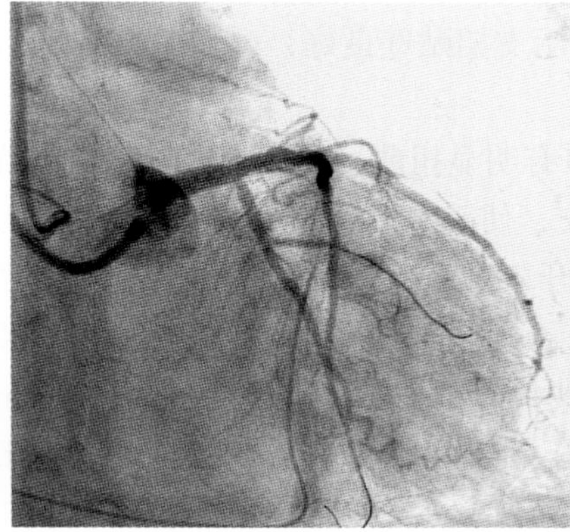
图 24-59-33　近端优化技术后行造影（右足位）

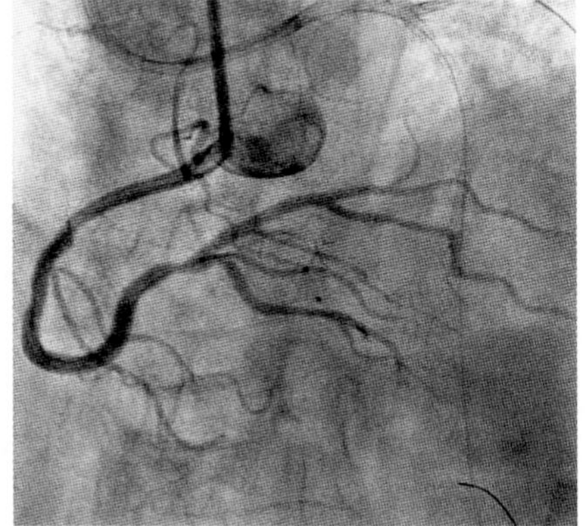
图 24-59-34　RCA 侧支无损伤

段。选择 Sapphire NC 2.5 mm × 15 mm 非顺应性球囊扩张 LAD 中远段支架（10～14 atm），选择 Sapphire NC 3.0 mm × 12 mm 非顺应性球囊至 LAD 中段支架内（增加支撑并准备可能的锚定操作），Neich 2.0 mm × 20 mm 球囊顺利通过第一对角支开口扩张后，再更换 Sapphire NC 2.5 mm × 15 mm 非顺应性球囊也通过第一对角支开口至第一对角支远段，分别采用上述非顺应性球囊扩张 LAD 和第一对角支支架后行对吻扩张至 8 atm（图 24-59-35）。

再选择 NC Emerge 4.5 mm × 8 mm 非顺应球囊在主干体部和开口充分扩张修复支架变形（图 24-59-36、图 24-59-37）。

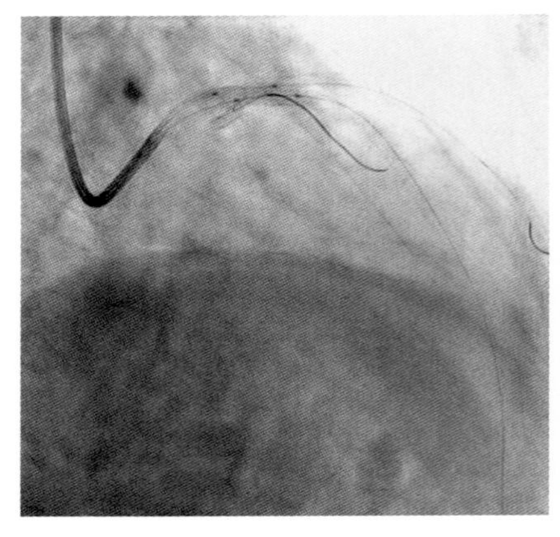
图 24-59-35　球囊对吻

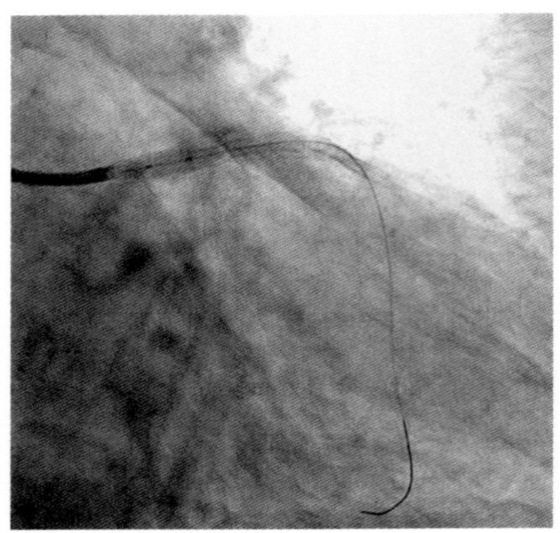
图 24-59-36　Re-POT 1

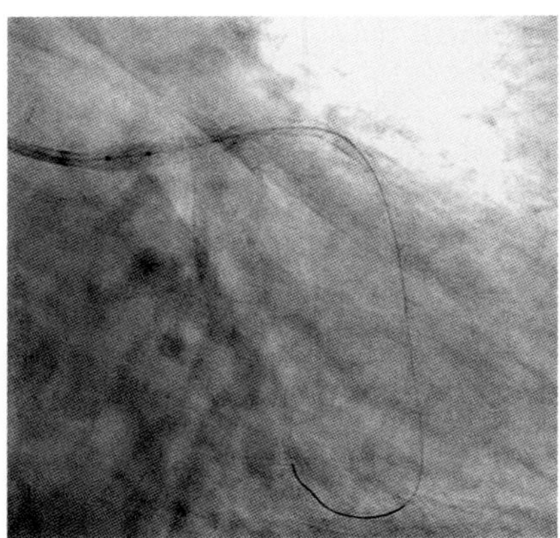
图 24-59-37　Re-POT 2

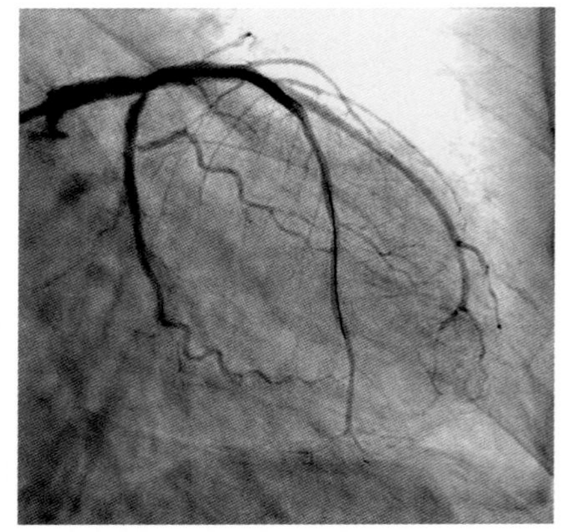
图 24-59-38　最后造影（右足位）

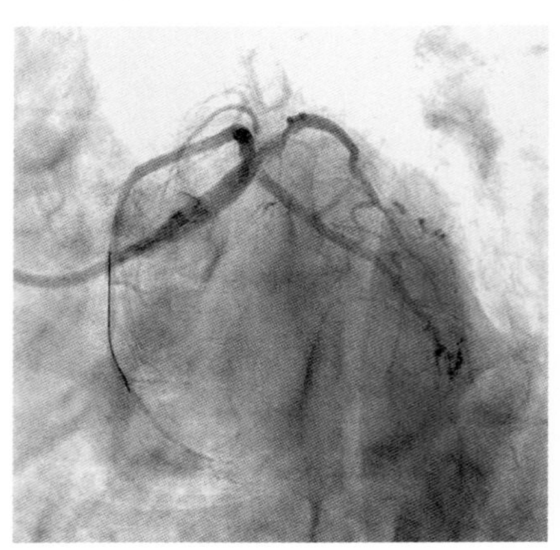
图 24-59-39　最后造影（左足位）

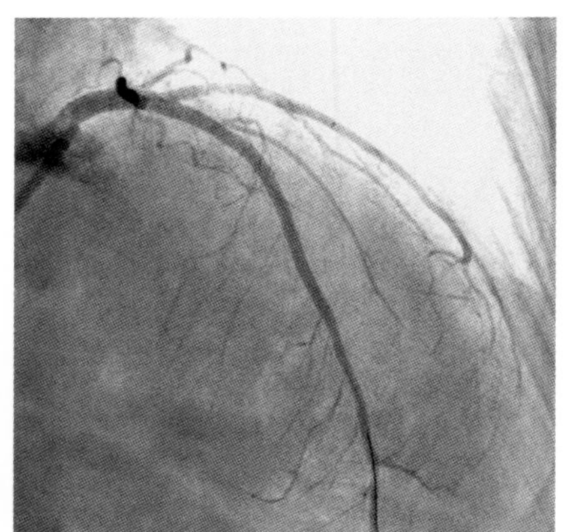
图 24-59-40　最后造影（右头位）

最后造影无残余狭窄，IVUS 显示支架贴壁良好，血流 TIMI 3 级（图 24-59-38～图 24-59-40）。

· 小结 ·

1. 此例正向难点在于 LAD 开口有明显扭曲，导致正向导丝前向旋转推送时多次弹出。因此，逆向是较好的策略。好在有较好的逆向侧支，使手术顺利完成。

2. 当逆向导丝从 LAD 或 LCX 开口进入左主干时，即使术者非常有经验，导丝反馈非常好，也建议常规行 IVUS 检查确认导丝在真腔，否则一念之差会导致 LAD 或 LCX 闭塞的灾难性结果。

3. 考虑到第一对角支粗大供血范围较大，所以采用了 Mini-Crush 术式，当然也可以考虑 DK-Mini-Crush 术式。由于 LAD 开口部分非常短，多一次对吻扩张会增加左主干分叉处撕裂的风险。为减少并发症，所以采用了 Mini-Crush 术式，但对后续的重置导丝和对吻确实带来了一些麻烦。

病例 60　BASE 及 Powerful Knuckle 技术进行正向准备高效完成逆向 RCA CTO 介入治疗

术者：窦克非　　医院：中国医学科学院阜外医院

· 病史基本资料 ·

· 患者男性，59 岁。

• 主诉：反复胸痛 4 年。

• 简要病史：2017 年 11 月在外院行冠状动脉造影提示 LAD 重度狭窄及 RCA CTO，同期试行 RCA PCI 未成功。后至我院于 LAD 植入 2 枚支架，并先后 2 次试行 RCA CTO 均未成功。此次为第 4 次拟行 RCA CTO PCI 来诊。

• 既往史：有高血压、高脂血症、糖尿病、脑梗死等病史。长期吸烟，现已戒烟。

• 历次手术详细经过 •

（一）2018 年 4 月 26 日（我院第一次尝试）

因外院尝试 RCA CTO 失败，术前先期进行冠状动脉 CTA 检查如图 24-60-1。RCA 近段走行迂曲，在中段发出一小分支后闭塞，远端纤维帽显影不清，闭塞段较长，闭塞段内未见明显钙化，第二转折以远远端血管条件欠佳。

基线冠状动脉造影如图 24-60-2，RCA 在中段至第二转折以远闭塞，长度 >20 mm，远端血管条件欠佳；LAD 支架通畅。初次尝试时术者拟单纯进行正向导丝升级策略，以 7F AL 到位后在 Finecross 微导管辅助下先后尝试 GAIA First 及 Conquest Pro 未能通过闭塞段，放弃手术。

（二）2018 年 4 月 26 日（我院第二次尝试）

因此次为再次尝试，直接穿刺右桡及右股动脉分别在 RCA 及 LCA 置入 7F JL 3.5 及 7F EBU 3.5 指引导管行双向造影。RCA 病变较上次术前无明显变化，RAO 体位投照可见 CC 1 级间隔支侧支循环。根据双向造影特点（近端纤维帽显影不清，远端血管条件差、闭塞长度 >20 mm，有可供尝试的逆向侧支），决定以逆向介入治疗为主的介入策略（图 24-60-3）。

扫码看彩图

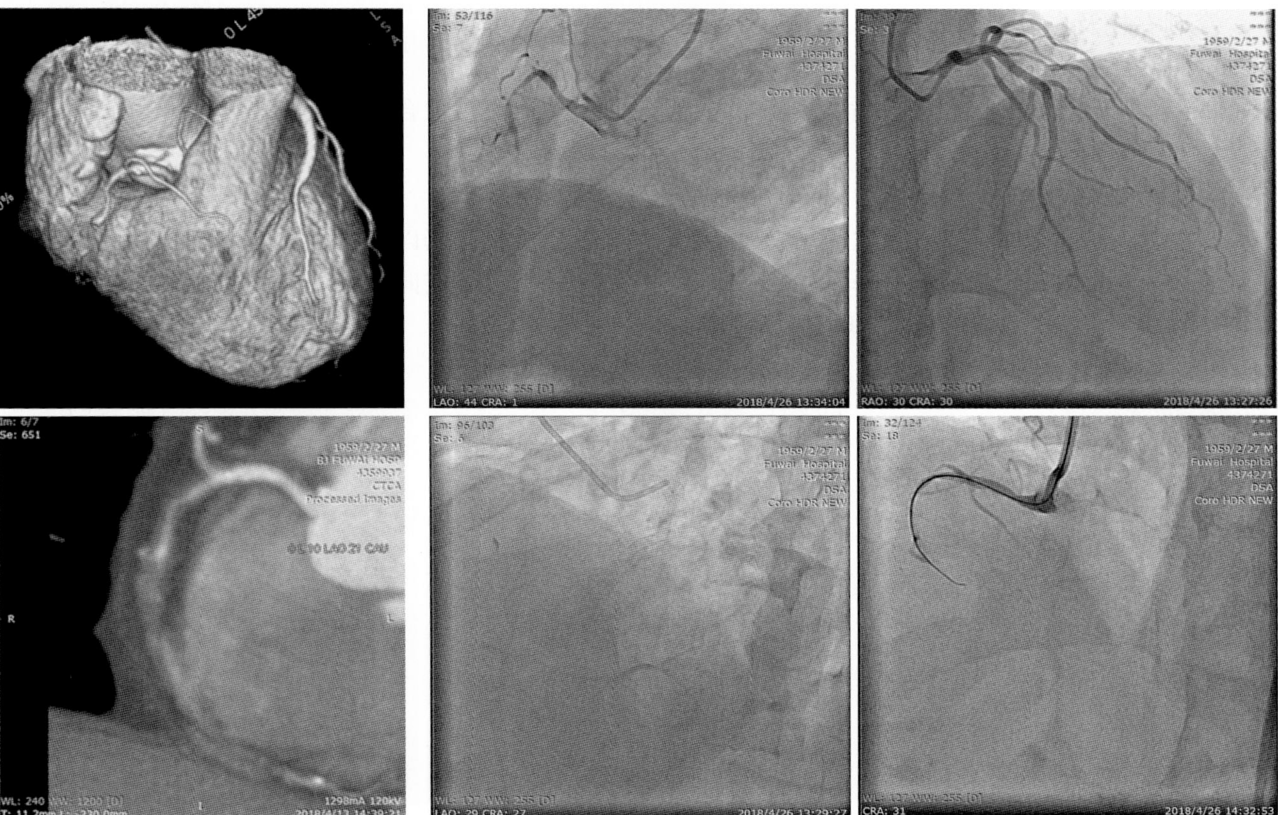

图 24-60-1 冠状动脉 CTA 检查

图 24-60-2 基线冠状动脉造影及第一次尝试

首先在 Corsair 微导管的辅助下以 Fielder XT－R、Pilot 200 及 Conquest Pro 进行正向尝试，最终导丝未能送入远端真腔。因血管迂曲及系统支撑不足，正向治疗阶段耗时较长（图 24－60－4）。

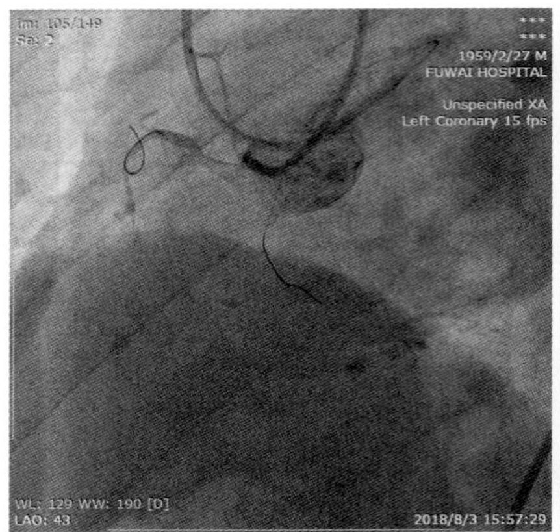

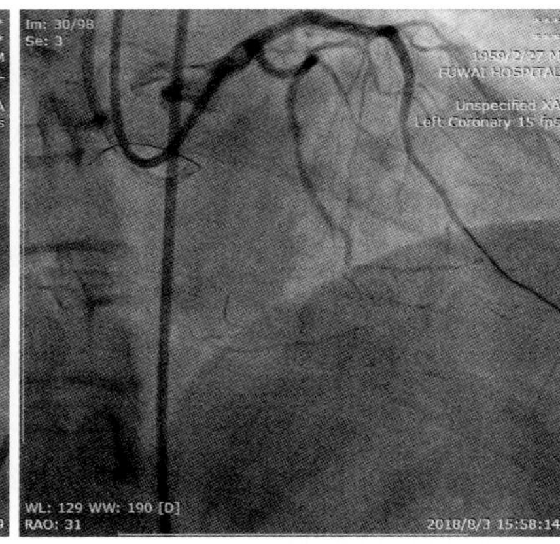

图 24－60－3　第二次尝试

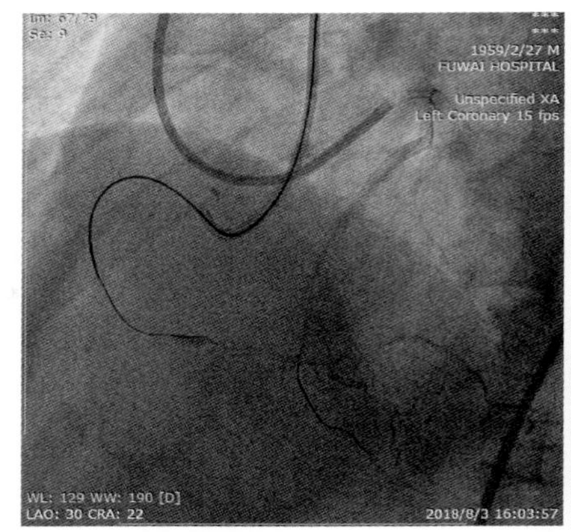

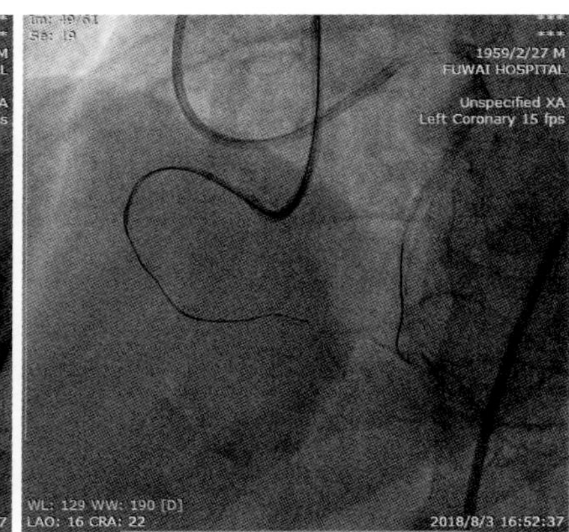

图 24－60－4　正向尝试失败

逆向在 150 cm Corsair 微导管辅助下以 Sion 导丝反复尝试通过间隔支侧支，最终在超选造影的指引下将导丝送至闭塞段以远。因间隔支侧支极为扭曲，反复以各种手段增强逆向支撑，微导管始终无法满意推送至闭塞段，拟换用 Finecross 微导管或对间隔支进行扩张时，发现间隔支出现明显造影剂外渗，因手术时间已超 3 h 且未获得有效进展，终止手术（图 24－60－5）。

（三）2018 年 11 月 16 日（我院第三次尝试）

穿刺右桡及右股动脉分别在 RCA 及 LCA 置入 7F AL 1 及 7F EBU 3.5 行双向造影。RCA 近段病变较前加重，间隔支侧支穿孔已愈合，闭塞段解剖情况较前无明显变化（图 24－60－6）。

· 治疗策略 ·

根据双向造影结果及既往数次治疗失败的经过，此次治疗策略仍以逆向为主。具体操作上充分吸取上次失败教训，在逆向通道的选择上尽量尝试不同的间隔支侧支；正向准备则尽量增强系统支撑，尽快突破近端纤维帽，避免在正向准备环节占用太多时间。

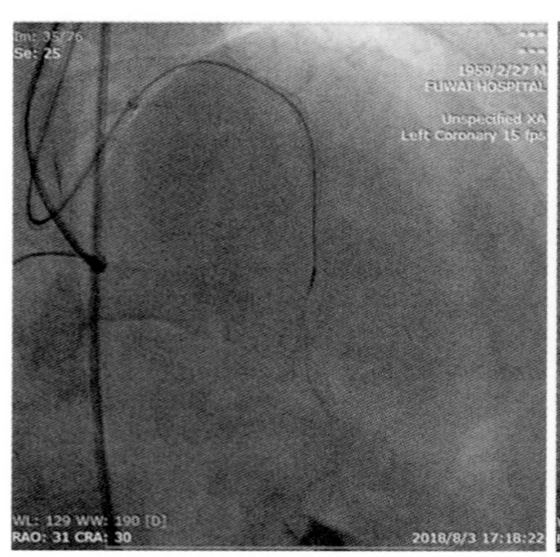

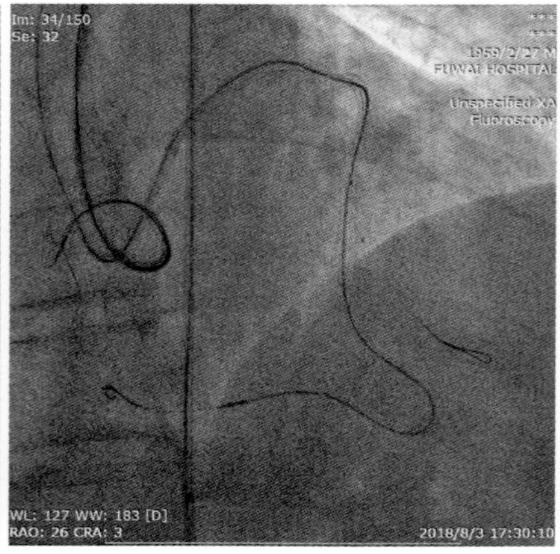

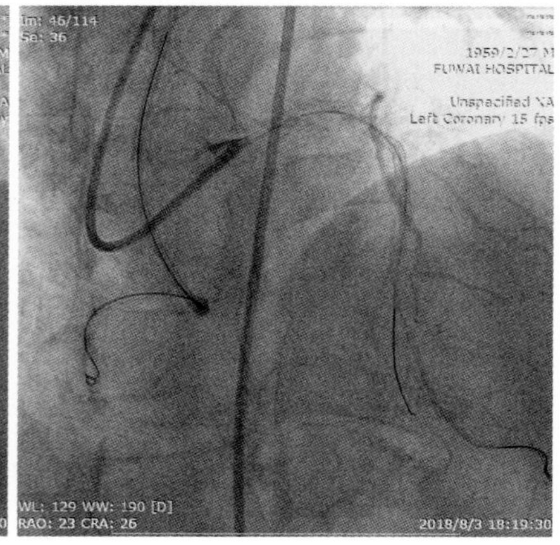

图 24－60－5　微导管无法通过侧支血管，间隔支受损

· 手术过程 ·

首先进行正向尝试，在 Corsair 微导管辅助下以 Pilot 200 简单尝试突破近端纤维帽困难，遂在闭塞段近段以 2.5 mm 球囊扩张至 16 atm，再以 Pilot 200 沿扩张后出现的夹层进入内膜下强行突破近端纤维帽（BASE 技术）。保证在血管结构内的前提下继续推送 Pilot 200 时遭遇较大阻力，遂沿边支导丝以 2.5 mm 球囊扩张将 Corsair 微导管在血管内进行锚定以显著增加内膜下导丝的近端支撑。Pilot 200 在强有力的支撑下呈 Knuckle 状态沿血管结构顺利送至闭塞段远端。之后沿内膜下导丝以 2.5 mm 球囊将 Guidezilla 引导至闭塞段远端就位（图 24-60-7）。

逆向在 150 cm Corsair 微导管辅助下先后尝试 Sion、Sion Black 及 Suoh 03 导丝最终通过间隔支侧支进入 RCA 水平段。艰难跟进逆向微导管完成双向导丝交会。正向经 Guidezilla 送入 2.0 球囊，逆向以 GAIA Third 穿刺，顺利完成反向 CART。正向锚定逆向导丝后将逆向微导管推送进入 Guidezilla，交换 RG 3 完成体外化（图 24-60-8）。

沿 RG 3 适当预扩后行 IVUS 检查，证实导丝自第一转折以远至水平段（行反向 CART 处）均走行于内膜下，伴不同程度的夹层及血肿（图 24-60-9）。

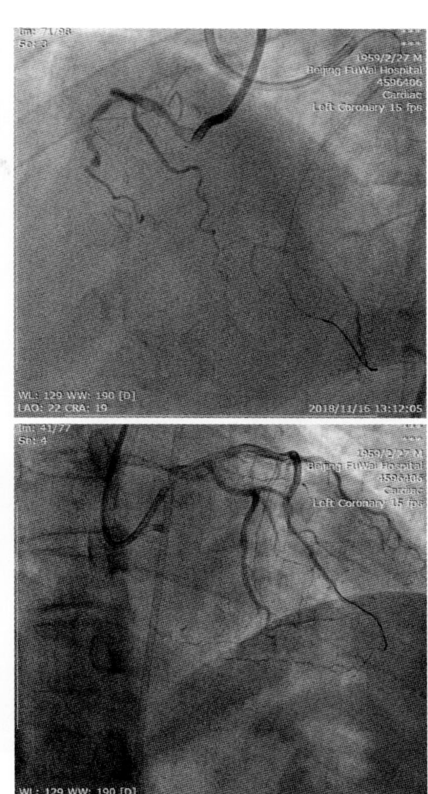

图 24-60-6　第三次尝试

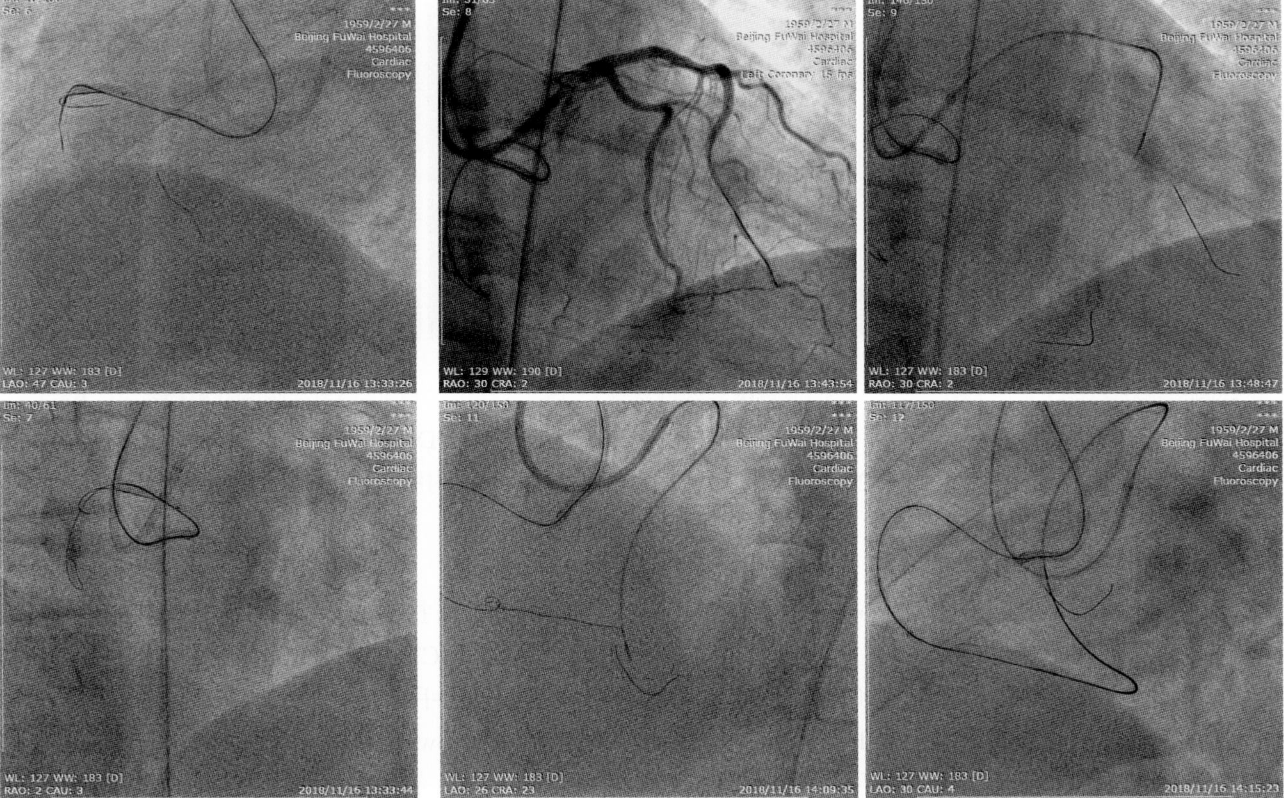

图 24-60-7　BASE 技术及 Power Knuckle 技术　图 24-60-8　反向 CART 技术后，逆向导丝进入正向指引导管内，330 cm RG 3 完成体外化

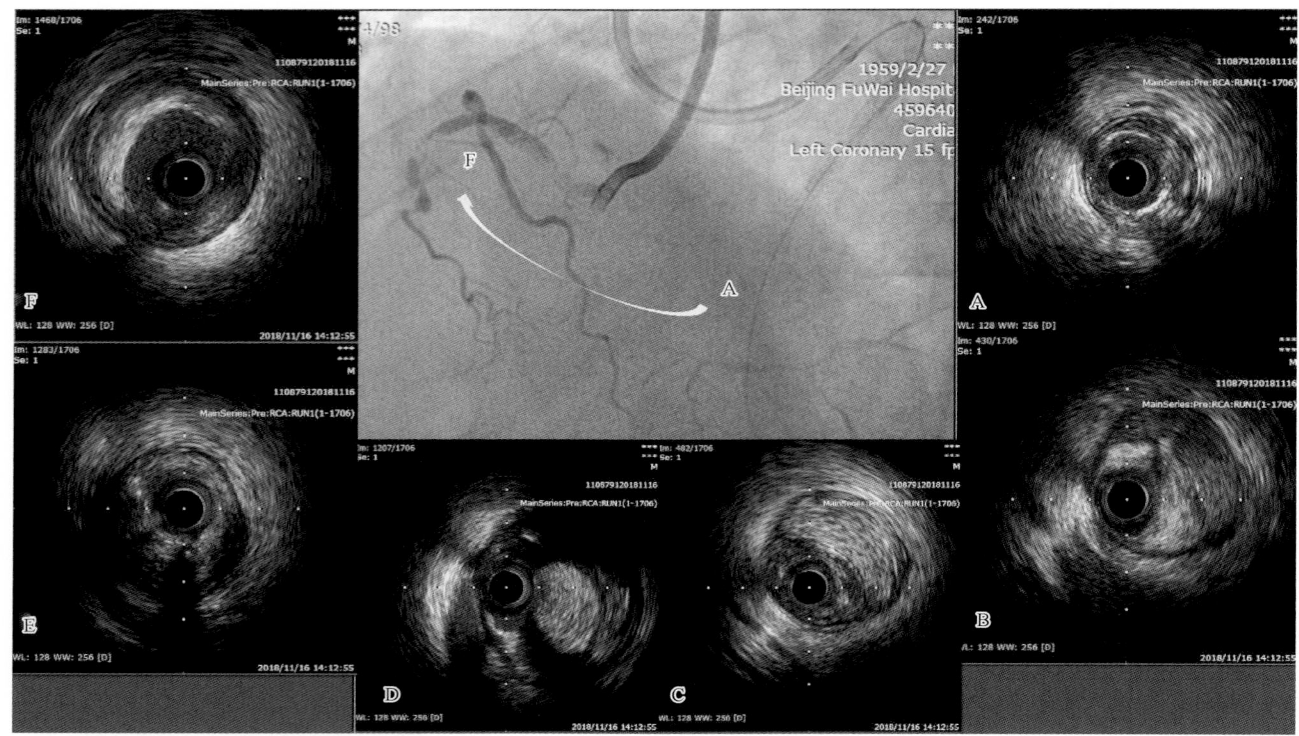

图 24-60-9　IVUS 显示导丝自第一转折处至反向 CART 处均走行于内膜下

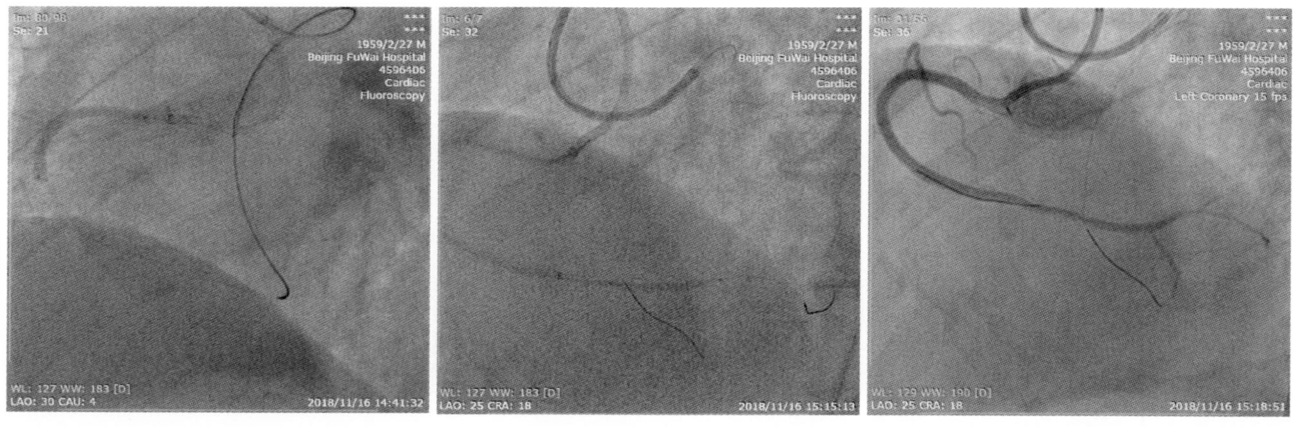

图 24-60-10　最终结果

根据 IVUS 结果进行预处理后自 PLA 至 RCA 近段植入 4 枚 DES（2 枚 2.25 mm × 23 mm 及 2 枚 3.0 mm × 38 mm），最终结果如图 24-60-10 所示，支架贴壁满意，内膜下植入支架处未见分支，其余部位分支保持良好。

· 小结 ·

本例患者 RCA 走行迂曲，近端纤维帽显影不清，闭塞段较长且扭曲，远端血管条件差，逆向侧支条件不佳，以上因素均对 CTO 介入治疗制造了很大障碍。患者 J-CTO 评分 4 分，单纯正向介入治疗或 ADR 的成功率极低，故逆向治疗才是治疗成功的希望。最后一次手术能获得成功，主要的因素在于：① 高效安全的正向准备：以 BASE 技术快速突破正向纤维帽，以 Power Knuckle 将导丝安全送至闭塞段以远，导入 Guidezilla 至 RCA 水平段。以上措施都为逆向治疗进行了充分高效的正向准备。② 以多种导丝在不同的间隔支反复尝试，避免过多的超选造影或在同一根通道内反复尝试，总体控制了导丝通过间隔支侧支的时间。③ 在 RCA 水平段完成反向 CART 后正向锚定逆向导丝，顺利将逆向微导管推送进入正向系统，避免再次遭遇前次手术失败时所碰到的困难。

病例 61　应用抓捕器完成 RCA CTO 介入治疗

术者：窦克非　　医院：中国医学科学院阜外医院

• 病史基本资料 •

• 患者男性，39 岁。

• 主诉：反复胸痛 1 年余。

• 既往史：有高脂血症、吸烟等冠心病危险因素。

• 简要病史：患者 1 年前因胸痛在我院就医诊断为冠心病，造影提示 RCA 近端闭塞，LCX 重度狭窄，并于 LCX 植入 1 枚支架。术后胸痛有所减轻，今为进一步行 RCA CTO 介入治疗来诊。

• 基线冠状动脉造影 •

经右桡置入 7F EBU 3.5，经右股置入 8F AL 1，双向造影如图 24-61-1。RCA 近段钝头闭塞，闭塞段位于 RCA 第一转折，远端纤维帽位于 RCA 中段，远端血管由自身桥状侧支及 LCA 侧支双重供血。RAO 可见 CC 1 级间隔支侧支。

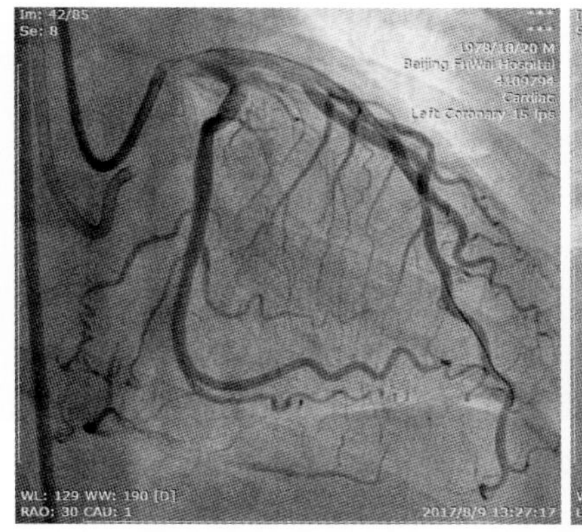

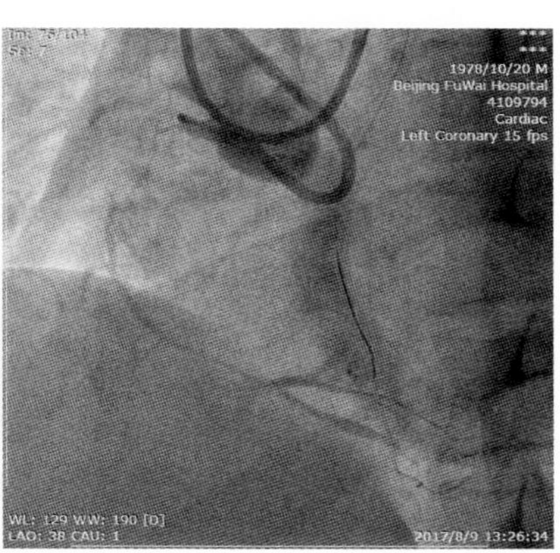

图 24-61-1　右冠状动脉近段完全闭塞

• 治疗策略 •

根据联合治疗策略，患者双向造影的主要特点为：钝头闭塞、远端血管条件尚可、有可供逆向治疗选择的侧支循环、闭塞段长度在 20 mm 以上。J-CTO 评分 3 分（钝头、成角、闭塞段 >20 mm）。根据以上特点，我们的首选策略为 ADR 或逆向。

• 手术过程 •

1. 正向导丝升级及 ADR。

正向在 Corsair 微导管辅助下先后尝试 Fielder XT-R、Pilot 200 及 Conquest Pro 12 导丝通过病变均未成功，导丝最终进入内膜下。在保证导丝位于血管结构内的前提下适当预扩后导入 CrossBoss。反复调整 CrossBoss 导管位置，始终未获得理想的着陆区（后分叉以近的血供以正向桥状侧支为主），期间导管数次进入锐缘支，最终放弃 ADR（图 24-61-2）。

2. 逆向介入治疗。

在 150 cm Corsair 微导管辅助下以 Sion 导丝高效通过间隔支侧支并顺利送至闭塞段远段，推送微导管后将 Sion 交换为 Pilot 200 后顺利用过闭塞段并送入升主动脉。反复尝试将逆向导丝送入正向指引导管未能成功（图 24-61-3）。

因逆向导丝可进入升主动脉但始终无法进入正向指引导管，遂决定应用抓捕器抓捕逆向导丝。将正向指引导管换为 8F JR4 并将其放置在右锁骨下动脉开口附近的升主动脉，全面展开抓捕圈套。沿逆向导丝将 Corsair 微导管推送入升主动脉，之后将逆向导丝换为 RG 3。在升主动脉持续前送 RG 3 的过程中可

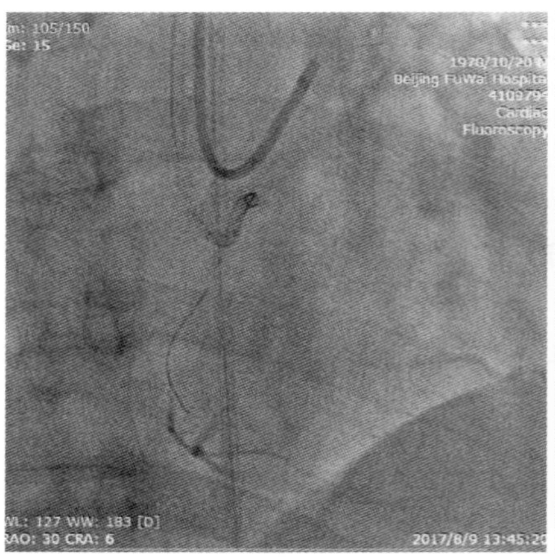
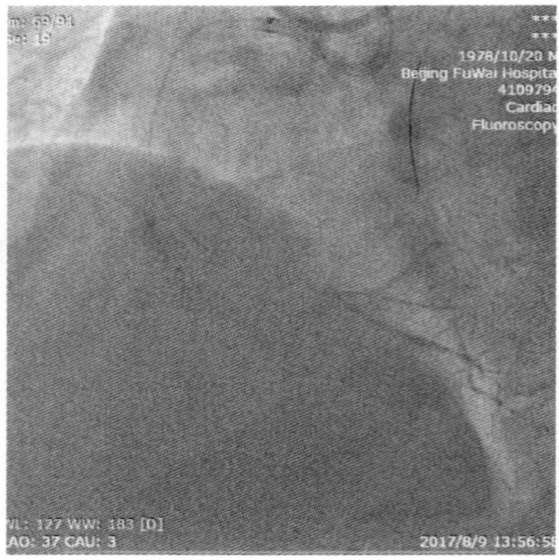
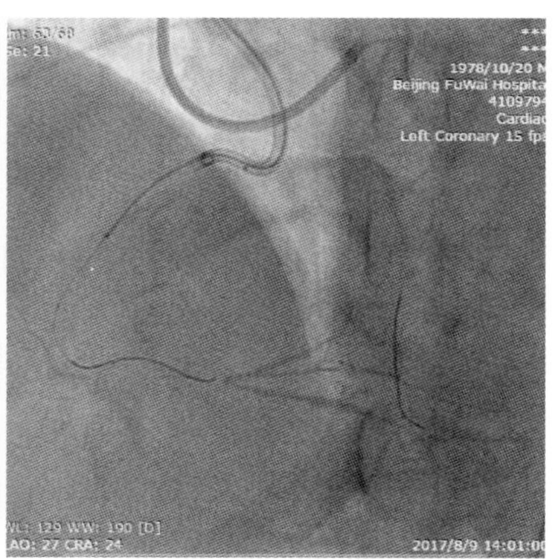

图 24-61-2 正向介入治疗失败

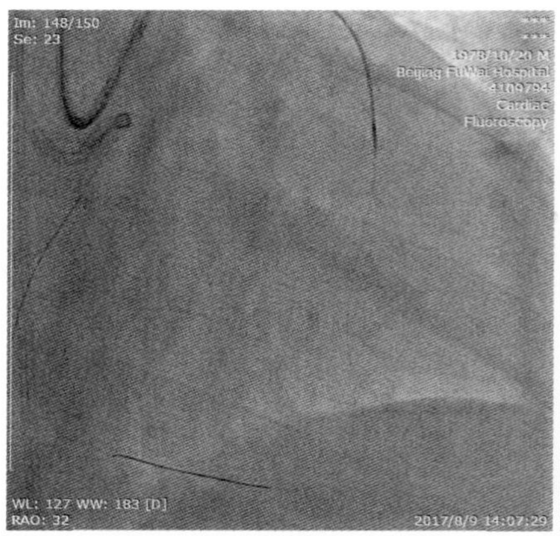
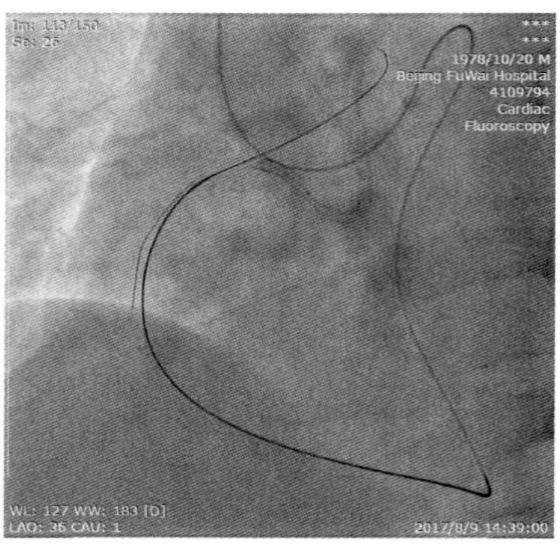

图 24-61-3 逆向介入治疗，Pilot 200 通过闭塞段但无法进入正向指引导管

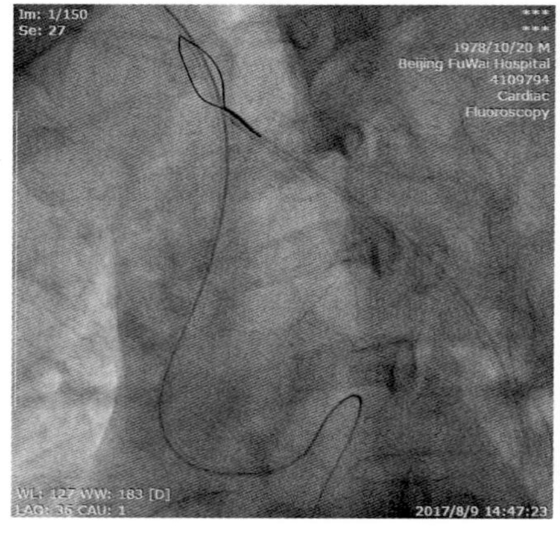
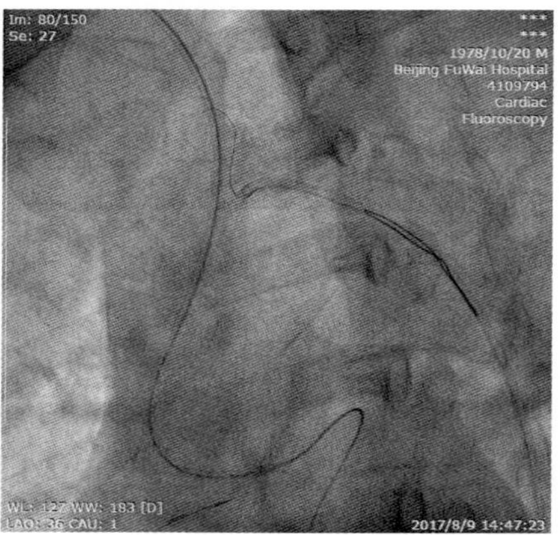

图 24-61-4 抓捕器抓捕逆向 RG 3 导引钢丝

见其顺利落入抓捕器圈套。之后回收抓捕器圈套将 RG 3 抓捕进入 JR 4，回撤抓捕器的同时顺势将 JR 4 放置在 RCA 开口。RG 3 被抓捕出体外后将折痕以远部分剪断，完成 RG 3 体外化（图 24-61-4）。

RG 3 体外化后安全回撤逆向微导管至 PDA。正向沿 RG 3 对闭塞病变进行预处理并植入 3 枚 DES（3.0 mm × 38 mm、3.5 mm × 38 mm、3.5 mm × 20 mm），最终结果如图 24-61-5。

· 小结 ·

逆向导丝通过闭塞段后无法进入正向指引导管是逆向 CTO 介入治疗中经常遇到的一类场景，多可通过调整导管同轴、应用 Guidezilla 或更换指引导管等方式解决。但若上述方法无效时，以抓捕器将逆向导丝抓捕进入正向指引导管也是一种非常有效的方法。

如逆向微导管可送入升主动脉，将逆向导丝交换为 RG 3，对后者进行抓捕可以更为高效、安全地完成体外化过程。但若逆向微导管无法完全通过闭塞段进入升主动脉，也可抓捕逆向 CTO 专用导丝并在指引导管内将其锚定，以协助推送逆向微导管进入正向指引导管并最终建立正向轨道。由于 CTO 专用导丝多硬度较高，抓捕及抓捕后推送微导管的过程中应格外警惕导丝对近端血管以及侧支循环的潜在损伤。特别注意的是，在抓捕后应及早提离逆向指引导管以避免其对供血血管的损伤。

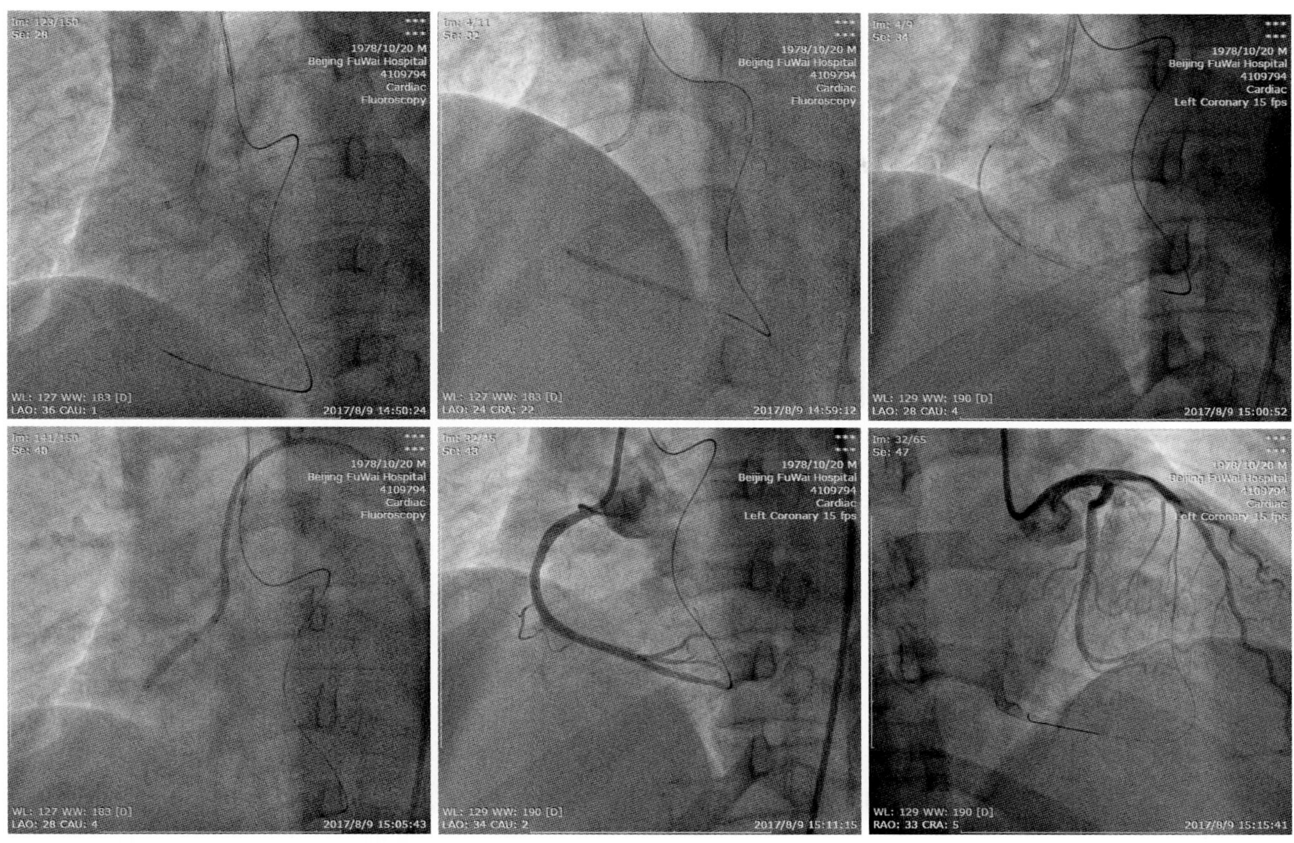

图 24-61-5 球囊预扩张及植入支架

目前有多种成品商用抓捕器可供选择，也有术者自制抓捕器进行应用。抓捕器的位置多选择在冠状动脉开口附近，但如本例手术将抓捕器放置在右锁骨下动脉开口附近的升主动脉，对于 RCA CTO 不失为一种更为高效的选择，值得推广应用。

病例 62 联合应用反向及正向 Rendezvous 技术逆向完成右冠 CTO 介入治疗

术者：窦克非　　医院：中国医学科学院阜外医院

· 病史基本资料 ·

• 患者男性，72 岁。

• 主诉：活动时胸闷、胸痛 5 年。

• 简要病史：曾在当地行冠状动脉 CTA 诊为冠心病，但未进一步正规诊治。

• 既往史：有高脂血症病史。

• 辅助检查：入院后超声心动图 LA 45 mm，LV 54 mm，EF 65%。

· 基线冠状动脉造影 ·

经桡动脉以 TIG 管造影后提示 RCA CTO，遂经右桡及右股动脉分别置入 7F AL 0.75 及 7F EBU 3.5 指引导管进行双向造影。造影提示 RCA 近端呈典型钝头闭塞，闭塞段以远经正向桥状侧支及对侧侧支双重灌注，远端纤维帽显影不清，远端血管病变弥漫（图 24-62-1）。RAO 投照可见较多间隔支侧支循环。

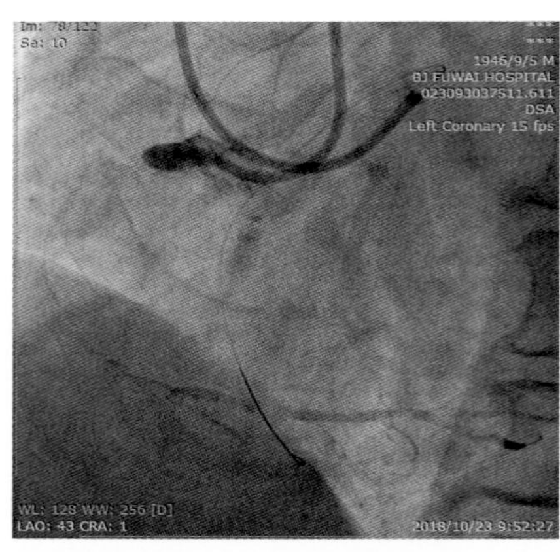
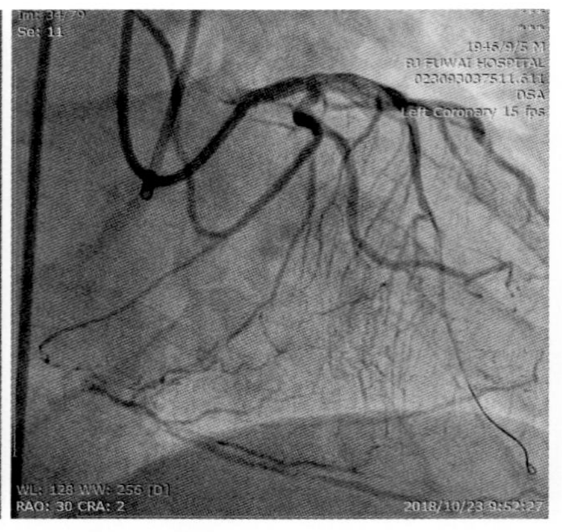

图 24-62-1 右冠近端钝头闭塞，闭塞段以远经正向桥侧支及对侧侧支双重灌注

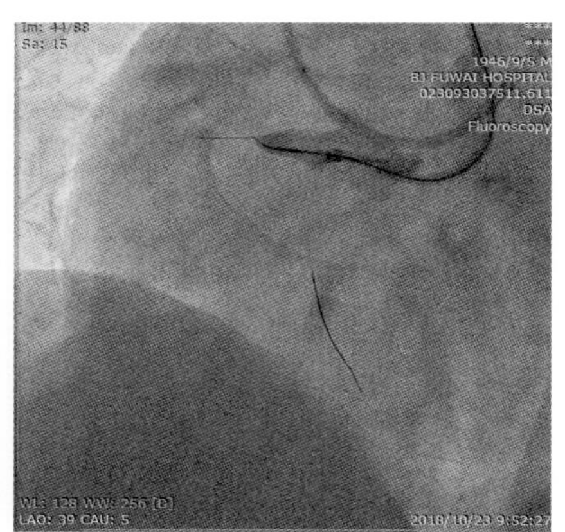

图 24-62-2 正向介入治疗尝试失败

J-CTO 评分 3 分（钝头闭塞、闭塞段成角以及长度 >20 mm）。

· 治疗策略 ·

根据患者的双向造影特点（钝头闭塞、远端血管条件差、有可供逆向治疗的侧支循环），此例 PCI 应首选逆向介入治疗，可能遇到的问题是间隔支迂曲造成逆向导丝及微导管通过困难，以及正向纤维帽过硬造成器械难以通过。

· 手术过程 ·

虽然首选策略为逆向治疗，但我们还是进行了简单的正向尝试。一方面毕竟存在正向导丝升级通过闭塞段的可能，另一方面也是为逆向治疗进行必要的正向准备。在 7F AL 0.75 及 135 cm Corsair 微导管的辅助下，先后尝试 Fielder XT-R、Pilot 200 及 Conquest Pro 12 等导丝，均无法明确在血管结构内通过正向纤维帽，不排除进入桥状侧支的可能。于是将手术切换至逆向途径（图 24-62-2）。

虽双向造影可见较多间隔支侧支，但以 Sion 导丝在 150 cm Corsair 微导管的辅助下尝试多条侧支均未能通过。配合微导管超选造影，最终导丝通过侧支循环进入闭塞段以远血管。因间隔支侧支迂曲，在推送逆向微导管时极为困难。经在 LAD 置入球囊导管后，逆向系统支撑得到进一步增强，最终将逆向微导管艰难推送到闭塞段以远，超选造影证实微导管所在位置位于血管真腔，同时对远端纤维帽形态进行评估（图 24-62-3）。

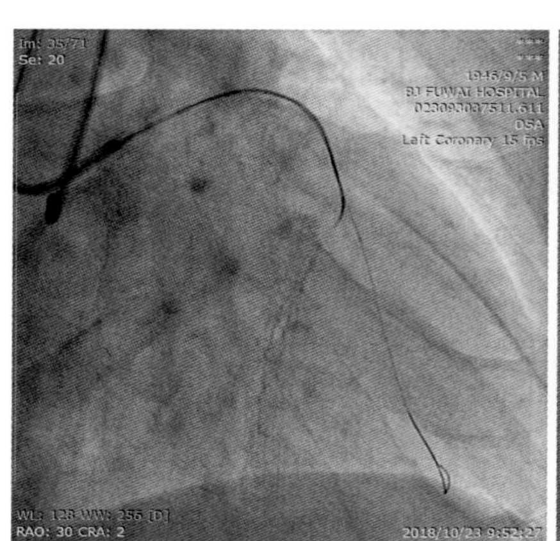
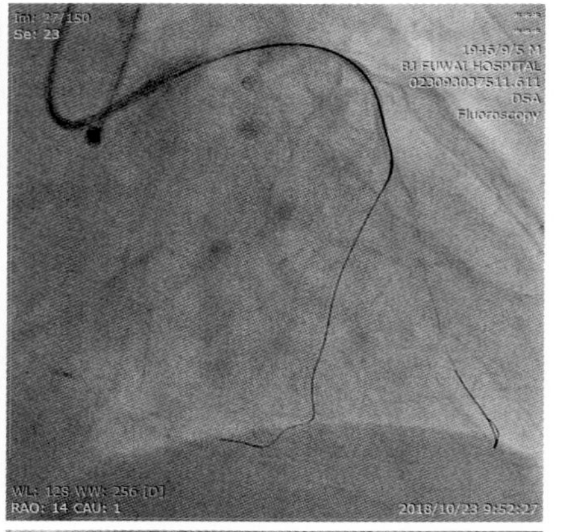
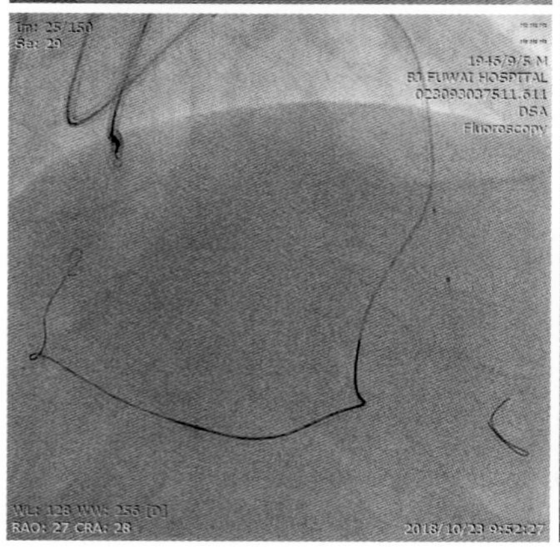
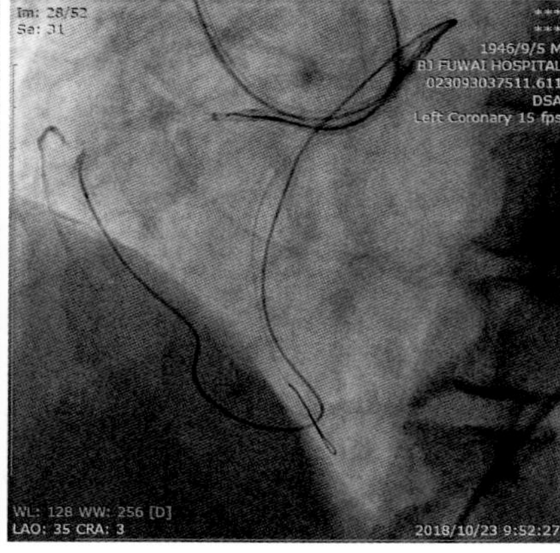

图 24-62-3 球囊送至前降支远段，推送 Corsair 导管通过间隔支侧支血管至右冠闭塞远段

经逆向微导管先后尝试 Fielder

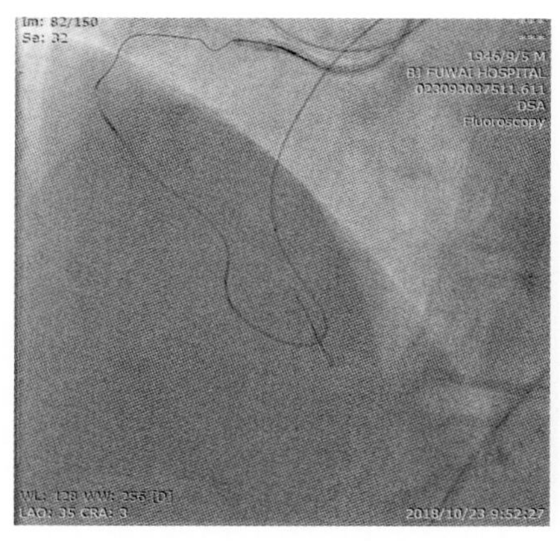

图 24-62-4　导引钢丝对吻技术

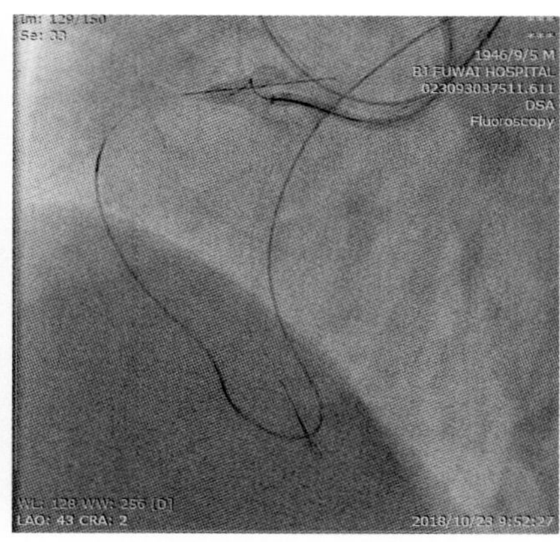

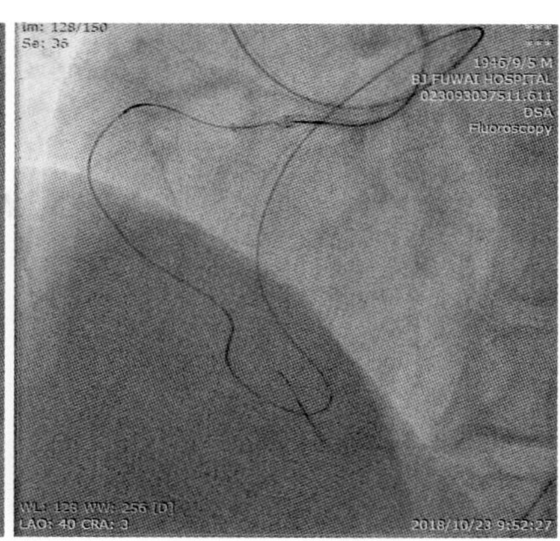

图 24-62-5　逆向导丝进入正向指引导管内，逆向微导管无法跟进

XT-R、Pilot 200，最终将导丝送至近端纤维帽处并在此受阻。拟进一步推送逆向微导管更换穿刺导丝未能成功，遂在逆向导丝指引下尝试导引钢丝对吻技术。正向插入 Guidezilla，在 Corsair 微导管辅助下以 Conquest Pro 12 反复尝试始终未能穿刺进入正向纤维帽（图 24-62-4）。

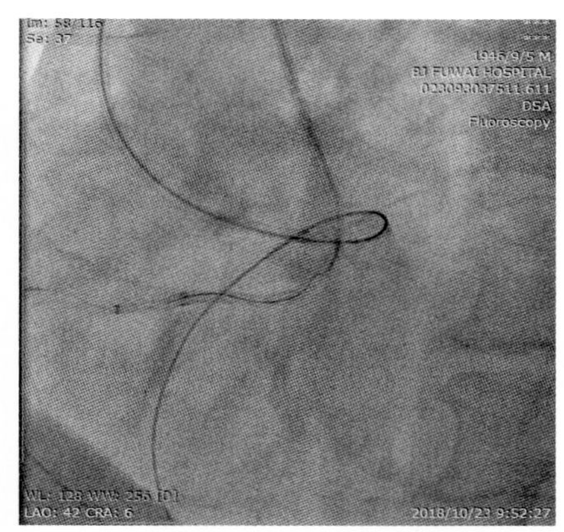

图 24-62-6　反向 Rendezvous 技术

重新切换回逆向，继续努力推送逆向微导管得以部分进展。最终以 Pilot 200 逆向通过正向纤维帽。因病变致密，逆向导丝的操控不佳，导丝始终无法进入正向指引导管。经在 RAO 投照仔细调整指引导管同轴并送入 Guidezilla 后将逆向导丝送入正向指引导管。之后在指引导管内以 2.0 mm 球囊将逆向导丝锚定，反复尝试推送逆向微导管进入正向指引导管均因闭塞段阻力过大未能成功（图 24-62-5）。

逆向微导管无法送入正向指引导管使常规建立正向轨道的方法（RG 3 体外化或正向 Rendezvous）无法实施，遂正向送入 135 cm Corsair 微导管至指引导管第二转折附近，以逆向导丝顺利进入正向微导管内，完成反向 Rendezvous 技术（图 24-62-6）。

反向 Rendezvous 技术成功后，将逆向导丝尽可能送远以增强系统支撑，之后正向微导管沿逆向导丝前送拟通过闭塞段送到 RCA 远段。但因闭塞段近段组织异常致密，正向 Corsair 根本无法通过。此时双向微导管沿同一根导丝已相互极度接近，遂决定在闭塞段内进行正向 Rendezvous。将逆向导丝回撤的同时，正向以 Runthrough NS 导丝顺利进入病变段内的逆向微导管，之后继续前送使其到达 RCA 远段（图 24-62-7）。

正向轨道建立后进行充分预扩，行 IVUS 结果如图，由 A 至 D 分别为：闭塞段以近正常段、近端纤维帽、逆向导丝进入内膜下的位置以及闭塞段远端。如图 B 所示，近端纤维帽附近组织为增生的纤维组织，正是由于这种病理特点造成了正 / 逆向器械通过障碍。而图 D 处的钙化及纤维组织造成逆向导丝在进入第一转折时进入内膜下位置（图 24-62-8）。

在 IVUS 的指引下由远至近分别植入 2 枚支架（2.5 mm × 33 mm 及 3.0 mm × 38 mm）并进行了充分的后扩张（图 24-62-9）。

术毕造影可见管腔通畅，支架贴壁理想，各分支血管保留满意（图 24-62-10）。

· 小结 ·

逆向通路的迂曲及闭塞组织过分致密造成逆向微导管始终无法完全通过闭塞段送入正向指引导管，这是完成手术最大的障碍。针对这种情况，我们采取了反向 Rendezvous 技术，即以逆向导丝进入正向微

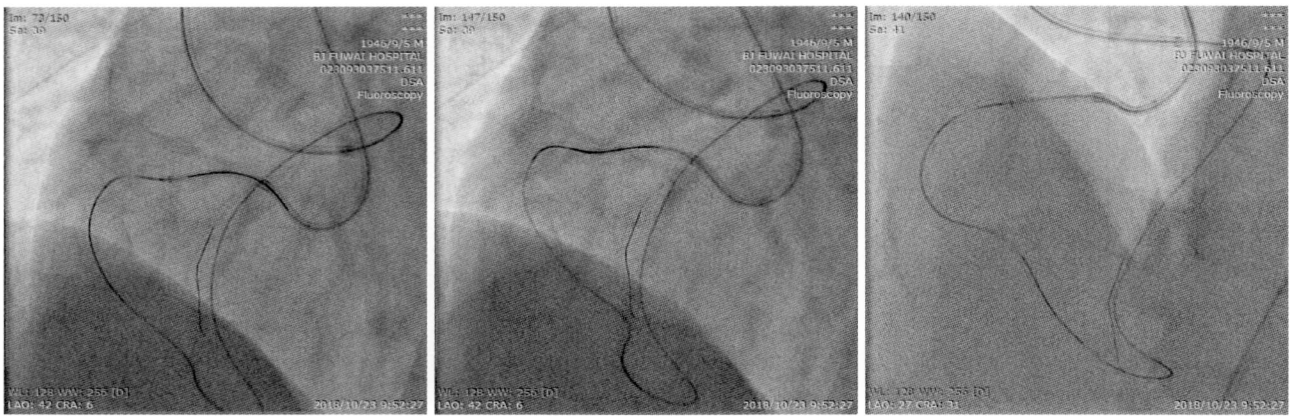

图 24-62-7　正向 Rendezvous 技术，正向送入导引钢丝至逆向微导管内

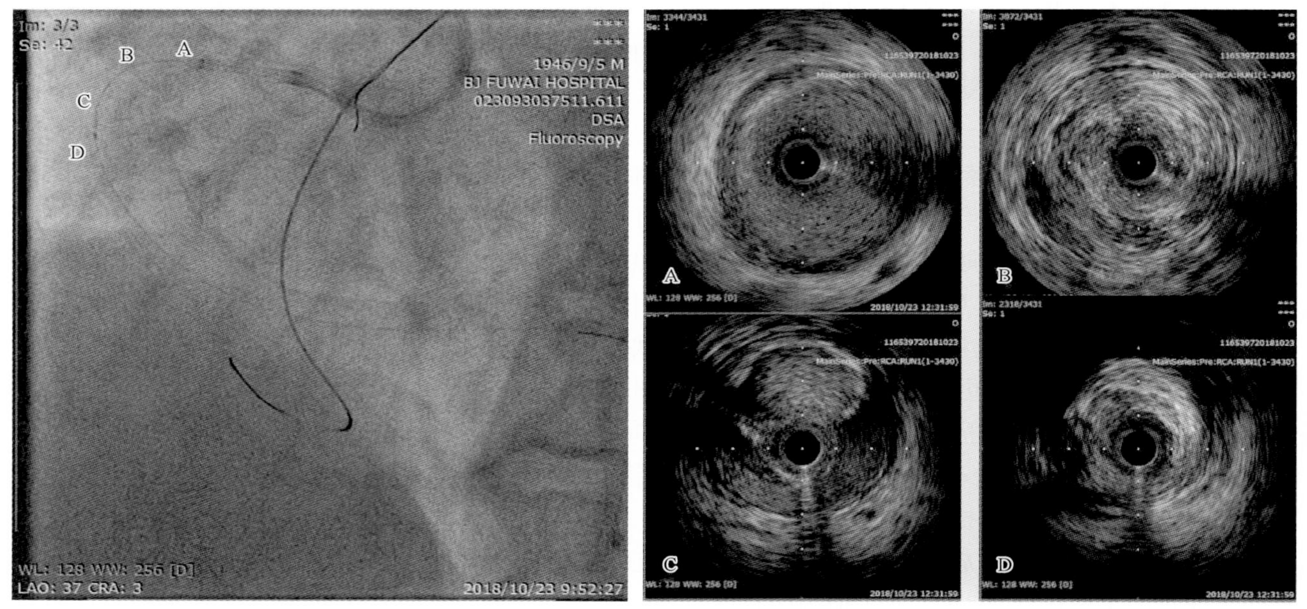

图 24-62-8　IVUS 检查显示导丝部分位于内膜下

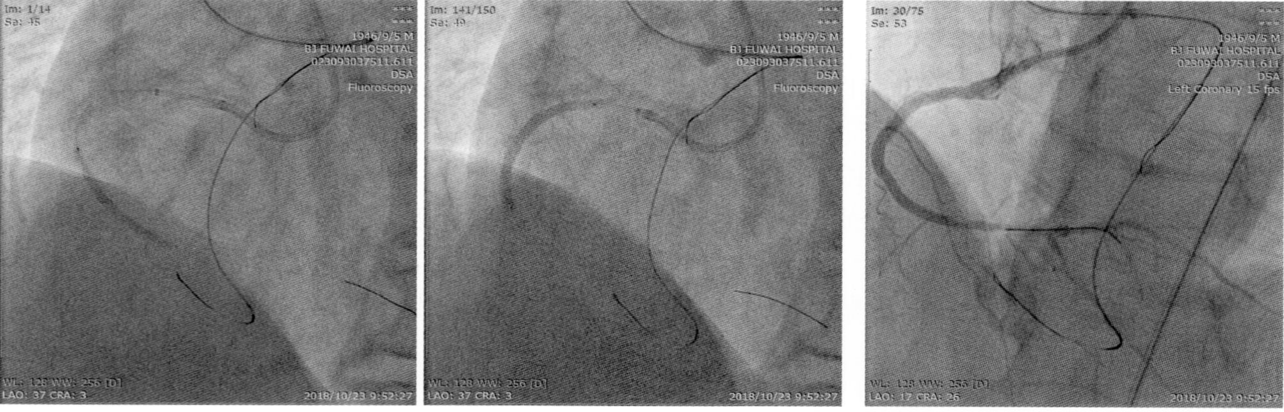

图 24-62-9　串联植入 2 枚支架

图 24-62-10　最终结果

导管，之后前送正向微导管即可完成正向轨道的建立。然而由于闭塞段近段组织异常致密，正向微导管的推送也遇到了与推送逆向微导管时相同的困难。我们以病变段内的正向 Rendezvous 技术解决了这一问题，最终成功完成手术。

在 CTO 介入治疗中，逆向微导管无法通过闭塞段的情况并非少见，当常规方法如增加逆向支撑仍不能成功时，反向 Rendezvous 技术是一个很好的解决方法。极端情况下，当应用反向 Rendezvous 后正向微导管也不能通过病变时，在病变段内进行正向 Rendezvous 以建立正向轨道也是一种非常值得推广的解决方案。

病例 63　Knuckle 导引钢丝技术及反向 CART 技术开通右冠 CTO

术者：谷国强　　医院：河北医科大学第二医院　　日期：2019 年 3 月 21 日

· 病史基本资料 ·

· 简要病史：四肢乏力 2 年，加重 1 周，发现冠状动脉 CT 异常 1 日。

· 辅助检查

体格检查：未见明显异常。

常规实验室检查：未见明显异常。

LV 52 mm，EF 63%。

· 冠状动脉造影 ·

造影结果显示：右优势型冠状动脉，左冠状动脉可见斑块，无明显狭窄，右冠状动脉有较好的前降支-间隔支侧支至右冠状动脉远端，右冠状动脉自近段闭塞，钝型头端，闭塞段长，可见钙化，路径不明（图 24-63-1）。

· 治疗策略 ·

本例患者右冠状动脉长段闭塞，可见钙化，路径不明，J-CTO 评分 3 分，患者有较好的逆向侧支循环，可前向尝试，如果进入内膜下或者不能明确位置，及时转换为逆向，操控前向及逆向导丝靠近，通过 AGT 技术完成反向 CART。

· 器械准备 ·

1. 穿刺准备：右桡及右股动脉。

2. 指引导管选择：7F EBU 3.5，6F AL 1。

· 手术过程 ·

1. 双侧造影显示病变情况（图 24-63-2）。

2. 正向 GAIA Third 导丝进入闭塞段，但进入中段后前进受阻（图 24-63-3）。

3. 逆向应用 Sion 导丝尝试寻找间隔侧支通路（图 24-63-4）。

4. 逆向导丝到达闭塞远端，

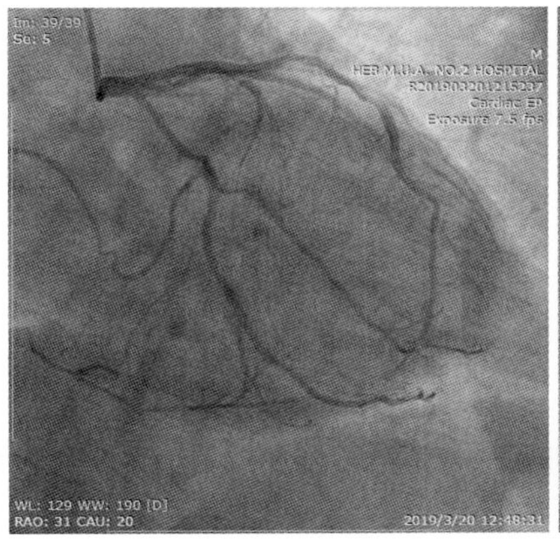

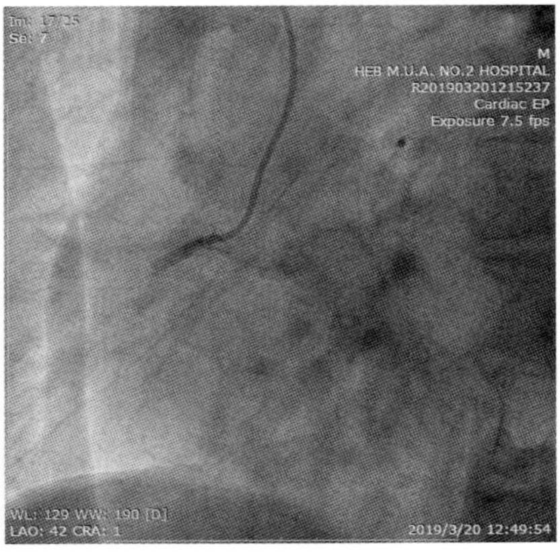

图 24-63-1　右冠状动脉近段完全闭塞

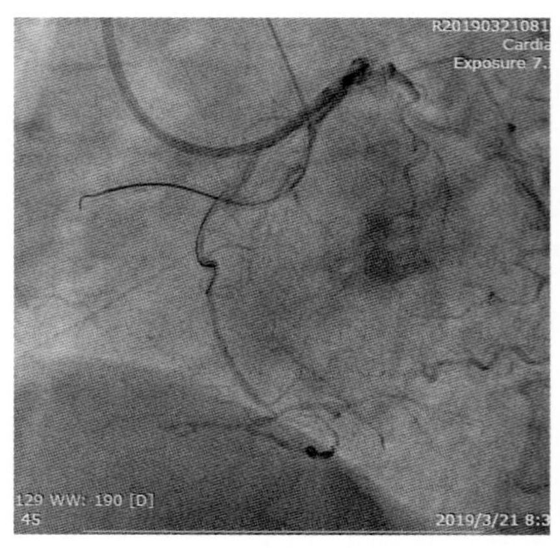

图 24-63-2　双侧造影

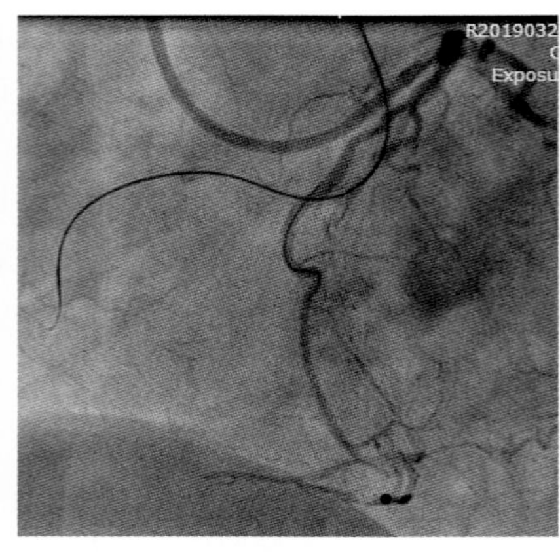

图 24-63-3　正向 GAIA Third 无法通过闭塞段

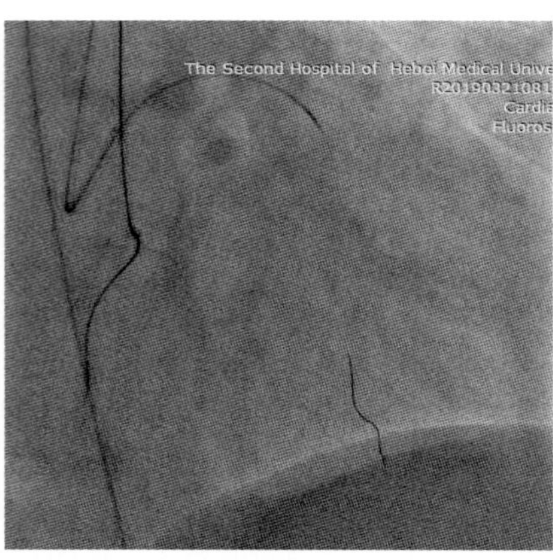

图 24-63-4　逆向应用 Sion 导丝，尝试通过间隔支侧支血管

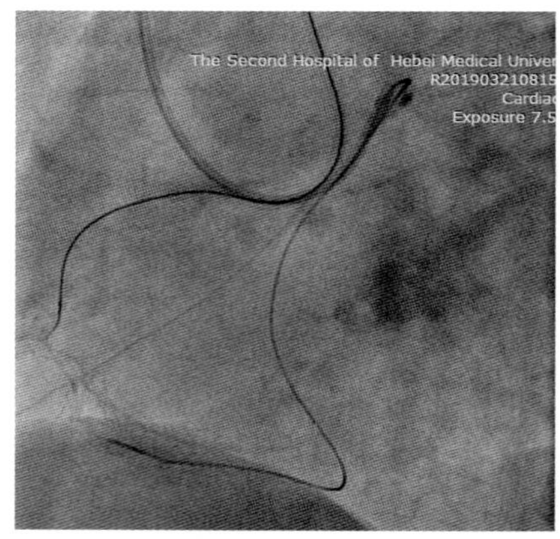

图 24-63-5　逆向造影显示右冠中段严重迂曲

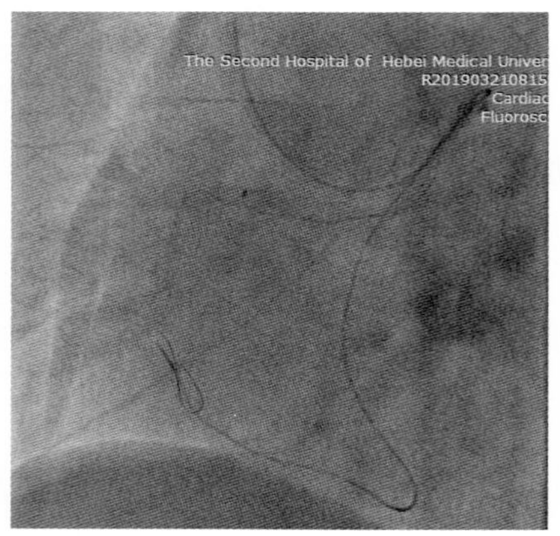

图 24-63-6　正向送入 Guidezilla 导管

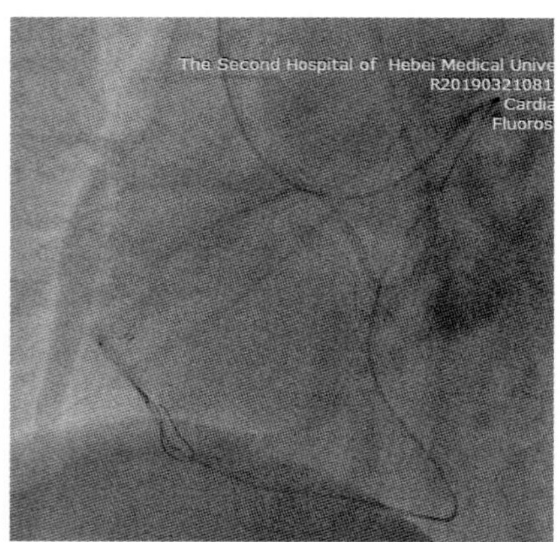

图 24-63-7　Guidezilla 导管指引难通过迂曲部位

微导管跟进并造影显示中段存在明显迂曲（图 24-63-5）。

5. 正向尝试导丝通过不成功后，正向送入 Guidezilla，准备行反向 CART（图 24-63-6）。

6. 由于血管存在明显迂曲，Guidezilla 送过迂曲部位非常困难（图 24-63-7）。

7. 逆向微导管在 Knuckle 导丝引导下通过迂曲部位，于第一转折后行反向 CART（图 24-63-8）。

8. 于不同部位反复尝试未成功，由于考虑正向位于内膜内，逆向位于内膜下，换用 3.0 mm 球囊扩张（图 24-63-9）。

9. 不同角度投照，逆向导丝进入 Guidezilla（图 24-63-10）。

10. 微导管进入 Guidezilla（图 24-63-11）。

11. 体外化后球囊扩张（图 24-63-12）。

12. 支架植入，最后结果（图 24-63-13）。

· 术后结果 ·

1. 即刻结果满意。
2. 术后观察和看护未见异常。

· 小结 ·

1. 右冠状动脉长段病变伴迂曲和钙化是手术难度增加的重要提示。
2. Knuckle 技术是克服钙化迂曲及路径不明病变的有效方法。
3. 正向 Knuckle 及 AGT 技术结合逆向导丝穿刺可提高手术效率。

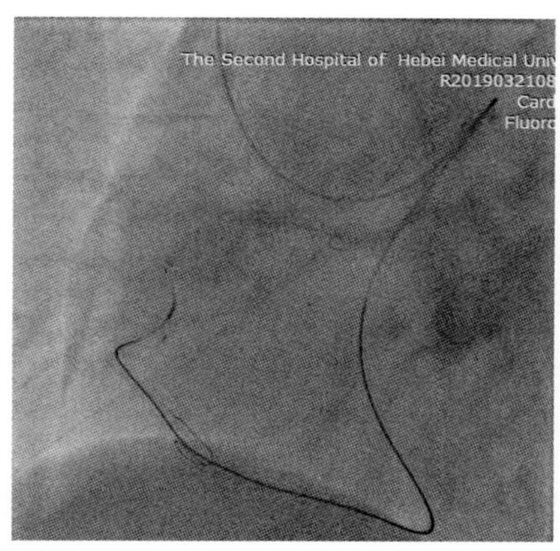

图 24-63-8 反向 CART 技术 1

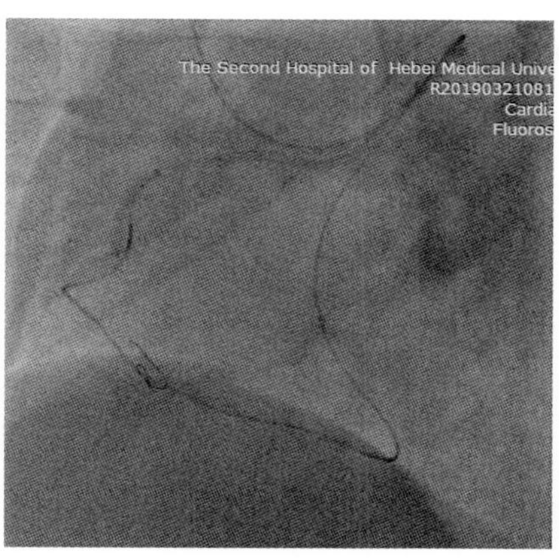

图 24-63-9 反向 CART 技术 2

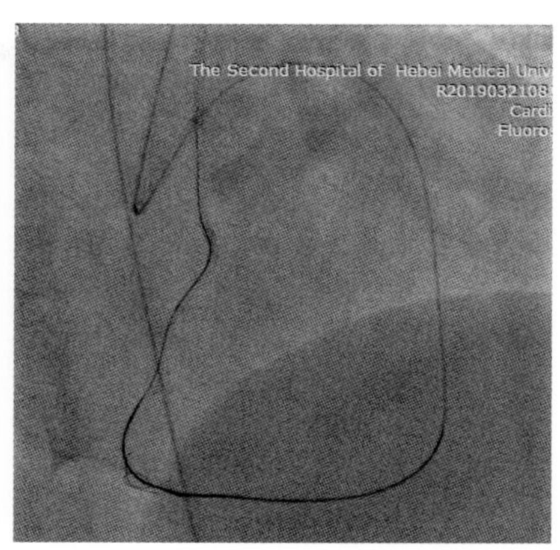

图 24-63-10 逆向导丝进入正向 Guidezilla 导管内

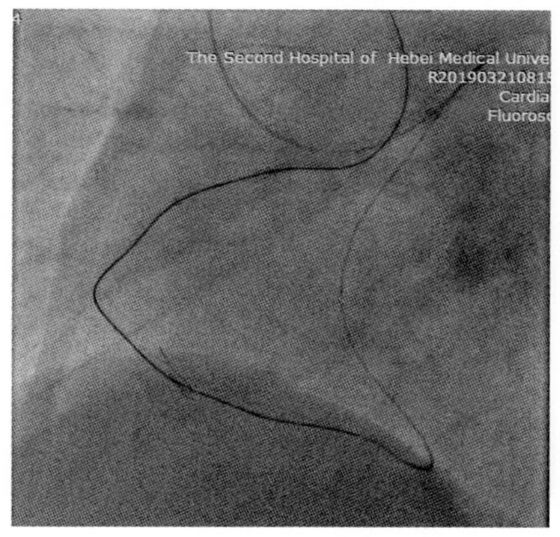

图 24-63-11 逆向微导管进入正向 Guidezilla 导管内

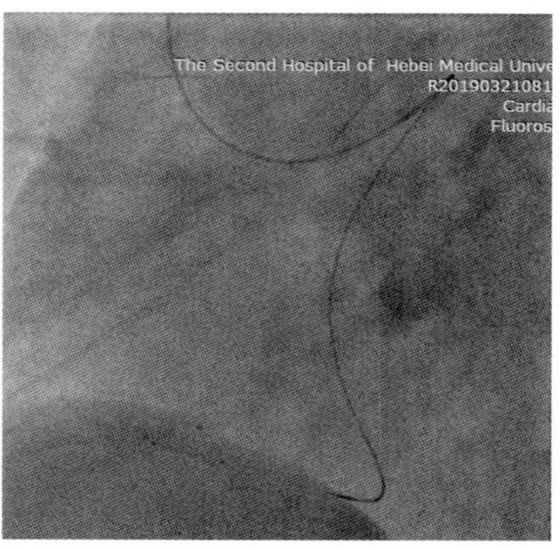

图 24-63-12 导丝体外化，球囊扩张

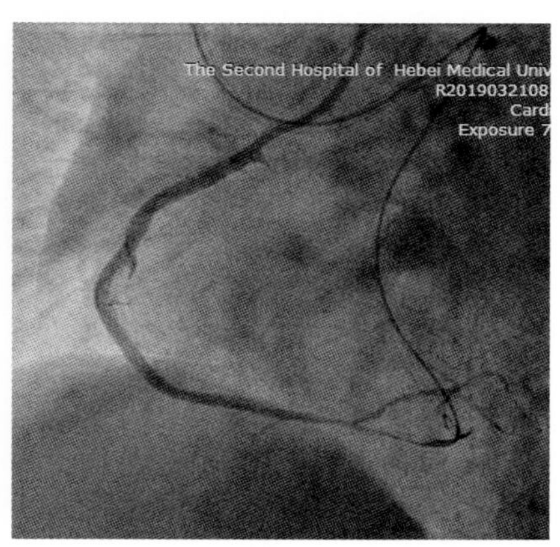

图 24-63-13 最终结果

病例 64 搭桥术后左主干 CTO：逆向介入治疗，微导管无法通过侧支血管

术者：谷国强　　医院：河北医科大学第二医院　　日期：2018 年 7 月 21 日

· **病史基本资料** ·

· 主诉：间断胸闷、胸痛 8 年，加重 4 个月。

· 简要病史：8 年前因左主干病变行搭桥手术，乳内动脉至前降支，静脉桥至回旋支，右冠状动脉血管可见斑块，无明显狭窄，未搭桥，近 4 个月症状再次发作住院。

· 辅助检查

体格检查：未见明显异常。

实验室检查：未见明显异常。

EF 61%。

· **冠状动脉造影** ·

造影见图 24-64-1～图 24-64-3。

· **治疗策略** ·

1. 患者为搭桥术后，所有桥血管闭塞，患者存在缺血症状，需要开通左主干闭塞。

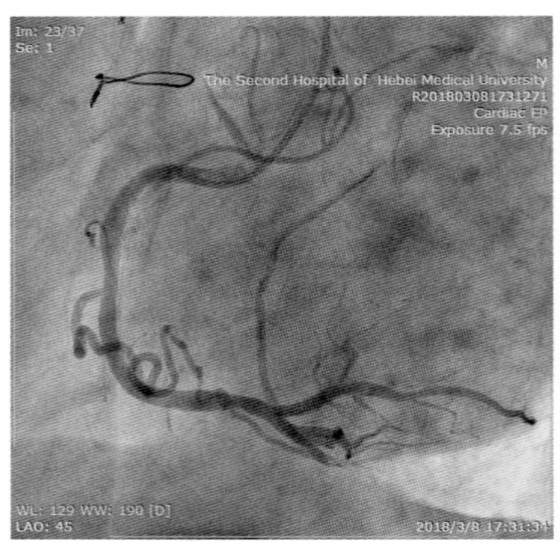

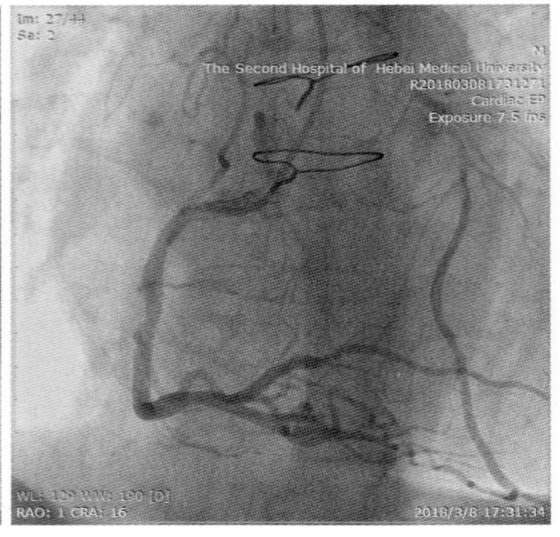

图 24-64-1　右冠状动脉通畅，并且有较好的心外膜侧支供应前降支及回旋支

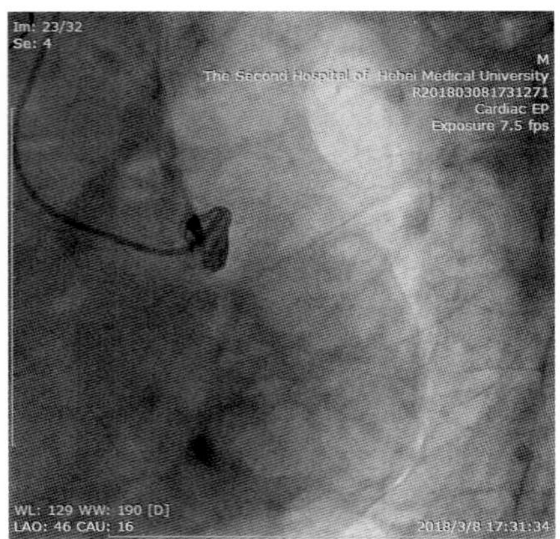

图 24-64-2　左主干闭塞

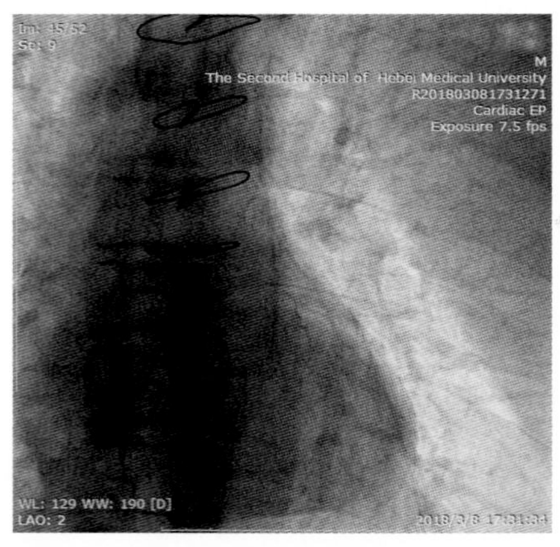

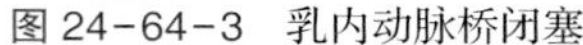
图 24-64-3　乳内动脉桥闭塞

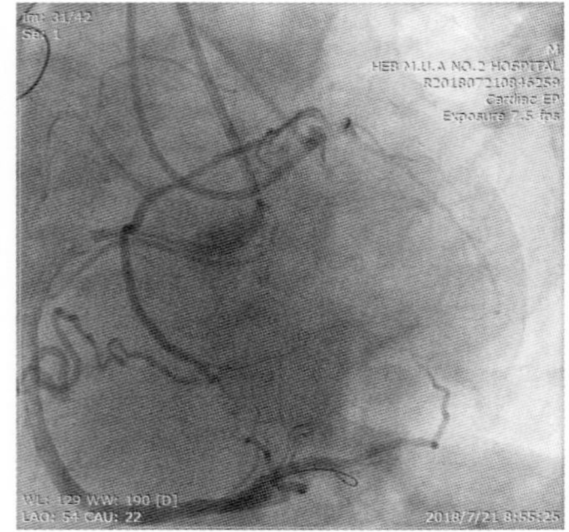

图 24-64-4　双侧造影显示病变情况

2. 从造影的结果看，闭塞段不长，可以考虑首先尝试正向介入治疗，但困难在于近端纤维帽为钝头，在主动脉高压血流冲击下可能会变得很坚硬，另外闭塞远端纤维帽位于分叉部位，两个分支都很大，如果从内膜下通过有可能导致大的分支闭塞。

3. 患者有很好的逆向侧支循环，包括心外膜及间隔支侧支循环，心外膜的更清晰诱人，但是患者的心外膜侧支是优势侧支，器械通过后血管被拉直或痉挛有可能导致大面积心肌缺血，甚至产生血流动力学异常。

4. 总体策略是先尝试正向介入治疗，因路径明确，可以应用硬导丝穿刺，但是一定要注意，尽量从远端纤维帽的中心处穿出，减少分支丢失的风险，如果正向介入治疗尝试 10 min 左右不成功，则转为逆向介入治疗，首选间隔支侧支血管较为粗大，如果间隔支侧支不能通过，可以考虑心外膜侧支，但需要尽量迅速结束手术，并且 IABP 等设备备用。

• 器械准备 •

1. 穿刺准备：右桡及右股动脉。
2. 指引导管选择：6F EBU 3.5，7F AL 1。
3. 其他器械准备：常规。

• 手术过程 •

手术过程见图 24-64-4～图 24-64-13。

• 术后结果 •

1. 即刻结果满意。
2. 术后观察和看护未见明显异常。

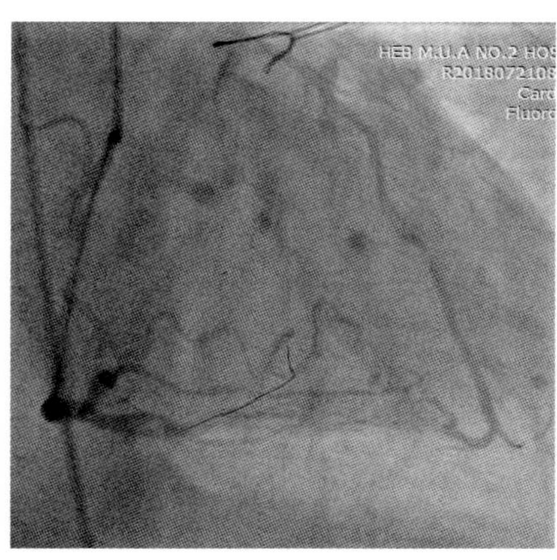
图 24-64-5 正向介入治疗尝试失败后开始寻找间隔支逆向侧支

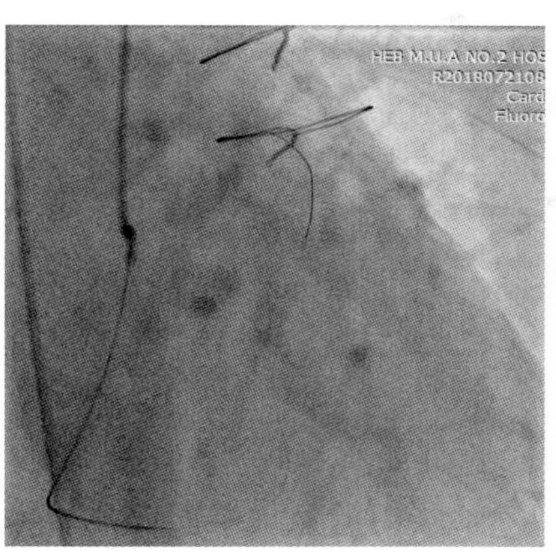
图 24-64-6 Sion 导丝通过间隔支侧支

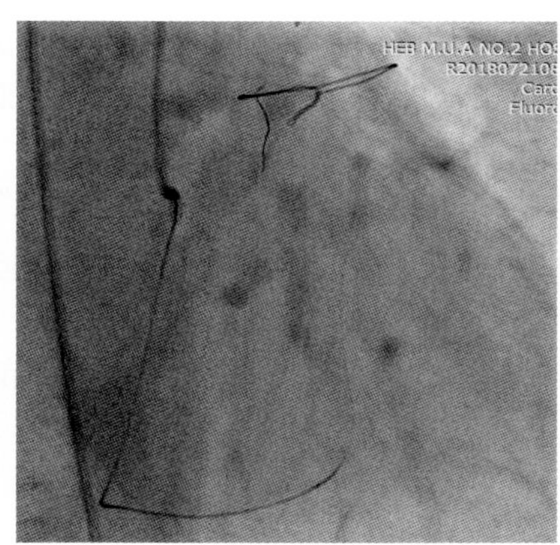
图 24-64-7 Corsair 微导管不能通过

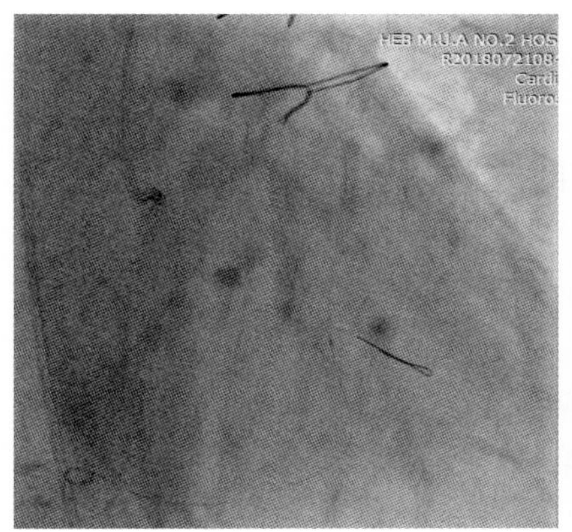
图 24-64-8 1.0 mm 球囊低压力扩张

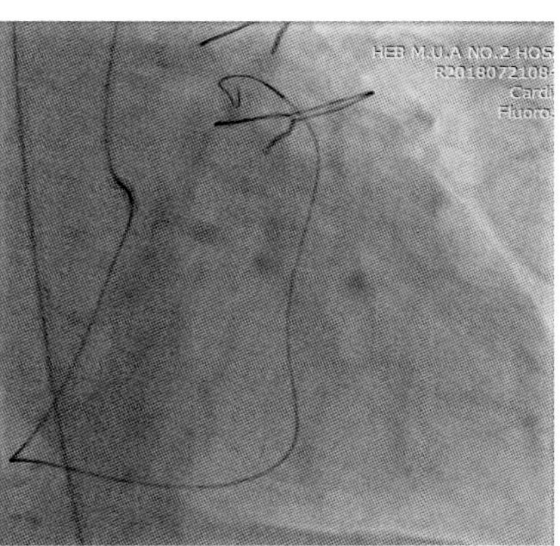
图 24-64-9 Corsair 微导管通过病变

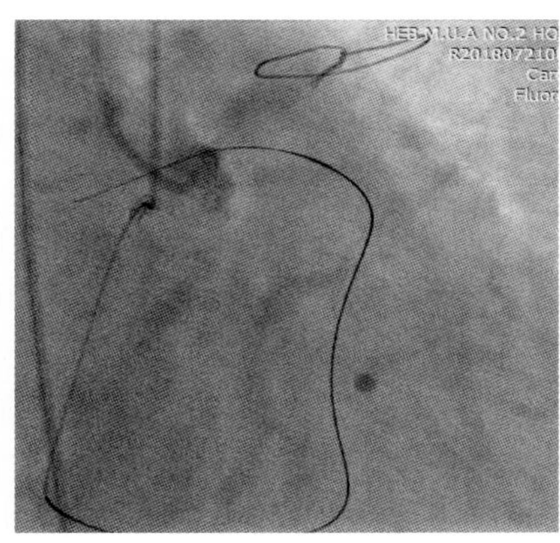
图 24-64-10 对侧造影指引下 Conquest Pro 穿入主动脉

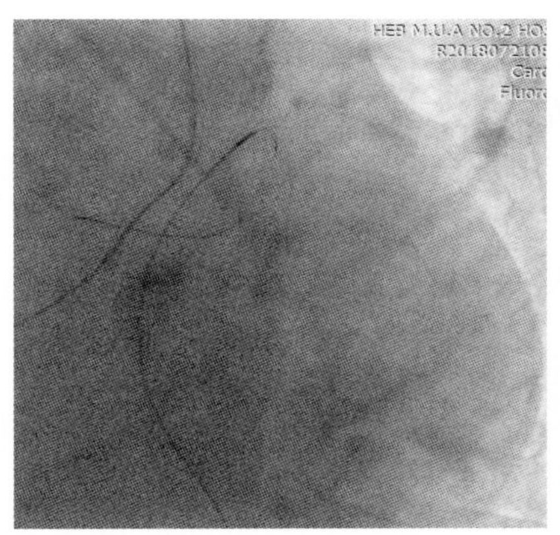
图 24-64-11 微导管跟进至主动脉，更换为工作导丝穿入正向指引导管

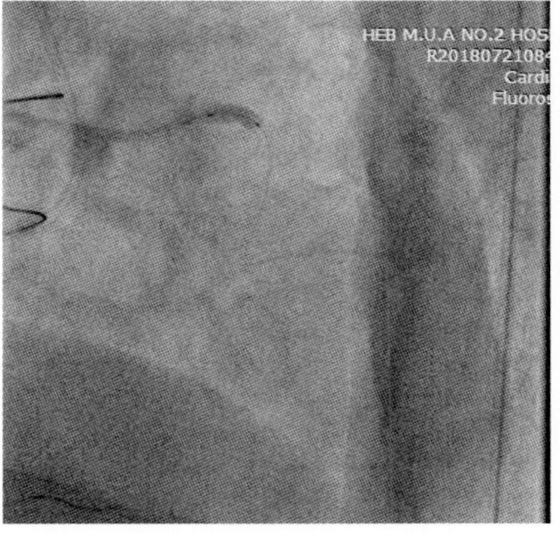
图 24-64-12 微导管送入正向指引导管内，RG 3 体外化，通过微导管更换导丝后扩张，植入支架

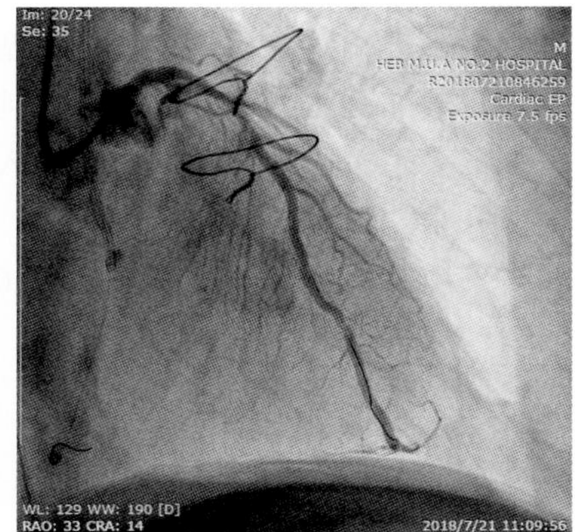
图 24-64-13 最终结果

· 小结 ·

1. 闭塞位于血管近段的钝头纤维帽通常非常坚硬。
2. 远端纤维帽位于分叉部位的 CTO 病变对导丝穿刺远端纤维帽的要求很高，否则有丢失分支的危险。
3. 逆向介入治疗可以保全位于远端纤维帽的较大分支。
4. 微导管不能通过侧支循环时可以应用小球囊扩张间隔支，但是绝对不能扩张心外膜侧支。

5. 侧支的选择除了要考虑通过的可能性之外，安全性也必须是考虑的重要内容之一，本例患者通过间隔支侧支完成手术，患者术中无缺血症状及血流动力学异常，安全性高于心外膜侧支。

病例 65 更换侧支通道改变导丝进攻角度逆向开通右冠 CTO

术者：官学强　　医院：温州医科大学附属第二医院

· 病史基本资料 ·

· 患者男性，50 岁。

· 主诉：胸痛 3 日。

· 既往史：心血管危险因素：高血压史 7 年，吸烟史 30 年，每日 40 支。

· 辅助检查

心电图：窦性心律，Ⅱ、Ⅲ、aVF 导联病理性 Q 波。

心脏超声心动图：左心室舒张末内径 61 mm，LVEF 48%，左心室下壁运动减弱。

实验室检查：血肌钙蛋白（－）。

· 药物治疗方案：他汀类药物调脂、氯吡格雷和阿司匹林双联抗血小板治疗。

· 冠状动脉造影 ·

左主干未见明显狭窄病变；前降支近段 40%～50% 狭窄，见经间隔支侧支供应右冠后降支，回旋支 40% 狭窄，可见经心房支侧支供应右冠左室后支（图 24-65-1）；右冠第一转折处发出锐缘支后完全闭塞，闭塞段远端出口位于后三叉，右冠近段见发出同侧自身侧支至闭塞远端血管（图 24-65-1～图 24-65-4）。

· 病例分析及初始策略选择 ·

J-CTO 评分 2 分。右冠于第一转折后发生闭塞，闭塞远端出口位于后三叉部位，闭塞段非常长，尽管闭塞近端发出桥侧支使得闭塞中段模糊显影，但右冠闭塞段包含第二转折部位走行不明确。因此，本例尽管 J-CTO 不高，但是单纯正向途径开通右冠的机会不大，左冠至右冠有多根侧支可以利用，本例拟采用正逆结合策略进行介入治疗。

· PCI 过程 ·

采用双桡动脉途径，6F AL 1.0 经左桡动脉至右冠开口，同时送入 7F EBU 3.5 至左冠口部，左冠送

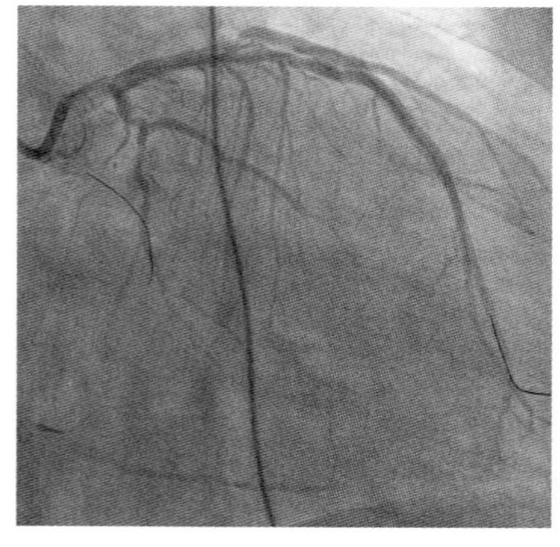

图 24-65-1　左冠至右冠的侧支循环

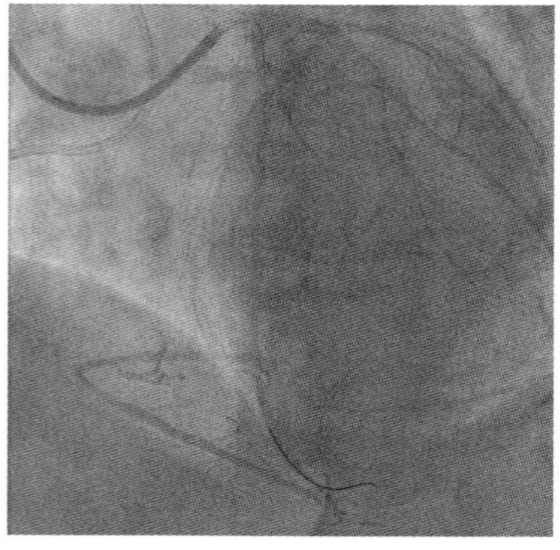

图 24-65-2　右冠闭塞段出口位于后三叉

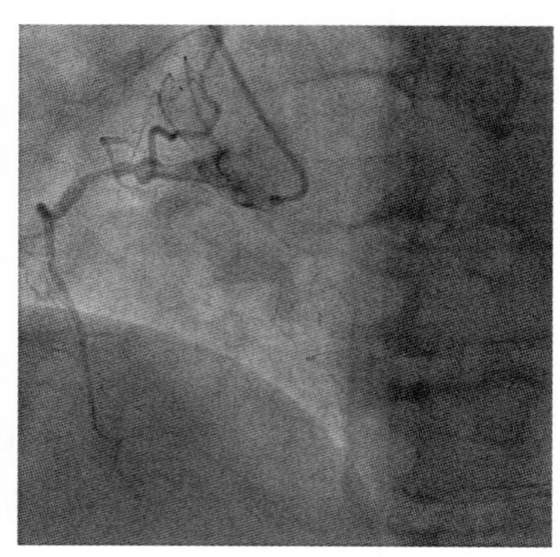

图 24-65-3　右冠第一转折处发出锐缘支后完全闭塞

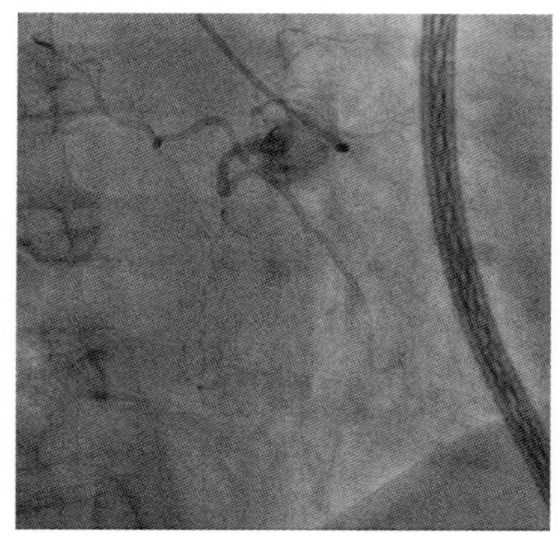
图 24-65-4　右冠发出同侧侧支至闭塞远端血管

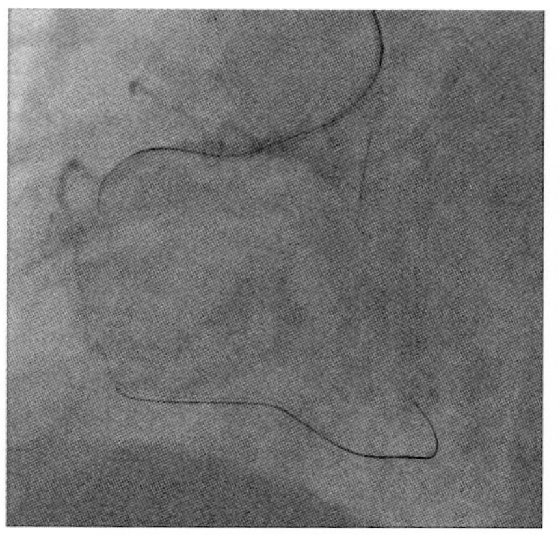
图 24-65-5　逆向 Ultimate Bro 3 导丝到达第二转折处时由于方向不明，停止前进，正向送入 GAIA Third 导丝

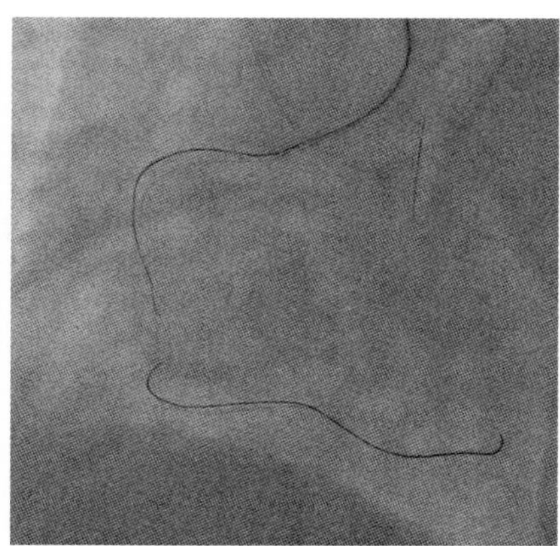
图 24-65-6　第二转折路径不明，正逆向导丝汇合困难

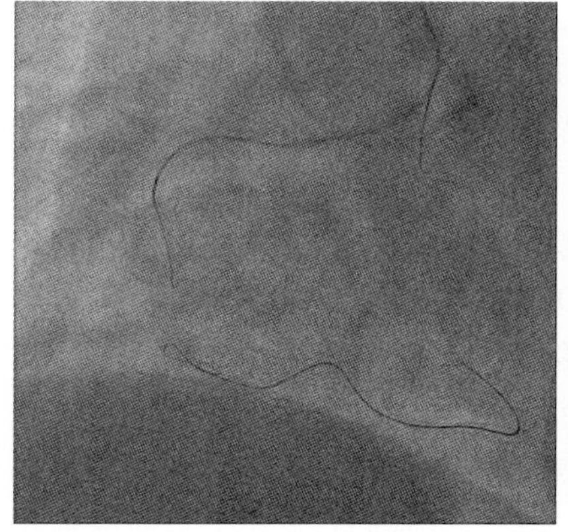
图 24-65-7　逆向 Fielder XT-R 导丝行 Knuckle 导引钢丝技术

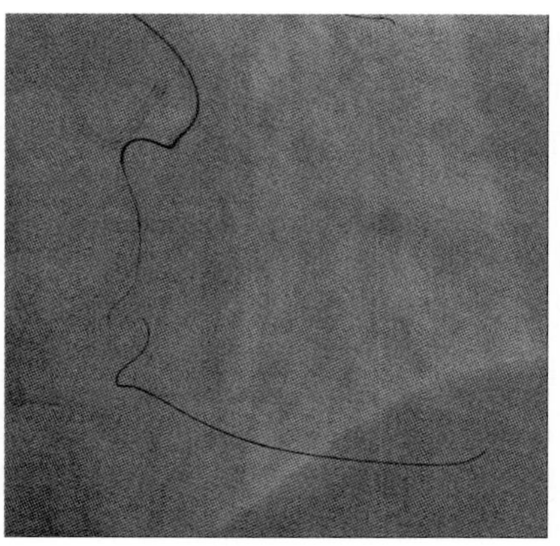
图 24-65-8　正逆向导丝均进入内膜下，反复调整仍相距较大

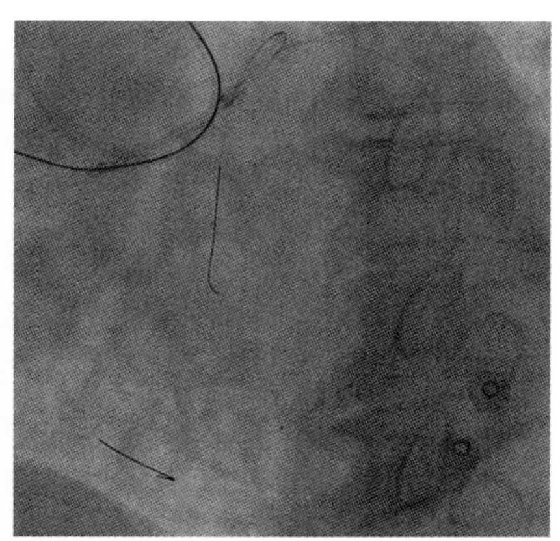
图 24-65-9　Sion 导丝通过回旋支-心房分支侧支通道

入 Sion Blue 导丝至前降支，在 150 cm Finecross 微导管配合下 Sion 导丝经间隔支到达 PDA，推送 150 cm Finecross 至闭塞出口远端，高选择造影显示闭塞远端纤维帽呈平头，进入点不明。首先选用 Ultimate Bro 3 导丝逆向进攻闭塞段，Ultimate Bro 3 到达第二转折处时由于方向不明，停止前进，开始正向准备（图 24-65-5）。右冠送入 GAIA Third 导丝，在 135 cm Corsair 导管支持下进入闭塞段，进入右冠第二段后遇明显阻力后偏移进入内膜下（导丝呈 S 形），且前进方向与逆向导丝呈明显分离；逆向导丝先后更换为 GAIA Third 和 GAIA Second 进行调整，但正逆向导丝距离始终较大（图 24-65-6），导丝在右冠第二转折处走行诡异，似乎十分扭曲，遂逆向导丝改用 Fielder XT-R 并行 Knuckle 导引钢丝技术（图 24-65-7），试图明晰第二转折走行方向，但由于 Finecross 微导管未能深入跟进入闭塞段，Fielder XT-R 导丝 Knuckle 至第二转折处无力进一步推送，正向改用 Conquest Pro 导丝以逆向导丝为标的努力调整方向未成功，正逆导丝仍存在较大距离（图 24-65-8）；正向改用 Pilot 200 导丝 Knuckle 未果。此时放弃间隔支侧支，造影检查侧支无穿孔渗漏后改行回旋支-心房侧支至右冠左室后支，Sion 导丝在 150 cm Finecross 微导管配合下顺利通过房室沟侧支通道进入左室后支（图 24-65-9），换用 GAIA Third 导丝于后三叉闭塞出口处重新穿刺入口，导丝行走路线与先前经“间隔支侧支-后降支”逆向进攻时导丝经过路线明显不同，且导丝头端有明显持续的阻力感，继续前行 GAIA Third 导丝于右冠第二段和前向 Conquest Pro 导丝重合良好（图 24-65-10），遂启动 AGT，前向送 2.0 mm 球囊和 Guidezilla 导管，反向 CART 后 GAIA Third 导丝通过 Guidezilla 导管进入正向指引导管（图 24-65-11），推送逆向微导管进入 7F AL 1.0 并顺利完成 330 cm RG

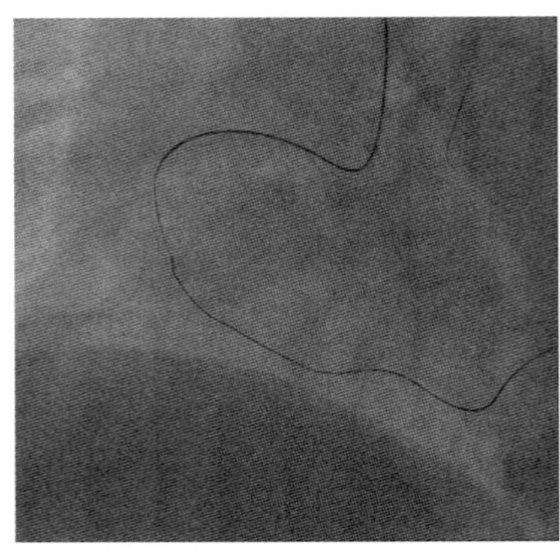

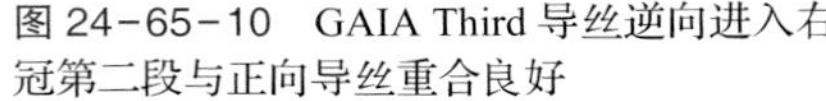

图 24-65-10 GAIA Third 导丝逆向进入右冠第二段与正向导丝重合良好

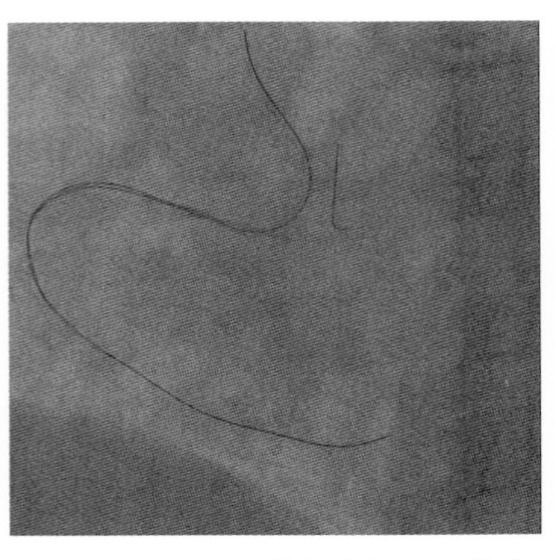

图 24-65-11 AGT 结合反向 CART 技术，逆向导丝成功进入正向指引导管

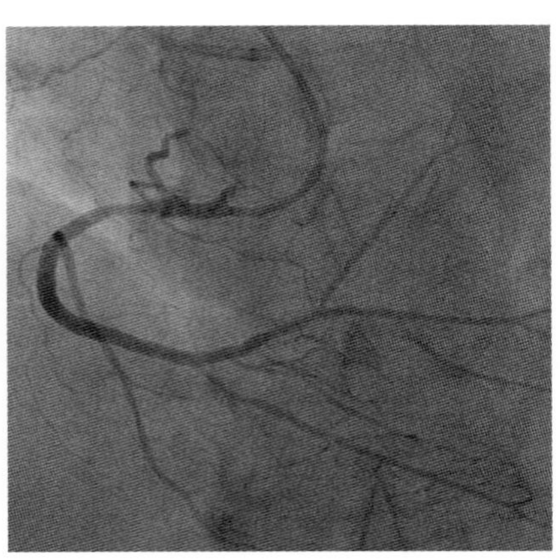

图 24-65-12 最后结果

3 导丝双侧体外化，2.0 mm 球囊扩张后在 IVUS 指导下，由远及近从后三叉以远至右冠第一转折处分别植入 2.5 mm × 38 mm、3.0 mm × 38 mm、3.5 mm × 18 mm 共 3 枚药物支架并高压后扩张，复查造影见支架膨胀满意，贴壁良好，无夹层，血流 TIMI 3 级（图 24-65-12），同时造影检查侧支无损伤后结束手术。

· 小结 ·

1. 本病例体现了通过侧支后对 CTO 逆向攻击角度的重要性。闭塞段远段位于后三叉，呈钝头形态，当导丝从间隔支通道过来时，导丝进攻角度非常大，中等硬度的 CTO 导丝可能从闭塞段远段起始部位就进入内膜下，由于本例被利用的间隔支通道较为扭曲，闭塞段和后降支又有较大成角，故逆向微导管无法很好地配合导丝较深地进闭塞段血管结构（如换用 Corsair 可能会有改善），因此导丝在内膜下操控较为困难，即使后来应用 Knuckle 导引钢丝技术也不能很好地跟进器械和调整导丝方向。当更换为回旋支-心房分支外膜通道，经房室沟进入左室后支时，攻击角度小，导丝操控明显提高且有机会重新穿刺入口，避免过早进入内膜下，给后续操作带来困难。

2. 本例正逆向导丝接近和交汇困难的另一个原因是正向导丝准备不佳，即使轮番应用 GAIA Third、Conquest Pro、Pilot 200 导丝，但右冠第二段可能存在钙化或坚硬的纤维斑块无法继续斑块内前行，导丝进入内膜下后也无法调整接近逆向导丝的方向，且有多次穿出血管结构征象。在第二弯曲部方向结构不明导丝操作困难时，原有计划行正向 Knuckle 导引钢丝技术和注射微量造影剂做 Carlino 技术以明确方向和路径，最终因各种原因失败和放弃。

3. 在逆向技术开通 CTO 的步骤中，正逆向导丝的接近或交汇极为重要。在长段闭塞病变时，正逆向导丝尽可能争取斑块内行进，避免过早进入内膜下空间，会更有利于导丝的操控和接近交汇，也可减少使用较大球囊行反向 CART 机会，降低血管壁的损伤。Knuckle 导引钢丝技术是非常有效的安全的技术，但导丝过早进入内膜下时需考虑上述不利因素。

病例 66 应用 Knuckle 导引钢丝技术逆向开通右冠 CTO

术者：官学强　　医院：温州医科大学附属第二医院

· 病史基本资料 ·

· 患者男性，65 岁。

• 主诉：劳累性胸闷气促 1 个月。

• 既往史：心血管危险因素：高血压史，吸烟史 40 年。

• 辅助检查

心电图：窦性心律，Ⅱ、Ⅲ、aVF 导联病理性 Q 波。

心脏超声心动图：左心室壁阶段性运动异常，LVEF 40%。

实验室检查：血肌钙蛋白（−）。

• 药物治疗方案：他汀类药物调脂，氯吡格雷和阿司匹林双联抗血小板治疗。

• 冠状动脉造影 •

左主干未见狭窄病变；前降支中段 50% 狭窄，可见经间隔侧支循环至右冠后降支；回旋支细小，中段 80% 狭窄，见经心房支侧支供血右冠远段血管（图 24−66−1、图 24−66−2）。右冠第二段 60%～70% 狭窄伴扭曲，第二转折处发出锐缘支后完全闭塞，可见自身侧支发出供血右冠闭塞远端血管（图 24−66−3、图 24−66−4）。

• 病例分析及初始策略选择 •

J−CTO 评分 2 分。右冠闭塞段近端有分支发出，入口不明，闭塞段稍偏长 >20 mm，闭塞远端血管存在病变。左冠经间隔支和心房支均有介入治疗可利用的侧支发出供血闭塞段以远。因此，考虑可先进行正向尝试（如进入近端纤维帽困难则考虑利用较粗的锐缘支 IVUS 指导下穿刺），如有困难尽快转为逆向途径治疗。

• PCI 过程 •

采用双桡动脉途径，6F SAL 1.0 指引导管到位右冠，Runthrough 导丝带入 130 cm Finecross 微导管至闭塞段以近，先后尝试 Fielder XT−R、GAIA First、GAIA Third 导丝进攻闭塞段，导丝进入闭塞段 5 mm 左右即遇明显阻力无法前行，且导丝走行提示右冠闭塞段存在明显扭曲（图 24−66−5）。随即启动逆向途径治疗，Sion 导丝顺利通过间隔侧支到达右冠远端，同时推送 150 cm Finecross 微导管至闭塞段远端出口处，先后换用 Ultimate Bro 3 导丝和 GAIA Third 导丝逆向进攻闭塞段，导丝同样受阻于右冠第二转折处且走行多变，与正向导丝相距较远（图 24−66−6），前向换用 Pilot 200 仍旧受阻于第二转折处，逆向遂改用 GAIA Second 导丝，于第二转折处行 Knuckle 导引钢丝技术操作（图 24−66−7），前向送入 2.0 mm 球囊锚定圆锥支加强指引导管支撑，并改用 Conquest Pro 沿逆向 Knuckle 导引钢丝指示方向进攻穿刺并成功进入右冠第三段（图 24−66−8），启动反向 CART 技术，送入球囊扩张闭塞段，同时逆向导丝改用 Conquest Pro，由于指引导管支撑力不够（6F SAL 1.0 并球囊锚定圆锥支血管）1.25 mm Tazuna 球囊无法进入闭

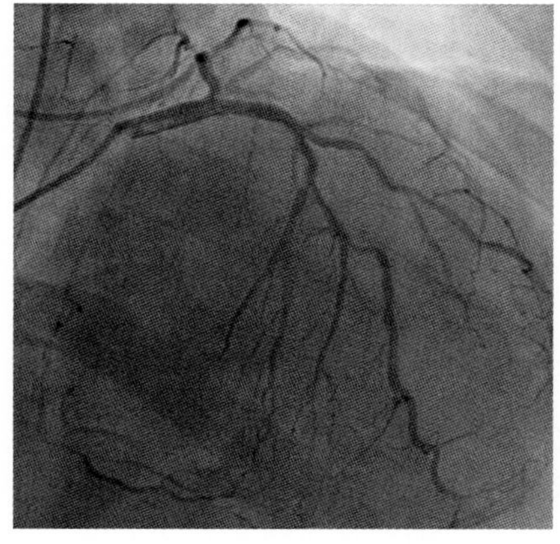

图 24−66−1　前降支中段病变，见左冠向右冠侧支供血

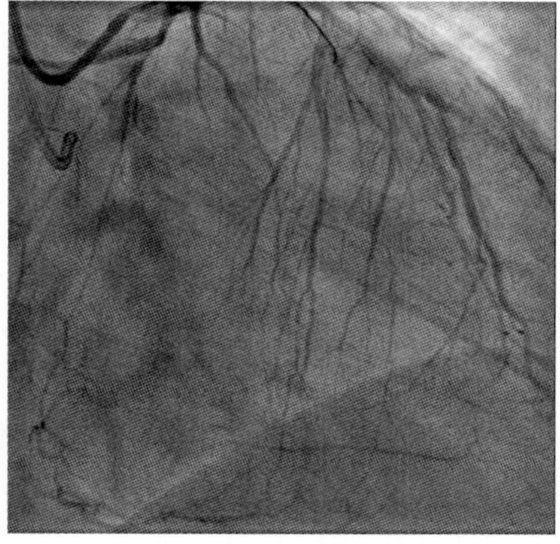

图 24−66−2　前降支间隔侧支和回旋支心房支侧支通道

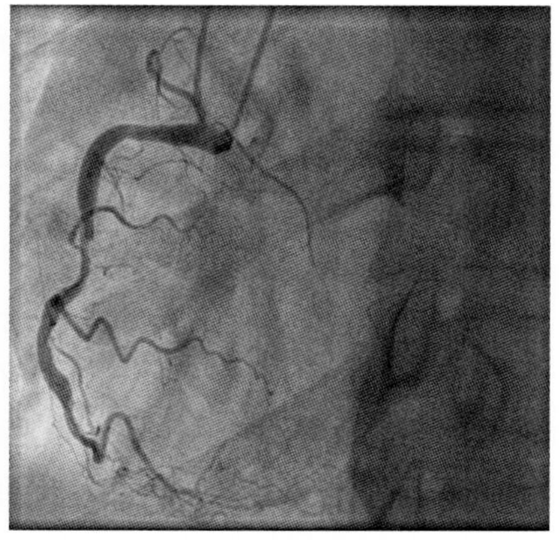

图 24−66−3　右冠中段狭窄伴扭曲，第二转折处完全闭塞

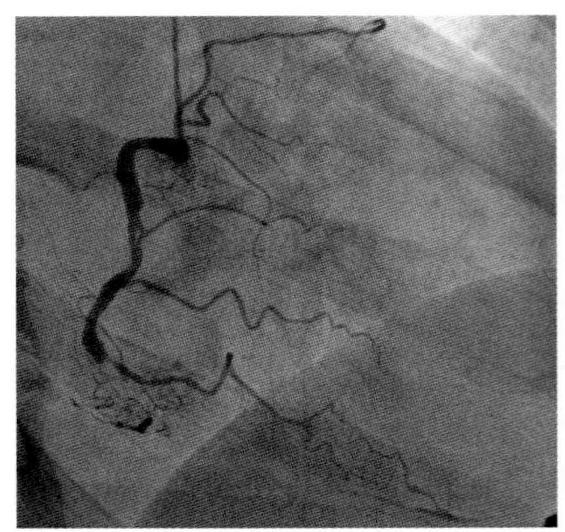
图 24-66-4 右冠自身侧支供血远段血管

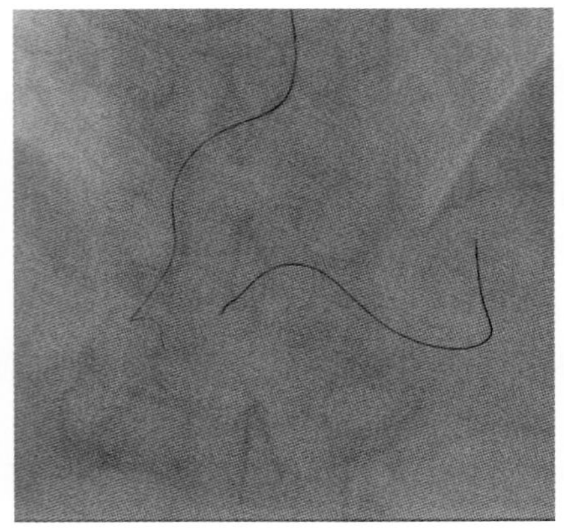
图 24-66-5 正向导丝形态提示闭塞段扭曲，启动逆向途径

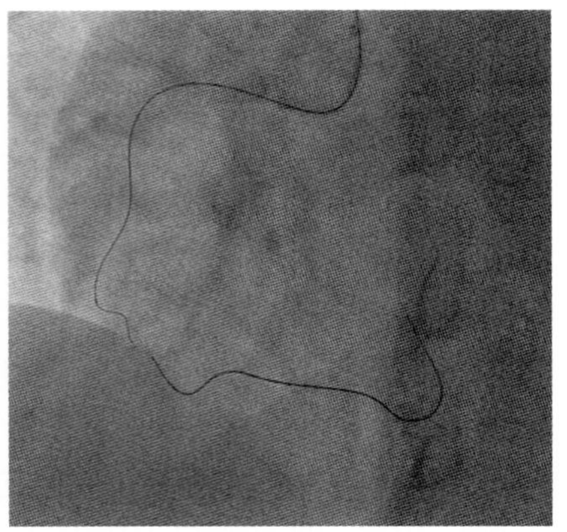
图 24-66-6 正逆向导丝相距较大，逆向导丝走行路径不明

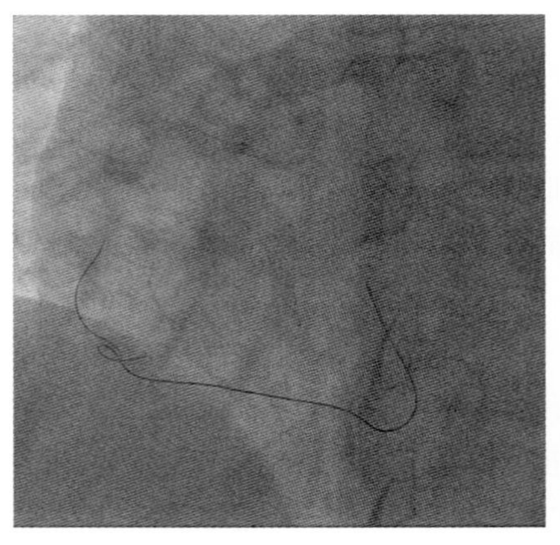
图 24-66-7 逆向 GAIA Second 导丝行 Knuckle 导引钢丝技术

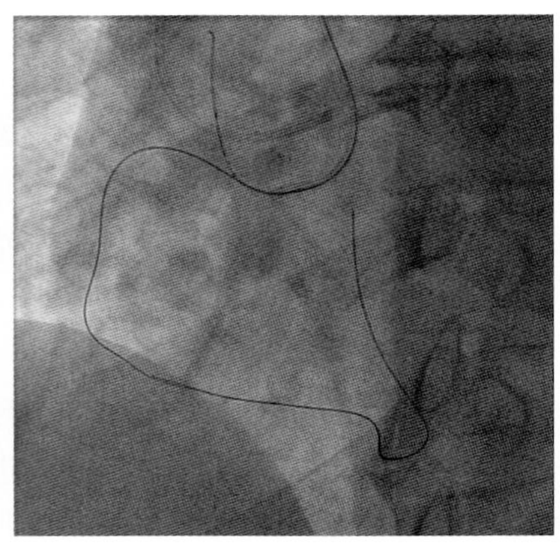
图 24-66-8 指引导管锚定下 Conquest Pro 导丝沿逆向导丝方向扎入右冠第三段

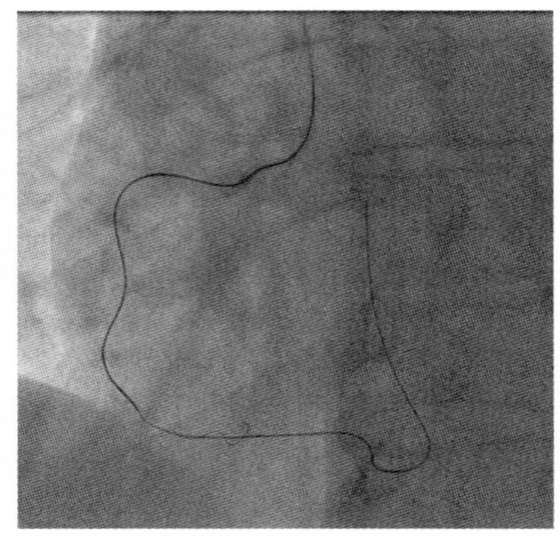
图 24-66-9 更换为 AL 1.0，Corsair 钝性扩张闭塞段

塞段进行有效扩张。被迫更换指引导管为 6F AL 1.0、Fielder XT-R 在 Corsair 导管支持下进入闭塞段并 Knuckle 至右冠第三段闭塞出口之前。同时 Corsair 导管沿导丝努力进入闭塞段钝性扩张（图 24-66-9），再改送入 2.0 mm × 15 mm 球囊在 Guidezilla 导管支持下送入闭塞段扩张，同时操作 Conquest Pro 导丝沿球囊逆向通过闭塞段进入近段血管（图 24-66-10），但该导丝反复操作无法进入 Guidezilla 导管内（图 24-66-11），前向送入 IVUS 导管显示逆向导丝在近端血管斑块内，遂改用 3.0 mm 非顺应性球囊再次行反向 CART 及 AGT 技术，Conquest Pro 导丝最终经 Guidezilla 导管进入指引导管，球囊锚定后推送 150 cm Finecross 微导管进入指引导管并完成 330 cm RG 3 导丝双侧体外化，球囊扩张闭塞血管后在 IVUS 指导下分别植入 2.25 mm × 30 mm、3.0 mm × 24 mm、3.5 mm × 28 mm 支架，并行高压后扩张。复查造影见支架膨胀满意，贴壁良好，无夹层，血流 TIMI 3 级（图 24-66-12），同时造影检查侧支无损伤后结束手术。

· 小结 ·

1. 右冠 CTO 介入治疗最为常见，闭塞段通常也较左冠 CTO 长，包含右冠第一转折或第二转折的 CTO 病变因转折处走行多变，常有较大扭曲或所谓“3D 弯”存在，给介入开通带来困难。本例开始未能预见到右冠第二转折处闭塞段解剖的复杂性，其扭曲和病变内钙化灶存在给正逆向的操作带来困难（J-CTO 评分应为 4 分），初始选择了不恰当的指引导管人为增加了手术操作难度。

2. 在闭塞段解剖路径不明，正逆向导丝接近和交汇困难时，Knuckle 导引钢丝技术可提供有效帮助，该技术在右冠长段闭塞病变介入治疗中被较多应用。本例逆向导丝 Knuckle 导引钢丝技术明确了第二转折

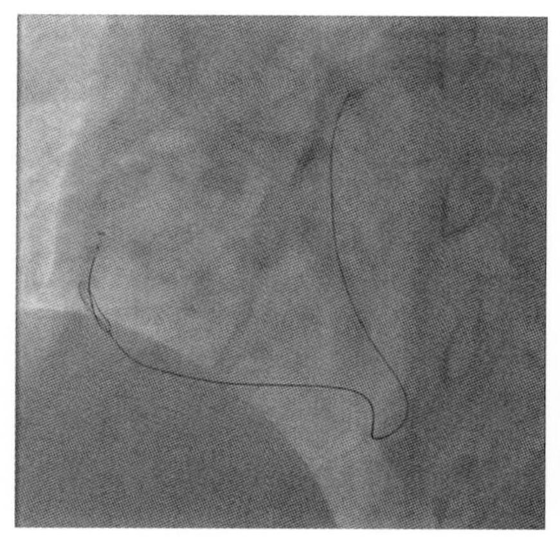

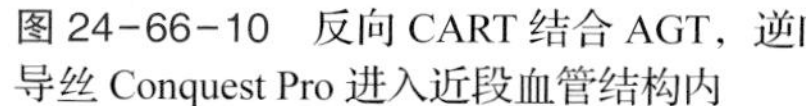
图 24-66-10　反向 CART 结合 AGT，逆向导丝 Conquest Pro 进入近段血管结构内

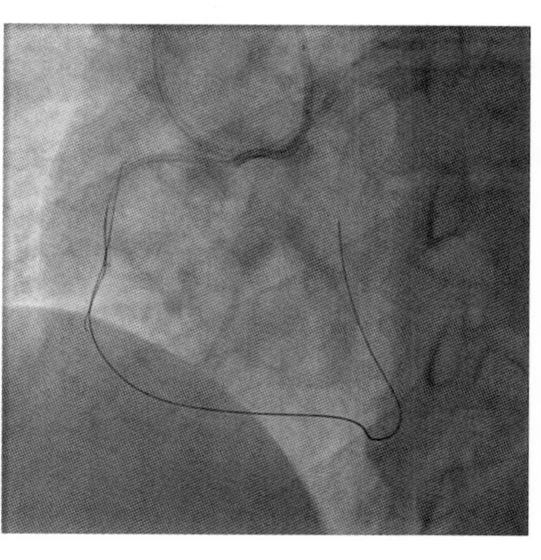

图 24-66-11　逆向 Conquest Pro 导丝无法进入 Guidezilla

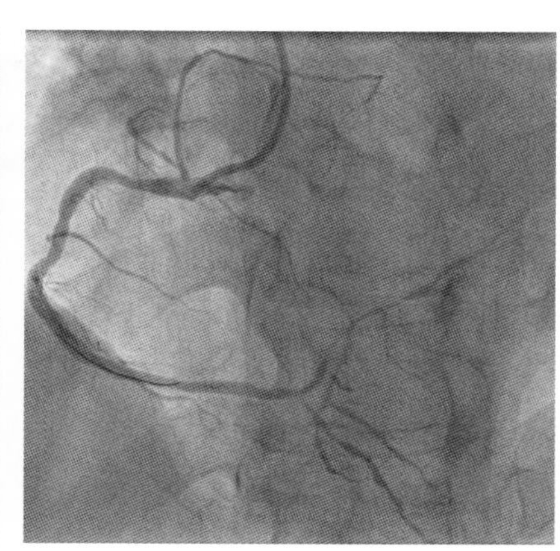

图 24-66-12　最后结果

处的走行，为正向导丝通过转折处进入右冠第三段血管结构内指示了前进方向，事后看应更早启动以提高手术效率。

3. AGT 技术近 1 年来已成为逆向介入治疗中基准技术，极大地提高了手术效率，也减少了术者在反向 CART 时 IVUS 的应用次数，但本例由于闭塞近段血管存在病变和扭曲，斑块负荷重，逆向 Conquest Pro 导丝通过闭塞段后进入了近段血管斑块内而无法进入 Guidezilla 导管，经 IVUS 检查确认后选择合适尺寸球囊高压扩张撕裂斑块后成功将逆向导丝迎接入 Guidezilla 导管。

病例 67　微导管通过侧支困难的右冠 CTO

术者：官学强　　医院：温州医科大学附属第二医院

• 病史基本资料 •

• 患者男性，67 岁。

• 主诉：劳累性胸闷 4 年，加重 5 日。

• 既往史：心血管危险因素：高血压，有吸烟史 40 年，每日 10 支。

• 辅助检查

心电图：窦性心律，Ⅱ、Ⅲ、aVF 导联病理性 Q 波。

心脏超声：左心室壁节段性运动异常，LVEF 38%。

实验室检查：肌钙蛋白。

• 治疗方案：入院后予以负荷波立维和阿司匹林治疗。

第一次冠状动脉造影及介入处理：左主干 30%～40% 狭窄伴龛影，前降支近中段 90% 狭窄，回旋支远段 60% 狭窄，右冠中段完全闭塞。前降支行介入治疗并于病变处植入支架 1 枚。

1 周后行右冠闭塞病变治疗。

• 冠状动脉造影 •

左主干 30%～40% 狭窄伴溃疡龛影，回旋支远段 60% 狭窄，前降支支架通畅，见前降支–间隔支向右冠侧支循环（图 24-67-1、图 24-67-2），右冠口部狭窄伴扭曲，RCA 中段（锐缘支发出后）完全闭塞，见可疑残端，自身侧支供血闭塞远端血管，并有桥侧支发出使闭塞中段岛状显影（图 24-67-3、图 24-67-4）。

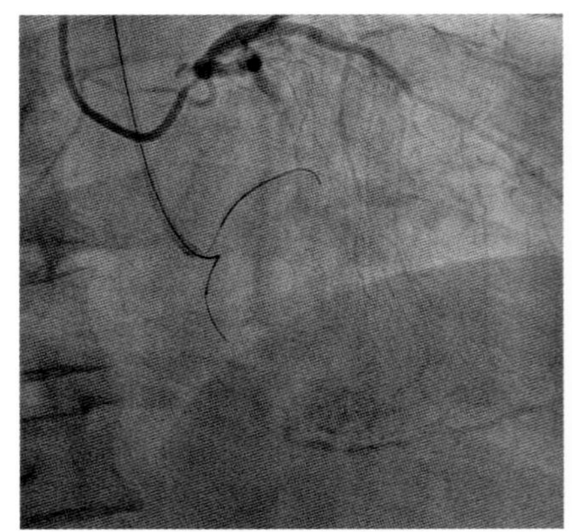
图 24-67-1 前降支-间隔支向右冠侧支循环

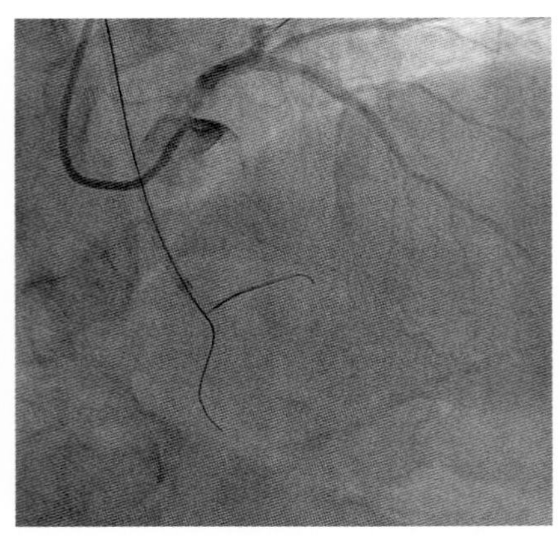
图 24-67-2 右冠闭塞远端出口位于右冠第三段

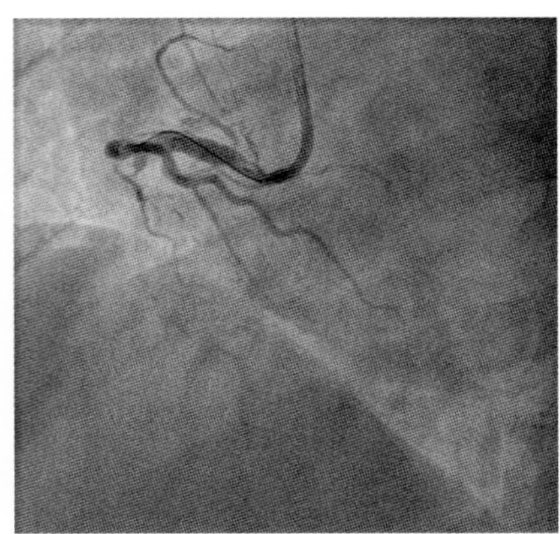
图 24-67-3 右冠中段完全闭塞

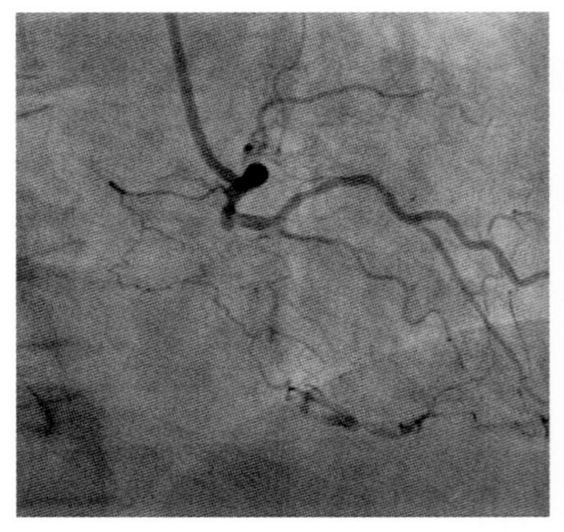
图 24-67-4 同侧侧支供血闭塞远端血管，桥侧支使闭塞中间岛状显影

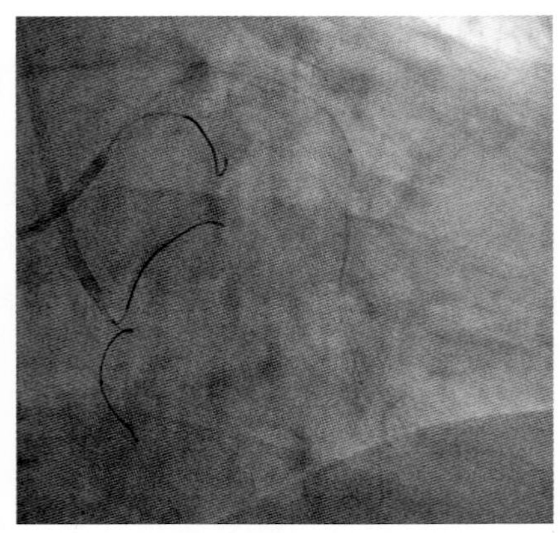
图 24-67-5 间隔侧支超选造影未见远端后降支显影

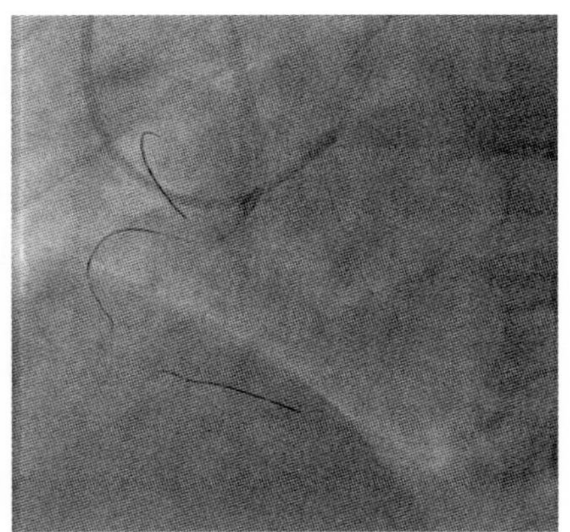
图 24-67-6 推送 Finecross 阻力大，不能通过侧支

• 病例分析及初始策略选择 •

J-CTO 评分 2 分。本例闭塞病变特点：近端纤维帽见可疑“鼠尾征”，闭塞段不长，但存在扭曲，左侧冠状动脉逆灌可达第二转折处，闭塞远端管腔直径大小尚可。根据病变上述特点，拟先采用正向技术开通，如不顺利则转为逆向技术，如侧支无法通过则考虑行器械辅助的 ADR 技术。

• PCI 过程 •

选择双侧桡动脉途径，7F AL 0.75 指引导管经右侧桡动脉至右冠开口后，在操作导丝和微导管过程中出现压力和心率下降，遂更换成 7F JR 4.0 指引导管，并用球囊锚定在圆锥支加强支撑和导管稳定性。在 130 cm Finecross 微导管支撑下，先尝试 Fielder XT-R 前向进攻闭塞段，并逐步升级导丝为 GAIA Second 和 GAIA Third，对侧造影提示导丝均进入内膜下，无法到达闭塞远端血管真腔。遂按计划启动逆向途径治疗，6F EBU 3.75 指引导管至左冠口部，由于第一和第二间隔支被支架覆盖，故 Sion 导丝进入第三间隔支，并送入 150 cm Finecross 微导管做高选择造影，间隔侧支超选造影未见远端后降支显影（图 24-67-5），但仍送入 Sion 导丝进行尝试并顺利通过侧支进入后降支，但 150 cm Finecross 微导管前进极为困难，阻力较大，无法通过侧支（图 24-67-6），更换送入 135 cm Corsair 导管较 Finecross 微导管有所前进，但仍不能顺利通过侧支（图 24-67-7），再将 135 cm Corsair 更换为 1.25 mm Tazuna 球囊，该球囊可进一步在间隔支缓慢前行（图 24-67-8），但仍无法通过间隔侧支左向右连接部弯曲段，遂再次换入 135 cm Corsair 导管并通过间隔连接部弯曲段（图 24-67-9），由于 135 cm Corsair 前行仍十分困难，阻力较大，故再更换为 150 cm Finecross 微导管较为顺利通过侧支进入后降支，并推送至闭塞远端出口处（图

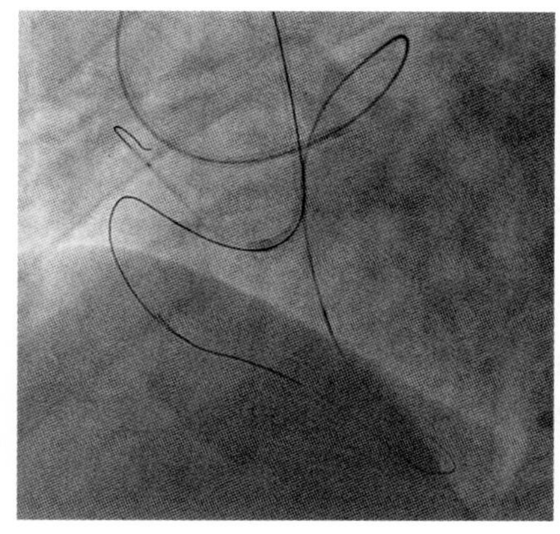
图 24-67-7 改送 Corsair，能前送更远，但仍不能通过

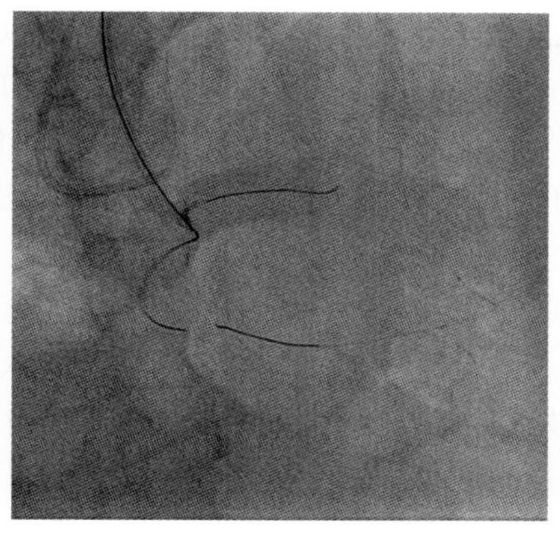
图 24-67-8 换用 1.25 mm Tazuna 球囊，继续在侧支内前进一小段

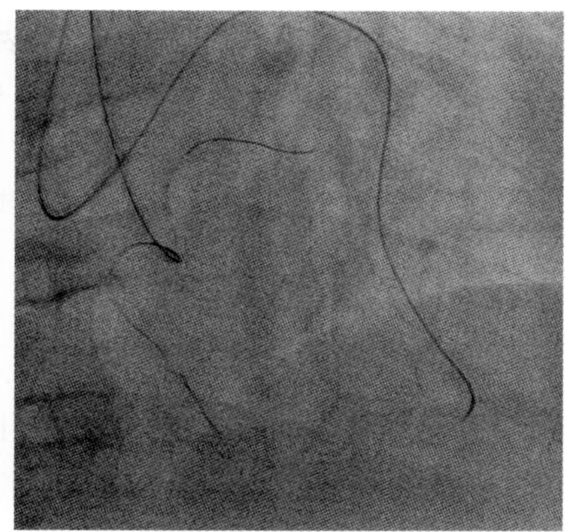
图 24-67-9 再换用 135 cm Corsair 通过间隔连接部弯曲段，但前行阻力仍较大

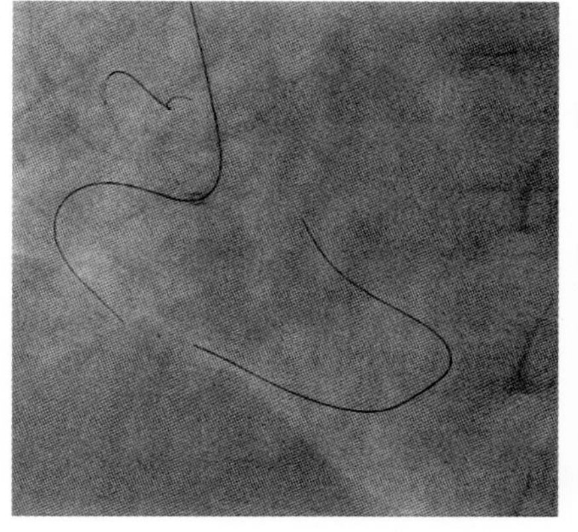
图 24-67-10 再次换成 Finecross，顺利推送至闭塞远端

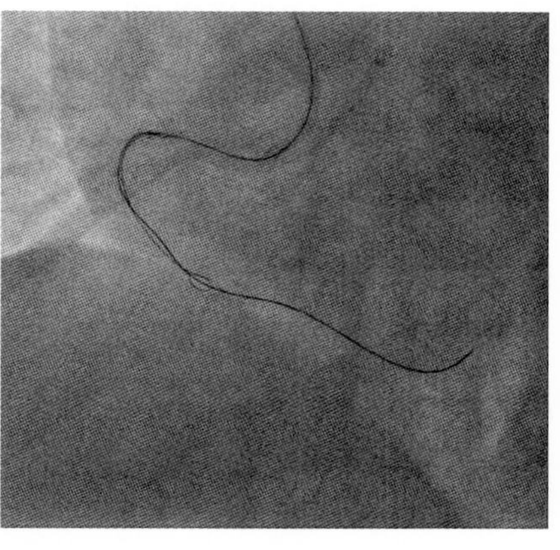
图 24-67-11 AGT 结合反向 CART，逆向导丝成功进入正向指引导管

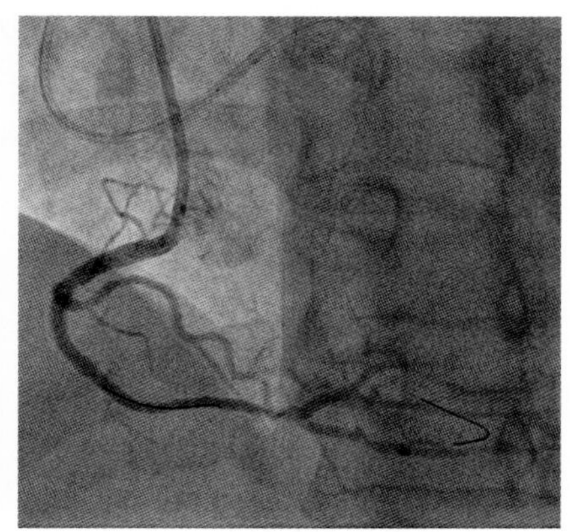
图 24-67-12 最后结果

24-67-10）。换用 Ultimate Bro 3 导丝逆向进入闭塞段，多体位透视显示与前向 GAIA Third 导丝重合较好，遂前向送入 2.0 mm × 15 mm 球囊扩张闭塞段行反向 CART 技术，但 Ultimate Bro 3 导丝无法进入近端血管真腔，逆向换用 GAIA Third 导丝及 Conquest Pro 导丝，也均无法进入闭塞近端血管真腔。将指引导管更换为 7F SAL 0.75 并送入 Guidezilla 导管，同时将球囊更换为 2.5 mm × 15 mm 球囊行 AGT 技术和反向 CART 技术，经过应用 Pilot 200、Conquest Pro 导丝努力后最终 Ultimate Bro 3 导丝进入前向 Guidezella 并送入正向指引导管（图 24-67-11），完成 330 cm RG 3 导丝双侧体外化后送入球囊扩张闭塞段，并在 IVUS 指导下先后由远及近植入 2.5 mm × 38 mm、2.75 mm × 29 mm、3.5 mm × 33 mm 共 3 枚药物支架并高压后扩张，复查造影见支架膨胀满意，贴壁良好，无夹层，血流 TIMI 3 级（图 24-67-12），同时多角度检查间隔侧支无损伤，结束手术。

· 小结 ·

1. 本例为常规正逆向技术结合开通 RCA CTO 的病例，手术过程中遇到第一个困难是微导管无法沿导丝通过间隔侧支到达后降支。这种情况在逆向途径开通 CTO 病例中并非少见，本例微导管通过困难其原因可能是 6F 指引导管支撑力不足和间隔侧支为 CC 0 级，血管纤细有关。最常采用的解决办法包括换用不同长度或品牌的微导管，联合使用 Guidezilla 导管或球囊锚定技术加强指引导管支撑力，或小球囊低压力扩张间隔侧支；上述均失败时可考虑更换侧支或策略。本例由于左侧采用 6F 指引导管，采用球囊锚定技术存在不便；左主干存在病变，如使用 Guidezilla 延长导管担心导致左冠系统缺血或可能损伤左主干。因此，本例采用多次更换 Corsair 和 Finecross 交替前进的方法来通过侧支，需指出的是 135 cm Corsair 的力量传导和通过性远优于 150 cm Corsair，因此通过侧支困难更换为 Corsair 时建议首先使用 135 cm Corsair。本例也利用了 1.25 mm 的 Tazuna 球囊优异表面涂层做滑动前进，起到类似 Corsair 钝性扩张的作用，部分替代 135 cm Corsair 的作用，避免在通过侧支过程中过度旋转 Corsair 导管导致 Sion 导丝和导管损坏；如果上述微导管仍无法通过侧支，则利用该球囊低压力扩张间隔侧支。

2. 本例手术由于 RCA 口部病变采用 7F JR 4.0 指引导管联合球囊锚定的方法加强支撑，因此应用反向 CART 技术时无法行 AGT 技术，近端假腔内膜塌陷给逆向导丝进入近段血管真腔增加了困难，更换指引导管后行 AGT 结合反向 CART 技术，通过调整 Guidezilla 和球囊位置很快完成逆向导丝进入正向指引导管。因此，AGT 技术大大提高了逆向开通 CTO 技术的效率。

病例 68　右冠闭塞伴迂曲钙化逆向开通

术者：邱春光，韩战营　　医院：郑州大学第一附属医院心内科

• 病史基本资料 •

• 患者 67 岁，男性。

• 主诉：间断胸闷 20 日。

• 既往史：危险因素：吸烟史（+）。

• 辅助检查

实验室检查：BNP 125 pg/ml，cTnT<0.01 ng/ml，Cr 86 μmol/L，eGFR 80.724 ml/（min・1.73 m^2）。

心脏彩超：LVED 48 mm，EF 55%。

心电图：未见明显 ST-T 改变。

• 药物治疗方案：阿司匹林、替格瑞洛、瑞舒伐他汀。

• 冠状动脉造影 •

造影结果：左冠前降支（LAD）近中段狭窄约 80%，间隔支至右冠后降支（PDA）侧支循环形成，Werner 分级 CC 2 级，中度迂曲，回旋支供血范围较小，近段 50% 狭窄。右冠中段第一转折以远闭塞，闭塞段近端钝头，有分支血管及桥侧支血管，闭塞段体部有钙化，迂曲，闭塞段长度 >20mm，闭塞段远端钝头（图 24-68-1）。

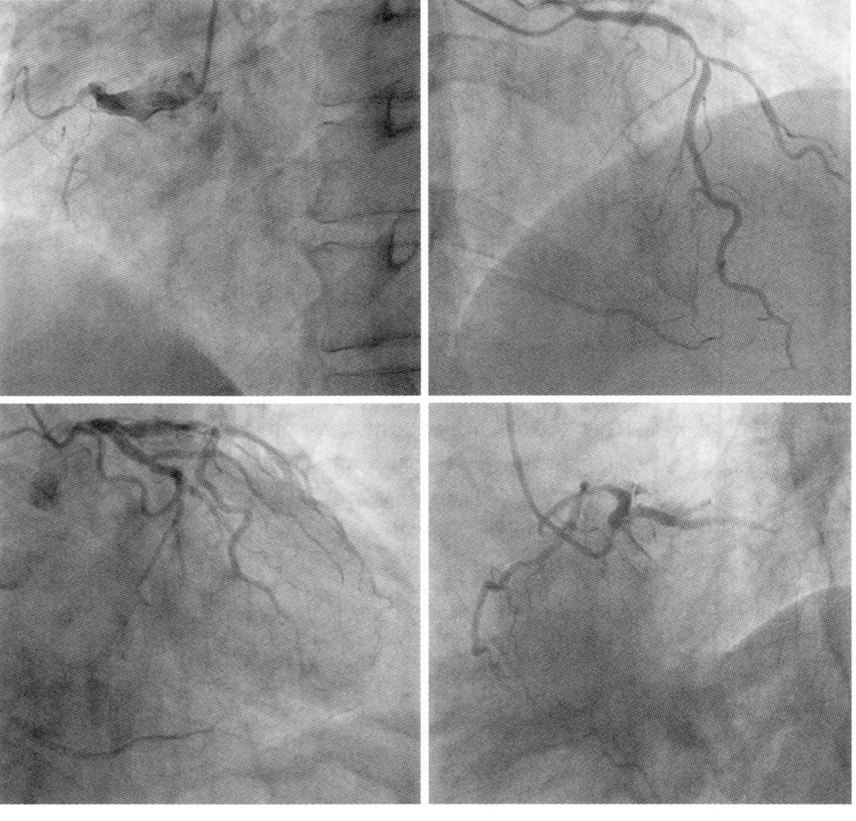

图 24-68-1　造影图：RCA 近段完全闭塞，呈钝头闭塞，左冠状动脉发出侧支血管供应 RCA，LAD 中段狭窄 80%

• 介入治疗 •

（一）第一次介入治疗

1. 首先处理 LAD 近中段病变，左冠状动脉使用 6F EBU 3.5 指引导管，Rinato 导丝，植入 DES 3.0 mm × 23 mm 1 枚。右冠首先尝试正向技术，使用 6F AL 1.0 指引导管，135 cm Corsair 微导管，首先使用 Fielder XT-A，序贯升级为 GAIA Second、Conquest Pro 12 导丝，因闭塞段迂曲成角伴钙化，导丝未能通过闭塞段（图 24-68-2）。

2. 启动逆向技术，逆向 150 cm Corsair 微导管，Sion Black 导丝通过间隔支侧支循环至 RCA 中段。逆向导丝依次升级为 Fielder XT-A、GAIA Second、GAIA Third、Conquest Pro 12 导丝均未能通过闭塞段，逆向导丝 Fielder XT-A 使用 Knuckle 技术至 RCA 近段（图 24-68-3）。

3. 启动反向 CART 技术，正向使用 2.5 mm × 12 mm 球囊扩张，最终以 GAIA Third 导丝通过逆向闭塞段至 RCA 近段管腔，但未能进入正向指引导管（图 24-68-4）。

4. 术中供血血管痉挛及迷走反射，患者突发心率慢，血流动力学不稳定，撤出逆向导丝及微导管，结束手术。

5. 失败原因分析：对病变的坚硬程度估计不充分，指引导管支撑力不够，手术时间较长（图 24-68-5）。

（二）第二次介入治疗（6 个月后）

1. 策略制订

（1）逆向技术：由于第一次逆向导丝已经成功通过侧支，到达闭塞段远端，本次拟增加双侧指引导管支撑力，如果逆向技术失败，ADR 技术备用。

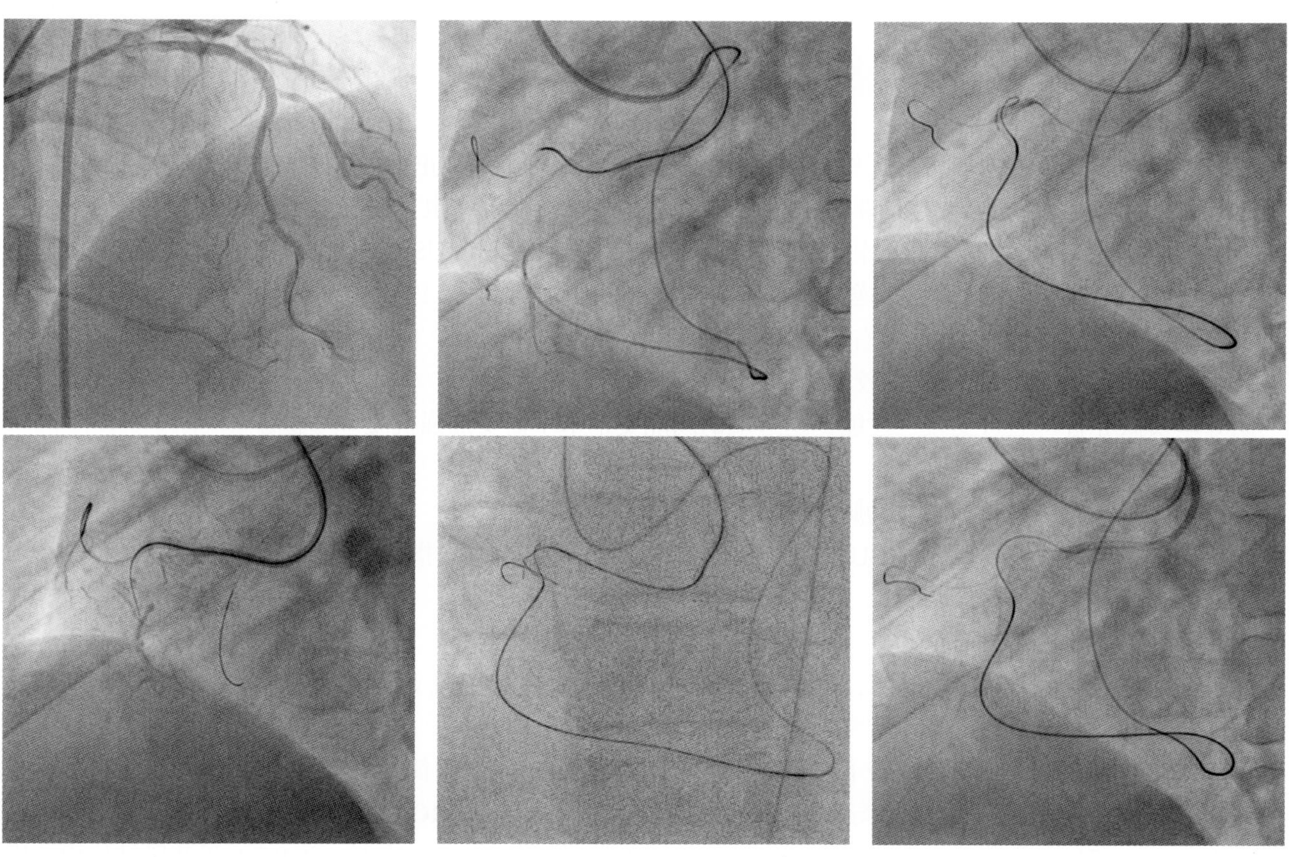

图 24-68-2　正向介入治疗尝试失败

图 24-68-3　逆向介入治疗，Fielder XT-A Knuckle 技术至 RCA 近段

图 24-68-4　反向 CART 技术

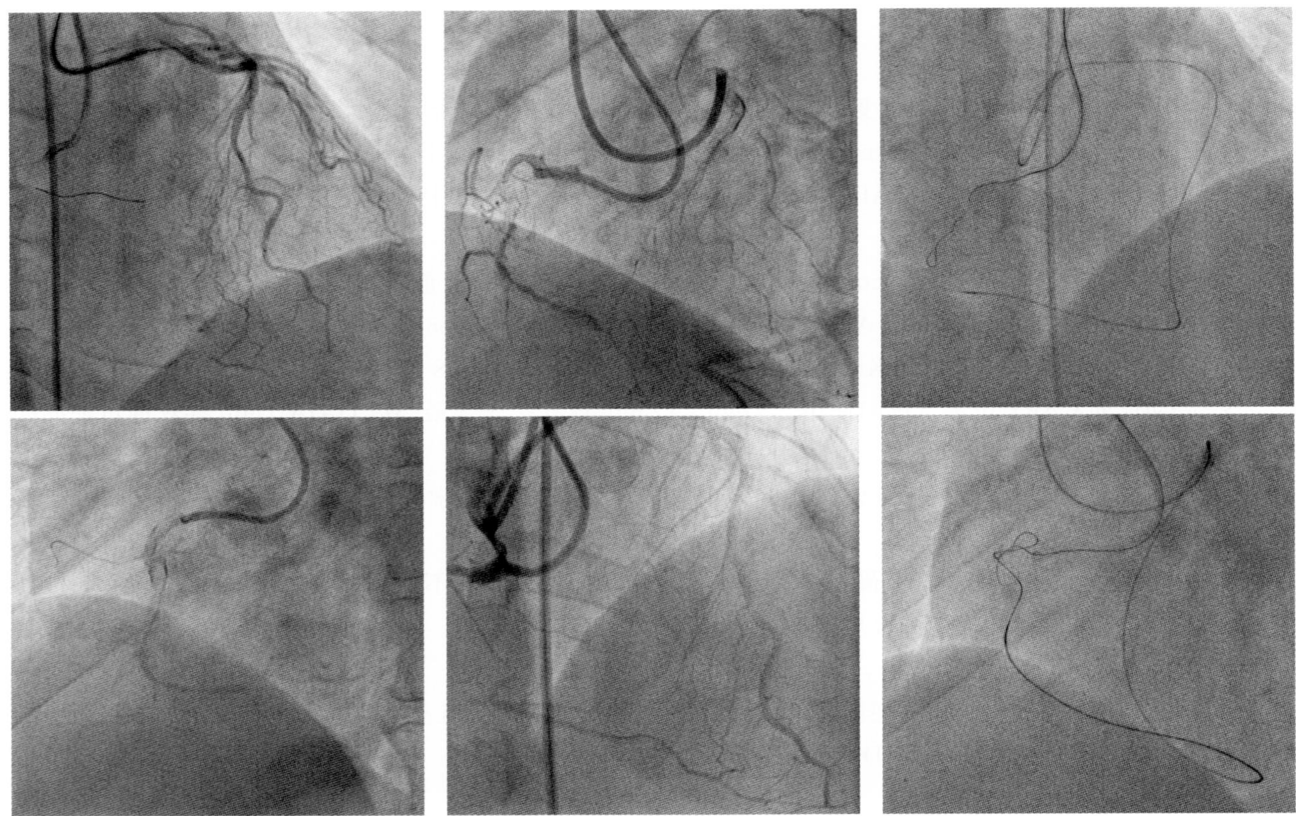

图 24-68-5 第一次介入手术结束

图 24-68-6 6个月后第二次介入尝试。LAD 中段支架通畅，间隔支侧支血管供应 RCA-PDA

图 24-68-7 Fielder XT-A 逆向 Knuckle 至 RCA 闭塞段内

（2）正向技术：闭塞段近段无锥形残端，病变钙化、成角，单纯正向导丝更替技术难以突破纤维冒，由于局部闭塞段迂曲，导丝走向难以精准控制，即使突破纤维冒，也不易进入真腔。IVUS 指导下的正向技术：本例患者 RCA 近段扭曲钙化，闭塞段近段有 1 支 AM，IVUS 有可能指引闭塞段入口位置，但 IVUS 输送困难，无法顺利到位。逆向技术导丝既往成功通过闭塞段，因此成为本次手术首选策略。

2. 风险预判与应对：患者为右优势型冠状动脉，右冠近段闭塞，LAD 近段重度狭窄，预计 CTO 前向技术开通难度较大，LAD 病变较简单，半年前已经处理左冠病变，本次计划再次处理右冠 CTO 病变，逆向导丝及微导管将通过支架，才能到达远端的间隔支，术中需要加强抗凝。

· 器械准备 ·

穿刺准备：右桡动脉和右股动脉入路。

指引导管选择：桡动脉 7F EBU 3.75 指引导管，股动脉 7F AL 1.0 指引导管。

其他器械准备：Stingray 球囊，IVUS 备用。

· 手术过程 ·

1. 双侧造影示 RCA 中段闭塞，RCA 远段重度狭窄，LAD 近中段支架内通畅，间隔支侧支连接 PDA（图 24-68-6）。

2. 前向准备：135 cm Corsair 微导管，使用 Fielder XT-A 导丝简单尝试未能成功，迅速启动逆向，150 cm Corsair 微导管，Sion 导丝迅速通过间隔支侧支循环至 RCA 闭塞段远端，先后尝试 Fielder XT-A、GAIA Third 未能通过闭塞段。逆向 Fielder XT-A 使用 Knuckle 技术，至 RCA 闭塞段结构内（图 24-68-7）。

3. 正向闭塞端纤维帽坚硬，导丝不能突破，在 Guidezilla 导管和 130 cm Corsair 微导管支撑下，启动 Fielder XT-A Knuckle 技术。由于阻力较大，2.5 mm × 20 mm 球囊沿 Knuckle 导丝顶紧纤维冒进行扩张，扩张后再次 130 cm Corsair 微导管支撑，启用 BASE 技术，前向 Knuckle，进入结构内（图 24-68-8）。

4. 先后使用 Marverick 球囊 2.5 mm × 15 mm，逐步前移战场，行反向 CART 技术未成功（图 24-68-9）。

5. 再次战场前移至右冠中段，送 Guidezilla 至 RCA 中段拟行 AGT，使用 3.0 mm × 12 mm 球囊行反向 CART 技术成功，最终以 Conquest Pro 12 导丝成功进入 Guidezilla，RG 3 导丝完成体外化（图 24-68-10）。

6. IVUS 检查辅助判断血管情况，依次植入 DES 3.5 mm × 36 mm、4.0 mm × 28 mm、4.0 mm × 28 mm 3 枚支架。PDA 可见漏入右心室的穿孔，无心脏压塞征象，不需要特殊处理。

· 术后结果 ·

1. 术后即刻结果：见图 24-68-11、图 24-68-12。

2. 远期结果（12 个月随访造影）：见图 24-68-13。

· 小结 ·

1. 本例右冠中段钝头闭塞合并闭塞段迂曲，当导丝更替技

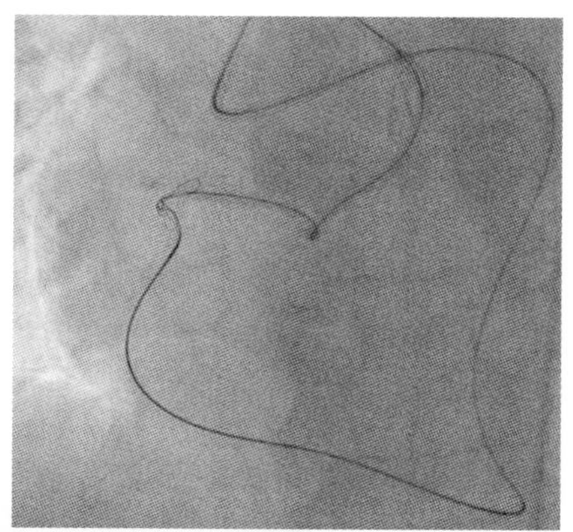

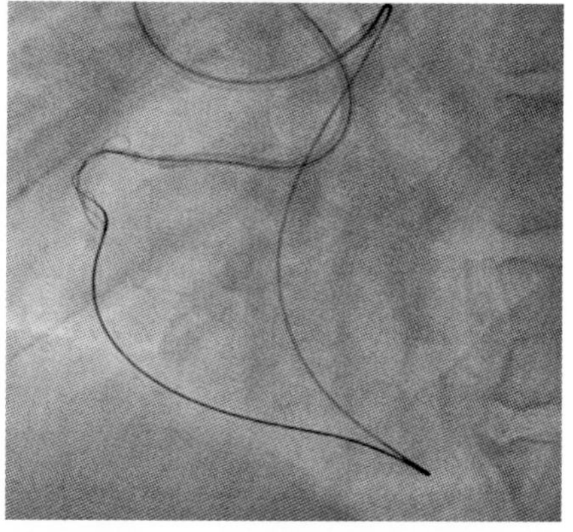

图 24-68-8 正向 Knuckle 技术及 BASE 技术

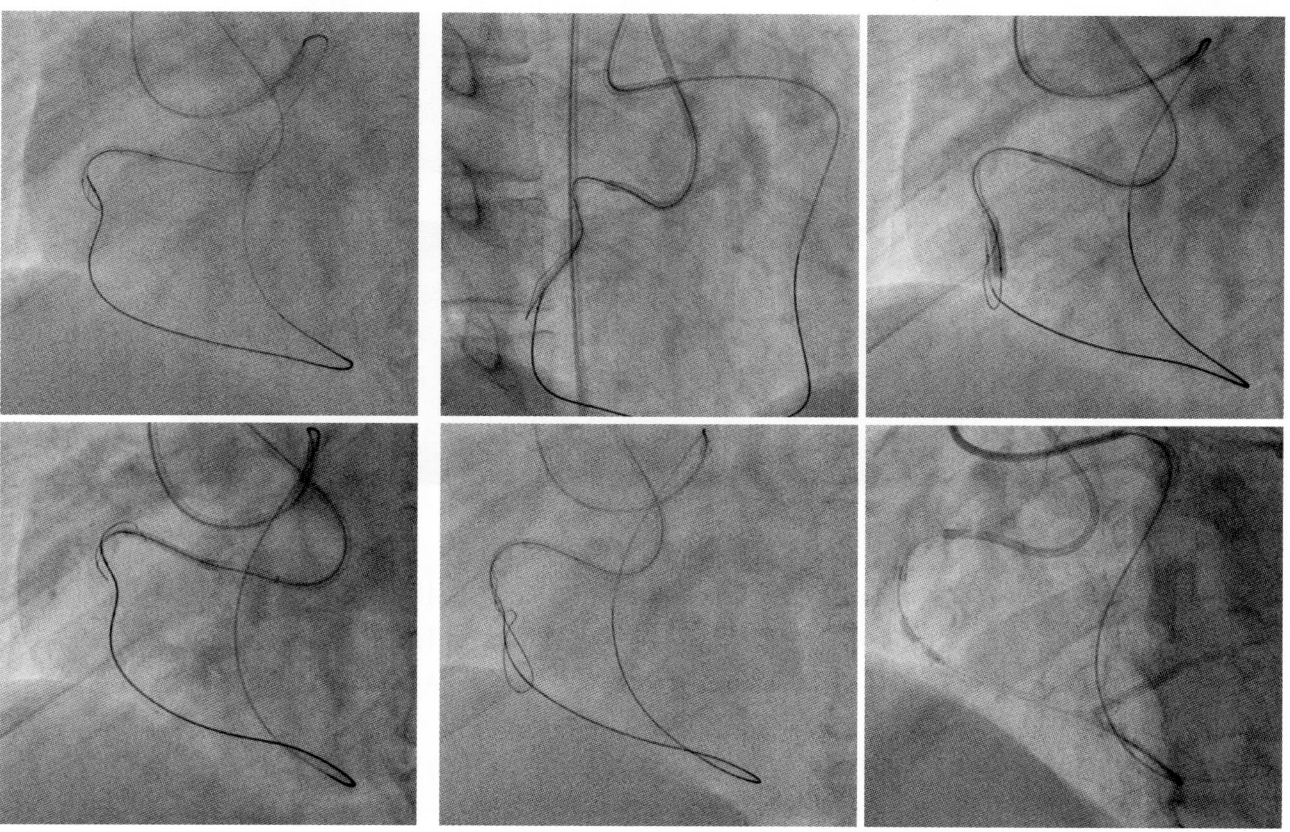

图 24-68-9 反向 CART 技术

图 24-68-10 右冠中段反向 CART 技术及 AGT 技术

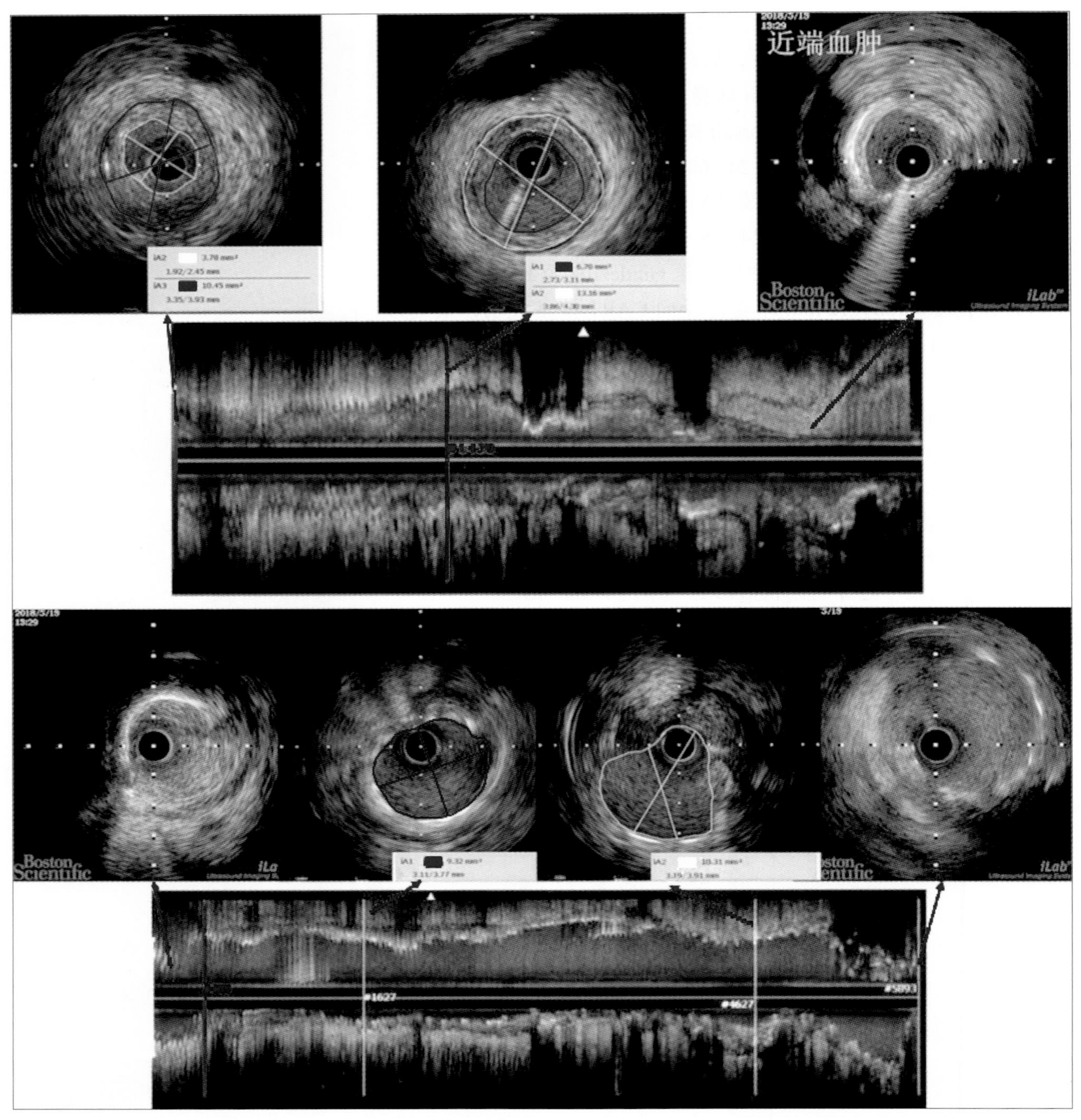

图 24-68-11 即刻结果 1

术无法突破近端纤维帽时，尽早启用 Scratch-and-Go、Knuckle 技术，Knuckle 遇到阻力时，启用 BASE 技术，最终进入闭塞段结构内，闭塞段远端纤维帽坚硬，同样使用 Knuckle 技术，保证了导丝位于血管结构内。先后在 3 个部位进行反向 CART 成功进入真腔，AGT 技术体外化导丝，成功完成介入治疗。

2. 本病例中提示：术中突破闭塞段近端纤维帽段方式有多种，特别时右冠近端闭塞，可供提供支撑的血管段较短时，最重要的方法是增加指引导管的支撑，及早使用 Guidezilla 导管增加支撑，以专用 CTO 导丝穿刺，灵活利用微导管和不同尺寸的球囊的组合和转换及寻找合适的反向 CART 位点是本例患者成

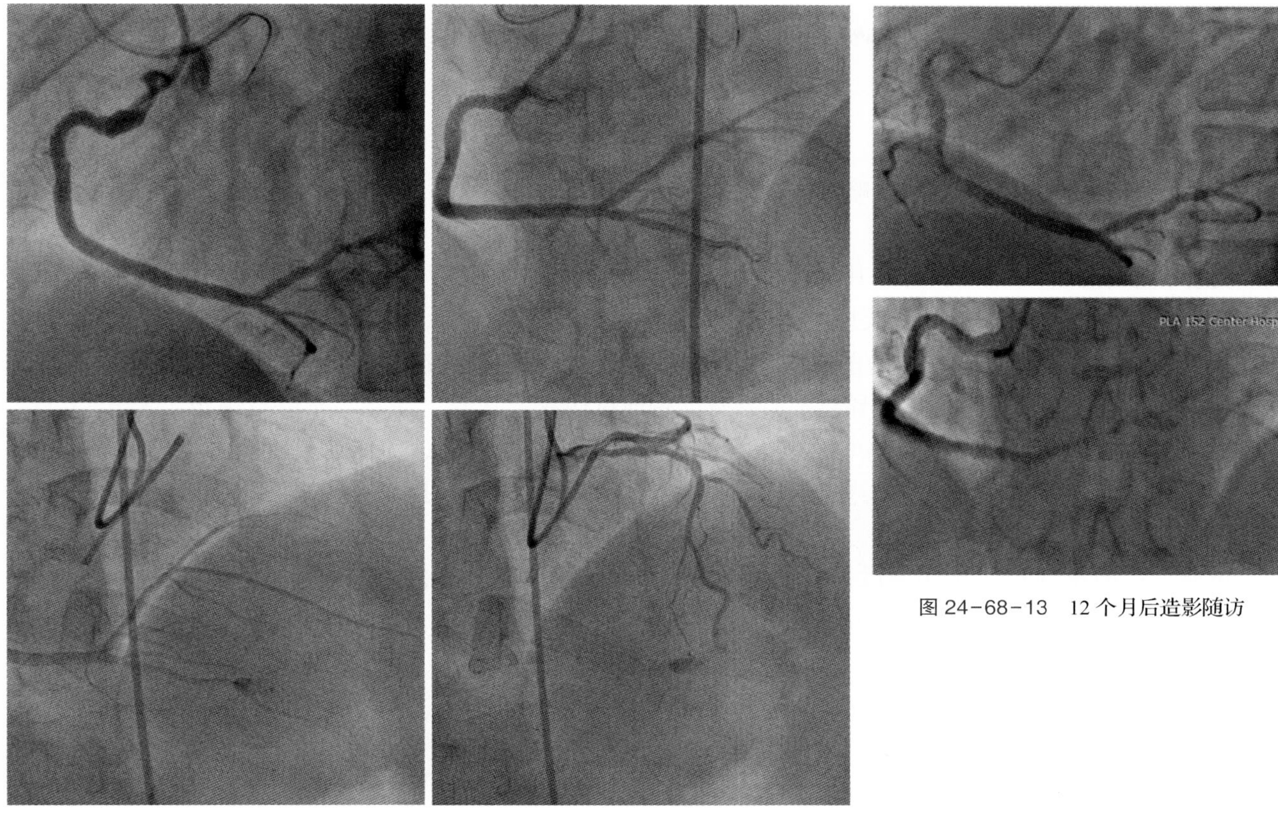

图 24-68-13　12 个月后造影随访

图 24-68-12　即刻结果 2

功的关键。如果重做这个病例，会更早、更灵活地启用各种术式，不会局限于某个步骤过长时间。术前制订的策略比较充分，使用了多种 CTO 技术，导丝体外化后，IVUS 评估血管状况，指导支架植入也比较合理。远端的血管漏入右心室也不需要处理。

· 讨论 ·

1. 右冠近段闭塞，进攻段比较短，再合并闭塞段迂曲或走向不明及钙化时，手术难度明显增加；通常需要更强支撑力的指引导管和延伸导管的组合。

2. 针对这类病变，尽早启用 Scratch-and-Go 技术突破纤维帽，尽早启用 Knuckle 技术，Knuckle 遇到阻力时，尽早启用 BASE 技术，条件允许时，及时调整反向 CART 部位，必要时启动 ADR 技术。

病例 69　逆向介入治疗：逆向微导管无法通过闭塞病变时

术者：洪浪　　医院：江西省人民医院　　日期：2019 年 2 月 27 日

· 病史基本资料 ·

· 患者男性，52 岁。

· 主诉：胸闷痛 1 年余，再发伴加重 3 个月。

· 简要病史：患者近 1 年开始，反复活动后出现心前区闷痛，压榨样，每次症状持续数分钟，3 个月前外院冠状动脉造影示右冠 CTO，尝试开通失败，此后症状反复发作，药物控制不佳。

• 危险因素：高血压、长期吸烟。

• 冠状动脉造影 •

造影见图 24-69-1。

• 治疗策略 •

按照优先顺序制订若干手术策略，各策略成功的关键是什么。

风险预判与应对。

为什么不采取某种策略：对于其他选项的排除，给予一定讲解。

J-CTO 评分 5 分，策略选择及理由如下。

策略一：优选逆向策略，因为前次正向尝试时造成很大假腔，且造影提示间隔支至后降支逆向通道良好，逆向策略成功的关键是逆向导丝、微导管能否通过病变。

策略二：正向策略，正向策略时导丝很容易进入未闭合的大假腔，需仔细分析前次手术影像，观察前次手术导丝与血管真腔的关系，导丝选择方面首选疏水导丝，谨慎操控寻径真腔，必要时 IVUS 进行指导。

策略三：ADR 策略，因闭塞段长、成角，闭塞段位于血管分叉处，闭塞远端血管弥漫病变，因此该病变不适合 ADR 操作，仅在特殊情况时使用。

• 器械准备 •

1. 选择双侧桡动脉路径，均为 6F 血管鞘，原因：预计支撑、管腔充足，减少血管并发症。
2. 指引导管选择：左冠 EBU 3.5 导引导管，右冠 SAL 1.0 导引导管。
3. 其他器械：微导管、CTO 导丝、各种球囊。

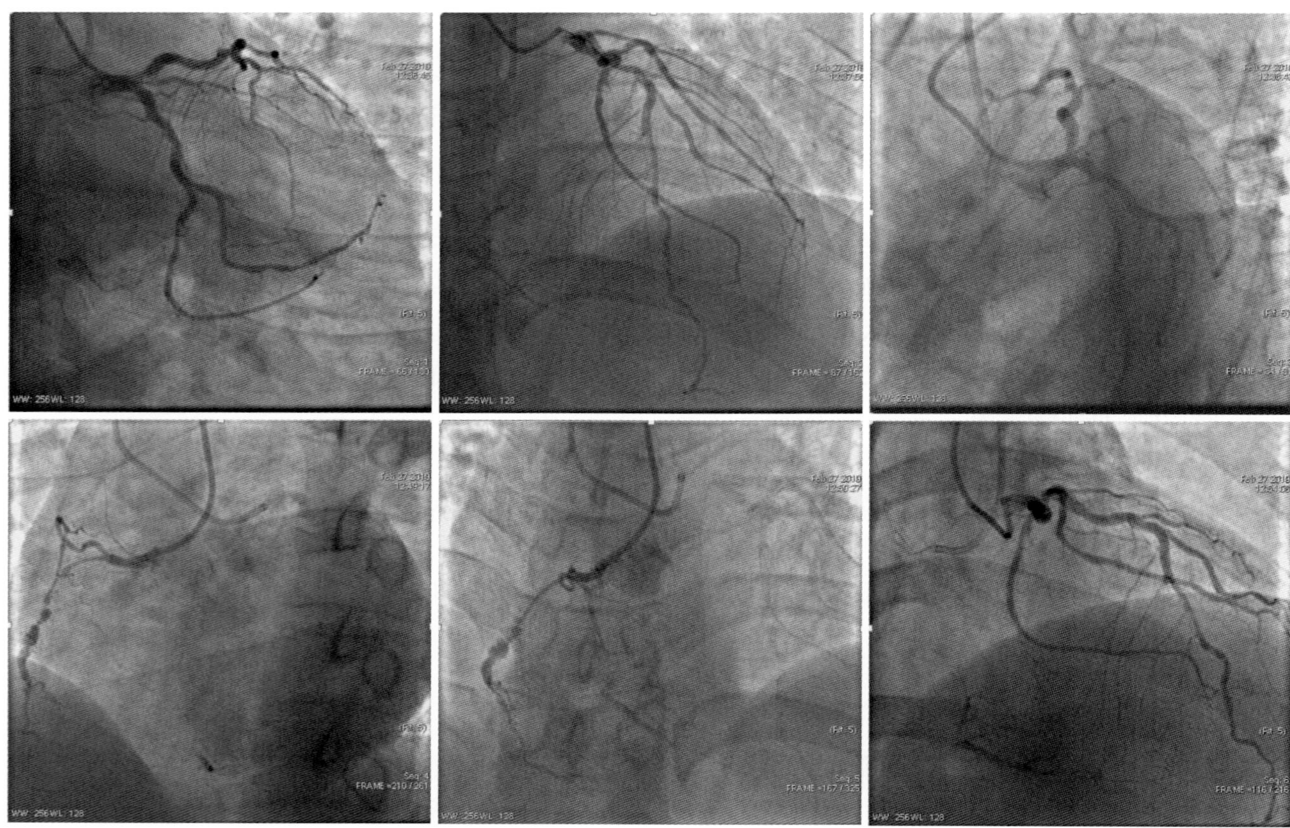

图 24-69-1　造影图：右冠中远段 CTO，外院尝试开通，但失败

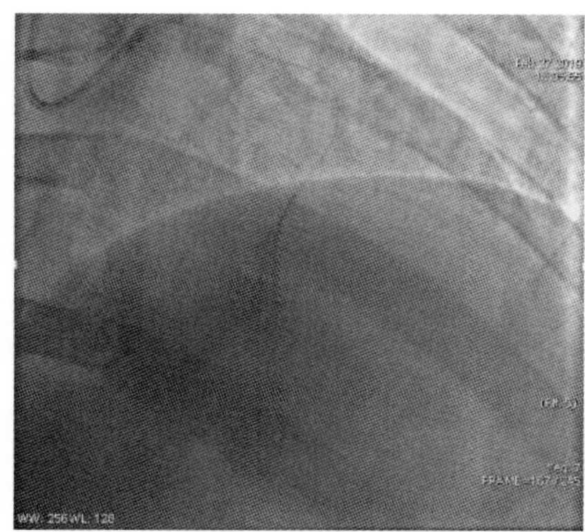

图 24-69-2　EBU3.5 导引导管，微导管（150 cm）高选择造影

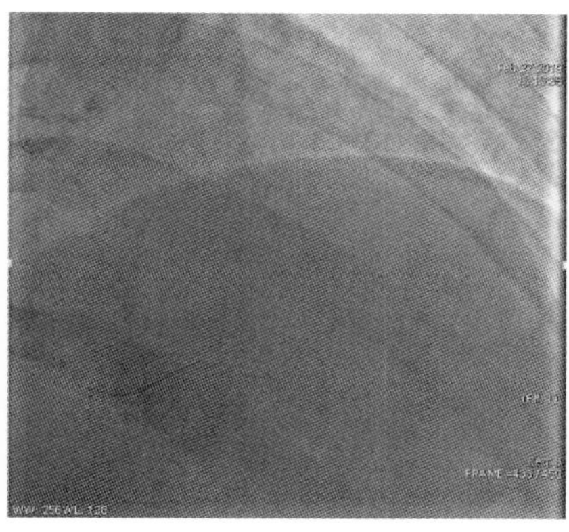

图 24-69-3　Sion 导丝成功通过间隔支进入 PDA

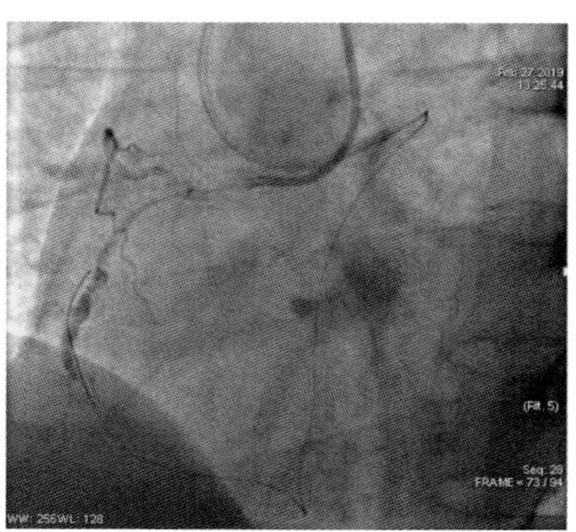

图 24-69-4　逆向 Pilot 150 进攻至闭塞近段

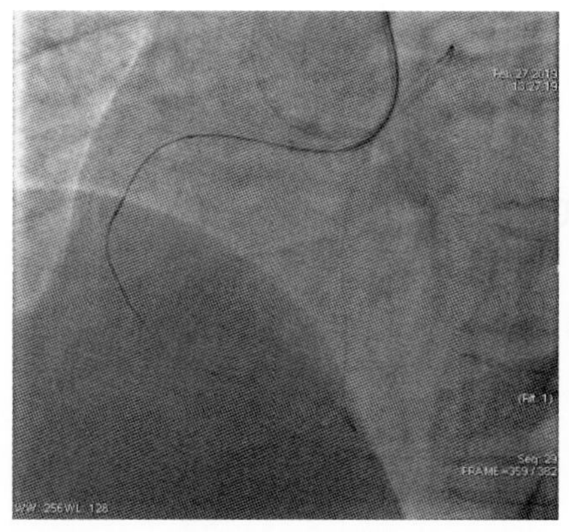

图 24-69-5　Pilot 150 导丝未能直接穿越闭塞段进入近段真腔，启动正向进攻，SAL 1.0 导引导管，微导管（130 cm），正向 Conquest Pro 导丝

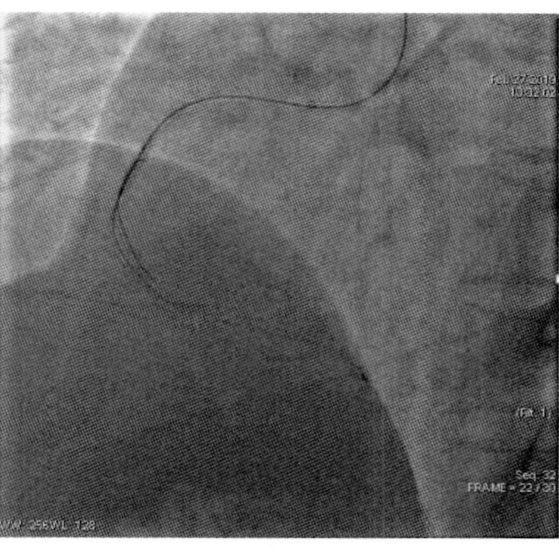

图 24-69-6　直接启动反向 CART 技术

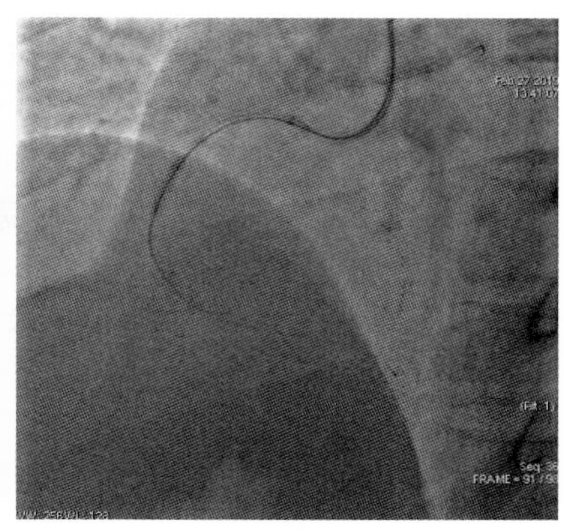

图 24-69-7　逆向 Conquest Pro 导丝进入正向 SAL 1.0 导引导管

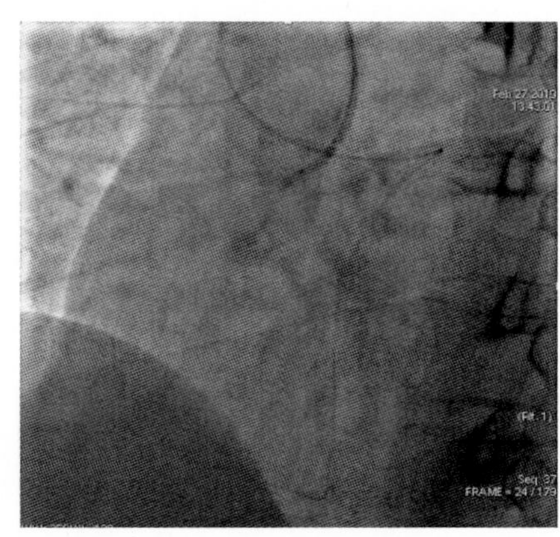

图 24-69-8　正向 SAL 1.0 导引导管内使用 2.5 mm 半顺应性球囊锚定逆向导丝，逆向微导管仍无法推送通过闭塞段，遂主动拖拽正向系统

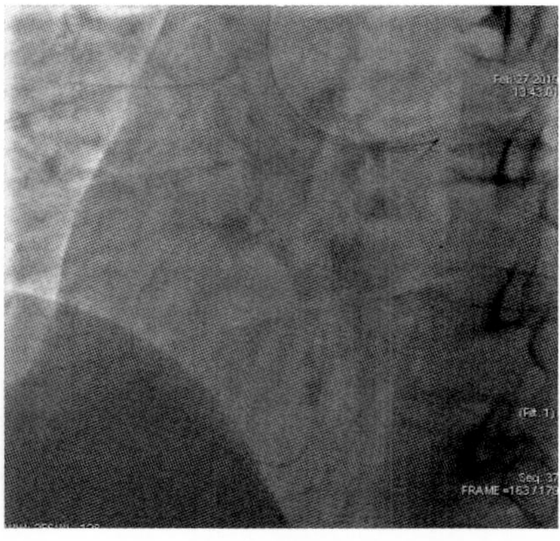

图 24-69-9　成功将逆向微导管拖拽至右冠近段，整个拖拽过程始终保持逆向 EBU 3.5 指引导管离开左冠口，避免深插

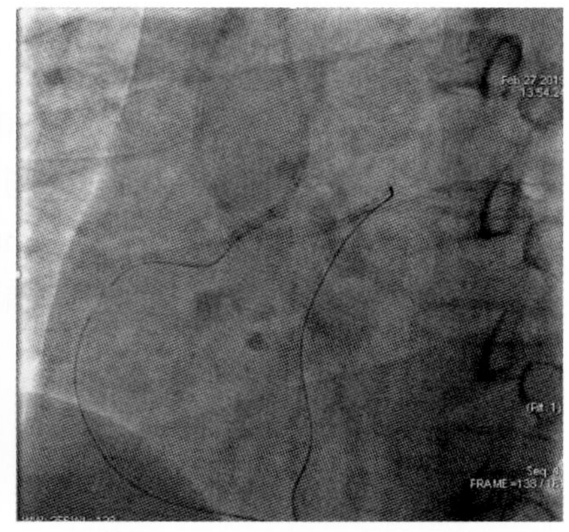

图 24-69-10　正向 Runthrough 导丝穿逆向微导管成功，后撤逆向导丝、逆向微导管。依次使用 2.0 mm 半顺应性球囊由远及近逐步扩张右冠病变处，右冠串联置入支架

· 手术过程 ·

手术过程：见图 24-69-2～图 24-69-10。

· 术后结果 ·

即刻造影如图 24-69-11。

• 小结 •

1. 逆向微导管主动拖拽技术：指逆向导丝通过闭塞段进入正向指引导管内后，逆向微导管无法通过逆向侧支通道或闭塞段时，正向指引导管内球囊锚定逆向导丝后，拖拽整个正向系统，主动将逆向微导管拖拽通过的技术。

2. 根据病变特点，首选逆向策略，逆向导丝没有直接通过闭塞段时，及时启动正向策略，采用反向 CART 技术、主动拖拽技术等多技术联合，最终开通闭塞血管。

是否需要更多的辅助手段?

3. 可以使用腔内影像学辅助（IVUS）作为辅助手段。

4. 逆向微导管无法通过闭塞段的处理方法：① 加强逆向支撑；② 正向导管内球囊锚定导丝；③ 更换外径更小或通过性更好的微导管；④ 正向导丝、球囊挤压松解；⑤ 更换另一逆向侧支通道。

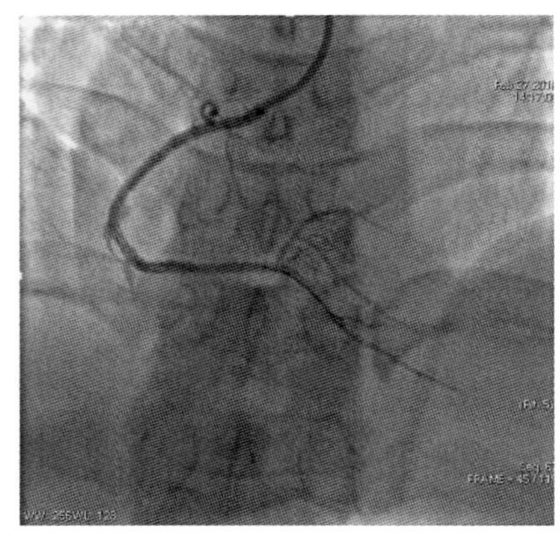

图 24-69-11 最终结果

病例 70 逆向处理右冠无残端 CTO

术者：贺勇 医院：四川大学华西医院

• 病史基本资料 •

• 患者男性，68 岁。

• 主诉：阵发胸闷 1 年。

• 既往史：有高血压、吸烟史。

• 辅助检查：心电图提示下壁导联 ST-T 改变，心脏彩超提示左心室射血分数 56%，肌钙蛋白在正常范围内。

• 基线冠状动脉造影 •

基线冠状动脉造影如图 24-70-1～图 24-70-6：左冠造影提示左冠轻中度病变，可见左向右的侧支循环；右冠开口起闭塞，开口附近发出圆锥支，闭塞段长度 >20 mm，闭塞段远端终止于后三叉，闭塞段远端血管通过左向右的侧支循环显影，左室后支及后降支血管较

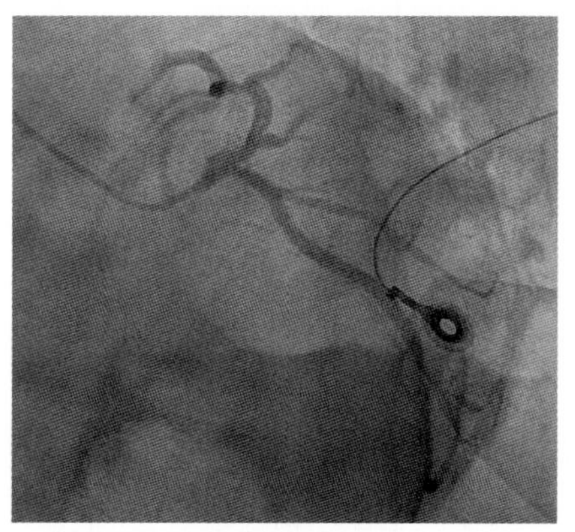

图 24-70-1 左冠蜘蛛位造影

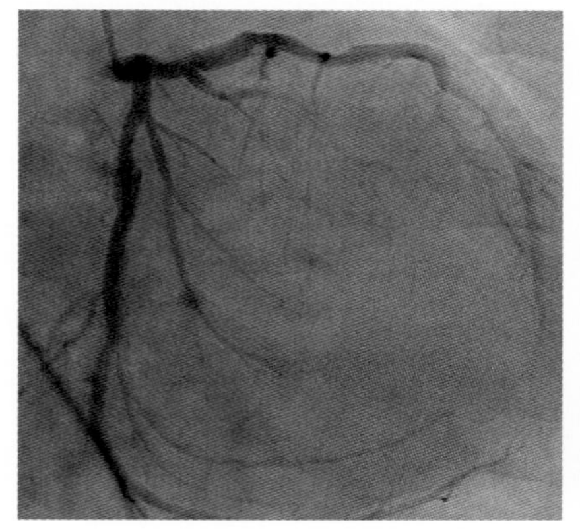

图 24-70-2 左冠肝位造影

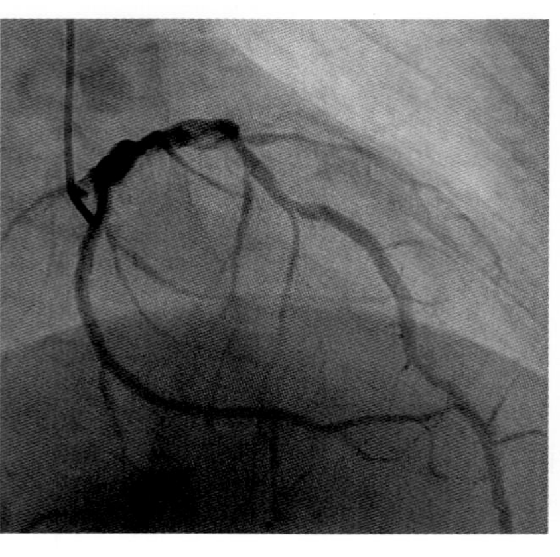

图 24-70-3 左冠右头位造影

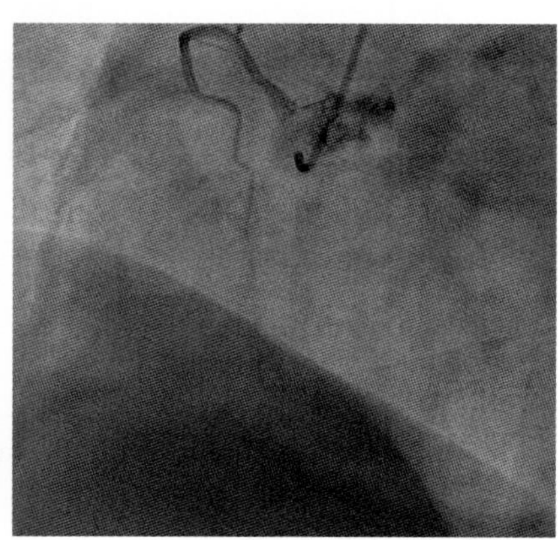

图 24-70-4 右冠造影

细且存在弥漫病变。

· 治疗策略及器械选择 ·

该患者冠状动脉造影提示左冠轻中度病变，右冠自开口起闭塞，无明显残端，远端终止于后三叉处，远端血管较细，且存在后降支及左室后支分支，闭塞病变长度 >20 mm。所以根据冠状动脉病变特点，正向策略成功的概率很低，同时该例血管条件也不适于 ADR 技术。所以应考虑 IVUS 寻找并评估闭塞入口，先行正向准备，当正向导丝前行遇阻，立刻启动逆向。

正向经桡动脉 6F AL 1，逆向经股动脉 7F XB 3.5。

· 手术过程 ·

手术过程：见图 24-70-7～图 24-70-15。

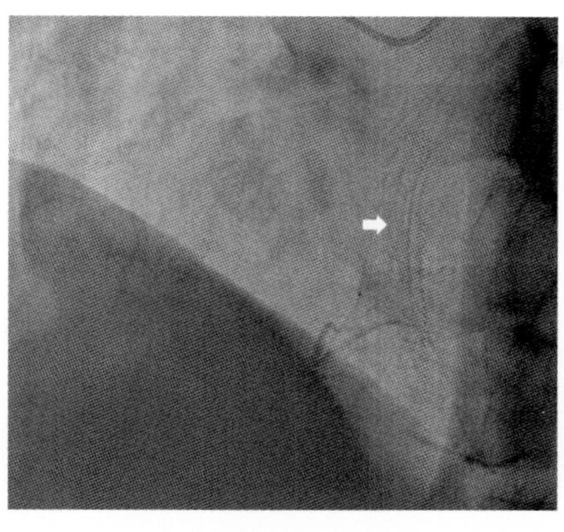

图 24-70-5　侧支循环（白色箭头处）

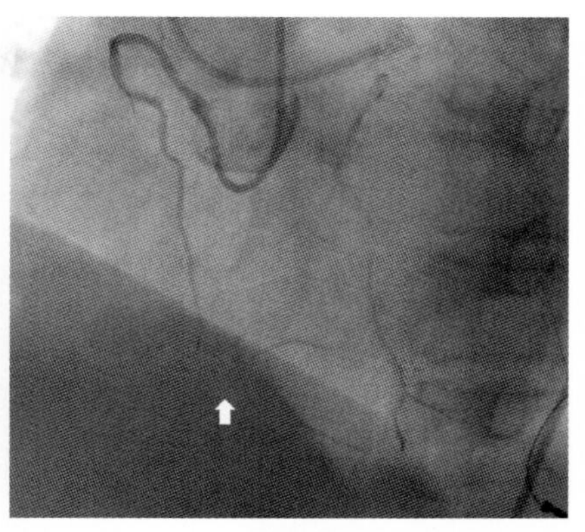

图 24-70-6　双侧造影，白色箭头处为右冠闭塞段远端通过侧支循环显影处

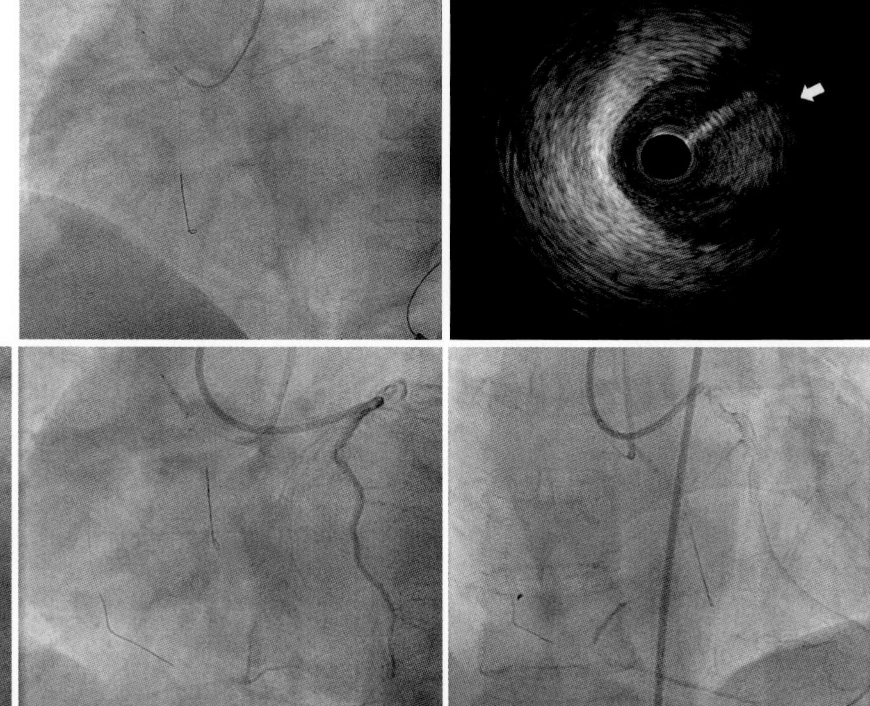

图 24-70-7　导丝（Conquest Pro）进入闭塞段后降级到 Pilot 200（左图），顺利前行至远端，但明显是进入了内膜下（中图及右图）

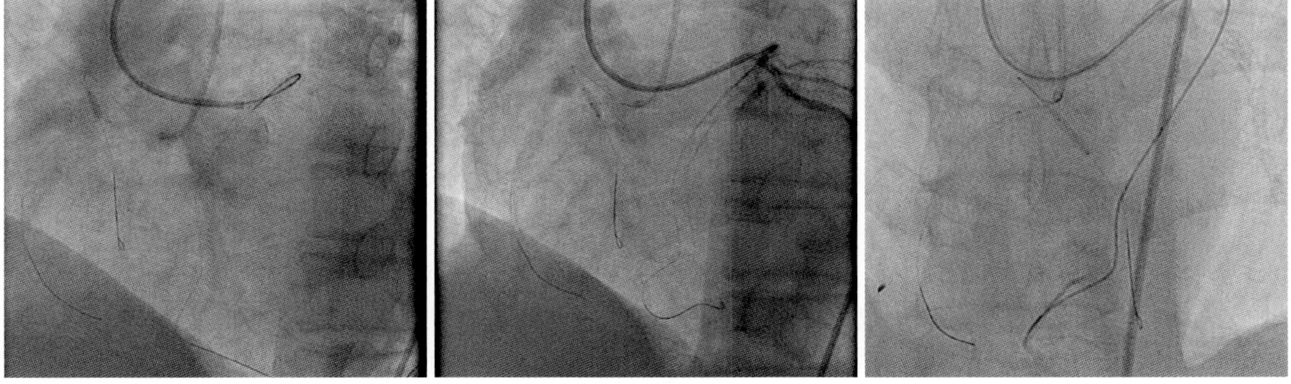

图 24-70-8　启动逆向策略，但侧支循环条件较差，经反复尝试后 Sion 最终进入闭塞段远段（右图）

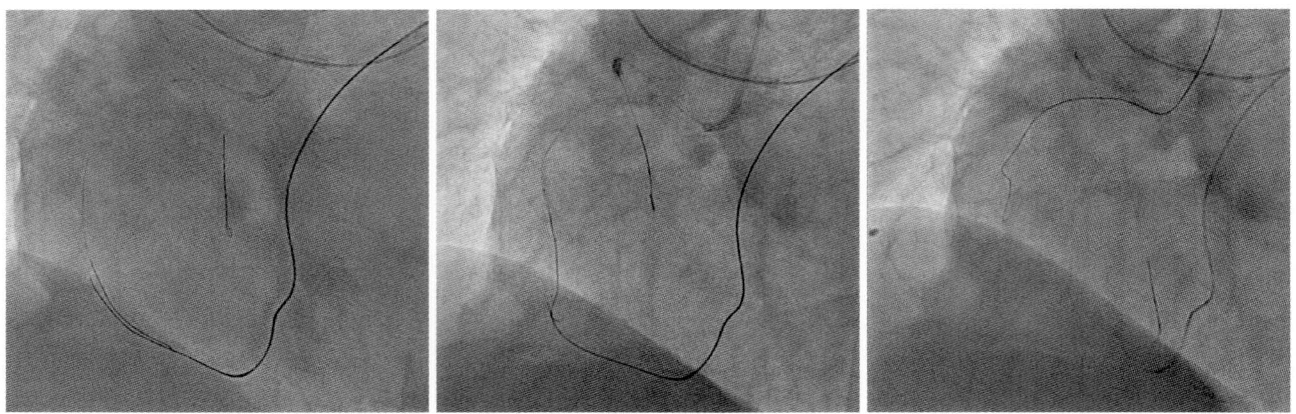

图 24-70-9 逆向导丝与正向导丝接近并交汇（左图）；拟进行反向 CART，先在圆锥支锚定的使用小球囊（1.5 mm × 12 mm）扩张病变，但正向球囊难以前进，反向 CART 没有成功（右图）

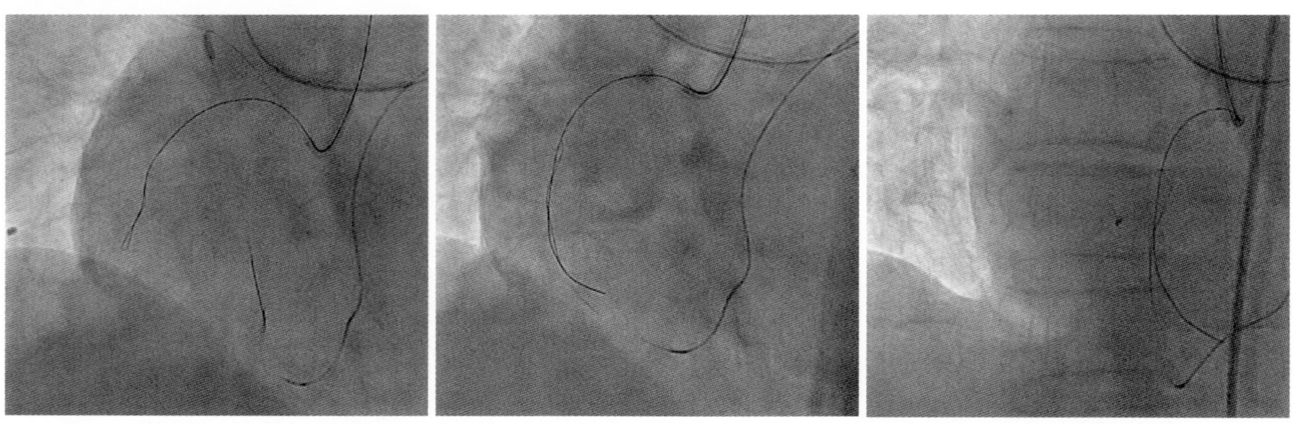

图 24-70-10 由于正向球囊不能前进，遂用 Fielder XT-R Knuckle 技术，使正向导丝绕行通过高阻力病变，进入右冠分支（左图及中图）；前送逆向导丝至右冠近段，多角度造影提示正逆向导丝重叠（中图及右图）

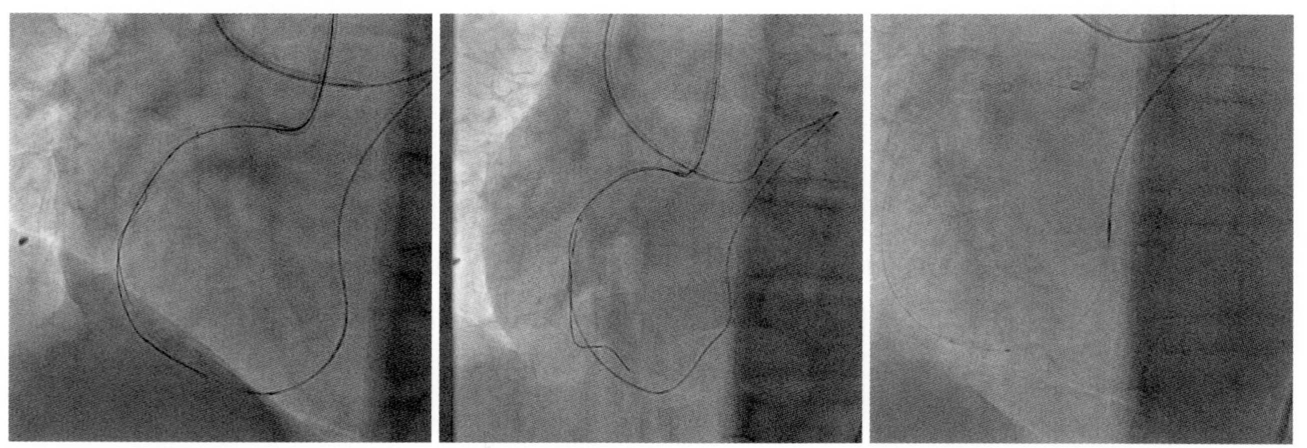

图 24-70-11 在右冠近中段顺利进行反向 CART 成功（左图及中图），交换 RG 3 导丝体外化并在闭塞段球囊扩张

· 小结 ·

本例患者右冠自开口起闭塞，闭塞段长，闭塞段远端血管细小、病变较弥漫及存在分支，因此正向失败可能性较大，且不适合 ADR 技术，故逆向应作为首选，不能执着于正向，反复尝试平行导丝技术或 ADR 技术等，应迅速转变为逆向策略。转变策略后，逆向导线进入内膜下，拟启动反向 CART，但由于指引导管支撑力不够，加上病变较为致密，前送球囊扩张病变困难，遂使用 Knuckle 技术，使正向导丝及

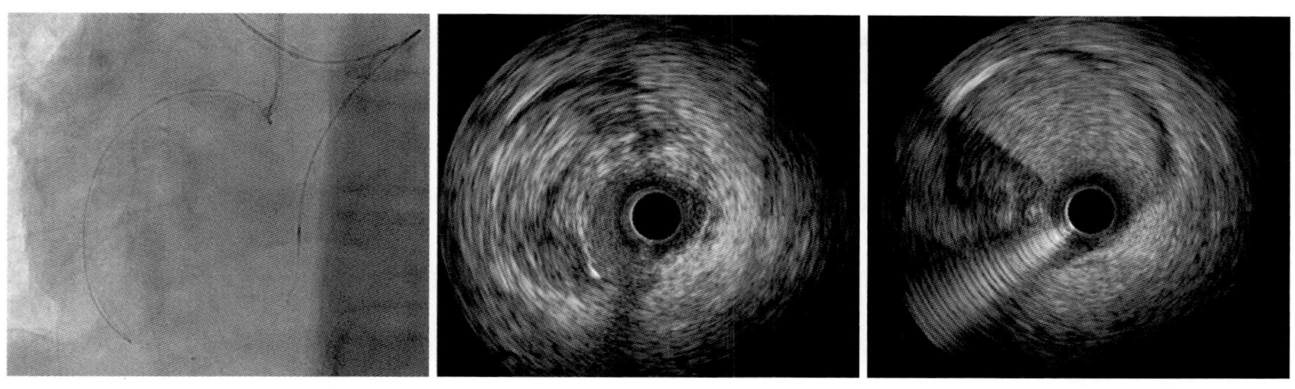

图 24-70-12 行 IVUS 评估血管情况（左图），结果提示远段血管病变弥漫（中图），导丝部分行走于内膜下（右图）

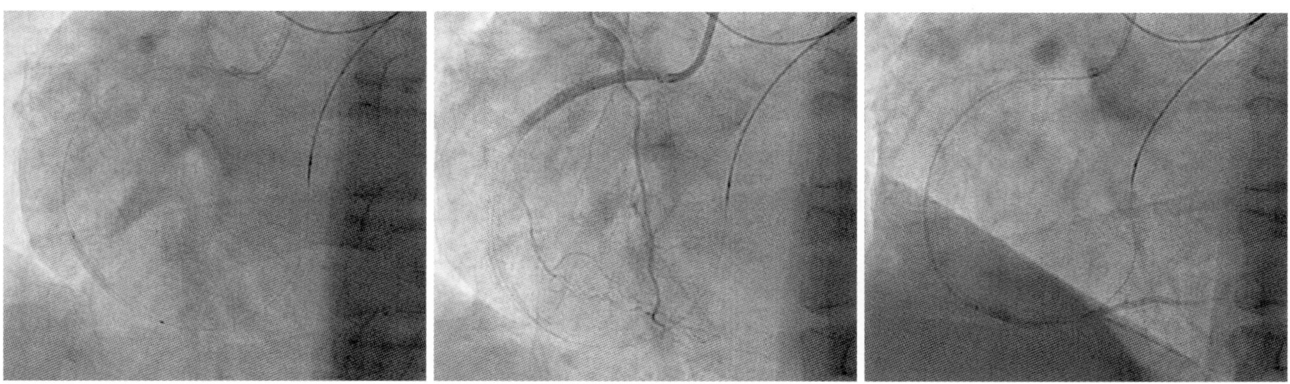

图 24-70-13 从远段开始行支架植入，术后造影提示血流不好（中图），IVUS 发现远段支架后边缘夹层 / 血肿等阻碍血流，微导管选择性造影，结果提示远段血流良好（右图）

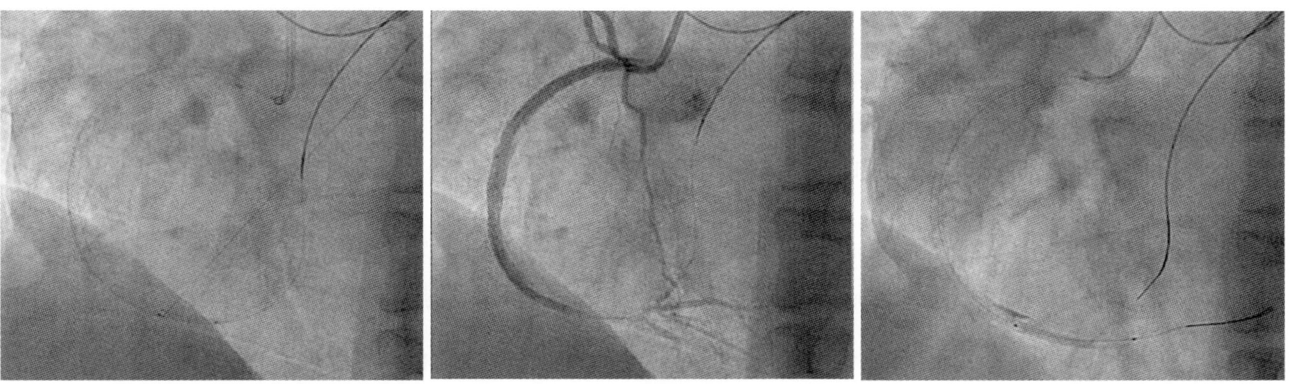

图 24-70-14 于支架边缘行球囊扩张（左图），扩张后造影提示血流恢复（中图），最后在该处植入支架（右图）

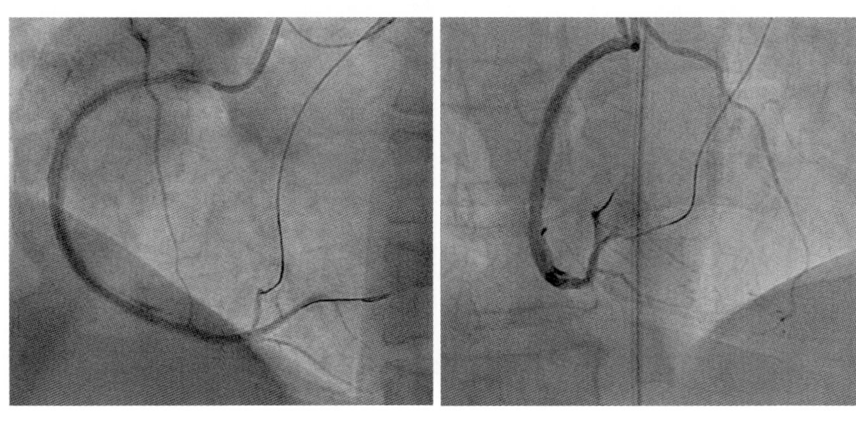

图 24-70-15
术后效果图

球囊可绕行迅速通过病变行反向 CART。本病例植入支架后出现前向血流不畅，IVUS 在这时体现了其价值，发现支架边缘夹层血肿，增补植入支架后效果良好。

病例 71　RCA 近段 CTO 病变 IVUS 指导同侧圆锥支逆向治疗

术者：黄河，范永臻　　医院：湘潭市中心医院心内科

• 病史基本资料 •

• 患者男性，67 岁。

• 主诉：反复劳力性胸闷、胸痛 1 年余。

• 简要病史：外院造影诊断 RCA CTO 转入我院行介入治疗。

• 既往史：高血压、糖尿病 10 余年，长期降压及控制血糖治疗，血压血糖控制情况不详。

• 辅助检查

入院检查：肝肾功能、BNP、肌钙蛋白正常。

心电图：窦性心律 T 波改变。

心脏超声：左心房稍大，升主动脉稍宽，主动脉瓣退行性钙化并关闭不全（轻度），左心室收缩功能正常、左心室舒张功能减低（Ⅰ级）。

• 冠状动脉造影（外院）•

造影结果：左主干末段 50%～70% 狭窄病变；前降支近段迂曲钙化病变 50% 狭窄，中段迂曲成角钙化病变弥漫性 80%～90% 狭窄；回旋支近段重度迂曲成角钙化病变 90% 狭窄，近中段钙化病变 90% 狭窄；右冠近段 100% 闭塞病变，近端纤维帽模糊伴小分支，闭塞段 >20 mm 伴钙化，J–CTO 评分 3 分，同侧侧支血管供应 KCA 中远段，右冠中远段血管迂曲钙化，CTO 远端纤维帽残端模糊伴分支；经前降支第一间隔支提供至右冠远段 0–1 级重度迂曲侧支，经圆锥支提供同侧 1 级中重度迂曲侧支，同侧侧支的分支一支至远段纤维帽，一支至右心室支（图 24–71–1）。

• 病变分析及策略选择 •

左冠前降支和回旋支迂曲成角钙化病变，若先处理左冠血管，一旦血管夹层无复流，患者在术中有生命危险。因此，首先正向处理右冠 CTO 病变，正向介入失败可以选择同侧圆锥支逆向介入治疗或 ADR

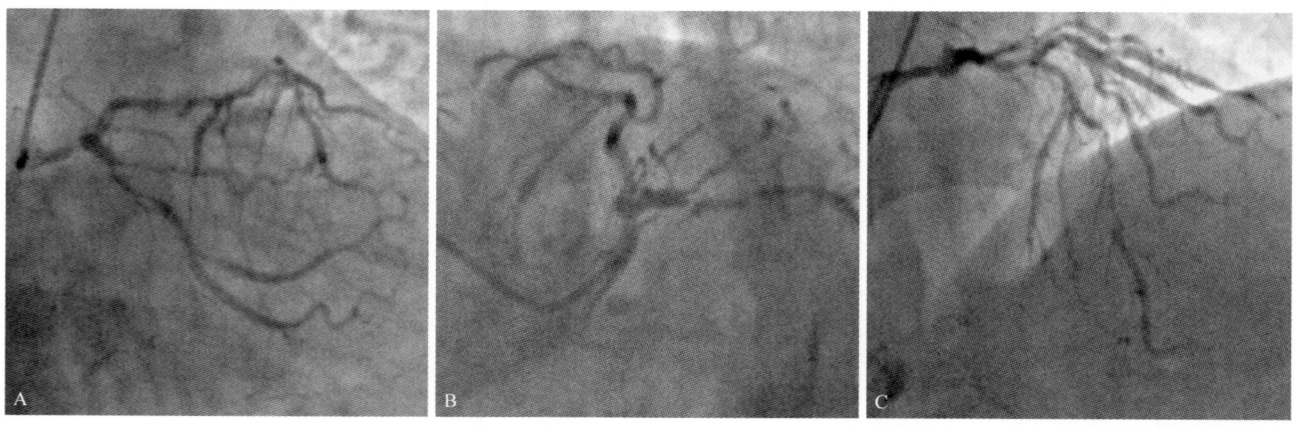

图 24–71–1　冠状动脉造影：3 支血管病变，右冠中段完全闭塞，近端纤维帽不清，伴钙化及迂曲，有同侧及对侧侧支血管供应 RCA 中远段（续后）

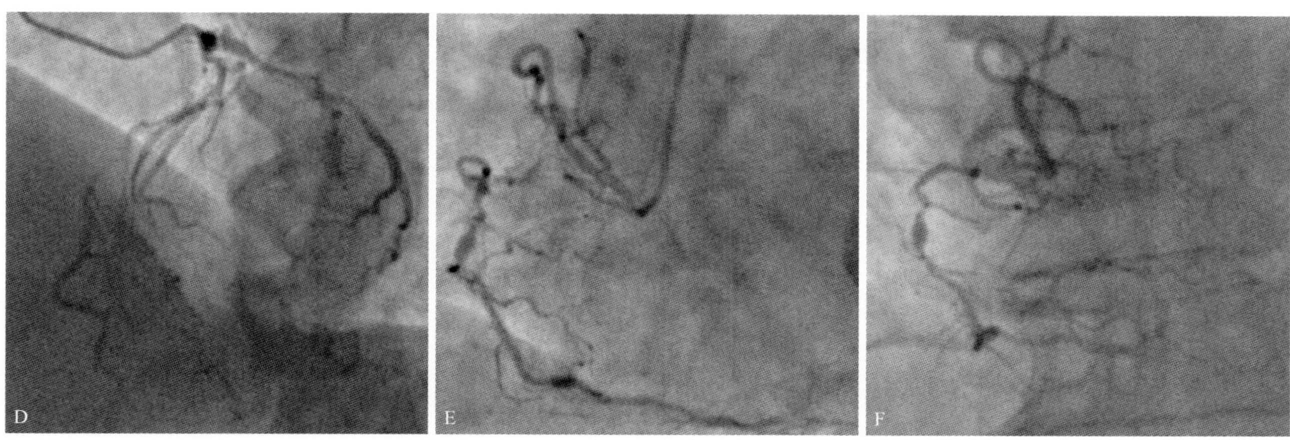

（图 24-71-1 续图）

介入治疗。

右冠 CTO 近段纤维帽模糊伴一个小分支，但仔细读图，似乎有一钝型残端。由于残端附近分支太小，并不适合 IVUS 指导下介入治疗，可以微导管进行高选择造影判断 CTO 残端尝试正向穿刺。圆锥支同侧侧支的一个分支至右心室支，虽中重度迂曲，可以使用 Suoh 03 导丝尝试逆向通过。若逆向失败，逆向供应的右冠中远段血管粗大，可以尝试 ADR 技术或其他正向介入治疗技术（平行导丝、LAST 或 IVUS 指导下导丝假腔进入真腔技术）。

• 手术过程 •

1. 分别穿刺右股动脉和右桡动脉，置入 7F 血管鞘。选择 7F EBU 3.75 指引导管和 7F AL0.75 指引导管（图 24-71-2）。

2. 正向介入治疗。

双侧造影，经 7F AL 0.75 指引导管送 Runthrough NS 导丝至圆锥支后，送入 Ryujin Plus 2.0 mm × 15 mm 球囊至圆锥支加强支撑。在 VersaTurn 导丝指引下送 150 cm Finecross 微导管至右冠闭塞段附近，高选择造影判断 CTO 残端特征，隐约可见钝型残端（图 24-71-3A）。

首先通过 Finecross 微导管送 Fielder XT-A 导丝穿刺残端成功，但在 CTO 体部受阻，换 Pilot 150 导丝通过受阻段，在远端纤维帽进入假腔，多次尝试不能进入真腔。转同侧逆向介入治疗（图 24-71-3B、C）。

3. 逆向介入治疗。

经圆锥支的 Runthrough NS 导丝送 150 cm Finecross 微导管至圆锥支，经微导管高选择造影判断同侧

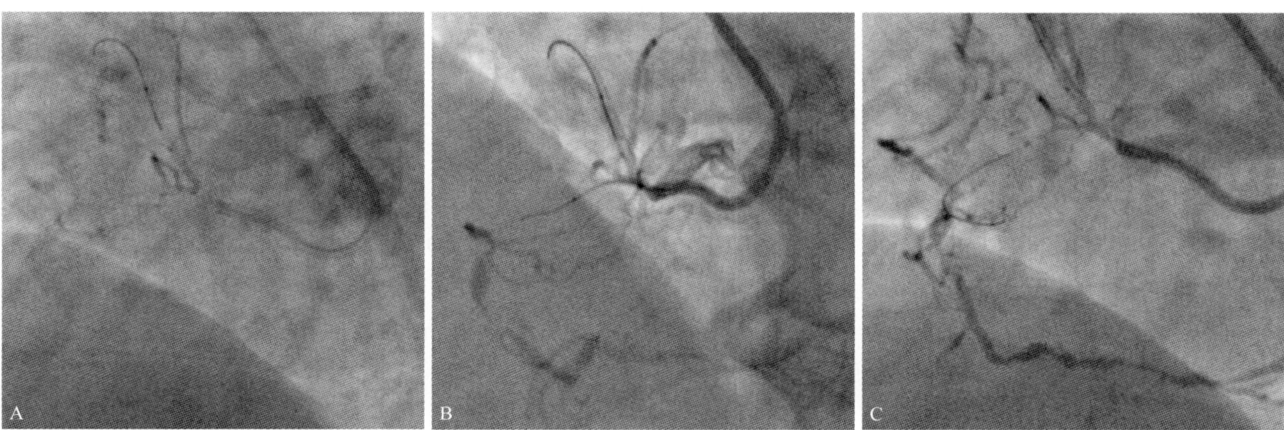

图 24-71-2　正向介入治疗

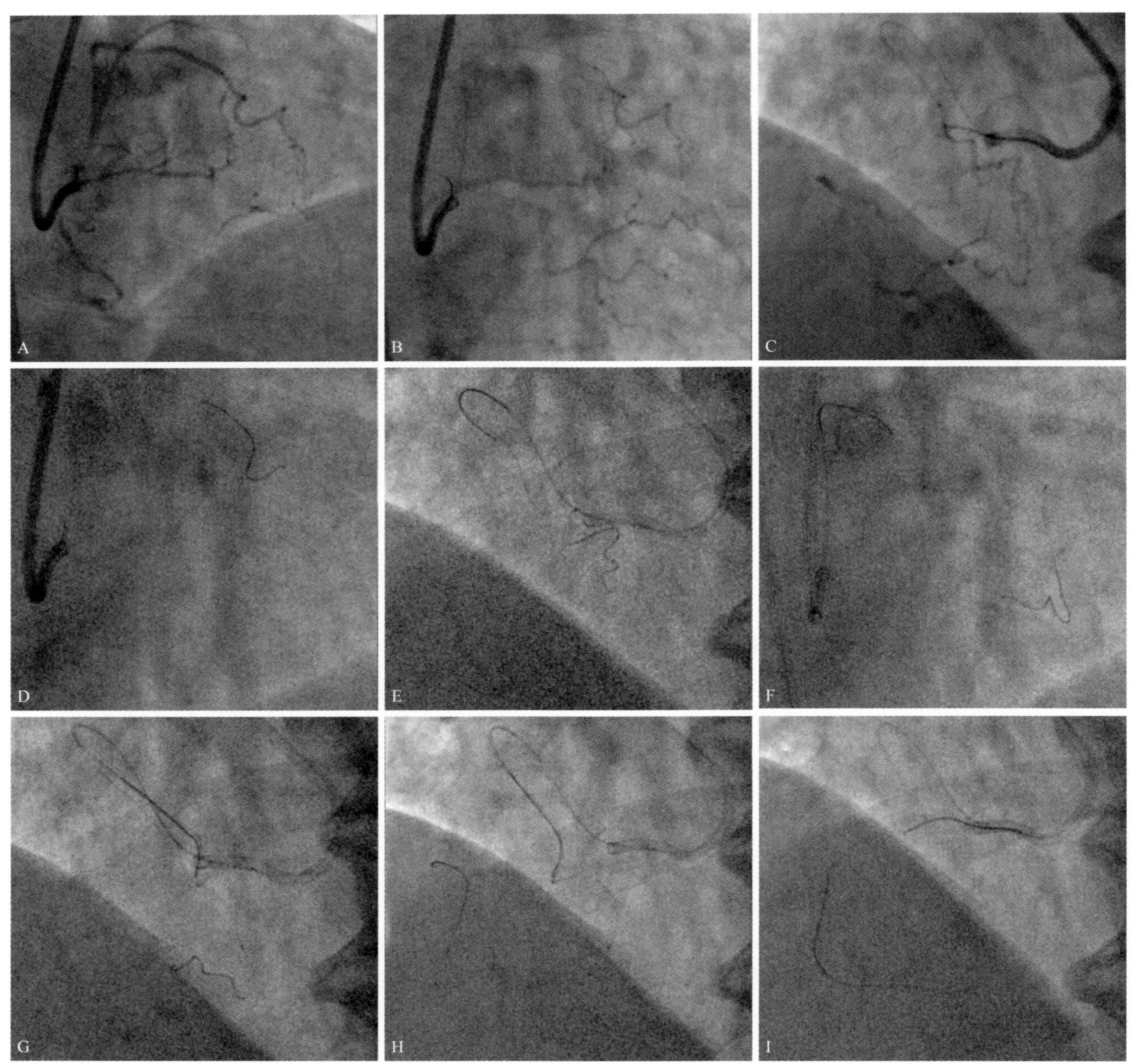

图 24-71-3 同侧逆向导丝通过

侧支走行（图 24-71-3B、C），同侧侧支的分支一支与远端纤维帽连接，另一支与右心室支连接，CC1 级，重度迂曲。选择后者作为逆向途径，使用 Suoh 03 导丝在微导管支撑下通过侧支，经右心室支到右冠闭塞段远端，推送微导管至闭塞段远端（图 24-71-3D～I）。

逆向微导管交换 Ultimate Bro 3 导丝穿刺进入 CTO 段，导丝受阻于 CTO 体部；经 7F AL 0.75 指引导管在 130 cm Finecross 微导管支撑下送 Pilot 150 导丝到达右冠 CTO 远段假腔，正向微导管不能跟进（图 24-71-4A）。正向微导管交换 Fielder XT-A 导丝，使用 Knuckle 技术到达右冠 CTO 远段假腔（图 24-71-4B）。退正向微导管，分别使用 Ryujin Plus 1.25 mm × 15 mm、2.0 mm × 15 mm 球囊扩张 CTO 段（图 24-71-4C、D）。退左冠指引导管，送入 6F JR 4 指引导管“乒乓”技术至右冠开口，经 JR 导管送入 Pilot 150 导丝，在球囊导引下经 JR 4 导管送入 6F Guidezilla 延长导管至右冠近段（图 24-71-4E）。2.0 mm × 15 mm 球囊扩张完成反向 CART 技术，逆向导丝未能进入延长导管，沿延长导管外面出右冠开口

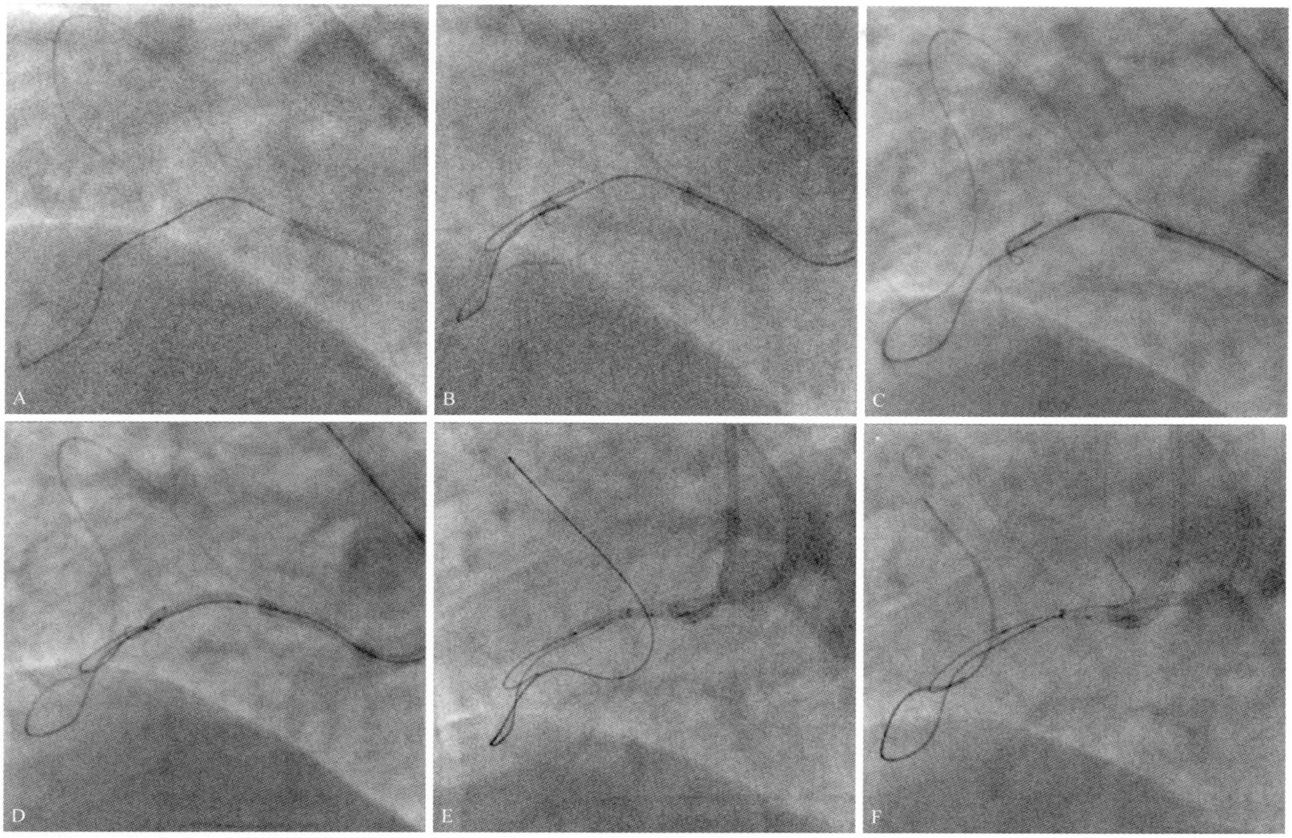

图 24-71-4　反向 CART 技术

至主动脉窦（图 24-71-4F）。

沿 JR 导管送 Opticross IVUS 导管（Boston Scientific）进入右冠 CTO 体部，检查逆向导丝在圆锥支开口前 10 mm 至右冠开口这段血管内的位置（图 24-71-5A）。发现逆向导丝在全程在血管内膜下，且经内膜下出右冠开口。正向导丝在血管（图 24-71-5B～F，IVUS 图中 1 为正向导丝，2 为逆向导丝，3 为圆锥支导丝）。

退逆向 Ultimate Bro 3 导丝至右冠近段，IVUS 指导下反向 CART 逆向导丝进入 AL 指引导管（图 24-71-6A～F）。退 JR 导管，AL 导管内球囊锚定逆向导丝，送逆向微导管进入 AL 导管。交换 RG 3 导丝体外化，沿 RG 3 导丝正向送入 130 cm Finecross 微导管至右冠右心室支，退出逆向微导管并将 RG 3 导

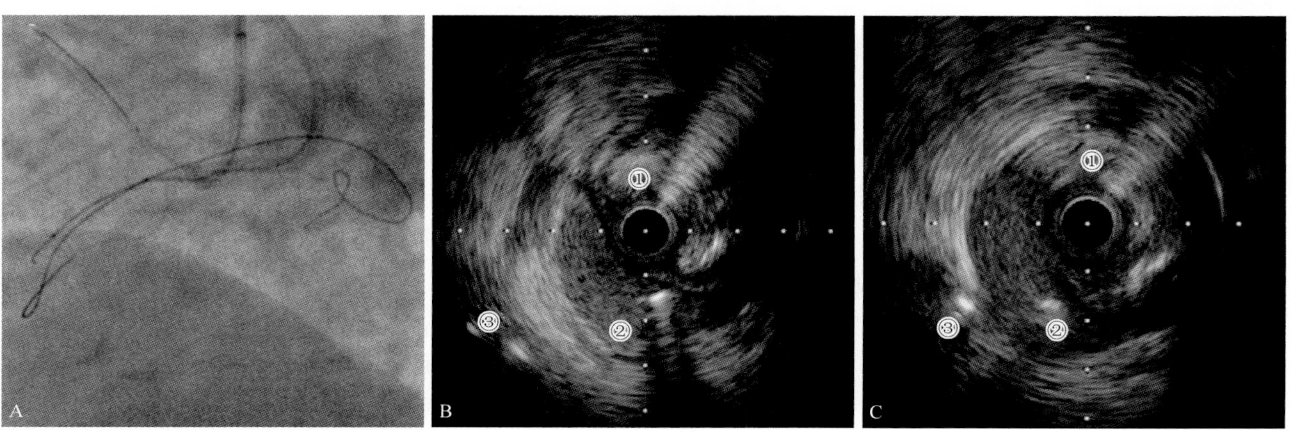

图 24-71-5　逆向导丝经血管内膜下出右冠开口（续后）

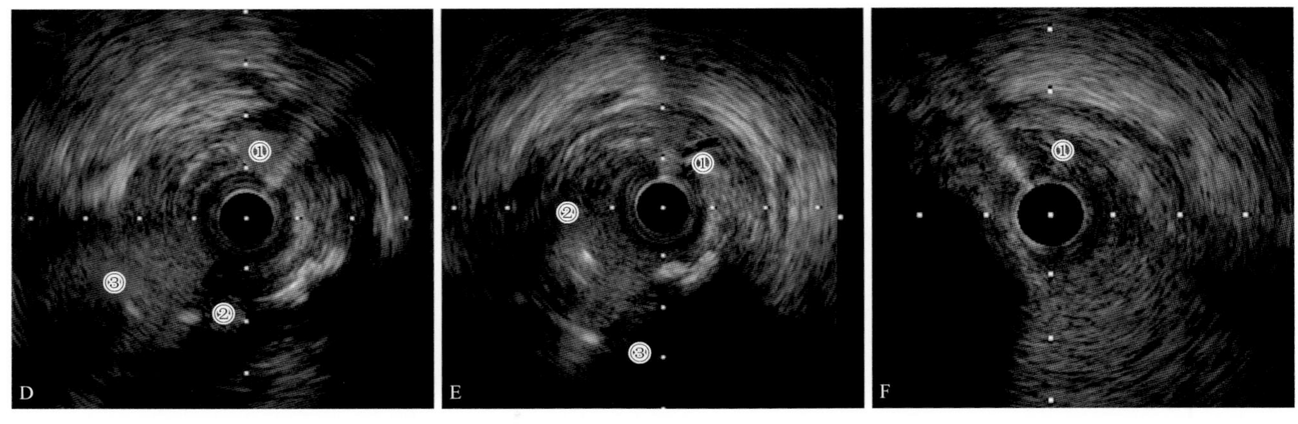

（图 24-71-5 续图）

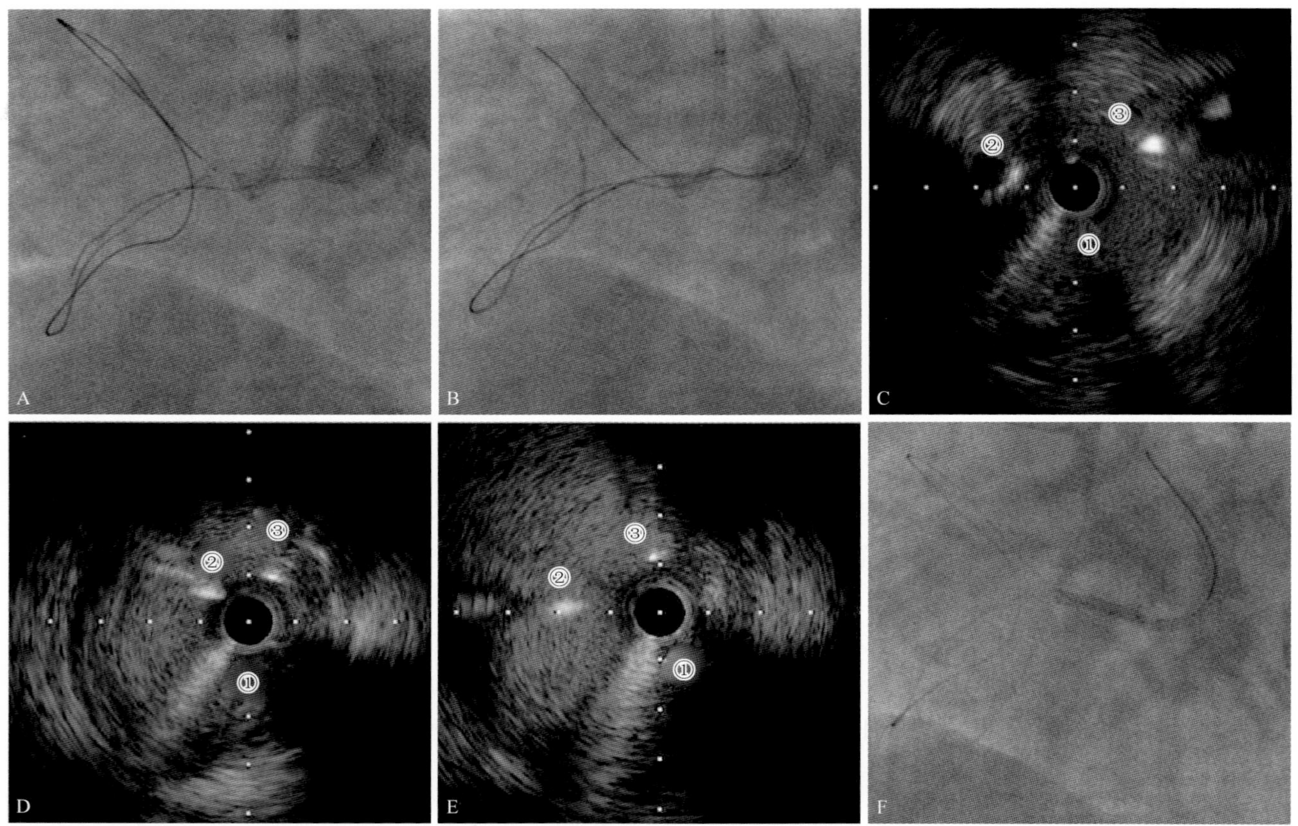

图 24-71-6 IVUS 指导下反向 CART 技术

丝退至圆锥支保护，经正向微导管送入 Sion 导丝至右冠远端，退出正向微导管（IVUS 图中 1 为正向导丝，2 为逆向导丝，3 为圆锥支导丝）。

沿导丝先后送 2.0 mm × 15 mm（10～16 atm）、2.5 mm × 15 mm 半顺应性球囊（16～18 atm）预扩张右冠近中段狭窄病变段；于右冠近中段病变段由远至近依次植入 2.75 mm × 33 mm Firebird 2 药物支架（7 atm 释放）、3.5 mm × 23 mm Firebird 2 药物支架（16 atm 释放），再以 2.75 mm × 10 mm、3.5 mm × 10 mm 高压球囊后扩张支架（14～20 atm），复查造影提示支架内无残余狭窄，边支无受累，远端血流 TIMI 3 级（IVUS 图中 1 为正向导丝，2 为逆向导丝，3 为圆锥支导丝）。术中共用造影剂“碘帕醇 370”260 ml，术毕血压 121/82 mmHg，心率 90 次 / 分。手术时间 200 min。术中及术后无并发症发生（图 24-71-7）。

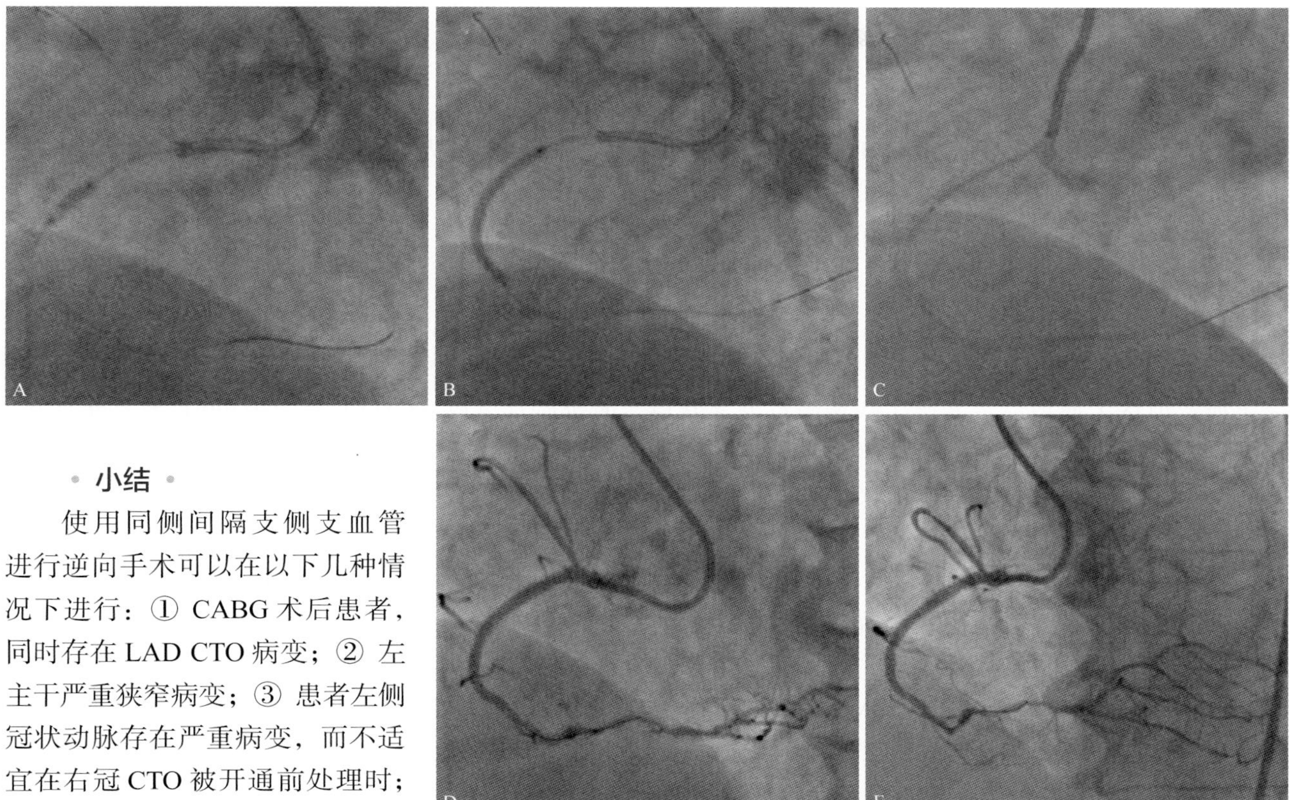

图 24-71-7 支架植入过程

· 小结 ·

使用同侧间隔支侧支血管进行逆向手术可以在以下几种情况下进行：① CABG 术后患者，同时存在 LAD CTO 病变；② 左主干严重狭窄病变；③ 患者左侧冠状动脉存在严重病变，而不适宜在右冠 CTO 被开通前处理时；④ 正向技术失败，或使用对侧侧支血管的逆向技术失败后；⑤ 没有合适的侧支血管时。

本例右冠 CTO 同时合并左冠严重迂曲成角钙化病变。正向失败后，使用 C 型同侧侧支完成逆向介入治疗。

本例 CTO 介入在完成第一次反向 CART 后逆向导丝进入主动脉窦。若没有做 IVUS 检查，抓捕主动脉窦内的逆向导丝，完成体外化，必定会损伤主动脉窦直至升主动脉，所幸 IVUS 及时发现了逆向导丝从血管内膜下出右冠开口（图 24-71-5），没有造成严重后果。此后，在 IVUS 指导下正确、顺利完成第二次反向 CART。因此，CTO 介入治疗，使用 IVUS 指导有时是不可或缺的。

参考文献

Kambis Mashayekhi1, Michael Behnes, Ibrahim Akin, et al. Novel retrograde approach for percutaneous treatment of chronic total occlusions of the right coronary artery using ipsilateral collateral connections: a European centre experience. EuroIntervention, 2016, 11: 1231-1236.

病例 72　LCX 近段 CTO 病变 IVUS 鉴别微通道抑或桥血管后介入治疗

术者：黄河，范永臻　　医院：湘潭市中心医院心内科

· 病史基本资料 ·

· 患者女性，61 岁。

- 主诉：阵发性胸闷 2 年，再发 20 余日。
- 既往史：高血压。
- 辅助检查

入院检查：脑钠肽 NT－proBNP 和肌钙蛋白 T（TnT）正常；肝肾功能。血糖血脂正常。

心电图：窦性心律，ST－T 改变。

心脏彩超：左心室舒张功能减低，LVEF 60%。

• 冠状动脉造影 •

冠状动脉分布呈右冠优势型；左主干无病理狭窄，前降支内膜不光滑，近段狭窄 80%，D2 开口狭窄 75%，远段血流 3 级；回旋支近段完全闭塞，残端钝型伴有两个分支，残端似乎有微通道向回旋支远段供血，但这个通道似乎起源于残端附近分支开口，向桥血管供血。CTO 长度 >20 mm，有钙化存在，J－CTO 评分 3 分；右冠中段狭窄 50%～75%，远段狭窄 30%～40%，远段血流 3 级，右冠远端左室后侧支向回旋支远段提供 CC 1 级重度迂曲侧支，PDA 近段分支向钝缘支（OM）提供 CC 1 级中度迂曲侧支（图 24－72－1）。

• 病变分析及策略选择 •

LCX 近段 CTO 节段内可见一条通道，是微通道？抑或残端分支开口处发出的桥血管？不能明确。若是桥血管，一旦当成微通道介入治疗，进入微导管，会发生冠状动脉穿孔风险。因此，该患者介入治疗策略首先利用残端附近的分支行 IVUS 检查，确定 CTO 体部的通道是桥血管抑或微通道。若是微通道，可以在微导管辅助下使用 Fielder XT－R 完成正向介入治疗。若是桥血管，避开这个通道使用中等穿透力导丝正向穿刺。若正向失败，经右冠心外膜侧支逆向介入治疗。因为心外膜 2 条侧支 1 级且迂曲，使用

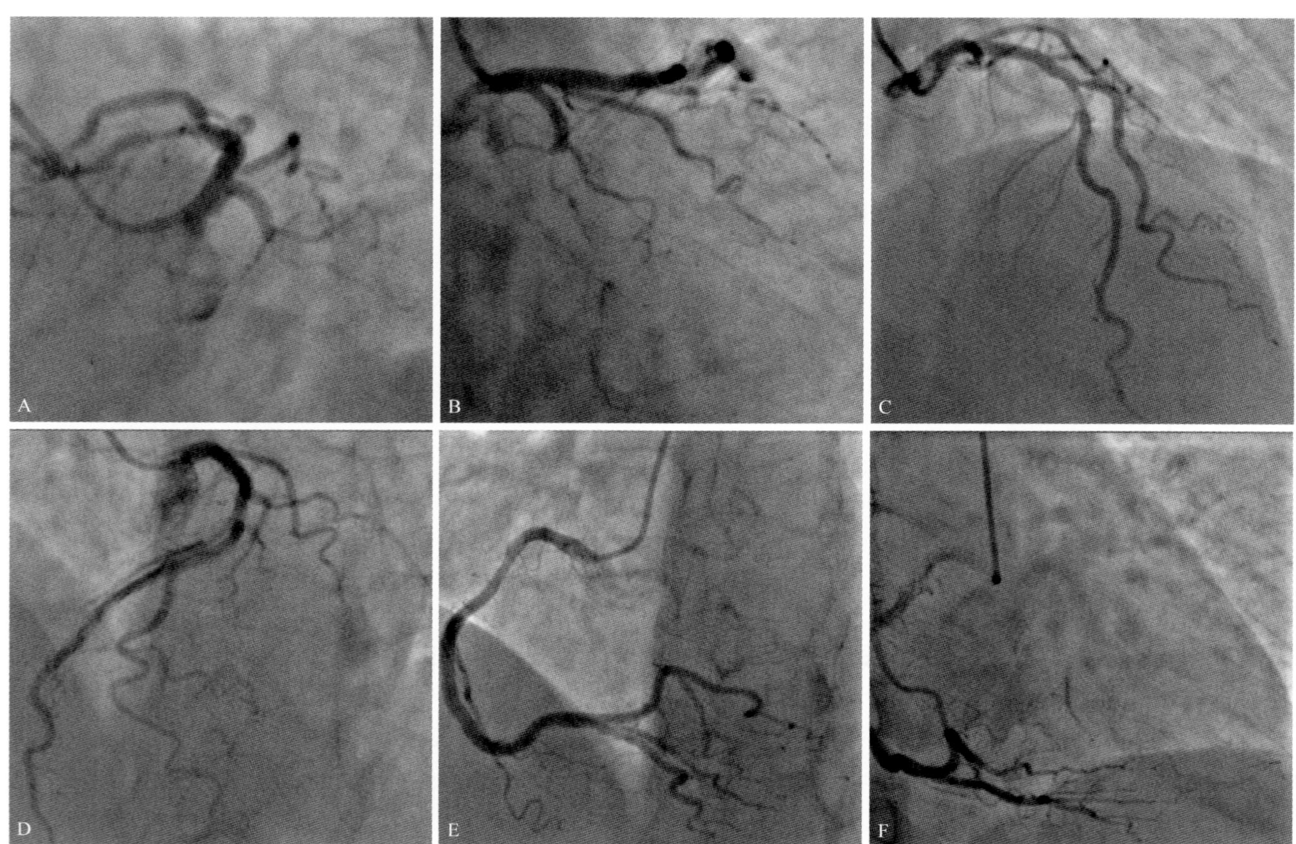

图 24－72－1 冠状动脉造影：回旋支近段完全闭塞

Suoh 03 导丝逆向通过。做好冠状动脉穿孔的抢救预案准备。

手术过程

1. 右侧桡动脉闭塞，穿刺左、右股动脉，均置入 7F 血管鞘，经左股动脉鞘送 7F AL 1.0 指引导管至左冠开口，经右股动脉鞘送 7F SAL 1.0 指引导管至右冠开口。

2. 行双侧造影，送 Sion Blue 指引导丝至残端附近的钝缘支远端，沿钝缘支导丝送入 IVUS 导管检查回旋支血管残端情况。图 24-72-2C 显示低密度残端 a（图 24-72-2B 中 a 处 IVUS 图像），图 24-72-2D 显示残端 a 中有分支影像 b（图 24-72-2B 中 b 处 IVUS 图像）。IVUS 影像提示 CTO 内通道是桥血管，起源于残端附近房室沟动脉分支开口。

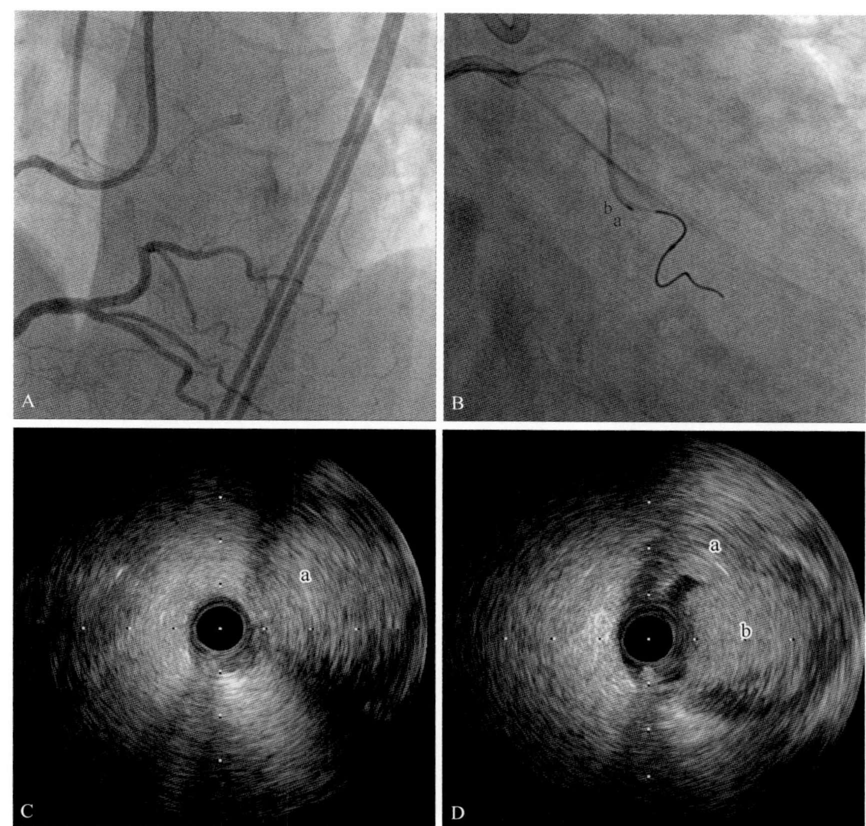

图 24-72-2　双侧造影及 IVUS 检查

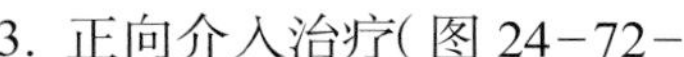

3. 正向介入治疗（图 24-72-3）：避开桥血管。在 135 cm Corsair 微导管支撑下 GAIA Second 指引导丝穿刺钝型残端后前行，通过远端纤维帽处对侧造影证实进入假腔，多次回退导丝尝试未能进入真腔。转逆向介入治疗。

4. 逆向介入治疗。

（1）经 Sion Blue 指引导丝引导下先送 150 cm Caravel 微导管至右冠远端 PLV 支，在微导管支撑下先后送入 Sion、Suoh 03 指引导丝尝试通过侧支，因重度迂曲尝试失败（图 24-72-4A～C）。在指引导丝导引下送 150 cm Caravel 微导管进入 PDA 近段分支，高选择造影后使用 Suoh 03 指引导丝通过侧支至远段受血血管 OM 支。但 150 cm Caravel 微导管反复尝试不能通过侧支，决定采用逆向导丝对吻技术（图

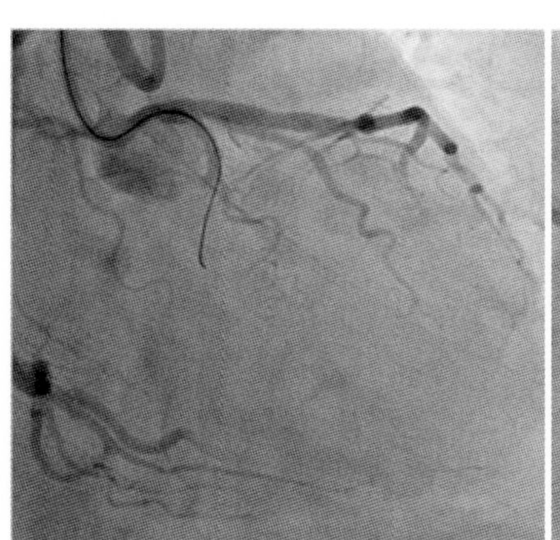
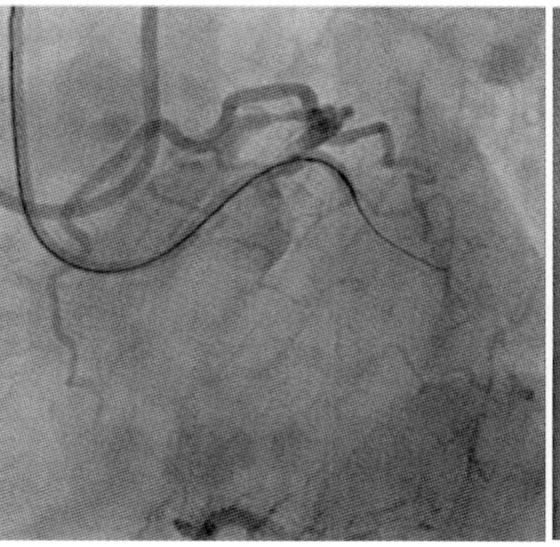
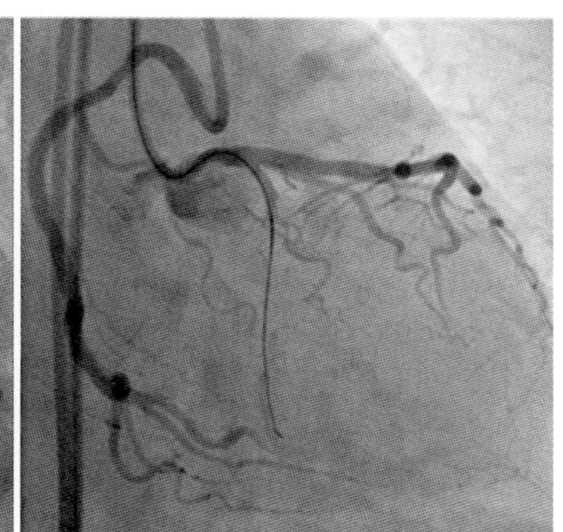

图 24-72-3　正向介入治疗

24－72－4D～H）。

（2）经 Sion Blue 指引导丝引导下送 135 cm Corsair 微导管至 LCX 近段，微导管支撑下送 GAIA First 导丝避开原 GAIA Second 穿刺点和房室沟支的桥血管再次穿刺残端，采用平行导丝技术，以右冠逆向过来的 Suoh 03 指引导丝作为路标前行，最终 GAIA First 指引导丝通过回旋支闭塞段至 OM 远段（图 24－72－5A～D）。回旋支交换 Sion Blue 指引导丝后沿导丝送 IVUS 导管检测，提示 CTO 中远段（图 24－72－5F）及近端纤维帽以下 5 mm 的导丝在真腔（图 24－72－5H），CTO 近段约 5 mm 导丝在假腔（图 24－72－5G）。近端纤维帽两侧可见分支汇入（图 24－72－5I）。

5. 球囊扩张及支架植入。

沿回旋支导丝入 2.0 mm × 15 mm 非顺应性球囊预扩张回旋支近中段病变处（8～12 atm），沿导丝在回旋支近中段病变段植入 2.5 mm × 36 mm Excel 药物支架（8 atm），再以 3.0 mm × 9 mm 非顺应性球囊扩张支架内（14 atm），入 IVUS 导管检测示支架贴壁良好，无血栓及夹层，复查造影提示支架内无残余狭窄，边支无受累，远端血流 TIMI 3 级（图 24－72－6）。手术成功，退导丝、球囊、导管。保留股动脉鞘，无菌纱布覆盖包扎。术中共用造影剂 320 ml，肝素共 8 000 U。术毕血

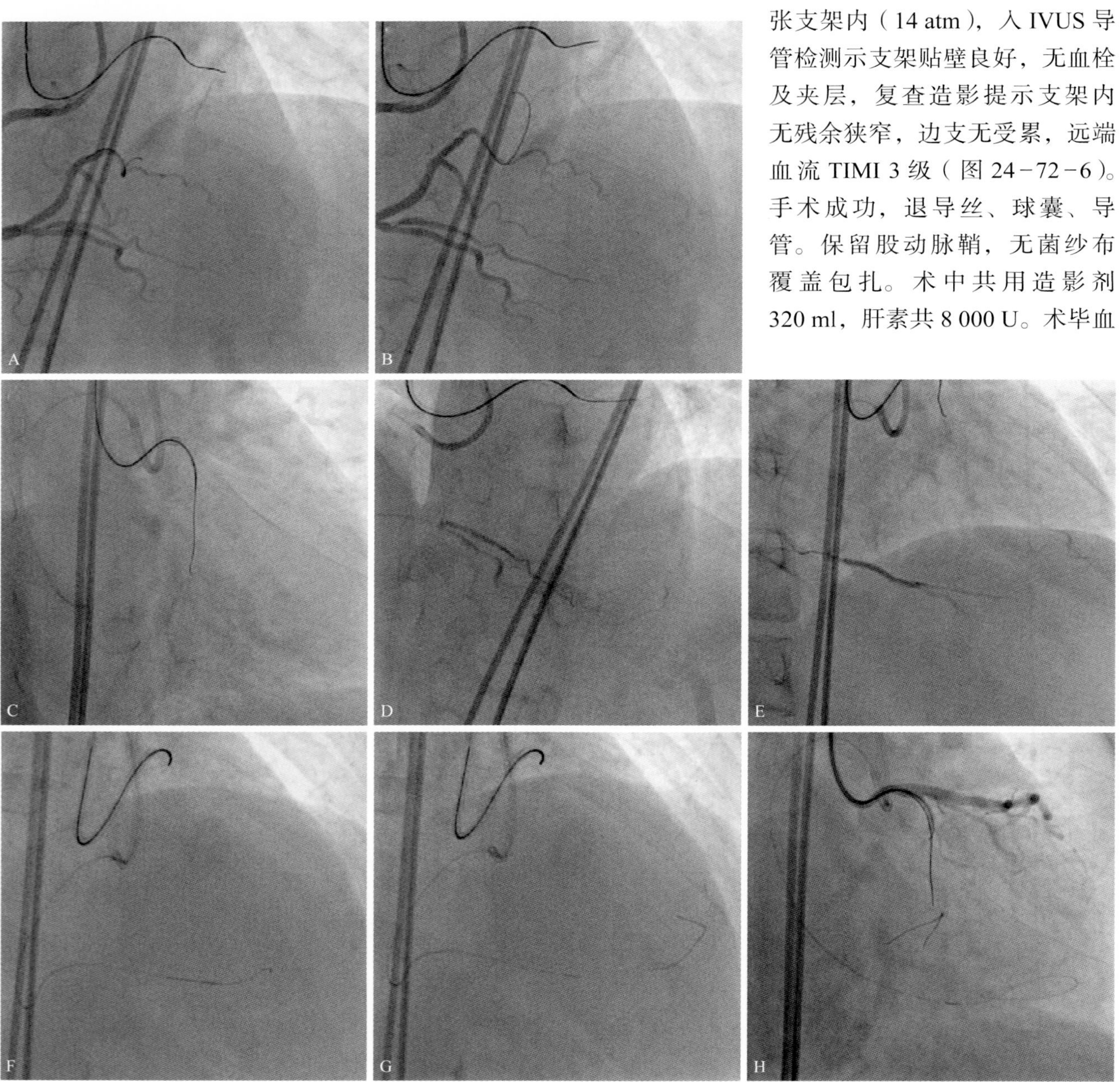

图 24－72－4 正向介入治疗失败，尝试逆向介入治疗

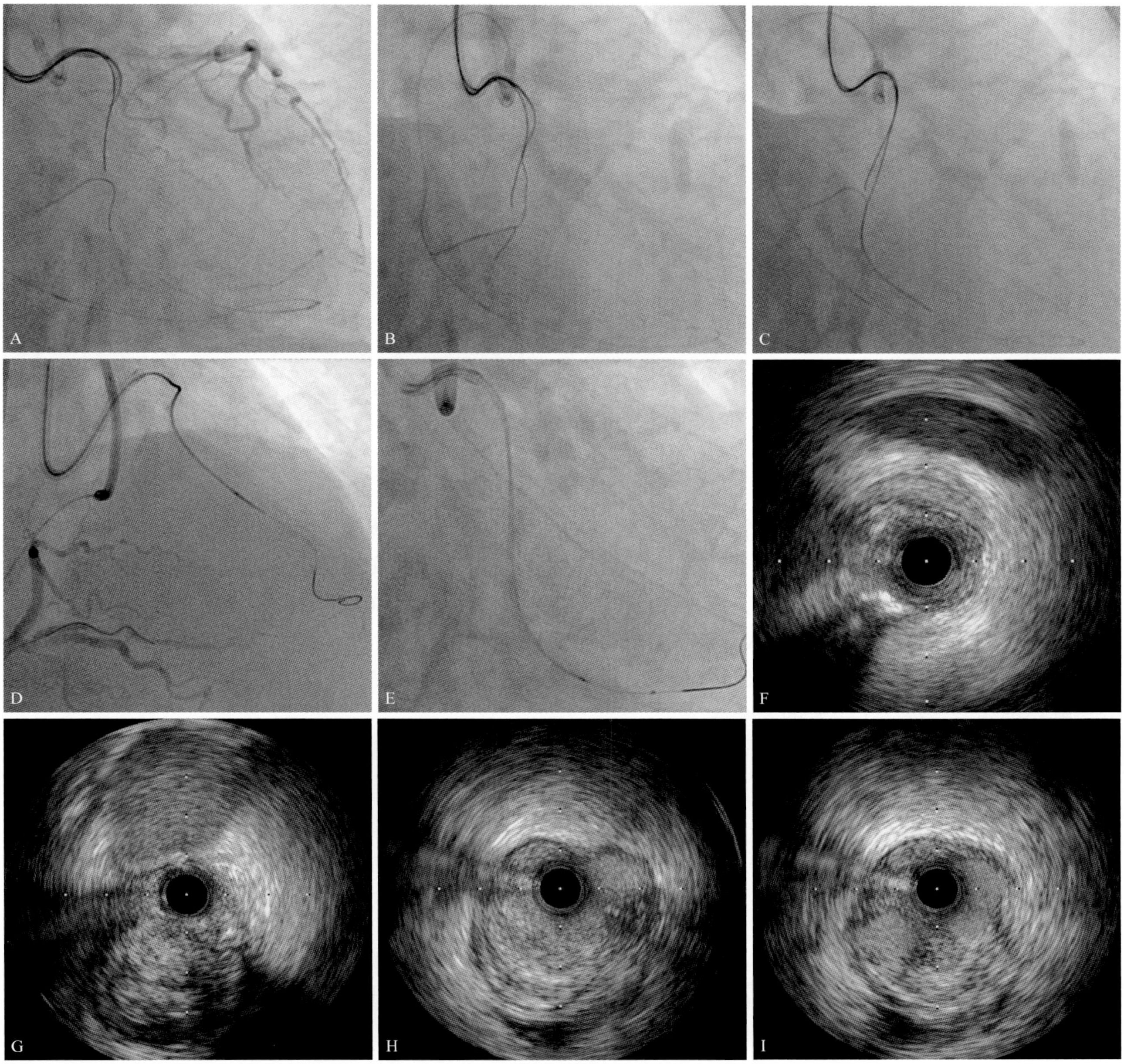

图 24-72-5　正向平行导丝技术及逆向导丝对吻技术

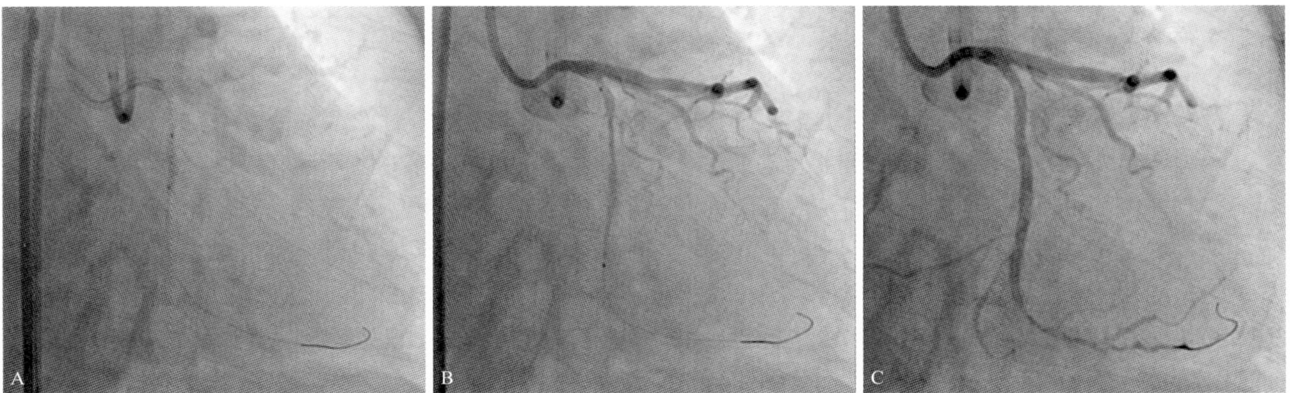

图 24-72-6　支架植入过程（续后）

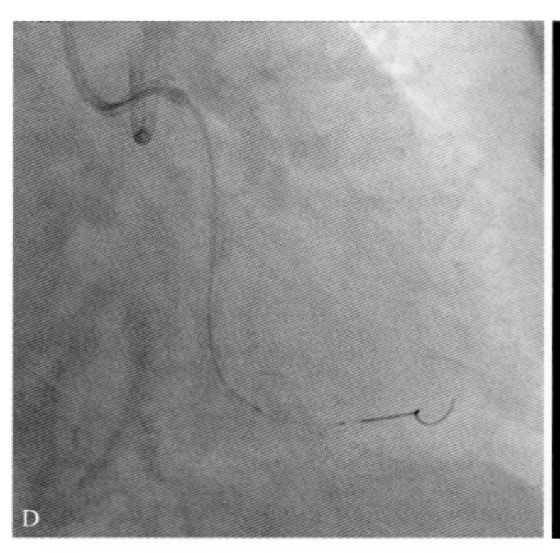

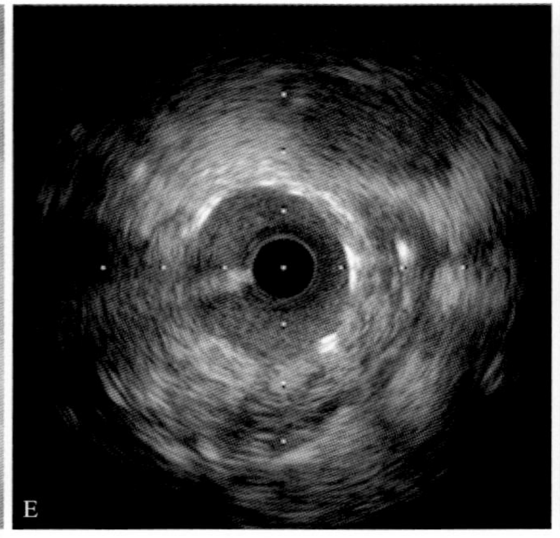

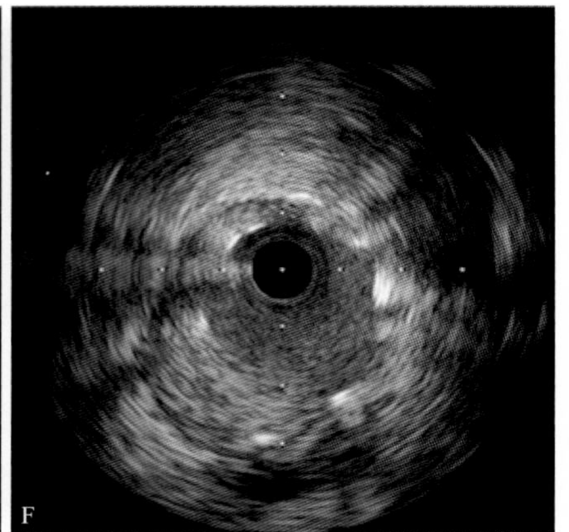

（图 24-72-6 续图）

压 124/71 mmHg，心率 77 次 / 分。术中及术后无并发症发生。

· 小结 ·

Margaret B 等研究 CTO 侧支循环类型时发现，RCA CTO（右冠优势）病变 19.3% 存在桥血管侧支、LAD CTO 病变 11.1% 有桥血管侧支、LCX CTO 病变 17.2% 有桥血管侧支。一般情况下，RCA CTO 桥血管多呈“水母”样改变容易识别，而少数情况下 LCX CTO 或 LAD CTO 的桥血管侧支难以识别，被术者看成 CTO 的“微通道”进行介入治疗。当微导管进入桥血管侧支时极易发生冠状动脉穿孔风险。本例 LCX CTO 从冠状动脉造影影像上极难区分是“桥血管侧支”抑或“微通道”。而 IVUS 检查能帮助术者区分是哪一类病变，提高了手术的安全性。

参考文献

McEntegart MB, Badar AA, Ahmad FA, et al. The collateral circulation of coronary chronic total Occlusions. EuroIntervention, 2016, 11: e1596-e1603.

病例 73　经同侧侧支开通 RCA 长段 CTO

术者：蒋峻　　医院：浙江大学医学院附属第二医院

· 病史基本资料 ·

· 患者男性，55 岁。

· 主诉：反复胸闷、胸痛 13 年，加重 2 月余。

· 简要病史：13 年前诊断为急性下壁 ST 段抬高型心肌梗死，药物保守治疗，2 个月前起症状加重，1 个月前冠状动脉造影提示右冠（RCA）CTO，左主干末端 40% 狭窄；左前降支近段 30% 狭窄；左回旋支近段 80% 狭窄，缘支开口 99% 狭窄；回旋支狭窄予以药物球囊扩张，本次入院处理 RCA。

· 既往史：心血管危险因素：高血压病史 16 年；吸烟 15 支 / 日，已戒 6 年。

· 辅助检查

实验室检查：Cr 68 μmol/L，TnT 0.012 ng/ml。

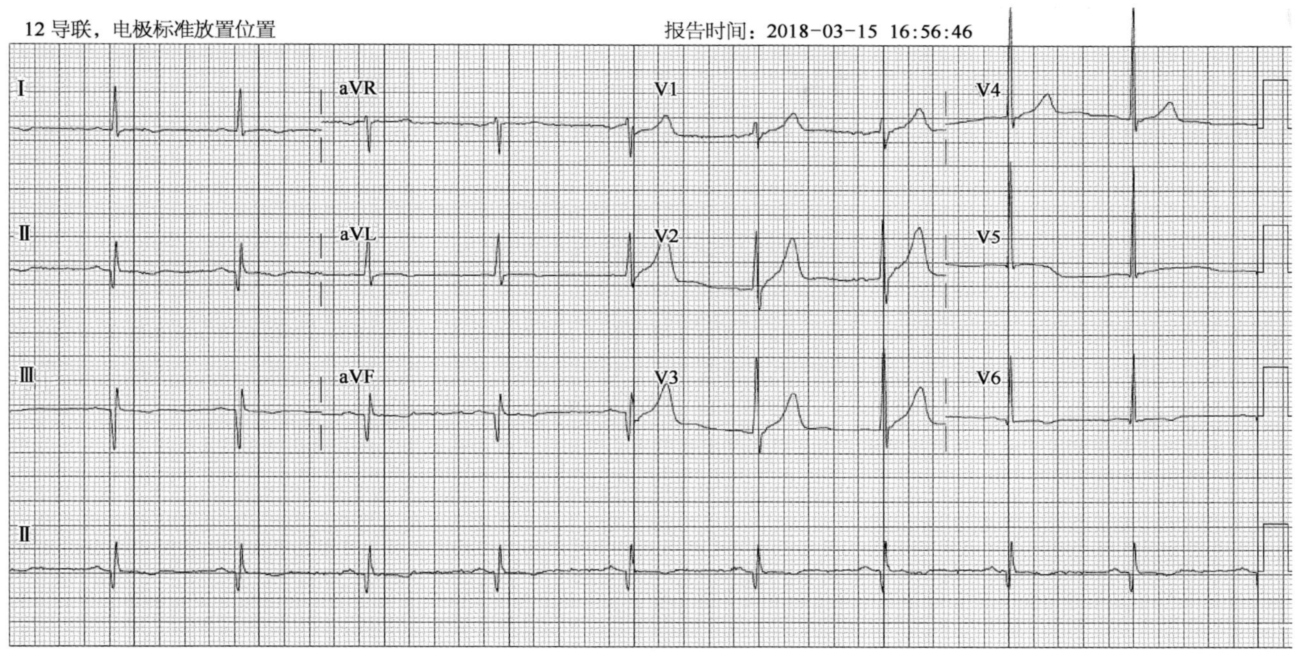

图 24-73-1 心电图

心电图：窦性心律，下壁导联可见异常 Q 波（图 24-73-1）。超声心动图：LA 3.53 cm，LVEDD 5.14 mm，各房室腔正常大小，心肌厚度正常，下后壁心肌变薄，运动僵硬，余心肌活动尚可，左心功能减低，LVEF 40.6%。ECT 心肌灌注扫描药物负荷状态下心肌血流灌注断层显像示：左心室下壁、下侧壁中后段心肌血流灌注明显低下（图 24-73-2）。

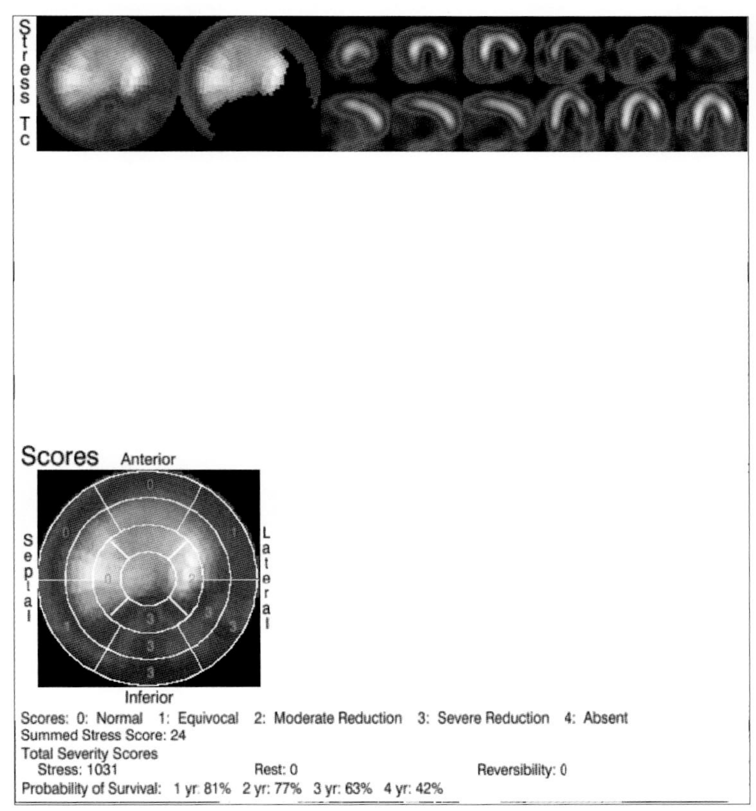

图 24-73-2 ECT 心肌灌注扫描

扫码看彩图

• 冠状动脉造影 •

选用右侧桡动脉径路，6F 血管鞘。复查造影发现：右优势型，RCA 中段完全闭塞，前降支及左主干轻度狭窄，未见明显间隔支供应右冠侧支，左冠有侧支逆供至 PDA，但逆灌不高，右冠主支未显影，LCX 药物球囊处理处尚通畅（图 24-73-3）。

• 病例初始策略选择及 PCI 过程 •

该患者 13 年前陈旧性下壁心肌梗死药物保守治疗，造影发现 RCA CTO，闭塞时间久，长度长，左冠未见理想逆向可用侧支血管，远端血管细小，开通存在挑战，首先正向尝试，因 RCA 开口严重狭窄，使用 6F SAL 0.75 指引导管，正向微导管造影可见闭塞近端似乎呈鼠尾状，通过自身前向桥侧支给远端提供侧支循环（图 24-73-4），在

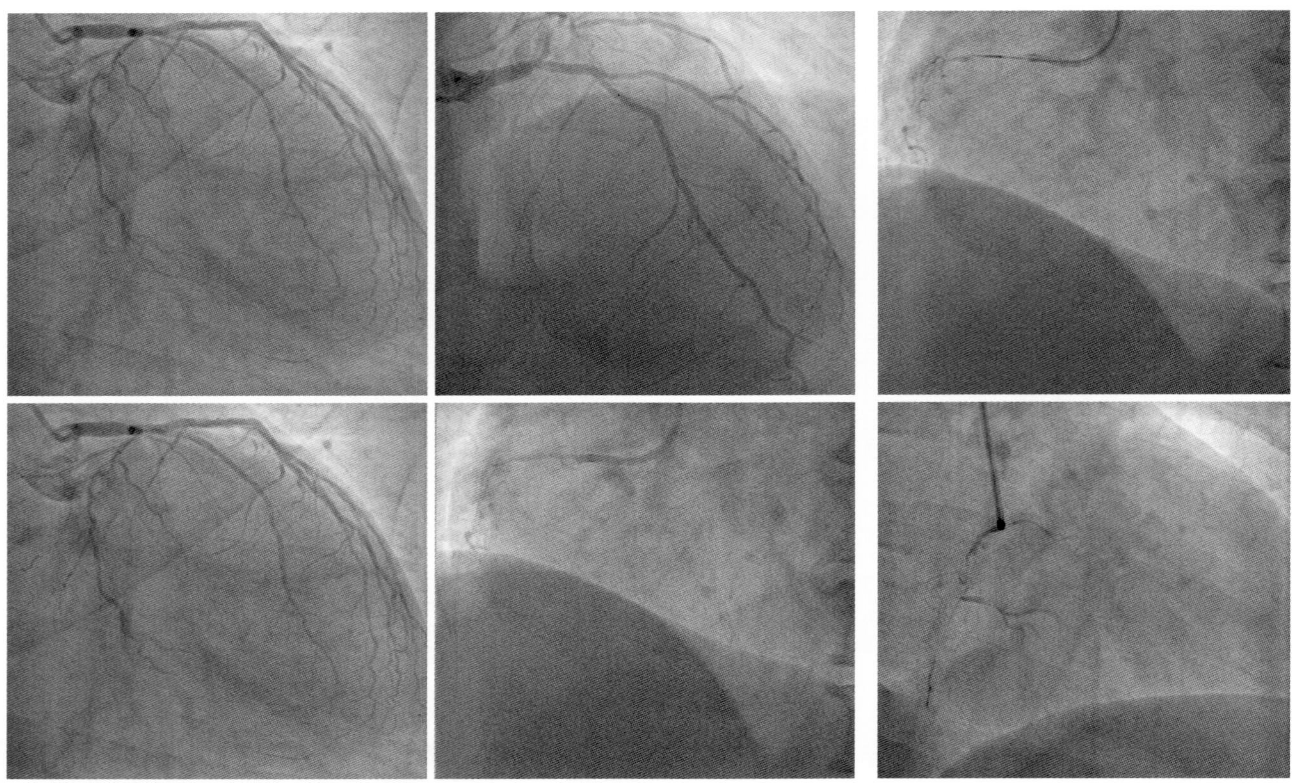

图 24-73-3 造影图：右冠 CTO

图 24-73-4 正向造影似乎在闭塞近端发现“鼠尾”状残端

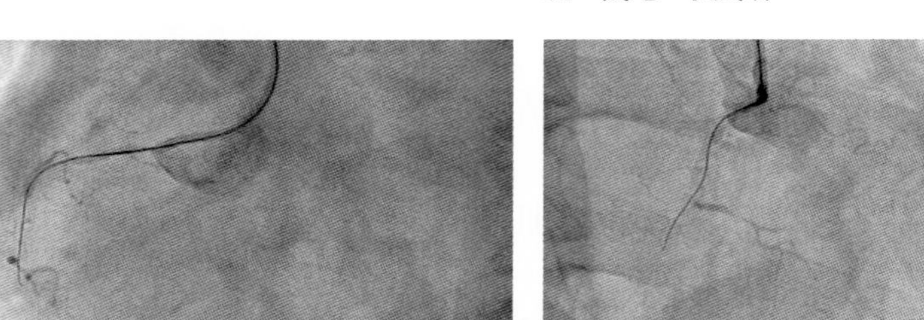

图 24-73-5 Fielder XT-R 未能进入 RCA 中远段血管真腔

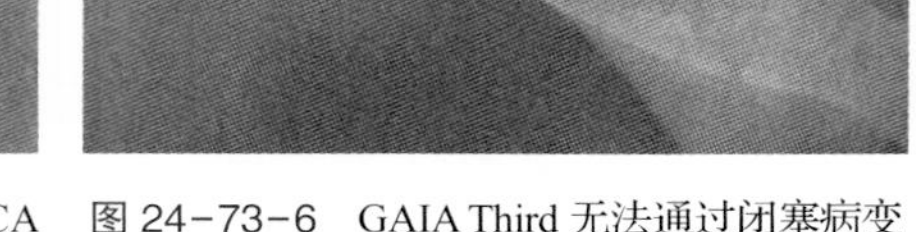

图 24-73-6 GAIA Third 无法通过闭塞病变

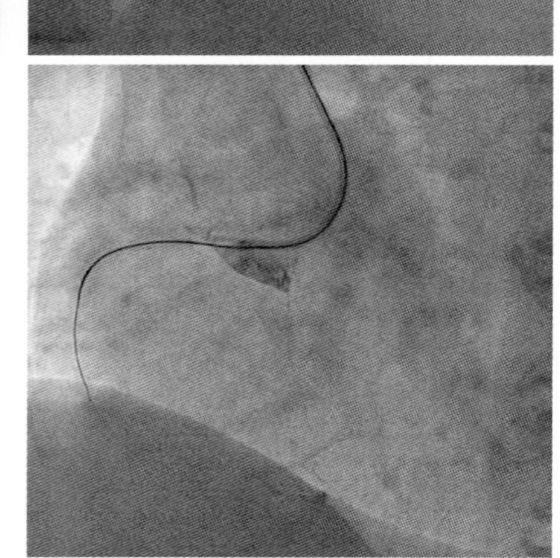

图 24-73-7 发现同侧侧支血管供应 RCA 远段

Corsair 微导管支撑下 Fielder XT-R 导丝未能突破入中远段真腔（图 24-73-5），升级至 GAIA Third 亦不能通过（图 24-73-6），导丝降级为 GAIA Second，至中段阻力大指引导管被推离冠状动脉口，造影发现有同侧圆锥支给右冠远段提供 CCS 2 级侧支循环（图 24-73-7）。

穿刺左侧桡动脉植入 6F 鞘，采用“乒乓”技术（图 24-73-8），6F SAL 0.75 指引导管到位后 150 cm Finecross 微导管支撑下逆行 Sion 导丝过间隔侧支至后降支（图 24-73-9），但因指引导管同轴性及支

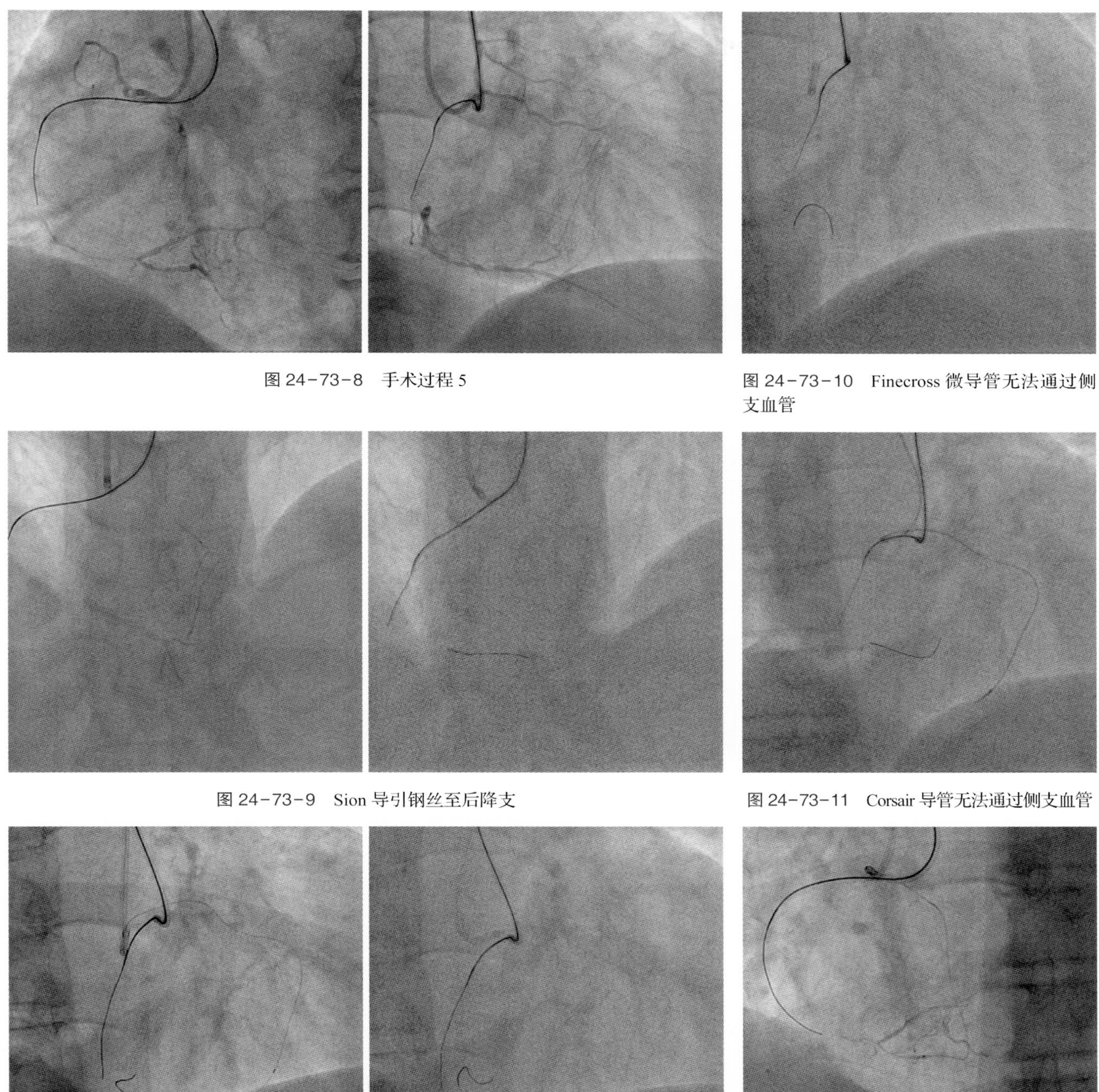

图 24-73-8　手术过程 5

图 24-73-10　Finecross 微导管无法通过侧支血管

图 24-73-9　Sion 导引钢丝至后降支

图 24-73-11　Corsair 导管无法通过侧支血管

图 24-73-12　小球囊扩张后，Finecross 微导管通过侧支血管

图 24-73-13　微导管高选择造影

撑力不够 Finecross（图 24-73-10）及 Corsair 微导管（图 24-73-11）均不能通过侧支，1.0 mm Arttimes 球囊 6 atm 扩张后 Finecross 微导管通过（图 24-73-12）。

微导管选择性造影可见 RCA 远端分叉病变严重，PDA 至 RCA 远端有成角（图 24-73-13），Sion 及 Fielder XT-R 导丝容易进入 PL（图 24-73-14），较难进入 RCA 远端主支，重新正向尝试但导丝进入内膜下（图 24-73-15），逆向 Sion 反复仔细操控通过远端分叉到达 RCA 中段（图 24-73-16），Finecross 微导管跟进后逆向 GAIA Third 导丝，正向 2.0 mm × 15 mm 球囊反向 CART 成功（图 24-73-17），RG 3

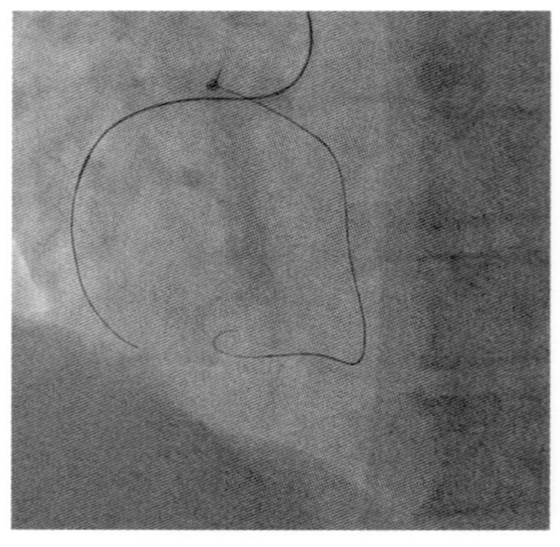

图 24-73-14 Fielder XT-R 易进入左室后侧支分支

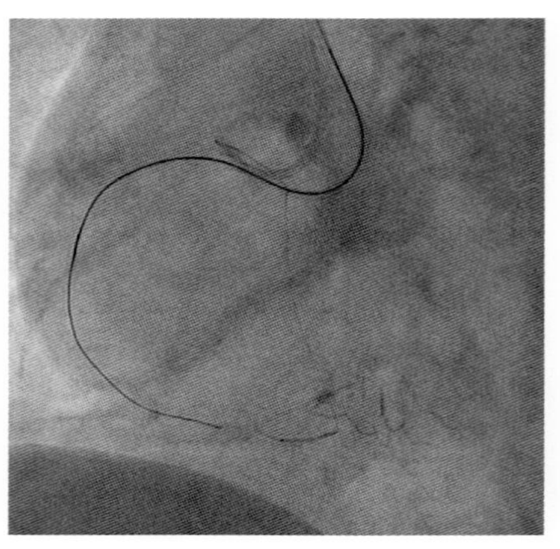

图 24-73-15 导丝易进入内膜下

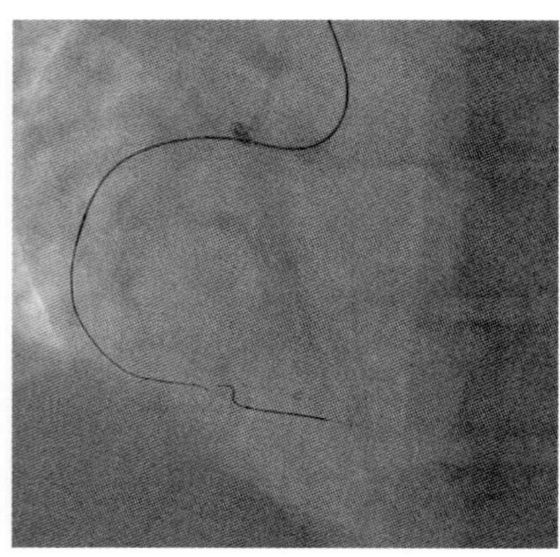

图 24-73-16 Sion 导丝到达右冠中段

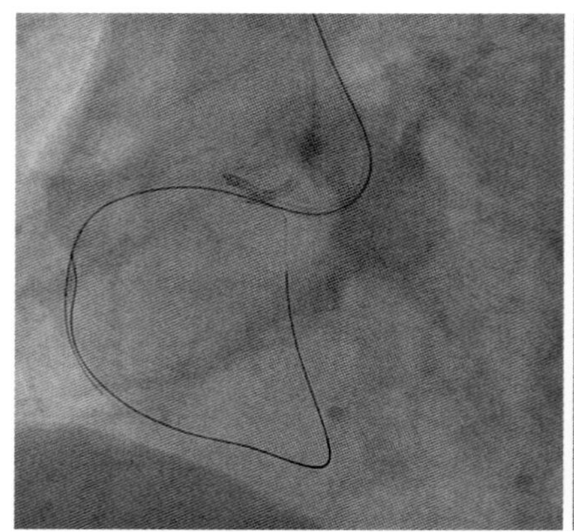

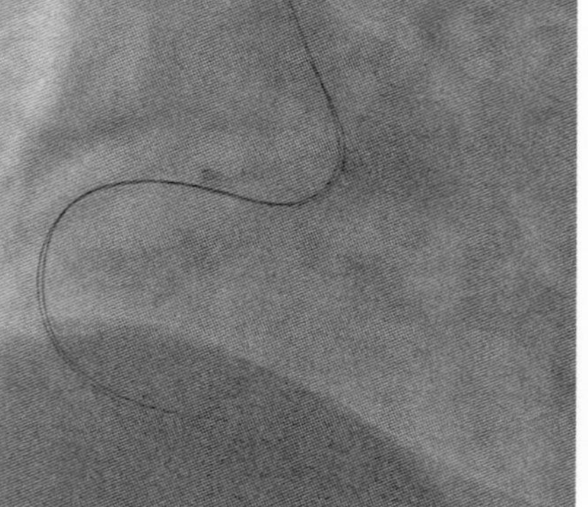

图 24-73-17 反向 CART 技术

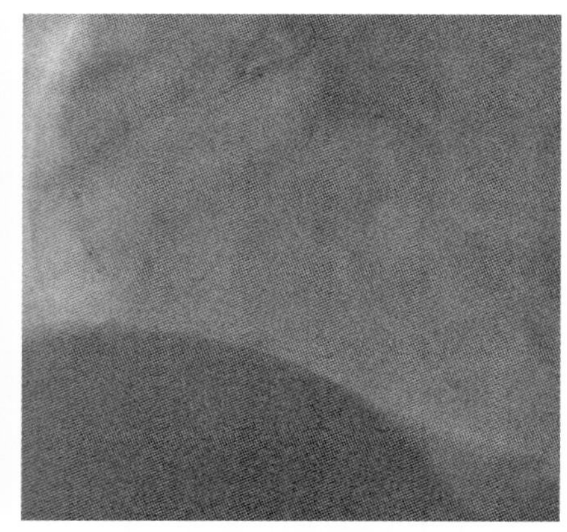

图 24-73-18 Guidezilla 支撑下球囊预扩张

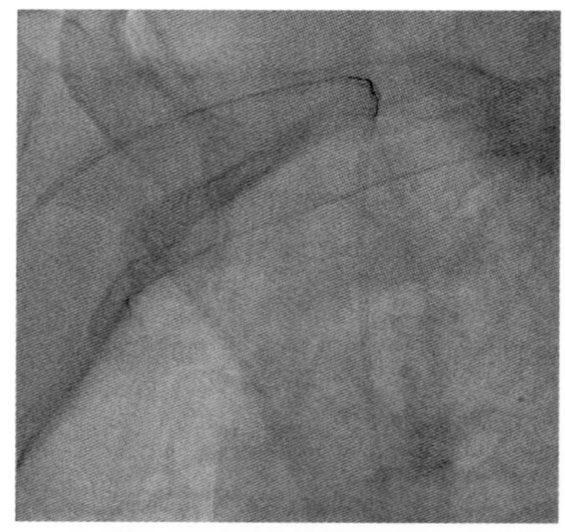

图 24-73-19 透视下操控另一根 Sion 导丝通过 Guidezilla 导管进入 RCA-PLA

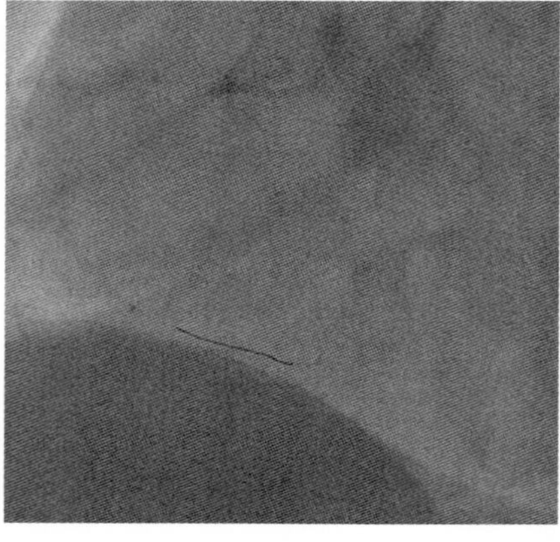

图 24-73-20 Sion 导引钢丝进入 RCA-PLA

导丝体外化，2.0 mm 球囊远端不能通过，Guidezilla 支撑下球囊通过扩张（图 24-73-18），深插后另一根 Sion 导丝进入 PL（图 24-73-19、图 24-73-20，通过指引导管内 Guidezilla 处需透视下进行，避免导丝暴力推送导致毁损），1.5 mm 球囊扩张 PDA 开口（图 24-73-21），沿 RG 3 导丝送入 Corsair 微导管至 PDA（图 24-73-22），退出 RG 3 导丝，交换为 Sion 导丝，远段支架定位依据逆向微导管造影（图 24-73-23），依次植入支架 3 枚及最后结果（图 24-73-24），侧支血管未损伤，退出逆向系统结束手术。1 年后复查造影支架通畅（图 24-73-25）。

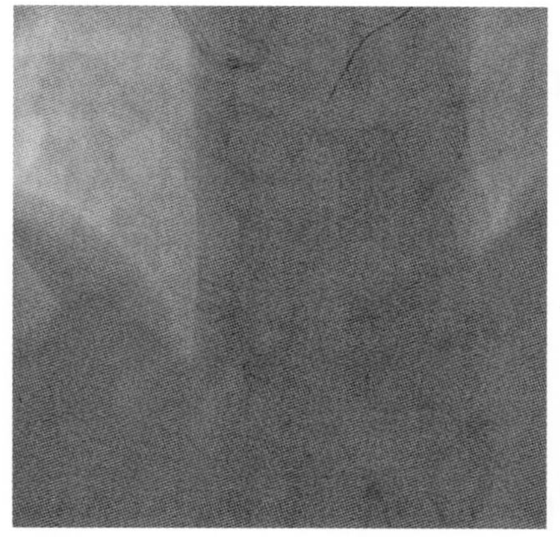

图 24-73-21　1.5 mm 球囊扩张 PDA 开口

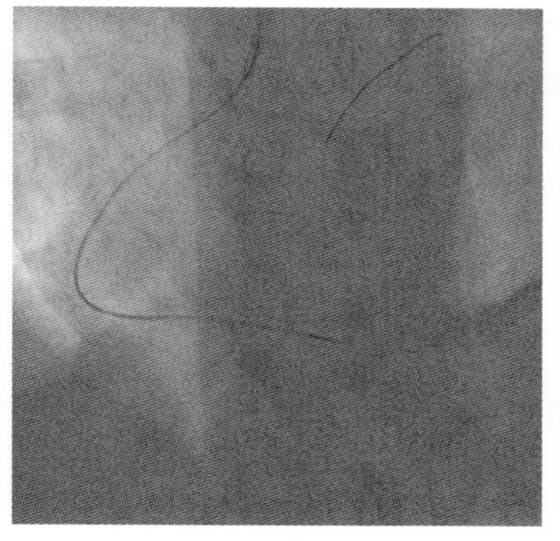

图 24-73-22　送入 Corsair 导管，退出 RG 3，变换为 Sion 导丝

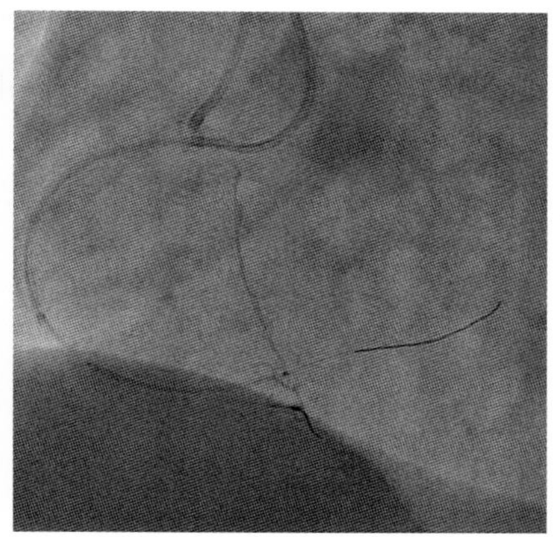

图 24-73-23　远段支架定位

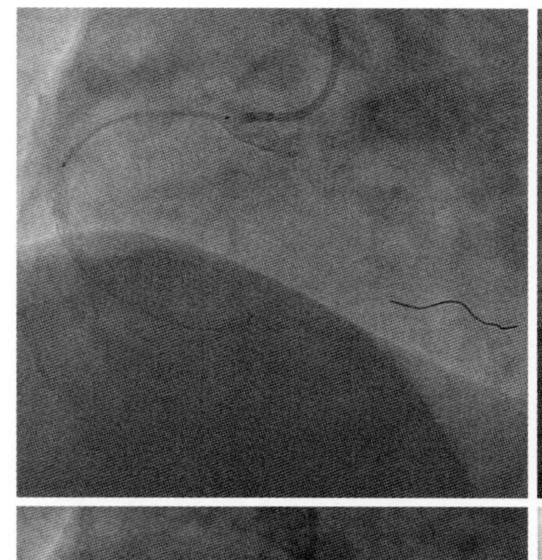

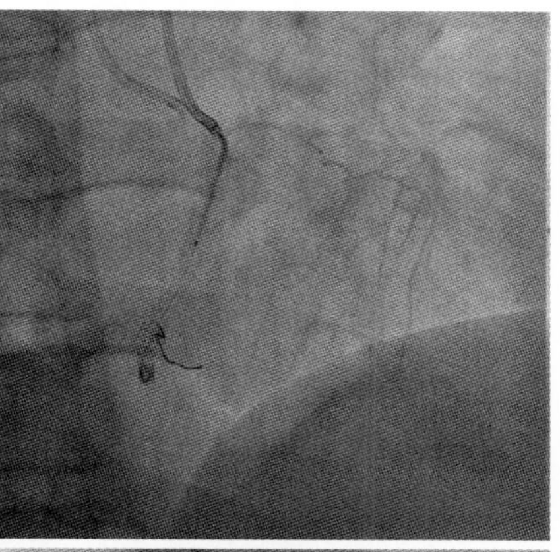

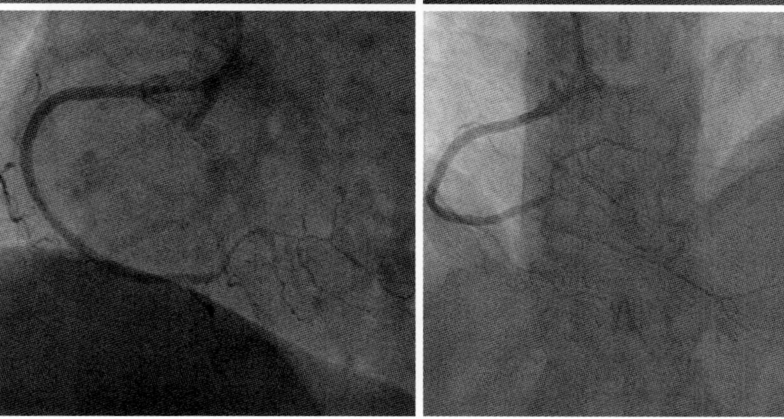

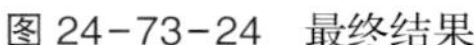

图 24-73-24　最终结果

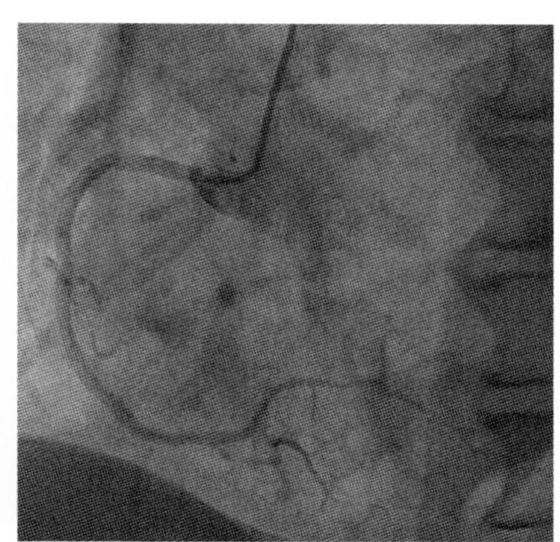

图 24-73-25　1 年后复查

· 小结 ·

RCA CTO 部分患者由自身圆锥支提供同侧侧支循环，对于这类患者指引导管深插会导致圆锥支不显影，导致误判降低手术效率，如左冠未见良好侧支供应 RCA 时可有意识将导管脱离 RCA 口部造影以期发现同侧侧支。圆锥支至 PDA 侧支也是间隔侧支，微导管通过困难时的应对策略包括更换微导管（Finecross、Corsair、Caravel 和国产 APT 1.7F 都可尝试），小球囊扩张低压侧支循环，子母导管深插加强指引导管支撑以利通过。对于病变累及 RCA 远端真分叉时，支架通常选择植入在较大的分支，此时如果逆向导丝是从另外一支进入，需要再放 1 根导丝至大的分支（双腔微导管支撑下进入较为容易且安全，或者也可像本例患者一样 Guidezilla 深插接近远端分叉，导丝通过也会容易），放置支架前需把体外化建立轨道的 RG 3 导丝退出，以免被支架压住难以退出。

病例 74 从前降支起始部完全闭塞到左主干双开口的处理及思考

术者：金叔宣 医院：上海交通大学医学院附属仁济医院心内科 手术日期：2018 年 1 月 11 日

• 病史基本资料 •

• 患者男性，64 岁。

• 主诉：活动后胸闷 1 年余。

• 既往史：高血压。

• 简要病史：外院造影示前降支无残端 CTO；已行冠状动脉 CTA，提示闭塞节段钙化不明显。

• 冠状动脉造影 •

双侧造影提示前降支起始部闭塞，有良好的右向左侧支逆供（图 24-74-1）。

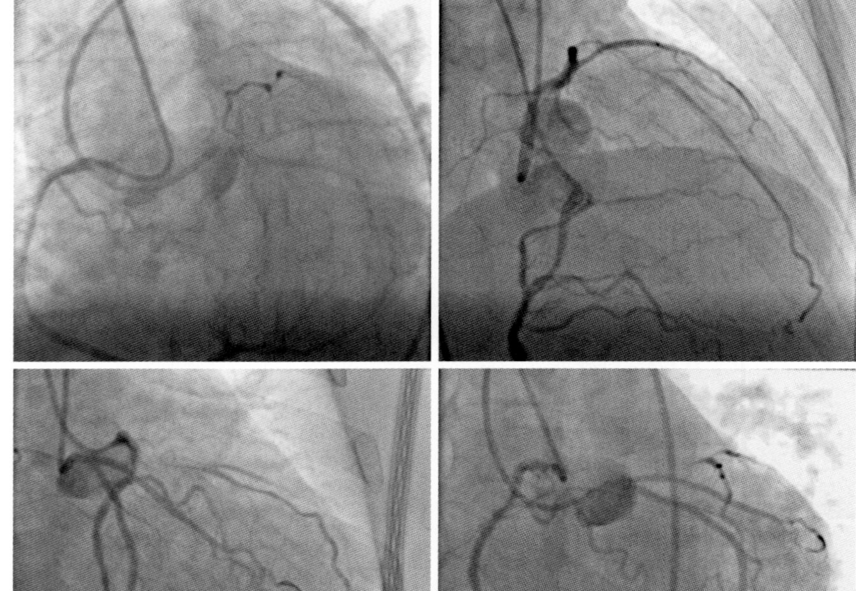

图 24-74-1 前降支起始部完全闭塞，有右向左侧支血管逆供应前降支中远段

• 治疗策略 •

1. 对于前降支起始部完全闭塞，可以选择先顺向 IVUS 引导的穿刺，或逆向条件好的先逆向导丝通过侧支。

2. 前者 IVUS 导管应置于更靠近 LAD 的分支，即使实时穿刺成功进入，也有可能在闭塞段进入内膜下，应稍作调整，不能恋战，及时转为逆向，以避免内膜下节段过长丢失重要边支。

3. 后者在逆向导丝通过侧支后进攻至左主干附近时，应停下做 IVUS 指导下的正向准备，以避免导致左主干附近内膜下血肿。

4. 此例逆向条件非常好，拟先逆向准备后再正向准备。

• 器械准备 •

右股动脉径路 7F EBU 3.5 指引导管，右桡动脉径路 6F SAL 1.0 指引导管。

Corsair+ Sion Blue 至 RCA；Runthrough 至 LCX。

• 手术过程 •

1. 实际操作流程 1（描述 + 影像），见图 24-74-2～图 24-74-5。

（1）逆向过程：右桡动脉径路 6F SAL+Corsair+Sion Blue，引导 Corsair 至 PDA 超选造影（图 24-74-2），更换导丝为 Sion，顺利通过间隔侧支（图 24-74-3）。

（2）跟进 Corsair 至前降支，再次超选造影，明确远段纤维帽结构，并提示较远的对角支较大，且开口有病变，提示植入支架前需进行保护（图 24-74-4）。

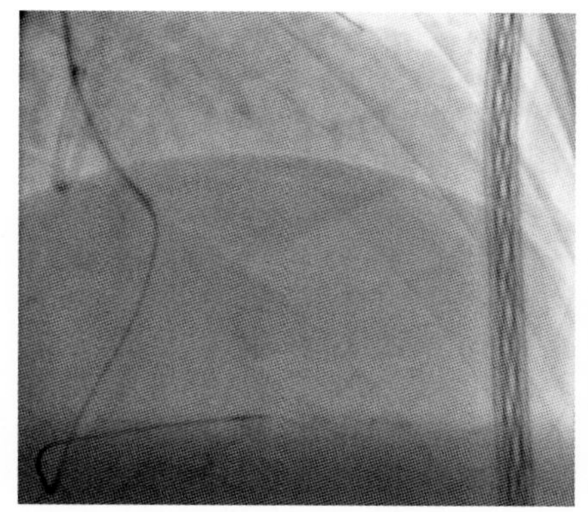
图 24-74-2 逆向介入治疗

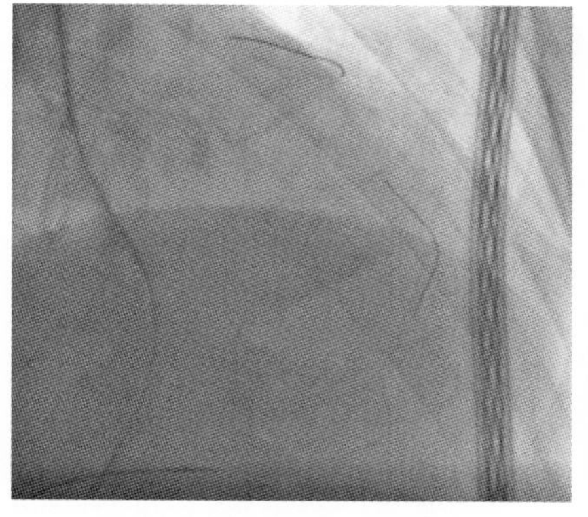
图 24-74-3 Sion 导丝通过间隔支侧支血管

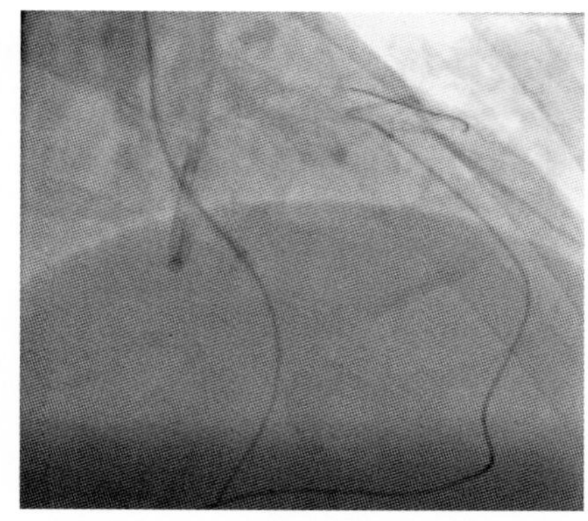
图 24-74-4 微导管至闭塞远端行高选择造影

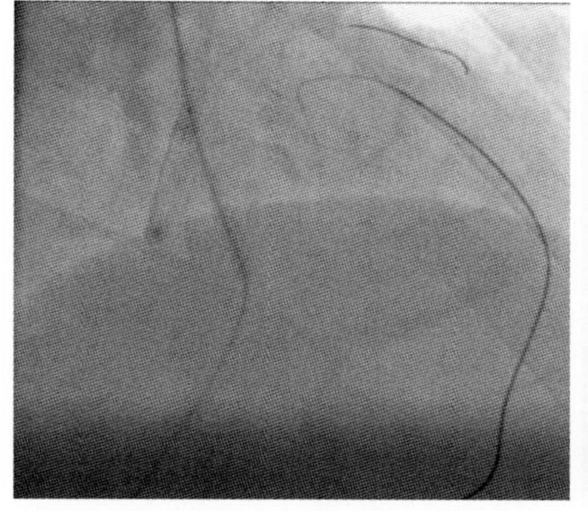
图 24-74-5 逆向 Fielder XT-R 进入间隔支方向

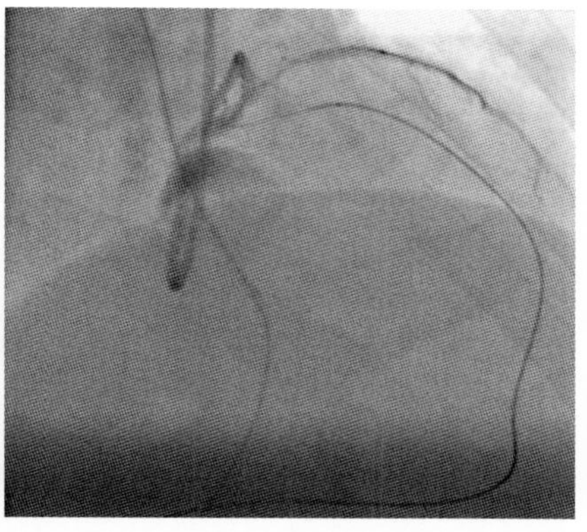
图 24-74-6 调整逆向导引钢丝位置 1

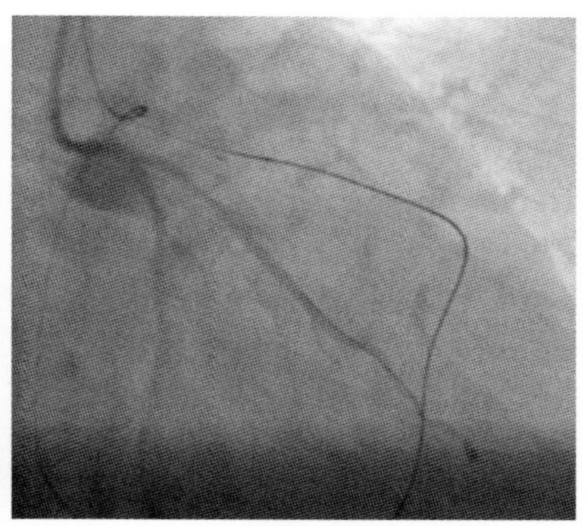
图 24-74-7 调整逆向导引钢丝位置 2

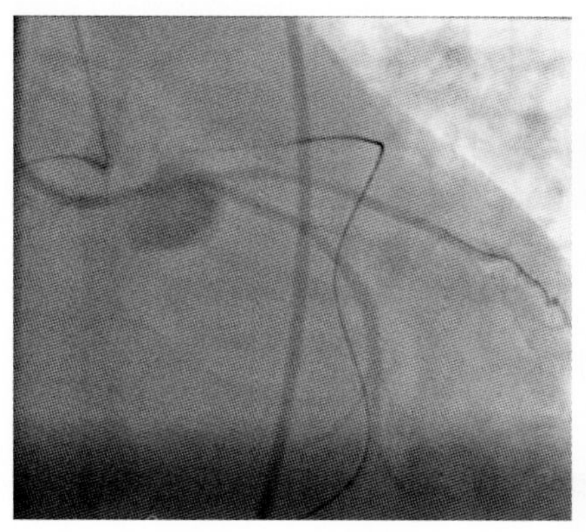
图 24-74-8 调整逆向导引钢丝位置 3

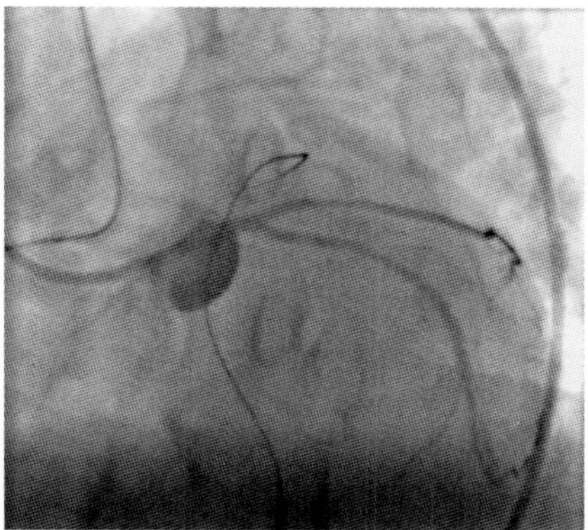
图 24-74-9 调整逆向导引钢丝位置 4

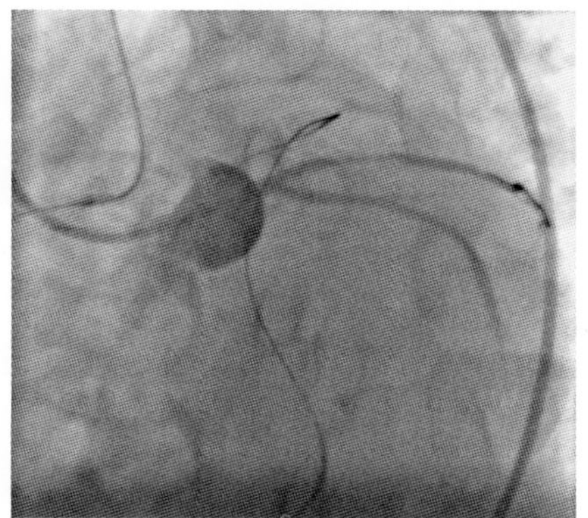
图 24-74-10 Fielder XT-R 进入主动脉内

（3）结合术前 CTA 提示闭塞节段无钙化存在，故更换导丝为 Fielder XT-R，进入间隔支方向，跟进 Corsair（图 24-74-5）。

2. 实际操作流程 2（描述 + 影像），图 24-74-6～图 24-74-9。

（1）右肩位继续调整导丝接近主干（图 24-74-6）；转到肝位发现与主干距离很远（图 24-74-7）。

（2）转到正位 + 足位和蜘蛛位也相隔很远，尝试调整导丝方向无法靠近（图 24-74-8、图 24-74-9）。

3. 实际操作流程 3（描述 + 影像），见图 24-74-10～图 24-74-13。

（1）考虑到 Fielder XT-R 导丝较软，很少会穿刺到血管结构外，调整方向未果后尝试前送，导丝游离至主动脉内（图 24-74-10）。

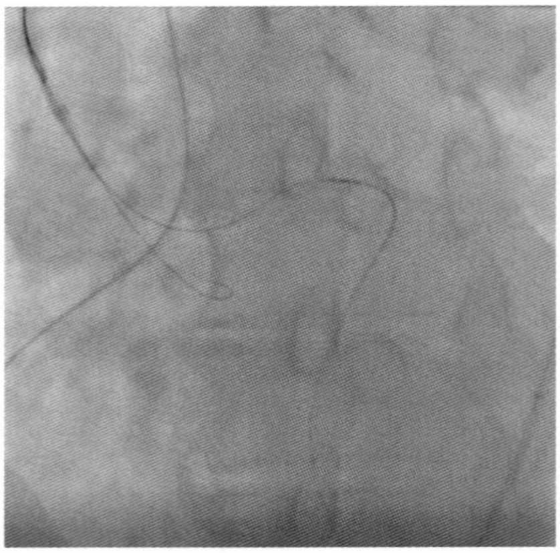

图 24-74-11 抓捕器抓捕逆向导引钢丝 1

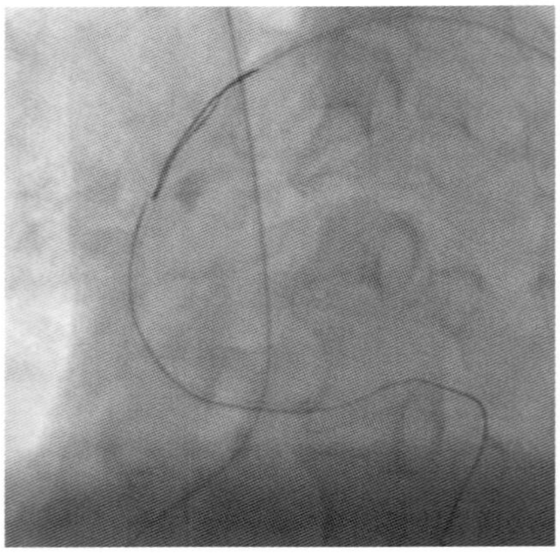

图 24-74-12 抓捕器抓捕逆向导引钢丝 2

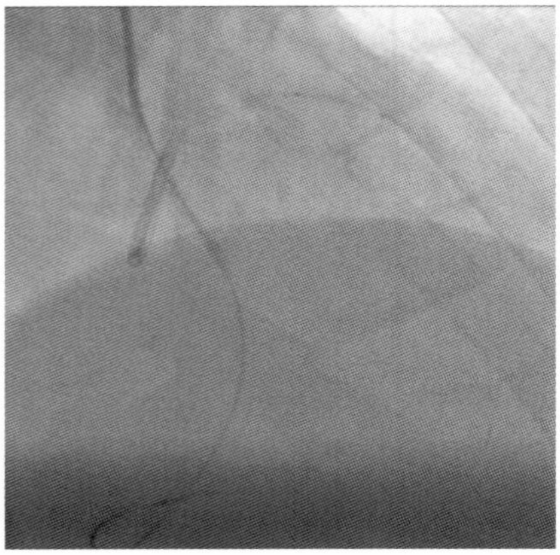

图 24-74-13 球囊扩张后 IVUS 检查

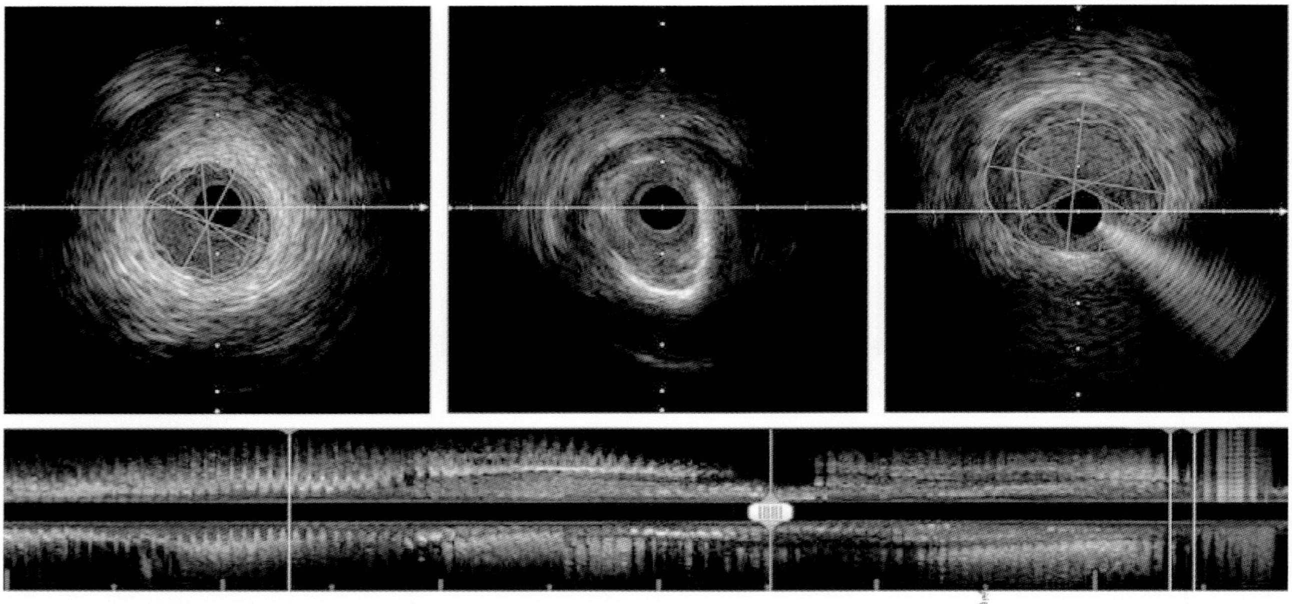

图 24-74-14 IVUS 提示逆向导引钢丝全程斑块内走行

（2）以捕获器抓捕导丝建立连接，推送逆向 Corsair 进入顺向指引导管内（图 24-74-11、图 24-74-12），以 RG 3 体外化。

（3）以 2.0 mm 球囊扩张后，IVUS 导管检查顺向装入（图 24-74-13）。

4. 实际操作流程 4（描述 + 影像），见图 24-74-14。

IVUS 检查提示全程斑块内走行，明确此例为左主干双开口，前降支起始部闭塞。

5. 实际操作流程 5（描述 + 影像），见图 24-74-15、图 24-74-16。

（1）沿 RG 3 送入 KDL 导管，送入 Sion 导丝至之前较大且开口存在病变的对角支（图 24-74-15）。

（2）送入 Sion Blue 至 LAD 远段，以 2.0 mm 球囊扩张角支开口（图 24-74-16），2.5 mm 球囊扩张前降支闭塞段。

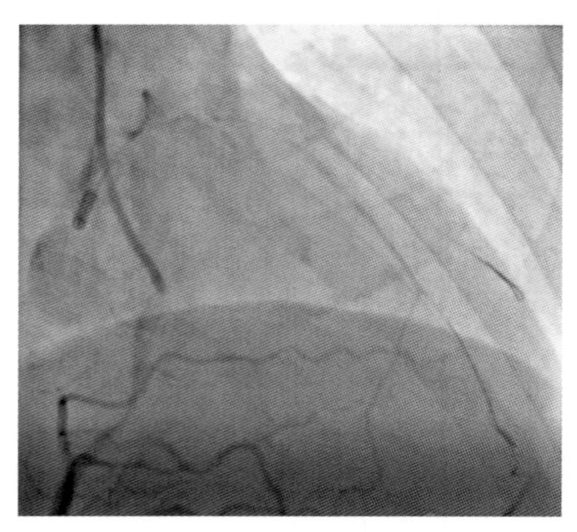

图 24-74-15 经 KDL 双腔微导管将 Sion 导丝送至对角支

6. 实际操作流程 6（描述 + 影像），见图 24-74-17。

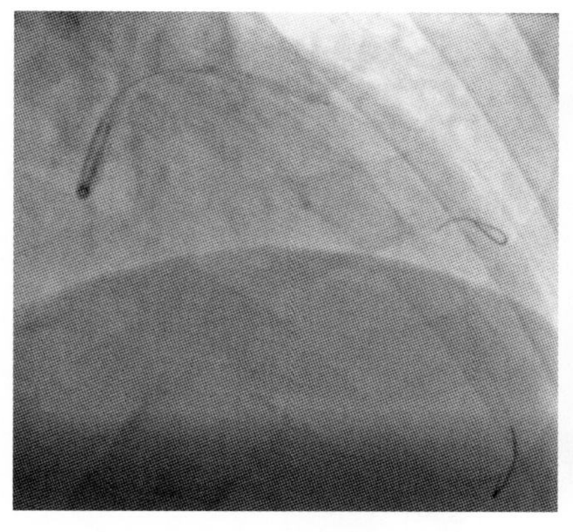

图 24-74-16　球囊扩张

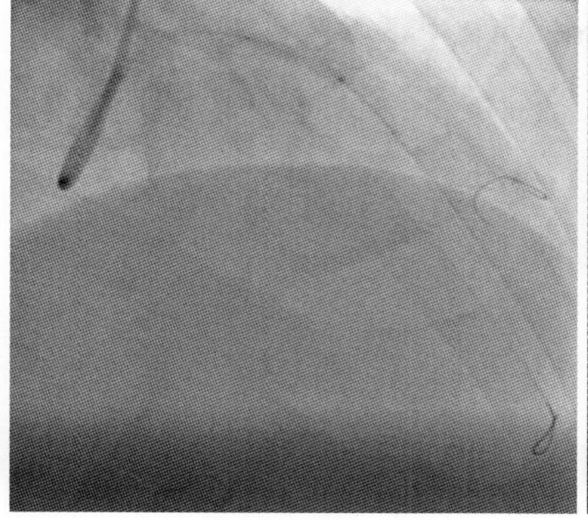

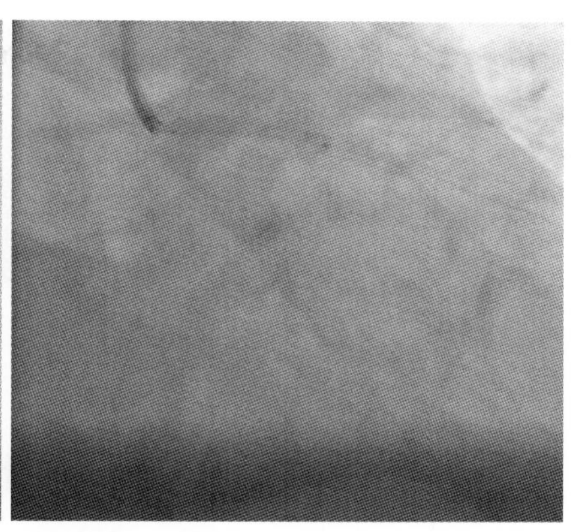

图 24-74-17　左主干-前降支串联植入 2 枚药物洗脱支架

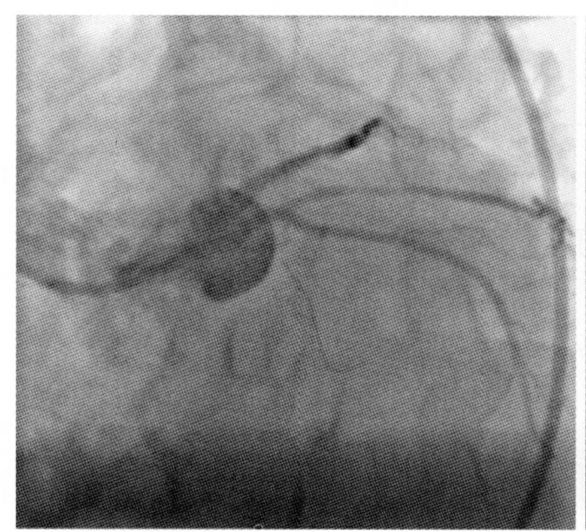

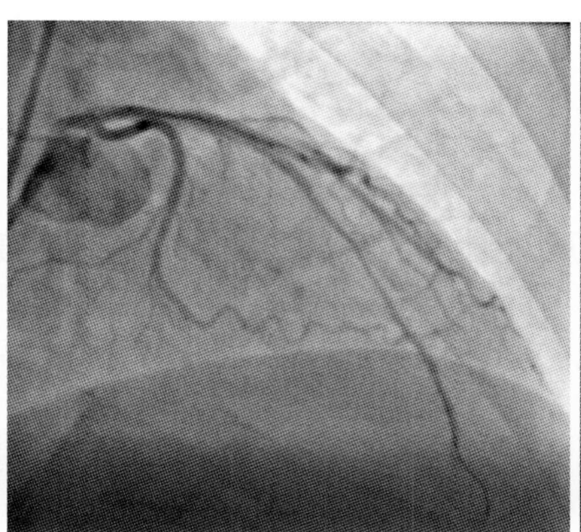

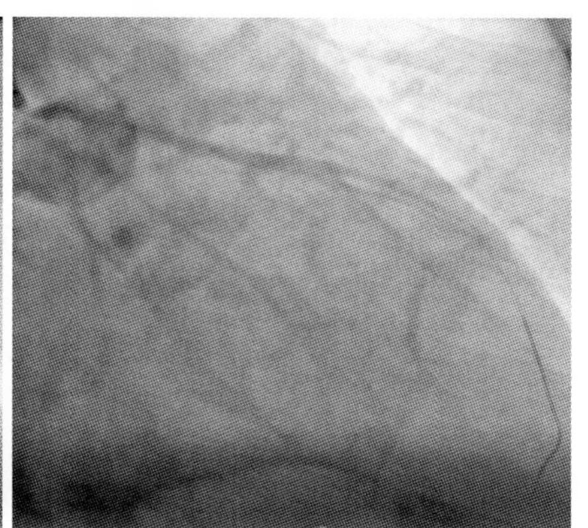

图 24-74-18　最终结果

左主干-前降支串联植入 2 枚药物洗脱支架，并后扩。

· 术后结果 ·

见图 24-74-18。

· 小结 ·

1. 此例手术非常顺利，原因有二：首先因为逆向的条件非常好，首选了逆向；其次，术前 CTA 提示闭塞段没有严重钙化，所以逆向选用了 Fielder XT-R 导丝，而不是更硬的专用导丝去强行调整方向。

2. 在 Fielder XT-R 导丝前出至主动脉内时，已意识到可能是双开口，体外化后用 IVUS 检查全程都有血管壁结构才放心植入支架。

· 讨论 ·

1. 但反思也有，若是闭塞节段内存在严重钙化，Fielder XT-R 无法通过而换用更硬的导丝穿刺调整，势必会造成“左主干”周围的大血肿甚或破裂，带来灾难性的后果；碰到这种情况该如何处理？之前没有想过，经此一役，会更加留心。

2. 第二个问题，术前的 CTA 没有提示预警，术后专门把 CTA 的光盘用做了简单的重建（图 24-74-19），发现其实 CTA 还是有提示的，只是漏掉了，下次碰到类似情况一定仔细研究 CTA 的结果。

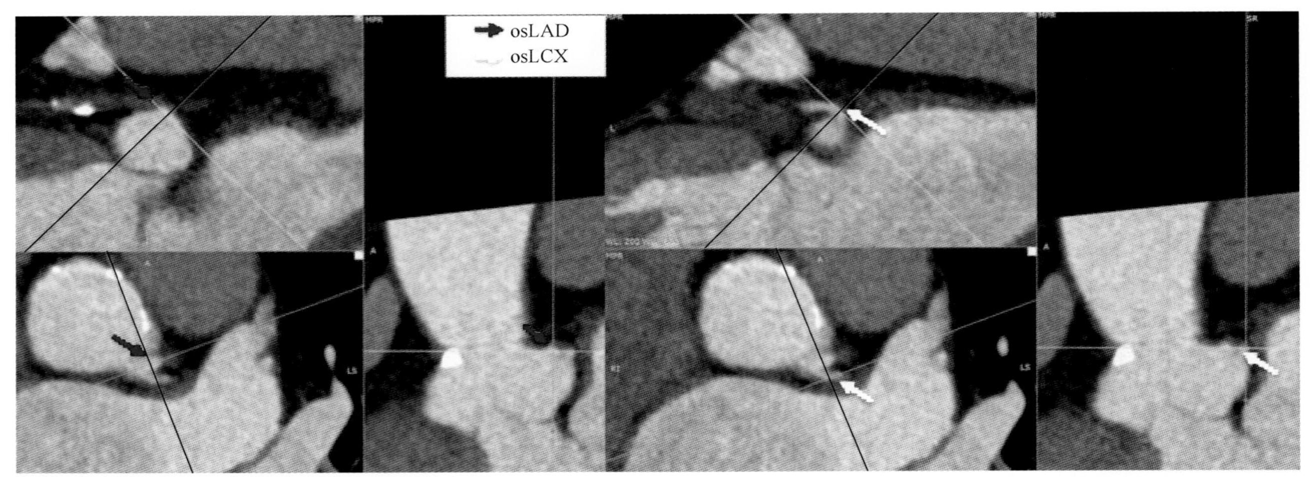

图 24-74-19 术前冠脉 CT。osLAD：前降支开口；osLCX：回旋支开口

病例 75 IVUS 及对侧造影指导下经同侧侧支逆向开通前降支 CTO

术者：李浪，孙羽涵 医院：广西医科大学第一附属医院

• 病史基本资源 •

• 患者男性，69 岁。

• 主诉：反复胸闷、胸痛 5 年余，加重 2 个月。

• 既往史：危险因素：糖尿病。

• 辅助检查

体格检查：血压 108/59 mmHg，心脏查体：无阳性体征。

实验室检查：FBG 7.85 mmol/L，HbA1c 8.4%，CK 82，CK-MB 9.8 ng/ml，cTnI 0.018 ng/ml，TC 3.73 mmol/L，LDL-C 1.95 mmol/L。

心电图：V_1～V_4 R 波递增不良，V_1～V_3 ST 段抬高 0.1～0.2 mV，Ⅰ、aVL、V_5～V_6 T 波倒置。

心脏彩超：LVEF 52%，LVED 74 mm。

• 药物治疗：阿司匹林、替格瑞洛、阿托伐他汀、美托洛尔缓释片、阿卡波糖、格列齐特、胰岛素。

• 既往治疗：5 年前外院造影提示 LAD 开口闭塞，LCX 70% 狭窄，RCA 近段闭塞。予以短期冠心病二级预防药物治疗 3 年后自行停药 2 年。

• 冠状动脉造影 •

冠状动脉见前降支开口闭塞，闭塞头端位置不明确，可见经回旋支→间隔支→前降支中段 1 级侧支循环，经右冠上方发出心房血管→心外膜血管→间隔支 2 级迂曲侧支循环。RCA 发育细小，中段闭塞（图 24-75-1）。

• 病变分析及策略选择 •

J-CTO 评分：闭塞近段残端不清晰（1 分），闭塞段长度 >20 mm（1 分），闭塞段钙化明显（1 分），评分 3 分。

策略选择：该患者 LAD 闭塞头端不清，疑似残留的“蒂”走行非前降支方向，计划以 IVUS 检查明确 LAD 开口位置。该患者 LCX → LAD 同侧侧支循环弯曲较小，心房支→心外膜侧支循环转角大且极度

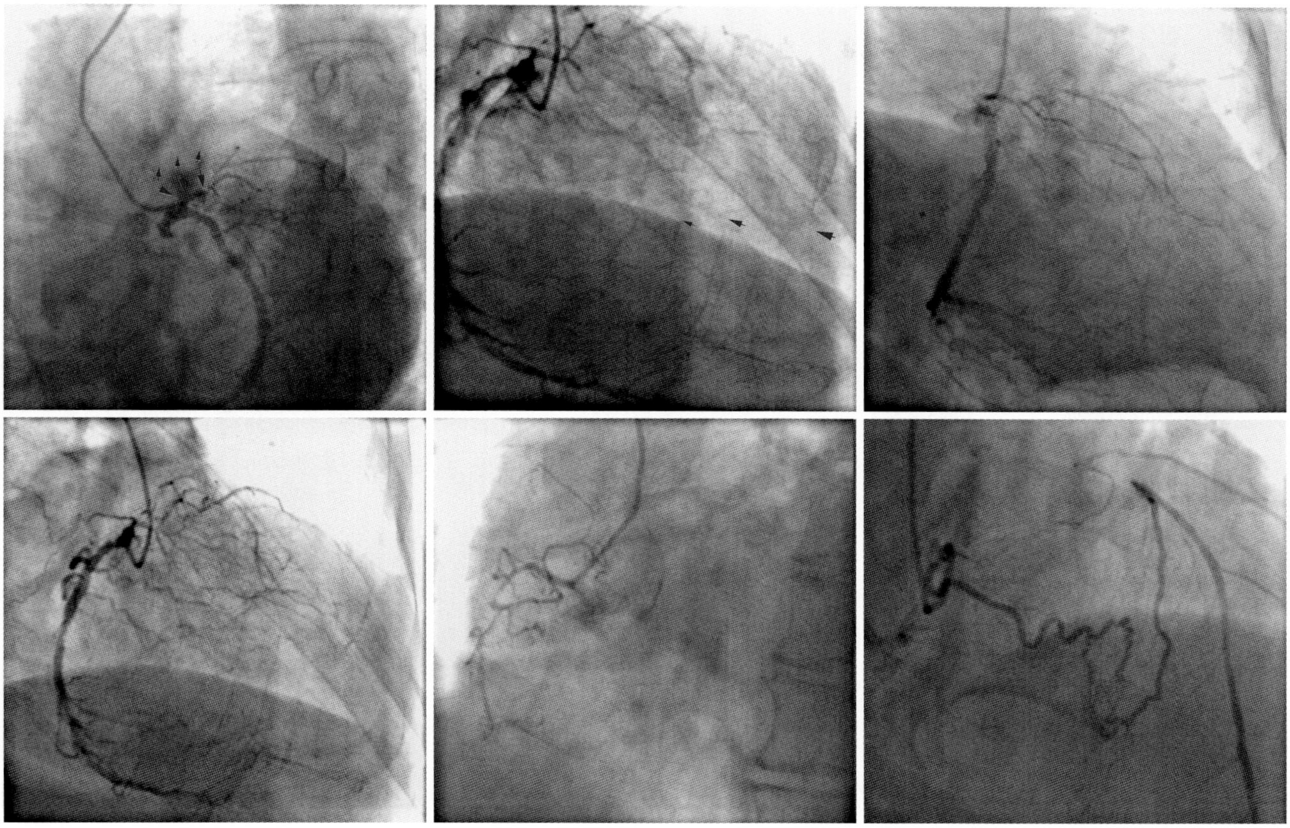

图 24-75-1　造影图：前降支起始部完全闭塞，有同侧及对侧侧支血管供应前降支中远段

迂曲。本次采取经心房支造影逆供指向，经 LCX → LAD 同侧侧支逆向开通技术，导丝邻近 LAD 开口时 IVUS 实时指导导丝穿刺真腔。

· 手术过程 ·

7F EBU 3.5 指引导管至左冠，因该患者为同侧侧支供血条件较差，显影欠清晰，故开侧孔 5F 多功能造影管送至右心房支开口行逆向造影。

双侧造影：经指引导管造影可较清晰地见到 LCX 末端→间隔支→ LAD 1 级侧支循环，侧支起始部较迂曲（图 24-75-2）。

送 Sion 导丝至 LCX 远段加强支撑及保护，Corsair 微导管支撑下送 Sion Blue 导丝至 LCX 末端（图 24-75-3）。

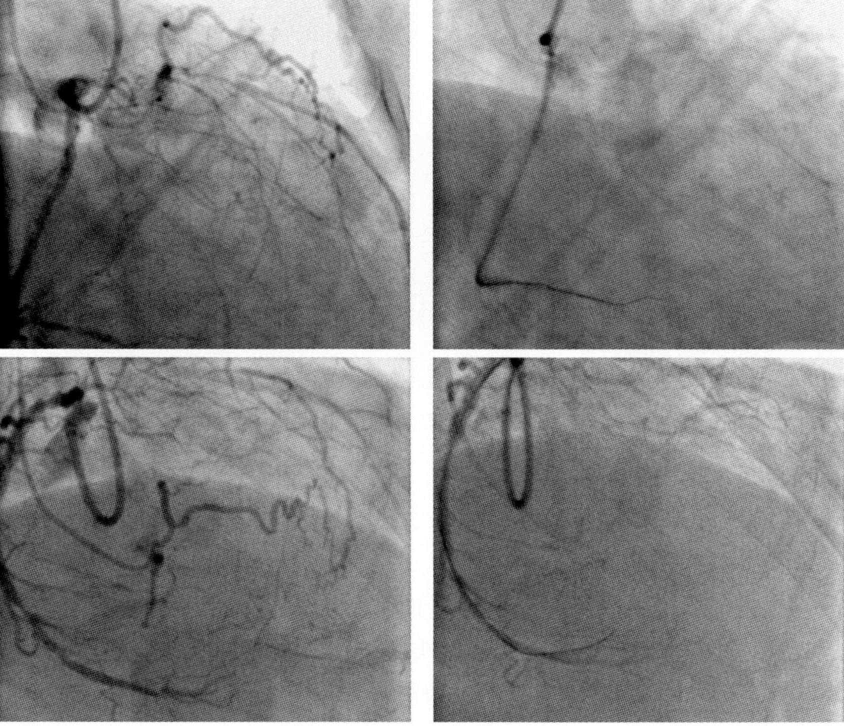

图 24-75-2　对侧冠脉造影显示同侧侧支血管及对侧侧支血管

图 24-75-3　尝试同侧侧支血管进行逆向介入治疗

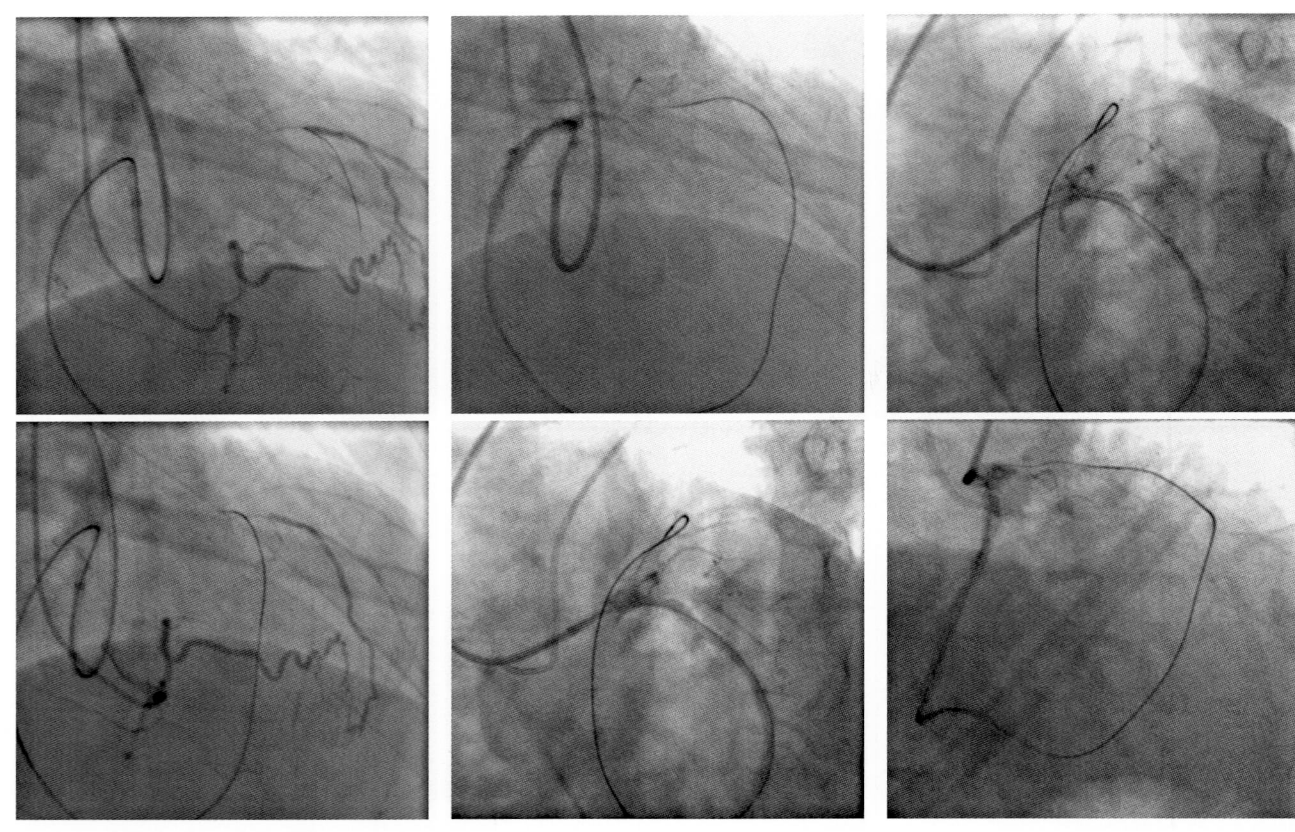

图 24-75-4 Sion Blue 及 Corsair 导管至闭塞远端

图 24-75-5 逆向 Fielder XT-A 穿刺受阻

图 24-75-7 IVUS 实时指导逆向导引钢丝穿刺

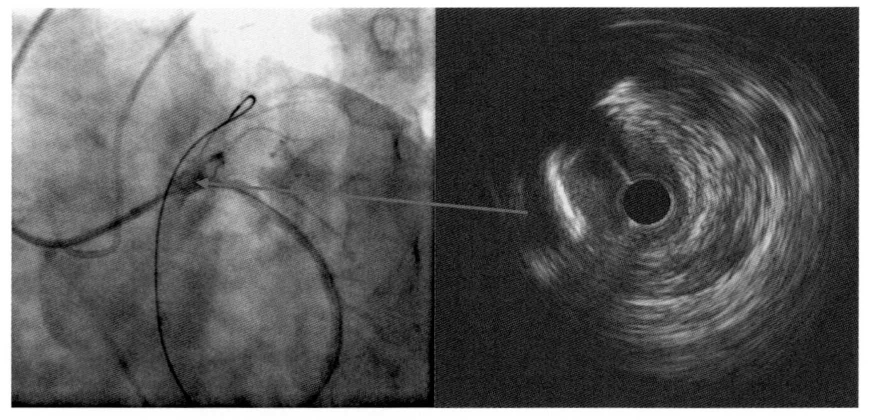

图 24-75-6 IVUS 检查显示前降支开口钙化斑块

Sion Blue 导丝顺利通过侧支，对侧造影证实位于真腔，引导 Corsair 微导管至 LAD 中段，邻近闭塞远端纤维帽（图 24-75-4）。

交换 Fielder XT-A 导丝穿刺进入闭塞段，邻近 LAD 开口时导丝前进受阻，透视可见开口部钙化影（图 24-75-5）。

行 IVUS 检查明确 LAD 开口位置，并发现 LAD 开口存在钙化斑块（图 24-75-6）。

IVUS 实时引导下调整 Fielder XT-A 导丝方向，对准 LAD 开口穿刺，IVUS 及多体位造影示导丝位于前三叉部位真腔（图 24-75-7）。

推送导丝至 LM 失败，因患者血管解剖方向，导丝自然滑向 LCX，送逆向 Fielder XT-A 导丝至 LCX 近段，IVUS 证实自穿刺点至导丝头端均位于真腔（图 24-75-8）。

引导逆向微导管至前三叉，改变导丝头端塑形后成功进入正向指引导管，经正向送 Sion 导丝经逆向微导管至间隔支，并调整至 LAD 远段真腔（图 24-75-9）。

行 LAD IVUS 检查示前降支导丝全程位于真腔或斑块内（图 24-75-10）。

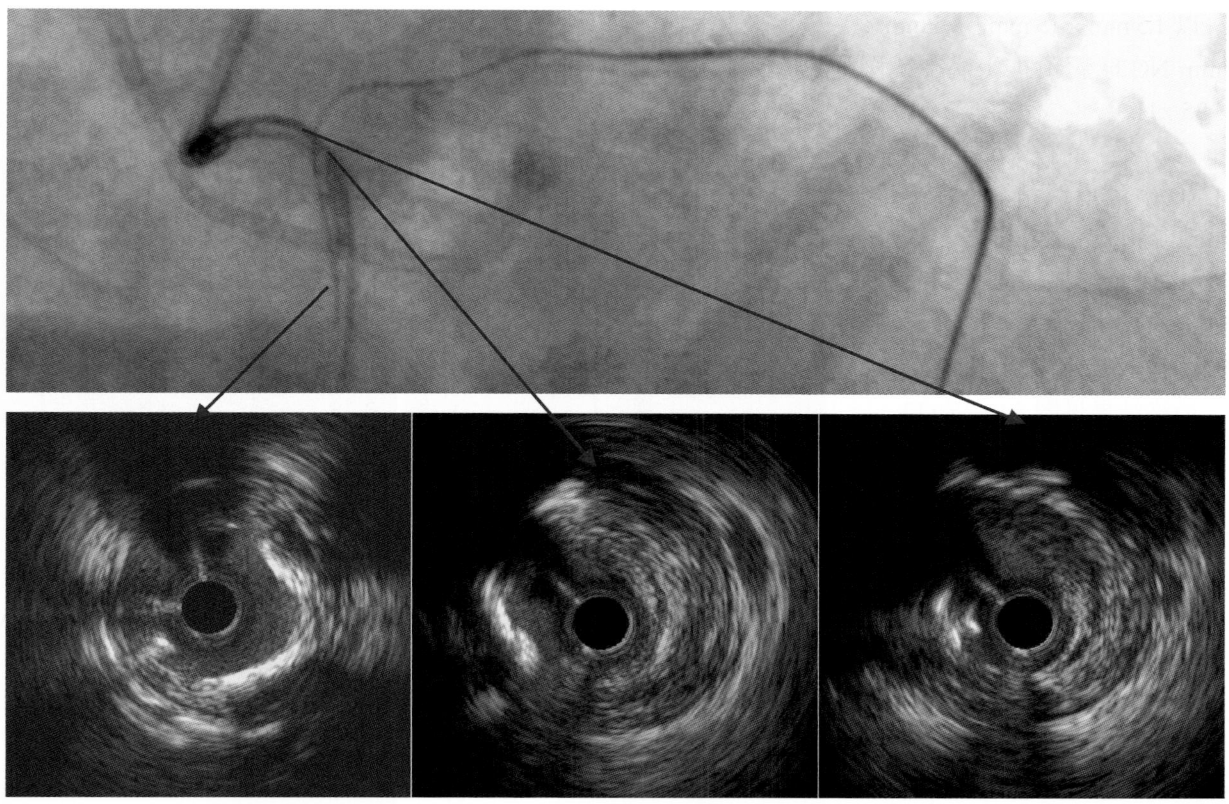

图 24-75-8 IVUS 证实逆向导丝位于血管真腔

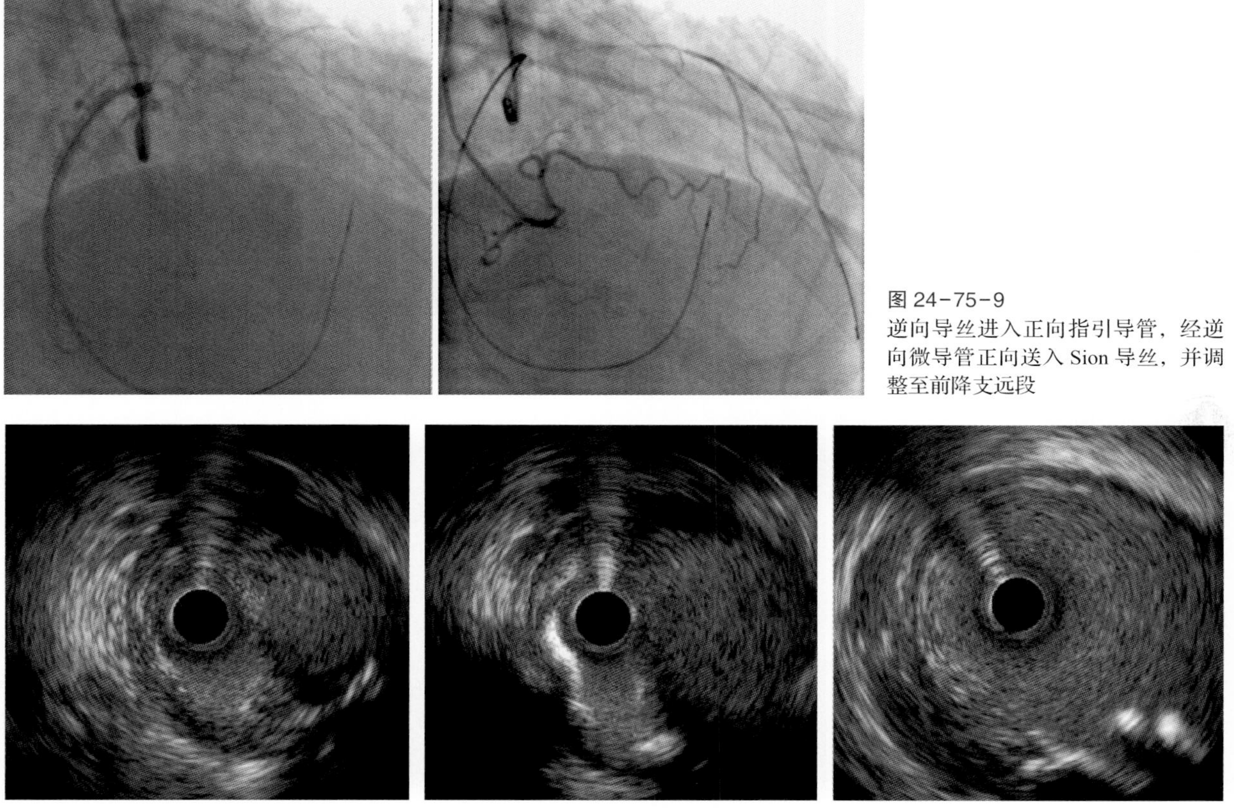

图 24-75-9
逆向导丝进入正向指引导管，经逆向微导管正向送入 Sion 导丝，并调整至前降支远段

图 24-75-10 IVUS 检查显示前降支导引钢丝全程位于血管真腔

以 1.5 mm × 15 mm、2.5 mm × 15 mm NC 球囊预扩张病变（图 24－75－11）。

行分支保护后，LM 末端至 LAD 中段串联植入 2.75 mm × 35 mm、30 mm × 33 mm 药物支架，继而以 3.0 mm × 15 mm 及 3.5 mm × 15 mm NC 球囊后扩张（图 24－75－12）。

最终结果见图 24－75－13。

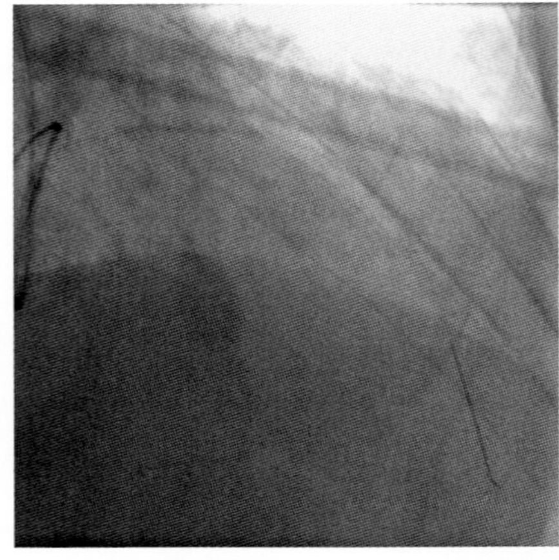
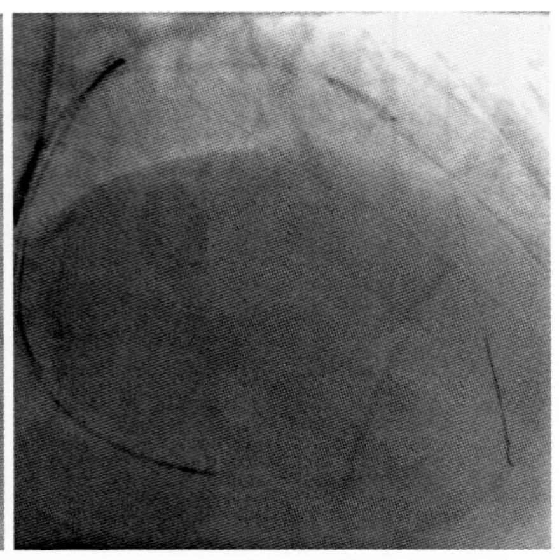

图 24－75－11　球囊扩张

• 小结 •

在冠状动脉开口闭塞病变中 IVUS 能发挥很好的作用，可通过在分支口部 IVUS 显像确定主支的开口位置，IVUS 实时指引穿刺操作可增加手术的安全性和成功率。LAD 开口 CTO 病变导丝通过后提倡再次行闭塞段 IVUS 检查，尤其在导丝走行方向有疑惑、扭曲或有转折时，IVUS 再次检查很重要。通过 IVUS 确定导丝在血管结构内，LAD 开口部分尽量行走于斑块内，避免 LAD 开口部分假腔、夹层、血肿形成，这是手术成功及远期预后良好的前提。

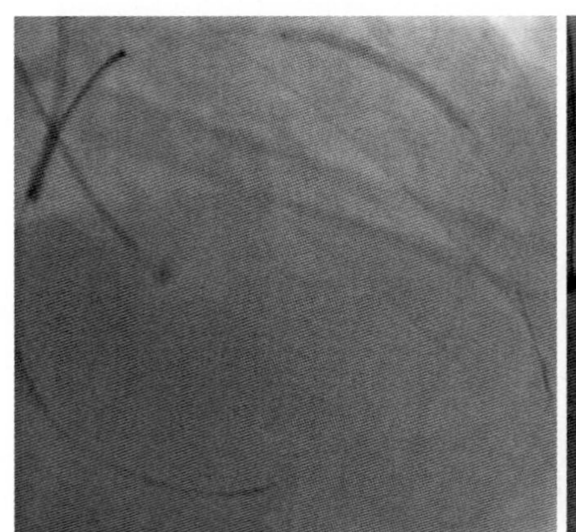
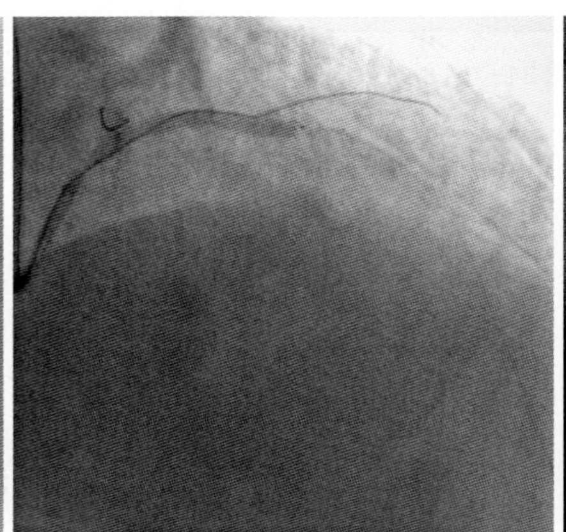
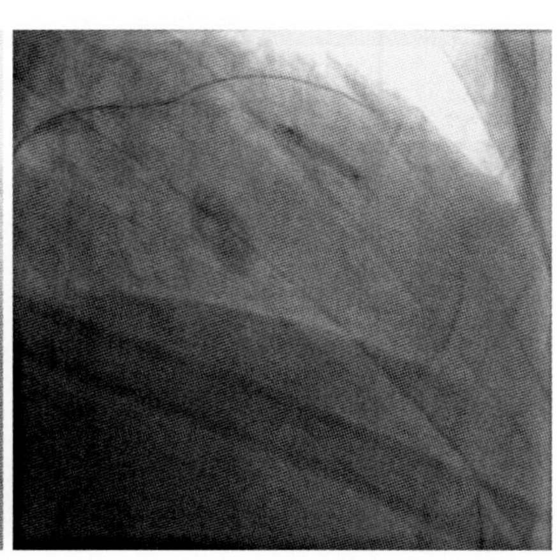

图 24－75－12　植入支架

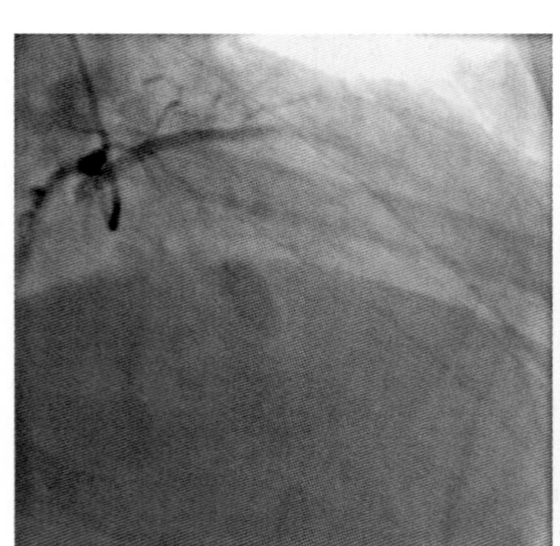
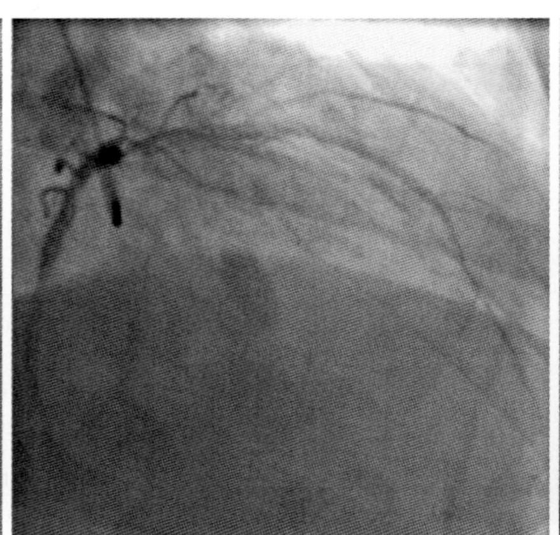
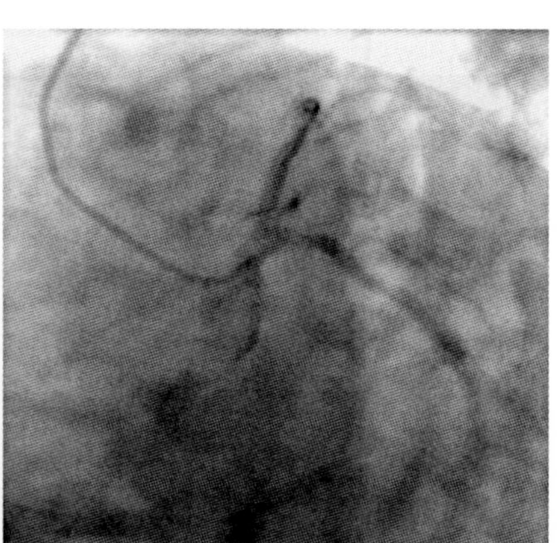

图 24－75－13　最终结果

病例 76 乒乓指引导管技术经自身穿隔支逆向开通 LAD CTO

术者：李妍，高超　　医院：空军军医大学西京医院

• 病史基本资料 •

• 患者男性，58 岁。

• 主诉：发作性胸痛 11 年，再发胸痛、胸闷 2 个月。

• 入院诊断

冠心病：不稳定型心绞痛，陈旧性心肌梗死，PCI 术后。

心功能Ⅱ级。

• 既往史：心血管病危险因素：吸烟（20 支 / 日，30 年）。

• 辅助检查

心电图：窦性心动过缓，陈旧性前壁心肌梗死 V_1～V_5 导联 ST 段仍抬高 0.05～0.3 mV。

心脏彩超：前间隔、左心室前壁心肌梗死并心尖部室壁瘤形成；左心室扩大，左心室收缩功能减低，EF 41%。

• 当地医院冠状动脉造影及介入处理 •

当地医院造影结果提示前降支闭塞，尝试未开通。

• 冠状动脉造影 •

RCA 近段 50% 狭窄，中段 70% 狭窄（弥漫病变），远段 80% 狭窄，RCA 向 LAD 发出侧支供应 LAD 远端；LAD 近 80% 狭窄，中段 100% 闭塞，间隔支发出侧支供应 LAD 闭塞段的近端；LCX 近段支架内增生，中段 70%～80% 狭窄（弥漫病变），OM1 有 50% 狭窄（图 24-76-1～图 24-76-3）。

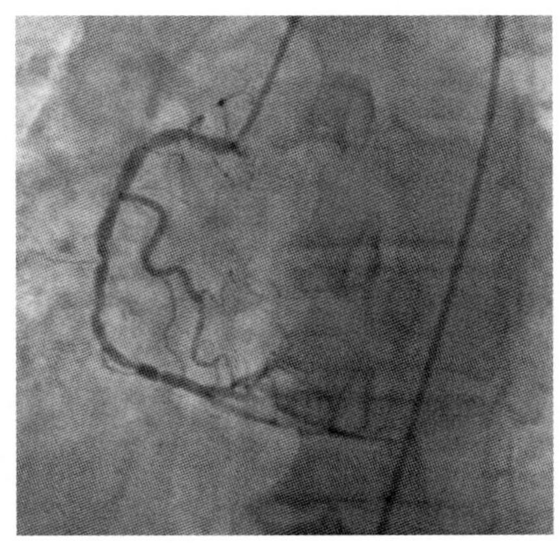

图 24-76-1　右冠造影

• 病例分析及初始策略选择 •

1. 患者为老年男性，慢性病程，近期心绞痛症状再发，心功能不全。若能成功开通 LAD 对缓解症状及改善心功能均有帮助，应积极对 LAD 行血运重建。

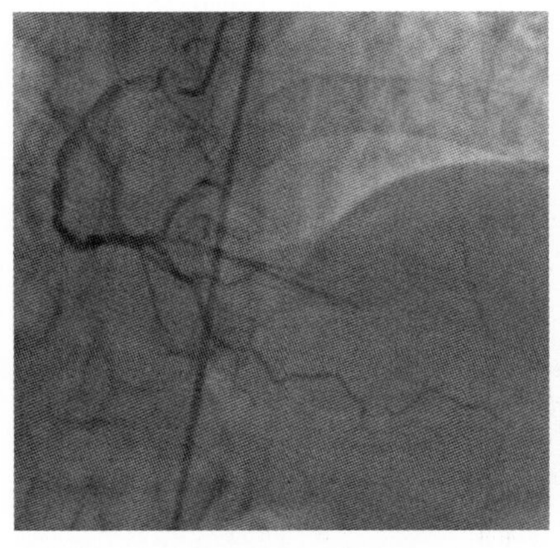

图 24-76-2　右冠向前降支发出侧支（心外膜 CC2）

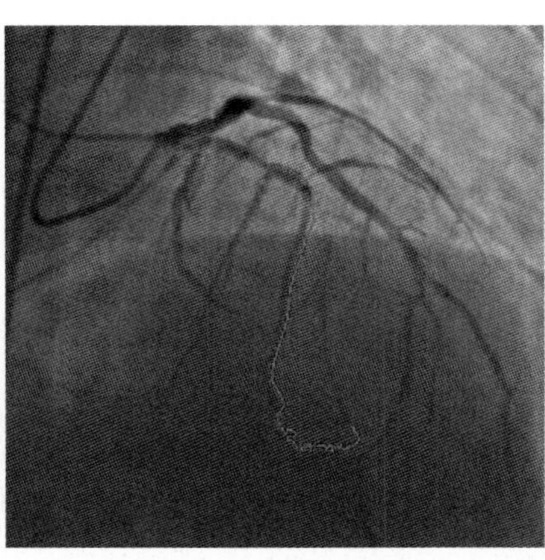

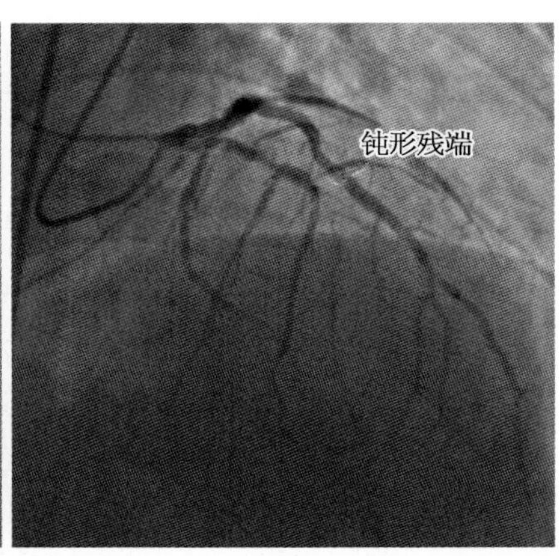

图 24-76-3　左前降支第二穿隔支以远完全闭塞，CTO 近段纤维帽显示不清。通过穿隔支自身侧支可见 CTO 长度 <20 mm，成角 >45°，远段血管床弥漫狭窄

2. LAD 闭塞病变 J-CTO 评分：CTO 钝形头端（1 分），成角 >45°（1 分），共计 2 分（困难），且当地医院曾尝试失败，此次开通血管难度较大。尝试方案：① 闭塞近端是钝形残端，近端纤维帽显影不清，但通过穿隔支侧支可见闭塞段较短，可以首先正向尝试。② CTO 近端纤维帽模糊不清，近段有一较大间隔支，可为 IVUS 指导穿刺创造条件。③ LAD 自身间隔支侧支入口和出口较明确，导丝行程短，Septal-LAD 逆向作为次选方案。④ 若间隔支-LAD 逆向失败，可尝试 RCA-LAD 远段的心外膜逆向途径，但困难在于虽然心外膜通道较粗，但逆向绕过整个心尖，迂曲的心外膜通道行程很长。

・手术过程・

血管入路及导管：右侧股动脉 7F EBU 3.75，右侧桡动脉 6F SAL 1.0。

1. 尝试正向开通 LAD。

135 cm Corsair 微导管及 Fielder XT-A 导丝谨慎前进，拟进入 CTO 近段纤维帽，但未成功，更换导丝为 GAIA Second、GAIA Third 进行平行导丝尝试，经反复尝试未能成功进入 CTO 近端纤维帽。于是更改策略为逆向（图 24-76-4）。

2. 逆向开通 LAD。

在 135 cm Corsair 微导管的辅助下操控 Sion 导丝，仔细寻找间隔支侧支，Surfing 技术通过侧支循环。造影提示导丝在 LAD 远段真腔，遂跟进 Corsair。更换右侧桡动脉 SAL 1.0 指引导管为 6F EBU 3.75 进行左冠“乒乓”指引导管技术，在逆向导丝的指引下，正向使用 GAIA Third、Conquest Pro 等导丝进行穿刺，无法顺利突破闭塞段。遂改为逆向进攻，Conquest Pro 导丝顺利突破闭塞段进入对角支。调整 Conquest Pro 导丝方向，最终顺利突破近端纤维帽回到 LAD 近段。之后正向应用 Guidezilla 导管 AGT 迎接逆向导丝成功（图 24-76-5～图 24-76-7）。

通过球囊锚定将逆向微导管推入正向指引导管内。利用 RG3 完成体外化。利用微导管更换工作导丝 Sion 进一步操作（图 24-76-8）。

为验证导丝是否在 CTO 真腔，拟 IVUS 检查。因闭塞段重度狭窄，进行初步扩张后（2.0 mm × 20 mm 球囊小压力扩张），送入波科超声，检验导丝位置。IVUS 显示导丝全程均在血管结构内，未见明显血管夹层或血肿；闭塞处病变以纤维斑块为主，合并轻度钙化（图 24-76-9）。

在 IVUS 证实全程真腔后，放心进一步扩张以及植入支架。故在 LAD 中段、中段-近段分别植入 2.5 mm × 29 mm、3.0 mm × 38 mm 火鹰支架。IVUS 确认支架贴壁良好（图 24-76-10）。

最终结果如图 24-76-11、图 24-76-12，造影无并发症后撤出所有器械。

・小结・

1. 认真仔细阅读冠状动脉造影影像，制订合理的治疗策略。本病例存在 CTO 近端纤维帽模糊不清，

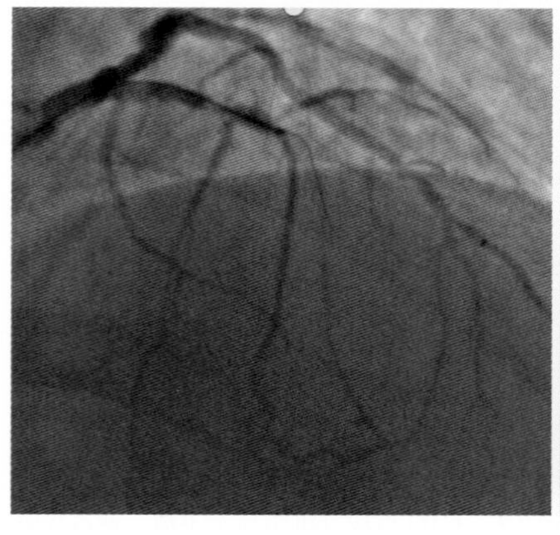
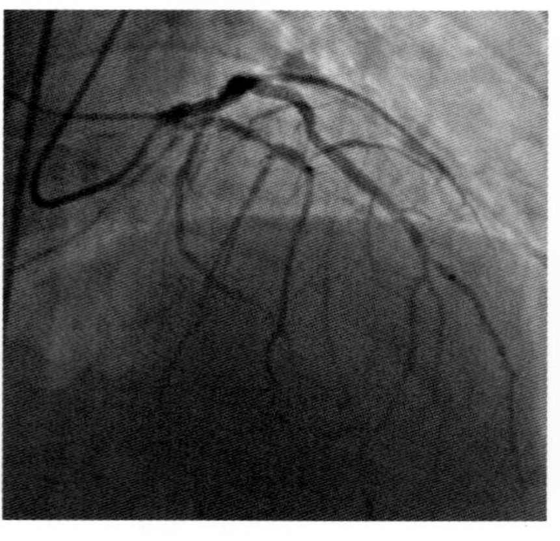

图 24-76-4　Corsair 辅助下 Fielder XT-A、GAIA Second、GAIA Third 等正向尝试

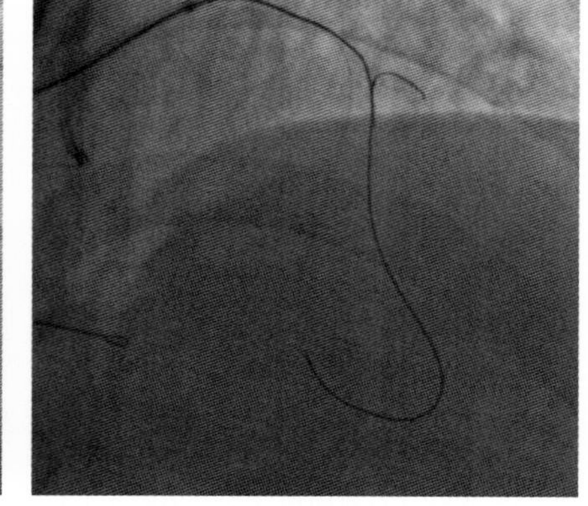

图 24-76-5　逆向导丝进入对角支

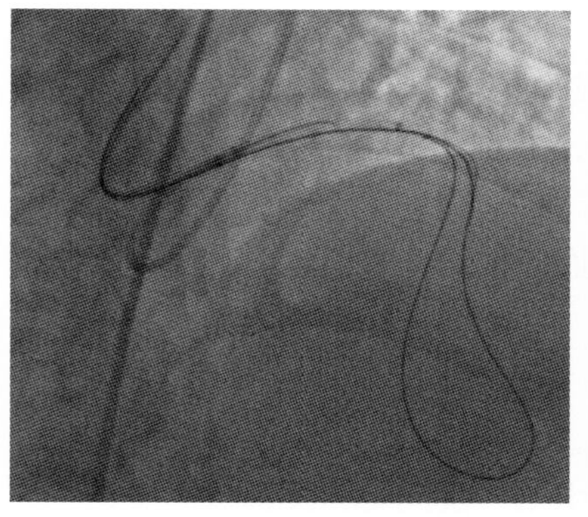

图 24-76-6 逆向导丝进入正向指引导管

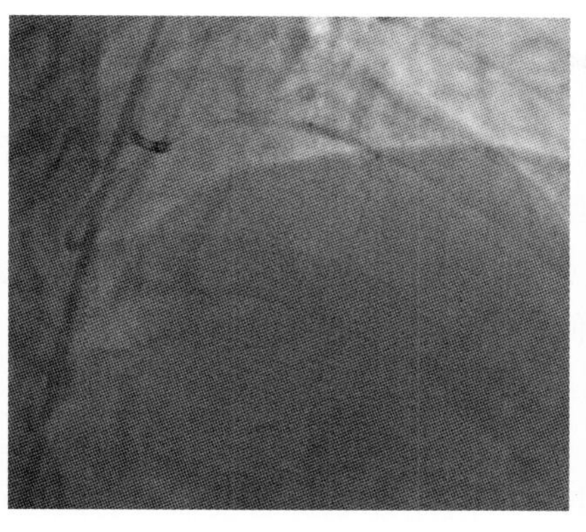

图 24-76-7 锚定球囊推送逆向微导管至指引导管内

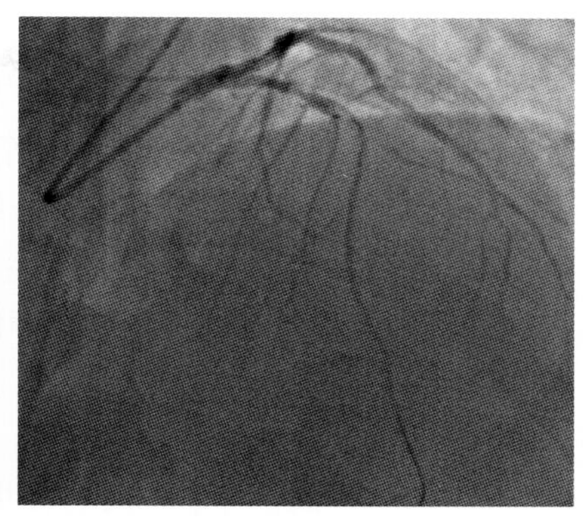

图 24-76-8 更换工作导丝球囊扩张后造影

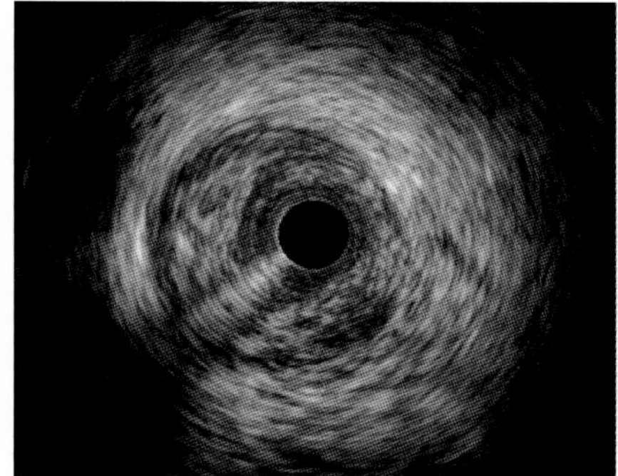

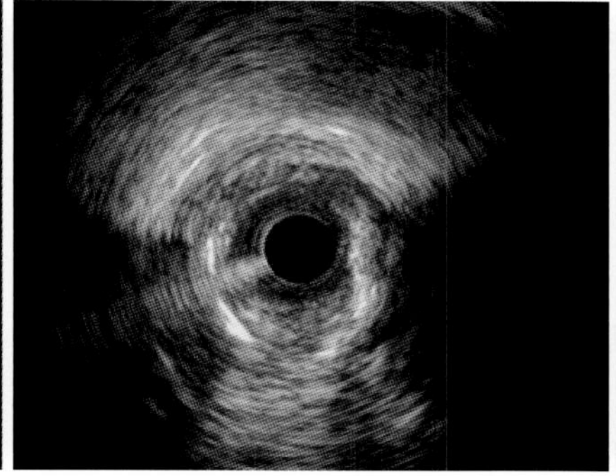

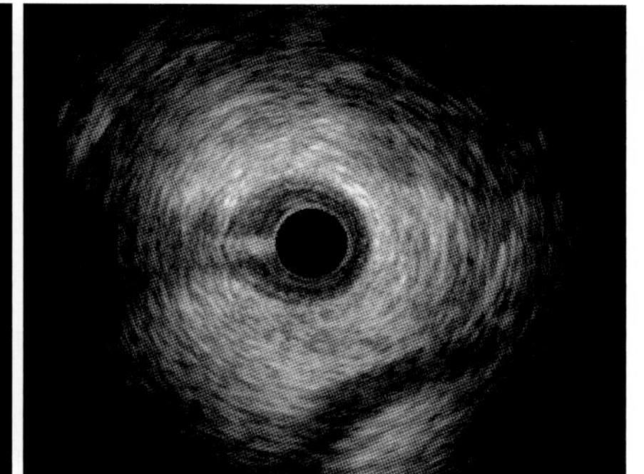

图 24-76-9 IVUS 示导丝全程（近段、中段、远段）均在血管结构内（真腔）

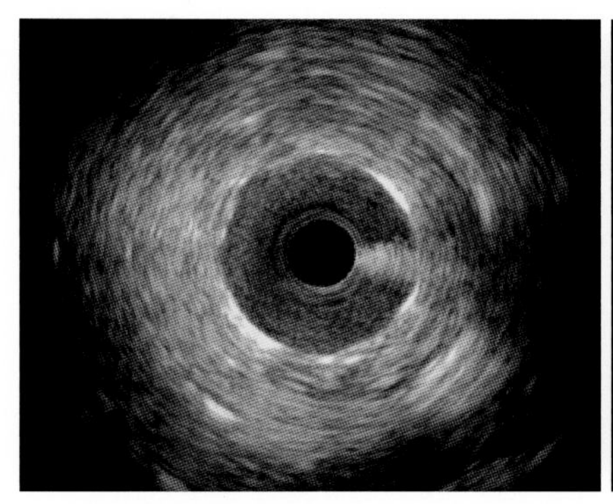

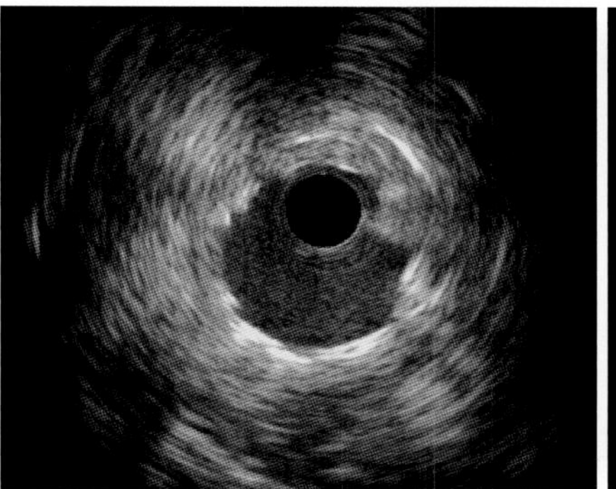

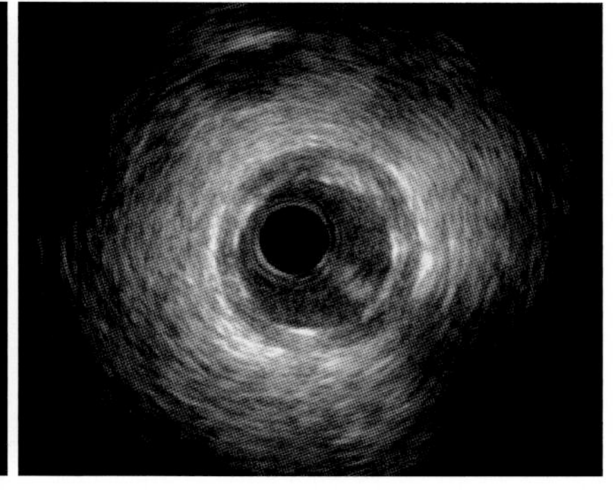

图 24-76-10 IVUS 示支架贴壁良好

但近段有一较大间隔支，可为 IVUS 指导穿刺创造条件。其次考虑行 ADR，但 CTO 远端血管床弥漫病变且管径偏小，故不适宜行 ADR。最后，右向左提供侧支循环，但行程较长，故可选择间隔支侧支作为逆向通路。

2. 当正向或逆向导丝前进困难，无法确定导丝是否在真腔时，应及时转换正逆向策略，避免不

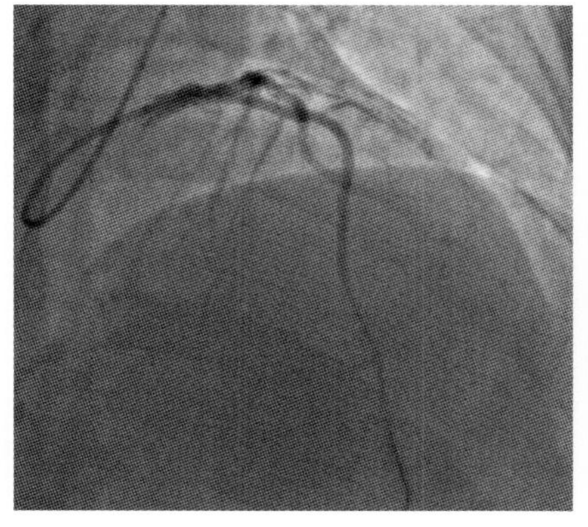

图 24-76-11 支架植入后造影（头位）

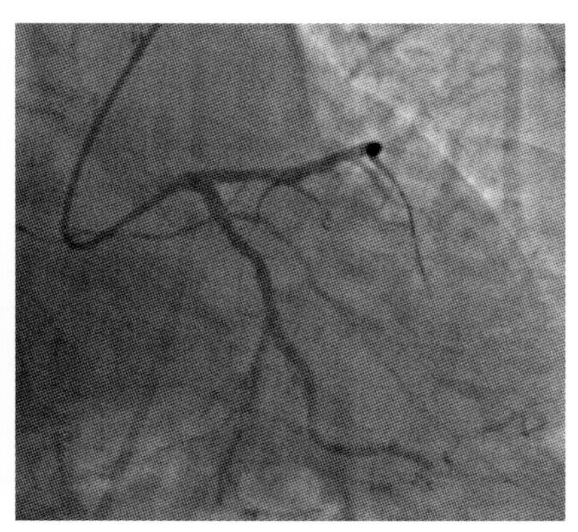

图 24-76-12 支架植入后造影（肝位）

必要的并发症。

3. 通过侧支血管后导引钢丝的选择根据造影所示的远端纤维帽形态而定。如果 CTO 病变远端纤维帽呈锥形头端，建议使用低等或中等强度导引钢丝；但如果同本例患者，上述导丝远端纤维帽无法通过或远端纤维帽呈钝形头端时，建议升级至中 / 高穿透力导引钢丝。

4. 在采用 AGT 技术时需要注意：整个过程要求操作细致，避免血管损伤，为了减小夹层发生的概率，在子母导管推送的过程中推荐使用球囊而不是单纯的导丝。

病例 77　IVUS 指导下应用切割球囊实施“Extended”反向 CART 技术开通 LAD CTO 病变

术者：李悦，公永太　　医院：哈尔滨医科大学附属第一医院　　日期：2014 年 11 月 12 日

· 病史基本资料 ·

- 患者男性，44 岁。
- 主诉：劳累性心绞痛（CCS Ⅱ级）1 个月。
- 既往史：高血压（10 年），糖尿病（5 年）。
- 辅助检查

心电图：窦性心律，正常心电图。

心脏彩超：各房室内径正常范围，左心室射血分数 55%。

· 冠状动脉造影 ·

冠状动脉造影显示前降支（LAD）近段完全闭塞，无明显残端，闭塞处存在较大的第一对角支（D1）和间隔支，D1 近段重度狭窄（图 24-77-1A、B）。LCX 未见明显狭窄，并向 LAD 远段对角支提供良好心外膜侧支（图 24-77-1C）。RCA 中段重度狭窄，远段向 LAD 提供间隔支侧支和心外膜侧支（图 24-77-1D）。

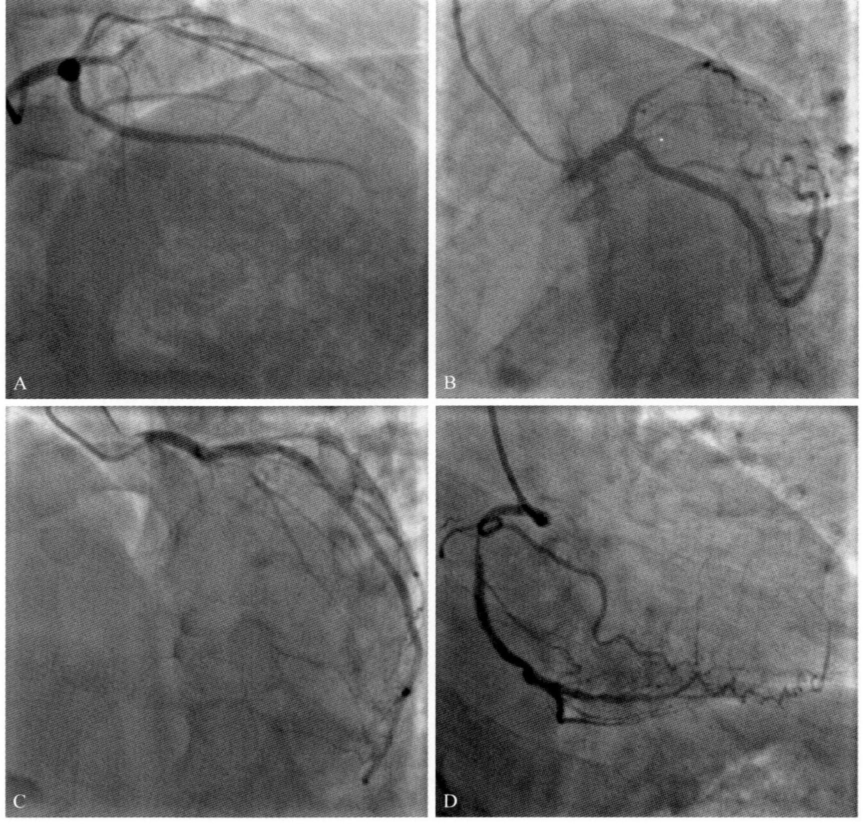

图 24-77-1　前降支近段完全闭塞，无残端，且合并分支血管，RCA 提供侧支血管至前降支

· 治疗策略 ·

手术策略：① 正向途径，IVUS 指导正向导丝穿刺近端纤维帽。如正向导丝走行至内膜下，可采用平行导丝技术或逆向 PCI。② 逆向途径，逆向导丝通过 LCX 侧支或 RCA 侧支至

LAD 远段，可采用主动迎接技术（active greeting technique，AGT）和反向 CART 技术或 IVUS 指导下逆向导丝通过技术。

风险预判与应对：① 采用逆向导丝通过技术，如逆向导丝经内膜下在对角支开口近端进入 LAD 真腔，置入支架后有导致对角支闭塞的风险，因此需采用 IVUS 指导逆向导丝在对角支与 LAD 分叉嵴的位置进入近端血管真腔。② 如经 RCA 侧支行逆向 PCI，因 RCA 中段重度狭窄，需先处理 RCA 中段病变，置入支架。

因对侧造影未能清晰显示 LAD 远段血管，不适合首选 ADR 技术。

· 器械准备 ·

穿刺右侧股动脉，置入 7F 动脉鞘管，用于正向途径；右侧桡动脉鞘管更换为 7F 动脉鞘管，用于逆向途径。

指引导管选择：正向途径采用 7F BL 3.5 指引导管，逆向途径采用 7F BL 3.0 指引导管。

其他器械准备：150 cm Finecross 微导管。

· 手术过程 ·

经股动脉送入 7F BL 3.5 指引导管到位左冠开口，送入 Runthrough NS 导丝至 D1 远端，沿该导丝送入 IVUS 导管确定近端纤维帽位置后，在 150 cm Finecross 微导管支持下先后采用 Miracle 3、Miracle 12、Pilot 150 和 Conquest Pro 导丝，因导丝总是滑入对角支和间隔支内，无法进入近端纤维帽，改行逆向途径。选择 LCX 心外膜侧支，在 150 cm Finecross 微导管支持下，送入 Sion 导丝至 LCX 内并成功通过侧支至 LAD 中段真腔内，沿导丝跟进 150 cm Finecross 微导管至 LAD 中段。经正向指引导管和逆向微导管行双侧造影（图 24-77-2A）。逆向导丝更换为 Pilot 150 导丝，但导丝随心脏搏动而大幅度前后运动，无法进入远端纤维帽。正向 IVUS 指引下，换用 Progress 200T 导丝尝试逆向通过病变（图 24-77-2C）。IVUS 结果显示逆向导丝经过分叉嵴后走行于 LAD 近段浅表内膜层内（图 24-77-2D～H，图中箭头指示逆向导丝）。基于 IVUS 结果，我们决定尝试采用切割球使位于

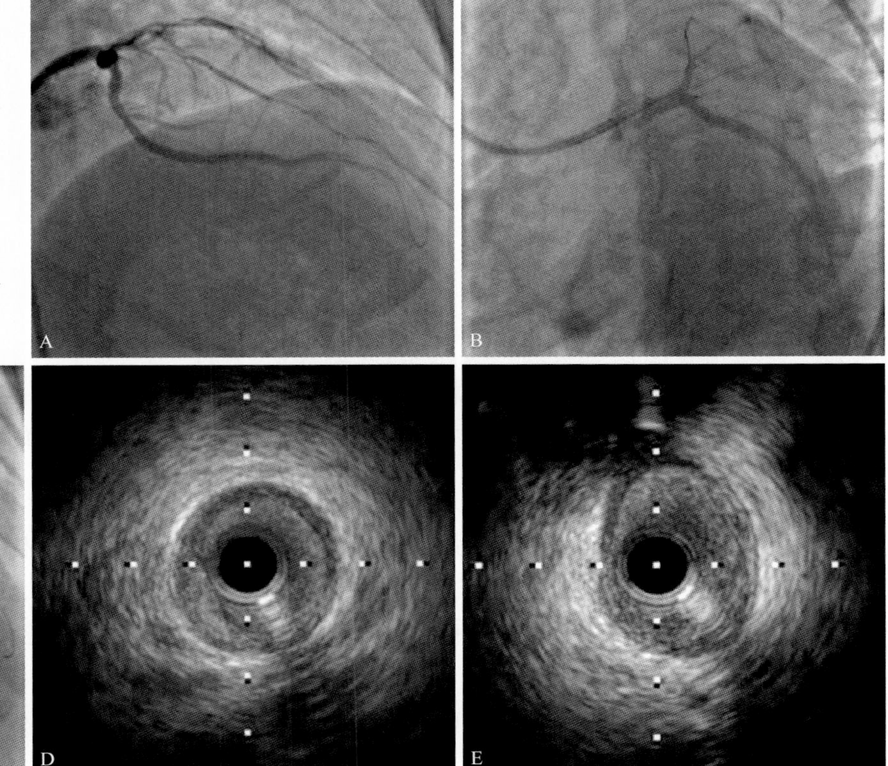

图 24-77-2　IVUS 评估逆向导丝位置（续后）

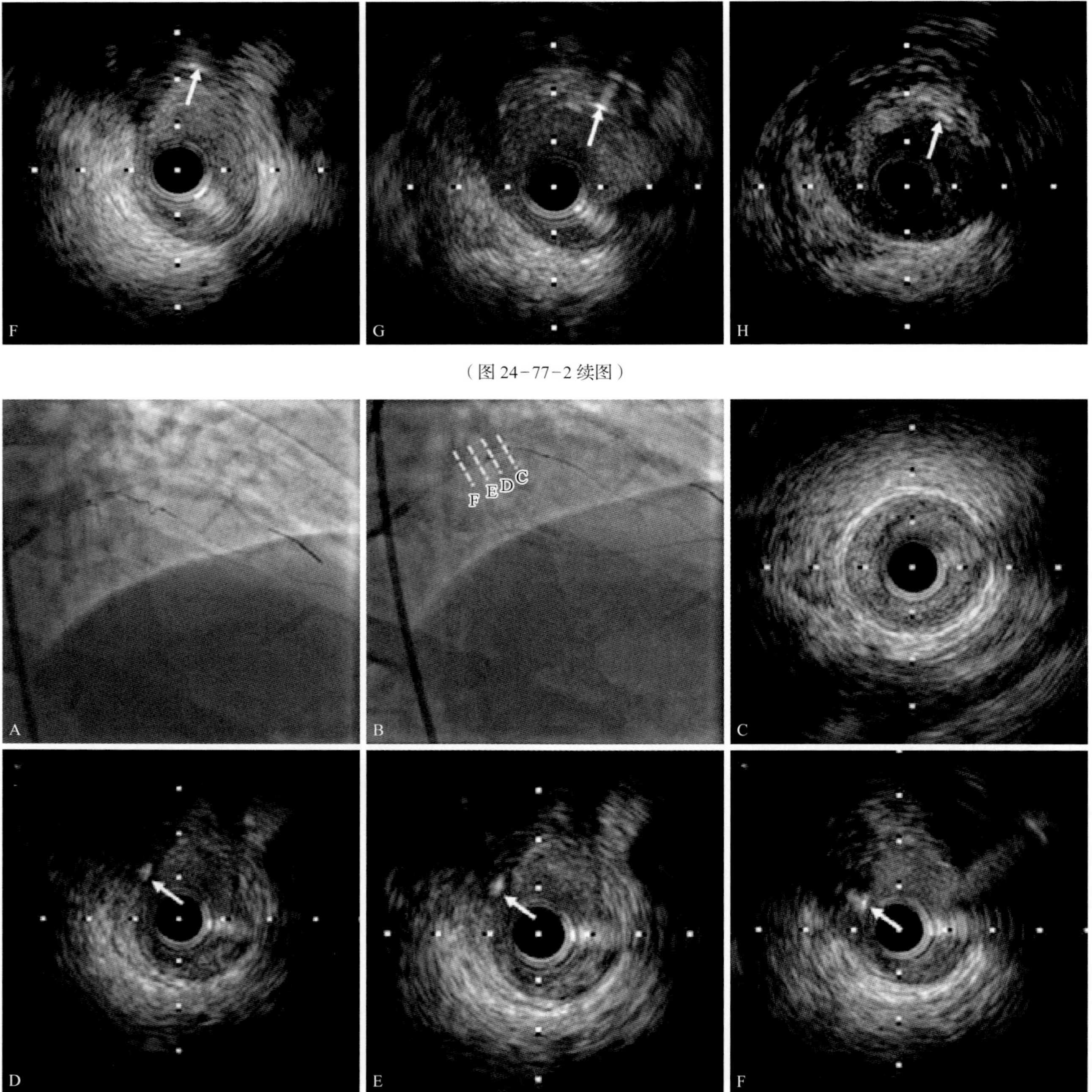

（图 24-77-2 续图）

图 24-77-3 切割球囊扩张后逆向导丝成功进入近端血管真腔

表浅内膜内的逆向导丝“释放”进入血管真腔。退出超声导管，沿 D1 内导丝送入 2.75 mm × 10 mm 切割球囊扩张至分叉嵴部位以 6 atm 扩张（图 24-77-3A）。再次行 IVUS 检查，结果显示逆向导丝成功从分叉嵴部自内膜下“释放”进入近端血管真腔内（图 24-77-3B～F）。采用“乒乓”指引导管技术，经右侧桡动脉送入另一 7F BL 3.0 指引导管到位左冠开口，推送逆向导丝进入正向指引导管，球囊锚定后推送逆向微导管进入正向指引导管（图 24-77-4A）。逆向导丝交换为 RG 3 导丝并完成导丝体外化。沿导丝送入球囊预扩张病变后，以 DK-Crush 术式分别于 D1 和 LAD 置入 2 枚药物洗脱支架（Promus Element，2.5 mm × 24 mm，2.75 mm × 32 mm）并完成最终对吻扩张及近端优化扩张。最终造影结果理想（图 24-77-4B、C）。

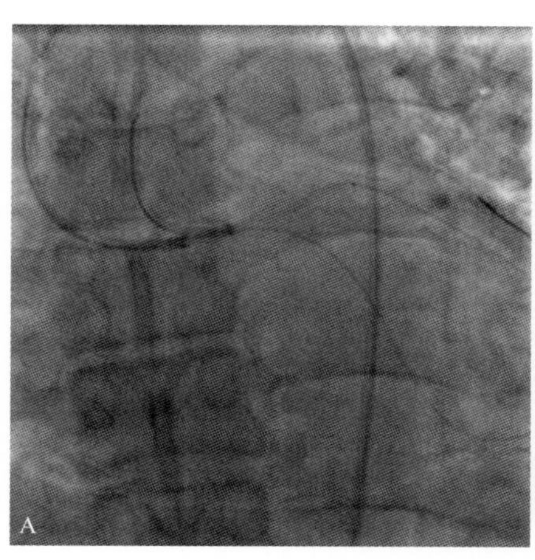

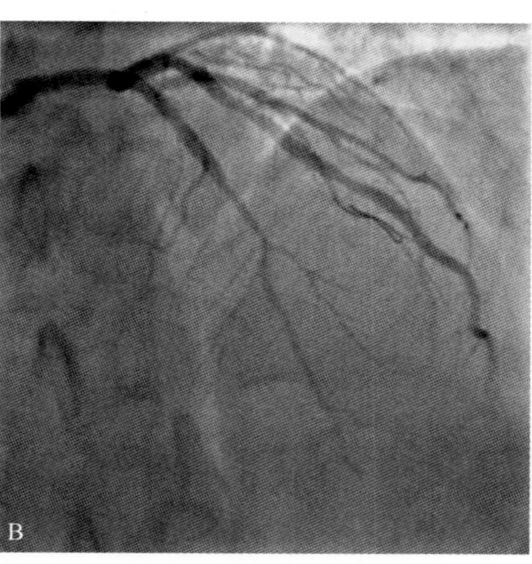

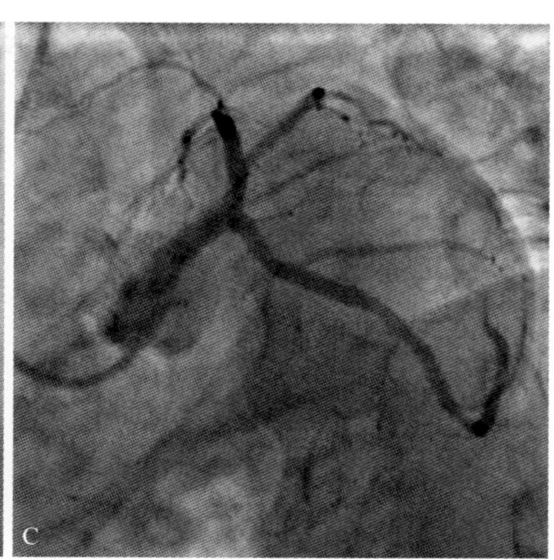

图 24-77-4　最终结果

· 术后结果 ·

患者即刻结果良好，LAD、D1 血流 TIMI 3 级。术后常规观察看护，随访期间无不良心血管事件发生。

· 小结 ·

对于闭塞处存在较大分支且无锥形残端的 CTO 病变，正向导丝容易滑入分支，导致导丝进入近端纤维帽较为困难，可考虑使用 Side-BASE 技术。如尝试逆向导丝通过技术，需在正向 IVUS 指引下使逆向导丝经分叉嵴部位穿出至近端血管真腔，否则如逆向导丝经内膜下在对角支近端进入 LAD 真腔，置入支架开通 LAD 后，有引起对角支闭塞的风险。

本病例中，我们基于 IVUS 结果，沿对角支内导丝正向送入切割球囊于分叉部位扩张以制造内膜夹层，使逆向导丝沿该夹层进入 LAD 近端血管真腔。与传统反向 CART 技术相比，该操作中球囊制造的假腔位于 CTO 病变节段外，称为“extended”反向 CART。此前已有报道反向 CART 技术中应用切割球囊制造假腔的可行性和有效性，切割球囊扩张可制造局限性的内膜内 / 内膜下夹层，增加逆向导丝进入近端血管真腔的成功率。本病例中，由于正向导丝位于血管真腔内，因此可选择外径与血管直径相匹配的切割球囊，而无需担心引起较大夹层或血管破裂风险。

· 讨论 ·

1. 本病例中同时存在 LCX 心外膜侧支和 RCA 间隔支侧支，逆向 PCI 时，更推荐选择哪个侧支？
2. 采用逆向真腔穿刺技术时逆向导丝如何选择？
3. 本病例中如采用棘突球囊是否会获得与切割球囊同样的效果？

病例 78　逆向球囊锚定辅助成功开通 LAD 两段 CTO 病变

术者：李悦，孙党辉　　医院：哈尔滨医科大学附属第一医院　　日期：2017 年 12 月 18 日

· 病史基本资料 ·

- 患者男性，67 岁。
- 主诉：阵发性胸痛 3 年，加重 1 月余。
- 既往史：高血压病史 30 年，吸烟史 50 年，平均 20 支 / 日。

· 辅助检查 ·

体格检查：无阳性发现。

心电图：窦性心律，V_1～V_3导联 QRS 波群呈 QS 型，V_4～V_6导联 ST 段下移、T 波倒置。

心脏彩超：各房室内径正常范围，节段性室壁运动异常（前壁），左心室射血分数：56%。

· 诊断 ·

1. 冠心病：不稳定型心绞痛，陈旧前壁心肌梗死。

2. 高血压：2 级极高危。

· **冠状动脉造影** ·

患者 2 周前于外院行冠状动脉造影示 LAD 近段 CTO 病变，故本次入院后直接行双侧造影如图 24-78-1。LAD 近段闭塞，闭塞处无明显残端；LCX 弥漫性动脉硬化，前向血流 TIMI 3 级；RCA 弥漫性动脉硬化，最重狭窄达 50%，PDA 开口 80% 狭窄，前向血流 TIMI 3 级；可见间隔支侧支循环。

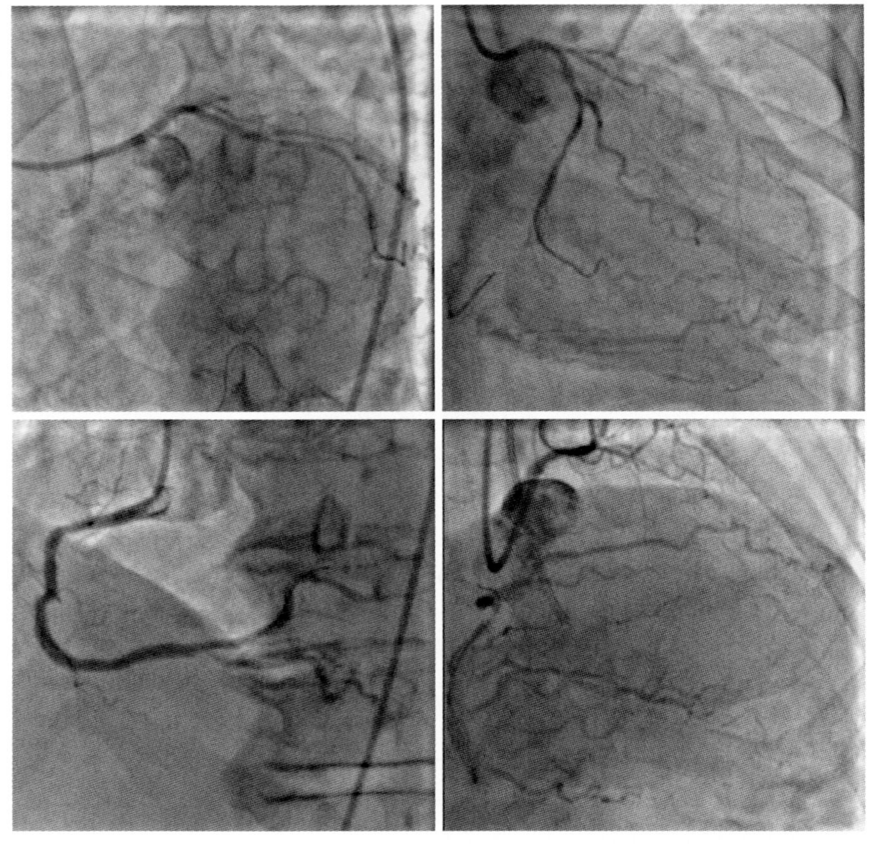

图 24-78-1 LAD 近段闭塞，无明显残端，右冠经间隔支提供侧支血管供应 LAD

· **治疗策略** ·

1. 手术策略：LAD 近段无残端，首选 IVUS 指导的正向导丝穿入。

2. 如正向导丝进入内膜下，可经间隔支侧支行逆向 PCI。首选与 LAD 两闭塞段中间通畅血管段连续的间隔支侧支，再分别逆向、正向开通近段和远段闭塞段，确保非闭塞段导丝走行在真腔，最大限度地避免边支丢失。

· **器械准备** ·

入路选择：右侧股动脉、右侧桡动脉。

指引导管选择：7F BL3.5 SH、7F JL3.5 SH 分别经右股动脉和右桡动脉途径送至左右冠状动脉开口。

其他器械准备：150 cm Corsair 微导管、150 cm Finecross 微导管、Opticross IVUS 系统、KDL 双腔微导管。

· **手术过程** ·

1. 将 Runthrough NS 送入近段发出的小分支内，行 IVUS 检测示该分支为 LAD 近段发出的分支。IVUS 寻找到 LAD 闭塞段入口（如图 24-78-2 星号所示位置），但因该分支比较细小无法进行实时 IVUS 指导导丝穿刺纤维帽操作。Finecross 微导管辅助下尝试 Fielder XT-A、GAIA Third 和 Conquest Pro 导丝，最终 Conquest Pro 导丝进入闭塞段，但进入内膜下（图 24-78-2）。

2. 逆向 Sion 导丝在 150 cm Corsair 微导管辅助下通过间隔支侧支至 LAD 两段闭塞中间的血管真腔（图 24-78-3A），但 Corsair 微导管无法通过间隔支侧支（图 24-78-3B）。耐心旋转 Corsair 微导管发挥扩张侧支作用，再换用 150 cm Finecross 微导管顺利通过间隔支侧支，经微导管超选造影证实 LAD 为两

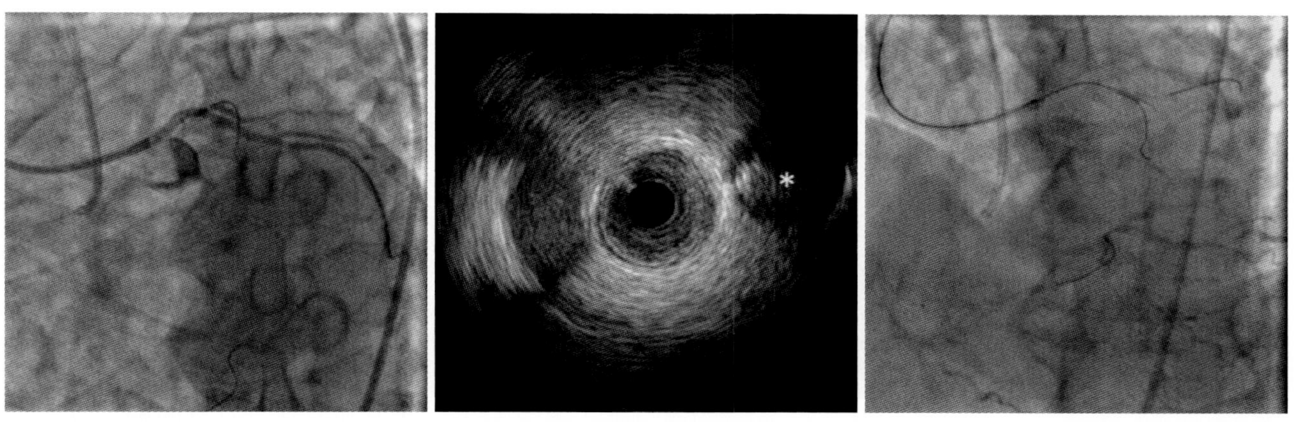

图 24-78-2　IVUS 指导下正向介入治疗（非实时），正向导引钢丝进入内膜下

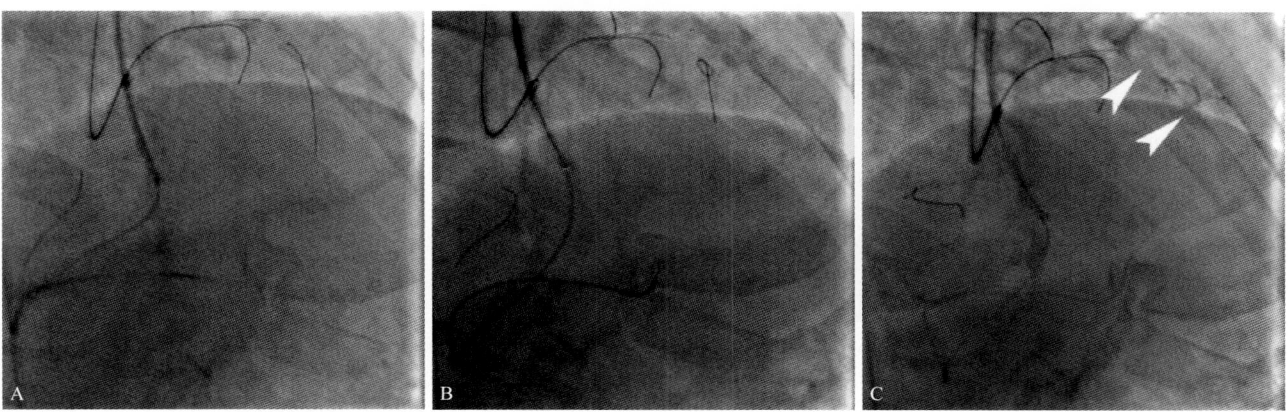

图 24-78-3　微导管造影证实 LAD 为两段闭塞

段闭塞（图 24-78-3C）。

3. 在正向 IVUS 指引下，调控逆向 Conquest Pro 导丝进入 LAD 近段真腔，但反复尝试只能送入 LCX，不能送入 LM（图 24-78-4A）。沿 LCX 导丝行 IVUS 检查再次确认 Conquest Pro 导丝由 LAD 进入 LCX（图 24-78-4B）。前送 Conquest Pro 导丝至 LCX 远段增加支撑，推送逆向 Finecross 微导管，不能通过 LAD 近段闭塞段。沿 LCX 导丝送入 Ryujin 2.0 mm × 15 mm 球囊低压力扩张锚定逆向 Conquest Pro 导丝，推送逆向微导管成功通过闭塞段至 LAD 近段真腔（图 24-78-4C）。交换 RG 3 导丝仍不能送入 LM，交换 Fielder XT 导丝送入 LM 并进入正向指引导管内（图 24-78-4D）。在正向指引导管内球囊锚定逆向导丝，前送逆向微导管至正向指引导管内后，交换 RG3 导丝完成体外化。

4. 沿 RG 3 导丝正向送入 Ruyjin 2.0 mm × 15 mm 球囊预扩张第一段闭塞段后，送入 KDL 双腔微导管。经双腔微导管送入 Conquest Pro 导丝成功通过第二段闭塞段至 LAD 远段血管真腔。撤出双腔微导管，沿 Conquest Pro 导丝送入 Corsair 微导管通过病变后，交换为 Sion 导丝。逆向造影显示间隔支侧支血管未受损后撤出 RG 3 导丝。球囊预扩张后于 LAD 行 IVUS 检查示，Sion 导丝全部经斑块内通过进入远段血管真腔。于 LAD 中段至 LM 由远及近串联置入 BuMA 3.0 mm × 30 mm、BuMA 3.5 mm × 30 mm 和 Firehawk 4.0 mm × 23 mm 支架（图 24-78-5）。完成 LAD 支架后扩张后，在 LAD-LCX 分叉处行对吻扩张并在 LM 行 POT。

· 术后结果 ·

1. 即刻结果：LM-LAD 中段支架通畅，血流 TIMI 3 级（图 24-78-6）。IVUS 示支架贴壁、膨胀良好。

2. 术后观察和看护：普通病房监护，常规用药，患者无不适，3 日后出院。

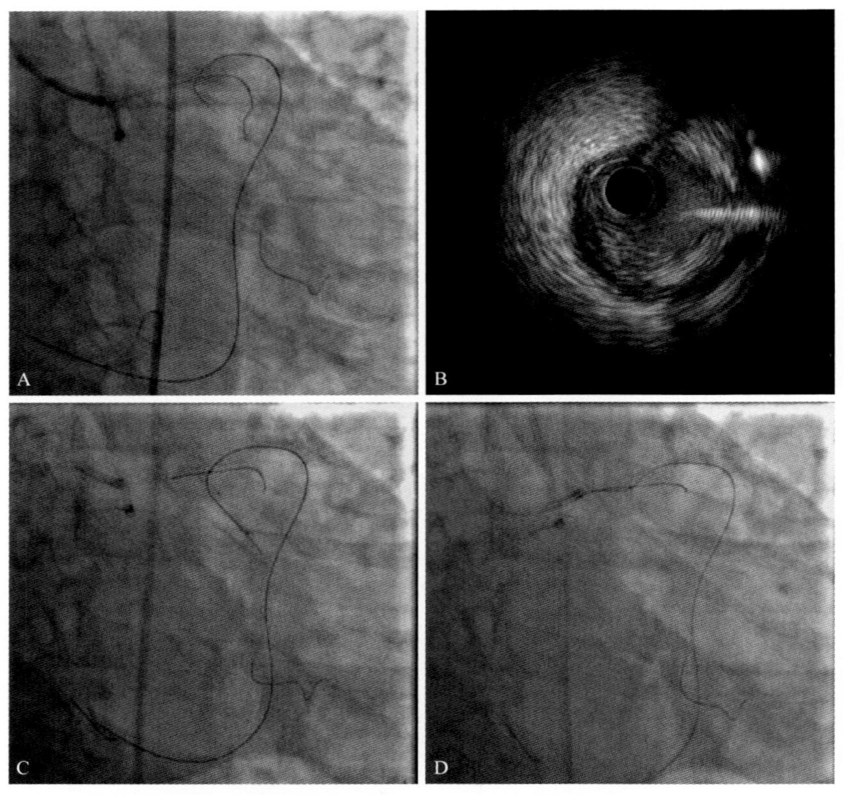

图 24-78-4 逆向介入治疗，逆向导丝易进入 LCX，锚定逆向导丝，推送逆向微导管通过闭塞处

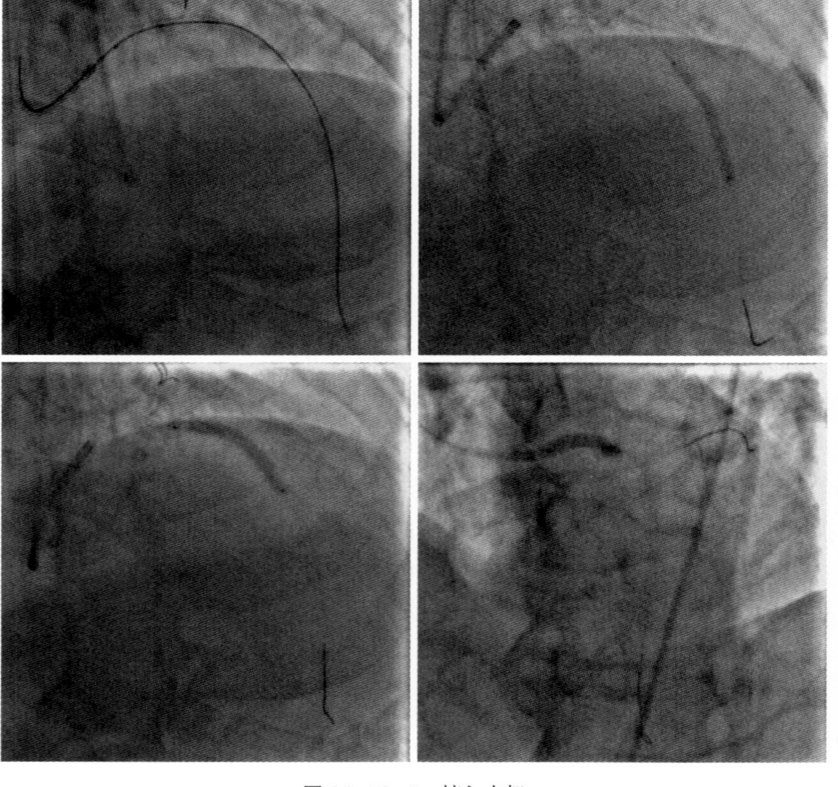
图 24-78-5 植入支架

・小结・

1. CTO 病变不仅要成功开通，更要高质量开通。高质量开通要求导丝在非闭塞段尽量走行于真腔，尽量减少内膜下支架植入和大的夹层、血肿形成，尽量避免边支丢失和围手术期心肌梗死发生，最大限度地改善患者预后。该患 LAD 为双段闭塞，两闭塞段之间有相对正常血管段，且有间隔支发出与 PDA 相连。术者正向导丝技术失败后，采用该间隔支进入 LAD 两闭塞段中间通畅的血管段，逆向开通近段闭塞段后再正向开通远段闭塞段，采取“各个击破”策略，实现高质量开通。

2. 逆向导丝通过间隔支侧支但 Corsair 微导管无法通过时，可更换 Finecross 微导管。更换微导管前继续旋转前送 Corsair 微导管可发挥通道扩张作用，有助于后续 Finecross 微导管顺利通过。

3. 逆向导丝进入近段闭塞段后无法直接进入近段血管真腔时，可行反向 CART 技术。术中因逆向导丝与正向导丝距离较远，术者体会逆向导丝走行路径正确，虽可参照逆向导丝位置重新调整正向导丝方向，使正向逆向导丝

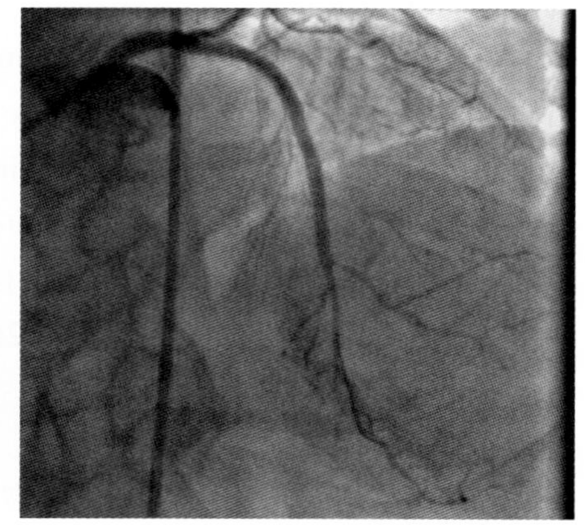
图 24-78-6 最终结果

接近后再行反向 CART，但也可采用正向 IVUS 指导的逆向导丝通过技术。

4. 由于 LM 与 LAD 成角，逆向 Conquest Pro 导丝无法送入 LM，虽将 Conquest Pro 导丝送至 LCX 远段，但其支撑力仍不足以支撑逆向微导管通过，此时采用于 LCX 内送入球囊低压力扩张锚定逆向导丝方法辅助逆向微导管通过。逆向微导管通过近段闭塞病变后，再交换 Fielder XT 导丝送入正向指引导管。

5. 使用双腔微导管辅助开通第二段 CTO 病变有以下优势：① 便于直接送入导丝通过第一段闭塞段至第二段闭塞处；② 增加导丝操控和穿刺能力；③ 方便导丝交换和重新塑形。

6. 如果 IVUS 指导的逆向导丝穿出失败，可调控正向导丝使其与逆向导丝尽量接近，行 AGT 联合反向 CART 技术。如导丝正向通过第二段闭塞失败，可再选择与 LAD 远段血管真腔连续的间隔支侧支再次经逆向途径开通闭塞段。

· 讨论 ·

1. 对 CTO 病变高质量开通意义的理解和如何实现高质量开通技术应用讨论？
2. 逆向导丝通过间隔支侧支后 Corsair 微导管不能通过时还有哪些解决办法？
3. 逆向导丝通过闭塞段后不能进入正向指引导管时还可采取哪些方法来解决？

病例 79　单指引导管抓捕逆向钢丝完成同侧逆向

术者：李长岭　　医院：浙江大学医学院第二附属医院

· 病史基本资料 ·

· 患者女性，68 岁。

· 主诉：反复胸痛 5 年，再发加重 8 个月。

· 辅助检查：超声心动图：LVDd 55 mm，LVEF 63%。

· 既往治疗：半个月前患者曾于当地医院造影，发现回旋支闭塞，尝试多根 CTO 钢丝无法通过病变，遂处理前降支病变支架植入 1 枚。

· 冠状动脉造影 ·

RCA 造影可见弥漫病变，未见侧支供应回旋支血管。LAD 支架植入，经间隔支有至 OM CC 1 级侧支。LCX 发出桥侧支至闭塞远端。LCX 中段完全闭塞有较多桥侧支及分支干扰，CTO 入口无法明确，闭塞段接近 60 mm，似有钙化（图 24-79-1）。J-CTO 评分 4 分。

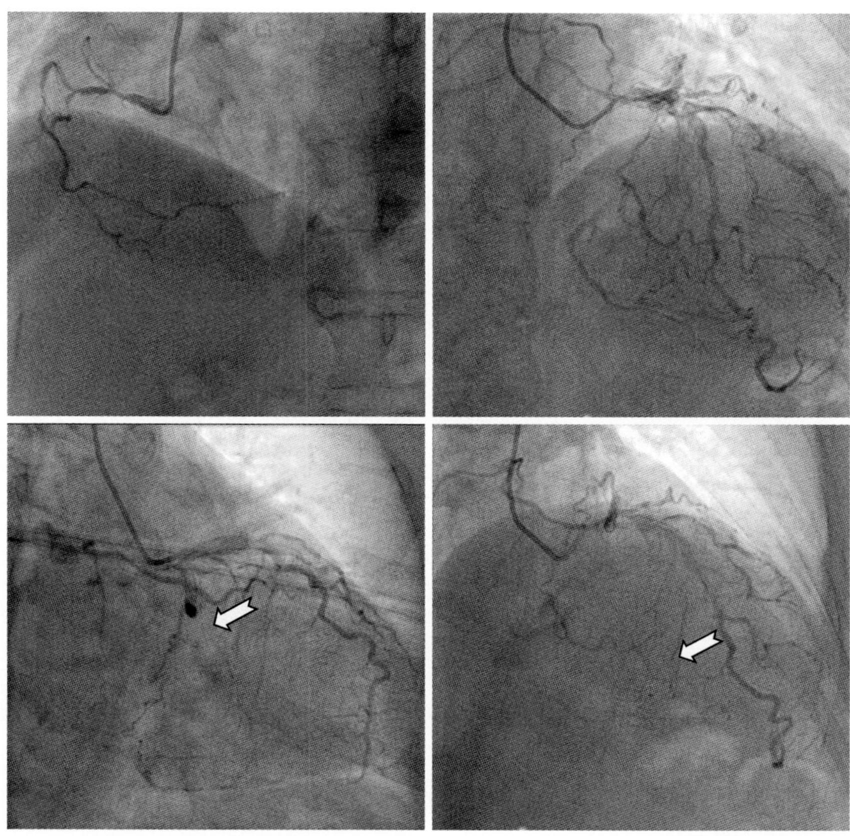

图 24-79-1　回旋支中段完全闭塞，无清晰残端，见自身侧支血管及同侧侧支血管供应回旋支远段

· 治疗策略 ·

此 CTO 病变为 LCX 长段闭塞病变。CTO 入口不明，并伴有较多的桥侧支及分支干扰增加了手术难度。闭塞远端落脚点清晰。LAD 经过间隔支供血 LCX 远段，侧支清晰，侧支入口明确，中段细、较扭曲，出口清楚。

基于以上情况及 CTOCC 路径分析，策略如下。

1. 入口不明，长段闭塞，无法借助 IVUS 寻找开口，单纯前向技术已经不足以完成这个病变处理。

2. 逆向有较好侧支提供，可以尝试逆向微导管通过，钢丝准备后进行正、逆向进攻。

3. 由于 LCX CTO 可疑扭曲，尽早正向、逆向钢丝趋近，寻求逆向钢丝突破、行导引钢丝对吻技术或反向 CART。

4. 由于所有侧支均来自同侧，暂定一侧穿刺，使用 7F 指引导管，可以宽松容下一个微导管及球囊，或者抓捕器。

· 手术过程 ·

1. 使用桡动脉 7F 系统，使用 7F EBU 3.75 指引导管到达左冠。

2. 使用 150 cm Finecross 微导管，间隔支高选择注射，选择合适间隔支（图 24–79–2），Sion 钢丝通过侧支，推送微导管通过侧支（图 24–79–3）。

3. 正向、逆向进攻（图 24–79–4），尝试使用 Ultimate Bro 3、Polit 200、GAIA Second、GAIA Third、Conquest Pro 钢丝，多角度调整正逆向钢丝位置及方向，逐渐趋近，逆向钢丝逐渐接近闭塞入口（图 24–79–5）。

4. 逆向钢丝 Ultimate Bro 3 扎入前向血管闭塞段，进入左主干（图 24–79–6），但无法进入同侧指引导管。推送逆向微导管通过病变到达 LCX 近段，送入 RG 3 钢丝，由于患者左主管宽大，指引导管有微导管存在较难调整方向，RG 3 钢丝仍无法进入指引导管（图 24–79–7）。

5. 同侧指引导管送入抓捕器，抓捕 RG 3 钢丝体外化，瞬间完成轨道建立（图 24–79–8）。

6. 球囊扩张病变植入 2 枚支架，检查侧支未见渗漏完成手术（图 24–79–9）。

7. 患者 4 h 后突发血压下降，胸闷气促，心脏超声显示中等量心包积液，立即穿刺心包引流 500 ml 不凝血后生命体征稳定。复查造影未见渗漏（图 24–79–10）。心包留置引流，少量血性液体。观察 2 日，拔除心包引流管，无不适主诉。

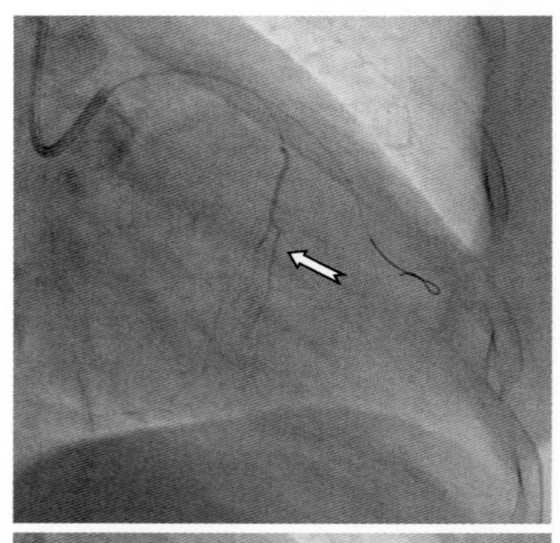

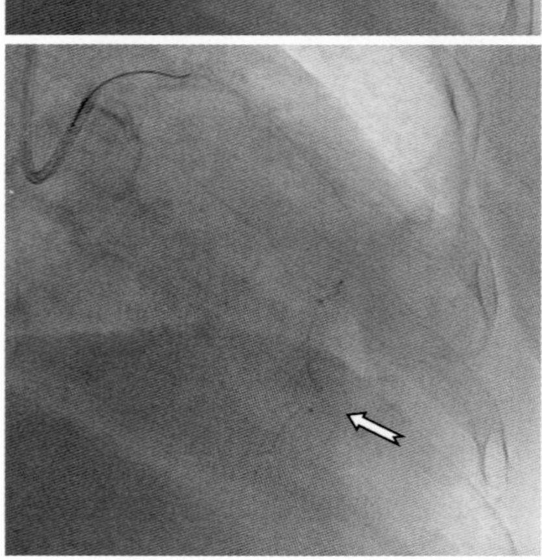

图 24–79–2 高选择造影选择合适的侧支血管

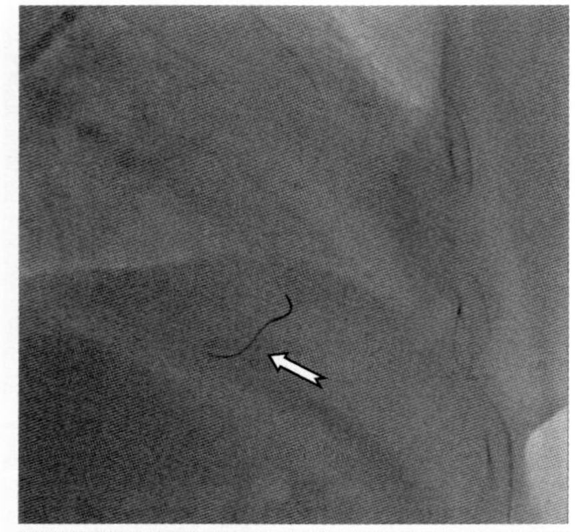

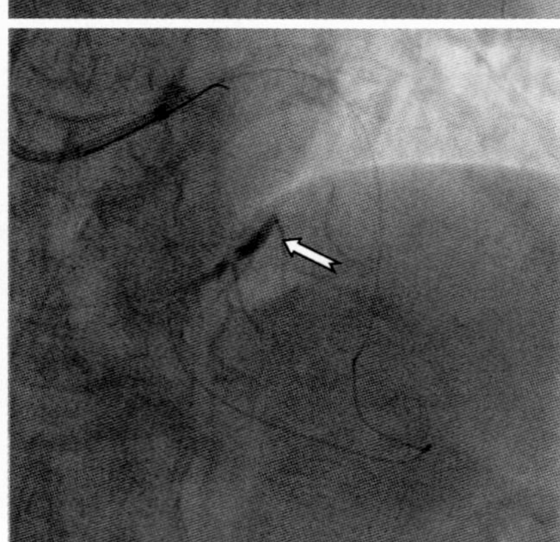

图 24–79–3 Sion 导丝及微导管通过侧支血管

· 小结 ·

1. 此 LCX CTO 侧支来源于同侧血管，7F 指引导管桡动脉系统支撑完全可以完成同侧逆向。

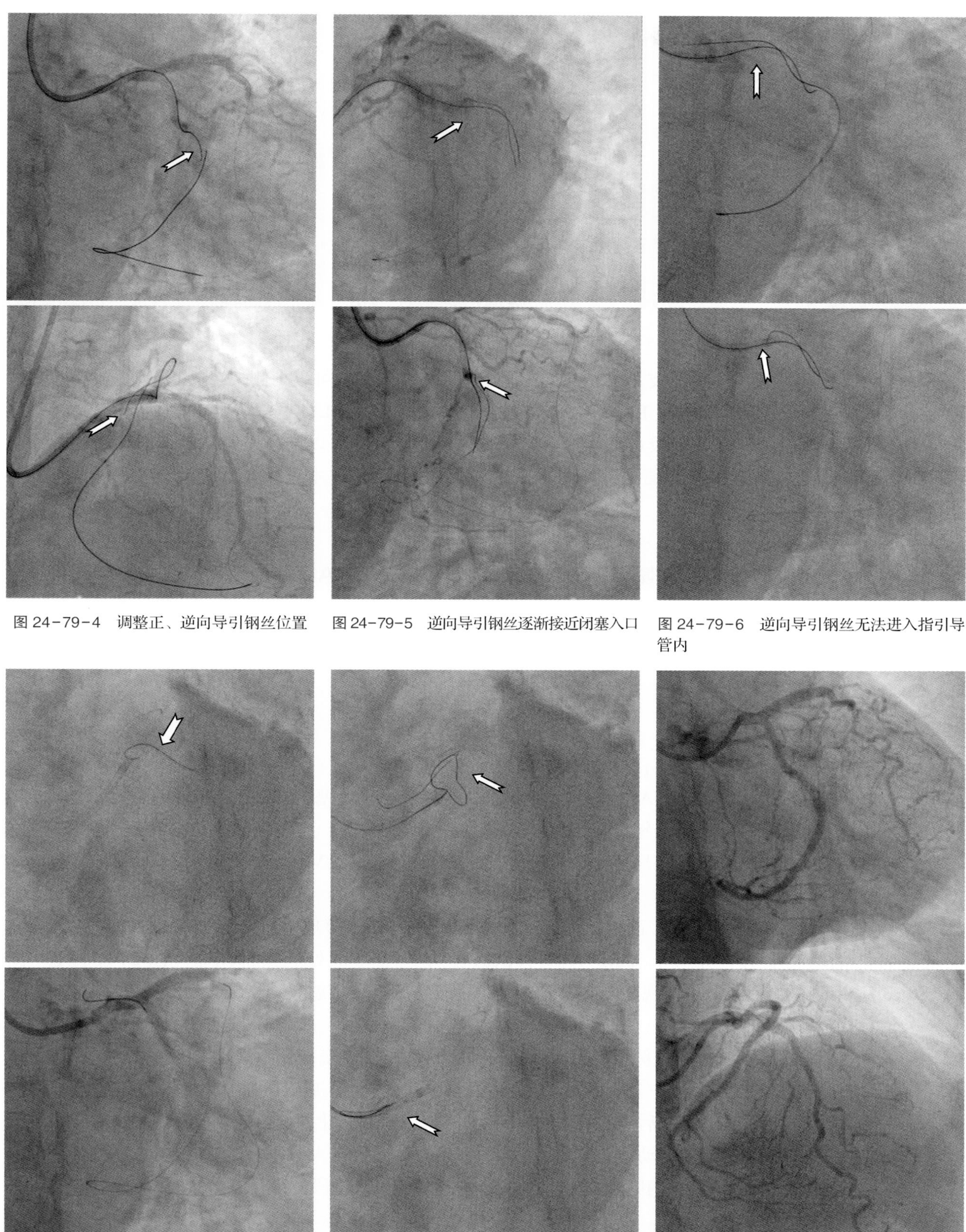

图 24-79-4　调整正、逆向导引钢丝位置

图 24-79-5　逆向导引钢丝逐渐接近闭塞入口

图 24-79-6　逆向导引钢丝无法进入指引导管内

图 24-79-7　RG 3 导引钢丝亦无法进入指引导管内

图 24-79-8　抓捕器抓捕逆向导引钢丝 RG 3 头端

图 24-79-9　球囊扩张后植入支架

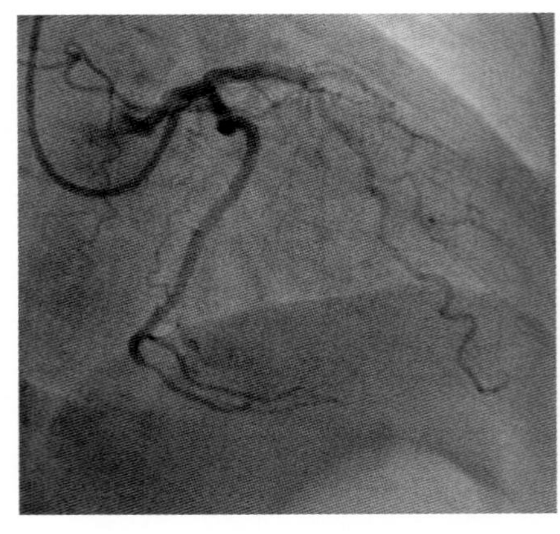
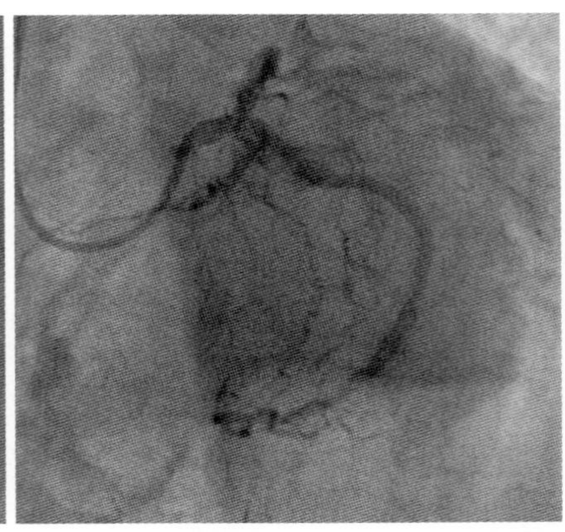
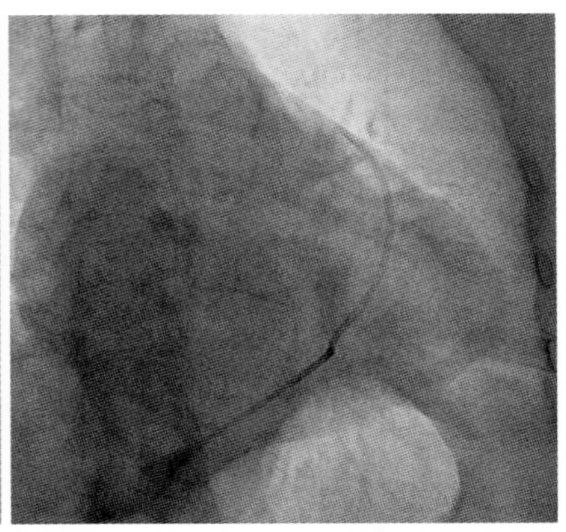

图 24-79-10 最终结果

2. 同侧逆向可通过“乒乓”技术完成钢丝轨道建立和体外化，也可以一侧 7F 指引导管完成。如钢丝送入同侧指引导管，那么可以通过 Rendezvous 方法完成。由于此例，LM 宽大、LCX 和 LM 有较大夹角，无论“乒乓”技术，逆向钢丝都较难进入指引导管。遇到此类情况可以推送逆向微导管通过病变后，送入 RG 3 钢丝，通过同一根指引导管送入抓捕器抓捕。可以大大节约手术时间。

病例 80 IVUS 指导逆向完成无左主干异常开口 LAD 起始部完全闭塞

术者：李长岭 医院：浙江大学医学院第二附属医院

· 病史基本资料 ·

- 患者男性，63 岁。
- 主诉：反复活动后胸闷 3 年，加重 8 个月。
- 简要病史：患者于外院行 CAG 检查，发现 LAD 起始部完全闭塞，并尝试前向治疗失败。
- 既往史：有高血压病史 15 余年，血压控制尚好；无糖尿病病史。1 个月前尝试行 LAD CTO 处理，失败。
- 辅助检查：超声心动图示各房室腔大小正常，LVEDd 52 mm，LVEF 45%。

· 冠状动脉造影 ·

双侧冠状动脉造影示：RCA 正常，后降支到 LAD 侧支血管形成。LCX 未见明显病变。后续才发现患者解剖结构变异，无 LM，LAD 开口于 LCX 上方 3～5 mm 处起始部闭塞（图 24-80-1～图 24-80-3）。当时双侧造影未能发现此解剖结构变异给后续造成一定困惑。J-CTO 评分 3 分。

· 治疗策略 ·

在双侧造影的误导下分析：此例患者为 LAD 起始部闭塞，LM 狭窄病变不重。可以尝试前向钢丝通过可能。由于 LAD 在 LM 处似乎有一个细小的入口，可以尝试软钢丝钻入后尝试通过，如果软钢丝无法通过，再尝试穿刺硬钢丝。当然在穿刺前后需要 IVUS 指导。如果，前向进入上次介入的内膜下，由于是 LM 分叉区域，需要及时调整策略，提前启动逆向。如果逆向钢丝通过病变，进入 LM 后需要行 IVUS 明确为病变穿越后进入 LM，而非走较长的 LM 内膜下。如果有可能，尽量在 LAD 近段进行反向 CART 技术完成逆向。

· 手术过程 ·

使用双侧桡动脉 6F 介入路径处理。选择 6F EBU 3.5 及 6F AL 0.75 分别到达左、右冠开口，置入工作钢丝稳定系统。使用 Volcano IVUS，从 LCX-LM 方向回撤。未见到 LAD 病变开口。遂外侧左侧指引

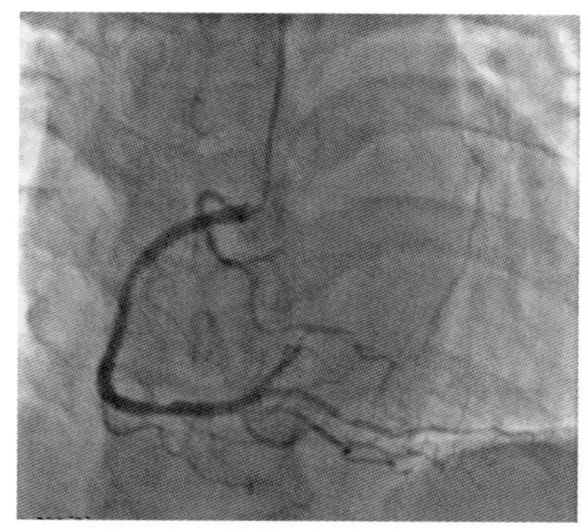

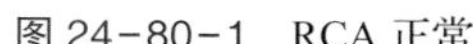

图 24-80-1 RCA 正常

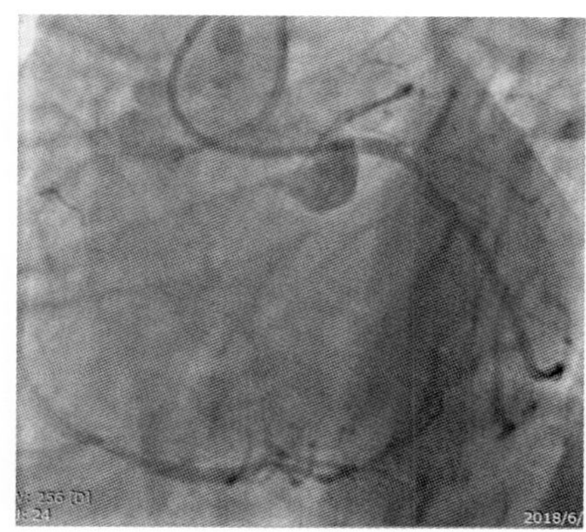

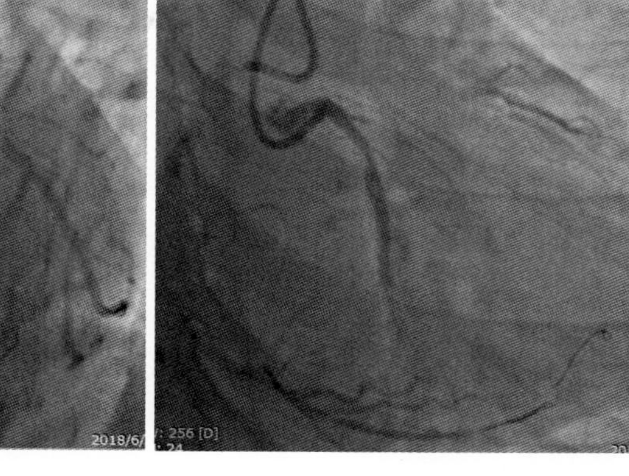

图 24-80-2 LAD 近段起始部闭塞，LM 狭窄轻度（当时双侧造影误导）

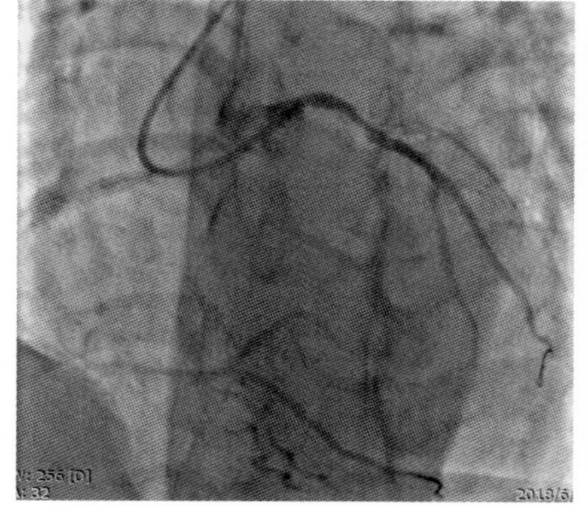

图 24-80-3 LAD 闭塞段 >20 mm，伴有钙化及轻度扭曲

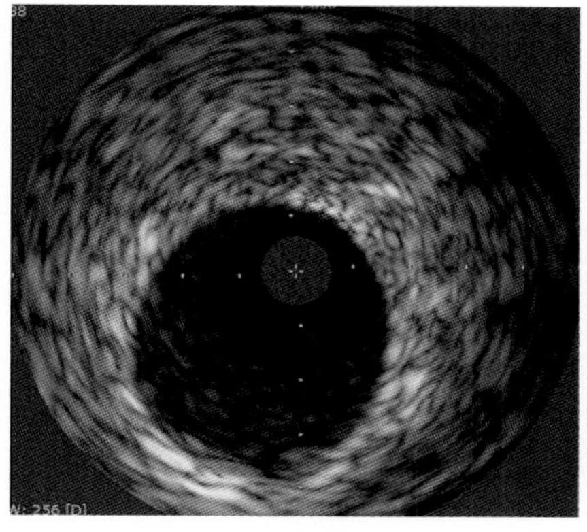

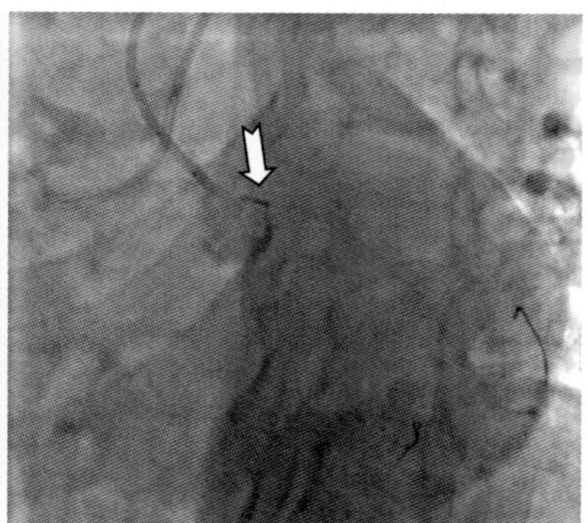

图 24-80-4 IVUS 不能在“伪”LM 内发现 LAD 闭塞病变入口，回退指引导管用力造影，箭头为可疑 LAD 闭塞处

导管在窦部造影，似乎在 LCX 开口上方 5 mm 处，有可疑 LAD 闭塞残端开口。由于此开口较高位置，在 130 cm Finecross 微导管支持下，反复使用塑大弯的 Fielder XT-A 及 GAIA Second、GAIA Third 钢丝扎入纤维帽，最后 GAIA Third 成功扎入，但迅速进入内膜下。在多角度对侧造影的指导下，无法成功进入远端真腔。后及时调整策略，使用 150 cm Corsair 微导管及 Sion 钢丝通过 RCA 后降支及左室后支中间细小分支，通过间隔支逆向到达 LAD 远段。Corsair 微导管无法通过侧支，使用 APT 1.9F 微导管也无法通过侧支。换新 Corsair 微导管通过侧支，到达 LAD 远段。调整前向 GAIA Second 及 GAIA Third 钢丝，无法通过导引钢丝对吻技术通过病变。使用 Ultimate Bro 3 钢丝逆向通过病变，进入主动脉。通过前向 GAIA Third 钢丝送入 IVUS，证明逆向钢丝近端通过斑块而非通过内膜下进入主动脉。由于 EBU 3.5 无法调整到 LAD 的异常开口处，直接使用抓捕器抓捕逆向钢丝。送入逆向微导管进入正向指引导管。交换 RG 3。使用 2.0 mm × 15 mm 预扩张囊处理后，IVUS 检查病变，植入 3.0 mm × 29 mm DES。3.25 mm × 15 mm 后扩张后 IVUS 检查未见异常，LAD 血流 TIMI 3 级，结束手术（图 24-80-4～图 24-80-9）。

· 讨论 ·

1. 对于起始部血管病变，根据 CTOCC 路径推荐，建议 IVUS 寻找入口或纤维帽。本例在双侧造影下根本无法预测 LAD 异常开口，如果继续不断升级钢丝穿刺 LCX 近端，可能会带来灾害性后果。通过 IVUS 观察伪 LM，未见 LAD 的纤维帽，明确此处为 LCX 近段而非 LM。那么我们可以在其他区域寻找 LAD 起点。

2. 对于异常开口的起始部闭塞病变，在正向很难完成的情况下，逆向介入治疗是很好的选择。直接逆向钢丝通过技术进入主动脉后，必须使用 IVUS 证实逆向钢丝为斑块内穿出进入主动脉，而非内膜下或其他地方进入主动脉。避免灾害性后果。

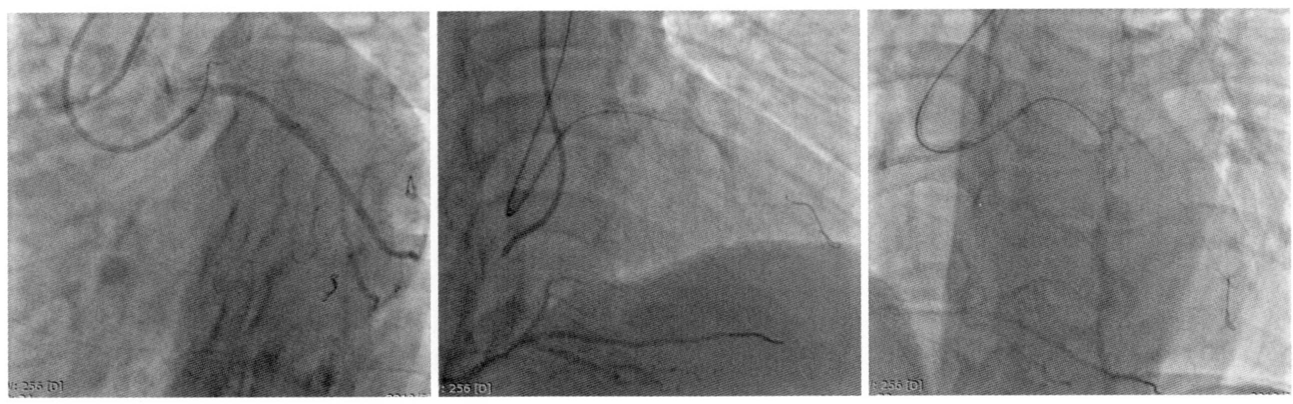

图 24-80-5 GAIA Second、GAIA Third 导丝进入 CTO 但进入内膜下

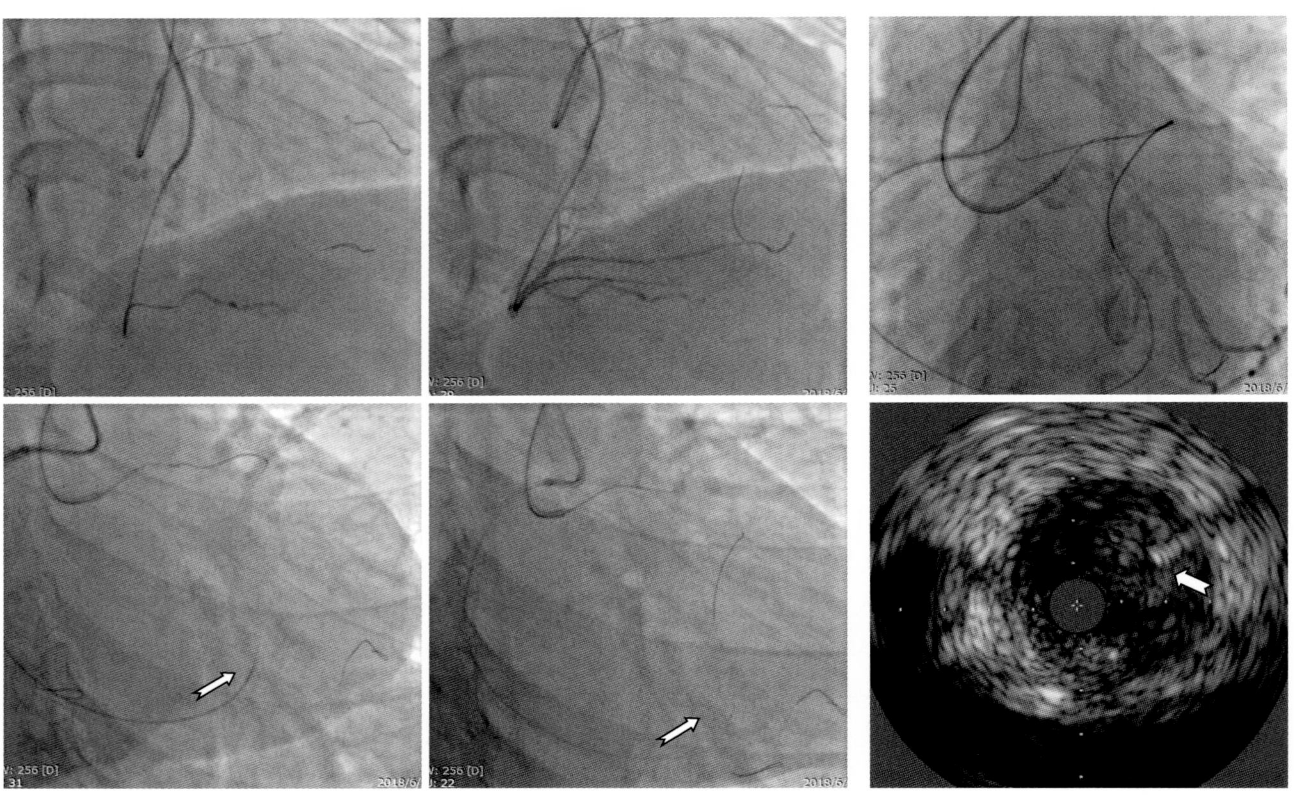

图 24-80-6 后降支侧支迂曲细小，逆向钢丝通过后降支和左室后支之间小分支通过侧支；Corsair 无法通过侧支，AGT 微导管也无法通过侧支

图 24-80-7 新 Corsair 通过病变，Ultimate Bro 3 钢丝通过病变扎入 IVUS 证实 GAIA Second 导丝行走在 LAD 真腔。前向假腔内钢丝 IVUS 回撤证明逆向钢丝真腔斑块内穿入主动脉

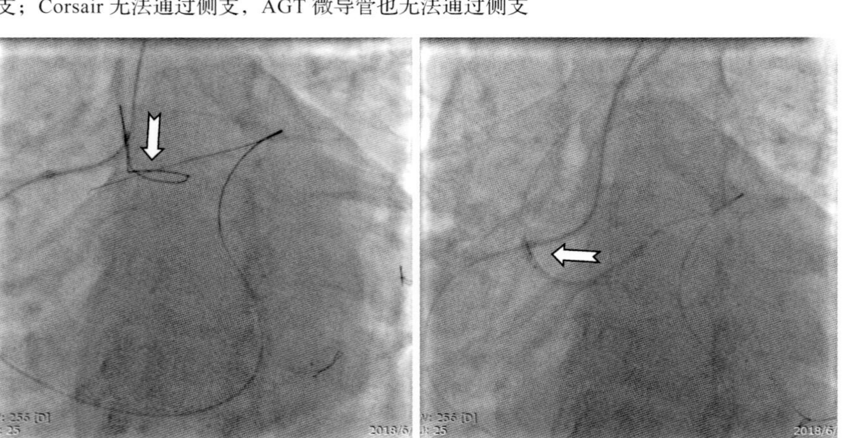

图 24-80-8 使用抓捕器抓捕逆向钢丝；微导管进入正向指引导管建立逆向轨道。支架定位及释放，可以看到 LAD 开口和 LCX 开口的距离（续后）

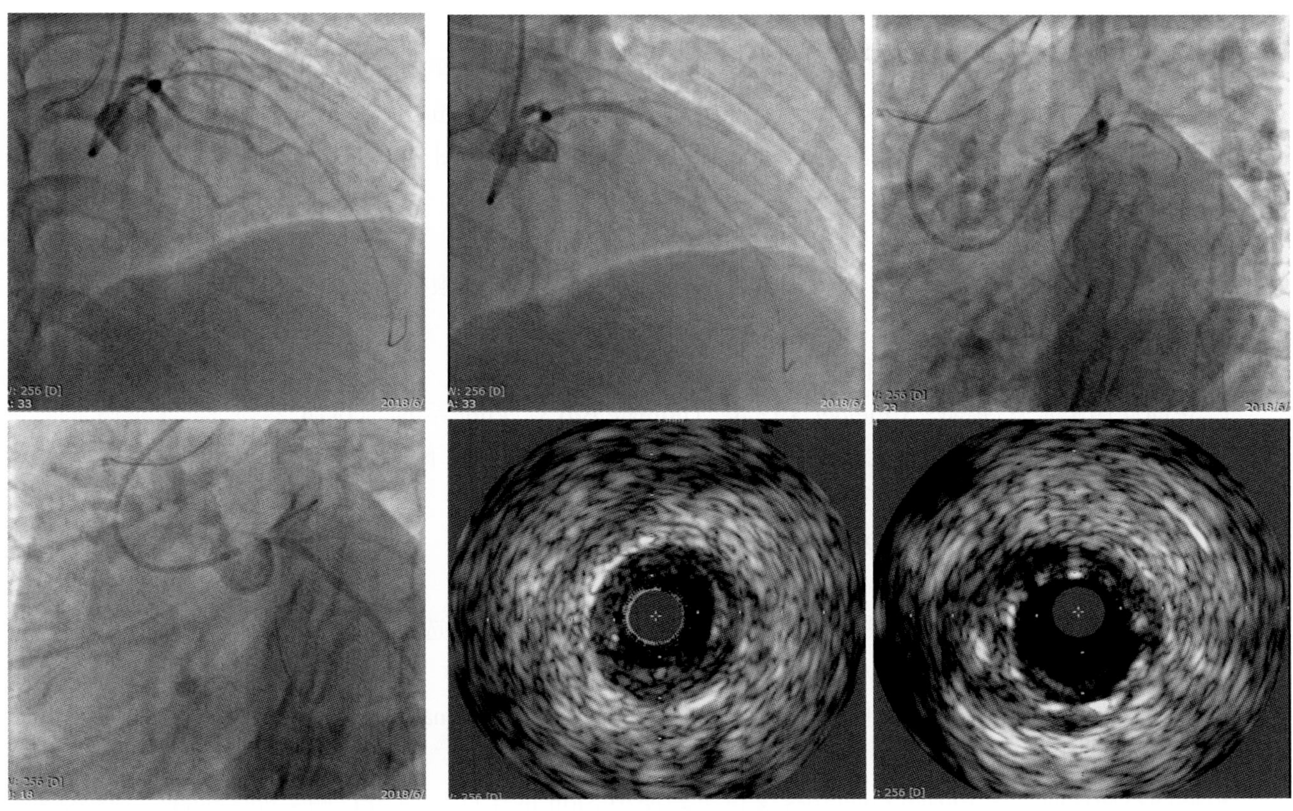

（图 24-80-8 续图）

图 24-80-9　扩张后复查 IVUS，逆向导引钢丝完全位于血管真腔，置入支架再次 IVUS 检查后

3. 由于指引导管、钢丝能力、反向 CART 技术及主动迎接技术（AGT）的进步，抓捕逆向钢丝的机会越来越少。但对于一些特殊病变，如此例异常开口，抓捕技术也是一个选择。

病例 81　ECMO 支持下逆向开通 LAD CTO

术者：李长岭　　医院：浙江大学医学院第二附属医院

· 病史基本资料 ·

· 患者男性，76 岁，退休。

· 主诉：反复胸闷 8 年，活动后胸痛 1 个月，突发加重 6 h。

· 简要病史：患者第一次当地医院造影发现左右均衡型，LCX 细小。RCA 急性闭塞病变，行血栓抽吸及 2 枚支架植入。LAD 起始部完全闭塞病变。PCI 前患者出现心源性休克，行气管插管、IABP 并使用大剂量血管升压药物。2 日内反复左心衰竭及低血压状态，升压药物及 IABP 很难维持血压。准备置入 ECMO，并在 ECMO 下行完全血运重建准备。

· 辅助检查：超声心动图示 LVEDd 54 mm，LVEF 20%。

· 药物治疗方案：阿司匹林、替格瑞洛、阿托伐他汀钙片。

· 既往 PCI：6 日前行急症 PCI 开通右冠心肌梗死血管。

· 入院诊断：冠心病，急性下壁心肌梗死；心源性休克。

• 冠状动脉造影 •

双侧冠状动脉造影示 RCA 支架内未见狭窄，有 PD 到达 LAD 远端侧支。LCX 小，未见明显病变。LAD 近段起始部钙化 CTO 病变。分析病变特点：虽然闭塞段较短（<20 mm），但有明显钙化，LAD 近段扭曲。已经置入 ECMO，心功能极差，主动脉瓣开放受限，IABP 辅助帮助（图 24-81-1）。J-CTO 评分 2 分。

• 治疗策略 •

此 LAD CTO 有利开通的特点是：闭塞段较短；似乎能看到入口；左主干健康；远端出口健康。不利的特点是：CTO 体部有明显钙化，走行很难确定；入口及 CTO 体部根据钙化影判断，还是有扭曲；患者情况不稳定，留给术者开通时间较短，很难长时间操作。

基于以上情况及 CTOCC 路径推荐分析，策略如下。

1. 正向使用亲水软硬钢丝（Fielder XT-A、Ultimate Bro 3、Pilot 系列、GAIA 系列）寻求突破。
2. 由于存在 RCA-LAD 的 CC 2 级以上侧支，在前向无果的情况下迅速启动逆向。
3. 由于 CTO 病变可能较硬，争取在 RG 3 钢丝支持下完成介入。
4. 时间控制、风险控制、CTO 术者团队控制至关重要。

• 手术过程 •

1. 由于双股动脉均被占用，使用双侧桡动脉 6F 介入路径处理。选择 6F EBU 3.5 及 6F AL 0.75 分别到达左、右冠开口，送入工作钢丝稳定系统（图 24-81-2）。

2. 前向 10 min 内，分别尝试使用不同塑形 Fielder XT-A、Ultimate Bro 3、GAIA Third 能够探明入口，进入 CTO 体部，但在出口处，无法回到真腔。

3. 旋即启动逆向，在 150 cm Finecross 支持下，使用 Sion 钢丝自 RCA-PD 侧支进入间隔支，送入微导

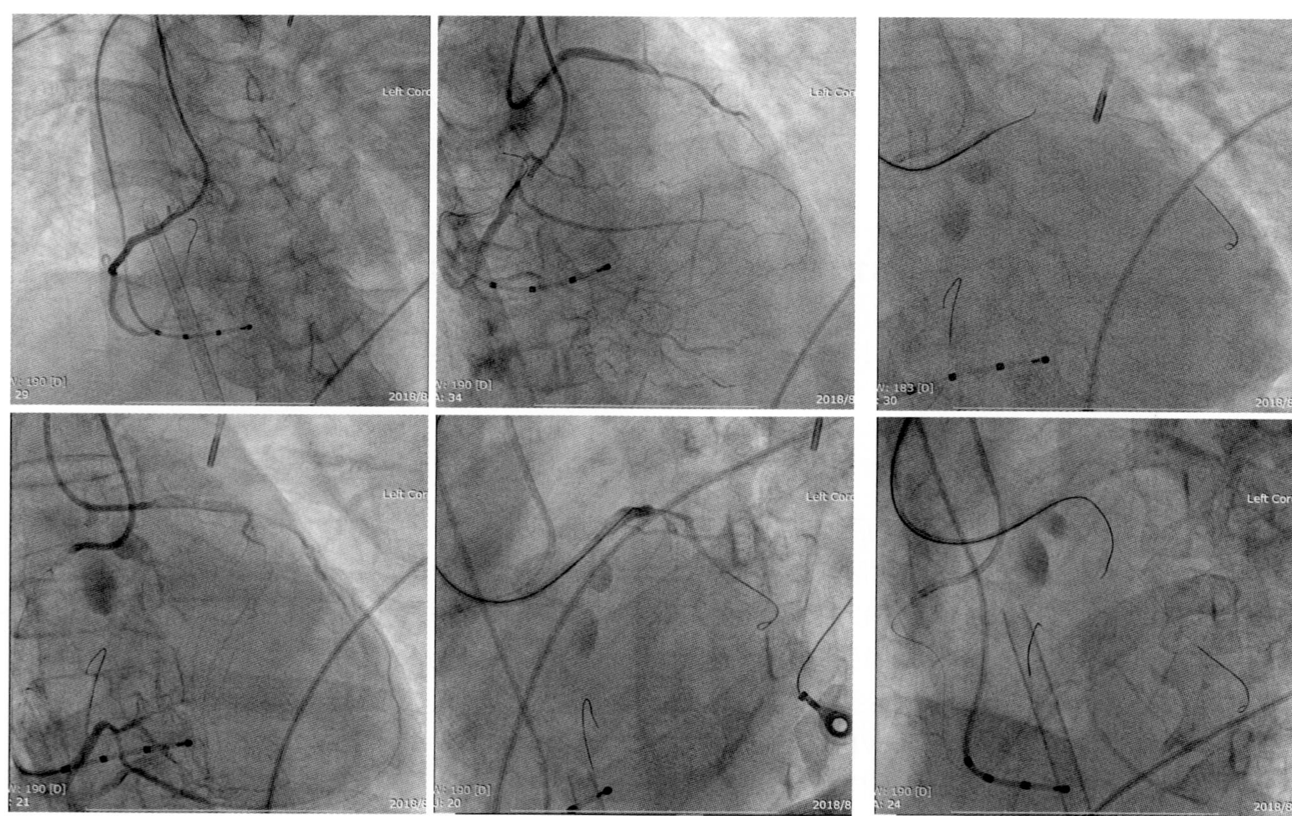

图 24-81-1 放置 IABP 及 ECMO；LAD 起始部完全闭塞，RCA 发出侧支血管供应对角支，LAD 闭塞段 5～10 mm

图 24-81-2 尝试使用 Fielder XT-A 无法进入 CTO 体部，使用 GAIA Third 钢丝扎入

管。使用 Ultimate Bro 3 钢丝无法通过病变，使用 Fielder XT-A 通过病变。逆向微导管穿越病变，交换 RG 3（图 24-81-3、图 24-81-4）。

4. 1.5 mm 预扩张球囊勉强通过病变，14 atm 时在病变内发生破裂。再使用 2.0 mm 预扩张球囊处理病变。植入 3.0 mm × 33 mm 药物洗脱支架 1 枚，并使用 3.25 mm 后扩张球囊扩张支架（图 24-81-5、图 24-81-6）。患者术后血压稳定，术后第 2 日即停用 ECMO 及大剂量升压药物，后平稳出院。出院 LVEF：35%。

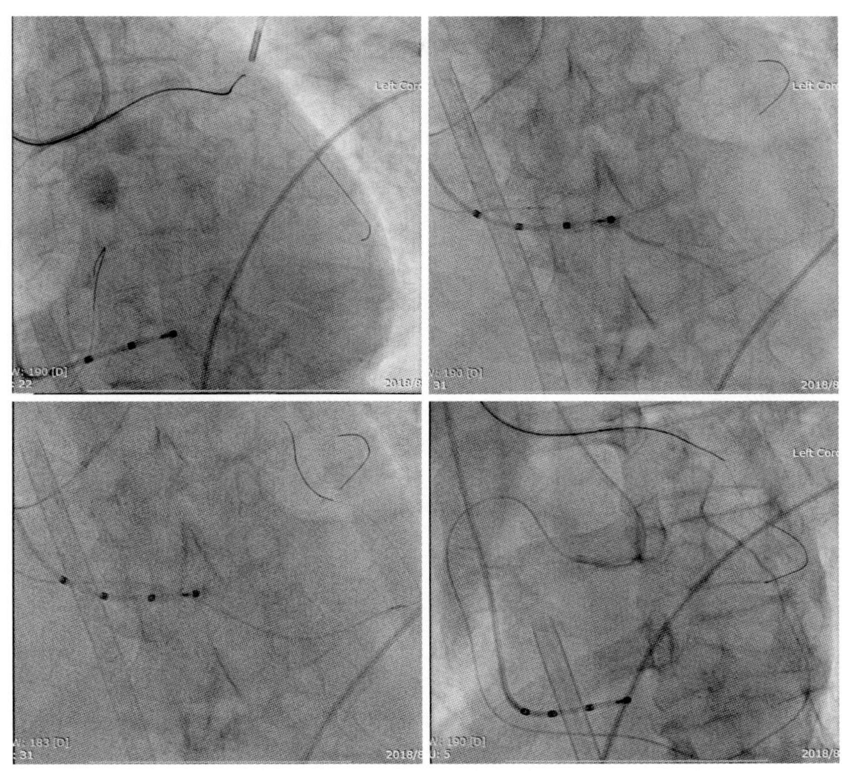

图 24-81-3　启动逆向介入治疗，逆向 Sion 钢丝通过侧支，Corsair 微导管无法通过侧支，更换 Finecross 微导管也无法通过，换新 Corsair 通过

· 小结 ·

1. 对于心源性休克多支病变介入，左心室辅助装置至关重要。目前使用较多的 IABP、VA-ECMO 及 IMPELLA。IABP 在最好的情况下

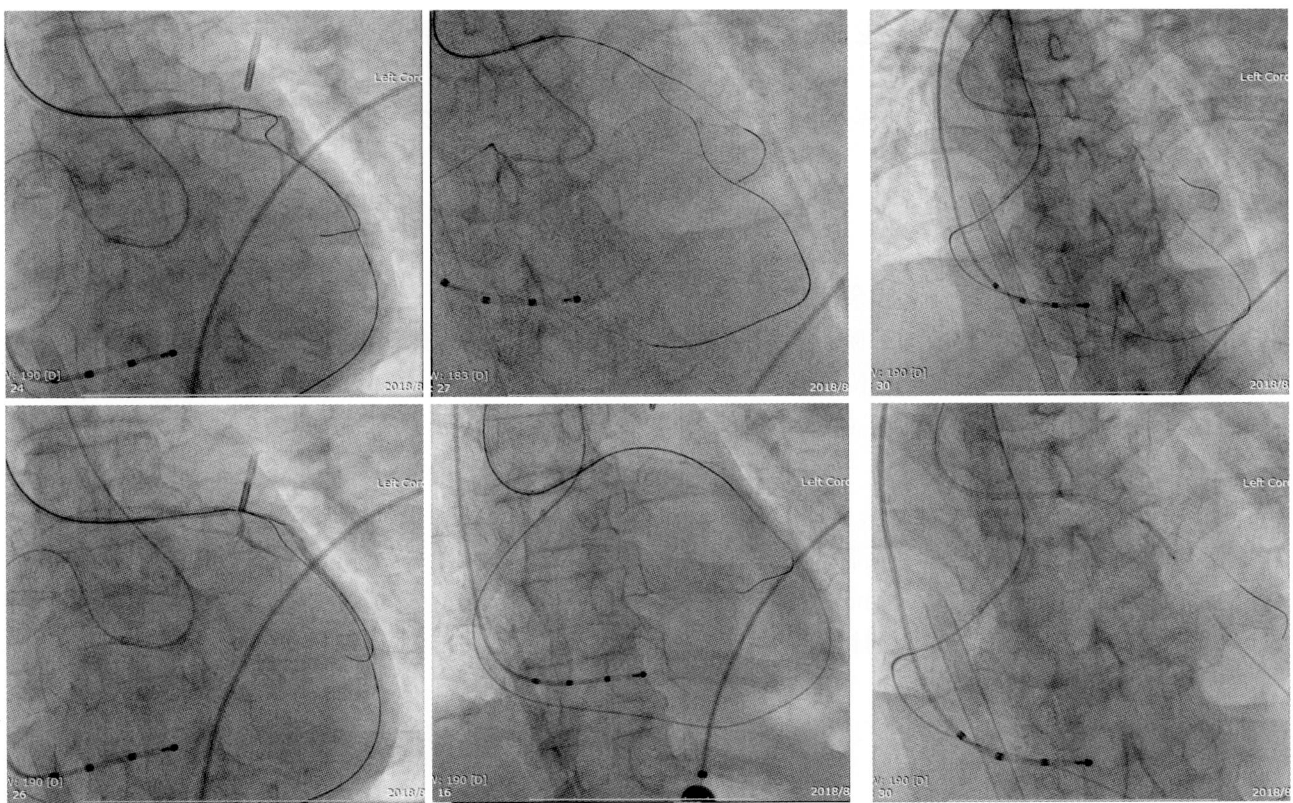

图 24-81-4　Ultimate Bro 3 无法通过病变并进入内膜下；两角度确认 Fielder XT-A 钢丝进入 LM；送入微导管

图 24-81-5　1.5 mm 球囊艰难通过，14 atm 发生球囊破裂。使用 2.0 mm 球囊扩张病变

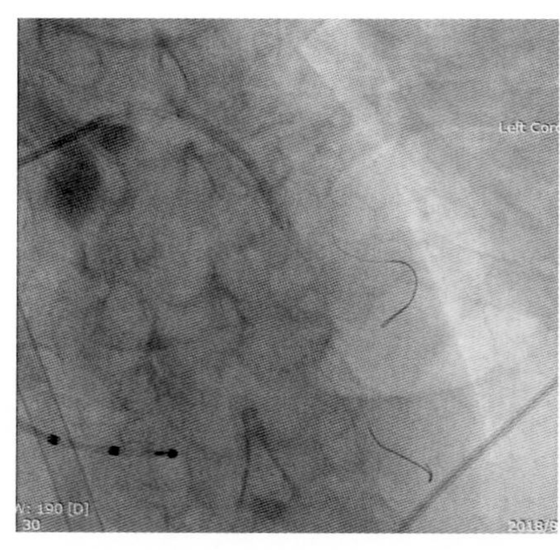
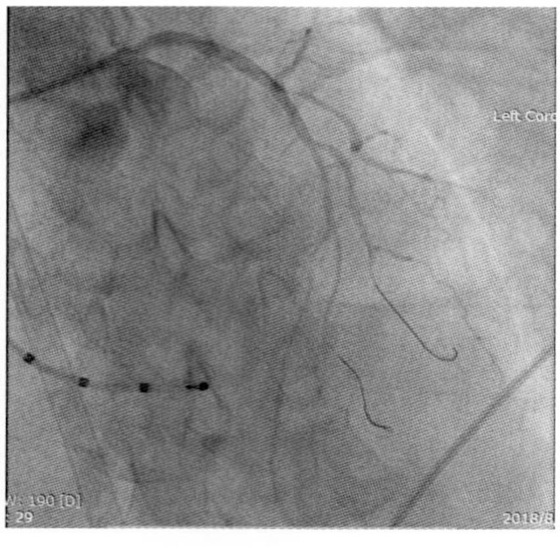

图 24-81-6　植入支架并后扩，最终结果

也只能增加 0.4 L/min 的心脏排量；相比较 IMPELLA 可以提供 2.4 L/min；VA-ECMO 更高，可以提供 4 L/min 以上。但 IMPELLA 可以减轻左心室负荷，而 VA-ECMO 部分增加了左心室的后负荷。本例患者 ECMO 结合 IABP，让患者得到血运重建的机会。

2. 对于高危患者情况不稳定的，前向困难的情况下，如逆向条件较好，可以迅速通过逆向完成。

3. 由于病变较短，仅根据钢丝走行及手感排除内膜下因素，从而未行 IVUS 检查，是本手术遗憾的地方。

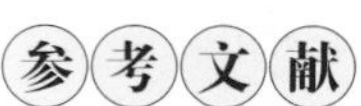

Romeo F, Acconcia MC, Sergi D, et al. Percutaneous assist devices in acute myocardial infarction with cardiogenic shock: Review, meta-analysis. World J Cardiol, 2016, 8(1): 98-111.

病例 82　CTO 病变支架误入假腔后真腔的开通

术者：梁春　　医院：海军军医大学附属长征医院　　日期：2018 年 4 月，2018 年 9 月

病史基本资料

- 患者男性，78 岁。
- 主诉：反复活动后胸痛 4 年余。
- 简要病史：患者 4 年前与外院行前降支 CTO 介入治疗。术者在未确认导丝进入真腔的情况下植入支架，导致自远段至开口的支架均位于假腔内。随后 1 年内术者两次尝试开通血管均失败。
- 既往史：吸烟（-），高血压（-），糖尿病（-），高脂血症（+）。
- 辅助检查

实验室检查：心肌标志物（-），cTnI<0.01 ng/ml；LDL 1.74 mmol/L，TG 2.83 mmol/L；Scr 78 μmol/L。

心电图：完全性右束支传导阻滞。

心脏超声：左心房室内径 39 mm，左心室舒张末期内径 51 mm，左心室收缩末期内径 32 mm。主动脉瓣钙化轻度反流（3 ml），二尖瓣钙化轻度反流（3 ml），LVEF 68%。

此次治疗在正向导丝“迷路”的情况下，通过与逆向导丝完成对吻，进而开通血管。首次手术行药物球囊扩张，未植入支架。第二次手术植入支架 1 枚同时再次予以药物球囊扩张。

首次手术（2018 年 4 月）

（一）首次冠状动脉造影

右桡动脉途径造影。显示左主干正常；前降支自开口处至远段可见支架影，自分出对角支后即未见

前向血流，逆向显影提示前降支近中段较长闭塞段，中远段显影，前降支支架几乎均位于假腔内；对角支开口及近段狭窄 80%；回旋支远段狭窄 70%；右冠近段狭窄 50%，中段狭窄 70%［箭头所示为对角支在后续介入治疗中起重要作用（图 24-82-1）］。

（二）治疗策略

本次策略选择：患者 4 年前冠状动脉造影时前降支即为慢性闭塞性病变，闭塞时间较长。前一次手术误将支架植入假腔，真腔被严重挤压，近中段是否真腔存疑。支架位于内膜下有一定位置参考价值，但沿着支架前行肯定无法进入真腔。再者支架从真腔进入假腔的位置不明，正向导丝无法确认该从何处穿出支架。粗看造影该病例成功的概率几乎为 0。治疗策略上仍先考虑正向途径，在近中段尝试穿网眼进入潜在的真腔内。

（三）手术过程

1. 经双侧桡动脉途径，指引导管选择 EBU 3.5 及 JR 4 导管，分别送至左右冠开口。左侧正向导管内，在 130 cm Finecross 微导管支撑下，Runthrough NS 导丝反复尝试后进入中段对角支内。而后尝试从对角支回撤导丝再向前推进未能成功，先后更换 Fielder XT。GAIA Second 导丝反复尝试虽能穿出支架外，但逆向造影显示正向导丝始终不能进入远段真腔，同时也不能明确穿出位置是否为支架从真腔进入假腔位置（图 24-82-2）。

2. 150 cm Finecross 微导管支撑下，Sion 导丝经间隔支侧支逆向推送至前降支远段真腔内，反复尝试未能进入近段支架内，但通过不断尝试，导丝可进入近段对角支内（图 24-82-3）。

3. 正向导丝（Fielder XT）利用逆向导丝（Sion）作指引，在多次尝试后进入间隔支，与逆向导丝完

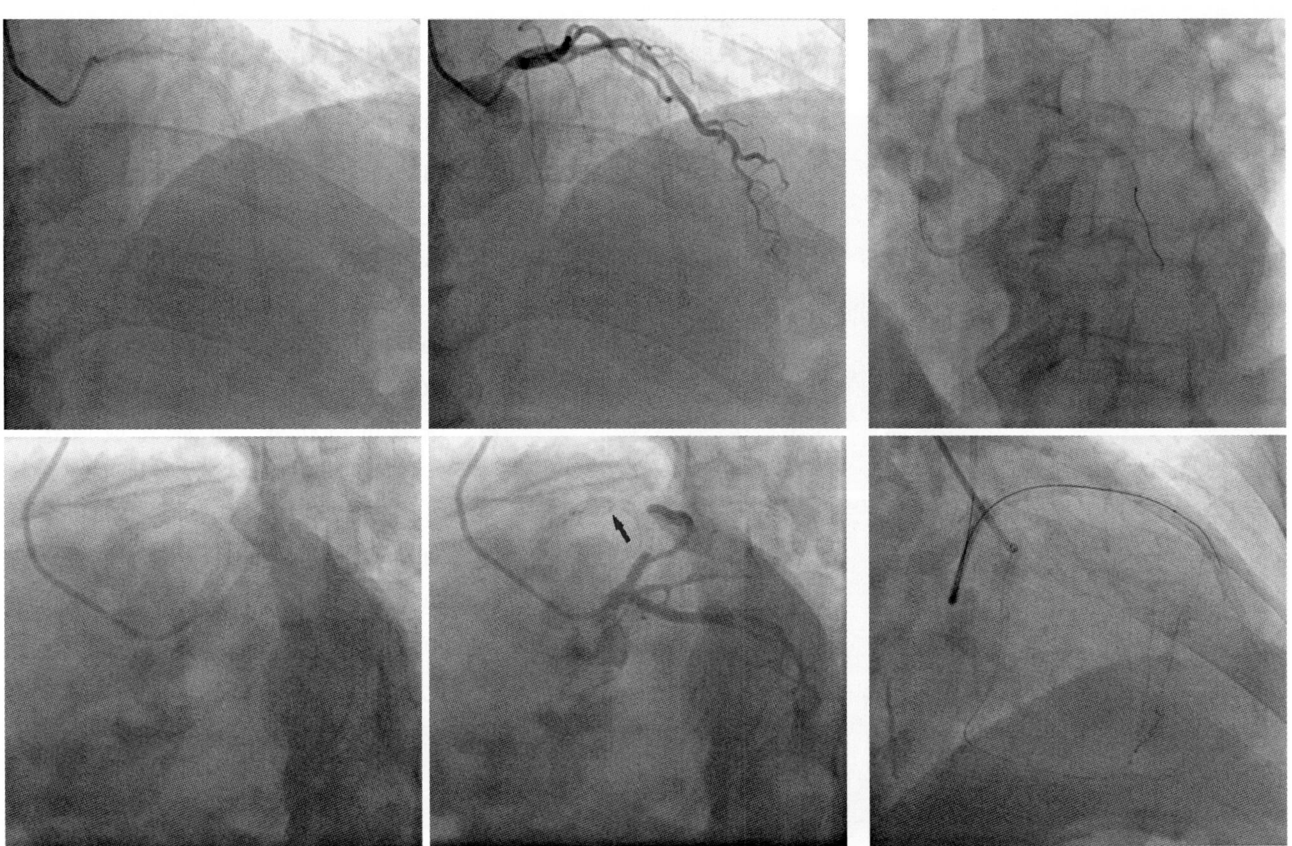

图 24-82-1　首次造影图示前降支支架内完全闭塞，支架大部分位于血管假腔，箭头所指处为对角支

图 24-82-2　正向介入治疗尝试失败

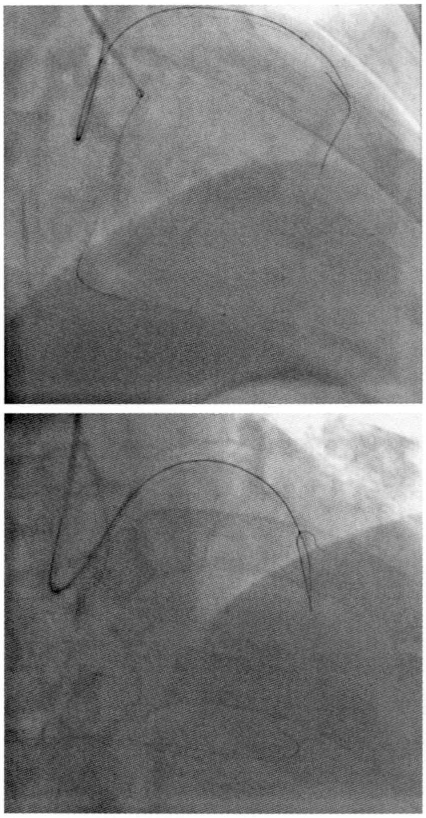

图 24-82-3 逆向介入治疗，逆向导引钢丝可进入近段对角支内

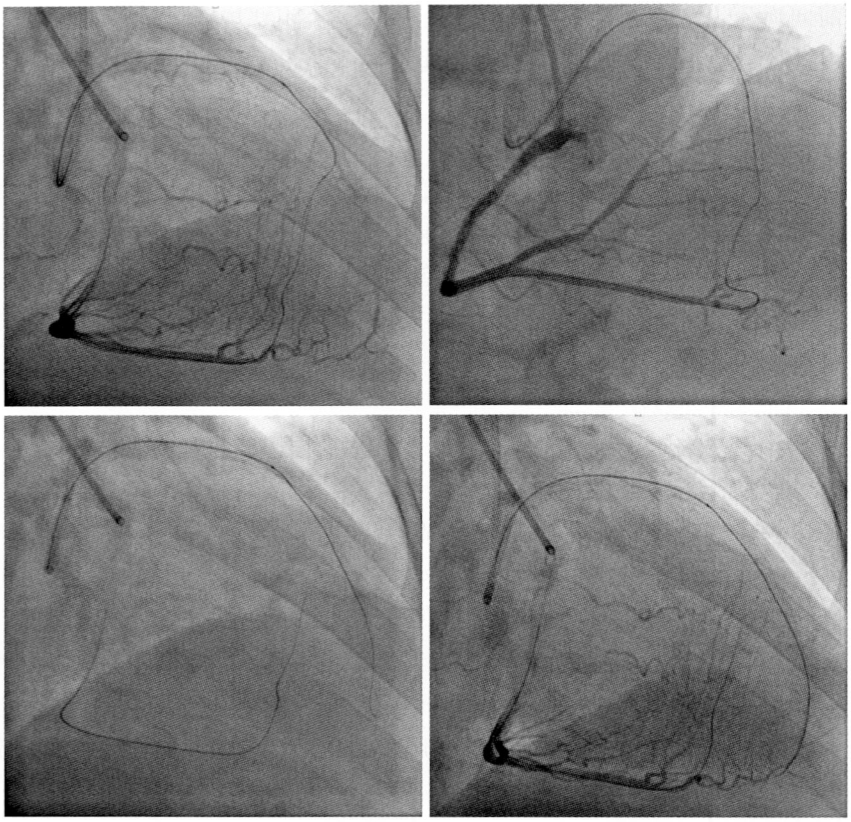

图 24-82-4 在逆向导引钢丝指引下，正向导引钢丝进入前降支中远段真腔

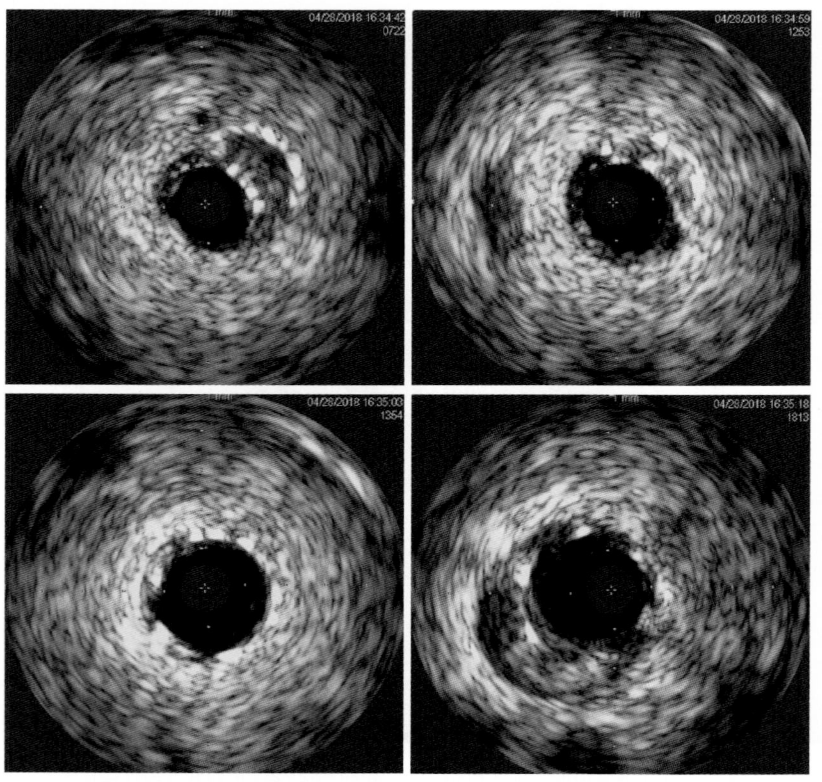

图 24-82-5 IVUS 检查可见支架自远段至开口处几乎均位于假腔内

成对吻，多角度造影确认位于管腔内。而后尝试调整正向导丝从间隔支进入前降支远端，多角度造影确认位于真腔（图 24-82-4）。

4. 通过正向导丝，先后送入 Tazuna 2.5 mm × 15 mm、Medtronic NCSP 2.0 mm × 15 mm/3.0 mm × 15 mm 球囊进行扩张。扩张完成后送入 IVUS 导管探查。探查发现支架自远段至开口处几乎均位于假腔内（图 24-82-4，上图可见被扩张挤压的支架位于 12 点至 5 点方向，左下图见中段支架与血管壁贴合紧密，右下图见近段支架 6 点至 9 点方向为血管真腔，支架仍位于假腔内）。

（四）术后结果

即刻结果：第一次手术未植入支架，在假腔支架与远段真腔血管移行区，予以药物洗脱支架

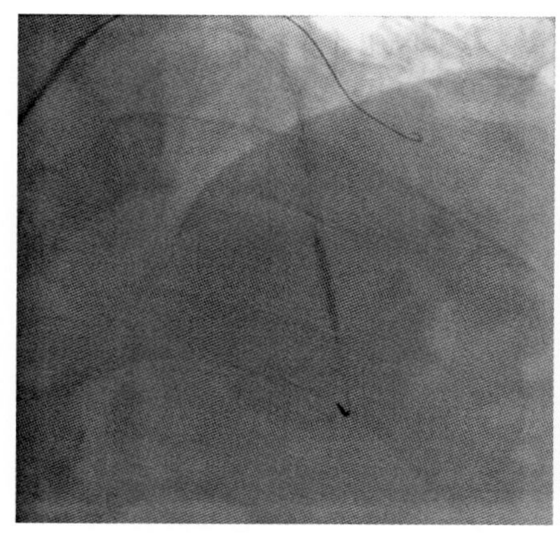
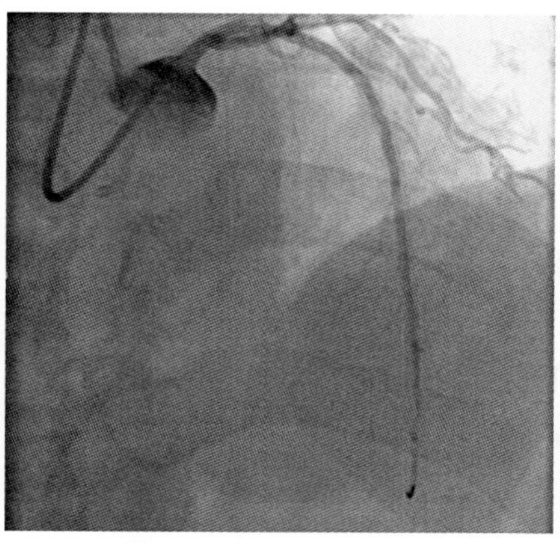
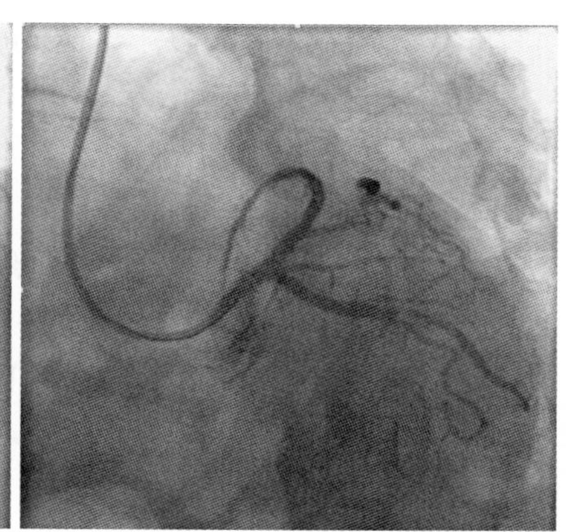

图 24-82-6 首次手术结果

2.5 mm × 26 mm 球囊扩张，扩张后造影（图 24-82-6）。

· 第二次手术（2018 年 9 月）·

（一）冠状动脉造影

远段假腔支架与远段真腔移行处在药物球囊扩张 5 个月后仍保持通畅，近中段管腔狭窄明显，右冠逆向侧支消失（图 24-82-7）。

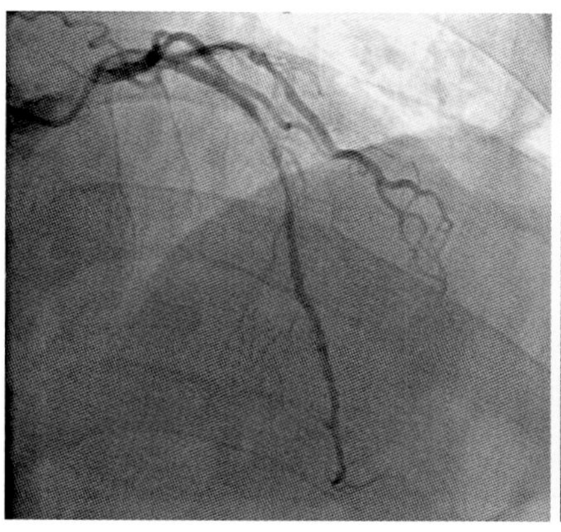
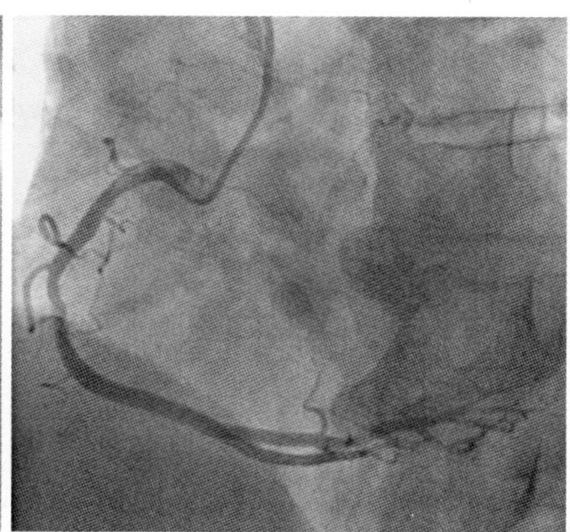

图 24-82-7 前降支近中段明显狭窄，右冠逆向侧支血供消失

（二）治疗策略

远段管腔在药物球囊扩张后保持通畅良好，近中段病变伴明显狭窄，决定于中段植入支架。近段由于有对角支存在，且前一支架位于假腔内，再次植入支架可能对对角支影响较大，考虑在近段行药物球囊扩张。

（三）手术过程及结果

于中段植入 Xience 2.5 mm × 28 mm 支架，近段送入 DCB 3.0 mm × 26 mm 进行扩张（图 24-82-8）。

· 小结 ·

1. 支架误植入容易发生在导丝误入内膜下，全程或部分位于假腔。导丝进入远段后因投射角度，可

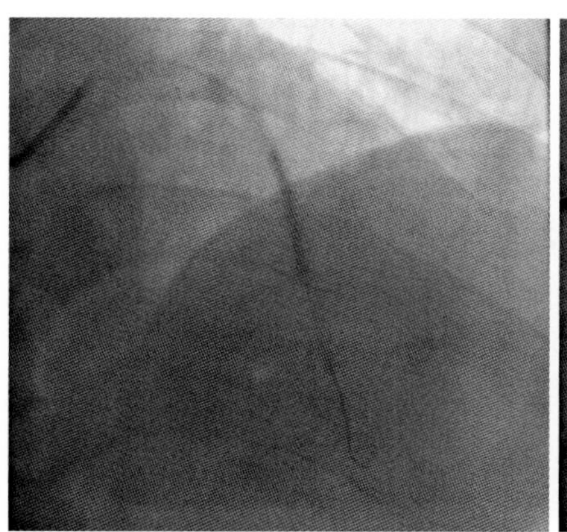
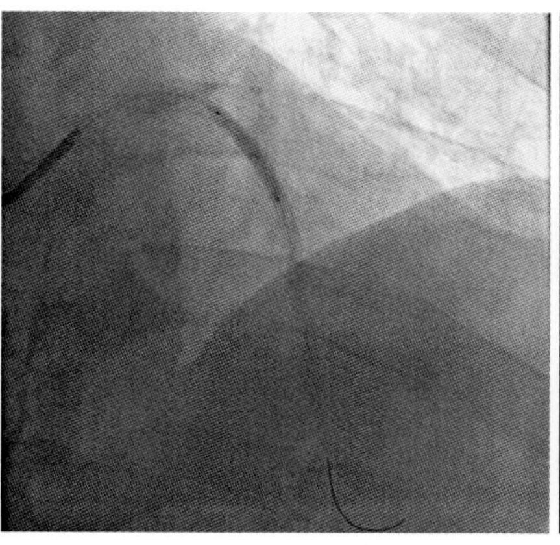
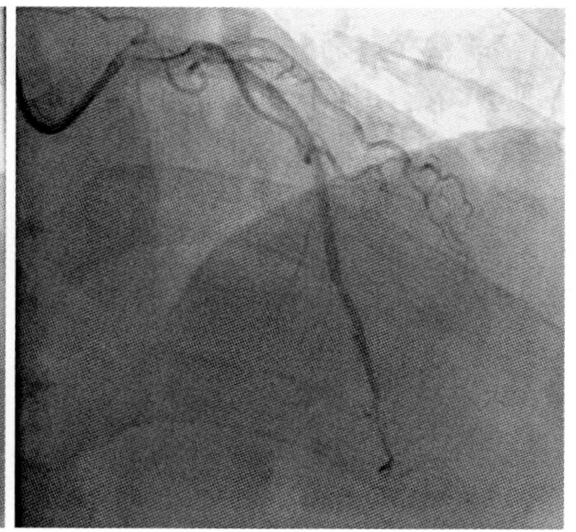

图 24-82-8 第二次手术过程及结果

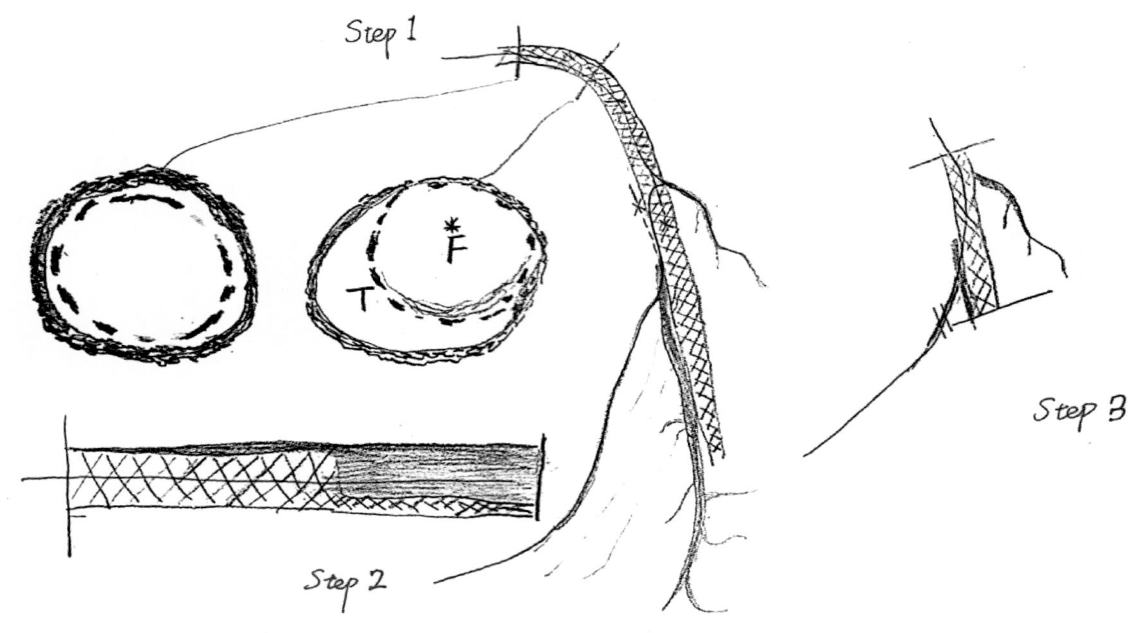

图 24-82-9 介入治疗步骤
T：血管真腔；F：血管假腔

能导致位于假腔的导丝像是位于真腔一样，在此种情况下多角度造影反复确认尤为重要。特别是在扩张后前向不显影情况下，一定要反复确认导丝是否位于真腔内，植入支架前一定要多角度多方位确定，防止支架误植入造成不可挽回的损伤。

2. 本病例介入治疗过程中，大致分成 3 步：第一步正向导丝穿过支架未能进入远段真腔，但可以进入中段对角支内。第二步逆向导丝可进入远段真腔内不能进入近段支架，但也能进入中段对角支内。第三步正向逆向导丝在间隔支汇合，此病例中对角支作为“中继站”起着重要作用。后期 IVUS 检查提示正向导丝仍是由近段支架假腔进入的真腔，支架外层存在不连续的节段性真腔，手术成功的关键之处在于如何从近段的真腔通过闭塞段进入另一段真腔（图 24-82-9）。

3. 在真腔开通后，管腔的处理较为棘手。支架扩张后呈新月状，支架位于血管腔一侧悬于管腔内，几乎不可能内皮化，再次植入支架值得商榷，再者再次植入支架是否会造成腔内压力过高、血管破裂的风险要考虑。这种情况下再次植入支架可能使近期及远期支架内血栓风险增加。因此，第一次手术为保持血管通畅，仅在远段行药物球囊扩张。第二次手术因发现近中段病变加重，为维持远期效果，在中段植入支架。近段因存在较大对角支，多层支架对对角支远期通畅可能存在影响，因此仅在近段行药物球囊扩张。上述处理是否合理，欢迎读者的指正及批评。

病例 83 “不想绕过的钙化病变”——逆向开通右冠中段 CTO

术者：刘学波　　医院：同济大学附属同济医院

病史基本资料

- 患者男性，70 岁。
- 主诉：反复发作性胸闷 6 月余。

• 既往史：有高血压病史 20 余年，糖尿病病史 6 年余。

• 辅助检查

实验室检查：BNP、cTnI、CK-MB 未见异常。

心电图：窦性心律，Ⅰ、Ⅱ、Ⅲ、$V_4 \sim V_6$ ST 段明显压低。

• 药物治疗方案：抗血小板聚集（阿司匹林、氯吡格雷）；降脂、稳定斑块（阿托伐他汀）；控制血压（氯沙坦钾 + 硝苯地平 + 美托洛尔）；控制血糖（二甲双胍）。

• 冠状动脉造影 •

造影见图 24-83-1。

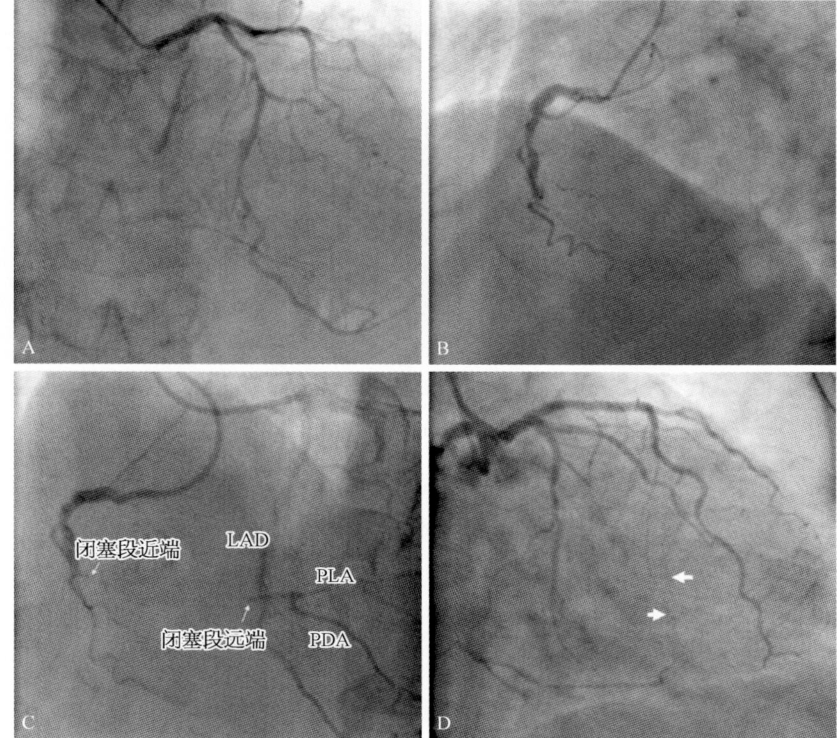

图 24-83-1　右冠中段完全闭塞，可见 LAD 经间隔支向右冠提供侧支循环

• 病变分析及治疗策略 •

1. 左前降支近端局限性狭窄 80%，首先处理 LAD 近段局限病变，为逆向手术做准备。

2. 右冠中段以远完全闭塞；可见 LAD 经间隔支向右冠提供侧支循环。

（1）闭塞段为锥形残端。

（2）远段闭塞端以远血管病变较轻，但闭塞段较长（>20 mm）。

（3）间隔支侧支走行相对清晰（图 D 箭头所指）。

3. 尝试正向开通，但需做好逆向准备。

• 器械准备及策略选择 •

• 入路及导管选择

➢ 正向：右股动脉 7F 动脉鞘；6F XB RCA。

➢ 逆向：右桡动脉 6F 动脉鞘；6F EBU 3.5。

处理 LAD 近端病变，植入 Helios 2.75 mm × 19 mm DES。

处理 RCA-CTO 病变。

• 手术过程 •

1. 尝试正向穿刺近段闭塞端。

（1）Corsair 导管至右冠中段，推送 Fielder XT 自近段纤维帽进入，对侧造影证实导丝未进入远段真腔（图 24-83-2）。

（2）反复调整导丝、换用 GAIA Second 并在微导管支撑下仍未能进入远段真腔（图 24-83-3）。

2. 及时转变策略，改为逆向术式。

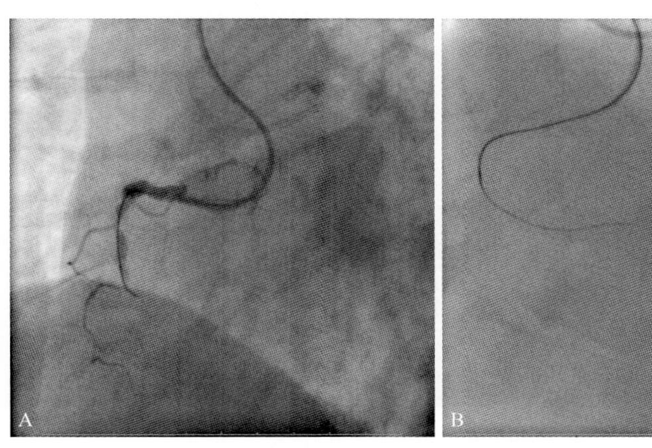

图 24-83-2　Fielder XT 导丝未能进入远段真腔

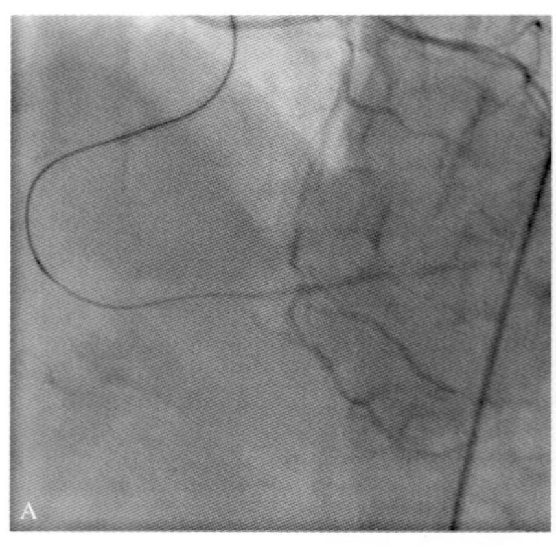
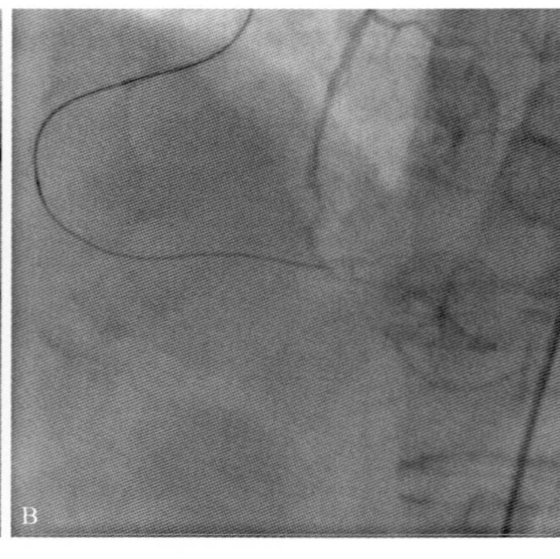

图 24-83-3　GAIA Second 导丝仍未能进入远段真腔

（1）依据造影和超选造影结果选择合适的可操作侧支（图中箭头所指）（图 24-83-4）。

（2）送入 Sion 导丝进入间隔支，在 Corsair 微导管支撑下，调整 Sion 导丝到达闭塞远段纤维帽（图 24-83-5）。

（3）同时推送 Corsair 到达病变远端，Sion 导丝进一步进入病变，正逆向导丝在病变内对吻，但逆向未能通过近段闭塞段（虚线处），升级至 GAIA Second、Conquest Pro 均未能通过。结合手感，逆向导丝位于真腔内（图 24-83-6）。

3. 反复尝试，通过正向改变闭塞组织结构，便于逆向导丝、微导管进入。

（1）正向在 Guidezilla 延长导管支撑下送入 1.2 mm × 6 mm 球囊于近段接近纤维帽位置附近扩张（图 24-83-7）。

（2）逆向导丝艰难通过病变，进入延长导管（AGT 技术）随后进入正向指引导管，以 2.5 mm × 20 mm

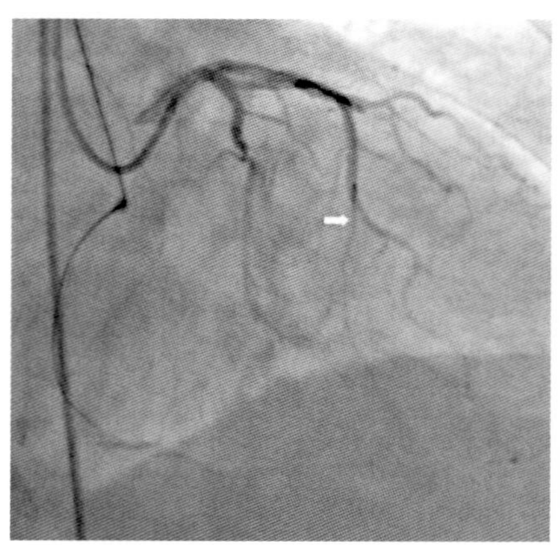

图 24-83-4　转为逆向介入治疗，选择间隔支侧支血管（箭头所指）

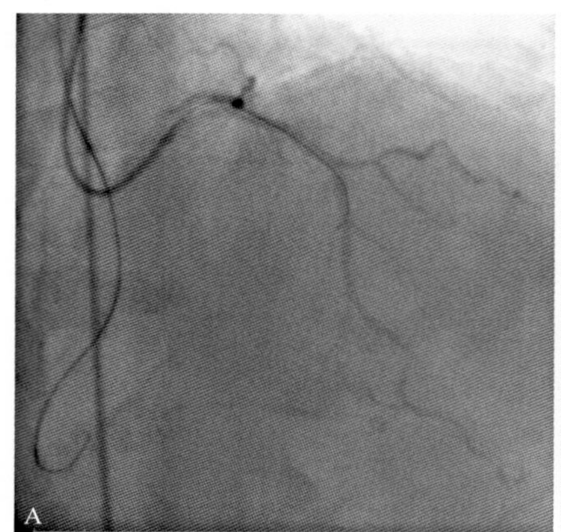

图 24-83-5　Sion 及 Corsair 微导管通过间隔支侧支血管到右冠闭塞远段

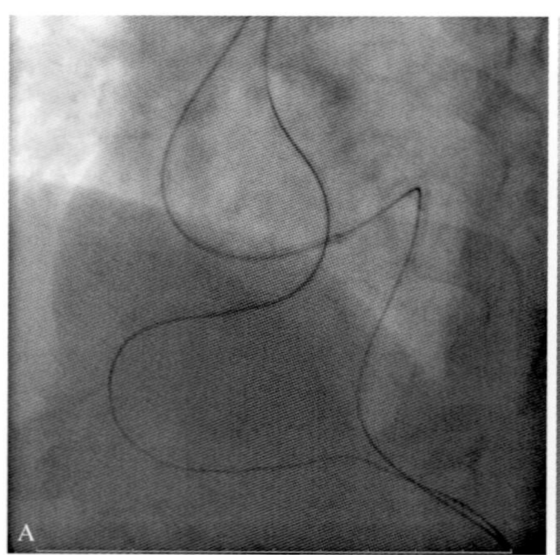
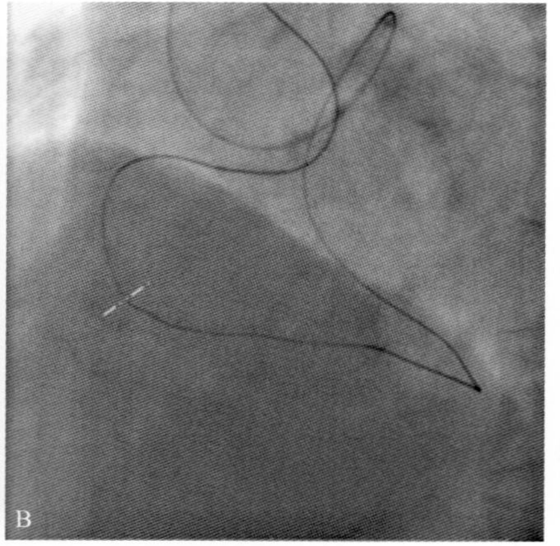

图 24-83-6　逆向导丝对吻技术

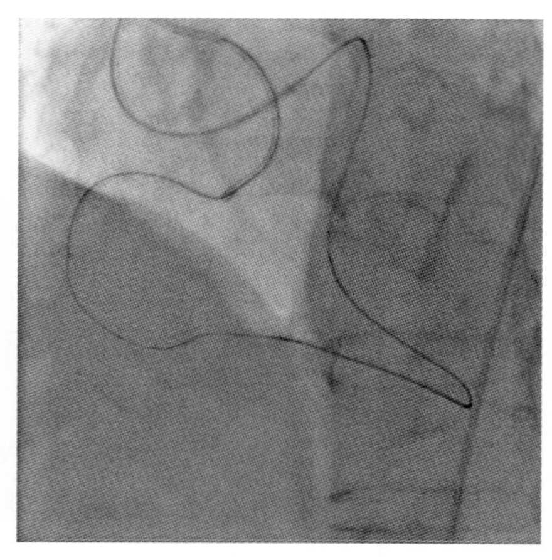

图 24-83-7　1.2 mm × 6 mm 球囊于闭塞近段扩张

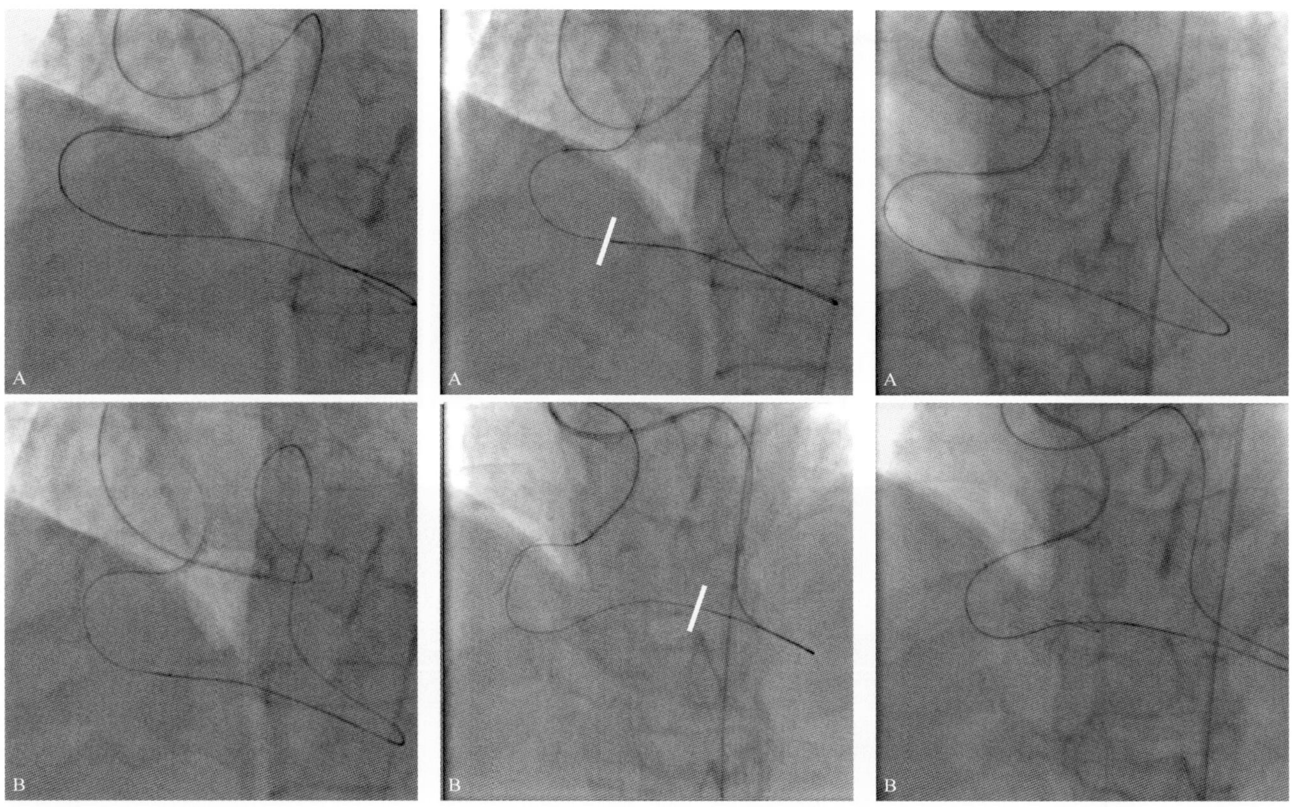

图 24-83-8　AGT 技术

图 24-83-9　逆向微导管无法通过闭塞病变

图 24-83-10　正向球囊扩张，逆向微导管通过病变

Sprinter 球囊压卧导丝锚定（图 24-83-8）。

（3）此时推送逆向 Corsair 无法通过病变，逆向以 Guidezilla 加强支撑后仍无法通过病变（图中实线处）（图 24-83-9）。

4. 前向 Knuckle 技术辅助，改变近段病变解剖结构。

正向送入 GAIA Second 导丝，采用 Knuckle 技术，后顺次送入 1.2 mm × 6 mm 及 1.5 mm × 8 mm 球囊于近段进行反复扩张，从钙化病变的外围撬动和挤压钙化病变，再次推送逆向微导管，艰难通过病变（图 24-83-10）。

5. RG 3 完成体外化，轨道建立。

RG 3 完成体外化，但正向微导管推送仍有阻力（图 24-83-11）。

2.0 mm × 20 mm Sprinter 球囊于阻力处扩张后，微导管顺利通过，造影查看操作侧支无严重受损（图 24-83-12）。

6. 开通后 IVUS。

支架植入前 IVUS 见 PD 支开口前后血管壁内膜下巨大壁内血肿，PLA 开口因此受累。巨大血肿为正向导丝 Knuckle 操作所致（图 24-83-13）。

中段可见不规则钙化斑块，考虑为逆向导丝和微导管难以通过部位（图 24-83-14）。

7. Guidezilla 加强支撑下植入支架。

串联植入 2.5 mm × 38 mm、2.75 mm × 38 mm、3.5 mm × 38 mm Helios 支架 3 枚（图 24-83-15）。

· 术后结果 ·

1. 即刻结果，见图 24-83-16。

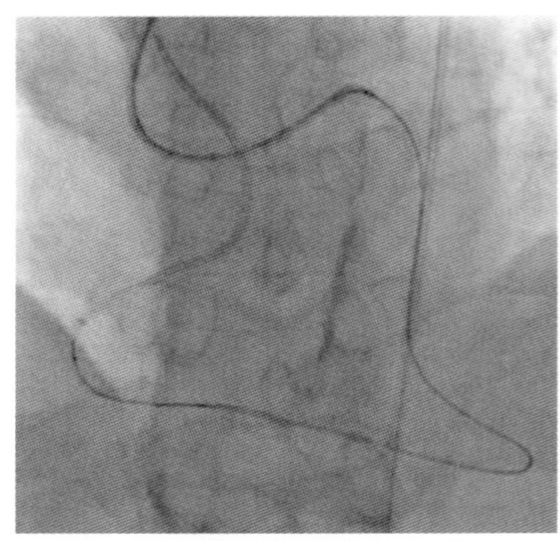

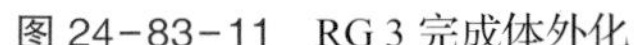

图 24-83-11 RG 3 完成体外化

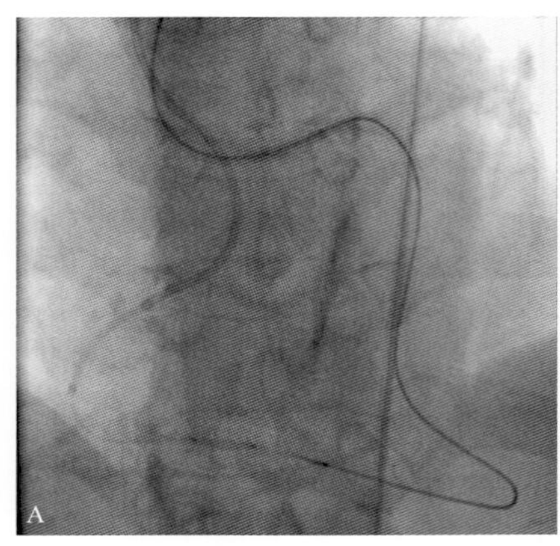

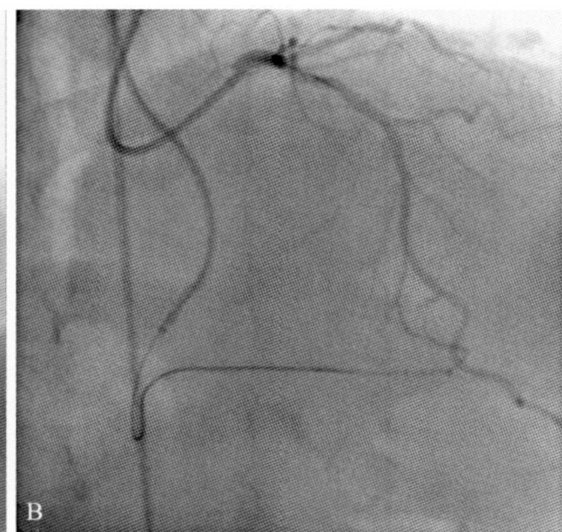

图 24-83-12 球囊扩张后，正向微导管顺利通过闭塞病变

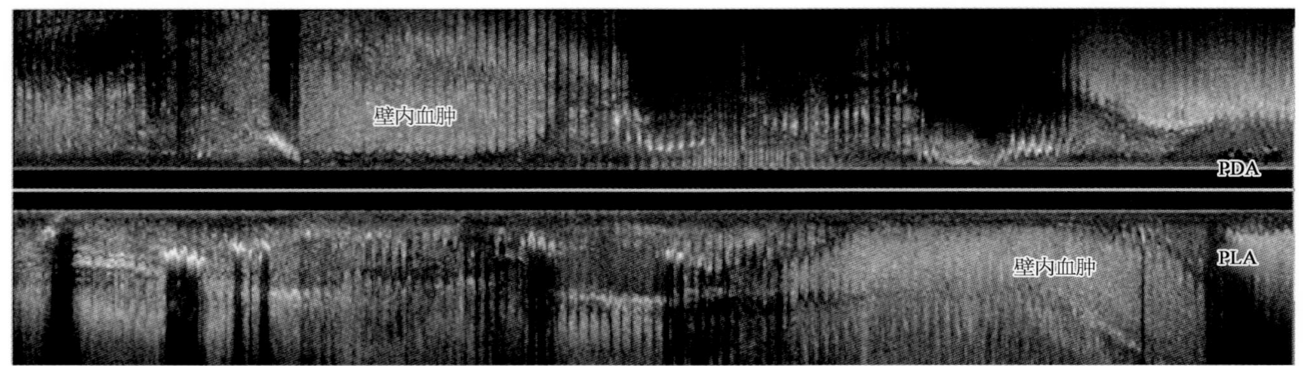

图 24-83-13 IVUS 可见 PDA 开口前后巨大壁内血肿，PLA 开口受累

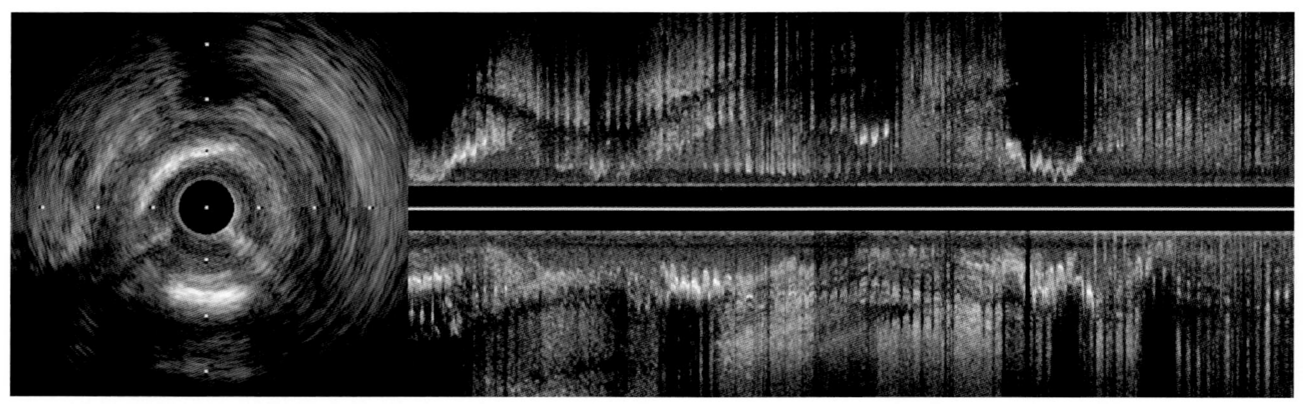

图 24-83-14 IVUS 可见中段不规则钙化斑块

最终结果：PL 支血流明显受影响，考虑为壁内血肿压迫影响 PL 支开口所致，暂不予处理。

2. 术后 1 年随访，见图 24-83-17。

支架内未见明显狭窄；原钙化病变处龛影，有造影剂滞留（箭头所指）；PL 支血流较术后即刻明显改善。

· 小结 ·

1. CTO 病变如有条件需行双侧造影，充分评估病变长度及侧支情况。

2. 合理选择操作侧支，提高手术成功率。

3. 选择合适的正逆向术式切换时机。

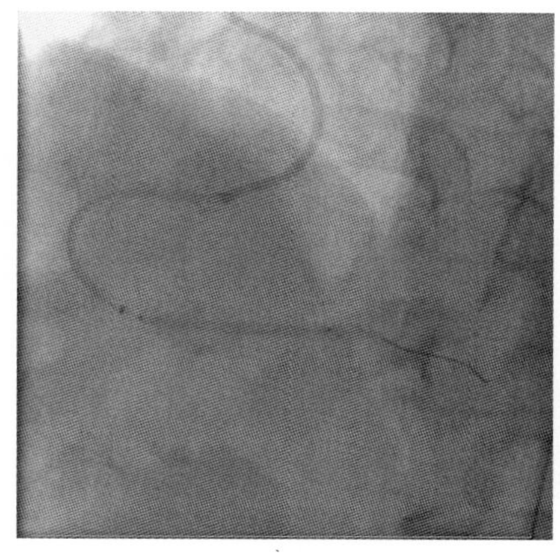

图 24-83-15 支入支架

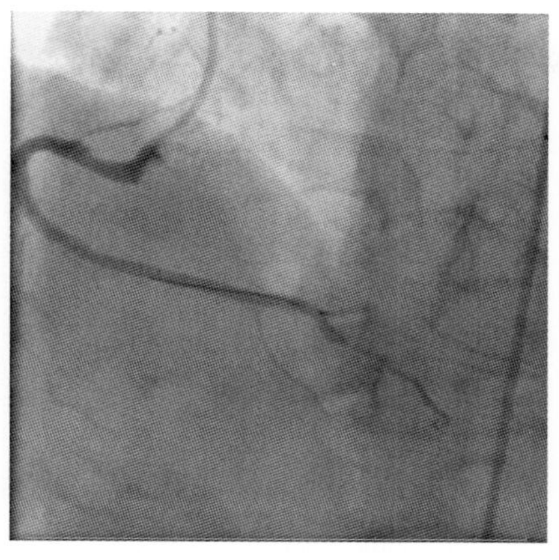

图 24-83-16 最终结果

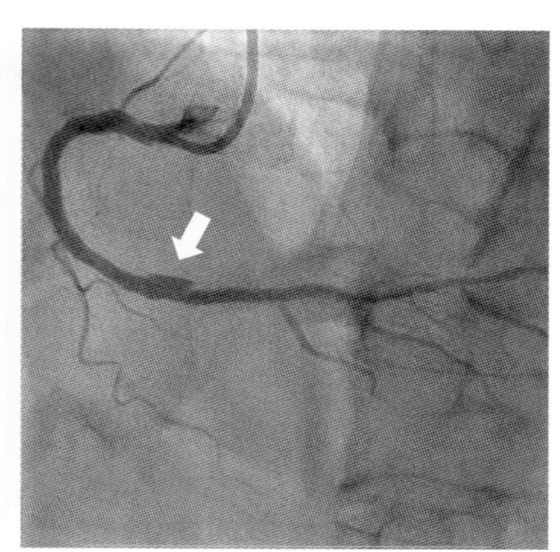

图 24-83-17 随访结果

4. 当逆向无法通过病变时，适当自正向改变斑块、病变结构，可协助逆向导丝、器械通过病变。
5. 受壁内血肿所影响的边支血管，可延期或不予处理，待血肿吸收后，部分边支血流可能改善。

· 讨论 ·

正、逆向导丝可通过但器械无法通过时的解决办法？

病例 84　右冠开口闭塞且解剖异常

术者：刘映峰　　医院：南方医科大学珠江医院

· 病史基本资料 ·

· 患者男性，52 岁。

· 主诉：阵发性胸痛 3 月余。

· 既往史：心血管病危险因素：吸烟史 30 余年（20 支 / 日）。

· 辅助检查

心电图：窦性心律，完全性右束支传导阻滞，下壁和侧壁心肌缺血。

心脏超声心动图：LVEDD 55 mm，LVEF 54%，左心室下后壁基底段、中间段及侧壁中间段运动减弱。

· 冠状动脉造影 ·

造影结果，选用右侧桡动脉，6F 血管鞘。造影发现：使用 TIG、AL 0.75、JR 4.0 无法到达右冠，在右冠窦底行非选择造影，右冠未见显示，使用猪尾导管高压行非选择造影右冠仍未显示（图 24-84-1），6F EBU 3.5 行左冠造影，左主干及前降支未见异常，前降支远段及间隔支未与右冠形成侧支循环（图 24-84-2），

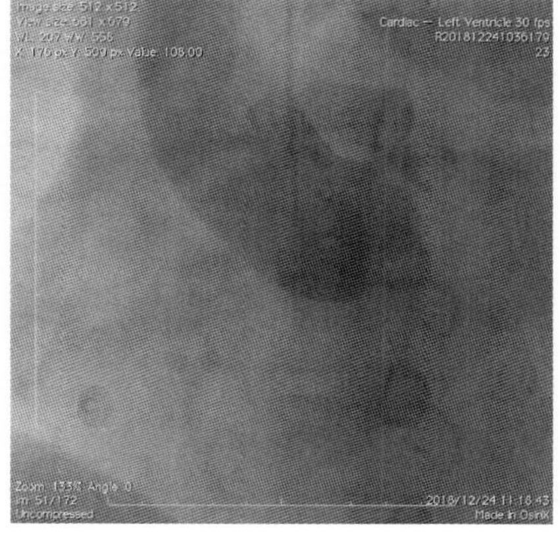

图 24-84-1 右冠开口闭塞

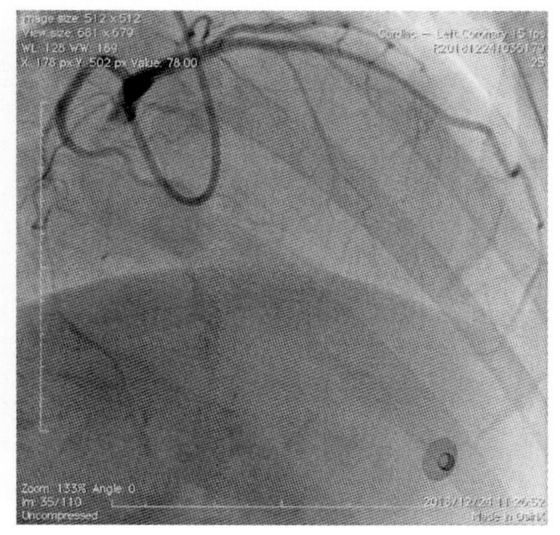

图 24-84-2 前降支与右冠无侧支循环

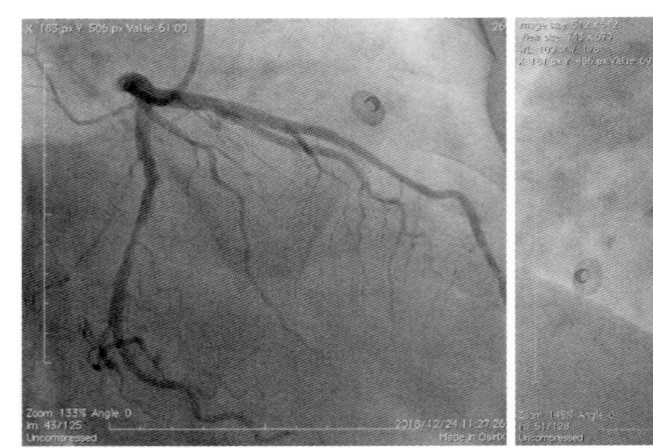
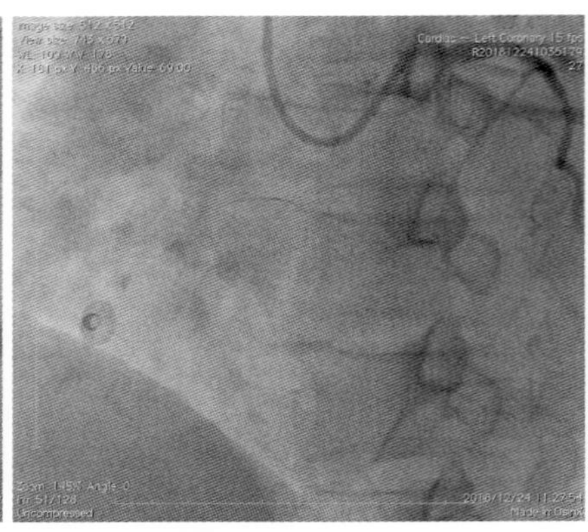
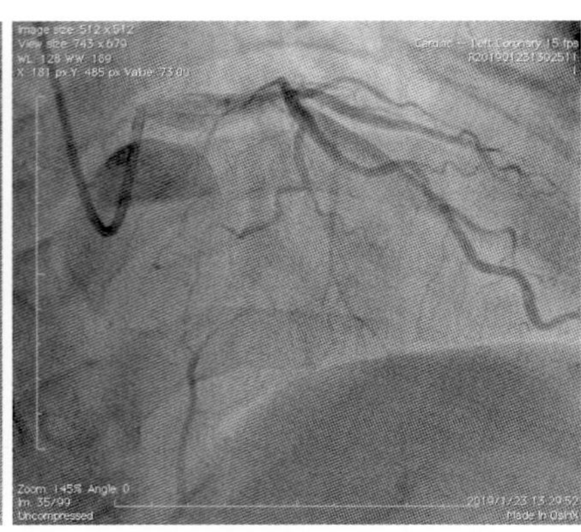

图 24-84-3 左旋支中段轻度狭窄，圆锥支与右冠形成侧支循环图，左旋支与右冠形成侧支循环

左旋支中段轻度狭窄，圆锥支与右冠形成可视的但较细小的侧支供应至右冠第 2 段起始部，房室结支与右冠左室后支形成可视的心外膜侧支（图 24-84-3），右冠开口至第一段完全闭塞，长度 >20 mm，闭塞段的角度不明确。J-CTO 评分 2～3 分，但由于是开口闭塞，难度加大。

· 病例分析及初始策略选择 ·

冠状动脉造影结果同前，考虑患者右冠开口闭塞，但左旋支有向右冠供血的侧支循环形成，为供血血管。拟右冠 PCI 处理，右冠开口不明确，故只有逆向途径行 PCI。左向右形成的侧支循环如造影所示：房室结支 PL 的侧支可视粗大迂曲，圆锥支形成的侧支比较细小，走行存在自然弯曲，且进入右冠闭塞段近端，没有逆向介入的空间（图 24-84-4），两个侧支形成竞争血流，闭塞段仅为右冠近段，由于开口闭

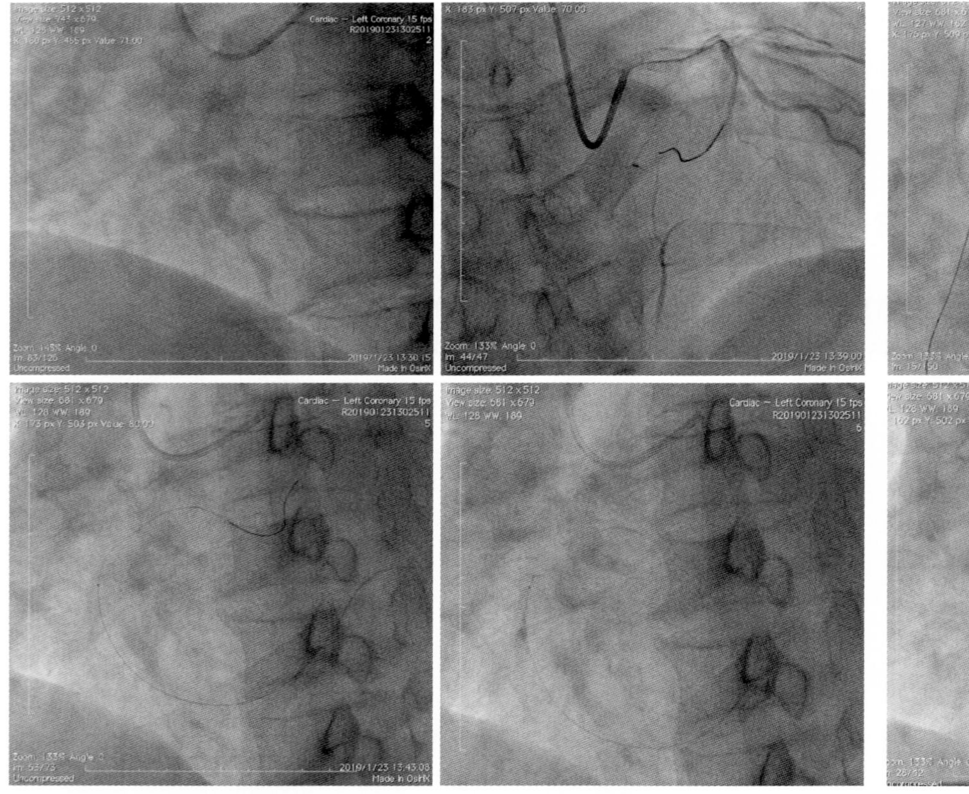
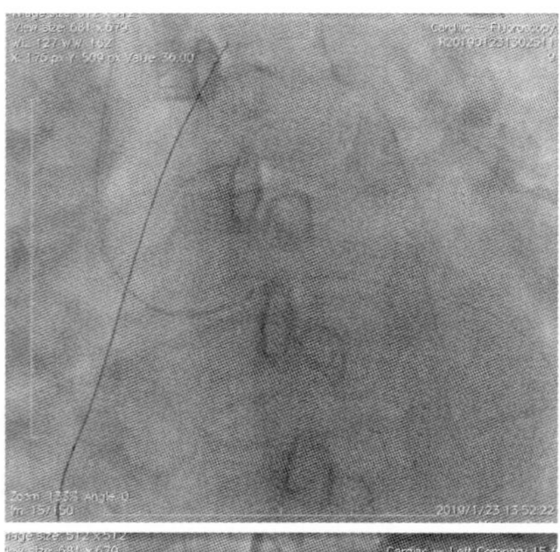
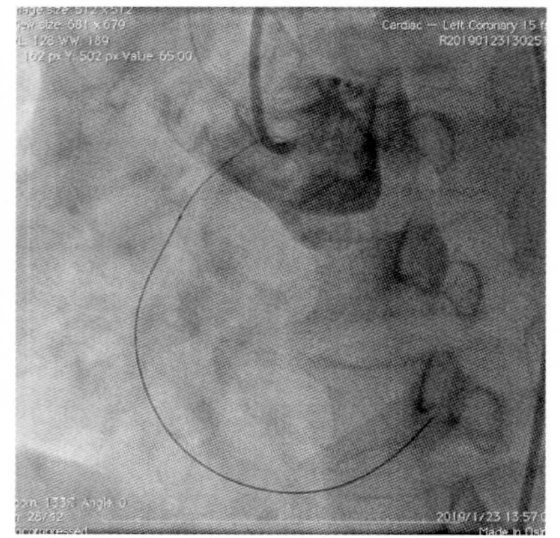

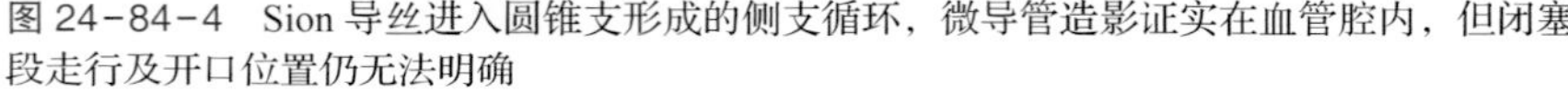
图 24-84-4 Sion 导丝进入圆锥支形成的侧支循环，微导管造影证实在血管腔内，但闭塞段走行及开口位置仍无法明确

图 24-84-5 GAIA Second 逆向穿刺，通过闭塞病变进入主动脉，抓捕器抓捕 RG 3 完成导丝体外化（续后）

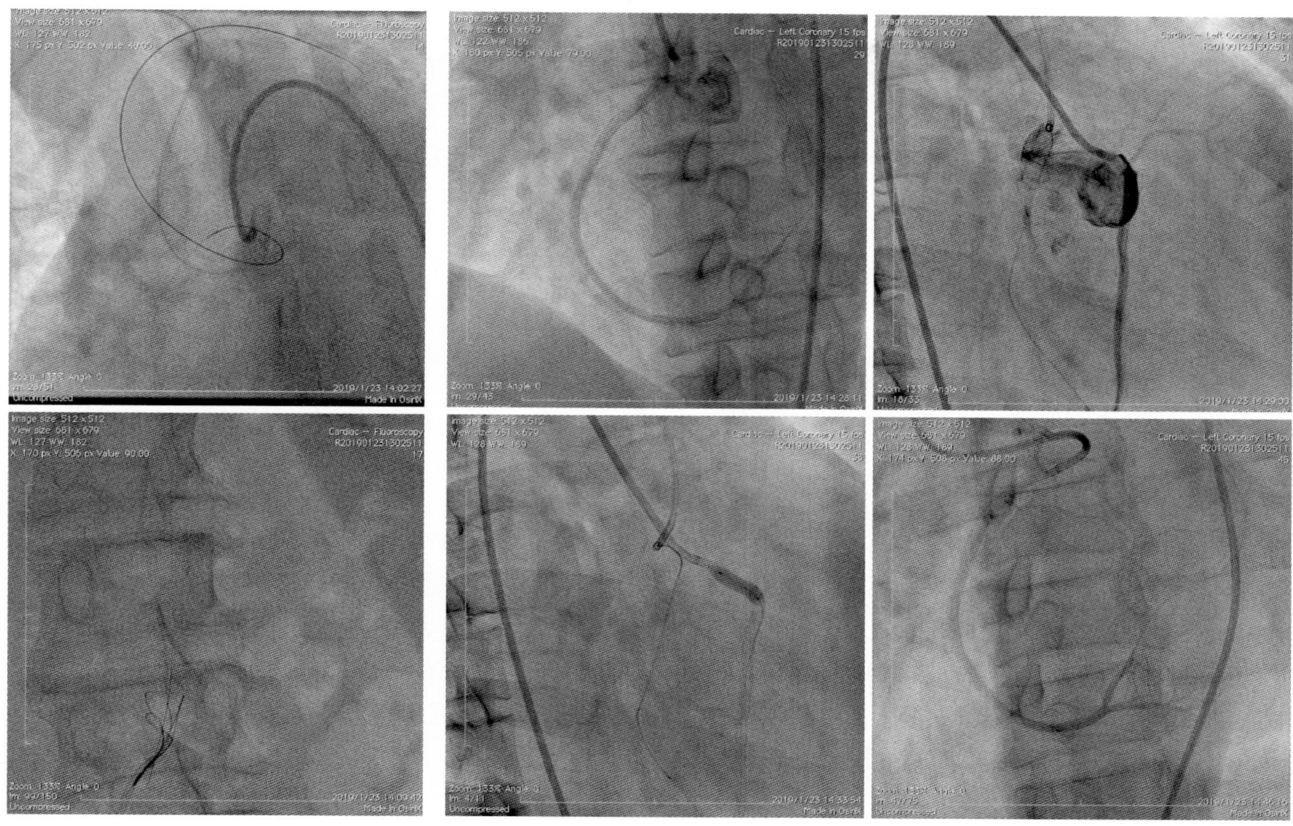

（图 24-84-5 续图）

图 24-84-6　右冠自开口串联置入支架

塞，所以大大增加了手术的难度和不确定性。

· 手术过程 ·

右冠 PCI：7F 股动脉鞘置入后备用；选择 6F EBU 3.5 经右侧桡动脉鞘至左冠，右前头位将侧支循环展开，在微导管的辅助下，Sion 导丝谨慎缓慢通过侧支循环进入圆锥支形成的侧支循环，微导管随后跟进至闭塞远段，微导管造影证实在血管腔内，但闭塞段走行及开口位置仍无法明确（图 24-84-4）。交换 GAIA Second 导丝进行穿刺，同时 7F JR 4.0 指引导管至右冠窦，准备衔接逆向导丝；GAIA Second 导丝多次尝试后无法进入右冠指引导管内，但最终进入升主动脉，微导管跟进后交换 330 cm RG 3 导丝在腹主动脉使用抓捕器将 RG 3 导丝带入 7F JR 4.0 指引导管内并完成体外化（图 24-84-5），根据对侧造影依次置入 4 枚支架，第 4 枚支架置入后，右冠造影发现开口向下呈牧羊角样改变，开口覆盖不完全，在开口处放置另一枚支架，最后造影结果（图 24-84-6）。微导管造影检查侧支无损伤后手术结束。

· 小结 ·

1. 该患者 3 个月前造影发现 RCA 开口未显示，左旋支有心外膜侧支向 RCA 中远段供血，考虑 RCA 为开口 CTO 病变，尽管有较好的心外膜侧支循环形成，但正向途径无法进行任何介入技术的操作，如果只能依靠正向导引钢丝技术完成，开通难度极大。

2. 术中导丝通过侧支循环较容易，但在穿过病变时花费了相对长的时间，由于右冠开口异常，所以按常规解剖部位穿刺均受到主动脉壁的阻挡，这时导丝的触觉反馈对于完成该例开口病变尤其重要，同时导丝行进的顺畅及进入主动脉后的走行对于完成导丝体外化也尤为重要。

病例 85　无法通过的心外膜侧支 CTO

术者：刘映峰　　医院：南方医科大学珠江医院

· 病史基本资料 ·

· 患者男性，70 岁。

· 主诉：反复活动后胸痛 3 年余。

· 既往史：心血管病危险因素：吸烟史 50 余年（5 支 / 日）。

· 辅助检查

心电图：窦性心律。

心脏超声心动图：二尖瓣轻度反流，心功能正常。

· 冠状动脉造影 ·

10 日前造影结果，选用右侧桡动脉，6F 血管鞘。造影发现，右冠：右冠近段距离开口 10 mm 处完全闭塞，闭塞段入口不清且有圆锥支干扰，通过迂曲的桥侧支闭塞远段隐约显影，闭塞长度 >20 mm。左冠：前降支明显狭窄，左旋支近中段严重狭窄，前降支远端经心尖部的心外膜侧支为右冠供血，治疗左旋支病变时发现左主干开口病变（图 24-85-1）。本次双侧造影见右冠闭塞入口情况同前，出口位于第二段，闭塞段内钙化，桥侧支丰富（图 24-85-2）。J-CTO 评分：3～4 分。

· 初始策略选择 ·

右冠 PCI 处理：右冠闭塞段较长，入口不清且有分支及丰富的桥侧支干扰，这个位置的闭塞段走行多存在迂曲，故正向开通的条件较差；逆向途径中有一个可视性及连续性极佳的心外膜侧支，但在转过心尖部后存在局部的弯曲。这个位置可能成为手术能否成功的第一个困难。闭塞段较长存在钙化，导

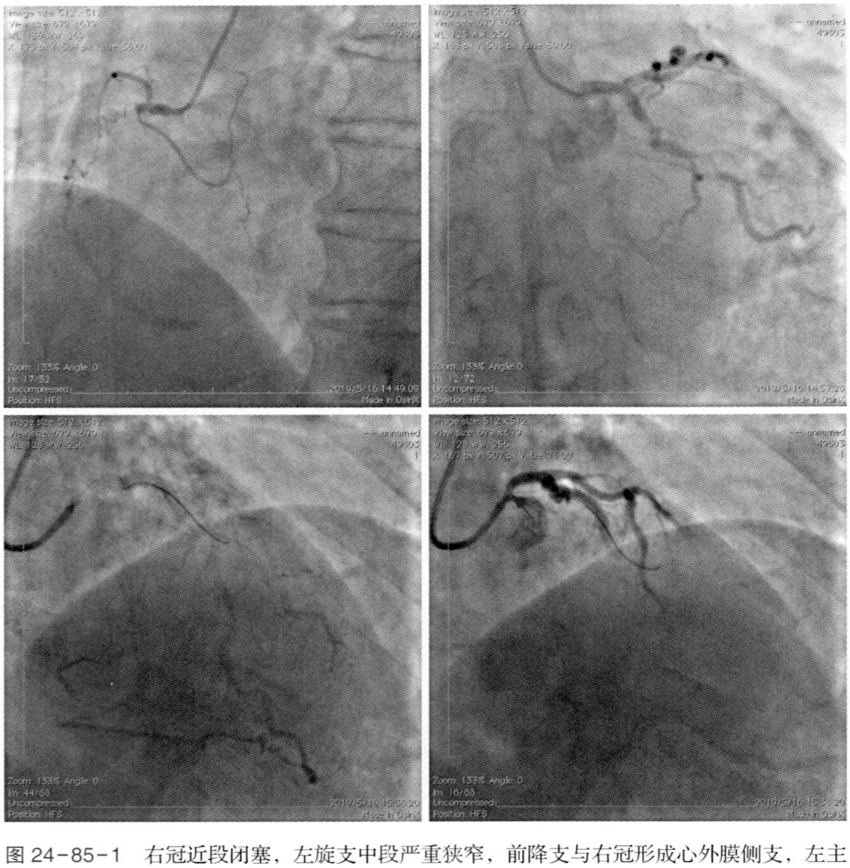

图 24-85-1　右冠近段闭塞，左旋支中段严重狭窄，前降支与右冠形成心外膜侧支，左主干开口病变

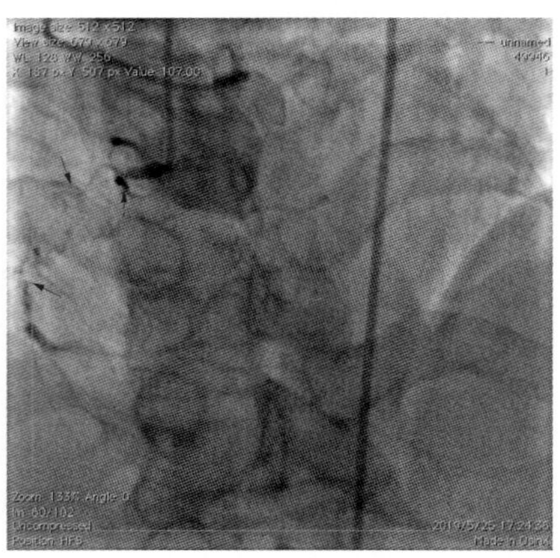

图 24-85-2　双侧造影

丝通过侧支循环后，如导丝无法通过闭塞部位，可采取 Knuckle 导丝技术完成闭塞病变段的处理。

· 手术过程 ·

右冠 PCI：右股动脉置入 7F 动脉鞘，右桡动脉置入 7F 动脉鞘；选择 7F AL 1 经右股动脉鞘拟送至右冠，但指引无法到位，换用 AL 0.75 到位；7F EBU 3.5 短指引至左冠，指引导管到位后左侧压力明显下降，于前降支放入工作导丝后，将指引导管退离左主干开口。右侧在 Fielder XT-R 导丝在 Corsair 微导管辅助下寻找闭塞段入口，导丝无法前行，换用 GAIA Second 突破近端纤维帽，前行至右冠中段，导丝前行阻力较大考虑导丝进入内膜下；启动逆向，于左主干开口置入支架 1 枚，为逆向开通右冠创造条件，在微导管的辅助下 Sion 导丝难以通过心外膜侧支心尖部位的迂曲段，微导管造影发现迂曲部位为 3 个连续的螺旋形弯曲（图 24-85-3），多次尝试导丝无法通过。左侧指引导管造影见较多迂曲的间隔支，但没有极佳的连续性侧支循环；选用远段间隔支行超选择造影见侧支循环连续，但呈“方便面状”走行，导丝无法通过该间隔支侧支；回撤导丝至上一条间隔支，采用导丝“冲浪”技术通过侧支循环至闭塞段远段（图 24-85-4）；跟进微导管造影进一步明确闭塞远段血管情况，交换 Fielder XT-R 导丝进行 Knuckle 导丝技术通过闭塞段，同时正向导丝也采用 Knuckle 导丝技术至闭塞段的中部，正向在球囊引导下送入 Guidezilla 准备衔接逆向导丝；采用反向 CART 技术后 Conquest Pro 导丝经 Guidezilla 进入右冠指引，微导管随后跟进，交换 330 cm RG 3 导丝完成体外化，根据对侧造影依次置入支架，最后造影结果（图 24-85-5）。微导管造影检查侧支无损伤后手术结束。

· 小结 ·

1. 该患者造影发现右冠闭塞段较长，入口不清，正向开通难度加大；前降支与右冠之间有一个连续性及

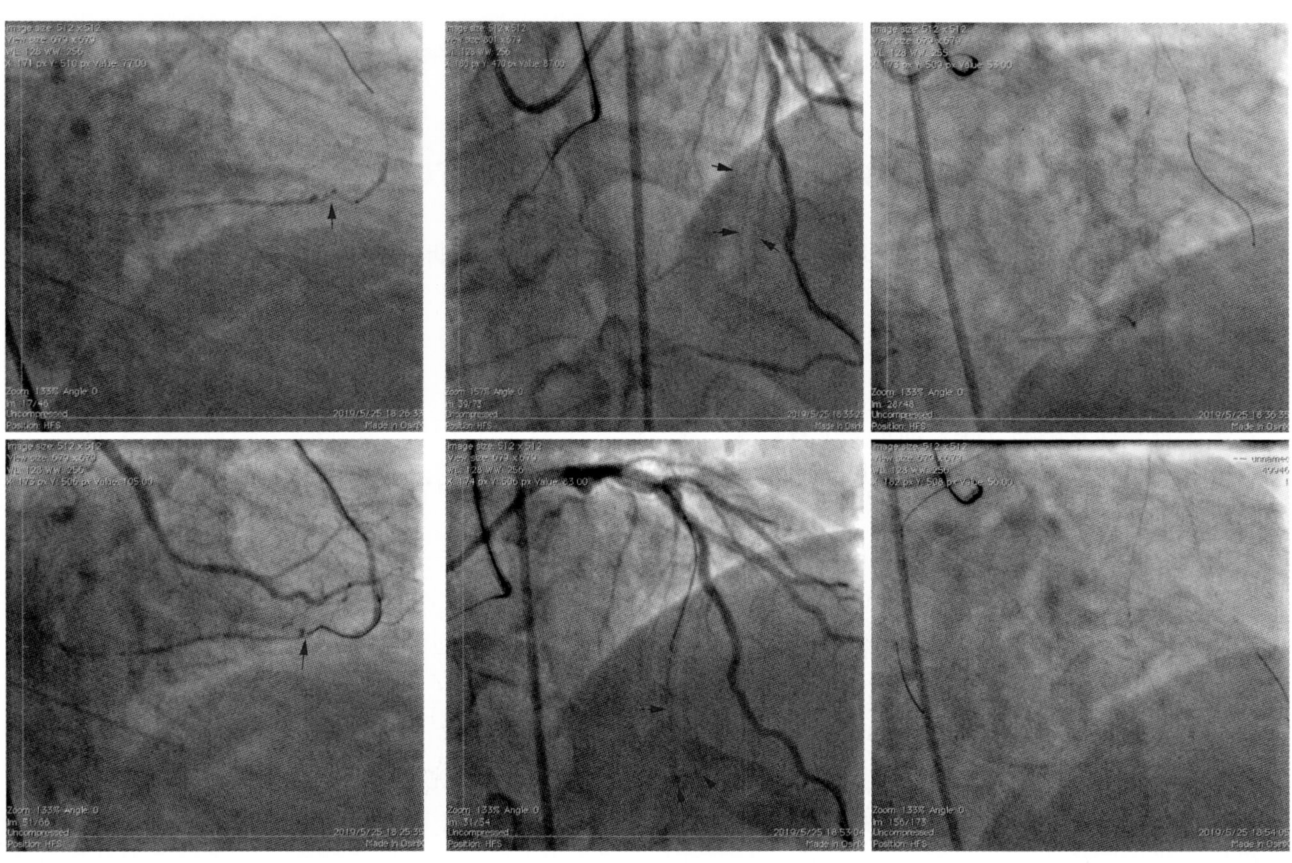

图 24-85-3　导引钢丝无法通过迂曲的心外膜侧支

图 24-85-4　“方便面状”间隔支侧支导引钢丝无法通过，选择不连续相对较直的间隔侧支血管，导引钢丝到达右冠远段

可视性极佳的侧支循环，但局部存在迂曲，这应引起术者注意，迂曲的侧支循环是逆向导丝技术的难点之一，心外膜的迂曲侧支除了增加难度之外，还存在穿孔并发症发生的可能性，对于这种极具吸引力的侧支每一个术者应充分评估迂曲部位，避免暴力操作。

2. 当心外膜侧支无法通过时，我们及时转向经间隔支的侧支，尽管间隔支侧支同样存在迂曲，但通过超选择造影及导丝“冲浪”技术后，导丝较为顺利地通过侧支到达右冠远段，对于早期尝试逆向导丝技术的术者建议首选经间隔支侧支。

3. 闭塞段部位采用 Knuckle 导丝技术、反向 CART 技术结合 Guidezilla 的应用大大提高了手术的效率和成功率。

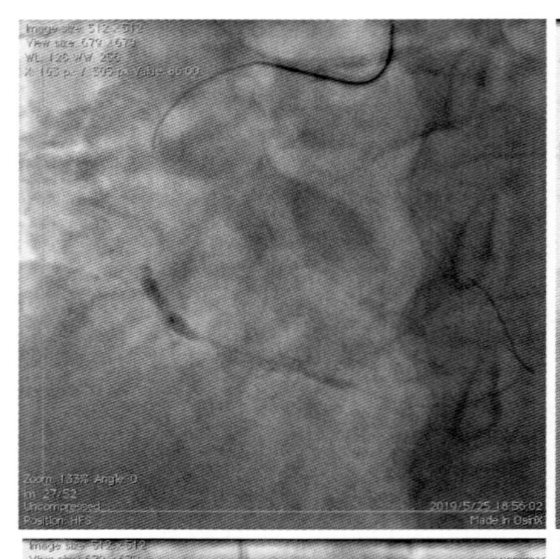
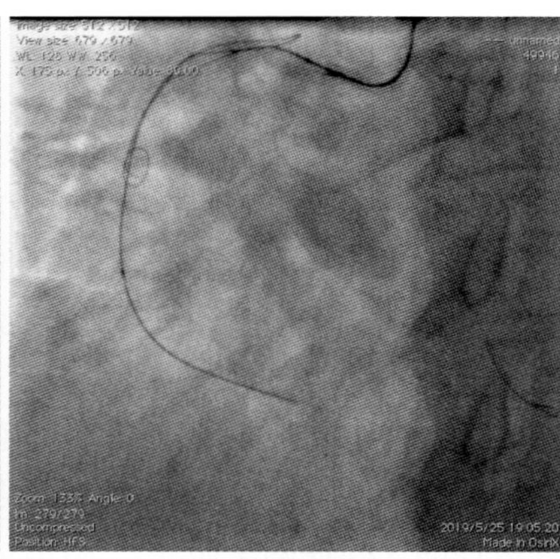
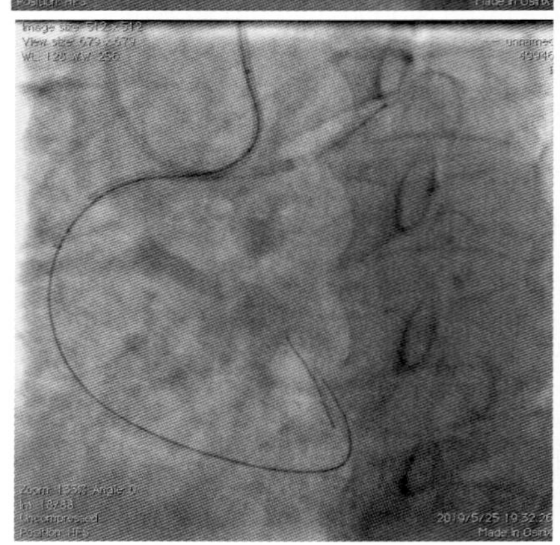
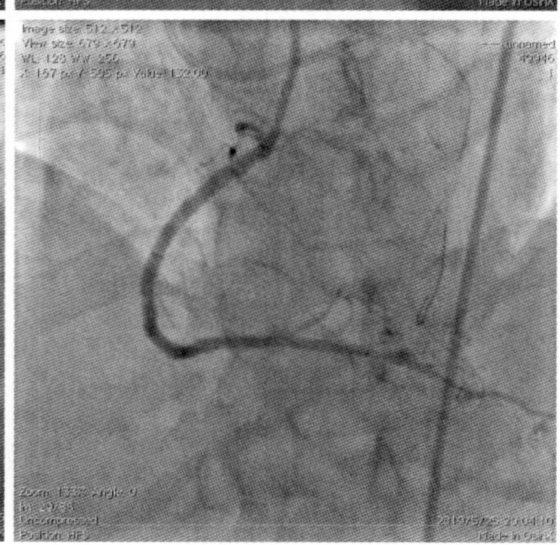

图 24-85-5 正逆向 Knuckle 导引钢丝技术、反向 CART 技术后置入支架

病例 86 逆向开通右冠及前降支双 CTO 病变

术者：陆浩 医院：复旦大学附属中山医院 日期：2019 年 7 月 6 日

· 病史基本资料 ·

· 患者男性，65 岁。

· 主诉：反复胸痛 5 年，加重 2 个月。

· 简要病史：2013 年外院冠状动脉 CT：右冠见长条状斑块形成，管腔闭塞，前降支近中段高度狭窄，左主干及回旋支轻-中度狭窄。近 2 个月步行 200 m 即有胸痛。

· 既往史：危险因素：糖尿病史 10 余年，长期吸烟史。

· 辅助检查

实验室及辅助检查：cTnT 正常，NT-proBNP 1 518 pg/ml。

心脏超声：LVEF 45%，左心室多壁段收缩活动减弱。

· 冠状动脉造影 ·

冠状动脉造影显示 3 支血管均为闭塞病变，前降支分出间隔支后完全闭塞，无明显残端，闭塞段长约 20 mm 作用，间隔支粗大，提供较好的间隔支侧支血管供应右冠远段，回旋支细小，中段完全闭塞，自身提供侧支供应回旋支远段（图 24-86-1）。右冠粗大，近段完全闭塞，为钝头闭塞，中段似乎有岛状血管显影，锐缘支提供心外膜侧支血管供应前降支远段，右冠闭塞段走行不明，闭塞段较长（图 24-86-2）。

· **治疗策略** ·

此患者 3 支均为闭塞病变，回旋支相对细小，主要需要处理的是右冠和前降支，右冠为钝头闭塞，闭塞段较长，闭塞段有钙化，J-CTO 评分 3 分，正向介入难度较大，但粗大间隔支提供了很好的间隔支侧支，可供逆向介入治疗，右冠很大可能需要正逆向技术结合才能开通。

前降支发出间隔支后无残端，闭塞段约 20 mm，J-CTO 评分约 2 分，前降支介入治疗的难点是正向无残端，闭塞远段出口解剖结构不清，出口进入真腔难点较大。右冠锐缘支有心外膜侧支供应前降支，因此可以作为逆向介入治疗径路，但此心外膜侧支血管较为迂曲，通过此侧支存在一定的困难。

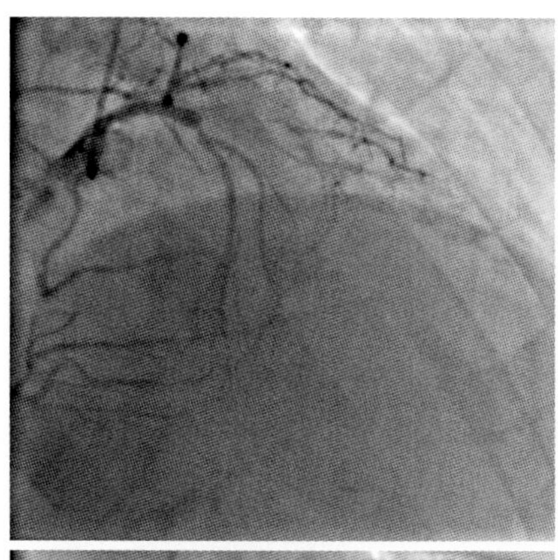

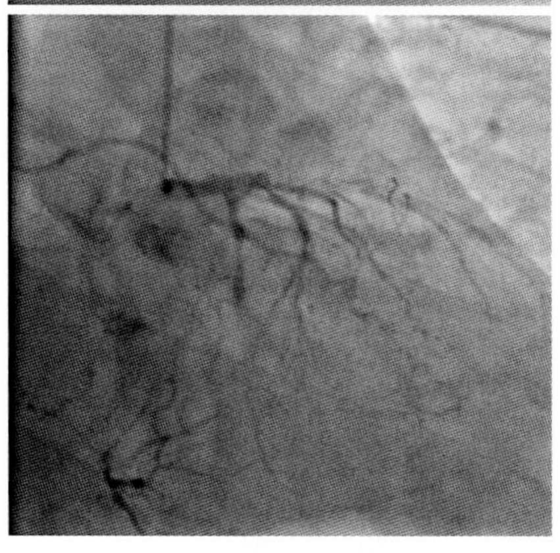

图 24-86-1　前降支发生间隔支后完全闭塞，无明显残端，回旋支中段完全闭塞

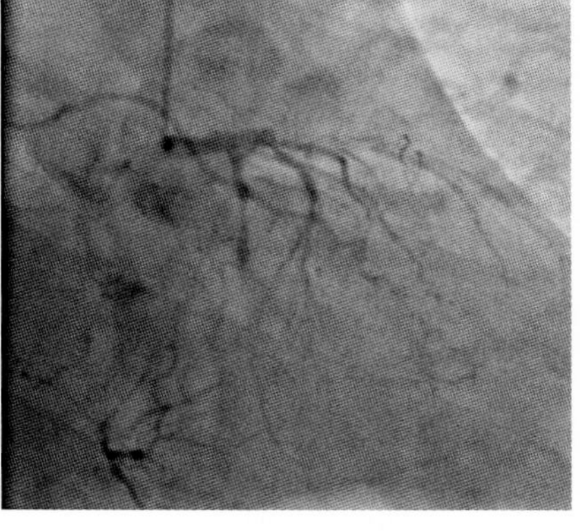

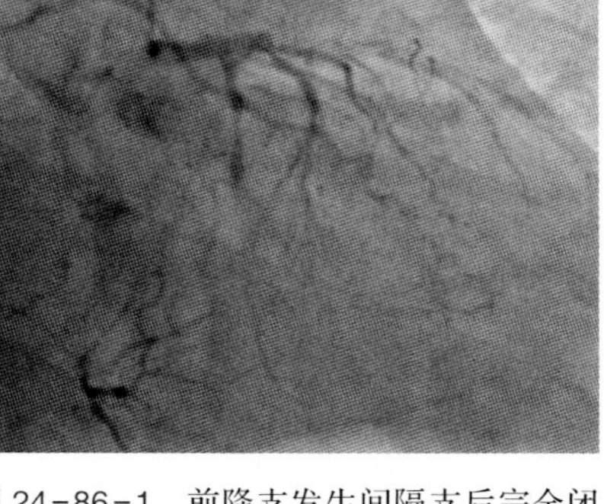

图 24-86-2　右冠远段完全闭塞，中段似乎有岛状血管显影（白色箭头处）

对于此例患者，介入治疗策略首先尝试开通右冠，择期再开通前降支。

· **器械准备** ·

（一）第一次介入治疗

穿刺准备：双侧桡动脉，6F 动脉鞘。

指引导管选择：右桡动脉，6F SAL 1.0，左桡动脉，6F EBU 3.5。

其他器械准备：正向微导管 135 cm Corsair。

（二）第二次介入治疗

准备同第一次。

· **手术过程** ·

（一）第一次右冠 CTO 介入治疗

首先尝试右冠介入治疗，正向使用 135 cm Corsair 导管，采用导丝升级技术，先后使用 Fielder XT-R、Ultimate Bro 3、GAIA Second、GAIA Third 导丝，尝试送至右冠中段疑似岛状血管节段，但反复尝试，导丝无法送至“预定”的右冠中段位置，导丝阻力较大，考虑正向导丝通过病变困难（图 24-86-3）。此时按照术前制订策略，转为逆向介入治疗策略，逆向使用 Sion 导丝，在 150 cm Corsair 导管支撑下，成功通过间隔支侧支血管送到右冠远段（图 24-86-4），推送 Corsair 至右冠远段，经微导管超选择造影显示右冠远段即闭塞（图 24-86-5），右冠闭塞段从近段起至右冠远段，闭塞段非常长，逆向结合 Knuckle 导丝技术，先后 Fielder XT-R、Ultimate Bro3、GAIA Second 导丝等导丝逆向操控至右冠中段，与正向导丝走行一致（图 24-86-6），因此确定造影所见右冠中段所谓“岛”状血管并非真正的右冠，可能为右冠滋养血管，这样就可以比较放心地操控正逆向导丝交汇（图 24-86-7），采用“迎客技术”（AGT）技术及反向 CART 技术，逆向操控 GAIA Third 导丝进入正向 Guidezilla 导管（图 24-86-8），推送逆向 Corsair 导管进入 Guidezilla 导管，进而完成导丝体外化。血管内超声显示导丝全程位于真腔，右冠第二转折以后可见较大的壁内血肿（图 24-86-9），考虑为逆向

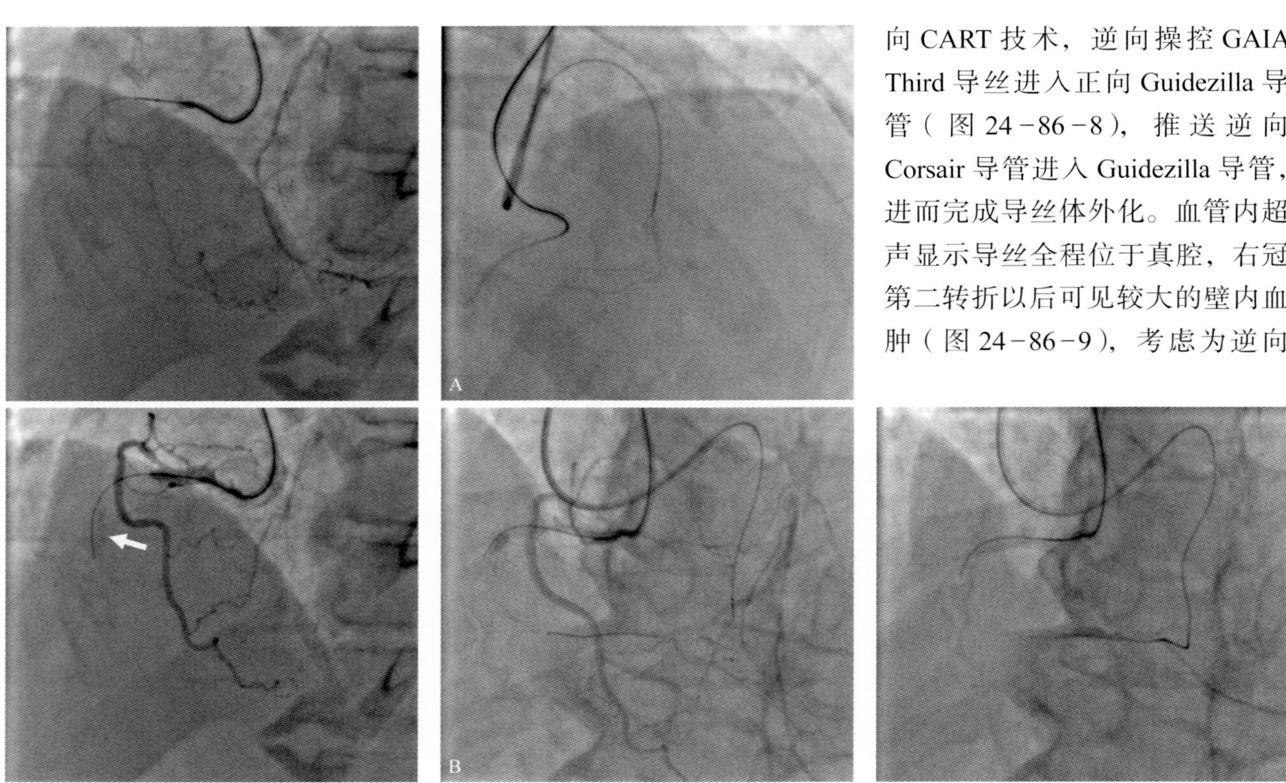

图 24-86-3　正向采用导丝升级技术，Fielder XT-R、Ultimate Bro3、GAIA Second、GAIA Third 导丝无法送至术前预判的右冠中段位置（白色箭头处），正向导丝阻力大，疑似进入内膜下

图 24-86-4　逆向技术，A 图为微导管超选择造影，B 图为 Sion 导丝逆向通过侧支血管至右冠远段

图 24-86-5　微导管逆向送至右冠远段，超选择造影

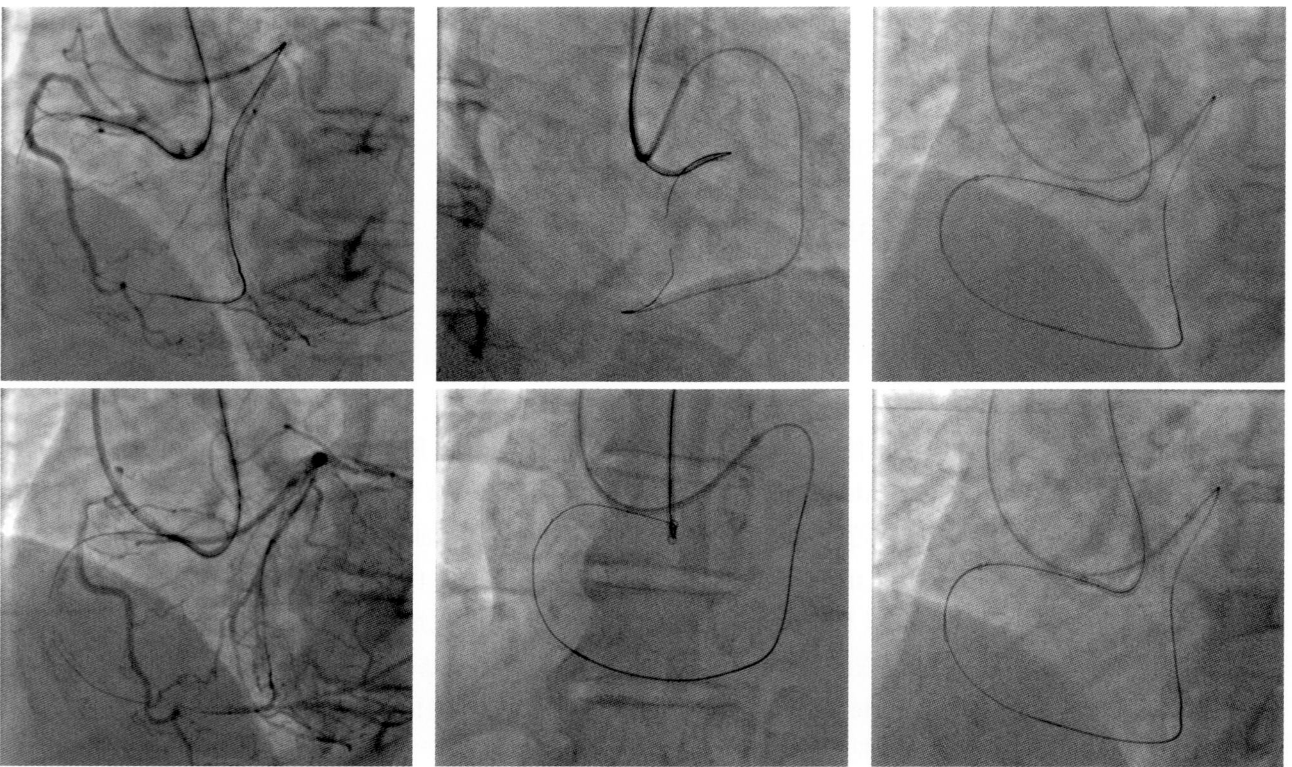

图 24-86-6　逆向导引钢丝右冠中段，与正向导丝走行一致

图 24-86-7　正逆向导引钢丝交汇

图 24-86-8　反向 CART 技术及主动迎接技术，逆向导引钢丝进入正向指引导管内

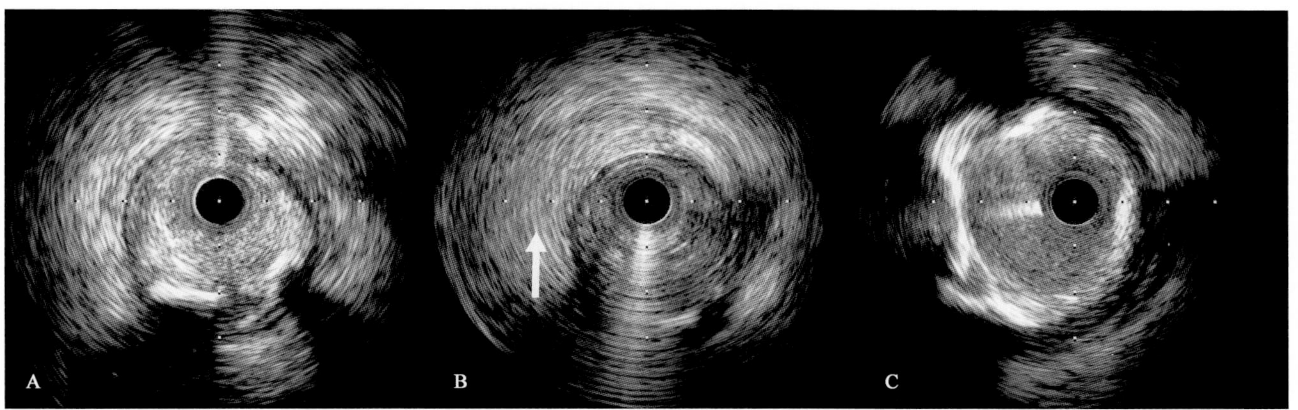

图 24-86-9　血管内超声检查，A 图为右冠远段，导丝位于真腔，B 图为右冠第二转折处以远，壁内血肿（白色箭头处），C 图为右冠近段

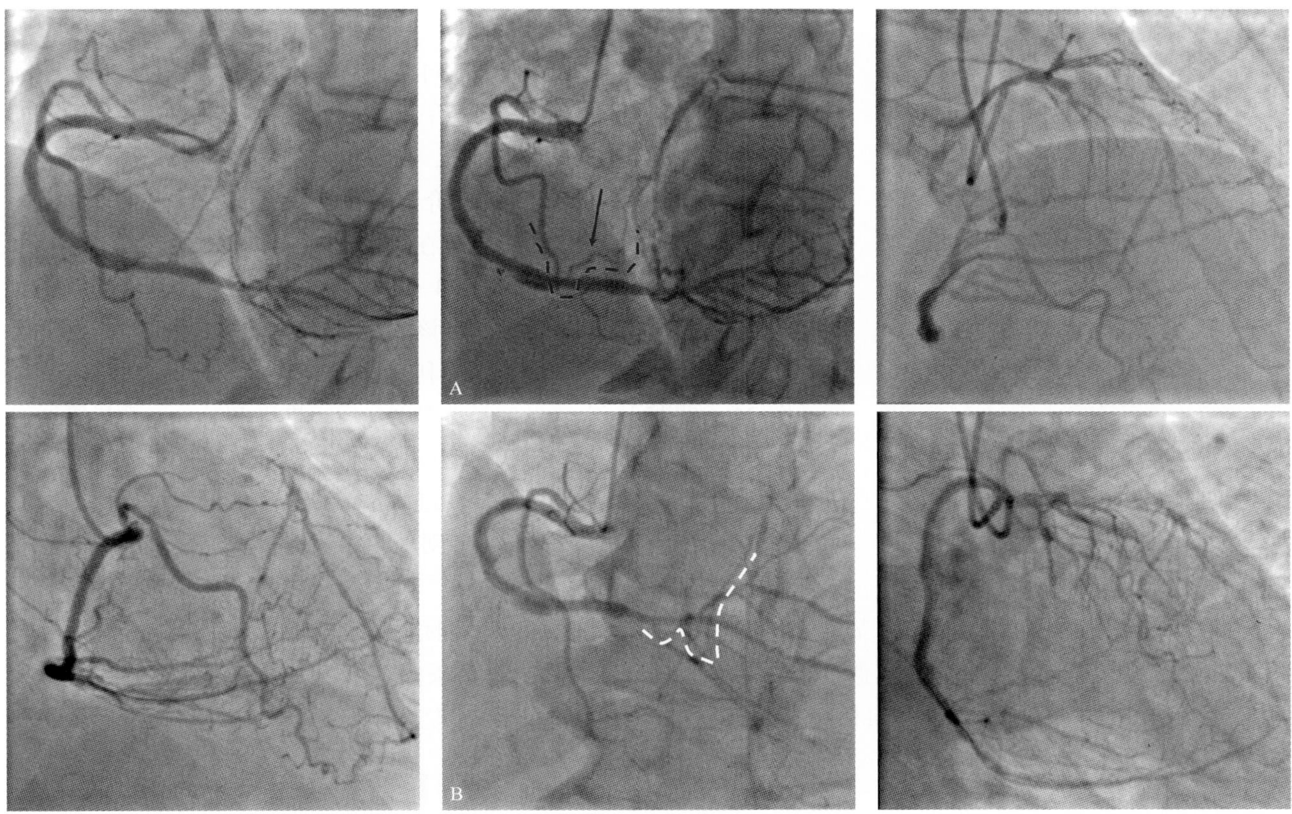

图 24-86-10　右冠植入支架后造影结果

图 24-86-11　第二次右冠造影，右冠至前降支有锐缘支心外膜侧支（A 图，箭头处为侧支迂曲处）和间隔支侧支血管（B 图）

图 24-86-12　双侧造影结果

Knuckle 导丝所致。后续植入支架，完成右冠介入治疗（图 24-86-10）。

（二）第二次前降支介入治疗

1 个月后第二次造影显示右冠支架通畅，第二转折后仍见上次手术遗留的夹层（支架已覆盖），锐缘支的心外膜侧支血管仍通畅，而且右冠开通后，可以看到后降支至前降支间隔支侧支血管形成，该侧支起始部迂曲，但相对粗大，也可以作为前降支 CTO 逆向介入治疗的通路，所以右冠开通后逆向介入多了一个选择（图 24-86-11）。双侧造影显示前降支闭塞段并不是很长（图 24-86-12），可以尝试正向技术，若正向技术失败，及时转换为逆向介入治疗策略。

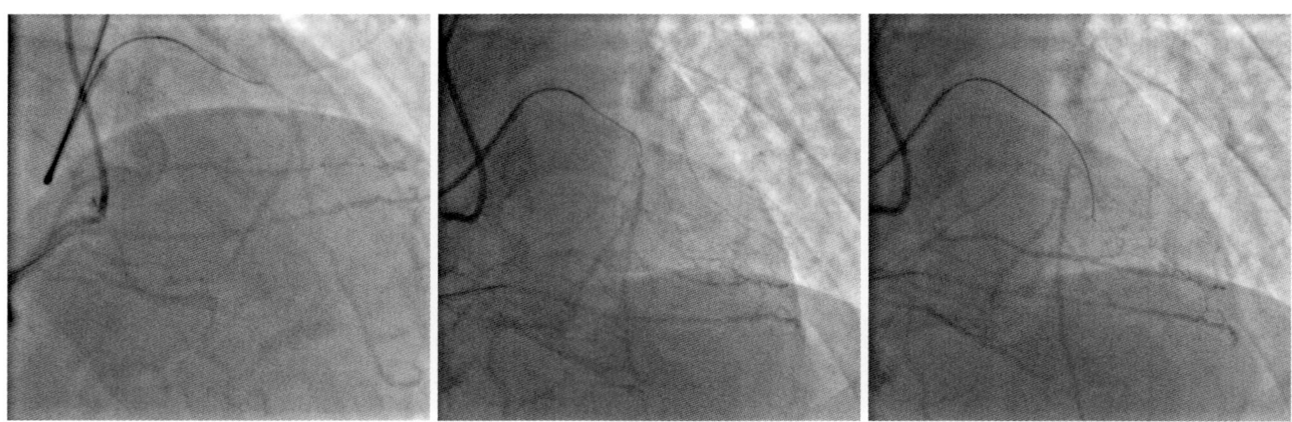

图 24-86-13 正向尝试，135 cm Corsair 微导管支撑下，尝试 Fielder XT-R、Ultimate Bro 3、GAIA Second、GAIA Third 等导丝，无法送至前降支中段真腔

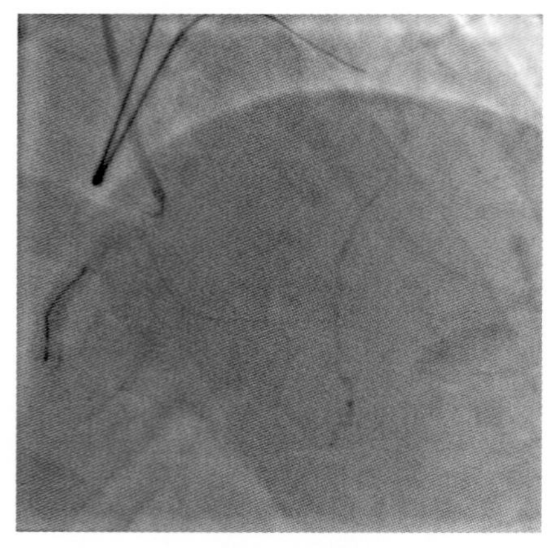

图 24-86-14 心外膜侧支超选择造影血管迂曲，导丝无法通过

前降支 CTO 介入首先使用正向技术，同样正向使用 135 cm Corsair 导管，采用导丝升级技术，先后使用 Fielder XT-R、Ultimate Bro 3、GAIA Second、GAIA Third 等导丝，无法送至前降支中段真腔（图 24-86-13）。转换策略，进行逆向介入治疗，使用 150 cm Finecroos 微导管，虽然该心外膜侧支连续，但存在较大的转角及分支，Sion 导丝反复尝试无法通过该心外膜侧支（图 24-86-14）。转移战场至后降支侧支血管，此侧支血管为支架覆盖，探寻该分支开口花费了一定的时间，最终导丝顺利进入后降支侧支血管，顺利通过间隔支侧支血管进入前降支中段（图 24-86-15），小球囊扩张支架网孔后，推送 Finecross 微导管通过侧支，逆向使用 Ultimate Bro3 导丝成功逆向通过前降支闭塞段，并顺利进入指引导管内，随后推送微导管进入指引导管完成导丝体外化，进而完成前降支支架植入术。回旋支相对较小，未进一步处理。

• 小结 •

此例患者的血管条件较差，3 支血管均为闭塞血管。右冠的 CTO 闭塞段长，有钙化，血管走行不明，相对较为困难，正向介入治疗确实遇到了困难，此时根据血管的解剖条件，可以及时转换治疗策略，从间隔支的侧支血管进行逆向介入，顺利开通了右冠。右冠 CTO 的开通又为前降支 CTO 的开通创造了条件，

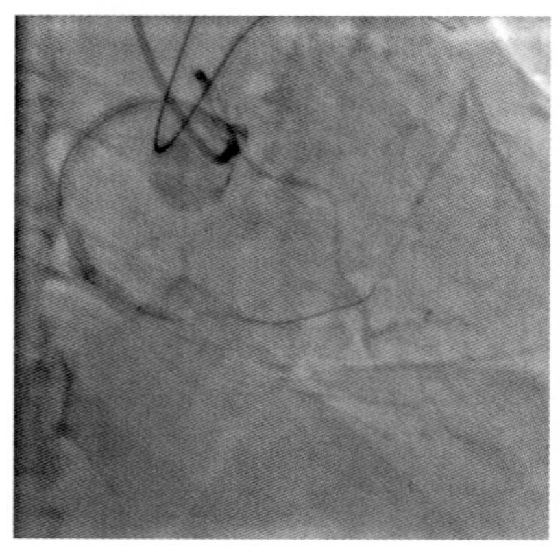

图 24-86-15 间隔支侧支超选择造影，血管粗大，导丝通过较容易

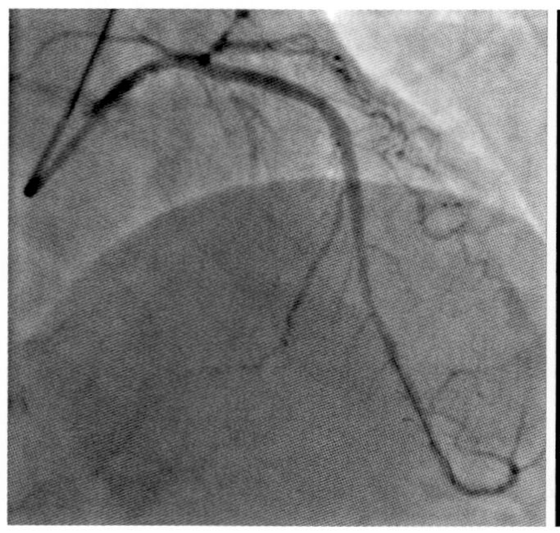

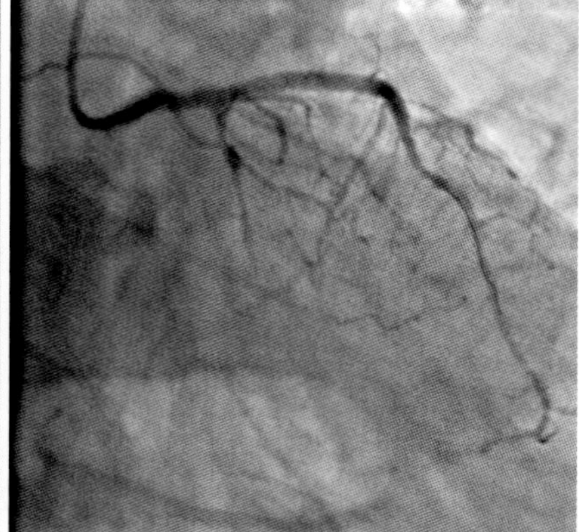

图 24-86-16 左冠最终结果

右冠开通 1 个月后，造影显示了后降支至前降支闭塞远段间隔支侧支循环建立，从而为前降支的逆向介入治疗提供了径路，正是从这条间隔支侧支的逆向途径，逆向导丝直接通过了闭塞病变，成功开通了前降支。

该例患者的右冠和前降支的前向介入治疗均遇到了困难，通过及时的策略转换，转为逆向技术成功开通 CTO 病变，因此介入治疗需根据术中情况及冠状动脉解剖特点，根据 CTOCC 推荐流程，及时转换策略。由于 CTO 病变本身解剖和病理结构不同，每种技术都有其局限性，因此任何单一的技术手段都不能达到手术完全成功。而在一次 CTO PCI 中综合运用各种技术策略，并根据手术进展情况快速调整和改变手术策略的综合治疗策略，将进一步提高 CTO PCI 手术成功率。

· 讨论 ·

本例患者为正向失败后转换逆向策略后 PCI 治疗成功，在哪些情况下可以直接开始逆向治疗策略？

病例 87　灵活转换正逆向策略开通 LAD CTO

术者：陈立娟，徐荣丰　　指导：马根山教授　　医院：东南大学附属中大医院

· 病史基本资料 ·

· 患者女性，62 岁。

· 主诉：胸闷、胸痛 1 月余。

· 入院诊断

1. 冠心病：不稳定型心绞痛、心功能Ⅱ级、PCI 术后。
2. 高血压 1 级（极高危）。

· 心血管病危险因素：高血压。

· 辅助检查

心电图：大致正常心电图。

心脏彩超：EF 53%。

实验室检查：TnI 0.016 ng/ml；肾功能：肌酐 64 μmol/L，eGFR 76.2 ml/（min · 1.73 m^2）。

· 当地医院冠状动脉造影及介入处理 ·

右冠斑块浸润，近段 30% 狭窄，右冠经由圆锥支、间隔支及心外膜侧支，向左前降支提供侧支循环；左主干无明显狭窄，左冠状动脉前降支自第一对角支（D1）以远完全闭塞。回旋支中段高度狭窄，植入支架 1 枚。为进一步治疗 LAD，转来我院。

· 冠脉造影 ·

左主干无明显管腔狭窄；左冠前降支自 D1 以远完全闭塞；回旋支血管壁光滑，主支及钝缘支（OM）均无明显狭窄，原支架无再狭窄；右冠斑块浸润，近段 30% 狭窄，右冠经由圆锥支、间隔支及心外膜侧支，向左前降支提供侧支循环（图 24-87-1）。

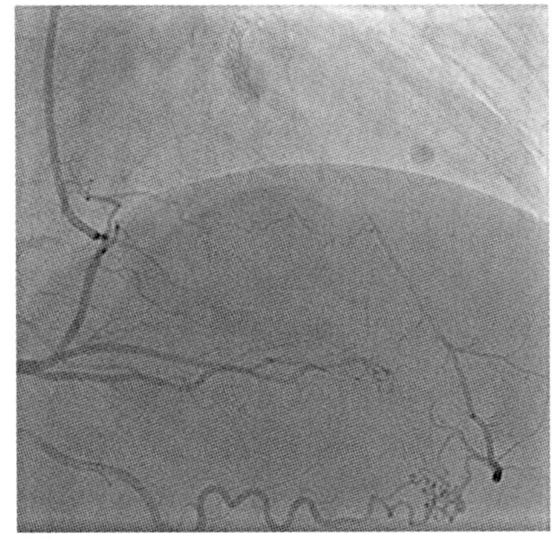

图 24-87-1　左前降支中段完全闭塞，右冠向 LAD 提供侧支循环（续后）

· 病例分析及初始策略选择 ·

J-CTO 评分：CTO 钝形头端 1 分，CTO 长度 >20 mm 1 分，共计 2 分（困难）。

1. 冠状动脉造影提示左冠前降支自 D1 以远完全闭塞，CTO 近端纤维帽模糊不清，近段有一较大间隔支，可为 IVUS 指导穿刺创

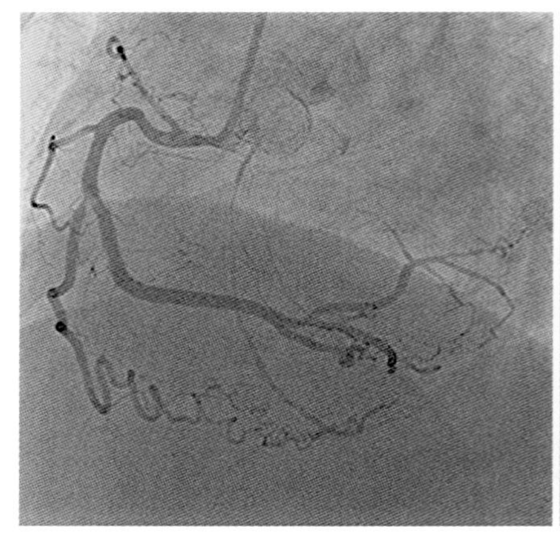
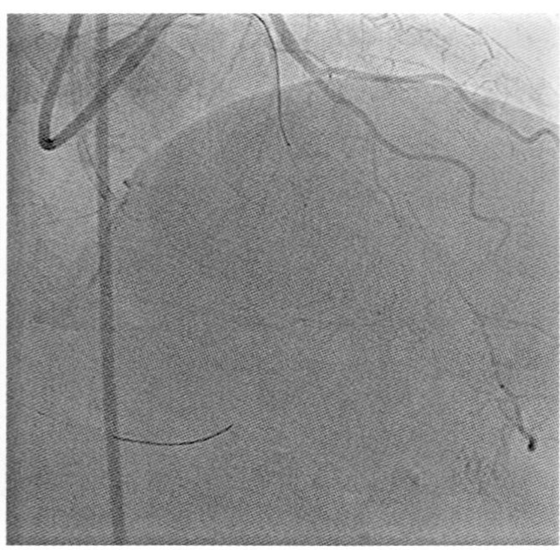
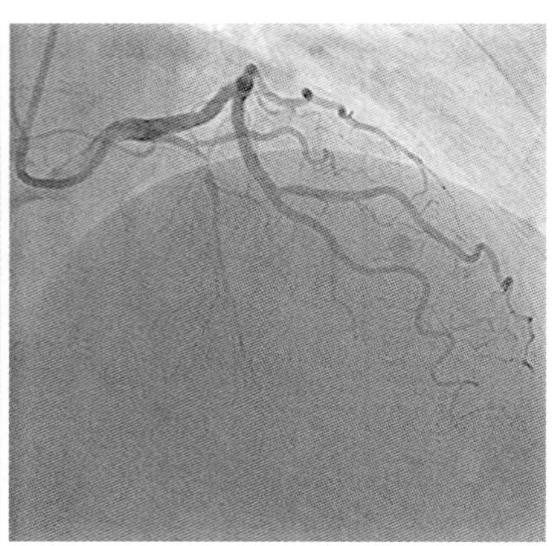

（图 24-87-1 续图）

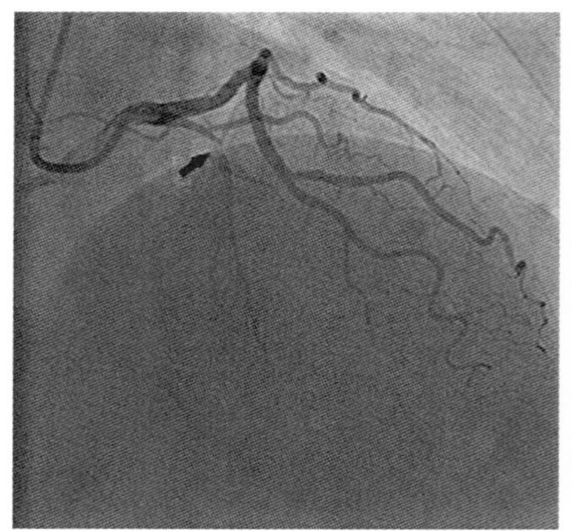

图 24-87-2 CTO 近端纤维帽模糊不清，近段有一较大间隔支，可为 IVUS 指导穿刺创造条件

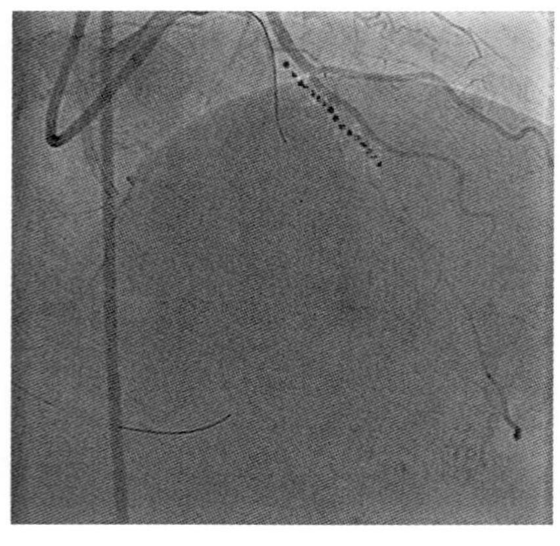

图 24-87-3 双侧造影示 CTO 长度 >20 mm，但远段血管床弥漫病变并且细小

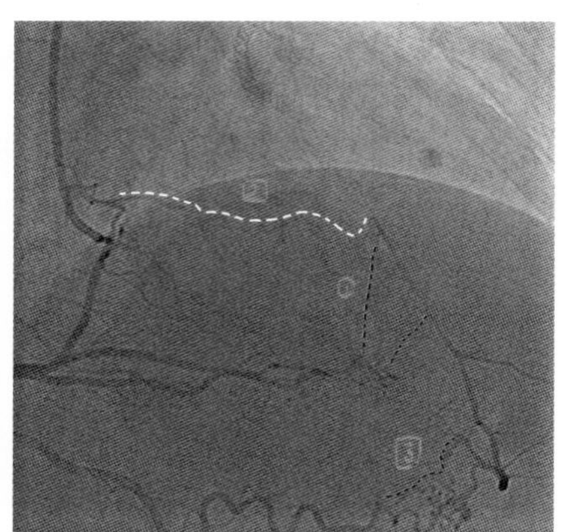

图 24-87-4 右向左经由圆锥支、间隔支及心外膜侧支提供侧支循环选择

造条件（图 24-87-2）。

2. CTO 长度虽然 >20 mm，但远段血管床弥漫病变并且细小，故不适宜行 ADR（图 24-87-3）。

3. 如上述手段失败，可行逆向治疗。右冠经由圆锥支、间隔支及心外膜侧支共 3 条通路，向左前降支提供侧支循环，因圆锥支及心外膜侧支过度迂曲，可考虑首选间隔支侧支（图 24-87-4）。

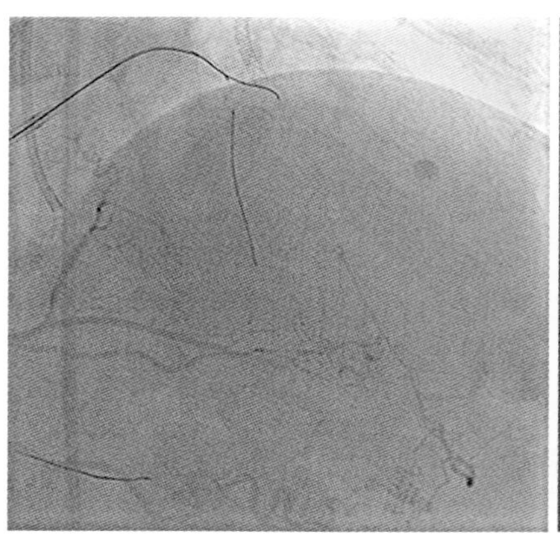
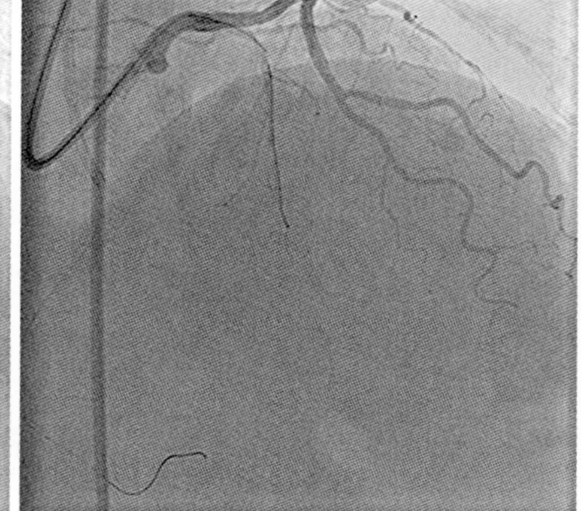

图 24-87-5 KDL 辅助下 Fielder XT、Ultimate Bro 3 正向进攻

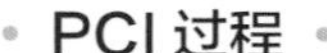

• PCI 过程 •

右侧股动脉路径，7F EBU 3.5 指引导管，间隔支送入 BMW 导丝、KDL 及 Fielder XT、Ultimate Bro 3 导丝谨慎前进，拟进入 CTO 近端纤维帽（图 24-87-5）。

为验证导丝是否在 CTO 真腔，准备行 IVUS 检查。因间隔支开口狭窄，予以球囊扩张后，送入 Volcano 超声，检验导丝位置。IVUS 显示 Ultimate Bro 3 导丝近段在血管结构内，远段不能确定是否在真腔（图 24-87-6）。

谨慎操控 Ultimate Bro 3 导丝，逆向造影提示导丝远段不在血管真腔（图 24-87-7）。

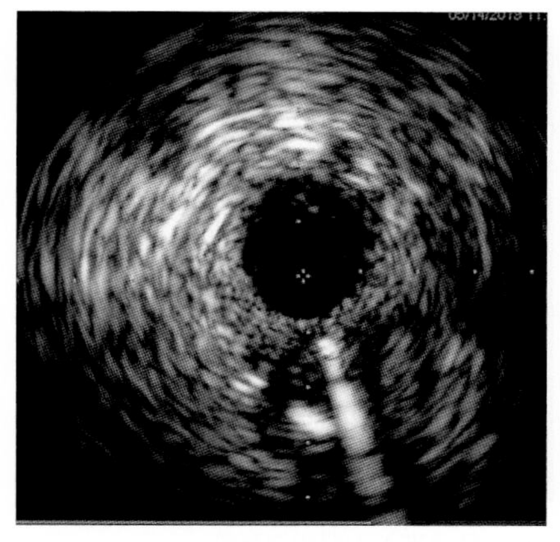

图 24-87-6　IVUS 示 Ultimate Bro 3 导丝近段在血管结构内，远段不能确定是否在真腔

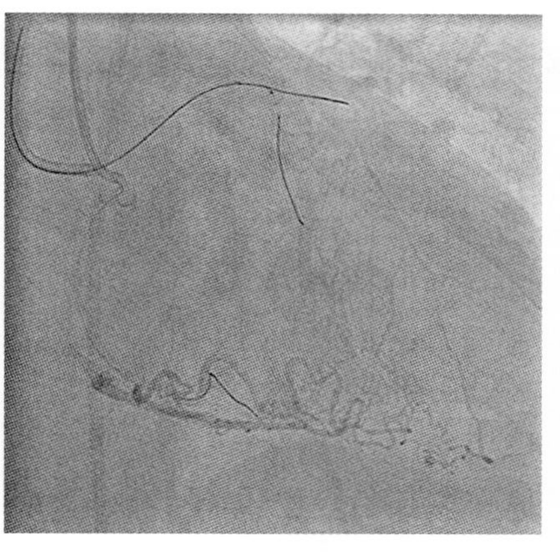

图 24-87-7　逆向造影提示导丝远段不在血管真腔

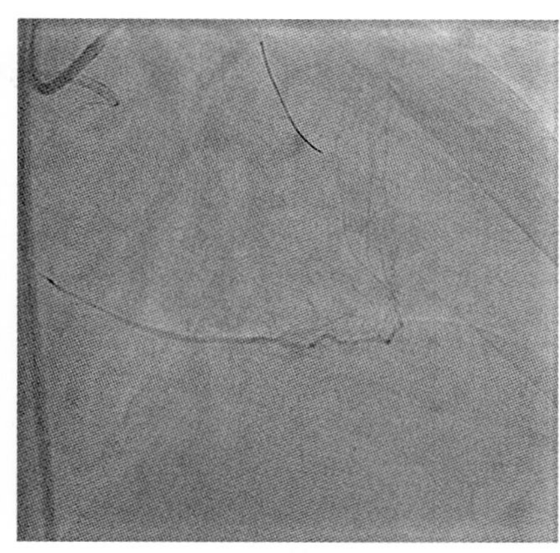

图 24-87-8　高选择造影提示存在右向左连续的间隔支侧支循环

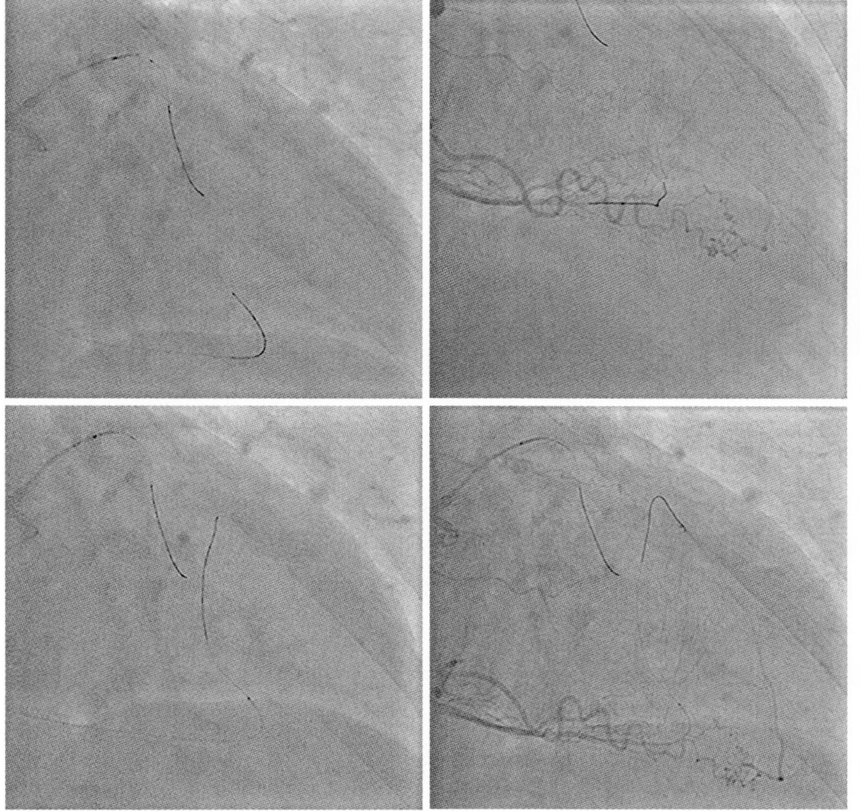

图 24-87-9　操控 Sion 导丝"冲浪"技术通过侧支循环

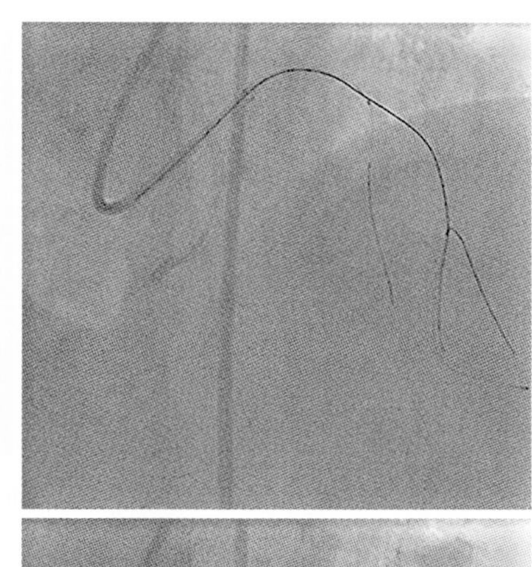

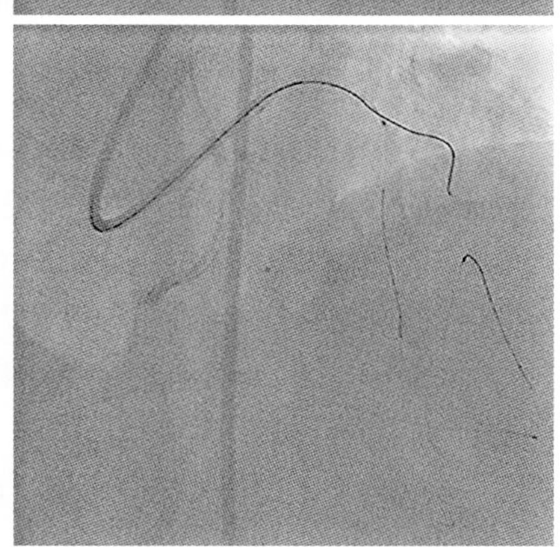

图 24-87-10　Ultimate Bro 3 导丝在 KDL 支撑下，以逆向导丝为指引，进入间隔支分支

遂启用逆向介入治疗。右侧桡动脉路径，6F AL 0.75 指引导管，150 cm Finecross 微导管及 BMW 导丝至 PDA 远段。高选择造影提示可能存在右向左连续侧支循环（图 24-87-8）。

操控 Sion 导丝，仔细寻找间隔支侧支，"冲浪"技术通过侧支循环。造影提示导丝在 LAD 远段真腔，遂跟进微导管（图 24-87-9）。

留置逆向导丝于 LAD，作为正向导丝指引，遂再次启动正向进攻。Ultimate Bro 3 导丝在 KDL 支撑下，谨慎前进，进入间隔支。旋转透视提示 Ultimate Bro 3 导丝与逆向导丝似乎在一条线上。逆向微导管造影提示正向导丝可能在间隔支的分支内（图 24-87-10、图 24-87-11）。

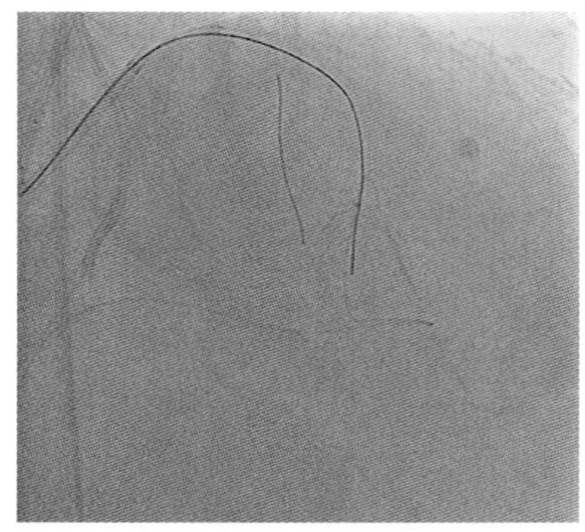

图 24-87-11　逆向微导管造影提示正向导丝可能在间隔支的分支内

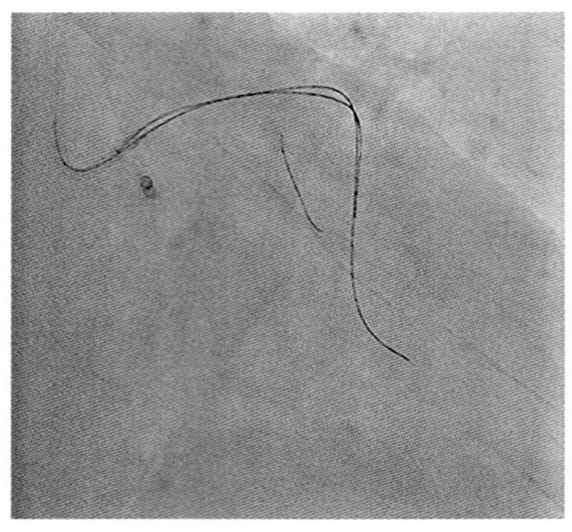

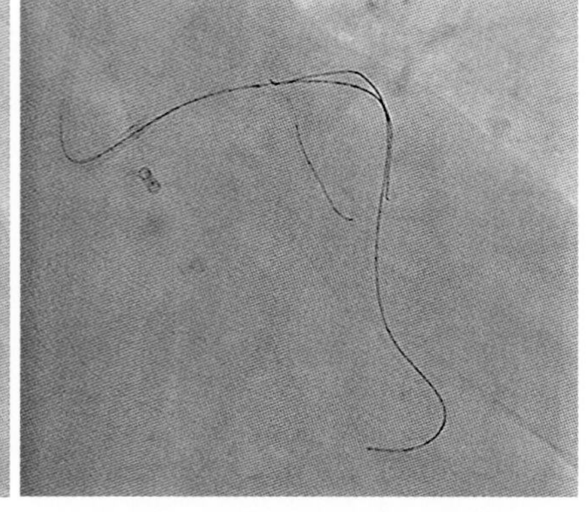

图 24-87-12　逆向 Ultimate Bro 3 导丝进入正向指引导管

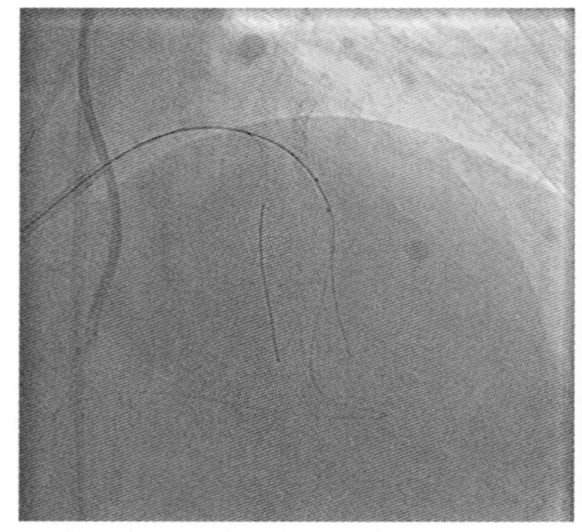

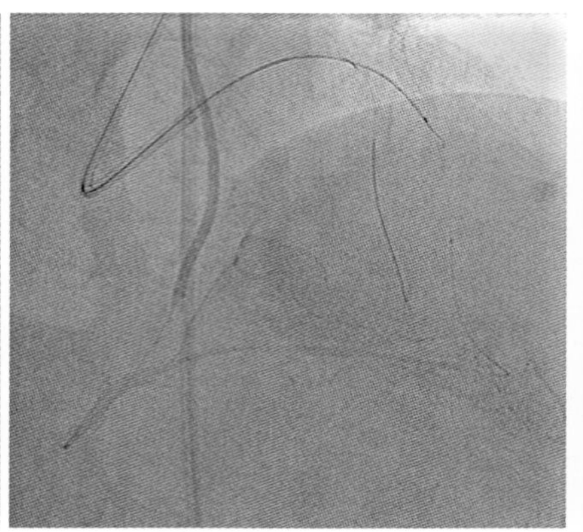

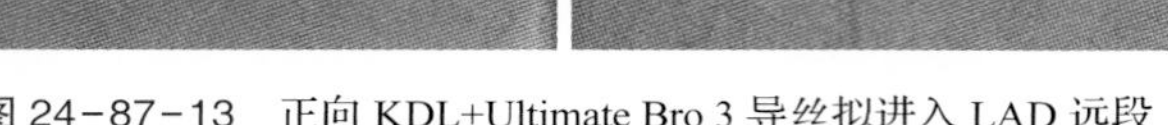

图 24-87-13　正向 KDL+Ultimate Bro 3 导丝拟进入 LAD 远段

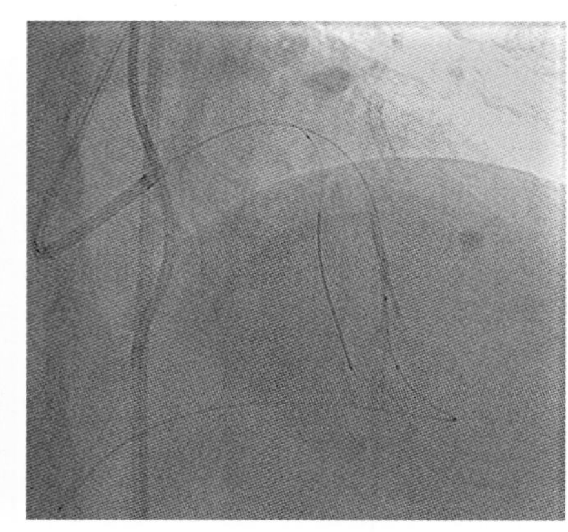

图 24-87-14　KDL 高选择造影显示 LAD 远段不显影，提示 Ultimate Bro 3 在 LAD 远段内膜下

由于不能肯定正向导丝是否在真腔，遂再次启动逆向，换用 Ultimate Bro 3 逆向进攻。采用逆向导丝通过技术，Ultimate Bro 3 导丝突破近端纤维帽，进入左主干，最后进入指引导管（图 24-87-12）。

跟进逆向微导管后，330 cm RG 3 导丝体外化。再用 KDL 沿 RG 3 导丝支撑，正向操控 Ultimate Bro 3 拟进入 LAD 远段血管（图 24-87-13）。

经 KDL 高选择造影，LAD 远段不显影，提示 Ultimate Bro 3 在 LAD 远段内膜下，考虑 LAD 远段血肿形成（图 24-87-14）。

因 LAD 远段有较好心外膜右向左侧支，间隔支以近 LAD 均为真腔，故在 LAD 近段植入支架 2.5 mm × 36 mm（图 24-87-15）。

最终结果如下，造影无并发症后撤出所有器械（图 24-87-16）。

· 小结 ·

1. 认真仔细阅读冠状动脉造影影像，制订合理的治疗策略。本病例存在 CTO 近端纤维帽模糊不清，但近段有一较大间隔支，可为 IVUS 指导穿刺创造条件。其次考虑行 ADR，但 CTO 远端血管床弥漫细小，故不适宜行 ADR。最后，右向左提供圆锥支、间隔支及心外膜侧支 3 条侧支循环，但圆锥支和心外膜侧支，均极度扭曲，故可选择间隔支侧支作为逆向通路。

2. 当正向或逆向导丝前进困难，无法确定导丝是否在真腔时，应及时转换正逆向策略，避免不必要的并发症。本例 IVUS 指导正向导丝穿刺时，虽然 IVUS 提示导丝位于 CTO 入口处血管真腔内，但导丝前进存在不寻常的阻力时，应高度怀疑导丝远段位于内膜下，及时转换策略。本例正向 Ultimate Bro 3 导丝拟通

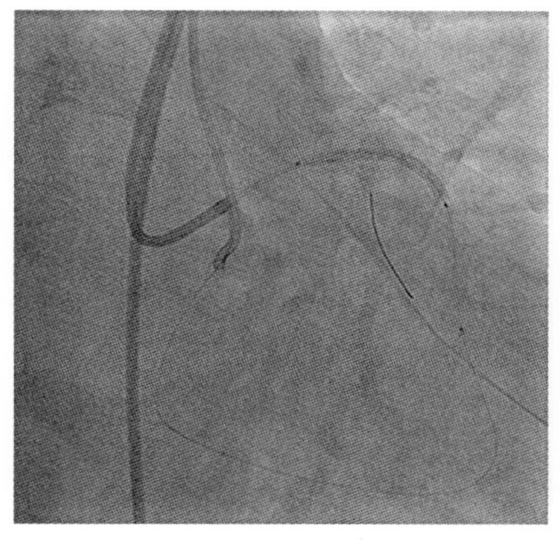

图 24-87-15 LAD 近段植入支架 2.5 mm × 36 mm

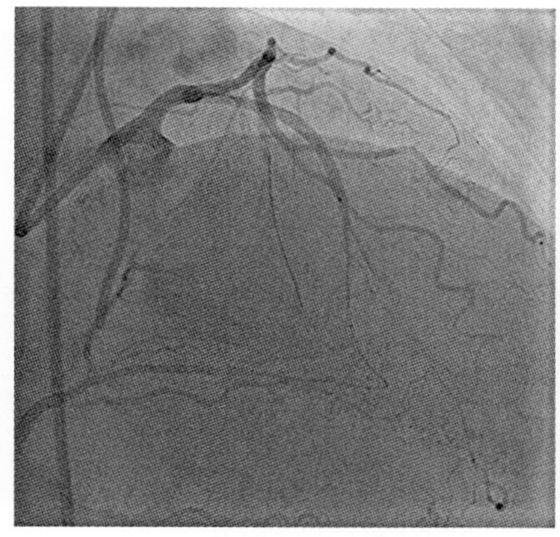

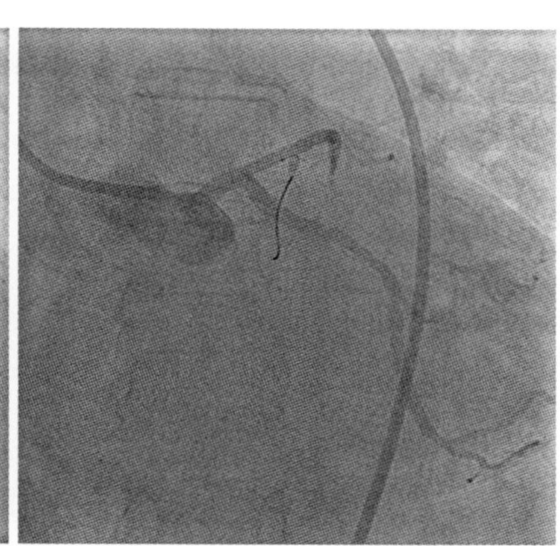

图 24-87-16 造影显示 LAD 近中段血流 TIMI 3 级，远段血肿形成，右冠向 LAD 远段经心外膜侧支提供侧支循环

过 CTO 时，不能确定导丝远端位于血管真腔时，及时转换为逆向导丝顺利通过 CTO，进入指引导管。

3. RG 3 体外化后，操控正向导丝进入 LAD 远段时，可在 KDL 辅助下，采用较柔软导丝仔细耐心寻找远段血管真腔，避免损伤远段血管。本例采用 Ultimate Bro 3 拟进入 LAD 远段时，造成 LAD 远段血肿。

4. CTO 远段血管因操作不慎造成血管夹层或血肿，可旷置一段时间后，多可自行修复。

病例 88 正向及 ADR 失败后逆向开通前降支 CTO

术者：马根山，陈立娟，林杰　　医院：东南大学附属中大医院

• 病史基本资料 •

• 患者男性，65 岁。

• 主诉：发作性胸痛半年，再发伴胸闷 1 周。

• 简要病史：半年前因急性下壁心梗行急诊 PCI，右冠远段植入支架 1 枚（前降支近中段 CTO，回旋支远段狭窄 75%）。

• 入院诊断：冠心病，陈旧性下壁心肌梗死、不稳定型心绞痛；心功能Ⅲ级（NYHA）。

• 既往史：心血管病危险因素：否认高血压、糖尿病史，无吸烟史。

• 辅助检查

心电图：窦性心律，Ⅲ、aVF 导联呈 Qr 型，V_3～V_5 导联 ST 段压低 0.1～0.2 mV。

超声心动图：LVEF 37%（下壁 + 左心室中间部 + 心尖部运动减弱）。

cTnI 0.016 ng/ml，NT-pro-BNP 1 630 pg/ml，Cr 56 μmol/L，eGFR 127 ml/（min · 1.73 m^2）。

• 冠状动脉造影 •

右冠优势型分布；右冠近段狭窄 30%，远段支架无再狭窄，左室后支开口狭窄 80%；远段通过多条间隔支向前降支中远段提供侧支循环；左主干无显著狭窄；前降支近段局限性狭窄 60%，中段发出第一间隔支后闭塞，闭塞段超过 20 mm，逆向血流显示前降支中远段局限性狭窄 40%；回旋支远段狭窄 75%（图 24-88-1）。

• J-CTO 评分及初始策略 •

J-CTO 评分：闭塞长度 >20 mm（1 分）；CTO 段内钙化（1 分），共计 2 分（困难）。

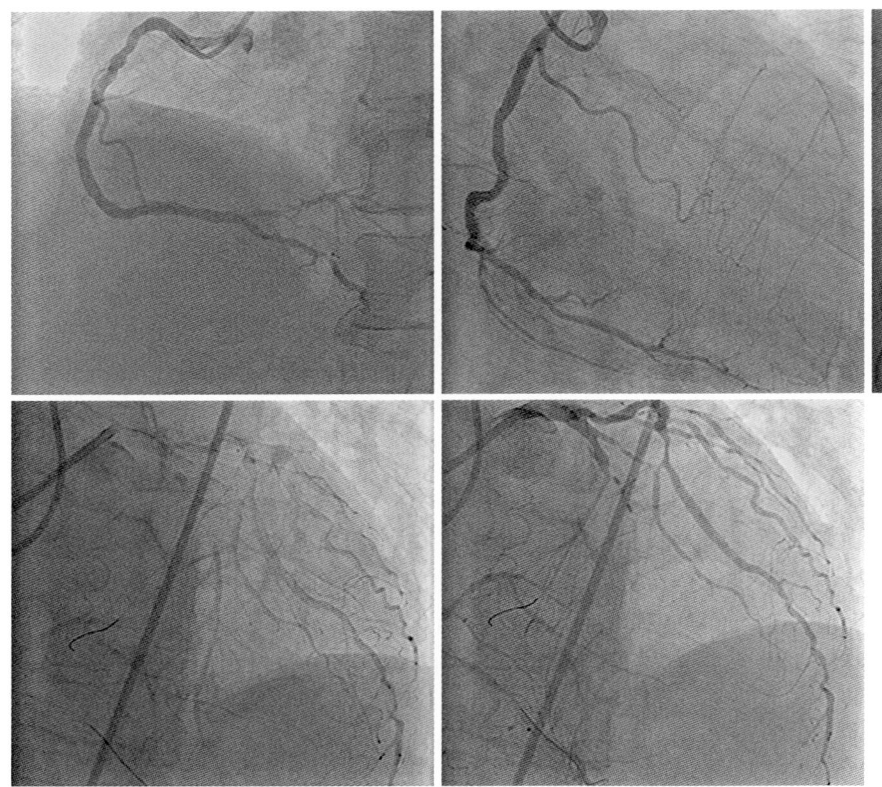
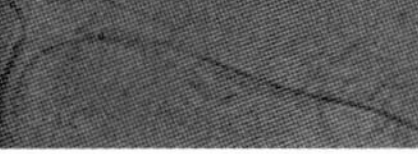

图 24-88-1 前降支发出第一间隔支处完全闭塞，隐约可见微通道，闭塞段长度超过 20 mm；右冠中段支架无再狭窄；后降支通过间隔支侧支向前降支供血

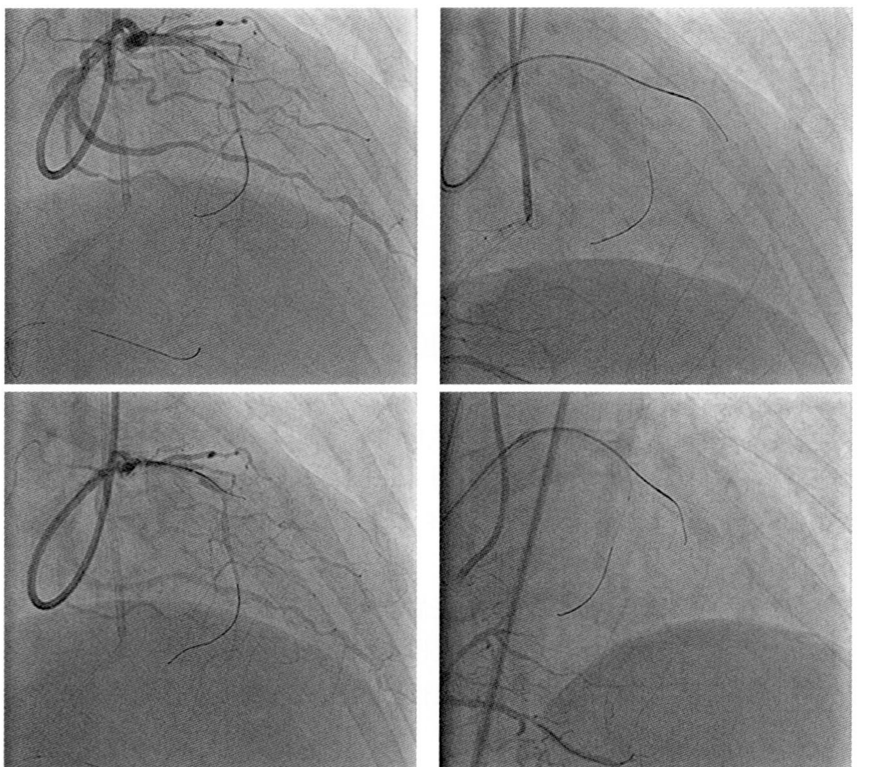

图 24-88-2 KDL 辅助下 Fielder XT 进入 CTO 体部，更换为 135 cm Corsair 支撑 Fielder XT 仍无法通过

图 24-88-3 先后更换 Pilot 150、Pilot 200，最后 GAIA Third 走在内膜下

初始策略：

1. 近段锥型残端，有微通道，首先正向介入。

2. CTO 长度 >20 mm，且远段着陆区血管可，满足 ADR 条件，若导丝位于内膜下，可行 ADR。

3. 若正向介入、ADR 失败，及时转换为逆向介入。

· 手术过程 ·

右股 7F EBU 3.5 指引导管，BMW 送入第一间隔支，沿 BMW 送入双腔微导管（KDL），Fielder XT 进行正向介入治疗（图 24-88-2），导引钢丝升级至 GAIA Third，但行走在内膜下（图 24-88-3），尝试 ADR（图 24-88-4），因逆向造影无法确认导引钢丝位置，遂进行逆向介入治疗。

逆向介入：右桡 6F AL 0.75 指引导管，Sion 及 150 cm Corsair 尝试通过间隔支侧支血管（图 24-88-5）。

首先尝试 S3，其次 S4（图 24-88-6）。通过侧支血管后，尝试反向 CART 技术（图 24-88-7）。由于 Corsair 导管毁损，无法进行 RG 3 体外化，遂进行微导管 Rendezvous 技术（图 24-88-8、图 24-88-9）。

· 术后结果 ·

见图 24-88-10。

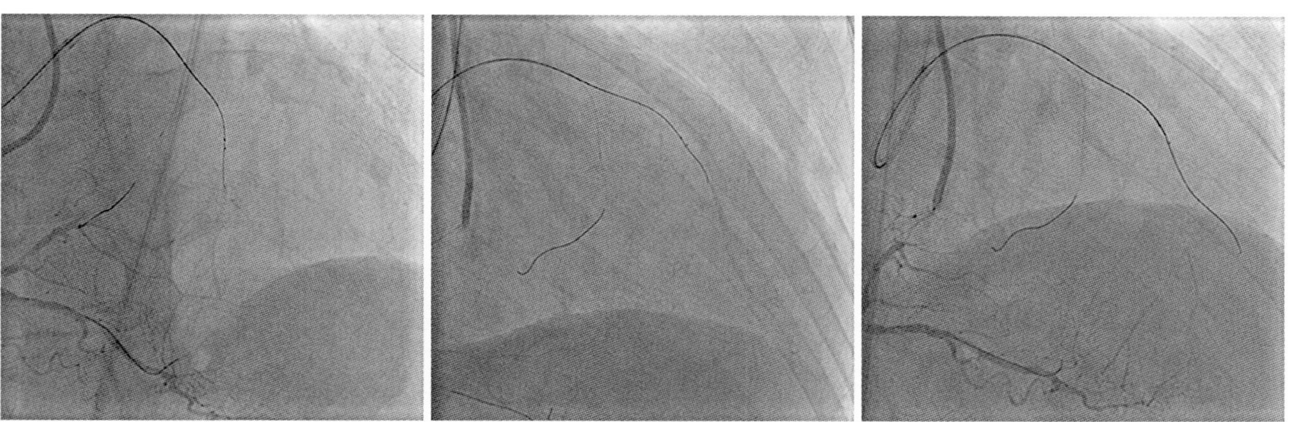

图 24-88-4 使用 Stingray LP 球囊，先后使用 Stingray 穿刺导丝、GAIA Third，最终导丝走行入对角支方向，但逆向造影无法证实，遂启动逆向介入

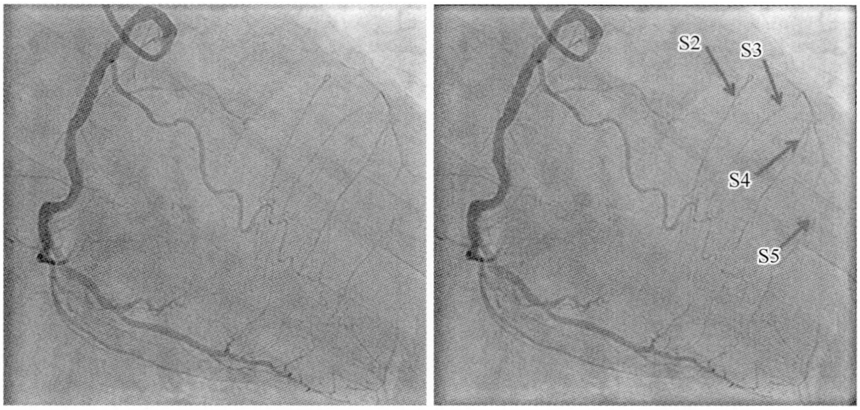

图 24-88-5 右冠经多条间隔支侧支向前降支中远段供血

S2 不连续；S5 供体血管与侧支均极度成角；S3 全程血管可视连续，但供体血管与侧支成角大；S4 部分连续性不确定，供体血管与侧支成角不大

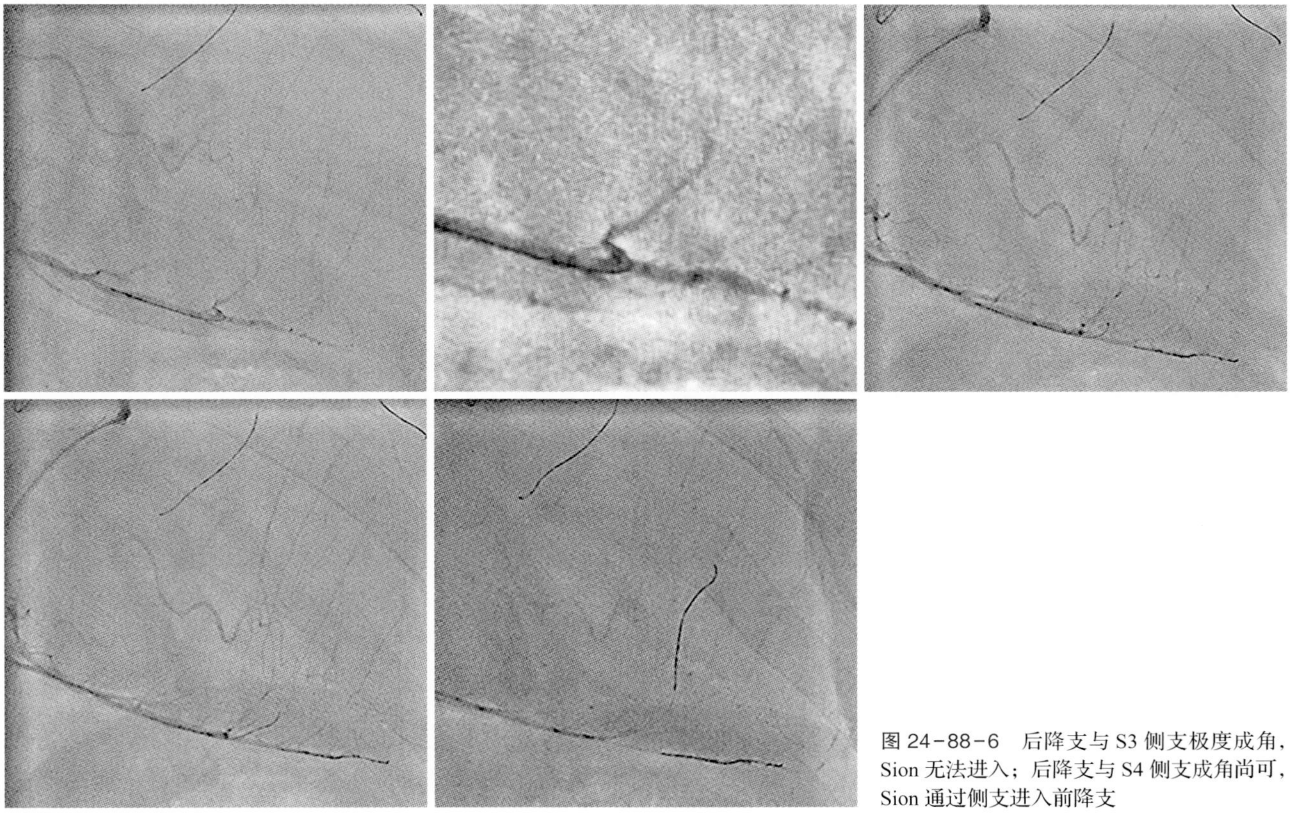

图 24-88-6 后降支与 S3 侧支极度成角，Sion 无法进入；后降支与 S4 侧支成角尚可，Sion 通过侧支进入前降支

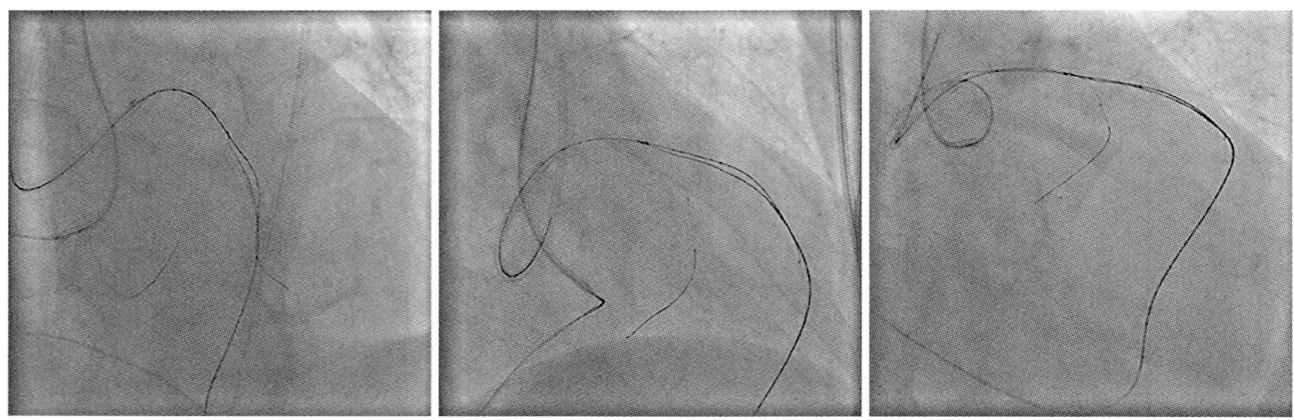

图 24-88-7 多体位透视下，逆向导丝靠近正向导丝，2.0 mm × 20 mm 球囊扩张，反向 CART

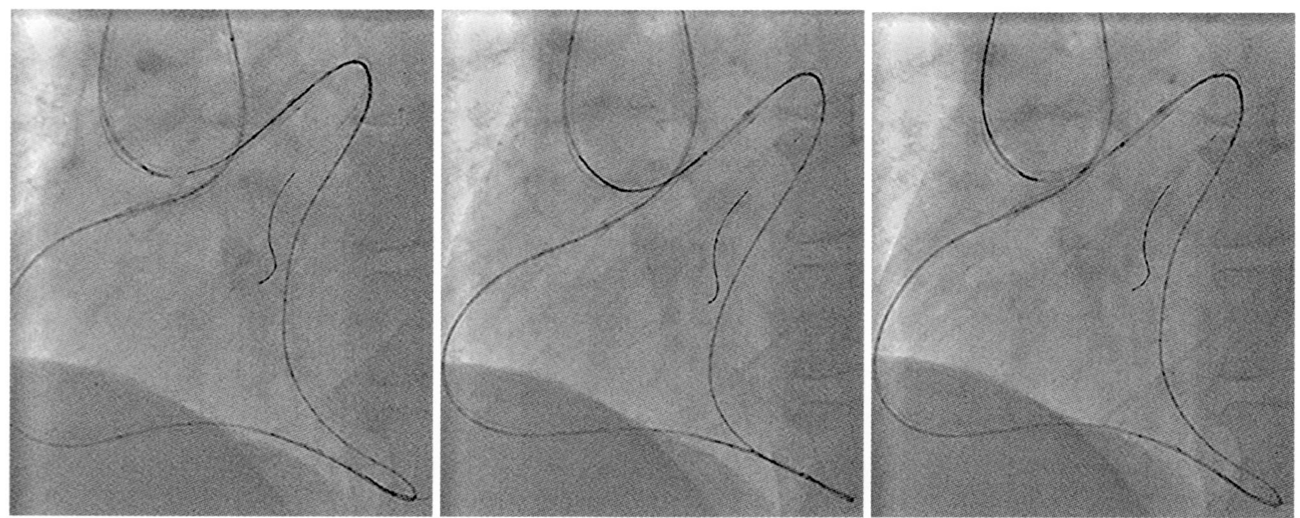

图 24-88-8 逆向导丝进入正向指引导管内，逆向 150 cm Corsair 微导管跟进指引导管内，因 Corsair 反复旋转后内部结构损坏，无法送入 RG 3 完成体外化，故使用 Rendezvous 技术，逆向导丝穿入正向 135 cm Corsair 微导管

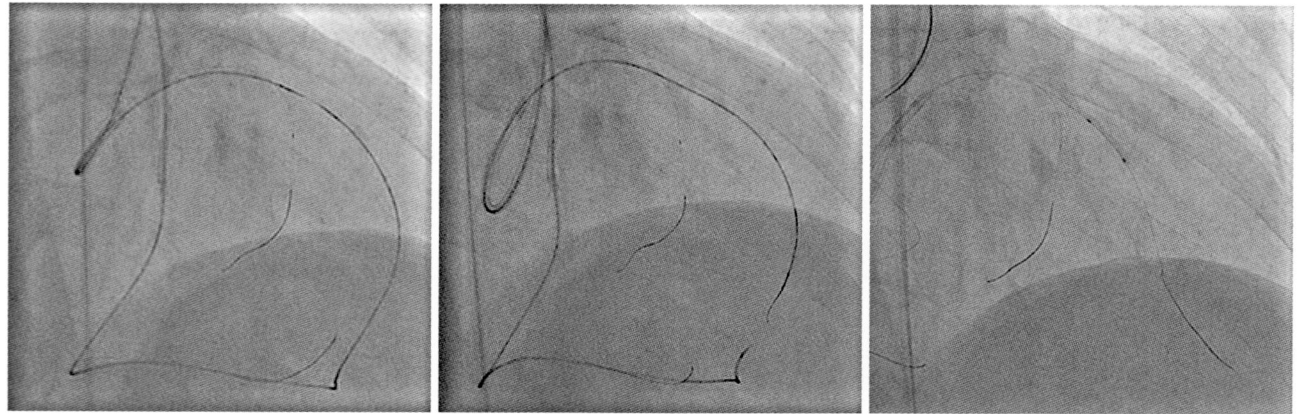

图 24-88-9 逆向微导管回撤的同时，同步推进正向微导管，进入 S4，正向送入导丝，回撤微导管至 LAD 主支，调整导丝至 LAD 远端，建立正向轨道，并予 2.0 mm × 15 mm 球囊扩张

小结

1. 该 CTO 病例貌似无残端的起始部闭塞，但仔细观察，隐约可见一丝微通道，遂使用锥型头端设计的 Fielder XT 导丝，探入微通道进入到 CTO 体部，避免了“起始部闭塞”需要 IVUS 寻找闭塞残端的过

程。可见术前读片非常重要。

2. 正向导丝进入内膜下后，尽早启动 ADR，使用 Stingray LP 球囊辅助重入真腔。内膜下血肿较大时，可经 Stingray 球囊中心腔抽吸血肿后再行穿刺。

3. 逆向介入最为重要的是导丝能否过侧支通道，关键在于侧支通道的选择（对于间隔支通道，成功与否主要与侧支血管迂曲程度、是否存在分支血管、侧支血管与供体和受体血管之间的角度等，而侧支血管直径的影响较小）。本例最显著的侧支通道为 S3，但由于导丝进入方向极度角度而失败，遂使用成角较小的 S4 通道。

4. 某些情况下，无法使用 RG 3 完成体外化，可使用 Rendezvous 技术，建立正向轨道。

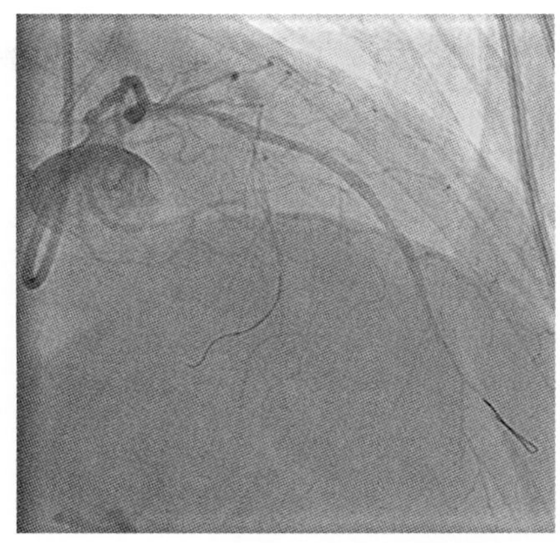

图 24-88-10　前降支近中段串联植入支架后最终造影结果

病例 89　选择逆向开通 CTO 时供血血管病变的评估和处理

术者：马礼坤　　医院：安徽省立医院　　日期：2019 年 6 月 30 日

• 病史基本资料 •

• 患者男性，55 岁。

• 主诉：活动后胸闷、胸痛半年余，加重 1 个月。

• 既往史：高血压病史 9 年，最高为 170/100 mmHg，不规律服药；吸烟 40 年，20 支 / 日，戒烟 1 个月。

• 辅助检查：查体无阳性体征。静息心电图未见明显异常。超声心动图：LVEF 56%。生化检查：肝肾功能正常，TnI 正常范围。

• 既往治疗：1 个月前外院造影显示右冠完全闭塞，行右冠介入治疗未成功转入。

• 冠状动脉造影 •

造影结果分析如下。

LM 粗大，体部模糊样阴影，局限性 40% ～ 50% 狭窄。LAD 中、远段扭曲伴局限性轻度狭窄，未见明显的 LAD 经间隔支向右冠的侧支循环。LCX 管壁不规则伴轻度狭窄，LCA 向 RCA 经心外膜侧支提供良好的侧支循环，虽有迂曲但相对管腔直径较粗大。RCA 开口直径较大，结合侧支循环显示右冠优势型。近段 95% 狭窄，至第一转折处完全闭塞，闭塞处无锥形残端，闭塞段发出较大的右心室支。双侧造影显示闭塞段较长，长度≥ 20 mm，但闭塞段中部存在节段性管腔影，提示非全程闭塞，且双侧造影显示闭塞段远端逆向有锥形残端，因此逆向导丝通过可能较容易（图 24-89-1）。

• 治疗策略 •

考虑近期正向开通右冠 CTO 失败，LCX 至右冠闭塞远端有较好的侧支循环通路，可以考虑优先选择逆向途径。但逆向最大的隐患是主干体部存在病变，术中如果操作不慎一旦出现主干损伤后果严重。其次，心外膜侧支循环比较扭曲，导丝通过可能有一定困难；而且导丝通过非常扭曲的侧支后可能出现血管痉挛，致受血血管的缺血，出现临床症状。此外，扭曲的侧支循环万一损伤，发生穿孔会导致心脏压塞的严重后果。一旦发生穿孔，应备用弹簧圈等封堵。如果首选逆向策略当导丝不能直接通过，需要采取反向 CART、Knuckle、AGT 等技术。

因闭塞处无明显残端，如果选择正向尝试可能需选择较硬的穿刺导丝，此时对指引导管的支撑力要求

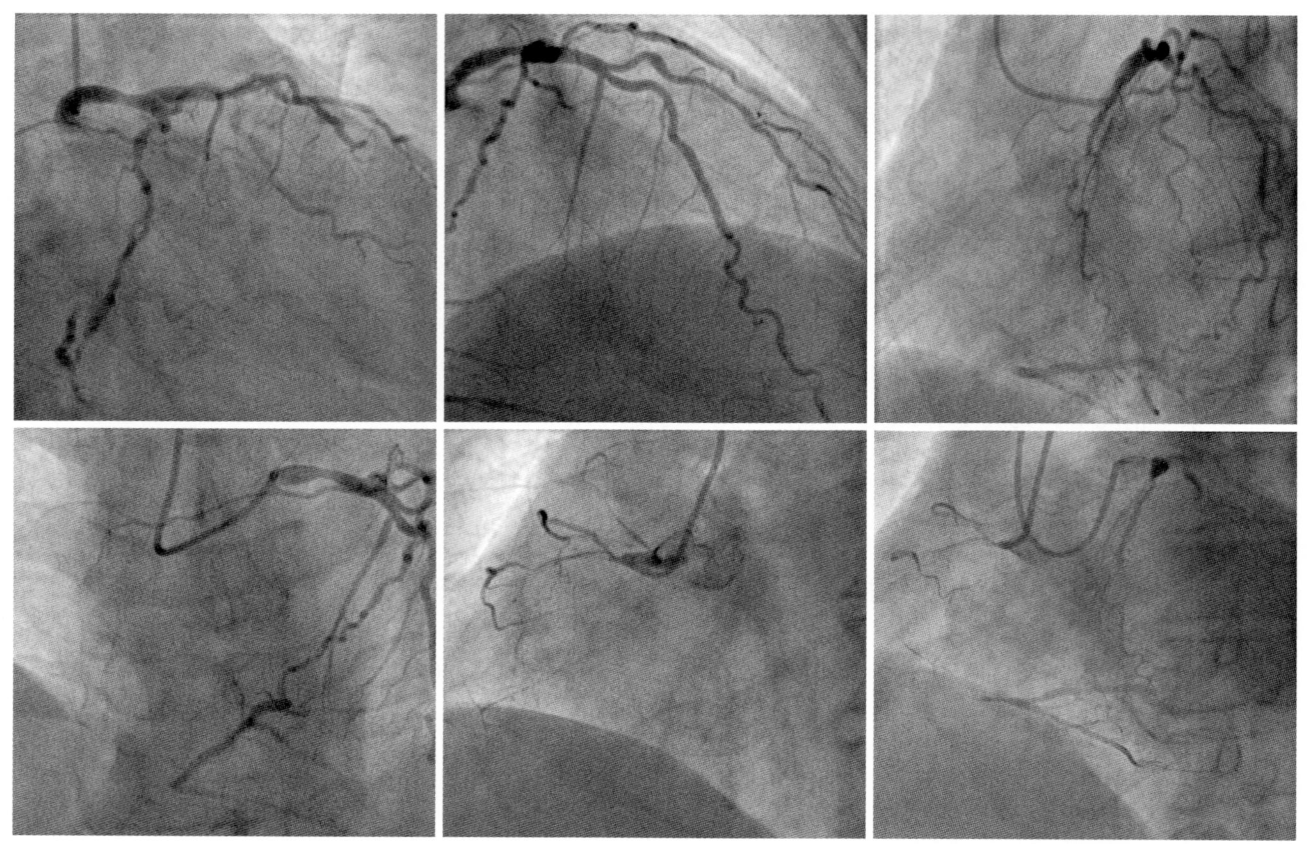

图 24-89-1 右冠自近开口 CTO，LCX 向 PLA 提供良好的心外膜侧支循环

较高，可以选择支撑力强一些的指引导管。如果逆向策略当导丝不能直接通过时需要采取反向 CART 技术，也要求正向指引导管有良好的支撑力。因主干本身有病变，所以逆向操作时对指引导管的要求较高，宜选择较大内腔 7F 指引导管，有利于必要时主干至前降支送入导丝保护，同时要避免指引导管深插，进退器械需要十分小心，尽量避免主干损伤；必要时行左主干血管内超声检查，或先处理好主干病变。

入路选择最好双侧股动脉或右侧桡动脉 + 右侧股动脉，但如果要避免术后绝对卧床或穿刺部位并发症也可以考虑双侧上肢入路（双侧桡动脉或一侧桡动脉 + 另一侧肱动脉）。

· 器械准备 ·

指引导管的选择：右冠选择 6F AL 0.75，左冠选择 7F EBU 3.75。

微导管：130 cm、150 cm Finecross 微导管。

导丝：Sion 系列导丝等通过侧支血管，换 CTO 专用导丝：GAIA 系列、Pilot 系列和 Conquest 系列导丝等，BMW、Runthrough 等各种常规工作导丝。

其他器械准备：IVUS、弹簧圈、IABP、心包穿刺包等。

· 手术过程 ·

分别穿刺左、右桡动脉，分别植入 6F 和 7F 鞘管，直接选择逆向途径。

7F EBU 3.5 指引导管至左冠口，JR 4.0 指引导管至右冠口。BMW 导丝引导 150 cm Finecross 微导管至 LCX 提供右冠侧支血管后，换 Sion 导丝顺利通过侧支血管至 RCA 闭塞远端，微导管很容易跟进，Sion 导丝逆向直接抵达位于右冠第一转折的闭塞远端。换用 Pilot 50 导丝逆向前行困难，换为 Pilot 150 导丝很容易通过闭塞段到达右冠近端，但正向“冒烟”显示导丝不在真腔（图 24-89-2）。反复尝试不能调整至真腔，即刻启动正向准备。

更换正向指引导管为 6F 的 SAL，选用 Pilot 50 导丝尝试通过闭塞未果，换为 Pilot 150 导丝后通过闭塞段进入内膜下。选用 2.0 mm × 15 mm 球囊反复多次扩张右冠近段狭窄病变后，前送球囊扩张反向 CART，调整逆向导丝顺利进入正向指引导管（图 24-89-3）。

正向指引导管内锚定逆向导丝，微导管推进入正向指引导管，换 RG 3 导丝完成体外化。之后正向送入 2.0 mm × 15 mm 球囊反复多次扩张闭塞段（图 24-89-4）。

此时患者胸痛不适，血压降低，造影显示左主干体部明显狭窄，LCX 血流减慢。考虑主干痉挛可能性大，立即经左冠指引导管送入 BMW 导丝进入 LAD 远段，紧接着沿 RG 3 导丝经右冠正

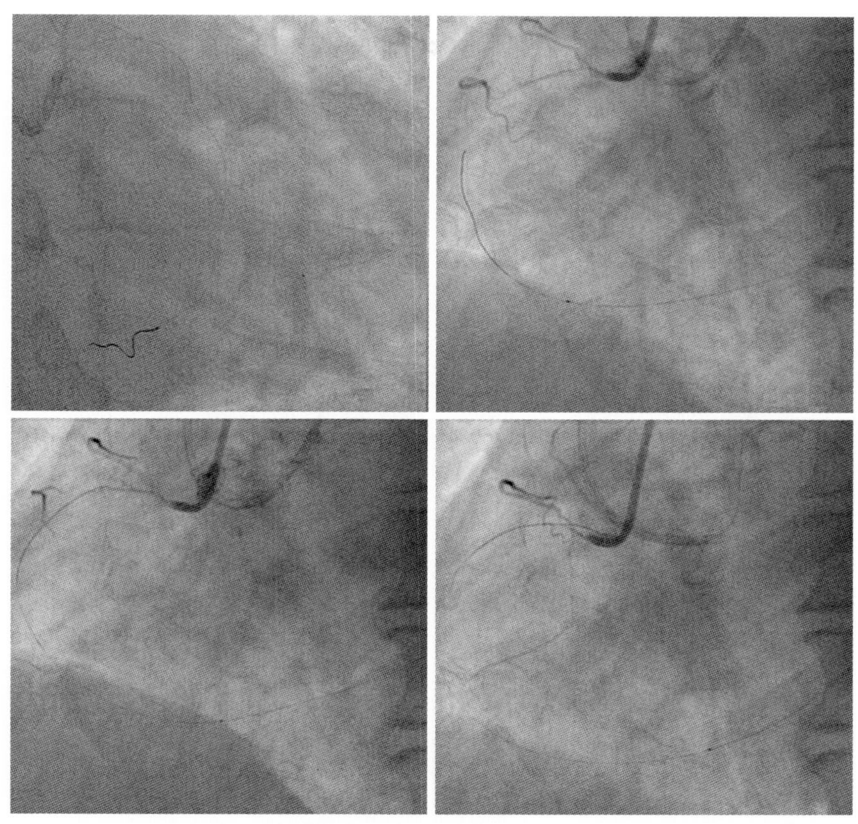

图 24-89-2　手术过程 1

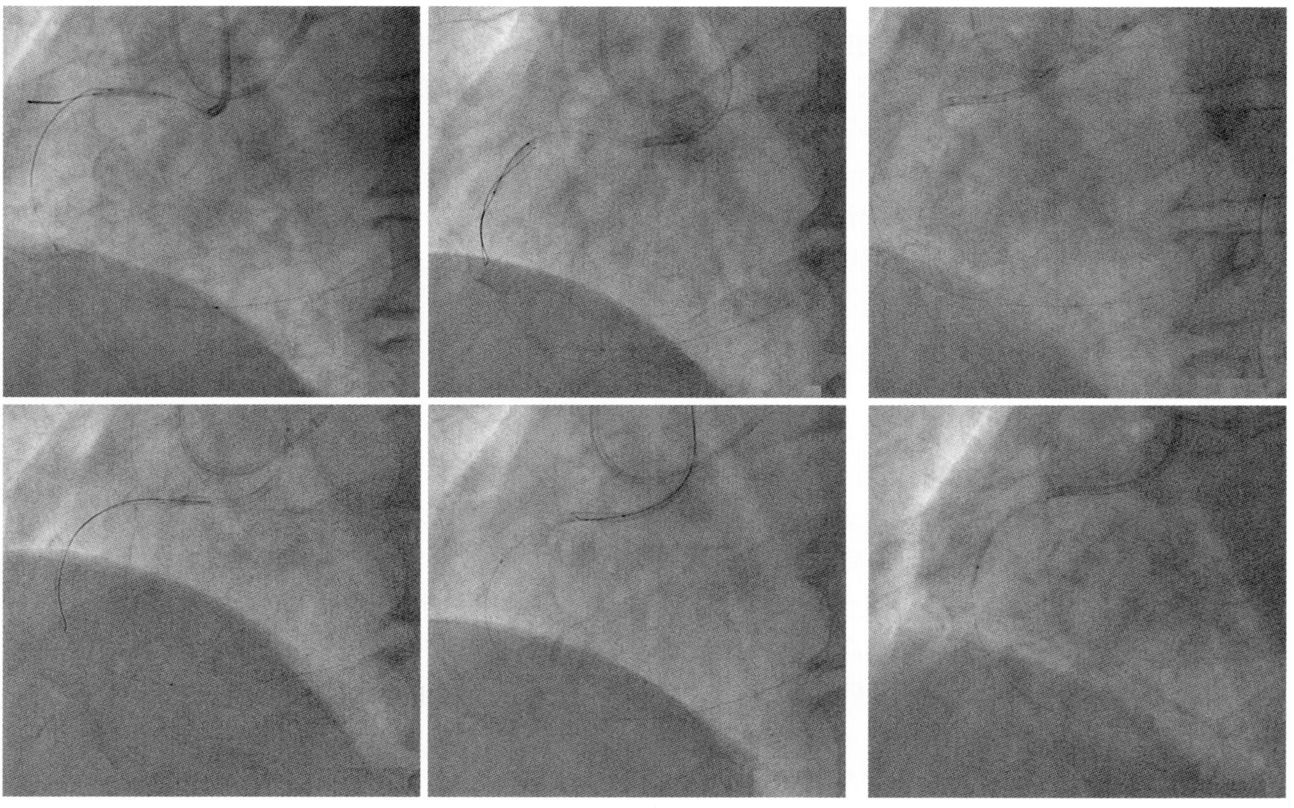

图 24-89-3　手术过程 2

图 24-89-4　手术过程 3

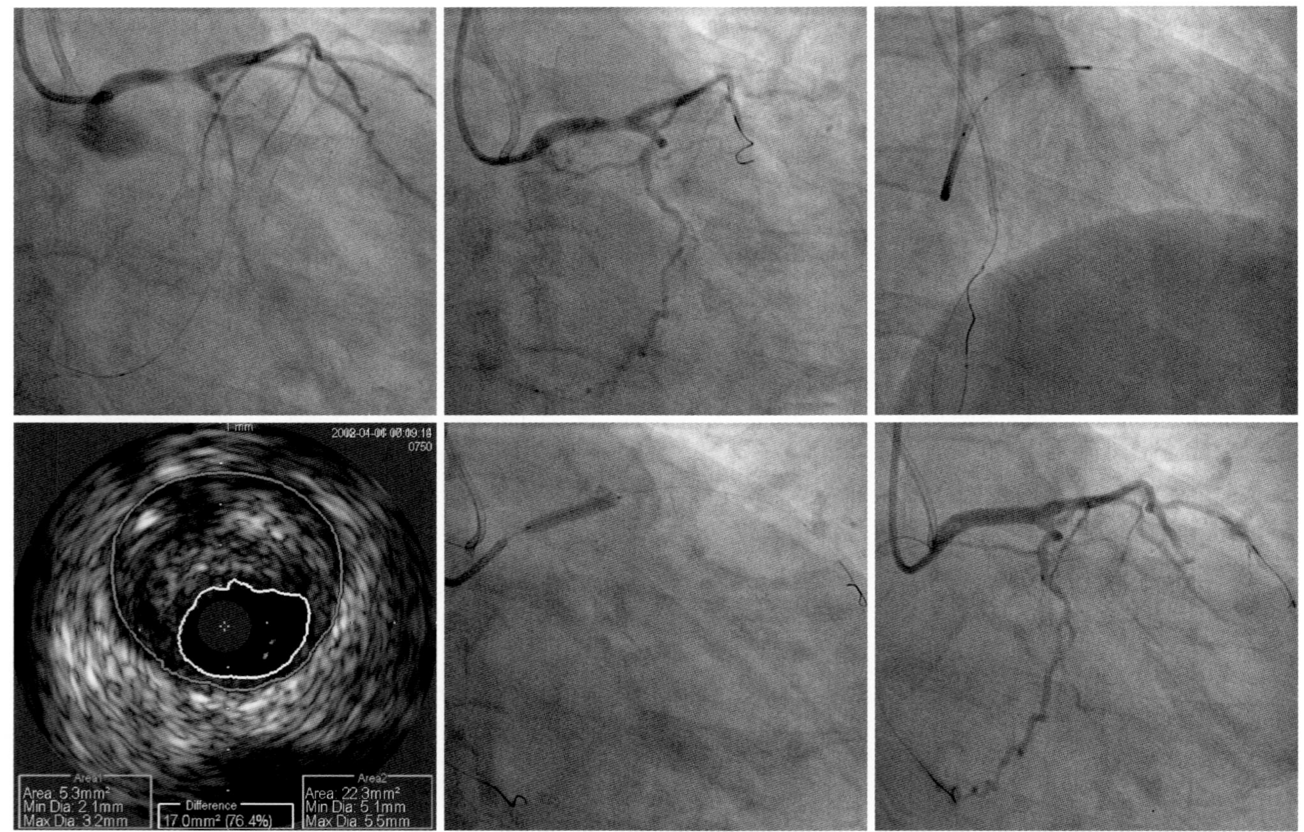

图 24-89-5　手术过程 4

向送入 130 cm Finecross 微导管至逆向轨道远段后撤出逆向导丝，保留逆向微导管位于 LCX 远端，造影显示 LCX 血流恢复，主干狭窄减轻，之后撤除 LCX 微导管。为了解主干情况进一步行 IVUS 检查，结果显示主干体部软斑块，最小管腔面积 5.3 mm^2，未见内膜撕裂和夹层。为保险起见即刻于 LM 体部直接植入 4.0 mm × 13 mm 支架，并予 4.5 mm × 8 mm 球囊后扩张（图 24-89-5）。

最后再接着处理右冠，BMW 导丝经微导管送入右冠远段后，IVUS 检查显示除近段很小一段外其余导丝全程位于真腔内，分别由远至近段串联植入 3 枚支架（分别为 3.0 mm × 36 mm、3.5 mm × 36 mm、4.0 mm × 29 mm）（图 24-89-6）。

· 术后结果 ·

见图 24-89-7。

· 小结 ·

选择逆向途径开通 CTO 时，首先需要对供血血管的情况进行充分评估，对于存在明显狭窄时应该预先处理，这是保障手术成功和患者安全的前提条件。本例由于造影显示主干体部“模糊样”狭窄，似乎狭窄不严重，未予处理，经左冠逆向途径操作前也未行 IVUS 检查，导致术中可能由于导丝或导管牵拉刺激使病变部位血管痉挛，出现一过性左冠血流减慢，血压降低等危险情况。尽管撤除牵拉的导丝后痉挛解除，狭窄减轻，但因 IVUS 检查证实为软斑块，且局部存在明显狭窄，病变部位很重要，为安全起见在主干病变部位植入了 1 枚支架，并最后安全地完成了右冠 CTO 病变的 PCI 术。

· 讨论 ·

1. 选择逆向途径开通 CTO 病变，当供血血管存在严重病变时什么情况下采取分期处理或同期处理？
2. 在没有开通 CTO 病变情况下，如何评估优先处理严重病变的供血血管的风险？

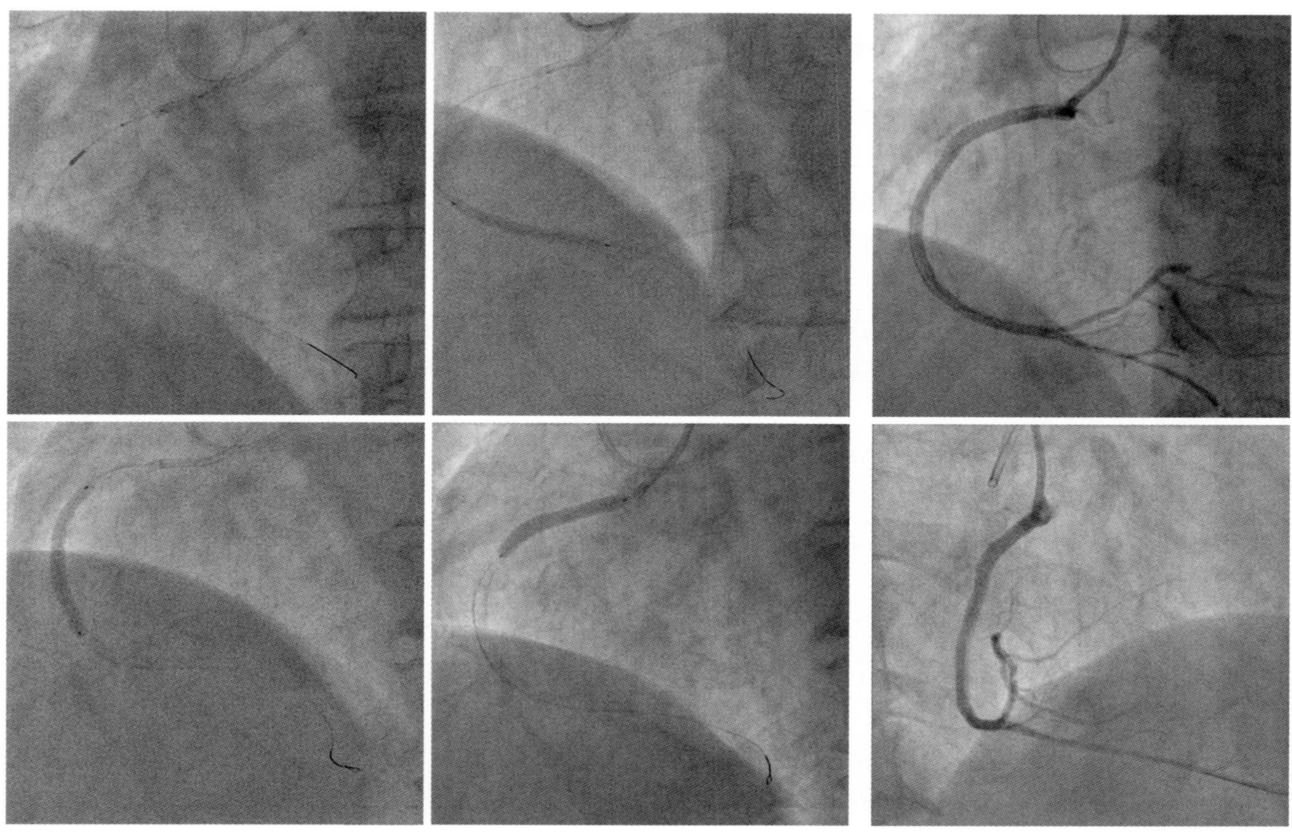

图 24-89-6　手术过程 5

图 24-89-7　最终结果

病例 90　AGT 技术开通右冠闭塞病变

术者：米杰　　医院：石家庄市第一医院　　日期：2018 年 6 月 15 日

• 病史基本资料 •

• 患者男性，55 岁。

• 主诉：间断胸闷、乏力 2 年余入院。

• 简要病史：2 年前活动时间断出现胸闷、胸痛，休息数分钟好转。曾于当地医院就诊，行冠状动脉 CT 回报：3 支病变，未行介入诊治。此后症状间断出现，药物治疗效果欠佳，为进一步诊治来我院。

• 既往史：高血压病史 20 余年，高脂血症病史 10 余年。

• 辅助检查

入院查体：脉搏 60 次 / 分，血压 120/70 mmHg，神清语利，双肺呼吸音清，未闻及干湿啰音，心律齐，各瓣膜区无杂音，腹软、无压痛，双下肢无水肿。

心电图：窦性心律，Ⅲ、AVF 可见 Q 波，下壁导联 ST-T 改变。

实验室检查：TC 3.98 mmol/L，TG 1.79 mmol/L，HDL-C 1.10 mmol/L，LDL-C 2.56 mmol/L，其余结果大致正常。

心脏超声：LV 46 mm，LVEF 57%。二尖瓣轻度关闭不全。

• 入院诊断：冠心病，不稳定型心绞痛，高血压病 3 级（极高危），高脂血症。

• 治疗方案：入院后 Grace 积分 101 分。给予抗血小板、降脂、扩冠、降低心肌耗氧等相关药物治疗，患者病情平稳。

• 冠状动脉造影 •

冠状动脉造影显示左主干未见狭窄，前降支中段弥漫性狭窄，最重 50%，远段可见通往右冠的侧支循环，回旋支中段多处狭窄，最重 90%，右冠第一转折后弥漫性狭窄，中段闭塞。双侧造影显示：右冠闭塞段约 5 mm，闭塞远段通过锐缘支逆向显影（图 24-90-1）。

• 治疗策略 •

1. 根据冠状动脉造影显示，右冠闭塞段不长，可见锥形残端，首选正向介入治疗，可以通过导丝更替提高成功率。如果失败，由于闭塞远段存在粗大的锐缘支，启动逆向治疗，如果仍不成功，采用 ADR 技术开通血管。

2. 该患者病变 J-CTO 评分 1 分，但是闭塞段两端均为弥漫性病变，增加了手术难度。

• 器械准备 •

穿刺准备：选择右侧桡动脉、右侧股动脉路径。右侧桡动脉换用 7F 鞘管，右侧股动脉穿刺成功后，置入 7F 鞘管。

分别放置 7F AL 0.75 指引导管至右冠开口，7F EBU 3.75 指引导管至左冠开口。

先后应用了 150 cm Corsair 微导管，Sion、Fielder XT-A、GAIA First、GAIA Third、Conquest Pro。

• 手术过程 •

1. 首先双侧造影，显示闭塞段约 5 mm，但是右冠开口出现夹层（图 24-90-2）。

2. 沿右冠导管送入 150 cm Corsair 微导管及 Fielder XT-A 导丝，反复推送，一直无法进入真腔，换

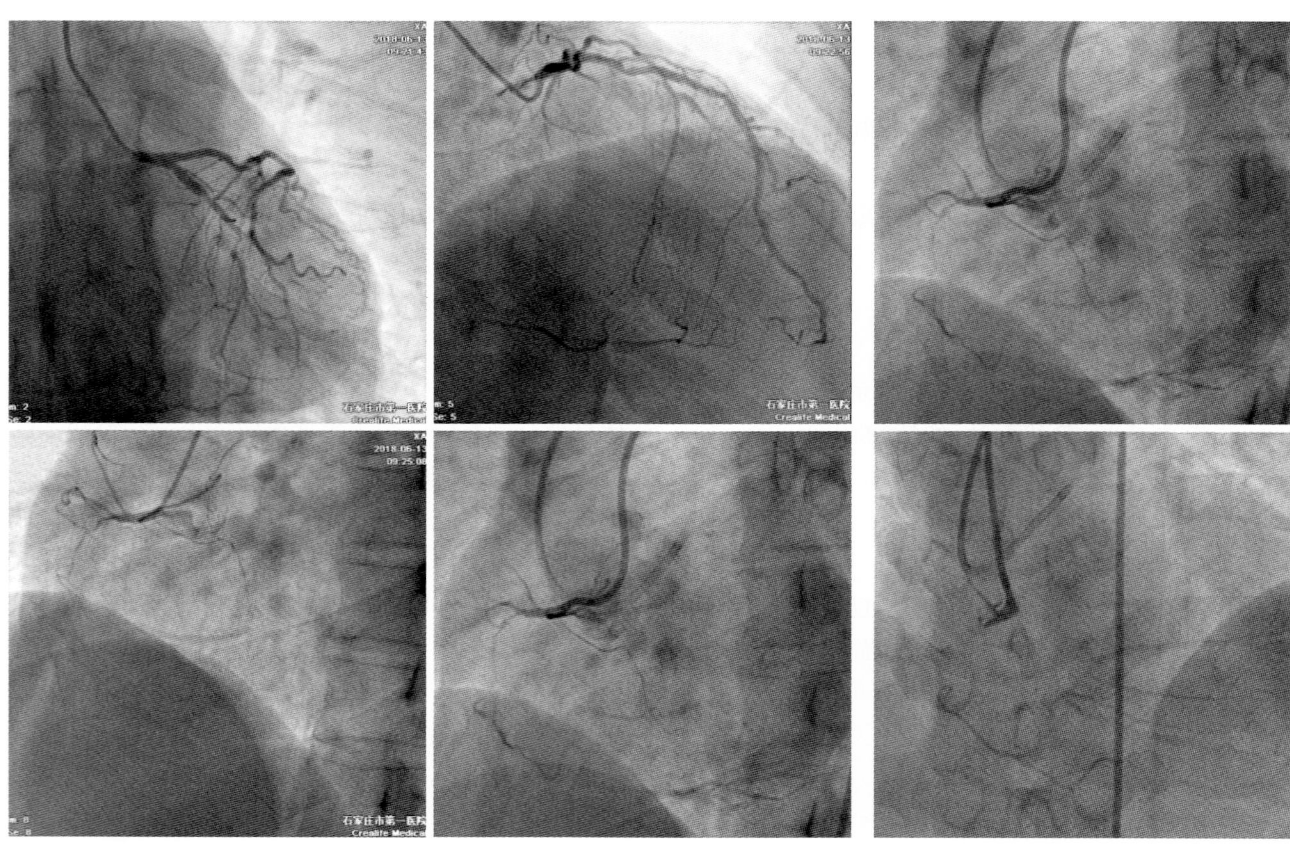

图 24-90-1 术前造影

图 24-90-2 右冠开口出现夹层

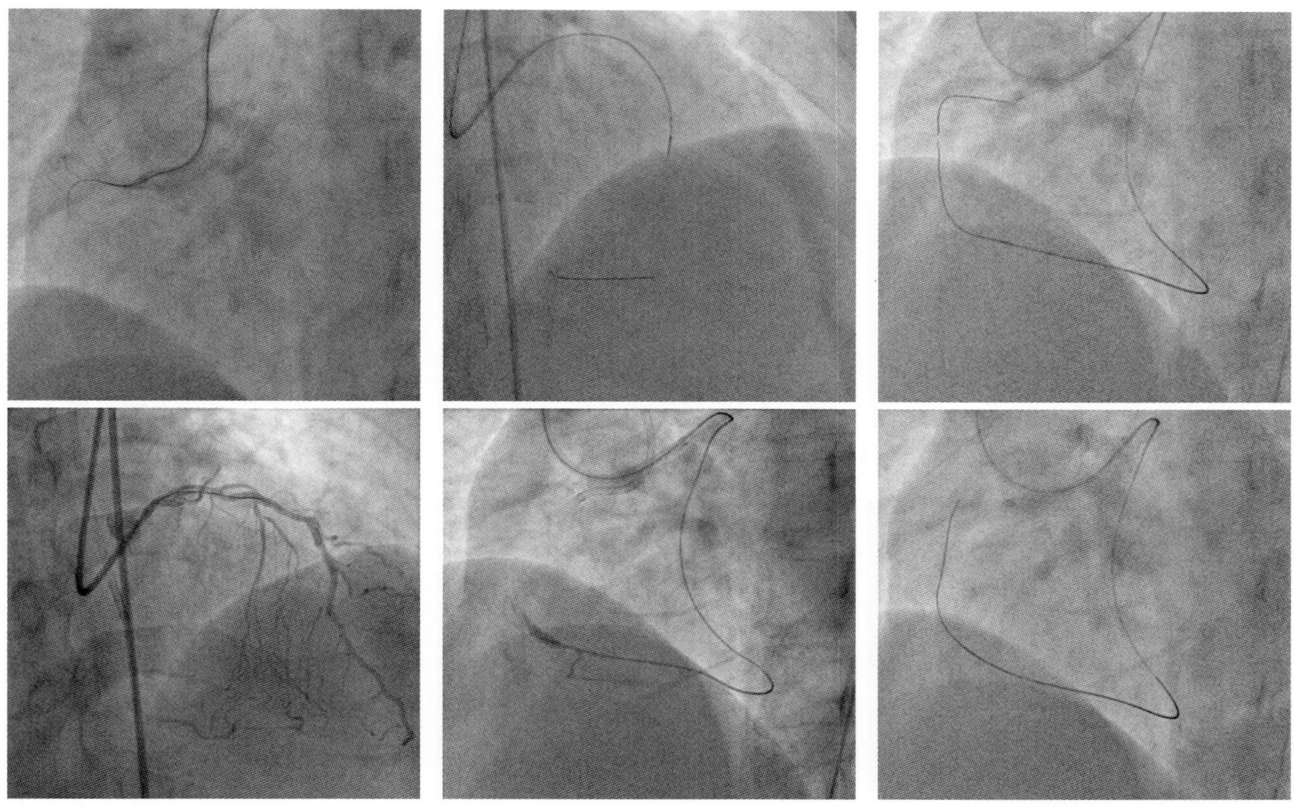

图 24-90-3 启动逆向介入治疗

图 24-90-4 Sion 导丝通过间隔支至右冠闭塞段远端

图 24-90-5 导引钢丝难以通过血管迂曲处

用 GAIA First 导丝，仍无法找到真腔。考虑患者右冠开口夹层后，导丝难以进入真腔，即使在升级硬导丝仍无法成功通过闭塞段。因此启动逆向介入治疗，造影显示第一间隔支粗大，可见通往右冠的侧支循环（图 24-90-3）。

3. 在 150 cm Corsair 微导管支撑下，Sion 导丝通过间隔支至右冠闭塞段远端，沿导丝顺利跟进微导管（图 24-90-4）。

4. 沿 150 cm Corsair 微导管送入 GAIA Third 导丝难以进入近段真腔。换用 Conquest Pro 导丝，仍无法通过第一转折拐角处，推送过程中出现室性期前收缩（图 24-90-5）。

5. 沿右冠正向指引导管送入 GAIA Third 导丝，缓慢推送，仍无法进入远段真腔。沿导丝送入 4F 指引导管至第一转折后，推送逆向 Conquest Pro 导丝，无法进入 4F 指引导管。后撤 4F 指引导管至第一转折，再次推送逆向 Conquest Pro 导丝，Conquest Pro 导丝进入正向 4F 指引导管，沿 Conquest Pro 导丝推送 150 cm Corsair 微导管至正向指引导管内（图 24-90-6）。

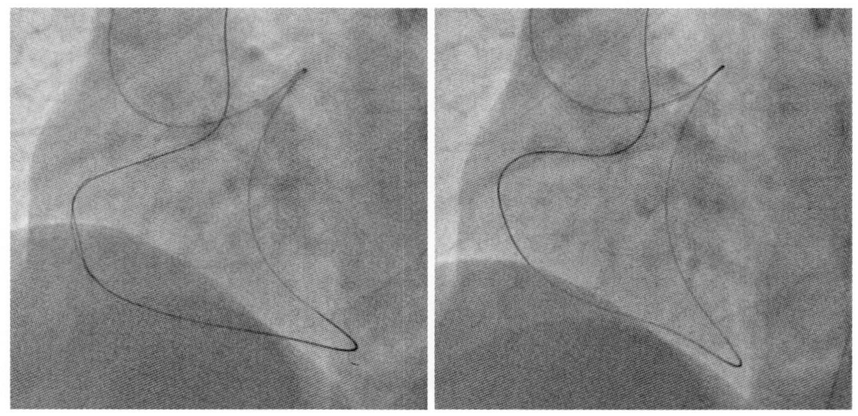

图 24-90-6 AGT 技术

6. 采用 Rendezvous 技术，正向送入 VT 导丝穿入逆向微导管，后撤微导管至右冠远段，沿 VT 导丝送入 IVUS 导管（图 24-90-7）。

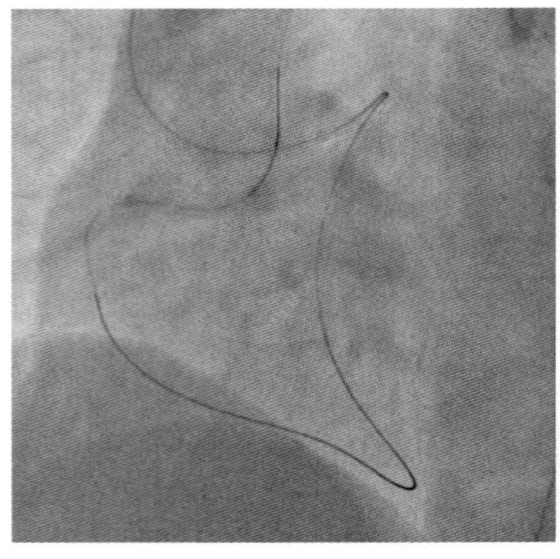
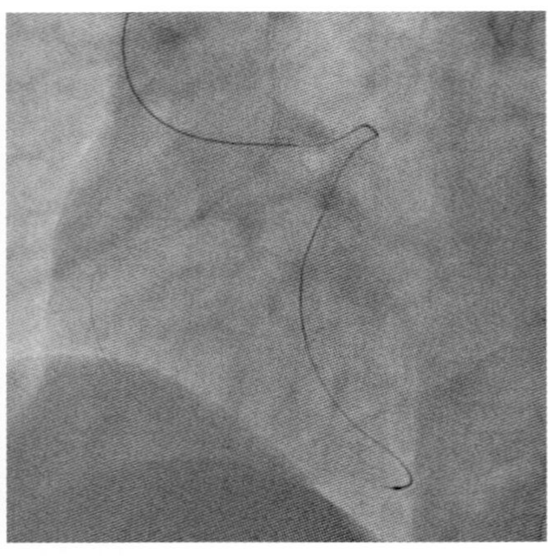

图 24-90-7 Rendezvous 技术

7. IVUS 显示：右冠远段导丝位于真腔，但是可见长段血肿。导丝由真腔进入假腔部位可见血管钙化（图 24-90-8）。

8. IVUS 显示：导丝一直走行在假腔，直到右冠开口。由此可知，由于开始双向造影时形成夹层，正向导丝一直在假腔行进，直至血管远端重回真腔（图 24-90-9）。

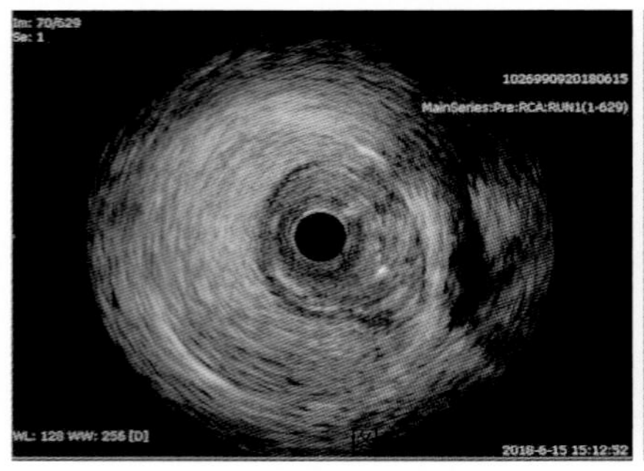
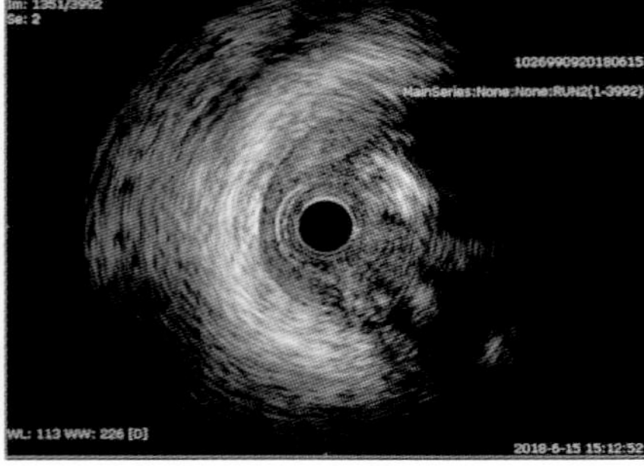

图 24-90-8 IVUS 提示局部血肿

9. 沿右冠导丝送入 2.0 mm × 15 mm 球囊，由远及近扩张。扩张后根据超声结果在右冠第二转折后置入 3.0 mm × 35 mm BuMA 支架，串联植入 3.5 mm × 35 mm BuMA 支架至右冠开口。复查造影显示，支架远端管腔狭窄，考虑血肿蔓延，很快血流减慢，可见局部造影剂滞留（图 24-90-10）。

10. 在远端置入 2.75 mm × 35 mm BuMA 支架（图 24-90-11）。

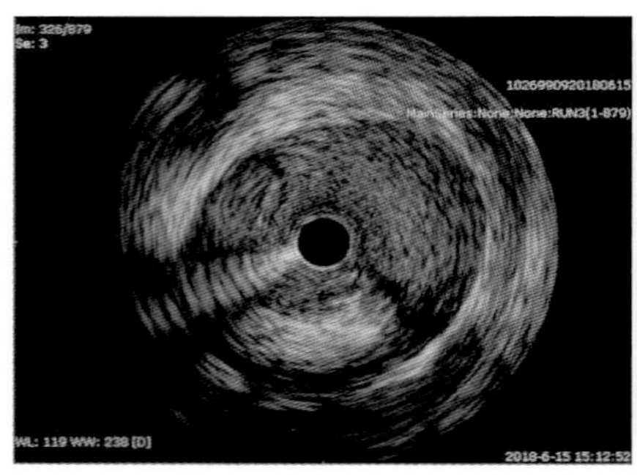
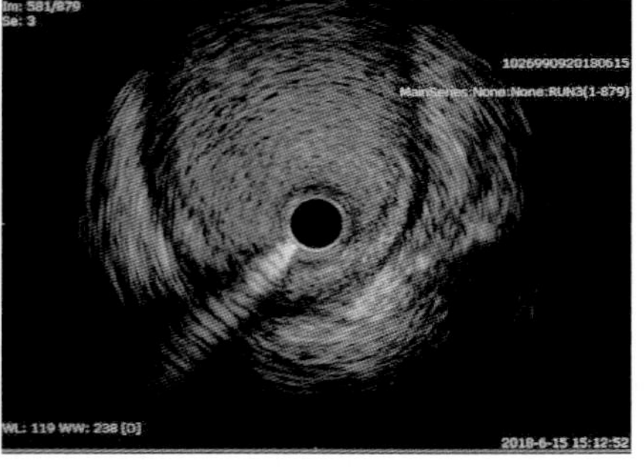

图 24-90-9 IVUS 提示正向导引钢丝位于内膜下

· 术后结果 ·

即刻结果：右冠支架扩张良好，血流通畅，前降支侧支无渗漏（图 24-90-12）。

术后服用肠溶阿司匹林 100 mg，氯吡格雷 75 mg 等药物治疗。

远期结果：2018 年 8 月 8 日行回旋支支架术，复查造影，右冠支架通畅。电话随访，患者无胸闷、胸痛等不适。

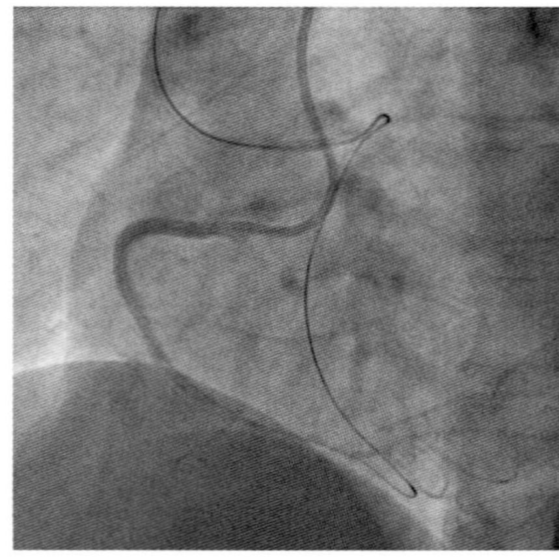
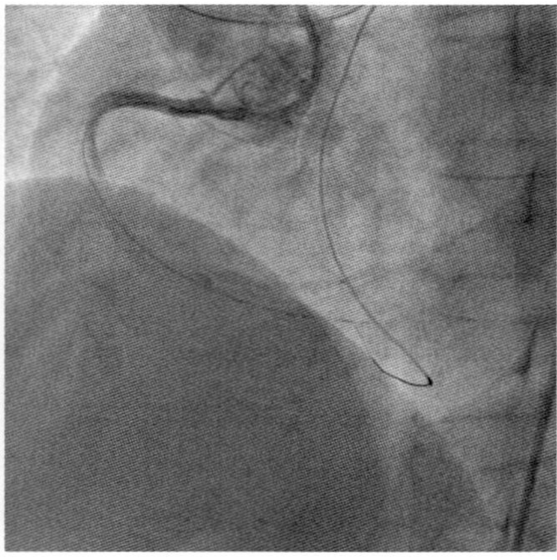

图 24-90-10 支架远端血肿形成

· 小结 ·

1. 本例患者双侧造影时出现右冠近段夹层，导致原计划的正向开通受阻，正向导丝一直无法找回真腔。在这种情况下，操作时间越长，血肿越大，因此尽快启动了逆向路径。

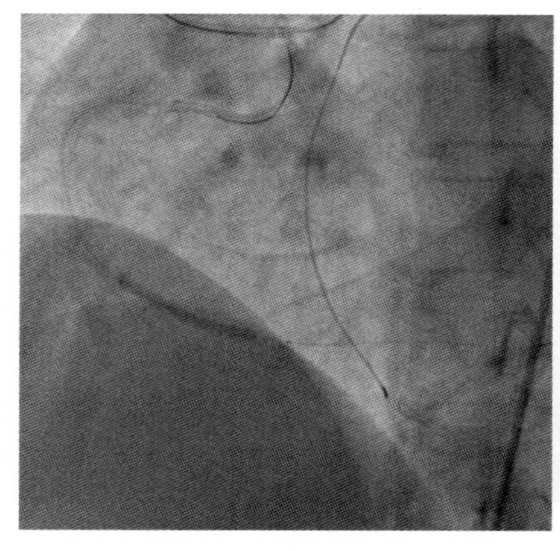

图 24-90-11 右冠远段置入支架

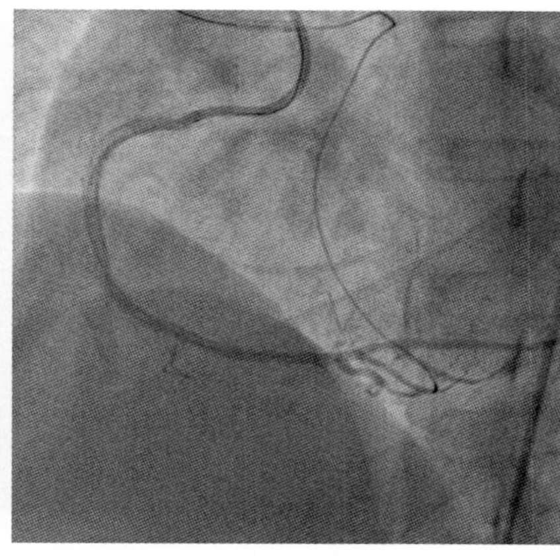

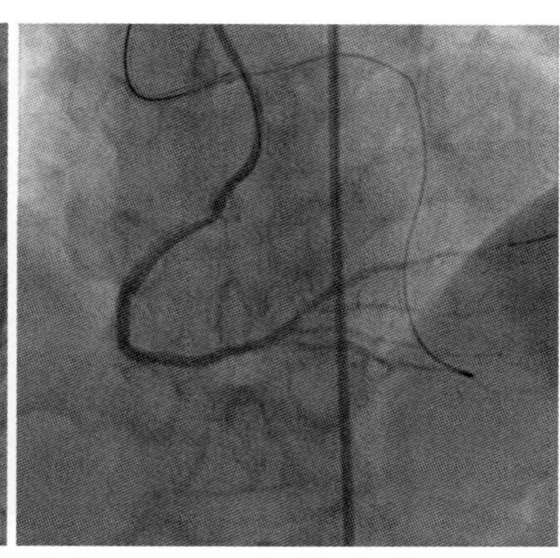

图 24-90-12 置入支架后最终结果

2. 逆向 Conquest Pro 导丝通过闭塞段后，反复调整，无法进入真腔，无法通过第一转折。因此决定采用 AGT 技术，送入 4F 指引导管至第一转折后，准备迎接逆向 Conquest Pro 导丝。但是由于血肿较大，导管无法占据整个空间，因此逆向导丝还是无法进入 4F 指引导管。后撤 4F 指引导管至第一转折处，此时逆向导丝和正向指引导管都贴着管腔上缘，方向一致，推进导丝后，逆向导丝成功进入正向 4F 指引导管，完成血管开通。

3. 正向导丝穿逆向微导管（Rendezvous）时，也是一样。选择指引导管转弯的区域进行操作成功率更高。如果在导管平直段，由于微导管管腔较小，无法占据整个空间，正向导丝很难穿入微导管。此时需要送入球囊扩张压迫，使微导管贴壁，才能够操作导丝进入微导管。

4. 因此，应用 AGT 技术时，应尽早送入延长导管，迎接逆向导丝，可以提高手术成功率和效率。如果血肿很大时再送入，会增加手术难度，延长手术时间。

5. 如果能够重来一次：① 双侧造影时小心谨慎，避免形成夹层。② 实施 AGT 的方法会改变。4F 指引导管在第一转折和第二转折之间时，逆向导丝难以进入。此时再往前推进，至第二转折或更远，这样血肿小，导管占据绝大部分管腔，会增加逆向导丝进入成功率，高效完成手术。

病例 91　应用逆向 Knuckle 技术及 Carlino 技术右开通迂曲右冠闭塞病变

术者：牛铁生　　医院：中国医科大学附属盛京医院　　日期：2019 年 4 月 2 日

• 病史基本资料 •

• 患者男性，35 岁。

• 主诉：间断胸痛 4 个月。

• 简要病史：患者 4 个月前无诱因出现胸闷、气短症状，心电图提示陈旧性心肌梗死，于外院药物治疗，活动后仍有胸闷、气短症状，持续 5 min，休息后可缓解，为进一步系统诊治就诊。

• 既往史：痛风病史 9 年；高血压病史 6 年；吸烟史 10 年，平均每日 20 支。

• 辅助检查：血压 128/93 mmHg，心率 63 次 / 分，心肺听诊未见异常。肝脾不大，双下肢水肿。TnI 0.00 μg/L，BNP 23.9 pg/ml。EF 58%。

• 冠状动脉造影 •

右冠中段完全闭塞，前降支发出侧支血管供应右冠远段，闭塞残端入口不清，闭塞段较长（图 24-91-1）。

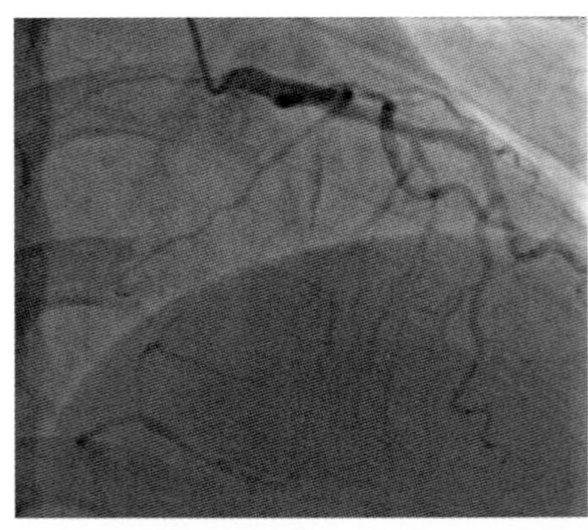
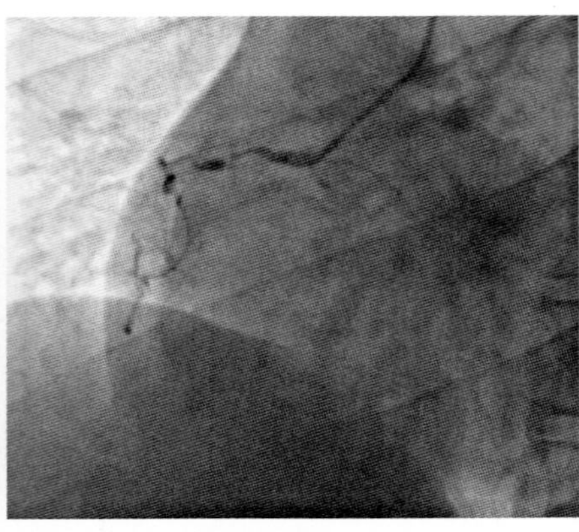

图 24-91-1 右冠中段完全闭塞，前降支发出侧支血管供应右冠远段

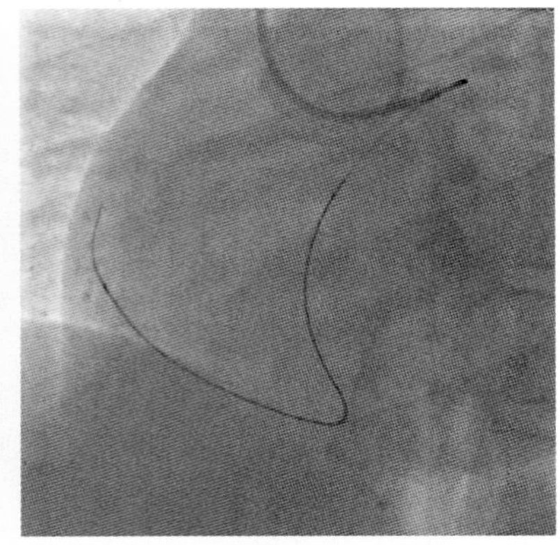

图 24-91-2 Fielder XT-R 无法通过

· 治疗策略 ·

本病例为右冠状动脉 CTO，J-CTO 评分 3 分，入口不清，闭塞段较长，可见左冠状动脉至右冠状动脉间隔侧支。适合首选逆向介入治疗（图 24-91-1）。如果逆向不成功，可以考虑 ADR。

· 器械准备 ·

左冠：右股动脉通路，7F EBU 3.75 指引导管，右冠：右桡动脉通路，6F AL 0.75 指引导管。

· 手术过程 ·

将 Runthrough 导丝送至 LAD-S1 远段，沿导丝将 150 cm Finecross 微导管送至 S1，将 Runthrough 导丝更换为 Sion 导丝，“冲浪”通过侧支至 RCA 闭塞段远端，尝试前送微导管困难，更换为 Corsair 微导管后顺利通过，将 Sion 导丝更换为 Fielder XT-R 导丝无法通过（图 24-91-2），更换为 GAIA Second 导丝仍无法通过闭塞段（图 24-91-3），Pilot 200 在第一转折处走行诡异，似乎穿出血管（图 24-91-4），进行正向准备，正向 GAIA First、GAIA Third 不能刺入近端闭塞段，Conquest Pro 刺入闭塞近端纤维帽（图 24-91-5），继续送入 Conquest Pro 疑似进入闭塞段，但不确定是否在血管结构外（图 24-91-6），为了明确血管走行，逆向 Fielder XT-R Knuckle，但不成功，改为 Pilot 200 Knuckle（图 24-91-7），Pilot 200 Knuckle 经

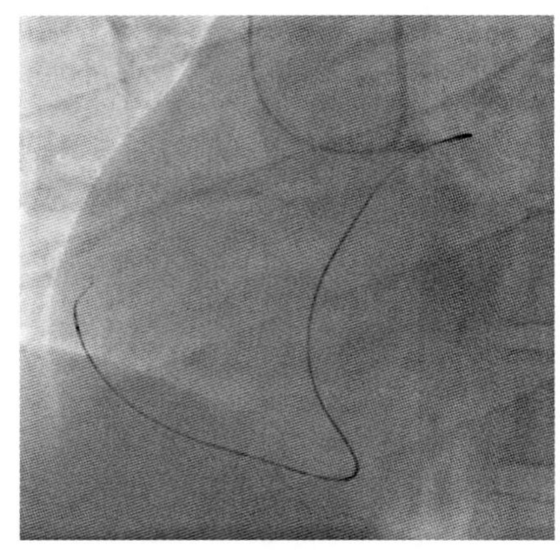

图 24-91-3 GAIA Second 无法通过

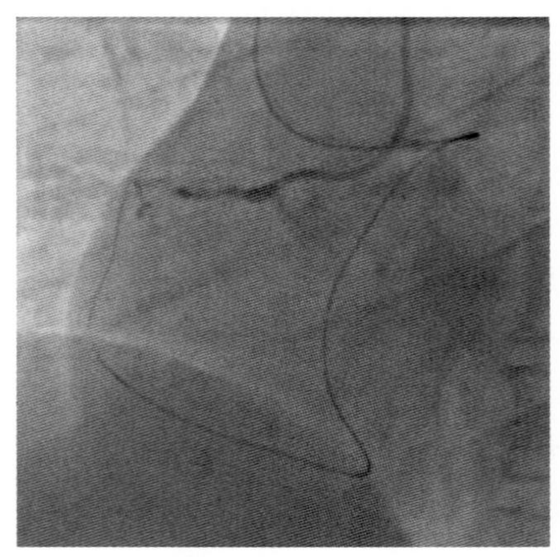

图 24-91-4 Pilot 200 在第一转折处走行

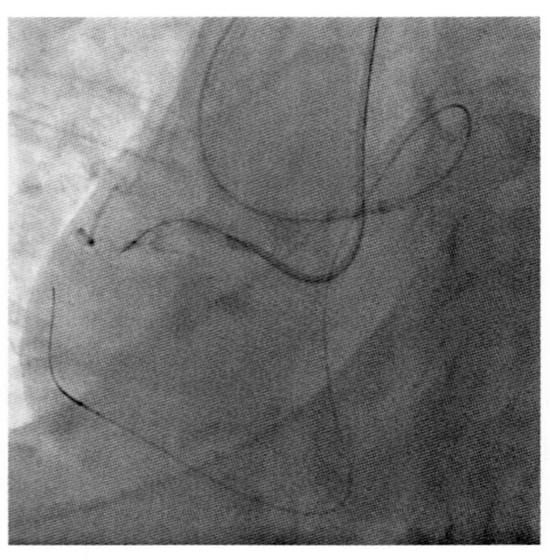

图 24-91-5 Conquest Pro 刺入闭塞近端纤维帽，似乎穿出血管

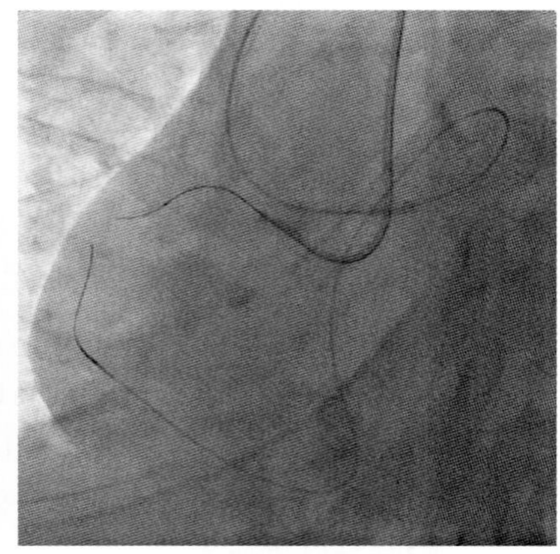

图 24-91-6 正向 Conquest Pro 进入闭塞段

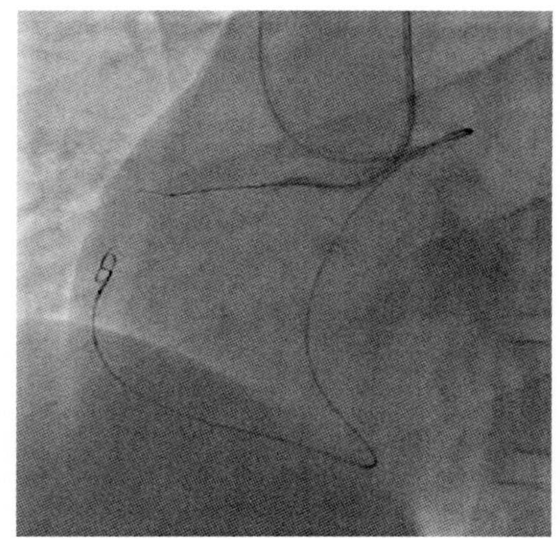

图 24-91-7　逆向 Pilot 200 Knuckle

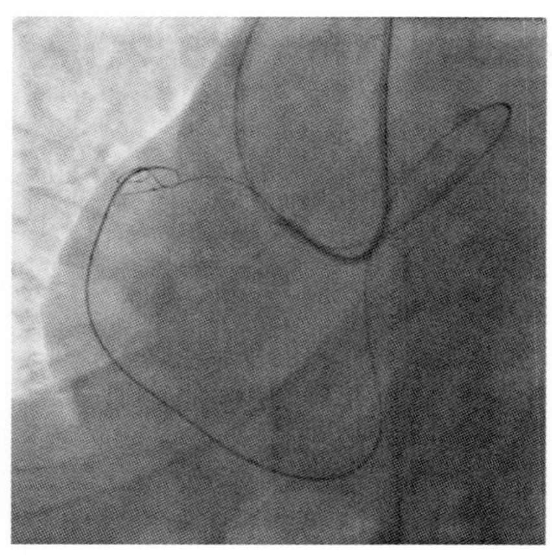

图 24-91-8　Pilot 200 Knuckle 经过 RCA 第一转折

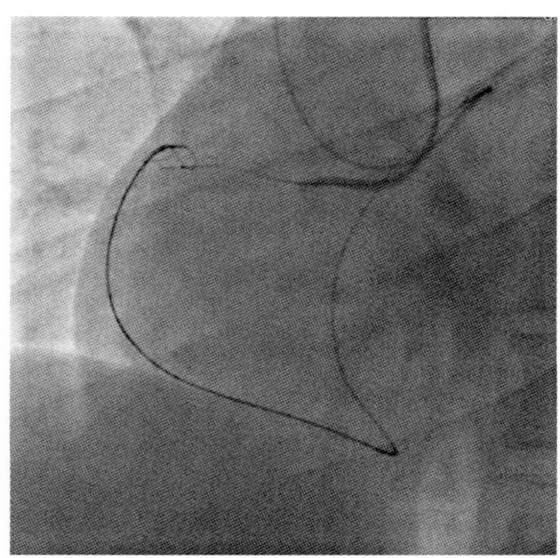

图 24-91-9　微导管跟进 Knuckle 导丝，与正向导丝明显分离

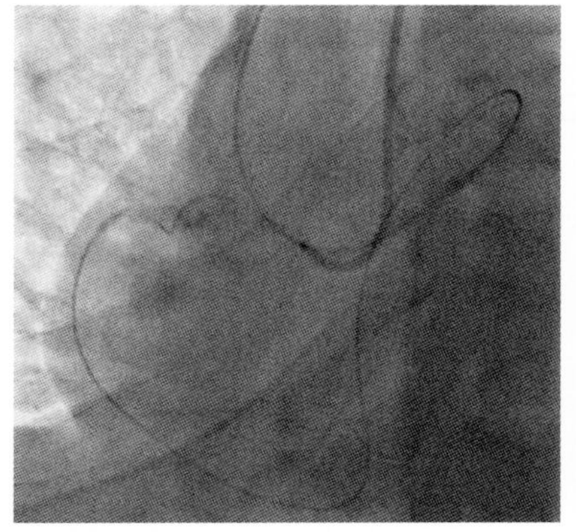

图 24-91-10　逆向 Carlino 看清血管走行

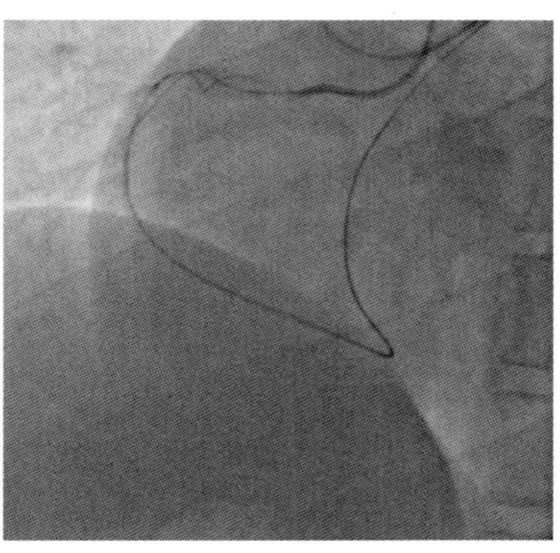

图 24-91-11　GAIA Third 导丝穿刺 RCA 近段内膜下，更换为 Fielder XT-A 导丝 Scratch and Go

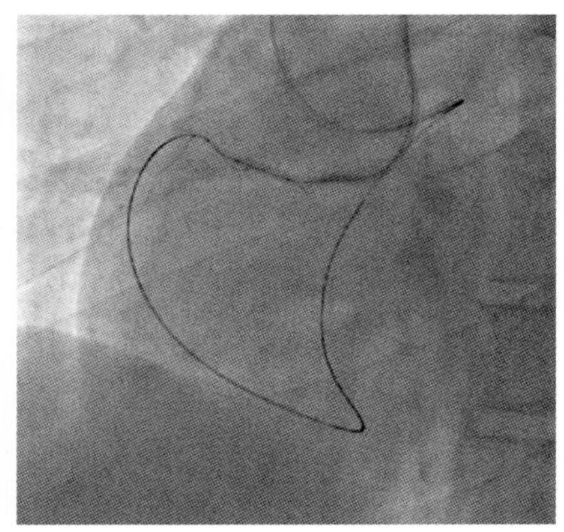

图 24-91-12　Modified 反向 CART

过 RCA 第一转折（图 24-91-8），微导管跟进 Knuckle 导丝，与正向导丝明显分离（图 24-91-9），逆向微导管进行 Carlino 看清血管走行（图 24-91-10）。原来如此，血管异常迂曲。正向导丝穿刺点错误，撤出正向导丝，放置于分支，GAIA Third 导丝穿刺 RCA 近段血管斑块进入内膜下，更换为 Fielder XT-A 导丝行 Scratch and Go 技术（图 24-91-11），保证正向导丝位于血管结构内，试图使血管迂曲度变小，便于逆向导丝越过近段极度扭曲病变。接着逆向导丝更换为 Conquest Pro 导丝穿刺入血管假腔。行改良反向 CART，逆向 Conquest Pro 穿刺不成功，更换为 GAIA Third 穿刺成功（图 24-91-12），穿入 RCA 近段血管真腔至升主动脉（图 24-91-13），抓捕逆向导丝（图 24-91-14），交换为 RG 3 导丝后行球囊扩张（图 24-91-15）。

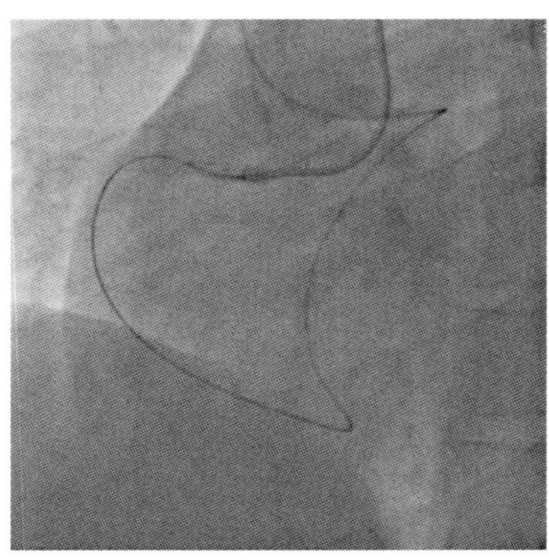

图 24-91-13　逆向 GAIA Third 穿入 RCA 近段血管至升主动脉

• 术后结果 •

置入支架后最终结果，血流恢复至 TIMI 3 级，无残余狭窄及夹层（图 24-91-16）。

• 小结 •

这右冠 CTO 异常扭曲，走行诡异，应用 Knuckle 技术及 Carlino 技术明确走行。如果有 CTA 会有帮助。正向导丝穿刺错误，如果贸然跟进微导管会酿成大错，在分支放置 IVUS 会明确闭塞开口，对本病例会有帮助。

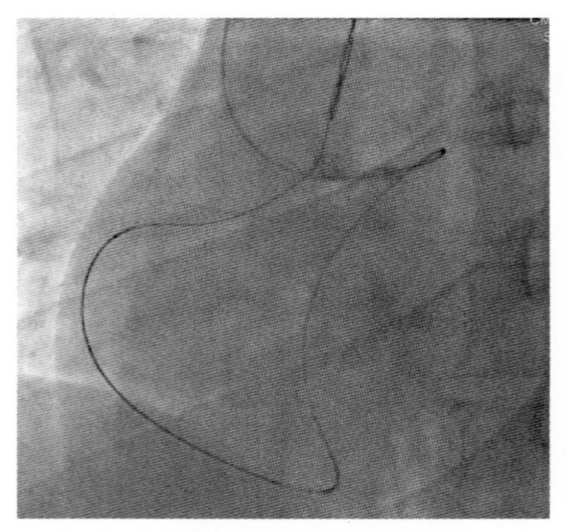

图 24-91-14　抓捕逆向导丝

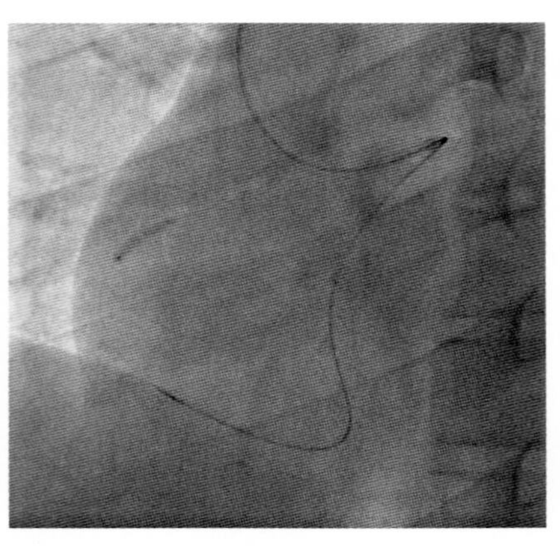

图 24-91-15　交换为 RG 3 导丝后行球囊扩张

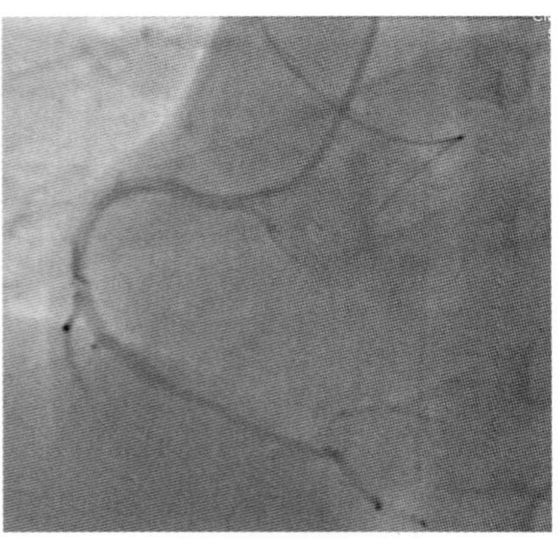

图 24-91-16　最终结果

病例 92　扩展反向 CART 开通右冠 CTO

术者：潘宏伟　　医院：湖南省人民医院

· 病史基本资料 ·

· 患者男性，49 岁。

· 简要病史：反复胸痛 4 个月。

· 既往史：2 型糖尿病 2 年，1 个月前在前降支近段植入支架 1 枚。

· 辅助检查：心脏超声：LVEDd 51 mm，LVEF 64%。

· 冠状动脉造影 ·

右冠 CTO，前向无锥形残端，且合并较大分支血管，病变长度 >20 mm，左冠发出侧支血管供应右冠远段（图 24-92-1）。

· 治疗策略 ·

右冠 CTO，根据 J-CTO 评分，前向无锥形残端，病变长度 >20 mm，评分为 2 分。病变有以下特点。① CTO 入口无残端，入口附近有较多分支及自身侧支血管，无合适能容纳 IVUS 导管的分支血管，正向途径准确进入 CTO 入口困难。② 间隔支侧支为 CC 0 级，导丝及微导管通过间隔支侧支有困难，回旋支侧支 CC 2 级（极迂曲）。前降支经心尖部侧支 CC 2 级（稍迂曲），但路径长，150 cm 长度微导管可能难以进入正向指引导管，且选择粗大心外膜侧支血管逆向介入治疗，需特别注意患者可能会产生缺血相关表现。③ CTO 闭塞段出口无锥形或钝头残端，逆向导丝寻找入口困难。

拟定手术策略如下。

1. 逆向准备：建立逆向通路，微导管经逆向侧支送至闭塞段出口附近行高选择造影明确闭塞出口处解剖结构，选择合适硬度及头端塑形的导丝逆向进入闭塞段，若不能确定血管走行，可考虑使用 Knuckle 或 Carlino 技术。

2. 正向准备：由于正向入口附近分支多，无可容纳 IVUS 导管的分支血管，可先选择一定硬度和操控好的导丝试探，若不能进入闭塞段或走行至血管结构外，可尝试 BASE 技术，超滑导丝在闭塞近段进入内膜下，Knuckle 进入闭塞段。

3. 反向 CART 技术：正向和逆向导丝在闭塞段内尽量靠近，球囊扩张相应闭塞段，完成正向、逆

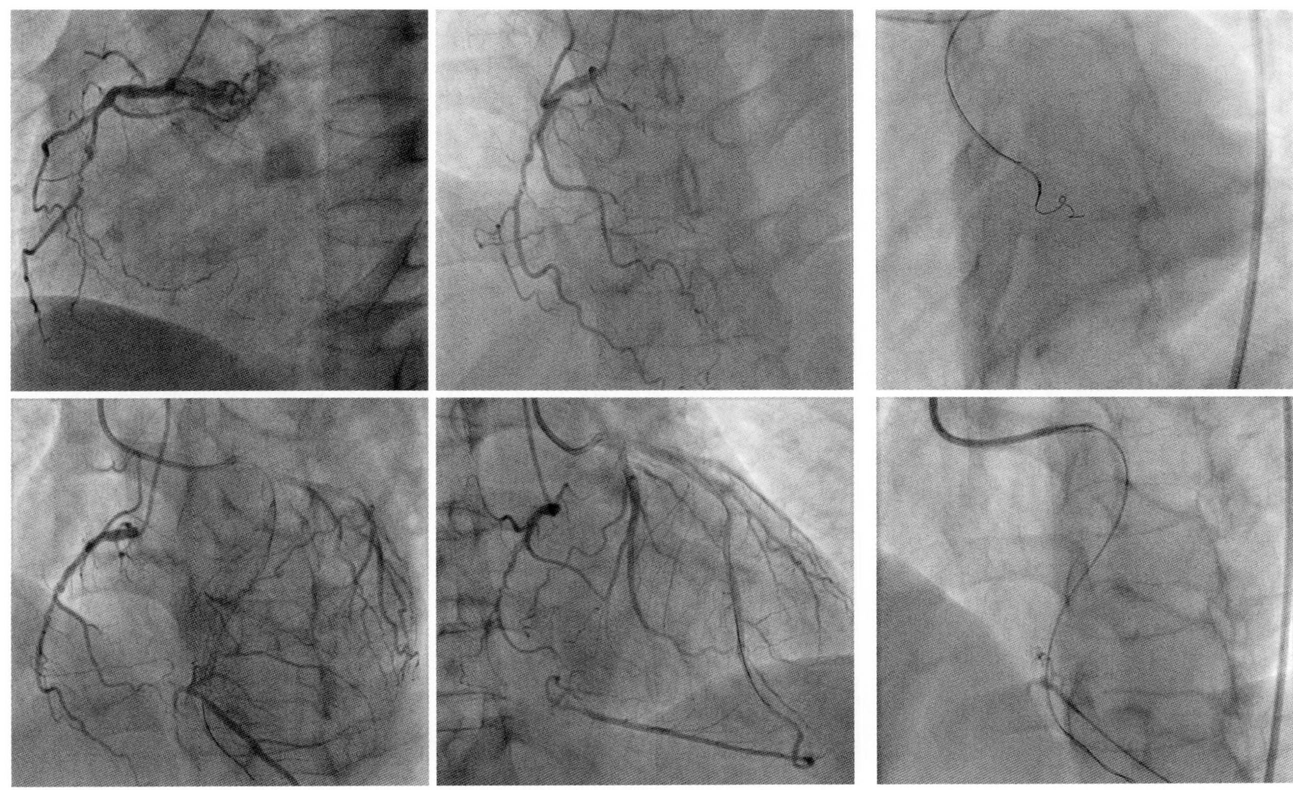

图 24-92-1　右冠中段 CTO

图 24-92-2　Suoh 03 导丝顺利通过心尖部侧支

向导丝交汇，逆向导丝、微导管进入正向指引导管完成体外化，或使用 Rendezvous 建立正向导丝轨道。若正向、逆向导丝在闭塞段内交汇困难，也可考虑在闭塞近段或远段完成导丝交汇（注意避开大分支血管）。联合使用 AGT 技术，将会使逆向导丝体外化更加方便、高效。

4. 因闭塞病变远端几乎终止于后三叉，笔者认为不太适合器械 ADR。

· 器械准备 ·

右桡动脉 6F SAL 0.75 指引导管，右股动脉 7F EBU 3.75 指引导管。

· 手术过程 ·

直接逆向介入治疗：150 cm Corsair 导管及 Fielder XT-R 导丝先后尝试间隔支和心尖部侧支失败，改用 Suoh 03 导丝顺利通过心尖部侧支，经 Corsair 导管造影，显示闭塞出口（图 24-92-2）。

Fielder XT-R 导丝逆向进入闭塞段，跟进 Corsair 导管，Fielder XT-R 导丝前行受阻（图 24-92-3）。

改用 Pilot 150 导丝继续前行，不同体位证明，逆向导丝接近正向血管真腔（图 24-92-4）。

IVUS 发现逆向导丝可能位于内膜下，反复尝试 Pilot 150、GAIA Third、Conquest Pro 不能进入血管真腔（图 24-92-5）。

反向 CART 技术：使用 2.0 mm 及 2.5 mm 球囊扩张，逆向反复

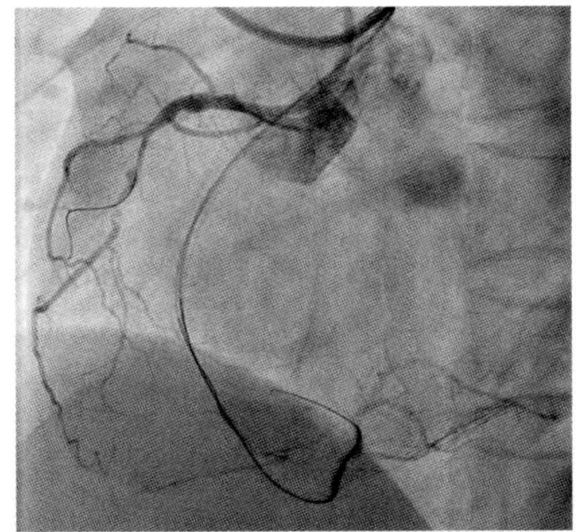

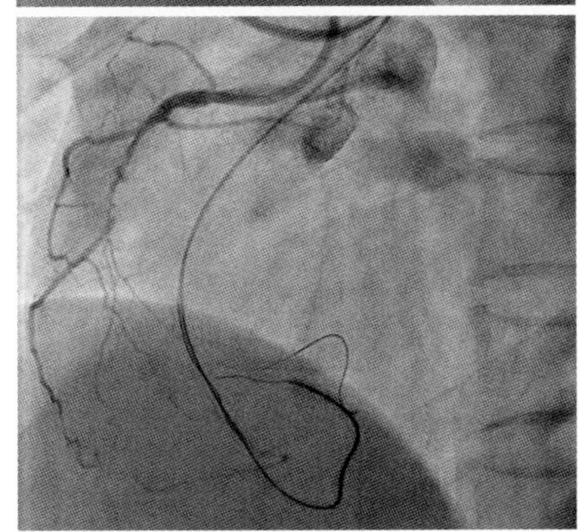

图 24-92-3　Fielder XT-R 导丝逆向前行受阻

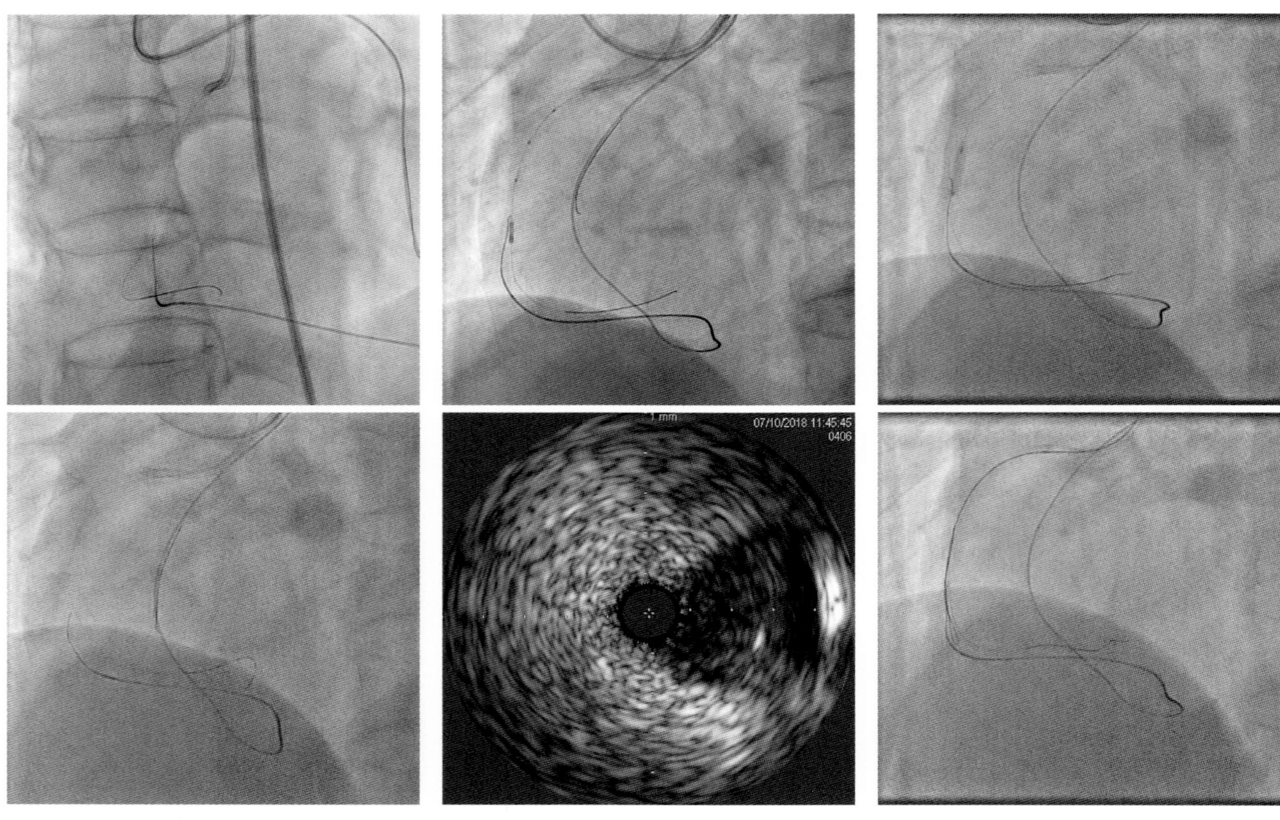

图 24-92-4　Pilot 150 导丝接近正向血管腔

图 24-92-5　IVUS 发现逆向导丝可能位于内膜下

图 24-92-6　反向 CART 技术及正向 Knuckle 导引钢丝技术

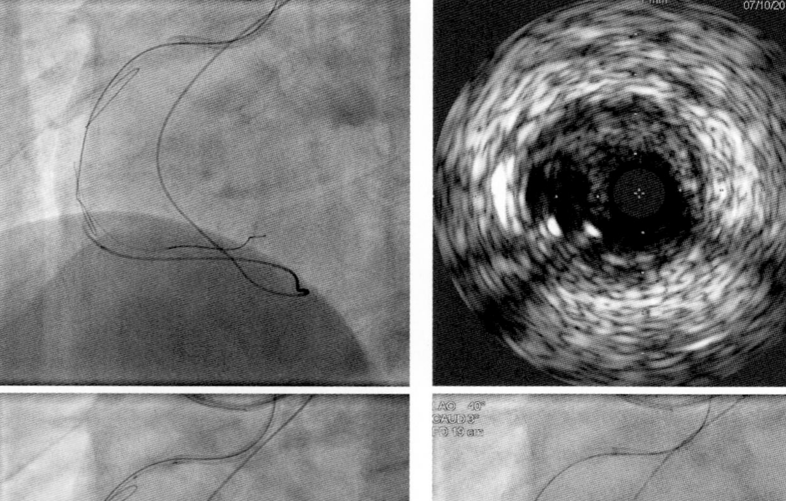

图 24-92-7　逆向 Fielder XT-R 导丝 Knuckle

图 24-92-8　IVUS 指引下反向 CART 技术

尝试 GAIA Third、Conquest Pro 导丝不能进入血管真腔；正向 Fielder XT-R 导丝在闭塞段之前 Knuckle 进入球囊扩张后形成的夹层，进入闭塞段内膜下（图 24-92-6）。

逆向 Fielder XT-R 导丝 Knuckle 进入右冠中段内膜下，正、逆向导丝在右冠中段交汇（图 24-92-7）。

IVUS 证实正逆向导丝均在内膜下，2.5 mm 球囊扩张使真假腔贯通，Pilot 150 导丝进入正向指引导管（图 24-92-8）。

330 cm RG 3 导丝建立正逆向轨道，先后串联植入 2.75 mm × 36 mm、3.0 mm × 36 mm、3.5 mm × 33 mm 支架（图 24-92-9）。

最后造影结果无残余狭窄，

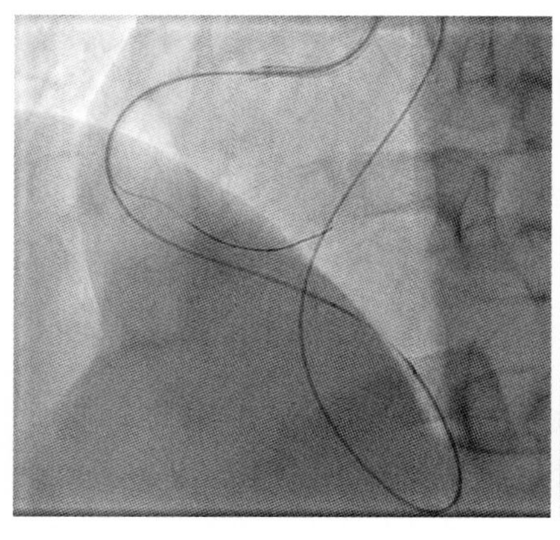
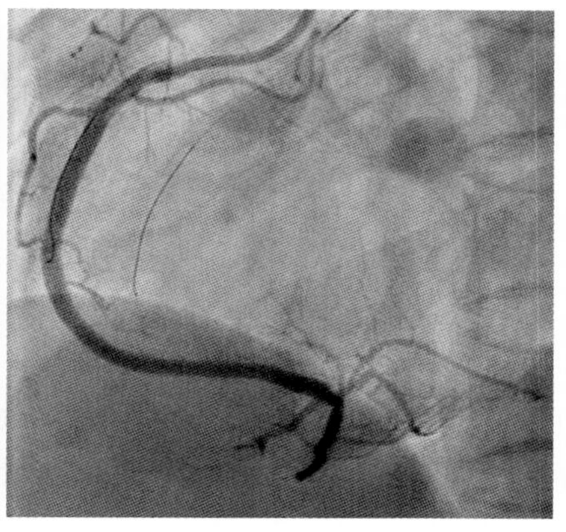

图 24-92-9　置入支架

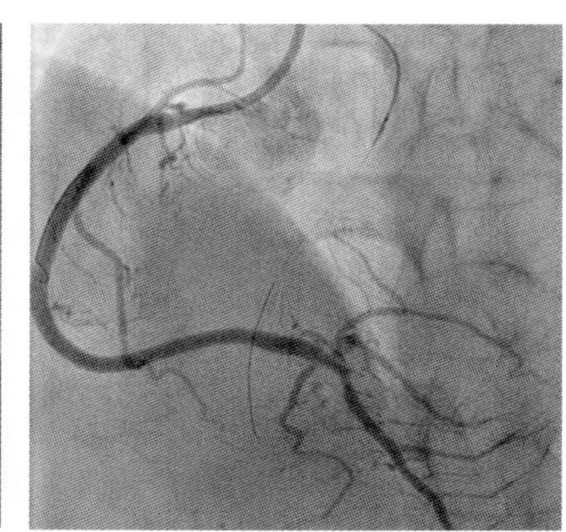

图 24-92-10　最终结果

支架边缘无夹层（图 24-92-10）。

术后结果

1. 术后患者胸痛症状明显缓解，坚持药物治疗。

2. 6 个月后再次出现活动后胸闷，复查冠状动脉造影。

复查冠状动脉造影提示右冠原支架内严重狭窄，支架远段血管扩张，迟发性贴壁不良（图 24-92-11）。

3.5 mm × 30 mm 及 3.5 mm × 26 mm DEB 处理后结果（图 24-92-12）。

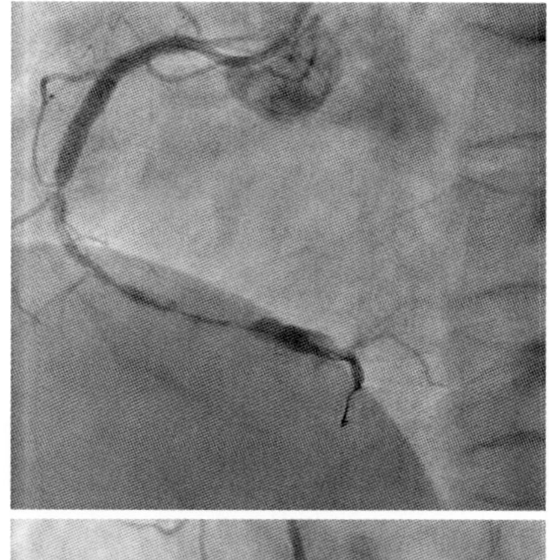
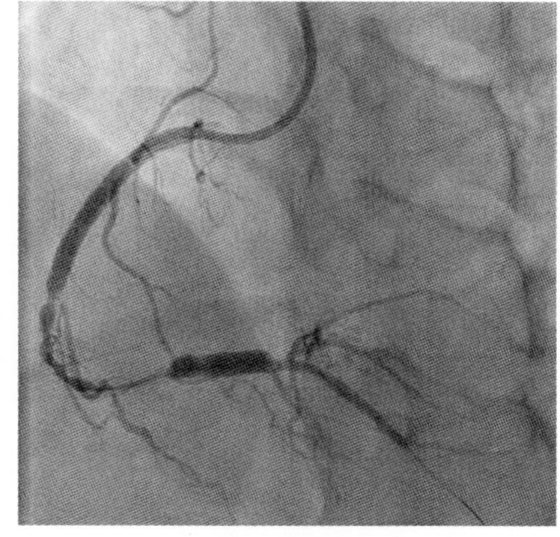

图 24-92-11　支架远段血管扩张，迟发性贴壁不良

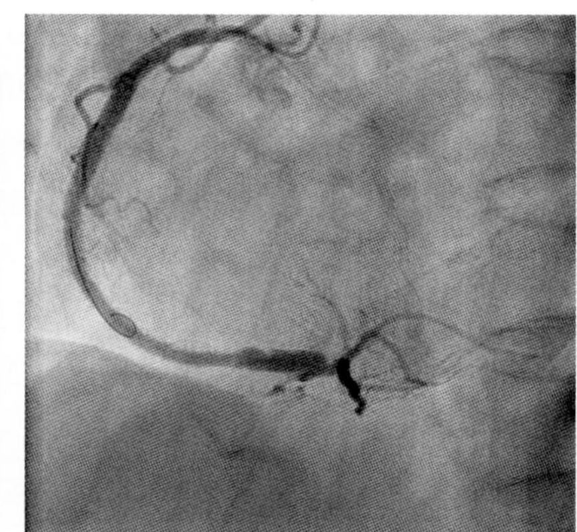
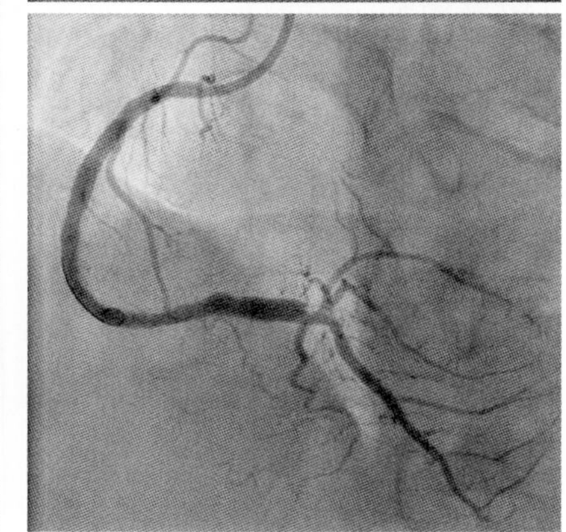

图 24-92-12　DEB 处理后结果

小结

1. 该病例主要采用了扩展反向CART 技术，它与经典的扩展反向技术的主要区别是导丝交汇和球囊扩张在闭塞段以外的近段或远段，可用于正向、逆向导丝在闭塞段内交汇失败的情况。但该技术不适合在 CTO 段附近有较大分支的情况，会导致分支闭塞。

2. 虽然 CTO 段逆向入口无残端，且有大分支，但逆向 Fielder XT-R 导丝顺利探入 CTO 段，能确保在血管结构内，甚至可能在血管真腔，于是跟进微导管后再升级导丝。Fielder XT 系列导丝能进入肉眼不可见的微通道或疏松组织，在入口不明或者无残端的 CTO 病变，仍然可考虑首选 Fielder XT 系列导丝尝试。

3. 如果重新再做一次的话，正逆向 Knuckle 技术可以提前启动，因为 CTO 段入口不明，并且病变长度较长，Knuckle 技术安全而高效。但 Knuckle 技术造成内膜下节段过长，也许是导致半年后支架再狭窄的主要原因。

病例 93 IVUS 在逆向介入治疗中的应用

术者：曲新凯 医院：复旦大学附属华东医院

• 病史基本资料 •

• 患者男性，71 岁。

• 简要病史：前降支支架术后 2 个月，择期开通右冠状动脉 CTO。2 个月前因发作性胸闷痛 1 年，加重 1 周入院，诊断为冠心病，不稳定型心绞痛。入院行冠状动脉造影提示：LAD 近中段 99% 狭窄，RCA 中段 100%，LCX 正常。当时对 LAD 行介入治疗，植入 Firehawk 支架 3.0 mm × 33 mm、3.5 mm × 29 mm 两枚支架，术后患者胸闷痛消失，正规用药，为干预 RCA-CTO 病变而入院。

• 既往史：合并高血压病史 20 余年，无高血脂糖尿病史，吸烟史 200 支 / 年。

• 辅助检查：血常规，肝肾功能，心肌酶均正常。

心电图：窦性心律，72 次 / 分，Ⅱ、Ⅲ、aVF，V_3～V_6 ST 段稍压低。

心脏超声：未见异常，LVEF 65%。

• 冠状动脉造影 •

第一次造影和介入过程：见图 24-93-1。

基线双侧造影：见图 24-93-2。

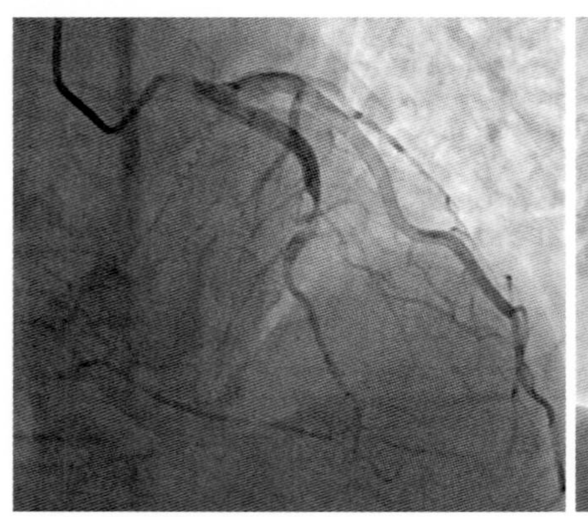
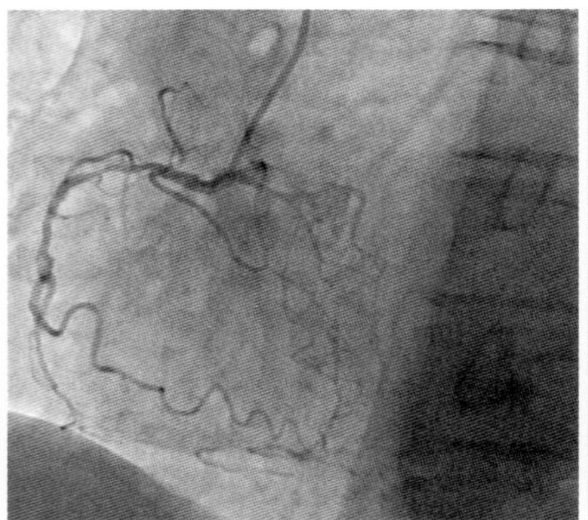
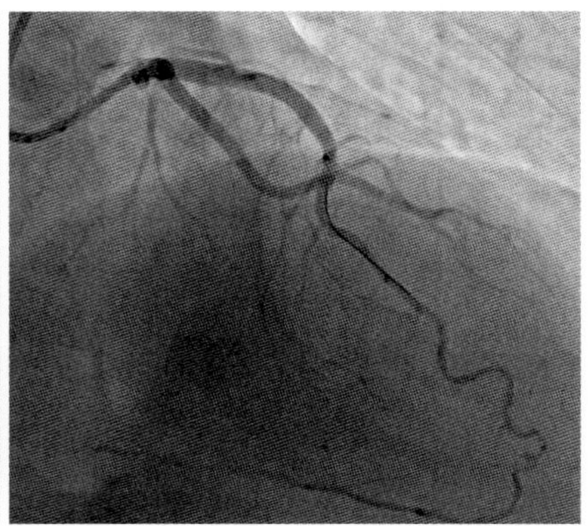

图 24-93-1 LAD 介入治疗

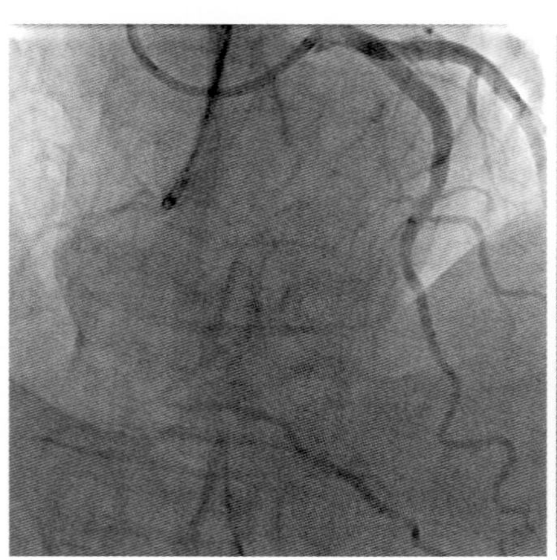
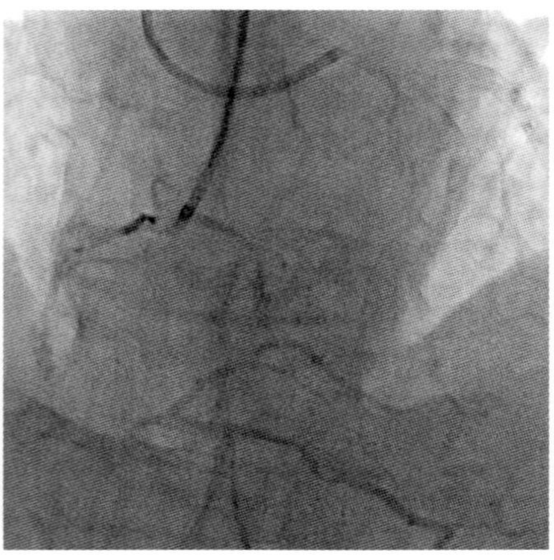
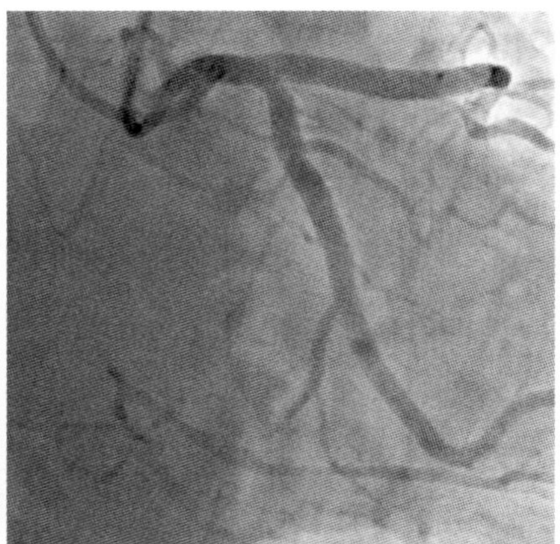

图 24-93-2 基线冠状动脉造影

· 治疗策略 ·

1. 病变特点及策略　RCA 近段开始长段闭塞，伴钙化，闭塞段呈钝头，闭塞节段内成角，J-CTO 评分 4 分，属于高难度 CTO 病变。对侧 LAD 间隔支侧支循环不充分，LAD 远段有侧支循环供应后降支，血管直径较大，但严重扭曲。

对于这类病变，因闭塞段长、扭曲、钙化、钝头，正向开通难度比较大，可以先尝试开通，如果导丝不能通过，则转为逆向策略。由于间隔支侧支循环不佳，可以直接采用心外膜侧支，远段严重扭曲，通过导丝及微导管时，需警惕血管损伤造成穿孔。

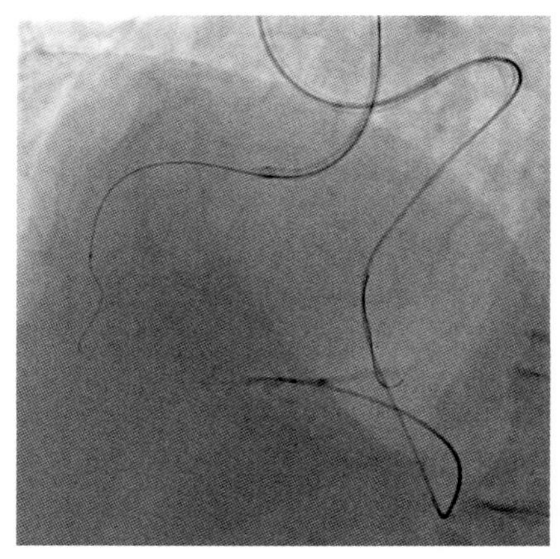

图 24-93-3　操控 Sion Blue 导丝及 150 cm Corsair 微导管，通过间隔支侧支血管

2. 器械选择及手术过程　选择双侧桡动脉入径，分别插入 6F 动脉鞘。右侧采用 6F SAL 0.75 指引导管，左侧采用 6F EBU 3.5 指引导管。先行正向策略，Fielder XT 导丝及 130 cm Finecross 微导管，导丝无法通过病变，遂启动逆向。操控 Sion Blue 导丝及 150 cm Corsair 微导管，通过间隔支侧支血管，到达 RCA 远段（图 24-93-3）。

Sion Blue 导丝不能逆向通过闭塞段远段纤维帽，更换 GAIA First、GAIA Second 导丝无法通过，更换 Ultimate Bro 3 导丝逆向通过病变（图 24-93-4）。

IVUS 实时图像显示逆向导丝位于假腔内，正向更换 BMW 导丝，在逆向导丝引导下，尝试通过病变（图 24-93-5）。逆向经微导管注射少许造影剂，导致假腔扩大，操控正向导引钢丝通过闭塞段进入远段血管，预扩张后，串联置入 4 枚支架，后扩张支架，最终造影结果满意（图 24-93-6～图 24-93-9）。

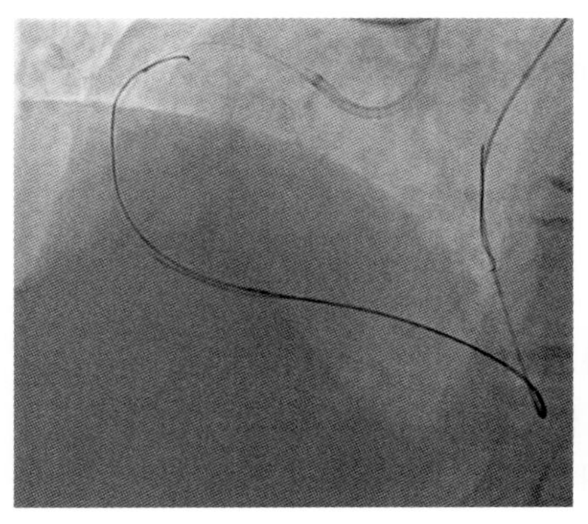

图 24-93-4　Ultimate Bro 3 导引钢丝逆向通过病变

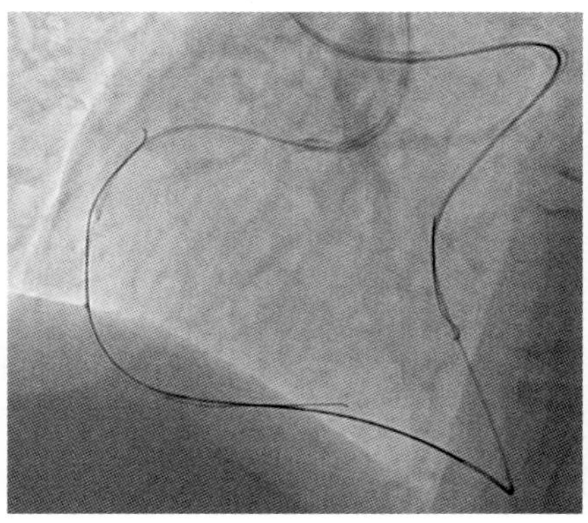

图 24-93-5　IVUS 实时图像显示逆向导丝位于假腔内

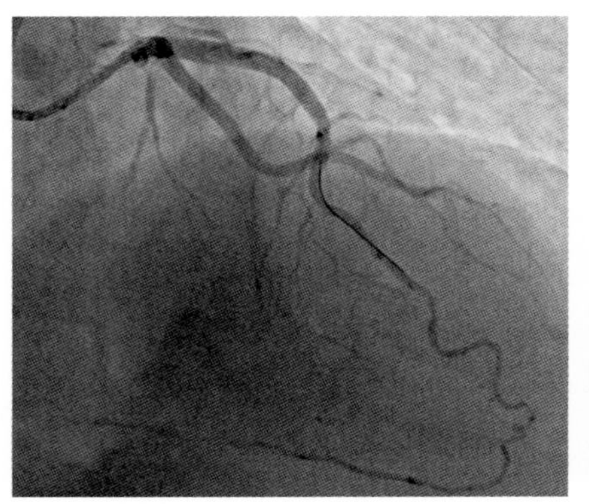

图 24-93-6　逆向微导管内推注对比剂造成逆向假腔增大

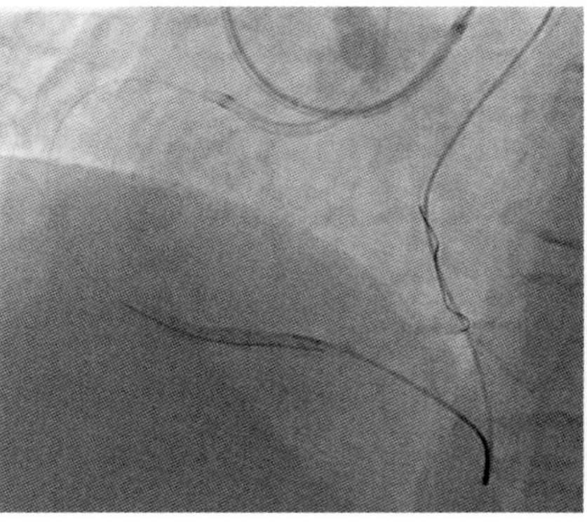

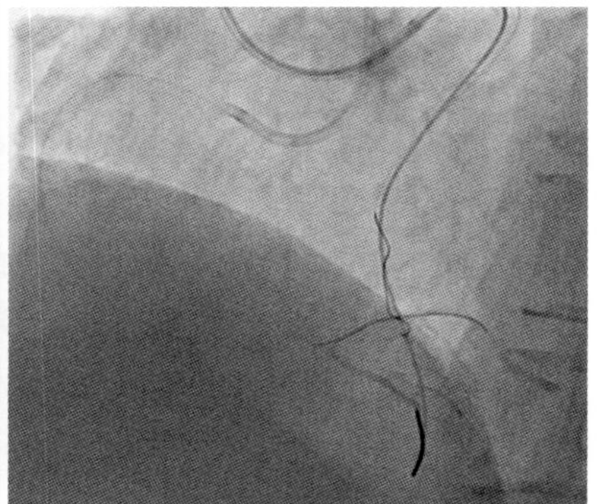

图 24-93-7　操控正向导引钢丝通过闭塞病变进入远段血管腔

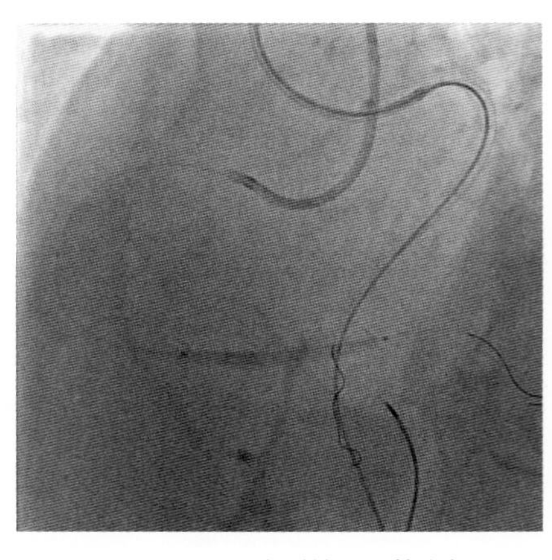
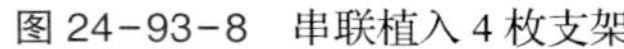

图 24-93-8 串联植入 4 枚支架

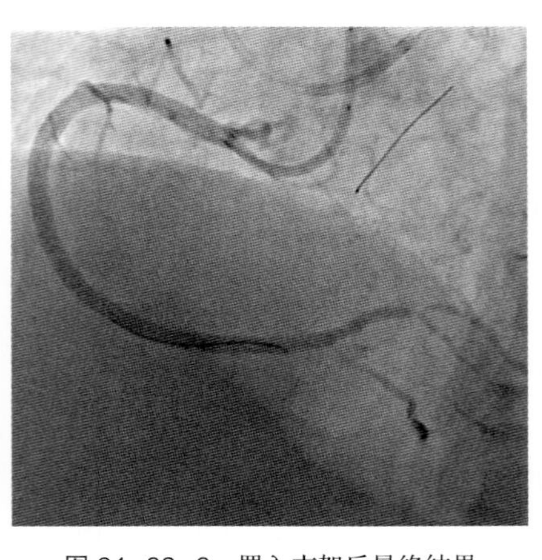

图 24-93-9 置入支架后最终结果

· 小结 ·

1. 该例患者为右冠长段闭塞，正向进攻血管条件不佳，而逆向有较好的侧支循环。因此，在制订策略时可以先行尝试正向开通，但不宜恋战，可以直接转为逆向治疗。

2. 逆向侧支选择，通常优选间隔支，但此例患者间隔支不佳，故选择远端心外膜血管，问题在于心外膜侧支有一段严重扭曲，操作导丝时应非常谨慎，警惕血管损伤造成心脏压塞。

3. 逆向导丝进攻闭塞段远段纤维帽，可以采用导丝升级技术。有时，当正向及逆向导丝不能很好对接时，要分析双侧导丝在内膜的位置，IVUS 检查可以帮忙判断双侧导丝的实时位置。本例 IVUS 提示逆向导丝在内膜下，通过逆向微导管造影完成 CART 技术，操控正向导丝通过逆向微导管造成的假腔，进入远段真腔。再在 IVUS 指导下，完成介入治疗。

案例 94 逆向开通前降支慢性闭塞病变

术者：宋杰，徐标，魏钟海 医院：南京大学医学院附属鼓楼医院心内科

· 病史基本资料 ·

· 患者男性，61 岁。

· 主诉：反复胸痛 2 年，再发半个月，2019 年 4 月入院。

· 简要病史：患者 2018 年 6 月在外院行冠状动脉造影检查，结果示：左主干正常；前降支近段于第一对角支发出处完全闭塞；回旋支近段轻度斑块；右冠未见明显狭窄和阻塞性病变；右冠远段向前降支供应侧支。当时尝试开通前降支闭塞病变未能成功。患者曾于 2018 年 12 月来我院接受 PCI 治疗，当时尝试逆向途径开通闭塞病变，未能成功。术中由于左主干-前降支近段受损伤，出现夹层，于左主干开口至回旋支近段植入 3.5 mm × 30 mm Resolute 药物支架 1 枚。此次为再次接受前降支的 PCI 术住院。

· 既往史：否认高血压、糖尿病病史，有烟酒嗜好。

· 辅助检查

入院查体：体温 36℃，呼吸 20 次 / 分，脉搏 63 次 / 分，血压 126/65 mmHg，颈静脉无充盈，双肺未闻及啰音，心律齐，未闻及病理性杂音。双下肢无水肿。

实验室检查：TnT 0.02 μg/L，BNP 13.9 pg/ml，Cr 90 μmol/L。

心电图：窦性心律，心率 59 次 / 分。

心脏超声：LVEDd 5.2 cm，LVEF 52%，二尖瓣、三尖瓣轻度反流。

· 入院诊断：不稳定型心绞痛，冠心病，冠状动脉支架植入术后。

· 治疗策略 ·

双侧同时造影显示左主干-回旋支原支架通畅，前降支自开口完全闭塞，无残端，右冠远段向前降支

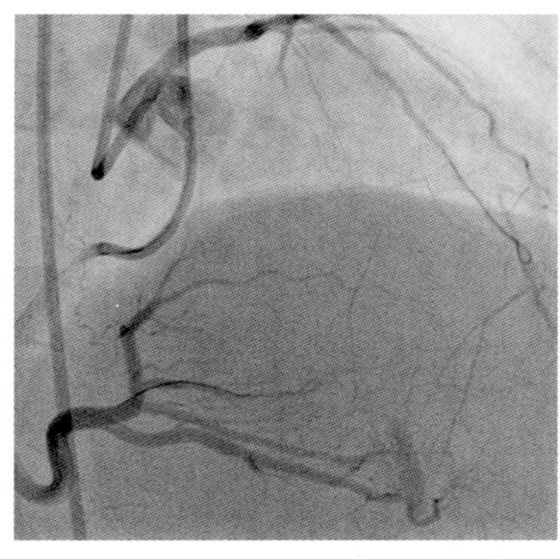
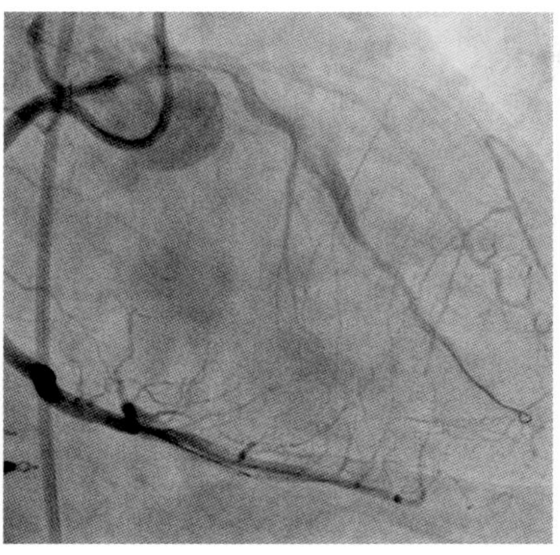

图 24-94-1　双侧造影显示前降支于开口处完全闭塞，左主干-回旋支原支架通畅

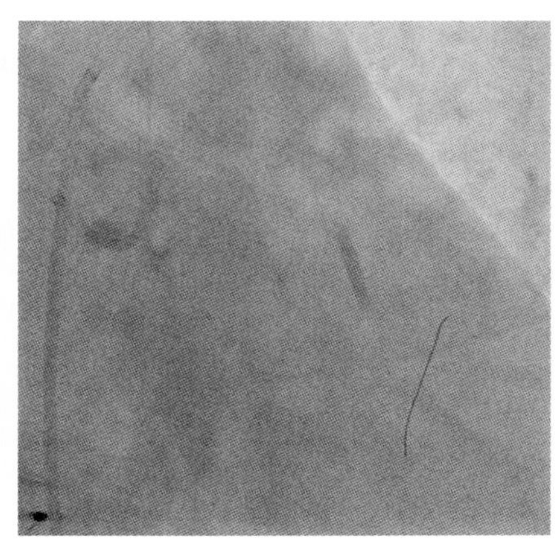

图 24-94-2　导丝逆向进入间隔支侧支

远段供应侧支，闭塞病变长度 >20 mm，闭塞段出口着陆段也有病变，J-CTO 评分 3 分，直接启动逆向途径开通 CTO（图 24-94-1）。

• 手术过程 •

桡动脉插入 7F SAL 1.0 指引导管至右冠开口，股动脉插入 7F EBU 3.5 指引导管至左主干开口；沿 SAL 导管送入 150 cm Corsair 微导管和 Sion 导丝，Sion 导丝经间隔支侧支逆向进入前降支远段（图 24-94-2、图 24-94-3），但 Corsair 无法跟进，遂更换 150 cm Finecross 微导管后，成功跟进至前降支远段真腔（图 24-94-4）。

先后选用 Ultimate Bro 3 导丝和 GAIA Third 导丝，均未能进入左主干真腔（图 24-94-5）。

沿 EBU 导管送入 Guidezilla 至左主干内，逆向导丝更换为 Pilot 150 导丝，导丝通过闭塞段进入主动脉窦内，并进入 Guidezilla 内（图 24-94-6）。

跟进逆向微导管，换用 330 cm RG 3 导丝体外化，沿 EBU 导丝插入 1.5 mm × 15 mm mini Trek 球囊无法进入左主干腔内，考虑导丝走行于左主干支架外或左主干内膜下，遂退出 RG 3 导丝。重新经逆向微导管插入 Pilot 150 导丝至左主干内，但导丝无法进入 Guidezilla 中，遂循 EBU 导丝送入抓捕器抓捕逆向导丝，尝试数次未能成功。为了减少逆向导丝从左主干支架外走行的概率，沿 Sion 导丝送入 4.0 mm × 8 mm NC Trek 球囊以 14～16 atm 扩张左主干-回旋支开口处支架；复查造影高位 OM 开口狭窄 95%（图 24-94-7）；送入 Runthrough 导丝至高位 OM 内，并送入 2.0 mm × 15 mm mini Trek 球囊扩张高位 OM 开口（图 24-94-8）。

重新调整逆向导丝的走行方向，最终将逆向导丝送入 Guidezilla 中（图 24-94-9）。

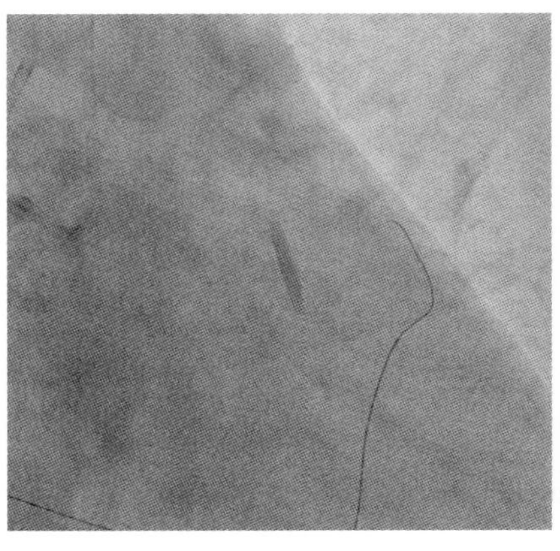

图 24-94-3　导丝经间隔支侧支逆向进入前降支远段

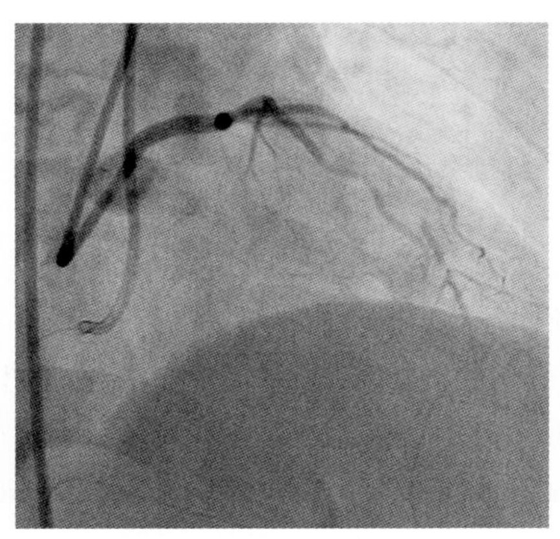

图 24-94-4　微导管造影证实导丝位于前降支远段真腔内

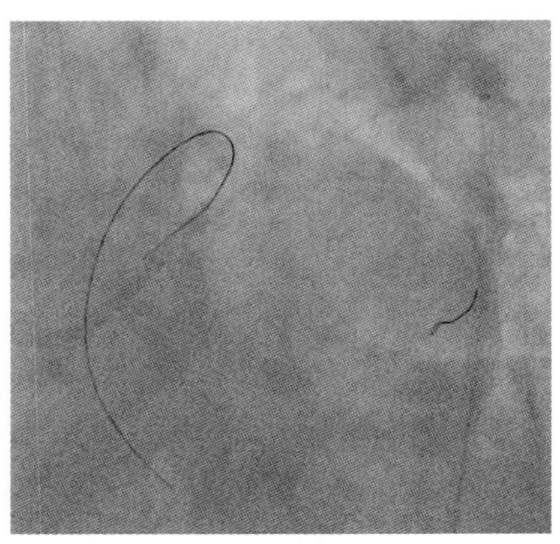

图 24-94-5　逆向导丝无法进入正向的指引导管内

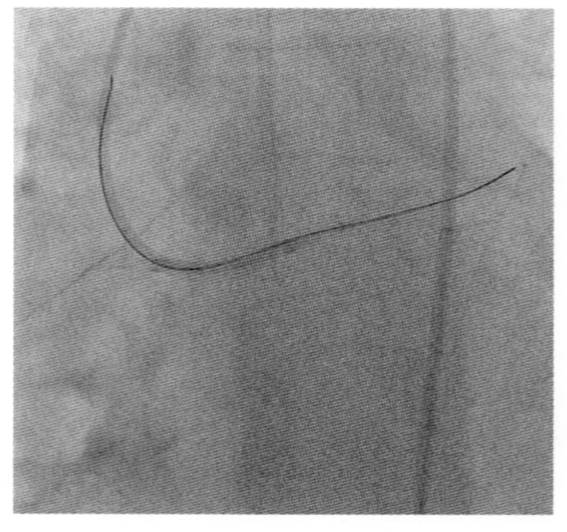

图 24-94-6 利用 AGT 技术成功将逆向导丝送入正向指引导管内

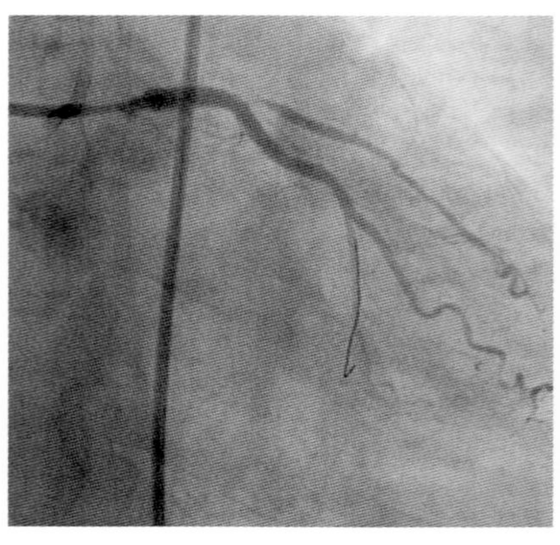

图 24-94-7 高位 OM 开口严重狭窄

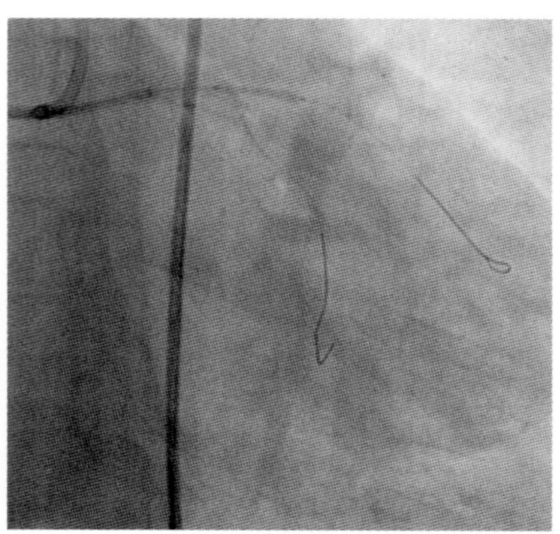

图 24-94-8 高位 OM 开口行 PTCA

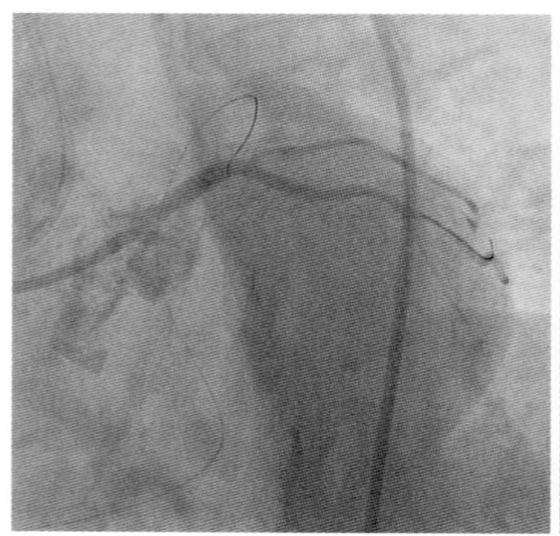

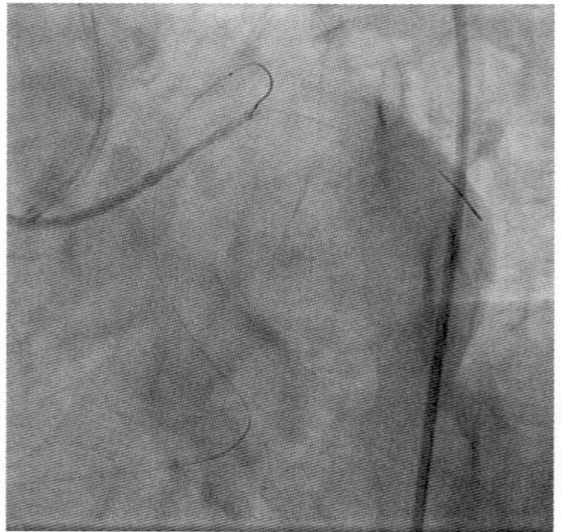

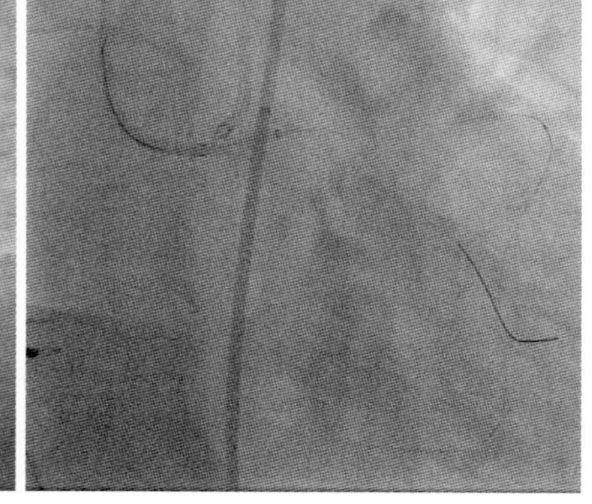

图 24-94-9 反复调整逆向导丝前行方向，成功将导丝送入正向的指引导管中

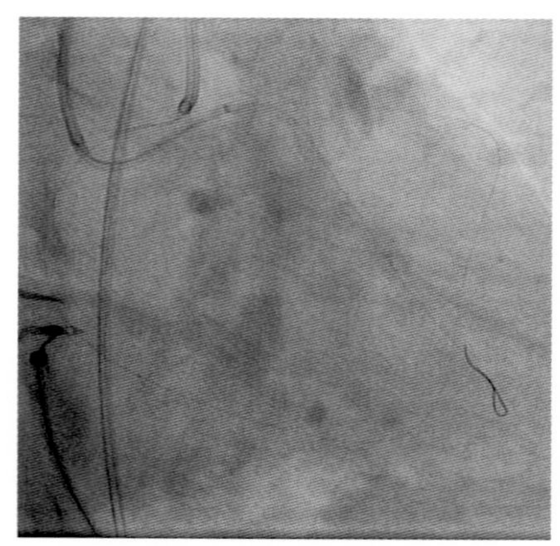

图 24-94-10 更换 RG 3 导丝体进行外化

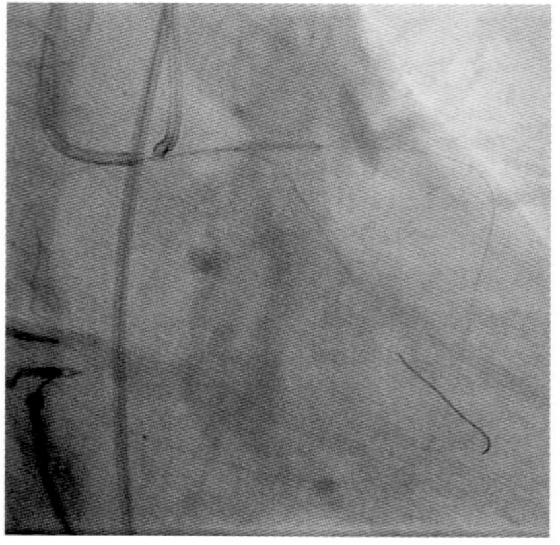

图 24-94-11 前降支开口处行 PTCA

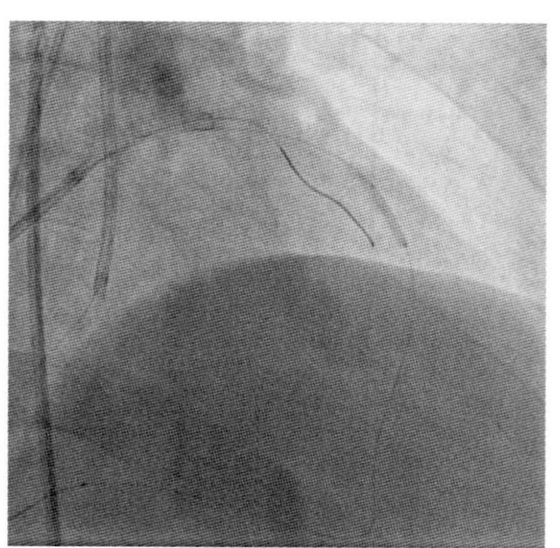

图 24-94-12 前降支中远段行 PTCA

跟进微导管后，换用 RG 3 导丝体外化（图 24-94-10）。

先后送入 1.5 mm 和 2.0 mm 的球囊扩张前降支闭塞病变数次（图 24-94-11、图 24-94-12），复查造影前降支前向血流恢复，残余狭窄 80%～90%（图 24-94-13）。

沿导丝串联植入 2.5 mm × 38 mm Xience Prime 和 3.0 mm × 28 mm Xience Prime 药物支架定位于前降支开口至中远段，复查造影前降支血流 TIMI 2～3 级，远段管腔纤细，考虑壁内血肿可能（图 24-94-14～图 24-94-16）。

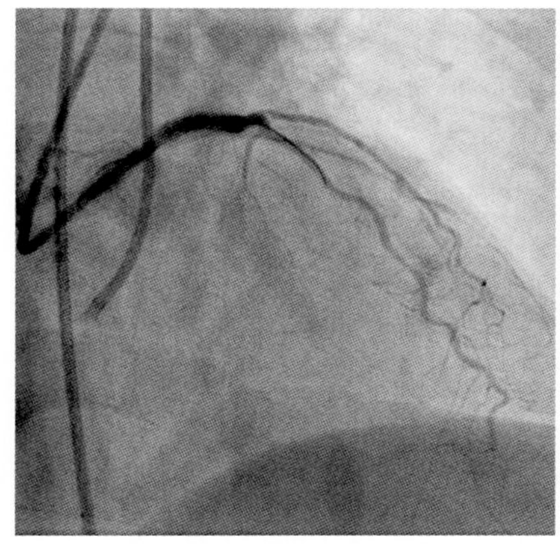
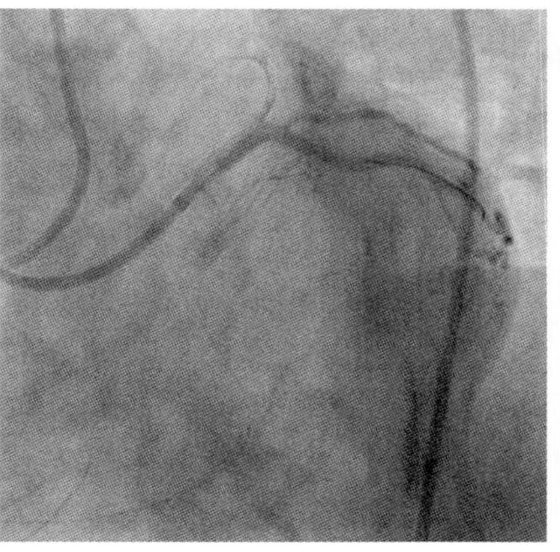

图 24-94-13 PTCA 术后，前降支残余狭窄 80%～90%

图 24-94-14 前降支远段置入 2.5 mm × 38 mm Xience Prime 药物支架

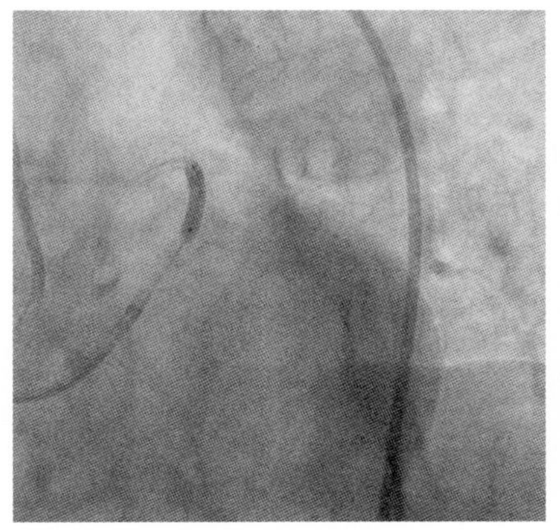

图 24-94-15 前降支近段置入 3.0 mm × 28 mm Xience Prime 药物支架

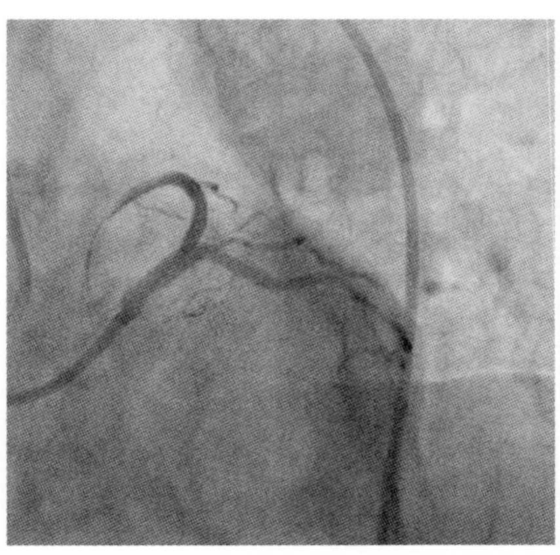

图 24-94-16 前降支远段管腔纤细，考虑壁内血肿可能

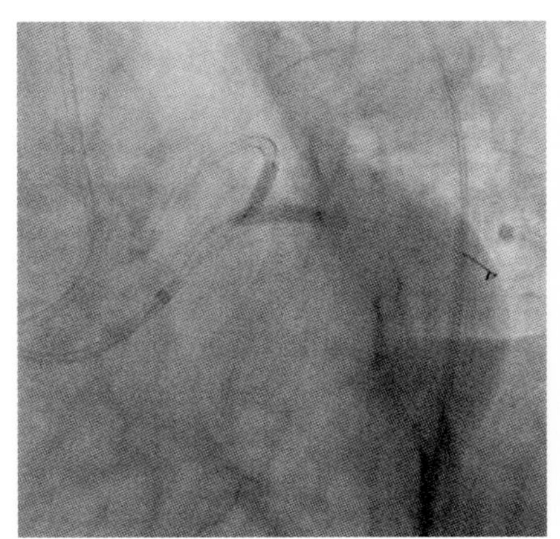

图 24-94-17 前三叉处进行对吻扩张

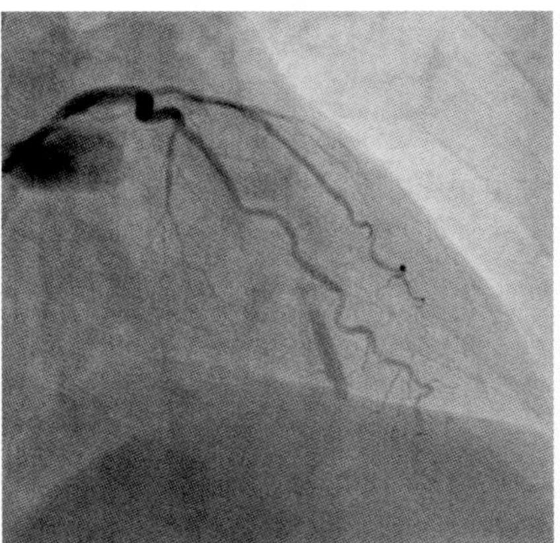

图 24-94-18 前降支开口处支架完全闭塞，血流 TIMI 0 级

沿回旋支导丝送入 3.5 mm × 15 mm NC Trek 球囊，沿前降支导丝送入 3.0 mm × 15 mm NC Trek 球囊，两球囊以 12 atm 对吻扩张使前三叉处支架贴壁良好（图 24-94-17）。复查右冠造影，确认侧支未受损伤后，撤出 RG 3 导丝。再次复查左冠造影，发现前降支支架内完全闭塞，血流 TIMI 0 级（图 24-94-18）。

沿左冠导管先后送入 Sion 导丝、Fielder XT-A 导丝、Conquest Pro 导丝、GAIA Third 导丝、Pilot 150 导丝均未能进入前降支支架内，遂经逆向微导管重新使用 RG 3 导丝体外化，通过 RG 3 导丝前向送

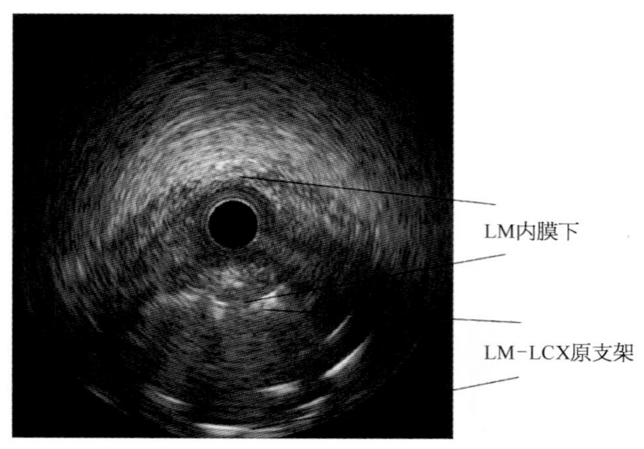

图 24-94-19　IVUS 显示导丝走形于左主干的内膜下，位于左主干原支架外

入 Corsair 微导管至前降支支架内，撤出 RG 3 导丝，循微导管注入硝普钠、欣维宁，前降支血流恢复至 TIMI 1 级。沿微导管插入 Sion 导丝至前降支远段，撤出微导管，插入 IVUS 探头示：前降支支架内血流瘀滞，前降支内导丝走行于真腔，左主干内导丝走行于内膜下（原支架外）（图 24-94-19）。

遂在 IVUS 指导下利用 Conquest Pro 导丝穿刺前降支开口进入前降支远段，更换 Fielder XT-A 导丝为工作导丝（图 24-94-20、图 24-94-21），复查 IVUS 示左主干开口至体部的导丝走行于真腔内，左主干末端导丝走行于支架外；遂决定采用“V 支架术”，将 3.0 mm × 15 mm NC Trek 球囊预埋于左主干-回旋支内，沿左主干-前降支导丝置入 3.0 mm × 13 mm Firebird 药物支架，左主干-回旋支球囊以 8 atm 扩张，左主干-前降支支架以 12 atm 释放，复查造影前降支血流恢复至 TIMI 3 级（图 24-94-22、图 24-94-23）。

后撤前降支内的支架球囊和回旋支内的非顺应性球囊进行对吻扩张，复查造影左主干-前降支及左主干-回旋支支架均无残余狭窄、夹层，血流 TIMI 3 级（图 24-94-24）。

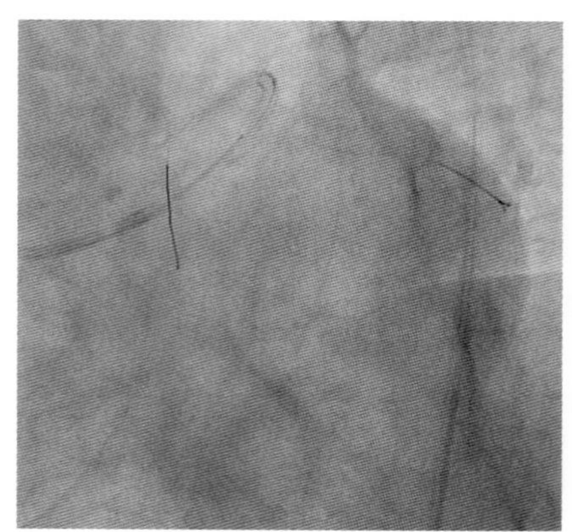

图 24-94-20　在 IVUS 指导下利用 Conquest Pro 导丝穿刺前降支开口处病变

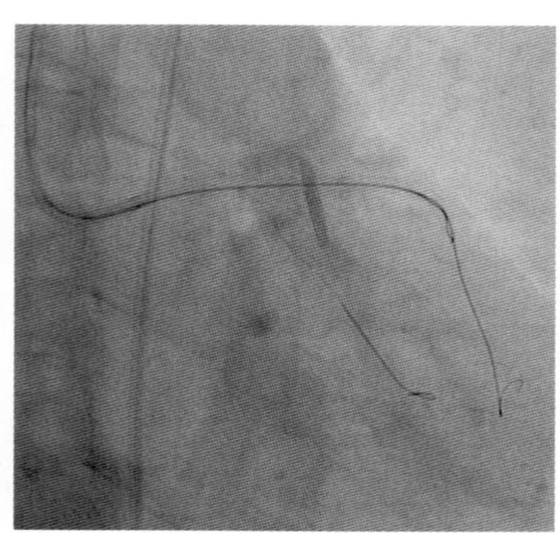

图 24-94-21　更换 Fielder XT-A 导丝

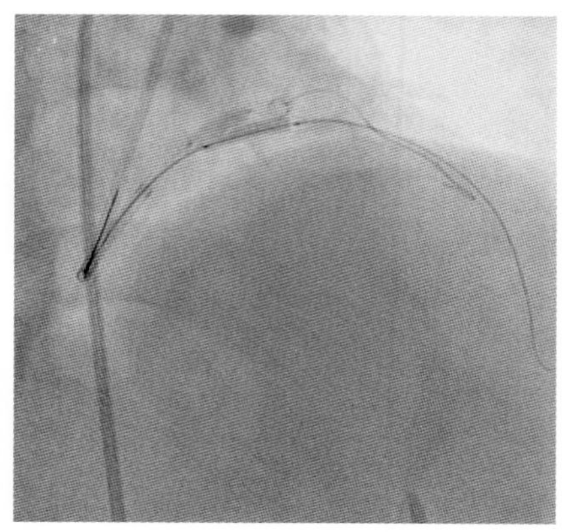

图 24-94-22　采用“V 支架术式”于左主干末端-前降支开口置入 3.0 mm × 13 mm Firebird 支架

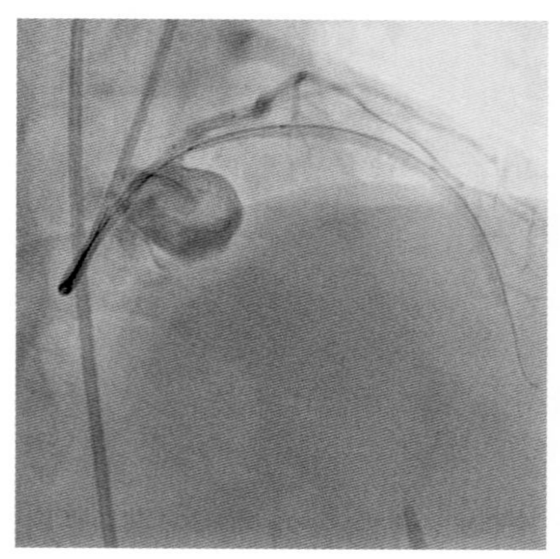

图 24-94-23　前降支前向血流恢复至 TIMI 3 级

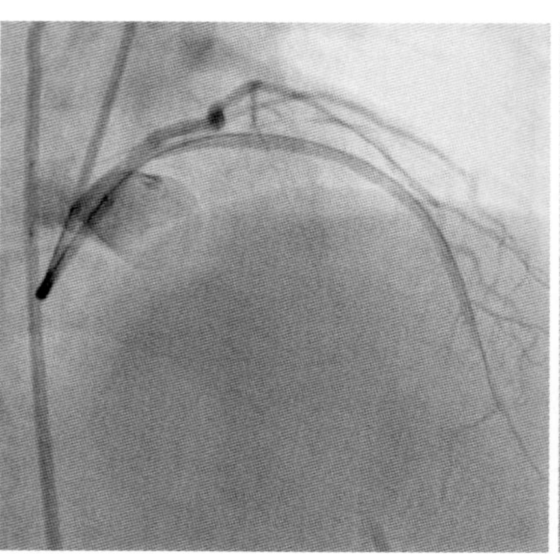

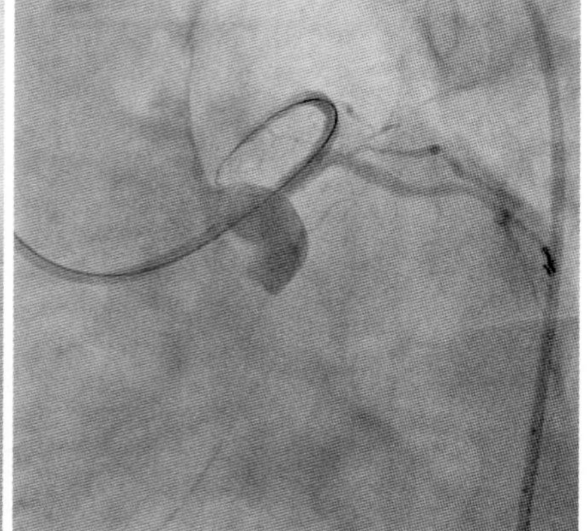

图 24-94-24　前三叉处进行对吻扩张后造影结果

复查 IVUS 示左主干-前降支、左主干-回旋支内呈现“V”支架型，支架贴壁良好（图 24-94-25）。

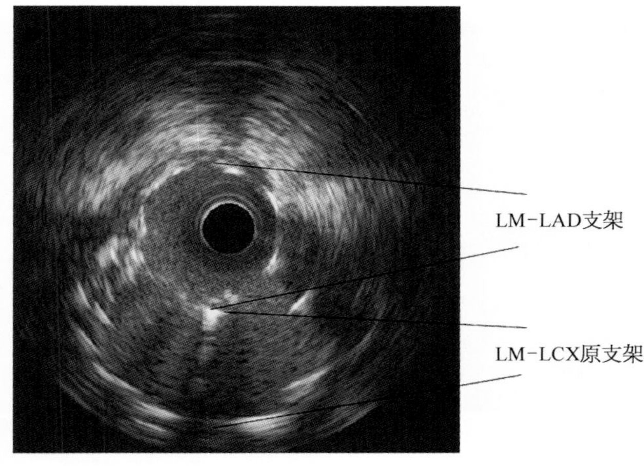

图 24-94-25　最终结果

• 小结 •

1. 该患者既往的两次手术尝试，均以失败告终。前降支的闭塞段入口从第一对角支发出处延伸到了前降支开口处，而且左主干-回旋支处还有一枚支架遮挡住闭塞段入口。所以这是一例具有相当难度的 CTO 病变，鉴于右向左的侧支循环良好，因此直接启动逆向途径是必然的。

2. 整个手术过程中遇到主要困难来源于逆向导丝走行于左主干内膜下。左主干-回旋支的支架植入已经有 4 个月，支架内出现了明显的内皮化，逆向导丝未能经过支架网眼刺穿内膜进入左主干支架内，而进入了疏松的左主干内膜下。对于这种术前解剖结构已然较为复杂的 CTO 病变，在导丝通过之后，应该先用血管内超声评估下导丝的位置，这样就可以避免后续的一系列问题。

3. 在 CTO 病变中，血管内超声可以有很多用途：指导导丝穿刺闭塞段入口、评估导丝在管腔中的走行、评估正向和逆向导丝的解剖位置、指导正向导丝进行 ADR 或逆向导丝进行反向 CART 技术。因此，IVUS 往往是提高 CTO 手术成功率的利器。

4. 我们最终在左主干-前降支补支架时采用了“V 支架术”。这种术式目前已经很少使用，而本病例中则是不得已而为之的方法，因为我们无法让导丝全部走形于左主干支架内。V 支架术后，左主干管腔内会永久性存在一层支架嵴，后期双抗可能需要适当延长时间，并且保持密切随访有无晚期或极晚期支架内血栓的风险。

病例 95　迂曲心外膜通道开通右冠 CTO

术者：宋耀明　　医院：陆军军医大学新桥医院

• 病史基本资料 •

• 患者男性，50 岁。

• 主诉：活动后胸闷、胸痛 2 年，加重 1 个月。

• 简要病史：有 2 年胸闷不适，未规范诊治；1 个月前胸闷加重，伴活动胸痛，偶有头痛、头晕等不适。

• 既往史：高血压 7 年，自测血压最高 190/110 mmHg。吸烟 400 支 / 年。无嗜酒史。家族史：无特殊。

• 辅助检查

查体：呼吸 20 次 / 分，脉搏 78 次 / 分，血压 112/83 mmHg，身高 175 cm，体重 83 kg。心律齐，未闻及杂音。双下肢无水肿。肺（−）。

实验室检查：肝、肾功能、血脂、血常规、电解质未见明显异常；心力衰竭、心肌损伤标志物正常。

正常心电图。

心脏彩超：各腔室大小正常，EF 64%。胸片未见明显异常。

• 诊断

冠心病：不稳定型心绞痛、心功能Ⅱ级。

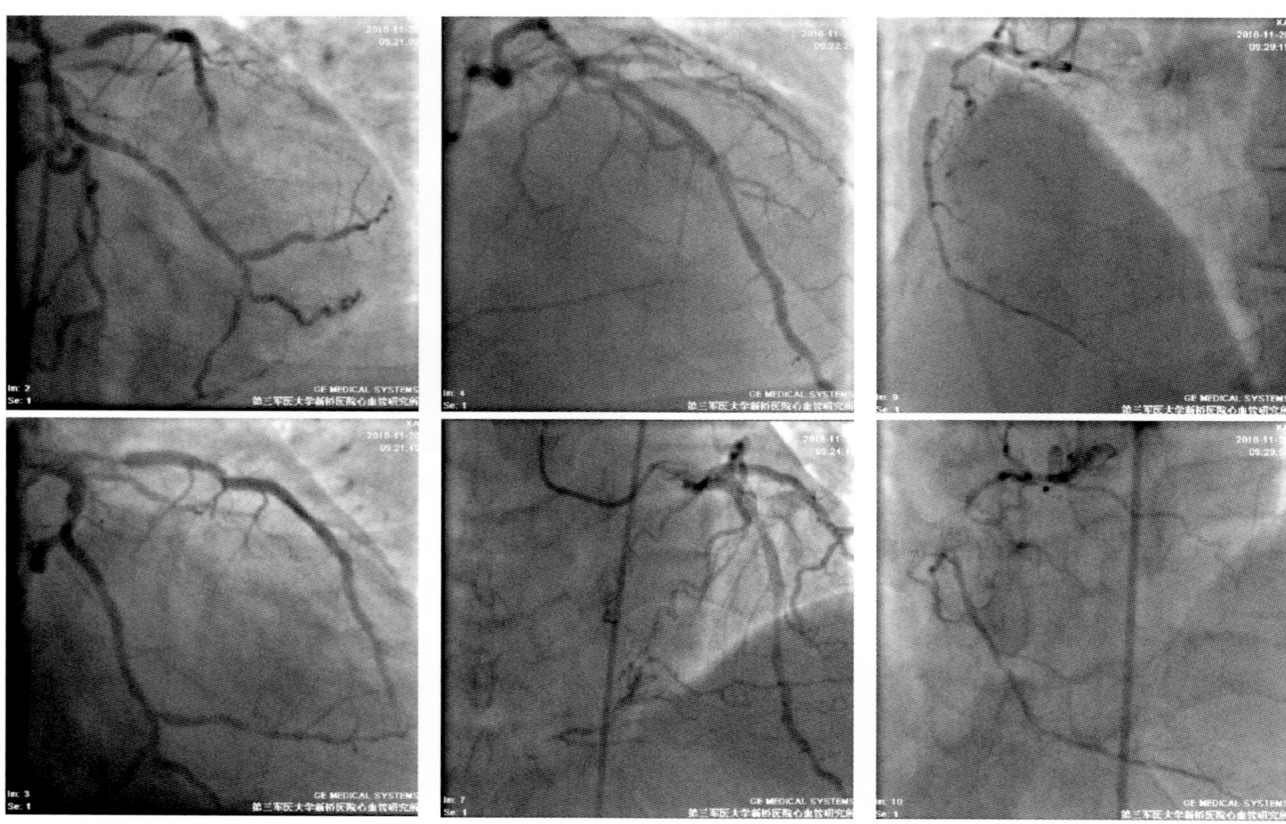

图 24-95-1 前降支近段原支架前重度狭窄

图 24-95-2 左向右侧支循环丰富，间隔支、回旋支心外膜通道均发育良好

图 24-95-3 右冠中段闭塞，同侧侧支循环形成

高血压 2 级，很高危。

高脂血症。

· 冠状动脉造影 ·

见图 24-95-1～图 24-95-3。

· 治疗策略 ·

前降支、回旋支支架植入术后，原支架通畅，前降支近段支架前重度狭窄，右冠中段 CTO 病变。CTO 无锥形残端，伴较大分支，闭塞段长。J-CTO 评分 3 分。同侧锐缘支代偿增大，对侧间隔支、心外膜有多个侧支形成，其中回旋支心外膜通道最为优势。

策略 1：正向导丝技术。Fielder XT-A 导丝“探”一下，如果能通过近端纤维帽，可以用该导丝在 CTO 体部行进，结合对侧造影确认导丝方向，导丝更替、斑块内或内膜下寻径。如果 Fielder XT-A 无法进入 CTO 可以考虑中等或高穿透力导丝在靠近锐缘支开口侧穿刺，进入 CTO 体部后再降级导丝操作。对侧造影看闭塞段在远段接近后三叉处，如果正向导丝无法到达远段真腔，原则上不首先启用 ADR，因为有损伤后三叉的分支可能。

策略 2：逆向导丝技术。本例要启动逆向需要处理前降支近段病变，然后再寻找间隔支通道，完成前降支血运重建后可重新经指引导管造影或微导管超选间隔支造影，寻找合适的间隔支通道。如果间隔支通道不可用，可考虑使用回旋支心外膜通道。

· 器械准备 ·

1. 穿刺准备：桡动脉入路及股动脉入路。

2. 指引导管选择：左冠首选 7F XB 或 EBU 指引导管，右冠首选 7F AL，如果到位困难，也可考虑 SAL 或 JR 及边支锚定。如桡动脉管径不允许，可考虑 6F 指引导管。如使用心外膜侧支，还需使用 90 cm 的指引导管，否则逆向微导管长度不够。

3. 其他器械准备：IVUS、冠状动脉旋磨、Guidezilla、双腔微导管、Cosair 微导管、Finecross 微导管、弹簧圈、导丝等。

• 手术过程 •

（一）第一次 PCI

右股动脉入路 7F XB 3.5 指引导管，右桡动脉 6F AL 1.0 指引导管及 135 cm Corsair 微导管。指引导管到位后患者胸痛加重，持续不缓解，前降支血流差，植入 4.0 mm × 12 mm 支架后好转。正向 Fielder XT-A 导丝未能进入近端纤维帽，换 GAIA Second 导丝进入 CTO 体部后进入假腔，Pilot 200 平行导丝仍无法调整至真腔。启动逆向（图 24-95-4）。

Sion、Fielder XT-R 导丝反复尝试间隔支通道，均无法到达右冠远段，导丝“冲浪”仍未成功，患者不耐受，终止手术（图 24-95-5）。

（二）第二次 PCI

右桡动脉入路 7F EBU 3.75 指引导管放至冠状动脉口，指引导管剪短约 7 cm；左桡动脉 6F AL 1.0 指引导管，导丝锚定（图 24-95-6）。

双侧造影基本同前，未见新的间隔支侧支形成，直接启动逆向，首选回旋支心外膜侧支。150 cm Corsair 微导管，Sion 导丝、Fielder XT-R 导丝均无法通过，换 Suoh 03 导丝通过，逆向微导管通过至右冠远段（图 24-95-7）。

逆向微导管跟至接近远端纤维帽，GAIA Second 导丝通过困难，换 GAIA Third 导丝突破远端纤维帽

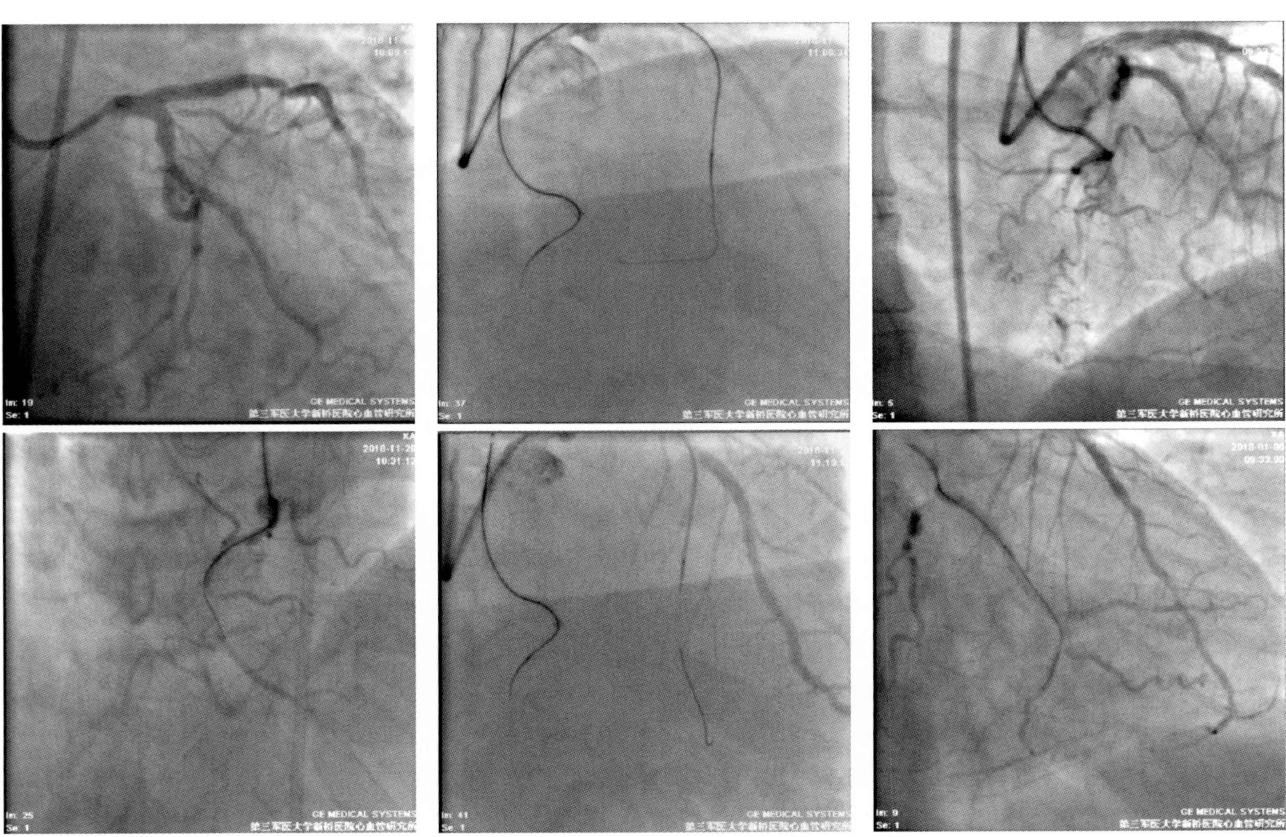

图 24-95-4　正向介入治疗失败　　图 24-95-5　导引钢丝无法通过侧支血管　　图 24-95-6　自制短指引导管

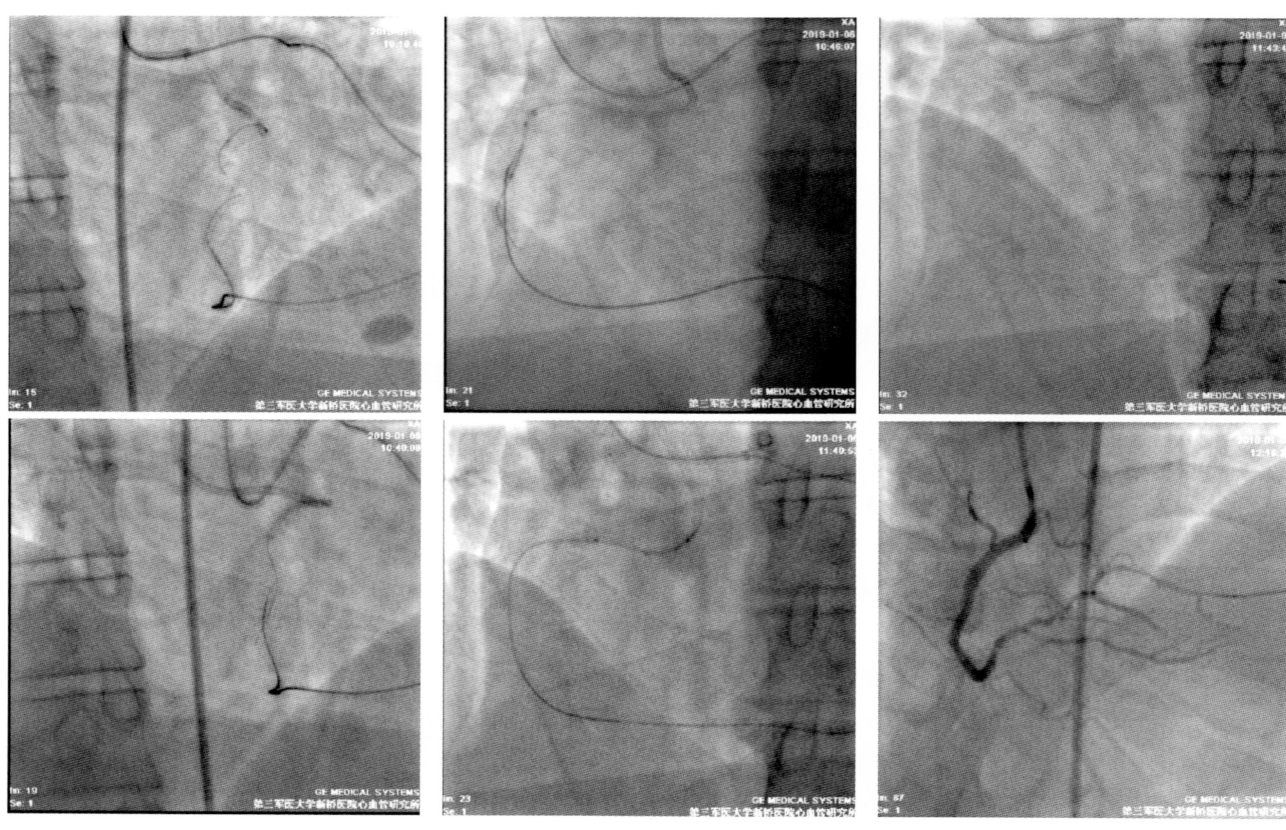

图 24-95-7　Suoh 03 导丝通过侧支血管至右冠远段

图 24-95-8　正向准备

图 24-95-9　反向 CART 技术后，置入支架

到达 CTO 体部。正向准备，GAIA Second 导丝进入 CTO 体部，操控正向导丝接近逆向导丝，动态投影确认导丝缠抱，送入 Guidezilla。

2.0 mm 球囊反向 CART 两次后，逆向导丝通过，送入正向指引导管，正向球囊指引导管内锚定导丝，跟进逆向微导管。RG 3 导丝完成体外化，2.5 mm × 20 mm 预扩球囊，2.75 mm × 6 mm 切割球囊预处理后，右冠远段三叉前开始，由远及近先后植入 3.0 mm × 38 mm、3.5 mm × 28 mm、4.0 mm × 28 mm 支架（图 24-95-9）。

· 术后结果 ·

右冠完全血运重建，左室后支弥漫性轻中度狭窄，前向血流 TIMI 3 级，暂不处理。检查心外膜逆向通道未受损。术后患者无不适。随访 3 个月，未再发心绞痛，无 MACE 事件。

· 小结 ·

1. 本例为右冠 CTO，2 次 PCI，首次尝试正向及间隔支通道逆向未成功，第二次利用回旋支心外膜通道完成手术。第一次手术失败的主要原因分析：① 在优势间隔支通道未通过后，反复尝试了条件不好的通道，并多次尝试导丝“冲浪”技术，耗费了手术时间，最终患者不耐受；② 器材准备不充分，微弹簧圈缺货，导致启动心外膜通道的决心受到影响。

2. 第二次手术逆向通道在 Sion、Fielder XT-R 导丝难以通过的情况下，换 Suoh 03 柳暗花明，完成最艰难的一步。建立逆向轨道后选择 RG 3，而不是 Rendezvous，主要是考虑增加指引导管支撑力，但这样做会增加心脏切割作用，导致患者出现症状或血流动力学受影响。这里有两个小技巧分享给大家，① 用 Pilot 50 或 Pilot 150 导丝在 AL 指引导管第一个 U 弯处行 Rendezvous 很容易进入逆向微导管；② 长闭塞段右冠开通后常常会出现一过性血压降低，需要做预防性处理，但该现象还有待更多样本量的证实，机制不清楚。

病例 96　经同侧侧支血管开通前降支闭塞病变

术者：田峰　　医院：中国人民解放军总医院第一医学中心心血管内科

• 病史基本资料 •

• 患者女性，72 岁。

• 主诉：发作性胸痛 1 年余入院。

• 既往史：冠心病危险因素：糖尿病 13 年，血糖控制不佳；高血压 6 年、吸烟史 6 年、肥胖、冠心病家族史。无心肌梗死病史。

• 辅助检查：心电图示Ⅲ、aVF 导联 QS 型，V_4～V_6 导联 T 波低平，心脏超声 EF 值 53%。

• 既往治疗：在当地医院行冠状动脉造影检查，试行前降支 PCI 未成功。

• 冠状动脉造影 •

LM 无狭窄，LCX 远段闭塞，LAD 中段闭塞，RCA 近段闭塞（图 24-96-1）。

• 治疗策略 •

3 支血管闭塞，LAD 中段闭塞，无残端，闭塞近段有大的间隔支，近期尝试过 PCI 未成功，考虑局部存在损伤可能，本次暂不干预 LAD。LCX 闭塞段较短，仔细读图可见微通道血流，开通 LCX 相对容易些。RCA 近段闭塞无残端，闭塞近段分支血管，闭塞段长度 >20 mm，造影看钙化不明显，但患者多年糖尿病并且控制不良，有较高的钙化可能。间隔支到右冠 PDA 侧支良好，可作为逆向介入治疗的通道。RCA 闭塞远段有相对正常血管段，ADR 策略作为备选。拟先开通 RCA，首先尝试正向技术，如果正向不成功，再考虑逆向或者 ADR。

• 器械选择及详细手术过程 •

右桡动脉路径，6F JR4 指引导管及 Guidezilla 导管，Runthrough 导丝送入 RCA 近段分支作为标记，130 cm Finecross 微导管及 GAIA Second 导丝，在分支开口的上缘作为穿刺点，导丝通过闭塞段达 RCA 远段血管，预扩张后右冠近中段串联置入 Firehawk 3.0 mm × 26 mm 及 3.5 mm × 26 mm 支架，复查造影结果满意（图 24-96-2）。

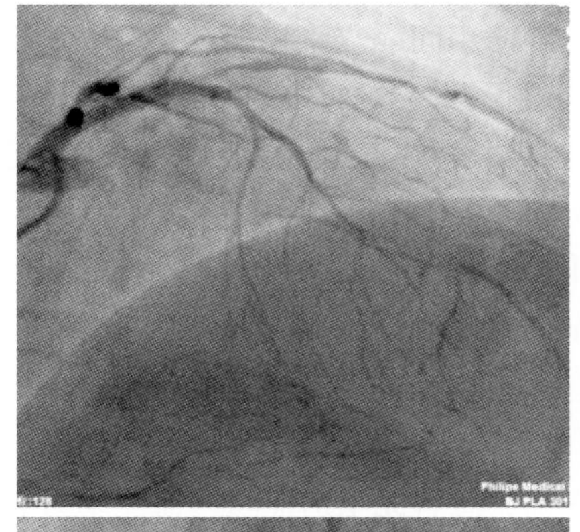

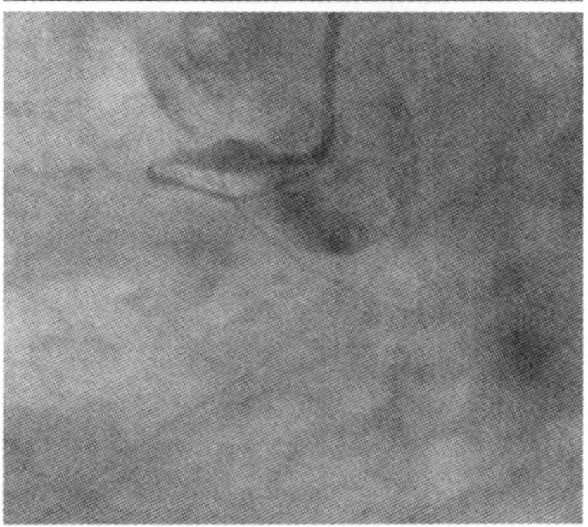

图 24-96-1　LCX 远段闭塞，LAD 中段闭塞，RCA 近段闭塞

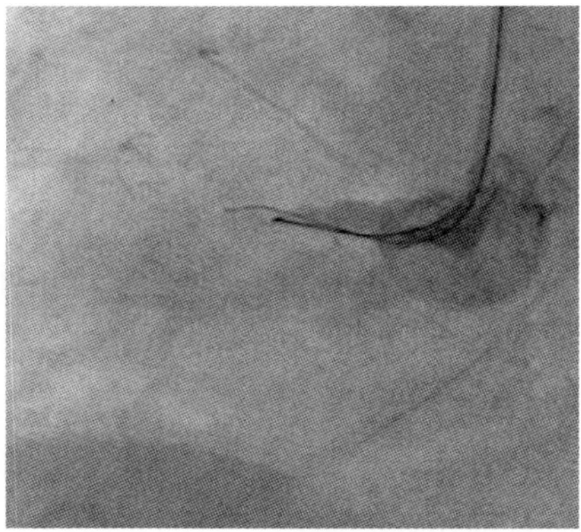

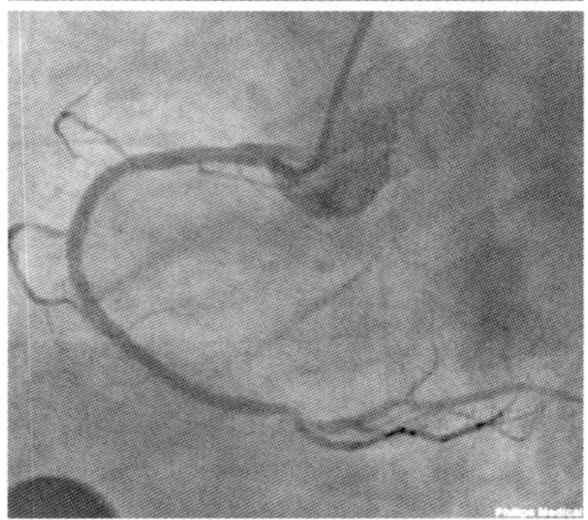

图 24-96-2　正向开通右冠闭塞病变

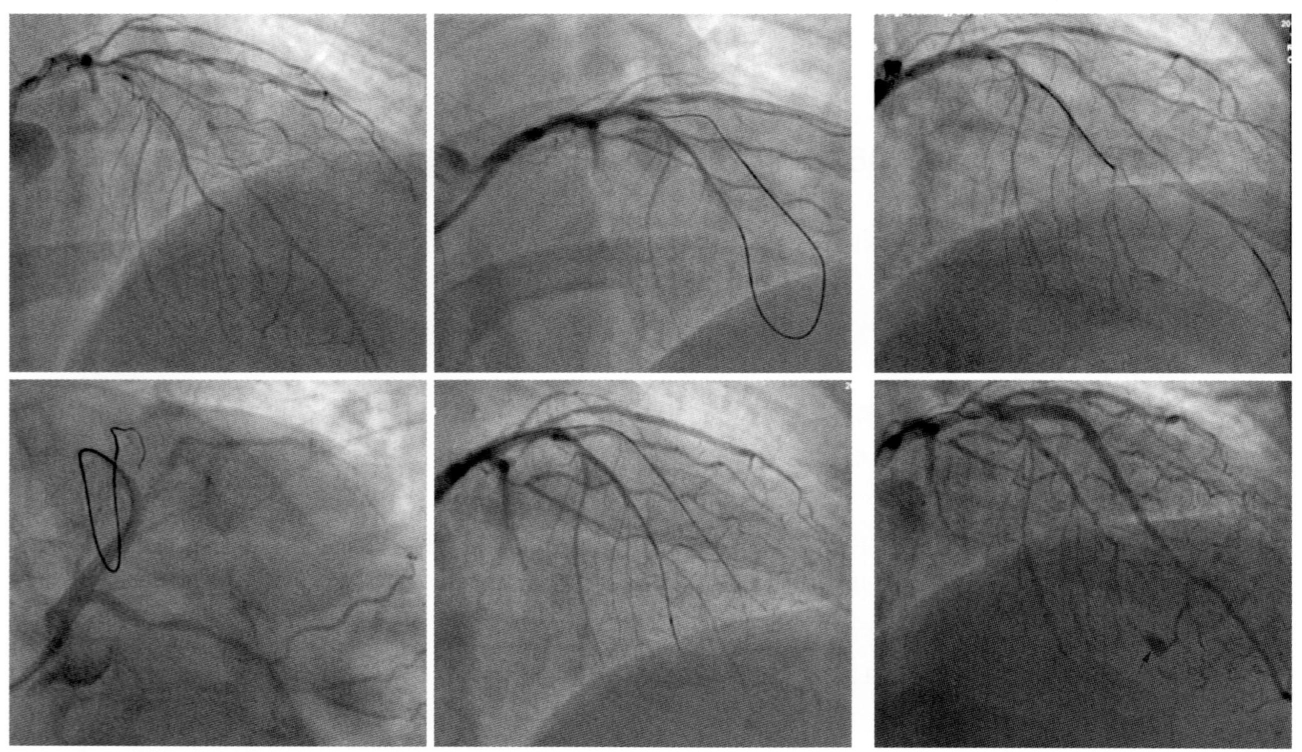

图 24-96-3 经间隔支-间隔支同侧侧支血管进行逆向介入治疗

图 24-96-4 置入支架后，间隔支到 LAD 的 U 型侧支底端可见造影剂滞留

1 个月后拟行 LAD PCI，复查造影，右冠支架通畅，未见到供应 LAD 的侧支。可见从间隔支到 LAD 的侧支（图 24-96-3，箭头所示），拟使用间隔支到前降支的侧支通道首先尝试逆向，如果逆向不成功，再应用 IVUS 指导正向策略。右侧桡动脉路径，6F EBU3.5 指引导管，150 cm Corsair 微导管和 Sion 导丝，微导管通过间隔支 U 型侧支底部时阻力偏大，旋转微导管后通过侧支并进入 LAD 远端，更换为 Ultimate Bro 3 导丝，多次调整后通过 LAD 闭塞段进入 LAD 近段，多体位投照证实导丝在血管真腔（图 24-96-3），导丝送入指引导管，RG 3 导丝体外化，经微导管送入导丝达 LAD 远段，应用 Sprinter 2.5 mm × 20 mm 球囊扩张后串联置入 Tivoli 2.5 mm × 28 mm、3.0 mm × 18 mm 支架，并用 NC Sprinter 3.0 mm × 12 mm 球囊进行支架内后扩张，重复造影支架结果满意（图 24-96-4）。间隔支到 LAD 的 U 型侧支底端可见造影剂滞留（图 24-96-4，箭头指示），考虑为局部血管扭曲成角，微导管通过遇到阻力、旋转通过时局部血管损伤所致。血管损伤在心肌内、局部无造影剂渗漏、患者无不适症状、血流动力学稳定，观察 15 min 无变化，结束手术。术后心包内无液体，室壁运动较前改善，活动耐量显著增加，术后 2 日出院。

• 小结 •

1. 结合病史及造影结果，RCA 是患者近期胸痛的罪犯血管，应先处理 RCA 病变，从手术安全性看，先干预 RCA 的风险较低，不应先干预 LAD 闭塞。

2. RCA 闭塞，侧支血供主要来自间隔支，没有做双侧造影，不利于闭塞段的判断，所幸是 RCA 正向 PCI 时导丝很快通过闭塞段并达远段血管真腔，从策略规范讲还是应该先做双侧造影评估。

3. LAD 中段闭塞无残端，近段有血管分支，第一次 PCI 未成功的原因可能是导丝没有合适的穿刺点，间隔支到 LAD 远段有良好侧支，再次 PCI 时选择直接逆向是合理的。微导管在心肌内血管成角处推送力过大导致局部损伤并造影剂滞留，应密切观察局部是否血肿以及血流动力学状况，微导管的推送要轻柔，避免血管损伤。

病例 97　当逆向导引钢丝头端嵌顿以后

术者：温尚煜　　医院：天津市第四中心医院　　日期：2019 年 6 月 3 日

· 病史基本资料 ·

· 患者男性，71 岁。

· 既往史：糖尿病，高血压，吸烟，5 年前急性广泛前壁心肌梗死，溶栓治疗。

· 简要病史：活动后胸痛 5 年，加重 1 个月。1 个月前行 RCA、PCI，此次行 LAD、PCI。

· 冠状动脉造影 ·

前降支闭塞，无残端。右冠造影可见给予前降支中段的侧支（图 24-97-1）。

· 治疗策略 ·

1. LAD 开口闭塞，无残端。RCA 给 LAD 提供良好侧支循环，但近端较迂曲，LCX 远端有较粗大的心外膜侧支循环到 LAD。按 CTOCC CTO PCI 流程图，无锥形残端的 CTO 首选 IVUS 指导寻找闭塞残端，将 IVUS 导管置于可能闭塞处最近的分支内仔细寻找，如发现闭塞残端，可在微导管或双腔微导管支持下穿刺闭塞段。如未发现闭塞残端或导丝穿刺失败，有可利用侧支，可逆行尝试。患者闭塞段在 LAD 开口，治疗时可能涉及 LM 更应该首选 IVUS 指导下介入治疗。

2. LAD 开口无残端病变正向导丝易损伤 LM 和 LCX 近端；逆向导丝易进入内膜下，导致 LCX 开口损伤和闭塞。

3. LAD 开口无残端病变应首选在 IVUS 指导下寻找 LAD 开口，成功后在 IVUS 指导下行 LM，LAD 介入治疗。考虑经济问题未采用 IVUS 指导（牵强借口）。患者有较好的间隔侧支和一条可用的同侧心外膜侧支，在尝试正向导丝技术数分钟无法发现入口后可改逆向治疗。逆向侧支有两个选择，间隔支侧支比较安全，但近端较迂曲通过微导管时可能会遇到困难；可见 LCX 到 LAD 中段的心外膜侧支，侧支连续可用，但选用心外膜侧支有破裂的风险，可作为备选。如逆向不成功可在 IVUS 指导下寻找 LAD 断端。如进入内膜下可尝试 ADR。

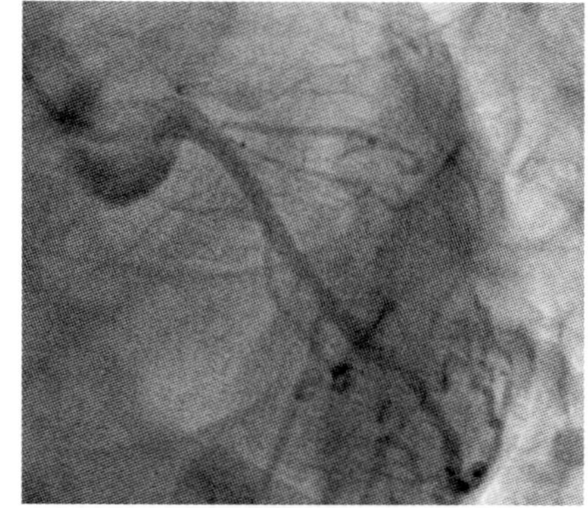

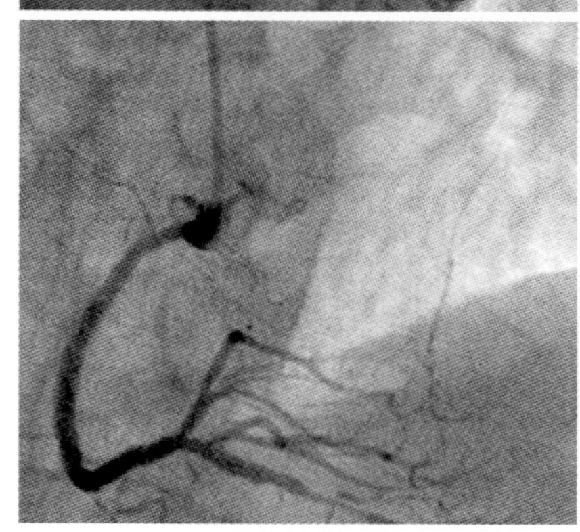

图 24-97-1　前降支起始部完全闭塞

· 器械准备 ·

1. 右桡动脉 6F 桡动脉鞘、右股动脉 7F 股动脉鞘。

2. 右股动脉 7F EBU 3.5，计划先尝试逆行，如不成功在 IVUS 指导下寻找 LAD 开口，所以左冠导引导管选用 7F；右桡动脉 6F AL 1.0，为克服支持力不足的缺点，预先在 AL 1 导引导管内置入 Guidezilla 导管。

· 手术过程 ·

右桡动脉 AL 1.0 导引导管，Guidezilla 支持下，Sion 导丝进入后降支，150 cm Corsair 微导管跟进，Sion 导丝通过间隔支侧支（图 24-97-2）。

间隔支近端迂曲，Corsair 微导管无法通过间隔支，换 150 cm Finecross 微导管通过间隔支侧支，到达 LAD 闭塞处远端。微导管造影提示远闭塞处端纤维帽呈锥形，进攻角合适，有利于导丝穿刺，但间隔支距 LAD 闭塞远端纤维帽较近，不利于逆向导丝通过（图 24-97-3）。

首先采用逆向导丝通过技术 Fielder XT-R 导丝未通过闭塞段；

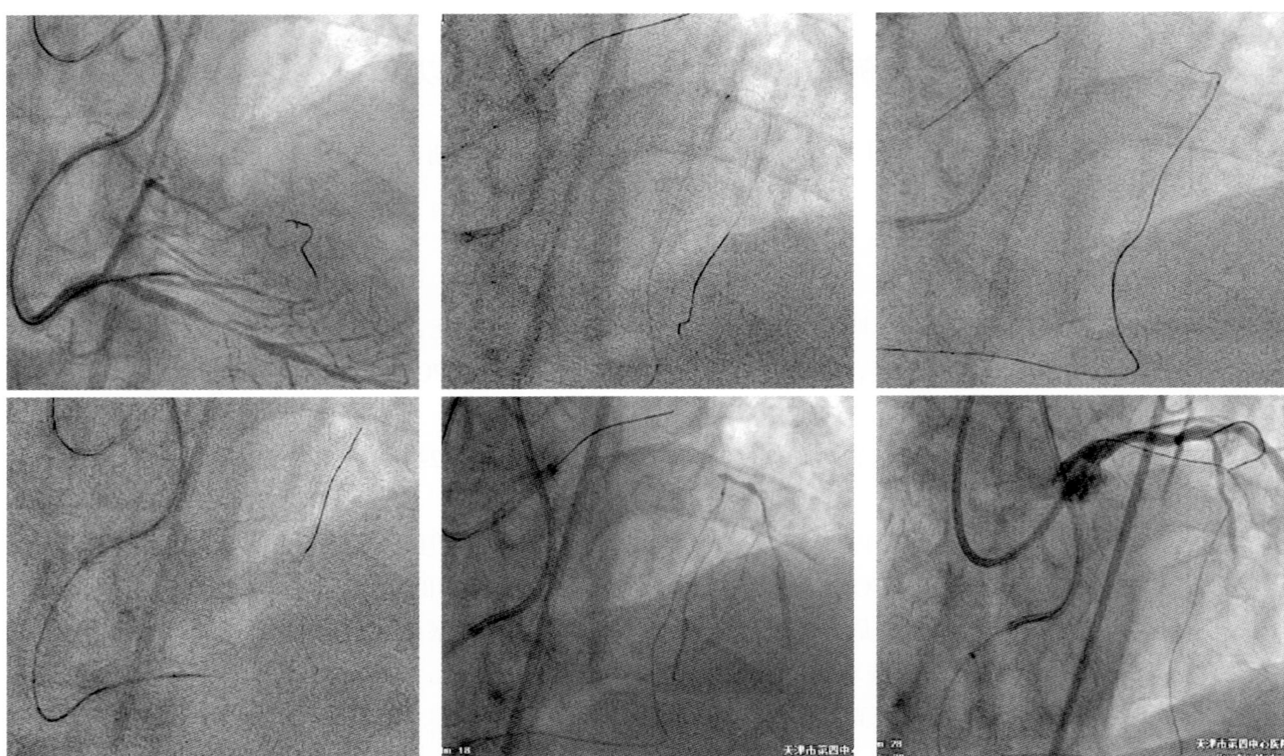

图 24-97-2 Sion 导丝通过间隔支侧支

图 24-97-3 150 cm Corsair 微导管无法通过间隔支，换 150 cm Finecross 微导管通过间隔支侧支

图 24-97-4 逆向导引钢丝无法进入正向指引导管内

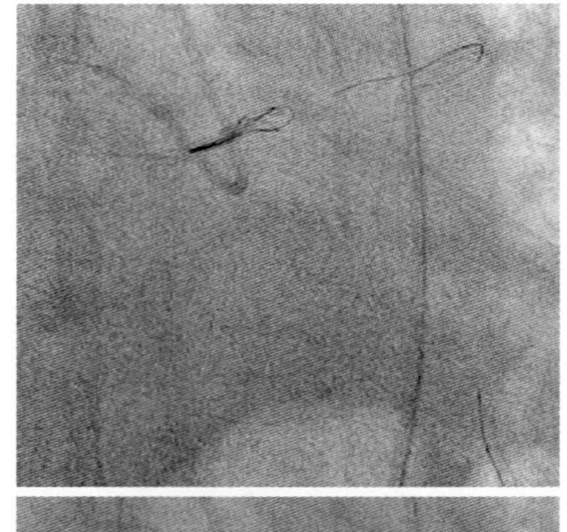

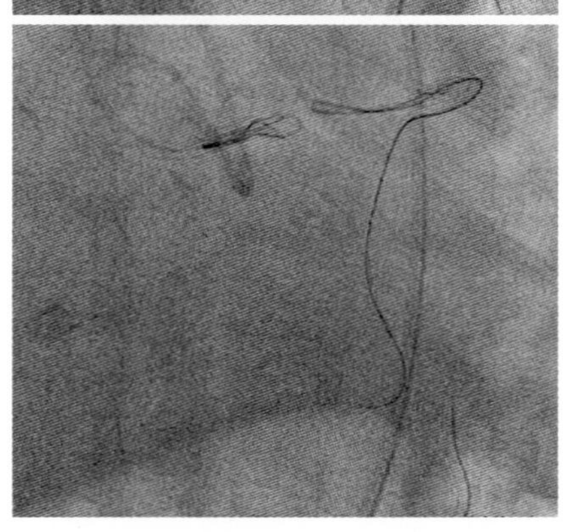

图 24-97-5 En Snare 抓捕器抓捕逆向导丝不成功，逆向 Knuckle 导引钢丝技术

换 Pilot 200 能进入升主动脉。多次调整导丝无法进入正向导引导管内（图 24-97-4）。

En Snare 抓捕器抓捕逆向导丝不成功。考虑逆向导丝在通过 LAD 近段、LM 可能有部分走形在内膜下。将微导管退回到远端纤维帽处，换 Fielder XT-R 导丝 Knuckle 至近 LAD 根部，保证逆向导丝在血管结构内（图 24-97-5）。

正向 Conquest Pro 导丝穿刺逆向 Knuckle 的 Fielder XT-R 导丝。Knuckle 导丝头端直径较大，将闭塞的 LAD 近段血管结构扩大，距闭塞处距离近，正向导丝容易穿入闭塞血管结构内，和逆向导丝交汇。多体位造影，正、逆向导丝极为接近（图 24-97-6）。

试图用正向 Conquest Pro 导丝在斑块内穿刺入逆向微导管，如正向导丝可进入逆行微导管内，可简化逆向介入操作，但正向导丝穿刺逆向微导管不成功（图 24-97-7）。

用 Conquest Pro 导丝再次尝试逆向通过技术，Conquest Pro 导丝在穿刺过程中卡在钙化斑块内，无法前进、后退（图 24-97-8）。

用 1.5 mm 球囊行反向 CART 技术，球囊贴近逆向导丝，将卡在钙化病变内的 Conquest Pro 导丝撤出（图 24-97-9）。

完成反向 CART 技术后，逆向 Pilot 200 导丝先进入 LCX 内，然后退出，通过 LM 进入正向导引导管内，基本可排除逆向导丝走行在

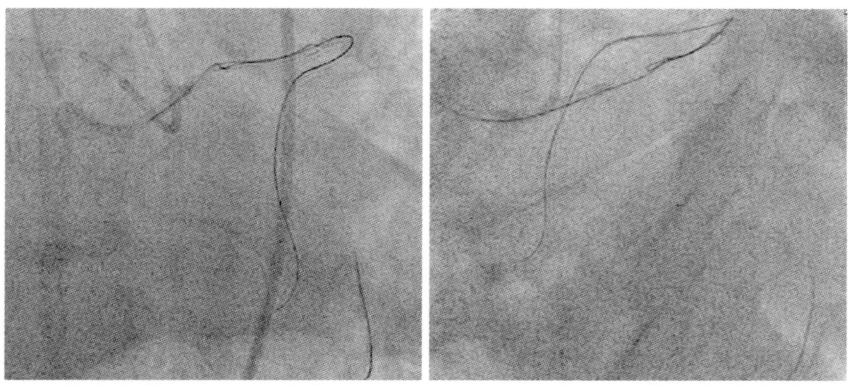

图 24-97-6　正向 Conquest Pro 导丝穿刺逆向 Knuckle 的 Fielder XT-R 导丝

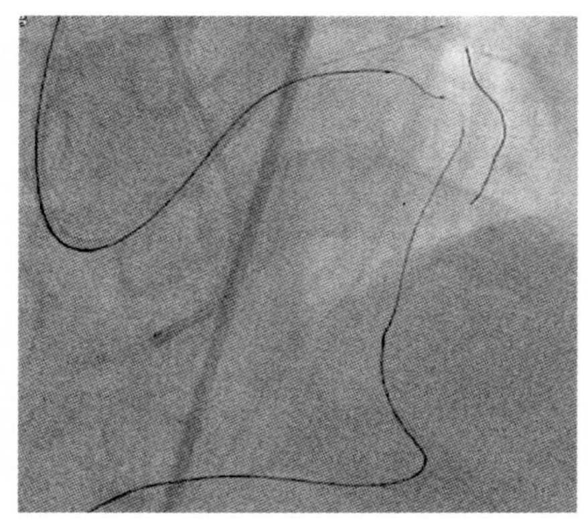

图 24-97-7　试图用正向 Conquest Pro 导丝在斑块内穿刺入逆向微导管

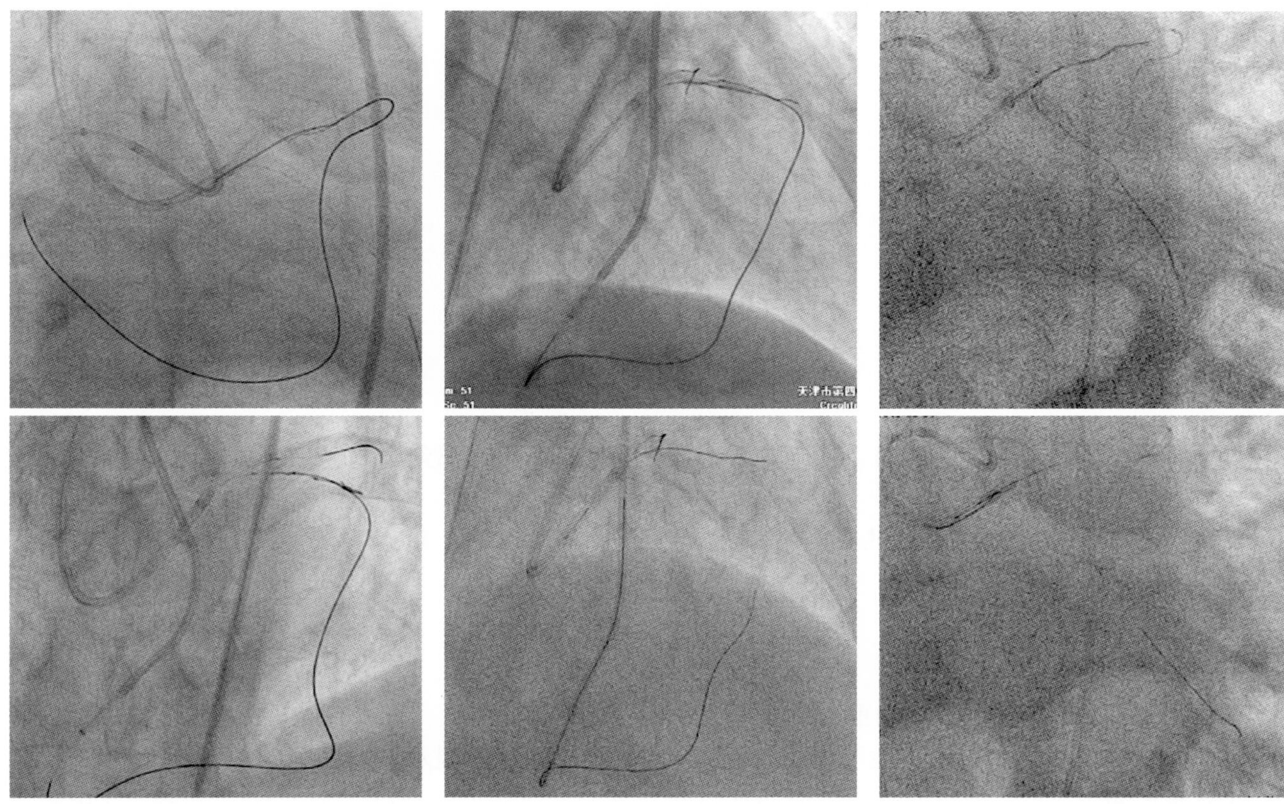

图 24-97-8　Conquest Pro 导丝头端嵌顿

图 24-97-9　用 1.5 mm 球囊反向 CART，将卡在钙化病变内的 Conquest Pro 导丝撤出

图 24-97-10　Rendezvous 技术将正向 BMW 导丝送入逆向微导管内

LM 内膜下。正向导引导管内球囊锚定逆向导丝头端，将逆行微导管送入正向导引导管内，Rendezvous 技术将正向 BMW 导丝送入逆向微导管内，到达间隔支远段（图 24-97-10）。

用 KDL 双腔微导管将正向 Sion 导丝送到 LAD 远段，球囊扩张 LAD。根据术前造影和 LCX 内保护导丝定位，置入 LAD 支架（图 24-97-11）。

· **术后结果** ·

即刻结果满意，术后 4 周随访，患者活动后无胸痛发生（图 24-97-12）。

· **小结** ·

严格按 CTOCC CTO PCI 流程图指导 CTO 介入治疗可提高手术成功率，提高手术效率，减少射线量和造影剂用量。如果再次做类似病例应以按流程图标准操作，及时启动反向 CART 技术，少用成功率低的逆向导丝通过技术和成功率更低的正向导丝穿刺逆向微导管技术，提高手术效率。Knuckle 技术可以保证导丝走行在血管结构内，使闭塞的血管直径增大，就像抵近大靶子射击可提高命中率一样，提高对侧导丝穿刺成功率。涉及 LM、LAD 开口闭塞无残端的 CTO 最好在 IVUS 指导下完成，及时发现错误导丝走行位置，预防回旋支闭塞，也有利于确定闭塞血管直径选择合适支架，发现支架膨胀和贴壁不全，明确是否有严重钙化、肌桥和负性血管重构，预防并发症发生。

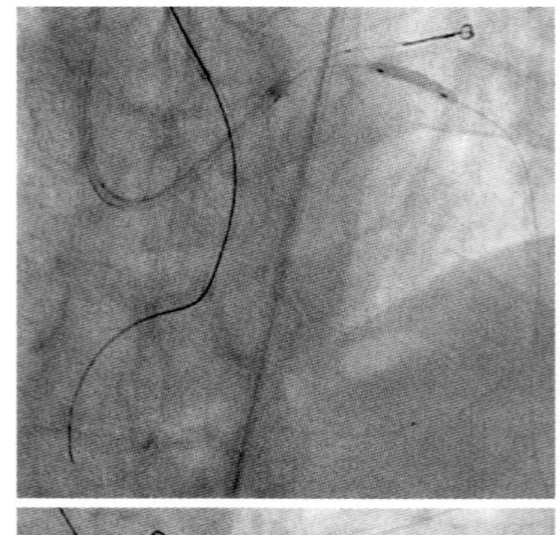
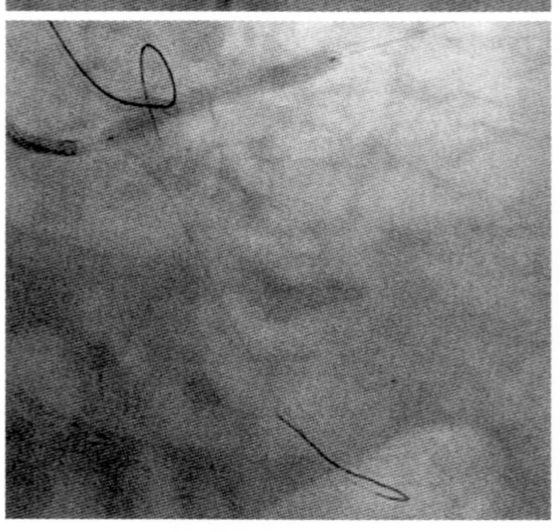
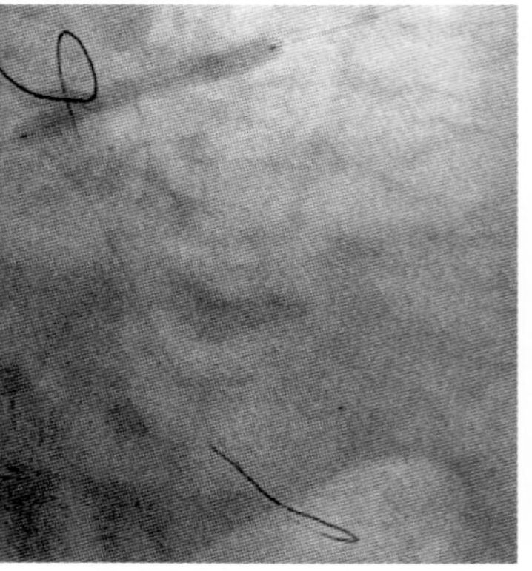

图 24-97-11　前降支置入支架

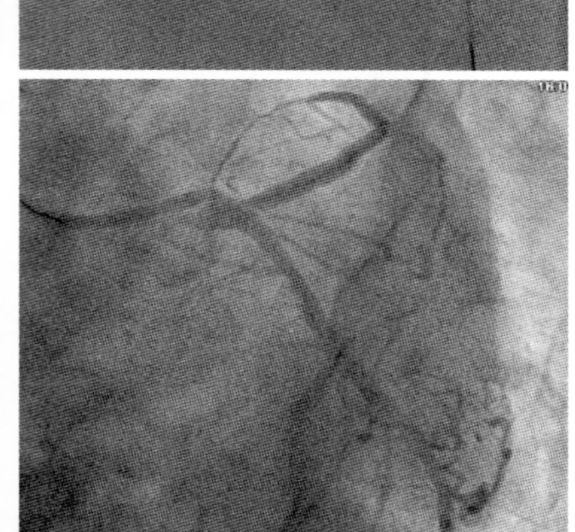

图 24-97-12　置入支架后最终结果

病例 98　逆向介入治疗开通 LAD 起始部完全闭塞

术者：修建成，梁鸿彬　　医院：南方医科大学南方医院

· 病史基本资料 ·

• 患者男性，65 岁。

• 主诉：反复胸闷 1 年余，加重 1 个月。

• 简要病史：1 个月前因急性下壁心肌梗死于外院急诊造影，提示 RCA 近中段闭塞，血流 TIMI 0 级，LM 远段 40% 狭窄，LAD 开口完全闭塞，LCX 中段 90% 重度狭窄，LCX 向 LAD 远段提供 3 级侧支循环。于 RCA 近中段植入 3.5 mm × 24 mm DES。术后胸闷症状缓解，行规律冠心病二级预防治疗。本次入院为行 LAD、LCX 介入治疗。

• 既往史：危险因素：大量吸烟史、高脂血症、无高血压、糖尿病病史及早发冠心病家族史。

• 辅助检查

心电图：窦性心律，频发室性期前收缩。

心脏彩超：各心房心室腔未见增大，LVEF 52%，左心室下壁基底段室壁运动稍减弱，左心室舒张顺应性减退。

· 基线冠状动脉造影 ·

见图 24-98-1～图 24-98-4。

1. 基线造影：LM 远段 40% 狭窄；LAD 起始部闭塞，远段通过 LCX 及 RCA 侧支循环显影；LCX

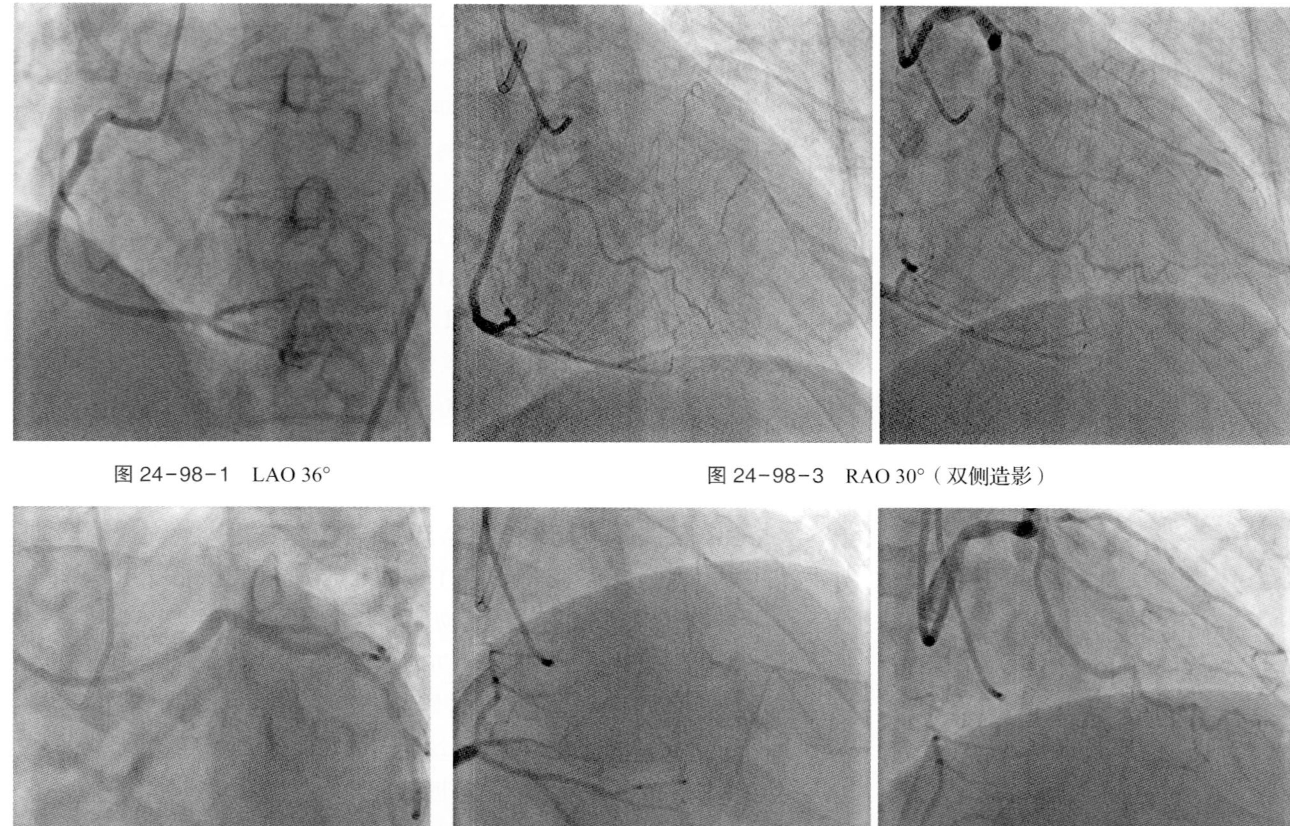

图 24-98-1 LAO 36°

图 24-98-3 RAO 30°（双侧造影）

图 24-98-2 LAO 46°+CAU 29°

图 24-98-4 RAO 26°+CRA 30°（双侧造影）

远段 90% 重度狭窄；RCA 近中段支架未见支架内再狭窄，远段通过间隔支向 LAD 提供 3 级侧支循环。

2. LAD CTO 特点：① 起始部闭塞，入口不明确，LCX 与 LAD 角度大，无中间支或者高位钝缘支（OM）；② 闭塞段长度 >20 mm，闭塞段未见明显钙化、迂曲；③ 闭塞段出口血管存在病变，直径 <2.5 mm；④ 逆向通过丰富间隔支侧支循环（至少 2～3 处间隔支相对平直，侧支连接处未见明显迂曲），供血血管（RCA）未见明显血流限制性狭窄。

· 手术策略 ·

1. 正向 IVUS 指导下寻找 LAD 入口，确保导丝从正确的入口进入病变（该病例 LCX 与 LAD 角度大，无中间支或者高位 OM 支，IVUS 对 LAD 入口信息采集有限）。

2. 假如正向 IVUS 指导下导丝顺利进入闭塞段，首先尝试正向导丝直接通过，根据情况可进一步升级导丝或平行导丝技术。

3. 可尽早启动逆向准备，如正向导丝失败，可启动逆向导丝通过、正逆向导丝对吻技术或反向 CART 技术（此病例因闭塞段出口血管细小且存在病变，ADR 技术可能不太适合）。

4. 因患者 LM 远段存在病变，且 LCX 自身存在重度狭窄（同样为 LAD 远段供血血管），如术中患者出现血流动力学不稳定，应对症处理 LCX-LM 病变。

· 器械选择 ·

1. 血管入路：右桡动脉 6F 鞘管 + 右股动脉 7F 鞘管。

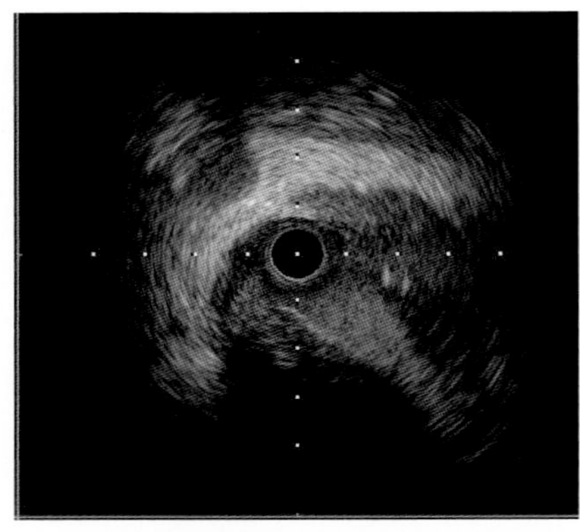

图 24-98-5 IVUS 确认正向导丝无法进入 LAD 结构内

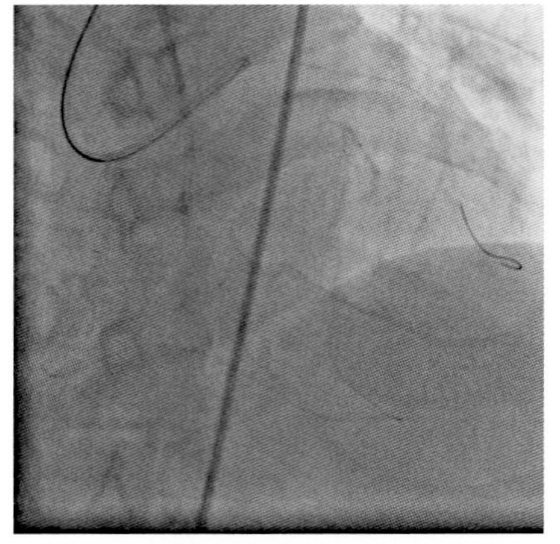

图 24-98-6 逆向导丝送至 LAD 中段，微导管造影确认

2. 指引导管：正向 7F XB 3.5 指引导管至 LCA，逆向 6F AL 1.0 指引导管至 RCA。

3. 微导管：正向 135 cm Corsair，逆向 150 cm Finecross。

4. IVUS 导管：波科 Opticross。

· 手术过程 ·

1. IVUS 导管置于 LCX，尝试寻找 LAD 入口信息（非实时指导），因 LCX-LM 角度较大，LAD 入口显示不清楚。

2. 逐渐升级导丝（Fielder XT-R → GAIA First → GAIA Third → Conquest Pro），Conquest Pro 导丝切入闭塞段，IVUS 确认正向导丝无法进入 LAD 结构内（图 24-98-5）。

3. 启动逆向。150 cm Finecross 微导管支撑下，顺利送 Sion 导丝经间隔支至 LAD 中段，跟进微导管（图 24-98-6）。

4. 逆向送 Fielder XT-A 导丝到 LAD 闭塞近段，再次启动正向，正向依次尝试塑弯 GAIA First、Ultimate Bro 3、Conquest Pro 导丝，正逆向导丝更替及正逆向导丝对吻，失败（图 24-98-7）。

5. 此时患者出现血压下降（70/50 mmHg），心率加快（90～100 次 / 分），未诉明显不适，右冠造影血流正常，未见冠状动脉穿孔心包积液，考虑 LM 远段狭窄，导丝反复穿刺造成夹层血肿导致 LCX 血流受限。于 LCX 远段、LCX 近段-LM 远段植入药物洗脱支架（DES），患者血流动力学恢复稳定（图 24-98-8）。

6. 逆向升级为 Conquest Pro 导丝，调整导丝方向在靠近嵴部位置向 LM-LCX 支架穿刺，顺利送导丝穿刺通过 LAD 闭塞开口进入 LM，IVUS 确认逆向导丝在 LM 均位于支架及从血管结构内（图 24-98-9、图 24-98-10）。

7. 调整逆向导丝进入正向指引导管内，前送逆向微导管至正向指引导管，交换为 RG 3 导丝，建立体外化通道（图 24-98-11）。

8. IVUS 确认 LAD 导丝位于血管真腔，同时测量病变长度、血管直径、是否存在血管负性重构、是否存在心肌桥、是否存在内膜钙化，为下一步支架植入做准备（图 24-98-12）。

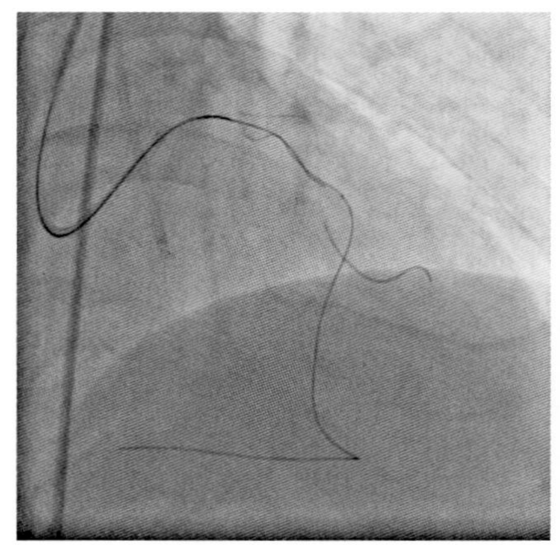

图 24-98-7 正逆向导丝对吻技术

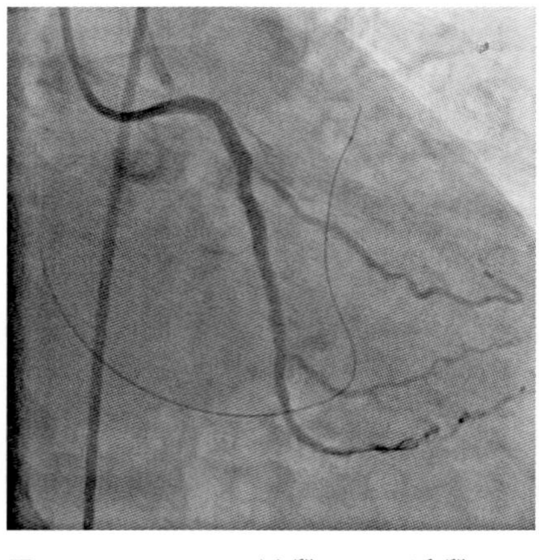

图 24-98-8 LCX 远段、LCX 近段-LM 远段支架植入

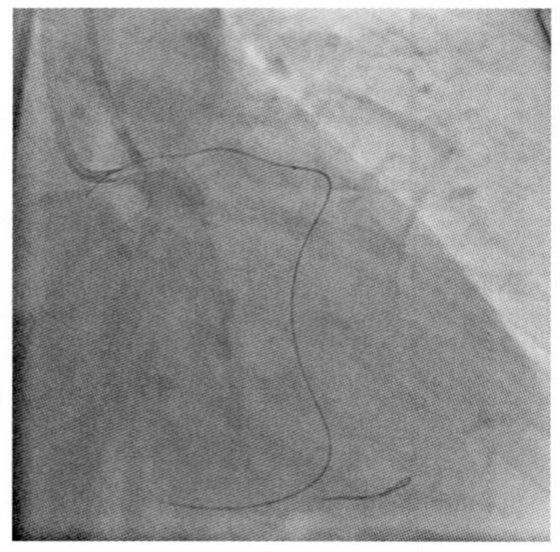

图 24-98-9 Conquest Pro 导丝通过闭塞段并进入主动脉

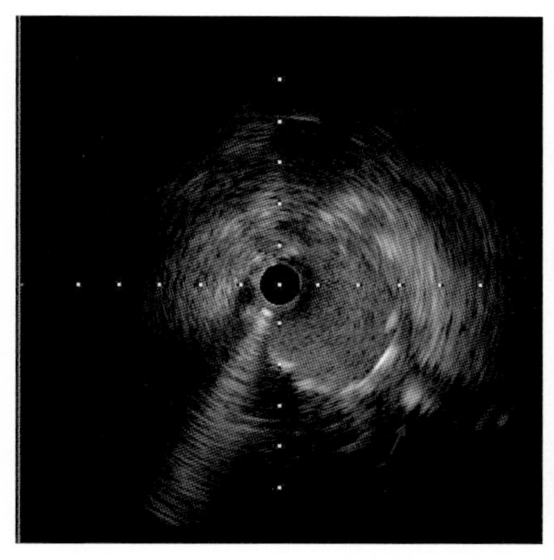

图 24-98-10 IVUS 确认 Conquest Pro 位于 LAD 血管结构内通过

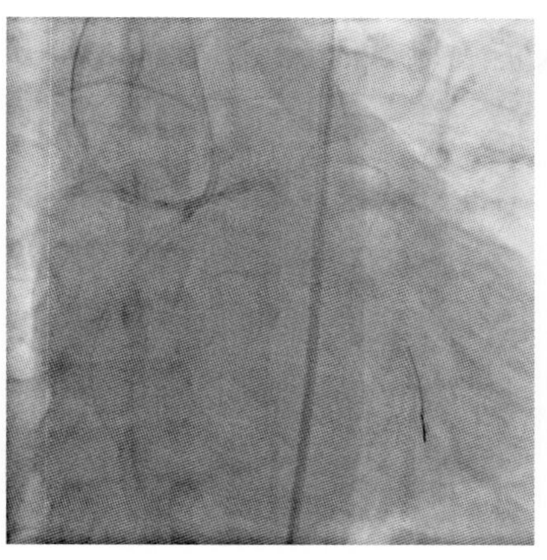

图 24-98-11 RG 3 导丝建立体外化通道

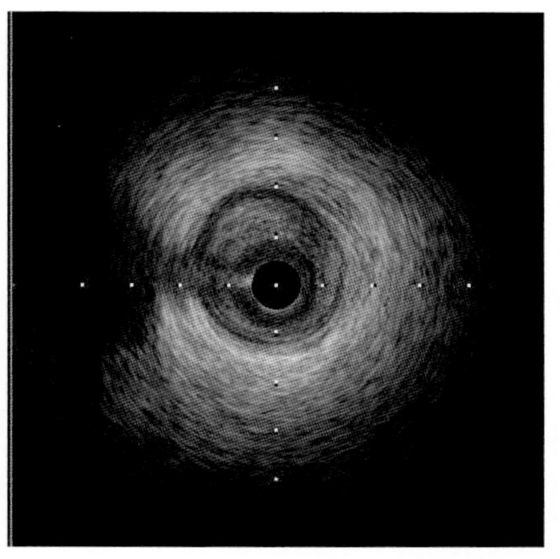

图 24-98-12 IVUS 确认 LAD 导丝位于血管真腔

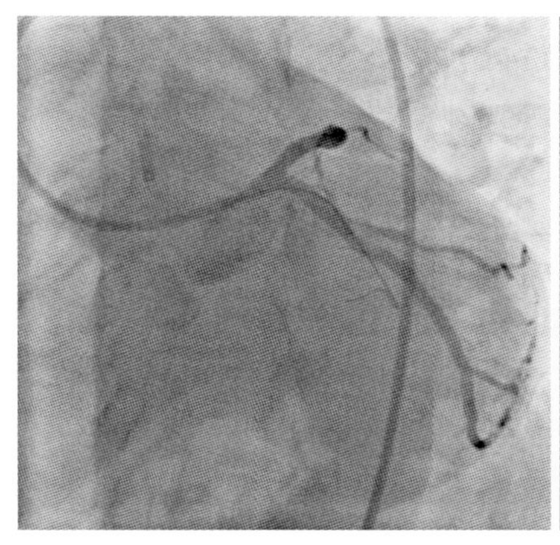

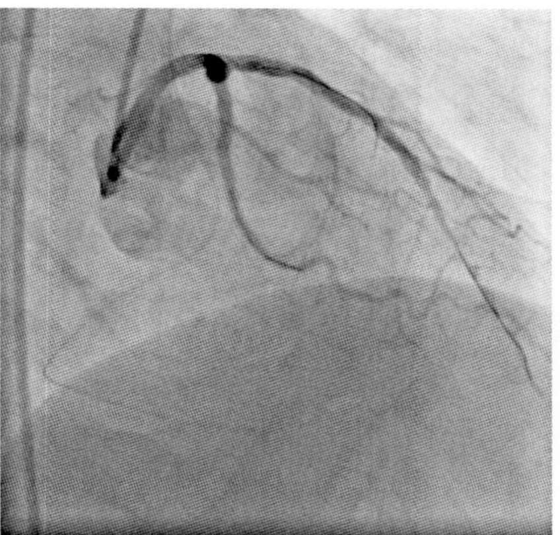

图 24-98-13 术后造影

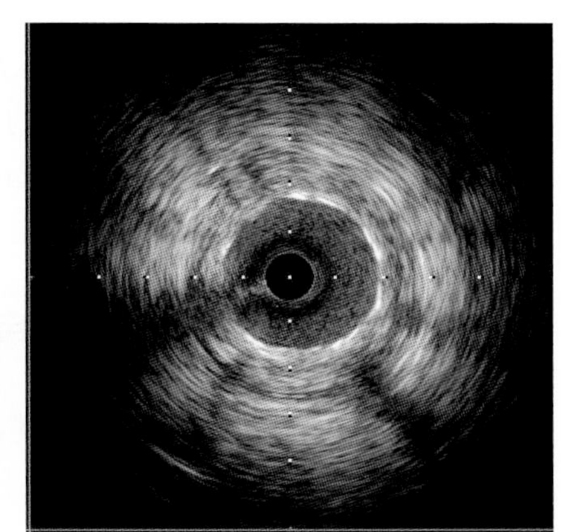

图 24-98-14 术后 IVUS

9. 于 LAD 中段至 LM 远段顺序串联植入 2 枚支架，IVUS 优化（图 24-98-13、图 24-98-14）。

• 小结 •

1. 该病例为 LAD 起始部闭塞，逆向条件尚可。根据 CTOCC 流程图推荐，对于无残端 CTO，首先可在 IVUS 指导下尝试寻找 CTO 入口，正向尝试导丝升级或平行导丝技术，如失败，可尽早启动逆向。该病例正是沿着该思路一步步进行，最后逆向导丝升级直接通过。

2. IVUS 在起始部闭塞病变中的重要作用毋庸置疑。首先 IVUS 指导寻找闭塞段正确入口为重要的第一步（无论 IVUS 是否为实时指导），但该病例 LCX-LAD 角度大，中间无可用分支血管，IVUS 对 LAD 开口信息采集受限。其次哪怕明确 LAD 开口位置，因 LCX-LAD 血管角度大，穿刺导丝无着力点，正向穿刺依然存在困难。如正向失败，应尽早启动逆向，并尽量避免逆向导丝直接通过，而应选择反向 CART 或 IVUS 指导确认逆向导丝通过，避免重要分支血管如 LCX 完全闭塞的严重后果。该病例因 LM-LCX 植入支架，逆向导丝利用支架进行定向穿刺，顺利完成手术。最后通过 IVUS 优化支架植入，改善患者预后。

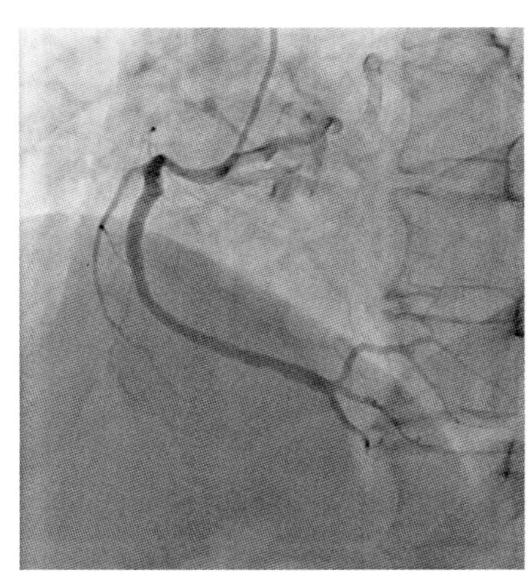

图 24-98-15 随访造影（续后）

3. 该病例因闭塞段出口血管细小且存在弥漫病变，不是 ADR 的理想适应证。ADR 可以作为正逆向导丝失败以外的补救选择。

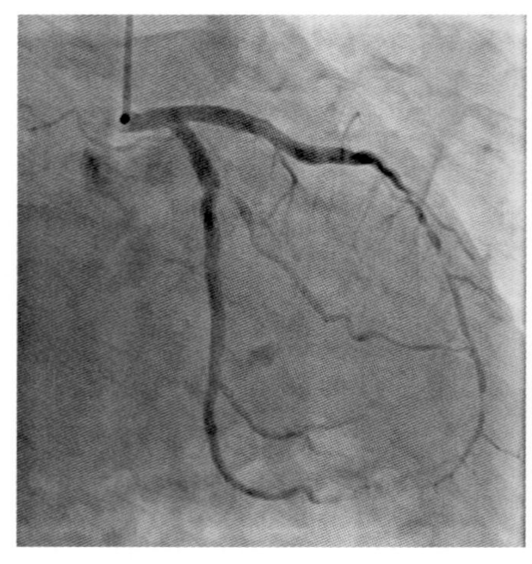
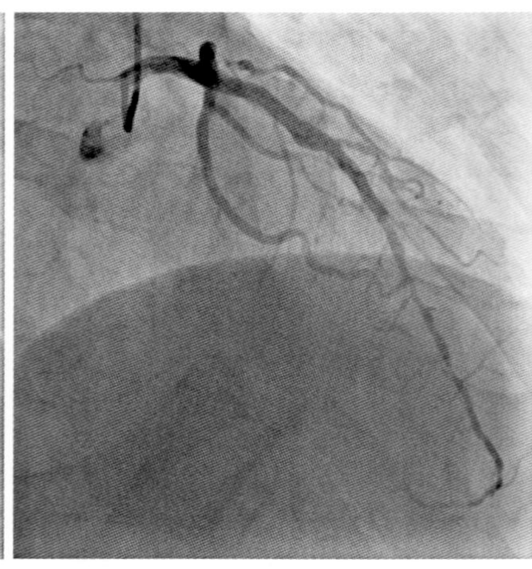
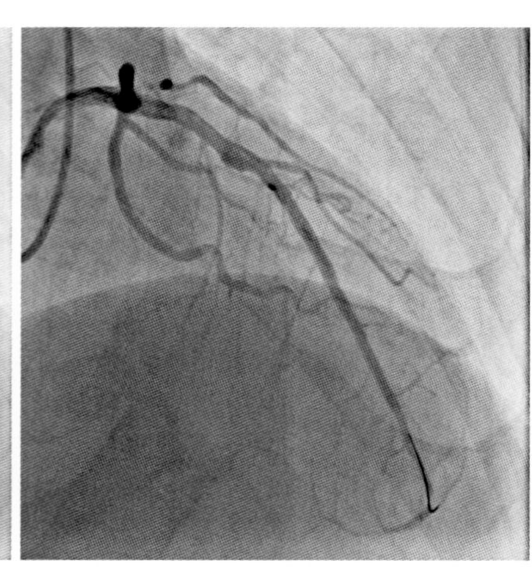

（图 24-98-15 续图）

4. 策略决定高度。清晰的介入思路、及时的策略转换、扎实的 CTO PCI 技术、器械与导丝的创新与进步，是 CTO 成功开通不可或缺的重要因素，其中介入策略的制订与及时转换尤为重要。

半年后随访复查造影：LAD 远段植入 2 枚支架（图 24-98-15）。

病例 99　经自身侧支血管反向 CART 技术开通前降支 CTO

术者：修建成，梁鸿彬　　医院：南方医科大学南方医院

· 病史基本资料 ·

· 患者男性，38 岁。

· 主诉：活动后胸闷气促 1 年余，冠状动脉支架植入术后 9 个月。

· 简要病史：9 个月前因急性心力衰竭于我院造影，提示 3 支病变，LM 远段 40% 偏心狭窄，LAD 发出近段第一间隔支（S1）后完全闭塞，血流 TIMI 0 级，S1 向 LAD 中远段提供 3 级自身侧支循环；LCX 发出近段第一 OM 支后完全闭塞，血流 TIMI 0 级，OM 支向 LCX 远段提供 3 级侧支循环；RCA 发出近段后完全闭塞，血流 TIMI 0 级，近段圆锥支向 RCA 中远段提供 3 级侧支循环。开通 RCA CTO，于 RCA 远段至近段串联植入 3 枚支架。术后规律行冠心病二级预防治疗。本次入院为行 LAD 介入治疗。

· 既往史：危险因素：吸烟史；高血压；2 型糖尿病；高脂血症。

· 辅助检查

检验：LDL-C 3.05 mmol/L，糖化血红蛋白 8.0%，Cr 150 μmol/L，尿酸 549 μmol/L，Pro-BNP 1 470 pg/ml，白蛋白 38.6 g/L。

心电图：窦性心律，陈旧性下壁、前壁心肌梗死，偶发房性期前收缩，偶发室性期前收缩。

心脏彩超：LVEF 47%，冠心病前壁及后下壁心肌梗死；左心室明显增大，左心房增大；室间隔增厚。

· 基线冠状动脉造影 ·

见图 24-99-1～图 24-99-6。

1. 基线造影：LM 远段 40% 偏心狭窄，LAD 发出近段第一间隔支（S1）后完全闭塞，血流 TIMI 0

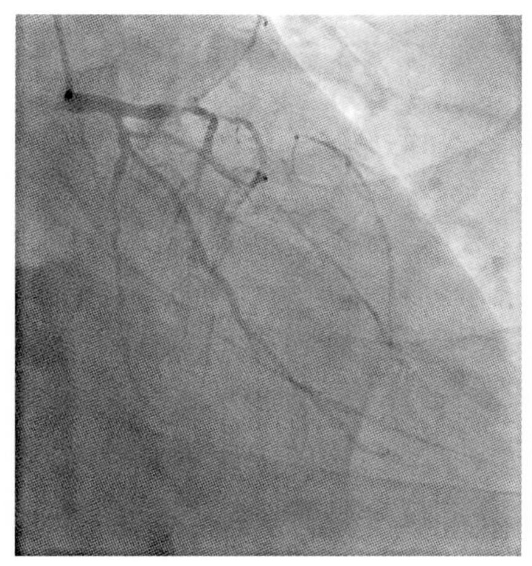
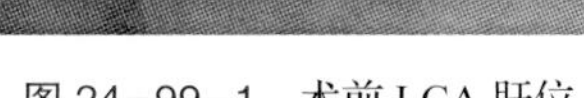
图 24-99-1 术前 LCA 肝位

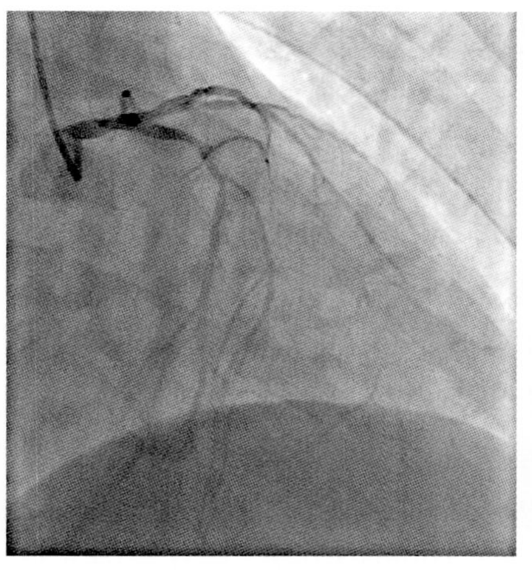
图 24-99-2 术前 LCA 右肩位

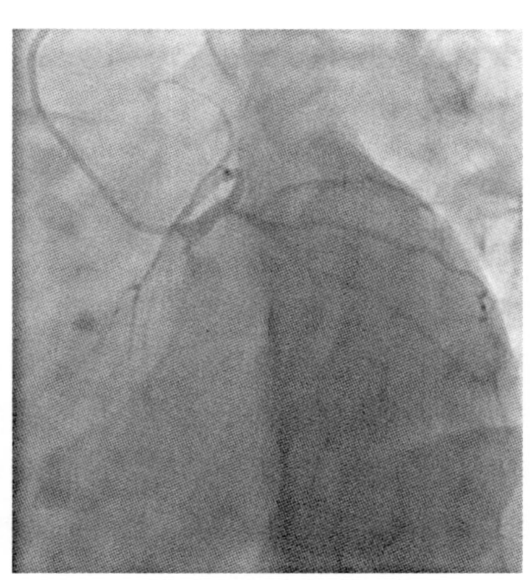
图 24-99-3 术前 LCA 蜘蛛位

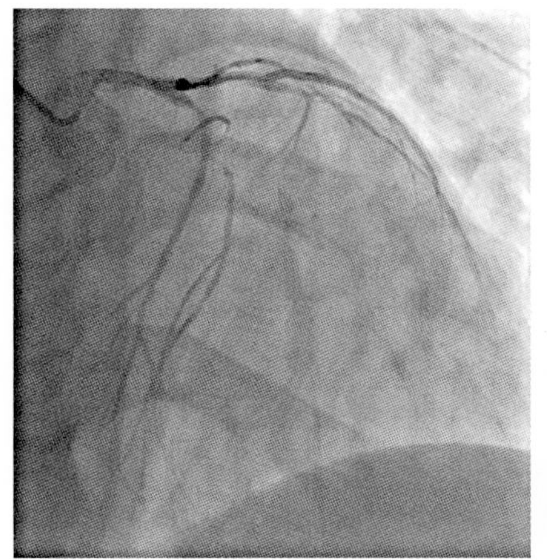
图 24-99-4 术前 LCA 头位

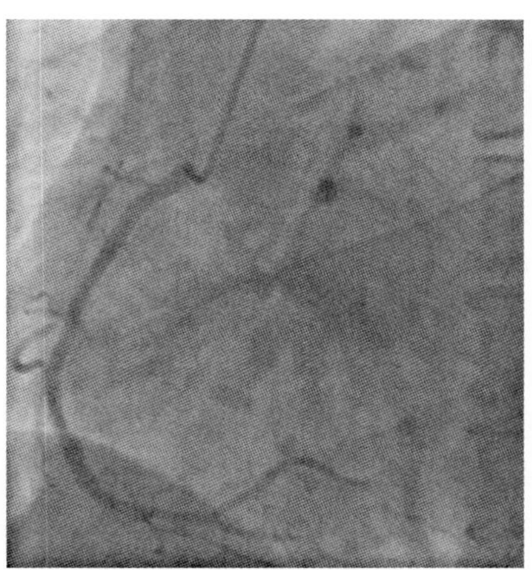
图 24-99-5 术前 RCA 左前斜

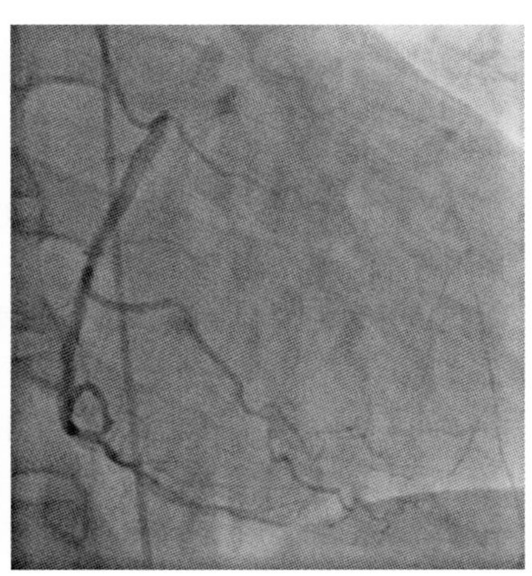
图 24-99-6 术前 RCA 右前斜

级，S1 向 LAD 中远段提供 3 级自身侧支循环；LCX 发出近段第一 OM 支后完全闭塞，血流 TIMI 0 级，OM 支向 LCX 远段提供 3 级侧支循环；RCA 支架未见再狭窄，远段通过间隔支及心外膜侧支向 LAD 远段提供 2～3 级侧支循环。

2. LAD CTO 特点：① LAD 近段发出粗大第一间隔支（S1）后完全闭塞，入口可见，但无锥形残端；② 闭塞段 <20 mm，局部可见钙化，未见明显迂曲；③ 闭塞段出口血管弥漫病变，出口处可见较大对角支；④ RCA 向 LAD 逆向侧支循环条件差（无明显间隔支侧支，远段心外膜侧支迂曲、血管细小）；LAD 自身间隔支侧支循环丰富，但分支迂曲（至少 2～3 个分支可用，近段分支距离 CTO 出口距离太近，不利于逆向导丝攻击；远段分支与 LAD 主支汇入处成角。注：术中发现）。

· 治疗策略 ·

1. LAD 闭塞段入口有锥形残端，可尝试 Fielder XT-R 等寻径导丝，进入闭塞段后导丝前向通过。

2. 也可尽早启动逆向，可尝试经 S1 自身侧支逆向开通。正逆向导丝对吻技术、反向 CART 技术都是逆向可供选择的技术；尽量避免逆向导丝直接通过，减少大分支丢失风险。

3. 该例患者闭塞段出口血管存在弥漫病变、着陆区可见较大对角支发出，非 ADR 理想病例。

· 器械选择 ·

血管入路：右股动脉 7F 鞘管、左股动脉 7F 鞘管。

指引导管：7F EBU 3.75 指引导管。

微导管：130 cm Finecross、KDL 双腔微导管。

· **手术过程** ·

1. 直接逆向准备。拟逆向通路建立后，以逆向导丝为标志，进行正逆向导丝对吻或反向 CART。正向 GAIA First 导丝在闭塞段体部进入内膜下（图 24-99-7）。

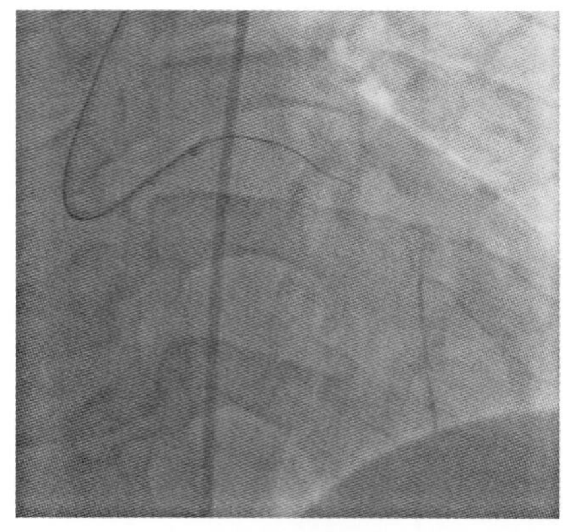

图 24-99-7　正向 GAIA First 导丝进入内膜下

2. 完成逆向准备。在微导管支撑下，尝试送 Sion 导丝通过 S1 分支逆向通路，远端入口角度不佳，无法进入前降支，更换另一侧支，出口处更换为 Fielder XT-R 导丝，调整导丝进入 LAD 中段，且距离闭塞段有相对合适攻击距离（尝试 2 个分支，最终艰难通过自身侧支循环建立逆向通路）（图 24-99-8）。

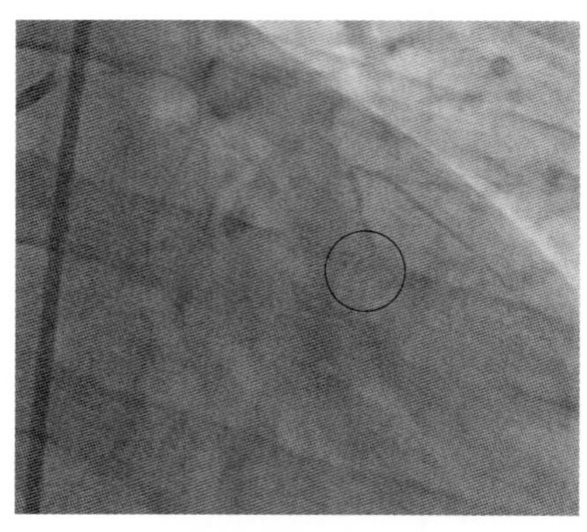

图 24-99-8　逆向导丝通过自身逆向侧支，微导管造影确认

3. 逆向 Fielder XT-R 导丝升级为 Ultimate Bro 3 导丝至闭塞近段。再次启动正向升级为 GAIA Third 导丝，正逆向导丝对吻，多正交体位确认导丝"环抱"，进行反向 CART（图 24-99-9）。

4. Reverse CART 段选择在闭塞段体部，目的在于保护近段 S1 及出口对角支不丢失。

5. 正向小球囊扩张完成反向 CART 后，操作逆向 Ultimate Bro 3 导丝顺利通过闭塞段进入升主动脉（图 24-99-10）。

6. 逆向导丝进入正向指引导管，逆向微导管送入正向指引困难。考虑自身侧支逆向支撑力不足，行"乒乓"指引。穿刺左股动脉，送另一根 7F EBU 3.75 指引导管顺利迎接逆向导丝，推送逆向微导管进入正向指引导管，交换为 RG 3 导丝，建立体外化通道（此时也可考虑应用 Guidezilla 主动迎接技术）（图 24-99-11）。

7. KDL 双腔微导管辅助下，送 Sion 导丝至 LAD 远段（图 24-99-12）。

8. 球囊扩张后，IVUS 检查确认，于 LAD 远段至近段顺序串联植入 3 枚支架，完成手术（图 24-99-13）。

· **小结** ·

1. 该病例闭塞段入口可见，但无锥形残端，可正向尝试，但需注意正向导丝操作技巧，如正向导丝操作时间过长、正向内膜下血肿过大，成功率会极大下降，此时需及时启动逆向。

2. 该病例逆向侧支条件好，可直接启动逆向策略。逆向侧支出口角度不佳，导丝通过困难时应尽早

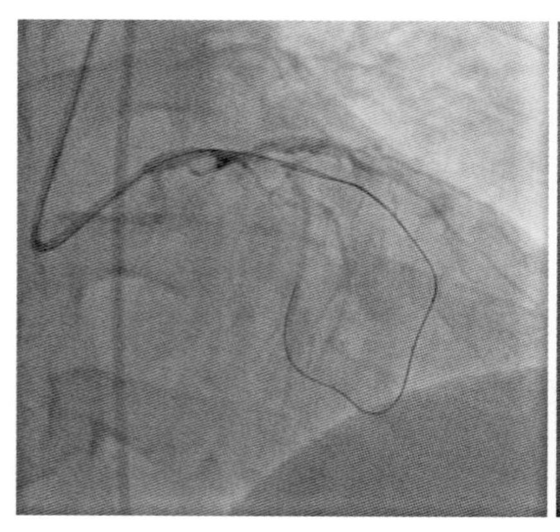

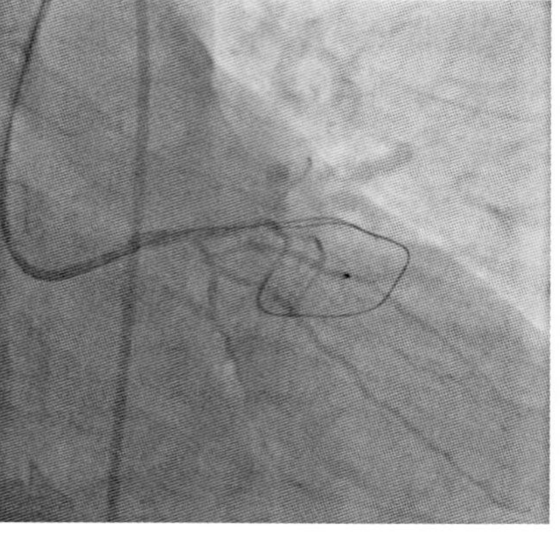

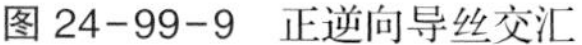

图 24-99-9　正逆向导丝交汇

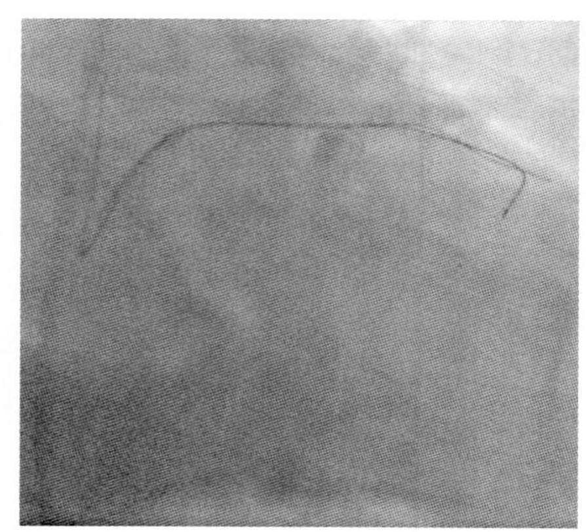

图 24-99-10　逆向导丝进入主动脉

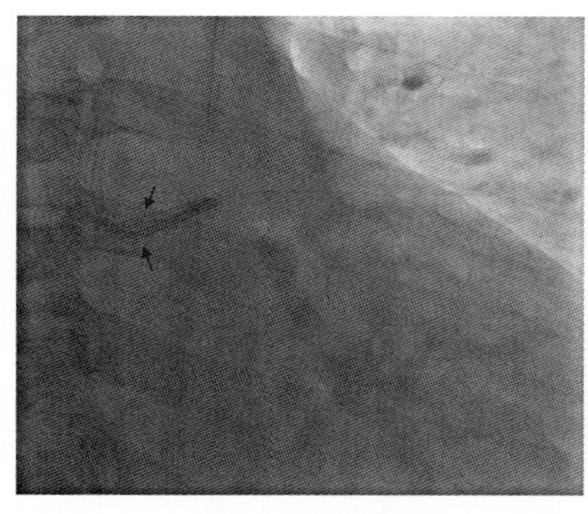
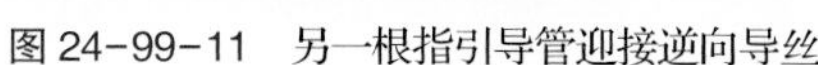

图 24-99-11　另一根指引导管迎接逆向导丝

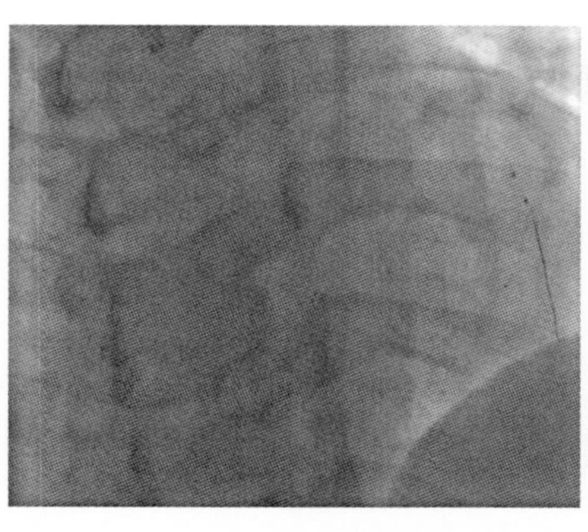

图 24-99-12　KDL 双腔微导管辅助下送 Sion 导丝至 LAD 远端

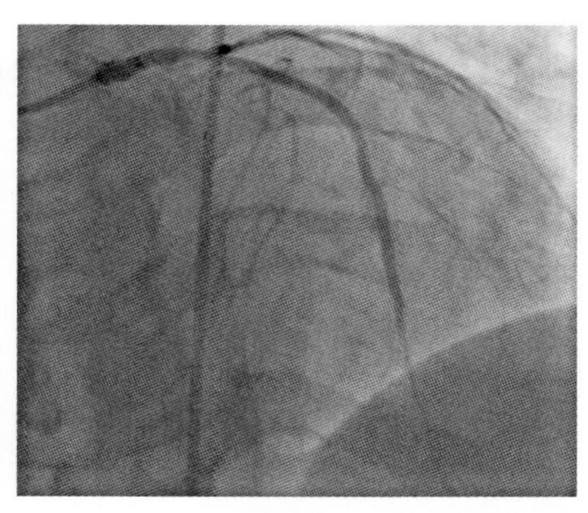

图 24-99-13　支架植入术后造影

更换侧支通道。该病例最需要考虑的是如何在开通 CTO 的同时，避免闭塞段入口粗大间隔支及闭塞段出口粗大对角支不丢失。因此当考虑进行反向 CART 技术时，球囊扩张的节段就显得尤为重要，该病例中 CTO 体部是最好的选择，可以避开上述两个重要分支。

3. 该病例难点在于逆向通路通过，因自身间隔支侧支循环分支迂曲，近段分支汇入 LAD 距离 CTO 出口太近，不利于逆向导丝攻击；远段分支尽管攻击平台距离合适，但在汇入 LAD 主支处存在明显成角，导丝通过困难。侧支循环的选择及操作均需极大耐心。

4. 对于经自身逆向侧支通路完成逆向导丝通过后，可考虑“乒乓”指引导管技术或 Guidezilla 主动迎接技术迎接逆向导丝进入正向指引。

病例 100　前降支起始部完全闭塞逆向介入治疗 IVUS 的指导作用

术者：杨峻青　　医院：广东省人民医院

• **病史基本资料** •

• 患者男性，58 岁。

• 简要病史：高血压，糖尿病，反复胸闷 1 年，曾外院行冠状动脉造影提示“前降支开口慢性闭塞”。

• 辅助检查：左心室舒张末期直径 50 mm，EF 58%。eGFR 106 ml/（min · 1.73 m^2）。

• **冠状动脉造影** •

LAD 起始部完全闭塞，近段钙化影，未见正向残端；未见同侧逆向灌注。对侧冠状动脉造影提示闭塞段 >3 cm，未见正向残端；对侧逆向间隔支通路丰富，逆向灌注越过对角支隐约可见鼠尾残端（图 24-100-1）。

• **治疗策略** •

闭塞段长，逆向条件优，首选逆向尝试。正向 IVUS 寻找入口，指引逆向导丝方向；逆向导丝在 CTO 段内可指引正向导丝。可能贯通方式：① IVUS 指引逆向导丝正确通过；② 对吻导丝；③ 反向 CART。注意避免正向错误进入，或逆向导丝在分叉外侧（远离界嵴）斑块外穿出，挤压重要分支。如入口完全钙化，考虑正向穿入或逆向穿出在分叉内侧（靠近界嵴）重建入口。

• **器械选择** •

右桡、右股动脉通路。7F EBU 3.75 至左冠，以备容纳 IVUS（Boston Scientific）导管和微导管。预

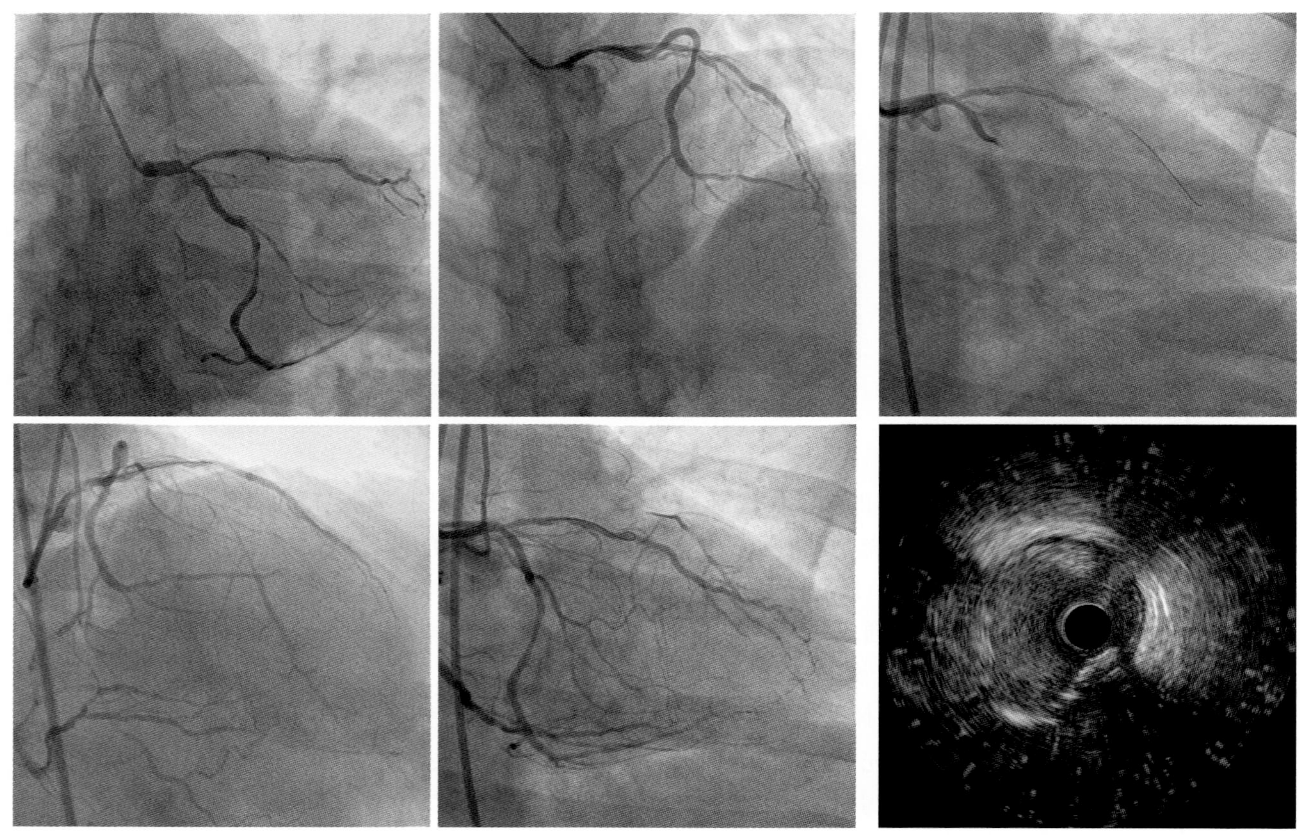

图 24-100-1　前降支起始部完全闭塞

图 24-100-2　IVUS 尝试发现前降支起始部

期逆向间隔支通路阻力不大，6F AL 1.0 至右冠。逆向微导管支撑及跟随 Sion 导丝过间隔侧支，Ultimate Bro 3 逆向通过 CTO，如需更有效调整方向更换 GAIA Third，如需更有效穿刺斑块则使用 Conquest Pro。正向工作导丝支撑 IVUS 导管。如需正向进入，根据 IVUS 所见入口解剖选择器械与方案。如非钙化斑块，有着力点，尝试 Fielder XT-A、GAIA First 导丝；如无着力点，软导丝不能“抓”壁，则使用 Conquest Pro 适当塑型穿刺后降级；如开口完全钙化，考虑硬导丝穿刺重建入口（见上）。

· 手术过程 ·

IVUS 从“中间支”回撤，探头至距前分叉约 10 mm 处见闭塞血管影像（图 24-100-2），8～10 点钟方向见分隔外血管外组织连续中断，斑块样组织填充，规模复合前降支大小。此后回撤至 LM 开口均未见其他更符合 CTO 入口影像。可见“中间支”近段仍为 LAD，LM 远段突然变细处不是 CTO 入口。

直接逆向介入治疗：Sion 导丝通过间隔支，但微导管在后间隔支入口转弯处微导管受阻，小球囊扩张后 150 cm Finecross 顺利通过侧支血管，逆向微导管造影清晰显示 CTO 出口，发现逆向鼠尾残端（图 24-100-3）。在 IVUS 指引下，逆向操控 Ultimate Bro 3 通过前降支起始部闭塞端进入左主干（图 24-100-4、图 24-100-5），调整正向指引导管，逆向导丝进入指引导管内，微导管跟进，Rendezvous 建立正向轨道（图 24-100-6）。

预扩张，IVUS 确认全程斑块内，保护对角支，LAD 近中段置入支架后，在 LAD-LM 串联置入支架，回旋支、对角支开口受压，血流未受影响，分别于回旋支、对角支置入导引钢丝，并扩张支架侧孔，后扩张主支及对吻扩张，左主干近端进行优化扩张，最终结果见图 24-100-7。IVUS 提示支架扩张、贴壁良好，无夹层，远段血管斑块及负性重构。

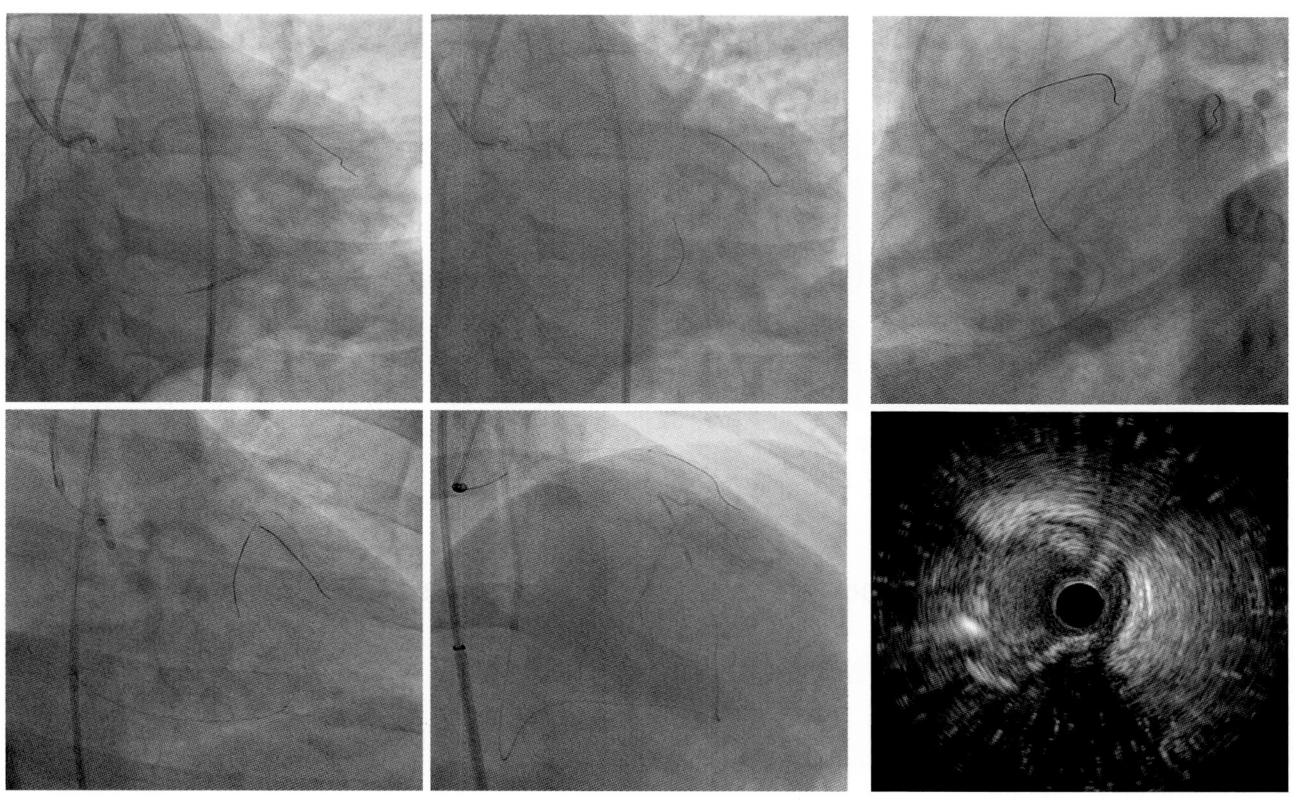

图 24-100-3　小球囊扩张间隔支后 150 cm Finecross 通过侧支血管

图 24-100-4　Ultimate Bro 3 前进接近 CTO 入口，更换投照位显示 IVUS 探头与导丝末端关系，IVUS 监视下小心操作逆向导丝，逆向导丝从斑块偏 8 点方向穿出至近段管腔

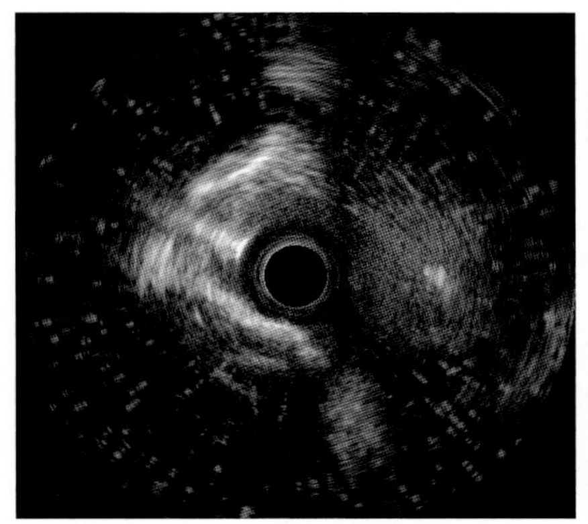

图 24-100-5　回撤 IVUS 见近段导丝均在血管真腔

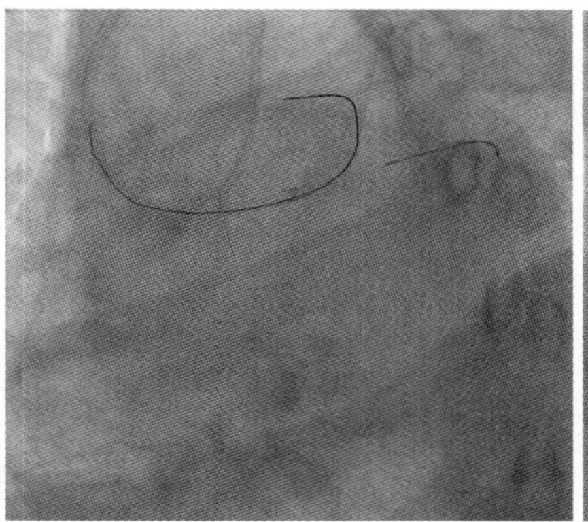

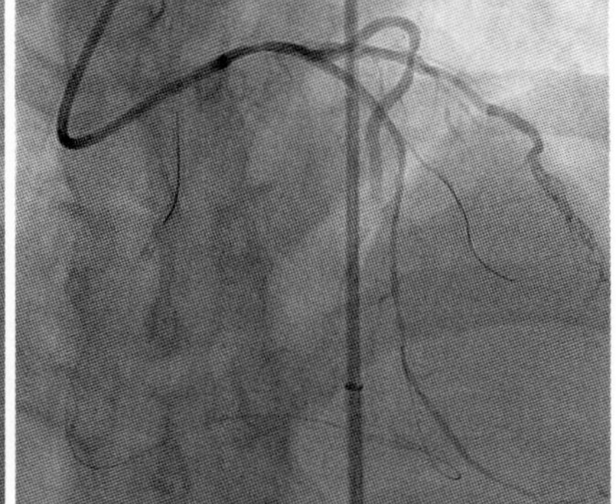

图 24-100-6　微导管跟进，Rendezvous 建立正向轨道

◦ 小结 ◦

1. 外院仅根据造影将其误诊为“LAD 开口闭塞”，这是因为外院术者仅根据 LM 远段骤然变细及 LAD 近段偏心管腔外钙化影误判所致。如据此在 LM 末端正向进攻，会造成血管损伤并降低手术成功率。

2. 恰当运用各种影像工具，仔细分析影像学结果，有助于术者正确理解病变解剖。本例 IVUS 确认 CTO 的真实入口，仔细对照造影图像，可见入口部位血管壁残余细小凹陷，与 IVUS 定位吻合，如需正向进入，为导丝着力点。

3. 分析造影结果还可获取逆向进攻的有利条件，包括可作为通路的侧支血管、方便逆向进入 CTO 的

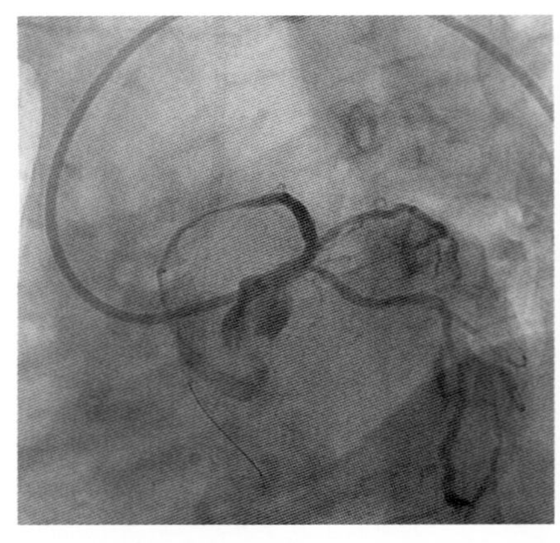
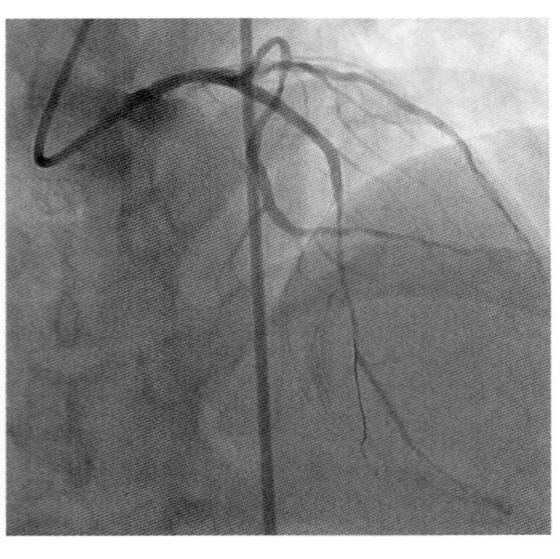

图 24-100-7 最终结果

鼠尾残端。故进攻从逆向开始。但方便进入不代表就能正确穿出。故贯通 CTO 做了 3 种预案。IVUS 指引下逆向导丝正确通过，第一预案成功，IVUS 证实全程斑块内，无边支受损，结果理想。如非如此，后备方案应及时启动以避免严重损伤和并发症。

4. 本例手术并不复杂，前提是恰当运用影像工具，充分计划与正确实施。

病例 101 双向 Knuckle 技术及病变内 Rendezvous 技术开通右冠 CTO

术者：杨峻青 医院：广东省人民医院

· 病史基本资料 ·

· 患者男性，67 岁。

· 简要病史：吸烟 50 年，60 支 / 日，劳力胸痛 3 年。外院造影见 RCA 闭塞，LAD 严重狭窄，LAD PCI 后择期入院干预 RCA。

· 辅助检查：左心室舒张末期直径 60 mm，EF 31%。eGFR 126 ml/（min · 1.73 m^2）。

· 基线冠状动脉造影 ·

RCA 近段完全闭塞，对侧逆向灌注接近 RCA 第二弯，存在间隔支侧支和 LCX 来源的心外膜侧支（图 24-101-1）。

· 治疗策略 ·

RCA 长段闭塞，血管走行不清，逆向条件好。正向进攻可能结局：① 导丝顺利通过 CTO 进入中远段真腔，概率低；② 导丝前进，必要时 Knuckle，进入中远段内膜下，ADR；③ 前进不理想，作为正向准备，迎接逆向导引钢丝，此种可能性最大。逆向条件较好，及早启动逆向进攻。对此长段 CTO，使用 Knuckle 可能性高。

综合考虑，首先建立逆向通路，尝试逆向介入治疗，至逆向受阻或偏离时启动正向介入治疗与之对接。

· 器械选择 ·

右桡、右股动脉通路。7Fr EBU 3.75 至左冠，保证逆向进攻支撑力；6F AL 1.0 至右冠。逆向微导管支撑及跟随 Sion 导丝过间隔侧支，Ultimate Bro 3 或

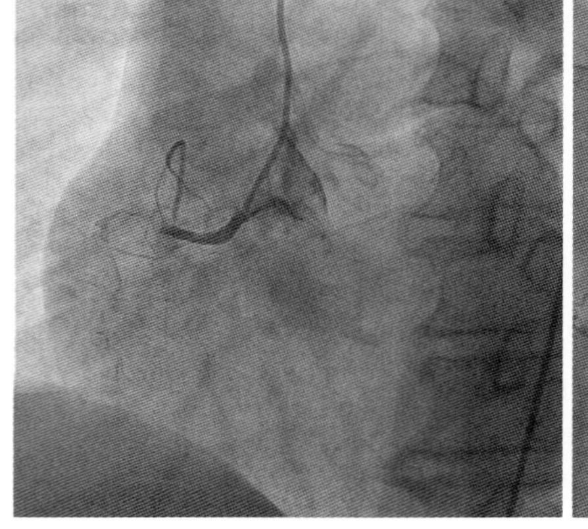
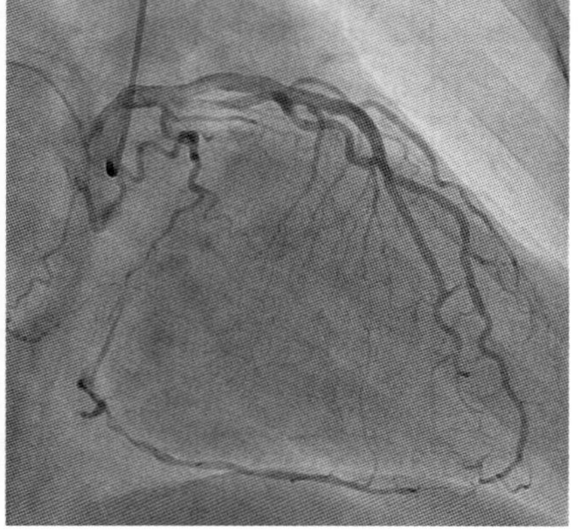

图 24-101-1 右冠近段完全闭塞

Pilot 200 逆向进攻 CTO，避免穿出血管结构，必要时 Knuckle，与正向导丝会师。正向微导管支撑 Fielder XT-A 导丝尝试（必要时借助 Conquest Pro 突破入口），很有可能也需进行 Knuckle 导引钢丝技术。

• 手术过程 •

直接逆向介入治疗，Sion 导引钢丝通过间隔支，逆向 150 cm Finecross 微导管跟随 Sion 顺利到达 CTO 中远段，末端造影显示逆向灌注，逆向尝试使用 Ultimate Bro 3 导引钢丝，但前进受阻，遂启动正向介入治疗，但 Fielder XT-A 导丝在入口即受阻（图 24-101-2）。

继续尝试正向介入治疗，小球囊无法进入边支，于是在主支内挤压微导管支撑导丝前进，阻力仍然较大，微导管脱垂，Fielder XT-A 导丝艰难进入闭塞段结构，继续前进困难，Knuckle 失败。几番尝试后，决定正向使用 Carlino 技术。正向微导管跟进，小注射器缓慢推注造影剂，显示血管轮廓反“S”形（注意排除肋骨影干扰），正向 Fielder XT-A 导丝 Knuckle 至 CTO 中段（图 24-101-3）。逆向 Carlino 技术，逆向推进导丝致微导管内造影剂溢出，进一步显示血管轮廓，逆向 Fielder XT-A 导丝 Knuckle 至 CTO 中段，接近但不越过正向 Knuckle 的水平（图 24-101-4）。正向 Knuckle 导丝指引逆向 Pilot 200 穿刺（类似反向 CART 技术），但 Pilot 200 越过 RCA 第一弯困难，逆向微导管跟进亦受阻。调整正向微导管位置，几次尝试，逆向 Pilot 200 成功进入正向微导管，完成病变内 Rendezvous（图 24-101-5）。330 cm RG 3 导丝体外化建立轨道，依次扩张、植入支架、后扩张，开通 RCA CTO（图 24-101-6）。

• 小结 •

1. 本例 RCA CTO 闭塞段长，病变阻力大，术前无 CTA，血管走行不明，术中 Carlino 造影证实其迂曲。双向进攻策略、积极使用 Knuckle 技术为正确选择。

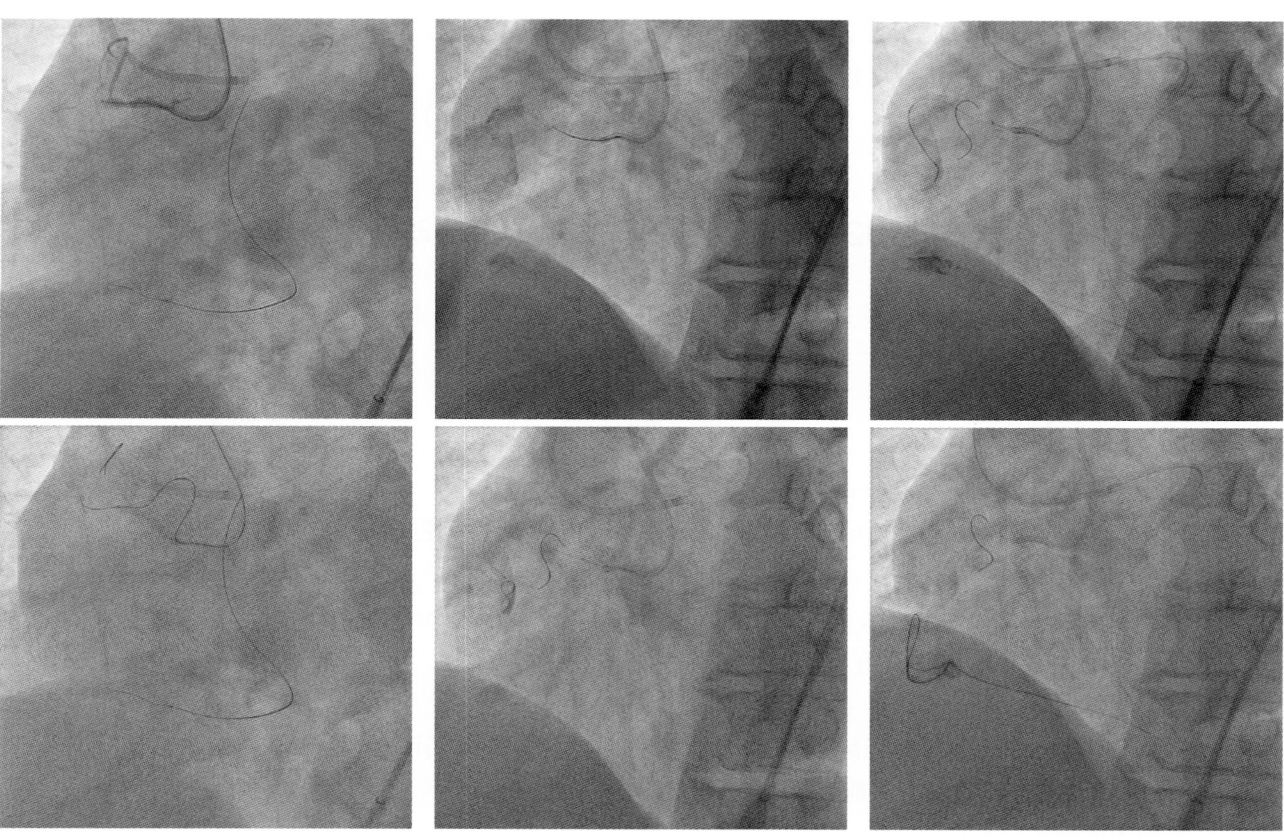

图 24-101-2　逆向导引钢丝前进受阻，遂启动正向进攻，但 Fielder XT-A 导丝在入口即受阻

图 24-101-3　Carlino 技术，正向 Fielder XT-A 导丝 Knuckle 至 CTO 中段

图 24-101-4　逆向 Fielder XT-A 导丝 Knuckle 至 CTO 中段

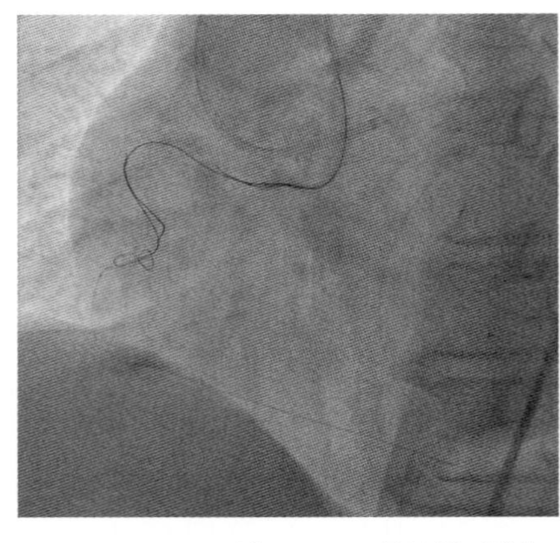
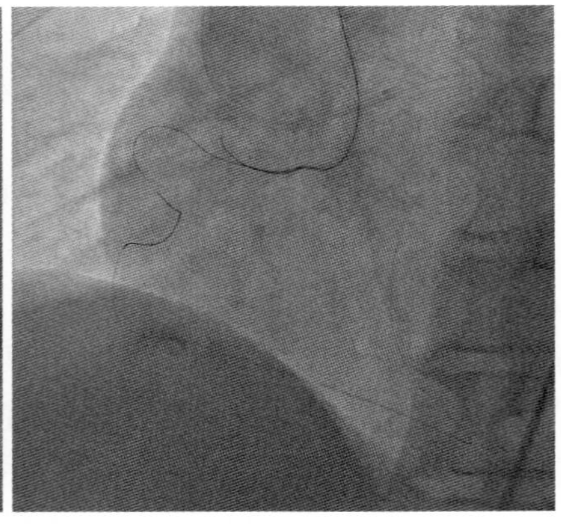

图 24-101-5 正向 Knuckle 导丝指引逆向 Pilot 200 穿刺，逆向 Pilot 200 成功进入正向微导管，进行病变内 Rendezvous 技术

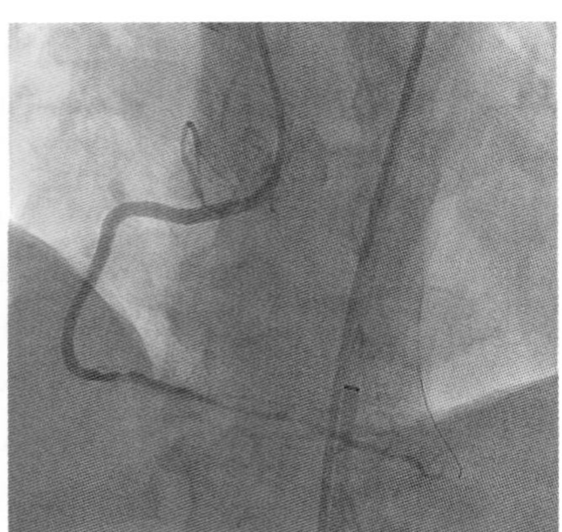

图 24-101-6 最终结果

2. 术中多种技术有机配合使用效果较好：① Knuckle 受阻时使用 Carlino 技术打开缺口；② 控制 Carlino 造影剂撕裂范围，控制双向 Knuckle 范围，避免不必要的大血肿；③ 正向 Knuckle 逆向穿刺，为反向 CART 技术的变形，高效可控地完成贯通。

3. 尝试某些技术可能克服一些困难：① 正向阻力大，球囊进入边支失败不能实现锚定时，主支血管内球囊扩张挤压微导管可增加支撑力，即使微导管脱出，球囊支撑亦增加指引导管稳定性和支撑力。如仍不能支撑导丝进入 CTO 段，可考虑先用硬导丝穿刺后降级，或配合更换内腔更大的指引导管、扩张边支开口后实现锚定等。后续手段效率更高，但伴随风险增加。② 贯通病变后逆向导丝进入近段真腔困难，如双向导丝重叠，有可能实现病变内 Rendezvous。此操作成本较低，但成功率不如 AGT 技术。如需转换为后者，应准备球囊扩张帮助延长导管克服近段病变狭窄和弯曲。

4. 本例术前低估了病变阻力，如正向亦使用 7F 指引导管，可能简化操作，缩短手术时间。

病例 102 逆向导丝左主干内膜下进入主动脉根部

术者：姚康 医院：复旦大学附属中山医院，上海市心血管病研究所

· 病史基本资料 ·

· 患者男性，47 岁。

· 主诉：反复活动后胸闷、胸痛 1 年余。

· 既往史：否认高血压、糖尿病，有高脂血症史。吸烟 30 年，1 包/日，未戒烟。

· 辅助检查

实验室检查：TC 7.46 mmol/L，TG 11.5 mmol/L，LDL-C 3.96 mmol/L。

入院心脏超声：LVEF 68%，左心室收缩活动未见异常。

· 冠状动脉造影 ·

左主干未见明显狭窄，左前降支开口或近段处完全闭塞，左回旋支近段狭窄 70%，右冠近段狭窄 40%，左回旋支及右冠提供侧支供应前降支远段（图 24-102-1）。

· 病变分析及策略选择 ·

J-CTO 评分 3 分（病变长度 >20 mm：1 分；未见闭塞残端：1 分；钙化：1 分）。首先尝试正向治疗，若失败及时转为逆向介入治疗，心外膜侧支过于迂曲，首先选择间隔支侧支。

· 手术过程 ·

1. 正向介入治疗。

器械：7F EBU 3.75 指引导管，130 cm APT 微导管，Sion 导丝至回旋支，在 IVUS 指导下，找到 LAD 开口，先后使用 Fielder XT-A 导丝、GAIA Second、GAIA Third 导丝，多次调整无法到达前降支远段血管内真腔，为避免夹层扩大丢失分支血管，转为逆向介入治疗（图 24-102-2）。

2. 逆向介入治疗。

器械：7F AL 0.75 指引导管，150 cm Corsair 微导管，“冲浪”技术 Sion 通过间隔支侧支送至前降支远段，前送 Corsair 通过间隔支，先后尝试 GAIA Third 和 Miracle 6 导丝未能通过闭塞段（图 24-102-3）。

换用 Conquest Pro 穿刺，成功送至左主干并能够进入主动

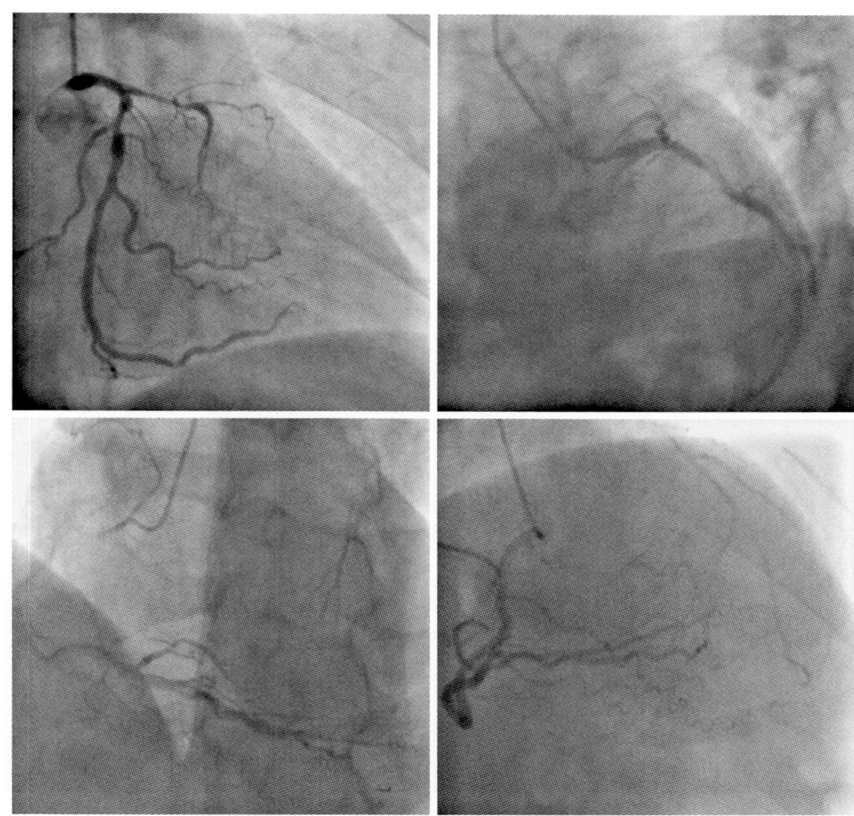

图 24-102-1　左前降支开口或近段处完全闭塞

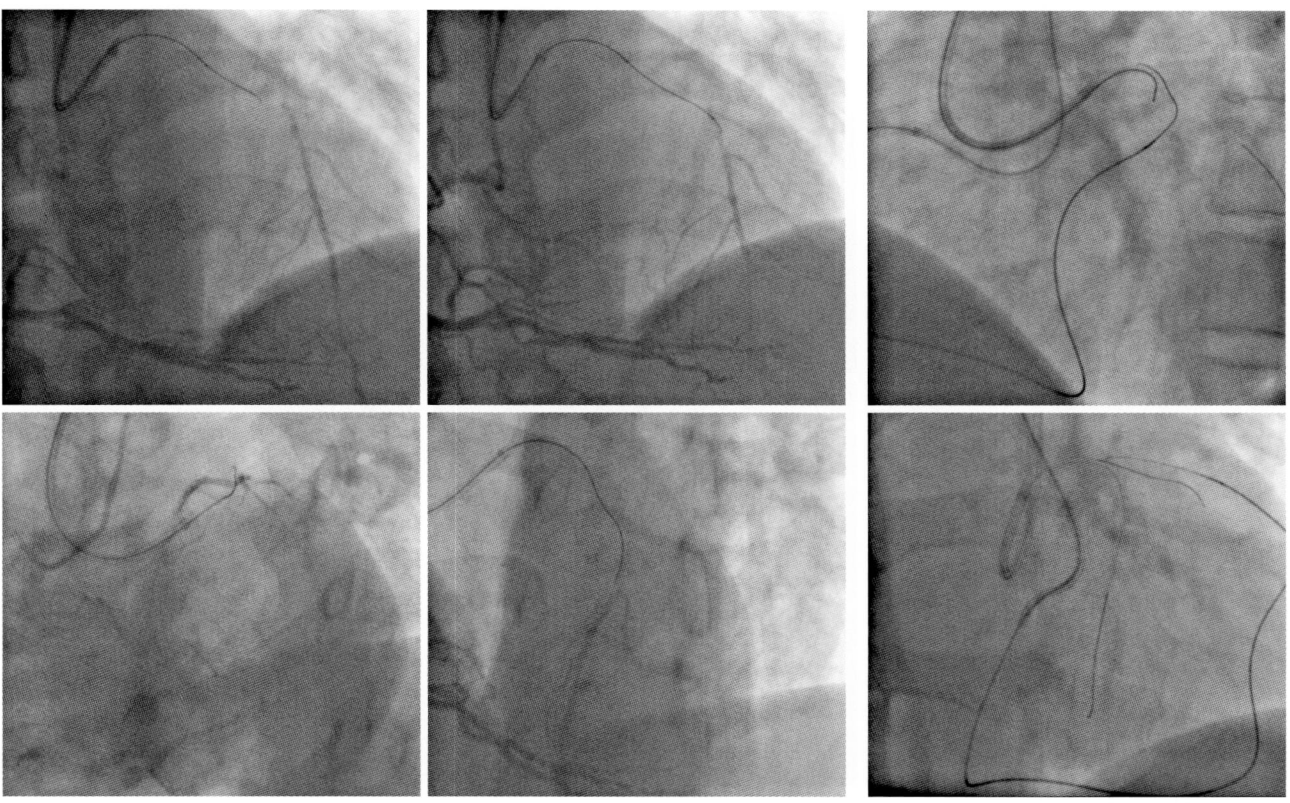

图 24-102-2　正向介入治疗失败

图 24-102-3　逆向 GAIA Third 和 Miracle 6 导丝未能通过闭塞段

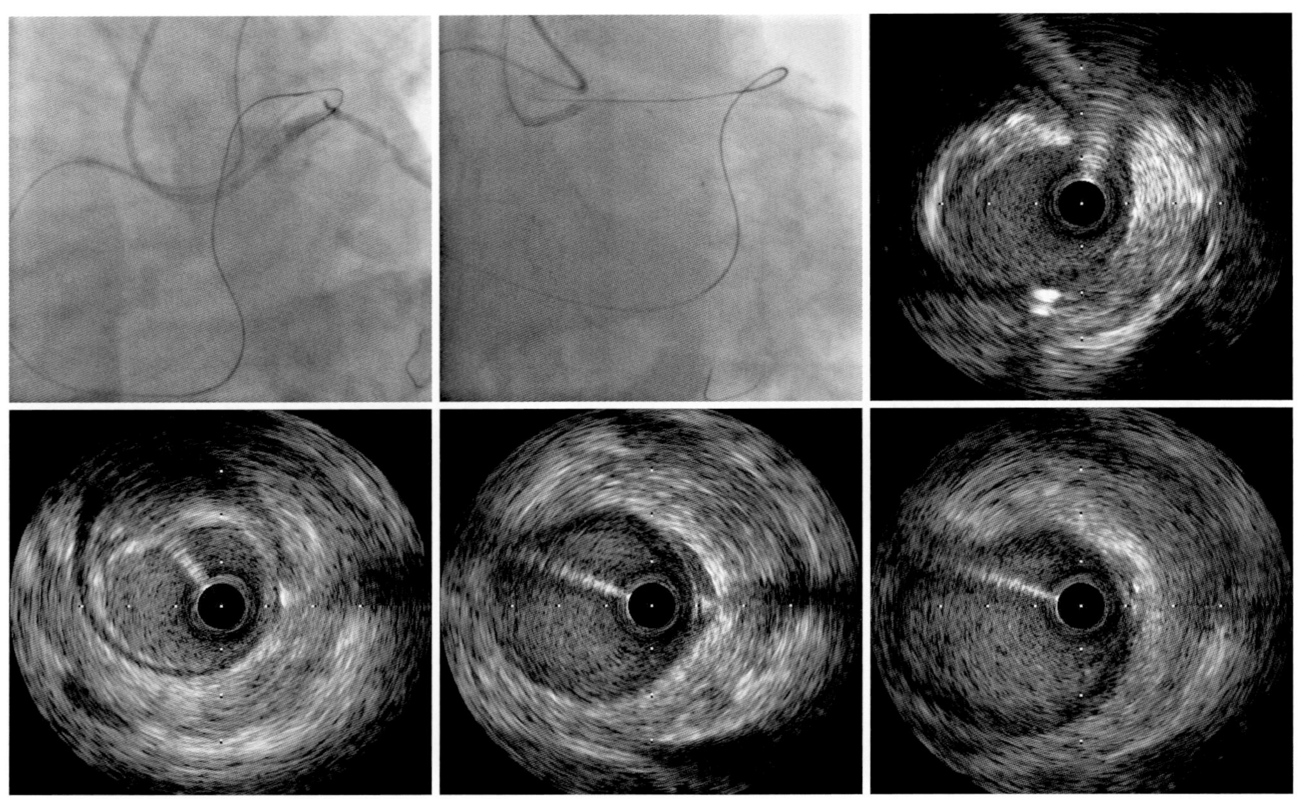

图 24-102-4 Conquest Pro 穿刺，IVUS 提示逆向导丝位于左主干内膜下

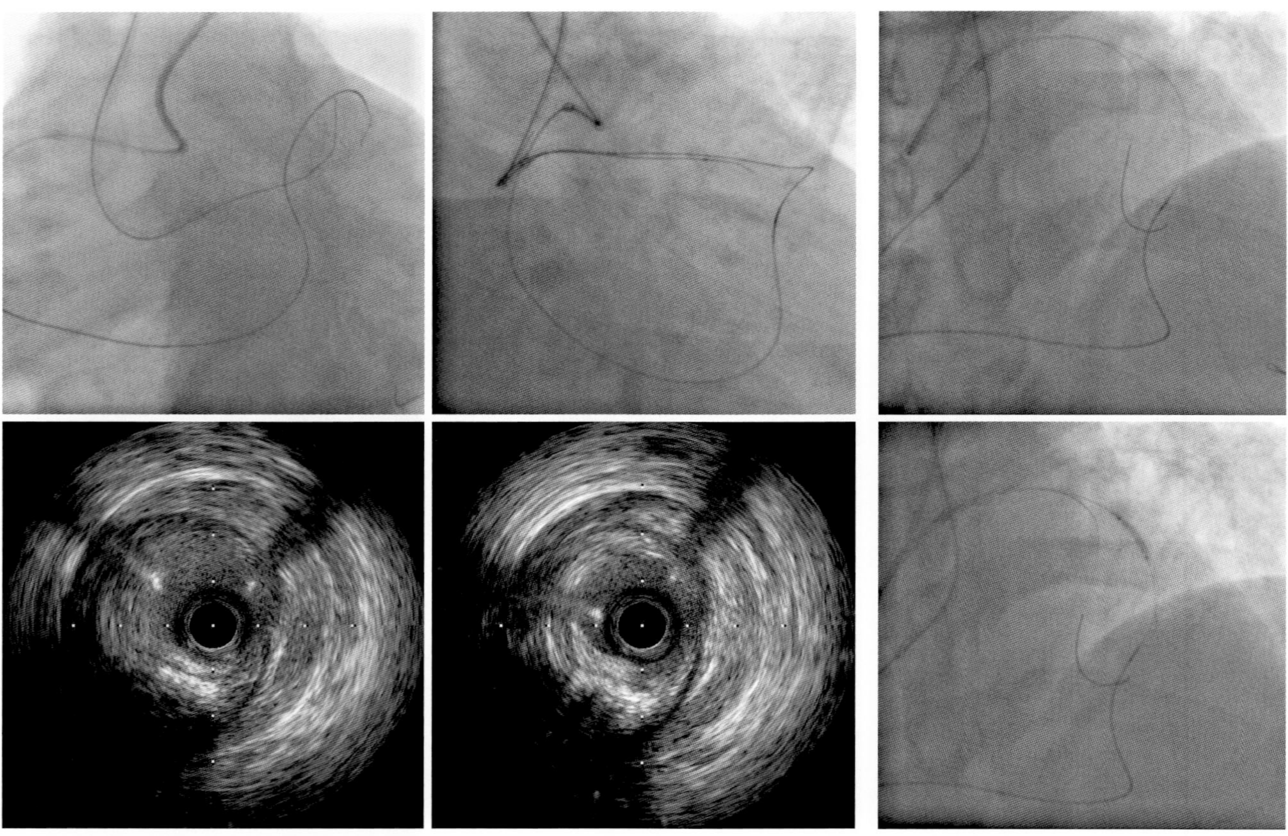

图 24-102-5 IVUS 提示逆向导丝位于左主干真腔内

图 24-102-6 体外化后，正向送入双腔微导管并送入导引钢丝至前降支远段

脉根部，行 IVUS 检查，IVUS 提示逆向导丝位于左主干内膜下（图 24-102-4）。

重新调整逆向 Conquest Pro 导丝，正向送入 Conquest Pro 导丝后，平台前移以 2.0 mm × 20 mm 球囊行反向 CART 成功将逆向导丝送入正向指引导管。送入 IVUS 提示逆向导丝位于左主干真腔内（图 24-102-5）。

使用 330 cm RG 3 体外化，正向送入双腔微导管并送入 Runthrough 至前降支远段（图 24-102-6）。植入支架后扩张后左冠最后结果（图 24-102-7）。

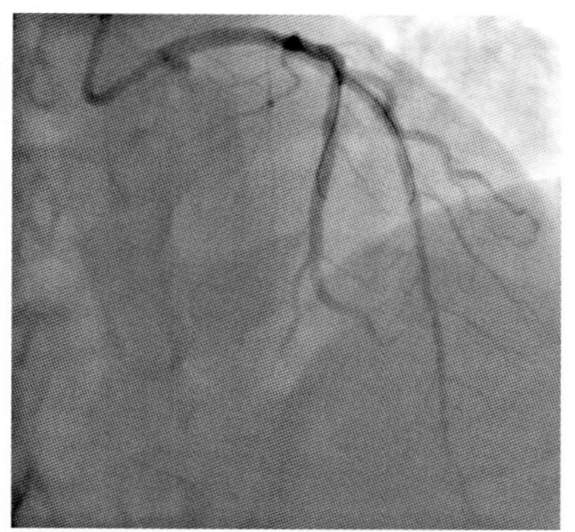

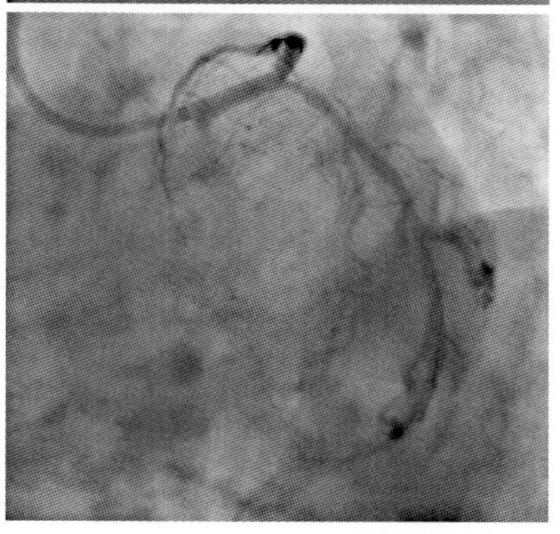

图 24-102-7　置入支架最终结果

· 小结 ·

1. CTOCC 推荐路径为我们策略的及时转换提供了极大帮助，应避免过度前向操作造成假腔过大，血肿的加重，适时启动逆向介入治疗，提高了手术效率，减少并发症。

2. 应注意保护 CTO 病变段内的分支血管，该例前降支开口近段分支多，ADR 技术的使用需谨慎。

3. IVUS 对本例成功至关重要：① 寻找 LAD 开口导丝穿刺点；② 逆向导丝进入主动脉根部后，判断导丝左主干位置。

4. 对于前降支开口或极近段的 CTO，逆向导丝进入主动脉根部后，判断导丝是否位于左主干内真腔至关重要，本例中试想没有行 IVUS 检查直接植入支架，后果将是灾难性的。

病例 103　经心外膜逆向开通右冠累及后三叉 CTO

术者：张斌，吴开泽　　医院：广东省人民医院

· 病史基本资料 ·

- 患者男性，中年。
- 主诉：反复活动后胸闷痛半年。
- 既往史：高血压（+），糖尿病（-），高胆固醇血症（+），痛风。
- 辅助检查：心脏彩超示 LVEDd 51 mm，EF 59%。
- 既往诊疗：2019 年 4 月 22 日外院 CAG 提示 3 支病变，右冠 CTO 尝试正向开通失败。

· 冠状动脉造影 ·

2019 年 5 月 7 日我院 CAG：LM 未见狭窄，LAD 近段、近中段狭窄约 80%，第一对角支（D1）狭窄 90%～95%，LCX 管壁稍不整，钝缘支（OM）开口闭塞，侧支供应远段；RCA 近段管壁不整，狭窄约 80%，中段闭塞，侧支供应远段（图 24-103-1）。

· 病例分析和策略选择 ·

1. 目标血管：本次拟先处理 RCA CTO。病变分析：CTO 近端纤维帽不清晰；闭塞段较长；血管弯曲度大，而且远端累及后三叉；有手术失败史；所以 J-CTO 评分是 4 分，手术难度非常大。

2. 侧支分析：前降支中段发出室间隔支供应后降支（PDA），如果正向导丝无法到达 PDA，可以通过该室间隔支逆向开通 PDA；回旋支发出 2 条左心房支供应左心室后侧支（PL），但是左心房支比较扭曲，通常

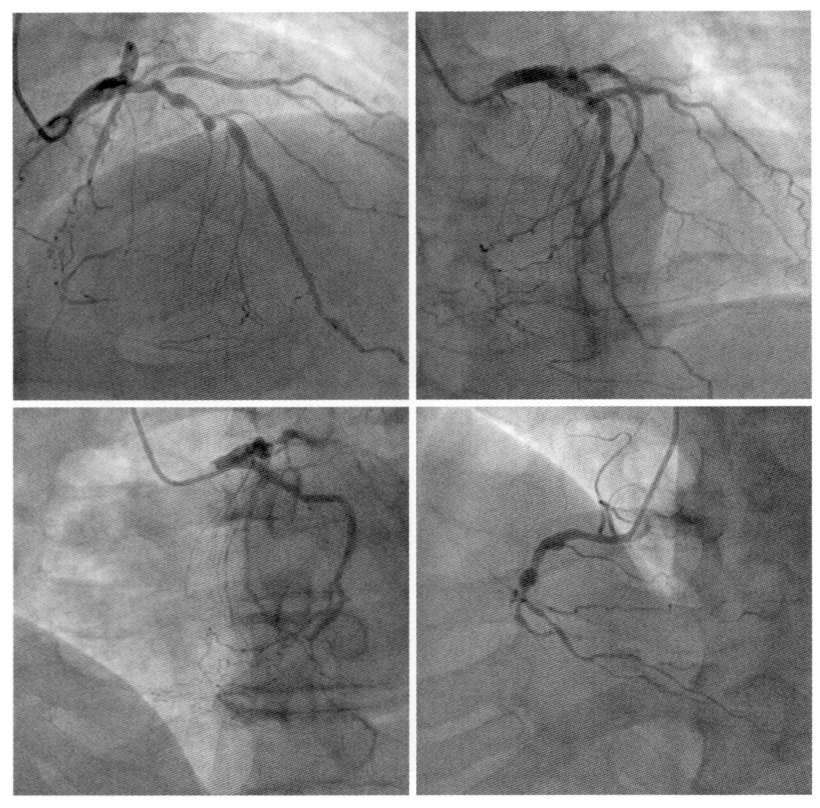

图 24-103-1 右冠中段完全闭塞

不作为首选。然而，如果正向导丝无法到达 PL 远段，只能通过左心房支逆向开通 PL。第一条左心房支非常扭曲而且发出较多分支，几乎不考虑；第二条左心房支中段分出的偏下边的分支相对来说直径较大，也比较直，可以作为逆向通道（图 24-103-2）。

3. 手术策略：该病例手术难度非常大，拟先采用正向导丝技术，遇到困难后马上开启逆向策略。

· 手术过程 ·

1. 指引导管的选择：通常需要强支撑力的指引导管。穿刺股动脉并置入 8F 抗折长鞘管，选择 7F XB 3.5 于左冠口；更换右桡动脉鞘管为 7F，并选择 7F AL 0.75 至右冠口。

2. 正向策略：在 130 cm Finecross 微导管支持下，选用 Pilot 150 导丝通过闭塞段达 PDA 远段，对侧造影确定导丝位于远段血管真腔。分别送入 1.0 mm、2.0 mm 球囊预扩（图 24-103-3）。

3. 器械转换：在 Guidezilla 延长导管、双腔微导管支持下，调整 Fielder XT 导丝至 PL 远段，但对侧造影提示导丝位于内膜下（图 24-103-4）。

4. 策略转换：启动逆向策略开通 PL。选用 150 cm Corsair 微导管至 LCX 远段行高选择造影明确第 2 条左心房支的走行。并在 Corsair 150 cm 微导管支持下，使用 Sion Black 导丝成功通过该侧支（图 24-103-5）。

5. 跟进微导管，行高选择造影发现微导管位于真腔。更换为 Fielder XT 导丝穿刺远段 CTO 纤维帽可通过 PL 闭塞段并接近 PDA（图 24-103-6）。

6. 继续跟进微导管阻力较大，由于指引导管支撑力不足，逆向微导管全部跳出冠状动脉。改为 7F EBU 4.0 指引导管，重新通过侧支循环（图 24-103-7）。

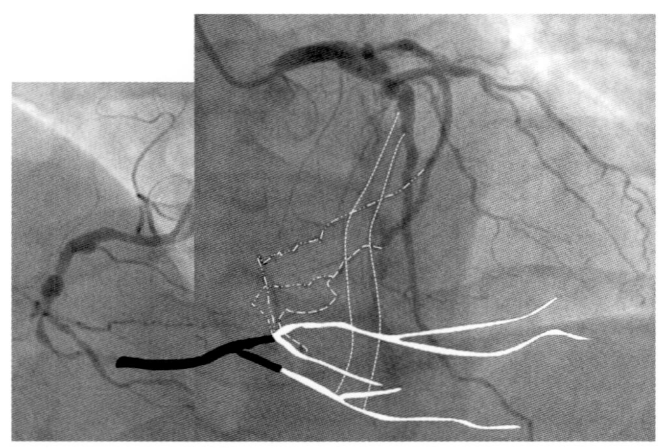

图 24-103-2 CTO 近端纤维帽不清，闭塞段较长，累及远端后三叉，前降支发出室间隔支供应 PDA，回旋支发出 2 条左心房支供应 PL

7. 跟进微导管，选用 Fielder XT 导丝通过 CTO 段，换体位投照提示逆向导丝与正向导丝交汇很好（图 24-106-8）。

8. 正向送入 Guidezilla 延长导管至 PDA 附近，调整逆向 Pilot 200 导丝进入 Guidezilla 导管内。

9. 行穿微导管技术体外化：球囊锚定逆向导丝，跟进逆向微导管至 Guidezilla 内。操控 Runthrough NS 正向导丝通过逆向微导管，建立轨道（图 24-103-10）。

10. 送入 2.0 mm 球囊至 CTO 段内预扩。在 Guidezilla 支撑下，跨 PL 于右冠内由远至近段共植

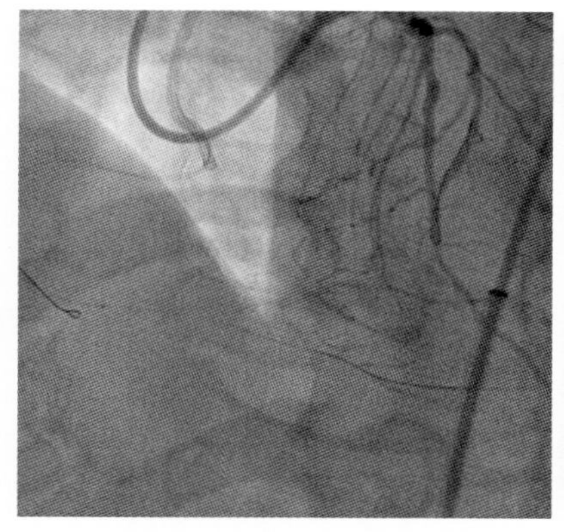

图 24-103-3　Pilot 150 导丝通过闭塞段达 PDA 远段，对侧造影确定导丝位于远段血管真腔

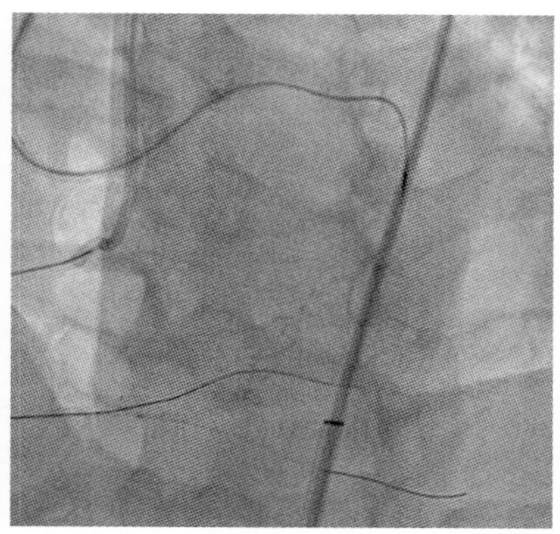

图 24-103-5　Sion Black 导丝成功通过第 2 条左心房支侧支血管

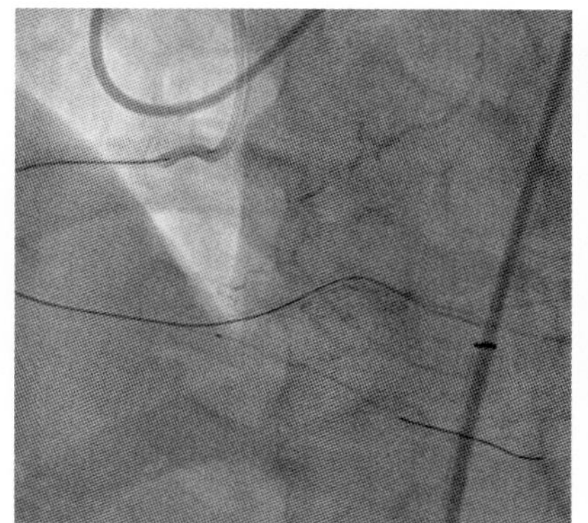

图 24-103-4　Fielder XT 导丝至 PL 远段，但对侧造影提示导丝位于内膜下

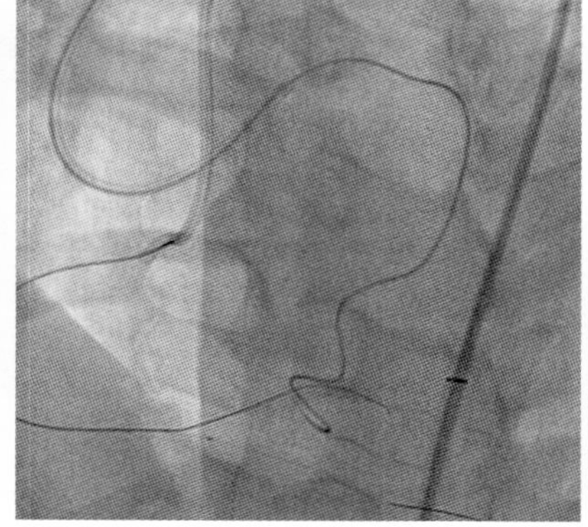

图 24-103-6　逆向 Fielder XT 导丝穿刺远段 CTO 纤维帽

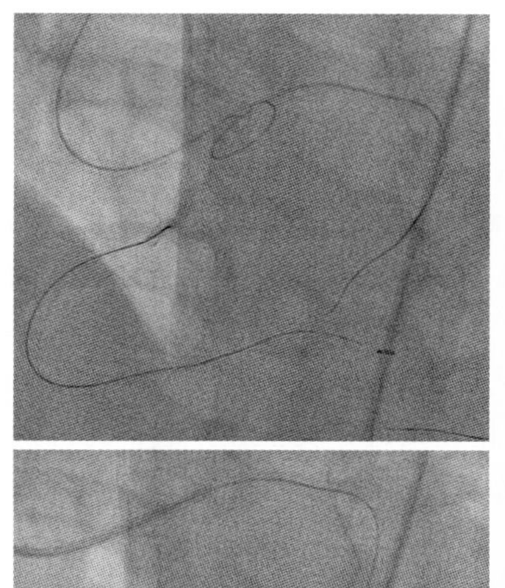

图 24-103-7　逆向系统飞出，更换指引导管，再次逆向尝试

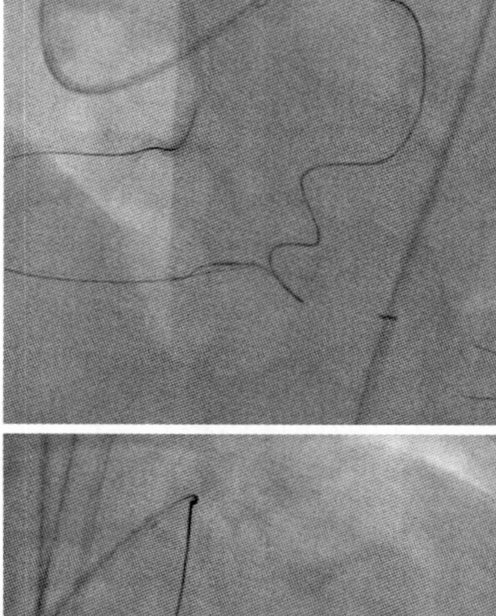

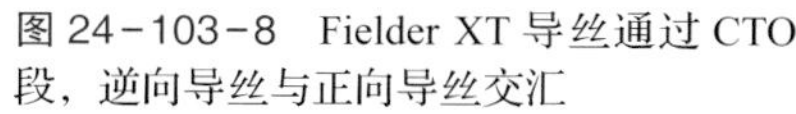

图 24-103-8　Fielder XT 导丝通过 CTO 段，逆向导丝与正向导丝交汇

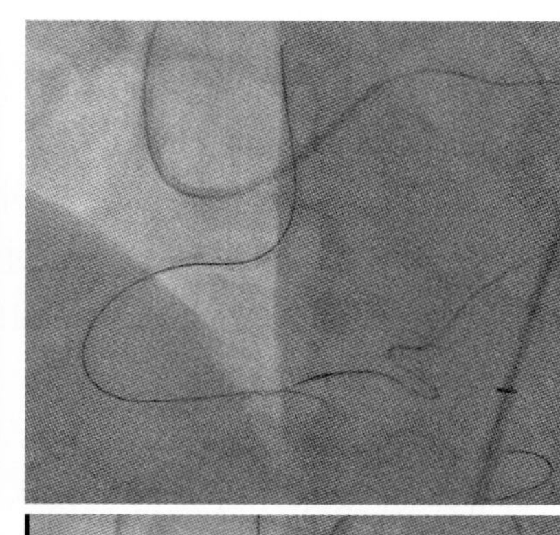

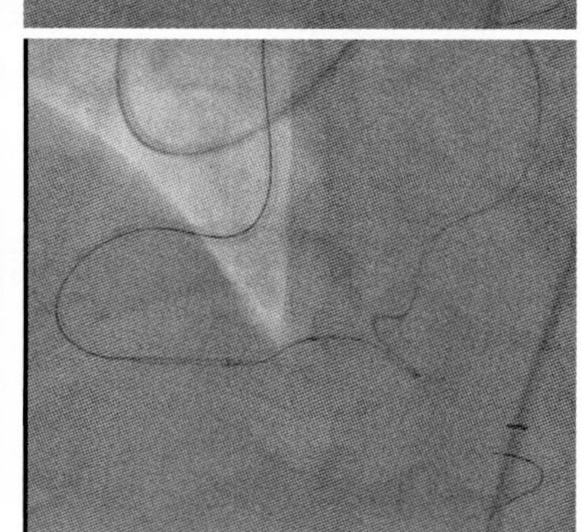

图 24-103-9　逆向 Pilot 200 导丝进入正向 Guidezilla 导管内

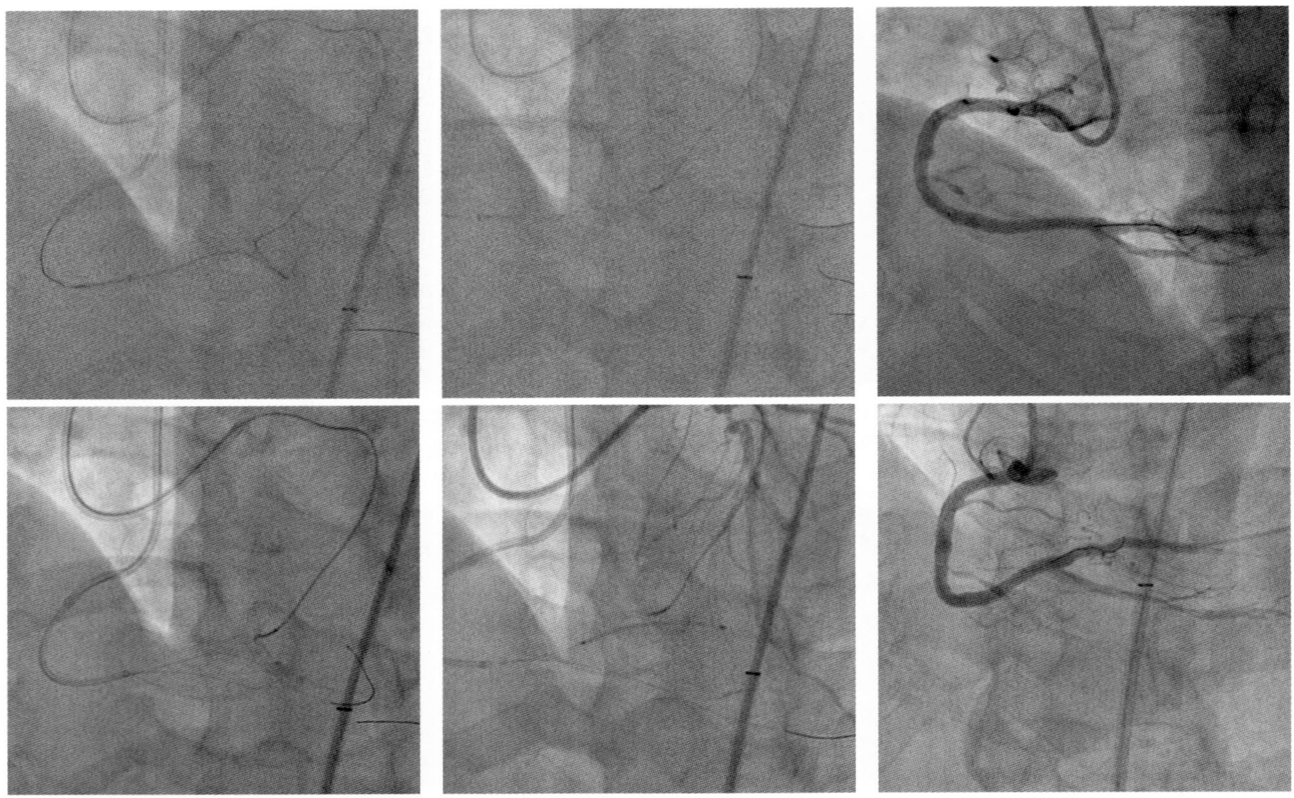

图 24-103-10 正向 Runthrough NS 导引钢丝进入逆向微导管

图 24-103-11 置入支架

图 24-103-12 最终结果

入 4 枚支架（2.5 mm × 38 mm、3.0 mm × 38 mm、3.5 mm × 38 mm、4.0 mm × 38 mm）（图 24-103-11）。

11. 最后造影提示右冠支架贴壁良好，无明显残余狭窄。对侧造影提示心外膜侧支无穿孔（图 24-103-12）。

· 小结 ·

1. 侧支循环的选择。

本病例是累及后三叉的 CTO 病变，手术难度大。正向导丝成功通过 PDA 后，在双腔微导管支持下多次调整导丝无法通过 PL 段。通过左心房支逆向开通 CTO 是最佳策略。在导丝选择上：根据个人经验，一般选择 Sion 导丝。但是通过迂曲的心外膜侧支循环选用 Sion Black 有一定的优势。但也存在穿孔的风险，操作应耐心和小心。

2. 通过 CTO 方面。

本病例主要采用导丝对吻技术，通过精细操控使正、逆向导丝相互接近并交汇在一起，另外送入 Guidezilla 延长导管行穿微导管技术体外化，可明显提高手术效率和成功率。

病例 104 逆向开通右冠开口闭塞病变

术者：张斌，吴开泽 医院：广东省人民医院

· 病史基本资料 ·

· 患者女性，中年。

• 主诉：反复活动后胸闷痛半年，再发 2 周。

• 既往史：危险因素：高血压（－），糖尿病（－），高胆固醇血症（＋）。

• 辅助检查：心脏彩超示 LVEDd 48 mm，EF 68%。

• 既往诊疗：冠状动脉 CTA 提示右冠开口闭塞。2019 年 2 月 CAG 提示右冠开口闭塞。

• 冠状动脉造影 •

2019 年 3 月 19 日我院 CAG：LM 未见狭窄，LAD、LCX 管壁稍不整，未见明显狭窄；RCA 开口闭塞，侧支供应远段（图 24-104-1）。

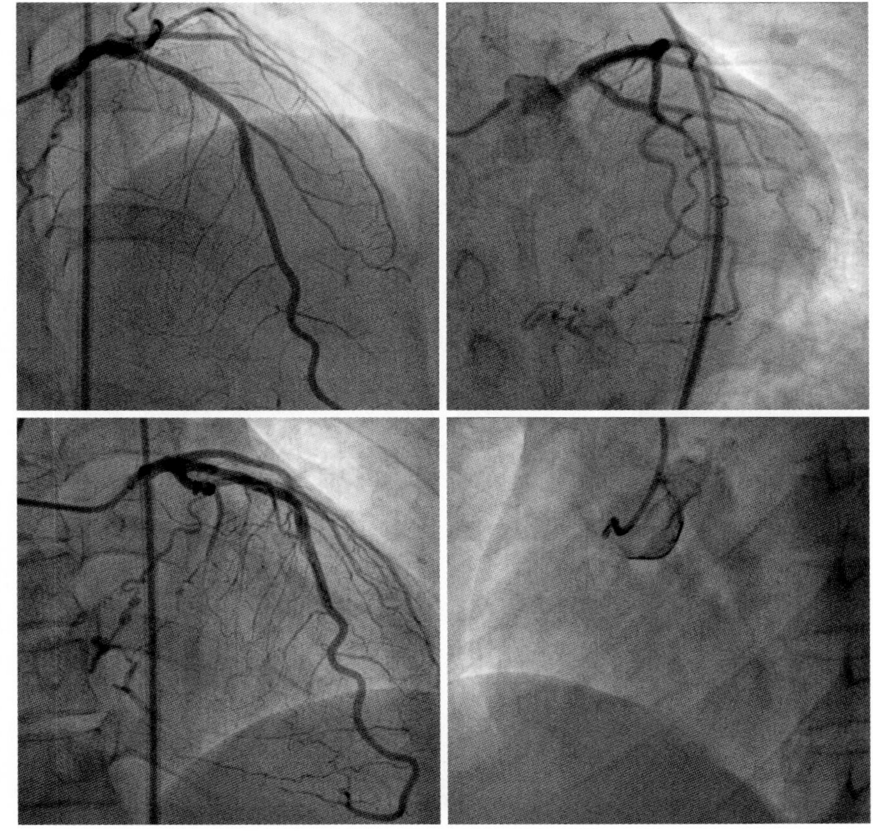

图 24-104-1　右冠起始部完全闭塞

• 病例分析和策略选择 •

1. 目标血管：RCA CTO。病变分析：CTO 开口闭塞，难以明确纤维帽位置；闭塞段长度不明确。J-CTO 评分 1～2 分。

2. 侧支分析：前降支发出较多室间隔支，但是该病例 PDA 不发达，室间隔侧支循环连接不明显；回旋支近段发出 1 条左心房支供应左室后侧支（PL），虽然该心外膜侧支比较扭曲，但是直径够大，而且小分支较少，可以作为逆向通道（图 24-104-2）。

3. 手术策略：该 CTO 病例开口难以明确，拟直接采用逆向策略。

• 手术过程 •

1. 指引导管的选择：穿刺双侧股动脉并置入 8F 抗折长鞘管，选择 7F XB 3.5 于左冠口，7F AL 1.5 备右冠 PCI。

2. 直接启动逆向策略。经 Runthrough 导丝送入 150 cm Corsair 微导管至左心房支行高选择造影明确走行。并在 Corsair 150 cm 微导管支持下，使用 Sion Black 导丝成功通过该侧支第二个弯（图 24-104-3）。

3. 逆向导丝继续通过侧支的第三个弯并至 CTO 远段，跟进微导管，行高选择造影发现微导管位于真腔（图 24-104-4）。

4. 更换为 Pilot 150 导丝穿刺远段 CTO 纤维帽，但是导丝很容易绕开纤维帽走往上面的方向，无法判断是否在近段血管内。参考冠状动脉 CTA 结果，才明白逆向导丝没有进入血管闭塞段，而是进入圆锥支（图 24-104-5）。

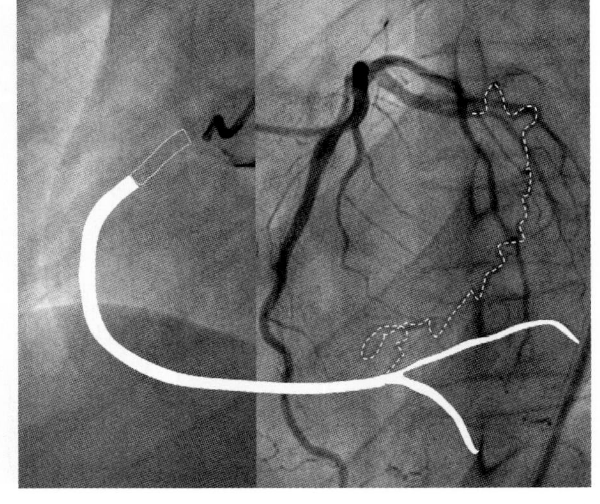

图 24-104-2　回旋支近段发出左心房支供应 RCA-PL

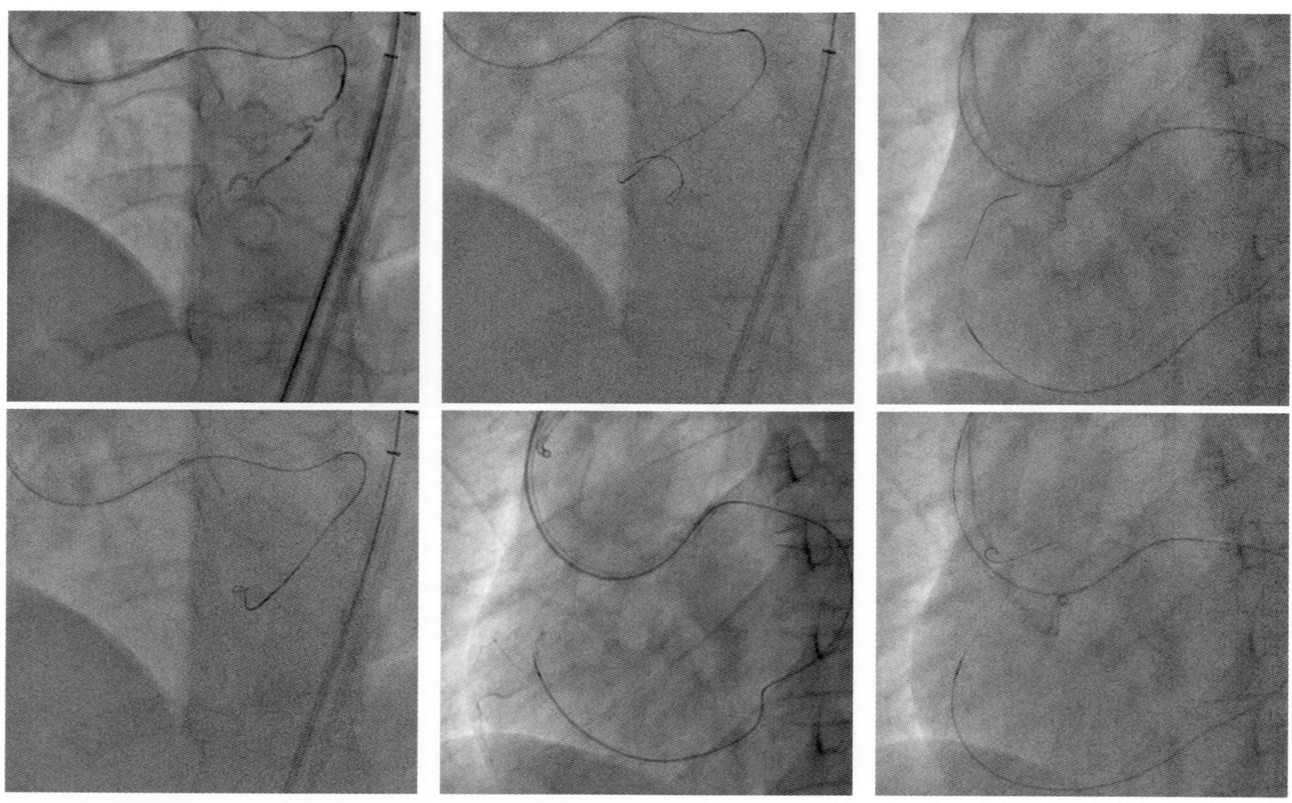

图 24-104-3　Sion Black 导丝通过心外膜侧支血管

图 24-104-4　逆向微导管到达右冠中段

图 24-104-5　逆向导丝进入圆锥支

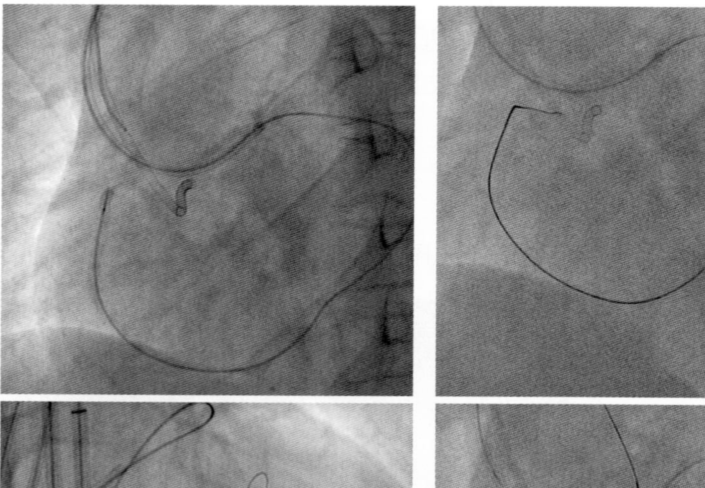

图 24-104-6　逆向导引钢丝再次进入圆锥支

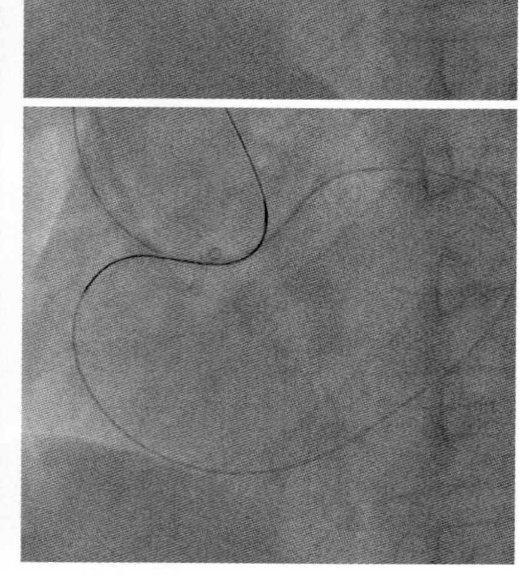

图 24-104-7　Ultimate Bro 3 导丝通过 CTO 段后进入主动脉内，跟进微导管至主动脉内

5. 退出导丝，跟进微导管贴近闭塞段再次行高选择造影提示 CTO 远段为钝形纤维帽。继续重新调整 Pilot 150 导丝但还是容易进入圆锥支（图 24-104-6）。

6. 器械转换：逆向导丝更换为 Ultimate Bro 3 导丝，并且重新调整方向，通过 CTO 段后进入主动脉内，跟进微导管至主动脉内（图 24-104-7）。

7. 交换为 Runthrough 导丝，使用捕捉器捕捉逆向导丝。再经逆向微导管送入 RG 3 导丝体外化（图 24-104-8）。

8. 送入 2.5 mm 球囊至 CTO 段内预扩。于右冠近段植入 1 枚支架（3.5 mm × 36 mm）（图 24-104-9）。

9. 最后造影提示右冠支架贴壁良好，无明显残余狭窄。对侧造影提示心外膜侧支无穿孔（图

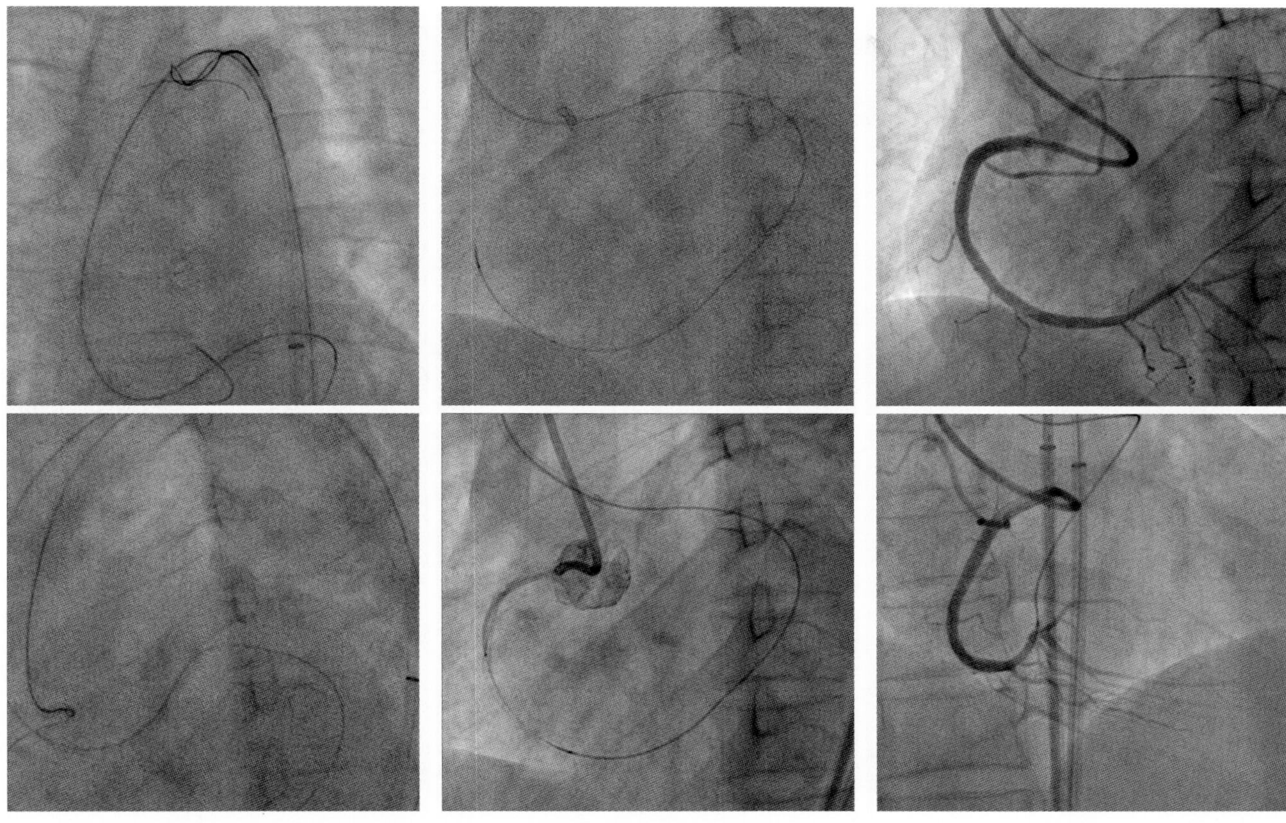

图 24-104-8　抓捕器抓捕逆向导引钢丝　　图 24-104-9　置入支架　　图 24-104-10　最终结果

24-104-10）。

· 小结 ·

1. 侧支循环的选择。

本病例是右冠开口闭塞病变，手术难度大。通过左心房支逆向开通 CTO 是最佳策略。在导丝选择上：通过迂曲的心外膜侧支循环通常选用 Sion Black 导丝。注意轻柔操作，避免用力推送导丝。

2. 通过 CTO 方面。

逆向导丝很容易进入圆锥支而没有进入 CTO 闭塞段。重点是参考冠状动脉 CTA 结果，通过调整导丝方向通过 CTO。由于纤维帽较硬、CTO 段相对较平直，采用 Ultimate Bro 3 等穿刺能力大的导丝比较容易通过病变。另外，本病例采用捕捉器配合 RG 3 导丝，也是体外化的方法之一。

病例 105　逆向成功开通复杂 RCA CTO：正逆向 Knuckle 导丝及反向 CART 技术、逆向心外膜侧支血管分支穿孔弹簧圈封堵成功

术者：张励庭　　医院：中山大学附属中山医院，广东省中山市人民医院

· 病史基本资料 ·

· 患者男性，58 岁。

· 主诉：反复发作性胸闷、气促 6 月余。

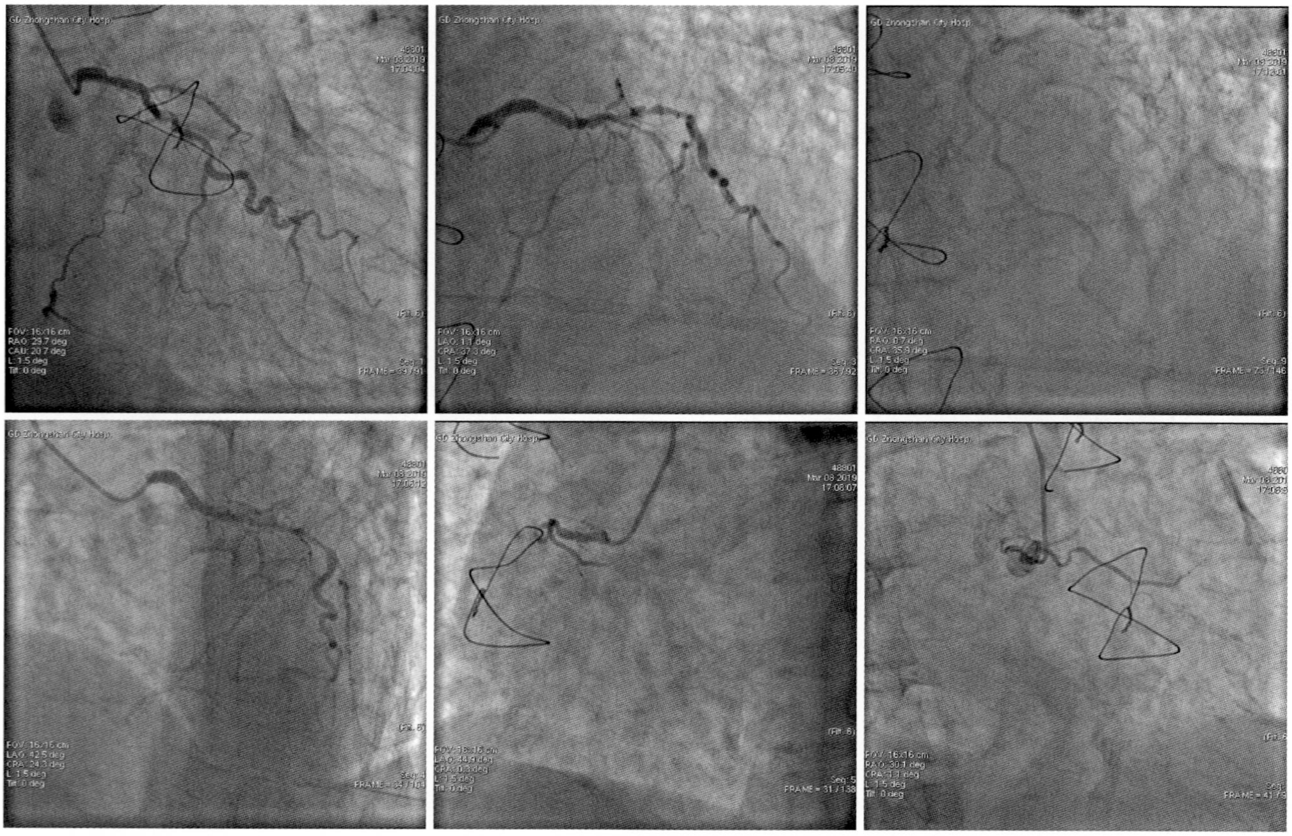

图 24-105-1　LAD CTO、LIMA-LAD 桥血管通畅，RCA 近端 CTO

• 既往史：有高血压病史 5 年余，吸烟 30 余年，已戒烟，无糖尿病病史；3 个月前于外院冠状动脉造影提示 3 支血管病变，RCA、LAD CTO，尝试 LAD CTO PCI 失败，转我院行 CABG，LIMA-LAD，因心包钙化、粘连，分离困难，未能行 RCA、LCX 搭桥。

• 辅助检查

心电图：窦性心律，Ⅱ、Ⅲ、aVF、V_4～V_6 ST 段压低。

心脏彩超：左心室下壁、前壁轻度运动减弱，LVEF 46%。

实验室检查：BNP 升高、cTnI、CK-MB、D-二聚体未见异常。

• 药物治疗方案：抗血小板聚集（阿司匹林、替格瑞洛），降脂（阿托伐他汀 + 依泽麦布），控制血压，扩冠治疗。

• 冠状动脉造影 •

LAD CTO，LIMA-LAD 桥血管通畅，LCX 近段狭窄 60%，RCA 近端 CTO（图 24-105-1）。

• 冠状动脉 CTA •

CTA 提示右冠长段闭塞伴轻度、中度钙化（图 24-105-2）。

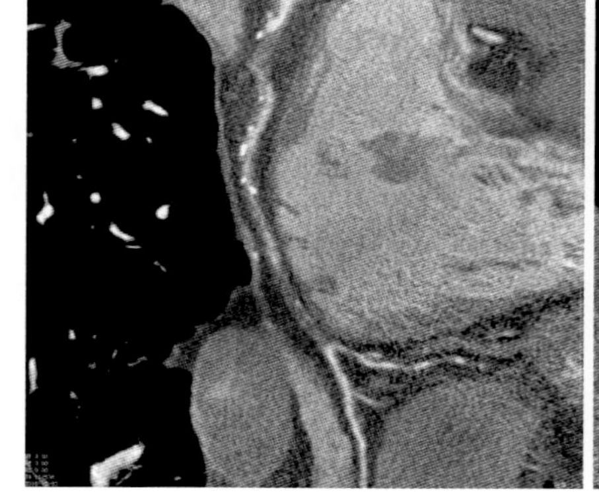
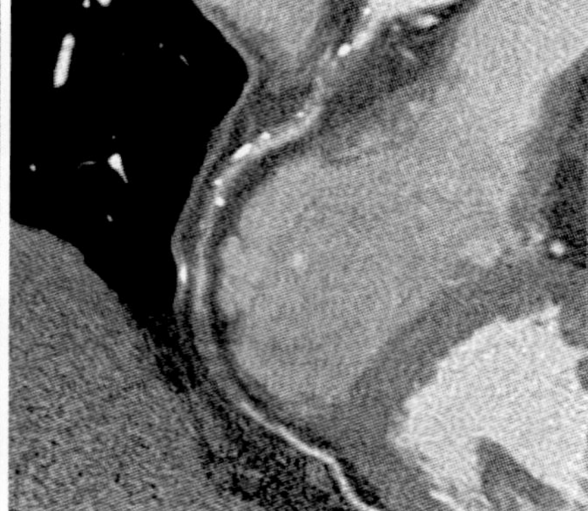

图 24-105-2　冠状动脉 CT 显示右冠长段闭塞

• 病变分析及治疗策略 •

1. LAD CTO、LIMA-LAD 桥血管通畅，LCX 近段狭窄 60%，

RCA 近端 CTO。

（1）闭塞端为钝形残端，无明显入口。

（2）CTO 闭塞段长（>30 mm），CT 提示为两段长闭塞，近中段较为迂曲。

（3）冠状动脉造影及 CTA 提示轻-中度钙化。

（4）LCX 房室沟支动脉（AC）心外膜血管提供侧支，连接较清晰，但近段迂曲。

（5）J-CTO 评分 3 分。

2. 正向开通成功率低，考虑逆向开通。

• 手术过程 •

• 入路及导管选择

➢ 正向：右股动脉 6F 动脉鞘；6F AL 1。

➢ 逆向：右股动脉 7F 动脉鞘；7F EBU 3.75。

先稍做正向尝试，然后转向逆向操作。

1. 尝试正向穿刺近端闭塞端：130 cm Finecross 微导管，GAIA Second、Conquest Pro 导丝均未能找到 CTO 入口，转逆向操作（图 24-105-3）。

2. Sion Blue 导丝在 150 cm Finecross 微导管支撑下进入 LCX AC 心外膜侧支，跟进微导管，更换 Sion 导丝，近段逆向侧支迂曲，调整导丝通过后，进入 RCA PL，Finecross 跟进后，高选择造影提示在 RCA 远段真腔（图 24-105-4）。

3. 先后换用 GAIA Second、GAIA Third、Ultimate Bro 3 导丝并在微导管支撑下仍未能通过 CTO 闭塞段（图 24-105-5）。

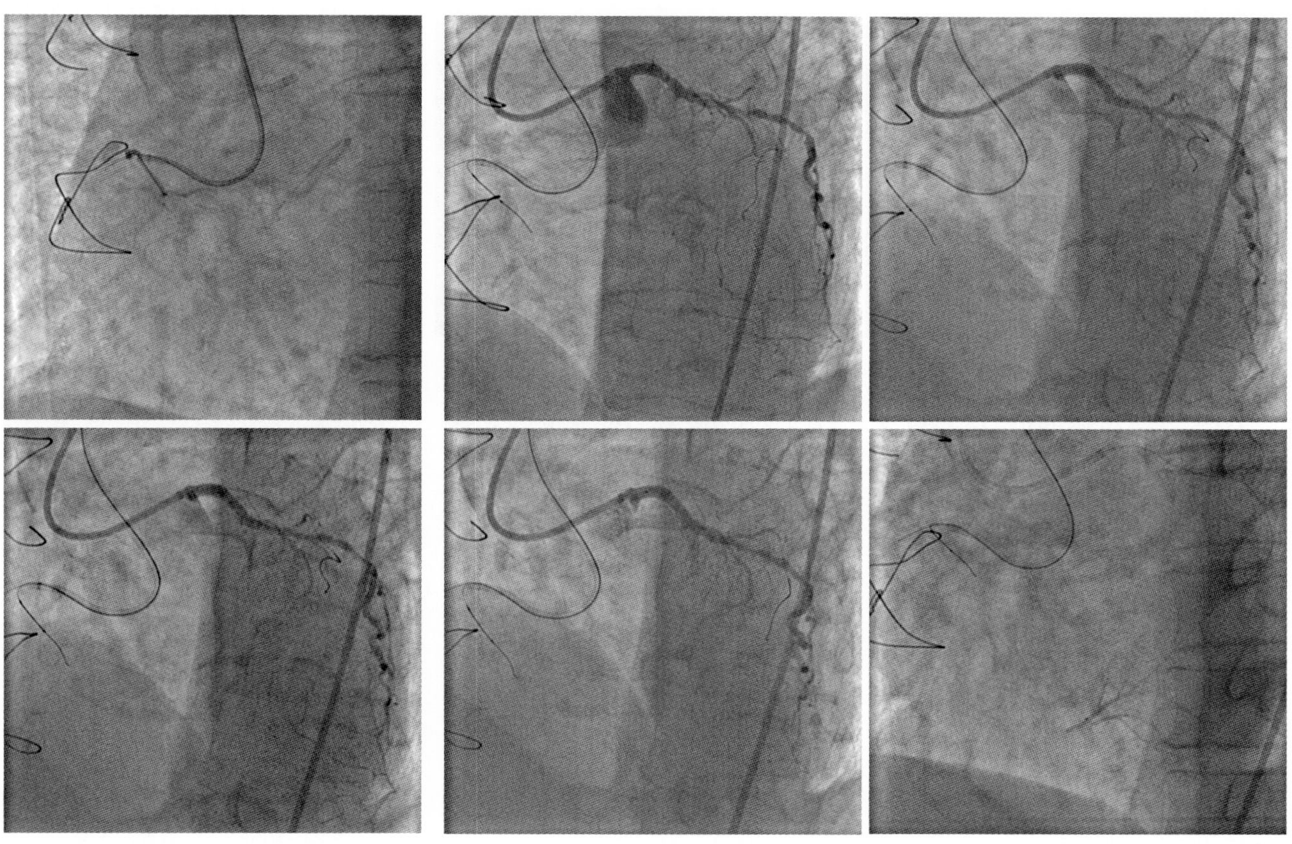

图 24-105-3　正向介入治疗失败

图 24-105-4　Sion 导引钢丝通过迂曲心外膜侧支血管

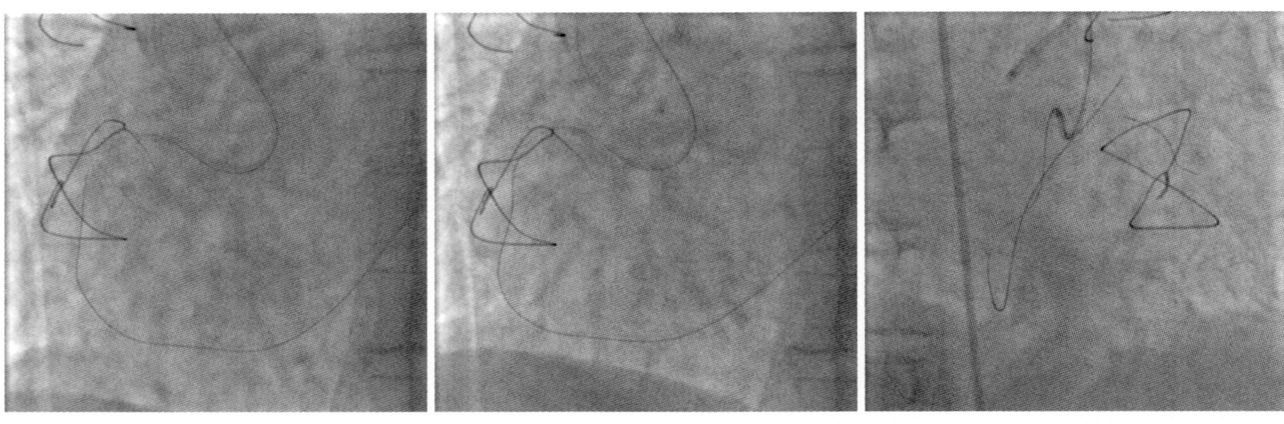

图 24-105-5 逆向导引钢丝无法通过闭塞段

4. 反复操作正逆向导丝均未能靠近，且未能明确导丝是否在血管结构内走行，考虑使用 Knuckle 导丝技术：使用 Conquest Pro 穿刺 CTO 入口，然后更换 Fielder XT、Knuckle 后进入 CTO 段，再操作逆向导丝，反复调整方向均未能靠近，换用 Fielder XT-A 进行逆向 Knuckle，不同投照角度提示与正向导丝靠近，使用 2.5 mm × 15 mm 球囊反向 CART，Ultimate Bro 3 导丝成功逆向通过 CTO 闭塞段，进入正向指引导管（图 24-105-6）。

5. 锚定后，推送逆向微导管进入正向指引导管，Rendezvous 技术交换 Sion Blue 导丝进入逆向微导管，建立前向轨道，使用 2.5 mm × 15 mm 球囊进行扩张，开通血管（图 24-105-7）。IVUS 指导下串联植入 4 枚支架，成功开通 RCA CTO（图 24-105-8）。

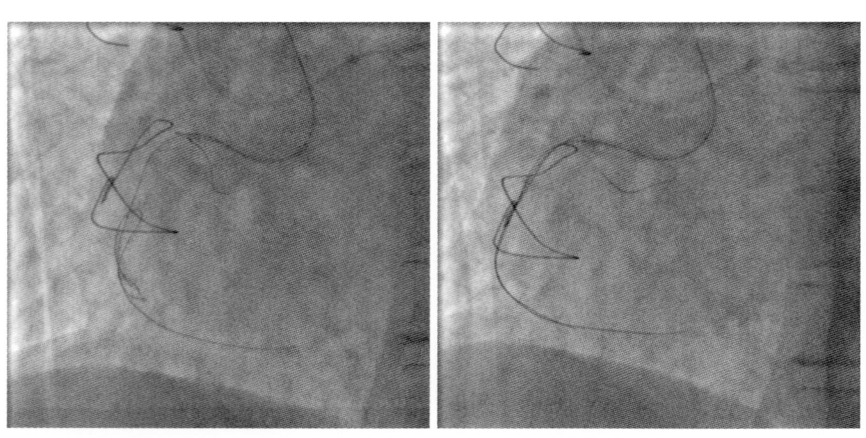

图 24-105-6 正、逆向 Knuckle 导引钢丝技术

6. 退逆向微导管和导丝，造影检查逆向通路，发现逆向通路分支血管穿孔，造影剂外渗（图 24-105-9）。

7. 将导丝选择性进入发生穿孔的小分支，Finecross 微导管跟进

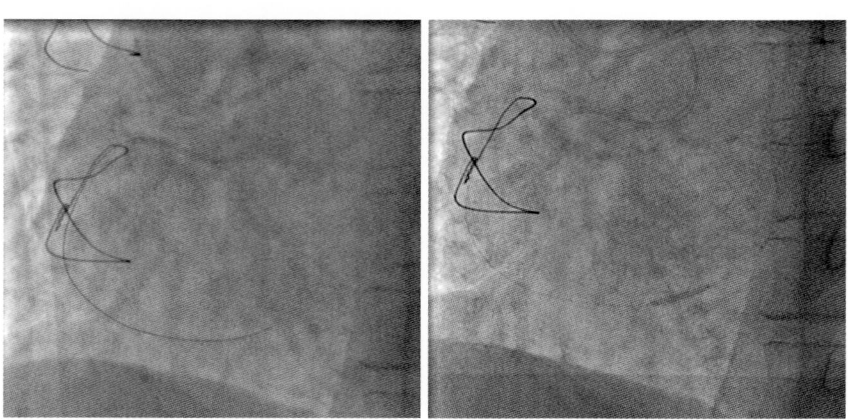

图 24-105-7 逆向微导管进入正向指引导管，微导管对吻技术通过 Rendezvous 交换 Sion Blue 导丝进入逆向微导管，建立前向轨道

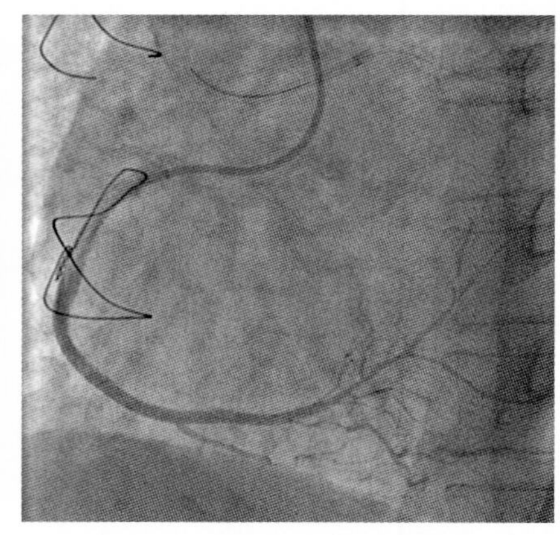

图 24-105-8 右冠置入支架

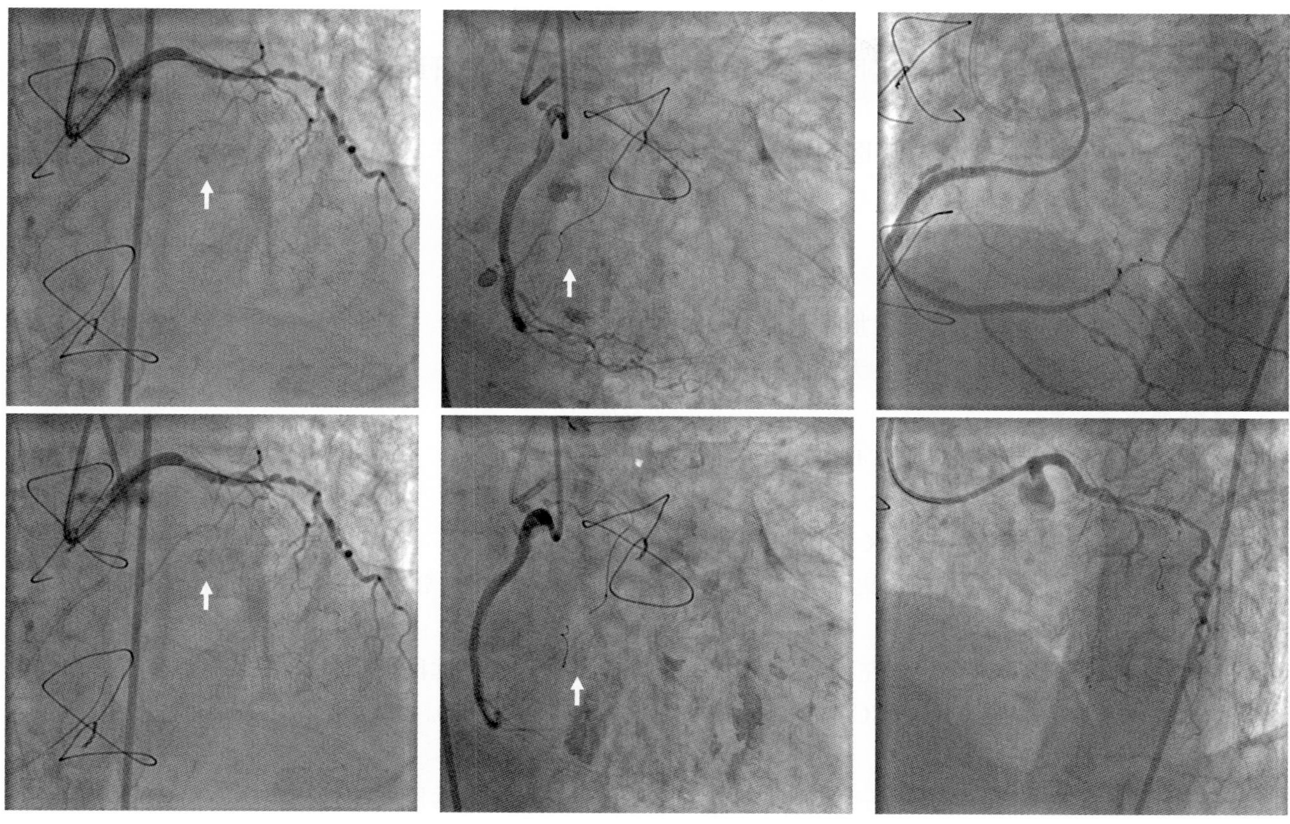

图 24-105-9　侧支血管穿孔（箭头处）　　图 24-105-10　弹簧圈封堵穿孔处　　图 24-105-11　最终结果

后，使用 2*2 弹簧圈成功封堵，复查造影示正逆向均无造影剂外渗（图 24-105-10）。最终结果见图 24-105-11。

· 术后结果 ·

RCA CTO 成功开通，术后血流 TIMI 3 级，逆向通路心外膜分支血管穿孔并发症成功处理。

· 小结 ·

1. 对于复杂的 CTO 病变，如入口不清晰，冠状动脉走行不清楚，钙化迂曲等，冠状动脉 CTA 可提供更多的病变信息，对于手术策略的制订、手术器械的准备都有所帮助，提高介入治疗的成功率；该病例冠状动脉造影提示为 RCA 近段到后三叉前均闭塞，但 CTA 检查提示为多节段闭塞中可见非闭塞血管段的闭塞，有助于病变闭塞长度的准确判断和手术策略的转换。

2. 对于迂曲的心外膜侧支，在操作时注意避免粗暴操作，配合微导管的推进，必要时做高选择造影，明确侧支血管的走行，及时调整方向，避免导丝及微导管导致的穿孔。

3. 反向 CART 是逆向 PCI 常用的技术之一，成功的关键之一是正逆向导丝的靠近、重叠，对于闭塞段长，钙化，迂曲的 CTO，尤其是血管走行不明确的情况下，在导丝操作未能通过的情况下，可考虑启动 Knuckle 导丝技术，包括正向 Knuckle 或逆向 Knuckle 技术，通常 Knuckle 导丝是围着血管内膜下走行，但位于血管结构内，有利于正逆向导丝的靠近，提高反向 CART 的成功率和效率，在有些困难的情况下，往往能够奏效。常用的 Knuckle 导丝是亲水多聚物涂层导丝，如 Fielder XT、Pilot 等。

4. 在完成手术，撤除逆向导丝、微导管前一定要造影，检查逆向通路有无损伤、有无血管的穿孔。该病例在结束手术前造影检查发现逆向通路分支血管穿孔，造影剂外渗，考虑是导丝及微导管所致，因为是心外膜血管，有心脏压塞的风险，故而必需积极处理，方法包括弹簧圈（Coil）、明胶海绵、自体脂肪、血栓、手术缝线等，各有优缺点，应根据不同的病例、医师对各种方法的熟悉程度、现有的器械来决定。

病例 106 经同侧侧支逆向及冠状动脉内旋磨开通 LAD CTO

术者：张励庭　　医院：中山大学附属中山医院，广东省中山市人民医院

· 病史基本资料 ·

· 患者男性，68 岁。

· 主诉：活动后胸痛 5 月余，加重 1 周。

· 既往史：高血压病史 5 年，无糖尿病病史，吸烟史 40 余年。

· 辅助检查

心电图：窦性心律，大致正常心电图。

心脏彩超：主动脉瓣关闭不全（轻度）、LVEF 68%。

实验室检查：BNP、cTnI、CK-MB 未见异常。

· 药物治疗方案：抗血小板聚集（阿司匹林、氯吡格雷）；降脂（瑞舒伐他汀）；控制血压；扩冠等治疗。

· 冠状动脉造影 ·

左前降支近端 CTO，钙化；左回旋支（LCX）中段狭窄 80%，远段发出侧支 CC 2 级供应 LAD；右冠状动脉大致正常，间隔支侧支 CC 0-1 级供应 LAD（图 24-106-1）。

· 病变分析及治疗策略 ·

左前降支近段 CTO，钙化；左回旋支（LCX）中段狭窄 80%，远段发出侧支 CC 2 级供应 LAD；右冠状动脉大致正常，间隔支侧支 CC 0-1 级供应 LAD。

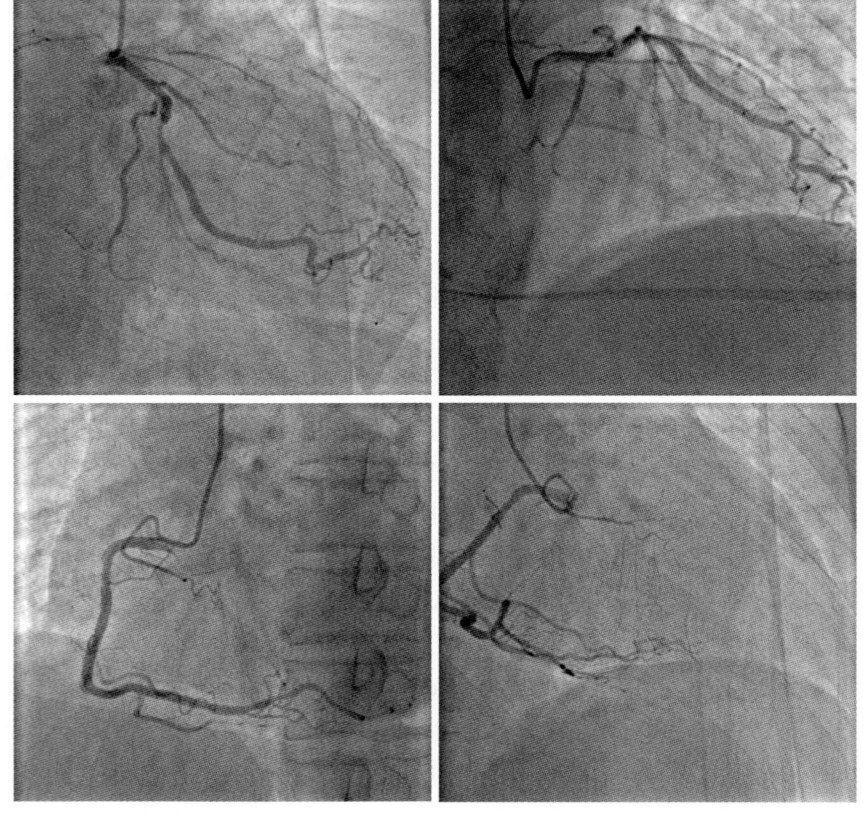

图 24-106-1　前降支近段 CTO，左回旋支远段发出侧支供应 LAD；右冠发出间隔支侧支级供应 LAD

✓ 闭塞段为锥形残端，中度钙化。

✓ 闭塞段较长（>20 mm）。

✓ 间隔支侧支不充分，无明显连接；LCX 侧支经对角支供应 LAD，走行清晰，轻度迂曲。

策略：首先处理 LCX 中段病变，为逆向手术做准备。

尝试正向开通，如失败，转为经同侧侧支逆向介入治疗。

· 手术过程 ·

· 入路及导管选择

➢ 左冠：右股动脉 7F 动脉鞘；6F XB RCA。

➢ 右冠：右桡动脉 6F 动脉鞘；6F JR 4 造影管对侧造影。

1. 先处理 LCX 中段病变，多角度投照显示清楚 LCX-对角支（D）-LAD 的侧支走行（图

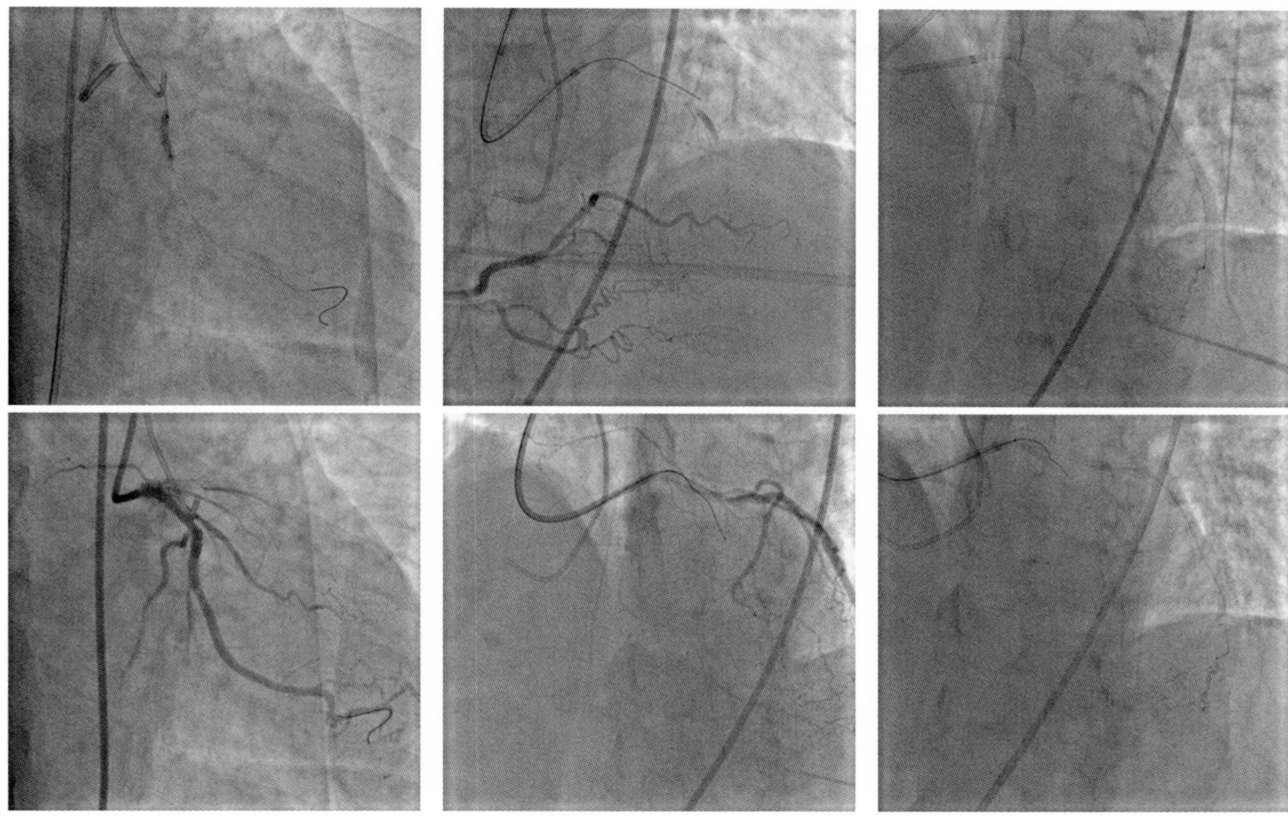

图 24-106-2　回旋支中段置入支架　　图 24-106-3　正向介入治疗尝试失败　　图 24-106-4　Sion 导引钢丝未能通过迂曲侧支血管

24-106-2）。

2. 尝试正向穿刺闭塞段近端：130 cm Finecross 微导管支持下，使用 Fielder XT-R 导丝进入闭塞段近端，未能通过闭塞段，先后使用导引钢丝升级技术及平行导丝技术，使用 GAIA Second、GAIA Third、Conquest Pro，多角度造影提示导丝血管假腔，未能进入远段血管真腔，转换逆向策略（图 24-106-3）。

3. Finecross 微导管及 Sion Blue 导丝到回旋支远段，高选择造影显示逆向通路，改用 Sion 导丝，未能成功通过逆向通路（图 24-106-4）。

4. 改用 Sion Black 导丝，Finecross 微导管支撑下，通过迂曲的逆向通路经对角支进入 LAD，Finecross 跟进入 LAD，高选择造影证实进入 LAD 真腔，逆向闭塞段为锥型（图 24-106-5）。

5. 换用 Ultimate Bro 3 导丝，操作导丝直接通过 CTO 闭塞段进入 LM，IVUS 证实导丝从真腔进入，将 Ultimate Bro 3 导丝送入左冠指引导管，使用反向微导管对吻技术（Rendezvous）技术，使用逆向导丝穿入正向 Finecross 微导管，沿逆向导丝将正向 Finecross 微导管送过 CTO 闭塞段到 LAD 远端，交换 Sion Blue 导丝（图 24-106-6）。

6. 使用 2.0 mm × 15 mm 球囊预扩张，闭塞段局部未能通过，换用 1.2 mm、1.5 mm 球囊扩张，球囊均破裂，使用 2.0 mm 球囊扩张未能扩张开病变，加压后，球囊破裂，考虑局部钙化（图 24-106-7）。

7. 使用 Finecross 微导管交换旋磨导丝到血管远端，使用 1.25 Burr 160 000～180 000 转/分速旋磨（图 24-106-8）。旋磨后使用 2.5 mm × 15 mm 球囊成功预扩，开通血管，恢复前向血流，从中段病变至近端植入 2 枚支架，使用 3.5 mm × 12 mm NC 球囊后扩张。

· 术后结果 ·

成功开通 LAD CTO，远端血流 TIMI 3 级，支架贴壁良好（图 24-106-9）。

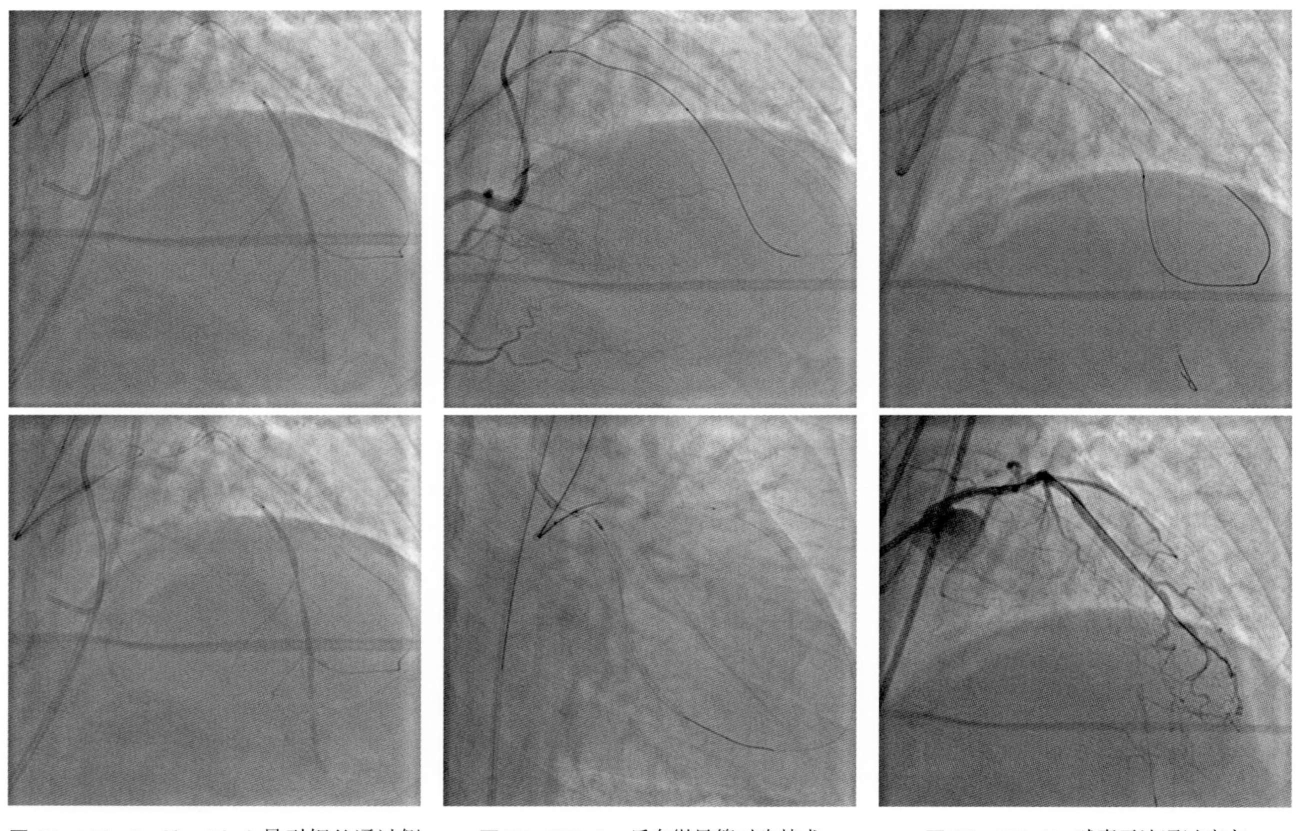

图 24-106-5 Sion Black 导引钢丝通过侧支血管

图 24-106-6 反向微导管对吻技术

图 24-106-7 球囊无法通过病变

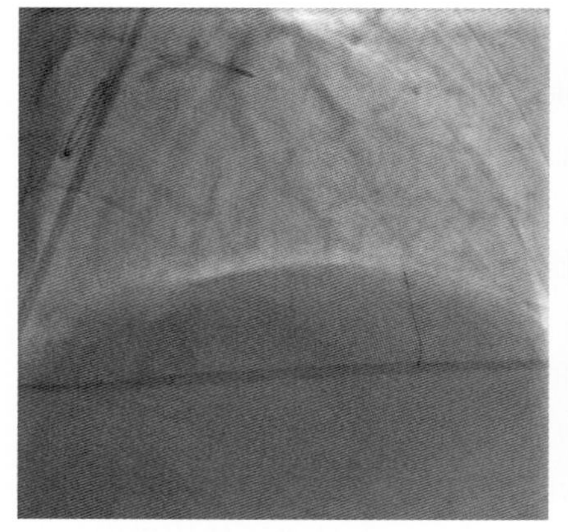

图 24-106-8 高频旋磨

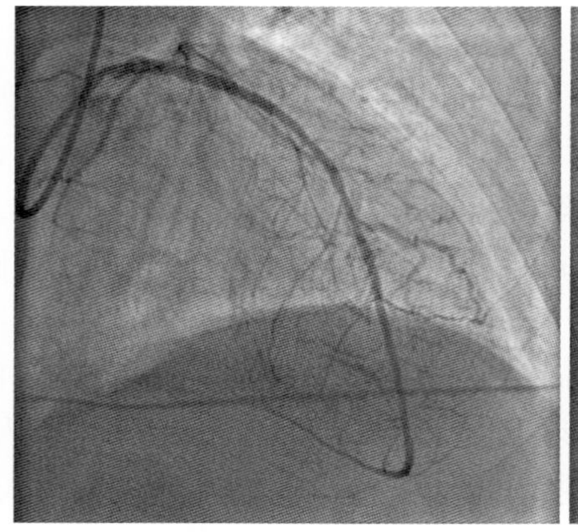

图 24-106-9 置入支架最终结果

· 小结 ·

1. CTO 病变闭塞段长，钙化，前向尝试失败后，及时转换策略，进行逆向操作。

2. 合理选择逆向侧支，提高手术成功率；通常间隔支侧支是首选，该例 CTO，间隔支侧支并不充分，无清晰连接；相反，同侧的侧支连接清晰，可作为首选的逆行侧支，但是心外膜侧支，且较迂曲，操作时需多加小心。

3. 逆行心外膜侧支选用的导丝，常用的是 Sion、Sion Black、Suoh 03，由于后者还未正式在国内上市，更常选用的前二者。

4. 逆向导丝通过后，建立轨道的方法包括：① RG 3 导丝体外化建立轨道；② 正向微导管对吻技术，使用正向导丝穿逆向微导管；③ 反向微导管对吻技术，使用逆向导丝穿正向微导管；选用哪种方法可根据不同的病例而定，该病例由于用的是同侧侧支，且是单指引导管方法，所以用的是反向微导管对吻技术的方法。

5. 导丝通过后，球囊通过困难，是 CTO 介入治疗失败的原因之一，克服的方法包括：① 分支锚定的方法；② Tornus 导管的应用；③ 延长导管的应用，包括 Guidezilla、4F 或 5F 进 6F 子母导管的方法；④ 旋磨。该病例球囊通过，但病变未能扩张开，而且扩爆了多个球囊，考虑是病变钙化的原因，因而选用了旋磨的方法，最后成功开通了血管，获得很好的最终结果。

病例 107　反向 CART 技术及 Carlino 技术开通 RCA CTO

术者：赵杰　　医院：中国医学科学院阜外医院　　日期：2019 年 4 月 16 日

· 病史基本资料 ·

· 患者男性，34 岁。

· 简要病史：2018 年 8 月因急性前壁心肌梗死至当地医院行冠状动脉造影提示 LAD 次全闭塞，RCA 近段闭塞，行 LAD 介入治疗并植入 3 枚支架，2018 年 10 月及 2019 年 1 月两次至当地医院行 RCA CTO 介入治疗均未成功。

· 冠状动脉造影 ·

冠状动脉造影提示 LAD 原支架通畅，RCA 近段闭塞，可见既往正向操作遗留的内膜下通路（图 24-107-1）。

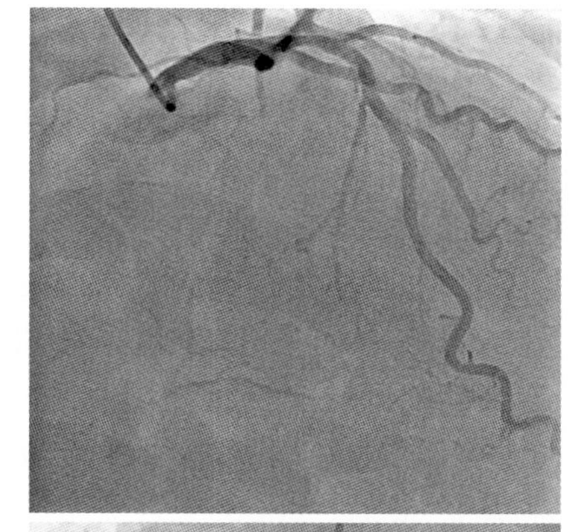

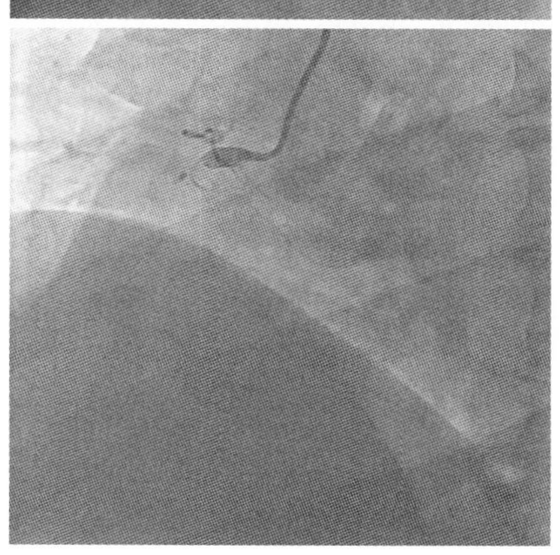

图 24-107-1　RCA 近段闭塞

· 治疗策略 ·

患者中年男性，LAD 支架通畅，RCA 单支病变，优先考虑 RCA CTO 介入治疗。

难点：RCA 闭塞段较长（>20 mm），非常坚硬，且极度迂曲（见手术过程），近端纤维帽不清晰，有 3 个月前操作遗留的内膜下通路。左冠的侧支隐约可见来自 LAD 间隔支，但比较迂曲。RCA 既往两次正向开通失败。

策略：建立双侧通路，先尝试正向开通 RCA。如果正向导丝升级通过 RCA 闭塞段后远端未能进入真腔但在血管结构内，可启动 ADR。如果正向策略不成功尽快转换逆向策略。

· 器械准备 ·

正向：右侧桡动脉，7F 动脉鞘，7F AL 0.75。

逆向：右侧股动脉，7F 动脉鞘，7F EBU 3.5。

其他：导丝、微导管、IVUS 等。

· 手术过程 ·

首先尝试正向策略，Pilot 200 导丝在 135 cm Corsair 微导管支撑下沿之前通路穿刺进入 RCA 闭塞段，RCA 闭塞段极度迂曲、坚硬，正向导丝升级至 Conquest Pro 12，但 Corsair 微导管不能向前推送。对侧造影证实正向导丝不在真腔（图 24-107-2）。

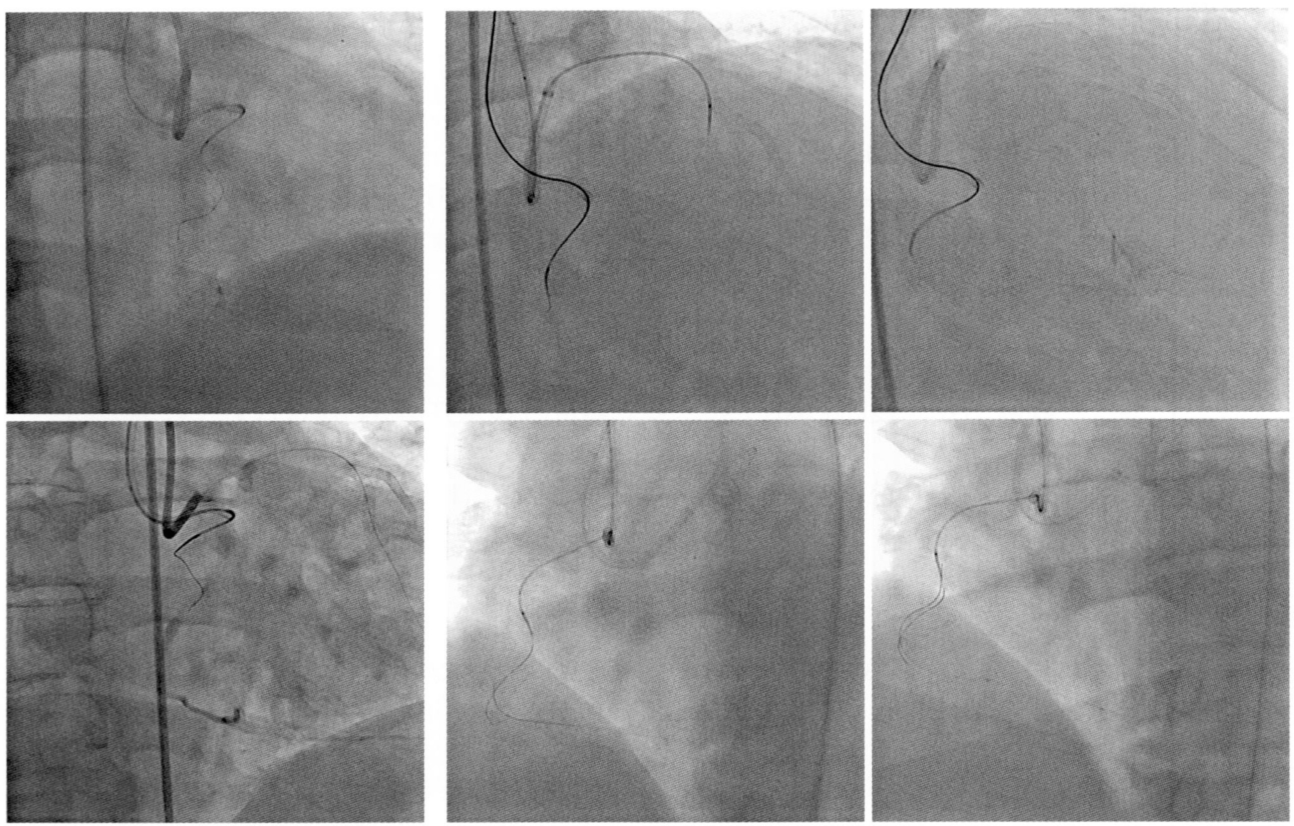

图 24-107-2 正向介入治疗失败　　图 24-107-3 逆向介入治疗

因 Corsair 微导管不能前送，未启动 ADR，转换逆向策略，由远及近尝试后选择近段间隔支，因间隔支开口被支架覆盖，Corsair 微导管不能顺利通过进入间隔支，更换 Instant Pass 微导管顺利送入间隔支，经高选择造影（Tip injection）可见 RCA 远端隐约显影，但侧支通路迂曲、不清晰，Sion 导丝采用冲浪（Surfing）技术通过间隔支侧支并送至 RCA 闭塞段以远，Instant Pass 微导管逐渐跟进，逆向导丝先后选用 Pilot 200、GAIA Third、Conquest Pro 12 仍不能穿刺进入 RCA 闭塞远端纤维帽，逆向导丝 Pilot 200 应用 Knuckle 技术仍不能通过，证实闭塞段极度坚硬，且极度迂曲（图 24-107-3）。

单纯导丝操作貌似无计可施，推送 Instant Pass 微导管至闭塞远端，应用 Carlino 技术，经逆向微导管加大压力推注显影剂，人为造成坚硬闭塞段的“夹层”，松解坚硬的闭塞段组织。正向 2.0 mm × 15 mm 球囊扩张后，IVUS 检查证实正向、逆向导丝均在血管结构内，应用反向 CATR 技术，正向应用 3.0 mm × 15 mm 预扩球囊扩张，逆向先后选用 Pilot 200、Conquest Pro 12 导丝，最终 Conquest Pro 12 导丝完成反向 CART 并顺利进入正向指引导管（图 24-107-4）。

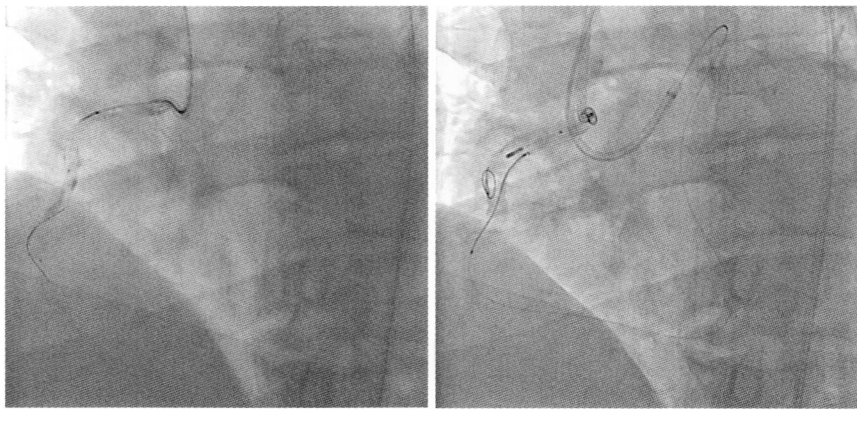

图 24-107-4 逆向 Carlino 技术及反向 CATR 技术（续后）

Instant Pass 微导管延逆向 Conquest Pro 12 导丝顺利进入正

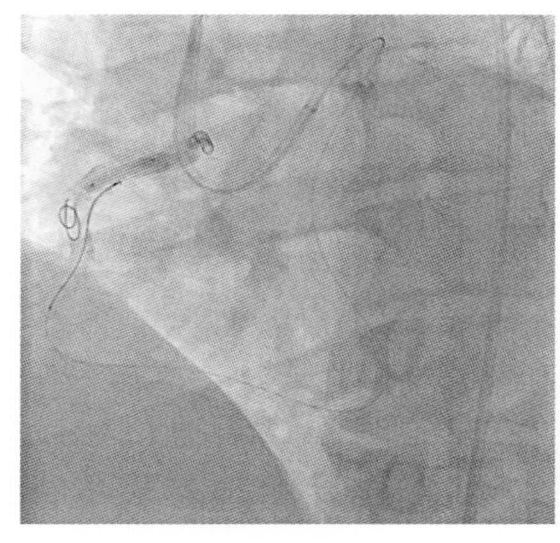
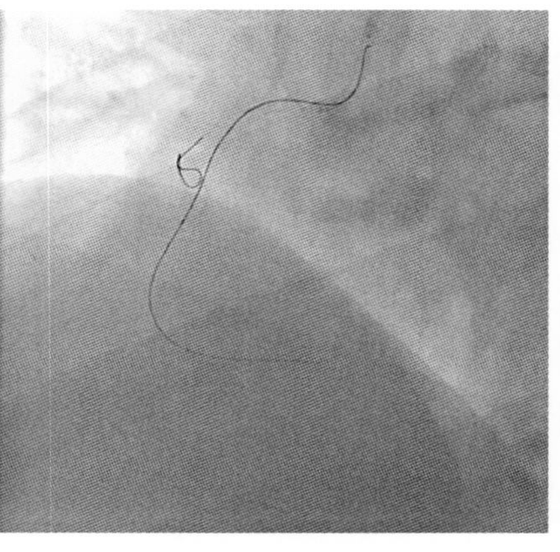

（图 24-107-4 续图）

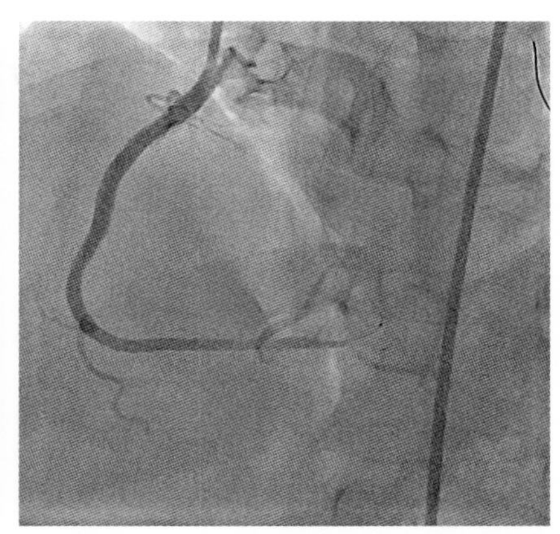

图 24-107-5　置入支架后最终结果

向指引导管后更换 RG 3 导丝完成导丝体外化，2.0 mm × 15 mm 球囊扩张闭塞段后行 IVUS 检查，支架植入，NC 球囊后扩张。最终 IVUS 检查提示支架贴壁及膨胀良好，之间远近边缘血管内膜完整，无撕裂或夹层。检查左冠供给血管未见异常（图 24-107-5）。

· 术后结果 ·

患者术中、术后血流动力学稳定，术后第 3 日出院。

· 小结 ·

1. CTO 病变是冠状动脉介入技术亟待攻克的最后一个堡垒，随着冠状动脉介入技术的不断成熟完善、新型 CTO 专用介入器械的成功研发，对于比较成熟的医学中心和术者团队，CTO 介入治疗成功率已经超过 90%，但是对于闭塞段异常迂曲、钙化等特殊类型的 CTO 病变，仍是介入领域的极大挑战。对于该类 CTO，增强系统支撑力（如选择股动脉入路、大腔指引导管、应用 Guidezilla、锚定技术等）是关键。对于坚硬的闭塞段，可以升级更加坚硬的导丝系列，结合 BASE 技术、BAM 技术、多导丝斑块挤压技术等。对于闭塞段迂曲的，可以选用相对操控性好、相对“滑”的导丝系列，结合 Knuckle 导丝技术、Carlino 技术等。

2. 本病变难点在于闭塞段异常迂曲及坚硬，正逆向导丝升级未能成功进入 CTO 闭塞段，最终通过 Carlino 技术突破坚硬的闭塞段，最终应用反向 CATR 技术完成导丝体外化，成功开通闭塞段血管。Carlino 技术源自 Mauro Carlino 医师，通过微导管或 OTW 球囊在 CTO 闭塞段内进行小剂量、较小力量的造影剂推注，利用“液压”撕裂坚硬迂曲的闭塞段，从而改良闭塞段斑块的依从性。应用 Carlino 技术一定要注意造影剂的用量和推注力度，尤其逆向应用 Carlino 技术时，要精确掌握“火候”，以免造成闭塞段以远正常管腔的夹层血肿。

病例 108　经桥血管开通 LAD CTO

术者：郑金刚　　医院：中日友好医院

· 病史基本资料 ·

- 患者男性，54 岁。
- 主诉：间断胸痛 10 余年。
- 简要病史：心脏搭桥术后 7 年余［大隐静脉桥－对角支－前降支（AO－SVG－D－LAD）及大隐

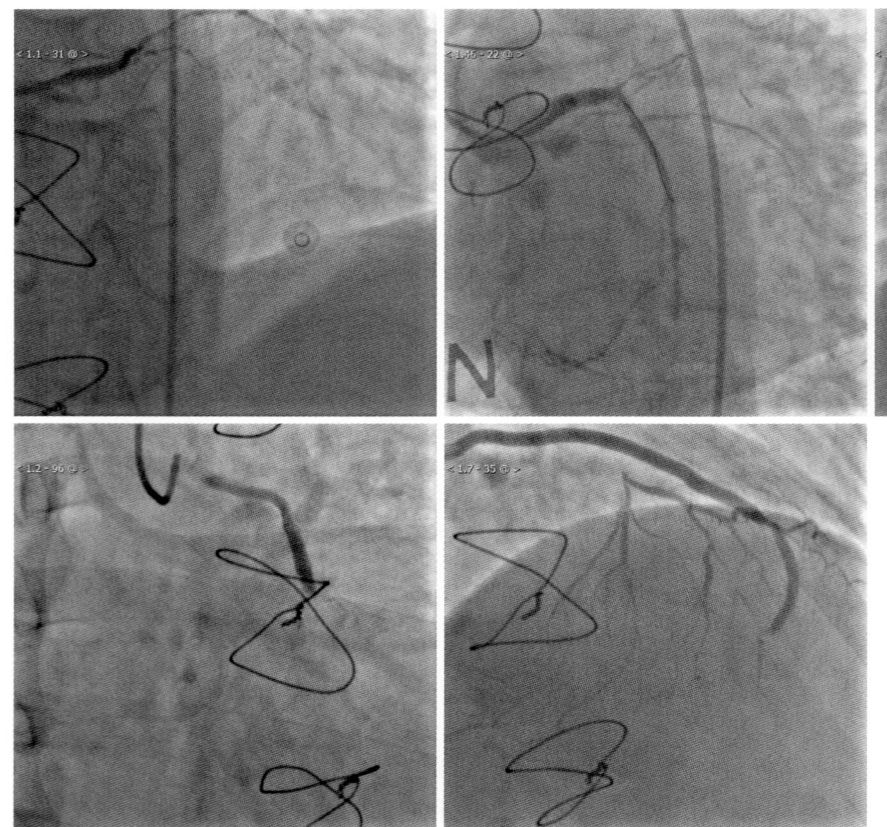

图 24-108-1 LAD 近段完全闭塞，LCX 支架内未见再狭窄，RCA 起始部完全闭塞。SVG-LAD 桥血管重度狭窄

静脉桥-中间支-右冠（AO-SVG-Ramus-RCA）两支序贯桥]，1 个月前处理 LCX 中段次全闭塞病变。

• 既往史：高血压病史 20 余年、糖尿病 16 年，脑梗死病史 12 年，发现右侧股动脉重度狭窄、右侧骨浅动脉完全闭塞、左侧髂外动脉起始段以远完全闭塞 7 年，吸烟史 40 年，40 支 / 日。

• 辅助检查

心电图：窦性心律，Ⅰ、aVL 导联 ST 段压低，T 波倒置，Ⅲ、aVF 导联异常 Q 波。

心脏超声：左心室节段性室壁运动异常，左心房增大，左心室舒张功能减低（Ⅰ级），EF 71%。

• 冠状动脉造影 •

LAD 自近段以远完全闭塞；AO-SVG-D-LAD 桥血管：远段狭窄 70%，可见 LAD 向 RCA 方向提供侧支（图 24-108-1）。

• 病变分析及治疗策略 •

1. LAD 自近段以远完全闭塞。
2. LCX 可见原支架影，支架内未见狭窄，可见 LCX 向 RCA 方向提供侧支。
3. RCA 自开口以远完全闭塞。
4. AO-SVG-D-LAD 桥血管：远段狭窄 70%，可见 LAD 向 RCA 方向提供侧支。
5. AO-SVG-Ramus-RCA 桥血管：通向 RCA 桥血管闭塞，通向中间支桥血管中度狭窄。

本次入院拟尝试开通 LAD CTO 病变，正向闭塞段长，入路不明，单纯正向操作成功率低，可考虑桥血管作为逆向通路，逆向开通 CTO 病变。

• 手术过程 •

• 入路及导管选择

正向：右股动脉；7F 动脉鞘；7F EBU 3.5。

逆向：左桡动脉；6F 动脉鞘；6F JL3.5。

1. 双向造影（图 24-108-2）。

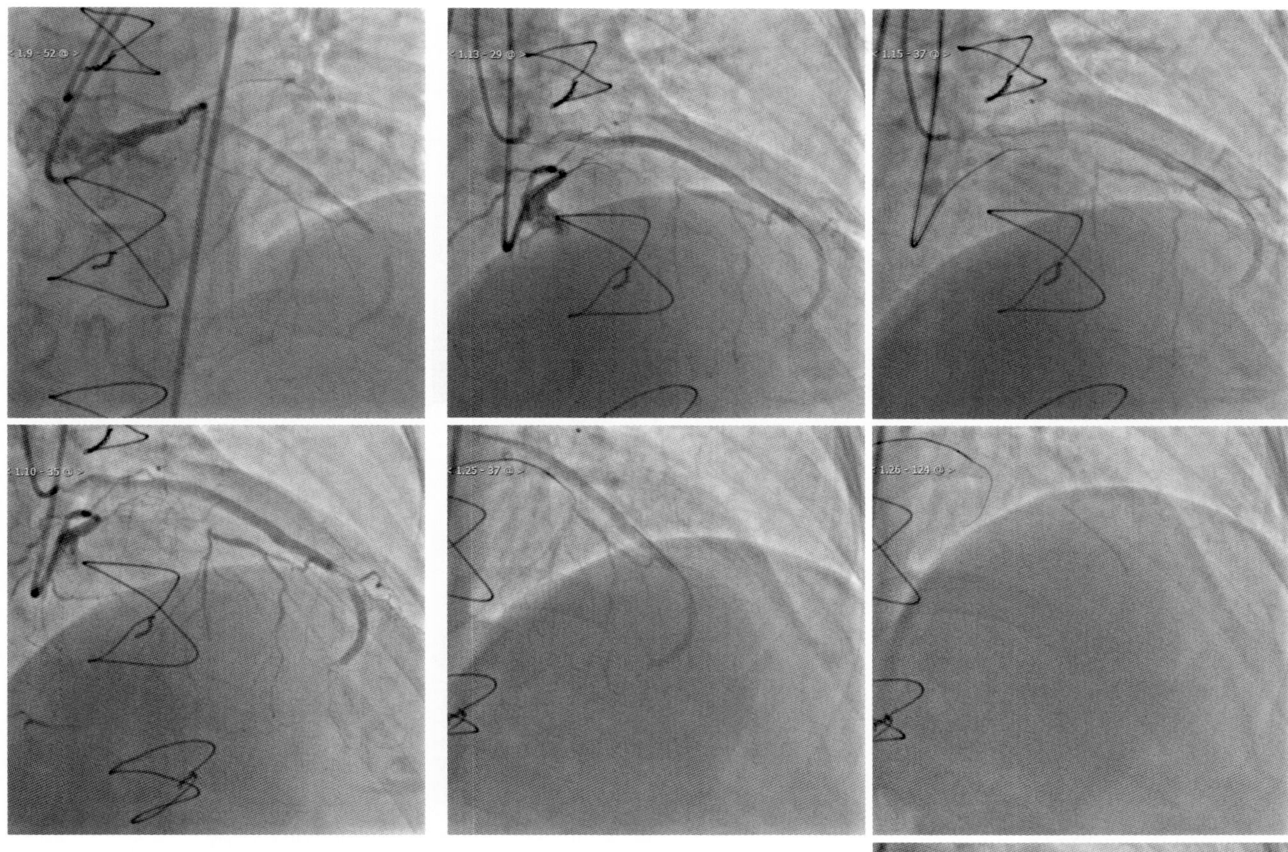

图 24-108-2　经桥血管双侧造影

图 24-108-3　正向介入治疗，导丝通过闭塞段进入间隔支

2. 正向在 Corsair 微导管辅助下，先后使用 Runthrough NS、Fielder XT-R、GAIA Second 进行尝试，导丝通过 LAD 近段闭塞段，到达间隔支（图 24-108-3）。

3. 交换工作导丝为 Runthrough NS，导丝可以进入各处分支并顺利到达间隔支远段，遂使用边支技术，使用球囊 1.5 mm × 15 mm 球囊置入 LAD 进入间隔支开口位置行扩张，同时对 LAD 近段行预扩张后造影如下，可见经桥血管逆向造影，可使间隔支显影（图 24-108-4）。

4. 在双腔微导管辅助下，使用 GAIA Second 导丝进行尝试，到达 LAD 中段，多体位桥血管逆向造影证实导丝位于真腔（图 24-108-5）。

5. 正向导丝继续前行攻击，但无法顺利到达 LAD 远段，遂经桥血管逆向在 Corsair 微导管辅助下，逆向进入导丝 Fielder XT-R、Sion Black 等导丝尝试，

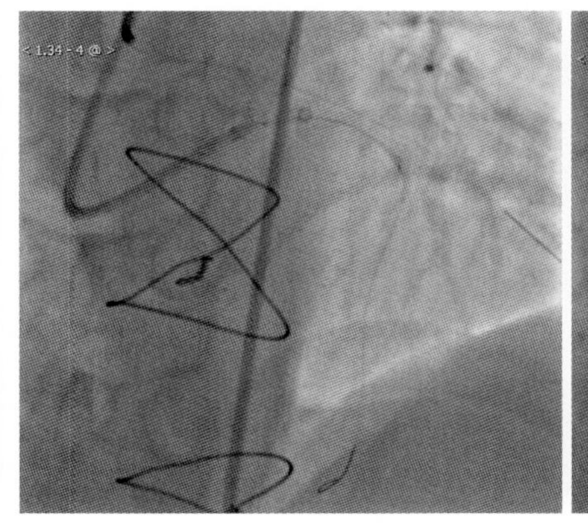

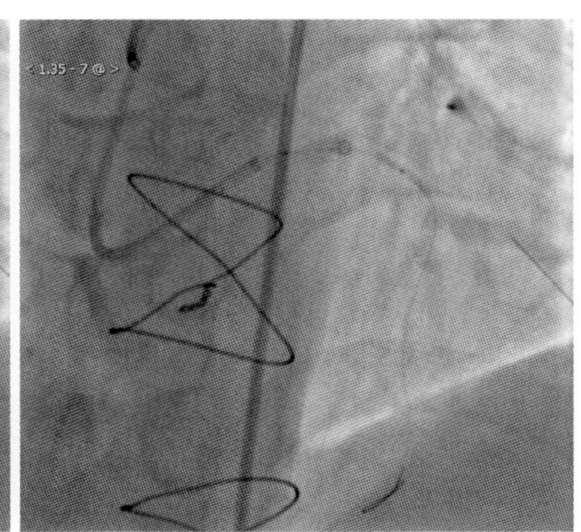

图 24-108-4　分支技术（续后）

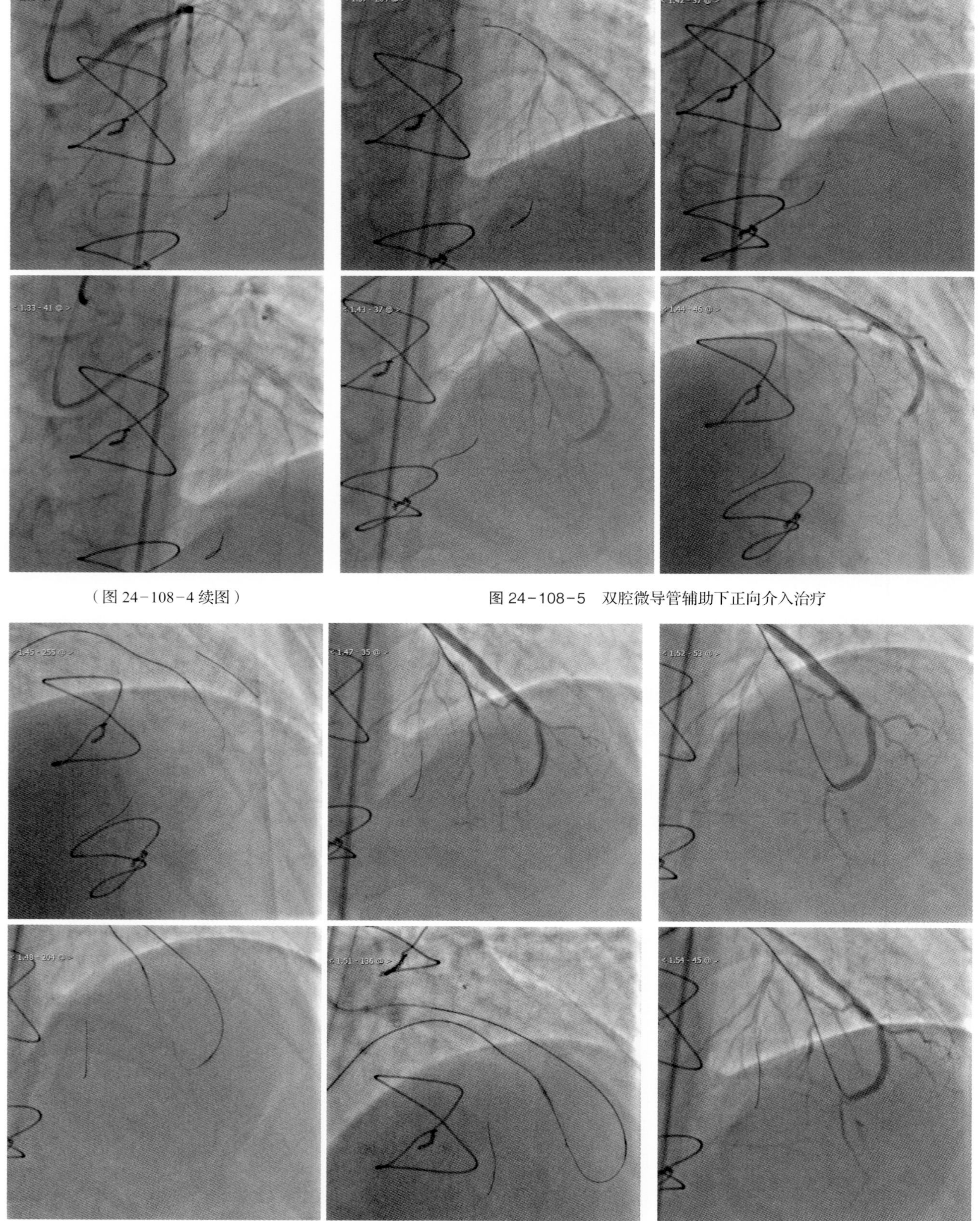

（图 24-108-4 续图）

图 24-108-5 双腔微导管辅助下正向介入治疗

图 24-108-6 经大隐静脉桥逆向介入治疗

图 24-108-7 正向导引钢丝进入 LAD 远段真腔（续后）

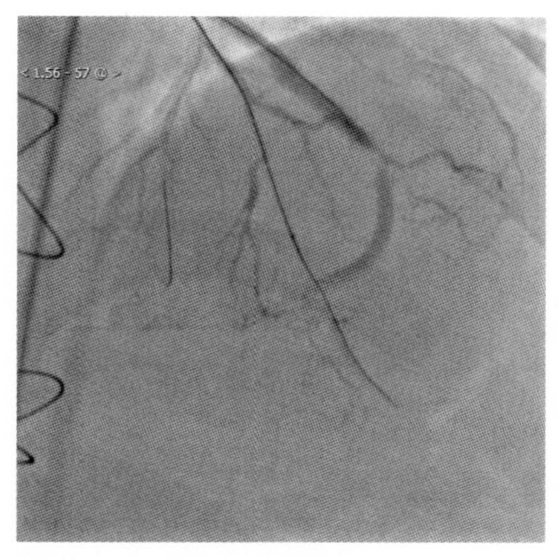

（图 24-108-7 续图）

逆向达到 LAD 中段，遂以逆向导丝为指引，正向导丝继续尝试，实现正、逆向导丝对吻（图 24-108-6）。

6. 调整正向导丝进入桥血管，并继续调整导丝向 LAD 远段进攻，最终达到 LAD 远段真腔（图 24-108-7）。

7. 对 LAD 远段行预扩张（1.5 mm × 15 mm），在桥血管逆向造影指导下，对 LAD 中段、近段由远及近串联植入支架 2 枚（2.25 mm × 32 mm、3.0 mm × 38 mm），对 LAD 远段行药物球囊（2.0 mm × 20 mm）治疗（图 24-108-8）。

8. 对 LAD 行支架置入术及 PTCA 术后，可见 LAD 近段、中段血流通畅，间隔支显影，中段可见竞争血流，桥血管造影提示 LAD 远段血流通畅（图 24-108-9）。

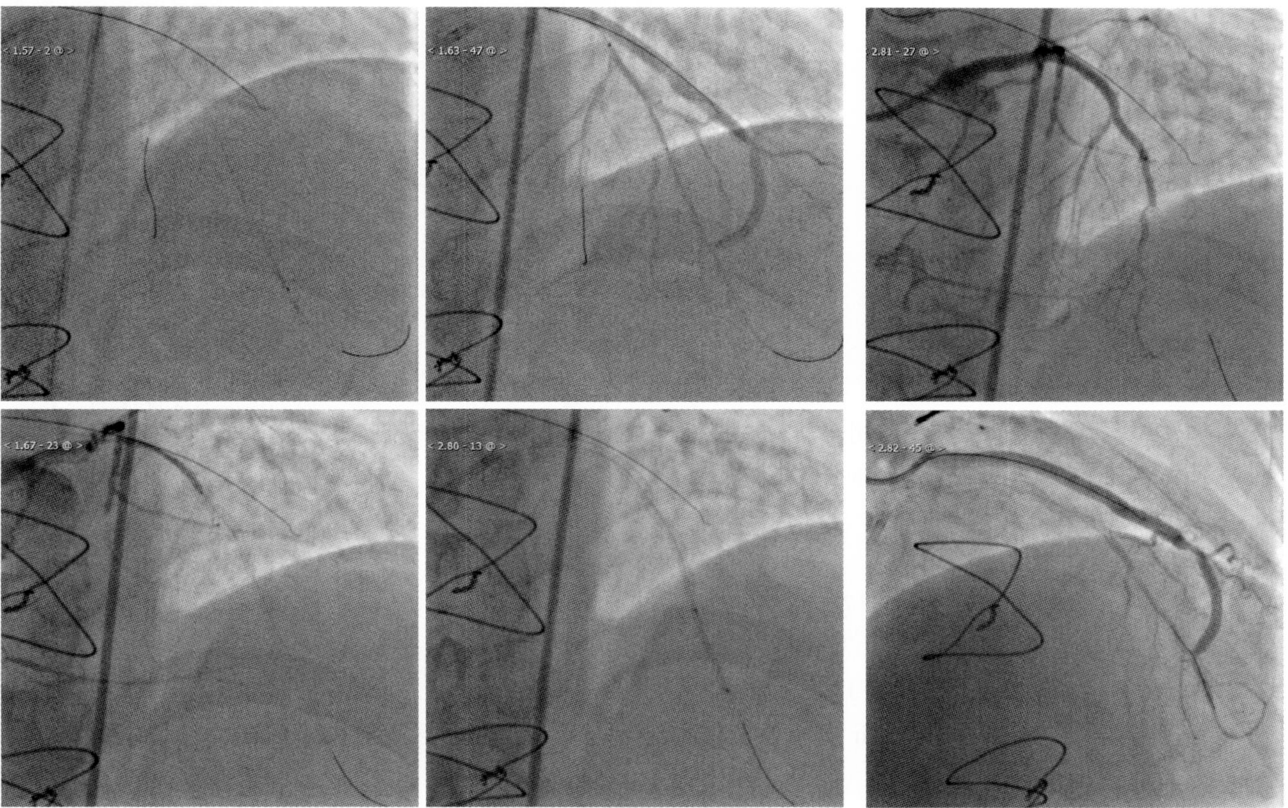

图 24-108-8 LAD 近中段植入支架；远段行药物洗脱球囊治疗

图 24-108-9 最终结果

病例 109 逆向 Knuckle 技术及 Guidezilla 反向 CART 开通 RCA CTO

术者：郑金刚 医院：中日友好医院

病史基本资料

- 患者男性，43 岁。
- 主诉：活动后胸闷半年，加重 2 个月。

· 既往史：否认高血压、糖尿病病史。

个人史：吸烟10年，40支/日；饮酒史20年，5两/日。

· 辅助检查

心电图：窦性节律，Ⅲ、aVF导联Q波形成。

心脏超声：左心室正常上限，未见室壁节段性运动异常，EF 58%。

· **冠状动脉造影** ·

RCA自近段以远完全闭塞，可见自身桥侧支向RCA中段、远段方向分别提供侧支（图24-109-1）。

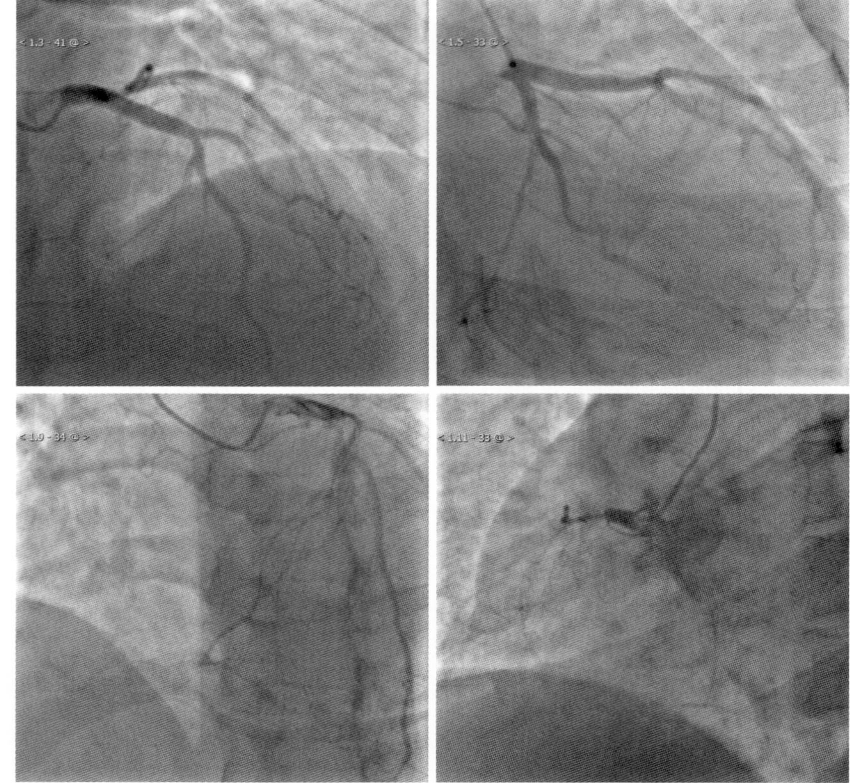

图24-109-1 右冠近段完全闭塞，可见左冠向右冠远段提供侧支血管

· **病变分析及治疗策略** ·

1. LAD未见明显狭窄，可见LAD通过间隔支向RCA后降支提供侧支循环，侧支循环逆向灌注仅可达到RCA远段、后三叉处。

2. LCX未见明显狭窄。

3. RCA自近段以远完全闭塞，可见自身桥侧支向RCA中段、远段方向分别提供侧支。

4. RCA闭塞段长，且为2段闭塞病变，正向开通的成功率低。可根据指引导管双侧造影结果，选择可以使用的逆向侧支，尽快启动逆向操作，提高效率（图24-109-2）。

· **手术过程** ·

· 入路及导管选择

正向：右股动脉；7F动脉鞘；7F AL 1.0。

逆向：右桡动脉；7F动脉鞘；7F EBU 3.5。

1. 指引导管双侧造影（图24-109-3）。

2. 正向准备，在135 cm Corsair微导管辅助下，送Runthrough NS导丝至RCA中段（图24-109-4）。

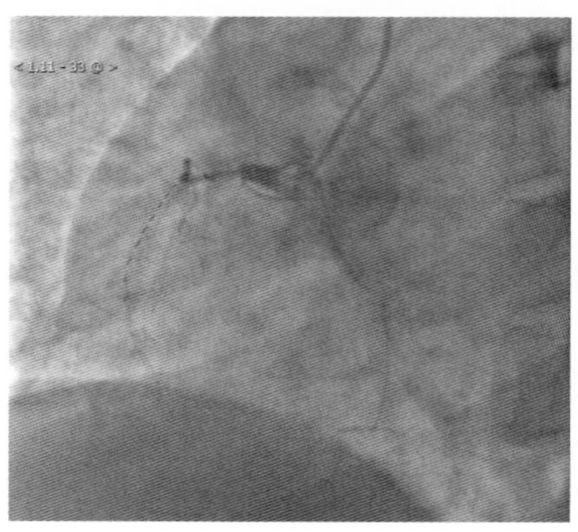

图24-109-2 右冠为长段闭塞，且为2段闭塞病变

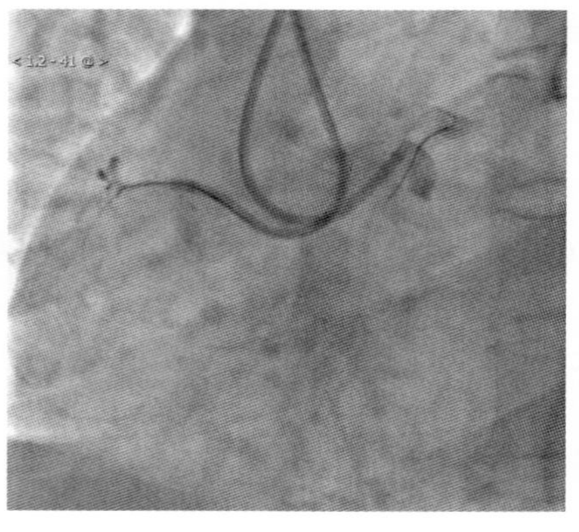

图24-109-3 双侧造影

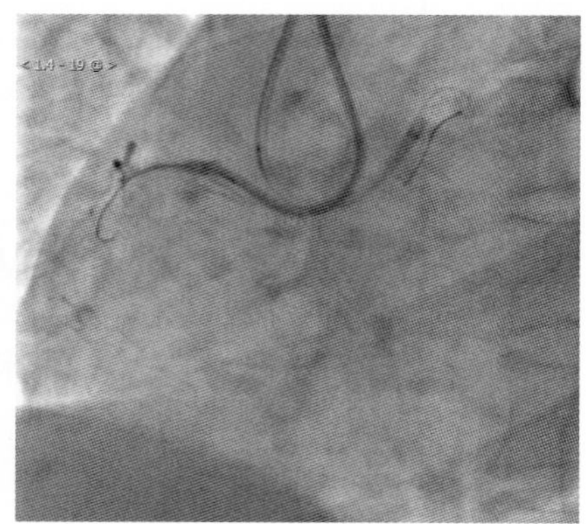

图24-109-4 在135 cm Corsair辅助下，送入工作导丝至右冠中段

3. 逆向在 150 cm Corsair 微导管辅助下，先后使用 Sion 导丝、Fielder XT-R 导丝逆向经间隔支侧支进行尝试，最终 Fielder XT-R 导丝通过间隔支侧支到达后降支（图 24-109-5）。

4. 先后使用 Fielder XT-R、Pilot 50 导丝、Pilot 200 导丝逆向攻击 RCA 远段闭塞段，通过 RCA 远段后，到达 RCA 中段闭塞段以远处，导丝前行受阻，无法突破 RCA 中段闭塞段远端纤维帽，遂使用 Fielder XT-R 导丝行逆向 Knuckle 技术，战场前移至 RCA 中段闭塞段内，微导管跟进至 RCA 中段（图 24-109-6）。

5. 以逆向微导管为指引，正向导丝进攻，进一步接近逆向微导管。之后再以正向导丝为指

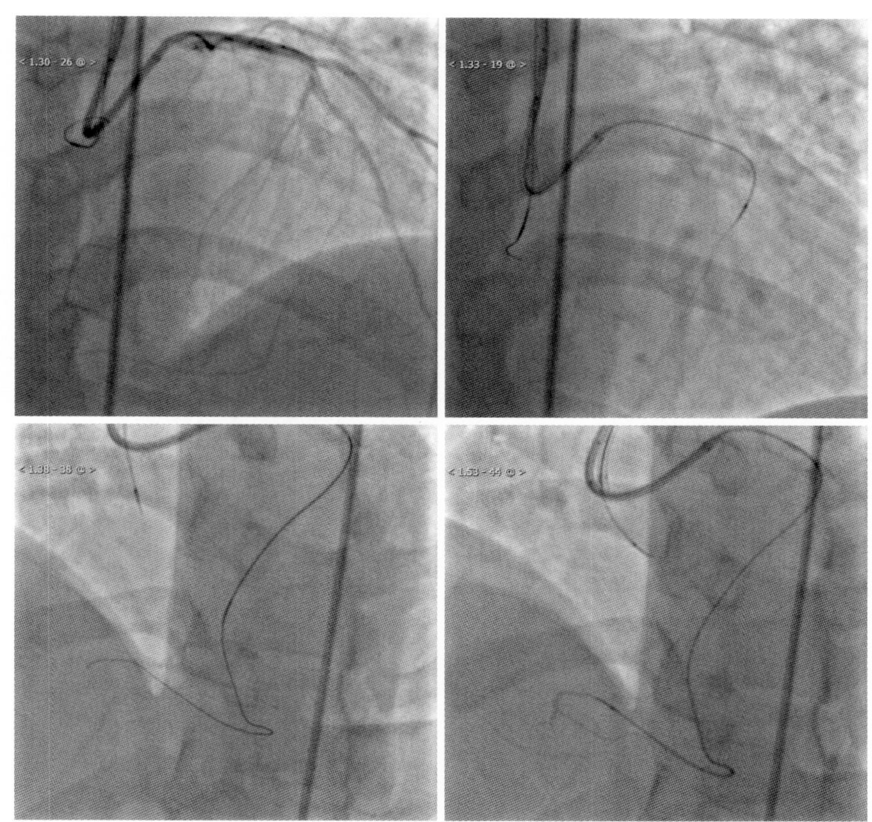

图 24-109-5　Fielder XT-R 导丝通过间隔支侧支到达后降支

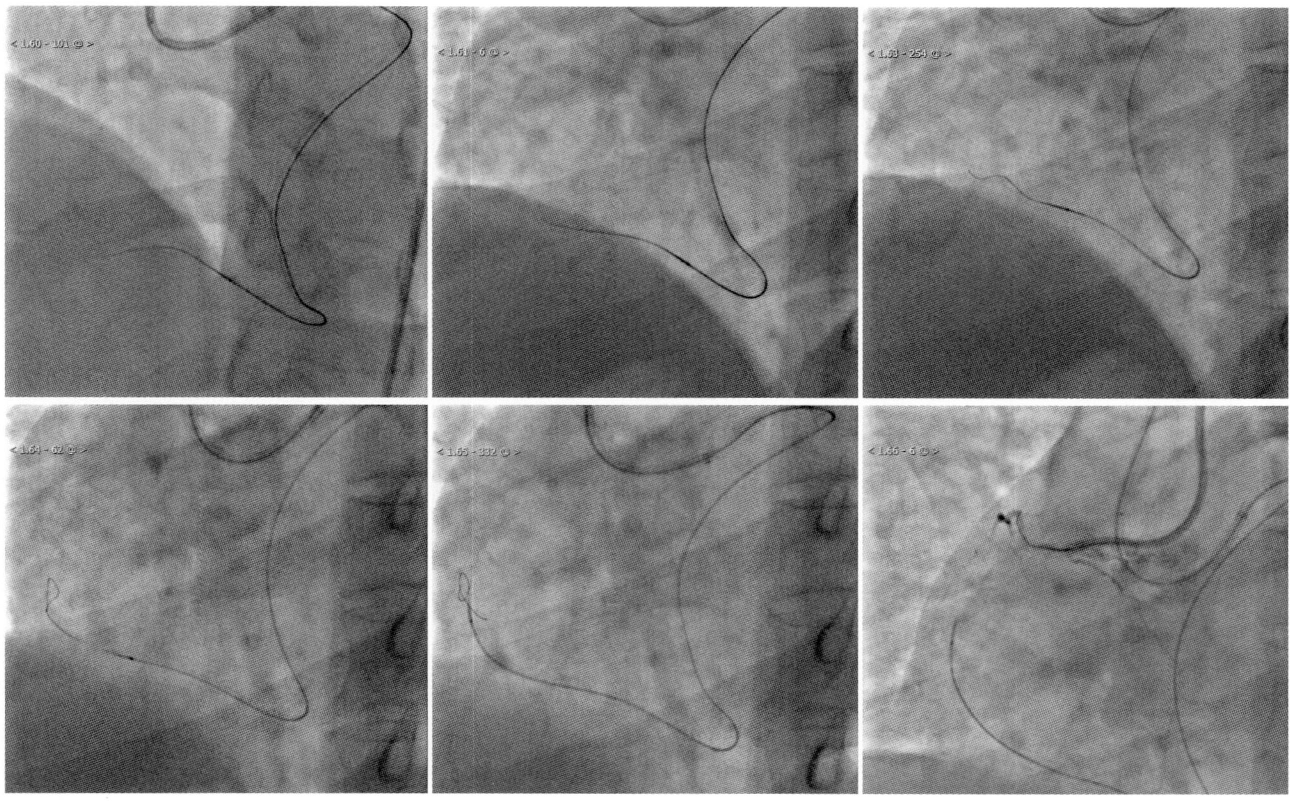

图 24-109-6　Fielder XT-R 导丝行逆向 Knuckle 技术

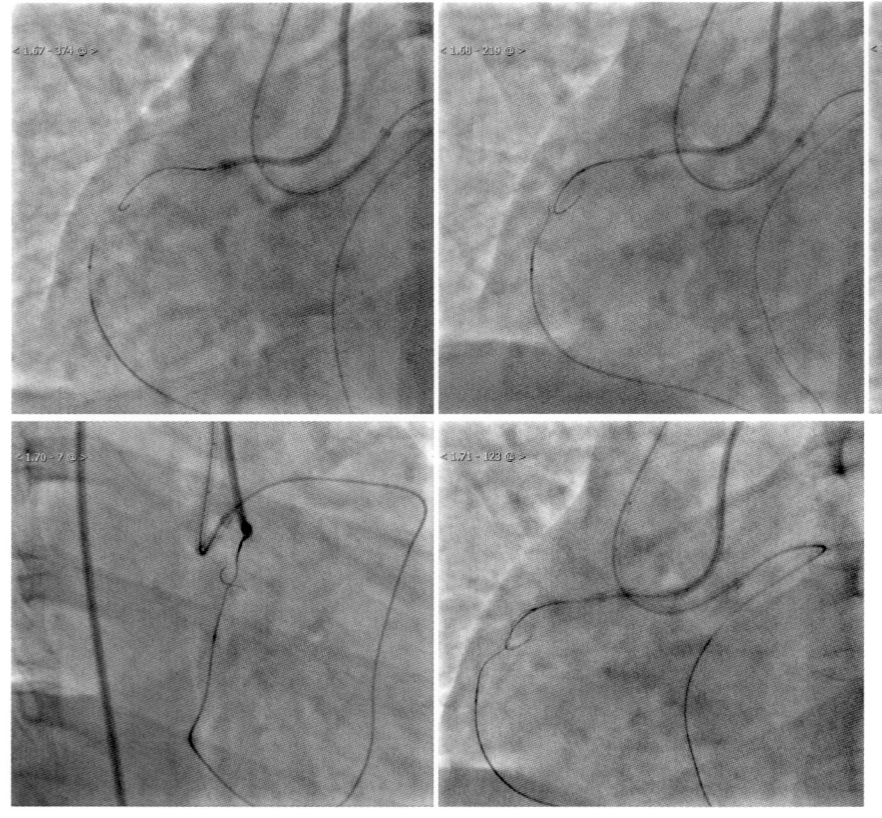
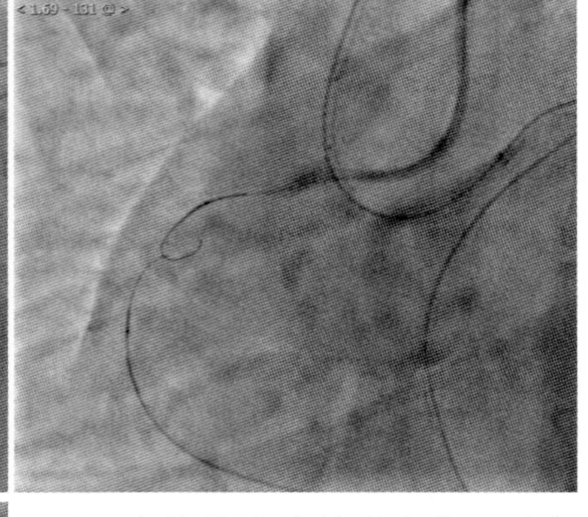

图 24-109-7 正、逆向导引钢丝不断靠近

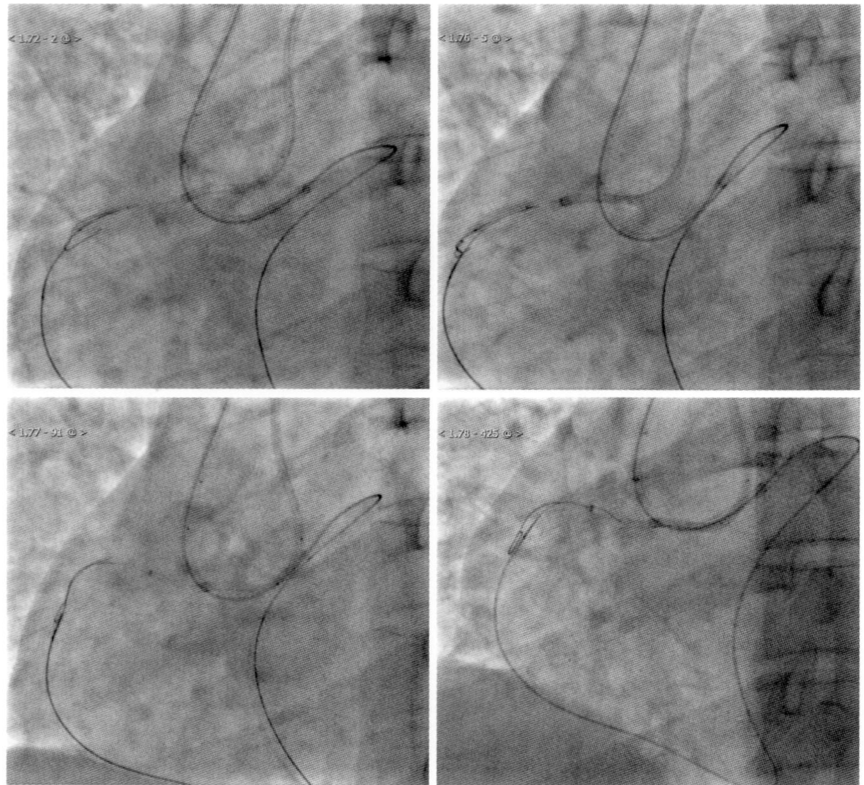

图 24-109-8 Guidezilla 反向 CART 技术

引，多体位确认前进方向，逆向导丝继续前行，在 RCA 近中段闭塞段内实现正、逆向导丝的接近（图 24-109-7）。

6. 于 RCA 近段先后使用 2.0 mm × 15 mm、2.5 mm × 15 mm 球囊行 Guidezilla 反向 CART 技术，使调整逆向导丝进入正向 Guidezilla 内（图 24-109-8）。

7. 逆向微导管跟进，进入正向指引导管内，改良的微导管对吻（Rendezvous）技术实现导丝体外化（图 24-109-9）。

8. 球囊扩张后，使用 IVUS 评估病变，确定远端支架落点（图 24-109-10）。

9. 根据 IVUS 确定的支架落点位置，由远及近串联置入 4 枚支架（2.25 mm × 38 mm、2.75 mm × 38 mm、2.75 mm × 38 mm、3.5 mm × 24 mm），高压后扩张后 RCA 结果如下，逆向造影未见间隔支侧支损伤（图 24-109-11）。

· 小结 ·

1. 闭塞段长，正向尝试成功概率低且有可供使用的逆向侧支时，可尽快启动逆向操作，提高手术成功率。

2. 当穿刺纤维帽失败时，使用 Knuckle 技术将战场推进至闭

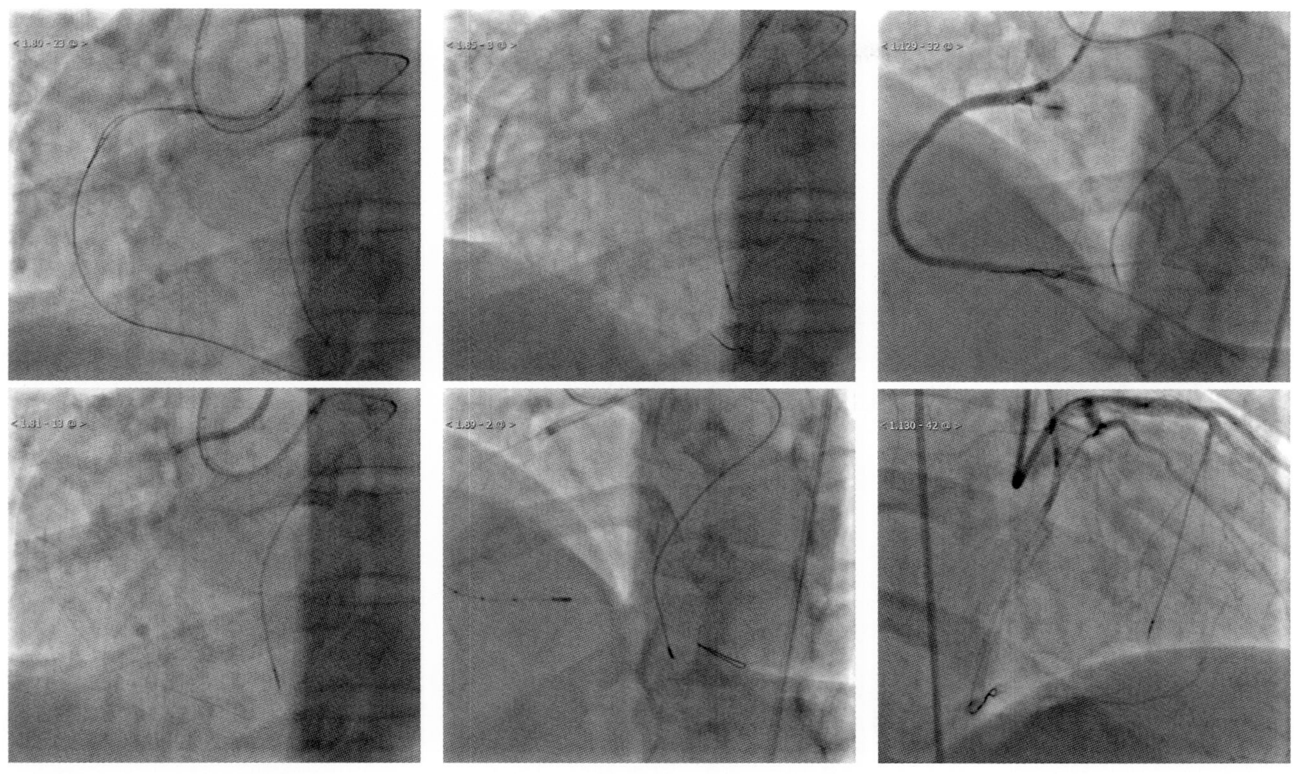

图 24-109-9　改良微导管对吻技术（Rendezvous）技术完成体外化

图 24-109-10　IVUS 评估远端支架释放位置

图 24-109-11　置入支架后最后结果

塞段内是一个不错的选择。

3. Guidezellia 反向 CART 技术可以提高手术效率。

4. 正向、逆向存在较大假腔，应避免造影使得假腔扩大，内膜下血肿延展，此时 IVUS 可以作为评估病变、选择支架尺寸及落脚点的有力工具。

病例 110　SKS 技术处理导丝位于内膜下的 LAD 开口 CTO

术者：周国伟，杨文艺　　医院：上海市第一人民医院心内科

· 病史基本资料 ·

· 患者男性，55 岁。

· 主诉：持续性胸痛 5 h，于 2011 年 10 月 30 日夜间急诊入院。

· 既往史：心血管病危险因素：高血压 10 年，吸烟 30 年，2 型糖尿病。

· 辅助检查

心电图：无明显 ST 段抬高，胸前导联 ST 段压低。

心肌损伤标志物明显升高。

· 治疗方案：入院后顿服氯吡格雷 600 mg 和阿司匹林 300 mg 后进行急诊冠状动脉造影。

· 冠状动脉造影 ·

选择右股动脉径路，6F 血管鞘。造影发现：LM 无异常，LAD 开口处完全闭塞，无残端。同侧桥侧

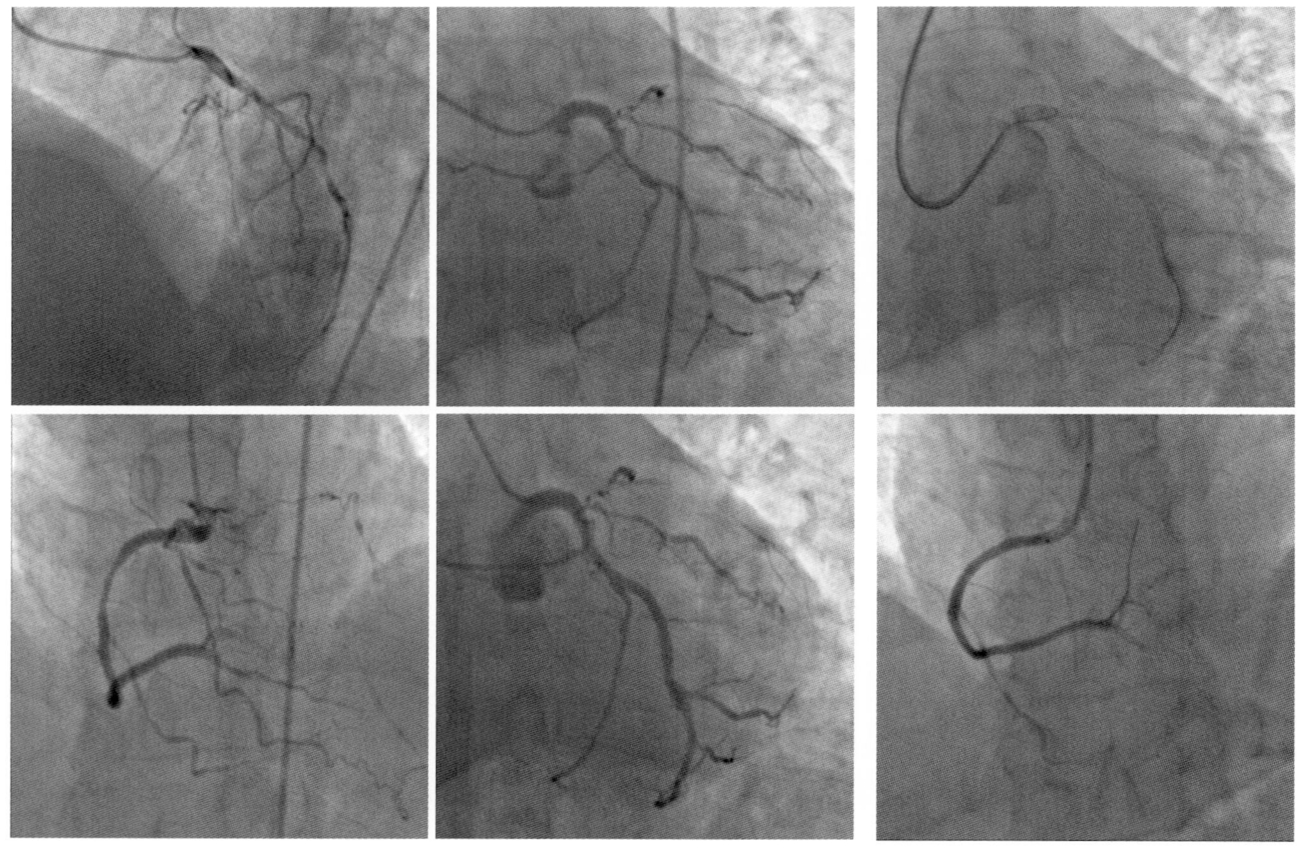

图 24-110-1 LAD 开口闭塞，无残端，LCX 远段 90% 狭窄至 95% 狭窄，RCA 临界病变侧支至 LAD，LCX 支架术后

图 24-110-2 正向尝试失败，故此决定先在 RCA 植入支架，再进行逆行介入治疗

支形成。LCX 中远端 90% 狭窄至 95% 狭窄，血流稍慢。RCA 近段 60% 狭窄至 70% 狭窄。RCA 丰富侧支至 LAD 闭塞远段显影（图 24-110-1）。

• 病例分析及初始治疗策略选择 •

患者为 3 支病变，梗死相关动脉为 LCX，LCX 血流已经恢复正常，考虑到 LAD 为 CTO 病变，建议患者择期行 CABG 以达到完全血运重建，但患者坚决拒绝。故此，急诊冠状动脉造影后先处理 LCX，植入 2 枚 Endeavor Resolute 药物洗脱支架，LCX 血流正常（图 24-110-1）。择期再处理 LAD 病变。

LAD 为开口闭塞病变，无残端。考虑先尝试正向介入治疗，如果失败，则选择逆向治疗。由于同侧侧支极度迂曲，几乎不可能通过，因此考虑经过 RCA 侧支逆向介入治疗。RCA 存在心外膜侧支，但迂曲难以通过。基线造影显示间隔支侧支不明显，但或许高选择造影可以发现基线造影不能发现的间隔支侧支通路。由于 RCA 近段存在临界病变，如果决定经 RCA 逆行介入治疗，则必须先在 RCA 植入支架，以降低术中操作的风险。

• 手术过程 •

急诊介入术后 2 个月尝试 LAD CTO 介入治疗。经桡动脉径路，6F EBU 3.5 指引导管，在 130 cm Finecross 微导管支撑下 Miracle 3 和 Miracle 12 均无法找到 LAD 闭塞残端，反复调整导丝塑型和穿刺方向，均无法找到 LAD 开口，也无法进入 LAD 闭塞段的内膜下。故此决定先在 RCA 植入支架，再进行逆行介入治疗。JR 4.0 指引导管，RCA 植入 1 枚支架（图 24-110-2）。经微导管高选择造影发现心外膜侧支迂曲，无法通过。经微导管在 RCA 后降支（PDA）远段行高选择造影，发现一条非常好的间隔支侧支通路。Fielder 导引钢丝顺利通过侧支到达 LAD；但由于 JR 4.0 指引导管支撑下太差，微导管无法经过侧支通路（图

24-110-3），放弃第一次尝试。

2 个月后再次尝试。选择 90 cm 6F AL 1.0 指引导管到达 RCA，直接尝试逆行技术，150 cm Finecross 微导管支撑下 Fielder 导引钢丝顺利通过间隔支侧支到达闭塞段远心端，Pilot 150 尝试逆向导引钢丝通过技术失败，更换为 Conquest Pro 后导丝顺利逆行穿越闭塞段，成功将 Conquest Pro 送入正向指引导管。在正向指引导管内完成微导管对吻技术（Rendezvous），正向导丝进入逆向微导管内。随后正向微导管推进，交换为 Rinato 导丝进入 LAD 远段（图 24-110-4）。

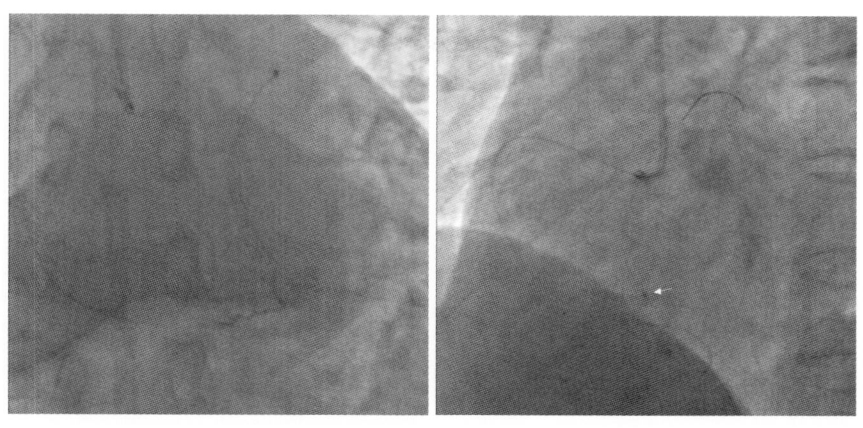

图 24-110-3　Fielder 通过侧支循环但微导管无法通过

此时行 IVUS 检查（从 LCX 回撤至 LM），发现逆向导丝左主干位于内膜下。确认 RCA 和侧支通路无并发症，撤除逆行系统。前向送入球囊扩张 LAD 闭塞段后，从 LAD 回撤 IVUS 导管，发现 LAD 导丝在 LM 段位于内膜下，LCX 导丝位于真腔（9 点至 10 点方向）。LAD 从远端至开口（进入 LM）串联植入 3 枚支架后血管造影见 LM 内似乎见内膜片（图 24-110-5）。考虑内膜片可能导致 LCX 闭塞，因

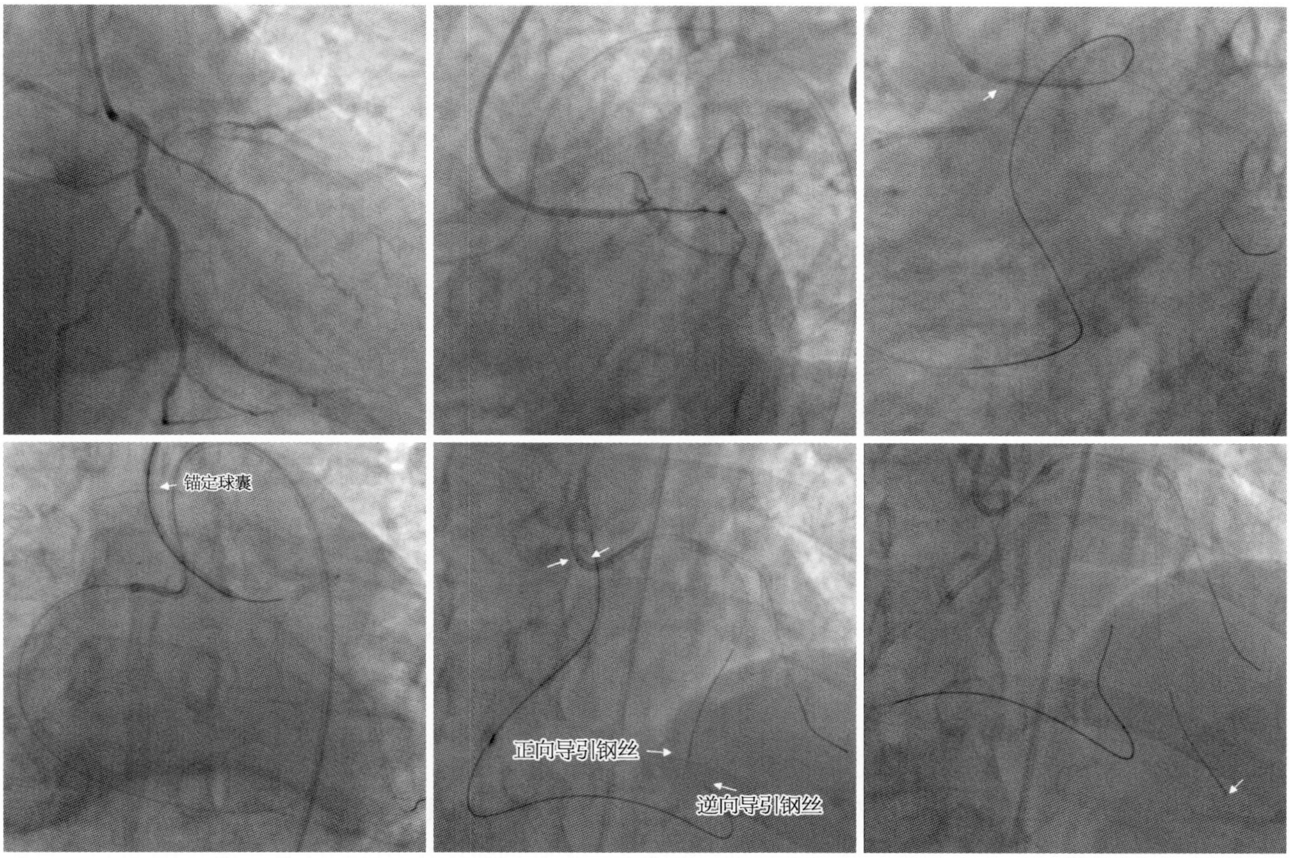

图 24-110-4　直接逆向介入治疗：经正向指引导管和逆行微导管同时造影显示 LAD 闭塞段，逆向导丝 Pilot 150 无法进入 LM 真腔，更换 Conquest Pro 进入正向指引导管，正向指引导管锚定技术，逆行微导管进入正向指引导管，正向指引导管内完成微导管对吻技术，正向导丝进入逆行微导管，正向导丝 Rinato 送入 LAD 远段

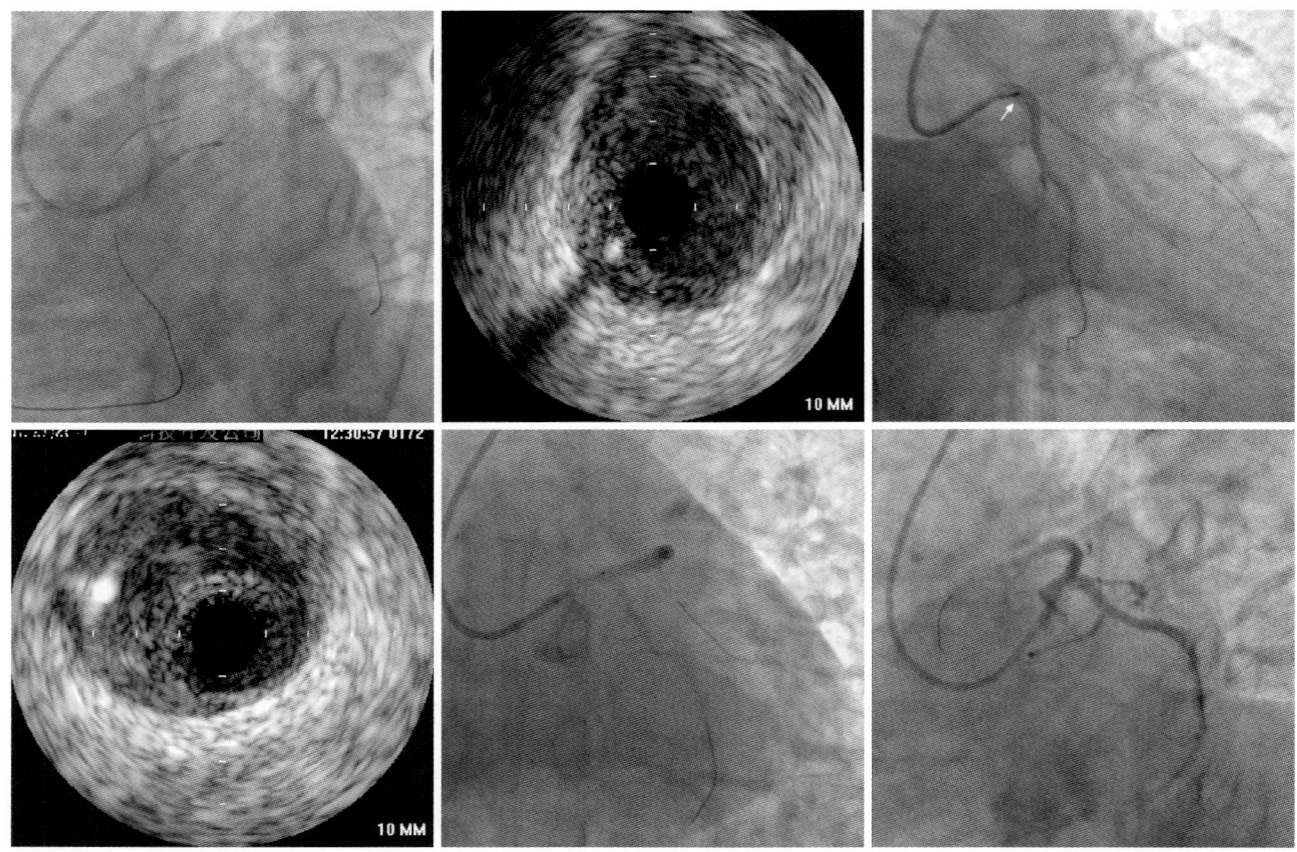

图 24-110-5 LAD 导丝在 LM 段位于内膜下，LCX 导丝位于真腔：IVUS 导管从 LCX → LM 回撤（上图），提示逆向导丝（7 点至 8 点位置）从内膜下进入 LM；IVUS 导管从 LAD → LM 回撤（中图），见 LCX 导丝（9 点至 10 点位置）位于另外一个血管腔（血管真腔）；超声导管位于内膜下；LAD 开口至 LM 植入支架后，LM 见内膜片征象

此使用 SKS 技术（simultaneous kissing stent），LM → LAD 和 LM → LCX 分别植入 3.5 mm × 18 mm 和 3.5 mm × 15 mm 支架，释放压 12 atm，最终 3.5 mm × 10 mm 两个非顺应性球囊以 16 atm 对吻扩张。造影和 IVUS 证实支架贴壁良好，LAD、LCX 血流正常，LM“内膜片”征象消失（图 24-110-6）。

· 随访造影结果 ·

2012 年 9 月患者再发胸痛，入院行冠状动脉造影，提示 LM 支架内无再狭窄，LCX 支架内无再狭窄，LAD 中远段支架内弥漫性 90% 狭窄，RCA 支架近端 90% 狭窄。行 LAD 和 RCA PCI，LAD 植入 2 枚支架，RCA 植入 1 枚支架。即刻效果满意。2013 年 7 月，患者无明显症状，常规复查冠状动脉造影既往支架均无再狭窄（图 24-110-7）。

· 小结 ·

1. 该患者为非 ST 段抬高型急性心肌梗死，梗死相关动脉为 LCX，LAD 为 CTO，既往无心肌梗死病史，心脏超声未提示前壁节段性运动异常。因此虽然没有进行存活心肌检测，LAD 的血运重建是有指征的。

2. 该患者 LAD 的 CTO 病变无残端，开口处完全闭塞，尝试正向技术未成功，逆向技术是可以选择的策略之一。另外一种策略是在 IVUS 指导下寻找正向穿刺点，但可能需要更为丰富的 IVUS 经验。该患者在逆向导丝穿越进入左冠指引导管后，IVUS 从 LCX → LM 回撤反复多次均没有发现 LAD 开口，可能的原因是 LCX 与 LAD 成角大，不易于发现，并且 LM 直径粗大，IVUS 景深可能不足，也导致没有发现 LAD 开口。如果从高位 OM 回撤 IVUS，可能有助于找到 LAD 真腔开口。

3. 首次逆向系统的指引导管选择 JR 4.0，高选择造影找到理想的间隔支连续通路，但由于 JR 指引导管支撑力不足，微导管无法跟进。提示逆向系统最好选择更强支撑力的指引导管，便于后续操作。第二次选择 AL 1.0 指引导管，逆向微导管很容易地通过了间隔支通路。

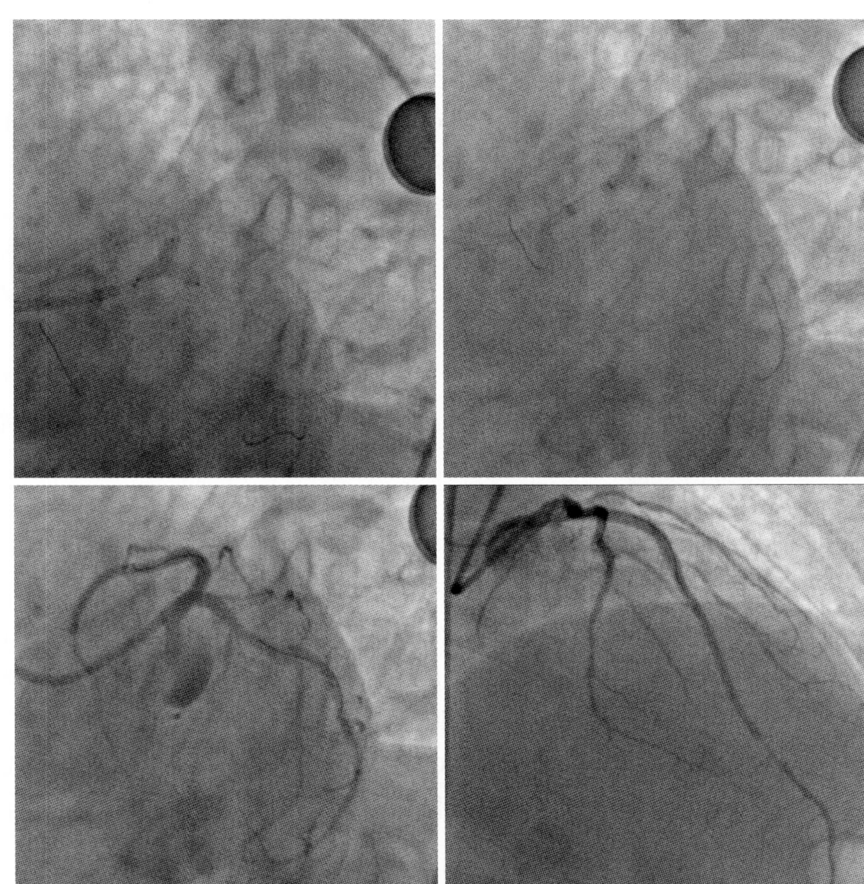

图 24-110-6　SKS 置入支架：LM → LAD 和 LM → LCX 行 SKS 技术；LM → LAD 和 LM → LCX 行最终对吻扩张

4. 本例患者通过逆向导引钢丝技术，导丝顺利进入左冠指引导管后，进行 IVUS 检查，提示 LM 导丝部分在内膜下，这一发现对后续操作有重要的指导意义。这可能是本病例的最大教学点。绝大多数情况下，逆向导丝进入正向指引导管，完成正向系统建立，接下来就是常规 PCI 操作（预扩张后植入支架）。如果该患者没有 IVUS 提示 LM 导丝位于内膜下，那么植入支架即刻虽然 LAD LCX 血流均正常，但由于 LM 内膜片的存在，很有可能术后发生 LM、LAD 或 LCX 支架内血栓形成，对患者可能是致命性危险。因此，对于 LAD 或 LCX 开口 CTO 病变而言，即便逆向导丝进入正向指引导管，仍需要 IVUS 确认，导丝是否位于血管真腔。

5. 当逆向导丝进入正向指引导管后，建立正向系统的方法有微导管对吻技术或导引钢丝体外化，前者可以将逆向导丝送入正向微导管或正向导丝送入逆向微导管，使用 2 根或 1 根微导管均可能完成，其优点是完成操作后可以撤除逆向系统，减少非 CTO 血管的潜在并发症。而后者导引钢丝体外化优点是系统稳定性强、支撑力更好，特别是在正向指引导管支撑力不足时具有优势。

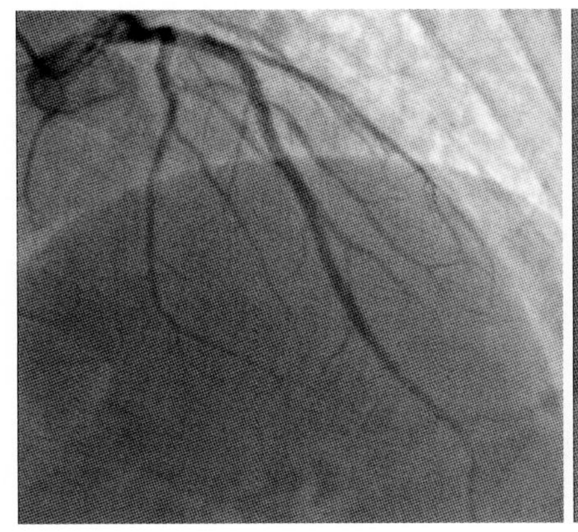
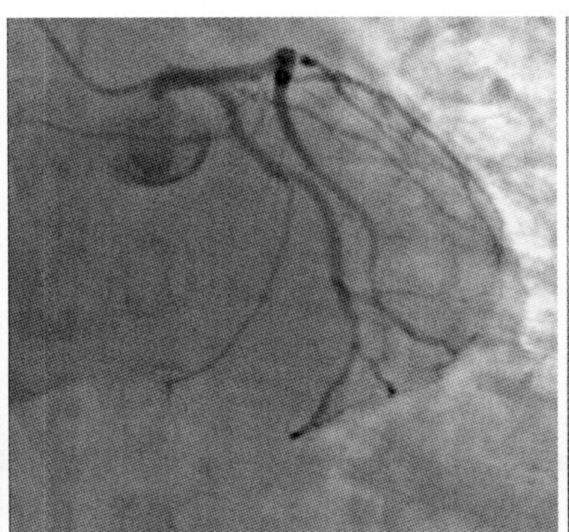
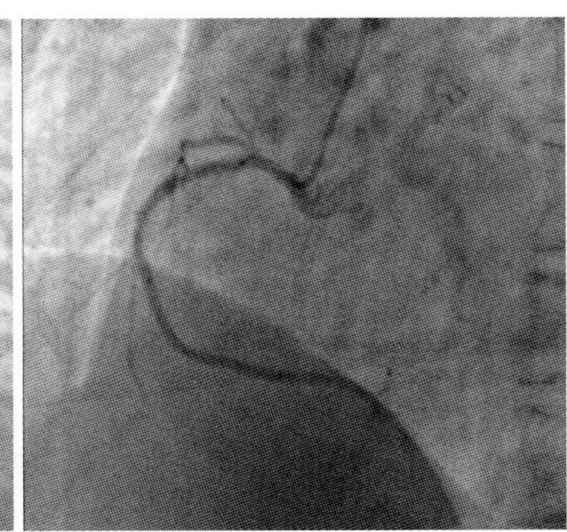

图 24-110-7　随访支架未见再狭窄

6. 当已经发现 LM 部分位于内膜下的时候，如何进行后续处理是本病例值得讨论的地方。术者的策略是继续使用该导丝，但未必是最佳的方法。如果保留第一根导丝作为参照，将 IVUS 导管放置于高位 OM，重新选择第二根导丝寻找不同点穿刺，应当还是有可能找到 LM 与 LAD 连接处的血管真腔。如果能找到此处的真腔，那么后续操作就相对简单且更安全。

7. 当发现 LAD 开口至 LM 末端植入支架后 LM 仍存在内膜片，此时需要植入双支架更为安全。那么何种术式更为恰当？这也是本病例值得商榷的地方。术者选择了不太常用的 SKS 技术，主要基于几点考虑：① 该术式相对操作简单；② 可以将内膜片相对限制于 LM → LAD 和 LM → LCX 中间，而不太可能将内膜片推向某一侧；③ 既往国外有类似情况下使用该术式的报道。幸好后续随访造影 LM 支架内未出现再狭窄，反过来说明该术式对于这种特定的情况是可行的。其他双支架术式如 Crush 或 Culotte 技术也是可行的，但在第一个支架植入后内膜片移位可能导致另外一支血管闭塞，有可能需要导丝穿刺内膜片重新建立通路，甚至有失败可能，因此操作上更复杂。

• 讨论 •

本病例值得讨论的地方：是否能够减少或避免导丝从 LM 内膜下进入 LAD 或从 LAD 逆向进入 LM 内膜下。可能的方法：① IVUS 导管放在 LCX 或 OM 或中间支；实时 IVUS 指导下，有可能可以发现 LAD 开口并穿刺成功；② 逆向导丝尽量不要升级太快，本例从 Pilot 150 跳跃至 Conquest Pro，Conquest Pro 可能硬度太高；更容易进入内膜下；③ 如果发现逆向导丝从位于内膜下，回撤导丝，反复多个体位投照，从最可能的方向重新穿刺 LAD 开口，直到找到正确穿刺点；④ 在逆向导丝进入 LM 之前停止操作，正向导丝进入 LAD，在 CTO 段进行反向 CART（但仍需要 IVUS 确认 LAD 进入点位于斑块内）；⑤ 保留内膜下导丝，IVUS 实时指导正向导丝操作，或逆向导丝重新穿刺正确位置。

并发症篇

病例 111　CTO 介入并发症：极度扭曲伴钙化 CTO 正向与逆向导丝缠绕打结

术者：卜军　　医院：上海交通大学医学院附属仁济医院　　日期：2016 年 9 月，2019 年 1 月

• 病例概况 •

本例为右冠极度扭曲伴钙化 CTO 病变，在逆向操作过程中发生正向与逆向导丝缠绕打结、逆向导丝毁损打结后无法前行或后撤至逆向微导管内，术者利用 Guidezilla+0.014″ 导丝自制圈套器，成功解除困境。

• 病史基本资料 •

• 患者男性，60 岁。

• 主诉：反复胸闷气促 1 月余。

• 既往史：吸烟（+），高血压（−），糖尿病（−），高脂血症（−），否则既往心脏病史。

• 辅助检查

实验室检查：心肌标志物（−），cTnI ＜ 0.01 ng/ml，CK−MB 12.1 ng/ml；LDL 2.29 mmol/L；Scr 91 μmol/L。

心电图：窦性心律；Ⅱ、Ⅲ、aVF、V_4～V_6 导联 ST 段压低伴 T 波双向。

心脏超声：左心房室内径 37 mm，左心室舒张末期内径 56 mm，左心室收缩末期内径 40 mm。左心室下壁心底至心尖节段收缩减弱，中度二尖瓣反流，LVEF 55%。

· 冠状动脉造影 ·

2016 年 9 月行首次冠状动脉造影 +PCI 图像。

首次冠状动脉造影：左主干正常；前降支近中段严重狭窄 95%；回旋支轻度病变；右冠状动脉扭曲钙化，中段完全闭塞，前降支侧支向右冠逆向显影（图 24-111-1）。

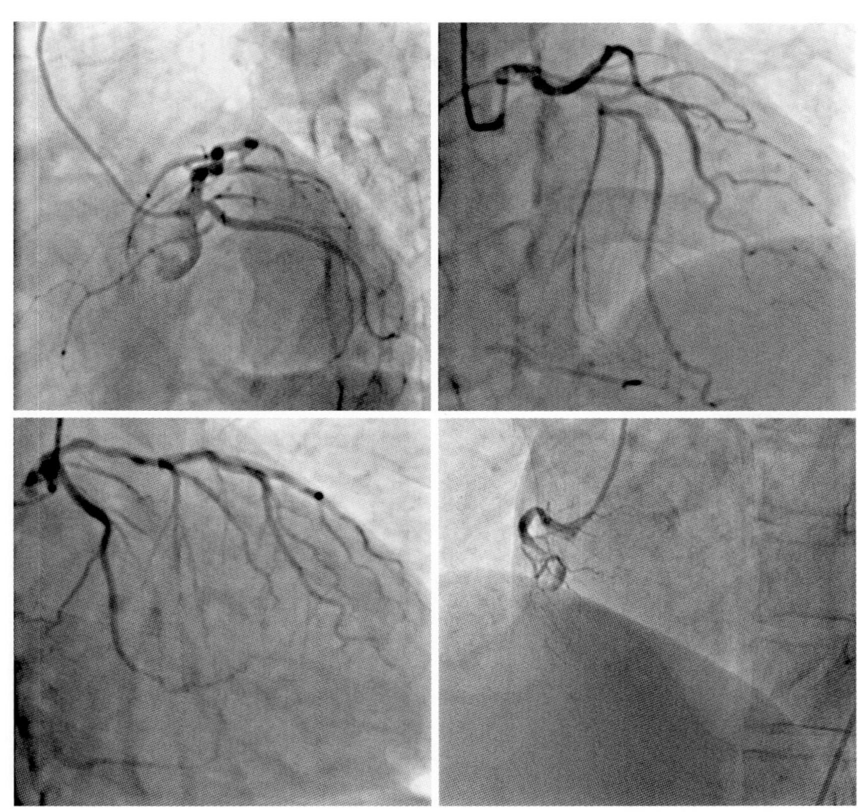

图 24-111-1　右冠状动脉迂曲、钙化、中段完全闭塞，前降支提供侧支血管供应右冠远段

首次 PCI 图像：因心脏超声显示下壁节段活动障碍，根据病史右冠闭塞时间不详，故考虑策略为先尝试开通右冠。若右冠为慢性闭塞病变，前向开通困难，则先处理逆向供血血管前降支，择期处理右冠。择 Cordis 6F AL 0.75 置于右冠，在 Guidezilla 及 130 cm Finecross 微导管支撑下，导丝不能通过闭塞段，考虑为慢性闭塞病变，遂先处理前降支近中段，植入 Xience Prime 3.5 mm × 33 mm 支架（图 24-111-2）。

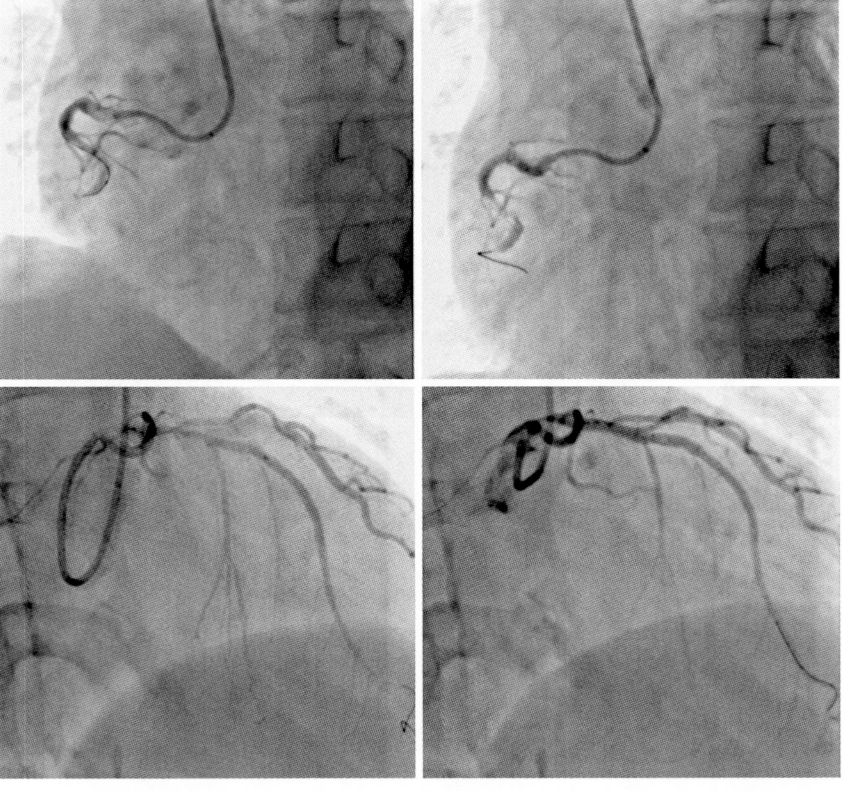

图 24-111-2　联合使用微导管及 Guidezilla 延长导管，导丝无法通过 RCA-CTO，前降支植入支架

· 治疗策略 ·

本次策略选择：CTO 评分 4 分。依据患者靶血管 RCA 冠状动脉解剖特点：① 右冠血管极度扭曲伴钙化；② 钝型头端并在入口伴有小分支；③ 右冠前向介入失败史，前向介入成功率小，同时血管扭曲钙化，ADR 条件差。依据患者侧支供血血管 LAD 冠状动脉解剖特点：① LAD 近中段狭窄已植入支架解除；② 间隔支（尤其是第一间隔支）逆向侧支通路良好，可首选逆向介入策略，利用第一间隔支通路，穿过支架网眼行逆向介入。

· 手术过程 ·

1. 经双侧股动脉途径，择 Cordis 7F AL 0.75 送至右冠口，择 Cordis 7F JL 3.5 送至左冠口，双侧造影。根据读图和复习前次

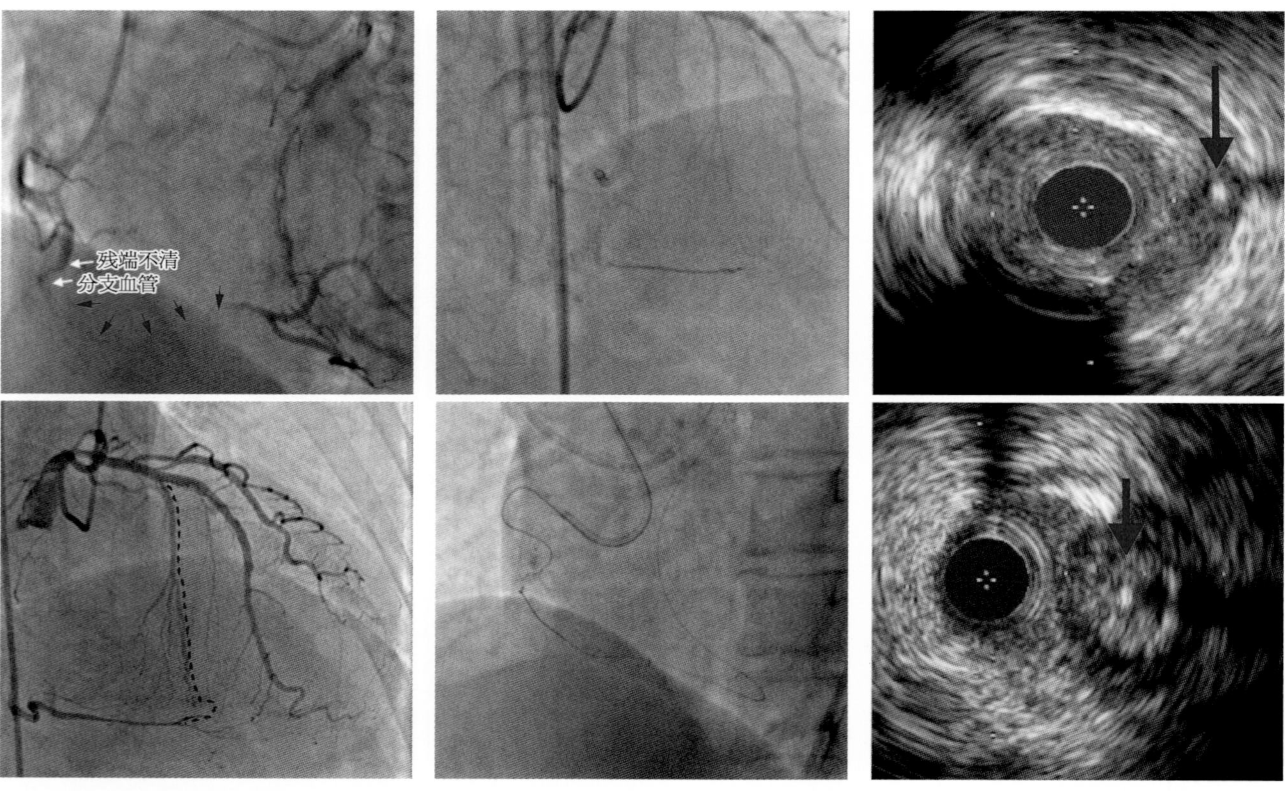

图 24-111-3　右冠闭塞残端不清，且伴有分支，拟尝试直接逆向介入治疗

图 24-111-4　Fielder XT 逆向穿刺 CTO 远段纤维帽

图 24-111-5　尝试在 IVUS 指引下将逆向导引钢丝送入血管真腔

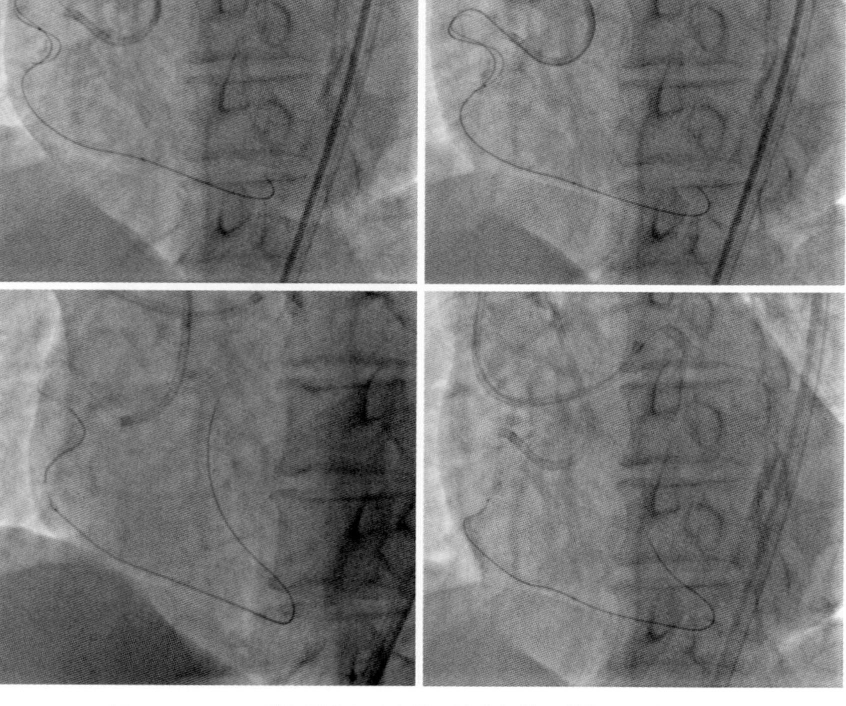
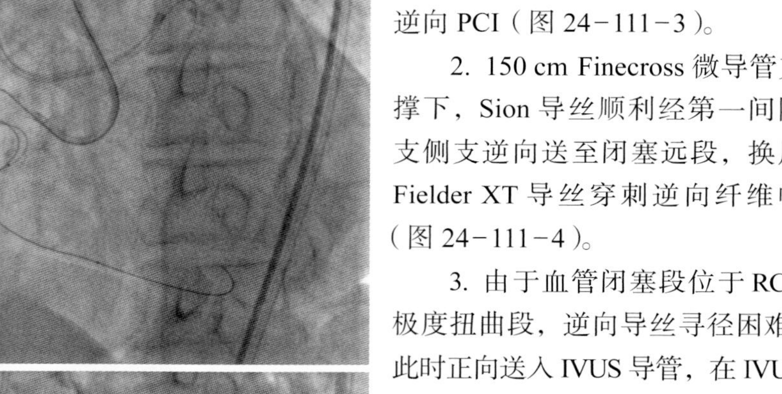

图 24-111-6　逆向导丝与正向导丝缠绕打结，逆向导丝头端毁损

介入失败过程，决定本次直接行逆向 PCI（图 24-111-3）。

2. 150 cm Finecross 微导管支撑下，Sion 导丝顺利经第一间隔支侧支逆向送至闭塞远段，换用 Fielder XT 导丝穿刺逆向纤维帽（图 24-111-4）。

3. 由于血管闭塞段位于 RCA 极度扭曲段，逆向导丝寻径困难。此时正向送入 IVUS 导管，在 IVUS 引导下尝试将逆向 Fielder XT 导丝送入血管真腔（图 24-111-5）。

4. 由于血管极度扭曲伴钙化，在逆向操作过程中 CTO 逆向导丝发生固定并与正向导丝缠绕打结，将正向、逆向导丝拉开过程中，逆向导丝毁损并在头端打结，无法前行或后撤至逆向微导管内（图 24-111-6）。

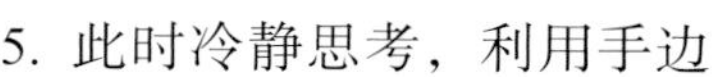

5. 此时冷静思考，利用手边

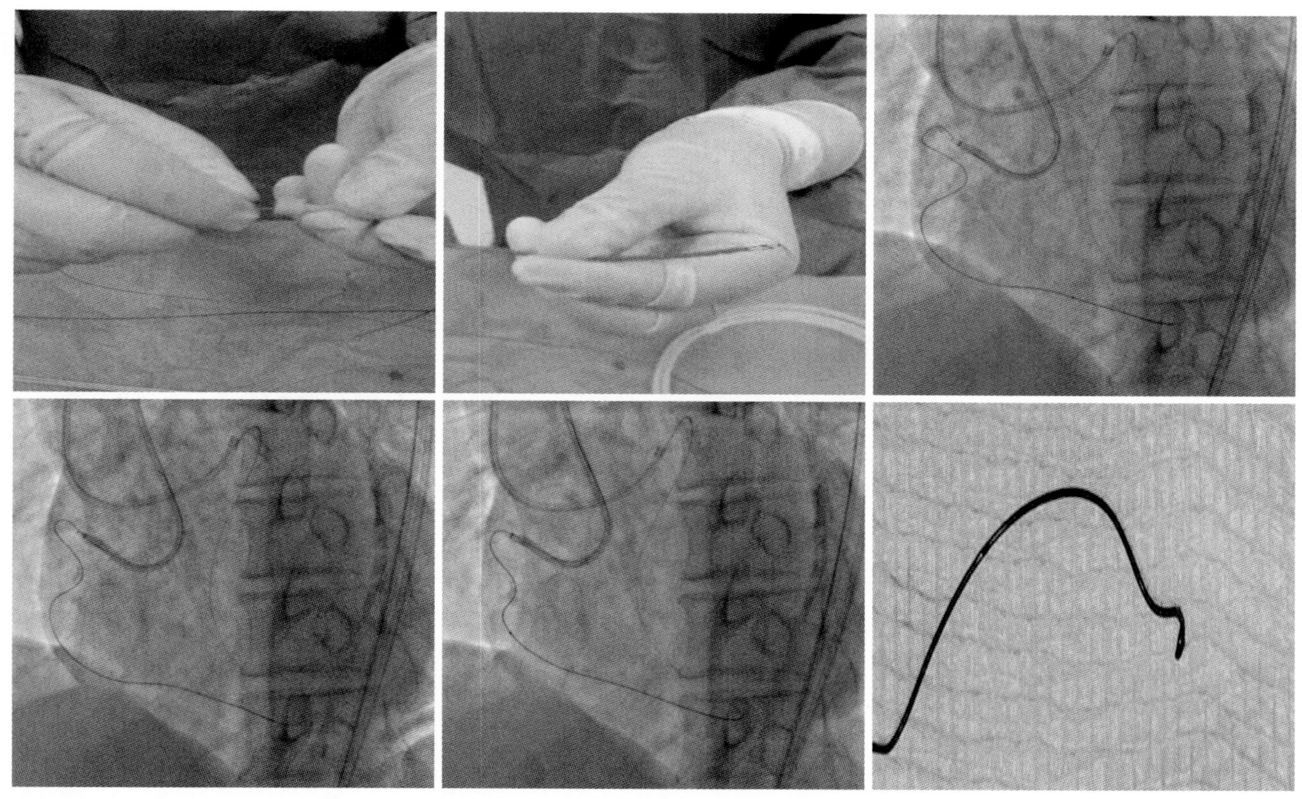

图 24－111－7　自制抓捕器将头端毁损的逆向导丝拉入正向指引导管内

Guidezilla 及 0.014″ 导丝制成圈套器，将 0.014″ 导丝中部反折成环，尾端塞入将头端毁损的逆向导丝圈套住，并拉入正向指引导管内（图 24－111－7）。

6. 完成体外化，在 Guidezilla 延长导管支撑下，通过球囊在 Guidezilla 导管口部引导深插 Guidezilla 的方法，先后以 mini TREK 1.2 mm × 6 mm、APEX Push 1.5 mm × 8 mm、Ryujin Plus 2.0 mm × 15 mm 球囊预扩张（图 24－111－8）。

7. 在 Guidezilla 延长导管引导下，在右冠依次植入 BUMA 2.5 mm × 30 mm、BUMA 3.0 mm × 25 mm、BUMA 3.5 mm × 20 mm，并以 3.0 mm × 12 mm 和 3.5 mm × 12 mm 的后扩张球囊 12 ～ 16 atm 后扩张（图 24－111－9）。

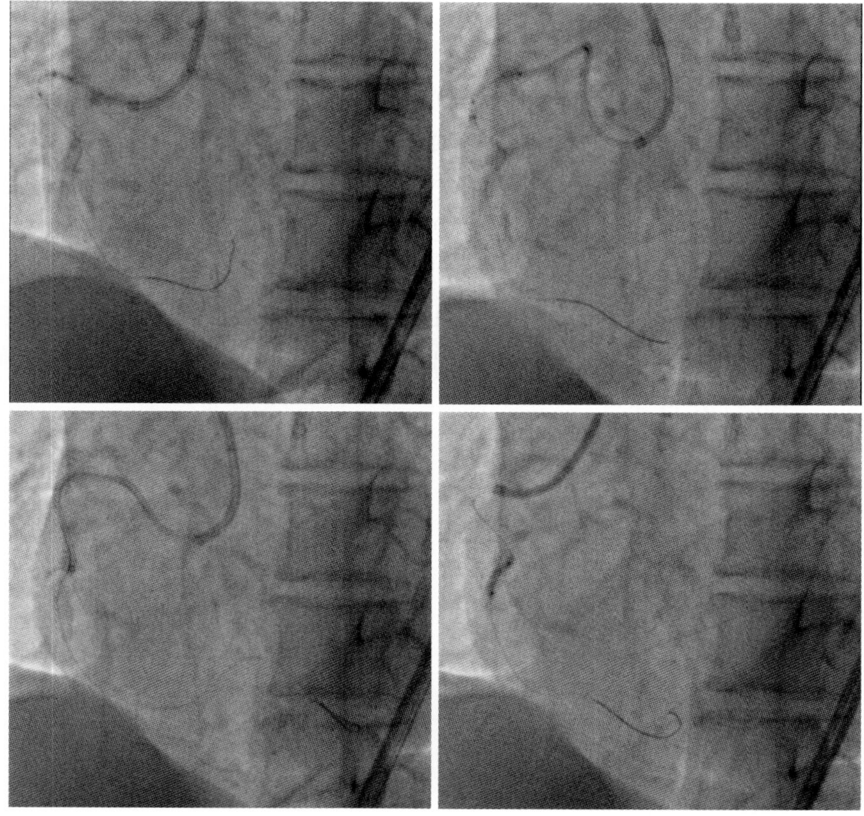

图 24－111－8　完成体外化，在 Guidezilla 延长导管的支撑下，球囊扩张闭塞病变

· 术后结果 ·

1. 即刻结果：术后即刻造影结果良好，IVUS检查支架膨胀和贴壁良好，RCA远段未植入支架节段偏细小（图24-111-10）。术后常规双抗阿司匹林＋氯吡格雷及他汀等治疗。

2. 远期结果：术后1年复查造影（2017年10月），支架通畅无再狭窄，RCA远段未植入支架节段变粗大。停用氯吡格雷，改为单抗阿司匹林及他汀等治疗（图24-111-11）。

术后2年余（2019年1月），患者再次发生劳累性胸痛，复查造影，发现近端支架在扭曲节段严重狭窄，IVUS检查发现扭曲节段支架内严重钙化，应用切割球囊、NC球囊和药物洗脱球囊处理，术后即刻造影良好，目前随访无事件（图24-111-12）。

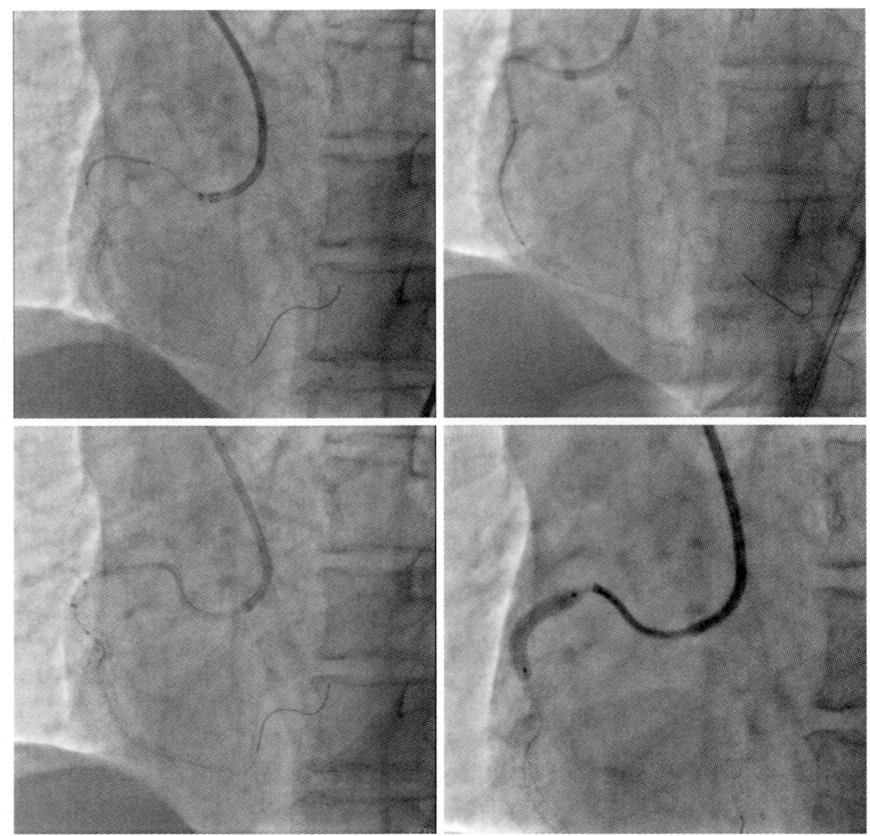

图24-111-9 植入支架

· 小结 ·

1. CTO导丝打折或断裂是CTO介入操作中相对较少的并发症，容易出现在钙化或扭曲节段，有时导丝头端硬钙化斑块夹住，发生头端毁损、拉丝，甚至断裂。因此，在CTO钙化扭曲节段进行操作时，当触觉反馈出现导丝头端固定征象时应特别小心避免发生CTO导丝头端拉丝毁损或断裂。本例患者血管极度扭曲伴钙化，在逆向操作过程中发生正向与逆向导丝缠绕打结，逆向导丝头端毁损并自身打结，出现无法前行或后撤至逆向微导管内的困境。此时术者利用手中Guidezilla+0.014″导丝自制圈套器，成功解除困境。举一反三，当导丝毁损或断裂发生在较细的远端血管时，亦可应用血栓抽吸导管或双腔微导管自制圈套器解决困境。

2. 本例逆向介入治疗中，当出现逆向CTO导丝通过困难或不明确逆向导丝位置时，前向置入IVUS

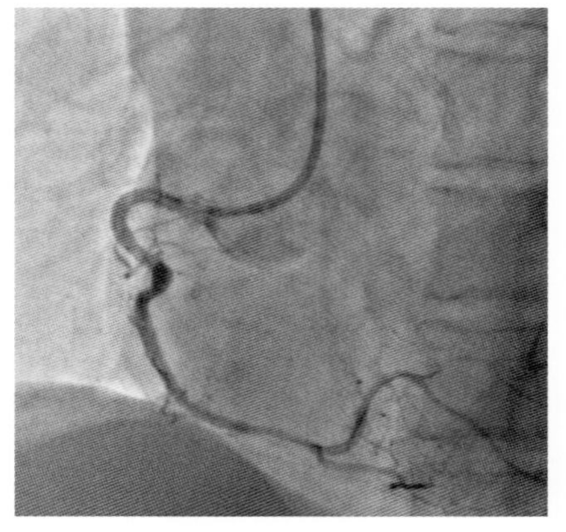

图24-111-10 即刻结果

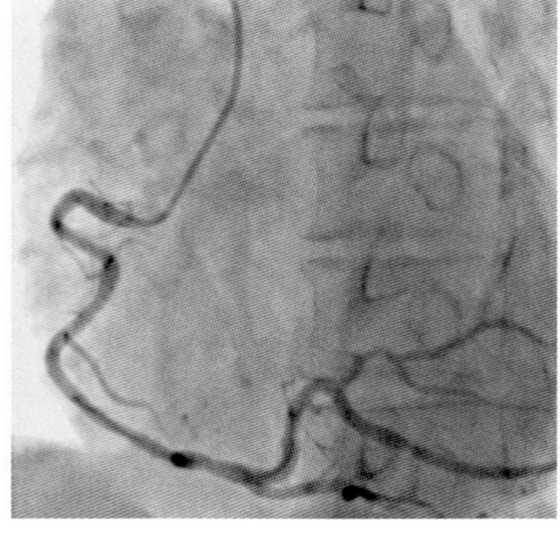

图24-111-11 术后1年

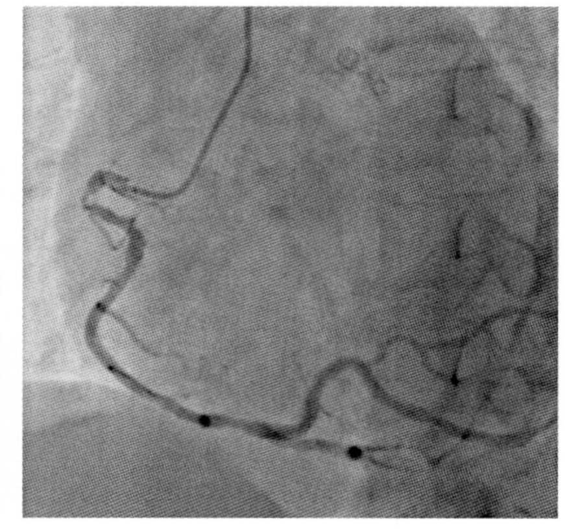

图24-111-12 术后2年余

可帮助判断或指导 CTO 导丝路径。实际上，无论是正向还是逆向开通 CTO 遇到困境时，IVUS 可以帮助术者解除困境，提高 CTO 介入成功率，在正向技术中识别闭塞残端（CTO）入口，识别内膜下路径并指导导丝进入 CTO 真腔；在逆向技术中明确正向和逆向导丝位置，寻找反向 CART 操作位点和指导反向 CART 球囊直径选择等方面有作用，此外当球囊或微导管通过 CTO 后，IVUS 还可以精确测量 CTO 血管直径和病变长短，指导支架尺寸的选择。

3. 对于病变钙化扭曲严重的 CTO 病变，开通后支架可能通过困难，特别是需要置入多个支架时，当前一支架置入后，由于血管扭曲及支架端小梁接触的角度，可遇到后一支架难以通过和重叠的情况。起始预判并选择具备良好支撑力的指引导管至关重要，术中应用 Guidezilla 延长导管等有助于提供额外的支撑，在输送支架阶段，通过球囊或支架在 Guidezilla 导管口部一步一步引导深插 Guidezilla 延长导管的方法，可以改善复杂钙化迂曲病变的输送性。

4. 本例患者成功开通血管后，进行了支架后扩张和 IVUS 检查，1 年冠状动脉造影随访时未发现异常，但 2 年余后患者仍然发生症状，提示我们对于特别严重扭曲钙化病变，即使我们有了良好的开通技术，或许 PCI 也并不是最好的解决方案，在“治疗患者”和“治疗病变”的问题上，需要更长时间的随访来验证。

· 讨论 ·

1. 如何预防和避免导丝毁损和断裂？
2. 一旦发生导丝断裂，如何根据不同情况进行处理？
3. 扭曲钙化病变当支架难以通过时，有哪些方案可供选择？

病例 112　RCA 中段 CTO 逆向 GAIA Second 导丝断裂介入处理

术者：黄河，范永臻　　医院：湘潭市中心医院心内科

· 病史基本资料 ·

· 患者男性，60 岁。

· 主诉：反复胸痛 5 年。

· 既往史：有高血压病史。

· 辅助检查

入院后查：肌钙蛋白 T 0.011 ng/ml，肌酐 75 μmol/L。

心电图：窦性心律，T 波改变。

心脏彩超提示左心室肥厚，左心房稍大，主动脉瓣退行性钙化，左心室舒张功能减低（Ⅰ级），LVEF 68%。

· 既往治疗：2014 年在外院植入支架（资料不详）。

· 冠状动脉造影 ·

冠状动脉造影提示右冠优势型，左主干末段狭窄 30%，前降支近段弥漫性狭窄 70%，分出第一对角支后完全闭塞，第一对角支粗大，近段可见支架影，支架内无再狭窄，回旋支内膜不光滑，近段可见支架节段影，支架内无再狭窄，中段狭窄 85%，右冠内膜不光滑，近段狭窄 30%，中段完全闭塞。左冠第一对角支远段有侧支供应到右冠左心室后侧支（PLV），右冠锐缘支远段有侧支至前降支远段，右心房支有侧支至左心室后侧支（图 24-112-1）。

· 病变分析及策略选择 ·

LAD 闭塞远段受血血管细小，第一对角支粗大向右冠提供侧支循环。因此，先处理 RCA-CTO。

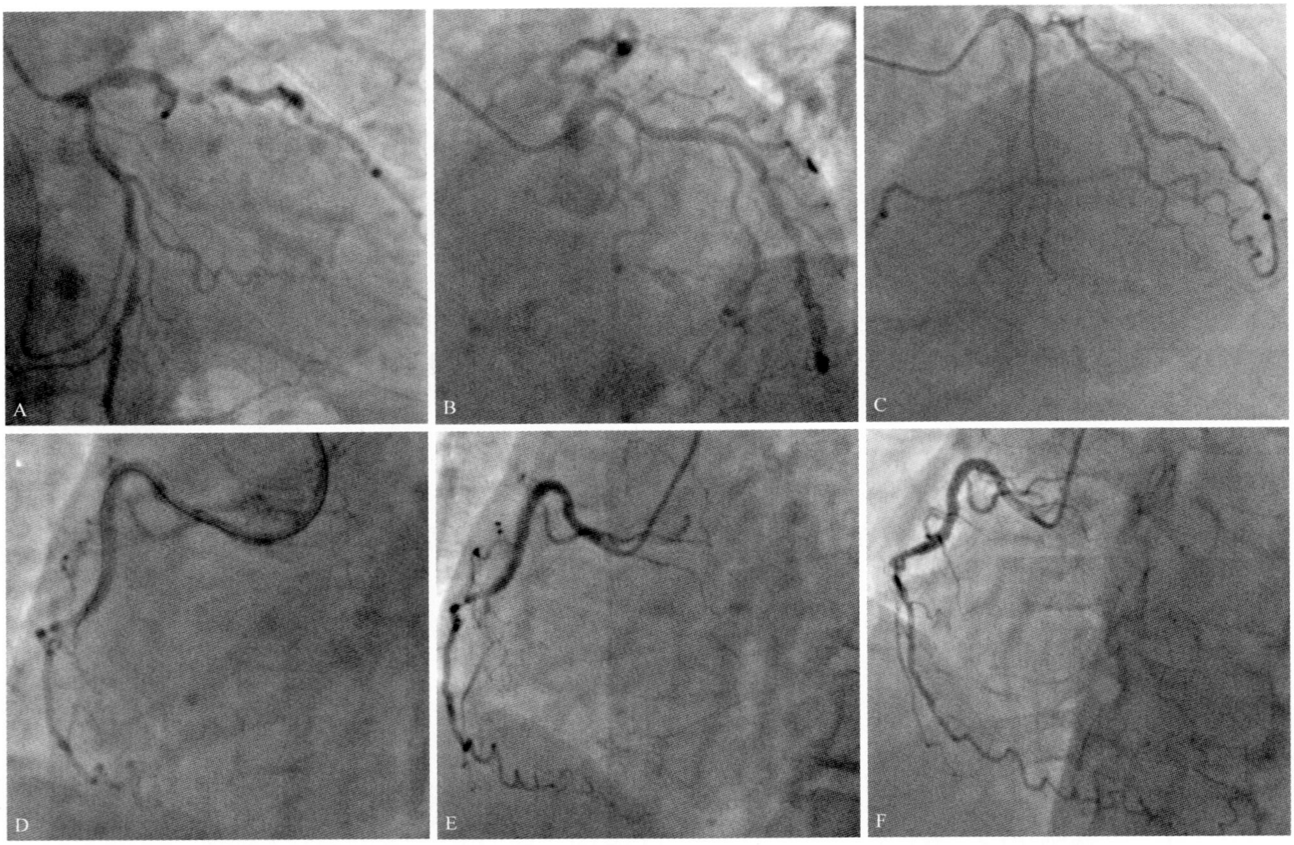

图 24-112-1 右冠中段完全闭塞

RCA-CTO 钝型残端，闭塞段 >20 mm 伴钙化、迂曲，J-CTO 评分 3～4 分。左冠第一对角支远端逆向供应给右冠的侧支血管为 CC 2 级，中度迂曲。首先正向介入治疗，若失败转逆向治疗。

• 手术过程 •

1. 分别穿刺右股动脉和右桡动脉，置入 7F 血管鞘。选择 7F EBU 3.75 指引导管和 7F SAL 1.0 指引导管。

2. 正向介入治疗：Versaturn F 指引导丝入锐缘支远段加强支撑。先后以 Fielder XT-A、Pilot 150 指引导丝在 Finecross 微导管支持下试图通过右冠中远段闭塞段，但反复尝试前行受阻于 CTO 体部，改逆向介入治疗（图 24-112-2）。

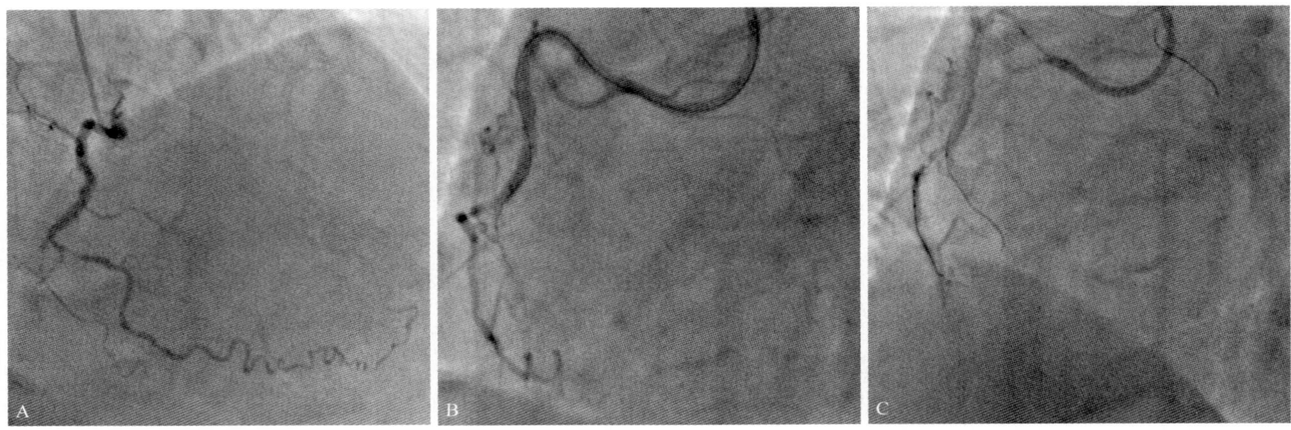

图 24-112-2 正向介入治疗

3. 逆向介入治疗。

（1）在 Sion 指引导丝引导下 Finecross 微导管进入第一对角支，高选择造影后 Sion 导丝经第一对角支心外膜侧支至左心室后侧支。再次微导管注射显示 CTO 远端纤维帽及右冠远段迂曲血管。先后送 Fielder XT-A、Pilot 150 尝试与正向 Pilot 150 导丝对接困难。换用 GAIA Second 导丝尝试与正向导丝对接，以 2.0 mm × 15 mm 半顺应球囊（8～10 atm）进行反向 CART 时发现 GAIA Second 导丝解螺旋（图 24-112-3）。

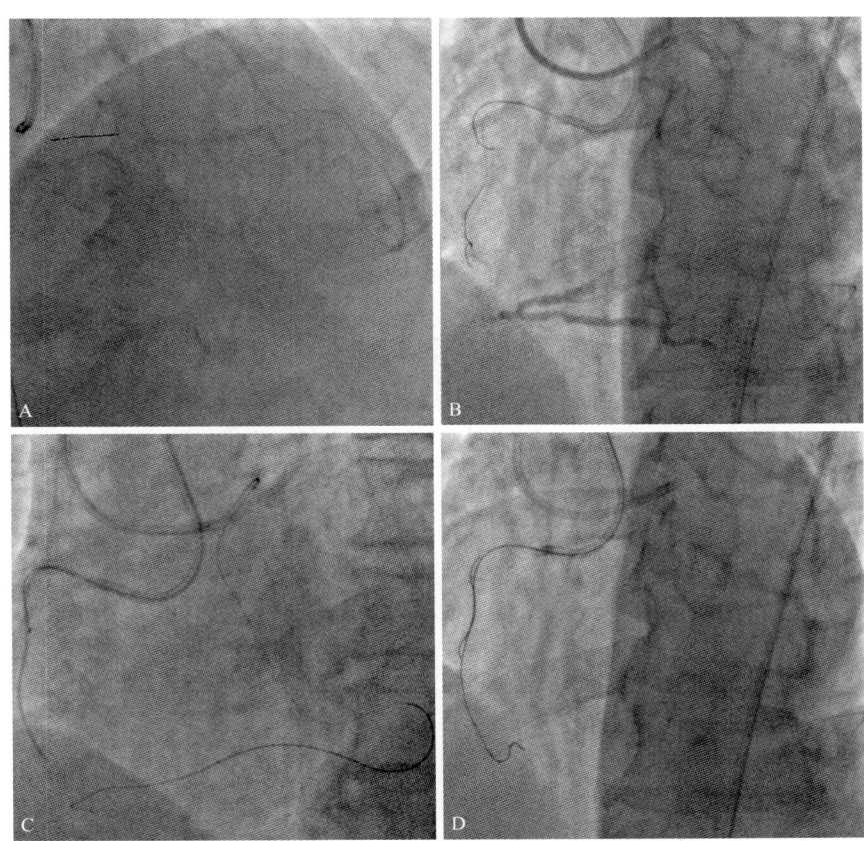

图 24-112-3　反向 CART 时逆向 GAIA Second 导丝解螺旋

（2）逆向导丝对吻技术。在正向 135 cm Corsair 微导管支撑下，以逆向 GAIA Second 指引导丝为“路标”，使用 Conquest Pro 指引导丝多体位投照判断进行穿刺，但 Conquest Pro 导丝遇坚硬钙化组织头端毁损。退出 Conquest Pro 导丝，重新进入新的 Conquest Pro 导丝再次反复尝试通过右冠闭塞段坚硬组织。经反复尝试，最终通过右冠中远段闭塞处进入第四后降支（PDA）远端，经对侧造影证实导丝远端在血管真腔内。推送 135 cm Corsair Pro 微导管入 PDA 远端，交换 Runthrough NS 导丝入 PDA 远端（图 24-112-4）。

使用 4.5 mm × 10 mm 高压球囊在左冠指引导管头端 20 atm 扩张压住指引导管内的微导管及解螺旋的逆向 GAIA Second 导丝，然后连同扩张的球囊，微导管和逆向导丝一起后撤左冠指引导管，顺利将解螺旋的逆向 GAIA Second 导丝退出体外（图 24-112-5）。

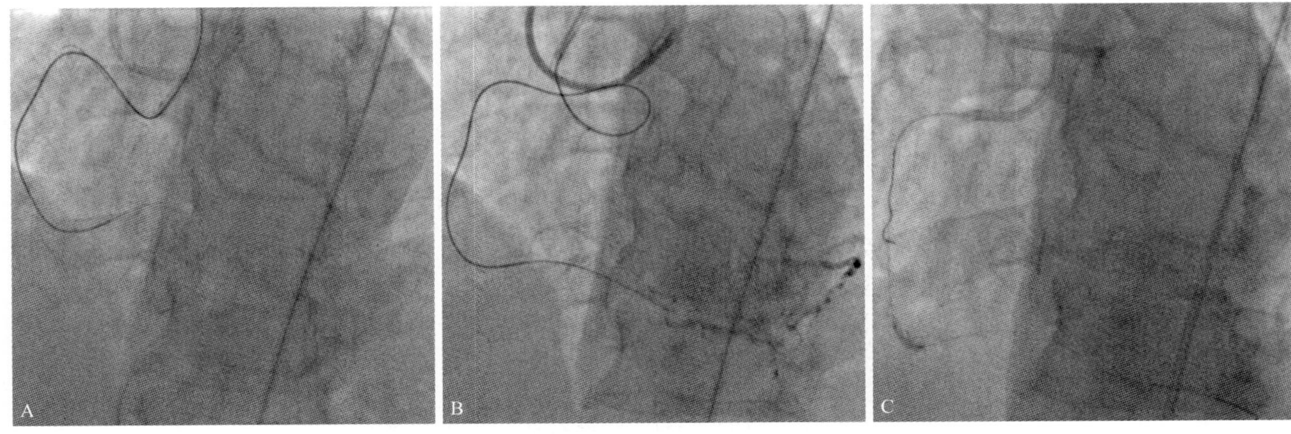

图 24-112-4　逆向导丝对吻技术

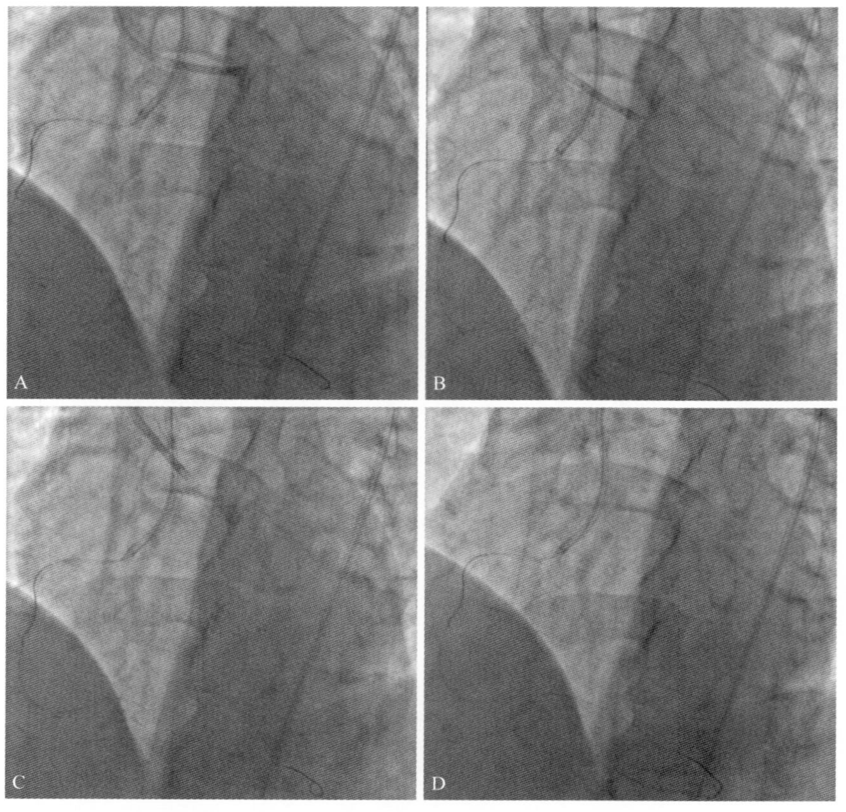

图 24-112-5 处理解螺旋的逆向 GAIA Second 导丝

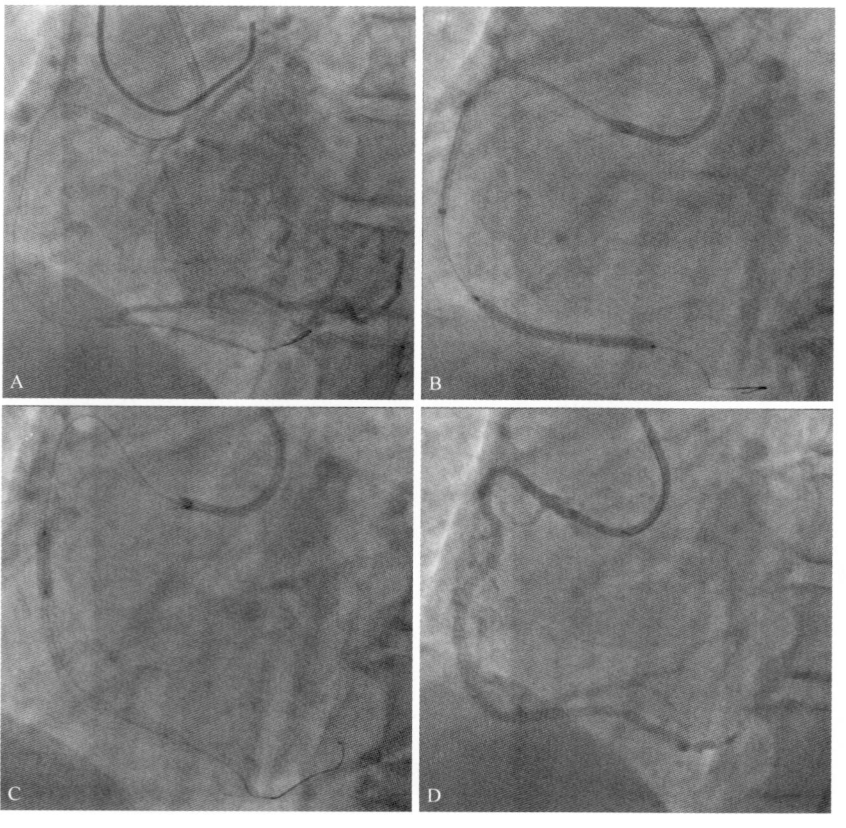

图 24-112-6 支架植入

4. 先后以 1.5 mm × 15 mm 半顺应球囊（10 ～ 12 atm）、2.0 mm × 15 mm 半顺应球囊（8 ～ 12 atm）及 2.5 mm × 15 mm 半顺应球囊（10 ～ 12 atm）预扩张右冠中、远段闭塞病变。送 2.5 mm × 36 mm Excel 药物涂层支架至右冠无法通过近中段转折处。进入 Guidezilla 延长导管在右冠中段，于右冠中、远段由远至近依次植入 2.5 mm × 36 mm Excel 药物涂层支架（10 atm）、3.0 mm × 36 mm Excel 药物涂层支架（8 atm），再以 3.0 mm × 12 mm 非顺应球囊（10 ～ 18 atm）、3.5 mm × 12 mm 非顺应球囊（6 ～ 12 atm）后扩张右冠中段支架内，复查造影提示支架内无残余狭窄，边支无受累，远端血流 TIMI 3 级。术中共用造影剂 320 ml，“肝素”共 12 500 U。术毕血压 161/77 mmHg，心率 85 次 / 分。术后无并发症发生（图 24-112-6）。

· 小结 ·

同一款导丝当用在逆向介入时其操控性、穿透力比正向介入差，其原因与逆向介入途径较正向介入途径更长有关，逆向微导管若艰难通过逆向侧支，该微导管内的导丝操控性也会降低。Asahi 公司为了使 GAIA 系列导丝能有更好的操控性（扭力传递能力），将它设计为双核缠绕型导丝。这种设计是双刃剑，若操控得当，能帮助术者较好地实现“偏移控制”。若操作不当，尤其在逆向介入时遇到坚硬的钙化组织时很容易发生 GAIA 系列导丝头端半球型焊接部与导丝核芯丝分离，应引起术者足够重视。若在使用 GAIA 系列导丝时出现“甩尾”（Whip）现象，应及时更换导丝，避免 GAIA 导丝出现解螺旋情况。

本例患者发生 GAIA 导丝解螺旋的原因有两个，其一选择在坚硬的钙化组织处进行反向 CART，其二 GAIA Second 导丝已发生“甩尾”（Whip）现象没有及时更换导丝。GAIA 导丝一旦发生解螺旋，处理非常棘手。可能较好的处理策略是不要退微导管，在指引导管口部用球囊直接压住微导管，然后与指引导管一起后拉退出（但该方法有可能造成侧支损伤，甚至冠状动脉穿孔的风险，因此在细小的心外膜侧支禁忌使用该方法），或者直接旋磨缠绕丝，保留残留部分在血管内。本例患者逆向 GAIA Second 解螺旋后，考虑使用的逆向心外膜侧支粗大，使用第一种办法成功退出解螺旋的 GAIA 导丝，没有发生逆向侧支损伤，实属侥幸。

病例 113　右冠 CTO 前向开通失败、复杂逆向开通合并侧支血管损伤病例

术者：林先和，董侠　　医院：安徽医科大学第一附属医院

病史基本资料

- 患者男性，53 岁。
- 主诉：反复心前区疼痛 5 月余，于 2019 年 9 月 25 日入院。
- 既往史：糖尿病病史多年具体不详，否认高血压病史。
- 辅助检查

心电图：窦性心律，下壁异常 Q 波，完全性左束支传导阻滞。

心脏彩超：LA 4.96 cm，LVEDd 7.21 cm，EF 32%；左心房左心室增大，左心室整体心肌活动受抑；主动脉瓣及二尖瓣后瓣环钙化，少量心包积液。

实验室检查：三大常规、肝肾功能及电解质、肌钙蛋白、止凝血、甲状腺功能及 BNP 均未见明显异常。血糖：20 mmol/L。

- 既往治疗方案：入院后予以波立维、阿司匹林负荷量后行冠状动脉造影检查。

冠状动脉造影

该患者 4 个月前因胸痛在外院行 PCI 并于 LAD 植入支架 2 枚，2 个月前外院尝试开通 RCA 闭塞血管失败，此次入院为开通 RCA 闭塞病变，穿刺左右桡动脉，双侧造影：LM 开口狭窄 50%～60%，LAD 内支架血流通畅，血流 TIMI 3 级；LCX 近段狭窄 70%，血流 TIMI 3 级；RCA 近中段弥漫性狭窄 85%～99%，血流 TIMI 2 级，RCA 中段完全闭塞伴有钙化，血流 TIMI 0 级；LAD 及 LCX 均有侧支循环至 RCA 远段（图 24-113-1）。

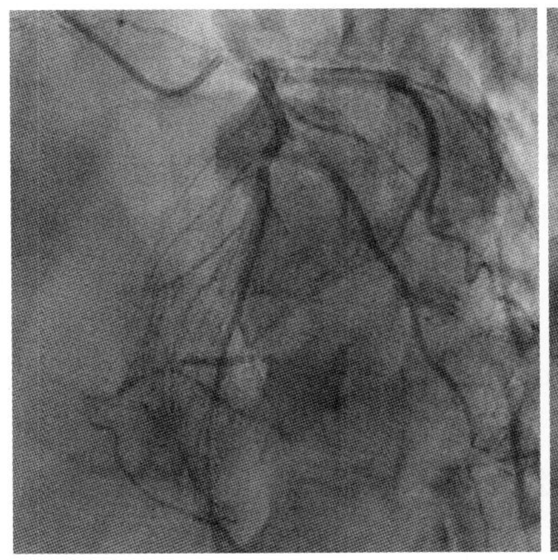
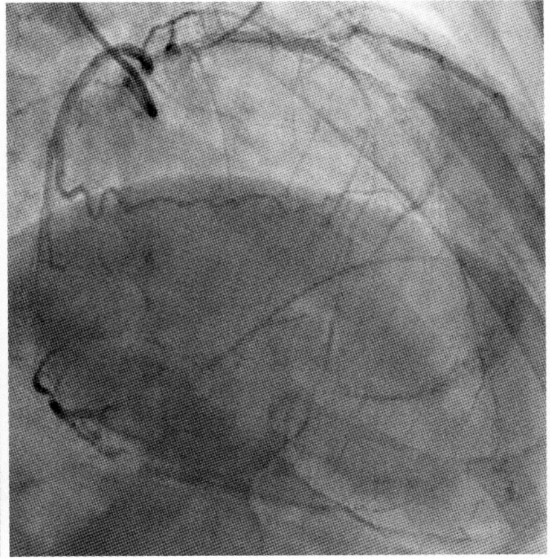

图 24-113-1　RCA 中远段完全闭塞，LAD 及 LCX 均有侧支循环至 RCA 远段（续后）

病史分析及策略选择

该患者 4 个月前因胸痛外院行 PCI 并于 LAD 植入支架 2 枚，2 个月前外院尝试开通 RCA 闭塞

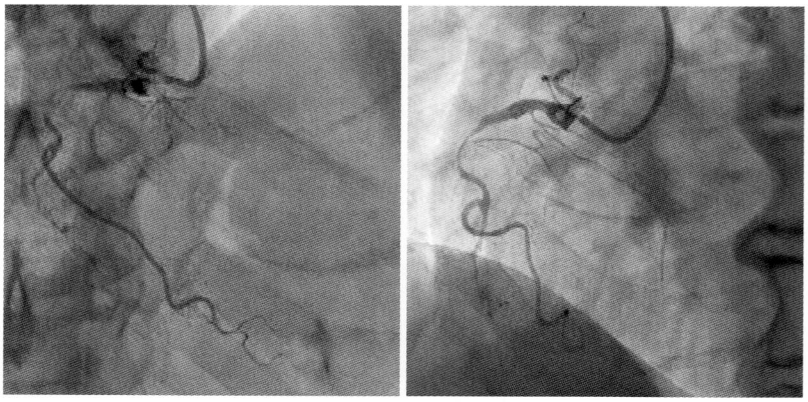

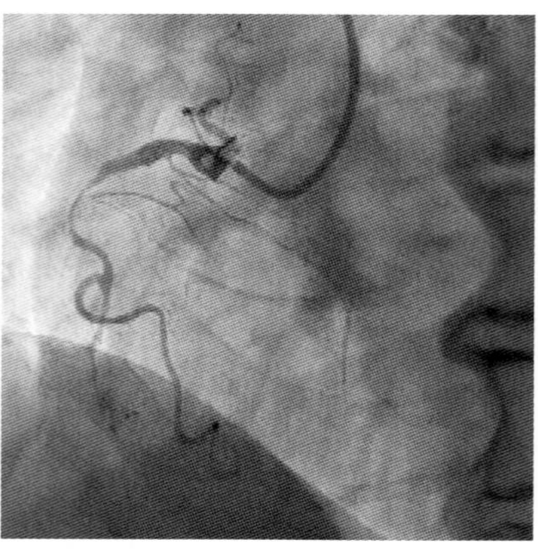

（图 24-113-1 续图）

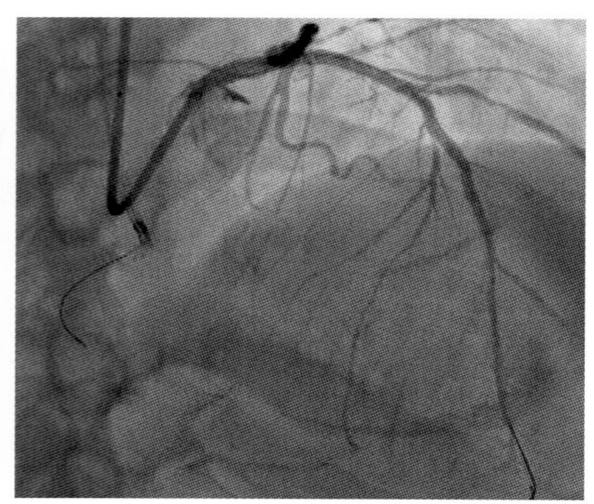

图 24-113-2 LM 植入支架后造影

血管失败，此次入院为开通 RCA 闭塞病变，本次造影示 LM 开口狭窄 50%～60%，RCA 近中段弥漫性狭窄 85%～99%，RCA 中远段后完全闭塞，造影导管在碰到左主干开口时患者血压及心率下降，故在处理右冠闭塞血管前必须处理左主干病变，否则右冠闭塞病变无法顺利完成，且右冠闭塞病变 2 个月前已经在外院前向尝试开通失败。因此，此次首先还是选择前向尝试开通，因为一旦前向尝试开通成功，对于患者获益及减少手术风险来说均有意义，如果再次失败则可选择逆向开通，如果均失败还可选择心外科搭桥。

J-CTO 评分：（右冠 CTO：3 分：闭塞处为钝头：1 分；闭塞处伴有钙化：1 分；外院尝试开通失败：1 分）。

· 器械准备 ·

选择 6F EBU 3.5、6F SAL 0.75 指引导管、选用软导丝：BMW，Sion；硬导丝选择 Fielder XT-R 导丝，GAIA Third、Pilot 150、Conquest Pro 穿刺导丝备用，选择 1.25 mm × 15 mm、1.5 mm × 15 mm、2.0 mm × 20 mm 球囊。选用 130 cm Finecross、150 cm Finecross 微导管、150 cm Corsair 微导管；如果前向开通失败，则选择逆向路径。

· 手术过程 ·

循 6F EBU 3.5 指引导管送入 Sion 导丝至 LAD 远段，Sprinter 2.5 mm × 15 mm 球囊至 LM 病变处 14～16 atm 预扩，3.5 mm × 18 mm 支架于 LM 病变处以 14～16 atm 释放，造影示支架贴壁良好（图 24-113-2）。

前向尝试开通右冠 CTO：循 6F SAL 0.75 指引导管送 130 cm Finecross 微导管至 RCA 闭塞处，先后使用 Pilot 150、GAIA Third、Conquest Pro 均无法到达远段血管真腔，撤出 130 cm Finecross 微导管，保留右冠内 Sion 导丝（图 24-113-3）。

尝试逆向介入治疗：经间隔支将 Sion 导丝送至 RCA 远段并缓慢推送 150 cm Corsair 微导管至 RCA 远段，但透视下 Sion 导丝与右冠内 Sion 导丝不在一水平面上，微导管造影示在假腔，后反复多次尝试交换使用 Pilot 150、GAIA Third、Conquest Pro 导丝，逆向造影均示导丝在假腔且有造影剂滞留（图 24-113-4）。

拟使用 LCX 侧支血管，但 Sion 导丝均无法到达 LCX 主支远段，送入双腔微导管至 LCX 开口处，Sion 导丝穿支架侧孔至 OM1 远段，沿 BMW 导丝送入球囊至 LAD 及 LM 支架内后扩，另一根 Sion 导丝顺利送至 LCX OM2 远段，微导管造影发现有一侧支循环至 RCA 远段（图 24-113-5）。

Sion 导丝通过 LCX OM2 侧支血管至 RCA 远段，逆向造影示导丝在血管真腔，多次交换 Pilot 50、GAIA Third 均未通过 RCA 远段逆向闭塞处，交换 Conquest Pro 导丝缓慢通过闭塞处（图 24-113-6）。

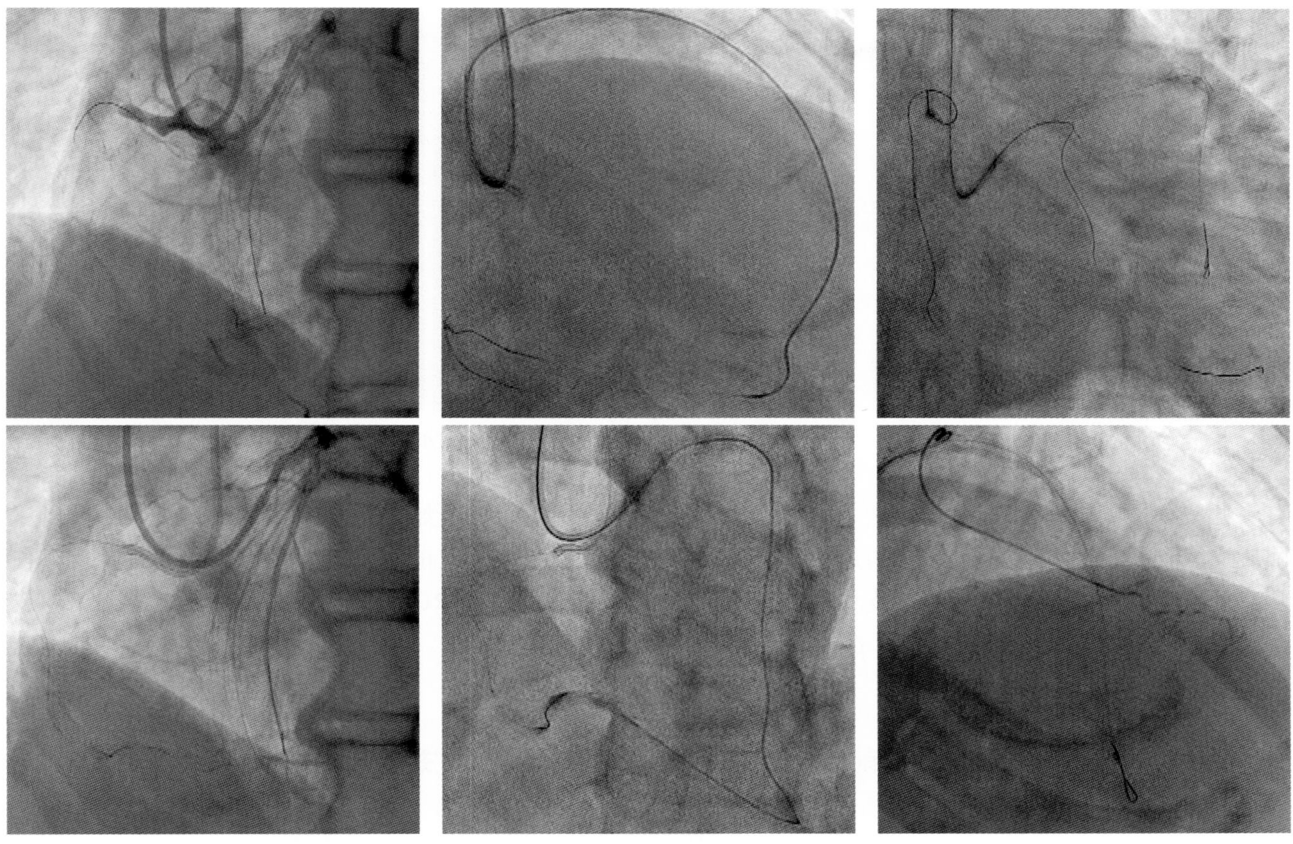

图 24-113-3　导引钢丝无法通过闭塞病变到达远段血管真腔　图 24-113-4　逆向导引钢丝位于血管假腔　图 24-113-5　高选择造影

将逆向导引钢丝送入正向 Guidezilla 内，经 330 cm RG 3 导丝完成体外化，球囊扩张后串联置入支架，造影示支架贴壁良好（图 24-113-7）。

撤出逆向微导管至 LCX 分支中段造影示有少量血流外渗，先后使用 3 个弹簧圈封堵，造影及心脏彩超均示无血流外渗，血压监测、心率均正常，撤出导丝及指引导管（图 24-113-8）。

· 术后结果 ·

该患者经长达 4 h 的手术，开通右冠 CTO，造影显示支架贴壁良好，血流 TIMI 达 3 级，效果超出预期，术中及术后半小时、1 h 心脏彩超于术前心脏彩超一致，后连续观察患者 4 h 血压和心率，均在正常范围，并于 4 h、6 h 后分别予以适当解压左右桡动脉压迫处，以防止桡动脉压迫过久导致的并发症。后期门诊随诊。

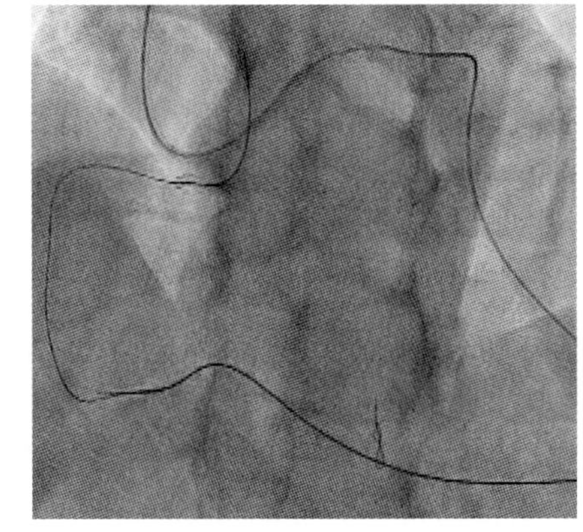

图 24-113-6　Pilot 50、GAIA Third 均未通过 RCA 远段逆向闭塞处，Conquest Pro 导丝通过闭塞处

· 小结 ·

该患者的手术可谓一波三折：该患者右冠 CTO 在本次手术前在外院已经前向尝试过一次，此次一开始仍然选择前向尝试开通，不出意外的是前向已经存在多处小夹层，更换各种导丝均无法到达血管真腔；只能选择逆向开通，在反复观察左冠造影时，发现疑似前降支远段一小间隔支有侧支循环至右冠远段，尝试着进导丝及微导管均能通过前降支侧支血管，但无法到达右冠闭塞段，再次宣告失败，此时术者再次反复观察左冠造影，发现回旋支远段 OM2 似乎

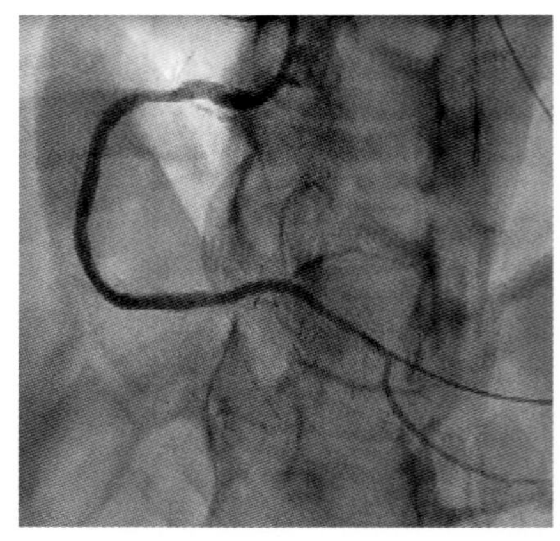

图 24-113-7 置入支架

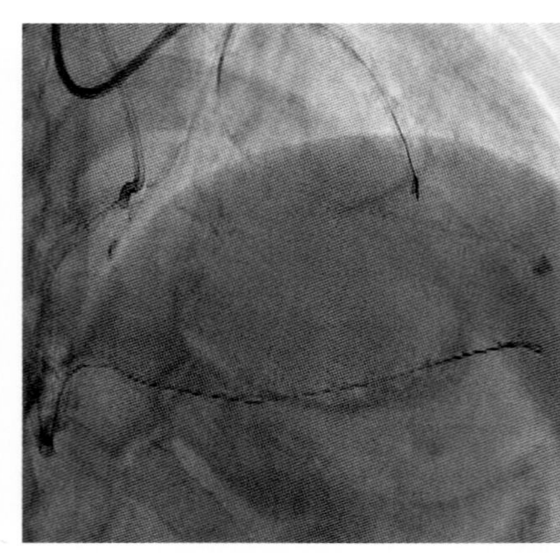

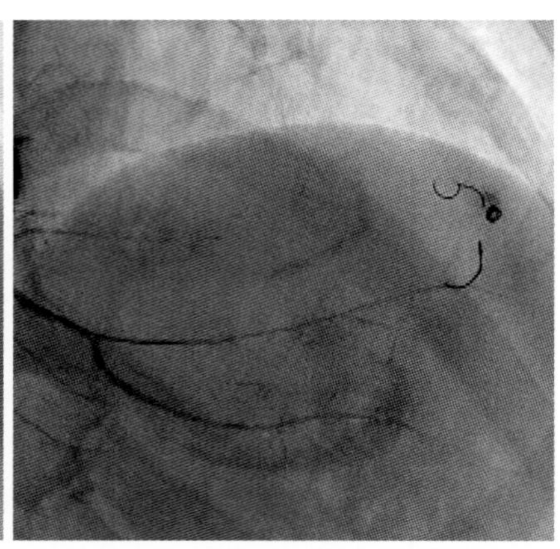

图 24-113-8 LCX 分支中段造影示有少量血流外渗，先后使用 3 个弹簧圈封堵

有一侧支血管至右冠，再次开始介入治疗尝试，这时却发现由于一开始处理左主干病变，支架影响到了回旋支开口，导丝反复多次无法通过回旋支开口到达远段，左主干及前降支支架后扩后，再预扩支架侧孔，此时再送导丝顺利到达回旋支 OM2，接着送导丝通过闭塞段，RG 3 导丝完成体外化，植入右冠支架，撤微导管时侧支血管有损伤，造影剂外漏，弹簧圈封堵。

病例 114 前向开通前降支开口 CTO 并发左主干夹层病例

术者：林先和，董侠 医院：安徽医科大学第一附属医院

· 病史基本资料 ·

· 患者女性，83 岁。

· 主诉：反复活动后胸痛 3 月余，于 2019 年 4 月 19 日入院。

· 既往史：心血管危险因素：高血压病史 10 余年，收缩压最高达 160 mmHg，现服用氯沙坦钾氢氯噻嗪片，平时血压控制不佳，否认糖尿病。

· 辅助检查

心电图：窦性心动过缓，不完全性右束支传导阻滞，房性期前收缩。

心脏彩超：LA 4.26 cm，LVSDd 4.83 cm，EF 61%；室间隔增厚，考虑高血压性心脏病；主动脉瓣及二尖瓣后瓣钙化；肺动脉高压（轻度）。

实验室检查：三大常规、肝肾功能及电解质、血糖、肌钙蛋白、止凝血、甲状腺功能及 BNP 均未见明显异常。

· 既往治疗方案：入院后予以阿司匹林负荷量后行冠状动脉造影检查。

· 冠状动脉造影 ·

穿刺左右侧桡动脉，置 6F 血管鞘，双侧造影示：左主干末端狭窄 20%～30%，前降支开口闭塞，血流 TIMI 0 级，回旋支近段管腔不规则，最重狭窄约 30%，远段血管与右冠远段有吻合支，血流 TIMI 3 级，右冠全程弥漫性病变，中段管状狭窄约 95%，远段多处局限性狭窄，最重约 90%，血流 TIMI 2 级，右冠远段可见侧支循环至前降支中远段（图 24-114-1）。

· 病史分析及策略选择 ·

该患者 3 日前行 CAG，当时未行 PCI，此次因反复胸痛不能彻底缓解入院治疗，且患者属高龄患

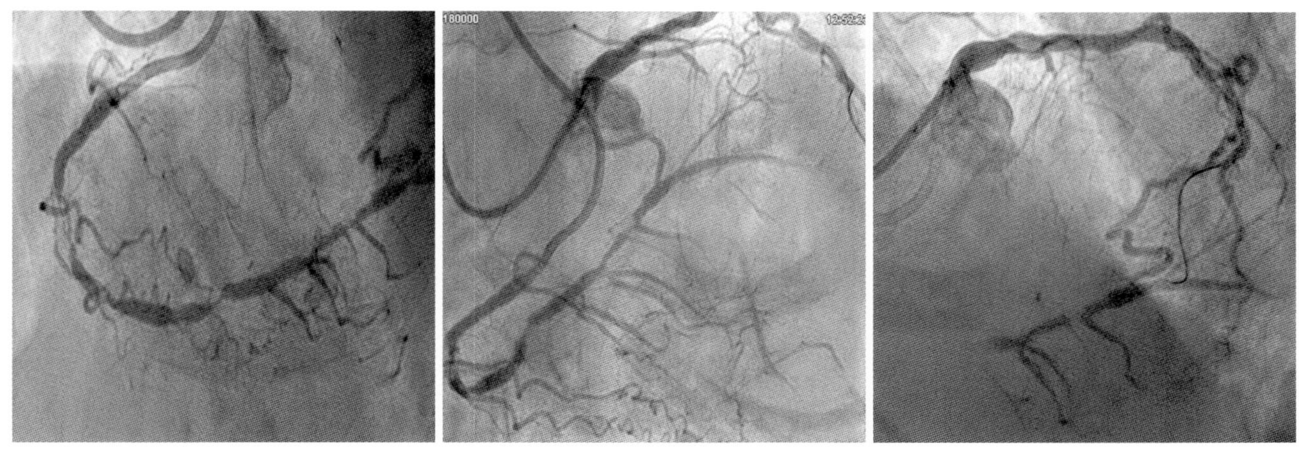

图 24-114-1　前降支开口闭塞，右冠远段可见侧支循环至前降支中远段

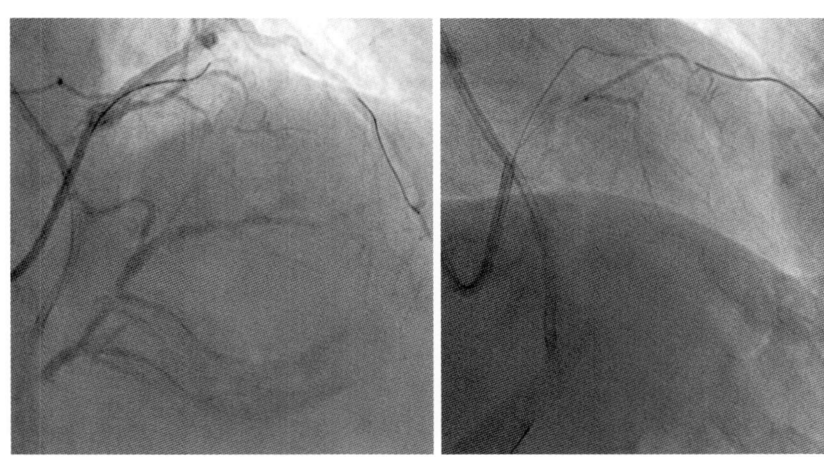

图 24-114-2　Fielder XT-R 导丝未通过闭塞病变

者，造影示罪犯血管为右冠，全程弥漫性病变，中段管状狭窄约 95%，远段多处局限性狭窄，最重约 90%，前降支开口闭塞，右冠远段有良好的侧支，如果先处理右冠血管，术中一旦出现无复流、慢血流等情况，则可能造成低血压、心搏骤停等灾难性后果，因此应先处理前降支开口闭塞病变，倘若失败还可选择心外科搭桥。前降支如果成功开通，二期选择处理右冠病变。且患者左主干末端狭窄 20%～30%，在处理前降支病变时指引导管不能插入太深以免损伤左主干。

· 器械准备 ·

选择 6F EBU 3.5、6F SAL 0.75 指引导管、选用一根软导丝：Runthrough、130 cm Finecross 微导管，硬导丝选择 Fielder XT-R 导丝，GAIA First 穿刺导丝备用，选择 1.25 mm × 15 mm、1.5 mm × 15 mm 预扩球囊，必要时选用 2.0 mm × 20 mm 预扩球囊。

· 手术过程 ·

沿 EBU 指引导管送 Runthrough 导丝至 LM 近段，沿 BMW 导丝送 130 cm Finecross 微导管至闭塞处，交换 Fielder XT-R 导丝反复多次未通过闭塞处，微导管造影清晰可见分支血管（图 24-114-2）。

再次尝试 Fielder XT-R 导丝走行于分支血管，改变策略使用双腔微导管，交换 Runthrough 导丝至 LAD-D1 远段，撤出微导管，循 Runthrough 导丝送双腔微导管至 LAD 近段（图 24-114-3）。

循双腔微导管送 GAIA First 导丝反复多次缓慢通过闭塞，逆向造影示导丝在血管假腔，调整导丝方向，再次逆向造影示导丝在分支血管，再次调整导丝方向至血管主支，逆向造影示导丝在主支血管并送至远段（图 24-114-4）。

撤出双腔微导管，送 130 cm Finecross 微导管，微导管无法通过闭塞段，1.25 mm × 10 mm 球囊至闭塞段反复预扩后，1.5 mm 球囊仍无法通过闭塞病变。于回旋支内 1.5 mm × 15 mm 球囊锚定，再次尝试送 1.5 mm × 15 mm 预扩球囊于病变处预扩，造影可见前降支近段有夹层（图 24-114-5）。

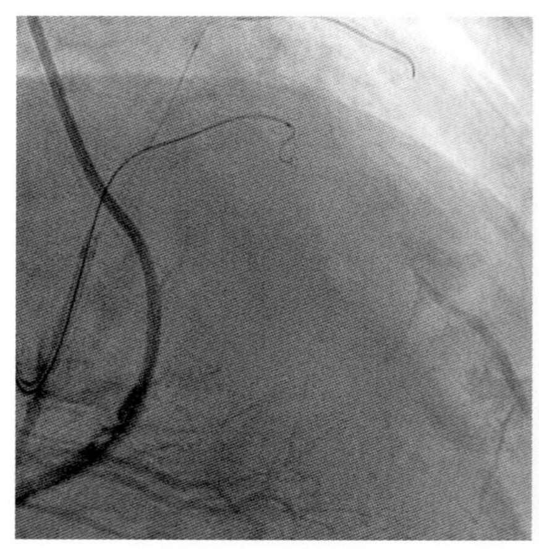
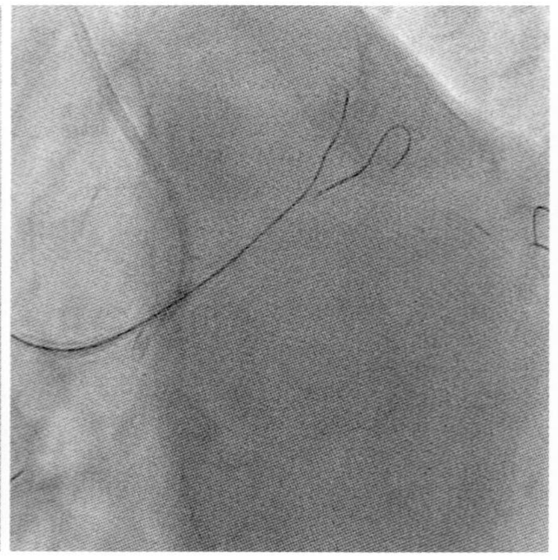

图 24-114-3　送入 KDL 导管

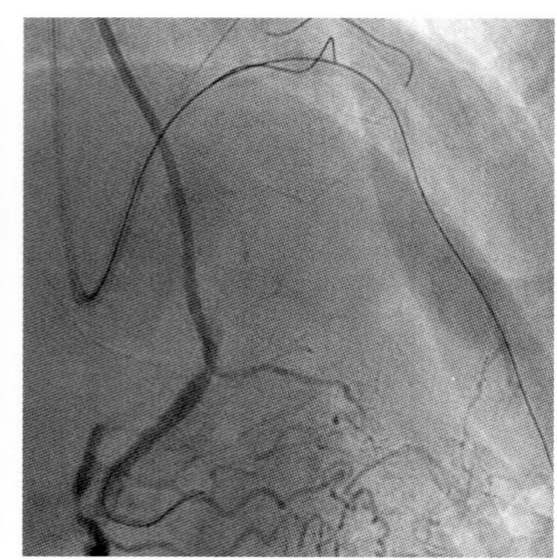

图 24-114-4　多体位造影示导丝在血管真腔

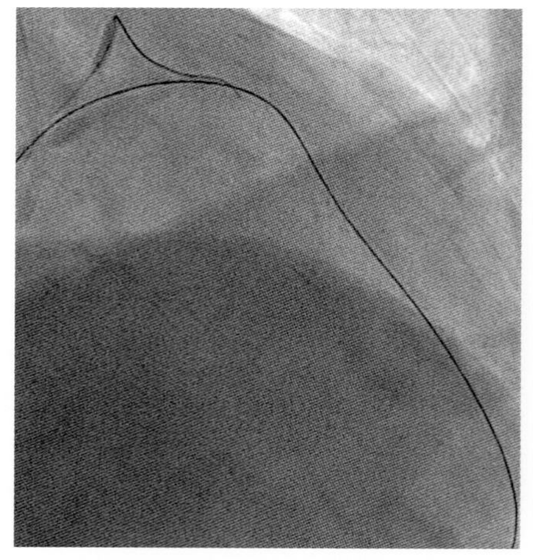
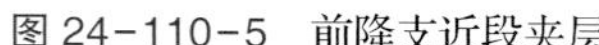

图 24-110-5　前降支近段夹层

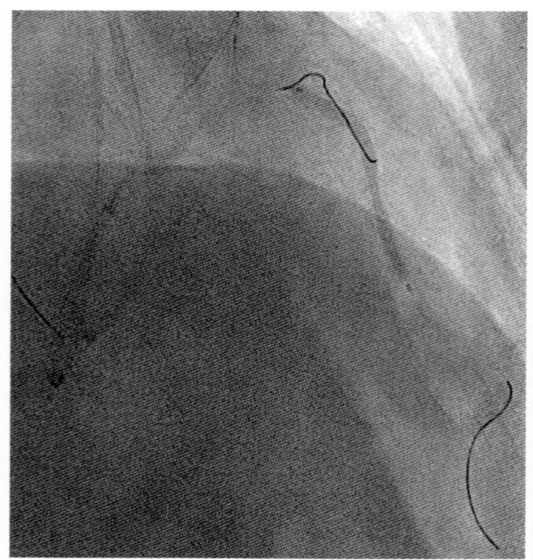
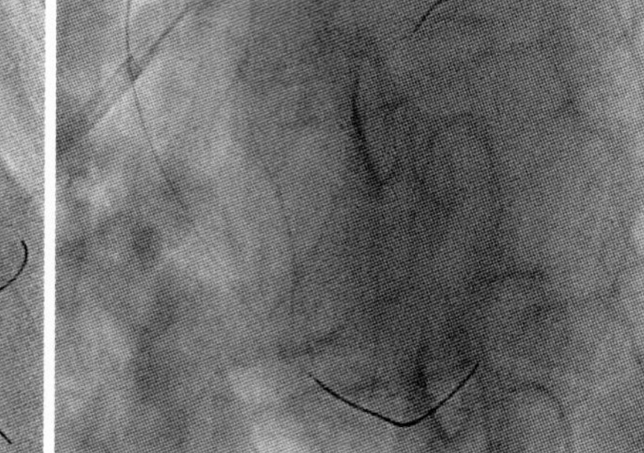

图 24-114-6　前降支近中段置入支架

前降支近中段串联置入支架，造影示未见夹层，支架贴壁良好。血流 TIMI 3 级（图 24-114-6），但是左主干开口及近段出现夹层，在左主干开口至近段置入支架（图 24-114-7），造影示夹层消失（图 24-114-8）。

• 小结 •

1. 该患者为前降支开口闭塞，右冠弥漫性病变，血管狭窄仍然非常重，但其提供前降支侧支循环仍然良好，这给解决前降支闭塞病变提供了可能，在选用导丝时亲水涂层的导丝易于滑向分支，非亲水涂层的导丝穿透力更强，这在实际操作过程中也进一步证实。

2. 该患者在开通前降支闭塞病变过程中出现了前降支近段及左主干夹层，考虑主要原因与指引导管在球囊锚定后推送另一球囊时深插有关，这在术前便有预判，因此在操作过程中前向造影时务必不能大力推注造影剂，以免加重夹层。

3. CTO 介入病变往往最困难的一步是如何使导丝通过病变处到达远段正常血管。但正如本病例一样，也有少部分病例导丝能顺利通过但其他器械无法通过，一般遇到这样的情况可以选择以下几种处理方法。

（1）深插导管：此方法多见于 RCA 使用 JR 系列导管，其方法是一手紧握住导丝球囊等中心器械，另一手逆时针转动并前送导管，使其深插并接近病变处，推送支架或球囊尝试通过病变。通过深插导管可以带来额外的支撑力，但是注意此方法有较高的血管近段损伤的风险，一定要注意事后评估及并发症出现后的处理准备。

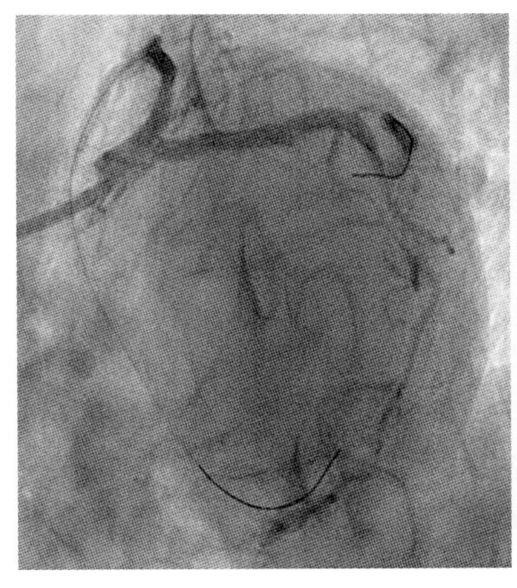
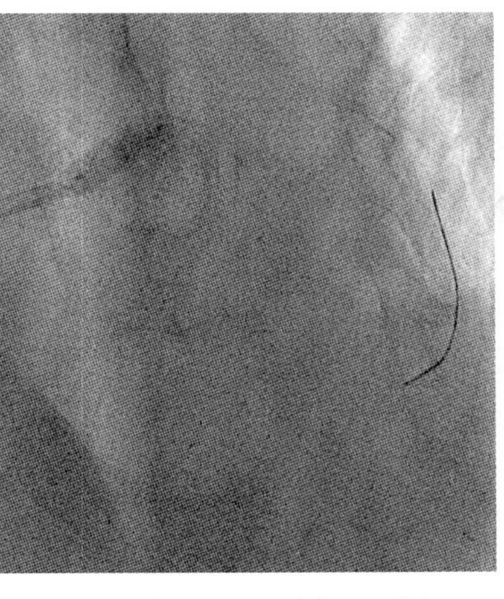

图 24-114-7　左主干开口及近段出现夹层，在左主干开口至近段置入支架

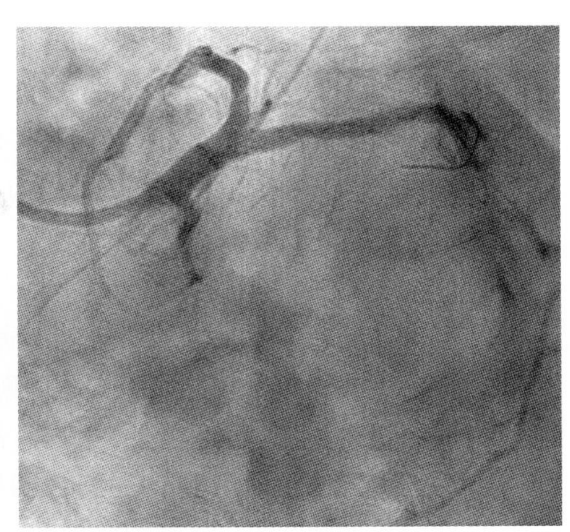

图 24-114-8　造影示夹层消失

（2）锚定技术：可以在分支血管锚定，如本病例。

（3）子母导管技术（5 进 6）：即在 6F 导管内再送入一根如 Guidezilla 延长导管，帮助器械通过病变处。

（4）双导丝技术：在病变血管再送入一根导丝，使增加的导丝起到滑轮的作用，帮助推送器械时通过病变处。

（5）小球囊反复扩张法：一般选用 1.25 mm 球囊至病变处反复多次预扩，甚至使用球囊爆破技术，不过此法有潜在的血管损伤的风险，慎用。

病例 115　当 CTO 病变逆向开通后遇到支架脱载时的处理

术者：马礼坤，孔祥勇　　医院：安徽省立医院　　日期：2019 年 6 月 30 日

· 病史基本资料 ·

· 患者男性，70 岁。

· 主诉：PCI 术后 3 个月，胸闷不适 1 周。

· 既往史：高血压多年（口服药物控制）；否认糖尿病、高脂血症病史。有吸烟史（已戒烟），偶有饮酒史。

· 既往治疗方案：3 个月前因胸痛就诊外院，CAG：3 支病变，已行右冠及回旋支 PCI 术。

· 冠状动脉造影 ·

前降支起始部完全闭塞，回旋支至 OM 支架通畅，发出 OM 后完全闭塞。右冠原支架通畅，向前降支建立侧支循环（图 24-115-1）。

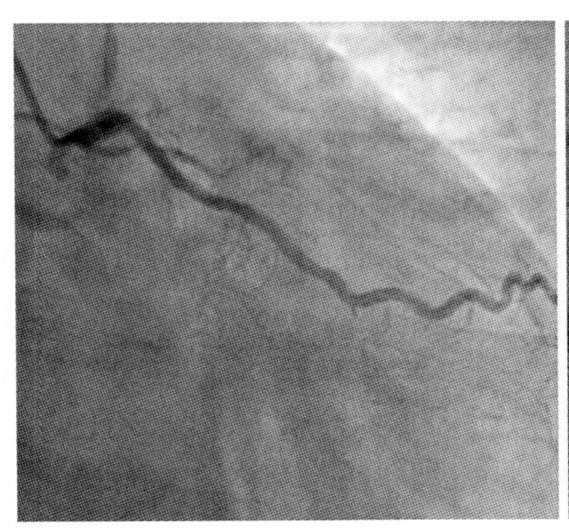
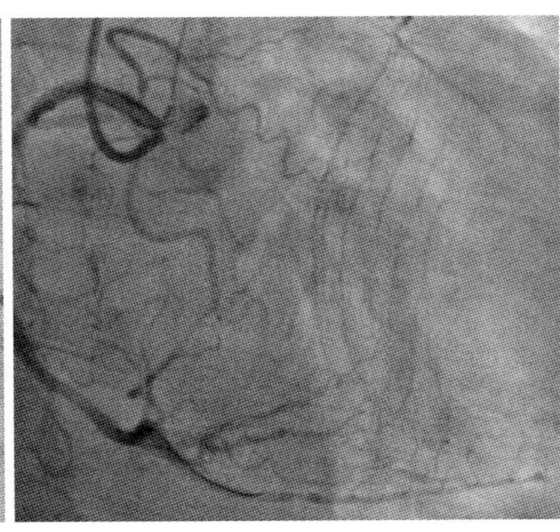

图 24-115-1　前降支起始部完全闭塞，回旋支发出 OM 后完全闭塞。右冠发出侧支血管供应前降支

分析造影结果如下：

左主干正常。回旋支发出较大 OM 后慢性闭塞，无侧支，且

OM 较大，已植入支架治疗，故回旋支远段闭塞开通可能性小，也无开通必要。前降支自开口慢性闭塞，无残端，同侧未见侧支循环。右冠支架术后未见明显狭窄，见右冠经 PDA 通过间隔支向 LAD 闭塞远段提供丰富的侧支循环（CC 2 级），但侧支通路普遍比较扭曲（图 24-115-1）。经侧支显影的 LAD 中远段血管相对较细，闭塞远段血管解剖结构显影欠佳，闭塞段血管路径显示轻度钙化。J-CTO 评分≥ 2（无残端，闭塞段长度≥ 20 mm）。

· 治疗策略 ·

依据 CTOCC 流程图，该例 CTO 病变无锥型残端，存在可利用侧支血管，故可以考虑首选逆向途径。但逆向途径的关键是找到合适的侧支，该例造影尽管显示有丰富的间隔支通路，但普遍较细且扭曲，找到合适的侧支血管是难点之一，故术中需要在微导管跟进后进行高选择造影，帮助找到可以利用和通过的侧支血管。由于逆向通路扭曲导丝通过侧支循环后微导管通过可能困难，逆向需要选择支撑力较强的指引导管。

该例首先还是尝试正向，即使正向失败也可以为逆向导丝通过做准备。由于 LAD 开口闭塞，无明显残端，找到入口是关键，必要时 IVUS 指导下行正向穿刺，因此需要选择内腔较大的指引导管，如导丝走行于内膜下，可尝试平行导丝技术。由于远段血管着陆区有多个较大分支，如果正向导丝不能到达远段真腔，可及时启动逆向途径。当逆向导丝不能直接通过闭塞段时可启动反向 CART 技术，配合运用 AGT，使逆向 CTO 导丝通过闭塞段进入正向指引导管。

· 器械准备 ·

1. 穿刺准备：入路选择左侧肱动脉及右侧桡动脉，既可以减少股动脉穿刺后患者卧床的痛苦，又可以满足大腔指引导管的选择。

2. 指引导管的选择：右冠选择 6F AL 0.75，左冠选择 7F EBU 3.75。

3. 其他器械准备：IVUS、旋磨仪、IABP、心包穿刺包等。

· 手术过程 ·

经左侧肱动脉入路，选用 7F EBU 3.75 指引导管送入左冠开口，130 cm Finecross 微导管至 LAD 近开口附近，首选 GAIA First 导丝在蜘蛛位入寻找 LAD 开口，但前进困难，更换 GAIA Second 导丝，在微导管支撑下突破闭塞端，但右肩位逆向造影提示并不在主支方向，反复调整失败（图 24-115-2）。

即刻启动逆向，选择 6F AL 0.75 指引导管经右侧桡动脉至右冠开口，150 cm Finecross 微导管跟进 Runthrough 导丝至右冠远端；150 cm Finecross 微导管送至 PDA 行高选择造影寻找合适侧支，最终 Sion 导丝顺利通过间隔支侧支进入前降支中远段（图 24-115-3），但是 Finecross 微导管不能通过。退出 Finecross 更换 Corsair 微导管，但 Corsair 微导管在尝试通过间隔支通路时由于阻力过大，推送过程中指引导管失位，微导管连同逆向导丝完全滑出（图 24-115-4）。

考虑逆向指引导管过小支撑力不够，只得重新更换 AL 1.0 指引导管，直接选用 Corsair 微导管，再次找到逆向通路，Sion 导丝通过后，推送 Corsair 微导管到达前降支闭塞远段，逆向选择 Pilot 50 导丝无法通过后，分别更换 GAIA First 和 Pilot 150 导丝，同时正向在 Guidezilla 延长导管下，分别送入 1.5 mm × 15 mm 和 2.0 mm × 15 mm 球囊扩张闭塞段，在多次反向 CART 和反复调整逆向导丝情况下，最终逆向导丝顺利进入正向 Guidezilla。2.0 mm × 15 mm 球囊于正向指引导管内锚定逆向导丝，逆向 Corsair 缓慢跟进入正向导管，选用 330 cm RG 3 导丝完成体外化后，2.0 mm × 15 mm 球囊行前降支闭塞段充分预扩张，选用 Runthrough 导丝正向进入前降支远段，再经 Runthrough 导丝送入 2.0 mm × 15 mm 球囊扩张病变后，退出逆向 RG3 导丝准备置入支架（图 24-115-5）。

先选用 2.5 mm × 33 mm 支架拟送入前降支中段，但支架至 LAD 开口时推送困难。考虑闭塞段存在钙化，没有充分预扩张，拟退出支架后采用大号球囊再次扩张，但支架无法退回，支架一半位于指引导管

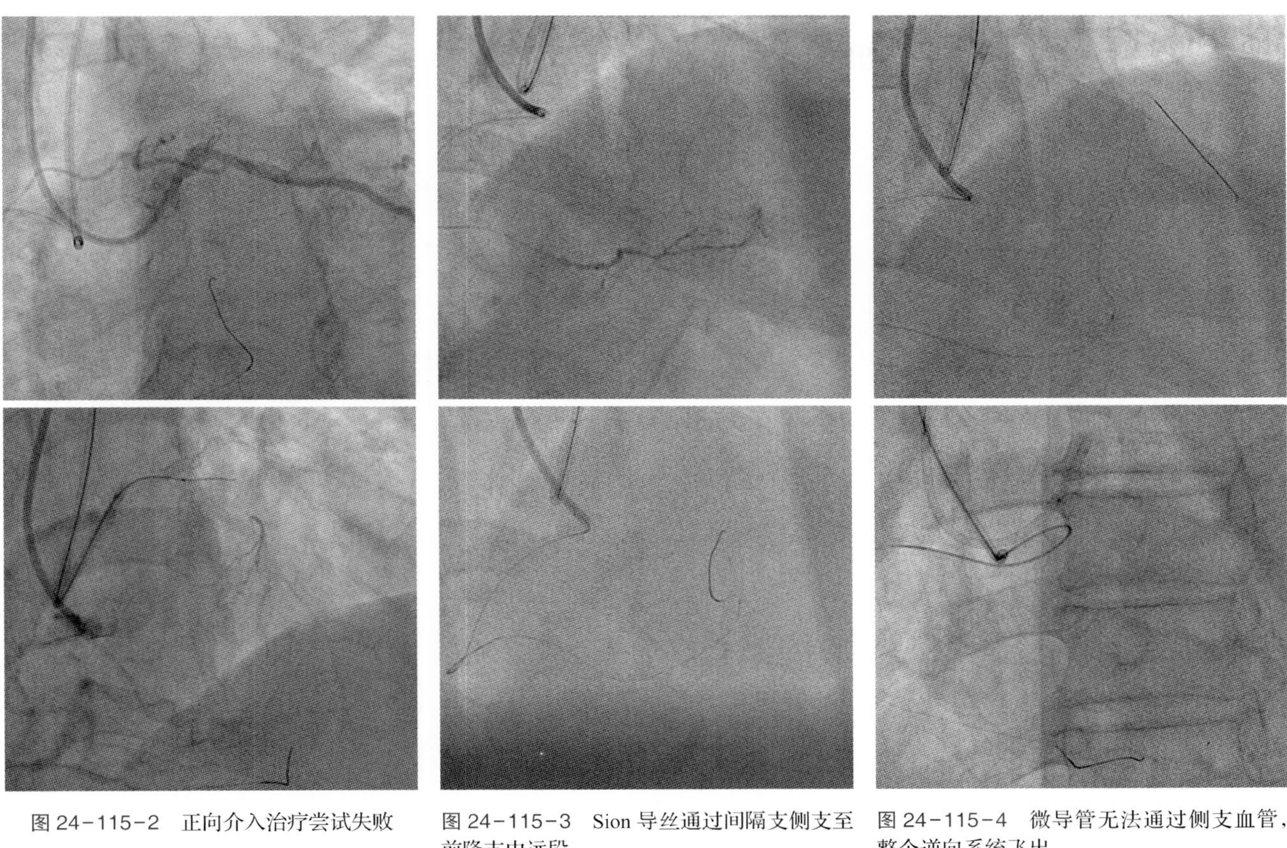

图 24-115-2 正向介入治疗尝试失败

图 24-115-3 Sion 导丝通过间隔支侧支至前降支中远段

图 24-115-4 微导管无法通过侧支血管，整个逆向系统飞出

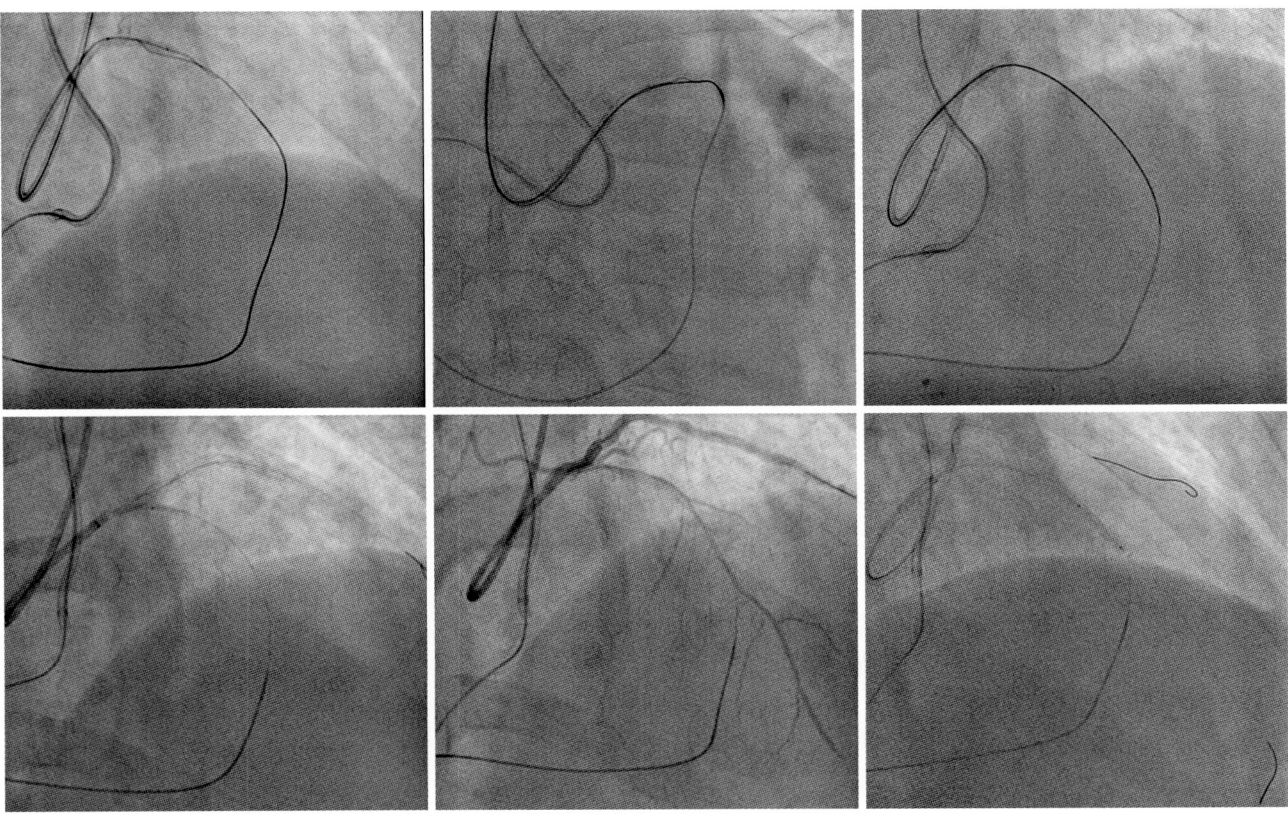

图 24-115-5 逆向介入治疗过程

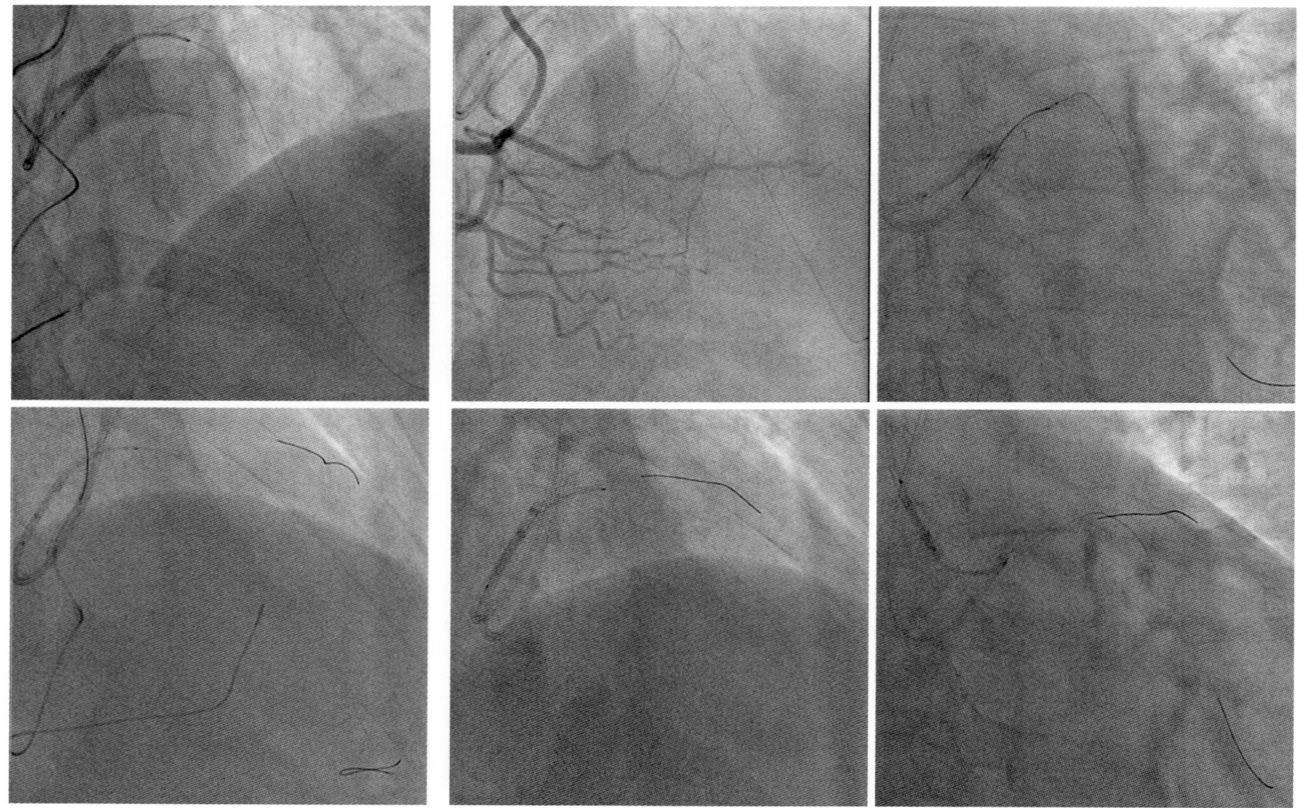

图 24-115-6 支架无法通过病变，也无法退回

图 24-115-7 “乒乓”指引导管技术

内，另一半卡在 LAD 开口（图 24-115-6）。支架进退不能，为避免脱载，此时需要整体撤出左冠导丝和指引导管，但前降支逆向开通反复扩张已有夹层，正向导丝撤离后再次导丝可能无法通过。此时，撤去右冠侧支的 Corsair，右冠造影观察侧支没有损伤及造影剂外渗，随即拔出右冠指引导管。经右侧桡动脉再入 6F EBU 3.75 至左冠开口，选用 Runthrough 导丝沿着原有导丝进入前降支后，经原 7F EBU 3.75 指引导管内再送入 2.0 mm × 15 mm 球囊送至指引导管头端 14 atm 扩张球囊，锚定嵌顿的支架后连同指引导管和导丝拉出左冠开口（图 24-115-7）。经第二根指引导管完成支架植入（图 24-115-8），造影证实 LAD 开通且无并发症的情况下，将留在升主动脉的原指引导管连同脱载支架一起顺利撤出体外（图 24-115-9）。

・术后结果・

最终结果见图 24-115-9。

・小结・

1. 复杂 CTO 病变的介入治疗往往操作过程较复杂，需要选择内径大、支撑力强的指引导管等，所以入路的选择很重要，一般主张优先考虑股动脉入路，如果不能卧床的患者选择一侧肱动脉入路可以作为备选方案。

2. 无论采用正向或逆向介入治疗，指引导管的选择是 CTO 病变介入治疗手术成功的首要保障，本例由于右冠指引导管支撑力不够，导致逆向导丝通过侧支血管后推送微导管困难整个系统滑出，后更换较强支撑力的指引导管完成了逆向通路的建立就是最好的例证。

3. CTO 病变往往闭塞时间长，闭塞段钙化或纤维化的机会较高，当逆向开通闭塞血管后，有效的充分预扩张至关重要，本例由于预扩张不充分发生了支架脱载，是值得关注的问题。本例术中发生支架脱载于主干开口病变，选择双指引导管可以保证 CTO 血管“器械轨道”的维持，顺利完成后续的手术，同时配合球囊锚定支架技术可以安全撤出脱载支架。

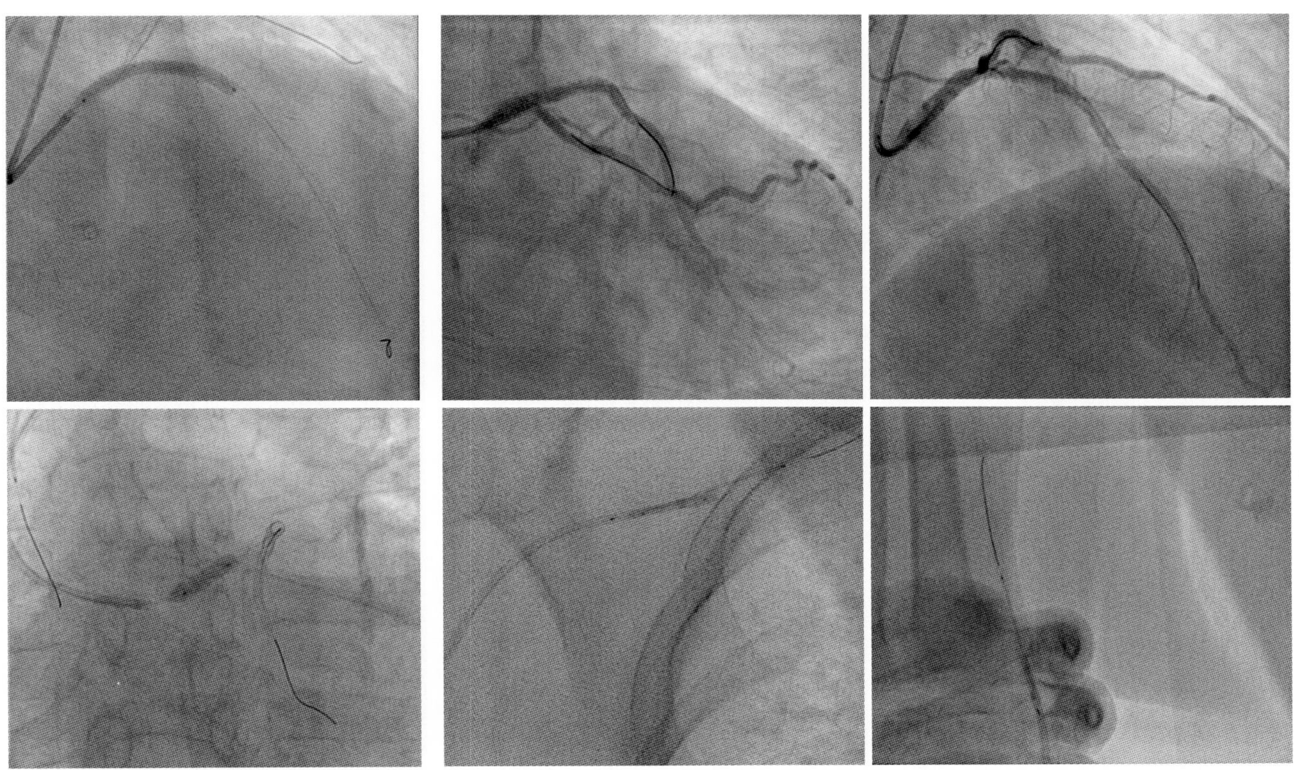

图 24-115-8　经"乒乓"指引导管置入支架　图 24-115-9　置入支架后，将留在升主动脉的原指引导管连同脱载支架一起顺利撤出体外

病例 116　屋漏偏逢连阴雨——失败 CTO

术者：宋耀明　　医院：陆军军医大学新桥医院

· 病史基本资料 ·

· 患者女性，70 岁。

· 简要病史：反复胸闷痛 2 年；高血压 5 年，脑梗死 1 年；心电图正常；心脏超声 EF 57%。

· 冠状动脉造影 ·

前降支全程钙化，近段弥漫性狭窄 80%～95%，中段弥漫性狭窄 90%，回旋支全程钙化，弥漫性狭窄 80%～95%，右冠中段以远完全闭塞，可见同侧及对侧侧支循环（图 24-116-1）。

· 治疗策略 ·

患者右冠闭塞，可见同侧及对侧侧支血管逆灌，故右冠自身及前降支均为供血血管；综合以下因素选择首先尝试逆向开通：① J-CTO 评分 4 分（>20 mm，成角，钝头残端，钙化），闭塞段为"水母头"样改变，预估正向开通难度高、成功率低；② 前降支及回旋支病变均重，如果处理右冠过程中出现意外，患者心脏骤停的风险高；先处理左冠保证左心室心肌供血更安全，同时也是为建立逆向通道做准备；③ 前降支血运重建对临床症状改善及心功能提升均有明显获益。

· PCI 手术过程及器械选择 ·

1. 处理前降支：经右股送入 7F EBU 3.75 指引导管至左冠，送入 BMW 工作导丝至前降支远段，跟进 Corsair 微导管后交换旋磨导丝，1.5 mm Burr 以 18～22 万转 / 分修饰近中段钙化，每次 20～30 s，共计 13 次。撤出旋磨头旋磨导丝，交换为工作导丝，送入 2.5 mm × 20 mm 球囊充分扩张（因为 2.5 mm × 6 mm 切

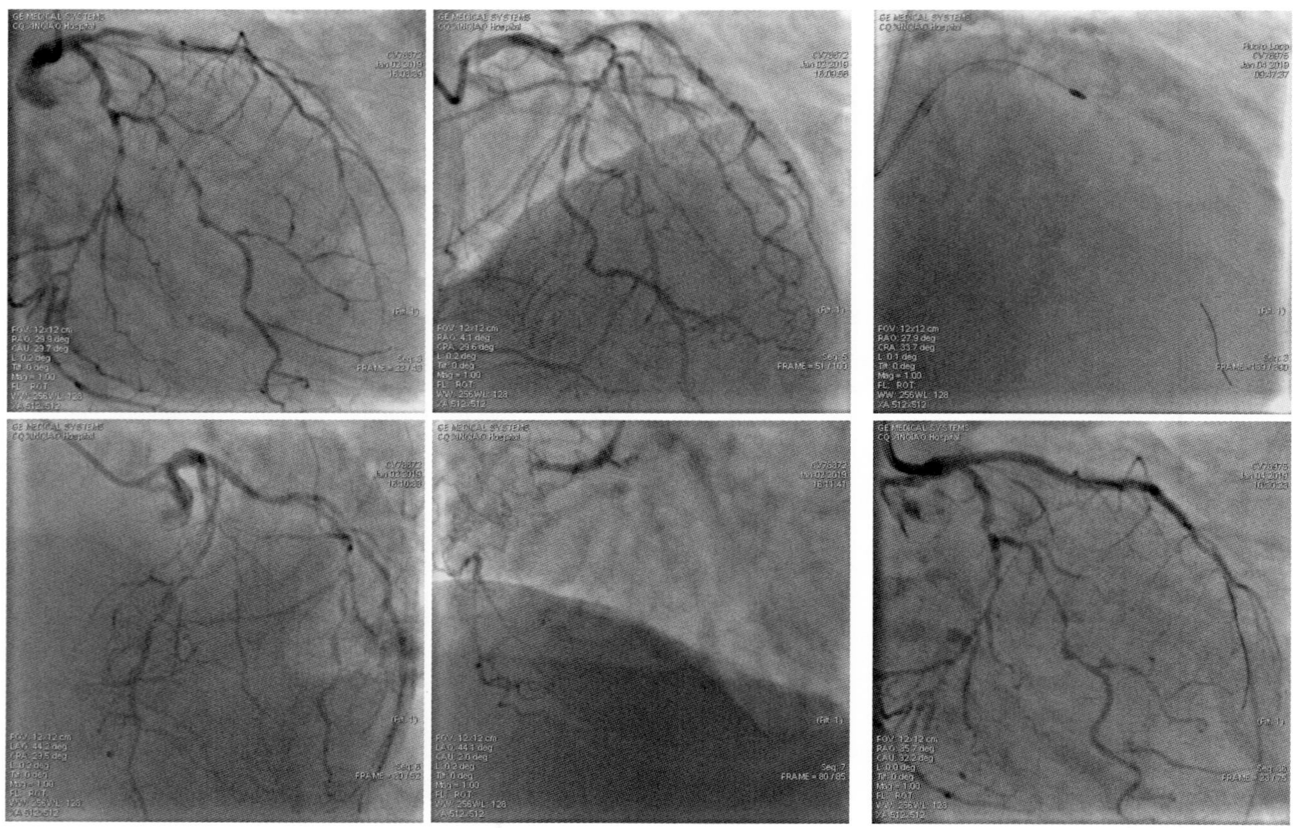

图 24-116-1 右冠中段以远完全闭塞，可见同侧及对侧侧支循环

图 24-116-2 前降支旋磨后置入支架

割不能通过）后再次送入切割球囊进行切割；由远及近植入 2.5 mm × 30 mm、2.75 mm × 30 mm 支架 2 枚，充分后扩张使支架贴壁良好。

2. 第一次逆向未果：送入 Sion 导丝至第二间隔支，反复调整导丝通过间隔–后降支通道进入右冠远端，但因为成角迂曲，Corsair 微导管及 Finecross 微导管均不能跟进至右冠远段。因为手术时间长患者不耐受故终止手术。

3. 第二次造影遇险：2 日后，经右股动脉送入 6F AL 0.75 指引导管至右冠，经左股动脉送入 7F XB 3.5 指引导管至左冠，左冠造影显示前降支支架通畅，但不幸的是，双侧造影时因为指引导管角度及造影剂推注问题导致右冠口夹层撕裂。立即更换为 6F JR 3.5 指引导管，快速送入 BMW 导丝至右冠中段，2.5 mm × 15 mm 球囊扩张后送入 2.75 mm × 15 mm 支架覆盖右冠开口，造影血流 TIMI 0 级，IVUS 实时显影提示支架位于内膜下血管结构内（图 24-116-3）。

4. 第二次逆向补救：送入 Sion 导丝至第一间隔支，反复调整导丝通过间隔–后降支通道进入右冠远端，但因为成角大，反复尝试 Corsair 微导管及 1.2 mm × 12 mm 球囊均不能通过，反复调整 Finecross 微导管跟进至右冠远端，微导管造影显示正向导丝偏外侧，开口及近段真腔被支架压闭。鉴于开口支架未完全覆盖撕裂的窦口、直径小，且挤压损毁支架的风险较高，故希望通过反向 CART 技术将近中段真假腔贯通，再植入大支架完全覆盖窦口以保障安全。首先，IVUS 指导下送 BMW 导丝穿支架网眼进入右冠近中段，3.5 mm × 12 mm NC 球囊扩张后送入 Guidezilla 导管至支架远端，在 2.5 mm × 20 mm 球囊帮助下 GAIA Third、Conquest Pro 均没能成功通过内膜下穿入 Guidezilla 内；换用 2.75 mm × 12 mm 球囊，调整 Conquest Pro 进入近段 Guidezilla 内，换 RG 3 导丝经逆向送如右冠指引导管体外化，IVUS 指导下先后植入 2.75 mm × 38 mm、3.5 mm × 32 mm 支架至右冠中远段（图 24-116-4）。

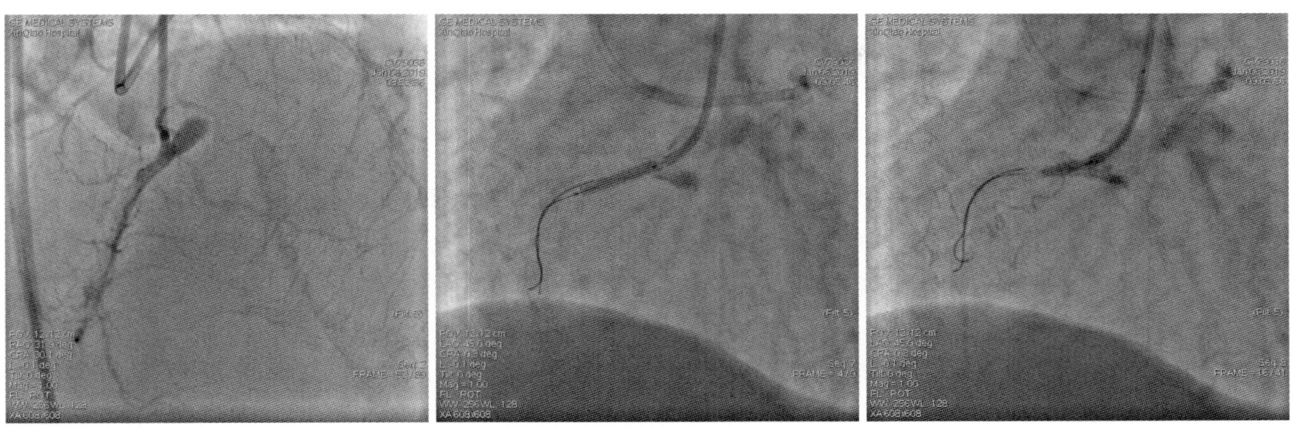

图 24-116-3　右冠开口夹层，置入支架后血流 TIMI 0 级

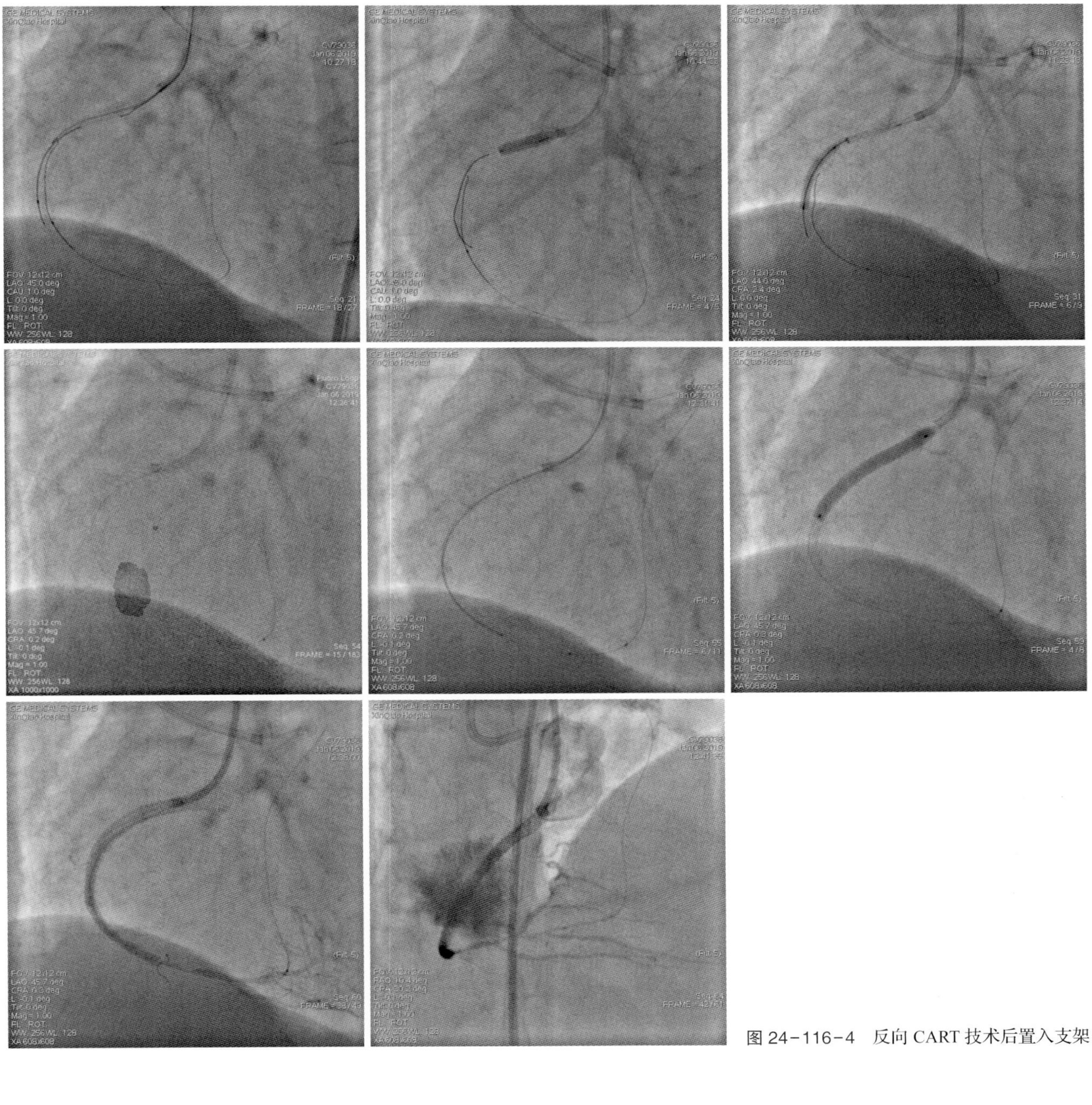

图 24-116-4　反向 CART 技术后置入支架

5. 终不能挽回：支架植入过程中患者血压偏低，靠补液及静滴去甲肾上腺素维持血压；顺利植入支架后约 20 min 患者突发意识丧失，心跳呼吸暂停，经积极抢救意识、心跳呼吸不能恢复，宣布临床死亡。

· 小结 ·

1. 死亡原因分析：① 患者因为体液丢失、心功能差导致持续性低血压，心脑肾等重要脏器灌注差，可能出现心肌梗死、脑干梗死、酸中毒高钾血症致心脏骤停等；② 支架内血栓或者回旋支内急性血栓形成；③ 主动脉窦部撕裂血肿逐渐增大，急性压闭冠状动脉开口或导致主动脉瓣不能开放；④ 窦口夹层突然撕入心包，出现急性心脏压塞。

2. 经验教训：① 指引导管同轴性很重要，不同轴甚至切线位时，少量的造影剂即可造成开口撕裂甚至窦撕裂，尤其是存在开口病变的时候；② 手术台上如何镇静？需要平素的实践历练以及经验总结；③ IVUS 实时指导开通 CTO 病变以及支架释放，既精细准确又能减少造影剂使用，还能限制血肿进一步扩大，提高手术成功率；④ 患者的安全永远是第一位的！

第25章
CTOCC 微信群病例精选

正向介入治疗篇

病例 1　2018 日本 CTO Club 中山医院手术演示病例
（微信群病例 044）

术者：葛雷　　医院：复旦大学附属中山医院

• **病史基本资料** •

• 患者男性。

• 主诉：反复活动后胸闷不适 10 余年，加重 1 个月。

• 既往史：危险因素：高血压，吸烟。

• 辅助检查：LVEF 58%，eGFR 95.1 ml /（min · 1.73 m^2）。

• 既往治疗：2018 年 5 月复旦大学附属中山医院行冠状动脉造影检查示 3 支病变，右冠开口起完全闭塞，右冠中远段可见于圆锥支和前降支侧支，先予以回旋支 PCI 治疗。此次介入治疗靶血管为右冠 CTO 病变。

• **冠状动脉造影** •

左主干近段未见明显狭窄，远段累及前降支开口狭窄 30%；左前降支近段狭窄 90%，远段狭窄 50%，第一对角支细小，未见明显狭窄；左回旋支近段至中远段原植入支架处管腔通畅，未见明显内膜增生及再狭窄，钝缘支未见明显狭窄，可见左冠向右冠中远段提供部分侧支循环；右冠近端完全闭塞，中段起由圆锥支供血（图 25-1-1）。

• **手术难点** •

1. RCA 闭塞近端和远端均无明显残端，采用单纯依赖造影的正向、逆向技术均不易成功，须借助 IVUS 引导。

2. 同侧心外膜侧支极其迂曲，若同侧逆向操作，通过困难，且易发生血管穿孔；而对侧亦未见明确连续的前降支-间隔支侧支，通过困难。

3. 手术方案首选正向实时 IVUS 引导下穿刺右冠开口，若失败可考虑逆向技术、ADR 等。

• **术前策略** •

策略 1：IVUS 实时指引下操控正向导引钢丝，为提高导丝操控性及器械稳定性，使用双腔微导管 Sasuke（Slipstream 技术），因其可在 7F 指引导管内兼容 IVUS（如使用 KDL，则需要 8F 指引导管或“乒乓”指引导管技术），正向必须使用强力指引导管。

策略 2：正向失败后及时转到逆向介入治疗，不过多在正向方法纠缠（包括平行导引钢丝技术）；选

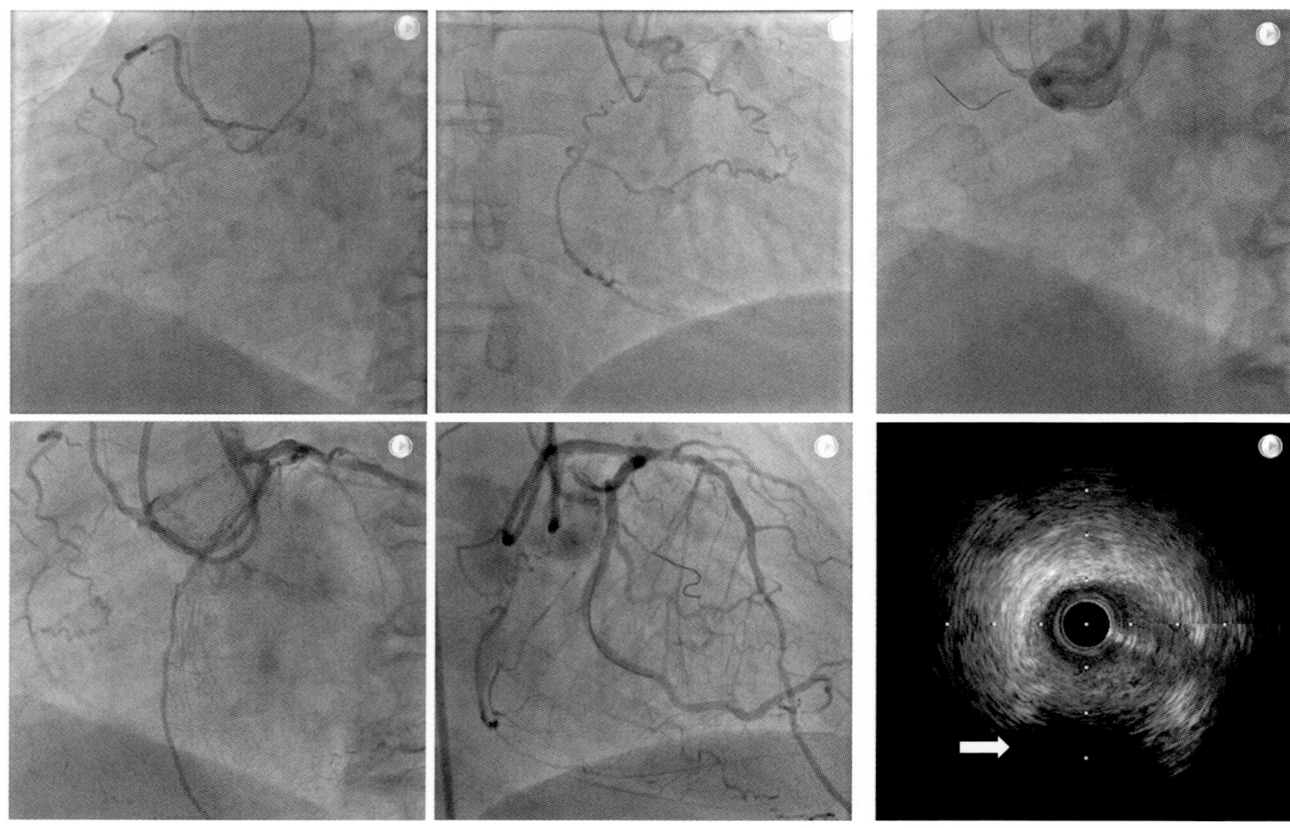

图 25-1-1 右冠近端完全闭塞，中段起由圆锥支供血

图 25-1-2 IVUS 检查确定右冠闭塞残端部位

择间隔支，尽量避免选择同侧侧支，逆向介入治疗前先处理前降支近段病变。

策略 3：如上述策略均失败，准备使用 Stingray 行 ADR。

· 手术过程 ·

穿刺右侧桡动脉、股动脉，分别置入 7F 动脉鞘。分别送入 7F EBU 3.5 SH 和 7F AL 0.75 SH 指引导管至左、右冠口，造影示 AL 0.75 指引导管同轴欠佳，更换 7F SAL 1.0 SH 指引导管。分别送入 Sion 和 Sion Blue 导丝至回旋支和圆锥支中远段锚定指引导管。送入 Opticross 血管内超声导管至圆锥支近段，回撤行 IVUS 检查确定右冠闭塞残端部位（图 25-1-2）。

联合使用 Sasuke 双腔微导管及 IVUS 导管至右冠起始部，送入 Ultimate Bro 3 导丝于 IVUS 引导下成功穿刺进入右冠近段（图 25-1-3）。导引钢丝升级至 GAIA Second 导丝，成功通过病变处送至右冠中段，造影证实导丝位于血管真腔（图 25-1-3），但无法继续前向推送导丝。先后送入 135 cm Corsair 和 Tazuna 1.25 mm × 15 mm 球囊均无法通过右冠近段闭塞病变处。采用球囊锚定技术，取 Sprinter 2.5 mm × 15 mm 球囊于圆锥支近段锚定指引导管，再

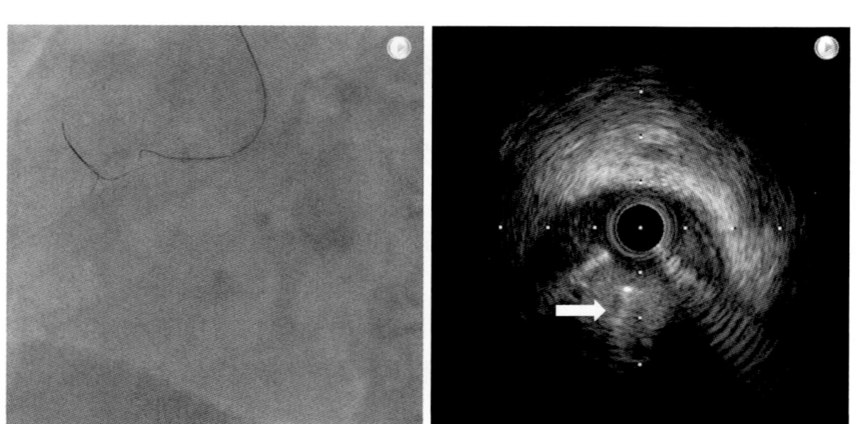

图 25-1-3 联合使用 Sasuke 导管及 IVUS 导管（Slipstream 技术），Ultimate Bro 3 穿刺闭塞段

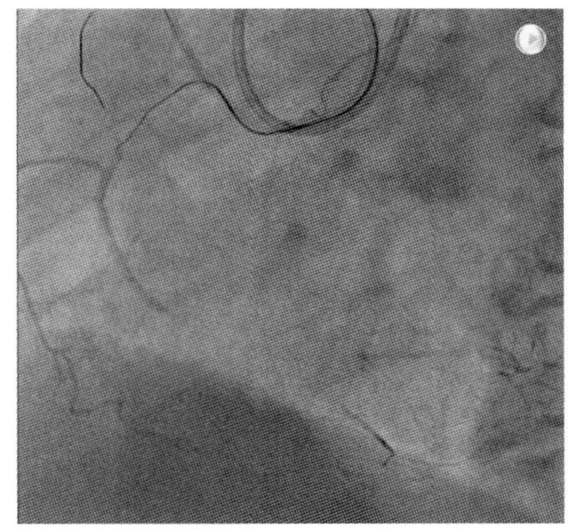

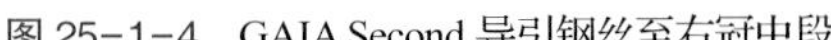

图 25-1-4　GAIA Second 导引钢丝至右冠中段

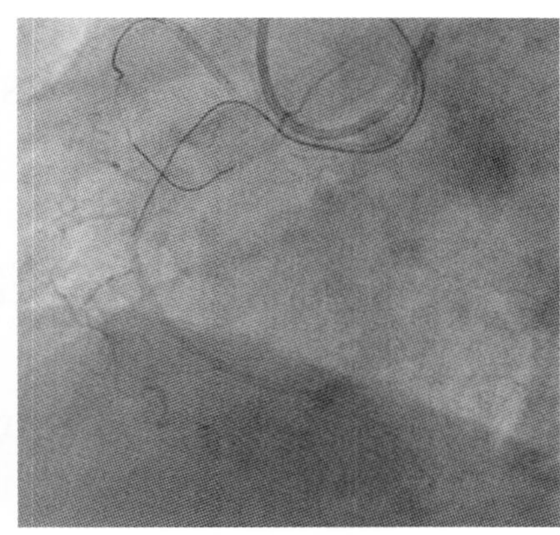

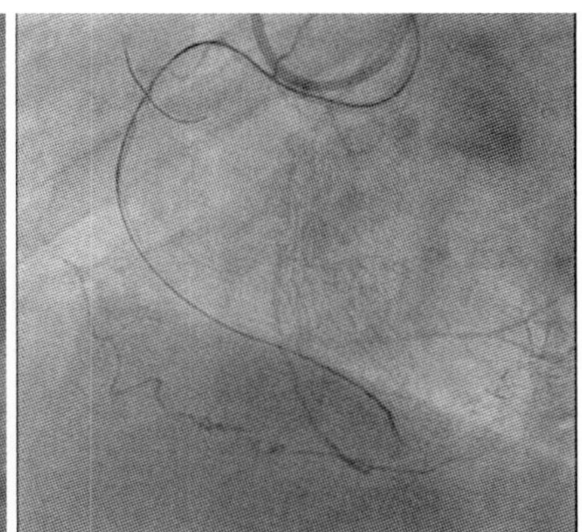

图 25-1-5　Fielder XT-R 导丝位于中远段真腔内

先后予以博迈 1.0 mm × 10 mm、Tazuna 1.25 mm × 15 mm 和 Tazuna 1.5 mm × 15 mm 球囊于右冠近段病变处（10～14）atm × 10 s 扩张，送入 Corsair 微导管沿 GAIA Second 导丝送至右冠中段（图 25-1-4）。

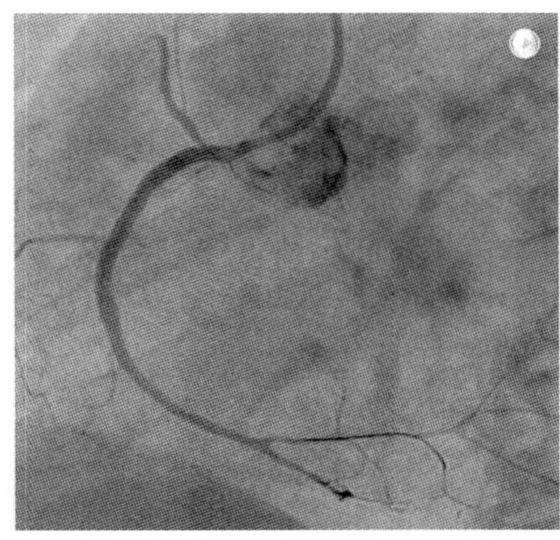

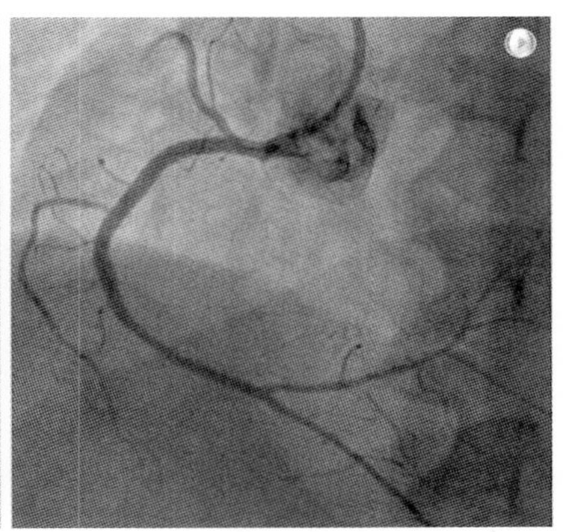

图 25-1-6　置入支架后最终结果

对侧造影证实 GAIA Second 导丝部分进入内膜下，遂交换 Fielder XT-R 导丝，经调整后成功通过病变处送至后降支远段，对侧造影证实导丝位于中远段真腔内（图 25-1-5）。前向推送 Corsair 微导管至右冠远段交换 Sion 导丝，先后取 Tazuna 1.25 mm × 15 mm、Tazuna 1.5 mm × 15 mm、Sprinter 2.0 mm × 15 mm 和 Sprinter 2.5 mm × 15 mm 球囊于右冠近中段病变处（10～16）atm × 10 s 扩张。送入 Opticross 血管内超声导管至右冠中远段，缓慢回撤行 IVUS 检查时导丝全程位于血管真腔内，近中段弥漫性纤维钙化斑块形成。于右冠中远段至开口依次串联植入 Excrossal 3.0 mm × 36 mm 和 Excrossal 3.5 mm × 33 mm 雷帕霉素药物支架，分别以（10～12）atm × 10 s 扩张释放，再先后取 Quantum 3.5 mm × 15 mm 和 Quantum 4.0 mm × 15 mm 非顺应性球囊于支架内及两支架连接处（10～16）atm × 10 s 后扩张塑性。重置圆锥支导丝，分别取 Tazuna 1.5 mm × 15 mm 和 Quantum 3.5 mm × 15 mm 球囊于圆锥支和右冠近段以 12 atm × 10 s 对吻扩张。复查造影及血管内超声示支架扩张充分，贴壁满意，无残余狭窄，血流 TIMI 3 级（图 25-1-6）。

· 术者结语 ·

这是日本 CTO 俱乐部史上第一次邀请日本以外的介入中心进行手术转播。本病例可以选择的治疗策略除了 IVUS 指导下介入治疗之外，还可以进行逆向介入治疗。在逆向介入治疗时，导引钢丝通过侧支血管可能会比较困难，因此非常有可能当正向介入治疗失败后，会转为 ADR 技术。因 7F AL 同轴不好，只能更换为 7F SAL，这次更改为以后的很多操作增添了麻烦。IVUS 实时指引下，在导引钢丝选择上采用了升级和降级结合的方式（Step up and down）：Ultimate Bro 3—GAIA Second—Fielder XT-R，因指引导管支撑力不佳，Corsair 无法跟进，多次用小球囊扩张，最后 Corsair 进入闭塞近端。将两个折弯的 GAIA Second（其头端在右冠中段钙化处进入内膜下）更换为标准 CTO PCI 塑形的 Fielder XT-R 导引钢丝，整个治疗过程中分支血管一直采用 2.5 mm 球囊锚定。

· **小结** ·

对无残端 CTO PCI，IVUS 指引非常重要，建议尽可能实时 IVUS；尽量选择强支撑力指引导管；为提高手术成功率及导引钢丝的操控性能，可使用双腔微导管。

正向假腔再入真腔（ADR）治疗篇

病例 2　使用 Stingray 球囊联合 GAIA Third 导丝成功开通 LAD CTO 病变

（微信群病例 001）

术者：葛均波　　医院：复旦大学附属中山医院

· **病史基本资料** ·

· 患者男性，48 岁。

· 主诉：阵发性头晕、胸闷、胸痛 3 年余。

· 简要病史：胸痛表现为阵发性心前区刺痛，数分钟缓解，与活动无关；否认高血压、2 型糖尿病、高脂血症病史；否认吸烟史。

· 辅助检查：心电图示完全性右束支传导阻滞；心脏超声未见异常。

· **冠状动脉造影** ·

左主干未见狭窄；左前降支近段瘤样扩张，近中段发出粗大第二对角支后完全闭塞，远段自身桥侧支显影，第一对角支未见狭窄，第二对角支近段瘤样扩张，可见第二对角支至前降支侧支循环；左回旋支近－中远段全程瘤样扩张，管腔未见狭窄，钝缘支未见狭窄。右冠造影见右冠全程弥漫性病变伴多处瘤样扩张，左室后支、后降支未见狭窄（图 25-2-1）。

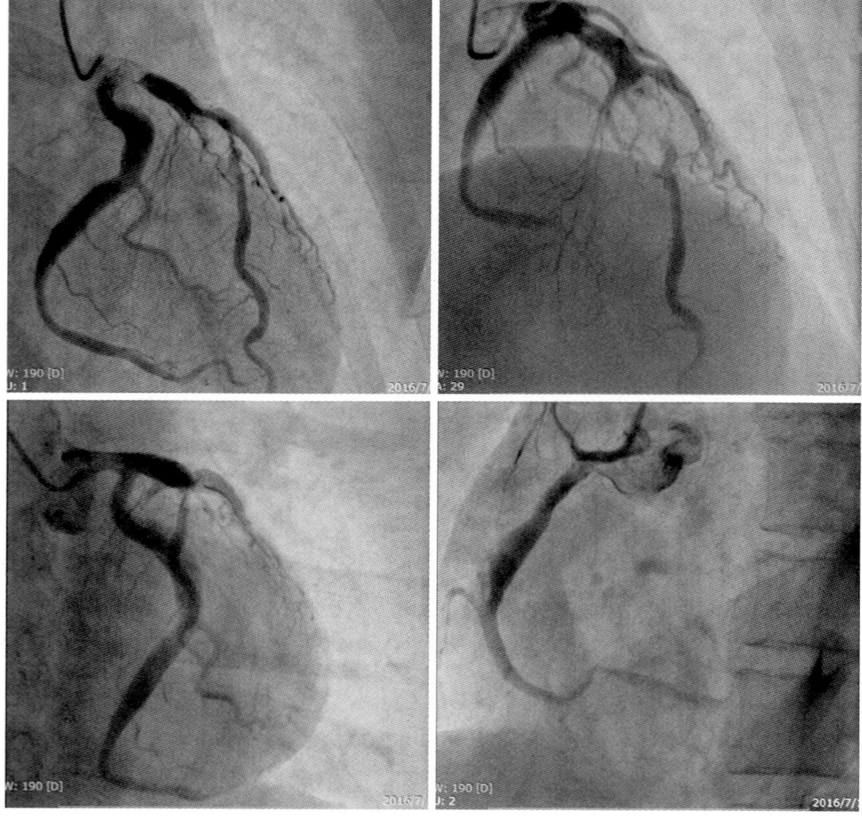

图 25-2-1　左前降支近段瘤样扩张，近中段发出粗大第二对角支后完全闭塞，远段自身桥侧支显影

· **术前准备** ·

1. 穿刺路径：右桡动脉。

2. 策略选择

（1）首选正向开通：闭塞段远端显影清楚，闭塞段侧支循环可见。

（2）备选逆向开通：未见 RCA 至 LAD 的良好侧支循环，第二对角支 / 侧支循环迂曲，难度较大。

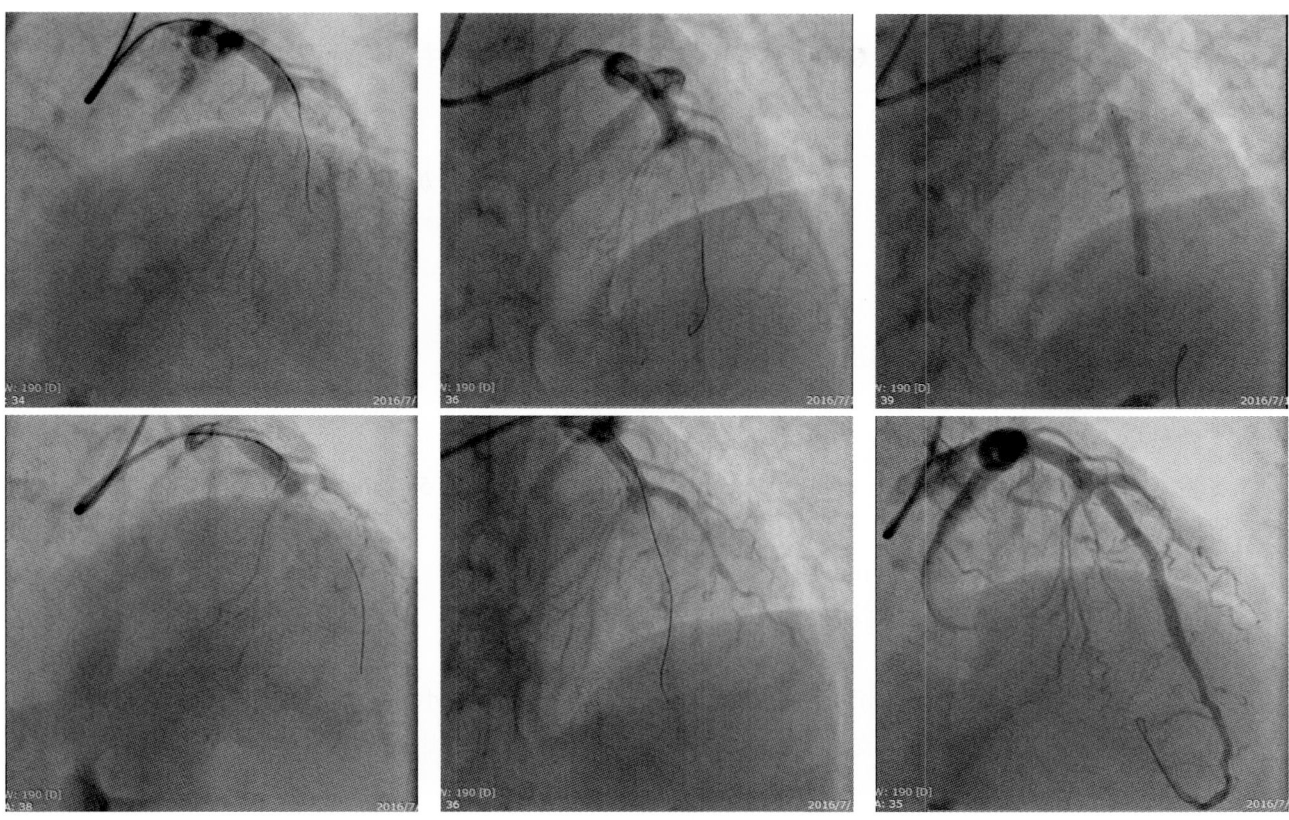

图 25-2-2　正向介入治疗尝试失败

图 25-2-3　Stingray 球囊到达前降支中段，以 GAIA Third 进行穿刺

图 25-2-4　球囊扩张后置入支架

· 手术过程 ·

取 6F EBU 3.5 指引导管送入左冠口，在 Guidezilla、Corsair 微导管和 KDL 双腔微导管支撑下反复尝试 Sion、Fielder XT-A、GAIA First、GAIA Third、Crosswire NT 导丝，均未能进入前降支远段真腔（图 25-2-2）。

尝试逆向介入治疗，在 Corsair 微导管支撑下反复尝试 Sion、Runthrough NS、Fielder XT-A、Sion Blue 导丝均不能通过第二对角支-前降支迂曲侧支。再次尝试正向介入治疗。在 Corsair 微导管支撑下尝试将 Sion Blue 导丝送至前降支远段假腔，送入 Stingray 球囊至前降支闭塞病变以远假腔内，以 4 atm 扩张 Stingray 球囊，尝试 GAIA Third 导丝成功进入前降支远段血管真腔（图 25-2-3），用延长导丝退出 Stingray 球囊，送入 Corsair 微导管至前降支远段，换入 Runthrough 导丝，Sprinter Legend 2.5 mm × 15 mm 以 12 atm 锚定导丝后退出微导管。随后再以该球囊以（10 ～ 12）atm × 5 s 反复多次扩张前降支病变。植入 Helios 35 mm × 38 mm 雷帕霉素药物支架于前降支中段病变处以 12 atm × 10 s 扩张释放，再取 Quantum 4.5 mm × 15 mm 非顺应性球囊至支架内近段以 16 atm × 10 s 扩张数次。复查造影示前降支中远段支架远端夹层伴血流 TIMI 2 级。于前降支中远段串联植入 Helios 3.0 mm × 19 mm 雷帕霉素药物支架以 12 atm × 10 s 扩张释放，复查造影示支架扩张满意，无残余狭窄，血流 TIMI 3 级（图 25-2-4）。

· 小结 ·

复杂 CTO PCI 中，策略的及时转换非常重要。当导引钢丝更替技术失败后，如果有可以利用的侧支血管，部分病例可以选择逆向介入治疗。如果无合适的侧支血管，同时闭塞远段血管无严重弥漫性病变，且不累及较大的分支血管，ADR 是一种比较合理的选择。

病例 3 ADR 技术在右冠长 CTO 病变中的应用——ADR 术中如何合理使用 Knuckle 技术

（微信群病例 053）

术者：邱春光　　医院：郑州大学第一附属医院

· 病史基本资料 ·

· 患者男性，43 岁。

· 主诉：劳力性胸部不适，伴出汗 1 个月。

· 既往史：危险因素：抽烟。

· 辅助检查

实验室检查：BNP 2 144 pg/ml；cTnI 0.02 ng/ml；Cr 83 μmol/L；GLU 5.02 mmol/L；LDL−C 2.08 mmol/L。

心脏彩超：LVEF 32%。

CTA：右冠起源正常，起始 5 mm 闭塞，近端可见散在钙化斑。

· 既往治疗方案：1 个月前外院行急诊 PCI，LAD 植入支架 1 枚。

· 冠状动脉造影 ·

经 6F EBU 3.5 及 5F JR 4 造影示，右冠起始 3 mm 闭塞，闭塞处见小分支，纤维帽不清；侧支循环：间隔支侧支被原支架覆盖，房室沟侧支严重迂曲，右冠远端分叉前血管显影良好，相对健康（图 25−3−1）。

· 治疗策略 ·

1. 患者特点：1 个月前急性广泛前壁心肌梗死，伴左心功能不全（LVEF 32%）。

2. 病变解剖特点：右冠起始 3 mm 闭塞，闭塞处见多个小分支，纤维帽不清；侧支循环：间隔支侧支被原支架覆盖，房室沟侧支严重迂曲，RCA 远端分叉前血管显影良好相对健康；冠脉 CT 示 RCA 起源正常，起始处闭塞，可见散在钙化斑。

3. 介入治疗策略：患者存在严重心功能不全，快速高效开通 CTO 是关键。RCA 长闭塞段，远端血管相对健康，直接启动 ADR 策略，必要时转向逆向策略。

4. 可能遇到的困难：闭塞近段血管走向不明、残端短纤维帽不清且存在多个细小分支、近端纤维帽穿刺困难、间隔支侧支被支架覆盖、指引导管的支撑力不足。

· 手术过程 ·

指引导管：7F AL1.0。先后尝试 Fielder XT−A、Pilot 200、GAIA Third 导丝穿刺纤维帽失败。Conquest

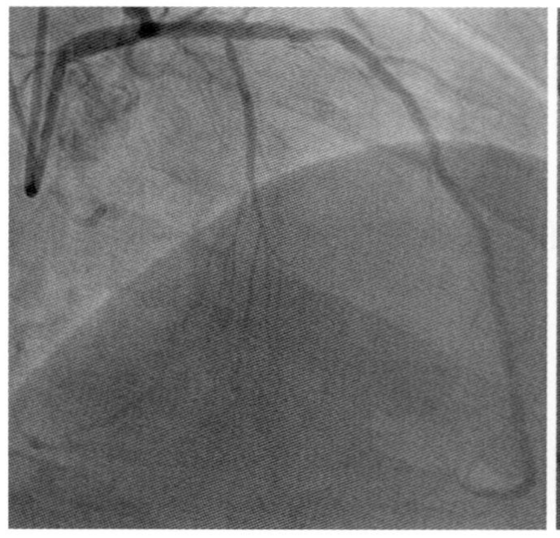
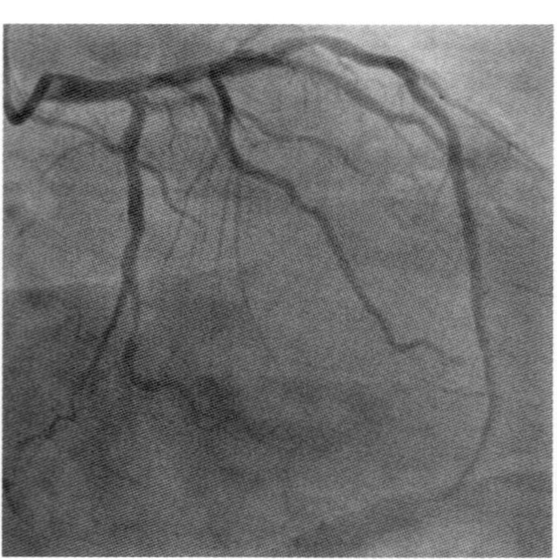
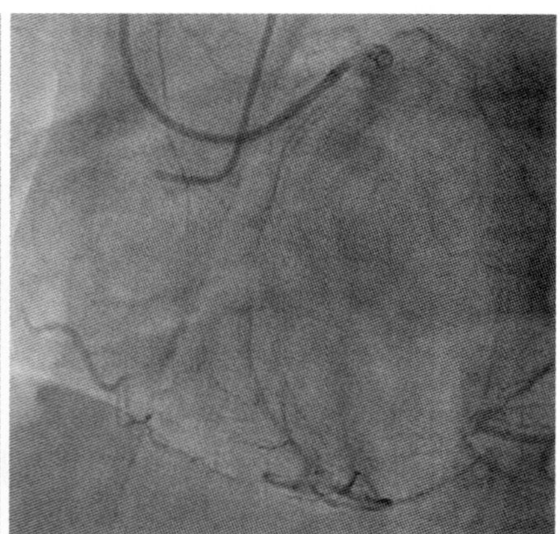

图 25−3−1　右冠起始部完全闭塞

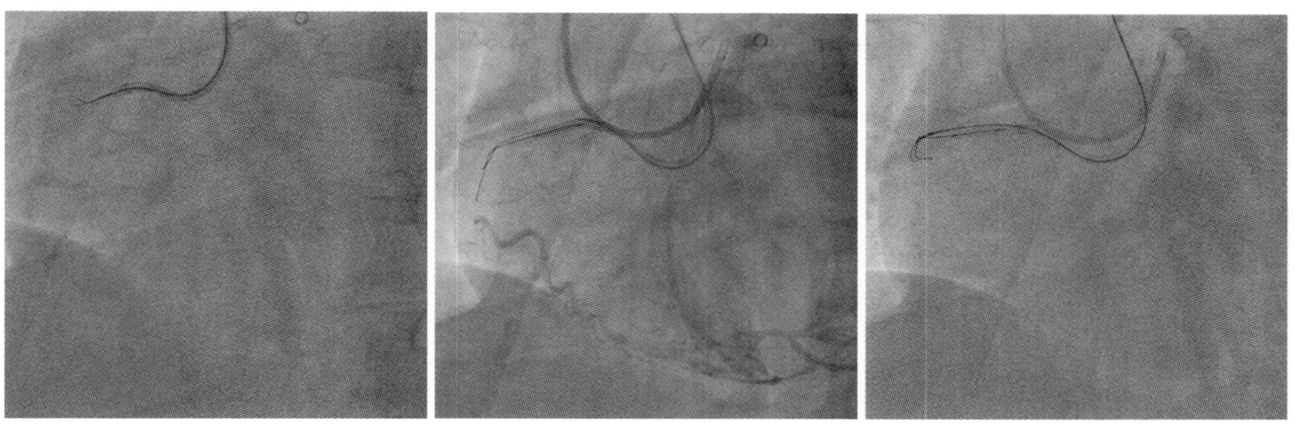

图 25-3-2　强力 Knuckle 技术：球囊锚定微导管头端后进行 Knuckle 技术

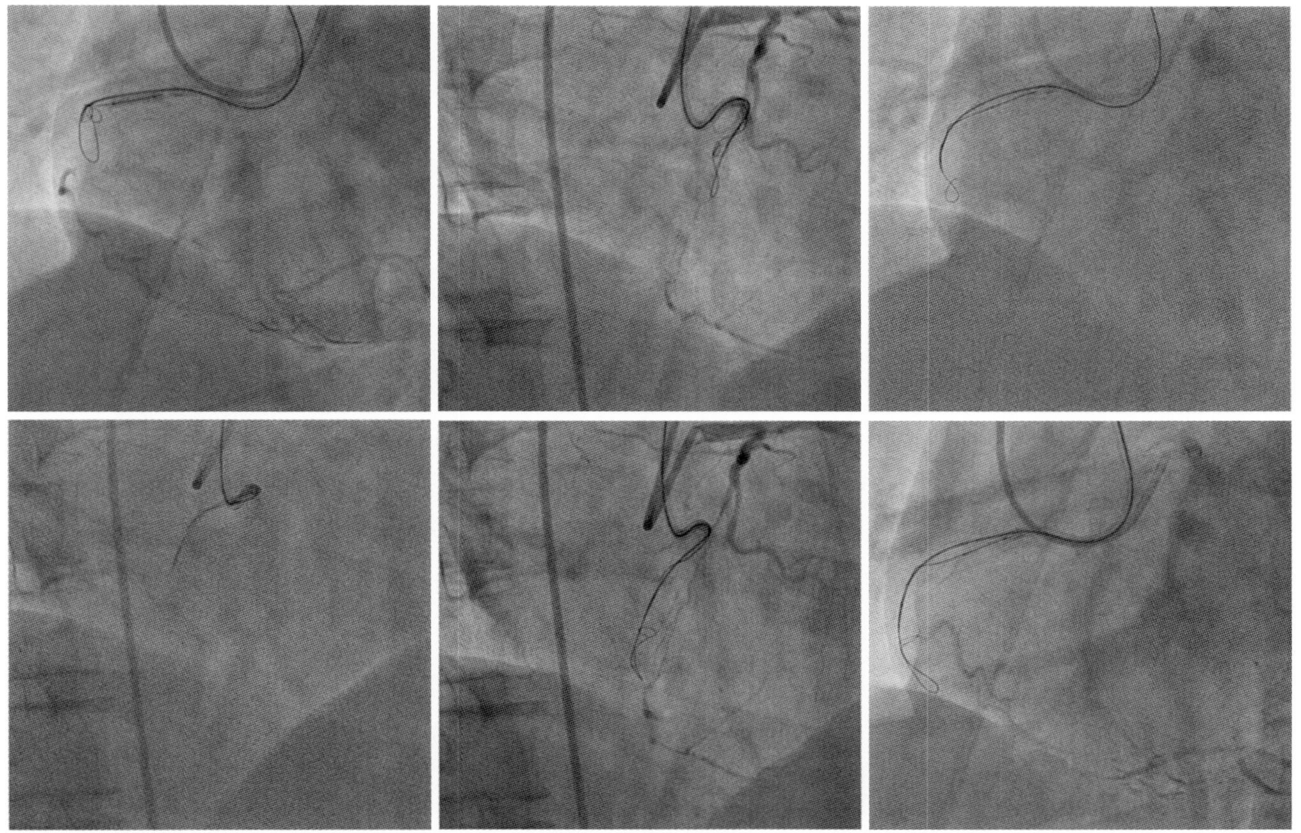

图 25-3-3　继续推送 Knuckle 导引钢丝

8-20 进入血管结构后更换 Pilot 200，但无法进入血管结构内。1.5 及 2.0 球囊锚定微导管头端，更换 Fielder XT-A 导丝再次进行 Knuckle（图 25-3-2），并推进 Knuckle 导丝超越锐缘支（图 25-3-3）。更换 CrossBoss 导管，旋转推送至血管平直段重入血管真腔区域（图 25-3-4）。评估 CrossBoss 位置，沿 Miracle 12 导丝送入 Stingray 球囊，LAO 45° 使 Stingray 球囊呈“单轨征”，利用 Stingray 导丝定向穿刺，更换 Pilot 200（Stick-and-Swap）导丝寻找真腔失败（图 25-3-5）。前送 Stingray 球囊（Bob-sled）5 mm 并更换 Conquest 8-20 导丝重新穿刺直接进入真腔，更换 Sion 导丝，2.0 mm × 20 mm 球囊预扩张（图 25-3-6）。IVUS 检查：自近端穿刺纤维帽处至远端重入真腔处，导丝均在假腔（图 25-3-7）。置入支架（DES 3.5 mm × 36 mm × 3）并后扩张（图 25-3-8），IVUS 检查提示支架膨展较佳，无边缘夹层（图

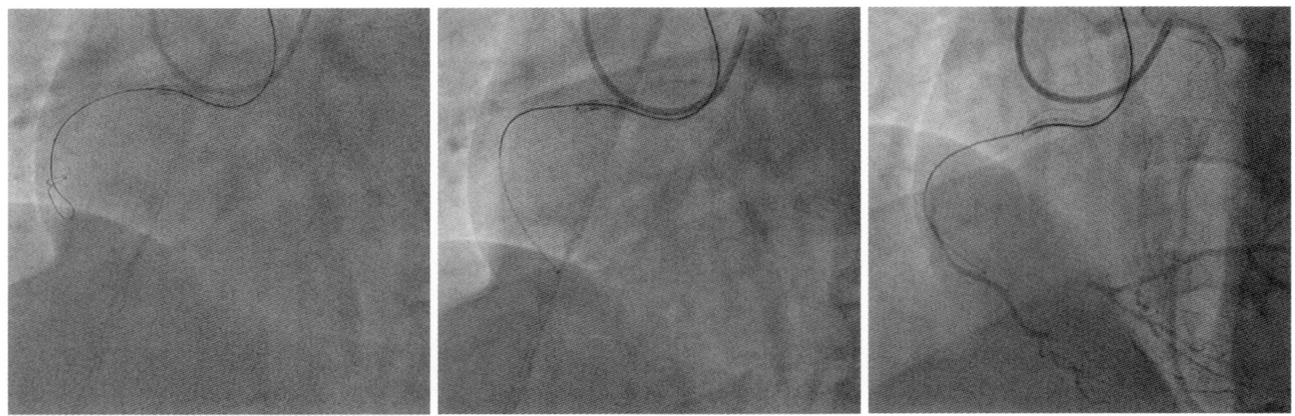

图 25-3-4　更换 CrossBoss 导管，旋转推送至血管平直段重入血管真腔区域

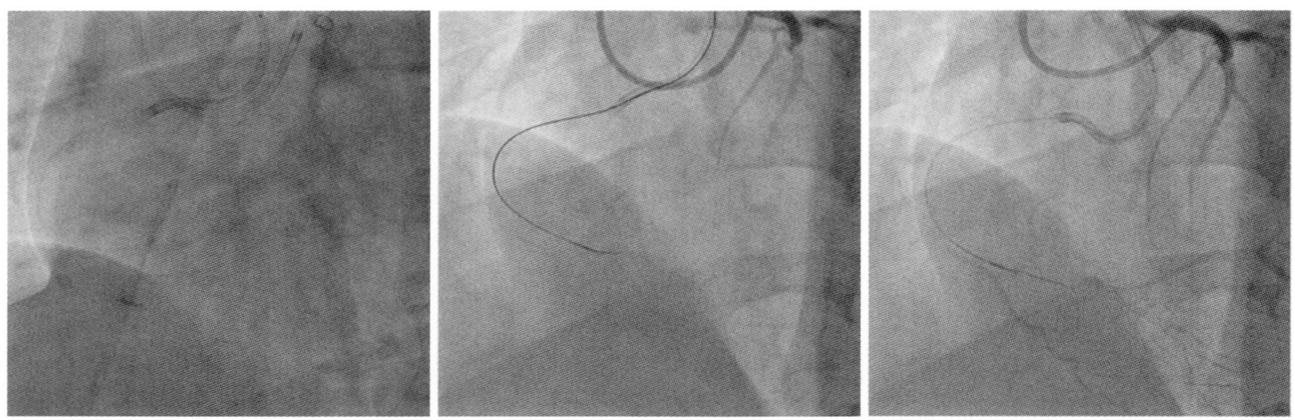

图 25-3-5　Stick-and-Swap 失败

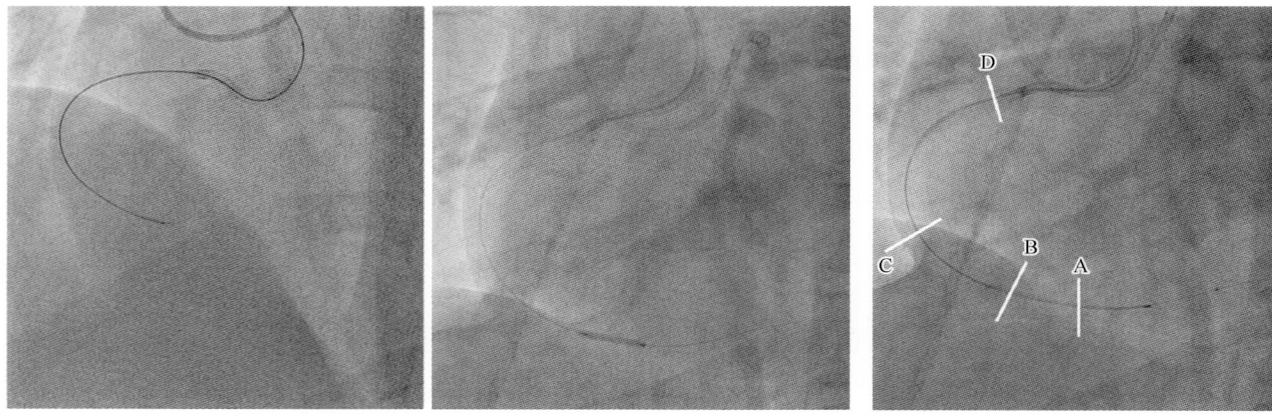

图 25-3-6　更换 Sion 导丝，2.0 mm × 20 mm 球囊预扩张

图 25-3-7　IVUS 检查：自近端穿刺纤维帽处至远端重入真腔处，导丝均在假腔（续后）

25-3-9）。最终结果如图 25-3-10 所示。

• 小结 •

1. ADR 技术对于长 CTO 病变是安全高效的策略，是对常规正逆向技术的补充。

2. 对近端纤维帽不清且坚硬的 CTO 病变，良好支撑力的大腔指引导管、延长导管及分支锚定技术的应用以提高支撑力是成功的关键。

3. ADR 技术可应用于前向导丝无法进入真腔或逆向策略失败的患者，也可以初始应用于长闭塞病

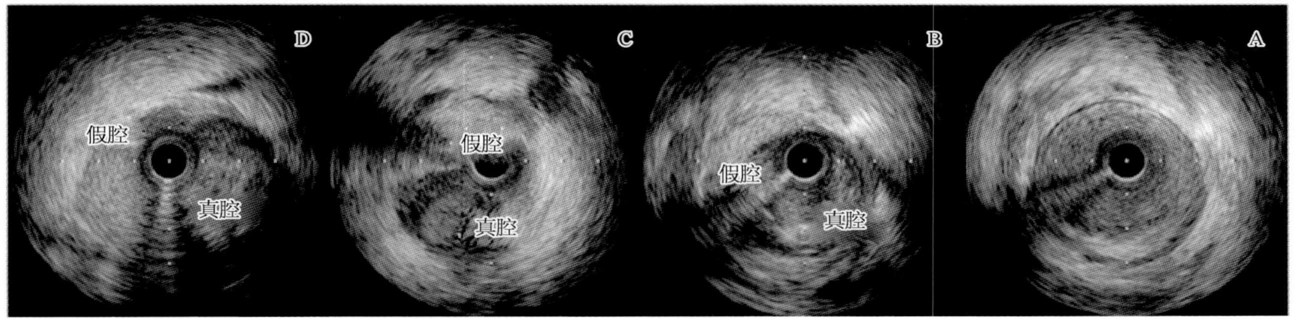

（图 25-3-7 续图）

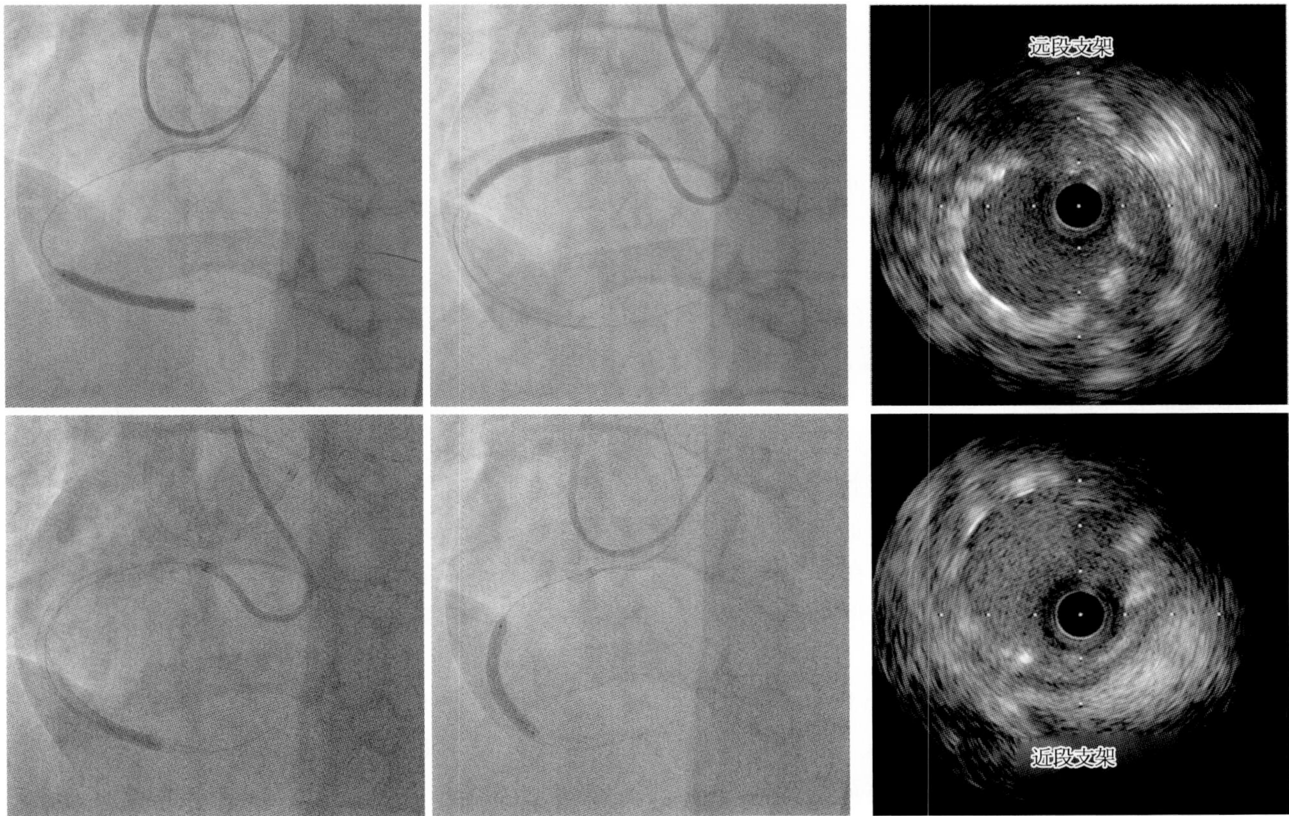

图 25-3-8　置入支架并后扩张

图 25-3-9　置入支架后 IVUS 检查

变、闭塞段内无大分支、远端靶血管相对健康及无较好介入侧支的长病变。

4. CrossBoss 和 Knuckle 技术均可应用于前向夹层并内膜下推进，有些病例需同时使用这两种技术（Knuckle-Boss 技术），以避开较大的分支，或者通过钙化、扭曲的血管解剖结构。应用 Knuckle 技术时，需控制 Knuckle

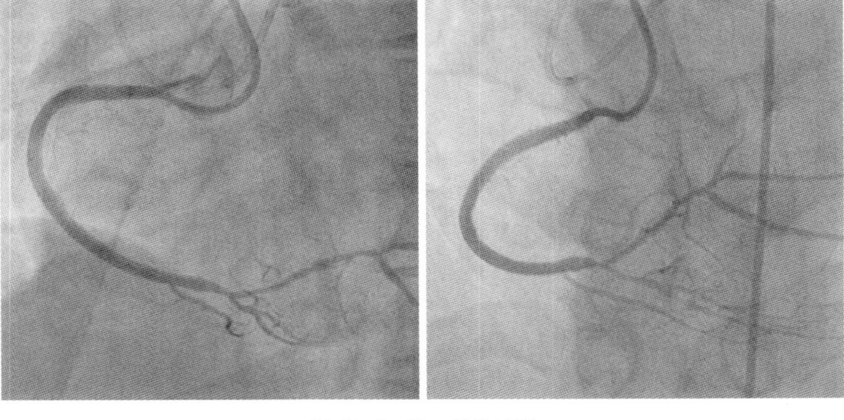

图 25-3-10　最终结果

导丝的位置，结合使用 CrossBoss 导管以控制内膜下假腔的大小，避免造成重入真腔困难。

5. 应用 Stingray 系统进行定向穿刺时，应选择平直段健康血管，寻找最佳切线体位以便确认穿刺方向，可选择专用导丝或 Conquest Pro 导丝进行穿刺。

病例 4　ADR 开通右冠 CTO——当指引导管内血栓形成后……

（微信群病例 071）

术者：葛雷　　医院：复旦大学附属中山医院　　日期：2018 年 12 月 25 日

· 病史基本资料 ·

· 患者男性，61 岁。

· 主诉：反复胸闷。

· 既往史：有陈旧性下壁心肌梗死史，有高血压史，无糖尿病史。

· 辅助检查：LVEF 69%。

· 冠状动脉造影 ·

右冠中段完全闭塞，无残端，合并分支血管，见同侧侧支血管供应右冠中远段（图 25-4-1）。

股动脉：7F AL 0.75 SH 至右冠，桡动脉：6F EBU 3.5 SH 至左冠。双侧冠状动脉造影没发现左冠至右冠的侧支血管（图 25-4-2）。

· 治疗策略 ·

闭塞段较短，远段血管无弥漫性病变且不合并较大分支血管，未发现左冠至右冠的侧支血管，因此首选的治疗策略为正向介入治疗，如果导引钢丝更替技术失败，可以选择 ADR。但为避免血肿向远段扩散，应充分利用同侧侧支血管，可在该侧支血管内放入微导管进行高选择造影。如果 ADR 技术失败，也可利用该同侧侧支血管，尝试逆向介入治疗，但难度较大，微导管很难通过严重成角的侧支血管。

· 治疗过程 ·

在同侧侧支血管内放入 130 cm Finecross 微导管，在高选择造影的指引下，尝试正向导引钢丝更替技术。首选 Ultimate Bros 3 导引钢丝，该导引钢丝无法通过闭塞病变。改用 GAIA Next 1，仍无法通过闭塞病变进入血管真腔，对侧冠状动脉造影提示导引钢丝头端位于内膜下（图 25-4-3）。确认导引钢丝位于血管结构内后，前送 135 cm Corsair 至右冠中段内膜下。将 GAIA Next 1 导引钢丝更换为 Miracle 12（图

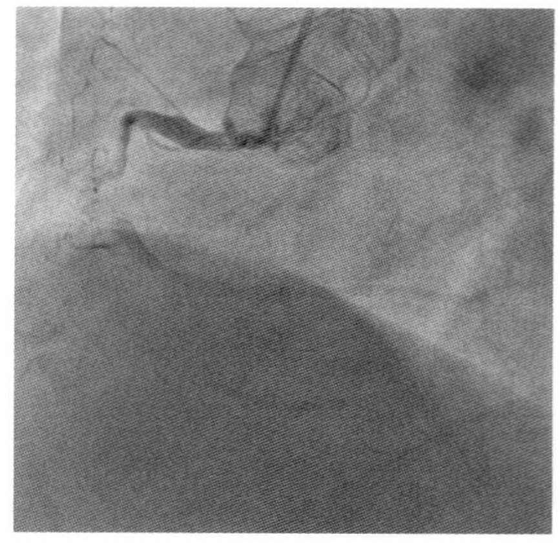

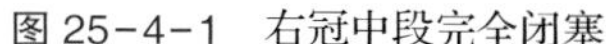

图 25-4-1　右冠中段完全闭塞

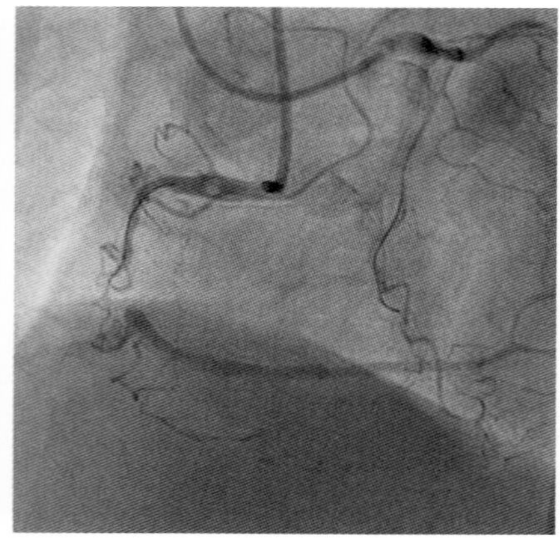

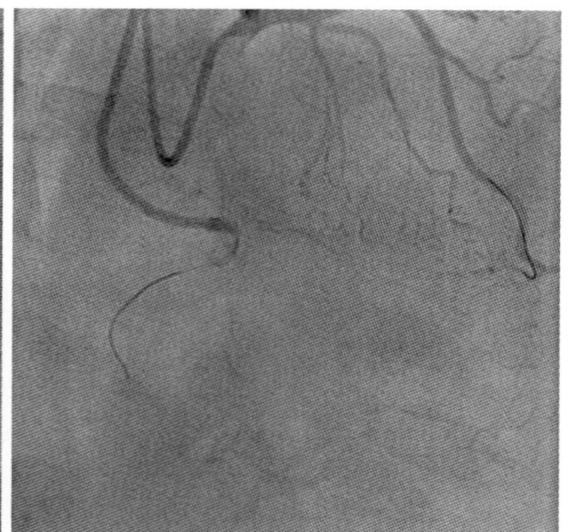

图 25-4-2　右冠闭塞，无左冠至右冠的侧支血管

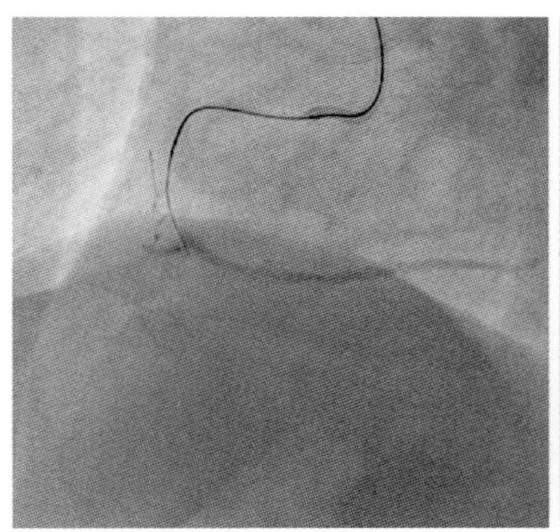

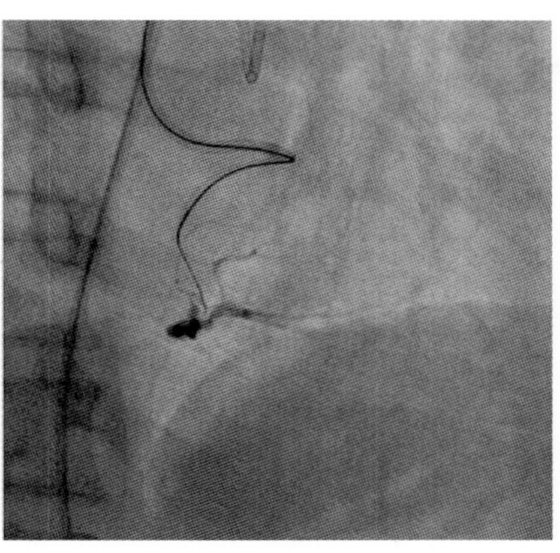

图 25-4-3　正向导引钢丝更替技术失败

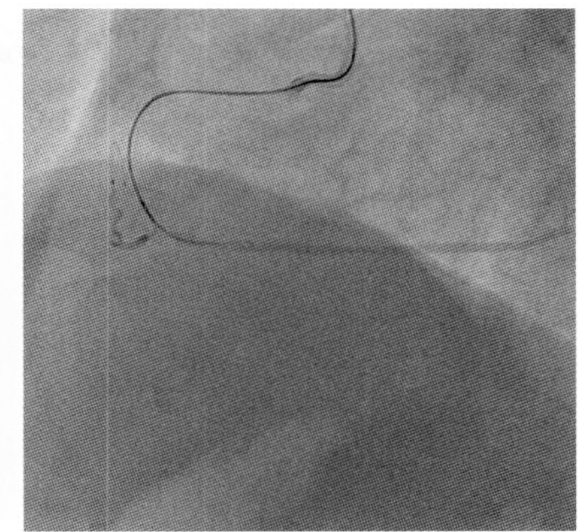

图 25-4-4　确认导引钢丝头端位于血管结构内后，前送 Corsair 导管

25-4-4），送入 Stingray LP 球囊导管，选择合适的投照角度，使其呈单轨征（白色箭头处），并明确与靶血管的位置关系（图 25-4-5）。常规抽吸血肿后，先后使用 GAIA Third 及 Stingray 专用穿刺导引钢丝穿刺。同侧高选择冠状动脉造影提示导引钢丝位于内膜下（图 25-4-6），采用 Bob-sled 技术前移 Stingray 球囊（图 25-4-7），但因血肿向向远段弥散，即便采用同侧侧支血管高选择造影，仍无法明确球囊和靶血管的位置关系，遂操控 Sion 导引钢丝经同侧侧支血管送入右冠远段（其间曾尝试将该导引钢丝送至闭塞远端，因侧支血管严重迂曲，微导管无法通过）。在该导引钢丝的指引下（白色箭头处），Conquest Pro 12 穿刺进入远段血管真腔（图 25-4-8、图 25-4-9）。准备采用球囊锚定技术撤出 Stingray LP 球囊时，发现该指引导管压力曲线波形消失，因该指引导管带有侧孔，首先排除指引导管嵌顿的可能，高度怀疑指引导管内血栓形成。撤出同侧侧支血管内的导引钢丝和微导管，压力曲线仍未恢复，担心应用球囊锚定技术时，会把血栓推送至冠状动脉，只能采用手术刀切割 Stingray 球囊杆的方法，退一段切一段，最终将 Stingray LP 球囊撤离指引导管（图 25-4-10）。撤离指引导管后，发现 Stingray LP 球囊杆上血栓形成（图 25-4-11）。压力曲线恢复至正常后，反复多次抽吸指引导管，并复查 ACT 时间为 330 s，确认指引导管内无残余血栓后，经 Conquest Pro 12 导引钢丝送入 Corsair 导管，将其交换为 Sion（图 25-4-12），球囊扩张后，置入支架，最终结果见图 25-4-13。

· 小结 ·

1. ADR 严格意义上不应独立于正向介入治疗之外，当导引钢丝更替失败后，如解剖条件允许，应及

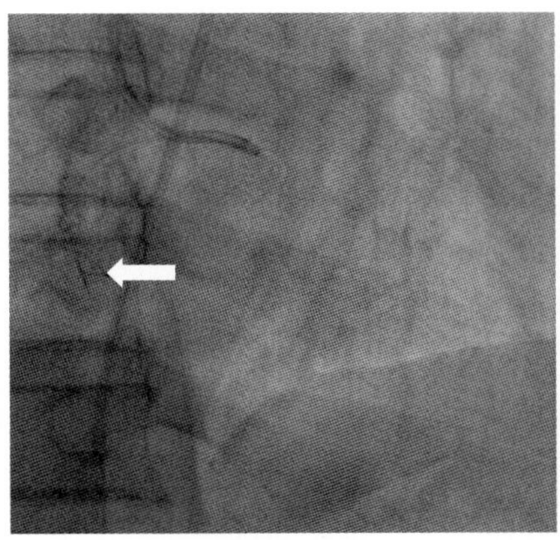

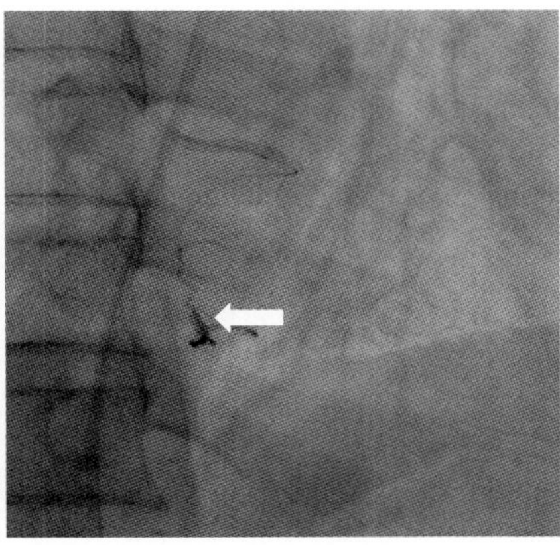

图 25-4-5　送入 Stingray LP 球囊导管，选择合适的投照角度，使其呈单轨征（白色箭头处），并明确与靶血管的位置关系

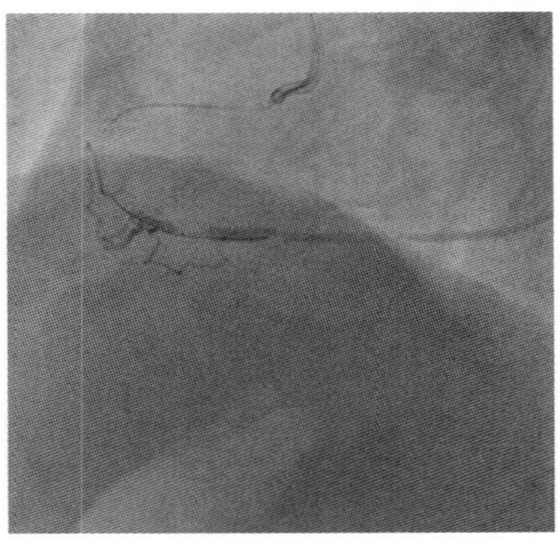

图 25-4-6　先后使用 GAIA Third 及 Stingray 专用穿刺导引钢丝穿刺，同侧高选择冠状动脉造影提示导引钢丝位于内膜下

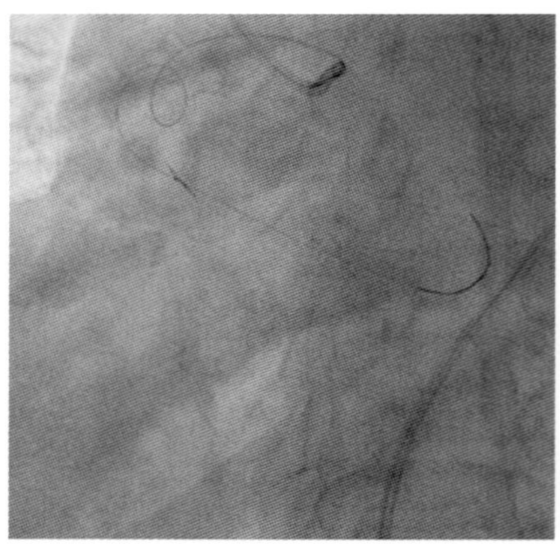
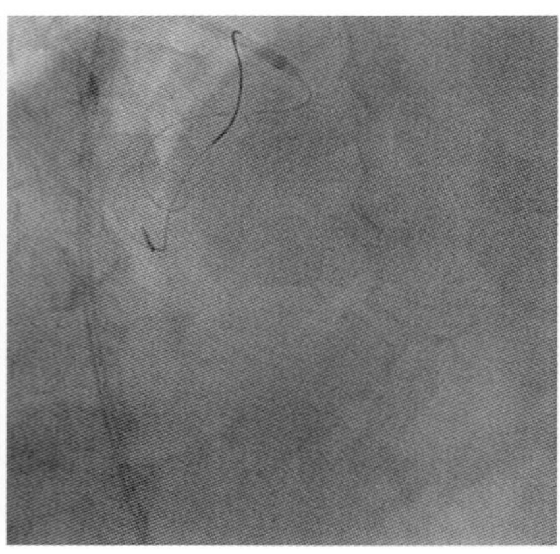

图 25-4-7 Bob-sled 技术

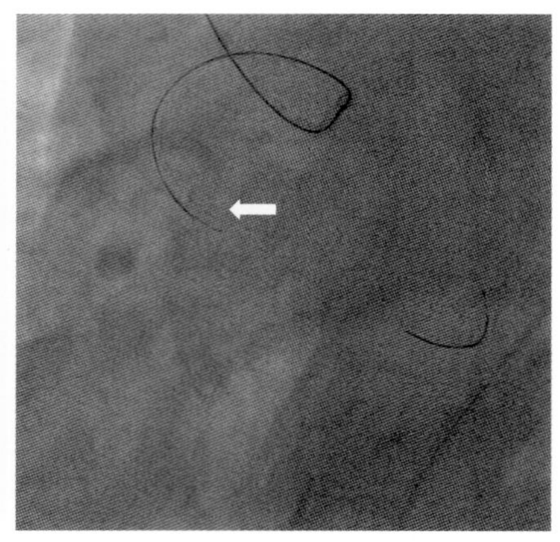

图 25-4-8 在逆向导引钢丝指引下（白色箭头处），使用 Conquest Pro 12 进行穿刺

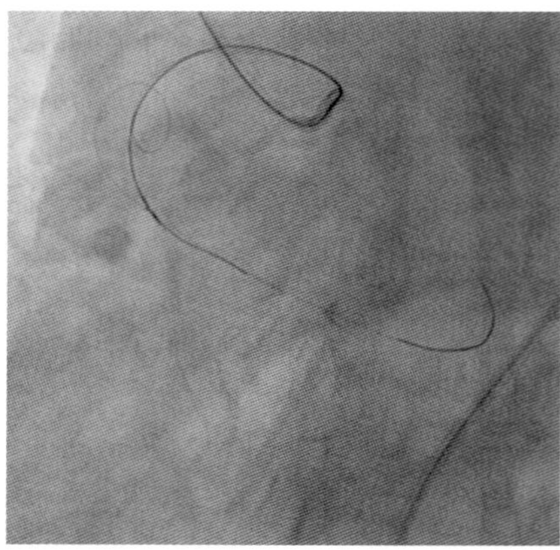
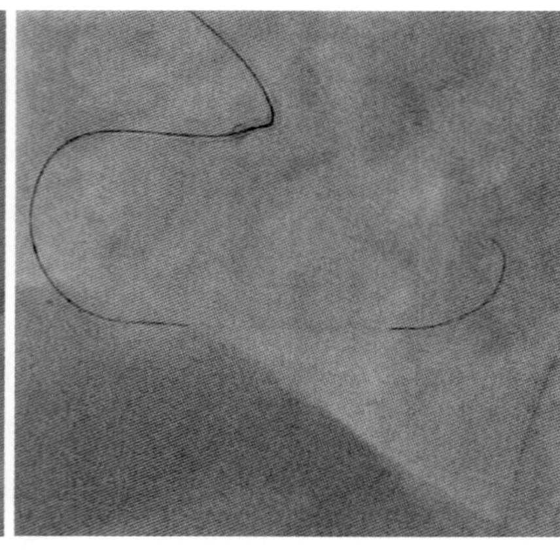

图 25-4-9 Conquest Pro 12 在逆向导引钢丝指引下进入血管真腔

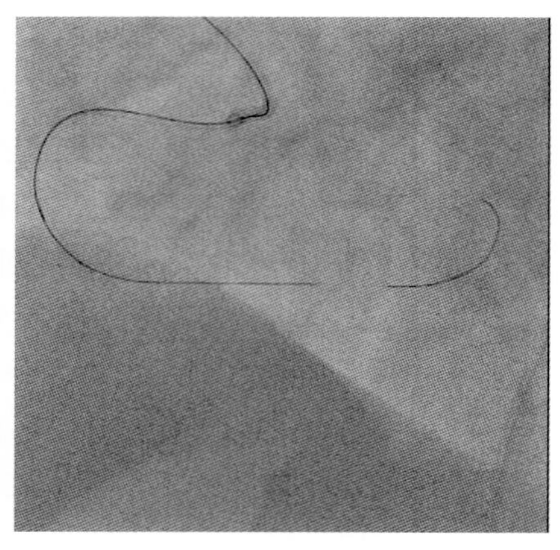

图 25-4-10 Conquest Pro 12 导引钢丝进入血管真腔，准备撤出 Stingray LP 球囊时，发现该指引导管压力曲线波形消失

扫码看彩图

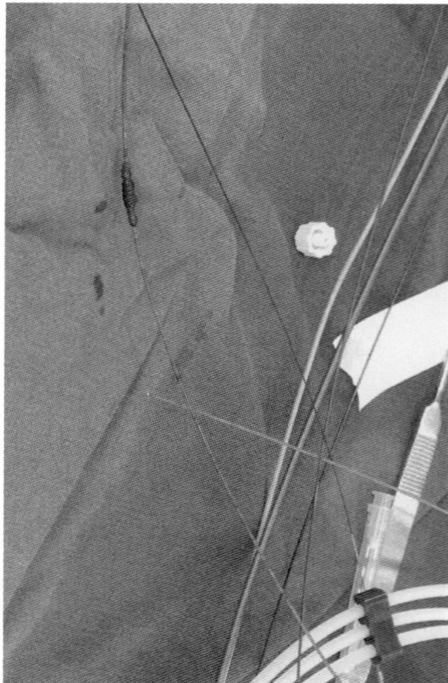
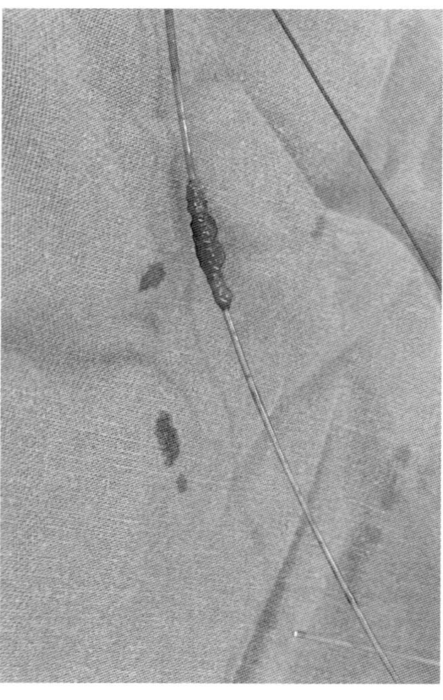

图 25-4-11 Stingray LP 球囊杆上血栓形成

早进行 ADR 或平行导引钢丝技术；当上述技术失败后，如有条件应转为逆向介入治疗。

2. 平行导引钢丝和 ADR 并不完全对立，关键是避免血肿向远段弥散、扩大；杜绝正向注射造影剂；避免过多、多角度穿刺、旋转导引钢丝；一旦平行导引钢丝技术失败，如果解剖条件允许应及早转为 ADR 或逆向介入治疗。

3. 不是所有的 ADR 病例都要用 CrossBoss，不是所有的 ADR 病例都要用 Knuckle 或 Knuckle-Boss，关键是要确认导引钢丝位于血管结构内；不宜盲目模仿某些欧美医师的做法，我们应该有自己的

ADR 技术特色。

4. 不是所有的病例都要用 Stingray 专用导引钢丝，不是所有的病例都要 Swap。如果血肿较小，建议尝试 GAIA Third 进行穿刺；如果血肿较大，或者合并严重的钙化，建议首选除 GAIA Third 以外头端较硬的导引钢丝（包括 Stingray 专用穿刺导引钢丝、Conquest Pro 12、Conquest 8-20）。如果此时合并远段血管弥漫性病变，建议硬导引钢丝穿刺后，交换为亲水多聚物涂层导引钢丝（不局限于使用 Pilot 150-200）。

5. 不是所有的 ADR 都能成功：切勿神化 ADR，严格掌握适应证比技术本身更重要。

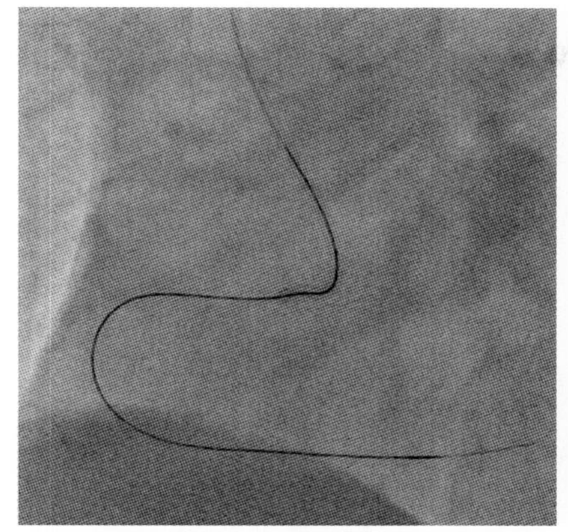
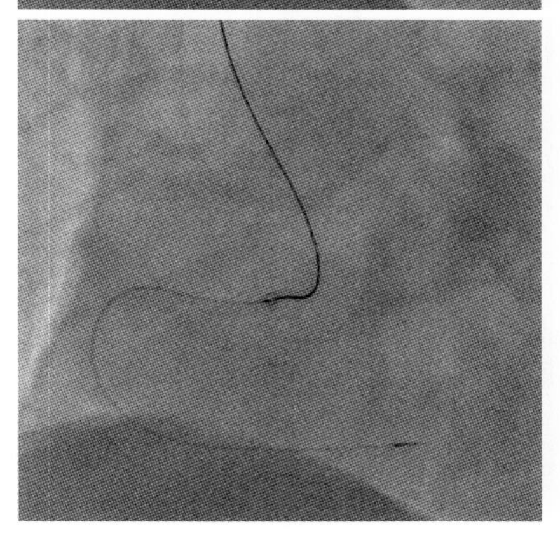

图 25-4-12　确认指引导管内无血栓，经 Corsair 导管送入 Sion 导引钢丝至右冠远端

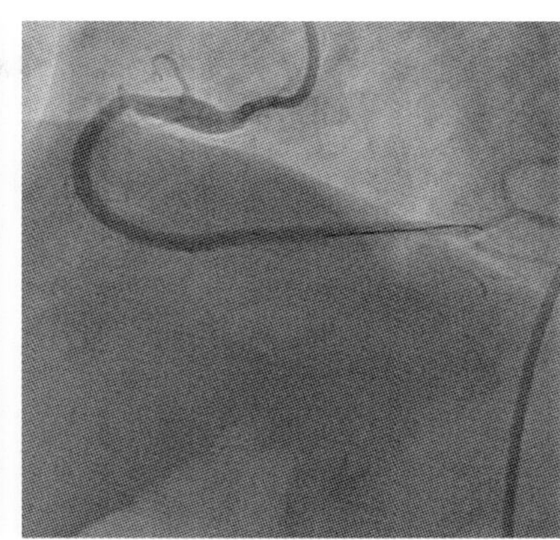
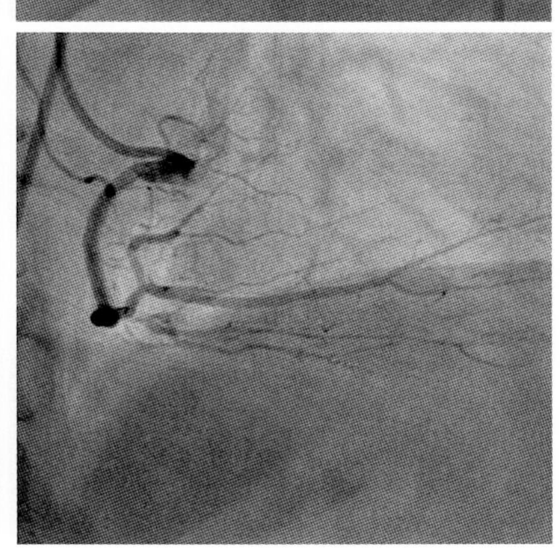

图 25-4-13　置入支架后最终结果

6. ADR 技术的关键是避免血肿扩大和向远段弥散，因此应尽量避免经正向指引导管注射造影剂，当对侧造影无法显示闭塞以远的血管时，术者可以进行双侧盲扎（double blind puncture，DBP），也可以利用同侧侧支血管进行高选择造影；进行同侧高选择造影时，应提高警惕，及早识别因指引导管内器械太多，导致接触性血栓形成的可能。为避免类似事件的发生，除了定期复查 ACT 之外，还可以采用“乒乓”指引导管技术。

7. 建议 CTO PCI 尽量使用带侧孔的指引导管，除可以减少对冠状动脉开口的损伤之外，还可以及早发现指引导管内血栓的形成。

8. Stingray LP 的球囊杆相对较细，可以在 7F 的指引导管内使用普通球囊锚定撤离；如果有专用的锚定球囊，也可以在 6F 的指引导管内锚定撤离该导管。当无法进行球囊锚定时，也可以使用延长导引钢丝；当无延长导引钢丝时，也可以采用刀片切割球囊杆的方法。

逆向介入治疗篇

病例 5　逆向导引钢丝通过技术开通 LAD 近段完全闭塞

（微信群病例 004）

术者：葛均波　　医院：复旦大学附属中山医院

• 病史基本资料 •

• 患者男性，60 岁。

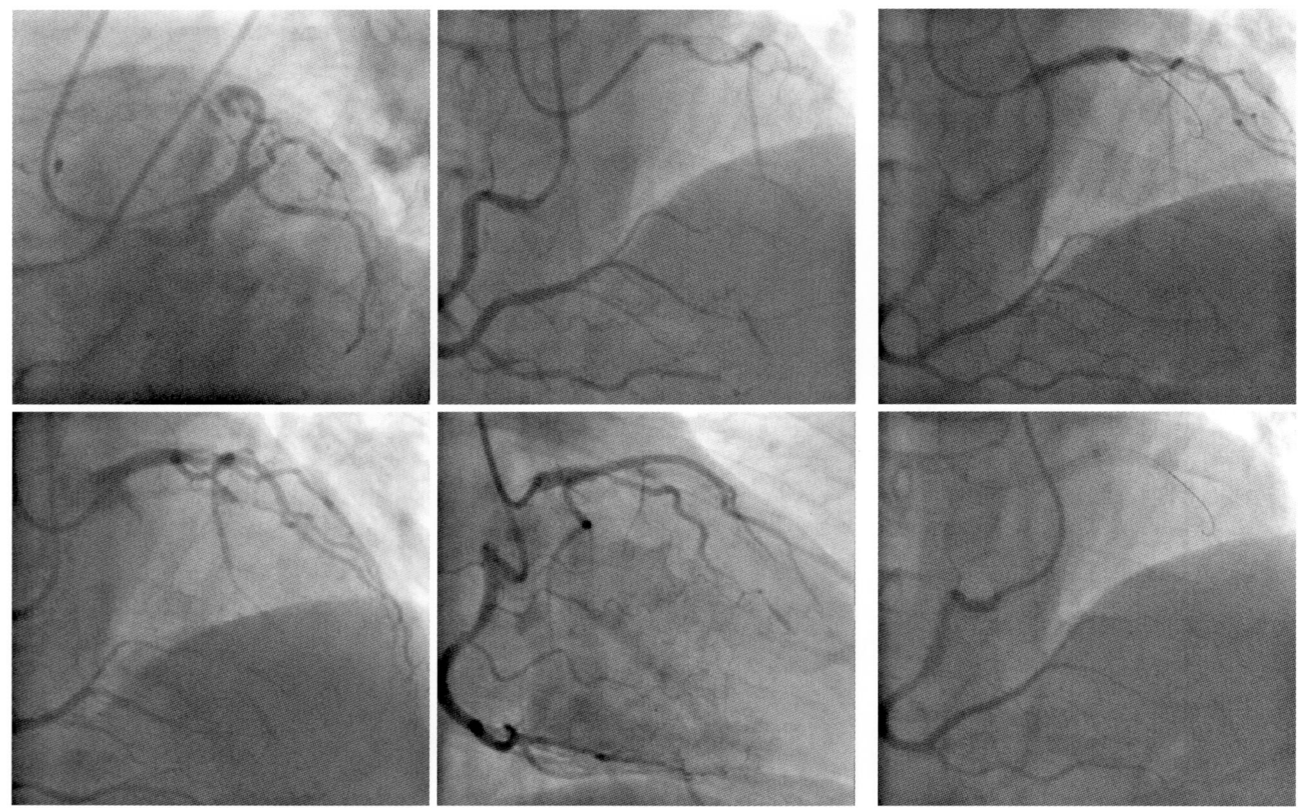

图 25-5-1 前降支近中段完全闭塞，第一次尝试后夹层仍然存在

图 25-5-2 Sion 导引钢丝无法正向通过闭塞病变

• 主诉：反复活动后胸痛 1 年，加重半年。

• 既往史：否认高血压、糖尿病、高脂血症病史，吸烟 30 年，1 包 / 日。

• 辅助检查

入院心脏超声：LVEF 60%，左心室舒张功能减退。

• 药物治疗方案：拜阿司匹林、替格瑞洛（倍林达）、阿托伐他汀（立普妥）、单硝酸异山梨酯（异乐定）、缬沙坦（代文）。

• 既往治疗方案：2016 年 6 月 13 日于外院行第一次介入治疗：CAG 提示 LM 自发性夹层，LAD CTO，于 LM 植入 4.0 mm × 8 mm 支架，尝试开通 LAD CTO 失败。

2016 年 6 月 23 日第二次手术，双侧造影，6F EBU 3.5 GC；6F SAL 1.0（图 25-5-1）。

• 病变分析及策略选择 •

J-CTO 评分 2 分：外院尝试失败 1 分；病变长度 >20 mm 1 分。需考虑采用正向或逆向策略？如果采用逆向策略，选择心外膜侧支还是间隔支侧支？

• 手术过程 •

130 cm Finecross 支撑下，Sion 导丝沿第一次的手术通道正向尝试不能通过闭塞段，考虑该通道为第一次手术导丝进入内膜下造成的假腔，由于 LAD 闭塞段分支较多特点，进一步前向开通即便成功可能丢失过多分支，遂改为逆向开通（图 25-5-2）。

保留正向 Sion 导丝做指引，逆向尝试，联合使用 150 cm Corsair 微导管及 Sion 导丝，Sion 导丝逆向循穿隔支进入 LAD 远段（图 25-5-3）。

交换 GAIA First 逆向突破闭塞段进入正向指引导管内，推送 Corsair 进入指引导管，可见逆向导丝与

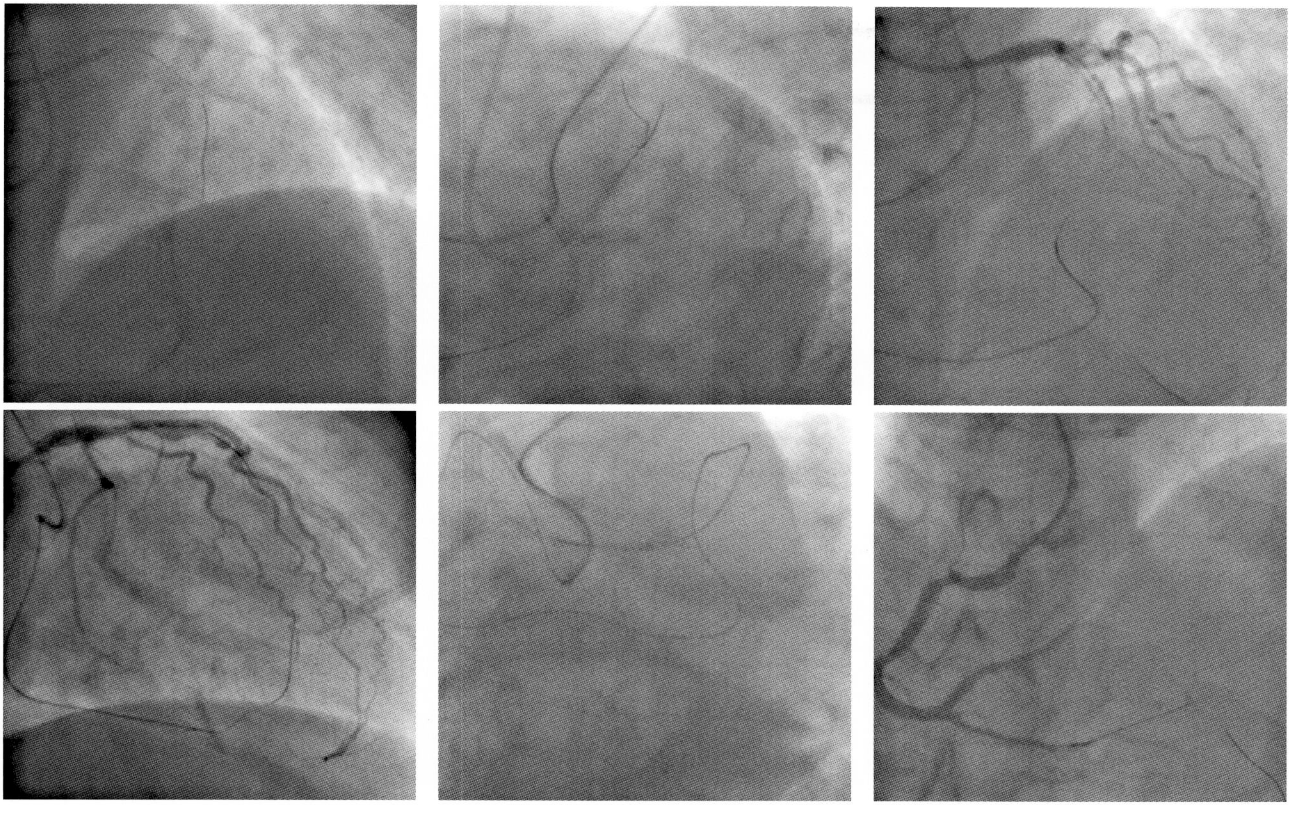

图 25-5-3　Sion 导引钢丝经间隔支至前降支远段

图 25-5-4　逆向导引钢丝通过技术

图 25-5-5　LAD 远端显影不佳，不能完全保证导丝位于 LAD 血管真腔

正向导丝完全不重叠，进一步证实正向导丝位于假腔（图 25-5-4）。

330 cm RG 3 导丝体外化，回撤 Corsair 导管，前向送入 Finecross 至 LAD 中段，Sion 导丝进入 LAD 远段，2.5 mm × 12 mm 球囊于 CTO 病变内 10 atm × 10 s 扩张，双向造影多体位观察 LAD 远端显影不佳，不能完全保证导丝位于 LAD 血管真腔（图 25-5-5）。

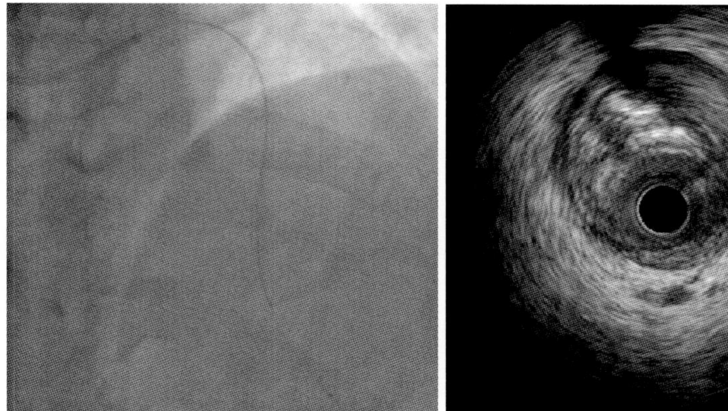

图 25-5-6　导丝远段位于 LAD 真腔，中段夹层并血肿压迫血管真腔

行 IVUS 检测发现导丝远段位于 LAD 真腔，中段夹层并血肿压迫血管真腔（图 25-5-6）。

LAD 病变由远及近串联植入药物支架：2.5 mm × 36 mm、3.0 mm × 36 mm，中远段膨胀不良，给予 NC 球囊后扩张塑形；复查造影见对角支近段夹层并重度狭窄，给予 LAD 及第一对角支行 T 支架术，D1：2.5 mm × 15 mm 球囊预扩后植入 2.75 mm × 12 mm 药物支架（图 25-5-7）。

LAD-LM 植入 3.5 mm × 36 mm 药物洗脱支架，4.0 mm × 10 mm NC 球囊 16 atm × 10 s 后扩张（图 25-5-8），最终结果见图 25-5-9。

· 小结 ·

CTO PCI 正向、逆向选择需个体化分析；前向造影易造成假腔的扩大、血肿的加重；必要时 IVUS 可

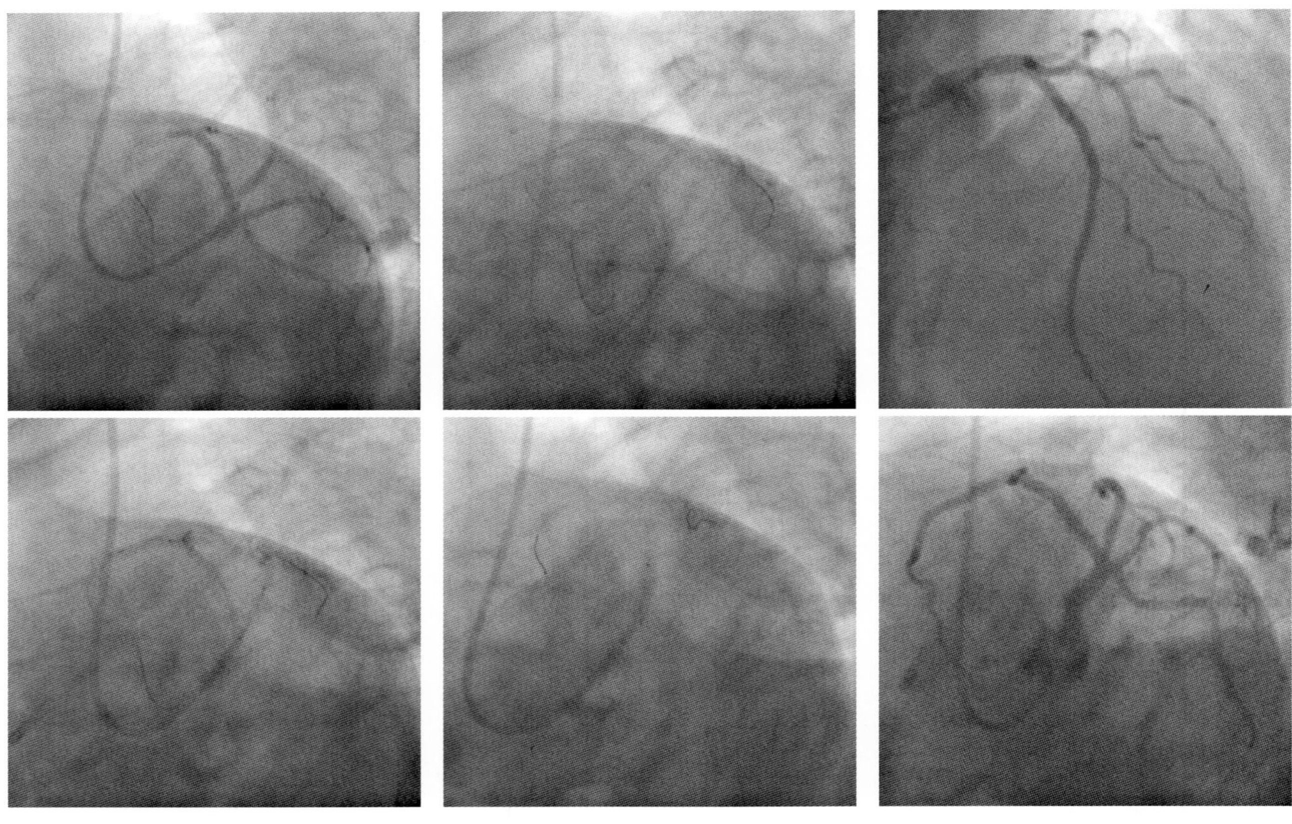

图 25-5-7　LAD 及第一对角支行 T 支架术　　图 25-5-8　LAD-LM 植入支架　　图 25-5-9　最终结果

作为第三只“眼”，对真腔的判断至关重要。

病例 6　CTO 近期二次手术策略

（微信群病例 003）

术者：傅国胜　　医院：浙江大学医学院附属邵逸夫医院

• 病史基本资料 •

• 患者男性，37 岁。

• 主诉：半年前出现活动后心前区隐痛，休息后好转，未重视，本次症状加重。

• 辅助检查：半个月前查肌钙蛋白，BNP 正常，血液生化示甘油三酯 2.0 mmol/L，胆固醇 9.0 mmol/L，低密度脂蛋白 6.68 mmol/L，心电图示下壁可疑 Q 波，要求至上级医院检查。

• 既往治疗方案：术前外院冠状动脉 CT 示右冠、前降支近中段及旋支近段多发钙化。右冠优势型，右冠各段弥漫混合斑块及钙化斑块，局部管腔闭塞，左前降支近、中段弥漫混合斑块及非钙化斑块，管腔不规则狭窄，近段较为显著，中度狭窄，旋支近段见钙化斑块及混合斑块，管腔不规则中度狭窄。

• 冠状动脉造影 •

穿刺右侧桡动脉，用 5F JR 4.0 和 JL 3.5 导管行左右冠状动脉造影，术中见：左主干未见明显狭窄，前降支近中段弥漫性长病变，最重处 90% 狭窄，D2 开口至近段 80% 狭窄，回旋支近段 60% 狭窄，可见左冠逆向显影至右冠远段；右冠近段 100% 闭塞，可见自身侧支显影（图 25-6-1）。

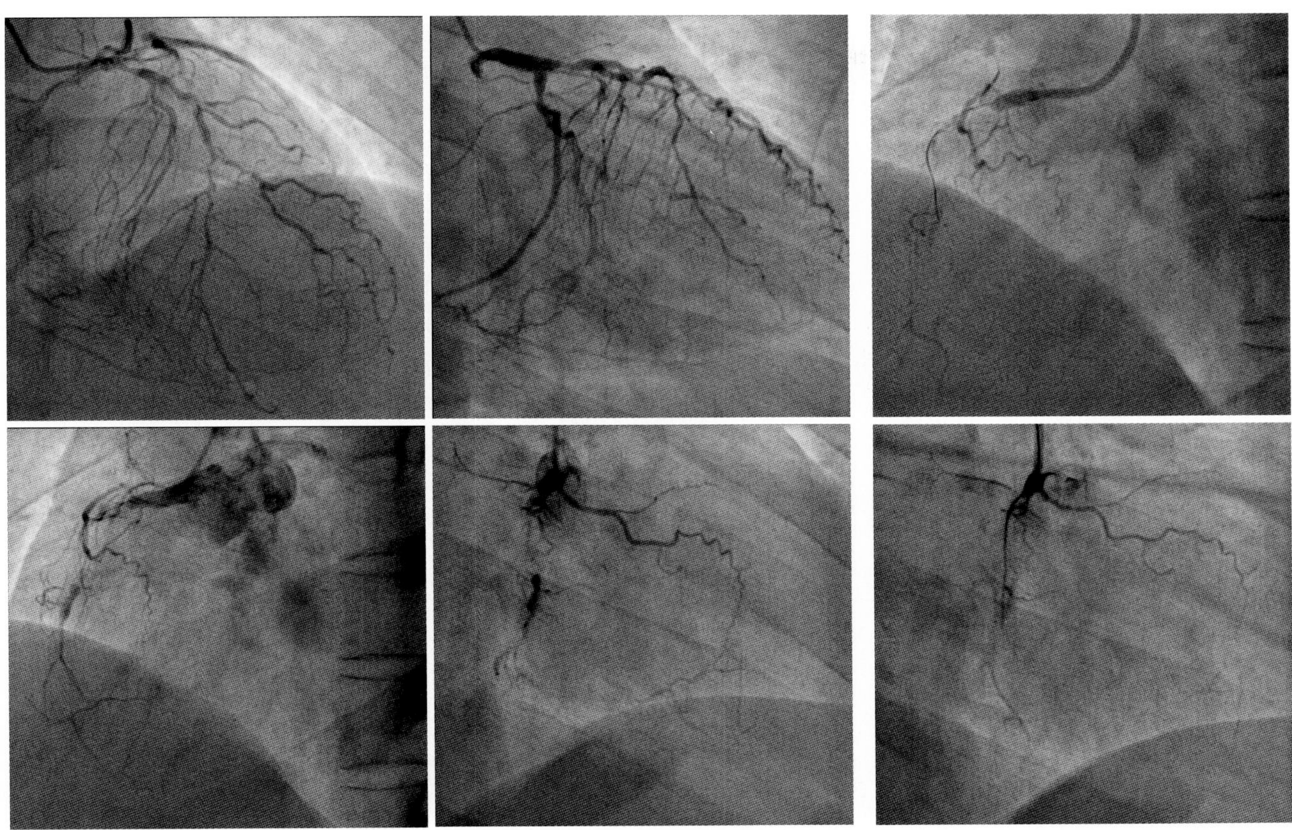

图 25-6-1 右冠近段 100% 闭塞，可见自身侧支显影及左冠逆向显影至右冠远段

图 25-6-2 正向介入治疗尝试失败

· 术前准备 ·

穿刺部位：右侧桡动脉 6F SAL 1.0 指引导管。

· 手术过程 ·

根据造影结果，先行尝试正向开通右冠闭塞段。选用 6F SAL 1.0 指引导管到右冠开口处，在 130 cm Finecross 微导管辅助下先后尝试 Fielder XT、GAIA First、GAIA Second、Ultimate Bro 3、Crosswire NT 钢丝未能通过右冠近端闭塞段至远端真腔，造影剂已使用近 300 ml，局部血管已存在广泛夹层，前向技术成功可能性低，遂结束手术，择期尝试逆向技术（图 25-6-2）。

2 日后，再次尝试开通右冠 CTO。由于第一次尝试已经存在广泛夹层，前向机会相对比较小，故直接选用逆向技术。从安全考虑，先处理前降支近段病变。采用双侧桡动脉途径，选用 6F AL 0.75 指引导管经左侧桡动脉途径至右冠状动脉开口处，选用 6F EBU 3.5 指引导管经右侧桡动脉途径至左冠状动脉开口处。逆向介入治疗之前，先处理前降支近中段病变，将 Sion Blue 钢丝送入 D2 远端，选 Flextome 3.0 mm × 10 mm 球囊以 10 atm 扩张前降支近段病变处后，选 Everlink 3.5 mm × 12 mm 药物支架植入前降支近段（图 25-6-3）。

选 150 cm Corsair 微导管辅助原 Sion Blue 钢丝经前降支近段支架、间隔支顺利到达左室后支真腔，将微导管顺 Sion Blue 钢丝进入左室后支真腔（图 25-6-4）。

先后选 Fielder XT-R 钢丝、Ultimate Bro 3 钢丝，最后 Ultimate Bro 3 钢丝顺利通过右冠近端闭塞段。由于 AL 指引导管在 RCA 同轴性差，无法将 Ultimate Bro 3 导丝送入正向指引导管，遂将正向指引导管改成 JR 4，成功将逆向导丝送入。球囊锚定后送入微导管，RG 3 钢丝体外化，选 Sprinter 2.0 mm × 20 mm 球囊以 8～14 atm 对右冠病变由远及近逐段扩张，选 2.5 mm × 38 mm 药物支架、2.75 mm × 38 mm 药物支

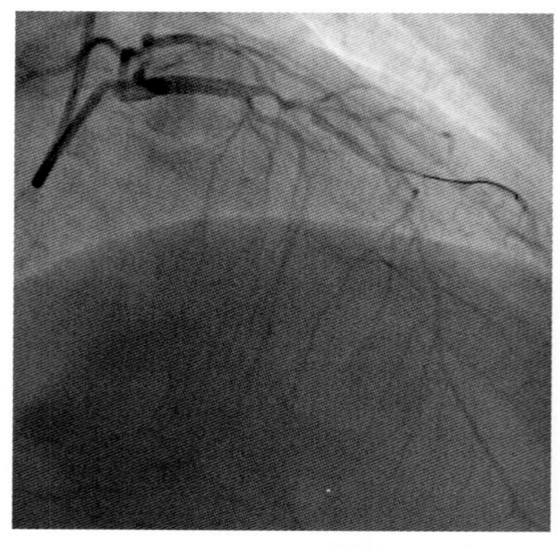

图 25-6-3　前降支置入支架

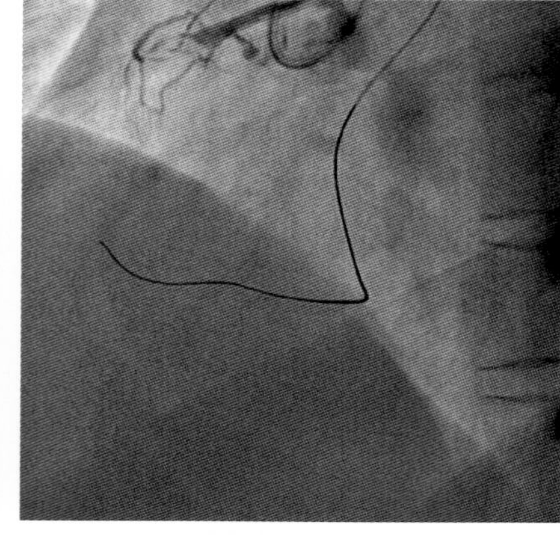

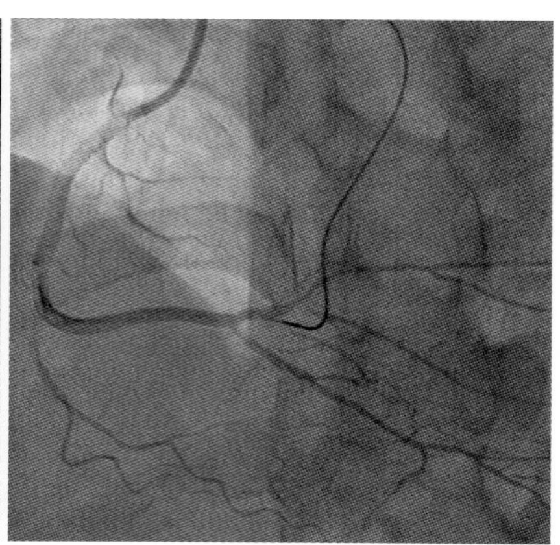

图 25-6-5　逆向导引钢丝通过技术

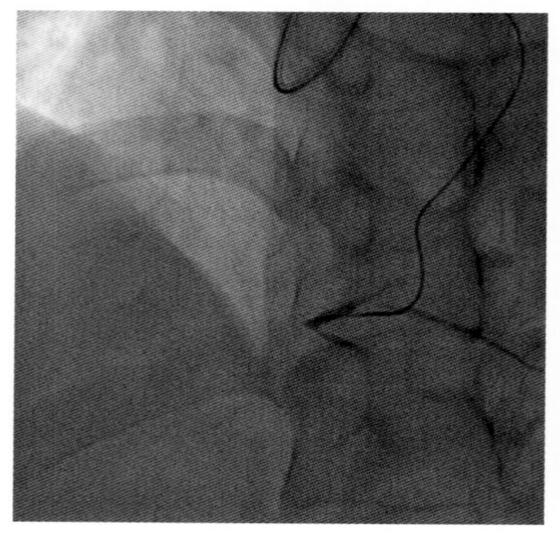

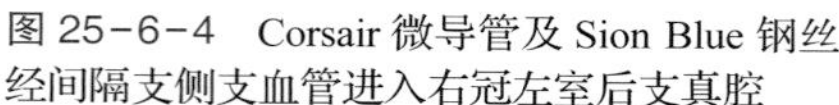

图 25-6-4　Corsair 微导管及 Sion Blue 钢丝经间隔支侧支血管进入右冠左室后支真腔

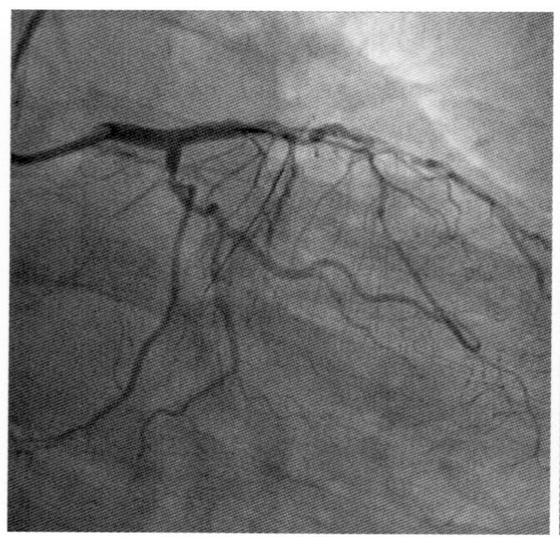

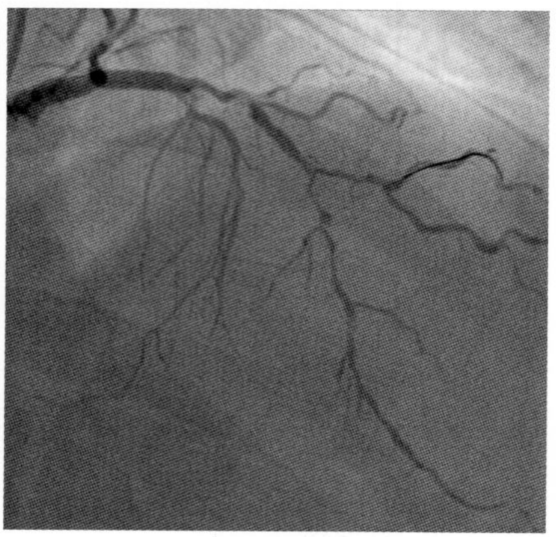

图 25-6-6　前降支近段支架内高压后扩张，造影提示血流通畅，未见夹层

架、3.0 mm × 23 mm 药物支架由远及近串联植入右冠远段至开口，分别以 11 atm、11 atm、9 atm 释放。选 3.0 mm × 15 mm 球囊以 10～20 atm 由远及近支架内逐段后扩，复查造影提示支架扩张良好（图 25-6-5）。

考虑到逆向微导管可能损伤先前植入的 LAD 支架，故选 Gusta NC 3.5 mm × 10 mm 球囊以 16～20 atm 对前降支近段支架内做高压后扩张。复查造影提示血流通畅，未见夹层，未见造影剂渗出（图 25-6-6）。

· 小结 ·

1. 患者年仅 37 岁，3 支严重病变，不合适 CABG，但是一定要达到完全血运重建，因此必须先开通 RCA 的闭塞病变。

2. 考虑该病患血管病变弥漫，右冠 CTO，左冠弥漫性病变，前降支在对角支之后是弥漫性病变，近端是 80% 狭窄，且是二次手术干预，前向机会相对比较低，因为在广泛夹层中寻找真腔可能性比较小，逆向的概率要高一些。

3. 逆向处理时，如果对整个前降支做全部的处理，手术时间会比较长，此过程中可能出现各种意外情况，故采用先处理前降支近端、逆向系统可能会经过的前降支的局部病变，再用逆向的方法开通右冠 CTO，待右冠情况好转后一段时间，重新评估前降支和对角支病变决定是否需要处理。所以术中策略导丝只进入前降支的分支、对角支中，近端使用切割球囊切割防止斑块移位，局部植入短支架，再逆向处理。

4. 本病例选用近端间隔支作为逆向通道。逆向本身难度不大，采用了标准的逆向流程，逆向导丝通过以后，微导管跟进，逆向导丝穿过病变，建立轨道以后，进行正向的处理，总体经过比较顺利。

病例 7 处理缺乏良好介入侧支循环的迂曲钙化 CTO

（微信群病例 032）

术者：张斌 医院：广东省人民医院

· 病史基本资料 ·

- 患者女性，67 岁。
- 主诉：胸痛。
- 简要病史：2 年前行 PCI 失败史。

· 冠状动脉造影 ·

术前造影显示前降支近段 100% 闭塞，回旋支发育细小、弥漫狭窄 30%～90%；右冠 PL 中段狭窄 80%，PD 中段狭窄约 90%。该 CTO 闭塞段虽然不是很长，但是开口不明确，血管迂曲，重度钙化且远端着陆区不清晰，PDA 不发达且没有良好的侧支循环，J-CTO 评分≥ 4 分（图 25-7-1）。

· 手术过程 ·

靶血管：前降支 CTO。6F EBU 3.5 于左冠状动脉口，6F AL 1.0 至右冠状动脉。Pilot 150 导丝、GAIA Third 在微导管 130 cm Finecross 支撑下不能通过前降支闭塞病变至远端，平行导丝也无法奏效（图 25-7-2）。

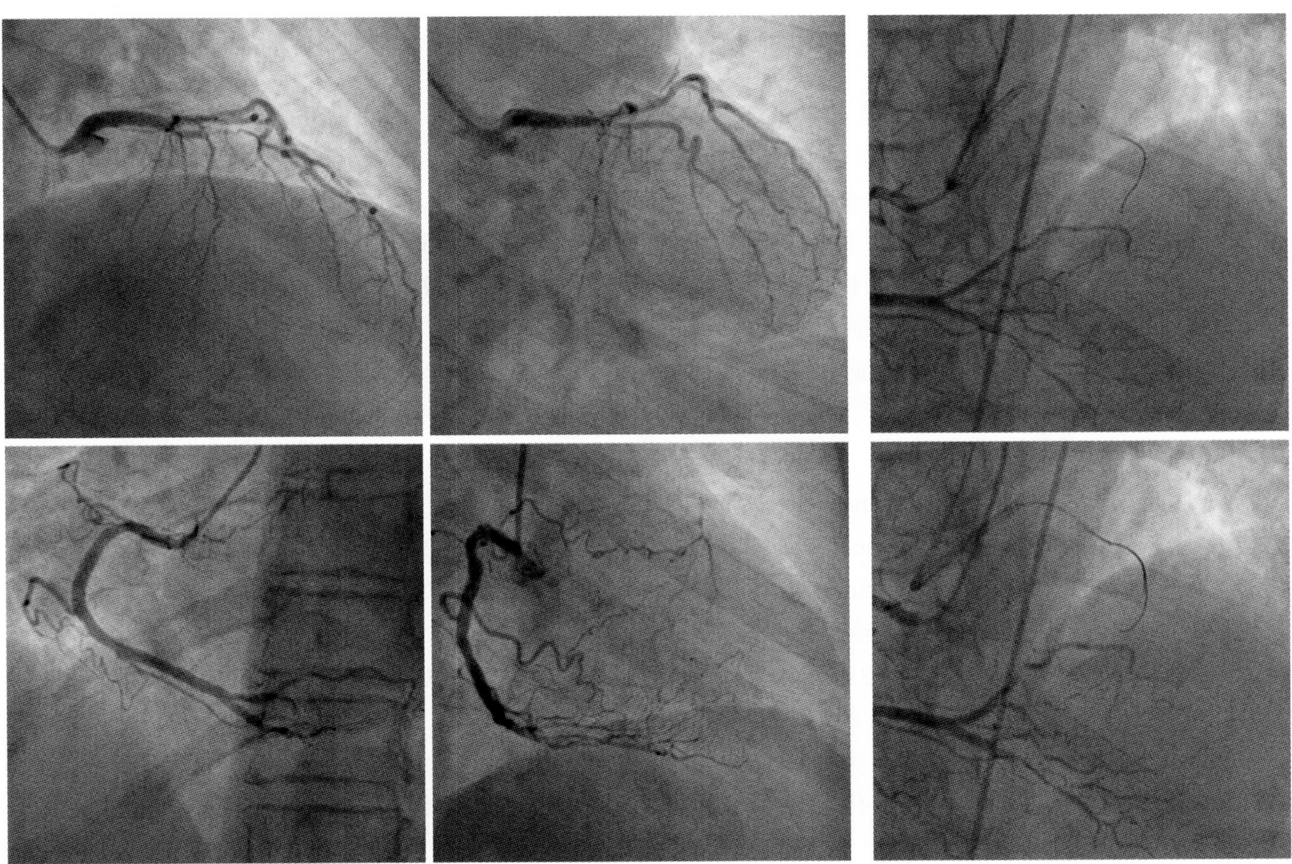

图 25-7-1 前降支近段完全闭塞

图 25-7-2 正向介入治疗尝试失败

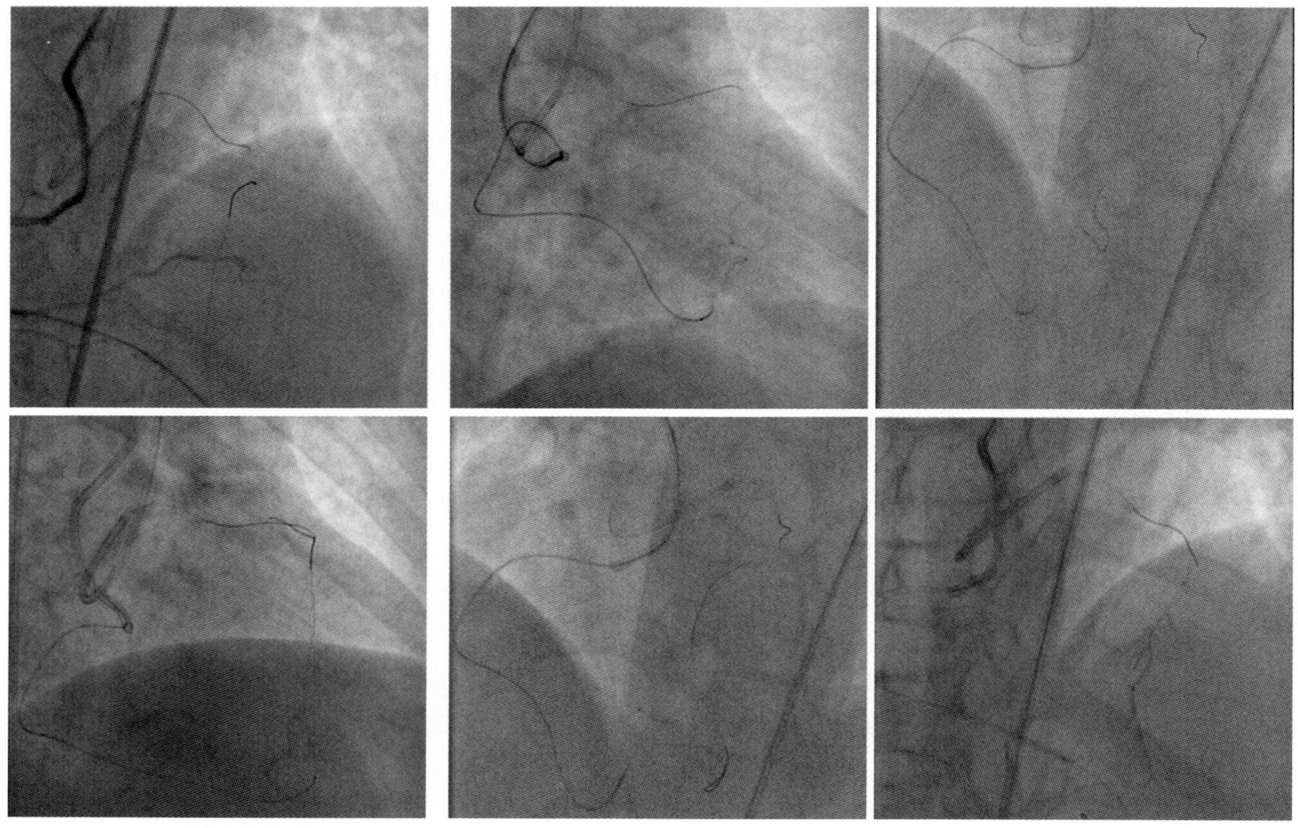

图 25-7-3 微导管无法通过侧支血管

图 25-7-4 Sion Black 及 Finecross 通过右冠右心室支至前降支侧支循环

选择从 PDA 到前降支 CC 0 级室间隔支侧支循环，使用 150 cm Corsair 微导管及 Sion 导丝，“冲浪”通过间隔支侧支血管，但是微导管 Corsair 无法通过室间隔支。改用 Finecross 也无法通过。球囊锚定分支，微导管也无法通过。故改另一室间隔支，Sion 导丝“冲浪”通过，进入前降支，但微导管仍无法通过 0 级室间隔支。使用 1.25 mm 和 1.2 mm 球囊扩张室间隔支，但无法通过（图 25-7-3）。

试图利用 Sion 导丝室间隔支到远端室间隔支侧支血管，但失败。故决定使用右冠右心室支至前降支的侧支循环。该侧支循环远端迂曲及细小，通过难度较大，存在穿孔的风险。使用 Sion Black，头端塑性弯度较大，耐心操作，通过极度迂曲的侧支循环。但是 Corsair 微导管无法通过侧支循环。即使交换为 Finecross 也很难通过。使用锚定 PL 技术，Finecross 艰难通过侧支循环血管，进入 LAD 远端。

分别尝试 Pilot 200 导丝、Ultimate Bro 3 导丝，最终至前降支闭塞段远端，使用 Sion Black 在 CTO 段内进行 Knuckle，同时跟进逆向 Finecross 微导管。正向送入 Sprinter 2.0 球囊及 Guidezilla 延长导管。交换逆向导引钢丝 Sion Black 为 Ultimate Bro 3 导丝。2.0 球囊在 CTO 处扩张带入 Guidezilla 导管，操作 Ultimate Bro 3 导丝进入 Guidezilla 导管内（图 25-7-5）。

330 cm RG 3 体外化后，使用 2.0 mm × 15 mm、2.5 mm × 15 mm、Cutting Balloon 2.75 mm × 10 mm 进行扩张。于前降支近中段串联植入 3 枚支架（图 25-7-6）。

最终结果如图 25-7-7。

复查右冠造影，侧支血管无穿孔渗漏（图 25-7-8），血流 TIMI 3 级，患者安全返回病房。

• 小结 •

1. 侧支循环的选择。从安全角度考虑，室间隔支相对安全，“冲浪”技术成功，但是微导管无法通

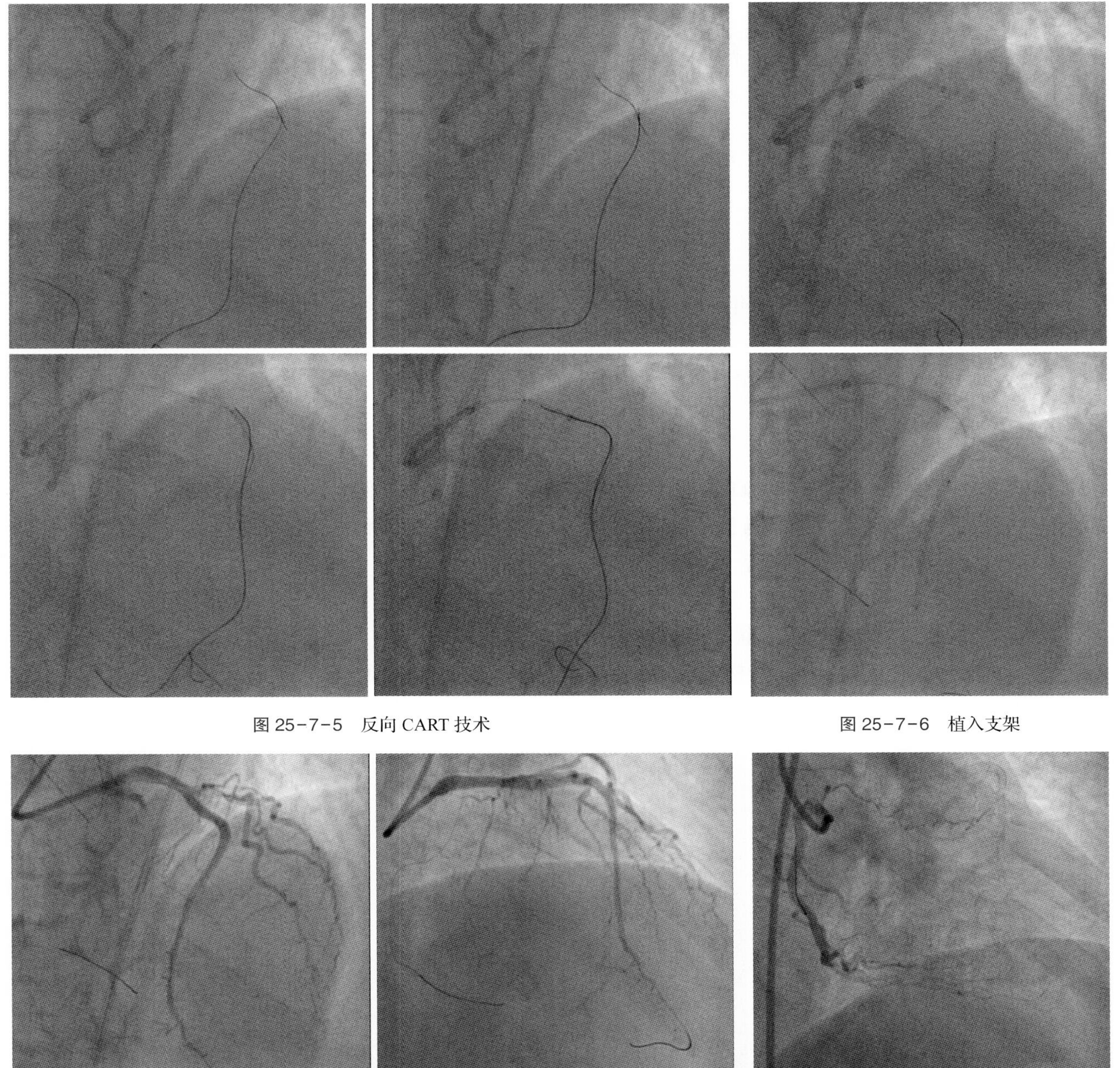

图 25-7-5 反向 CART 技术

图 25-7-6 植入支架

图 25-7-7 最终结果

图 25-7-8 侧支血管无穿孔渗漏

过，即使用球囊扩张、锚定技术、更换微导管等方法都无法通过。改为从室间隔支到室间隔支，也无法通过。最后选择心外膜右心室支。

在导丝选择上，Sion Black 通过非常迂曲细小的侧支循环有一定的优势。但也存在穿孔的风险，操作应耐心和小心。

2. 通过 CTO 方面。在 CTO 段，结合 Knuckle 技术、反向 CART 技术和 Guidezilla 导管，以及使用操控性好的导丝，是术者 2017 年通过钙化、迂曲 CTO 的主要方案，能提高通过 CTO 的效率，获得良好的近远期效果。

病例 8　双向 CART 开通 CTO

（微信群病例 029）

术者：李成祥　　医院：空军军医大学西京医院

· 病史基本资料 ·

· 患者男性，77 岁。

· 简要病史：稳定型心绞痛 3 年；3 支血管病变，LAD/D 及 LCX 闭塞。

· 冠状动脉造影 ·

造影结果示 RCA 中段轻度狭窄，发出粗大侧支血管但扭曲明显；LCX、LAD/D－CTO、LAD 闭塞段短且有锥形残端（图 25－8－1）。

· 手术过程 ·

1. 首次 PCI：Pilot 150、Conquest Pro 平行导丝均在闭塞中点处滑向外侧而失败（图 25－8－2）。
2. 3 日后再次 PCI：在 Finecross 微导管的支持下 MS 仍滑出主支路径（图 25－8－3）。
3. Conquest 仍然偏离主支血管（图 25－8－4）。
4. MS 成功通过 D 闭塞，植入支架（图 25－8－5）。
5. MS 成功通过 CX 闭塞，串联植入支架（图 25－8－6）。
6. Whisper 导丝和 Finecross 轻松通过侧支抵达闭塞远端，Conquest Pro 不能逆向通过 LAD 闭塞病变（图 25－8－7）。
7. 以逆向导丝为参照，正向 MS 不能进入真腔，1.5 mm 球囊扩张近端狭窄（图 25－8－8）。
8. 尝试前送正向 Conquest Pro 导引钢丝失败；在正、逆向导丝紧贴处 1.5 mm 球囊扩张，随后逆向导丝通过未成功（图 25－8－9）。
9. 正向送入 2.5 mm、3.0 mm

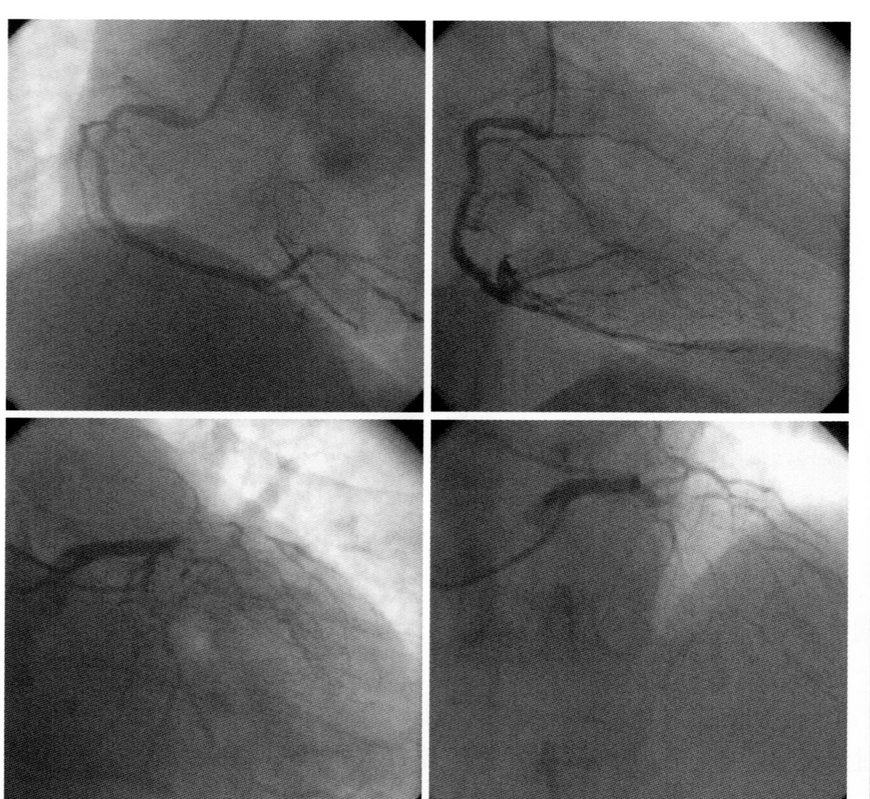

图 25－8－1　LCX、LAD/D－CTO

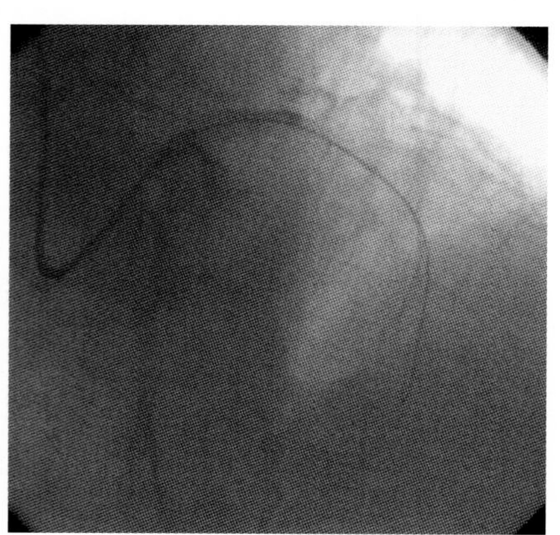

图 25－8－2　第一次正向介入治疗失败

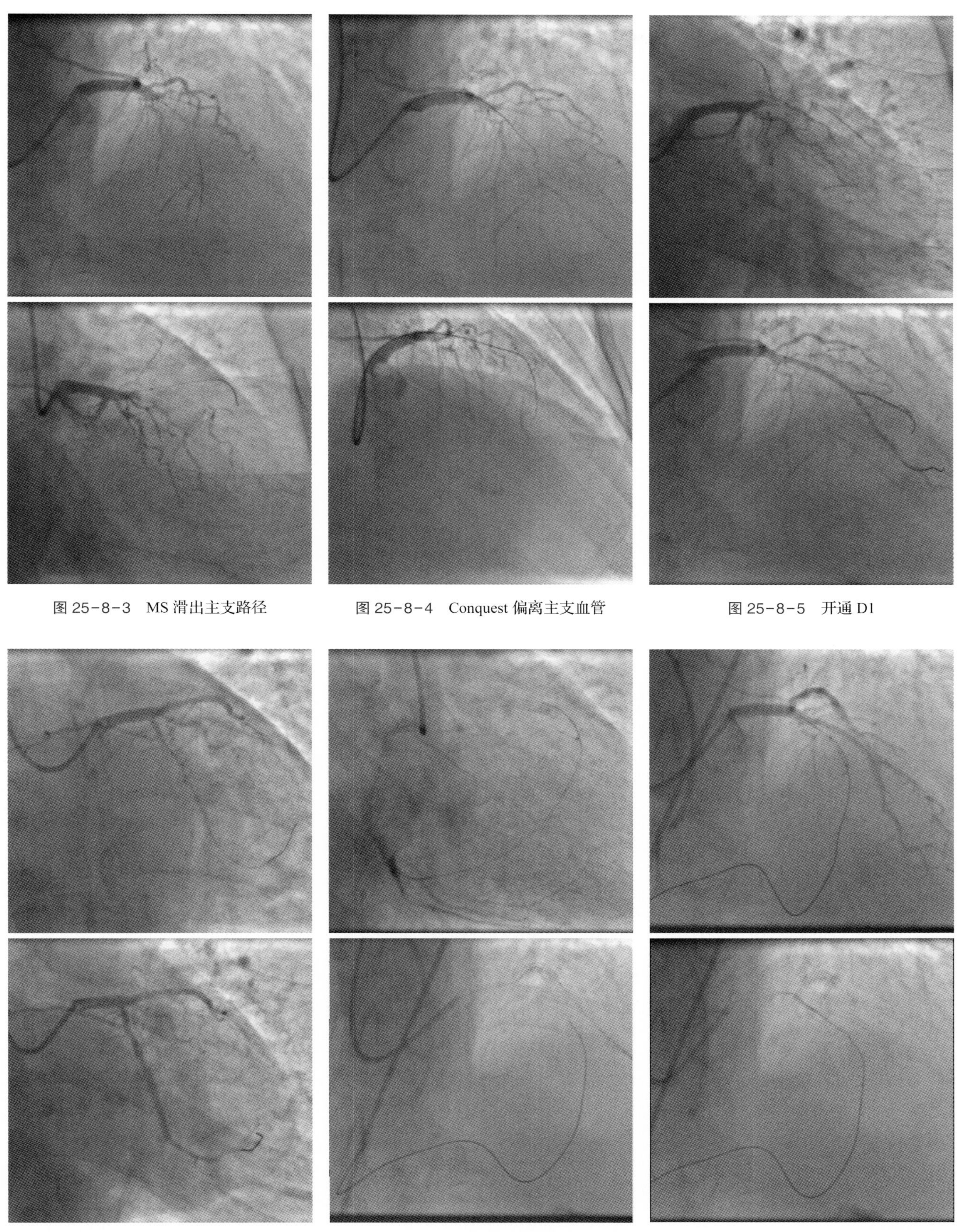

图 25-8-3　MS 滑出主支路径

图 25-8-4　Conquest 偏离主支血管

图 25-8-5　开通 D1

图 25-8-6　LCX 串联置入支架

图 25-8-7　Conquest Pro 不能逆向通过 LAD 闭塞病变

图 25-8-8　正向 MS 不能进入真腔

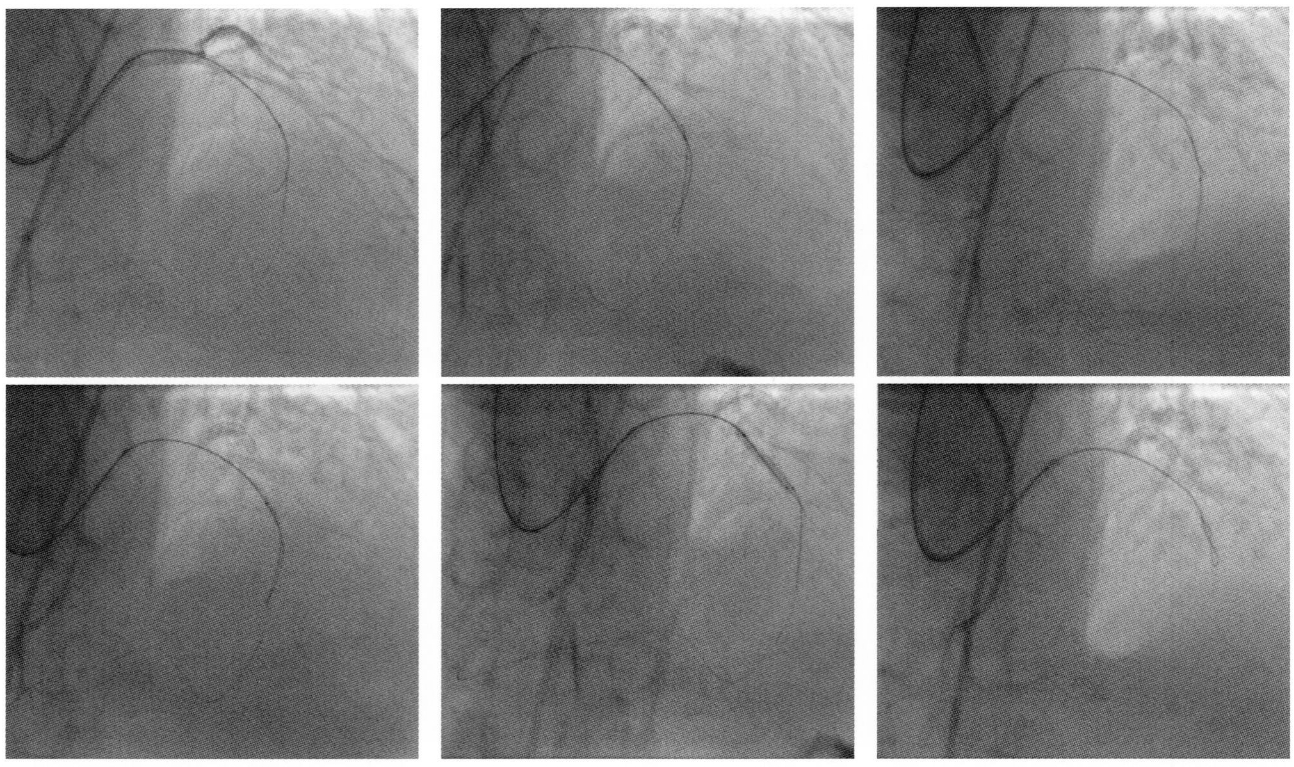

图 25-8-9　1.5 mm 球囊反向 CART 技术

图 25-8-10　2.5 mm 及 3.0 mm 球囊反向 CART 技术

图 25-8-11　CART 技术

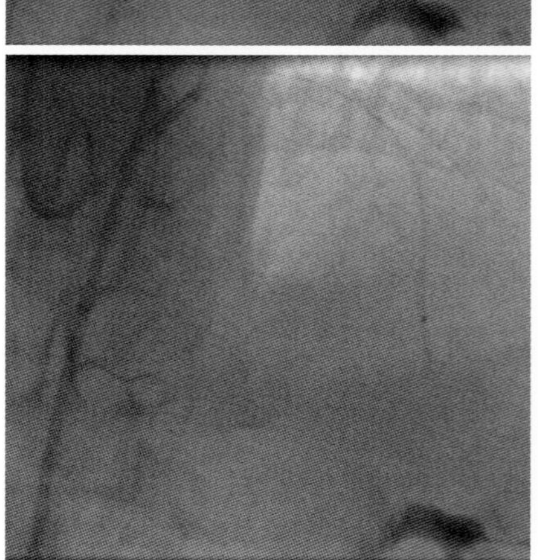

图 25-8-12　导引钢丝正向通过闭塞病变

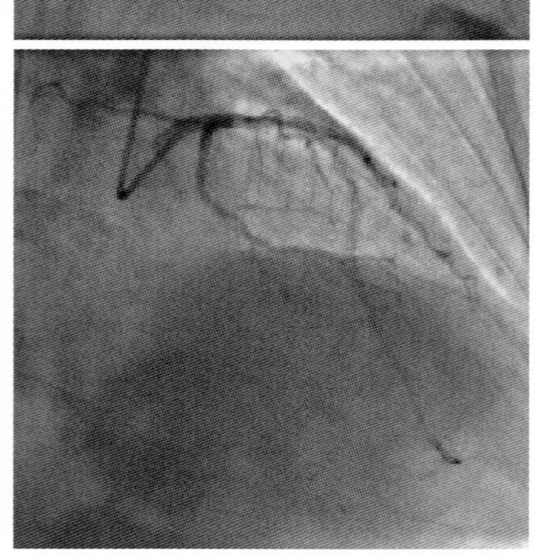

图 25-8-13　置入支架最终结果

球囊相继扩张，并更换逆向导丝为 Pilot 150，仍无法逆向进入近端真腔（图 25-8-10）。

10. 逆向送 1.25 mm 球囊进入闭塞段扩张，逆向导丝 Knuckle 上推，可见正向血流（图 25-8-11）。

11. Runthrough 导丝正向通过闭塞病变，球囊预扩张（图 25-8-12）。

12. 串联植入支架，血管完全开通（图 25-8-13）。

· 小结 ·

1. 正向、逆向软硬导丝均于闭塞中段偏向内膜下，提示该处为坚硬岛状斑块，正向、逆向技术组合是开通的必然选择。

2. 明显扭曲但粗大侧支，可以尝试亲水多聚物涂层导丝。

3. 反向 CART 难以成功者，可以尝试联合使用 CART 技术。

病例 9　左主干 CTO 开通

（微信群病例 013）

术者：汝磊生　　医院：白求恩国际和平医院

• 病史基本资料 •

• 患者男性，63 岁。

• 主诉：发作性胸闷、气短 13 年，加重 13 日入院。

• 简要病史：2017 年 4 月 4 日外院诊断为急性广泛前壁、侧壁心肌梗死，Killip Ⅰ级。冠状动脉造影示 LM 闭塞，建议首选外科冠状动脉旁路移植术。多家医院因考虑心功能差而拒绝予以外科手术治疗。

• 辅助检查：超声心动图：LVEF ≈ 34%。

• 诊断：冠心病：急性广泛前壁、侧壁心肌梗死，Killip Ⅰ级；心律失常：永久性房颤，室性早搏；慢性心功能不全：心功能Ⅲ级；二尖瓣、三尖瓣关闭不全；陈旧性脑梗死。

• 第一次手术 •

（一）治疗策略

复习外院冠状动脉造影结果：左主干起始部完全闭塞，似有残端，右冠有右向左侧支良好的侧支循环。因半个月前患者有急性心肌梗死的病史，不排除既往次全闭塞的基础上发生的完全闭塞。Syntax 和 EURO 积分均较高，属于冠状动脉介入和冠状动脉旁路移植术中高危的患者。按照中国介入指南，应心内科、心外科联合会诊，根据家属意愿选择治疗方式。因外科拒绝手术治疗，患者坚决选择介入治疗。

造影及外院心脏超声均证实心脏增大，室壁运动明显减弱，EF 减低至 34%。为增加手术安全性，采用 IABP 心脏辅助，术中防止造影剂用量过大、手术时间过长引起心力衰竭加重，所有操作尽量从简，每一步尽可能采用最佳的治疗策略和技术。因为有可能是次全闭塞的基础上发生的新近闭塞，尽可能将手术一步到位完成。

穿刺途径：右股动脉及右桡动脉。

器械选择：IABP、Corsair 微导管、双腔微导管、Fielder XT-A、GAIA First、GAIA Second、GAIA Third、Pilot 150、Conquest Pro、Miracle 3、Miracle 6、Miracle 12、Fielder XT-R、IVUS。

指引导管尺寸选择：桡动脉：5F 多功能造影导管，6F JL 4、7F EBU 3.5。

（二）冠状动脉造影

LM 起始部完全闭塞，似有锥形残端，圆锥支至 LCX 发出完整的 2 级侧支循环；右心室支向 LAD 的 2 级侧支循环（图 25-9-1）。

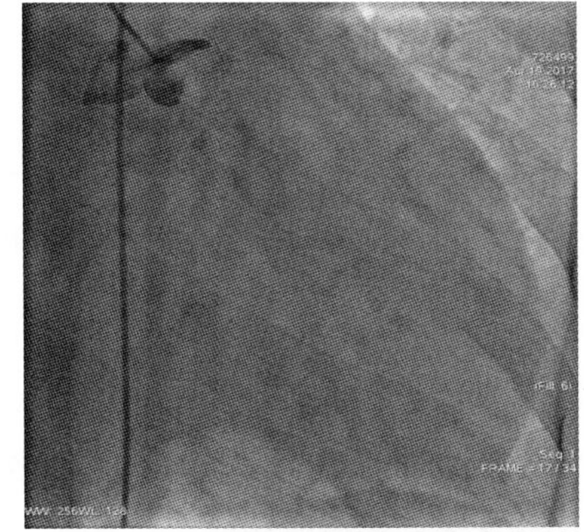

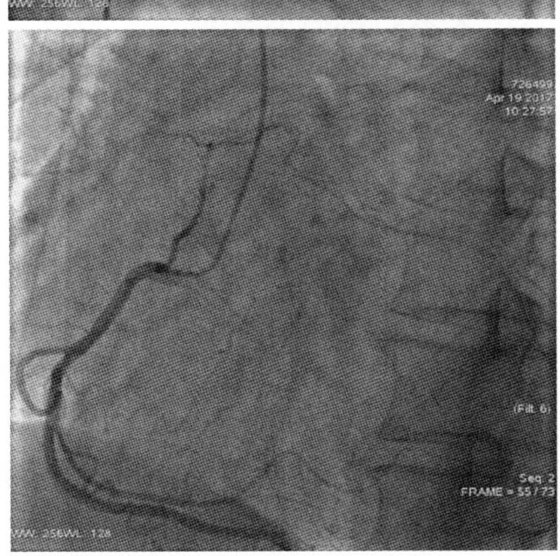

图 25-9-1　LM 起始部完全闭塞

135 cm Corsair 微导管支撑下 Fielder XT-A 导丝无法进入闭塞段，改用 GAIA Second 导丝进入 CTO 近端，于钙化处导丝不能前进，遂采用 Pilot 150 CTO 导丝继续前行，Pilot 150 进入闭塞段中段后进入内膜下（图 25-9-2）。

跟进 135 cm Corsair 微导管后改用 GAIA Third 导丝继续寻找真

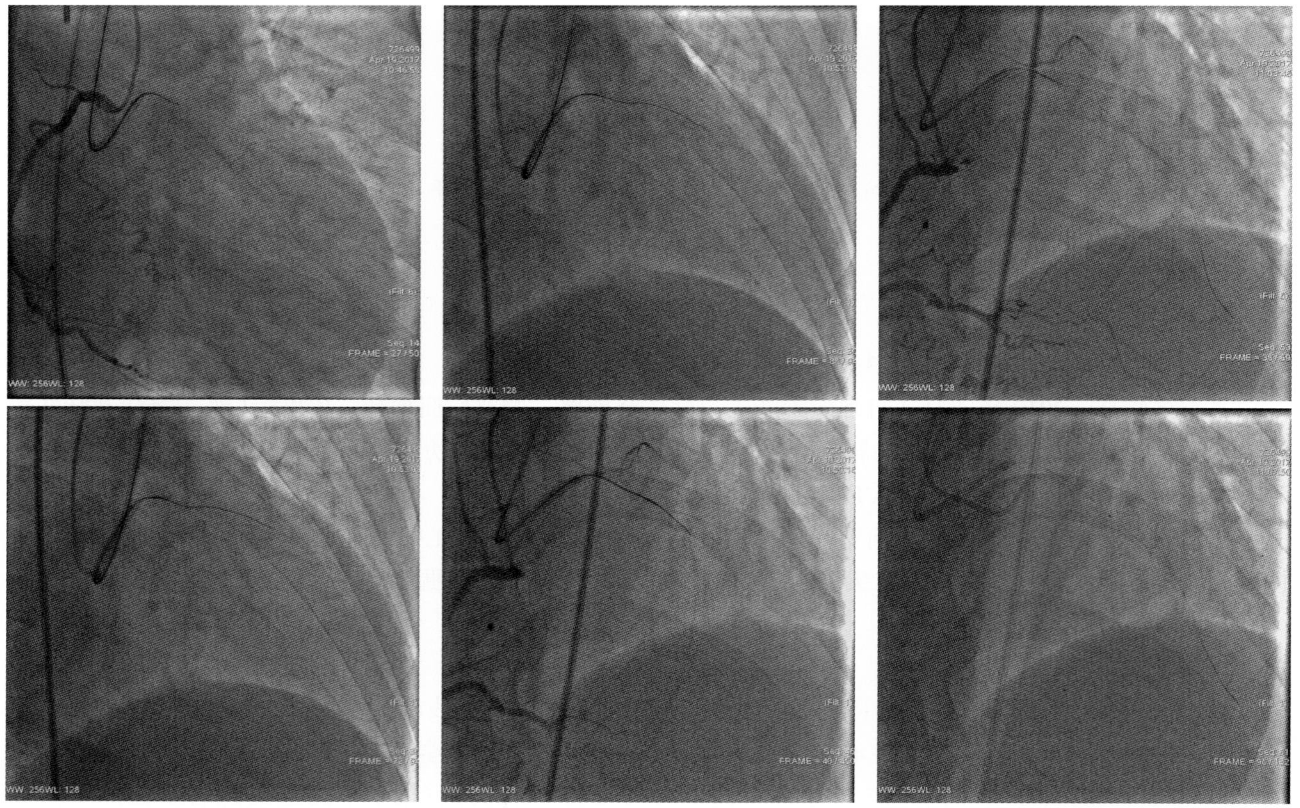

图 25-9-2 Pilot 150 进入闭塞段中段后进入内膜下

图 25-9-3 GAIA Third 导丝继续寻找真腔

图 25-9-4 GAIA Third 导丝进入对角支，1.5 mm × 15 mm 球囊扩张对角支

腔（图 25-9-3）。

GAIA Third 导丝进入对角支，对侧造影证实后跟进 Corsair 微导管，将其更换为工作导丝，1.5 mm × 15 mm 球囊扩张对角支（图 25-9-4）。

双腔微导管支撑下采用 Conquest Pro 穿刺进入远端；2.5 mm × 20 mm 球囊分别扩对角支与前降支（图 25-9-5）。

球囊扩张 LM 后可见 LCX 显影，但 LCX 及 LAD 开口大于 90°，LAD 与 LCX 夹角大于 130°，近端 LM 高度狭窄有迂曲。于 LAD 置入 2.75 mm × 36 mm 支架（图 25-9-6）。

双腔微导管辅助反转导丝失败，直接于 LM-LAD 植入 3.5 mm × 29 mm 支架，4.0 mm × 15 mm 球囊后扩支架；患者心功能差，为减少造影剂量及手术时间，择期开通 LCX，对侧造影明确下次开通 LCX 的心外膜侧支通道（图 25-9-7）。

· 第二次手术 ·

1 周后尝试开通 LCX CTO；超声心动图示 LVEF ≈ 39%，Cr 90 μmol/L，心功能明显改善，肾功能未见明显下降。

穿刺途径选择：右股动脉及左股动脉。左侧指引导管 7F EBU 3.5，6F AL。由于 AL 过深，导丝寻找圆锥支困难，改为 6F SAL 1.0。首先超选高位心外膜侧支，Sion 导丝接近极度反折处，侧支存在较大的分支，导丝反复进入分支，无法通过（图 25-9-8）。

选择另一偏下的似乎完整的侧支通道，超选反折处仍有分支，Sion 导丝反复进入边支，采用 Fielder XT-R 特殊塑形的导丝进入 LCX 远端；Fielder XT-R 导丝无法进入 LAD（图 25-9-9）。

改用 Miracle 3 导丝进入 LAD，考虑到 LCX 和 LAD 为 135° 夹角，逆向导丝会指向 LCX，因此采用

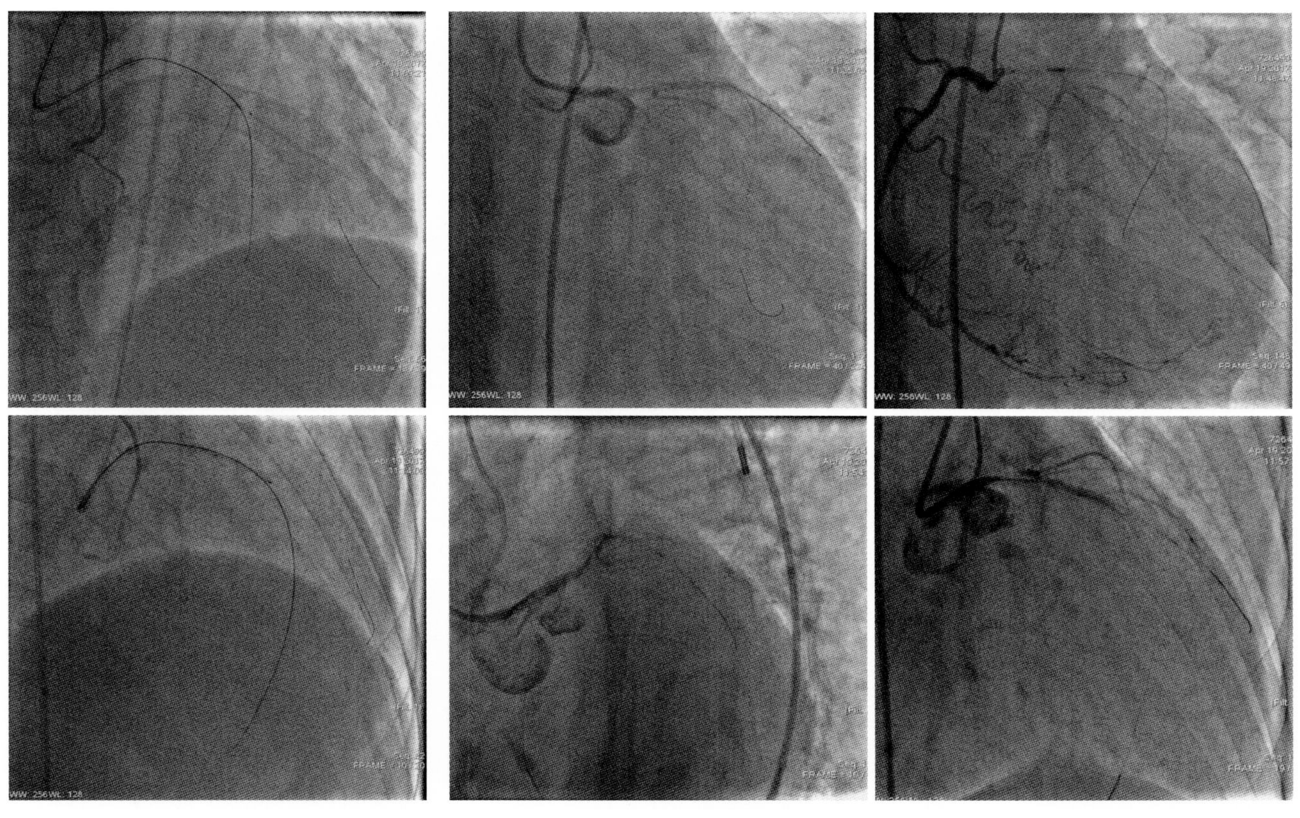

图 25-9-5　球囊分别扩对角支与前降支

图 25-9-6　LAD 置入支架

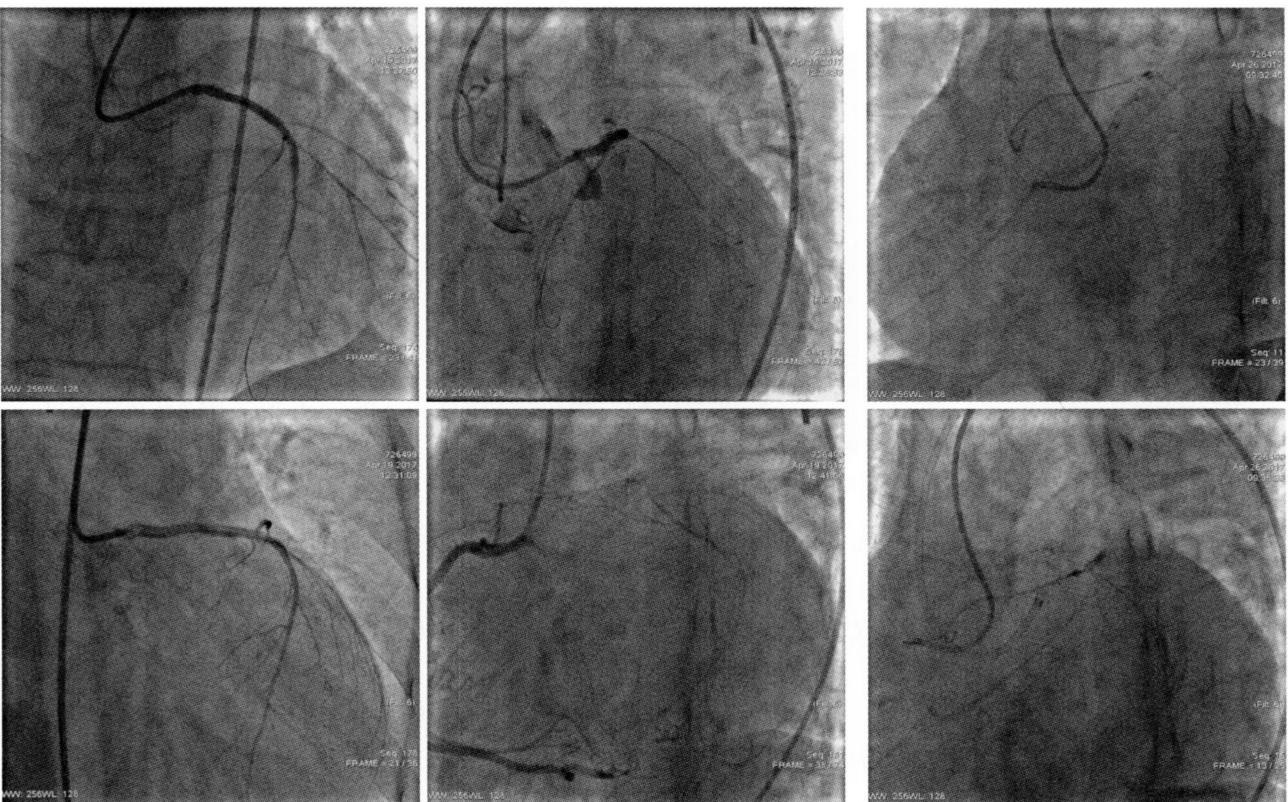

图 25-9-7　LM-LAD 植入支架，择期开通 LCX

图 25-9-8　Sion 导引钢丝无法通过高位心外膜侧支

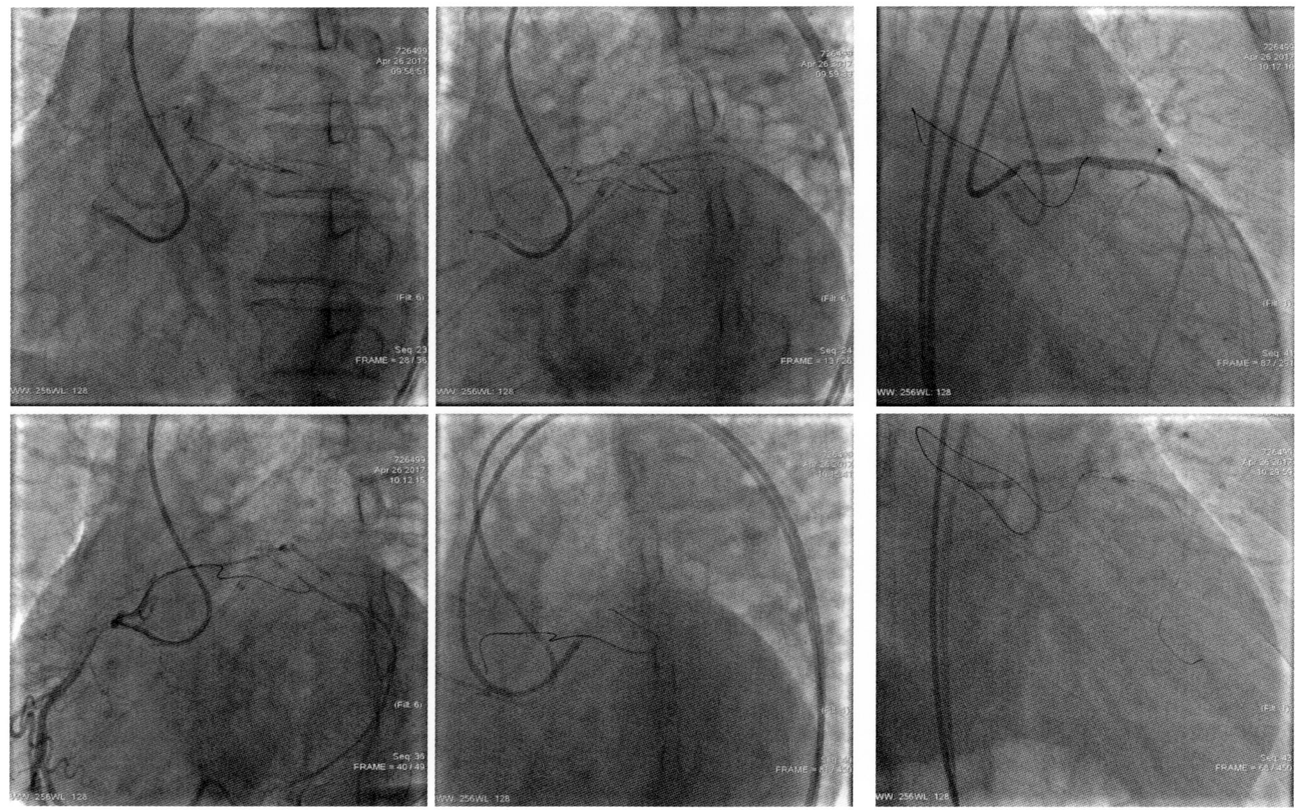

图 25-9-9 Sion 导丝反复进入边支，采用 Fielder XT-R 特殊塑形的导丝进入 LCX 远端

图 25-9-10 LAD 送入球囊扩张反逼 LCX 导丝进入 LM

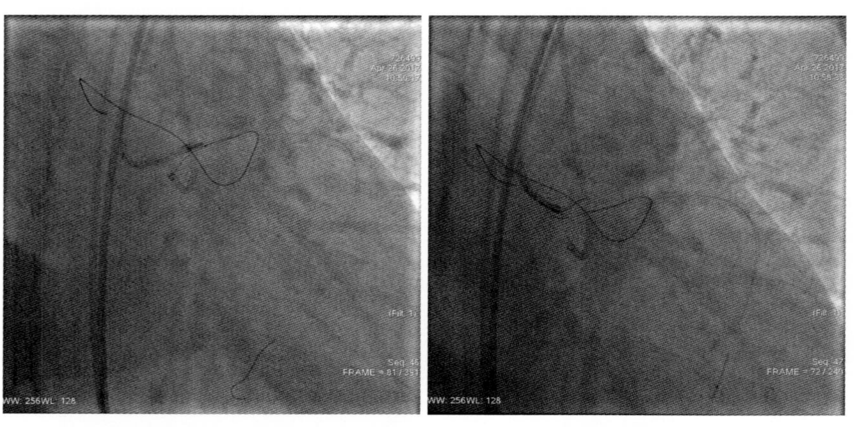

图 25-9-11 自制抓捕器抓捕导丝至正向指引导管内

LAD 送入球囊扩张反逼导丝进入 LM（图 25-9-10）。

跟进微导管，但导丝无法进入左主干，遂采用自制 4F 抓捕器，抓捕导丝至正向指引导管内（图 25-9-11）。

完成导丝体外化，但支架不能通过，4 in 6 导管辅助下球囊锚定送入支架（图 25-9-12）。最后结果见图 25-9-13。

· 小结 ·

1. 对于高危、复杂的 CTO 病变可以采用分次手术进行开通，以增加手术的安全性，避免一次应用过多的造影剂增加造影剂肾病发生的风险。

2. 对于夹角较大（>90°）的 CTO 病变，如果正向不能开通可以采用正向、逆向杂交的手段进行开通。

3. 在高度迂曲的心外膜侧支，如果迂曲的侧支存在有分支血管，则非常棘手，通过采用具有保持形状较好的 Fielder XT-R 导丝通过特殊的塑形有助于解决该难题。

4. 4 in 6 导管较 Guidezilla 外径更小，有利于深入血管，同时对于高危且角度较大的分支血管以及有支架网眼覆盖的位置，4 in 6 导管有助于提高手术效率。

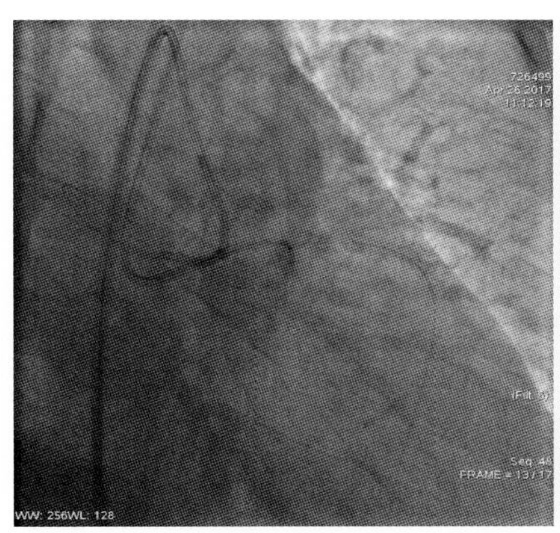
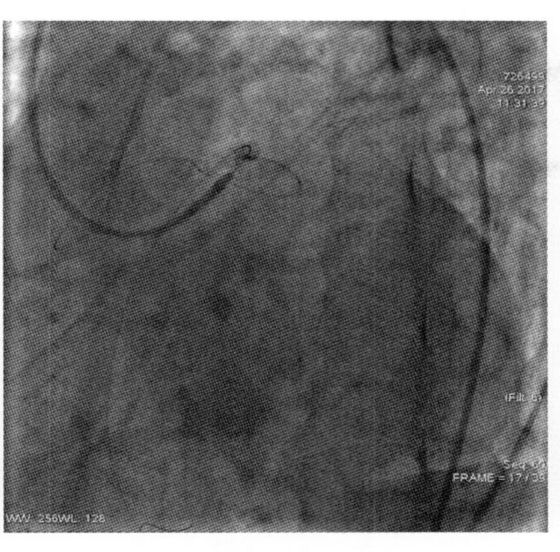

图 25-9-12　4 in 6 导管辅助下球囊锚定送入支架

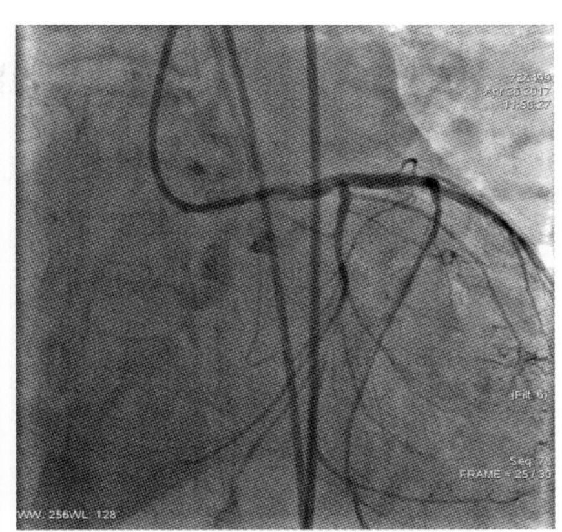

图 25-9-13　最终结果

病例 10　相似的解剖结构，完全不同的治疗策略

（微信群病例 023）

术者：葛雷　　医院：复旦大学附属中山医院

概述

1. 相似的解剖结构：以下两个病例，都是回旋支中远段完全闭塞，闭塞近端均无残端，闭塞远端均由同侧侧支血管供应，右冠均无侧支血管供应回旋支。

2. 不同的治疗策略：第一个病例通过 IVUS 寻找闭塞残端，IVUS 发现闭塞端斑块以纤维斑块为主，所以首先采用正向介入治疗，在实时 IVUS 指引下进行导引钢丝穿刺闭塞近端。如果正向介入失败，及时转为逆向介入治疗。第二个病例同样通过 IVUS 寻找闭塞残端，但 IVUS 发现闭塞近端为钙化斑块，其入口大部分被钙化斑块所阻挡，同时在斑块的内部也存在钙化，正向介入成功率可能不高，而且在尝试正向介入治疗时，也有可能使钝缘支受损，因此这个病例采用了直接逆向介入治疗。

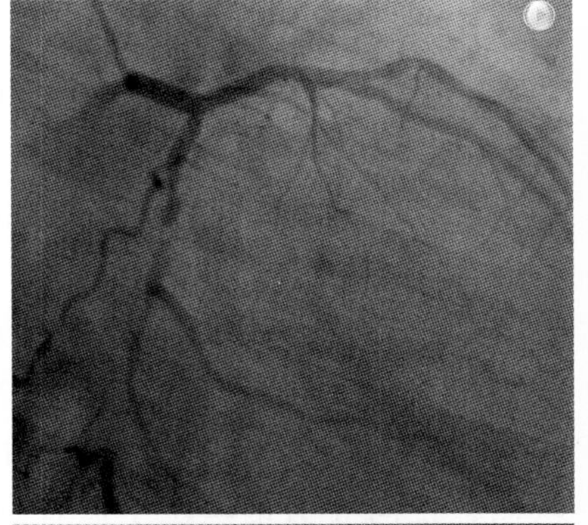
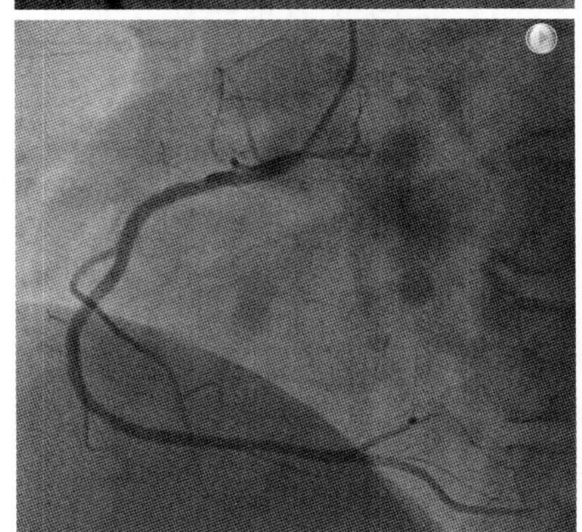
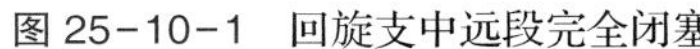

图 25-10-1　回旋支中远段完全闭塞

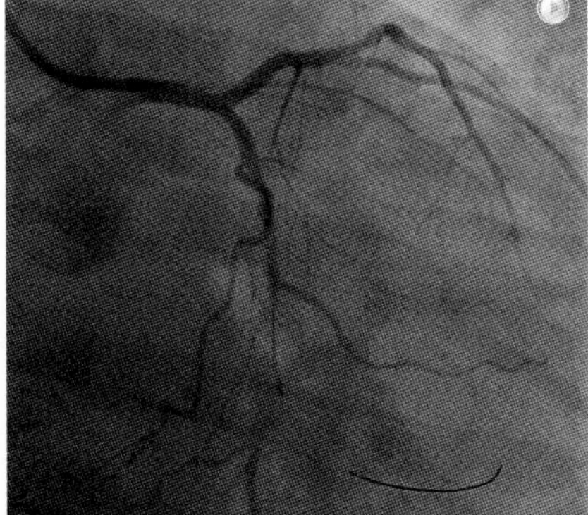
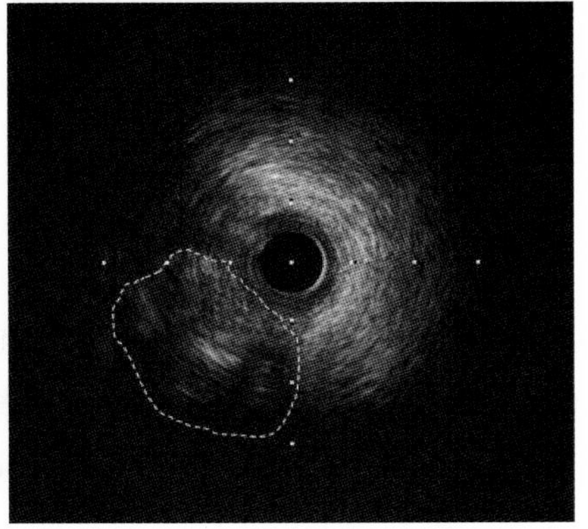

图 25-10-2　IVUS 发现闭塞端斑块以纤维斑块为主

手术过程

（一）第一个病例：男性，53 岁

回旋支中远段完全闭塞，闭塞近端无残端，闭塞远端由同侧侧支血管供应，右冠均无侧支血管供应回旋支（图 25-10-1），IVUS 发现闭塞端斑块以纤维斑块为主（图 25-10-2），在 IVUS

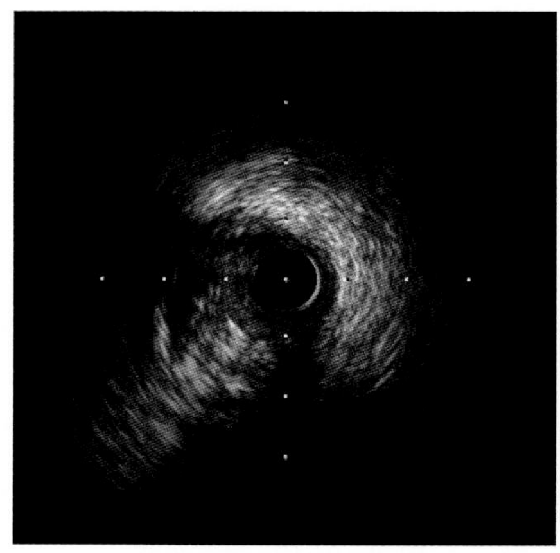
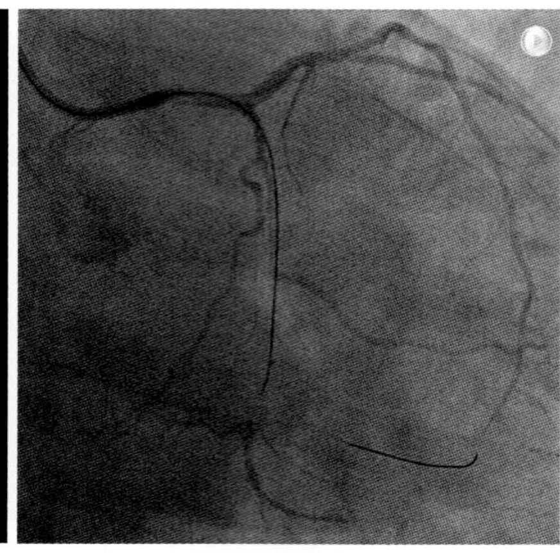
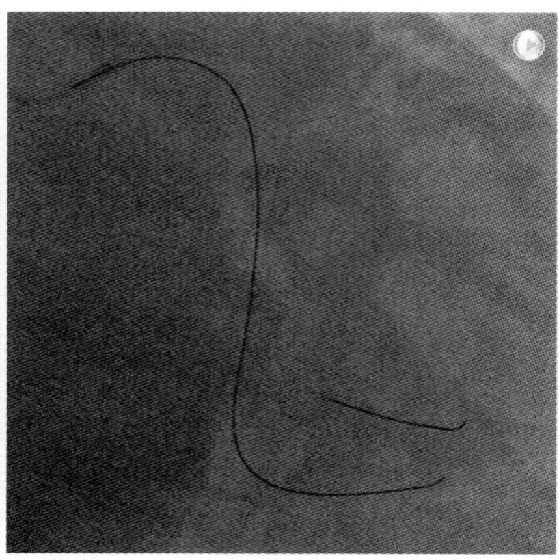

图 25-10-3 IVUS 实时指导下穿刺近端纤维帽

实时指导下，GAIA Second 穿刺闭塞近端纤维帽（图 25-10-3）。在对侧冠状动脉造影指导下，通过闭塞段到达远段血管真腔，置入支架，最终结果见图 25-10-4。

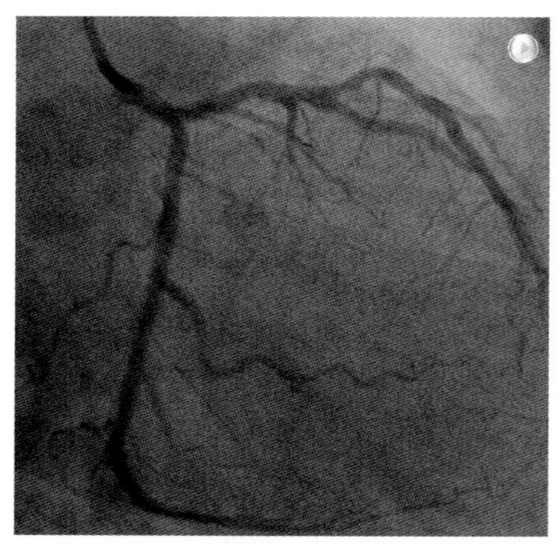

图 25-10-4 置入支架后最终结果

（二）第二个病例：男性，56 岁

冠状动脉造影提示：LM 未见明显狭窄；LAD 近中段原支架未见再狭窄；中间支近段狭窄 30%～40%；LCX 开口狭窄 50%，近段狭窄 50%～60%，远段 100% 闭塞，通过自身桥侧支向远段提供侧支循环（图 25-10-5）。IVUS 显示 LCX 闭塞近端严重钙化（图 25-10-6），正向介入治疗成功率不高，钝缘支开口有受损可能，因此决定采用直接逆向介入治疗。7F EBU 3.5 SH，联合使用 Sion 导丝和 150 cm Corsair 微导管，将其通过 LCX 自身侧支送至闭塞段远端（图 25-10-7）。

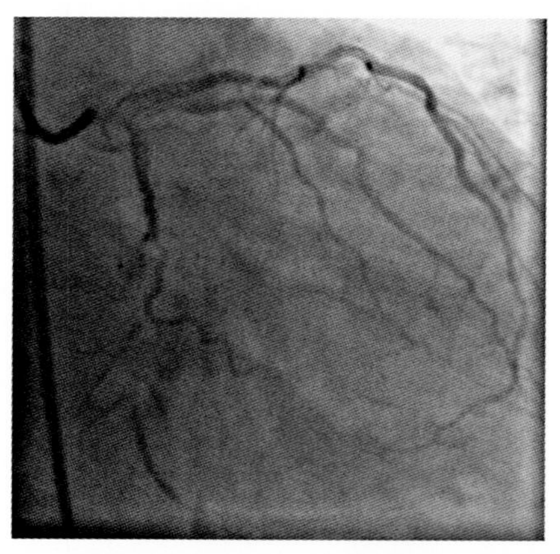

图 25-10-5 回旋支远段 100% 闭塞，通过自身桥侧支向远段提供侧支循环

Fielder XT-R 无法进入闭塞远端，遂使用 Ultimate Bros 3，将其送至闭塞近段，但无法进入中段血管腔。遂使用 2.0 mm 球囊及 2.5 mm 球囊在回旋支中段进行改良反向 CART 技术，逆向导引钢丝均无法进入中段血管腔（图 25-10-8）。IVUS（Opticross）指导反向 CART：LCX 管腔直径约为 3.0 mm，逆向导引钢丝位于斑块内，正向导引钢丝位于血管真腔（图 25-10-9），换用 3.0 mm 球囊进行反向 CART，成功将逆向 Ultimate Bro 3 导丝通过闭塞段送至 LCX 近段（图 25-10-10）。为避免逆向导引钢丝头端进入左主干内膜下，在操控逆向导引钢丝进入正向指引导管之前，通过 IVUS 确定逆向导丝的位置，IVUS 显示逆向导引钢丝位于血管腔内（图 25-10-11）。逆向导引钢丝进入正向指引导管后，150 cm Corsair 微导管无法跟进，遂尝试微导管 Rendezvous 技术，但逆向导引钢丝未能进入正向微导管内（图 25-10-12），采用“乒乓”指引导管技术，选用另一根 7F EBU 3.5 指引导管，但逆向导引钢丝仍无法送入该指引导管内。尝 Guidezilla Pick-up 技术，仍无法将 Ultimate Bro 3 导引钢丝送入该指引导管内，遂利用 Guidezilla 导管及 2.0 mm 球囊制作抓捕器，成功将逆向导丝抓捕入另一 EBU 3.5 指引导管内（图 25-10-13）。

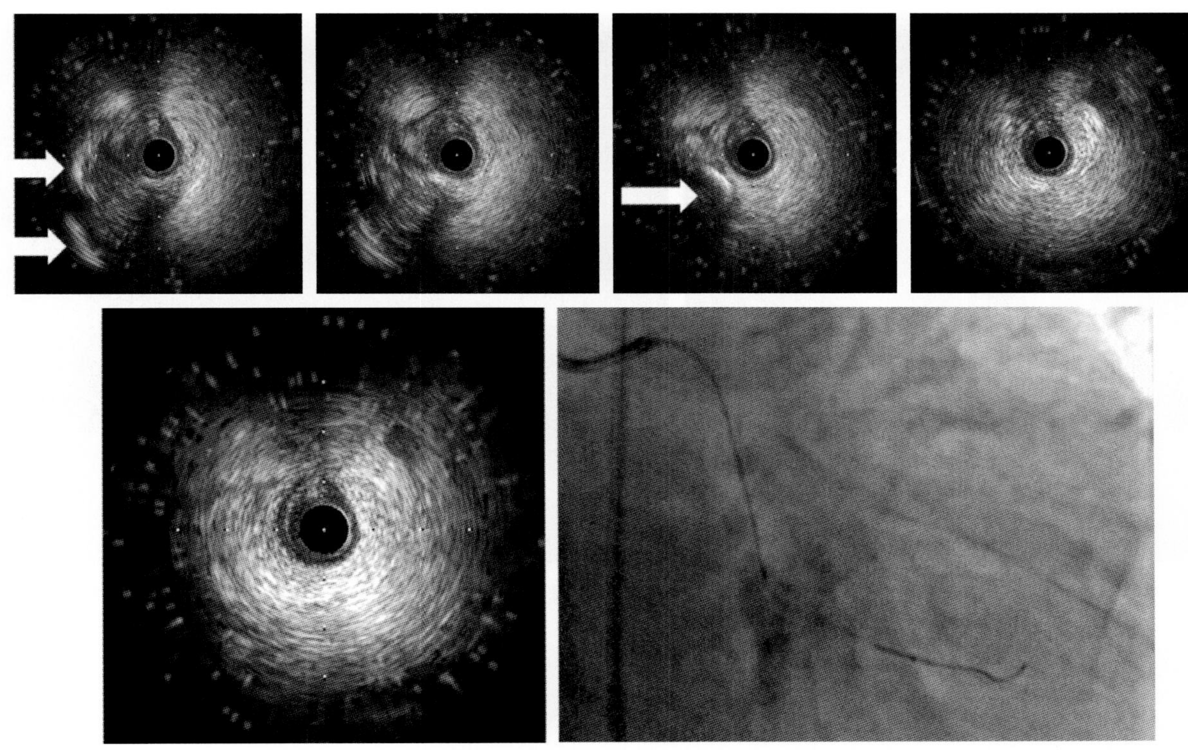

图 25-10-6　IVUS 显示 LCX 闭塞近端严重钙化（白色箭头所指）

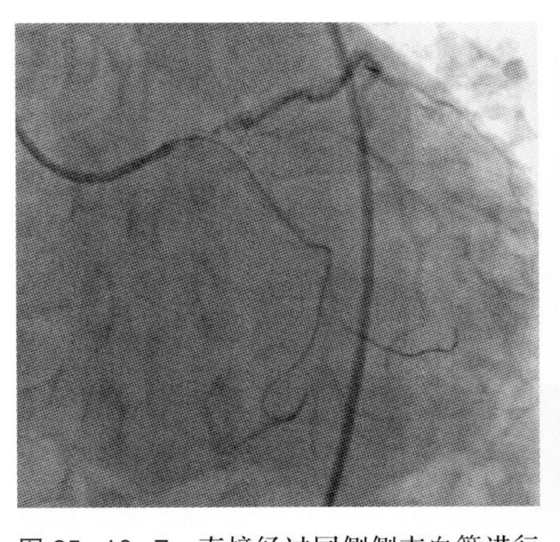

图 25-10-7　直接经过同侧侧支血管进行逆向介入治疗

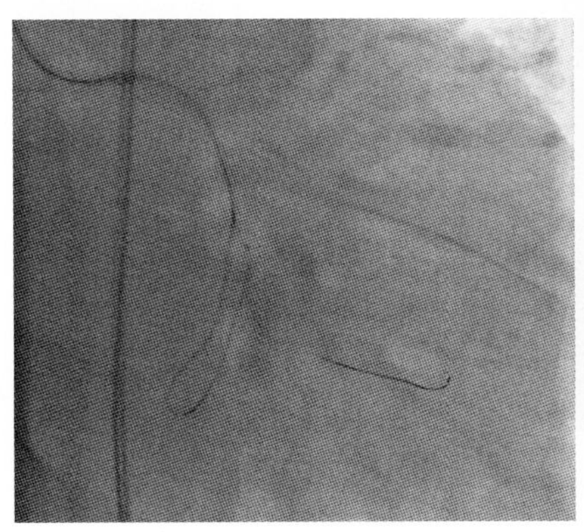

图 25-10-8　反向 CART 技术（2.0～2.5 mm 球囊）

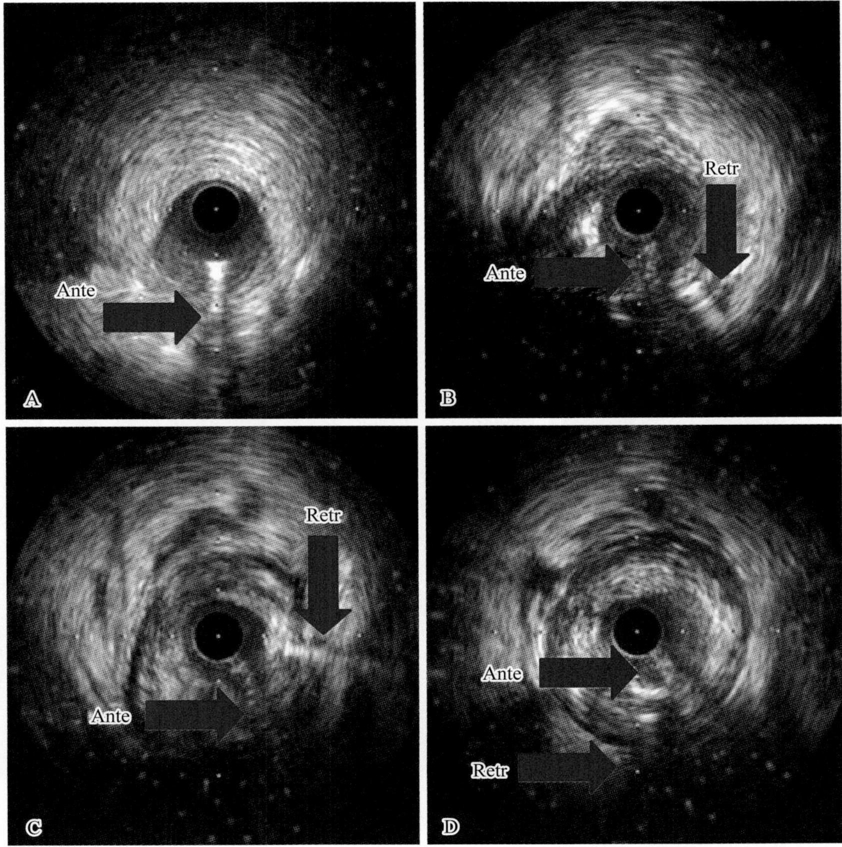

图 25-10-9　IVUS 指导反向 CART 技术：逆向导引钢丝位于斑块内，正向导引钢丝位于血管真腔（Ante：正向；Retr：逆向）（续后）

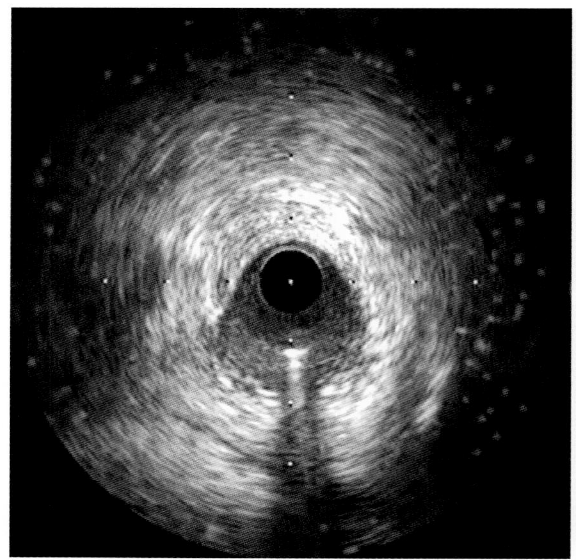

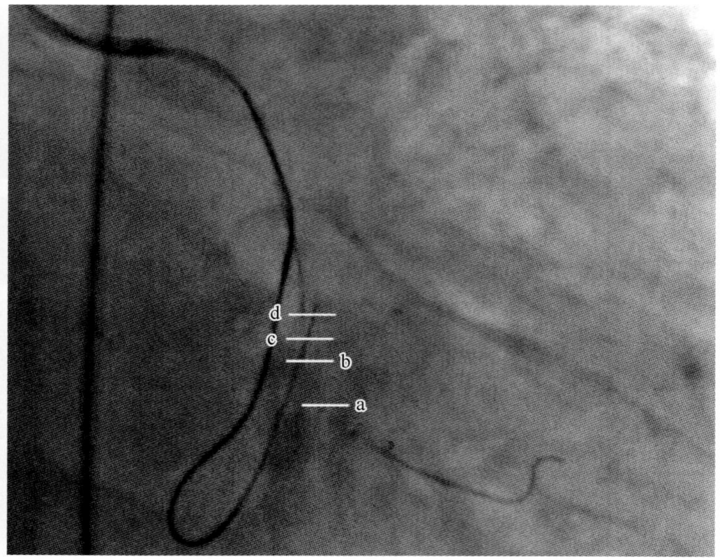

（图 25-10-9 续图）

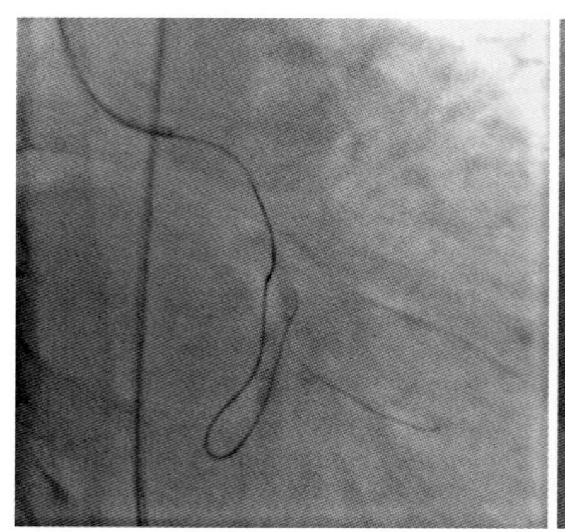

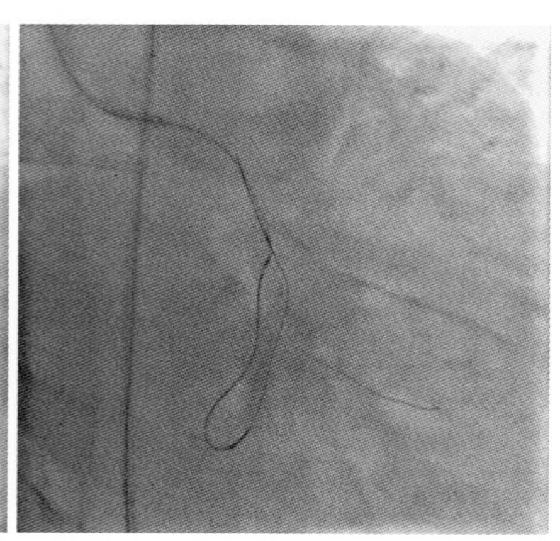

图 25-10-10　反向 CART 技术（3.0 mm 球囊）

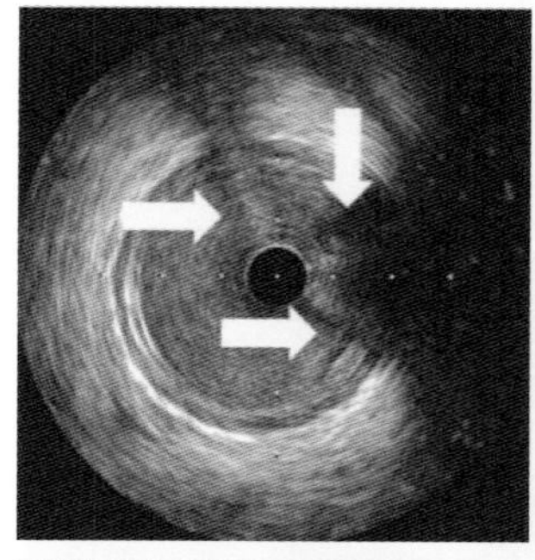

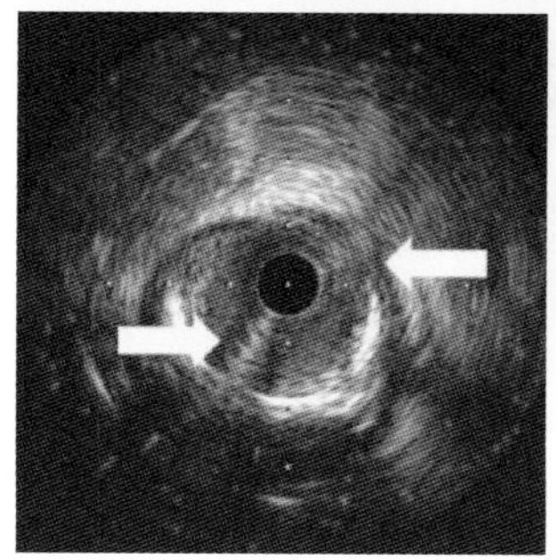

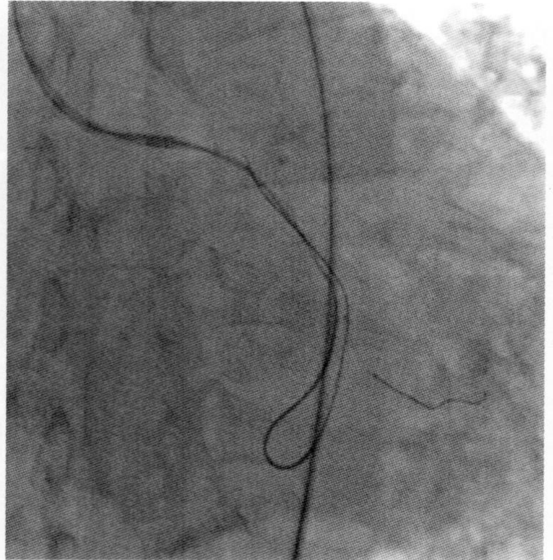

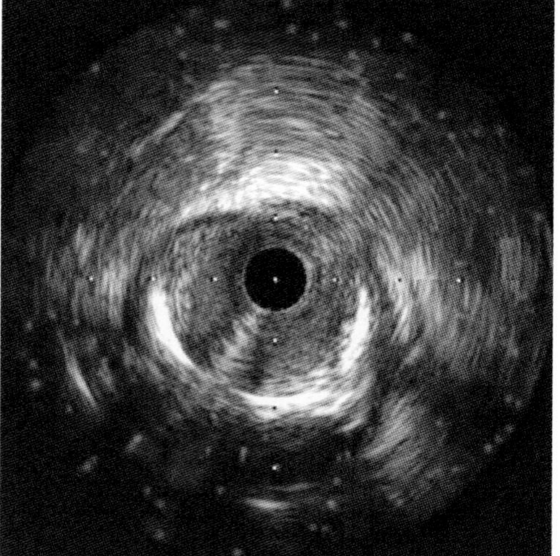

图 25-10-11　逆向导引钢丝位于血管真腔

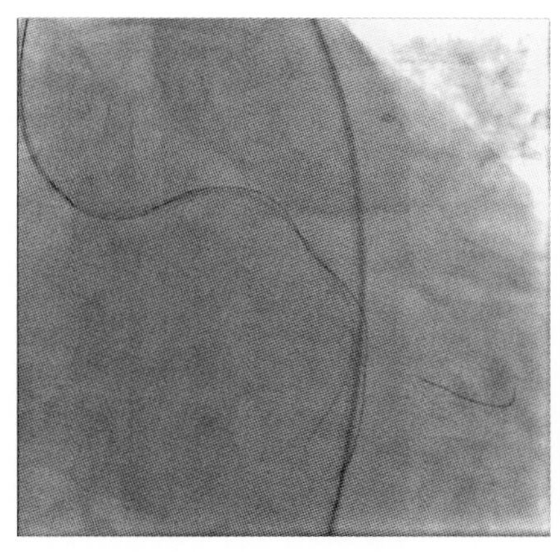

图 25-10-12　逆向导引钢丝进入正向指引导管后，Corsair 微导管无法跟进，尝试微导管 Rendezvous 技术，但逆向导引钢丝未能进入正向微导管内

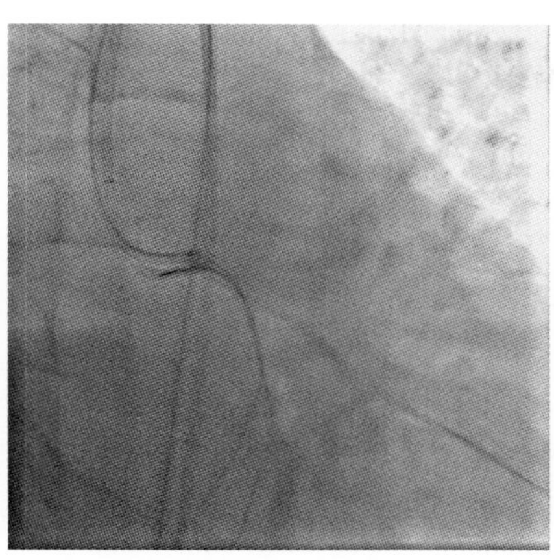

图 25-10-14　导引钢丝体外化后，将 Fielder XT-R 送至回旋支远端

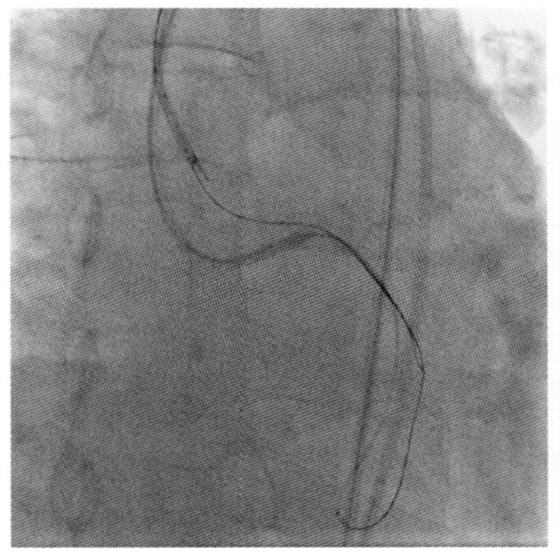

图 25-10-13　“乒乓”指引导管技术，利用 Guidezilla 导管及 2.0 mm 球囊制作抓捕器，成功将逆向导丝抓捕入另一指引导管内

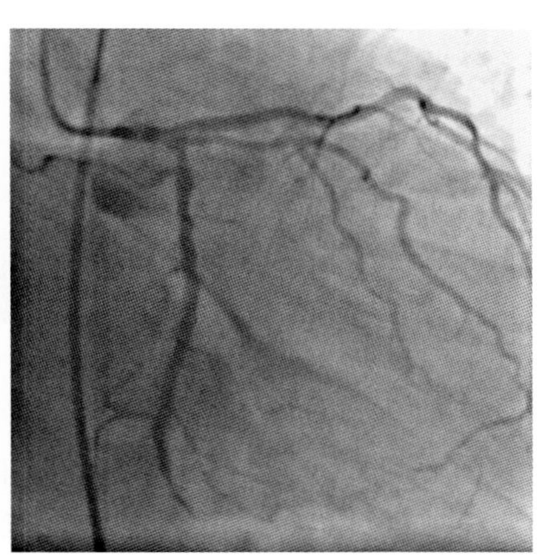

图 25-10-15　置入支架

利用球囊锚定技术，将 150 cm Corsair 导管送入指引导管内，通过 330 cm RG 3 导引钢丝完成体外化，KDL 双腔微导管 +Sion 未能通过 LCX 远端，换用 Fielder XT-R，将其送至回旋支远端（图 25-10-14），中远段串联置入 2.5 mm 及 3.0 mm 支架，最终结果见图 25-10-15。

· 小结 ·

临床实践中不存在两个完全一样的 CTO 病变，尽管初看起来其解剖结构非常相似，但每个 CTO 病变都有其自身的特点，根据其不同的特点选择不同的策略可能要比具体技术本身更为重要。

并发症篇

病例 11　严重钙化 RCA CTO PCI—— Conquest Pro 导丝断裂及处理

（微信群病例 009）

术者：马剑英　　医院：复旦大学附属中山医院

· 病史基本资料 ·

- 患者男性，79 岁。
- 简要病史：CAGB 术后 12 年，PCI 术后 3 个月。1 年半前再次出现胸痛，造影示左主干闭塞，右冠近段闭塞伴严重钙化，LIMA 至 LAD 桥血管通常，逆灌回旋支和钝缘支，主动脉至对角支桥血管通常；尝试右冠 PCI 未成功（Conquest 8-20 导丝未通过闭塞处）。3 个月前再次尝试右冠 PCI 仍未成功，前向 Knuckle 后 Stingray 穿刺后留下严重夹层未置入支架。曾经尝试过 2 次前向均未成功，2 次逆向导丝均未通过侧支。

· 冠状动脉造影 ·

左主干完全闭塞伴重度钙化，右冠近段完全闭塞伴钙化，右冠远段经迂曲圆锥支侧支循环显影，主动脉-对角支静脉桥通畅，吻合口未见狭窄，左内乳动脉造影示 LIMA 至前降支中段动脉桥通畅，吻合口未见狭窄病变，逆向血流供应回旋支和钝缘支（图 25-11-1）。

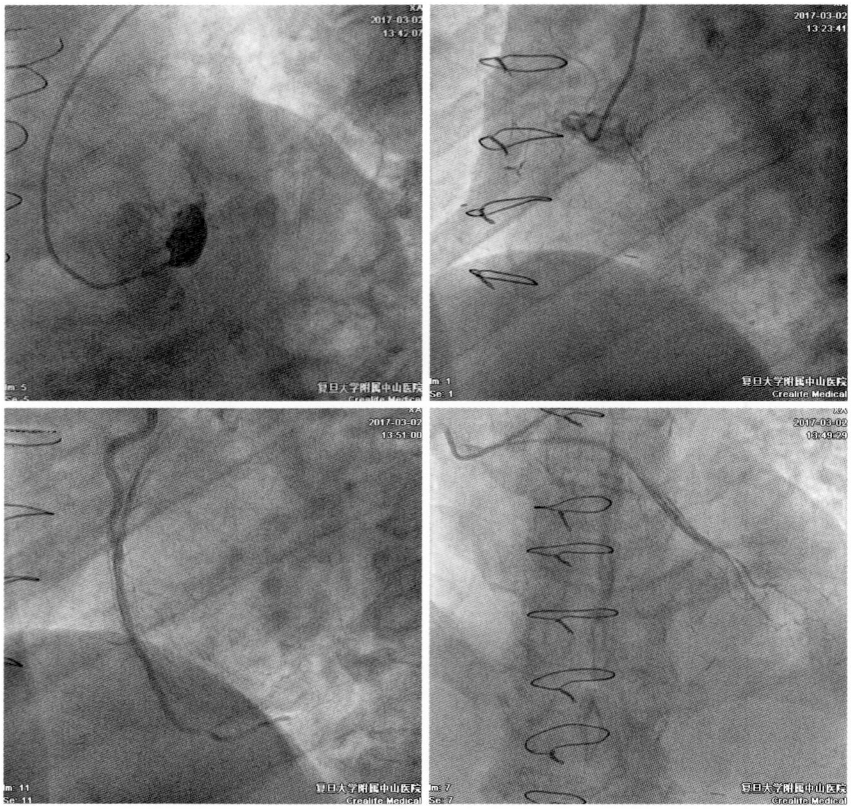

图 25-11-1 左主干完全闭塞伴重度钙化，右冠近段完全闭塞伴钙化，主动脉-对角支静脉桥通畅，左内乳动脉造影示 LIMA 至前降支中段动脉桥通畅

· 手术难点及策略选择 ·

1. 右冠钙化严重，既往前向尝试 Conquest 8-20 导丝未能通过闭塞处，逆向侧支扭曲，两次前向尝试均未成功，两次逆向尝试导丝均未能通过侧支，最后一次尝试正向采用 Knuckle 技术，右冠远端 Stingray 穿刺虽然进入真腔，但右冠夹层及血肿较大，未植入支架，已经 3 个月多，所造成的假腔愈合情况不清楚。

2. 此次手术策略首先再次尝试前向 GAIA 3、Conquest 8-20 等硬导丝，通过的可能性仍然比较小。如果不能通过，考虑 Stingray 锚定情况下尝试 Conquest 8-20 及 Stingray 导丝。

3. 如果正向失败，此次重点是寻找合适的侧支再次尝试逆向治疗，前两次逆向导丝均未能通过自身侧支，此次能否顺利通过侧支行逆向介入治疗仍未知。

4. 左侧桡动脉，6F 桡动脉鞘，6F AL 1.0 指引导管至右冠，Corsair 支持下前向尝试 GAIA Third、Conquest Pro、Conquest 8-20 等导丝，如果未能通过闭塞处，选择 Stingray 至右冠近段，尝试使用 Stingray、Conquest 8-20 导丝。如果仍未能通过闭塞处，尝试经自身侧支逆向至右冠远端。可能出现以下情况。① 无法通过侧支血管：前两次逆向侧支均未能通过，此次仍然有可能逆向侧支过不去，一方面再次尝试上次侧支，另一方面可能需要寻找新的侧支再次尝试。② 侧支穿孔：由于是心外膜侧支，反复尝试侧支发生穿孔的概率比较高。如果发生侧支穿孔，可能需要送入 Finecross 微导管及弹簧圈封堵。如果出现心脏压塞，可能需要及时心包穿刺引流。如果上述方法均未能成功，可以逆向开通左主干-前降支，然后尝试前降支-间隔支-后降支-右冠侧支逆向开通右冠完全闭塞。

· 手术过程 ·

1. 在 Corsair 支持下，GAIA Third、Conquest Pro、Conquest 8-20 导丝反复尝试，由于钙化非常严重，导丝进入不了真腔，考虑 Stingray 锚定下 Conquest 8-20 或 Stingray 导丝穿刺进入真腔（图 25-11-2）。

2. 在 Stingray 基础上尝试 Conquest 8-20、Stingray 专用导丝反复尝试，仍然不能通过钙化病变，拟尝试 KDL 平行导丝技术（图 25-11-3）。

3. KDL 导管只能至右冠近段，反复尝试 Conquest 8-20 平行导丝技术，均未成功，准备进行逆向介入治疗（图 25-11-4）。

4. 右冠自身侧支造影看起来比较丰富，但 Corsair 超选造影的时候，没有明确的相连侧支，反复超选造影及 Sion 导引钢丝尝试未能通过自身侧支，一时陷入困境（图 25-11-5）。

5. 考虑到自身侧支可能比较细，Sion 不容易通过，尝试使用 Fielder XT-R，在多次尝试后，Fielder XT-R 通过自身侧支，但不能至右冠中段，再次换成 Sion 导丝至右冠中段（图 25-11-6）。

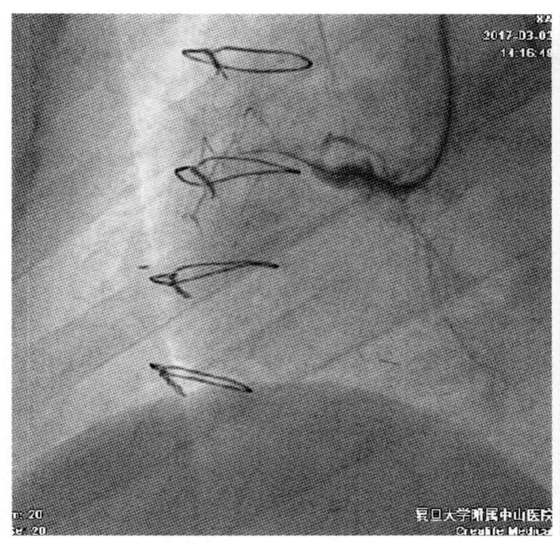
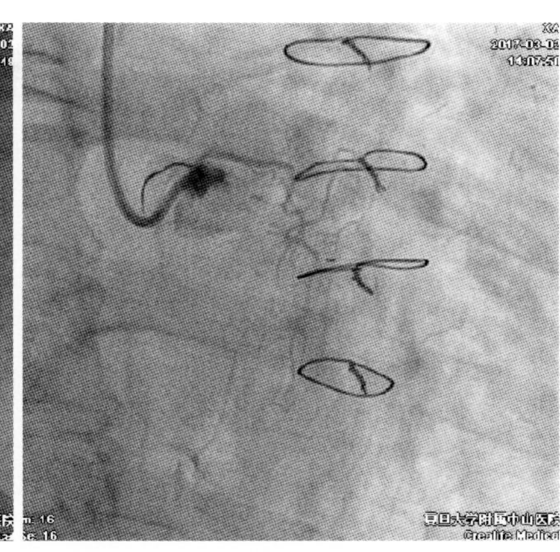

图 25-11-2　正向导引钢丝无法进入血管真腔

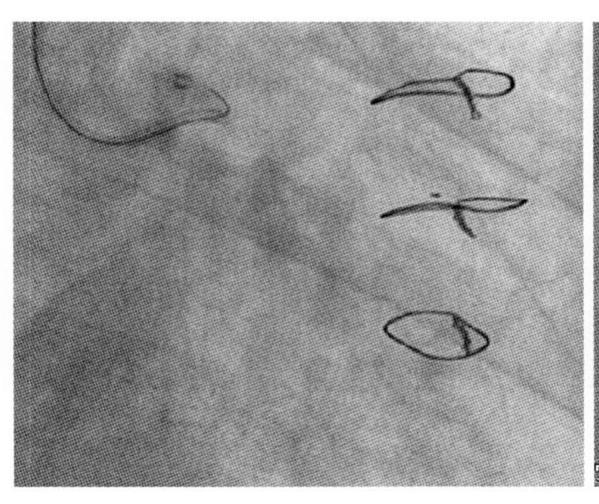
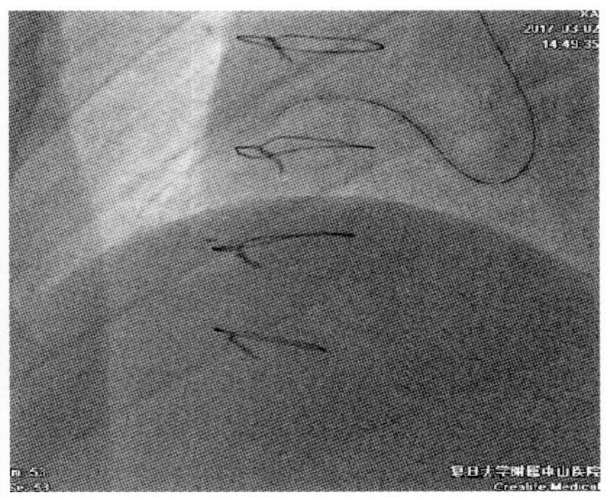

图 25-11-3　ADR 技术失败

6. 逆向 Corsair 送至右冠近段，反复尝试 GAIA Third、Conquest Pro 导丝未能至右冠近段真腔内，进行反向 CART 技术：经“乒乓”指引导管技术，在 Guidezilla 导管辅助下进行反向 CART 技术，Conquest Pro 进入指引导管内（图 25-11-7）。

7. 逆向 Corsair 无法前送，电影下发现 Conquest Pro 导丝毁损。在逆向导丝指引下，尝试正向导丝对吻技术，但未成功；尝试正向送入 Corsair 导管进入逆向 Conquest Pro 导丝，但正向送入 Corsair 未获成功；尝试将逆向系统撤出来时发现 Conquest Pro 导丝卡在钙化斑块内，无法回撤（图 25-11-8）。

8. Conquest Pro 导丝外层缠绕丝断裂，核心杆尚连接。尝试球囊在 Guidezilla 内锚定导丝扯断导丝未

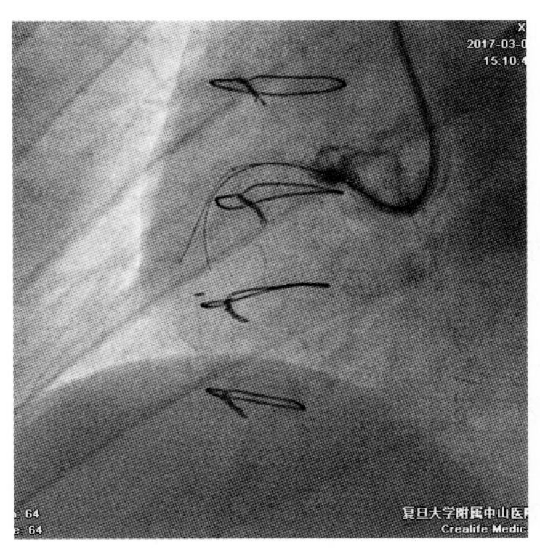

图 25-11-4　KDL 平行导引钢丝技术

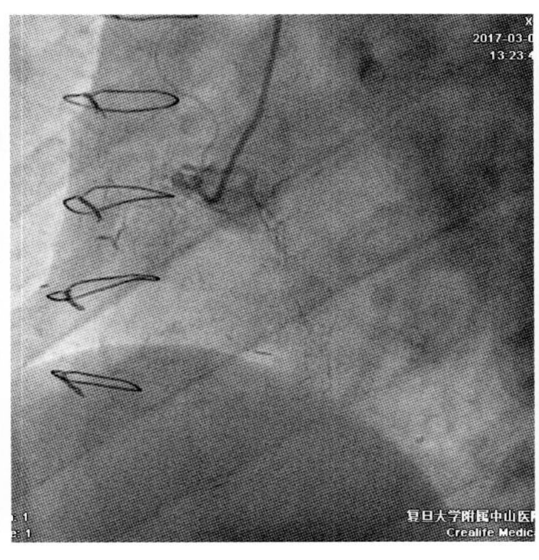
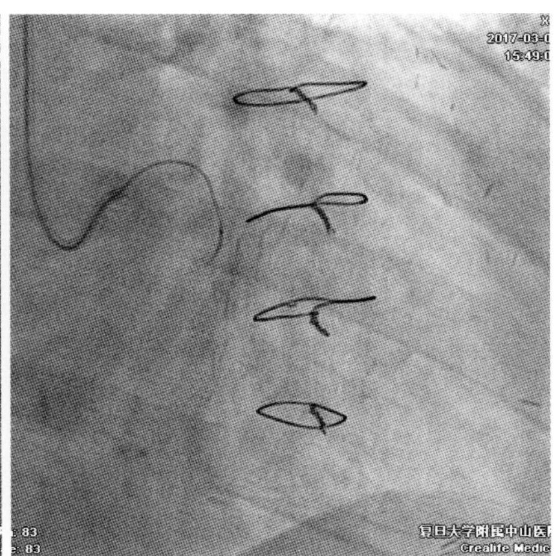

图 25-11-5　Sion 导引钢丝无法通过自身侧支血管

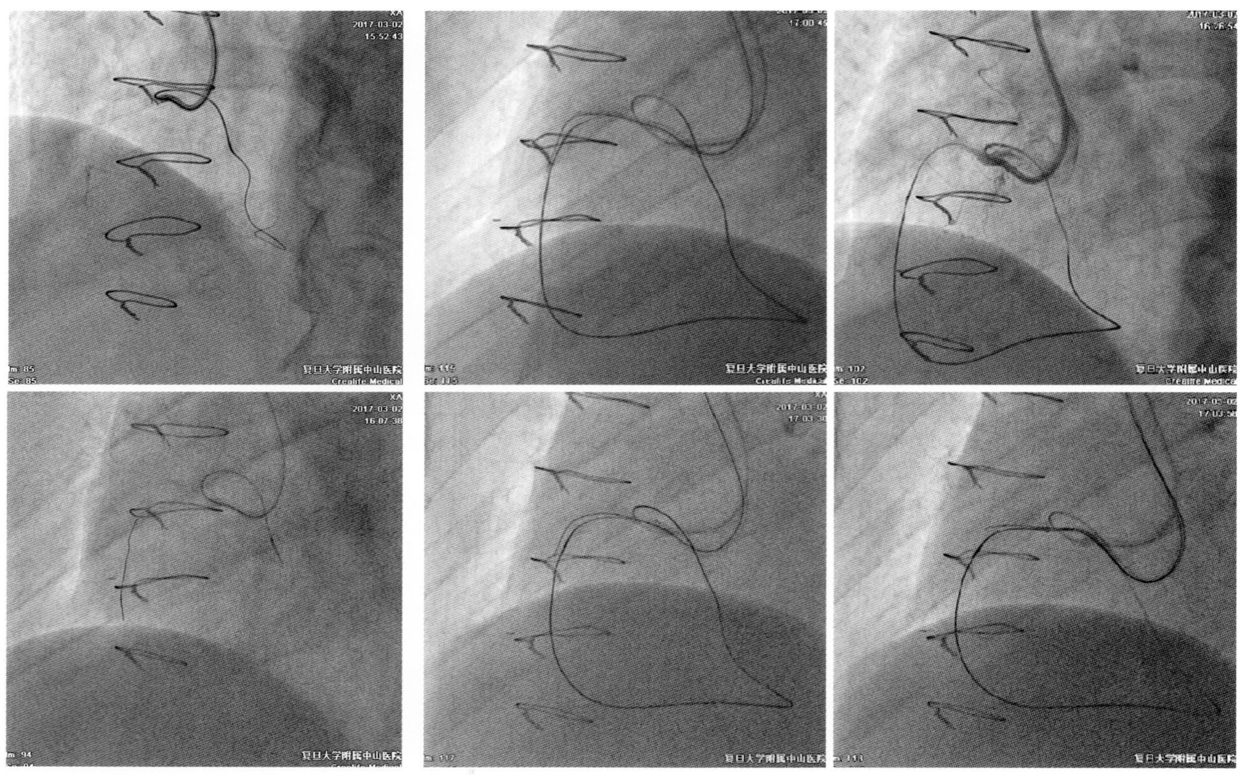

图 25-11-6 Fielder XT-R 通过自身侧支，Sion 导丝至右冠中段

图 25-11-7 “乒乓”指引导管技术及反向 CART 技术

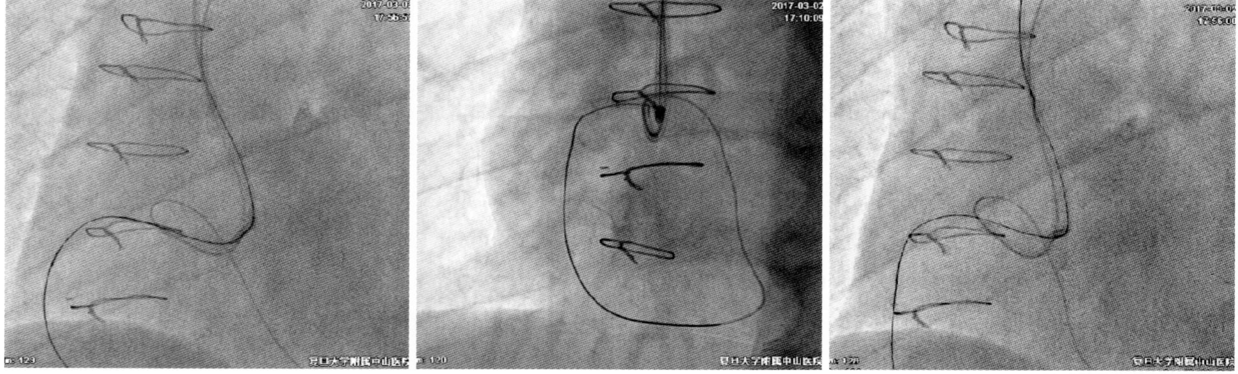

图 25-11-8 Conquest Pro 导丝毁损，无法回撤

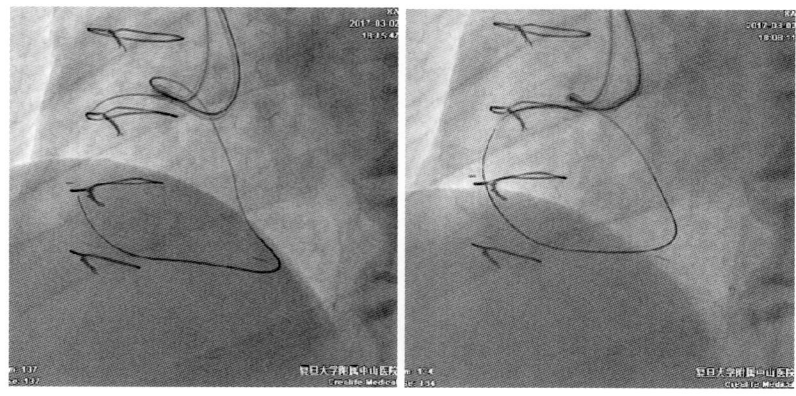

图 25-11-9 逆向将 Corsair 及断裂导丝一起撤出

成功，球囊破裂。尝试用扭控器（Torque）固定导丝尾部，持续逆向旋转导丝，导丝外层缠绕丝断裂加重，但核心杆一直未断。最终导丝在逆向 Corsair 内断裂，正向将 Corsair 撤出，逆向将 Corsair 及断裂导丝一起撤出（图 25-11-9）。

9. 正向 Corsair 及 Fielder XT-R 导丝反复尝试后至右冠远端，交换 Sion 导丝，球囊扩张，植入

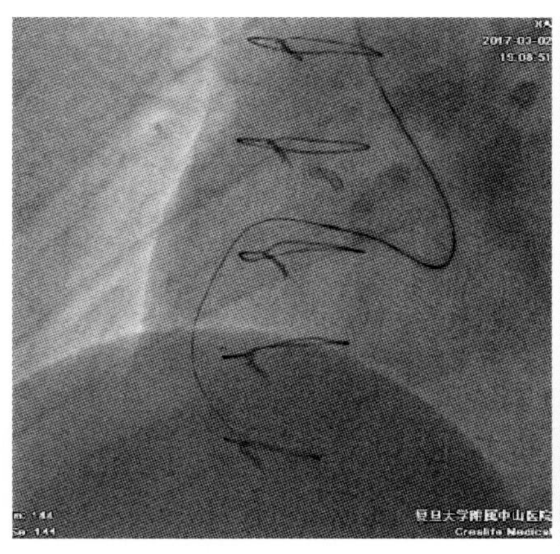
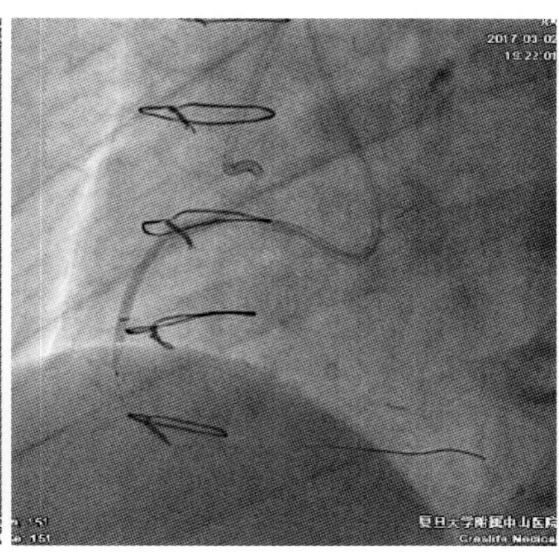
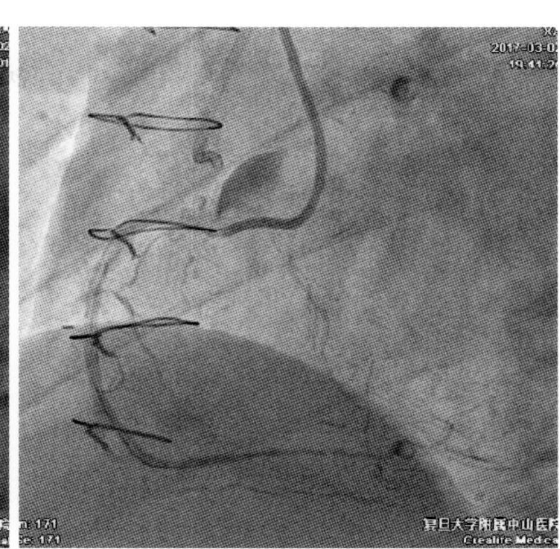

图 25-11-10　置入支架最终结果

支架，后扩张，最后造影见图 25-11-10。

· 小结 ·

严重钙化的 CTO PCI 成功率会显著下降。严重钙化时，Corsair 导管容易和缠绕性导丝出现纠缠现象。一旦发生类似情况，需要当机立断将逆向系统一起撤出，因为一旦导丝被钙化病变卡住，就很难处理。逆向导丝通过病变后常会在闭塞病变内留有细小缝隙，因为是在钙化病变内，不容易塌陷，此时可以正向尝试沿逆向导丝走过的缝隙送至病变远端。

病例 12　经微导管可吸收缝线栓堵成功处理 CTO 病变逆向 PCI 术中心房支破裂

（微信群病例 033）

术者：李悦，盛力　　医院：哈尔滨医科大学附属第一医院

· 病史基本资料 ·

- 患者男性，51 岁。
- 主诉：劳累后胸痛 4 个月。
- 既往史：高血压病史 21 年。
- 辅助检查

心电图：窦性心律，Ⅱ、Ⅲ、aVF 导联呈 qR 型。

心脏彩超：节段性室壁运动异常（下后壁、侧壁、右心室），LVEDd 56 mm，EF 44%。

· 冠状动脉造影 ·

经右侧桡动脉冠状动脉造影结果：LM 未见异常，LAD 近中段弥漫病变，最重狭窄约 50%，前向血流 TIMI 3 级。LCX 近段闭塞，远端经同侧侧支灌注显影，可见心房支及间隔支左向右侧支循环。RCA 近段闭塞，无残端且闭塞处有小分支发出；可见 RCA 近端至远端心外膜侧支循环（图 25-12-1）。

· 手术过程 ·

（一）第一次 PCI（回旋支介入治疗）

7F BL 3.5 SH 指引导管经右股动脉途径送至左冠开口，在 Runthrough NS 导丝辅助下，将 Finecross 微导管送至 LCX 近端，交换为 Fielder XT 导丝未能通过闭塞段。更换 GAIA First 导丝通过闭塞段至远端血管真腔，前送微导管，交换 Runthrough NS 导丝至 LCX 远端。撤出微导管，送入 Sprinter 2.0 mm × 15 mm 球囊以

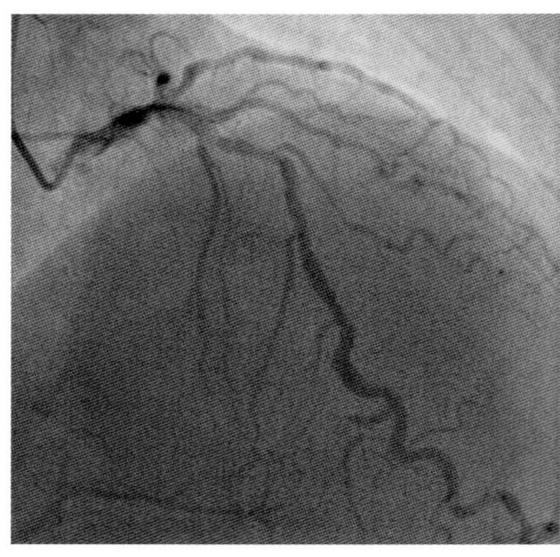
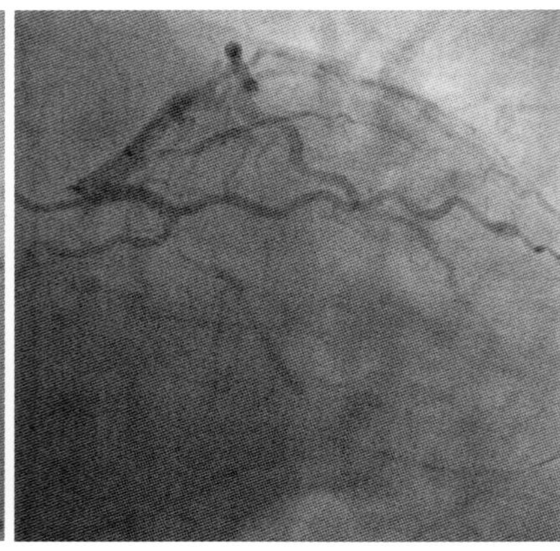
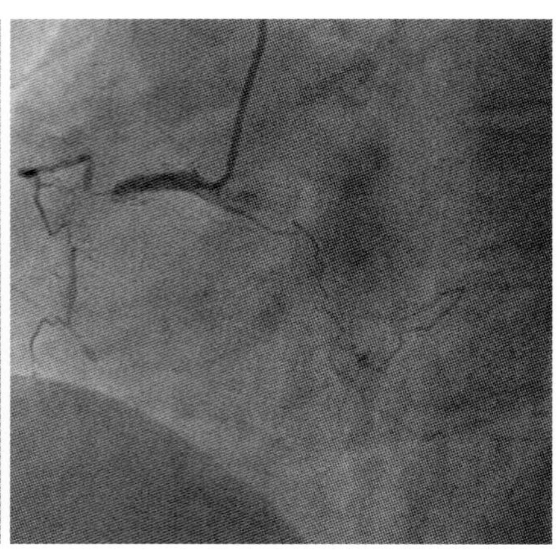

图 25-12-1 右冠近中段完全闭塞

12 atm 预扩张，于 LCX 串联植入 Xience Xpedition 3.0 mm × 38 mm 和 3.0 mm × 33 mm 支架，以 14 atm 释放。Hiryu 3.0 mm × 15 mm 球囊 20～24 atm 后扩张。造影示血流 TIMI 3 级，支架内无残余狭窄（图 25-12-2）。

（二）第二次 PCI

7F BL 3.5 SH 指引导管经右股动脉途径送至左冠开口，7F SAL 0.75 指引导管经右桡动脉途径送至 RCA 开口，Runthrough NS 导丝送至 RCA 近端闭塞处发出的分支。Finecross 微导管辅助下 GAIA 2 导丝未能通过闭塞段至 RCA 远端血管真腔（图 25-12-3）。

Runthrough NS 导丝送至心房支，经导丝送入 Ryujin 1.5 mm × 15 mm 球囊扩张支架网眼后，Corsair 微导管顺利送至心房支，超选造影指导下将 Sion 导丝通过心房支侧支送至 RCA 远端血管真腔（图 25-12-4）。

将 Corsair 微导管送至 RCA 远端血管真腔，更换 Pilot 150 导丝，但不能逆向通过闭塞段，正向送入 Conquest Pro 导丝（图 25-12-5）。

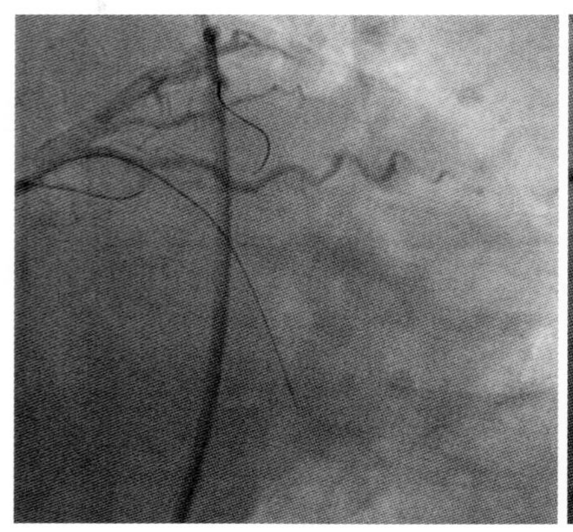
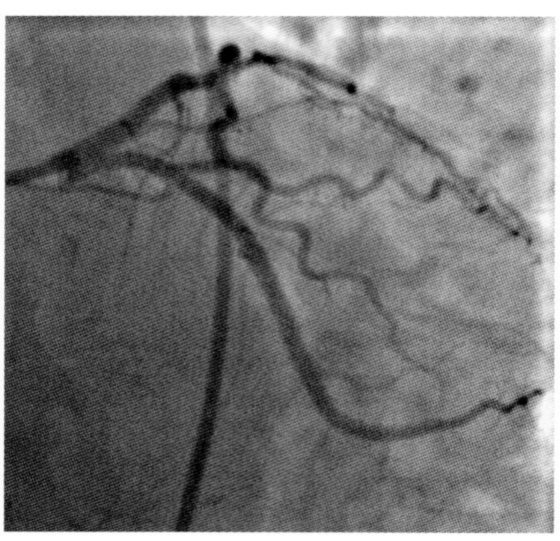

图 25-12-2 回旋支支架术

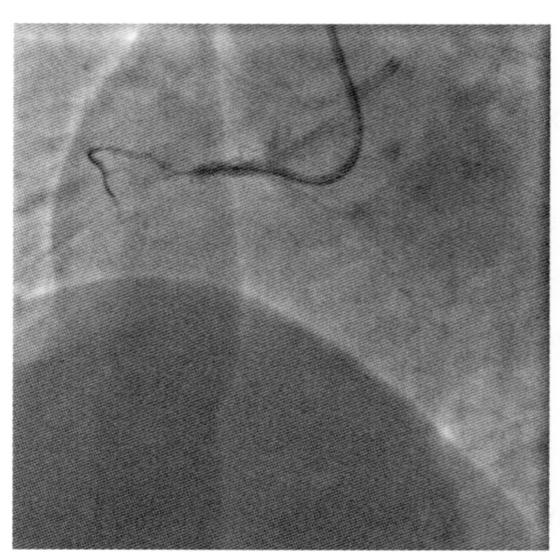

图 25-12-3 GAIA Second 导丝未能通过右冠闭塞段

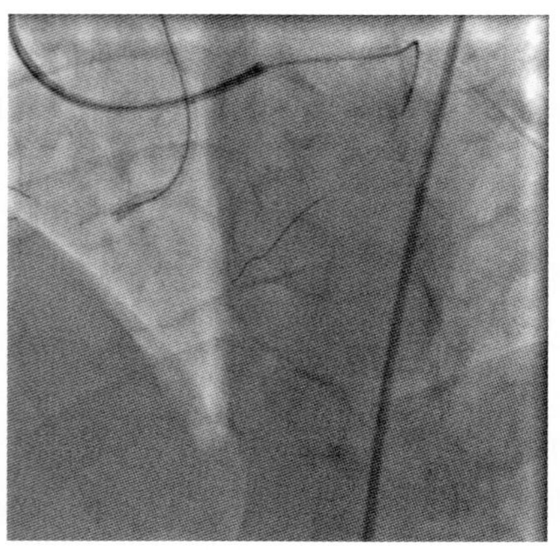

图 25-12-4 超选造影指导下 Sion 导丝通过心房支侧支

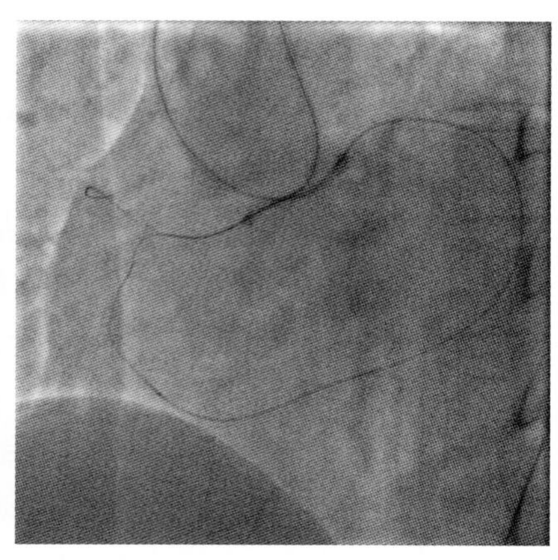

图 25-12-5 Pilot 150 导丝不能逆向通过闭塞段，正向送入 Conquest Pro 导丝

Guidezilla 延长导管辅助下正向送入 2.0 mm × 15 mm 球囊行 Contemporary Reverse CART 技术，成功将逆向 Pilot 150 导丝送至 Guidezilla 延长导管内（图 25-12-6）。

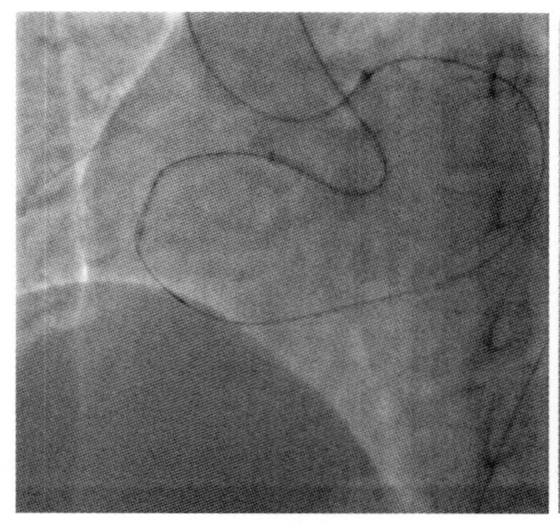
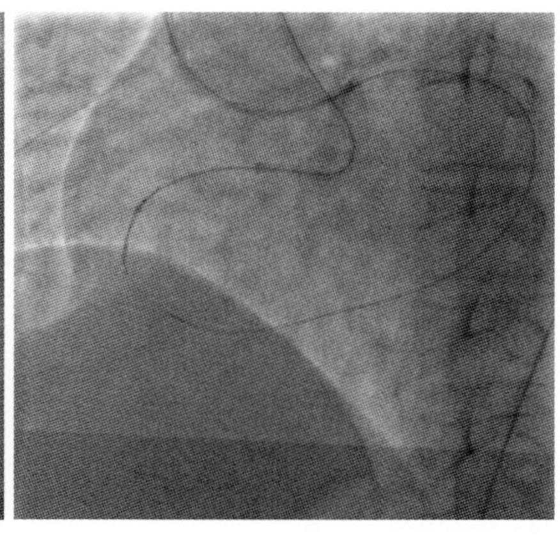

图 25-12-6　Contemporary Reverse CART 技术

正向球囊锚定下推送逆向 Corsair 微导管至正向指引导管内，交换 RG 3 导丝并体外化。沿 RG 3 导丝正向送入 2.0 mm × 15 mm 球囊扩张 RCA CTO 病变（图 25-12-7）。

KDL 双腔微导管辅助下将 Sion 导丝送至 PDA。回撤逆向 Corsair 微导管至 LCX，行冠状动脉造影示心房支破裂，局部心肌染色（图 25-12-8）。

沿 RG 3 导丝正向送入 Finecross 微导管至心房支，将逆向 Corsair 微导管交换为 Finecross 微导管至心房支。撤出 RG 3 导丝，经双侧 Finecross 微导管送入 3-0 可吸收外科手术缝线段（图 25-12-9）。

用 Runthrough 导丝将外科手术缝线推送至心房支破损处，成功封堵心房支破口（图 25-12-10）。

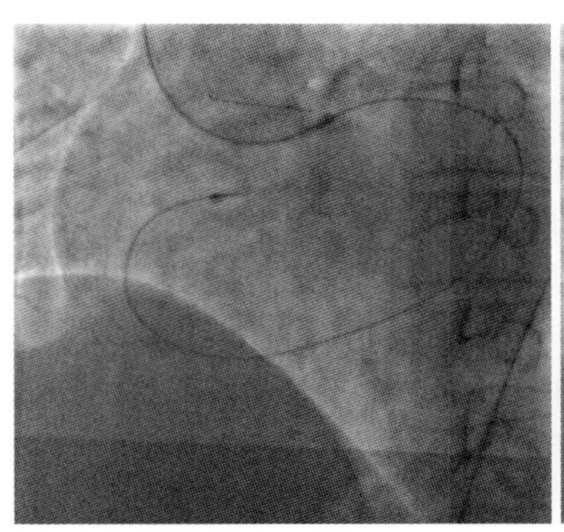
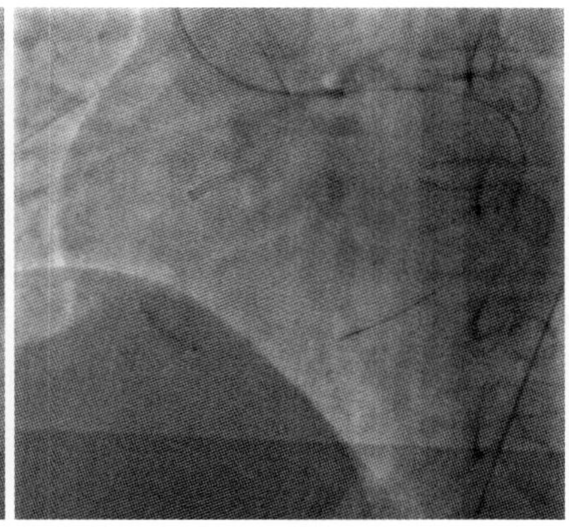
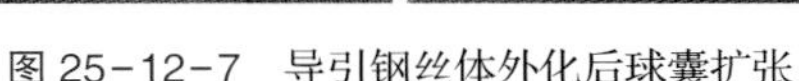

图 25-12-7　导引钢丝体外化后球囊扩张

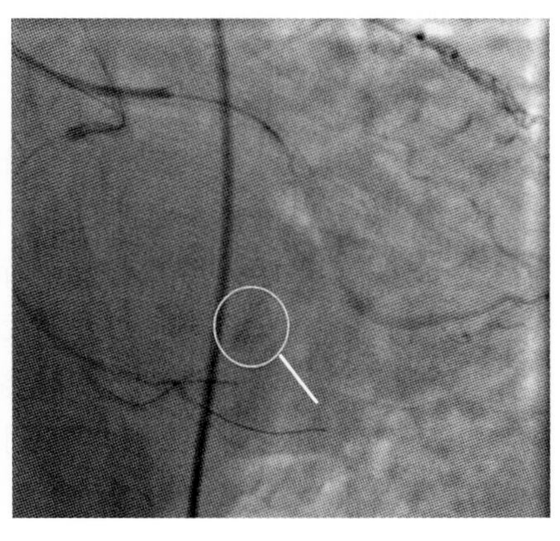

图 25-12-8　心房支破裂，局部心肌染色（白色线圈内）

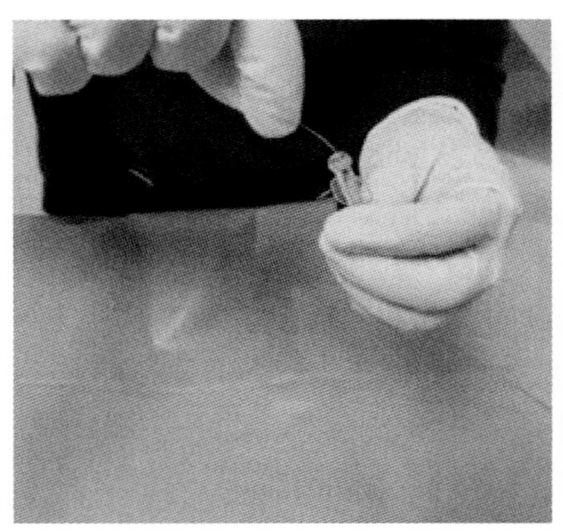
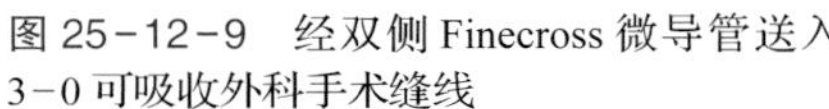

图 25-12-9　经双侧 Finecross 微导管送入 3-0 可吸收外科手术缝线

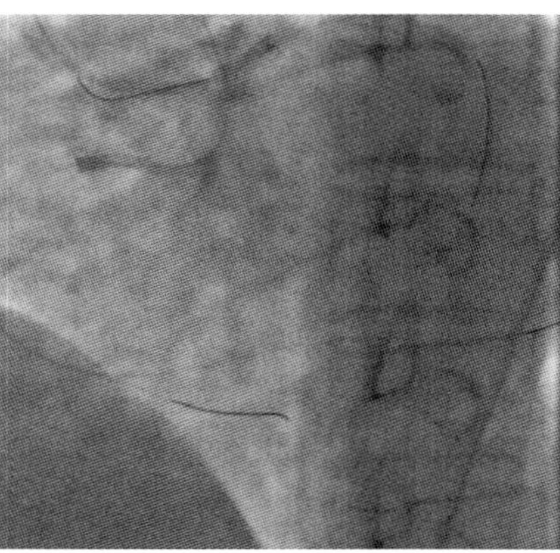
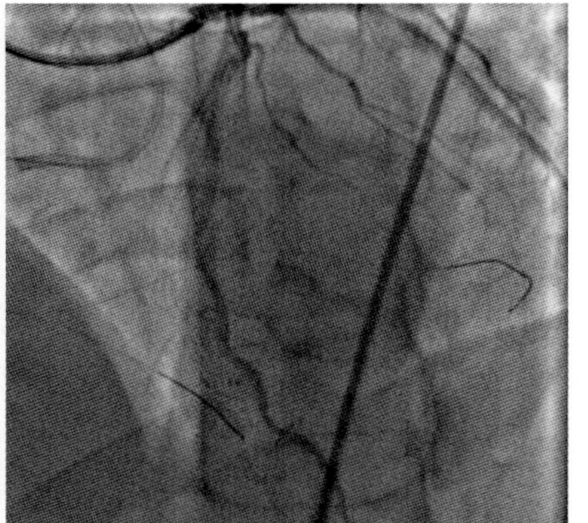

图 25-12-10　用 Runthrough 导丝将外科手术缝线推送至心房支破损处

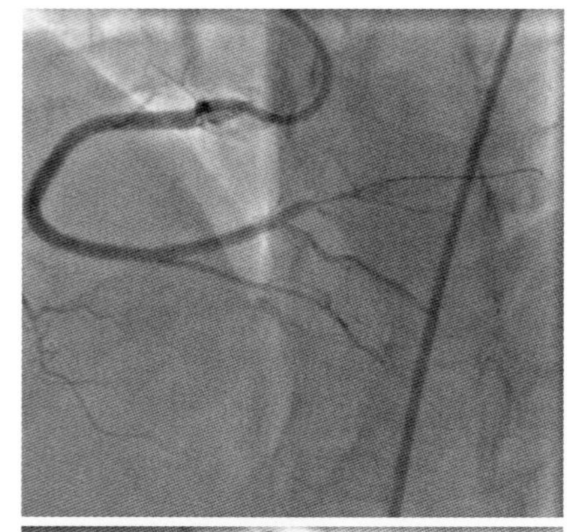

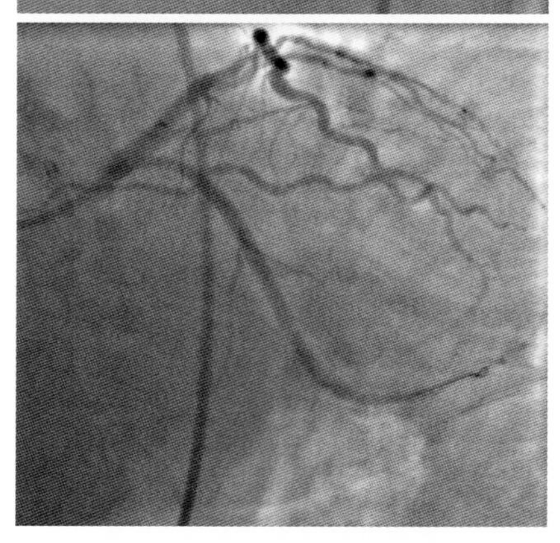

图 25-12-11　置入支架后，侧支血管无渗漏

于 RCA 病变处由远及近串联植入 2.75 mm × 38 mm、3.0 mm × 38 mm、3.5 mm × 38 mm 支架，以 14 atm 释放，球囊后扩张后行冠状造影示支架内无残余狭窄，血流 TIMI 3 级，侧支血管无渗漏（图 25-12-11）。

• 小结 •

1. 冠状动脉造影显示 RCA 近端闭塞处无残端且有小分支发出，正向开通有难度。逆向策略可采用间隔支和心房支。由于 LAD 存在中度狭窄病变，如经间隔支逆向 PCI 需先处理 LAD 病变，故术者决定先尝试心房支侧支。心房支侧支开口被 LCX 支架覆盖，先用 1.5 mm 球囊扩张便于 Corsair 导管送入。

2. 当代反向 CART 是指当逆向导丝进入闭塞段后，不尝试逆向导丝通过和对吻导丝技术，立即沿正向导丝送入小直径（≤ 2.0 mm）球囊扩张，再操控逆向导丝通过的方法。其优势在于避免反复尝试导丝通过技术过程中引起较大内膜下假腔，导致逆向导丝精准操控困难，即便再行反向 CART 通常也需要更大的球囊扩张，降低手术成功率并可能加重血管损伤。正向送入 Guidezilla 子导管可显著缩短逆向导丝进入正向指引导管的距离和操作时间。本例患者采用 Guidezilla 子导管辅助下当代反向 CART，显著提高了 CTO PCI 开通效率。

3. CTO 开通后撤出逆向微导管前应造影检查有无侧支破裂。通常推荐保留体外化导丝状态下回撤逆向微导管至供血血管，行非选择造影。如发现侧支破裂，立即沿体外化长导丝正向、逆向同时送入微导管至侧支栓堵破口。尤其对于心外膜侧支破裂，如不及时有效封堵可能造成心脏压塞，危及生命。还需注意，有时即便通过保守治疗，心外膜支或心房支侧支破裂出血暂时得到控制，还可能存在迟发破裂风险。通常采用经微导管送入弹簧圈封堵法，但花费大，且常需较大内径微导管输送，而许多介入中心并不常规配备。笔者提出经微导管送入缝线封堵冠状动脉小血管破裂方法［Rev Cardiovasc Med. 2015, 16(2): 165–169］，最初设想可用于 CTO 病变逆向 PCI 严重侧支破裂封堵治疗。对于本例患者笔者从双侧 Finecross 微导管送入 3-0 可吸收缝线段成功封堵心外膜侧支破口。

4. 具体步骤：沿导丝送入微导管至穿孔部位，撤出导丝，将微导管尾端竖起，注满盐水，准备 3-0 可吸收线，剪成长度 8～10 mm 的线段，将缝线段垂直置入微导管尾端，用导引针将缝线段推送至微导管内腔，然后送入普通工作导丝缓慢推送缝线。透视下当导丝尖端至微导管头端时有落空感时，提示缝线成功被推至心房支穿孔部位。行冠状动脉造影示造影剂无外漏，提示封堵成功。

5. 对于冠状动脉远端小血管破裂推荐采用 3-0 无菌丝线栓堵。但在处理迂曲侧支血管破裂时，由于 Finecross 微导管在迂曲血管段形成较多转折，为保证缝线能够顺利输送，防止嵌顿，推荐采用 3-0 可吸收线。推送过程要保持微导管位置稳定。

6. 该方法处理冠状动脉小血管破裂及 CTO 病变 PCI 术中侧支血管破裂操作相对简便，花费低，适合在各级医院开展。笔者将该技术应用于多例冠状动脉远端小血管破裂患者，均获得成功。用于处理 CTO 病变逆向 PCI 术中侧支血管破裂，其安全性和有效性仍有待更多经验积累。

后 记

CTOCC：过去、现在和未来

北京大学第一医院 霍 勇

15 年前 CTOCC 诞生了，这是葛均波院士的睿智、勇气和执着的体现。

尽管当时复杂病变尤其是 CTO 的介入治疗在 PCI 病例中的比例不高，国内专家的经验尚浅，器械也较落后，但能预见到中国 PCI 将有快速的发展。尤其随着人口老龄化的趋势，CTO 病变肯定是需要挑战和征服的。

在葛均波院士的带领和组织下，在高润霖院士、朱国英教授、贾国良教授等老一辈专家的鼎力支持下，几十位当时还年轻的 PCI 专家，开始了一年一度的 CTOCC 年会。这个学术平台的影响远超预期、意义深远，由最初的仅是几十位“合格的”CTO 术者交流的平台持续扩编达 10 倍之多，变成了 CTO 术者的大家庭。尤其是 2005 年葛均波院士转播到美国 TCT 大会上的 1 例经侧支循环逆向开通前降支慢性完全闭塞合并前三叉病变的病例，吸引了全世界的目光，赢得了满堂喝彩，让大家看到原来 CTO 还可以这样做，大大提升了 CTOCC 的士气。

15 年间，CTOCC 有太多值得大写特写的事迹，完成了不计其数的 CTO 复杂病例。其中有一天，复旦大学附属中山医院单中心完成近 50 例 CTO 病例，单这一项就可以申请吉尼斯世界纪录了。这些复杂病例，尤其是二次尝试的病例成功率持续在 85% 以上。这些令人兴奋不已、峰回路转的病例实在太多，智慧、汗水、精力、体力融于成就之中。当然也有遗憾和失落，成为成长提高过程中所付出的“学费”。

CTOCC 不仅是单纯的手术操作演示的平台，它也是一个培训平台，培养出来一批一批 CTO 介入治疗的高手，在全国普及推广 CTO 的技术；它也是一个研究的平台，中国 CTO PCI 的注册和研究很多从这里起步；它也是一个产生标准的平台，CTOCC 产生的 CTO PCI 路径，使手术方式更具标准化并提高了成功率和手术效率；它也是一个创新的平台，像葛均波院士提出的主动迎接技术（active greeting technique，AGT）也起源于此；它同时也是国际交流的平台，先后有 10 个国家和地区的 30 余位国外专家在此进行手术和讲座，互相交流、互相学习，互相提高……

CTOCC 的未来重点在 CTO，但又不限于 CTO。完全征服 CTO 病变，既要手术技巧上的完善和标准化，更要简化复杂的操作过程，使患者和术者都能获益更多，还需要使用新的器械，尤其是结合不同的情况和病变特点合理使用新的器械，并对新的器械在提高成功率、减少并发症方面进行比较和评估。

我认为 CTO 手术操作可以进行认证和评级，并评估术者对复杂病变的处理能力。下围棋可分段，做 CTO 也同样能够分段；CTO 的术者更应该讲战略，既有该做不该做的战略，又有该怎么做的战略；CTO

技术应该有更广泛的推广，因为中国近百万 PCI 病例中有近 20 万 CTO 病例，当然这种推广一定要循序渐进，符合科学的规律。

CTOCC 源于 CTO 又不限于 CTO，未来这个平台具有充分的活力和创造力。它能持续培养一批批吃苦耐劳、勇于挑战、善于思考的心血管医师，CTO 病变的磨炼是心血管医师素质的体现。同时它也造就了从运动员到教练员、裁判员的心血管学科的人才梯队。CTOCC 已彰显出卓越的创造力，未来必将大放异彩，在这个平台上，创新思维、创新器械、创新技术交相辉映，将推动创新引领心血管学科的发展。

CTOCC，这位 15 岁的年轻人前途无量！

我与 CTOCC 的十五年

北京大学人民医院 王伟民

光阴似箭。2005 年 8 月，复旦大学附属中山医院内，在葛均波院士的倡导下，全国 40 多位冠状动脉介入知名专家成立了 CTOCC，开辟了 CTO 术者之间学术互动的通道，对我国 CTO 病变介入治疗的技术推动和发展产生了深远的影响。

我有幸成为其中一员，参加了每一届 CTOCC 的手术演示或学术讨论，至今精彩画面还历历在目。15 年来在葛均波院士的带领下，CTOCC 始终如一地追求卓越，每次的会议均延续了手术演示、精析复盘、畅所欲言、各抒己见的丰富形式。同时 CTOCC 每年都会有新技术、新器械、新观点的呈现，不断创新。会议中大家可零距离地观摩手术，身临其境地感受实战的氛围。在引人注目的复盘中，多方思维不断碰撞，不断激发新的见解、新的思路，与会专家享受了高品质的学术盛宴。同时 CTOCC 带动了欧美、日本、韩国及我国台湾地区 CTO 专家之间开展深度的学术交流。目前，CTOCC 已成为国际上知名的冠状动脉慢性闭塞病变介入治疗俱乐部之一。

CTOCC 为规范开展 CTO 病变的介入治疗开展了富有成效的推广工作，撰写了冠状动脉慢性闭塞病变介入治疗的专著，开展了全国第一个冠状动脉单种病变介入治疗病例的登记注册，并起草和发布了中国自己的专家共识——《中国冠状动脉慢性完全闭塞病变介入治疗推荐路径》，进一步规范了 CTO 病变介入治疗策略和技术的发展。近几年“CTOCC 中国行”系列学术活动，秉承了 CTOCC 的真谛，在临床实践中推动了 CTO 病变介入治疗技术的普及和提高。

CTOCC 15 年不忘初心，砥砺前行，已成为中国冠状动脉慢性完全闭塞病变介入治疗的学术殿堂。祝 CTOCC 越来越精彩！

伴随中国 CTO 俱乐部快乐成长

广东省人民医院 陈纪言

冠心病介入治疗在中国起步较晚，比发达国家晚了 15 年左右，经过业界共同努力和艰难追赶，在 21 世纪初距离基本拉近。当时 CTO 介入治疗被看成冠状动脉介入治疗中最后没有攻克的堡垒，成功率仅为 70% 左右，且面临诸多困难：手术时间长、放射辐射大、耗材消耗大、费用多和成功率低。日本医师在这个领域做了很多探索并有很多突破，但由于技术难度大和缺乏相应器材而不容易掌握，大多数医师仍没有认识 CTO 介入的特殊性，仅以我们平常 PCI 基本技术进行 CTO 介入尝试，因此效果不好。

葛均波院士是国内 CTO 介入的先驱，做了很多探索性工作并卓有成效。他看到了在这个领域里我国与日本等国的差异，并看到欧洲在成立 CTO 俱乐部后水平大幅度提升，受其启发，产生了成立中国 CTO 俱乐部的想法。经过征求前辈高润霖院士、朱国英教授、贾国良教授、霍勇教授、王伟民教授等的意见，于 2005 年 8 月成立了中国 CTO 俱乐部（CTOCC），地点设在上海，要求成员 PCI 量在 500 例 / 年以上。受此高标准要求，第一届的会员仅有 40 ～ 50 人。CTOCC 成立之初得到高润霖院士、朱国英教授、贾国良教授等前辈及国内同行的支持，每年都进行一次正式活动，迄今已到了 15 年，回顾 15 年的历程感慨良多。

CTOCC 成立之初就是一个很好的学术和技术交流平台，每年的活动都是从一整天在复旦大学附属中山医院的高难度手术开始。一天的手术量开始是 10 多台，后来增加到 30 多台。患者都经过精心挑选，多是首次手术失败的高度复杂病例，安排国内国外的顶级高手做手术，其余医师在旁观摩并进行讨论，会员们热烈讨论手术策略和技术，对技术在全国范围的推广起到了很大的作用。早年最困难的手术大多安排给日本医师进行，随着中国医师技术的提高，近年两国医师手术难度已逐渐接近，国内胜任手术演示的医师也由少数量医师发展成大量的中青年医师。活动的第二日和第三日安排病例的复盘，并进行技术交流和讲座，以及进行病例讨论。早年还进行过统计，发现会员们的器械使用有很多不合理之处，逆向手术比例极低，且使用 IVUS 辅助的比例非常低，由此可以看出我们是从一个较低的起点开始的。开始几年会员们的进步不是很快，但持之以恒，量变积累到一定的程度产生了质变。随着交流和相互学习的深入，最近几年技术呈飞跃式发展，尤其可喜的是年轻一代医师已成为业内的主力军。CTOCC 的交流活动也不限于每年一次的活动，而是通过 CTOCC 中国行活动及网上手术直播交流，在全国范围推广 CTO 介入治疗技术，对 PCI 技术提高起巨大的推动作用。

CTOCC 每年的活动都有很丰富的人文交流。在紧张的学术交流的同时，会员们还相互分享在生活上的经验和经历、在工作中的成功和困惑，交流对不同问题的看法，起很好的联谊作用，也为日后广泛的技术交流打下基础。朱国英老师是我们的良师益友，既鼓励大家在 CTO 技术上多交流，也积极支持年轻一代进行探索，又为大家取得的进步击节称赞，她生病后期出现很多症状，包括视物重影、味觉缺失、耳鸣等，但仍带病参加 CTOCC 的活动，并发表热情洋溢的演讲鼓励大家在 CTO 介入领域中继续探索。在展露给大家的高度亲和力笑容的背后，朱老师忍受了常人难以忍受的病痛，令人肃然起敬。朱老师虽然离开了我们，但一直活在我们心里。

CTOCC 从建立到发展当然离不开葛均波院士所倾注的心血和个人魅力。葛均波院士高瞻远瞩、胸有成竹地规划好中国在本领域的发展蓝图，从开始的基础培训，到逐步的普及，再到注册研究获得中国数据，以及建立 CTOCC 流程图、主动迎接技术和其他创新性技术的探索，使中国 CTO 介入技术大幅度提高并有相当程度的普及。葛均波院士还大力提携年轻一代医师，给他们很多指导，同时还让大家包容他们一些暂时的不足，给年轻一代医师足够大的成功空间。葛均波院士对 CTOCC 的作用毋庸置疑，复旦大学附属中山医院所起的作用也同样是巨大的，每年的病例准备、手术安排、转播和讲解、繁多的接待、会务的准备，他们无不倾注了大量心血，也从中看到他们是团结和高水平的团队。感谢他们为 CTOCC 所做的工作，其中也包括导管室的护士和技术员，跟他们合作和配合非常愉快。

CTOCC 的活动现在已不限于每年一次的活动，通过 CTOCC 中国行活动在全国大部分省份进行 CTO 介入技术传播和交流，对大范围普及 CTO 介入治疗技术发挥了巨大作用。正如葛均波院士所指出，CTO 介入技术是冠状动脉介入技术中最高级的技术，学习和掌握好这些技术不单对 CTO 介入手术成功率提高有帮助，而且可以训练医师掌握更好的技术，使我们有更好的对困难的预见性、更完善的计划性、更高的并发症预防和处理能力，使我们成为成熟的医师，且具备更高的治疗复杂危重患者的能力。在 CTOCC

的带领下，目前我国 CTO 介入治疗领域面貌已焕然一新，大量的医师茁壮成长，更为可喜的是大量的年轻医师这几年快速成长。年轻一代善于通过网络平台进行交流分享。长江后浪推前浪，从年轻一代医师我们看到中国未来的希望。

CTOCC 已成为中国年轻一代心血管医师的精神家园。虽然现在我已不年轻，但每年都在差不多的时候会不由自主地问葛雷教授："今年的会议安排在哪一天？"每次参加 CTOCC 会议我都有回家的感觉：把一年学习的心得体会跟大家分享，也借机会向大家学多一些，在这个大家庭里让我感觉很年轻。每年 CTOCC 活动的老照片记录了我们走过的历程，虽然有曲折、有汗水，但更有丰收的喜悦，我们并没有虚度时光，我们用青春，用勤劳和智慧，回报培养我们的老师和国家，为我们喜爱的事业做贡献。

在 CTOCC 成立 15 年之际，祝愿 CTOCC 未来在引领我国 CTO 介入领域发展中发挥更大作用，愿更多年轻医师伴随着 CTOCC 快乐成长。

我与 CTOCC 的 15 年

中国人民解放军总医院心脏内科 陈韵岱

当我们还都在回味着中国心脏 PCI 年手术量已突破百万的时候，不知不觉中也迎来了中国优秀介入医师标志性团队之一——CTOCC 15 岁的生日。我作为 2005 年第一届 CTOCC 40 名会员合影照片中那个还算青春靓丽的女生，如今已光荣地升格为资深的"大姐"，个中感觉滋味确实是五味杂陈。时光是从不停歇的，万物是不断更新的，而我们是在成长的。岁月是那么公平，从不多给人一秒，相反也不会少给任何人一秒，每个人都会随着时光的飞逝而经历着人生中最重要的过渡，如我们的 CTO 事业一样：从幼稚到成熟，从冲动到沉着，由个性简单到心思缜密、流程规范。我庆幸赶上了这个飞速发展的时代，它是心脏介入技术领域的"高铁"，在这趟列车上，不仅有每年都热切期待的由来自国内外最优秀术者展示的优秀病例交流，还有我们刻在心底的那份对求知、真诚、友爱的美好想念。

我们为什么这么执念于 CTO 的介入治疗？因为它是冠状动脉介入治疗中最富挑战性的，被许多医师当作"未被攻克的最后的堡垒"。迎难而上、挑战自我、成就患者，这是每一位优秀介入医师都应该想的。正是因为它的不可捉摸、难度大且风险无处不在，才需要集体的力量，一同去攻克。我们要走出中国自己的道路，培养更多成熟优秀的 CTO 术者，挽救更多的患者。我们都知道，在 20 世纪 90 年代中期报道的 CTO 介入治疗的成功率仅为 50%～60%。病变节段闭塞时间、闭塞段长度、闭塞段血管的形态、闭塞血管附近是否存在分支血管以及是否形成桥侧支血管等众多因素，在一定程度上影响了 CTO 介入治疗的成功率。1999 年初我在《中华心血管病杂志》发表了《369 支冠状动脉完全闭塞病变的回顾分析》，研究发现 1993 年 1 月至 1998 年 6 月，经首都医科大学附属北京安贞医院行冠状动脉造影术发现 303 例冠状动脉完全闭塞患者、369 支完全闭塞血管，5 年间冠状动脉完全闭塞患者治疗方案的变化趋势为：1996 年以前以药物治疗为主，约占 71%；血运重建术逐年增加，PTCA 术由 1993 年的 12.5% 上升至 1998 年的 24.3%；CABG 由 1993 年的 6.2% 上升至 1998 年的 42.9%，PTCA 与 CABG 相比，其发展速度受技术难度大、费用高、成功率低、再狭窄率高等因素的影响。当时在安贞医院，冠状动脉旁路移植术仍是冠状动脉完全闭塞病变的主要治疗手段。

近年来，随着手术器械的改进和手术者经验的增加，CTO 介入治疗手术成功率逐步提高。部分经验丰富的术者成功率可以达到 90% 以上。但目前还没有任何一个人或任何一项技术能够有百分之百把握成功开通 CTO 病变，因此该领域仍有许多问题亟待解决。2005 年 8 月 26 日葛均波教授在上海组建

CTOCC，会员包括了来自全国（包括香港、澳门、台湾地区）的40余位心血管介入领域的权威专家，其主要目的是探索CTO治疗领域的新技术和新方法，在提高治疗慢性完全闭塞病变成功率的同时，进一步减少并发症的发生，同时也希望借助这个平台使国内慢性完全闭塞病变的治疗达到或超越国际先进水平。

我个人的体会是，CTOCC不仅分享参会者成功的经验，也会对失败的教训进行很好的分析，这无形中避免了不必要的失败。失败可能是经验的问题，但更多的是器械选择问题、对病变部位判断的准确性及对手术时机的把握问题。因此，提高CTO成功率，需要临床经验的积累，CTOCC让经验少的医师从其他成员的经验和教训中获得指导，少走弯路。2018年《中国心脏介入杂志》上发表的《中国冠状动脉慢性完全闭塞病变介入治疗推荐路径》是CTOCC平台的重大产出。凭着十年磨一剑的精神，CTOCC自我创新的同时借鉴了国际同行的优秀经验，探索出适合中国国情和现阶段发展的、便于推广应用的CTO临床路径。同时，CTOCC连续2年开展“CTOCC中国行”的专题专项区域推广，对帮助更多年轻医师规范成长意义重大。

对于我个人而言，从2000年的第一例CTO手术到今天，一直和团队一同成长，在学习各项技术和策略的同时，越来越深刻地感受到追求应CTO介入治疗的整体性，要将患者作为一个整体来考虑，不仅仅是完成介入手术，更要让患者享有更好的生活质量。这就需要用更短的时间、更少的耗材取得更多的整体获益。CTO介入治疗的成功与否“不是说出来的，而是实实在在干出来的”，很好地运用多重影像和功能学技术评估指导CTO介入治疗，用更精准的治疗取得更完美的结局，更应该是我们不断努力的方向。我欣喜地看到那么多优秀的青年术者在这个优秀平台中脱颖而出。以葛院士、小葛教授为代表的大咖们忘我工作，奔赴一个又一个城市，演示交流，答疑解惑，我向他们致以深深的敬意。

在CTOCC诞生15年之际，我们作为见证中国心脏介入快速发展的一代，由衷地向为中国心脏介入事业发展奉献一生的医学大家们致敬。我们是站在巨人肩膀上成长的一代。此时此刻，我国冠心病介入治疗奠基人之一朱国英教授生前的教诲响彻耳畔：“做人要知足，做学问要知不足。”对CTO PCI而言，我们不能停留在开通病变上，而要进入更高阶段，规范我们的临床操作路径和评估体系，在器械创新方面更要走出新路。

随着我国介入治疗成功病例数量的逐步增加，介入治疗水平不断提高，我国介入医师在国际学术大舞台上的地位也得到很大提升。因此，CTOCC的不断发展壮大意义非凡，它打造了介入治疗领域学术交流的高端平台，开辟了权威专家之间学术互动的医学通道。我们相信CTOCC在未来的日子里能够越办越成功，为推动我国介入治疗领域的发展做出更加卓越的贡献。

诗人普希金说：“我们正在不断成长，而那过去了的就会成为亲切的怀念！”朋友们啊，岁月在流逝，而我们将伴随着CTOCC不断成长！